Standard Textbook

標準生理学

第10版

監修

大森　治紀　京都大学名誉教授
大橋　俊夫　信州大学名誉教授
河合　康明　鳥取大学名誉教授
黒澤美枝子　国際科学振興財団特任研究員

編集

鯉淵　典之　群馬大学大学院教授
伊佐　　正　京都大学大学院教授
河合　佳子　東北医科薬科大学大学院教授
八木田和弘　京都府立医科大学大学院教授
横山　詩子　東京医科大学主任教授
久場　博司　名古屋大学教授

医学書院

標準生理学

発　行　1985 年 6 月 15 日　第 1 版第 1 刷
　　　　1988 年 12 月 1 日　第 1 版第 4 刷
　　　　1989 年 11 月 15 日　第 2 版第 1 刷
　　　　1992 年 2 月 1 日　第 2 版第 3 刷
　　　　1993 年 3 月 1 日　第 3 版第 1 刷
　　　　1995 年 7 月 1 日　第 3 版第 4 刷
　　　　1996 年 10 月 1 日　第 4 版第 1 刷
　　　　2000 年 3 月 1 日　第 4 版第 4 刷
　　　　2000 年 12 月 1 日　第 5 版第 1 刷
　　　　2003 年 11 月 1 日　第 5 版第 4 刷
　　　　2005 年 1 月 15 日　第 6 版第 1 刷
　　　　2007 年 9 月 1 日　第 6 版第 3 刷
　　　　2009 年 4 月 1 日　第 7 版第 1 刷
　　　　2013 年 1 月 15 日　第 7 版第 5 刷
　　　　2014 年 3 月 27 日　第 8 版第 1 刷
　　　　2017 年 11 月 1 日　第 8 版第 4 刷
　　　　2019 年 3 月 15 日　第 9 版第 1 刷
　　　　2023 年 3 月 1 日　第 9 版第 4 刷
　　　　2025 年 3 月 31 日　第 10 版第 1 刷©

監　修　大森治紀・大橋俊夫・河合康明・黒澤美枝子
発行者　株式会社　医学書院
　　　　代表取締役　金原　俊
　　　　〒113-8719　東京都文京区本郷 1-28-23
　　　　電話　03-3817-5600(社内案内)
印刷・製本　三美印刷

本書の複製権・翻訳権・上映権・譲渡権・貸与権・公衆送信権(送信可能化権
を含む)は株式会社医学書院が保有します.

ISBN978-4-260-05588-8

本書を無断で複製する行為(複写, スキャン, デジタルデータ化など)は, 「私
的使用のための複製」など著作権法上の限られた例外を除き禁じられています.
大学, 病院, 診療所, 企業などにおいて, 業務上使用する目的(診療, 研究活
動を含む)で上記の行為を行うことは, その使用範囲が内部的であっても, 私的
使用には該当せず, 違法です. また私的使用に該当する場合であっても, 代行
業者等の第三者に依頼して上記の行為を行うことは違法となります.

JCOPY 〈出版者著作権管理機構　委託出版物〉
本書の無断複製は著作権法上での例外を除き禁じられています.
複製される場合は, そのつど事前に, 出版者著作権管理機構
(電話 03-5244-5088, FAX 03-5244-5089, info@jcopy.or.jp)の
許諾を得てください.

執筆（執筆順）

大森　治紀	京都大学名誉教授
高橋　倫子	北里大学教授
大場　雄介	北海道大学大学院教授
藤原祐一郎	広島大学大学院教授
中條　浩一	自治医科大学教授
廣瀬　謙造	東京大学教授
柚﨑　通介	慶應義塾大学教授
真鍋　俊也	東京大学名誉教授
見學美根子	京都大学高等研究院物質-細胞統合システム拠点教授
和氣　弘明	名古屋大学未来社会創造機構教授
遠藤　史人	名古屋大学環境医学研究所特任講師
山中　宏二	名古屋大学環境医学研究所教授
藤山　文乃	北海道大学大学院教授
田中　真樹	北海道大学大学院教授
礒村　宜和	東京科学大学大学院教授
加藤　総夫	東京慈恵会医科大学名誉教授
久場　博司	名古屋大学教授
杉内友理子	東京科学大学非常勤講師
金田　　誠	日本医科大学名誉教授
大木　研一	東京大学大学院教授
樽野　陽幸	京都府立医科大学大学院教授
今井　　猛	九州大学大学院主幹教授
高草木　薫	旭川医科大学教授
伊佐　　正	京都大学大学院教授
南部　　篤	自然科学研究機構生理学研究所特別協力研究員
狩野　方伸	帝京大学特任教授
大森　孝一	京都大学大学院教授
黒澤美枝子	国際科学振興財団特任研究員
田村　了以	富山大学大学院教授
磯田　昌岐	自然科学研究機構生理学研究所教授
北城　圭一	自然科学研究機構生理学研究所教授
櫻井　　武	筑波大学教授
西条　寿夫	東亜大学特任教授
瀬尾　芳輝	自然科学研究機構生理学研究所特別協力研究員
鯉淵　典之	群馬大学大学院教授
浦野　哲盟	静岡社会健康医学大学院大学副学長
田中　稔之	兵庫医科大学教授
石川　義弘	横浜市立大学学長
河合　康明	鳥取大学名誉教授
大橋　俊夫	信州大学名誉教授
河合　佳子	東北医科薬科大学大学院教授
松岡　　達	福井大学教授
蒔田　直昌	国立循環器病研究センター客員部長
横山　詩子	東京医科大学主任教授
内藤　尚道	金沢大学教授
桑木　共之	鹿児島大学名誉教授
越久　仁敬	兵庫医科大学名誉教授
泉﨑　雅彦	昭和大学教授
安西　尚彦	千葉大学大学院教授
井川　靖彦	長野県立信州医療センター部長
金井　好克	大阪大学ヒューマン・メタバース疾患研究拠点特任教授
賴　　建光	獨協医科大学主任教授
山田　秀臣	東京大学医学部講師
澤口　　朗	宮崎大学教授
中澤　信博	群馬大学大学院助教
桑野　博行	群馬大学名誉教授
酒井　秀紀	富山大学教授
米田　政志	労働医学研究会新橋クリニック所長
植松　　智	大阪公立大学大学院教授
林　　久由	静岡県立大学准教授
横堀　武彦	群馬大学未来先端研究機構准教授
持木　彫人	埼玉医科大学客員教授
紫藤　　治	島根リハビリテーション学院学院長
箕越　靖彦	椙山女学園大学教授
中村　和弘	名古屋大学大学院教授
中村　　渉	長崎大学大学院教授
和氣　秀文	順天堂大学大学院教授
内田　さえ	東京都健康長寿医療センター研究所専門副部長
浅香　智美	東北医科薬科大学講師
尾仲　達史	自治医科大学教授
八木田和弘	京都府立医科大学大学院教授
上田　陽一	産業医科大学学長
舩橋　利也	聖マリアンナ医科大学主任教授
林　　俊宏	帝京大学教授

歴代執筆者一覧 （五十音順）

粟生 修司	有田 順	有田 秀穂	飯野 正光	石河 延貞
伊藤 貞嘉	猪又 八郎	今井 正	入來 正躬	岩村 吉晃
遠藤 仁	遠藤 實	大野 忠雄	岡 宏	岡田 隆夫
岡田 泰伸	岡田 泰昌	緒方 杏一	岡村 康司	小川 尚
小澤 瀞司*	小野 武年	小原 昭作	香川 靖雄	門井 雄司
金子 武嗣	彼末 一之	香山 雪彦	川口 三郎	河原 克雅
菅野 富夫	北川 誠一	木村 純子	貴邑冨久子	工藤 典雄
久場 健司	久保 惠嗣	久保 義弘	久保川 学	熊田 衛*
蔵田 潔	黒島 晨汎	桑原 厚和	小磯 謙吉	河野 憲二
小坂 博昭	小室 一成	斉藤 昌之	佐藤 昭夫	佐藤 二郎
志賀 健	菅 弘之	鈴木敬一郎	鈴木 寿夫	鈴木 光雄
鈴木 裕一	妹尾 久雄	瀬山 一正	泰羅 雅登	高木 都
高橋國太郎	多久和典子	多久和 陽	武村 直紀	玉巻 伸章
照井 直人	豊田 順一*	永坂 鉄夫	中谷 晴昭	中村 一芳
西野 卓	西山 明徳	能勢 博	長谷川 洋	林 文明
彦坂 興秀	廣重 力*	廣瀬 肇	福田康一郎*	星 猛
本郷 利憲*	本多 清志	本田 良行	本間 生夫	本間 研一*
本間 之夫	前川 杏二	前田 正信	松裏 修四	松崎 茂
松田 保	松野健二郎	丸中 良典	丸山 芳夫	三上 章允
森 憲作	森田 廣樹	森田 啓之	安田 直毅	矢田 俊彦
吉田 薫	吉村 惠	渡辺 修一		

（*は歴代監修者・編集者）

第10版 序

　標準生理学は，1985年に初版が刊行され，今回で第10版の出版を迎える．40年にわたり世の中に受け入れられたのは，読者の理解とこれまで執筆を分担された諸先生の意気込みの成果でもある．

　初版の序でも述べられているように，本書は「生理学的なものの見方，考え方」の習得に主眼を置いた教科書である．このため本書は，生命機能の重要性，あるいは生理学上の結論に至る過程を論理的に記述することを目指している．生理学は医学，そして生命科学領域の学問である．しかし，ほかの生命科学分野に比べても物理学，化学そして物理化学に根ざした学問である．そして，ほかの生命科学分野では使われていない独特の用語が多数使われている．初めて生理学を学ぶ人たちは，多くの新しい用語に戸惑いを感じるかもしれない．そこで，本書では生理学上の用語の意味，あるいは定義を記述する過程で可能な範囲で関連した現象を例示し，生理学の論理と結論を丹念に書き込んでいる．その結果として，ある意味では大部の書物となっている．

　本書の第1章では細胞の生理学を概説し，本書全編の基礎でもある細胞の微細構造と情報伝達機能を解説している．第2章〜第22章は動物生理学を記述し，機能的に第2編〜第7編に類別されている．第23章〜第75章は植物生理学を記述し，第8編〜第16編に機能的にまとめられている．それぞれの編の冒頭には構成マップとして各章の解説を図示し，それぞれの編を学ぶことの意義を記述した．さらに付録として，生理学で考える臨床問題が掲載されている．学習の道程を把握するために活用してほしい．臨床所見および病態生理学に関する解説は，本書の随所に記載されている．臨床問題と相互に対照することで，読者が生理学の学習を効率よく進めてくれることを期待する．

　終わりに，執筆を分担された諸先生に深く感謝を表するとともに，医学書院の編集および制作の関係者に心から御礼申し上げたい．

2025年2月

編集者一同

初版 序

　現代は「情報過多の時代」といわれる．これは医学においても例外ではない．医学の進歩とともに新しい知識が加速度的に増えるなかで，医学部の教育年限は固定されている．しかも，基礎医学の各科目に配分される時間は，減ることはあっても増えることはまずない．「生理学」について言えば，他科目との重複を避けたり，重点項目を厳選したり，さまざまな工夫がなされているが，それでも底の浅い教育に陥らないためには相当の努力が必要である．

　本来，生理学は「理解する学問」である．本書の編集にあたって第1に心掛けたことは，上に述べた状況を考慮したうえで，「生理機能を理解するうえで鍵になる基本的な概念」や「生理学的なものの見方，考え方」を必要にして十分なだけ説明し，読者に“physiologically-minded”の姿勢を習得していただこうとした点である．かなりの大冊となったが，執筆の各先生がこの点を理解されて書き込まれた結果であり，読者諸氏は執筆者の意気込みを受け止めて学習していただきたいと思う．

　次に，医学の進歩は「生理学」の領域においても専門の細分化をもたらし，一人の教官が広い領域に精通することは次第に難しくなりつつある．本書の第2の方針は，最新の知識をわかりやすくまとめて説明するため，研究と教育の第一線で活躍しておられる先生方に，それぞれの専門分野について執筆していただいたことである．執筆者としては，生化学，薬理学をはじめ内科学，泌尿器科学など生理学関連分野の専門家にも御参画いただき，本書に学際的色彩を与えている．また，編集にあたっては臨床医学との関連も念頭に置き，将来臨床医学を学ぶ際にも役立つよう心掛けたつもりである．

　ここで，読者の便宜を考えて採用した編集上の特徴を3点あげる．

　第1に，学習の理解を容易にするため各章の初めに「本章を学ぶ意義」の頁を設け，その章の位置づけと全体像を前もって把握できるように配慮した．

　第2に，各章の終りに「学習のためのチェックポイント」をつけて，学習目標への到達度を学生諸君が自分でチェックできるようにした．ただ答えを求めるのではなく，編集方針の第1にあげた「生理学的な考え方」を幅広く理解するための一助にしていただきたい．

　第3には，次の事項を記述した部分は小活字とし，そのような性質の記述であることが区別できるようにした．すなわち，①本文を理解するうえで直接必要であるが，解剖学や生化学など他の科目で学ぶような事項，②正常な生体機能を学ぶという生理学本来の範囲からは多少はみ出るが，臨床医学的に重要と思われる事項，③生理学をより深く学ぶにあたって参考になる事項，である．

　このようにして，各執筆者ができるだけ新しい内容を理解しやすいように，と精魂こめて執筆して上梓したので，本書が生理学の教科書として医学生諸君の勉学に少しでも役立つことを心から願っている．今後，読者や識者諸賢の御批判，

御意見を十分に傾聴して，よりよい教科書へと改訂していきたいと念願している．

　終わりに，貴重な時間と大変な労力をさいて執筆を分担して下さった諸先生に深甚の謝意を表するとともに，本書の出版に力を尽くされた医学書院の編集部，制作部の関係各位に心から御礼申しあげたい．

　1985 年 4 月　花信の日に

編集者一同

目次

序章
大森治紀　1

A 生理学とは ──────── 1
B 構造と機能発現のメカニズム ──────── 1
C 内部環境と外部環境 ──────── 1

D 内部環境，フィードバック，ホメオスタシス，動物機能，植物機能 ──────── 2
E 生理学と生命活動の理解 ──────── 2
F 生理学としての病態の理解 ──────── 2
G これからの生理学 ──────── 3

第1編　細胞の一般生理
5

第1章 細胞の一般生理
6

A 人体の構成とホメオスタシス ──── 高橋倫子　6
① 人体のなりたち ──────── 6
② 体液 ──────── 7
③ 内部環境とホメオスタシス ──────── 10

B 細胞の一般生理 ──────── 13
① 細胞の微細構造と機能 ──────── 13
② 細胞膜を横切る物質輸送 ──────── 24
C 細胞の情報伝達 ──────── 大場雄介　29
① 情報伝達の原理 ──────── 29
② 情報伝達の方法 ──────── 29
③ 受容体 ──────── 32

第2編　神経と筋
45

■本編の構成マップ ──────── 46

第2章 膜興奮性とイオンチャネル
48

A 神経細胞の構造と機能 ──── 藤原祐一郎　48
① 興奮性細胞の種類 ──────── 48
② 神経細胞の形態 ──────── 48
③ 神経細胞の機能─活動電位 ──────── 50
B 膜電位の発生と膜興奮の機序 ──────── 52
① 膜説とイオン透過性 ──────── 52
② 膜構造とイオンチャネル ──────── 53
③ イオンの濃度勾配と膜電位 ──────── 53
④ 静止膜の電流 ──────── 55
⑤ 活動電位の発生とナトリウム(Na)説 ──────── 56
⑥ 興奮時の膜電流の解析 ──────── 57
C 興奮性細胞の局所電位と軸索における
興奮伝導 ──── 中條浩一　60

① 局所電位と電気緊張(性)電位 ──────── 60
② 神経突起のケーブル特性 ──────── 61
③ 無髄神経線維における興奮伝導 ──────── 64
④ 有髄神経線維における跳躍伝導 ──────── 65
⑤ 細胞外刺激と活動電位の細胞外記録 ──────── 67
D 神経細胞の部位による膜特異性と樹状突起の
活動電位 ──────── 68
① 軸索起始部のスパイクと逆行性伝導 ──────── 68
② 樹状突起にみられる活動電位 ──────── 69
E イオンチャネル ──────── 71
① イオンチャネルの分子的実態を明らかにした
アプローチ ──── 藤原祐一郎　71
② イオンチャネルの構造と機能の多様性 ──────── 75
③ イオンチャネルの構造機能連関 ──────── 76
④ 興奮性細胞の発火パターンとイオンチャネル
──── 中條浩一　81
⑤ イオンチャネルの発現制御機構 ──────── 85
F Ca^{2+}の細胞生理学的役割 ──────── 89

x ● 目次

① Ca^{2+} の生体内における役割 —————— 89
② 細胞内 Ca^{2+} 濃度の制御機構 —————— 89
③ Ca^{2+} 活動電位と Ca^{2+} チャネルの特別な性質 — 90
④ CaM を介するチャネル機能の修飾 —————— 94
⑤ 細胞外 Ca^{2+} による安定化作用 —————— 95
Ⓖ イオンチャネル異常による疾患 —— 藤原祐一郎 96
① Na^+ チャネルの異常による疾患 —————— 97
② Ca^{2+} チャネルの異常による疾患 —————— 99
③ K^+ チャネルの異常による疾患 —————— 101
④ Cl^- チャネルの異常による疾患 —————— 103
⑤ TRP チャネルの異常による疾患 —————— 103

第3章 筋肉とその収縮

廣瀬謙造 104

Ⓐ 骨格筋の構造 —————————————— 104
① 骨格筋と骨の関係 —————————— 104
② 骨格筋の構成 ———————————— 105
Ⓑ 興奮収縮連関 —————————————— 108
① 骨格筋の電気活動 —————————— 108
② 筋小胞体からの Ca^{2+} 放出 —————— 110
③ Ca^{2+} による収縮タンパク質系の活性化 — 112
Ⓒ 筋収縮機構 ——————————————— 112
Ⓓ 筋収縮の性質 —————————————— 114
① 収縮のタイプ ———————————— 114
② 筋収縮の力学的性質 ————————— 115
③ 筋のエネルギーと熱 ————————— 117
Ⓔ 心筋細胞の興奮収縮連関 ————————— 119

Ⓕ 平滑筋収縮とその制御 —————————— 120
① 平滑筋細胞の構造 —————————— 120
② 平滑筋細胞の活性化—興奮性か非興奮性か — 120
③ 細胞内 Ca^{2+} 動員機構 ——————— 121
④ 収縮制御機構 ———————————— 122

第4章 興奮の伝達

124

Ⓐ シナプス伝達概論 ——————— 柚﨑通介 124
① シナプスの種類 ——————————— 124
② 化学シナプス伝達 —————————— 129
③ 化学シナプスの応答 ————————— 134
Ⓑ 伝達物質とその受容体 —————————— 142
① 受容体分子の基本構造 ———————— 142
② アミノ酸と受容体 —————————— 144
③ アセチルコリンと受容体 ——————— 147
④ モノアミンと受容体 ————————— 149
⑤ ペプチドと受容体 —————————— 150
⑥ その他の伝達物質システム —————— 150
Ⓒ シナプス伝達の調節 —————— 真鍋俊也 153
① シナプス伝達効率調節 ———————— 153
② シナプス調節機構 —————————— 154
Ⓓ 中枢神経系におけるシナプス伝達 ————— 158
① 中枢シナプスの特徴 ————————— 158
② シナプス入力の統合と活動電位の発生 —— 159
③ 中枢神経系におけるシナプス可塑性 —— 159

第3編 神経系の形態と機能/概説

167

■本編の構成マップ —————————————— 168

第5章 神経細胞学/総論

170

Ⓐ 神経系の構成 ————————— 見學美根子 170
Ⓑ 神経細胞(ニューロン) ————————— 172
Ⓒ グリア細胞(神経膠細胞) ———— 和氣弘明 173
① オリゴデンドロサイト ———————— 174
② アストログリア ——————————— 175
③ ミクログリア ———————————— 176
Ⓓ 脳脊髄液環境 ————————— 見學美根子 178
Ⓔ 神経系における細胞骨格の役割 ————— 179
Ⓕ 発生と分化 ——————————————— 182

① ヒト脳の形態形成 —————————— 182
② 神経細胞の産生と脳皮質形成 ————— 184
③ 神経回路形成 ———————————— 185
Ⓖ 変性と再生 —————— 遠藤史人・山中宏二 187
① 神経の変性 ————————————— 187
② 髄鞘の変性 ————————————— 190
③ 軸索再生 —————————————— 191
④ 脳・神経の再生医療 ————————— 192
Ⓗ 視床の機能解剖学 ——————— 藤山文乃 192
① 視床とは —————————————— 192
② 視床の発生と構成 —————————— 192
③ 視床核の機能的分類 ————————— 194
④ 視床のニューロンとフィードバック回路 — 196
Ⓘ 大脳皮質の機能解剖学 —————————— 197

❶ 大脳皮質とは ————————— 197
❷ 大脳皮質の発生と構成 ————— 198
❸ Brodmann の皮質領野と組織構造 ——— 198
❹ 大脳皮質のコラム構造 ————— 200
❺ 大脳皮質のニューロン ————— 201
❻ 大脳皮質の層構造と入出力 ——— 203
❼ 大脳皮質の局所神経回路 ———— 204
❽ 大脳皮質領野間の階層性 ———— 205
❾ 大脳皮質の神経回路 —————— 206

第6章 神経回路機能/総論
田中真樹　207

Ⓐ ニューロン結合の基本型 ———— 207

Ⓑ 回路構成と情報処理 —————— 208
❶ 発散と収束 ——————————— 208
❷ フィードバック回路とフィードフォワード
回路 ————————————— 208
❸ 時間的加重と空間的加重 ———— 209
❹ 閉塞と促通 ——————————— 209
Ⓒ 神経回路による機能 —————— 210
❶ 反射と反射弓 ————————— 210
❷ 側方抑制によるコントラスト増強 —— 211
❸ 神経回路の動的特性とパターン発生機構 — 211
❹ 神経回路の調節機構と学習 ——— 212

第4編　感覚機能
213

■本編の構成マップ ——————— 214

第7章 感覚機能/総論
礒村宜和　216

Ⓐ 感覚の種類 ——————————— 216
Ⓑ 感覚の心理物理学 ——————— 216
❶ 心理物理学的測定法 —————— 217
❷ 感覚の強さの計量 ——————— 217
❸ 順応と慣れ ——————————— 218
Ⓒ 感覚の神経生理学 ——————— 219
❶ 感覚刺激の受容 ———————— 219
❷ 活動電位への変換と調節 ———— 221

第8章 体性感覚
加藤総夫　223

Ⓐ 末梢神経系 ——————————— 223
❶ 体性感覚はどのように神経興奮に
変換されるか（トランスダクション）——— 223
❷ 体性感覚はどのように中枢神経系に
伝えられるか（末梢神経）————— 228
Ⓑ 中枢神経系—脊髄 ——————— 230
❶ 脊髄に入った感覚情報はどのように処理され
脳に伝えられるのか —————— 230
Ⓒ 中枢神経系—脳 ———————— 233
Ⓓ 大脳皮質体性感覚野 —————— 235
Ⓔ 高次体性感覚野の機能と運動との連合 — 237

Ⓕ 痛覚系 ————————————— 238
❶ 侵害受容と上行性経路 ————— 239
❷ 痛みのマトリクス ——————— 240
❸ 下行性疼痛制御系 ——————— 241
❹ 病態における感作 ——————— 241
❺ さまざまな痛みの訴えとその機構 —— 243
❻ かゆみ ————————————— 244

第9章 聴覚
久場博司　247

Ⓐ 外耳の集音機能 ———————— 247
Ⓑ 中耳の伝音機能 ———————— 247
Ⓒ 内耳の蝸牛器官 ———————— 250
❶ 内耳の構造とリンパ液 ————— 250
❷ 振動の伝達 ——————————— 250
❸ 進行波と周波数同調 —————— 250
❹ Corti 器 ———————————— 251
❺ 受容器電位 ——————————— 253
❻ 受容器電流の順応 ——————— 255
❼ 外有毛細胞と能動的な増幅機構 —— 255
❽ 内リンパ液および内リンパ腔電位 —— 256
❾ 蝸牛マイクロホン電位 ————— 257
Ⓓ 求心性および遠心性シナプス伝達 — 258
❶ 有毛細胞–聴神経間シナプス ——— 258
❷ 外有毛細胞への遠心性シナプス作用 — 260
Ⓔ 音情報の符号化と聴神経線維（第Ⅷ脳神経）— 260
Ⓕ 蝸牛神経核 ——————————— 262

Ⓖ 上オリーブ核群 ──────── 264
　❶ 音源の定位 ──────── 264
　❷ オリーブ蝸牛神経束(遠心性神経束)の
　　起始核 ──────── 267
Ⓗ 外側毛帯核 ──────── 268
Ⓘ 下丘 ──────── 268
Ⓙ 視床内側膝状体および大脳皮質聴覚野 ──── 269

第10章 平衡感覚
杉内友理子　271

Ⓐ 前庭器官の構造 ──────── 271
Ⓑ 有毛細胞 ──────── 272
Ⓒ 半規管と耳石器の最適刺激方向 ──────── 273
Ⓓ 前庭神経 ──────── 274
Ⓔ 前庭神経核 ──────── 274
Ⓕ 前庭反射(迷路反射) ──────── 275
Ⓖ 平衡と運動の知覚 ──────── 278

第11章 視覚
280

Ⓐ 眼球および付属器の構造と機能 ── 金田　誠　280
Ⓑ 光学系─レンズ系の構造と機能 ──────── 283
Ⓒ 光受容系─網膜の構造と機能 ──────── 284
　❶ 網膜の構造と機能 ──────── 284
　❷ 視細胞(桿体)における光受容機構 ──────── 287
　❸ 双極細胞の情報処理 ──────── 290
　❹ 網膜神経節細胞の情報処理 ──────── 292
　❺ その他の網膜ニューロンの情報処理 ──────── 293

Ⓕ 網膜電図 ──────── 294
Ⓓ 視覚経路および視覚中枢の構造と機能
大木研一　294
　❶ 視覚経路とその障害 ──────── 294
　❷ 外側膝状体 ──────── 295
　❸ 大脳皮質視覚野 ──────── 296
　❹ 高次中枢での視覚情報処理 ──────── 300
　❺ 両眼視差と立体視 ──────── 301
　❻ 視覚機能の発達 ──────── 301
Ⓔ 色覚と色覚多様性 ── 金田　誠　302
　❶ 色の弁別のメカニズム ──────── 302
　❷ 色覚多様性 ──────── 303

第12章 味覚と嗅覚
305

Ⓐ 味覚 ── 樽野陽幸　305
　❶ 味蕾 ──────── 305
　❷ 味覚の受容機構 ──────── 306
　❸ 味覚の中枢機構 ──────── 309
　❹ 味覚障害と味覚検査 ──────── 310
Ⓑ 嗅覚 ── 今井　猛　310
　❶ 匂い分子 ──────── 310
　❷ 嗅上皮の構造 ──────── 310
　❸ 嗅覚受容体とシグナル伝達 ──────── 311
　❹ 嗅覚受容体による匂い識別 ──────── 312
　❺ 嗅神経細胞の軸索投射 ──────── 312
　❻ 嗅球における匂いマップと機能ドメイン ── 313
　❼ 嗅球内の局所神経回路 ──────── 313
　❽ 嗅皮質の構成と機能 ──────── 314

第5編　運動機能
317

■本編の構成マップ ──────── 318

第13章 筋と運動ニューロン
高草木薫　320

Ⓐ 運動単位 ──────── 320
Ⓑ 運動単位の機能分化 ──────── 320
　❶ 運動ニューロンの機能分化 ──────── 320
　❷ 筋線維の機能分化 ──────── 322
　❸ 筋線維と運動ニューロンのマッチング ──────── 323
Ⓒ 運動単位の活動の順序 ──────── 323

第14章 脊髄
高草木薫　325

Ⓐ 脊髄運動中枢 ──────── 325
　❶ 脊髄への入出力と統合作用 ──────── 325
　❷ 脊髄の機能構成 ──────── 325
Ⓑ 脊髄反射 ──────── 327
　❶ 筋紡錘の活動に基づく脊髄反射 ──────── 328
　❷ 腱受容器(腱器官)の活動に基づく脊髄反射 ── 335
　❸ 屈曲反射と交叉性伸展反射 ──────── 336
　❹ 反回抑制 ──────── 337
　❺ その他の反射 ──────── 338

| **C** 脊髄のシナプス前抑制 ―――― 338 |
| **1** シナプス前抑制のメカニズム ―― 338 |

C 脊髄のシナプス前抑制 ―――――― 338
　1 シナプス前抑制のメカニズム ――― 338
　2 シナプス前抑制の調節 ―――――― 339
D 歩行運動と脊髄 ―――――――――― 339
　1 脊髄の歩行発現機構 ―――――― 339
　2 末梢感覚信号による歩行周期の調節 ―― 340
　3 脊髄の歩行発現機構に対する下行性制御 ― 341
E 運動性上・下行路の脊髄機序 ――― 341
　1 脊髄上行路 ――――――――――― 341
　2 脊髄下行路 ――――――――――― 342

第15章 脳幹

伊佐　正　344

A 脳幹とは ――――――――――――― 344
B 脳幹運動系の特徴 ―――――――― 344
C 脳幹の機能 ――――――――――― 346
D 姿勢調節 ―――――――――――― 347
　1 姿勢調節の重要性 ―――――――― 347
　2 姿勢調節のメカニズム ―――――― 347
E 歩行運動 ―――――――――――― 350
　1 姿勢-歩行関連領野 ―――――――― 350
　2 ほかのシステムとの協調 ―――― 351
F 眼球と頭の運動 ―――――――――― 351
　1 眼球運動系の目的 ―――――――― 351
　2 眼球運動の種類 ―――――――― 351
G 顎の運動 ―――――――――――― 356
H 発声と情動行動 ―――――――――― 356

第16章 大脳皮質運動野と大脳基底核

南部　篤　358

A 大脳皮質運動野 ―――――――――― 358
　1 運動野の分類 ――――――――――― 358
　2 運動野の線維連絡 ―――――――― 359
　3 脊髄への下行性投射 ―――――― 361

4 一次運動野(M1)の機能 ――――― 363
5 一次運動野の破壊症状 ――――― 368
6 補足運動野(SMA)の機能 ――― 369
7 運動前野(PM)の機能 ――――― 372
B 大脳基底核 ――――――――――― 374
　1 大脳基底核の構成 ―――――――― 374
　2 大脳基底核の神経回路 ――――― 375
　3 大脳基底核の機能 ―――――――― 379
　4 大脳基底核疾患 ―――――――― 382

第17章 小脳

狩野方伸　389

A 小脳の構造・細胞構築 ――――――― 389
　1 小脳の区分 ――――――――――― 389
　2 小脳の細胞構築 ―――――――― 390
B 小脳の神経回路 ―――――――――― 391
C 小脳による運動制御 ―――――――― 393
　1 前庭小脳 ――――――――――――― 393
　2 脊髄小脳 ――――――――――――― 393
　3 大脳小脳 ――――――――――――― 394
D 小脳と運動学習 ―――――――――― 394
E 小脳の損傷と臨床症状 ――――――― 395

第18章 発声と構音

大森孝一　397

A 発声 ―――――――――――――――― 397
　1 呼気の調節 ――――――――――― 397
　2 喉頭の調節 ――――――――――― 399
B 構音 ―――――――――――――――― 402
　1 構音器官 ――――――――――――― 402
　2 構音動作と音響特性 ―――――― 403
　3 ことばの表出に関わる脳機能 ――― 405
　4 発声の神経機構 ―――――――― 405

第6編　自律機能と本能行動

407

■本編の構成マップ ―――――――――― 408

第19章 自律神経系

黒澤美枝子　410

A 末梢自律神経系の構成 ――――――― 410

1 末梢交感神経系 ―――――――――― 411
2 末梢副交感神経系 ―――――――― 411
3 内臓求心性線維 ―――――――――― 413
B 自律神経支配の特徴 ―――――――― 413
C 自律神経系の化学伝達物質とその受容体 ―― 414
　1 化学伝達物質 ――――――――――― 414

xiv ●目次

②受容体 ——————————— 415
Ⓓ 自律神経節 ——————————— 417
Ⓔ 自律神経-効果器伝達 ——————— 418
Ⓕ 自律神経と内分泌系，免疫系 ——— 419
　❶自律神経と内分泌系 ——————— 419
　❷自律神経と免疫系 ——————— 419
　❸神経-内分泌-免疫系の連関 ——— 420
Ⓖ 内臓感覚 ——————————— 421
　❶臓器感覚と内臓痛覚 —————— 421
　❷内臓の受容器 ———————— 421
Ⓗ 自律神経系の中枢 ——————— 423
　❶自律神経系の第一次中枢 ——— 423
　❷脳幹 ————————————— 424
　❸視床下部 ————————— 425
　❹大脳 ————————————— 426
　❺小脳 ————————————— 427
Ⓘ 自律機能の反射性調節 ————— 427
　❶内臓-内臓反射 ———————— 427
　❷体性-内臓反射 ———————— 430
　❸内臓-体性反射 ———————— 431

❹自律神経節内反射 ——————— 431
❺関連痛 ——————————— 431
❻反射性交感神経性ジストロフィー ——— 432

第20章 本能的欲求に基づく動機づけ行動
田村了以　433

Ⓐ 摂食行動 ——————————— 433
　❶摂食行動の発現とその意義 ——— 433
　❷体内のエネルギー貯蔵形態と摂食 ——— 433
　❸摂食行動調節の中枢神経機構 ——— 435
Ⓑ 飲水行動 ——————————— 438
　❶飲水行動の発現とその意義 ——— 438
　❷細胞内液量減少による渇き感の発生 ——— 439
　❸細胞外液量減少による渇き感の発生 ——— 441
Ⓒ 性行動 ——————————— 442
　❶性行動の発現とその意義 ——— 442
　❷性行動のホルモン性調節 ——— 442
　❸性行動の神経性調節 ————— 443

第7編　高次神経機能
449

■本編の構成マップ ——————— 450

第21章 大脳皮質の機能局在
磯田昌岐　452

Ⓐ 大脳皮質の機能局在とは ———— 452
　❶機能局在の考え方 ——————— 454
　❷機能局在はどのようにして生まれるのか —— 455
　❸機能局在論と全体論のバランス ——— 456
Ⓑ 大脳連合野における高次神経機能の局在 ——— 456
　❶３つの大脳連合野 ——————— 456
　❷頭頂連合野 ————————— 457
　❸側頭連合野 ————————— 461
　❹前頭連合野 ————————— 463
Ⓒ 大脳皮質の左右機能差 ———— 467

第22章 統合機能
469

Ⓐ 脳活動の非侵襲的計測 ———— 北城圭一　469
Ⓑ 睡眠・覚醒と意識 ————— 櫻井　武　472
　❶睡眠とは ————————— 472

❷正常な睡眠 ————————— 472
❸睡眠時の生理学的指標とその変化 ——— 472
❹睡眠中の脳機能 ——————— 473
❺ヒトの成長・加齢に伴う睡眠の変化 ——— 473
❻睡眠・覚醒制御の神経機構 ——— 474
❼睡眠・覚醒制御のメカニズム ——— 476
❽意識とは ————————— 478
Ⓒ 学習と記憶 ————— 西条寿夫　479
　❶学習の分類 ————————— 479
　❷記憶の分類 ————————— 480
　❸記憶障害 ————————— 482
　❹大脳皮質-海馬体系の機能 ——— 483
　❺その他の領域の機能 ————— 483
　❻学習・記憶と神経化学物質 ——— 484
Ⓓ 情動と動機づけ ——————— 484
　❶情動の定義 ————————— 484
　❷動機づけの定義 ——————— 486
　❸大脳辺縁系の機能 —————— 486
　❹視床下部の機能 ——————— 488

第8編　体液

493

■本編の構成マップ —————— 494

第23章 水分子の特性と浸透圧
瀬尾芳輝　496

Ⓐ 水分子の生理的動態 —————— 496
❶ 水の物理化学的性質 —————— 496
❷ 水分子の動態 —————— 497
❸ タンパク質と水の相互作用 —————— 498
❹ 細胞内外の水分子の動態 —————— 498
Ⓑ 浸透圧 —————— 499
❶ 浸透圧の物理化学的な意味 —————— 499
❷ van't Hoff の式の意味 —————— 499
❸ 生体における浸透圧の具体的な意味 —————— 500

第24章 体液の調節
瀬尾芳輝　503

Ⓐ 体液とその区分 —————— 503
❶ 水分の出入り —————— 503
❷ 体内の水分量 —————— 503
❸ 細胞内液と細胞外液 —————— 504

Ⓑ 体液の調節 —————— 506
❶ 血圧による体液の調節 —————— 506
❷ 浸透圧による体液の調節 —————— 506
❸ 体液量による体液の調節 —————— 509
Ⓒ 血漿浸透圧 —————— 511
❶ 血漿浸透圧濃度 —————— 511
❷ 輸液療法の注意点 —————— 511

第25章 酸・塩基平衡の基本概念
鯉淵典之　513

Ⓐ 酸・塩基とは —————— 513
Ⓑ 体液の緩衝作用 —————— 514
❶ 強酸と弱酸 —————— 514
❷ 弱酸による緩衝作用の原理 —————— 514
❸ 体液 pH の調節 —————— 515
❹ Henderson–Hasselbalch の式と酸解離定数 — 515
❺ 酸・塩基平衡における炭酸脱水酵素の役割 — 516
Ⓒ 重炭酸系以外の緩衝物質 —————— 517
Ⓓ 血球と肺・腎の酸・塩基平衡調節への関与 — 517
Ⓔ アシドーシスとアルカローシス —————— 520

第9編　血液

523

■本編の構成マップ —————— 524

第26章 血液
浦野哲盟　526

Ⓐ 血液の組成と性状 —————— 526
❶ 血液の組成—細胞成分と液体成分 —————— 526
❷ 血液の性状 —————— 527
Ⓑ 血液の機能 —————— 528

第27章 血液細胞の産生
田中稔之　530

Ⓐ 造血幹細胞 —————— 530
❶ 造血と発生 —————— 531
❷ 造血微小環境 —————— 531
Ⓑ 血液細胞の分化 —————— 532

Ⓒ サイトカインと造血因子 —————— 533

第28章 赤血球
石川義弘　535

Ⓐ 赤血球の数と形態 —————— 535
❶ 赤血球の数 —————— 535
❷ 赤血球の色 —————— 535
❸ 赤血球の形 —————— 536
Ⓑ 赤血球の生成 —————— 537
❶ 造血機能の変化 —————— 537
❷ 造血組織の変化 —————— 537
Ⓒ 赤血球の成熟と分化 —————— 538
❶ 赤血球の成熟過程 —————— 538
❷ エリスロポエチン —————— 538
❸ エリスロポエチン以外の造血因子 —————— 539
Ⓓ 赤血球の老化と破壊 —————— 540

xvi ●目次

❶ 赤血球の老化 ——————— 540
❷ 溶血 ——————————————— 540
❸ 脾臓の役割 ——————————— 540
❹ ヘモグロビンの代謝と黄疸 ——— 541
Ⓔ 赤血球の代謝とヘモグロビン ——— 541
❶ 赤血球の代謝系 ——————— 541
❷ ヘモグロビン ————————— 542
❸ ヘモグロビンと酸素結合 ——— 542
❹ 胎児ヘモグロビン ——————— 543
❺ 異常ヘモグロビン ——————— 544

第29章 鉄の代謝
石川義弘 545

Ⓐ 鉄の吸収 ——————————— 545
Ⓑ 鉄の吸収の調節機構 ——————— 545
Ⓒ 血球細胞と鉄代謝 ——————— 547

第30章 白血球
田中稔之 548

Ⓐ 骨髄系細胞 ——————————— 548
❶ 顆粒球 ——————————— 548
❷ 肥満細胞 ————————————— 551
❸ 単球・マクロファージ ————— 552
❹ 樹状細胞 ————————————— 553
Ⓑ リンパ系細胞 ————————— 554

❶ B 細胞 ——————————— 554
❷ T 細胞 ——————————————— 555
❸ NK 細胞 ——————————— 557

第31章 免疫反応と炎症
田中稔之 558

Ⓐ 生体防御と免疫 ——————— 558
Ⓑ 自然免疫系と獲得免疫系 ——— 558
❶ 自然免疫と獲得免疫 ——————— 558
❷ 自然免疫系の特性 ——————— 558
❸ 獲得免疫系の特性 ——————— 560
Ⓒ 炎症反応と生体防御 ——————— 563

第32章 止血血栓形成機構とその制御機構
浦野哲盟 564

Ⓐ 止血血栓の形成 ——————— 564
Ⓑ 血管内皮の抗血栓性 ——————— 566

第33章 血液型
浦野哲盟 568

Ⓐ ABO 式血液型 ——————————— 568
Ⓑ Rh 式血液型 ——————————— 569
Ⓒ 血液型不適合 ——————————— 569
Ⓓ 交差適合試験 ——————————— 569

第 10 編　循環
571

■本編の構成マップ ——————— 572

第34章 循環系の基本的性質
河合康明 574

Ⓐ 循環系と内部環境の維持 ——— 574
Ⓑ 血液循環の物理的基礎 ——————— 575
❶ 血圧 ——————————————— 575
❷ 血流量と血流速度 ——————— 576
❸ 血管抵抗 ————————————— 577
Ⓒ 循環回路と循環系のモデル ——— 578

第35章 血液循環
581

Ⓐ 末梢循環 ———————— 河合康明 581
❶ 動脈血圧 ————————————— 581
❷ 脈波とその伝播 ——————— 584
❸ 動脈血流量 ——————————— 586
❹ 静脈容量と静脈圧 ——————— 588
❺ 静脈還流量 ——————————— 590
Ⓑ 微小循環 ———— 大橋俊夫・河合佳子 592
❶ 微小循環の役割 ——————— 592
❷ 微小循環の形態 ——————— 592
❸ 微小循環血流 ————————— 594
❹ 物質交換の機序 ——————— 599
Ⓒ リンパ循環 ———— 河合佳子・大橋俊夫 604

❶ リンパ系の形態と流れ ——————— 604
❷ 腸のリンパ(白い血)の特性 ————— 605
❸ 組織間隙(間質) ————————— 606
❹ 毛細リンパ管の形態と働き ———— 606
❺ リンパ産生の仕組み ——————— 608
❻ リンパの化学的組成と性状 ———— 609
❼ 集合リンパ管でのリンパ輸送の仕組み — 610
❽ リンパ輸送に対する液性ならびに神経性
　調節機構 ——————————— 612
❾ リンパ節の微小循環とリンパ球の取込み
　ならびに放出機構 ——————— 612

第36章 心臓の働き
614

Ⓐ 心臓の機能解剖学 ——————— 松岡　達　614
❶ 心房 —————————————— 614
❷ 心室 —————————————— 615
❸ 弁 ——————————————— 616
❹ 刺激伝導系 ——————————— 616
❺ 心臓神経 ————————————— 617
Ⓑ 心臓の電気的活動 ——————— 618
❶ 心筋の特徴 ——————————— 618
❷ 心臓における興奮の発生と伝導 ——— 619
❸ 活動電位と心電図の関係 ————— 619
❹ 心筋細胞の電気活動 ——————— 620
Ⓒ 心電図 ———————————— 蒔田直昌　627
❶ 正常心電図 ——————————— 627
❷ 心電図の誘導法 ————————— 629
❸ 心電図のベクトル解析 —————— 630
❹ 異常心電図 ——————————— 634
Ⓓ 心筋の機械的性質 —————— 横山詩子　639
❶ 心筋の微細構造と代謝 —————— 639
❷ 心筋の興奮収縮連関と弛緩のメカニズム —— 640
❸ 心筋収縮の特徴 ————————— 641
❹ 長さ-張力関係 —————————— 641
❺ 心筋の収縮性 —————————— 643
Ⓔ 心臓の機械的活動 ——————— 646
❶ 心臓の周期的活動 ——————— 646
❷ 心室圧と容積の関係 ——————— 649
❸ 心肥大, 心拡大と心不全 ————— 651

第37章 循環系の調節
655

Ⓐ 循環調節機構 ————————— 内藤尚道　655
❶ 循環系の調節と統合 ——————— 655
❷ 循環調節機構の分類 ——————— 656
Ⓑ 中枢性調節機構 ——————— 桑木共之　657
❶ 血管の神経支配と心臓血管中枢 —— 657
❷ 循環反射 ————————————— 662
❸ いくつかの循環反応 ——————— 667
Ⓒ 内分泌性調節機構 ——————— 669
❶ 交感神経-副腎髄質系およびバソプレシン系
　による循環調節 ————————— 669
❷ レニン-アンジオテンシン系による循環調節
——————————————————— 670
❸ 心房性ナトリウム利尿ペプチドによる
　循環調節 ——————————— 672
Ⓓ 局所性調節機構 ——————— 内藤尚道　672
❶ 短期的機構 ——————————— 672
❷ 長期的機構 ——————————— 675
Ⓔ 高血圧とショック ——————— 677
❶ 高血圧 ————————————— 677
❷ ショック ————————————— 680

第38章 局所循環
石川義弘　683

Ⓐ 脳循環 ———————————— 683
❶ 脳動脈 ————————————— 683
❷ 脳血流の制御 —————————— 684
❸ 頭蓋内圧の調節 ————————— 685
❹ 脳循環の化学調節 ———————— 685
❺ 脳脊髄液 ————————————— 685
❻ 血液脳関門 ——————————— 686
Ⓑ 冠循環 ———————————— 686
❶ 冠動脈の分布 —————————— 687
❷ 冠循環の血流量と酸素消費量 ——— 687
❸ 冠血流量の制御 ————————— 687
❹ 心筋の外膜側と内膜側の血流変化 —— 688
❺ 冠血流の神経制御 ———————— 688

xviii ● 目次

第11編　呼吸

■本編の構成マップ —————————— 690

第39章 呼吸生理学の基礎
越久仁敬　692

Ⓐ 大気環境の歴史と生物 ———————— 692
　❶ 地球誕生直後の大気の組成 ————— 692
　❷ 光合成生物による大気酸素の産生 —— 692
　❸ 真核生物の誕生 ————————— 692
　❹ カンブリア爆発と四足動物の進化 —— 693
Ⓑ 呼吸の比較生理と胎生期の呼吸 ———— 693
　❶ 水呼吸動物と空気呼吸動物 ————— 693
　❷ 哺乳類の呼吸と横隔膜の機能的意義 — 693
　❸ 鳥類—最も優れたガス交換器をもつ動物 — 694
　❹ 胎生期の呼吸 ————————— 694
Ⓒ ガスの基本法則，呼吸気量の換算，
　 記号・略号 —————————— 695
　❶ ガスの基本法則 ———————— 695
　❷ 呼吸気量の換算 ———————— 695
　❸ 呼吸生理学で用いられる記号・略号と
　　 単位表記 ————————————— 696

第40章 肺の換気
河合佳子　697

Ⓐ 構造と機能 ———————————— 697
　❶ 気道の構造と機能 ———————— 697
　❷ 肺胞の構造と機能 ———————— 698
　❸ 胸郭・胸膜腔の構造と機能 ————— 699
Ⓑ 呼吸運動 ————————————— 700
Ⓒ 肺気量分画 ———————————— 701
Ⓓ 肺胞換気量 ———————————— 703

第41章 肺循環とガス交換

Ⓐ 肺循環 ————————— 河合佳子　705
　❶ 肺循環の役割 ————————— 705
　❷ 血行力学 ——————————— 706
　❸ 肺循環調節 —————————— 708
　❹ 肺膜腔内液 —————————— 709
Ⓑ 肺におけるガス交換 ——— 越久仁敬　709
　❶ 呼吸膜 ———————————— 709

　❷ O_2 と CO_2 の拡散 ———————— 709
　❸ 肺小葉 ———————————— 710
　❹ 肺胞気の組成 ————————— 710
　❺ 肺胞気動脈血酸素分圧較差(A-aD_{O_2}) ——— 711
Ⓒ 換気血流の適合と血液ガスへの影響 —— 711
　❶ 死腔の血液ガスへの影響 ————— 711
　❷ シャントの血液ガスへの影響 ———— 712
　❸ 換気血流比($\dot{V}_A/\dot{Q}$ 比) ——————— 712
　❹ 換気血流比の不均等 ——————— 713

第42章 血液ガスの運搬
河合佳子　714

Ⓐ 酸素の運搬 ———————————— 714
　❶ ヘモグロビンの構造と機能 ————— 714
　❷ 血中酸素分圧，酸素含量，酸素飽和度 —— 715
　❸ 特殊状態における酸素運搬 ————— 717
Ⓑ 二酸化炭素の運搬 ————————— 718
　❶ CO_2 運搬の形態 ———————— 718
　❷ 二酸化炭素解離曲線 ——————— 719
　❸ 肺における CO_2 の排出 ————— 720
Ⓒ 呼吸と血液酸塩基平衡 ——————— 721
　❶ 呼吸性の酸塩基平衡障害 ————— 721
Ⓓ 組織呼吸 ————————————— 721

第43章 呼吸の調節
越久仁敬　723

Ⓐ 呼吸中枢 ————————————— 723
　❶ 呼吸ニューロンの分類と局在 ———— 723
　❷ ペースメーカーニューロン ————— 724
　❸ 呼吸リズム/パターン形成機構 ———— 725
Ⓑ 神経性呼吸調節 —————————— 726
　❶ 自律性呼吸調節と行動性呼吸調節 —— 726
　❷ 肺・胸郭系からの呼吸反射 ————— 726
　❸ 咳反射と嚥下反射 ———————— 727
　❹ 気道平滑筋の神経性調節 ————— 727
Ⓒ 呼吸の化学調節 —————————— 727
　❶ 化学受容器 —————————— 727
　❷ 血液ガスの変化に対する換気応答 —— 729
　❸ 負のフィードバック制御機構 ———— 731

第44章 呼吸の適応と病態

泉﨑雅彦　732

A 生理的な適応現象 ———— 732
1 運動での呼吸の適応 ———— 732

2 高所での呼吸の適応 ———— 734
B 低酸素と関連する病態 ———— 736
1 低酸素 ———— 736
2 呼吸不全 ———— 737
3 睡眠と呼吸 ———— 738

第12編　腎機能と排尿
739

■本編の構成マップ ———— 740

第45章 腎生理学の基礎

安西尚彦　742

A 腎臓の構造 ———— 742
1 腎臓の機能単位＝ネフロン ———— 742
2 腎血管系の特徴 ———— 744
3 腎循環の調節 ———— 745
B 尿生成の仕組み ———— 745
1 糸球体濾過 ———— 745
2 尿細管再吸収 ———— 746
3 尿細管分泌 ———— 746
C 腎クリアランス ———— 746

第46章 腎循環と糸球体濾過

安西尚彦　748

A 腎循環と糸球体濾過 ———— 748
1 腎循環 ———— 748
2 糸球体濾過 ———— 748
B 圧利尿と髄質循環 ———— 748
C 血流再分布とその意義 ———— 749
D 糸球体と傍糸球体装置 ———— 749
E 糸球体濾過の機序 ———— 750
F 糸球体濾過の調節機序 ———— 750
1 内因性調節（自動調節） ———— 750
2 外因性調節 ———— 752

第47章 尿細管の機能

安西尚彦　753

A 尿細管における物質輸送の概要 ———— 753
B 近位尿細管 ———— 754
1 解剖学的特徴 ———— 754
2 輸送の特徴 ———— 754
C Henle ループ ———— 756

1 解剖学的特徴 ———— 756
2 輸送の特徴 ———— 756
D 遠位尿細管 ———— 757
1 解剖学的特徴 ———— 757
2 輸送の特徴 ———— 757
E 集合管 ———— 759
1 解剖学的特徴 ———— 759
2 輸送の特徴 ———— 759

第48章 下部尿路機能とその調節

井川靖彦　761

A 下部尿路機能とは ———— 761
B 下部尿路の構造 ———— 761
C 下部尿路の末梢神経支配 ———— 763
D 下部尿路の神経制御機構 ———— 764
E 下部尿路機能に関与する高位中枢 ———— 766
F 尿流動態検査 ———— 766
G 下部尿路機能障害の病態生理 ———— 768
1 蓄尿機能障害 ———— 768
2 排尿機能障害 ———— 768
3 代表的な下部尿路機能障害 ———— 768

第49章 体液とその成分の調節

770

A 体液量の調節 ———— 安西尚彦　770
1 尿生成と腎臓による体液量調節の関係 ———— 770
2 体液調節に関わる神経液性因子 ———— 773
B 有機物と代謝産物の再吸収と輸送 ———— 776
1 糖質，アミノ酸（ペプチド）などの再吸収
———— 金井好克　776
2 老廃物の排泄（尿素，尿酸，クレアチニン）
———— 安西尚彦　785
C 電解質代謝 ———— 頼　建光　788
1 尿細管の輸送経路 ———— 788
2 尿細管における Na^+，Cl^-，K^+ 輸送 ———— 788

xx ●目次

❸ 尿細管におけるカルシウムの輸送 ——— 795
❹ 尿細管におけるリンの輸送 ——— 796
❺ 尿細管におけるマグネシウムの輸送 ——— 797

第50章 腎臓における酸塩基輸送と調節
山田秀臣　798

Ⓐ 酸塩基調整における腎臓の役割 ——— 798

Ⓑ HCO₃⁻の再吸収と新生 ——— 798
Ⓒ 酸の排泄 ——— 799
❶ 尿中 pH 低下自体の酸排泄量は少ない ——— 799
❷ 滴定酸などによる排泄 ——— 799
❸ アンモニウム塩による排泄 ——— 802
❹ 腎髄質でのアンモニアの濃縮による排泄 —— 802

第13編　消化と吸収
803

■本編の構成マップ ——— 804

第51章 消化と吸収の一般原理
806

Ⓐ 消化管の基本構造 ——— 澤口　朗　806
❶ 消化管の概要 ——— 806
❷ 消化管壁の層構造と組織学的構築 ——— 806
Ⓑ 消化管運動の一般的性質
——— 中澤信博・桑野博行　808
❶ 空腹期収縮 ——— 808
❷ 食後期収縮 ——— 808
❸ 消化管運動の調節機序 ——— 810
Ⓒ 消化液分泌 ——— 酒井秀紀　811
❶ 消化液の分泌様式 ——— 812
❷ 消化液の分泌機序 ——— 813
❸ 消化液の構成 ——— 813
Ⓓ 消化器系の循環 ——— 米田政志　814
❶ 消化管の循環 ——— 814
❷ 肝循環 ——— 815
❸ リンパ循環 ——— 817
Ⓔ 免疫防御 ——— 植松　智　817
❶ 消化管免疫の概要 ——— 817
❷ 免疫応答 ——— 817
❸ 消化管の免疫学的構造 ——— 818
❹ 自然免疫による防御 ——— 818
❺ 獲得免疫による防御 ——— 822
❻ 消化管免疫の発達と腸内細菌 ——— 824

第52章 食物の摂取と輸送
酒井秀紀　825

Ⓐ 摂食・嚥下の概要 ——— 825
Ⓑ 咀嚼 ——— 826

Ⓒ 唾液の役割 ——— 826
❶ 唾液腺 ——— 826
❷ 唾液の分泌機構 ——— 827
❸ 唾液腺細胞と唾液の性質 ——— 827
Ⓓ 咽頭の機能 ——— 828
❶ 咽頭期におけるメカニズム ——— 828
❷ 咽頭期に機能する筋 ——— 829
Ⓔ 食道の機能 ——— 829

第53章 胃
酒井秀紀　830

Ⓐ 胃の構造 ——— 830
Ⓑ 胃の運動 ——— 831
Ⓒ 胃液と消化 ——— 832
Ⓓ 胃腺の構成と機能 ——— 833
Ⓔ 壁細胞 ——— 835
❶ 壁細胞の構造 ——— 835
❷ 胃酸分泌刺激を仲介する受容体 ——— 835
❸ 胃プロトンポンプ ——— 836
❹ 胃酸 ——— 836
❺ 壁細胞から分泌されるタンパク質 ——— 836
❻ 胃酸分泌の調節 ——— 836
Ⓕ 胃粘膜防御機構 ——— 837

第54章 肝・胆および膵外分泌系
米田政志　839

Ⓐ 肝・胆の構造と外分泌 ——— 839
❶ 肝臓および胆汁分泌 ——— 839
❷ 胆汁の生理機能 ——— 842
❸ 胆汁の組成 ——— 843
❹ 胆汁分泌の調節 ——— 844
Ⓑ 膵臓と膵外分泌 ——— 845

❶ 膵臓の構造 —————————— 845
❷ 膵液 —————————————— 845
❸ 膵液の分泌調節 ——————— 847

第55章 小腸
林 久由 849

A 小腸の構造 ——————————— 849
B 小腸上皮の微細構造と自己再生能力 — 850
C 消化管の神経支配 ——————— 851
D 小腸の運動 —————————— 852
E 小腸管腔内の栄養素の感知機構 — 852

第56章 大腸の機能と排便
横堀武彦・持木彫人 853

A 大腸の構造と機能 ——————— 853
B 大腸の収縮運動 ——————— 853
❶ 測定法 ——————————— 853
❷ 形態 ——————————— 853
❸ 調節 ——————————— 854
C 便通異常 —————————— 855
D 排便 ——————————— 855
E 腸内細菌叢の重要性 ————— 856

第57章 栄養素などの消化吸収
林 久由 857

A 概要 ——————————— 857
B Na^+依存性能動輸送 ————— 857
C 小腸上皮細胞間隙透過性 ——— 858
D 糖質の消化と吸収 ————— 858
❶ 糖質の化学構造 ————— 858
❷ 糖質の消化 ——————— 859
❸ 単糖の吸収機構 ————— 860
E タンパク質の消化と吸収 ——— 860
❶ タンパク質の消化 ————— 861
❷ 刷子縁膜でのアミノ酸の輸送 — 861
❸ 刷子縁膜におけるペプチド吸収機構 — 861
❹ 側底膜におけるアミノ酸輸送 — 861
F 脂質の消化と吸収 ————— 862
❶ 脂質の化学構造 ————— 862
❷ 脂質の消化 ——————— 863
❸ 胆汁酸による乳化とミセル形成 — 864
❹ 脂質の吸収 ——————— 865
❺ 脂溶性ビタミンの吸収機構 —— 865
G 水溶性ビタミンの吸収機構 —— 865
H 無機質(ミネラル)の吸収機構 —— 866
I 小腸の水吸収・分泌機構 ——— 868

第14編 環境と生体
869

■本編の構成マップ ——————— 870

第58章 エネルギー代謝
872

A エネルギー平衡 —————— 紫藤 治 872
❶ エネルギー平衡 ————— 872
❷ エネルギー平衡の調節 ——— 872
B エネルギー代謝の測定 ——— 875
C 代謝量 —————————— 877
❶ 代謝量の種類 —————— 877
❷ 代謝量に影響する要因 ——— 878
D エネルギー代謝の中枢調節 —— 箕越靖彦 879
❶ 視床下部における調節機構 — 879
❷ 末梢から中枢への代謝情報入力 — 881
❸ 中枢からの代謝調節出力 —— 883

第59章 体温とその調節
中村和弘 885

A 正常体温 —————————— 885
❶ 体温とは ———————— 885
❷ 体温の測定 ——————— 886
❸ 体温の変動リズム ———— 886
B 熱出納と体熱平衡 ————— 887
C 体温調節反応 —————— 888
❶ 自律性体温調節反応 ——— 888
❷ 行動性体温調節反応 ——— 892
❸ 環境温と体温調節反応 ——— 892
D 体温調節機構 —————— 893
❶ 温度の受容 ——————— 893
❷ 体温調節の中枢神経機構 —— 894
E 体温の異常 ——————— 897
❶ 高体温と低体温 ————— 897
❷ 発熱 ——————————— 897

F 温度適応 —————————————— 899

第60章 概日リズム

中村　渉　901

A 概日リズムの特性 ————————— 901
❶ 内因性リズム ————————— 901
❷ フリーランリズム ——————— 901
❸ リズム同調 ————————— 902
❹ 生得性リズム ————————— 903
B 概日リズムと睡眠覚醒リズム ——— 904
❶ 睡眠覚醒リズム ——————— 904
❷ 内的脱同調 ————————— 904
C 概日リズムの生理作用 —————— 905
❶ 昼夜変化・季節変化への適応 —— 905
❷ 生体機能の時間的秩序の維持 —— 905
❸ 時間学習，時間記憶 ————— 906
D 概日リズムの機構 ——————— 906
❶ 振動機構 —————————— 906
❷ 光受容機構 ————————— 908
❸ リズム表現機構 ——————— 908

第61章 運動と体力

和氣秀文　911

A 体力 ———————————————— 911
B 筋力 ———————————————— 911
❶ 筋力発揮の要素 ——————— 911
❷ 筋力発揮のためのエネルギー代謝 —— 912
❸ 筋線維タイプ ————————— 914
❹ 筋力トレーニングとその効果 —— 915
C 心肺持久力 ——————————— 917
❶ 運動と呼吸 ————————— 917
❷ 運動と循環 ————————— 919
❸ 心肺持久力を高める運動トレーニング —— 923

第62章 発達と老化

内田さえ　925

A 人間の一生 ——————————— 925
B 発達・老化の特徴 ——————— 925
C 身体機能の加齢変化 —————— 926
❶ 脳神経機能 ————————— 926
❷ 運動機能 —————————— 927
❸ 感覚機能 —————————— 928
❹ 生殖機能 —————————— 928
❺ 内臓機能 —————————— 929
❻ 睡眠・覚醒のリズム ————— 930
D 寿命と死 ———————————— 930
E 未来につなげる超高齢社会の研究展開 —— 931

第63章 極限環境下の生理学

浅香智美・河合佳子　932

A 低酸素分圧の高地環境における生理学的応答
——————————————————— 932
❶ 異なる高度における肺胞内酸素分圧($P_{A_{O_2}}$) —— 932
❷ $P_{A_{O_2}}$ に及ぼす純酸素呼吸の影響 ——— 932
❸ 低酸素時の肺換気量($\dot{V}_{A_{O_2}}$)増加のメカニズム
——————————————————— 933
❹ 低酸素分圧への順応 ————— 934
B 高気圧の潜水環境における生理学的応答 —— 935
❶ 圧力と水深の関係 —————— 935
❷ 各気体の高分圧が身体に及ぼす影響 —— 935
❸ 高圧曝露後の減圧と減圧症 —— 937
C 加速度負荷の航空機・車環境における
生理学的応答 ————————— 938
D 微小重力の宇宙環境における生理学的応答 —— 939
❶ 宇宙環境の特徴 ——————— 939
❷ 宇宙環境初期に生じる現象 —— 939
❸ 宇宙空間で進み続ける現象 —— 940
❹ 帰還後の 1-G への適応 ———— 941

第15編　内分泌

943

■本編の構成マップ ————————— 944

第64章 内分泌総論

鯉淵典之　946

A 内分泌とは ——————————— 946
❶ 内分泌の定義 ————————— 946
❷ ホルモンの分類 ——————— 948
B ホルモンの合成・分泌の調節 ——— 950
❶ ホルモンの分泌機構 ————— 950
❷ ホルモンの受容体 —————— 950
❸ ホルモン分泌のフィードバック調節 —— 951

④ ホルモン分泌のリズム ——————— 953
⑤ ホルモンの相互作用 ——————— 953
⑥ ストレスとホルモン ——————— 954
Ⓒ ホルモンの測定法 ——————— 955
Ⓓ 内分泌器官の局在 ——————— 956

第65章 視床下部と下垂体のホルモン
鯉淵典之 958

Ⓐ 視床下部ホルモンの局在と機能 ——————— 958
① 神経内分泌機構の概要 ——————— 958
Ⓑ 下垂体ホルモンの種類と作用 ——————— 959
① 下垂体後葉ホルモン ——————— 960
② 下垂体前葉ホルモン ——————— 961
③ 下垂体中葉と隆起部のホルモン ——————— 964

第66章 副腎の機能と分泌調節
尾仲達史 965

Ⓐ 副腎皮質 ——————— 965
① 発達 ——————— 965
② 副腎皮質の組織と産生ホルモン ——————— 965
③ 副腎皮質ホルモンの合成 ——————— 966
④ 副腎皮質ホルモンの分泌 ——————— 968
⑤ 副腎皮質ホルモンの作用 ——————— 971
⑥ 副腎皮質ホルモンの代謝 ——————— 975
Ⓑ 副腎髄質 ——————— 976
① 副腎髄質ホルモンの合成 ——————— 976
② 副腎髄質ホルモンの分泌 ——————— 976
③ 副腎髄質ホルモンの作用 ——————— 977
④ 副腎髄質ホルモンの代謝 ——————— 977

第67章 ゴナドトロピンと性腺ホルモン
八木田和弘 978

Ⓐ ゴナドトロピンの種類 ——————— 978
Ⓑ ゴナドトロピンの分泌調節 ——————— 978
① GnRH による LH/FSH の分泌制御 ——————— 978
② GnRH 受容体と細胞内情報伝達機構 ——————— 980
③ LH/FSH のパルス状分泌 ——————— 980
Ⓒ 性腺ホルモン ——————— 981
① 性腺ステロイドホルモン ——————— 981
② 性腺ペプチドホルモン ——————— 982
Ⓓ ゴナドトロピンによる性機能制御 ——————— 983
① 女性の性機能制御の発達 ——————— 983
② 月経周期制御 ——————— 983

③ 男性の性機能制御 ——————— 985
④ ヒト絨毛性ゴナドトロピンの役割 ——————— 987

第68章 甲状腺刺激ホルモンと甲状腺ホルモン
鯉淵典之 988

Ⓐ 甲状腺の構造 ——————— 988
Ⓑ 視床下部-下垂体-甲状腺系 ——————— 988
Ⓒ 甲状腺ホルモンの合成とその調節 ——————— 990
① 甲状腺ホルモンの化学構造 ——————— 990
② ヨウ素の体内動態 ——————— 991
③ 甲状腺ホルモンの合成・分泌経路 ——————— 991
④ 甲状腺における TSH の作用 ——————— 993
⑤ 甲状腺ホルモンの輸送と代謝 ——————— 993
Ⓓ 甲状腺ホルモンの作用 ——————— 994
① 甲状腺ホルモンの生理作用 ——————— 995
② 甲状腺ホルモン作用の分子機構 ——————— 997

第69章 カルシウム代謝の内分泌制御
鯉淵典之 1000

Ⓐ カルシウムの動態と生理機能 ——————— 1000
Ⓑ 骨の生理学 ——————— 1002
① 骨組織の構造と機能 ——————— 1002
② 骨化と成長 ——————— 1002
Ⓒ 副甲状腺ホルモン ——————— 1003
① PTH の構造と合成経路 ——————— 1003
② PTH の合成・分泌の調節 ——————— 1003
③ PTH の作用 ——————— 1004
④ 骨における作用 ——————— 1004
⑤ PTH の腎における作用 ——————— 1005
Ⓓ ビタミン D ——————— 1006
① ビタミン D_3 の合成・活性化経路と調節 ——————— 1006
② ビタミン D_3 の作用 ——————— 1007
Ⓔ カルシトニン ——————— 1008
① カルシトニンの合成経路と構造活性相関 ——————— 1008
② カルシトニンの分泌の調節 ——————— 1009
③ カルシトニンの作用 ——————— 1009
Ⓕ 骨・カルシウム代謝に関与するその他の
ホルモン ——————— 1009

第70章 消化管ホルモンの機能と分泌制御
上田陽一 1011

Ⓐ 消化管ホルモン ——————— 1011
① 産生細胞 ——————— 1011

xxiv ● 目次

❷ 分泌と作用 —————————— 1011
❸ 消化管ホルモンとその機能 ————— 1012
Ⓑ 神経ペプチド ————————— 1015

第71章 糖代謝の内分泌制御
上田陽一 1017

Ⓐ 血糖値の調節 ————————— 1017

Ⓑ 膵島の解剖と産生ホルモン ————— 1018
Ⓒ インスリン ————————— 1019
❶ インスリン遺伝子と生合成 ————— 1019
❷ インスリンの分泌調節 —————— 1020
❸ インスリンの作用 ——————— 1022
Ⓓ グルカゴン ————————— 1023
Ⓔ ソマトスタチン ———————— 1024
Ⓕ 膵ポリペプチド ———————— 1024

第16編　生殖
1027

■ 本編の構成マップ ———————— 1028

第72章 生殖腺の性分化・発達
舩橋利也 1030

Ⓐ 性の決定 —————————— 1030
❶ 減数分裂 —————————— 1030
❷ 遺伝的性の決定 ———————— 1030
Ⓑ 生殖腺の性分化 ———————— 1031
Ⓒ 副生殖器の性分化 ——————— 1032
❶ 内生殖器の性分化 ——————— 1032
❷ 外生殖器の性分化 ——————— 1032
❸ 副生殖器の性分化時のアンドロゲンの役割 — 1033
Ⓓ 脳の性分化 ————————— 1034
Ⓔ 思春期 —————————— 1034
❶ 思春期発来 ————————— 1034
❷ 発来機序 —————————— 1035

第73章 男性の生殖機能
舩橋利也 1037

Ⓐ 男性生殖系の構造 ——————— 1037
Ⓑ 男性生殖機能 ————————— 1037
❶ 性腺刺激ホルモンによる調節 ———— 1037
❷ テストステロン ———————— 1038
❸ その他の性腺ステロイドホルモン ——— 1038
Ⓒ 精子 ——————————— 1038
❶ 精子形成 —————————— 1038
❷ 精子成熟 —————————— 1038
❸ 精液 ——————————— 1039
Ⓓ 男性の生殖活動 ———————— 1039
❶ 勃起 ——————————— 1039
❷ 射精 ——————————— 1040
Ⓔ 男性生殖機能の老化 —————— 1040

第74章 女性の生殖機能
舩橋利也 1041

Ⓐ 女性生殖系の構造 ——————— 1041
Ⓑ 生殖機能の調節—周期的な変化 ——— 1041
❶ 性腺刺激ホルモンによる調節 ———— 1042
❷ エストロゲンとプロゲステロン ——— 1043
Ⓒ 卵巣周期 —————————— 1044
❶ 卵子(卵母細胞) ———————— 1044
❷ 卵胞 ——————————— 1045
❸ 卵胞の発育 ————————— 1046
❹ 優位卵胞の選択 ———————— 1046
❺ 排卵 ——————————— 1046
❻ 黄体の形成と退化 ——————— 1047
Ⓓ 子宮内膜周期 ————————— 1047
Ⓔ 女性の生殖活動 ———————— 1049
Ⓕ 女性生殖機能の老化 —————— 1049

第75章 妊娠と分娩
舩橋利也 1050

Ⓐ 受精 ——————————— 1050
Ⓑ 着床 ——————————— 1051
Ⓒ 胎盤 ——————————— 1052
❶ 形成 ——————————— 1052
❷ 血流 ——————————— 1052
❸ 機能 ——————————— 1052
❹ 胎児-胎盤単位 ———————— 1053
Ⓓ 羊水 ——————————— 1054
Ⓔ 胎児 ——————————— 1054
Ⓕ 母体の変化 ————————— 1055
Ⓖ 分娩 ——————————— 1056
Ⓗ 新生児 —————————— 1056
Ⓘ 授乳 ——————————— 1057

付録

1059

生理学で考える臨床問題

1059

1	周期性四肢麻痺	林 俊宏	1060
2	悪性高熱症	林 俊宏	1061
3	神経筋接合部の障害	柚﨑通介	1062
4	多発性硬化症	真鍋俊也	1062
5	水頭症	林 俊宏	1063
6	関連痛	林 俊宏	1064
7	脊髄病変と感覚障害	林 俊宏	1065
8	めまいを伴う突発性難聴	杉内友理子	1066
9	夜盲症と色覚の障害	金田 誠	1066
10	視野欠損	大木研一	1067
11	痙性麻痺	高草木薫	1067
12	運動ニューロン疾患	高草木薫	1068
13	MLF 症候群	伊佐 正	1068
14	大脳基底核疾患	南部 篤	1069
15	錐体路障害	南部 篤	1069
16	小脳による運動制御異常	狩野方伸	1070
17	Horner 症候群	林 俊宏	1070
18	自律神経反射異常	黒澤美枝子	1071
19	摂食症	田村了以	1071
20	失語症	林 俊宏	1072
21	半側空間無視	林 俊宏	1073
22	ナルコレプシー	櫻井 武	1074
23	記憶障害	西条寿夫	1074
24	脱水症	鯉淵典之	1075
25	血漿タンパク質異常	大橋俊夫	1075
26	貧血または立ちくらみ(起立性低血圧)	鯉淵典之	1076
27	鉄の吸収と輸送	大橋俊夫	1077
28	黄疸	大橋俊夫	1077
29	感染と炎症性マーカー	鯉淵典之	1078
30	血管雑音	大橋俊夫	1079
31	狭心症	大橋俊夫	1079
32	期外収縮	河合康明	1080
33	大動脈弁閉鎖不全症	大橋俊夫	1081
34	心不全	大橋俊夫	1082
35	ショック	大橋俊夫	1082
36	動脈硬化症	大橋俊夫	1083
37	エコノミークラス症候群	桑木共之	1084
38	高血圧症	大橋俊夫	1084
39	先天性 QT 延長症候群	蒔田直昌	1085
40	心筋活動電位の異常	松岡 達	1086
41	慢性閉塞性肺疾患(COPD)	河合康明	1086
42	肺高血圧症	河合康明	1087
43	呼吸性アルカローシス(過換気症候群)	河合康明	1087
44	拘束性肺疾患(間質性肺線維症)	河合康明	1088
45	低酸素環境(高山病)	河合康明	1088
46	低酸素症	河合康明	1089
47	前立腺肥大症—尿路閉塞, 排尿障害	鯉淵典之	1089
48	下部尿路機能とその調節	井川靖彦	1090
49	Fanconi 症候群	鯉淵典之	1090
50	尿毒症—高窒素血症, 意識障害	鯉淵典之	1091
51	高カリウム血症	鯉淵典之	1091
52	尿崩症	鯉淵典之	1092
53	低アルブミン血症(ネフローゼ症候群)と浮腫	鯉淵典之	1093
54	門脈圧亢進症	鯉淵典之	1094
55	逆流性食道炎—胸やけ	鯉淵典之	1094
56	胆石症	鯉淵典之	1095
57	乳糖不耐症—下痢	鯉淵典之	1095
58	ダンピング症候群	鯉淵典之	1096
59	肥満症	紫藤 治	1097
60	高体温症	紫藤 治	1097
61	非 24 時間睡眠覚醒症候群	八木田和弘・鯉淵典之	1098
62	オーバートレーニング症候群	和氣秀文・鯉淵典之	1099
63	低血糖症	鯉淵典之	1100
64	先端巨大症	鯉淵典之	1101
65	中心性肥満(Cushing 症候群)	鯉淵典之	1102
66	原発性無月経(Kallmann 症候群)	八木田和弘・鯉淵典之	1103
67	甲状腺機能低下症(橋本病)	鯉淵典之	1103
68	骨粗鬆症	鯉淵典之	1104
69	代謝性アシドーシス(糖尿病性ケトアシドーシス)	鯉淵典之	1105
70	Turner 症候群	舩橋利也	1106
71	更年期障害	舩橋利也	1106

和文索引	1107
欧文索引	1132
人名索引	1148

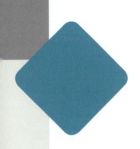

序章

生理学とは

　生理学は，体の働きのメカニズムを研究して理解する学問である．生理学が対象とするわれわれの体はさまざまな器官で構成される．それぞれの器官には特有の役割があり，心臓のように血液の循環を担う器官があり，そして脳のように知覚し，適応し，考え，そして個体の行動を支配する器官もある．

　個々の器官は多くの細胞で構成されている．さらに細胞は非常に多くの機能分子が集まり，形成されている．すなわち，固有の機能をもつ最小単位である分子，分子をまとめて特有な機能を実現する細胞，多数の細胞で構成され特徴のある役割を担う組織，組織の集合体として固有の機能を実現する器官が集まって，生命体としての個体が最終的に完成する．生理学は，分子から個体に至るそれぞれのレベルで生命の働きを研究し，理解する学問である．

構造と機能発現のメカニズム

　生体が十分な機能を果たすために，機能に対応した独特の組織構造がつくられている．例えば筋肉が収縮して腕を曲げるために，骨と骨とを連結する関節を挟んで筋肉と骨がつながっている．さらに骨格筋では収縮タンパク分子であるミオシンフィラメントとアクチンフィラメントが相互に入り込んで，六角形状の断面構造をした小線維が多数形成されている．この結果，ミオシンおよびアクチンというタンパク質線維が多数同時に相互作用することができ，筋肉の強い収縮力が実現できる．

　また，目が光を感じて見たものを画像として認識するために，眼球はカメラのような精細な光学系が形作られている．カメラの絞りに相当する虹彩が光の量を制限し，毛様体筋の収縮で水晶体の厚みを変えることで焦点距離を調節し，網膜に鮮明な画像が投影される．網膜では光が焦点を結ぶ領域で光を感じる視細胞の密度が極端に高まり，画像情報の空間解像度を上げている．網膜の外側を色素上皮が囲むことで暗幕として働き，視細胞による光の検出能力を向上させている．視細胞では細胞膜が折れ込んで重層構造をつくり多数の光受容体分子を組み込んでいる．光子による光受容体分子活性化の効率が上がり，結果として視細胞の光感受性が上がる．顕微鏡を通してかろうじて識別できるかどうかのきわめて繊細なこうした組織構造をもつことで，細胞は独特の機能を実現している．

内部環境と外部環境

　われわれヒトは，外界である外部環境のなかで生存している．体内の器官は，皮膚という組織によって外界から隔てられた内部環境で守られている．体内では，心臓が働き血管を通って血液が循環することで体温が保たれ，すべての細胞には十分な酸素と栄養素が送られている．個体が食物を得て消化することで，細胞活動を支える新たなエネルギーが生まれる．細胞の代謝活動に伴って生じる二酸化炭素は，肺から呼気として，そして腎臓からは尿の成分として排出される．結果としてヒトの体では体温，血液ガス濃度，栄養素などの内部環境因子が一定の状態に保たれる．一方外界は，気温，風向，湿度などが常に変化している環境である．動物個体としてのヒトは感覚器官により外部環境の変化をとらえ，神経情報として脳で処理し適応することにより，内部環境を維持し生命体として存在している．すなわち生理学は，外部環境の変化に適応して体の内部環境を維持するメカニズムを理解することをテーマとした学問でもある．

D 内部環境，フィードバック，ホメオスタシス，動物機能，植物機能

　生体の内部環境を維持することはきわめて重要である．安定した内部環境のもとで初めて，生体を構成するすべての細胞は固有の機能を果たすことができるからである．そのために，生体には内部環境を恒常的に維持するメカニズムが備わっている．細胞は固有の働きの過程で栄養素を代謝しエネルギーを産生し，そして消費する．しかしエネルギーの産生と消費は代謝物として二酸化炭素の発生を伴い，二酸化炭素は血液に溶け込むことで血液を酸性化する．生体には血液自体に酸を中和する機能があるとともに，腎臓と肺から酸が放出され，血液の酸性度は中性レベルに維持される．このとき，体内では血管壁にある特殊な受容体で血液の酸性度が測られ，神経情報として脳に伝達され，肺の呼吸機能を調節するフィードバック機構が働く．脳はさらに，さまざまなホルモン分泌を制御する中枢でもある．腎での血行動態もホルモンにより調節されることで，血液の酸性度を始めとする内部環境は維持されている．

　これらは神経性フィードバックおよび液性フィードバックと呼ばれ，生体機能の発現にきわめて重要な役割を果たす．また，このようにして維持される内部環境の恒常性は動的平衡状態（ホメオスタシス homeostasis）と呼ばれている．すなわち，ホメオスタシスを維持するメカニズムを生命活動の原理として生理学ではとらえている．

　ホメオスタシスは動物に限った原理ではなく，植物でも平衡状態は動的に維持されている．光を感じて光合成を行い，個体が成長し，外界から栄養素を取り入れることは植物も行っている．この過程で植物の内部環境も動的に維持されている．しかし，植物と動物が根本的に異なる点は，動物は独立した感覚器で外界の変化をとらえ，外界の情報を脳で処理し指令する随意運動によって，外界の変化に能動的に対応できるところである．生理学では，感覚受容，随意運動，脳の高次機能などに関わる生命活動を動物機能とも呼び，呼吸，循環，消化吸収，排泄，そして種の保存に関わる生命活動を植物機能とも呼んでいる．

E 生理学と生命活動の理解

　生理学はわれわれが営む生命活動をさまざまな要素として取り扱うことで，生きること，生命体として機能することについて，分子レベルから個体のレベルに至るすべての階層において理解することを目指してきた学問である．理解するとは抽象的な言葉だが，より具体的に表現するとすれば，生命体として活動するメカニズムを物理学と化学の言葉で論理的に説明することと思う．生命活動というテーマを突き詰めて考えることから，生理学は古い時代には哲学そのものであった．古代ギリシア・ローマでは生命すなわち霊魂が体内のどこに宿るかをめぐって，生理学および解剖学の知識に基づいてアリストテレス，ヒポクラテス，さらにガレノスなどが議論した．現代では，生命の分子的な源である遺伝子の働き，そして私たちが生きていることの証でもある脳の働きの理解を目指すことが，生理学のこれからの重要な課題となっている．

F 生理学としての病態の理解

　生理学の大きな目的は，生体のメカニズムが具体的にどのように実現され維持されるかを詳細に，しかも定量的に理解することである．正常の生体機能のメカニズムを理解することは，病態を生理学の視点でとらえ理解することにつながる．すなわち，疾患は多くの場合正常の調節機能が破綻した結果であり，破綻の原因を生理学の論理で解析することは，病態の理解と病因の解明，そして診断法と治療法の確立，疾患の治癒につながる．例えば，きわめて多くの人が高血圧症を経験する．血圧の高い状態が持続することで，脳血管障害をはじめとして多くの二次的な疾患が引き起こされる．血圧には心臓の拍出圧に加えて，循環系の器でもある血管の緊張度，そして流れる血液の量が重要な因子として関わる．すなわち，体を流れる血液の量を減らすことで血圧が下がることは予想される．そのための治療薬として使用されるのが腎臓に作用する利尿薬である．腎臓では糸球体において濾過された Na^+ と水分が再吸収されることで，循環する血液量が維持されている．再吸収にはイオン交換体と呼ばれる分子が働いている．イオン交換体の働きを薬物で抑制することは，Na^+ の再吸収量を減らし，尿として排出され

る水分の量を増やし，血液量を減らすことで血圧を低下させる働きがある．食事として摂取する塩分を減らすことも血液の Na^+ 濃度を減少させ，再吸収される水分量を減らすことを期待した食事療法である．さらに心臓の拍出圧および血管の緊張度を下げるために，交感神経の神経伝達物質であるノルアドレナリンの受容体阻害薬（β ブロッカー）が使われる．Ca^{2+} チャネル遮断薬も使われる．β ブロッカーは β 受容体を介して心臓の Ca^{2+} チャネル機能を抑制し，心臓の拍出圧を下げる．さらに，Ca^{2+} チャネルの阻害薬は血管壁の緊張度を下げる．これらは優れた降圧薬として働いている．腎臓および心臓そして血管平滑筋の働きのメカニズムを詳しく知ることから，病気の原因とそれに対応した治療法が開発されている．

G これからの生理学

　生理学は多くの生命現象の理解を進めてきた．神経活動では活動電位の発生と伝播，シナプス伝達，感覚受容，運動制御などの要素過程の解明は進んだ．しかし神経情報が具体的にどのように処理され統合され，脳の機能を実現するかの多くは未解決である．同様に多くの体内器官の働きも，これから解明されなくてはならない機構がまだ多く残されている．例えば脳でつくられ腸で作用するホルモン，逆に腸でつくられ脳で作用するホルモンの働きをはじめとして，脳と腸の相互作用は以前から議論されているが，作用機序の解明は現代の生理学に残された課題でもある．

　現代の生理学に残された課題を解決することの困難さの背景には，生理学が対象としている多くの生命機能は構造的な裏づけがあって初めて実現できるメカニズムであることがある．試験管内だけの研究では生命現象を完璧には翻訳することができない．顕微鏡でかろうじて観察できる極微小な構造の中に，生理学上の要素過程の多くが含まれている．現代ではさまざまなレポーター分子を活用した蛍光イメージング，そして光子活性化法など新しい技術を活用した研究も進められている．しかし，極微小であるというサイズ的な問題から実験的なアプローチが制限される場合も多く，

そのために解決の示唆を求めて計算論を活用した研究展開も試みられている．数理モデルを駆使することで，コンピューター上ではあらゆる可能性が議論できる．しかしながら，際限なく広がるコンピューター世界での所見を生命科学として意義のあるものにするためには，計算論の結果を再構成して評価する実証的な生理学研究が同時に進行する必要がある．分子生物学に代表される遺伝子研究の世界も著しく進展している．特別な実験動物も新たにつくられ，生命機能あるいは病態の理解が進められている．特に動物個体を用いた実験研究からは多くの機能性分子の役割が解明されている．しかしこの領域でも，分子操作から動物の行動実験に至る広い領域で明らかにされた所見をつないで，生命活動のメカニズムとして実証するための研究が求められる．すなわち分子生物学あるいは分子遺伝学研究，そして生理学研究を相互に補完して展開することによって，機能分子の働きが合理的に統合されて実現する生命活動を理解することが期待できる．

　20 世紀以降の近代生理学研究は，活動電位の発生機構の解明をはじめとして，現代生理学の基礎をつくってきた．21 世紀に展開するこれからの生理学研究は，生命活動にかかわる多くの要素課程のこれまでの理解を基盤として，先の世紀には想定できなかった多様な研究手段を身近にもつことにより，多面的な所見を統合した研究が可能になる．おそらく生命活動のメカニズムは1個の分子の働きで説明できるほど単純ではないはずである．しかし一方では，要素過程としての生命活動は極めて単純なメカニズムであるはずである．そうした単純なメカニズムが数多く合理的に統合されることで生命活動は実現していると思う．

　これから生理学を学習し，臨床医学あるいは基礎的な研究を志す諸君には，生命活動のメカニズムを理解するための多くのアプローチが用意されている．これまでに成し遂げられた多くの原理的な業績を学び理解することで，生命科学の理解に今後どのような展開が起こりうるかを広く展望して欲しい．そうした視点が学問としての生理学の展開にも病態の解明にも役に立つことと考える．そして諸君自身の手で，生命活動のメカニズムの一端を明らかにすることを期待する．

第1編

細胞の一般生理

A 人体の構成とホメオスタシス ▶6頁
①人体のなりたち ②体液 ③内部環境とホメオスタシス

- 神経系と内分泌系が複数の器官を協働させ，恒常性を維持している（ホメオスタシス）．

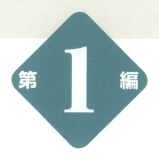

細胞　　組織　　器官・器官系　　人体

B 細胞の一般生理 ▶13頁
①細胞の微細構造と機能
②細胞膜を横切る物質輸送

- 細胞の内外を分ける細胞膜に取り囲まれ，内部に独自の環境をつくるとともに，細胞外の情報を受け取り内側に伝えるさまざまな機構がある．

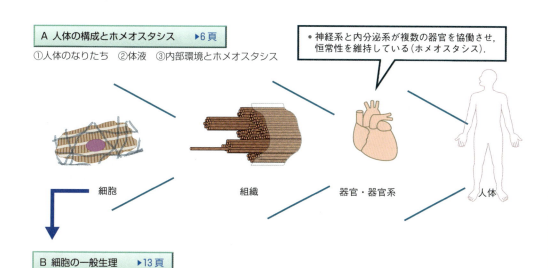

C 細胞の情報伝達 ▶29頁
①情報伝達の原理 ②情報伝達の方法 ③受容体

第1章 細胞の一般生理

A 人体の構成とホメオスタシス

1 人体のなりたち

A 細胞，組織，器官，器官系

人体は約37兆個の細胞からなり，独自の環境を有する．200種類以上にのぼる細胞は生命現象の基本単位であり，その働きは人体機能の基盤となる．複数の細胞が集まり，組織 tissue を構成する．組織の中では細胞同士がさまざまな情報を伝え，相互に作用して働く．さらに組織が集まり，器官 organ が構成される．器官は心臓，肺，大脳などのように独自の構造をもち，固有の機能を発揮する．そして，一連の器官が協同して働くシステムが器官系 organ system であり，食物の消化吸収に関わる消化器系，血液の拍出と循環に関わる循環器系，酸素を大気から取り込み二酸化炭素を排出する呼吸器系などがある．このように生体には器官系，器官，組織，細胞から成り立つ階層性があり，統合されている．さらに細胞の中には核やミトコンドリアなどの細胞内小器官が含まれ，数多くの分子が満ちている．

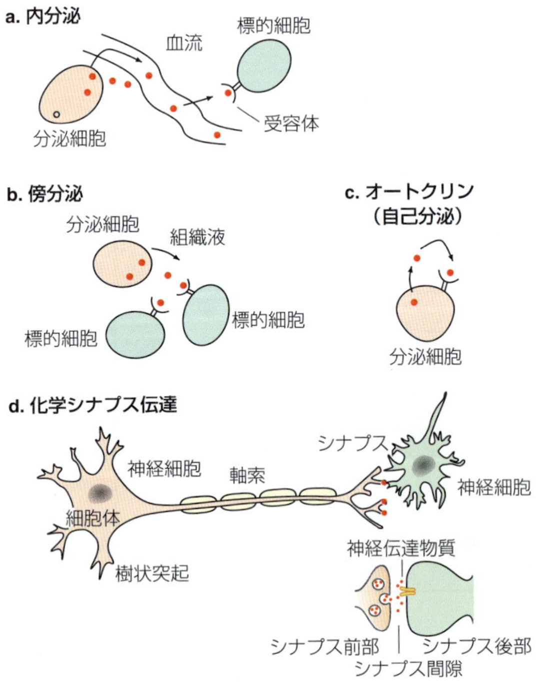

B 器官の協調と細胞間の情報伝達

複数の器官の働きを協調させるシステムとして，第一に**神経系** nervous system がある．神経系のなかには意図せずに働く**自律神経系**があり，交感神経系と副交感神経系の2つに分けられる．多数の臓器や血管を支配し，生体の置かれた状況に適応させている．自律神経系は，迅速な情報の受け渡しが可能な神経細胞の活動によるため，生体の適応反応は早期から惹起される．

例えば，**血圧**は頸動脈や大動脈弓にある圧受容器で常にモニターされ，急激な低下を検出するとリアルタイムに情報が延髄に伝えられる．そして，延髄内の神経回路を介して交感神経系の働きを即座に高め，同時に副交感神経系の働きを弱める．その結果，心臓の拍動する頻度(心拍数)が反射的に増えるともに，血管の緊張度が高まり，血圧は元の値に戻ろうとする．こうした一連の反応は秒単位で惹起される．

第二に生体のすみずみまで流れる血流を介して，特定の物質が遠隔器官に作用して，その働きを調節するシステムがある．このような液性因子を介する仕組みにより，自律神経が直接支配しない細胞にも情報が送られ，機能が調節される．**内分泌系** endocrine system とは，ある器官で産生された**ホルモン** hormone が血流に乗って離れた器官に運ばれていき，ホルモンの受容体をもつ標的細胞に届けられると，細胞機能が調節されるシステムである．生体恒常性の維持や成長，成熟に深く関わっている．神経系に比べると遅い時間経過で働く(図1-1)．

a. 内分泌
血流 / 標的細胞 / 分泌細胞 / 受容体

b. 傍分泌
分泌細胞 / 組織液 / 標的細胞

c. オートクリン（自己分泌）
分泌細胞

d. 化学シナプス伝達
シナプス / 神経細胞 / 軸索 / 神経細胞 / 細胞体 / 樹状突起 / 神経伝達物質 / シナプス前部 / シナプス後部 / シナプス間隙

図1-1　細胞間で情報を伝達する液性因子の作用様式

液性因子には血流を介さず，近傍の細胞に作用する様式もあり**傍分泌** paracrine と呼ぶ．また，分泌した細胞自らに働いて，その機能を調節する様式は**オートクリン（自己分泌）** autocrine と呼ぶ．いずれも，受容体をもつ細胞が調節を受ける．なお，神経細胞間の信号伝達のなかには，シナプス前終末から放出された神経伝達物質 neurotransmitter をシナプス後部で受容する様式があり，**化学シナプス伝達**と呼ぶ．約 20 nm のシナプス間隙をはさむ特殊な構造がみられ，特定の素子間でミリ秒単位で情報の受け渡しをしている．

このように生体組織の中の細胞は，お互いに情報を伝達して働きを調節している．細胞の機能調節は液性因子の受け渡しにとどまらず，血流から受けるずり応力，音の振動による張力，光，温度などの**物理的要素**からも影響を受ける．

2 体液

A 分布量

体液 body fluid とは生体内にある液体成分の総称で，体重の約 60% を占める．体液の 2/3（体重の 40%）は細胞の中にあり**細胞内液** intracellular fluid という．残りの 1/3（体重の 20%）は細胞外にあり，**細胞外液** extracellular fluid と呼ぶ．後者の細胞外液はさらに 2 つに分けられ，約 3/4 は細胞のまわりに行きわたる**間質液** interstitial fluid で，残る約 1/4 は血管内に分布する血液の液体成分であり**血漿** plasma と呼ぶ（図 1-2）．

なお，消化管や気道，膀胱などの内腔にも液体は存在するが，これらの領域は外界につながっているので「体外」の液に区分される．いずれも生理的現象に深く関わっている．

加齢に伴い体液量の割合は変わる．新生児の体液量は体重の約 8 割を占め，高齢者においては約 5 割と少なくなる．

B 電解質

細胞外液と細胞内液を隔てているのは 1 枚の細胞膜である．この膜は主に脂質でできているため，電解質 electrolyte をはじめとする水溶性物質は単純には通らない．多くのイオン濃度は，細胞の内外で違いがある（表 1-1）．

細胞外液は，太古に生命が生まれた海水に類するかのように Na^+ と Cl^- 濃度が高い．生理食塩水（0.9 w/vol% 食塩水）は脱水時の水分補給目的で，点滴で使われることがあり，その組成は細胞外液に似ている．

一方，細胞内液に着目すると，Na^+ 濃度は細胞外より著しく抑えられ，反面 K^+ 濃度は細胞外液よりはるかに高くなる．すなわち細胞の内と外で，Na^+ と K^+ のイオン濃度が逆転する．細胞は生きている限り ATP（アデノシン三リン酸）を自ら作り，その化学エネルギーを用いて（図 1-3），Na^+ を 3 つ細胞外に汲み出し，同時に K^+ を 2 つ内部に取り入れている．

このように構成された細胞内外のイオン濃度の違いは，細胞膜を分極させて，膜の両側に電位差を形成する成因の 1 つである．細胞外電位を基準（0 mV）として測定した細胞内電位を**膜電位** membrane potential と呼ぶ．細胞が刺激を受ける前の静止時の膜電位は**静止膜電位** resting membrane potential といい，その大きさは，静止時に膜透過性が最も高い K^+ の細胞内外

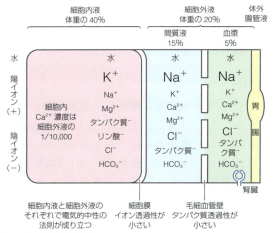

図 1-2　体液の区分

表 1-1　細胞外液（間質液）と細胞内液の組成

	細胞外液（間質液）	細胞内液
Na^+ (mM)	145	15
K^+ (mM)	4	120
Ca^{2+} (mM)	1.2	0.0001
Mg^{2+} (mM)	0.6	1
Cl^- (mM)	116	20
HCO_3^- (mM)	24	16
タンパク質 (g/dL)	1	30
pH	7.4	7.2
重量オスモル濃度 (mOsm/kgH$_2$O)	290	290

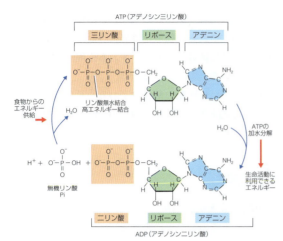

図1-3 アデノシン三リン酸（ATP）の構造と加水分解によるエネルギー放出

アデノシン三リン酸（ATP）は細胞内でエネルギーを運搬する分子で，数百もの代謝反応でエネルギーの受け渡しに関わる．3つのリン酸基はリン酸無水結合でつながれ，これらの結合が切れるときに大量のエネルギーが生じる．特に先端のリン酸基は加水分解で外れやすく，アデノシン二リン酸（ADP）に変換されると7.3 kcal/molのエネルギーを放出する．

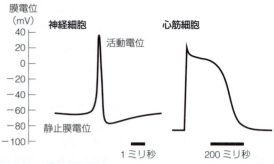

図1-4 活動電位波形

活動電位は一過性の細胞膜電位変化で，細胞の種類により異なる波形を示す．神経細胞での持続時間はサブミリ秒であるが，心筋細胞では約300ミリ秒に及ぶ．

の濃度比に強く依存する．そして，静止膜電位は通常マイナス（負）の値を示す．

Advanced Studies

細胞膜電位の形成

細胞内外のイオン濃度に違いがあり，かつ，そのイオンの透過性（開いたチャネル）が膜に備わる場合，いわゆる濃淡電池が膜にでき，細胞膜電位の形成に寄与する．静止時のイオン透過性は$K^+ : Na^+ : Cl^- = 1 : 0.04 : 0.45$を示し，最も透過性の高い$K^+$，次いで$Cl^-$の細胞内外濃度比が静止膜電位に強く影響する（Goldman-Hodgkin-Katzの式）（詳細は→第2章，55頁参照）．

細胞のなかには膜電位の変動するものがある．神経細胞，心筋細胞，骨格筋細胞などが挙げられる（図1-4）．これらの興奮性細胞の膜で各種イオンの透過性が変わると，膜電位の変動パターンが生まれ，ひいては細胞の働きが変わる．神経細胞の多くでは活動電位が生じると，神経伝達物質をシナプス間隙に放出し，次の細胞へ信号伝達する．心筋細胞では膜電位が上昇し，ある閾値（約－50 mV）に達すると**活動電位 action potential** と呼ばれる独特の電位の上昇パターンを呈する．主にこの活動電位が出ている期間に収縮して，血液を拍出する．続いて膜電位が下がり始めると弛緩期に入り，収縮と弛緩を交互に繰り返す．

脳波や心電図は，脳や心臓の電気的な活動を調べる検査で，これらは複数の細胞で起こる膜電位変化やその広がりを，体外から計測するものである．実験では，細胞内部や細胞外組織に金属電極やガラス電極を設置して，膜電位変化を測る手法も開発されている．

1 ● Ca^{2+}

Ca^{2+}も細胞内外で濃度が大きく異なる．細胞外のCa^{2+}濃度は約1～2 mMで，細胞内のCa^{2+}濃度は1/10,000以下に低く抑えられている．細胞ではCa^{2+}の細胞外への汲み出しや，細胞内小器官への取り込みが活発に行われている．そして，細胞が刺激を受けると，細胞外からCa^{2+}がイオンチャネルを通って細胞内に流入したり，あるいは細胞内小器官が蓄えていたCa^{2+}が細胞質に放出されることで細胞内Ca^{2+}濃度が増える．生体タンパク質のなかには，Ca^{2+}に結合すると構造や働きが変わるものが多数知られており，Ca^{2+}濃度上昇に伴い，酵素の活性化，遺伝子発現，筋収縮，分泌，発生をはじめとする多様な細胞機能が引き起こされる．Ca^{2+}は種を超えた多くの細胞内に共通して存在し，多様な生理機能を調節するイオンで，細胞内で情報を伝達する物質である．

2 ● H^+

H^+（プロトン）濃度も細胞内Ca^{2+}濃度と同様に微量ではあるが，その変化は細胞機能に大きく影響する．細胞外液のH^+濃度は40 nEq/Lと低いため，対数を用いて$pH = -\log[H^+]$で表される．pHは細胞外液では7.4，細胞内液では7.2前後の値を示す．生体には緩衝剤（バッファー）が豊富に存在し，pHの大きな変動を抑えている．腎機能や呼吸機能は細胞外液のpH制御に関わる．

3 陰イオン

陰イオンに着目すると，細胞内にはタンパク質が外液より多く含まれ，これらの大半は負に帯電する．核酸やエネルギー源の原料になる**リン酸**も細胞内液に豊富にみられる．一般に**電気的中性の法則**により，液体内の電荷の総和はゼロであり，陽イオン電荷数の総和と陰イオン電荷数の総和は等しく保たれる．そのため，タンパク質やリン酸以外の陰イオンである Cl^- や HCO_3^- の細胞内液濃度は，細胞外液より低くなる．

C 浸透圧

液体の中の一部の成分は通すが，ほかの成分は通さない膜を**半透膜** semipermeable membrane と呼ぶ．細胞膜では，水分子の透過性がほかの溶質成分（イオン，糖，アミノ酸など）の透過性より高く，水をよく通す半透膜とみなせる．

半透膜をはさんで濃さの異なる溶液が相対すると，水分子は溶質濃度の"低い"領域から"高い"領域へ移動する（図1-5）．この現象を**浸透** osmosis と呼ぶ．言い換えるならば，高濃度の溶液は水を引き込む力をもつ．その力の大きさを単位面積あたりに換算したものが**浸透圧** osmotic pressure であり，圧力の大きさは浸透圧を生み出す粒子の濃度（**浸透圧活性物質濃度**）に比例する（→第23章，499頁参照）．

P＝CRT

P：浸透圧，C：浸透圧活性物質の濃度（オスモル濃度），R：気体定数，T：絶対温度

ヒト体温はほぼ一定であるため，浸透圧の大きさは浸透圧活性物質の濃度で表して評価できる．

なお，浸透圧活性物質濃度は，**容量オスモル濃度**（単位：Osm/L）または**重量オスモル濃度**（単位：Osm/kgH_2O）で表す．前者は溶液中の全浸透圧活性物質のモル濃度で定義され，例えば溶液1L中の全浸透圧活性物質が1molであれば，オスモル濃度は1Osm/Lである．後者は1kgの水に溶けている全浸透圧活性物質のモル濃度で定義される．

血漿の浸透圧の成り立ちについては，主な陽イオンは Na^+ と K^+ で占められ，電気的中性の法則より陽イオンの総数と陰イオンの総数は等しいことから，

　　浸透圧活性物質濃度（mOsm/L）
　　　＝（Na^+濃度＋K^+濃度）×2

で概算される．

診療においてはグルコース濃度（血糖値）や尿素窒素

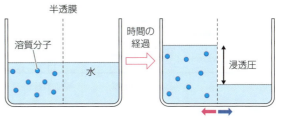

図1-5　浸透現象と浸透圧
水のみを通す半透膜で水槽を分け，一方に溶液，他方には水を入れる．十分な時間が経過すると，液面の高さに違いが生じて平衡に達する．半透膜近傍の水分子に着目すると，溶液の領域から水の領域に向かっては，液面差に由来する水圧が水分子にかかっている（→）．反対に，水の領域から溶液の領域に向かっては，浸透による駆動力が水分子にかかっている（←）．平衡状態では両者の大きさは等しく釣り合うため，浸透を駆動する力，すなわち浸透圧は，液面差の水圧がもたらす力で表される．

(BUN)濃度を加味した概算方法もあり，

　　血漿浸透圧（mOsm/kgH_2O）
　　　＝Na^+×2＋血糖値/18＋BUN/2.8

の式がしばしば使われる（単位は Na^+濃度：mEq/L，K^+濃度：mEq/L，血糖値：mg/dL，尿素窒素BUN：mg/dL，グルコースの分子量180，尿素の分子量28で補正済み）．

細胞外液の浸透圧は280〜292 mOsm/kgH_2O 付近に調節されている．気圧に換算すると約6.5気圧に相当する（1 mOsm/kg＝0.0224気圧）．

血漿と同じ浸透圧を示す溶液を**等張液** isotonic solution，浸透圧の高い液を**高張液** hypertonic solution，低い液を**低張液** hypotonic solution という．

細胞内液の浸透圧は細胞外液の浸透圧に類似する．赤血球を低張液に浸すと，細胞外の水分子が細胞の内部に入りこみ細胞容積は増える．膜が容積増加に耐えられなくなると破裂し，**溶血**を起こすことがある．逆に，高濃度の塩水などの高張液に浸すと，細胞内の水が外に浸み出し，細胞容積はいったん小さくなり変形する．このように細胞外液の浸透圧が変動すると細胞構造が変わり，さらには細胞機能も影響を受けかねない．生体では血漿の浸透圧の変化を，視床下部で常に検出している．

細胞の内外は，細胞膜という水をよく通す半透膜で仕切られているが，毛細血管の内外を分ける仕切りに目を向けると，血管壁を構成する内皮細胞の間には隙間があり，水やイオン，グルコースなどの小分子はよく通すが，高分子量をもつタンパク質は通さない．すなわち，血管内の血漿と血管外の間質液の間には，一

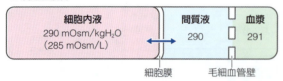
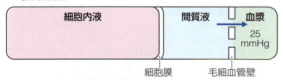

図 1-6 浸透圧濃度と膠質浸透圧
浸透圧濃度は細胞膜を介する細胞内外の水の移動に影響する．膠質浸透圧は血漿と間質液のタンパク質濃度の違いにより生じ，毛細血管壁を介する水の移動（濾過/吸収）に影響する．
〔多久和 陽，他：生体の一般生理．本間研一（監修）：標準生理学，第9版．医学書院，2019 を改変して転載〕

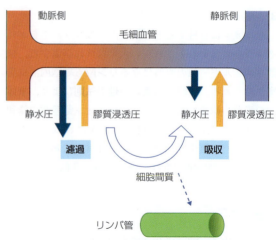

図 1-7 膠質浸透圧と毛細血管における濾過/吸収

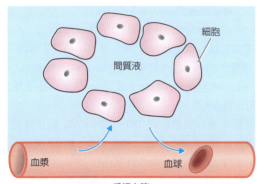

図 1-8 内部環境と間質液
内部環境とは個々の細胞の置かれた環境を示し，実体は間質液と考えられる．単細胞生物は外界に直接的に接して物質交換を行うが，多細胞で成り立つ人体では個々の細胞と外界の間に距離があり，循環系を通して物質の交換を行う．血液は血球成分と液体成分からなり，液体成分を血漿という．毛細血管を流れる血漿と間質液との間で起こる物質交換は，間質液の恒常性が保たれる重要な要因である．

種の半透膜が形成されており，ここで浸透圧を生み出すものはタンパク質である．この浸透圧のことを**膠質浸透圧** colloid osmotic pressure とよぶ（図 1-6）．血漿タンパク質の半分を占めるアルブミンの濃度が深く関与し，血管から間質に浸み出す水分量を制御している．

　肝疾患でアルブミンの産生が低下すると，血中アルブミン濃度が下がり，膠質浸透圧が減り，血管内に水を引き込む力が弱まる．そのため間質に水が溜まりやすくなり，過剰に蓄積すると**浮腫**（むくみ）を生じる．

Advanced Studies
細胞の容積維持のメカニズム
　細胞は，代謝や炎症に由来する局所的な高浸透圧ストレスにさらされているが，一定の容積を維持するメカニズムが細胞自体にも備わっている．高浸透圧条件下で細胞容積がいったん縮小した後に NaCl を取り込み，続いて水が流入することにより「調節性細胞容積増大」が起こる．NaCl 輸送体を介した現象で，アポトーシス（細胞死）を防いでいる．調節性細胞容積の減少機構も存在する．

　毛細血管の血流は動脈側から静脈側に向かうが，この間に①液体成分が血管外に濾過されて，細胞間質に酸素や栄養素などを供給し，②再び血管内に吸収することで老廃物や分泌物などを回収している．液体成分の出入りを圧力で説明するのがスターリング Starling の原理で，「濾過」と「吸収」のどちらが起こるかは，血管の静水圧（血圧）と血漿膠質浸透圧の大小関係による（図 1-7）．動脈側では血圧が高く，静水圧（図青矢印）が膠質浸透圧（図黄矢印）を上回るため，血管外への濾過が起こる．一方，静脈側では血圧が低く，静水圧が膠質浸透圧を下回るため，血管に再吸収される．なお，静脈側に再吸収されるのは濾過液の約 9 割で，残る 1 割はリンパ管に吸収される（→第 35 章，590 頁参照）．

③ 内部環境とホメオスタシス

A 内部環境の恒常性維持

　19 世紀のフランスの生理学者ベルナール Claude Bernard は，生体の外の環境が変わっても体内の環境

表1-2　体内で制御されるパラメータの例

項目	測定対象	基準値	調節に関わる主な器官の例
O_2 分圧(Pa_{O_2})	動脈血	100 mmHg	大動脈小体，頸動脈小体，延髄，肺
CO_2 分圧(Pa_{CO_2})	動脈血	40 mmHg	大動脈小体，頸動脈小体，延髄，肺
HCO_3^-	動脈血	24 mmol/L	腎臓
pH	動脈血	7.35〜7.45	大動脈小体，頸動脈小体，延髄，腎臓，肺
Na^+ 濃度	血漿	140 mEq/L	腎臓，副腎
K^+ 濃度	血漿	4 mEq/L	腎臓，副腎，細胞
Ca^{2+} 濃度	血漿	1.25 mM（遊離） 2.5 mM＝10 mg/dL（総）	副甲状腺，腎臓，小腸，骨
Cl^- 濃度	血漿	104 mEq/L	腎臓
$HPO_4^{2-}/H_2PO_4^-$	血漿	0.7 mM（無機リンとして 3.5 mg/dL）	副甲状腺，腎臓，小腸，骨
浸透圧	血漿	290 mOsm/kg	視床下部，下垂体後葉，腎臓
グルコース濃度	血漿	70〜110 mg/dL	視床下部，膵島，肝臓，骨格筋，脂肪細胞
タンパク質	血漿	7 g/dL 　アルブミン 4 g/dL 　グロブリン 　フィブリノーゲン	肝臓，白血球
温度	腋窩	37℃	視床下部，皮膚，立毛筋，汗腺
血圧	動脈血圧	80〜120 mmHg（最高血圧）	大動脈洞，頸動脈洞，延髄，心臓，血管，腎臓，副腎など

を固定することは，自立した生活を行うための前提条件であると考えた．そして，生体の恒常性に寄与する1つの重要な因子は**内部環境** milieu intérieur であることを初めて示唆した．そして，「内部環境とは細胞を取り巻く有機的な液体であり，常に循環してその恒常性が保たれている」と記している．すなわち内部環境の実体は細胞を取り囲む間質液と考えられる（図1-8）.

さらに20世紀にアメリカのキャノン Walter Bradford Cannon は，生体が外的あるいは内的な変化を受けながらも，生体内部の恒常性が保たれるように作動することを**ホメオスタシス** homeostasis と呼んだ．「生体の恒常性を維持するプロセスはきわめて複雑で，生命に固有のものであり，脳や神経，心臓，肺，腎臓，脾臓などがすべて協調的に働く．ホメオスタシスは，何かの数値がセットされ不動であることを意味しない．ホメオスタシスという概念は，変化しうる状態であるが比較的一定な状態を指す」と記している．

多細胞からなる人体では呼吸系，循環系，腎泌尿系，消化吸収系，血液系，神経系，内分泌系など複数の器官系が協同してホメオスタシスが実現する．そして，環境が変化した場合にも，間質液のパラメータである酸素分圧や電解質濃度，pH，温度などは比較的一定の範囲内に保たれる（表1-2）.

Advanced Studies

パラメータ測定の注意

- 臨床検査で測定される血漿 Ca は血漿タンパク質（主にアルブミン）に結合した Ca を含めた総 Ca である．イオンとして遊離する Ca^{2+} は約4割である．
- リン酸は無機リンとして測定される．
- mEq/L＝milli-equivalent/L．1 L あたりに溶解している当量を表す．溶質がイオンの場合，濃度に価数を掛け合わせた数値になる．Na^+，Cl^- など1価イオンでは 1 mM＝1 mEq/L，Ca^{2+}，Mg^{2+} など2価イオンでは 1 mM＝2 mEq/L になる．

B　フィードバック調節

生体の恒常性は基本的には**負のフィードバック（ネガティブフィードバック** negative feedback）機構により保たれている．生体のパラメータがある基準値（セットポイント）から外れた値を示すと，その変化が小さくなるように，元に戻すように働く（図1-9）."negative"とは，いったん生じた基準値からのずれとは「逆」の方向に作動することを意味する．また，feedback の "back" とは，パラメータが変化した「後」に作動が開始することを意味する．

パラメータの種類は表1-2 に示すように多岐にわたり，それぞれの検出器でモニターされている．例えば，**血漿浸透圧** は 290 mOsm/L 前後（設定値）に，通常は維持されている．水分摂取不足（外乱）により血漿

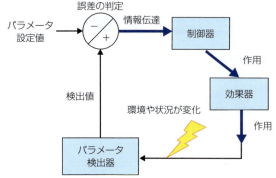

図 1-9 ネガティブフィードバック
生体の各種パラメータは，複数の器官の働きにより一定範囲内に保たれる．検出器で誤差が判定されると誤差を小さくする方向に器官が協調して作用する．図では検出器と制御器を分けているが，検出器が制御器を兼ねる例もある．

浸透圧が高まると，視床下部(検出器)で上昇(設定値との誤差)が検出され，下垂体(制御器)に神経回路で信号を送り，バソプレシンというホルモンの分泌を素早く高める．バソプレシンの血中濃度が次第に高まり，標的器官の腎臓(効果器)に作用すると，水の再吸収速度が増えて血漿が薄まり，血漿浸透圧が下がる．すなわちネガティブフィードバックが実現される．下がった後も浸透圧は継続してモニターされ，さらにバソプレシン分泌を同等に維持するか，判定される．効果器が反応するまでに時間がかかる場合や，効果が現れるまでに時間を要する場合は，パラメータはある幅をもって振動しながら一定範囲に収まる．

Advanced Studies
終板脈管器官
　視床下部の終板脈管器官は脳血液関門を欠くことから，血漿浸透圧の検知に適した構造にある．浸透圧の大きさはこの部位の神経細胞でモニターされ，活動電位を発生する頻度，すなわち下垂体後葉細胞に向けて興奮性伝達物質(グルタミン酸)を放出する頻度に反映される．

　例外的に，一度生じた変化や反応がますます増強するように進む現象もあり，**正のフィードバック**(ポジティブフィードバック positive feedback)機構に基づくと解釈できる．止血における血小板の凝集，凝固，分娩における子宮収縮，排卵における LH ホルモン分泌など，いわば特殊な状況でみられる．

　なお，**負のフィードフォワード**(ネガティブフィードフォワード negative feed forward)機構も存在する．寒い外気に触れて皮膚で低温を感知すると，体の深部体温が下がる「前」にいくつかの生体反応が引き起こされる．身震いして骨格筋で熱を産生し，皮膚の血管平滑筋を収縮させて血流を減らし，放熱を抑える．これらは自律神経系が関わる速い反応で，いずれも体温を高める方向に先駆けて作動することで，深部体温の低下を未然に防いでいる．

C 神経性，内分泌性に行われるフィードバック制御

1 酸素分圧・二酸化炭素分圧の恒常性維持
　動脈血酸素分圧(Pa_{O_2})と二酸化炭素分圧(Pa_{CO_2})の適切な維持は，全身細胞のエネルギー代謝や pH の調整に重要である．動脈血の酸素分圧と二酸化炭素分圧は，頸動脈小体と大動脈小体の**化学受容器**でモニターされている．酸素分圧の低下や二酸化炭素分圧の上昇を頸動脈小体で検出すると舌咽神経の求心路が興奮し，延髄の呼吸中枢を刺激して換気を即座に促進させて，分圧を正常化させる．なお，より下部にある大動脈小体は迷走神経求心路を介して延髄に情報を送る．

2 血圧の恒常性維持
　血圧の維持は全身細胞に酸素や栄養素などを送り届け，老廃物を回収し，間質液の恒常性を保つうえで欠かせない．短期的な調節は主に神経系を介して行われる．血圧の変化は頸動脈洞や大動脈洞の**圧受容器**で検知され，舌咽神経や迷走神経の求心路を介して延髄に伝えられる．そして，主に交感神経の働きを調節することにより，細動脈の緊張度を変化させて血圧を正常値に戻す．より長期的な調節には内分泌系や腎臓が関わる．Na^+と水の再吸収量を制御し，体液量を増減させて血圧を調節する．

3 pH の恒常性維持
　体内では大量の二酸化炭素(揮発性酸)と有機酸(不揮発性酸)が常に合成されているが，動脈血の **pH** は 7.4±0.05 の一定範囲内に保たれる．細胞外緩衝液(主に HCO_3^-/CO_2)による緩衝作用が最前線で働き，逸脱した場合は呼吸機能と腎機能により代償される．酸血症になると頸動脈小体の化学受容器が刺激を受け，即座に換気効率を増加させて，CO_2 を肺から排泄する．腎臓では重要な細胞外緩衝液である HCO_3^- を再吸収し，酸の排泄量を調節して pH を維持する(→第 25 章，513 頁参照)．

4 血糖値の恒常性維持

グルコースは細胞のエネルギー源であり，その血漿濃度を**血糖値**という．血糖値は1つには膵島で検知される．摂食後に糖質が吸収されて血糖値が上昇するとインスリン分泌が惹起され，標的器官である肝臓や骨格筋などで血糖降下作用が現れる．視床下部でも血糖値はモニターされ，低血糖をきたすとグルカゴン分泌やグリコーゲン分解を促進して血糖値を上げる．血糖値は通常 85 mg/dL 前後で推移し，絶食時や睡眠中にも血糖値は下がり続けることなく一定の範囲内に収まる．

B 細胞の一般生理

1 細胞の微細構造と機能

A 細胞の微細構造

細胞の生命活動は多様で，1つの細胞の中で複数の代謝反応が同時に行われている．真核細胞の中には，生体膜で囲まれた複数の細胞内小器官があり，それぞれで固有の反応を起こし，細胞の働きを整然と発揮できるように支えている．

B 細胞膜

細胞膜 cell membrane は細胞の表面を取り囲む膜で，**原形質膜** plasma membrane とも呼ばれる．厚さ約 6〜8 nm のしなやかな膜で，主に脂質とタンパク質からなる．細胞の内外を分ける障壁バリアとなり，内部に独自の環境を作るとともに，細胞外情報を受け取り内側へ伝える役割をもち，細胞の移動，分裂，成長，シナプス形成をはじめとする多くの場面で形を変える．

主な成分である**リン脂質**分子には，水になじむ**親水性** hydrophilic の領域と，水をはじき油に親しむ**疎水性** hydrophobic の領域がある（図1-10）．この疎水性領域を内側にしてサンドイッチ状に向き合った**脂質二重層** lipid bilayer が細胞膜の基本構造となり，ところどころにタンパク質を含む（図1-11）．

生体膜のリン脂質には，ホスファチジルコリンやホスファチジルエタノールアミンなどの種類がある．これらのリン脂質では頭部の親水基の種類が異なり，分

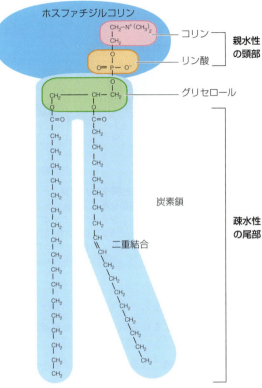

図 1-10 リン脂質の化学構造の例

子の形が異なれば膜の曲率にも影響する．二重層のリン脂質組成には極性があり，外膜と内膜で組成が異なる．他方，リン脂質分子尾部の疎水性の領域は2本の炭素鎖からなり，1つは飽和脂肪酸，もう1つは不飽和脂肪酸である．二重結合をもつ不飽和脂肪酸が膜に多く含まれると，炭素鎖の密集が妨げられ，膜の流動性と柔軟性が増す．コレステロールや糖脂質も膜を構成する脂質で，情報伝達に関わる．

細胞膜のリン脂質分子やタンパク質分子は，細胞膜全体にダイナミックに拡散するという**流動モザイクモデル** fluid mosaic model が 1972 年に提唱された．その後の研究でこの理論はさらに発展し，細胞膜には流動性の抑えられた膜領域（膜ドメイン）もあるという考えに変わってきた．膜の一部には，コレステロールや糖脂質など特定の脂質を豊富に含む領域があり，**脂質ラフト** lipid raft（raft は筏の意味）と呼ばれる．脂質ラフトでは受容体や酵素などのタンパク質群が高密度で集積し，情報の受け渡しが効率よく行われている．寿命が 0.2 秒（通常は 0.1 秒），直径が数十ナノメートルのラフトの存在が報告されている．また，細胞外マトリックスや細胞内骨格に結合している膜タンパク質を

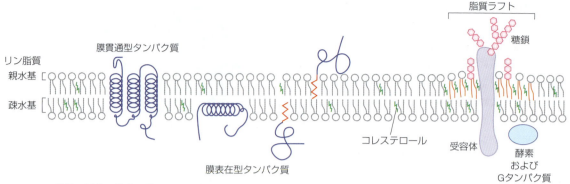

図 1-11　脂質二重膜の構造と膜タンパク質
脂質二重層を構成するリン脂質の分布には極性がある．ホスファチジルコリンとスフィンゴミエリン（オレンジ）は外膜に，ホスファチジルセリンやホスファチジルエタノールアミンは内膜に多くみられ，これらの脂質では親水基の構造が異なる．膜タンパク質（青）には膜を貫通するものや，内側/外側のいずれかに面するものがある．タンパク質がパルミチン酸などで化学修飾されると，疎水性が増して細胞膜への親和性が増し，膜につなぎとめられる．また，タンパク質のなかには脂質分子（赤）と共有結合することで，膜につなぎとめられているものもある．脂質ラフトはコレステロール（緑）を豊富に含み，受容体やシグナル伝達分子の集まる領域である．

介して，高密度にタンパク質や糖脂質，糖タンパク質などの分子が集積する膜領域もあり，細胞機能に重要とされる．

細胞膜など生体膜に含まれるタンパク質を**膜タンパク質** membrane protein という．膜タンパク質には，細胞膜を貫通する分子もあれば，膜の内側か外側の一方に面している分子もある．物質のやり取りや情報の受容伝達などを担う．極性のある細胞においては，これらの膜タンパクの分布が部位により異なる．たとえば小腸上皮細胞においては，栄養素を吸収する管腔側と，血管に面した血管側では，異なる輸送タンパク質が局在している．部位により固有の反応が起こり，細胞全体として統合された機能が発揮される．神経細胞においても，情報を受け取る**樹状突起** dendrite と出力する**軸索** axon では発現する膜タンパク質の種類に違いがあり，それぞれに特徴的な現象が観察される．

 核

1 ● 染色体

核 nucleus は核膜で覆われた細胞内小器官で，遺伝情報である**ゲノム**を蓄えている．ヒトの**体細胞** somatic cell は 46 本の**染色体** chromosome を含み，そのうちの 44 本は**常染色体**で，残りの 2 本は**性染色体**（X および Y）である．女性は X 染色体を 2 本，男性は X 染色体と Y 染色体を 1 本ずつもつ．常染色体には 1 番から 22 番までの番号がついている．2 本ずつあるのは，父方と母方から 1 本ずつ受け継いだためで，常染色体の同じ番号のペアを**相同染色体**という．相同染色体の同じ位置にはペアとなる遺伝子（対立遺伝子 allele）がある．精子・卵子（配偶子）は減数分裂を経て作られ，22 本の常染色体と 1 本の X 染色体あるいは Y 染色体をもち，これを半数体 haploid という．受精によって染色体数は 46 本になる（二倍体 diploid）．配偶子では減数分裂の過程で，相同染色体間に遺伝子の**相同組換え** homologous recombination が起こる．そのため，有性生殖では配偶子の遺伝情報に多様性が生じる．

DNA デオキシリボ核酸は，2 本のポリヌクレオチド鎖がより合わさり二重らせん構造をとる．DNA 二重鎖が塩基性タンパク質の**ヒストン**に巻き付き，ヌクレオソーム構造をつくり，さらにこれらが連なり稠密なクロマチン構造をつくる．ヒストンは核内の酵素によりアセチル基，メチル基，リン酸基の付加や除去を受ける．多様な化学修飾のなかでも，アセチル基がヒストンに付加されるとクロマチンの構造がゆるみ，転写活性化因子が特定の DNA に近づきやすくなり，DNA の**転写** transcription が開始される．

2 ● 転写

転写とは DNA 塩基配列情報をもとに mRNA (messenger RNA) を合成することである（図 1-12）．ゲノムはタンパク質をコードする部分とその発現を制御する部分，そして役割の未解明な部分に大別される．ゲノム情報はヒト 1 人の細胞の間では共通であるものの，細胞の種類によって発現する mRNA の組合せや

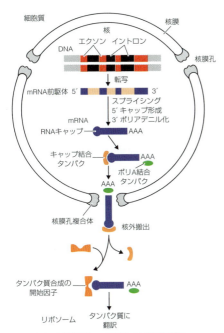

図 1-12　DNA の転写と mRNA の核外輸送
DNA から転写された mRNA 前駆体には，イントロンとエクソンが含まれている．核内ではイントロンを取り除く RNA スプライシングのほか，5′ 端の RNA キャップ形成，3′ 端のポリアデニル化が進み，mRNA の安定性を高めてから核外に搬出される．キャップ結合タンパク質が外れ，タンパク質合成の開始因子が結合することでリボソームでの翻訳が始まる．

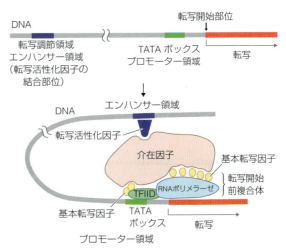

図 1-13　転写調節因子
エンハンサー領域に転写活性化因子が結合すると転写量が増加する．転写開始部位とエンハンサー領域の間が数万塩基対離れていても，DNA がループをつくることで，介在因子を介して mRNA 合成量を調節できる．TATA ボックスは転写基本因子が最初に認識する DNA 配列である．

量が異なるため，多様な細胞に分化している．また，1 つの細胞においても mRNA の発現量は細胞周期 cell cycle や外界からの刺激に応じて変動する．

　転写は**プロモーター領域**に基本転写因子が集まり，**RNA ポリメラーゼ II** を正しい位置に配置することで開始される．プロモーターにしばしば含まれる TATA ボックス（チミン T とアデニン A からなる DNA 配列）は転写開始部位の約 25 塩基上流にある．ここに基本転写因子 TFIID が結合し，続いてほかの基本転写因子群と RNA ポリメラーゼ II が集結して**転写開始前複合体**が形成され，mRNA の合成すなわち転写が始まる．

　転写量は**エンハンサー領域**に**転写活性化因子**が結合することにより増加する（図 1-13）．エンハンサー領域が転写開始部位から数千塩基離れていても機能する．それは，転写活性化因子と転写開始前複合体との間を介在因子という大型のタンパク質複合体が仲介するためであり，両者の DNA 上の位置が離れていても立体構造をとることで促進作用が及ぶ．転写活性化因子は，プロモーター上での転写開始前複合体の形成を促進する．

　逆に，転写抑制因子が結合する DNA 領域を**サイレンサー**と呼び，転写開始前複合体の形成を妨げ，転写を抑制する．エンハンサーとサイレンサーをまとめて**転写調節エレメント**と呼ぶ．例えば，甲状腺ホルモンやコルチゾールの血中濃度が増えると，ホルモンは核内受容体に結合し，さまざまな遺伝子の転写調節エレメントに作用し，複数種類のタンパク質の合成量を一挙に増減させて成長や代謝を制御する．

　なお，転写調節には DNA 塩基配列に依存しない機構もあり，これを**エピジェネティック** epigenetic な転写調節機構という．ヒストンの脱アセチル化は，ヒストンと DNA 間の結合強度を増やし，転写効率を低下させる．化学修飾は DNA 本体にも行われることがあり，DNA のメチル化は転写を抑制する．これらの化学修飾による変化は細胞分裂を介して娘細胞に受け継がれるが，DNA 塩基配列の変化（変異）とは独立したものである．生活習慣や環境によってこのような化学修飾は変化するため，遺伝子と環境要因を結びつける機構と考えられている．

3　翻訳

　mRNA は核膜にある**核膜孔**を通って細胞質に拡散し，リボソームでタンパク質に**翻訳** translation される（図 1-14）．mRNA の塩基配列は 3 個ずつの組み合

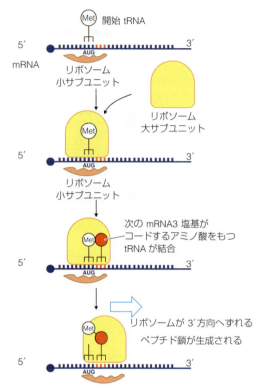

図 1-14　リボソームにおけるタンパク質への翻訳
真核細胞のリボソームは約 82 種類のタンパク質と 4 種類の rRNA からなり，通常は細胞質に数百万個存在する．リボソームは mRNA の上を移動しながら，mRNA の塩基に相補的なアミノアシル tRNA をとらえて適切な位置に配置し，tRNA に結合したアミノ酸同士を共有結合でつないでタンパク質を合成する．タンパク質の翻訳はメチオニンに始まり，mRNA の終止コドンに出会うまで，新しいタンパク質はアミノ末端からカルボキシ末端へ伸長する．

わせで読み取られ，アミノ酸に翻訳される．この過程で mRNA とアミノ酸をつなぐものが運搬 RNA transfer RNA (tRNA)で，tRNA 内の 3 ヌクレオチドからなるアンチコドンが mRNA の相補的なコドンと塩基対形成して，特定のアミノ酸を運びこむ．そしてアミノ酸が連なりタンパク質を合成する．アミノ酸翻訳は塩基 AUG がコードするメチオニン(Met)に始まり，最後は終止コドンに終わる．真核細胞のリボソームでは 1 秒にアミノ酸 5〜10 個のペースでポリペプチド鎖を伸ばす．細胞質には通常数百万個のリボソームがあり，一部は小胞体の細胞質側にも付着している．

合成されたタンパク質の行き先は，それが含むアミノ酸配列によって決まる．この配列を**シグナル配列** signal peptide と呼び，約 15〜60 残基のアミノ酸からなる．核，小胞体，ミトコンドリア，ペルオキシソームなどの各小器官へ搬入する際に目印となる配列や，核からの搬出に用いられる配列などが知られている．

D　小胞体

小胞体は欧文名の endoplasmic reticulum が示すように網状に分布する構造で，リボソームが付着する**粗面小胞体** rough endoplasmic reticulum と，付着していない**滑面小胞体** smooth endoplasmic reticulum がある(図 1-15)．

粗面小胞体はタンパク質の約 1/3 を合成する小器官で，その内腔は核内につながっている．膜タンパク質や分泌タンパク質など，小胞体移行シグナル配列をもつタンパク質は合成の途中で小胞体に転送されて，続いて全長が作られる．

タンパク質の化学修飾も行う．タンパク質の 2 つのシステイン残基の間に**ジスルフィド結合**(Cys-S-S-Cys)という架橋を作るのも小胞体である．一対の遊離スルフヒドリル基が酸化されてできる結合で，タンパク質の三次元構造の形成に重要である．そのほかの化学修飾として，糖鎖やアシル基などをタンパク質に付加する．

タンパク質の品質管理も行われ，異常な立体構造のタンパク質が合成されると，シャペロン分子を用いて修正する．立体構造や化学修飾の異常なタンパク質が小胞体に蓄積した状態のことを**小胞体ストレス** ER stress と呼び，病態形成や細胞死との関連が示されている．

滑面小胞体では主に脂質を合成する．また，Ca^{2+} の貯蔵と放出を行い，細胞内 Ca^{2+} 濃度調節にも関わる．小胞体内部の Ca^{2+} 濃度は約 1 mM に達し，細胞内 Ca^{2+} 濃度よりはるかに高い．それは小胞体膜上の Ca^{2+} ポンプが細胞内 Ca^{2+} を小胞体内腔に汲み入れているためである．こうしていったん小胞体に貯めた Ca^{2+} は，細胞に与えられた刺激に応じて細胞質へ放出される．小胞体膜上には Ca^{2+} の通り道となるリアノジン受容体や IP_3 受容体が存在する．これらが活性化されると通り道が開き，Ca^{2+} が小胞体から細胞質へ流出して細胞内 Ca^{2+} 濃度が上昇する．その結果，**Ca^{2+} 結合型タンパク質** Ca^{2+}-binding protein の構造と機能が変化し，骨格筋や心筋の収縮，消化酵素やホルモンの分泌，遺伝子発現などさまざまな生理現象が誘発される．

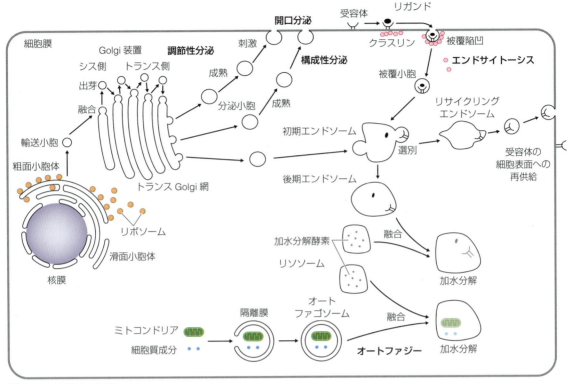

図1-15 細胞内小器官

E Golgi装置

　ゴルジ装置 Golgi apparatus は，細胞内で合成されたタンパク質を選別し，適切な場所に輸送する配送センターとして働いている．平らな袋状の**ゴルジ槽** cisterna が幾層にも重なり合った小器官で，核に近い側をシス側，遠い側をトランス側という（図1-15）．小胞体で産生されたタンパク質は出芽する小胞に取り込まれ，Golgi 槽のシス側に入る．槽内で化学修飾を受けた後，Golgi 装置から出芽する小胞に取り込まれ，トランス側へ移動して，隣の Golgi 槽の膜と融合する．このような出芽と膜融合を繰り返すことにより，内容物はシス側からトランス側へと運ばれていく．

　複数の槽ではそれぞれの酵素が働き，糖鎖付加，リン酸化，硫酸化などが起こる．送り先の選別も行われ，細胞外に分泌するタンパク質はトランス Golgi 網から出芽する**分泌小胞** secretory vesicle に受け渡される．また，Golgi 槽で修飾したタンパク質の一部は**エンドソーム** endosome にも送られ，細胞内小器官の膜の恒常性を維持している．

F ミトコンドリア

1● ミトコンドリアの構造

　ミトコンドリア mitochondria では細胞活動のエネルギーとなる ATP を産生する．太古に好気性細菌が真核細胞の祖先に入り込み，進化したものと考えられており，独自のゲノムをもち，母方から遺伝する．内膜と外膜により，ミトコンドリアの内部は2つの区画に分けられる．内側の大きな空間は基質（**マトリックス**），2種類の膜に囲まれた狭い空間は**膜管腔**と呼ぶ．外膜にはポリンという輸送タンパク質があり，分子量 5,000 以下の小分子を通すため，膜管腔のイオン組成は細胞質とほぼ同じである．一方，内膜はイオンや小分子を単純には透過させず，特定の分子を選択的に輸送するため，マトリックス内部の環境は細胞質とは大きく異なり，pH 8 のアルカリ性を示す．

2● 異化と細胞質における解糖系

　細胞が活動するためには常にエネルギーを取り入れる必要があり，食物分子の化学結合エネルギーから取り出している．この反応を**異化** catabolism と呼ぶ．

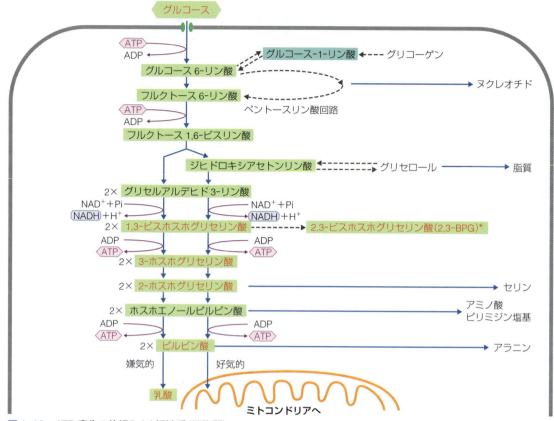

図 1-16　ATP 産生の仕組み（1）解糖系（細胞質）
解糖系は細胞質で起こる異化反応で，六炭糖のグルコースを炭素数 3 つのピルビン酸 2 分子に分解する過程である．グルコース 1 分子あたり産生される ATP は正味 2 分子で NADH も 2 分子である．グルコース以外の糖も解糖系の中間産物のいずれかに変換されて利用される．細胞内に蓄えられていたグリコーゲンの分解産物も解糖系で代謝される．解糖系の中間産物は図の右側に示すようにさまざまな物質の生合成の起点となる．解糖系は嫌気性代謝であり，その中間産物から生成される 2,3-ビスホスホグリセリン酸（2,3-BPG）はヘモグロビンの酸素結合性を弱め，組織に効率よく酸素を供給する．
＊解糖系からの側鎖代謝系で生成する 2,3-ビスホスホグリセリン酸 2,3-bisphosphoglycerate（2,3-BPG＝2,3-diphosphoglycerate, 2,3-DPG）は，赤血球においてヘモグロビンの酸素親和性を低下させ，組織への酸素運搬を増加させる（→第 42 章，716 頁参照）．
〔多久和 陽，他：生体の一般生理学．本間研一（監修）：標準生理学，第 9 版．医学書院，2019 を改変して転載〕

エネルギー源の中でも糖は特に重要で，分解・酸化する過程で，糖に蓄えられた化学結合エネルギーから有用なエネルギーを取り出している．これらのエネルギーは，ATP や **NADH**（ニコチンアミドアデニンジヌクレオチド nicotinamide adenine dinucleotide）のような活性運搬体の高エネルギー化学結合として蓄えられる．

食物に含まれる多糖はグルコースやフルクトース，ガラクトースなどの単糖に消化されて小腸から吸収される．なかでも吸収されたグルコースは血漿から間質液に拡散し，細胞内に輸送体で取り込まれ，まずは細胞質で嫌気性代謝を受ける．この代謝は**解糖系**と呼ばれ，グルコース 1 分子から 2 分子のピルビン酸を作る過程に該当し，ATP 2 分子と NADH 2 分子も産生される（図 1-16）．その他の中間代謝物は，核酸やグリセロール，アミノ酸など多くの物質の生合成起点となっている．

3　クエン酸回路

解糖系で生成されたピルビン酸と脂肪に由来する脂肪酸は，細胞質からミトコンドリアの基質に入りアセチル CoA に変換され，続いて**クエン酸回路**で酸化される（図 1-17）．クエン酸回路が一巡りすると，アセチル CoA 1 分子あたり 3 分子の NADH と 1 分子の $FADH_2$，1 分子の GTP，2 分子の CO_2 が産生される（グルコース 1 分子あたりに換算すると上記の 2 倍に

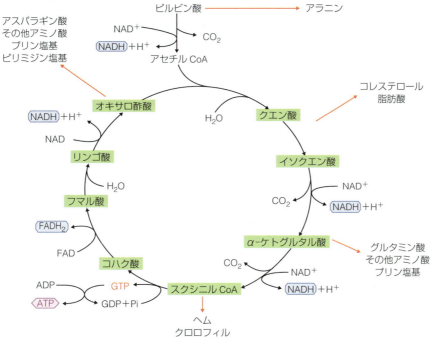

図 1-17　ATP 産生の仕組み（2）クエン酸回路

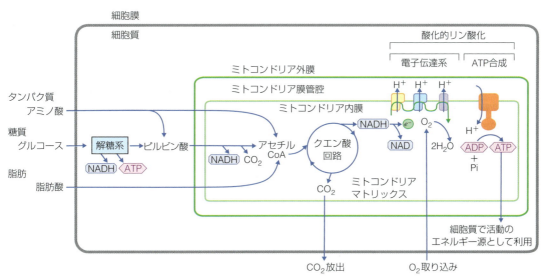

図 1-18　ATP 産生の仕組み（3）電子伝達系と代謝関連過程

なる.）この酸化過程で得られたエネルギーの一部は，高エネルギー電子の形で NADH に蓄えられる．産生された NADH はミトコンドリア内膜で**電子伝達系**の反応を進めて ATP 産生に寄与する．

4 ● 電子伝達系

電子伝達系は**呼吸鎖**とも呼ばれ，NADH 脱水素酵素複合体（複合体Ⅰ），シトクロム c 還元酵素複合体（複合体Ⅲ），シトクロム c 酸化酵素複合体（複合体Ⅳ）の 3 つの呼吸酵素複合体などからなり，これらの 3 つの複合体は H^+ ポンプでもある（図 1-18）．ミトコンドリア内膜にある．

①NADH の電子は電子伝達系に渡され，伝達系を構成する分子群の間を移動して，最終的には酸素分子

O_2 から水 H_2O を作る．この水は**代謝水**と呼ばれ，ヒト成人では1日に約300 mLになる．②電子が電子伝達系の中を移動する過程で放出されるエネルギーを用いて，H^+（プロトン）がマトリックスから膜管腔へ汲み出される．③形成された H^+ 勾配による複合体Vを通した H^+ のマトリックスへの流入に伴い，内膜の**ATP合成酵素** ATP synthase を駆動させて ATP を産生する．すなわち，電子伝達系における ATP 産生は，NADH のもつ高エネルギーを ATP の高エネルギーリン酸結合に変換する現象であり，生じた高エネルギー結合は細胞内の化学反応に広く使われる．以上をまとめると，細胞外から取り込まれたグルコース1分子あたり，最終的に約36分子の ATP が生成される．これらはミトコンドリア外膜の ATP/ADP 輸送体を通って細胞質へ運ばれ，筋収縮，生合成，分解など各種生体反応のエネルギーとして利用される．

　ミトコンドリアは細胞の状況に応じて，数や形，所在を変える．例えば心筋細胞では ATP 消費量の多い収縮装置の近くに数多く存在する．骨格筋では収縮の刺激を受け続けることで，ミトコンドリアは分裂を繰り返して数を増やすことができる．基礎代謝を活発にする甲状腺ホルモンは，ミトコンドリアのサイズや数を増やす．

　なお，ミトコンドリアで消費される酸素のうち1～3%は**活性酸素** reactive oxygen に変換される．酸素分子が1電子還元されたスーパーオキシド $O_2{}^{\bullet-}$ は活性酸素の一例である．ミトコンドリアは酸化ストレスを受けやすい器官で，ゲノムや膜が損傷する危険性にさらされている．それに対抗するため還元剤であるビタミンCをミトコンドリアは内部に取り込み，防御している．

G エンドソーム

　細胞膜の一部を細胞内に取り込む現象を**エンドサイトーシス**と呼び，食作用と飲作用に大別される．
　食作用（ファゴサイトーシス）は好中球や単球，マクロファージなどの免疫細胞でみられ，細菌や死細胞などを取り込み，リソソームと合体して消化する．
　飲作用（ピノサイトーシス）は，少量の細胞外液を膜成分と一緒に取り込む現象である．
　エンドソーム endosome とはエンドサイトーシスの過程で，さまざまな物質の選別や分解，再利用を制御

する小器官であり，次の3つに分類される（図1-15）．
　①**初期エンドソーム** early endosome では取り込まれた物質の選別が行われる．分解するものは分解経路に送り，再利用するものはリサイクリング経路に選別していく．細胞膜上にある受容体の動態制御にも関わる．受容体にリガンドが結合すると，細胞膜を裏打ちしているアダプタータンパク質（AP2）と**クラスリン**が深いくぼみをつくり，細胞内に嵌入し，くびれて**クラスリン被覆小胞**となる．つづいて小胞はクラスリンを脱離して，初期エンドソームに融合する．初期エンドソームには ATP を消費して H^+ を内腔へ輸送する H^+ ポンプが組み込まれており，内腔は酸性を示すので，取り込まれた受容体タンパク質の構造は変化し，受容体に結合していたリガンドは分離する．受容体の多くは再利用されるために細胞膜へ送り返す経路に乗る．このように細胞表面の受容体密度はエンドソームを介して変動しており，リガンド反応性（感受性）に影響している．運動を学習する過程で，小脳神経回路ではシナプス伝達が長期的に抑制されるが，グルタミン酸受容体のエンドサイトーシスが基盤にある．
　②**後期エンドソーム** late endosome ではリソソームと融合することで，内容物を分解へと導く．初期エンドソームが成熟した小器官であると考えられている．
　③**リサイクリングエンドソーム** recycling endosome は，エンドサイトーシスされた物質を細胞膜へと再び戻す過程を制御している．

H リソソーム

　リソソーム lysosome は細胞内外の生体高分子を分解し，再利用に備える小器官で，不要になったタンパク質，糖質，脂質，RNA，貪食した病原体などを分解する（図1-15）．内腔は pH 5 前後に酸性化され，加水分解酵素が活性化される環境を保つ．免疫反応における抗原提示，炎症反応，細胞内の代謝回転や栄養状態の感知に関与する．

I オートファゴソーム

　オートファゴソーム autophagosome は細胞内成分の分解に関わる（図1-15）．病原体，損傷を受けたミトコンドリア，リボソーム，タンパク質などの分解対象物を，まず隔離膜が取り囲む．続いて，隔離膜の端が閉じて球状のオードファゴソームが形成され，リソ

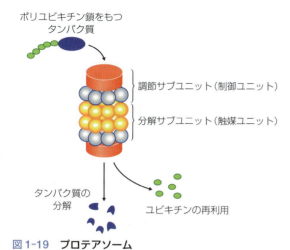

図 1-19　プロテアソーム
プロテアソームの蓋にあたるタンパク質（赤色）が，特定のポリユビキチン鎖をもったタンパク質を識別する．タンパク質をほどいて円筒（黄色）に送り込むと，円筒の内側に並んだプロテアーゼが細かく分解する．この分解過程で遊離したユビキチンは再利用される．

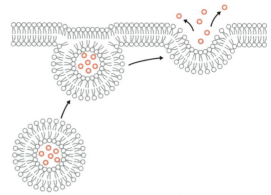

図 1-20　開口放出（エキソサイトーシス）
小胞膜と細胞膜が融合し内容物を細胞外に放出する現象で，脂質二重膜の再構成を伴う．小胞膜に含まれた膜タンパク質は細胞膜に提供される．

ソーム膜と融合することで内容物が分解される．この現象を**オートファジー** autophagy と呼び，大隅良典博士の研究グループで発見された（その功績で 2016 年ノーベル生理学・医学賞を受賞）．正常な小器官やタンパク質を分解することもあり，新しいものと置き換えて新陳代謝を担う．エンドソームを介する分解経路は細胞外や細胞膜に存在する物質を除去するのに対し，オートファゴソームの経路は細胞内物質を分解する．

J プロテアソーム

プロテアソーム proteasome ではタンパク質の選択的な分解を担う．分子量約 250 万の巨大なタンパク質分解酵素複合体である．細胞質や核内に存在する．タンパク質の寿命はさまざまに制御されており，一般に細胞の成長分裂を制御する酵素や代謝系酵素は，数秒〜数日の短い寿命をもつ．プロテアソームではこれらの酵素や，異常に折りたたまれたタンパク質を分解する（図 1-19）．

分解すべきタンパク質の選別は，**ユビキチン**という 76 アミノ酸残基からなる小さなタンパク質が結合していることを目印にする．5 つ以上のユビキチンがポリユビキチン鎖として結合したタンパク質は，プロテアソームで分解される．ユビキチン単分子が結合し，モノユビキチン化したタンパク質はエンドソームを経てリソソームで分解される．細胞周期，シナプス可塑性，自然免疫/獲得免疫における化学修飾に関わり，その破綻は神経変性疾患や免疫疾患の発症につながる．

K ペルオキシソーム

ペルオキシソーム peroxisome にはペルオキシダーゼをはじめとする酸化酵素が含まれる．強力な酸化剤である過酸化水素を自ら生成し，毒素やアルコールを酸化して**無毒化**する．

ペルオキシソームで起こる**脂肪酸の β 酸化**は，ミトコンドリアでみられる脂質分解とは性質が異なり，コレステロールやグリセロールをはじめとする脂質合成にも役立っている．ペルオキシソームは尿酸代謝，胆汁酸の合成にも関わる．

L 分泌小胞

Golgi 装置のトランス網から出芽する**分泌小胞** secretory vesicle は脂質二重膜で囲まれた構造で，分泌経路は次の 2 つに大別される（図 1-20）．

1 構成性分泌

ひとつは**構成性分泌** constitutive secretion の経路で，生合成された分子を細胞膜や細胞外にたゆまず提供する．アルブミン，凝固因子，膜脂質，膜タンパク質，細胞外マトリックス構成要素などを含む分泌小胞は，特段の刺激を細胞外から受けずに細胞膜と融合する．

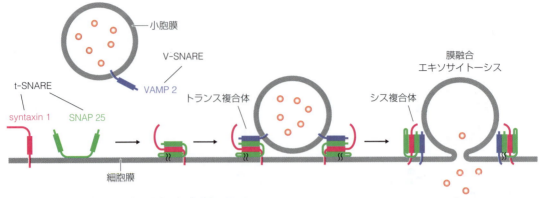

図 1-21　膜融合における SNARE タンパク質の複合化
SNARE 分子群は細胞膜と小胞膜の双方から提供され，その複合化は膜融合に関わる．syntaxin 1 と VAMP 2 は膜貫通型分子で，SNAP 25 は化学修飾（パルミトイル化）を受けて細胞膜に係留する分子である．タンパク質の太く示した領域は α ヘリックスに相当し，これらが複合化して膜が融合する．融合細孔が形成されると小胞内容物が細胞外に放出される．SNARE タンパク質群にはアイソフォームがあり，図には組合せの一例を示している．

2　調節性分泌

もうひとつは**調節性分泌** regulatory secretion の経路で，ペプチド性ホルモンや粘液，消化酵素などを含む小胞は，刺激に応じて分泌する．電子顕微鏡画像のオスミウム染色で高い電子密度を示すことから，**有芯小胞** dense-core vesicle とも呼ばれる．摂食後に血糖値の変動に応じて，血糖降下作用をもつインスリンを分泌する現象や，摂食後に消化酵素を分泌する現象などのもとになる．細胞内情報伝達物質である Ca^{2+} や cAMP などの細胞内濃度の変動により，分泌の速度や量が調節されるケースがある．

神経伝達物質を含む**シナプス小胞**は，トランス Golgi 網の大きなシナプス小胞前駆体に由来する．刺激に応じて調節性に細胞膜に融合し，内容物を放出した後，膜の取り込み（エンドサイトーシス）を経て小胞が再利用される．神経伝達物質〔グルタミン酸，γ-アミノ酪酸（GABA），アセチルコリン，ノルアドレナリンなど〕は，小胞膜上の輸送体により小胞に再充填され，反復する放出反応に比較的迅速に対応できる．

3　膜融合に関連するタンパク質

膜同士の融合には **SNARE**（soluble <u>N</u>-ethylmaleimide-sensitive factor <u>a</u>ttachment protein <u>r</u>eceptor）タンパク質と呼ばれる分子群が関与している．細胞膜（標的膜 <u>t</u>arget membrane）に発現する SNARE 分子は t-SNARE と呼ばれ，syntaxin，SNAP などがある．小胞膜（<u>v</u>esicular membrane）には v-SNARE が発現し，VAMP が知られている．それぞれの分子が α ヘリックスを 1 本あるいは 2 本もち，これら 4 本の α ヘリックスが coiled-coil 状にねじり合わさることで 3 者の複合体が作られ，2 種類の膜が接近して膜融合が起こる（図 1-21）．調節性分泌においては Ca^{2+} と SNARE の双方に結合するシナプトタグミンは，細胞内 Ca^{2+} 濃度の上昇に伴い融合のタイミングを調節する Ca^{2+} センサーとして働く．なお，いったん生じた SNARE 複合体は膜融合後に NSF（<u>N</u>-ethylmaleimide <u>s</u>ensitive <u>f</u>usion protein）と呼ばれる ATPase により分解される．細胞膜と小胞の融合のみならず，Golgi 装置における小胞輸送やリソソーム膜における融合でも類似の機序が働いている．低分子量 G タンパク質の rab は小胞の輸送過程に関わる．

M　細胞骨格

細胞骨格はタンパク質の線維から成り立ち，細胞質空間を支えている．細胞に強度を与える安定した細胞骨格もあれば，活発に分解と再構成を繰り返すものもある．細胞骨格は 3 種類のタンパク線維で構成される．

1　微小管

微小管 microtubule は，細胞中心部付近にある中心体から放射線状に伸びている．細胞周辺部まで広がりながら輸送網を形成する．細胞の構成成分を秩序立てて配置する．細胞分裂に先立っては**紡錘体**を構成し，染色体を 2 つの細胞に分配する．また，**線毛**は表面

表面の液体をぬぐうような動きを示し，これらは微小管の周期的な屈曲運動による．

微小管の構成単位は**チュブリン** tubulin 分子で，αおよびβチュブリンが交互に重合し，直径 25 nm の中空の管を構成する．微小管線維には極性があり，プラス端はチュブリン重合速度が速く，細胞の末梢側にある．もう一方のマイナス端は重合速度が遅く，細胞の中心側にある．チュブリンは GTP に結合して GDP に加水分解する力（GTPase 活性）ももつ．GTP が結合したチュブリンは急速に重合し，線維を伸長させるのに対し，GDP が結合すると脱重合が始まり線維は短くなる．微小管はこのような重合脱重合を繰り返してその長さを変えている．

細胞骨格に沿って細胞内小器官を運ぶ分子を**モータータンパク質** motor protein と呼ぶ．微小管にはプラス端の方向に運ぶ**キネシン** kinesin と，マイナス端の方向に運ぶ**ダイニン** dynein が発見された．それぞれ積み荷の種類が異なっている．これらの分子モーターは ATP への結合能と ATP を加水分解する活性をもち，分解で得られたエネルギーを用いて特定の方向へ輸送をする．小胞体や Golgi 装置などの細胞内小器官に結合し，これらの分布を制御する．

気管の上皮細胞の表面には，微小管を内包する**線毛** cilia が無数にある．線毛の微小管構造には特徴があり，1 対の単微小管を中心に，9 個の二連微小管が輪になって取り囲んでいる．この微小管構造が周期的に屈曲して**線毛運動**を起こし，気道表面に引っ掛かったほこりなどの異物を粘液とともに送り出す．

2 ● アクチンフィラメント（アクチン線維）

アクチンフィラメント actin filament は球状のアクチン単量体が 2 本鎖らせん状に重合してできる直径約 7 nm の線維である．①小腸微絨毛や内耳有毛細胞などの突起構造，②収縮して細胞の形を変える収縮束，③神経突起の伸長やマクロファージ細胞の移動時に，細胞先端に形成される糸状突起や葉状突起，④細胞分裂時にくびれを生じさせる収縮環，などをつくる．

微小管同様にアクチンフィラメントにも極性があり，プラス端での重合速度はマイナス端より大きい．アクチンには ATP が結合し，ADP に加水分解されると単量体同士の結合が弱まり脱重合する．細胞内遊離アクチン濃度が高いときには，線維の両端で重合し伸長するが，中程度の濃度ではマイナス端でアクチンが外れ，代わりに反対側のプラス端で重合するため，トレッドミル現象がみられる．すなわちアクチン再構成の過程では，条件によっては線維の長さをほぼ同等に保ちながら場所を変えることができる．

細胞膜直下には，アクチンフィラメントに富んだ領域があり，**アクチン皮質**と呼ぶ．アクチン結合タンパク質により連結されて網目構造をつくり，細胞膜を内側から支えている．好中球が感染組織内に遊走する過程で，皮質アクチンは糸状突起や葉状突起の形成，そして細胞外組織との接着に利用される．

アクチンはミオシンとの相互作用により骨格筋や心筋，平滑筋などで収縮力を発揮する．赤血球は，自らの直径より細い毛細血管を変形しながら通過するが，赤血球のアクチンはスペクトリンとともに細胞膜の裏打ち構造をつくり，細胞の力学的な性質を特徴づけ，変形能を保ちつつ膜の断片化を防いでいる．

3 ● 中間径フィラメント

細胞が機械的な力に耐えられるよう，強度をもたせるのが**中間径フィラメント** intermediate filament である．フィラメント単量体分子がねじり合わさりながら，幾本もの束となり，直径 10 nm のロープ様の構造をつくって引っ張り強度を発生させる．特に外力にさらされる皮膚細胞や筋細胞などの細胞質に多い．神経細胞においては長い軸索のほぼ全長にわたって分布し，細長い突起の強度を内部から支える．

細胞間でよく保存されている微小管やアクチンフィラメントと異なり，中間径フィラメントを構成するタンパク質は細胞の種類により異なる．

ケラチンからなる**トノフィラメント**は皮膚の細胞，角膜，腸管などの上皮細胞などにみられる．その一端はデスモソームという細胞接着装置に結合し，隣の細胞成分と離れないように組織としての強度を生み出す．ケラチン遺伝子の変異は，単純性先天性表皮水疱症の成因となり，軽く外力を与えただけで表皮細胞が破れて皮膚に水疱ができる．

ニューロフィラメントは神経細胞に存在し，形態を支える．

核膜の内面を裏打ちして強度を保つ網目構造は核ラミナと呼ばれ，**ラミン**という中間径フィラメントでできている．細胞分裂のたびに分解と再構成を繰り返し，その動態はラミンのリン酸化と脱リン酸化により制御される．核ラミナの欠損は，老化現象が加速する早老症に関連する．

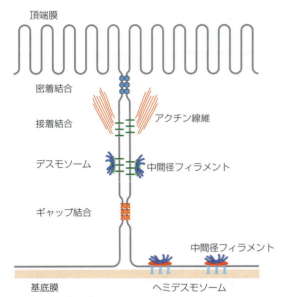

図 1-22 細胞間接着
上皮細胞における細胞間接着機構を示す．密着結合は最も管腔側に近い部位にある．接着結合，デスモソーム，ヘミデスモソームは細胞骨格とつながる．ギャップ結合では小分子の細胞間移動が起こる．

N 細胞間接着

組織の中で細胞は，周囲の細胞外マトリックスや隣の細胞と結合することで，接着を保ち，細胞内骨格で生み出された力をまわりに伝えることができる．細胞同士の接着機構には次の 5 つが知られている（図1-22）．

1 密着結合（タイト結合）

密着結合は上皮細胞層の管腔側に最も近い頂端部にあり，細胞外分子が細胞間隙を透過することを防いでいる．オクルーディンとクローディンというタンパク質が鎖状に連なり，細胞間隙を密封する．細胞間距離は電子顕微鏡所見上，ほぼ 0 である．

上皮細胞の極性にも寄与し，密着結合を境に頂端膜 apical membrane と基底側膜 basolateral membrane の間で膜タンパク質の拡散が防がれ，局在が明確に分かれる．そのため 2 つの領域で異なる反応が起こり，吸収や分泌における溶質輸送に方向性が与えられる．脳血管内皮細胞の間では密着結合は脳血液関門を構成し，血中物質の非選択的な透過を防ぎ脳の実質を守る．また胃では胃酸による損傷を防ぐ．密着結合の数やクローディンの種類は細胞間の透過性に関わる．

2 接着結合（アドヘレンス結合）

接着結合では細胞膜を貫通するカドヘリン分子が，細胞外で濃縮して結合し，それらが細胞内でカテニンをはじめとする数多くの裏打ちタンパクを介してアクチンフィラメントにつながる．向かい合う細胞間距離は 15〜20 nm に保たれる．カドヘリンの結合は Ca^{2+} 依存的に起こり，心筋や骨格筋における隣り合う細胞の間の接着，シナプス形成，発生における器官形成などに関連する．

3 デスモソーム（接着斑）

カドヘリン様分子が細胞外で結合し，円盤状の細胞内タンパク質複合体を介して，ここではケラチンフィラメント（中間径フィラメント）につながる．外力のかかる皮膚の表皮に多くみられ，張力への耐性をもたらす．向かい合う細胞間距離は 20〜30 nm である．

4 ヘミデスモソーム（半接着斑）

細胞内の中間径フィラメントを基底膜につなぎとめる．

5 ギャップ結合

イオンをはじめとする小分子（分子量＜1,000）の通り道が細胞間に形成された結合様式である．隣の細胞へ膜電位や代謝情報を伝える．コネキシン 6 分子から構成されるコネクソンが，隣り合う細胞同士で対になって連なり，小分子の通り道ができ，その直径は約 1.5 nm である．心筋細胞の間にはギャップ結合があり，同期した収縮が可能となり機能的な合胞体となす．損傷を受けた細胞においては酸性化や Ca^{2+} 濃度の異常高値がみられるが，これらはギャップ結合内の通り道を閉鎖するため，健常な細胞に影響が及ぶのを防いでいる．神経細胞の一部では電気シナプスを形成する．

2 細胞膜を横切る物質輸送

脂質二重膜の内部は疎水性を示すため，水溶性物質は膜を単純には通過しない．しかし，細胞膜をはじめとする生体膜は，糖やアミノ酸，イオンなどの水溶性物質を通して代謝する必要があり，その輸送様式は大きく 4 つに分けられる（図1-23）．

Ⓐ 単純拡散
Ⓑ チャネルによる輸送

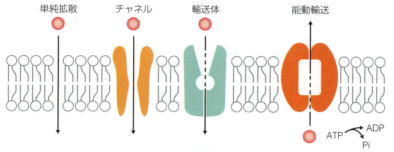

図1-23 膜を横切る輸送様式
分子サイズの比較的小さな溶質は単純拡散や膜タンパク質を介して輸送される．左に示す3つの様式では溶質は電気化学的勾配に従って輸送される．チャネルと輸送体（トランスポーター）は促進拡散を担う．右に示す能動輸送には複数の種類があり，図にはATP分解活性をもつ膜タンパク質（ポンプ）による，濃度勾配に逆らった一次性能動輸送を示す．なお，図示していないが，すでに形成された溶質の電気化学的勾配と共輸送体を用いて上向き輸送する様式もあり，二次性能動輸送と呼ぶ．

C 輸送体による輸送
D 能動輸送
　① 一次性能動輸送
　② 二次性能動輸送
それに加えて膜融合を介した輸送もある．
E サイトーシスによる輸送

A 単純拡散 simple diffusion

特別な輸送装置を使わずに脂質二重膜を拡散する様式で，分子の正味の流れは濃度の高い区分から低い区分に向かう．透過性を示す透過係数Pは，拡散係数Dと膜/溶媒間の分配係数Kに比例し，膜の厚さΔxに反比例する．

　　透過係数 $P = KD/\Delta x$

式中の分配係数や拡散係数は次の式で与えられる．
　　分配係数 $K =$ 油中の溶質濃度/水中の溶質濃度
　　拡散係数 $D = kT/6\pi r\eta$

　（k：ボルツマン Boltzmann 係数，T：絶対温度 K，r：分子半径，η：溶媒の粘度）

膜における正味の拡散流量 J (mmol/秒) は次の式で与えられる．

　　拡散流量 $J = PAC$

　　P：透過係数　A：拡散に有効な面積　C：膜を隔てた濃度勾配

以上をまとめ合わせると，拡散流速は分子半径に反比例することが示される．酸素分子（分子量32）や二酸化炭素分子（分子量44）などの気体は，非極性小分子で脂質二重膜に溶けるため，容易に膜を拡散する．肺ではこれらの気体分子が肺胞上皮細胞や毛細血管の内皮細胞を通過し，素早いガス交換が行われる．また，極性をもたないエタノール（分子量46）や水（分子量18）などの小分子も測定可能な速度で細胞膜を通る．脂溶性物質は分配係数が大きく細胞膜を単純拡散する．

B チャネル channel による輸送

チャネルとは，電荷をもつイオンや極性をもつ水分子などを通す膜タンパク質で，輸送速度は1億～10億個/秒にも達する．イオンチャネルの多くには**選択的透過性** selective permeability があり，特定のイオンのみを通す．チャネル孔のうち**選択フィルター**と呼ばれる領域がイオンの電荷，大きさ，壁に並ぶアミノ酸との物理化学的な相互作用に基づいて透過性を決めている．Na^+を通すチャネルはNa^+チャネルと呼ばれるように，通す物質名がチャネル名に含まれる例が多い．

Na^+より原子量の大きいK^+のみを選択的に通すチャネルも多数存在する．単純にイオン半径で透過性が決まらないのは，イオンが静電的に引き寄せられた水分子に結合して水和しており，狭いチャネル孔を通る過程で脱水和することに関連がある．選択フィルターでイオンがエネルギー的に安定した配位構造がとれるかが選択性に関連する．

通常，イオンチャネルは**開状態**，**閉状態**，**不活性化**の3つの状態をとる．これらの状態間の移り変わりは，チャネル内構造物**ゲートの開閉**による．単一チャ

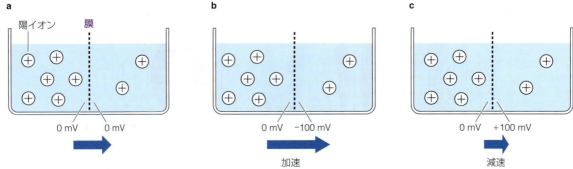

図 1-24　電解質の拡散が電位から受ける影響

ネルを流れるイオン電流をパッチクランプ法で微小ガラス管電極を用いて測定すると，開いている状態と不活性な状態の間をミリ秒〜秒の単位で行き来していることが示される．また，Na^+チャネルはいったん開くと数ミリ秒後には不活性化して閉じ，刺激を与えても開かない時期がある．このようにチャネルが不活性化している期間を**不応期**といい，電気信号の伝わる向きを細胞内や細胞間で一方向にそろえ，複数の電気現象を重合させずに分離させ，明確に区切るうえで重要である．

K^+**漏洩チャネル**（リークチャネル）のように細胞が刺激を受ける前から常に開き，K^+を通しているチャネルもあれば，電気的，化学的，物理的な刺激に応答して開くものもある．

電荷をもたない小分子は濃度勾配に従って流れる．しかし，電荷をもつイオンの通過は，濃度勾配のみならず電気的勾配からも影響を受ける．図 1-24 に示すようにイオン透過性をもつ膜で水槽を 2 つに分け，一方は陽イオン濃度が高く，もう一方は低い場合のイオンの流れを考える．

膜の両側に電位差がない場合（図 1-24a）は，陽イオンは濃度勾配に従って青い矢印の方向に流れる．しかし，高濃度領域の電位を基準とし低濃度領域がマイナスの電位を示す場合（図 1-24b），電気的な勾配（駆動力）も加わり，陽イオンの流入は促進する．逆に，低濃度領域がプラスの電位を示す場合（図 1-24c）は，陽イオンの流入は抑制される．このようにイオンの流速は濃度と電位の双方から影響を受ける．

電気化学的ポテンシャルとは電荷をもつ粒子（イオンや電子）の化学ポテンシャルのことである．イオンの流れは電気化学的ポテンシャルの勾配に従う．定圧定温下でのギブス Gibbs の自由エネルギー差を ΔG，物質量を n とすると，化学ポテンシャル μ は，定温定圧の下では Gibbs エネルギー差 ΔG を物質量 n で偏微分したもので

$$\mu = \frac{\partial \Delta G}{\partial n}$$

電場のある状況での電気化学的ポテンシャル $\bar{\mu}$ は，荷電粒子のイオン価を z，ファラデー定数を F とすると

$$\bar{\mu} = \mu + zF\phi$$

で定義される．

金属における電流の実体は電子の流れであるが，生体における電流はイオンの流れによる．電流の向きは陽イオンの流れる向きで定義され，Na^+の細胞内への流入は**内向き電流** inward current，K^+の細胞外への流出は**外向き電流** outward current という．

水チャネルは水分子を輸送するタンパク質で，**アクアポリン** aquaporin と総称される．哺乳類では 13 種類のアイソフォームが発見されている．水は単純拡散でも膜をわずかながら通るが，チャネルが膜に存在することにより，分子の通過が格段に増えるため，チャネルを介した輸送は**促進輸送** facilitated transport とも呼ばれる．腎臓の集合管における尿の濃縮，すなわち水の再吸収は，血漿浸透圧の維持に重要で，アクアポリンの働きや分布が深く関わっている．

C　輸送体 transporter による輸送

輸送体は膜を貫通するタンパク質で，その一側に小分子が結合すると輸送体の構造が変わり，膜の対側へ輸送する．グルコース，ヌクレオチド，アミノ酸などが輸送体で運ばれる（図 1-25）．

1 つの溶質を輸送するキャリアを**ユニポーター** uni-

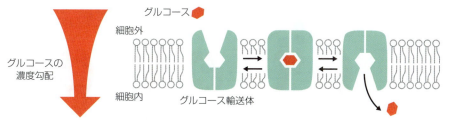

図 1-25　グルコース輸送体
グルコース輸送体（グルコーストランスポーター）にD-グルコースに結合すると構造が変化し，膜を横切る輸送が起こる．正味のグルコースの流れは細胞内外の濃度勾配に沿う．これまでに 14 種類のアイソフォームが報告され，組織発現パターンや基質特異性，輸送速度などが異なっている．

porter と呼ぶ．輸送体の構造変化を伴うので，チャネルによる溶質輸送に比べるときわめて遅く，輸送速度は 100～10,000 個/秒である．また，これらの一連の構造変化は両方向性に起こるため，溶質の流れる正味の向きは**電気化学的勾配** electrochemical gradient に従う．

　2 つ以上の溶質を運ぶ**共輸送体** cotransporter もある．すべての溶質を同じ方向に運ぶことを**順輸送**と呼び，順輸送を担う輸送体を**シンポーター** symporter という．溶質を反対方向に運ぶことを**逆輸送**とよび，逆輸送する輸送体を**アンチポーター** antiporter という．

Advanced Studies
Na⁺-K⁺-2Cl⁻共輸送体とその異常
腎臓の尿細管には Na⁺, K⁺, Cl⁻のすべてを吸収する Na⁺-K⁺-2Cl⁻共輸送体があり，生体の体液量や細胞内の容量調節に関わる．低カリウム血症をきたすバーター Bartter 症候群で，この共輸送体の遺伝子異常が報告されている．

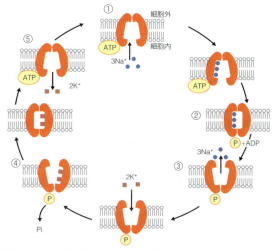

図 1-26　Na⁺-K⁺-ATPase（Na⁺ポンプ）の働き
Na⁺-K⁺-ATPase は ATP1 分子を加水分解する過程で 3 つの Na⁺を細胞外に汲み出し，2 つの K⁺を細胞内へ汲み入れる．ATP の結合やリン酸化を順に受けて構造が変化している．各図の上側は細胞外，下側は細胞内を表す．

D　能動輸送

　能動輸送では，溶質分子を電気化学的勾配に逆らって上向きに運ぶ．一次性能動輸送と二次性能動輸送の 2 型に分けられる．

1　一次性能動輸送

　一次性能動輸送とは，ATP の加水分解で得られたエネルギーを利用するポンプにより，電気化学的ポテンシャルがより高い領域へ溶質を運ぶ様式である．

　Na⁺-K⁺-ATPase（別名 ATP 駆動型 Na⁺ポンプ，Na⁺ポンプ）は細胞膜にあり，分子量 11 万の α サブユニットと分子量 4 万の β サブユニットからなる大型のタンパク質である．順序よく構造変化を起こし，ATP 1 分子の加水分解あたり，3 つの Na⁺を細胞外に汲み出し 2 つの K⁺を細胞内に汲み入れる（図 1-26）．トータルで 1 つの陽電荷が流入するため，絶えず電荷の分離をもたらし**起電性** electrogenic Na⁺ポンプとも呼ばれる．このポンプの働きで，細胞内の Na⁺濃度は細胞外より低くなり，K⁺濃度は高くなる．このように細胞内外に生じた Na⁺と K⁺の濃度勾配は，静止膜電位の形成や電気的興奮発生の基盤になる．

　Na⁺ポンプの細胞内領域には ATP 結合部位とリン酸化部位があり，輸送過程は次のようになる（①～⑤の番号は図 1-26 を参照）．①ATP 結合時には内側に開いた状態となり，3 つの Na⁺を受け入れる．②ATP を加水分解して自らをリン酸化すると外側に開いた構造に変わり，③3 つの Na⁺を細胞外に放出する．④続いて 2 つの K⁺を細胞外から受け入れると脱リン酸化さ

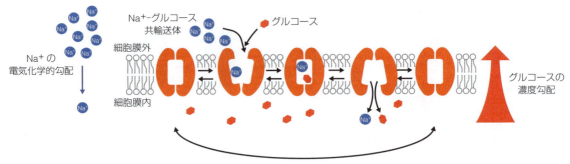

図 1-27　Na⁺-グルコース共輸送体（二次性能動輸送）
Na⁺とグルコースの双方に結合して，同じ方向に順輸送する共輸送体である．電気化学勾配の大きな Na⁺ の輸送方向と同じ方向に，細胞内にグルコースを流入させる．腎臓ではグルコースの体内への再吸収を担う分子で，その阻害薬は 2 型糖尿病や心不全の治療に活用されている．

れて，⑤内側に開き 2 つの K⁺ を細胞内へ汲み入れて，①に戻る．

　ウアバイン ouabain は Na⁺ ポンプを特異的に阻害する植物アルカロイドで細胞外から結合する．心臓の拍出力を高める目的で使われる強心剤ジギタリスは，細胞外の K⁺ 結合部位に結合し，Na⁺ ポンプの働きを競合阻害し，細胞内 Na⁺ 濃度を高める．すると細胞内外の Na⁺ の電気化学的勾配が減少し，細胞膜の Na⁺-Ca²⁺ 交換輸送体の活性が下がるため，Ca²⁺ の細胞外への汲み出しが減り，細胞内 Ca²⁺ 濃度が上昇し心筋の収縮性が高まる．

　Ca²⁺ ポンプである **sarco/endoplasmic reticulum Ca²⁺-ATPase（SERCA）** は小胞体膜にあり，Ca²⁺ を小胞体内腔へとりこみ高濃度で蓄える．ATP が枯渇すると細胞質の Ca²⁺ 濃度は上昇する．

　プロトンポンプ は 3 型に分類される．V 型 ATPase はリソソームや分泌小胞などの細胞小器官の膜に発現し，内腔を酸性化する．P 型 ATPase は細胞膜に発現するタイプで，胃壁細胞の H⁺-K⁺-ATPase は H⁺ を細胞外に汲み出し胃酸を分泌し，K⁺ を取り入れる．胃液 pH は 1 前後であり，どちらのイオンも上向きの輸送となる．F 型 ATPase はミトコンドリア内膜に発現し，H⁺ 濃度勾配を利用して ATP を合成する．

　なお，**ATP 結合カセットトランスポーター** ATP-binding cassette transporter は，ATP の加水分解によって得られるエネルギーを駆動力として多様な物質を能動輸送する．ATP のエネルギーを用いずに共輸送・逆輸送・単輸送を行う SLC（solute carrier）輸送体はヒトで 300 種類以上同定されているが，ATP 結合領域をもつトランスポーターはこれまでに 49 種類報告されている．胆汁酸の胆管への排出，尿酸排出，抗がん剤をはじめとする薬剤の細胞外への汲み出し，肺サーファクタントの形成などに関わる．

2 ● 二次性能動輸送

　二次性能動輸送 とは，一次性能動輸送の結果生じた細胞内外の溶質の分布を利用して，他分子の輸送を濃度勾配に逆らって上向きに輸送する様式で，共輸送体が関わる．

　Na⁺-グルコース共輸送体 **sodium-glucose cotransporter 1（SGLT1）** は Na⁺ とグルコースを同じ方向に運ぶシンポーターで，小腸や腎臓などにみられる．小腸では上皮細胞の管腔側に発現している．小腸液の Na⁺ 濃度は約 110 mM で，Na⁺ ポンプで生じた電気化学的勾配に従って Na⁺ が細胞内に流入するが，このときにグルコースも並行して細胞内に輸送される（図 1-27）．仮に腸管液グルコース濃度が細胞内濃度より低い状況であっても，グルコースを取り込めることになる．一方，血管側にはグルコース輸送体 glucose transporter 2（GLUT2）が発現しており，濃度勾配に従ってグルコースを血管側（細胞外）に搬出するので，全体として小腸でのグルコース吸収（腸管→血管）が可能となる．

　Na⁺ とともにシンポーターで輸送される溶質はグルコースのほか，中性アミノ酸，胆汁酸，水溶性ビタミン，ヨウ素など多様である．これらの共輸送体には ATP 分解活性はないので一次性能動輸送とは区別される．

　Na⁺-Ca²⁺ 交換輸送体（Na⁺-Ca²⁺ exchanger, NCX） は多くの細胞の膜に発現する．すでに Na ポン

表 1-3 末梢神経の神経伝達物質

末梢神経の種類	神経伝達物質	受容体（標的細胞）
運動神経	ACh（アセチルコリン）	ニコチン性 ACh 受容体[*1]（骨格筋）
自律神経節前ニューロン	ACh	ニコチン性 ACh 受容体[*1]（節後ニューロン・副腎髄質）
副交感神経（節後ニューロン）	ACh	ムスカリン性 ACh 受容体[*2]（内臓）
交感神経（節後ニューロン）	NA（ノルアドレナリン）	αまたはβアドレナリン受容体[*2]（内臓・血管平滑筋）

[*1] イオンチャネル型受容体．[*2] Gタンパク質共役型受容体．
〔多久和 陽，他：生体の一般生理学．本間研一（監修）：標準生理学，第9版，医学書院，2019 より〕

プで生じた電気化学的勾配に従い，3つの Na^+ が細胞内に流入する際，共役して1つの Ca^{2+} イオンを細胞外に輸送するアンチポーターである．トータルで1つの陽電荷が内向きに輸送されるので，本来 Ca^{2+} の外向き輸送には不利な細胞内負電位を逆に利用できる．

E サイトーシスによる輸送

サイトーシスとは脂質二重膜の再構成を伴う輸送様式である．タンパク質をはじめとする高分子量の溶質は，チャネルや輸送体では運搬できず，小胞に梱包されて小胞膜と細胞膜が融合することにより細胞外に受け渡される（**エキソサイトーシス**）．恒常的に起こる融合と調節的な融合に分けられる．サイトカイン，ペプチド性ホルモン，酵素，神経伝達物質などがこの方式で放出される．

外から溶質を取り込む場合は，細胞膜が陥入して小胞化することにより行われる（**エンドサイトーシス**）（→「エンドソーム」，20 頁を参照）．

C 細胞の情報伝達
signal transduction

1 情報伝達の原理

細胞間の情報伝達の方法は，主に情報伝達物質（シグナル伝達分子 signaling molecule）が担っている．情報を発信する細胞は**情報伝達物質**を細胞外に放出し，対応する受容体 receptor をもつ標的細胞のみが応答する．これは情報伝達物質が受容体に**特異的** specific に結合するためで，「鍵と鍵穴」の関係とも呼ばれる．情報伝達物質が結合した受容体は，立体構造を変化させて**活性化** activate し，標的細胞内に一連の秩序だった生化学反応（**細胞内情報伝達**）を引き起こし，最終的

な**細胞応答**を導く．

このように，あるタンパク質に特異的に結合する物質のことを**リガンド** ligand といい，情報伝達物質は，受容体の**生理的リガンド** physiological ligand あるいは内在性リガンド endogenous ligand である．生理的リガンドの働きを模倣して受容体に特異的に結合し，生理学的作用を引き起こす薬剤を**作動薬**といい，生理的リガンドと作動薬をまとめて**アゴニスト** agonist という．受容体への**結合親和性**が高いアゴニストほど，より低濃度で作用を発揮する．一方，受容体に特異的に結合してアゴニストの結合を阻害し，作用を遮断する薬剤を**アンタゴニスト** antagonist（拮抗薬），あるいは**ブロッカー** blocker（遮断薬）という．

2 情報伝達の方法

細胞間の情報伝達の方法は，①神経伝達，②細胞接着，③内分泌，④傍分泌に大別される．共通する情報伝達物質が使われることも多いが，伝達の速度や選択性が異なる．

A 神経伝達

神経細胞 neuron の細胞体から軸索に沿って電気的なシグナルが伝達され，遠く離れた標的細胞（神経細胞や筋などの効果器）との間のシナプスで，神経伝達物質の放出が起こる．神経伝達物質の受容体は，イオンチャネル型受容体または代謝型受容体（Gタンパク質共役型受容体）である．

中枢神経の神経伝達物質は多数ある（→第4章，142頁を参照）．一方，末梢神経の神経伝達物質は一部の例外を除きアセチルコリン acetylcholine（ACh）とノルアドレナリン noradrenaline（NA）のみである．運動神経と副交感神経の神経終末からは ACh が，交感神経の神経終末からは NA が放出される（表 1-3）．

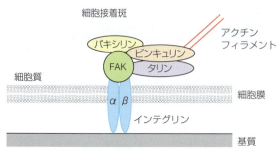

図 1-28　細胞接着斑の模式図
細胞膜タンパク質インテグリンは細胞外で細胞外基質と結合する．細胞内ドメインは FAK と結合し，パキシリン，タリン，ビンキュリンなどと複合体を形成している．ビンキュリンはアクチン線維と結合する．接着斑は細胞接着や細胞運動の制御に加えてさまざまなシグナル伝達に関与する．

B 細胞接着

1 細胞-基質間接着

インテグリンが細胞と細胞外基質の接着に関与する．αとβの2つのサブユニットからなり，この組み合わせにより接着する基質の特異性が決定する．基質以外にほかの細胞表面の接着分子と結合して細胞間接着や細胞間のシグナル伝達にも関与する．基質と結合するときには **RGD 配列**（一次構造のアルギニン-グリシン-アスパラギン酸の配列）を認識する．

上皮細胞などにおいては細胞と基質との接着が細胞生存に必須であり，接着が失われた細胞はアポトーシスに陥る．これを **アノイキス** anoikis と呼ぶ．anoikis は the state of being without a home（家なしの状態）を意味するギリシャ語から名付けられた．インテグリンの細胞質側には，**ビンキュリン** vinculin，**タリン** talin，接着斑キナーゼ focal adhesion kinase（**FAK**）などからなる複合体が形成される（**図 1-28**）．この複合体はアクチンのアンカーとして機能する以外に，PI3K（PI3 キナーゼ phosphoinositide 3-kinase）-Akt（protein kinase B；PKB）経路や Ras の経路を活性化する．すなわち，インテグリンを介した細胞基質間接着は，細胞増殖シグナルとアポトーシスの抑制の双方に重要で，細胞の運命決定に関与する．実際に，増殖因子による下流シグナルの発動には細胞が基質と接着していることが必須であり，インテグリンと基質の接着がない状態にした細胞にいくら細胞外から増殖刺激が入っても下流因子は活性化しない．

2 細胞間接着

例えば上皮細胞は基質との接着に加えて隣接する細胞との間に上皮細胞間接着を形成する．それらには **密着結合**〔閉鎖帯 zonula occludens，**タイト結合** tight junction（TJ）〕，接着結合〔**アドヘレンス結合** adherens junction（AJ）〕，デスモソーム desmosome，ギャップ結合 gap junction がある（➡ 図 1-22，24 頁参照）．**タイト結合** は非常に強固な接着を形成し，物質の透過を制限する．管腔内面を裏打ちする細胞（血管内皮細胞や消化管の上皮細胞）では，この接着が非常に発達しており，管腔内外の溶質の移動をほとんどすべて経細胞的に行うようにする．これにより溶質の移動を細胞機能により制御できるようにしている．タイト結合の主な構成因子は **クローディン** claudin，と **オクルーディン** occludin，zonula occludens-1（ZO-1）である．

アドヘレンス結合 と **デスモソーム** は細胞接着を力学的に感知し，その結果生じる細胞応答に関与する．構成要素の1つ **カドヘリン** cadherin 同士の結合により細胞間に接着装置が形成され，細胞内でカドヘリンと結合する **カテニン** catenin などと複合体を形成している．細胞間接着の消失はこの複合体の構成要素の細胞間接着部位から細胞質への移行という結果になる．細胞質に移行したβカテニンは核内に移行して三量体を形成し，T-cell factor（TCF）という転写因子と結合する．**βカテニン-TCF 複合体** は細胞周期の開始を促進する遺伝子発現を亢進する．これにより上皮細胞が脱分化する．

ギャップ結合ではコネキシン connexin のホモ六量体であるコネクソンがチャネルを形成しており，細胞質から隣接細胞の細胞質へと直接イオンや水溶性分子を移動させることができる．興奮性の細胞でよく発達し興奮伝播に関わっている．

C 内分泌

血流にのって，遠く離れた標的細胞に届き，ごく微量で特異的に作用する細胞外情報伝達物質をホルモンという（➡ 図 1-1，6 頁参照）．視床下部，下垂体，松果体，甲状腺，副甲状腺，膵島，副腎（皮質・髄質），性腺などの内分泌器官から分泌される古典的なホルモンに加えて，消化管粘膜，肝臓，心筋，腎臓，脂肪組織など内分泌器官以外から分泌されるホルモンもある．活性をもたないホルモンとして分泌されて，最終的に血管内で活性化されるホルモンとしてアンジオテンシ

ンⅡ angiotensin Ⅱ が挙げられる．主に肝臓から分泌されるアンジオテンシノーゲン angiotensinogen が，腎臓で分泌されるタンパク質分解酵素レニン renin の作用でアンジオテンシンⅠに変換され，さらに肺循環しているときにアンジオテンシン変換酵素 angiotensin-converting enzyme（ACE）によって活性のあるアンジオテンシンⅡに血管内で変換される．カテコールアミンと大部分のペプチドホルモンの受容体はGタンパク質共役型受容体（GPCR）である．

D 傍分泌

細胞外に放出された情報伝達物質が，放出された近傍の細胞に作用する．また，分泌細胞自身に作用することもあり，自己分泌 autocrine という．

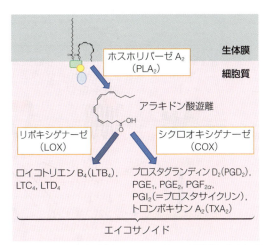

図 1-29 アラキドン酸からエイコサノイドが生成される
〔多久和 陽，他：生体の一般生理学．本間研一（監修）：標準生理学，第9版．医学書院，2019 より〕

1 成長因子

細胞の増殖・分化（機能成熟）・生存維持の促進作用を及ぼすペプチド性情報伝達物質で，主として傍分泌により受容体チロシンキナーゼに作用する．さまざまな種類の細胞から産生され，発生過程（器官形成）・成長・創傷治癒・臓器再生などの生理現象に不可欠であるのに加え，がん細胞の増殖・がん血管新生などの病態にも重要な役割をもつ．**上皮成長因子** epidermal growth factor（EGF）は広汎な組織の形態形成に必須である．**血小板由来成長因子** platelet-derived growth factor（PDGF）は血小板顆粒から放出され，創傷治癒を促進する．**インスリン様成長因子Ⅰ** insulin-like growth factor Ⅰ（IGF-Ⅰ＝somatomedin C）はホルモンとしても作用し，子どもの身体の成長に必須である．**血管内皮増殖因子** vascular endothelial growth factor（VEGF）は胎生期の血管形成・生後の生理的・病的血管新生・血管内皮保護などの作用がある．肝細胞成長因子 hepatocyte growth factor（HGF）は肝切除後に肺や脾などから分泌され，血流を介して肝再生に働く．造血因子のうち，幹細胞因子 stem cell factor（SCF）は造血幹細胞の自己複製・多分化能維持に必要である．

2 サイトカイン

生体防御（自然免疫・獲得免疫）・造血・炎症反応（感染性，非感染性）において重要な役割を演じる．多くは糖タンパク質で傍分泌および血流にのって主にサイトカイン受容体に作用する．**インターロイキン** interleukin（IL），**インターフェロン** interferon（IFN），**腫瘍壊死因子** tumor necrosis factor（TNF）や，造血因子の一部が属する．近年，脂肪組織や骨格筋から分泌され血流にのって作用するサイトカイン（アディポカイン，マイオカイン）が注目されている．

3 エイコサノイドとその他の脂質メディエーター

生体膜グリセロリン脂質のC2炭素に結合しているオメガ（ω）6（n−6）系不飽和脂肪酸の**アラキドン酸**は，細胞外からの刺激により活性化される**ホスホリパーゼ** A_2 phospholipase A_2（PLA_2）（図 1-29）によって切り出される．さらに**シクロオキシゲナーゼ** cyclooxygenase（COX）や**リポキシゲナーゼ** lipoxygenase（LOX），チトクローム P450（CYP450）の酵素作用によりそれぞれ**プロスタグランジン** prostaglandin（PG）や**ロイコトリエン** leukotriene（LT）のエポキシエイコサトリエン酸が生成される．これらは**エイコサノイド** eicosanoid と総称される代表的な脂質メディエーターである．いずれも細胞外へ送り出され，標的細胞のGPCRを活性化して急性炎症反応，血小板凝集・血管平滑筋収縮（あるいはその抑制），気管支平滑筋収縮，排卵などを引き起こす．視床下部では PGE_2 が発熱を，PGD_2 が睡眠を惹起する．エイコサノイドのように，局所で産生され傍分泌で作用したのち短時間で分解される細胞外の情報伝達物質を**オータコイド** autacoid とよぶ．

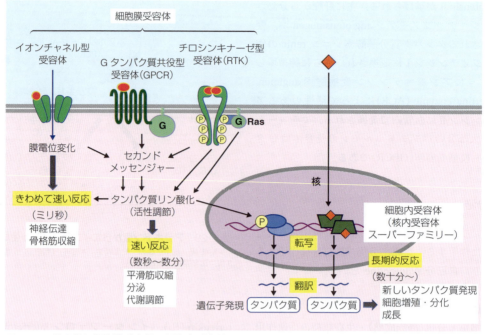

図 1-30　代表的な細胞膜受容体と細胞内受容体
最大の受容体ファミリーである G タンパク質共役型受容体（GPCR）は三量体 G タンパク質を介して細胞内情報伝達物質（セカンドメッセンジャー）産生酵素を活性化し，セカンドメッセンジャーがそれぞれ対応するタンパク質リン酸化酵素を活性化する．
一方，受容体チロシンキナーゼ（RTK）は細胞内領域のチロシンキナーゼ活性化により複数の自己リン酸化部位が生じ，アダプター分子増殖因子受容体結合タンパク質 2（Grb2）とサンオブセブンレス（Sos）の複合体やホスファチジルイノシトール 3 キナーゼ（PI3K），ホスホリパーゼ C（PLC）γ などのエフェクター分子が特異的に結合して活性化される．その結果，さまざまなタンパク質リン酸化酵素活性化を引き起こす．Sos は低分子量 G タンパク質の活性化因子であり，Ras の活性化は Raf-MEK-ERK キナーゼカスケードを，PI3K と PLCγ はセカンドメッセンジャー産生を介してそれぞれ Akt（PKB），PKC などを活性化する（→38 頁参照）．
イオンチャネル型受容体（興奮性）による細胞内 Ca^{2+} の上昇は CaMK を活性化する（→第 4 章，131 頁を参照）．
細胞内受容体は細胞質または核内に待機しており，リガンド結合により活性化され転写調節因子として機能する．
〔多久和 陽，他：生体の一般生理学．本間研一（監修）：標準生理学，第 9 版．医学書院，2019 より〕

4 ● その他のメディエーター

一酸化窒素 NO は全身の血管内皮で産生され，血管平滑筋の細胞内グアニル酸シクラーゼの活性化（細胞内情報伝達物質の cGMP 上昇）を介して血管を弛緩させる（内皮依存性血管拡張：軽い運動で血圧が下がる一因）．

Advanced Studies

アナフィラキシー
アレルギー反応の最重症型をアナフィラキシーという．アナフィラキシーでは肥満細胞がアレルギー物質（アレルゲン）で刺激され，大量に放出するヒスタミンが血管内皮に作用し，細胞内 Ca^{2+} 上昇を介して NO が過剰に産生される．NO は血管平滑筋の著しい弛緩と血管内皮細胞間の接着結合（アドヘレンス結合 →24 頁参照）の解離による血管透過性亢進を引き起こす．その結果，著しい血圧低下による急性循環不全（ショック）をきたす．一方，ヒスタミンが気管支平滑筋に作用すると同じく細胞内 Ca^{2+} 上昇を介して気管支平滑筋収縮を起こし，アナフィラキシーショックに伴う呼吸困難をきたす．

③ 受容体

ほとんどが細胞膜受容体だが，一部のホルモンについては細胞膜を通過して細胞内受容体に作用する（図 1-30）．

A 受容体サブタイプ

1 つの情報伝達物質に対して，相互に高い相同性を有する複数の**受容体サブタイプ** receptor subtype が存在することが多い．GPCR の場合，サブタイプはそれぞれ独自の細胞内情報伝達経路を活性化する．また，

表1-4　GPCRの生理作用の例

アドレナリン受容体
α_1受容体→G_q→DAG/IP_3産生⇒血管平滑筋収縮，肝グリコーゲン分解促進
α_2受容体→G_i→cAMP低下⇒血小板凝集促進
β_1受容体→G_s→cAMP上昇⇒心拍数増加，心筋収縮力増大，肝グリコーゲン分解促進，脂肪分解促進
β_2受容体→G_s→cAMP上昇⇒血管平滑筋・気管支平滑筋弛緩，肝グリコーゲン分解促進
ムスカリン性アセチルコリン受容体
M1，M3，M5受容体　→G_q→DAG/IP_3産生⇒消化管・気管平滑筋収縮，胃液・膵液分泌促進
M2，M4受容体　　　→$G_{i/o}$（$\beta\gamma$サブユニット）⇒洞房結節K^+チャネル開口⇒心拍数低下
セクレチン受容体　　　　　　→G_s→cAMP上昇⇒膵液分泌促進
コレシストキニン受容体　　　→G_q→DAG/IP_3産生⇒膵液分泌促進，胆嚢平滑筋収縮
トロンボキサンA_2受容体　→G_q→DAG/IP_3産生および$G_{12/13}$→RhoA活性化⇒血管平滑筋収縮，血小板活性化
プロスタサイクリン（PGI_2）受容体→G_s→cAMP上昇⇒血小板凝集抑制，血管平滑筋弛緩
アンギオテンシンII受容体
AT1受容体→G_q→DAG/IP_3産生⇒血管平滑筋収縮，アルドステロン分泌促進
AT2受容体→G_i？（⇒AT1受容体拮抗作用）
ADP受容体
$P2Y_1$受容体　→G_q→DAG/IP_3産生⇒血小板凝集促進
$P2Y_{12}$受容体→G_i→cAMP低下⇒血小板凝集促進

→は細胞内情報伝達を，⇒は細胞応答を示す．G_q→DAG/IP_3産生は分泌促進・平滑筋収縮・血小板凝集促進を，G_s→cAMP上昇は分泌促進と平滑筋弛緩・血小板凝集抑制を，G_i→cAMP低下は分泌抑制と血小板凝集促進を引き起こす．
〔多久和 陽，他：生体の一般生理学．本間研一（監修）：標準生理学，第9版．医学書院，2019より〕

同一のサブタイプであっても発現する細胞種ごとに異なる多様な生理機能を担う（**表1-4**）．

例えばアドレナリンとノルアドレナリンの共通の受容体であるアドレナリン受容体のうち，α_1受容体は血管収縮を，β_1受容体は心拍数増加を，β_2受容体は血管や気管支の拡張を引き起こす．各サブタイプに対し選択的に作用するアゴニストやアンタゴニストが開発され医薬品として活用されている．

Ⓑ 受容体シグナルの終息と修飾

リガンドの消失，あるいは受容体の不応化により受容体シグナルは収束する．リガンド消失の原因としては，リガンド供給の停止や拡散による局所濃度の低下，代謝酵素による分解がある．神経伝達物質の場合は，シナプス前膜のトランスポーターにより神経終末へ再取り込み re-uptake される．

受容体の不応化とは，大量のリガンドに曝された場合などに起こり，リガンドがあっても反応できなくなる現象をいう．強すぎるシグナルを弱めるため，リガンドを結合した細胞膜受容体のエンドサイトーシスして分解したり，GPCRでは細胞内領域のリン酸化細胞内活性調節タンパク質との結合による不活化（**脱感作** desensitization）が起こる場合がある（**ダウンレギュレーション** downregulation）．

受容体活性化・細胞内情報伝達・細胞応答の一連の反応のいずれかのステップが，ほかの情報伝達物質の作用により増強・抑制され，修飾を受けることがある．この現象は**クロストーク** crosstalk と呼ばれる．

Ⓒ 細胞膜受容体

細胞膜受容体はイオンチャネル型，Gタンパク質共役型，酵素連結型に大別される．このうち，イオンチャネル型は第4章（→134頁参照）で詳述されているので，ここではGタンパク質共役型受容体および酵素連結型受容体を中心に記述する．

1 ● Gタンパク質共役型受容体
G protein-coupled receptor（GPCR）

GTPと結合するタンパク質を総称してGTP結合タンパク質，あるいは単にGタンパク質と呼ぶ．シグナル伝達に関係するGタンパク質は，がん遺伝子 *ras* の産物（Rasタンパク質）に代表される低分子量（単量体）Gタンパク質と，GPCRと結合して働く**ヘテロ三量体Gタンパク質**がある．GTPあるいはその加水分解産物GDPを結合した状態がそれぞれオンとオフ状態であり，分子スイッチとして機能する．ヘテロ三量体Gタンパク質は α，β，γ の3つのサブユニットからなるが，αサブユニット（G_α）が（結合している）GTPを加水分解する酵素活性を有しているため，GTPアーゼ GTPase とも呼ばれる．

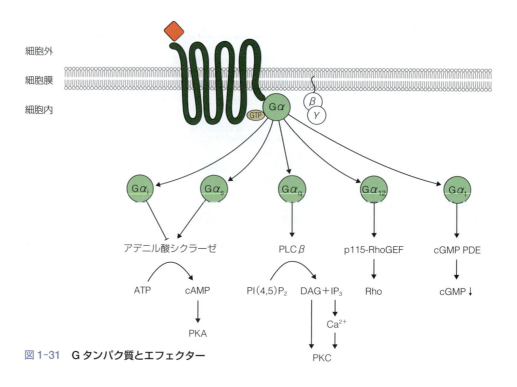

図 1-31　G タンパク質とエフェクター

表 1-5　G タンパク質と G タンパク質共役型受容体

ファミリー	G タンパク質	共役する受容体の例	エフェクター	生成されるセカンドメッセンジャーなど
G_s	G_s	アドレナリン β 受容体，グルカゴン受容体	アデニル酸シクラーゼ（活性）	cAMP
	G_{olf}	嗅覚受容体	アデニル酸シクラーゼ（活性）	cAMP
G_i	G_i, G_o	アドレナリン α_2 受容体，ムスカリン性アセチルコリン受容体（M_2）	アデニル酸シクラーゼ（抑制）	cAMP 減少
	G_t	ロドプシン	ホスホジエステラーゼ	cGMP 減少
G_q	G_q	アドレナリン α_1 受容体，ヒスタミン H_1 受容体	ホスホリパーゼ C_β	IP_3, DAG
G_{12}	G_{12}, G_{13}	ブラジキニン B_2 受容体，リゾホスファチジン酸（LPA）受容体，エンドセリン ET_A 受容体，セロトニン 5-HT_{2c} 受容体	p115-RhoGEF，インテグリン $\alpha_{IIb}\beta_3$	RhoA 活性化

　ヘテロ三量体 G タンパク質の 3 つのサブユニットのうち，βγ は事実上一体化し βγ サブユニット（$G_{\beta\gamma}$）として機能する．α サブユニットと βγ サブユニットはともに脂質修飾によって細胞膜の内膜側にアンカーされている．α サブユニットには N 末端の MGXXXS 配列（X は任意のアミノ酸）のグリシンにミリスチン酸（炭素数 14 の飽和脂肪酸）が結合し，βγ には β サブユニットの C 末端にある CAAX 配列（CAAX box と呼ばれる．A は任意の脂肪族アミノ酸）のシステイン残基にファルネシル基（炭素数 15 の疎水性のプレニル基の一種）が付加される．不活性化状態のときは αβγ がヘテロ三量体を形成している（三量体の由来）．受容体にリガンドが結合すると，α サブユニットに結合している GDP が GTP に変換され活性化状態となる．これに伴い α と βγ サブユニットが解離し，α サブユニットが標的分子の活性調節を行う．それぞれの α サブユニットがどのような標的分子に作用するかにより，以下のようにクラス分けされている（図 1-31，表 1-5）．

a　G_s（促進型 G タンパク質）―アデニル酸シクラーゼ活性化による細胞内 cAMP 濃度上昇

　ある種の GPCR は，アデニル酸シクラーゼ adenylate cyclase を活性化または不活性化し，それによって細胞内情報伝達物質（セカンドメッセンジャー）の１つである**環状アデノシンーリン酸** cyclic adenosine monophosphate（cAMP，環状 AMP，サイクリック AMP）の細胞内濃度を変化させる．生体内には 3′-5′-アデノシンーリン酸と RNA 加水分解の際に中間体として生成される 2′-3′-アデノシンーリン酸が存在するが，生理的に重要性の高い 3′-5′-アデノシンーリン酸を一般に cAMP と呼ぶ．

cAMP の濃度上昇（アデニル酸シクラーゼ活性化）作用を有する G タンパク質を G_s（S は stimulatory，stimulation）と呼ぶ．cAMP は最初に発見された細胞内情報伝達物質であり，E. W. Sutherland と T. W. Rall がイヌの肝臓を用いてホルモンによるグリコーゲン分解を研究している際に，これを仲介している物質として同定した．

アデニル酸シクラーゼは，ATP から cAMP とピロリン酸を生成する．細胞内の ATP を消費するのでシグナル伝達にエネルギーを使用しているといえる．cAMP はセリン・スレオニンキナーゼであるプロテインキナーゼ A protein kinase A（PKA＝cAMP 依存性プロテインキナーゼ cAMP-dependent protein kinase，A キナーゼ）を活性化し，標的タンパク質のセリンまたはスレオニンのリン酸化を介して，下流にシグナルを伝達する．cAMP の分解はホスホジエステラーゼが担う．

b Gᵢ（抑制型 G タンパク質）—アデニル酸シクラーゼを抑制

抑制型三量体 G タンパク質である G_i（i は inhibitory，inhibition）は，アデニル酸シクラーゼを抑制して cAMP 濃度を減少させるのが主な機能である．それ以外にも，積極的にシグナルを発する場合もあるらしい．例えば，受容体の活性化によって α サブユニットから解離した βγ サブユニットは，**β アドレナリン受容体キナーゼ 1** β adrenergic receptor kinase 1（βARK1）と **β アレスチン** β-arrestin を介してチロシンキナーゼである Src および下流の ERK を活性化する．

Advanced Studies

アデニル酸シクラーゼの発見

Rall と Sutherland がアドレナリンやグルカゴンを添加した肝臓切片の細胞内に cAMP が蓄積することを見出したのは 1958 年のことである[4]．4 年後には細胞膜分画に cAMP 生成酵素活性があることも見出し，アデニル酸シクラーゼと命名した[5]．これ

らの業績により Sutherland は 1971 年にノーベル生理学・医学賞を受賞した．しかし，古くからその活性が知られていたにもかかわらず，分子本体の単離が困難だったことから，1989 年に A. G. Gilman らによってその分子構造が解明されるまで[6]，複数の分子によって cAMP 合成が担われているとも考えられていた．単離が困難だった原因の１つは，膜タンパク質として量的に少ないことにあった．また，生化学的な膜タンパク質の精製には界面活性剤を用いて脂質を主成分とする細胞膜を可溶化する必要があるが，用いていた界面活性剤とアデニル酸シクラーゼが結合することも単離を困難にさせた．技術が発達した今日でも膜タンパク質の精製はしばしば困難を伴うことがあり，特に界面活性剤の選定には注意を払う必要がある．

哺乳動物のアデニル酸シクラーゼの構造は，哺乳動物ではほかの環状ヌクレオチド cGMP の合成酵素であるグアニル酸シクラーゼと相同性がある．また粘菌などの生物のアデニル酸シクラーゼと哺乳動物のアデニル酸シクラーゼは相同性が保たれている．しかしより単純な生物，例えば大腸菌などのアデニル酸シクラーゼとの間には相同性はない．

c G_q—ホスホリパーゼ C を活性化し IP_3 と DAG を産生

G_q は**ホスホリパーゼ Cβ** phospholipase Cβ（PLCβ）を活性化し，細胞膜の内膜側に（比較的）豊富に存在する $PI(4,5)P_2$ を加水分解することで細胞内情報伝達物質である**イノシトール三リン酸** inositol 1,4,5-trisphosphate（IP_3）と**ジアシルグリセロール** diacylglycerol（DAG）を生成する．G_s や G_i とは異なり，G_q の q の由来に定説はない（男性ファッション誌に由来するという説もあるが定かではない）．IP_3 の標的は小胞体 endoplasmic reticulum（ER）上の IP_3 受容体である．IP_3 受容体はカルシウムチャネルであり，IP_3 との結合により ER から Ca^{2+} が放出され，細胞質内 Ca^{2+} 濃度が上昇する．すなわち，IP_3 は細胞膜上の GPCR の活性化と小胞体からの Ca^{2+} 放出を共役させている．放出された Ca^{2+} は細胞内シグナルにおけるさらなる細胞内情報伝達物質として働く．

PLC のもうひとつの産物であるジアシルグリセロール（DAG）は産生後も細胞膜内にとどまり，プロテインキナーゼ C（PKC）を細胞膜にリクルートして活性化する．PKC は同じくセリン・スレオニンキナーゼの Raf の活性化を介して，MAP キナーゼカスケードの活性化を誘導し，ERK を活性化する．ほかにも Ca^{2+} と同様に DAG で活性化されるタンパク質は多く存在し，遺伝子発現をはじめ多彩な細胞機能を制御する．

d その他の G タンパク質

その他の G タンパク質として，G_{olf}，G_t，G_{12}，G_{13} などがある．G_{olf} は嗅覚受容体と結合する G タンパク質

であり，G_t はトランスデューシンであり，「ロドプシン」で詳しく述べる．G_{12}，G_{13} には低分子量 G タンパク質 Rho の活性化因子である**グアニンヌクレオチド交換因子** guanine nucleotide exchange factor (GEF) の p115-RhoGEF などが結合する．RhoA はアクチンの重合を促進するなど細胞骨格の制御に深く関与する分子であり，RhoGEF の活性化による RhoA の活性化を介して G_{12}，G_{13} からのシグナルは，細胞骨格の制御や細胞の運動性，形態制御に関与する．

Advanced Studies

細胞内シグナル伝達に作用する毒素

ヘビ毒 α ブンガロトキシンはニコチン性アセチルコリン受容体に非常に高い親和性を有しており，受容体に直接結合して不活性化する．これらの毒素が筋の弛緩を生じる原因として理解されることのみならず，この毒素はチャネルの精製と解析に大きな力を発揮した．

百日咳の原因菌である百日咳菌 *Bordetella pertussis* によって産生される毒素である百日咳毒素 pertussis toxin (PT) は，ADPリボース転移酵素活性を有している．PT の標的は三量体 G タンパク質 G_i の α サブユニットであり，ニコチンアミドアデニンジヌクレオチド nicotinamide adenine dinucleotide (NAD) を補酵素として Gi を ADP リボシル化する．PT が作用するのは GDP と結合している不活性型の G_i であり，G_i を受容体から切り離すことで受容体を介するシグナルを阻害する．G_i によるアデニル酸シクラーゼ (AC) の抑制ができないため，アデニル酸シクラーゼが活性化し続けて cAMP の濃度が上昇する．一方，コレラ毒素は同じく NAD を補酵素として G_s タンパク質を ADP リボシル化する．PT とは異なりコレラ毒素は GTP と結合している G_s の α サブユニットを特異的にリボシル化する．リボシル化 G_s は GTPase による不活性化が阻害され，アデニル酸シクラーゼの活性が促進され続け，やはり cAMP の濃度が上昇する．

ほかのシグナル伝達因子に作用する ADP リボースとして，ジフテリア毒素，イオタ毒素，ボツリヌス菌の C3 毒素があげられ，それぞれペプチド伸長因子 (EF-2)，アクチン，低分子量 G タンパク質 RhoA に作用する．なお，ジフテリア毒素の受容体は膜結合型増殖因子であるヘパリン結合性 EGF 様増殖因子 heparin-binding EGF-like growth factor (HB-EGF) の前駆体 (proHB-EGF) であり，proHB-EGF と結合して細胞内に侵入する．HB-EGF の受容体は EGF と同様 EGFR であり，その機能は細胞接着を介した増殖シグナルの細胞間伝搬である．

2 ● G タンパク質共役型受容体の種類

リガンドが GPCR に結合すると，共役する G タンパク質が活性化されてそのサブユニットの解離を誘導し，細胞膜の標的となる酵素やイオンチャネルに作用する．構造上 7 つの膜貫通ドメインを有しており，7 回膜貫通型受容体とも呼ばれる．**ムスカリン性アセチルコリン受容体**，γ アミノ酪酸 γ-aminobutyric acid (GABA) の **GABA$_B$ 受容体**，**ロドプシン**などがあり，バクテリオロドプシンとも類似性がある．バクテリオ

ロドプシンは G タンパク質と共役することなく，例外的にイオンチャネルを形成する．

a ロドプシン

視神経の光感受性受容体で，7 回膜貫通型受容体である**オプシン**にリガンドである **11-*cis*-レチナール** (11-*cis*-retinal) が恒常的に共有結合している．リガンドを内包しているため，光を受容してすぐにシグナルを発信するのに有利である．光子を感受した 11-*cis*-レチナールは all-*trans*-retinal (トランス型レチナール) に異性化するが，このプロセスに有する時間は数ピコ秒である．ロドプシンがこの異性化を感知して G タンパク質の G_t (トランスデューシン transducin) と相互作用する．その結果，ホスホジエステラーゼが活性化して cGMP を加水分解してその細胞内濃度を減少させることでシグナルを活性化する．すなわち視神経細胞内では，cGMP はリガンドとして視細胞の陽イオンチャネル〔**環状ヌクレオチド感受性陽イオンチャネル** cyclic nucleotide-gated ion channels (CNG チャネル)〕を暗闇で開いていて，細胞内に Na^+ や Ca^{2+} が流入している．光が当たり cGMP 濃度が下がることで，CNG チャネルが閉じ，細胞が過分極する．トランス型レチナールは，イソメラーゼによりシス型に異性化され再びオプシンに収納される (➡ 第 11 章，288 頁参照)．

レチナールは別名ビタミン A アルデヒドとも呼ばれ，レチノール (ビタミン A アルコール) から酸化して合成される．網膜にはレチノールをレチナールに酸化するためのアルコール脱水素酵素が豊富に存在する．そのため，メタノールを飲むと網膜でホルムアルデヒドが大量につくられ，ホルムアルデヒドの毒性により視細胞が障害されて失明に至ることもある．レチナールはプロビタミン A である β-カロテンからつくられるので，欠乏すると暗闇での視力が低下する (**夜盲症**)．

b 低分子リガンドの受容体

ホルモンなどに対する受容体など，多くの GPCR がこのタイプである．受容体はリガンドと結合しない形で存在し，リガンド結合により活性化される．活性化の度合いはリガンドの存在量 (濃度)，拡散速度，結合定数などにより決定される．ロドプシンと比較すると，刺激を受容してから活性化に至るプロセスは遅い．活性化後は G タンパク質の活性化を介して細胞内情報伝達物質を産生，動員する．

c　カルシウムセンサー

カルシウムセンサー〔カルシウム感知受容体 calcium-sensing receptor (CaSR)〕は N 末端の細胞外部分が大きく，この部位で Ca^{2+} と結合する．Ca^{2+} との結合により構造が変化した N 末端部分が受容体と結合し，活性化する（すなわち，Ca^{2+} と結合した N 末端部分が自己リガンドとして作用する）．CaSR は副甲状腺主細胞，甲状腺傍濾胞細胞，腎尿細管細胞などで発現し，解離定数は約 1 mM で 0.5～1.5 mM 程度の非常に狭い範囲の Ca^{2+} 濃度変化を感知する．すなわち，正常な Ca^{2+} 濃度（約 1.2 mM）で結合部位は飽和し CaSR は恒常的に活性化している．CaSR の活性化は細胞内 Ca^{2+} 濃度上昇を介し副甲状腺ホルモン parathyroid hormone (PTH) の分泌を抑制する．微量な Ca^{2+} 濃度低下により Ca^{2+} が解離すると受容体が不活性化して PTH が分泌，Ca^{2+} 濃度が復帰する．

Advanced Studies

プロテアーゼ活性化型受容体 protease-activated receptor (PAR)

トロンビンの受容体がこのタイプである．トロンビンは直接受容体に結合するリガンドではないので生化学的には必ずしも適切な呼び名ではないが，トロンビンの活性化によりシグナル伝達が発動されるので機能的リガンドと考えることができる．セリンプロテアーゼであるトロンビンはトロンビン受容体の N 末端の細胞外ドメインにあるアルギニンとセリンの間を切断する．新たに生じた N 末端部分の断片がリガンドとして作用し，トロンビン受容体自身を活性化する．プロテアーゼ活性化受容体 protease-activated receptor (PAR) サブファミリーとして，PAR1 から PAR4 が同定されており，PAR1，3，4 はトロンビンにより活性化され，PAR2 は別のセリンプロテアーゼであるトリプシンやトリプターゼ，血液凝固因子のⅦa，Xa などにより活性化される．

この受容体の活性化様式は反応が不可逆的であることが特徴で，血小板の凝集・血液凝固のような一方向へのカスケードを強力に推し進めるのには有利である．一方，その脱感作（不活性化）機構がとても重要である．このタイプの受容体は確実にエンドサイトーシスされるとともに，N 末端がリソソームで消化されることで受容体を不活性化する．

3 ● 酵素連結型受容体

GPCR に次いで数が多い細胞膜受容体が**酵素連結型受容体**であり，①受容体型チロシンキナーゼ，②サイトカイン型受容体，③膜結合型グアニル酸シクラーゼ，④受容体型チロシンホスファターゼ，⑤膜貫通型セリン・スレオニンキナーゼの 5 つに分類される（図1-32）．

a　酵素連結型受容体によるシグナルの特徴

酵素連結型受容体は，細胞膜を貫通する受容体で，細胞外のシグナルを受け取り，細胞内で酵素活性を介したシグナル伝達を行う特徴がある．つまり，構造としては，リガンドを認識・結合する細胞外ドメイン，細胞膜を貫通するドメイン（通常は 1 回膜貫通型），酵素活性を有するかあるいは酵素と結合してその活性を調節する細胞内ドメインからなる．

代表例としては，受容体型チロシンキナーゼ（成長因子受容体）やサイトカイン型受容体，膜結合型グアニル酸シクラーゼ（心房性ナトリウム利尿ペプチド受容体），受容体型チロシンホスファターゼ，膜貫通型セリン・スレオニンキナーゼ（TGF-β 受容体）などがある．

活性化のメカニズムとしては，リガンドが受容体の細胞外ドメインに結合すると，受容体の構造が変化する．リガンド結合に伴い，二量体化または多量体化し，活性化すなわち連結する酵素活性が上昇する．それにより下流シグナル分子がリクルートされるなどして，活性化が伝達されることになる．

これら一連の酵素活性を介したシグナル伝達が迅速に進行することが酵素連結型受容体によるシグナルの特徴である．また，キナーゼカスケードやセカンドメッセンジャーを介して多段階のシグナル増幅が生じることも特徴的である．これらの活性化や不活性化の過程は厳密に制御されており，細胞応答は精密に調節されている．

一方，これらの制御の破綻は疾患の発症に直結する．例えば，がんでは受容体型チロシンキナーゼの過剰活性化，炎症性疾患ではサイトカイン型受容体の異常活性化が，糖尿病などの代謝疾患ではインスリン受容体の機能不全がみられる．そのため，酵素連結型受容体は，分子標的薬やバイオ医薬品の開発における重要なターゲットでもある．例えば，EGFR 阻害薬や JAK 阻害薬はがんや炎症性疾患に用いられる分子標的治療薬である．

b　種類

【成長因子受容体】

酵素連結型受容体では飛び抜けて数が多い受容体であり，ヒトでは 50 種類以上存在する．構造および動作原理が非常によく保存されており，1 回膜貫通ドメインと細胞質内チロシンキナーゼの触媒ドメインを有している．触媒ドメインは 1 つのものと途中で分断され 2 つに分かれているものがある．一方，細胞外ドメインは多様性があり，この多様性によりさまざまなリガンド（シグナル因子）を認識することを可能とす

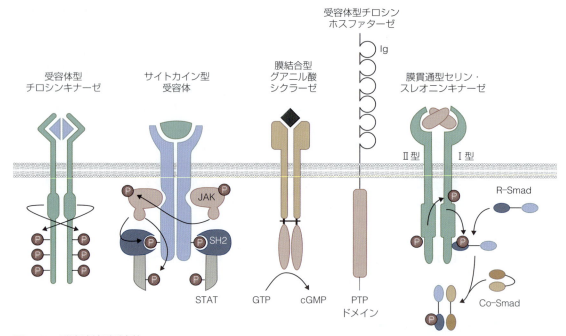

図1-32 酵素連結型受容体

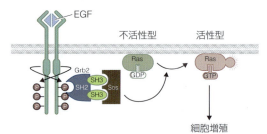

図1-33 受容体型チロシンキナーゼである EGFR からのシグナル伝達（Ras 活性化の例）
受容体チロシンキナーゼの1つ上皮増殖因子受容体（EGFR）による Ras 活性化の例を示す．

る．受容体とリガンドの結合は，多くの場合単量体で存在する受容体の二量体化を引き起こす（二量体モデル）．また，インスリン受容体など一部の受容体はリガンド非結合時から二量体を形成しており，リガンド結合により構造変化が生じる．いずれの場合にもリガンドとの結合によりキナーゼ活性が上昇する．受容体チロシンキナーゼは活性化すると，（二量体化している）他方の受容体に存在する複数のチロシン残基を相互にリン酸化する（**交叉リン酸化**）．こうして形成されたリン酸化チロシン残基は，細胞内のリン酸化チロシン受容体である src homology 2（**SH2**）や phosphoty-rosine binding（PTB）ドメインを有する（数としては比較的少ない）細胞内シグナルタンパク群と相互作用し，これらタンパク質を細胞膜にリクルートする．こうして複数のタンパク質からなる1個のシグナル複合体が形成され，そこからシグナルが細胞内部に広がる．

SH2 を有する分子は，リガンドや受容体に比較するとバリエーションが少ないものの，それでもいくつかのクラスが存在する（図1-33）．したがって1つの受容体の活性化によって生じた細胞質領域の複数のチロシンリン酸化は，結果として複数の経路の活性化に分岐する．例えば PLCγ は通常は細胞質に局在するが，受容体チロシンキナーゼの活性化により生じたリン酸化チロシン残基と PLCγ の SH2 ドメインが結合することで細胞膜へリクルートされて活性化する．PLCγ は G_q で活性化される PLCβ と同様 PI(4,5)P_2 から DAG と IP_3 を生成する．**PI$_3$ キナーゼ** phosphoinositide 3-kinase（PI3K）のうちクラスⅠ PI3K も，PLCγ と同様に SH2 を介して受容体チロシンキナーゼの活性化にともない細胞膜へ移行して活性化する．PI3K は PI(4,5)P_2 から PI(3,4,5)P_3 を生成する．PI(3,4,5)P_3 はセリン・スレオニンキナーゼの **Akt**（protein kinase B：PKB）や RhoGEF を活性化する．Akt はアポトーシスを促進する **Bad**，細胞増殖を抑える**グリコーゲン合成酵素キナーゼ3** glycogen synthase kinases 3-β

(GSK-3β)，細胞の成長を抑える **Tsc2** (tuberous sclerosis complex 2)などを阻害することで細胞の増殖・成長を助ける．Tsc2 の下流では mammalian target of rapamycin (mTOR)を中心とするセリン・スレオニンキナーゼ複合体である **mTOR 複合体 1** mTOR complex 1 (mTORC1)が活性化する．これら一連の経路は代謝や翻訳を活性化し，細胞増殖を正に制御する．

受容体チロシンキナーゼの活性化によるリン酸化チロシンから分岐したシグナルは，それぞれが単独で機能するわけではなく，ほかの経路からの影響を受けたり影響を与えたりというクロストークがみられる．例えば PLC は G_q 共役型受容体シグナルによっても活性化されるし，PI3K は Ras との結合部位を有しているので Ras の下流でも活性化する．Ras タンパク質は単量体 G タンパク質であり，シグナル伝達の細胞内中継システムの**分子スイッチ**として機能する（詳細は後述）．

【サイトカイン型受容体】

受容体自身には酵素活性（キナーゼドメイン）がないが，リガンドとの結合により明らかに細胞内リン酸化チロシンのレベルが上昇するものが存在する．チロシンキナーゼ活性がない受容体としては，**T 細胞受容体** T cell receptor (TCR)，**B 細胞受容体** B cell receptor (BCR)，**インターロイキン-2** interleukin-2 (IL-2)**受容体**，エリスロポエチン受容体，プロラクチン受容体などがあげられ，サイトカイン受容体が多いため「サイトカイン型」と呼ぶ．これらの受容体は細胞内から非受容体型チロシンキナーゼをリクルートしてそれを触媒サブユニットとして活用する．多くは **Janus kinase** (JAK)の活性化を介する．

JAK は signal transducers and activator of transcription (**STAT**)のチロシン残基をリン酸化する．STAT は SH2 ドメインを有しており，チロシンリン酸化は両者の結合を介して STAT の二量体化形成を促進する．二量体化した STAT は核内に移行し，転写因子として標的遺伝子の発現を亢進する（**JAK-STAT 経路**）．JAK は 4 つの分子からなるファミリー（JAK1，JAK2，JAK3，TYK2）を，STAT には STAT1～STAT4，5A，5B，6 の 7 種類が知られている．これらの使い分けによって受容体固有の機能が発せられる．T 細胞受容体やサイトカイン受容体シグナルにより T 細胞の分化が生じ，エリスロポエチン受容体は赤血球の産生を亢進する．

【膜結合型グアニル酸シクラーゼ】

グアニル酸シクラーゼ guanylate cyclase (GC)は GTP を 3',5'-cGMP とピロリン酸へと変換するリアーゼ（脱離反応による二重結合の生成や，逆に付加反応により二重結合部位に置換基を導入する反応を触媒する酵素の総称）である．膜結合型（タイプ 1）に加えて可溶性（タイプ 2，soluble GC：sGC）がある．sGC は一酸化窒素(NO)の受容体であり，sGC の活性は NO との結合により 400 倍も増加する．膜結合型グアニル酸シクラーゼは 1 回膜貫通型のタンパク質で，種々のリガンドの受容体として働く．GC のサブタイプとして A～G の 7 種類があり，そのうち D は**レーバー先天性黒内障** Leber's congenital amaurosis (LCA)の原因遺伝子の 1 つである．ロドプシンの項で述べたように，光受容体の CNG チャネルは暗闇では cGMP により開口しており，視細胞膜を脱分極電位に維持する．光が当たり cGMP が分解することによる膜過分極が，視覚情報として伝達される．GC-D 以外にも cGMP の代謝に関与する酵素の欠損は，いずれも視覚障害が認められる．ほかにも cGMP は細胞内情報伝達物質として機能し，グリコーゲン分解，アポトーシス制御，平滑筋の弛緩などに関与する．cGMP はホスホジエステラーゼによって分解される．

Advanced Studies

受容体型チロシンホスファターゼ

受容体型チロシンホスファターゼ receptor protein tyrosine phosphatase (RPTP)は，細胞外領域へのリガンドの結合情報を細胞内側の protein tyrosine phosphatase (PTP)ドメインのホスファターゼ活性に変換する分子である．哺乳類には 19（ホスファターゼ活性のない PTP ドメインのみを有する分子を含めると 21）の RPTP が存在し，7 つのサブファミリー（同 8）に分類される．各受容体型チロシンホスファターゼサブファミリーの細胞外構造はそれぞれに特有であり，免疫グロブリン様ドメイン，フィブロネクチン様ドメイン，炭酸脱水酵素様ドメイン，meprin-A5-PTPμ (MAM)ドメインなどがある．リガンドの受容体結合により細胞内ドメインの酵素活性が変化することは受容体型チロシンキナーゼと同様だが，受容体型チロシンホスファターゼの場合にはリガンドの結合により酵素活性が低下する．したがって，受容体型チロシンキナーゼと受容体型チロシンホスファターゼのどちらについても，リガンドの結合は細胞内チロシンリン酸化レベルが亢進する．一方でシグナルの**側方伝播様式**が両者で大きく異なることは容易に想像できよう．すなわち，例えば受容体の存在密度が比較的高い状態を考えると，受容体型チロシンキナーゼへのリガンドの結合によるキナーゼ活性の亢進は，ごく近傍にあるリガンドが結合していない受容体も交叉リン酸化により活性化しうる．このポジティブフィードバックにより，受容体型チロシンキナーゼの活性化は側方伝播が容易である（**図 1-34a**）．一方，受容体型チロシンホスファターゼの不活性化はそのような交叉反応を伴わないため，リガ

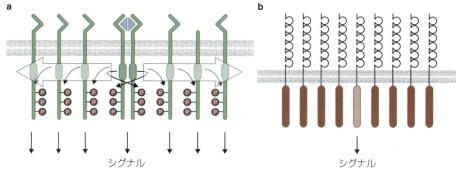

図 1-34　側方伝播の有無
a．受容体チロシンキナーゼシグナルの側方伝播．
b．受容体型チロシンホスファターゼの側方伝播（なし）．

ンドが結合した分子のみに限定されるので，空間的な広がりに乏しい（あるいは空間的な特異性が高い，図 1-34b）．

膜貫通型セリン・スレオニンキナーゼ

　transforming growth factor-β（TGF-β）は，細胞増殖・分化を制御し，細胞死を促すサイトカインであり，哺乳動物では 40 種類からなる大きなファミリーを形成している（TGF-β スーパーファミリー）．骨形成を制御する骨形成タンパク質 bone morphogenetic protein（BMP）ファミリーもこれに含まれる．マウス線維芽細胞を形質転換する因子の 1 つとして発見された．このうち，TGF-α は**上皮成長因子** epidermal growth factor（EGF）ファミリーに属する分子であったが，TGF-β はそれとは異なるタンパク質であった．その後，細胞増殖抑制作用という独自の機能を有する分子であることが明らかになった．

　TGF-β 受容体はセリン・スレオニンキナーゼを細胞質ドメインとして有する．Ⅰ型とⅡ型の 2 タイプの受容体があり，TGF-β のシグナル伝達にはⅠ型とⅡ型双方のキナーゼ活性が必要である．

　TGF-β 受容体の活性化は細胞内情報伝達分子である **Smad ファミリー**により伝達される．Smad はショウジョウバエの mothers against decapentaplegic（*MAD*）遺伝子と線虫の small body size（*SMA*）遺伝子両方に類似していることから命名された．TGF-β 受容体は receptor-regulated Smad（R-Smad，Smad2 や Smad3 など）をリン酸化する．リン酸化された R-Smad は common-mediator Smad（Co-Smad，Smad4）と結合して複合体を形成し，細胞質から核に移行する．Smad 複合体は核内で標的遺伝子の発現を制御する．Inhibitory Smad（I-Smad，Smad6 や Smad7）は R-Smad と Co-Smad の機能を抑制する．

　TGF-β シグナルは多様な機能を制御するため，その標的は多岐にわたる．細胞増殖抑制作用は，がん遺伝子産物として知られる c-Myc の発現抑制と細胞周期を抑制する p15^{INK4B} の発現抑制による．大腸癌，膵臓癌などでは Smad の遺伝子変異が報告されている．一方，TGF-β シグナルはコラーゲンの発現を亢進するため，その過剰活性化により線維化疾患が引き起こされる．

D　細胞内情報伝達

1　細胞内情報伝達分子―セカンドメッセンジャー（表 1-6）

　cAMP, cGMP, IP$_3$, DAG, カルシウムイオン Ca^{2+} などの低分子化合物を総称して細胞内情報伝達物質（**セカンドメッセンジャー**）と呼ぶ．細胞外のシグナル伝達を担うシグナル因子（受容体のリガンド）をファーストメッセンジャーとした場合，それを変換して細胞内でのシグナル因子として機能することからセカンドメッセンジャーと命名された．しかし現在では，シグナル伝達は多段階のプロセスからなるため，この呼び名はあまり使用されなくなっている（実際例えば Ca^{2+} は IP$_3$ を介して動員される場合はサードメッセンジャーとなる）．本項ではシグナル伝達カスケードの上位で機能する細胞内情報伝達物質と呼ぶ．

　cAMP や Ca^{2+} は普遍的な細胞内情報伝達物質として働く．それぞれセリン・スレオニンキナーゼである PKA，PKC あるいはカルシウムカルモジュリン依存性タンパク質キナーゼ Ca^{2+}/calmodulin-dependent protein kinase（CaMK）を活性化し，標的タンパク質のセリンまたはスレオニンをリン酸化してタンパク質の活性を変化させる．このようにして制御される標的タンパク質の組み合わせは細胞の種類に特異的であり，そのため細胞は，共通の細胞内メッセンジャーに対して独自の応答ができる．GPCR によって活性化される細胞内のシグナル伝達連鎖反応を通じて，細胞外シグナルに対する応答は大きく増幅される．

　こうした受容体により仲介されるさまざまな応答は，細胞外シグナルリガンドが除去されると迅速に停止する．停止するのは，結合している GTP の加水分

表1-6　細胞内情報伝達物質（セカンドメッセンジャー）

	生成・分解過程	刺激の例	主な機能
cAMP	アデニル酸シクラーゼ ATP $\longrightarrow$ cAMP ホスホジエステラーゼ cAMP $\longrightarrow$ AMP	アドレナリン（β受容体） グルカゴン	PKA 活性化 血管平滑筋弛緩 グリコーゲン分解
cGMP	グアニル酸シクラーゼ GTP $\longrightarrow$ cGMP ホスホジエステラーゼ cGMP $\longrightarrow$ GMP	心房性ナトリウム利尿ペプチド， 一酸化窒素	PKG 活性化 血管平滑筋弛緩
IP$_3$ DAG	PLCβ PI(4,5)P$_2$ $\longrightarrow$ IP$_3$＋DAG	アドレナリン（α_1受容体），ヒスタミン	小胞体からの Ca^{2+} 動員 PKC 活性化
Ca^{2+}	細胞外からの流入・小胞体からの放出 小胞体への再取り込みなど	アドレナリン（α_1受容体），ヒスタミン （G$_q$ 活性化により IP$_3$ を産生する刺激） カプサイシン （TRP チャネルなどを開口する刺激）	筋収縮 PKC 活性化

PKA：protein kinase A（プロテインキナーゼ A），PKC：protein kinase C（プロテインキナーゼ C），TRP：transient receptor potential，IP$_3$：inositol 1,4,5-trisphosphate，DAG：1,2-diacylglycerol，PI(4,5)P$_2$：phosphatidylinositol 4,5-bisphosphate.

解によって G タンパク質が自己不活性化する場合，また IP$_3$ がホスファターゼによって加水分解される場合，Ca^{2+} が迅速に細胞質から汲み出される場合，タンパク質がプロテインホスファターゼによって脱リン酸化される場合などである．反応停止後には細胞内情報伝達物質が迅速に代謝されて常に一定以下の濃度に維持されることにより，また次の細胞外シグナルに応答する際に細胞内情報伝達物質の濃度を急速に上昇させてシグナル伝達を行うことができる．

a　カルシウムシグナリング Ca^{2+} signaling

カルシウムイオン（Ca^{2+}）は非常に多くの細胞生理機能を担っており，筋収縮はもちろんのこと細胞内シグナル伝達の制御因子としても重要である．細胞内の Ca^{2+} 濃度上昇をトリガーとして使用するためには，定常状態の細胞質内濃度を低く抑えなくてはならない．実際，細胞質内 Ca^{2+} 濃度（10^{-4} mM）は細胞外 Ca^{2+} 濃度（約 1.2 mM）の 1/10,000 程度である．この低い細胞内 Ca^{2+} 濃度は，Na$^+$-Ca^{2+} 交換体による細胞外への排出や，小胞体膜上に存在する Ca^{2+} ポンプ SERCA2 による小胞体（細胞内 Ca^{2+} ストアとして働く）への再取り込み，あるいは細胞質に豊富に存在する Ca^{2+} 結合タンパク質による緩衝など多くの機構により維持されている．

細胞内 Ca^{2+} 濃度の上昇は細胞外からの Ca^{2+} の取り込みあるいは細胞内ストアからの流入，またその両方により生じる．特に細胞内の Ca^{2+} ストアである小胞体からの Ca^{2+} 放出は，**リアノジン受容体**と **IP$_3$ 受容体**が担っているが，特に細胞内シグナル伝達で重要な

のは IP$_3$ 受容体である．IP$_3$ 受容体は小胞体膜上に局在する四量体構造を取るカルシウムチャネルであり，チャネルの開口にはそれぞれのサブユニットに 1 つずつある IP$_3$ 結合部位のすべてに IP$_3$ が結合する必要がある．IP$_3$ は G$_q$ を介した PLC の活性化より PI(4,5)P$_2$ から産生される．

細胞内 Ca^{2+} 受容体として主に機能する分子は**カルモジュリン** calmodulin である．Ca^{2+} カルモジュリン複合体により生じる CaMK の活性化は，動物細胞における Ca^{2+} 作用の多くを仲介している．実際その機能は遺伝子発現制御，細胞骨格制御，シナプス可塑性など多岐にわたる．

Advanced Studies

カルシウムイオンの重要性の発見

カルシウムイオンに細胞内での重要な機能があることを発見したのは，リンゲル液（生理食塩水）の名で有名な S. Ringer である．血清と同濃度の塩化ナトリウム水溶液に摘出したカエルの心臓を漬けると心臓の拍動をある程度の間維持できる現象から，生理食塩水が見出された．この持続は「ある程度の間」であって，長期間保存するといずれ弱くなり停止した．しかし，ある日を境に保存した心臓の拍動が継続するようになったのである．

ある日を境に変わったことはなんだったのか？　実はこの原因は，実験助手が水の蒸留過程を怠り，水道水をそのまま実験に使用したことにあった．このことに気づいた Ringer は，心臓の拍動が長期間継続した原因は水道水に含まれているカルシウムであることを突き止めたという．心筋の収縮には（横紋筋と異なり）細胞外からのカルシウムイオン流入が必須なことは，今日では周知の事実である．実験助手を単に叱責するのではなく，失敗から重要な事柄の発見につなげた，Ringer のセレンディピティといえよう．

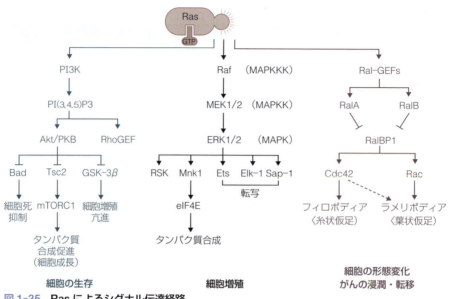

図 1-35　Ras によるシグナル伝達経路

2 ● 非受容体型チロシンキナーゼによるシグナル伝達

非受容体型チロシンキナーゼには細胞質型のものと膜結合型がある．10種類ほどに分類され，独立したファミリーに属さないものが4つ存在し，都合1ダースほどの非受容体型チロシンキナーゼが哺乳類の細胞内に存在する．最も種類が多いのは **Src ファミリーチロシンキナーゼ** Src family tyrosine kinase (SFK) である．他にサイトカイン受容体と共役する JAK，インテグリンと細胞外基質との接着部位に局在する 接着斑キナーゼ focal adhesion kinase (FAK)，Src の負の制御因子である c-Src キナーゼ c-Src kinase (Csk) などが重要である．

これらチロシンキナーゼが認識する配列にはある程度の規則性があるが，実は基質特異性は低く，キナーゼと基質の関係はかなりゆるやかである．にもかかわらず，実際の細胞や生体内では特異的なシグナル伝達が行われている．特異性を高めている1つの理由は，キナーゼと基質が細胞・組織特異的に発現していることにある．もう1つの理由は，キナーゼドメインや非リン酸化部位以外の場所でキナーゼと基質が結合することである．これにより局所での濃度が高まり，特異的な基質を優先的にリン酸化することが可能になると考えられている．

3 ● Ras の経路（図 1-35）

Ras タンパク質は単量体Gタンパク質であり，シグナル伝達の細胞内中継システム・分子スイッチとして機能する．つまり，**グアニンヌクレオチド交換因子** guanine nucleotide exchange factor (GEF) によって活性型 (GTP 結合型) になり，GTPアーゼ活性化因子 GTPase-activating protein (GAP) によって不活性型 (GTP 結合型) になる．活性型のときのみシグナルを発することができる（このこと自体はほかの分子と同様である）．しかし，Ras 自身に機能を発揮するための酵素活性はなく，活性型が標的分子と結合して活性化し，標的分子のもつ酵素活性によりシグナル伝達を行う．標的分子には Ras 結合部位 Ras-binding domain (RBD) があり，これが活性型 Ras の細胞内受容体としての共通配列となる．なお，Ras ファミリータンパク質も GTPase 活性をもつが，三量体Gタンパク質の α サブユニットに比べると非常に弱く，細胞内での不活性化プロセスはもっぱら GAP が担っている．Ras はがん遺伝子の *KRAS* としても有名で，膵癌や大腸癌で高頻度に変異がみられる．多くは GAP に対する感受性が失われる変異であり，そのため常に活性化型に固定され，シグナルを出し続けることでがん化に寄与する．Ras から発せられる主なシグナル経路は以下の3つである．

a　Raf-MAPK カスケード

Ras の最も代表的な標的分子は **Raf** である．Raf は分裂促進因子活性化タンパク質キナーゼ mitogen-activated protein kinase (**MAPK**) カスケードを活性化

し，最終的に細胞外シグナル制御キナーゼ extracellular signal-regulated kinase (ERK) が核に移行して遺伝子発現を亢進するなどの機能を発現する．Raf には c-Raf 1，B-Raf，A-Raf の 3 種類ある．c-Raf 1 は遍在性（ユビキタス ubiquitous）に発現するのに対し，B-Raf は神経系の組織に主に発現している．実際，B-Raf の変異が悪性黒色腫などで報告され，分子標的治療薬の標的として注目されている．Ras は三量体の G タンパク質の β サブユニットと同様に C 末端に CAAX box があるので，脂質修飾により細胞膜に局在する．そのため，Ras と Raf の結合は Raf を細胞膜へと移行させる．実は，Raf の活性化には Ras との結合は必要ではなく，Raf が膜に移行することが重要で，Ras 結合部位を欠失する Raf を細胞膜に局在させても Raf が活性化して下流にシグナルを伝えることができる（Ras が単なるスイッチとして機能している 1 つの証拠）．なお，膜での Raf 活性化のメカニズムはまだよくわかっていない．

Raf はセリン・スレオニンキナーゼであり，MAPK-ERK kinase (**MEK**) をリン酸化して活性化する．MEK は数少ない dual kinase の 1 つであり，ERK のスレオニン残基とチロシン残基の両方をリン酸化して活性化する．MEK の基質は ERK であり，両者の特異性は非常に高い．MEK と ERK は通常細胞質でヘテロ二量体を形成しているが，活性化により MEK から解離した ERK はホモ二量体を形成して核内に移行する．ERK は Elk-1，Sap-1 などの転写因子をリン酸化し遺伝子発現を亢進する．ERK は細胞質に存在する基質のリン酸化を介してタンパク質合成も活性化する．

MAPK の一種の ERK はもともと微小管に結合するキナーゼとして同定され，microtubule-associated protein kinase の略から MAPK と呼ばれていた．しかし，このキナーゼが細胞分裂を促進する EGF の下流で活性化することがわかり，今日では mitogen-activated protein kinase と呼ばれるのが一般的である．

Advanced Studies

JNK-SAPK 経路と p38-Hog 経路

ERK 以外の MAPK 経路として，**JNK-SAPK 経路**（c-Jun N-terminal kinase, stress activated protein kinase）と p38-Hog 経路がある．Hog は high osmolality glycerol の略であり，酵母の浸透圧ストレスで活性化するキナーゼである．JNK，p38 ともにストレス応答シグナルとして重要である．MAPK は真核生物でよく保存されており，酵母より複雑なすべての生物種で認められる．

b PI3K

クラス I PI3K の触媒サブユニット（分子量から p110 と呼ばれる）には Ras-binding domain (RBD) が存在し，制御サブユニットにある SH2 ドメインを介した受容体チロシンキナーゼによる活性化以外に，Ras の下流でも活性化される．この両者の活性化経路の意義，特に Ras による活性化の重要性は長年議論されてきた．実際に，PI3Kα，β の触媒サブユニットのノックアウトマウスは胎生致死だが，Ras と結合できない変異体のノックインマウスはメンデルの法則に従い生まれてくる．また，がんでは細胞膜での受容体チロシンキナーゼによる活性化が重要である．しかし，最近の研究成果により Ras と PI3K の結合は細胞内の小胞輸送やある種の病態で特異的に機能することが明らかになりつつある．

c ほかの Ras 下流シグナル

同じく Ras ファミリーの低分子量 G タンパク質 Ral (Ras-like) の活性化因子である Ral guanine nucleotide dissociation stimulator (RalGDS) をはじめとして 10 種類以上の Ras 標的因子が知られており，Ras 下流シグナルは非常に多岐にわたる．先に述べた通り，Ras は酵素活性を有しておらず，単に下流シグナルの ON と OFF を制御する分子スイッチとしてのみ機能するが，この多数の標的分子を傘下に置き，多彩な細胞生理機能を制御する Ras は，シグナル伝達のマスタースイッチ分子として位置づけることができる．

E 細胞内受容体

核内受容体スーパーファミリー nuclear receptor superfamily に属する細胞内受容体には細胞膜を通過した各種の脂溶性物質が結合する．リガンド結合によって受容体の DNA 結合領域が分子表面に現れることでリガンド-ホルモン受容体複合体が転写調節因子となり，さまざまな標的遺伝子のエンハンサー/サイレンサー領域に結合して転写を促進あるいは抑制する．細胞の応答としては遺伝子発現とタンパク質合成が必要なため，遅い応答といえる．

a ステロイドホルモンの受容体

グルココルチコイド受容体 glucocorticoid receptor (GR)，ミネラルコルチコイド受容体 mineralocorticoid receptor (MR)，エストロゲン受容体 estrogen receptor (ER) などが含まれる．リガンドを結合するとリガンド-受容体複合体が**ホモ二量体**を形成して DNA

の転写調節領域に結合し，転写調節を行う．例えばグルココルチコイド-受容体複合体は glucocorticoid response element (GRE) と呼ばれる DNA 配列に結合し，肝臓での糖新生に関わる酵素 phosphoenolpyruvate carboxykinase (PEPCK) の転写増大などを通じて代謝の異化亢進作用(体組織を分解して糖新生とエネルギー産生の原料にする)を担う．一方，視床下部と下垂体前葉では GRE を介してグルココルチコイド分泌を調節する上位ホルモン〔副腎皮質刺激ホルモン放出ホルモン corticotropin-releasing hormone (CRH) と副腎皮質刺激ホルモン adrenocorticotropic hormone (ACTH)〕の転写を抑制し，フィードバック調節を行う．

b レチノイド X 受容体と結合する核内受容体

レチノイド X 受容体 retinoid X receptor (RXR) はさまざまな核内受容体と協働し，いずれも**ヘテロ二量体**を形成して転写調節を行う．甲状腺ホルモン受容体は脳を含む全身に発現し，その作用は基礎代謝・体温・活動性の維持と子どもの精神・知能・身体の発達に不可欠である(カエルでは変態に必要)．細胞膜 Na^+ ポンプや筋小胞体 Ca^{2+} ポンプ sarcoplasmic reticulum Ca^{2+}-ATPase (SERCA) の転写を促進して数を増加させる．活性型ビタミン D_3 は上部小腸上皮の核内受容体に結合し，刷子縁膜の一過性受容器電位 V6 transient receptor potential V6 channel (TRPV6) チャネルの転写増大を含む機序により，Ca^{2+} 吸収促進を引き起こす．

これらのほか，さまざまな脂溶性代謝産物に対する核内受容体〔ペルオキシソーム増殖応答性受容体 peroxisome proliferator-activated receptor (PPAR)〕とも結合する．

細胞内受容体には，①②の核内受容体スーパーファミリーに属するもののほかに，生体防御に働く RIG-I -like receptor (RLR)，NOD-like receptor (NLR) などのパターン認識受容体があり，ウイルスなど細胞内感染病原体の構成要素を認識する．

●参考文献

(A, B)
1) Alberts B, et al (原著), 中村桂子, 他(監訳)：Essential 細胞生物学, 原著第 5 版. 南江堂, 2021
2) Kandel ER, et al (原著), 宮下保司(日本語版監修)：カンデル神経科学, 第 2 版. メディカル・サイエンス・インターナショナル, 2022
3) 橋本修治：臨床電気神経生理学の基本—脳波と筋電図を日々の臨床に役立つものとするために. pp 60-85, 診断と治療社, 2013

(C, D)
4) Rall TW, et al：Formation of a cyclic adenine ribonucleotide by tissue particles. J Biol Chem 232：1065-1076, 1958
5) Sutherland EW, et al：Adenyl cyclase. I. Distribution, preparation, and properties. J Biol Chem 237：1220-1227, 1962
6) Krupinski J, et al：Adenylyl cyclase amino acid sequence：possible channel- or transporter-like structure. Science 244：1558-1564, 1989

第2編 神経と筋

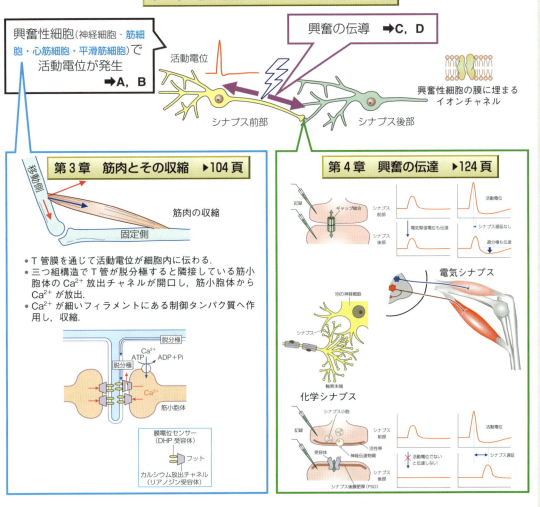

第2編 神経と筋の構成マップ

第2章 膜興奮性とイオンチャネル

興奮性細胞で活動電位が発生する仕組み

A 神経細胞の構造と機能　▶48頁
①興奮性細胞の種類
②神経細胞の形態
③神経細胞の機能―活動電位

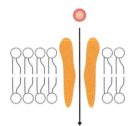

- 膜内外にイオン濃度勾配があり，膜に埋め込まれたイオンチャネルの選択的透過性により，電位差が生じる．

B 膜電位の発生と膜興奮の機序　▶52頁
①膜説とイオン透過性
②膜構造とイオンチャネル
③イオンの濃度勾配と膜電位
④静止膜の電流
⑤活動電位の発生とナトリウム(Na)説
⑥興奮時の膜電流の解析

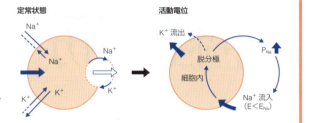

興奮の伝導

C 興奮性細胞の局所電位と軸索における興奮伝導　▶60頁
①局所電位と電気緊張(性)電位
②神経突起のケーブル特性
③無髄神経線維における興奮伝導
④有髄神経線維における跳躍伝導
⑤細胞外刺激と活動電位の細胞外記録

D 神経細胞の部位による膜特異性と樹状突起の活動電位　▶68頁
①軸索起始部のスパイクと逆行性伝導
②樹状突起にみられる活動電位

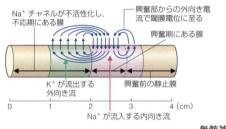

E イオンチャネル　▶71頁
①イオンチャネルの分子的実態を明らかにしたアプローチ
②イオンチャネルの構造と機能の多様性
③イオンチャネルの構造機能連関
④興奮性細胞の発火パターンとイオンチャネル
⑤イオンチャネルの発現制御機構

F Ca^{2+}の細胞生理学的役割　▶89頁
①Ca^{2+}の生体内における役割
②細胞内Ca^{2+}濃度の制御機構
③Ca^{2+}活動電位とCa^{2+}チャネルの特別な性質
④CaMを介するチャネル機能の修飾
⑤細胞外Ca^{2+}による安定化作用

G イオンチャネル異常による疾患　▶96頁
①Na^+チャネルの異常による疾患：家族性高K性周期性四肢麻痺，先天性パラミオトニー，QT延長症候群，Brugada症候群，GEFS＋，重症乳児ミオクロニーてんかんなど
②Ca^{2+}チャネルの異常による疾患：悪性高熱症，家族性低K性周期性四肢麻痺，家族性片麻痺性片頭痛，脊髄小脳失調症，先天性停止性夜盲症，Lambert-Eaton症候群，Timothy症候群など
③K^+チャネルの異常による疾患：良性家族性新生児痙攣，反復発作性運動失調症1型，遺伝性難聴，Isaacs症候群，QT延長症候群，Andersen-Tawil症候群，Bartter症候群2型，家族性低血糖症，2型糖尿病など
④Cl^-チャネルの異常による疾患：囊胞性肺線維症，Bartter症候群，先天性筋強直症など
⑤TRPチャネルの異常による疾患：骨異形成症，二次性低Ca^{2+}血症を伴う低Mg^{2+}血症，家族性一過性疼痛症候群，ムコ脂質症(Ⅳ型)，多発性囊胞腎など

第3章 筋肉とその収縮

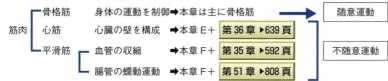

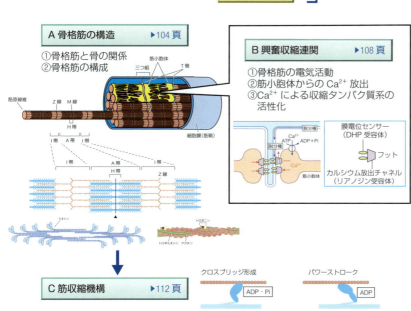

A 骨格筋の構造 ▶104頁
①骨格筋と骨の関係
②骨格筋の構成

B 興奮収縮連関 ▶108頁
①骨格筋の電気活動
②筋小胞体からの Ca^{2+} 放出
③Ca^{2+} による収縮タンパク質系の活性化

C 筋収縮機構 ▶112頁

D 筋収縮の性質 ▶114頁
①収縮のタイプ
②筋収縮の力学的性質
③筋のエネルギーと熱

E 心筋細胞の興奮収縮連関 ▶119頁

F 平滑筋収縮とその制御 ▶120頁
①平滑筋細胞の構造
②平滑筋細胞の活性化
　―興奮性か非興奮性か
③細胞内 Ca^+ 動員機構
④収縮制御機構

第4章 興奮の伝達

A シナプス伝達概論 ▶124頁
①シナプスの種類
・電気シナプス：心筋・平滑筋に加え，中枢神経系にも存在
・化学シナプス：中枢神経系のシナプスの大部分
②化学シナプス伝達
③化学シナプスの応答

B 伝達物質とその受容体 ▶142頁
①受容体分子の基本構造

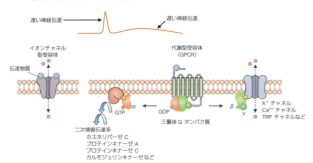

②アミノ酸と受容体
③アセチルコリンと受容体
④モノアミンと受容体
⑤ペプチドと受容体
⑥その他の伝達物質システム

C シナプス伝達の調節 ▶153頁
①シナプス伝達効率調節
②シナプス調節機構
・神経伝達物質の放出確率や放出量，シナプス後細胞の受容体やイオンチャネルの開閉動態を変化させることで，シナプス伝達を調整する．

D 中枢神経系におけるシナプス伝達 ▶158頁
①中枢シナプスの特徴
②シナプス入力の統合と活動電位の発生

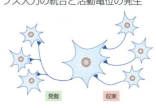

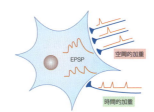

③中枢神経系におけるシナプス可塑性

第2章 膜興奮性とイオンチャネル

A 神経細胞の構造と機能

興奮性細胞の種類

神経系の要素である神経細胞は2つの機能をもつ．1つは**活動電位** action potential を発生して電気的パルスとなった情報を伝える伝導の機能であり，もう1つは神経細胞の軸索終末（神経終末）に達した活動電位を，次の神経細胞に伝える**シナプス伝達**の機能である．前者は膜の電気的興奮性によるもので，後者は**シナプス前膜** presynaptic membrane の伝達物質放出機構と，**シナプス後膜** postsynaptic membrane の化学的感受性によるものである．本章では主として前者の膜の電気的興奮性の機序について述べる．

膜の電気的興奮性は神経細胞だけに存在するものではなく，効果器細胞である筋細胞，心筋細胞，平滑筋細胞にもみられる．これらを**興奮性細胞** excitable cell という．外界の信号を受容する側の受容器細胞においても，物理的化学的エネルギーを膜電位変化に変換する受容器電位のほかに，活動電位を発生して，末梢側より中枢側へと興奮を伝導する場合も多い．多くの内分泌細胞もホルモン分泌に先立って活動電位を発生することが知られている．電気的興奮性は神経細胞や受容器細胞では信号伝達という役割をもち，効果器細胞では線毛運動，分泌，収縮など細胞運動過程を始動する役割をもつ．また神経細胞の軸索終末では伝達物質の放出を始動する役割をもつ．この場合は Ca^{2+} 依存性の信号伝達である（→「Ca^{2+}活動電位と Ca^{2+} チャネルの特別な性質」，90頁参照）．

膜の電気的興奮性による電位変化の機構は，ある種のイオンに対する選択的透過性と膜内外のイオン濃度分布の相違に基づくものである．この点については，「膜電位の発生と膜興奮の機序」の項で詳しく述べる（→52頁参照）．

2 神経細胞の形態

典型的な興奮性細胞である神経細胞（ニューロン neuron）は複雑に分岐する突起（**樹状突起** dendrite）をもち，核の存在する細胞体 cell body，これより1本長く延び出る**軸索** axon，その軸索の先端が細く分岐して，次のニューロンに付着する終末ボタン terminal boutons といったものからなる．軸索は有髄と無髄のものがあり，有髄の場合，軸索起始部を除き終末の細い分岐の直前まで軸索は髄鞘で覆われ，ほぼ1mm間隔にみられる髄鞘のわずかな切れ目は**ランビエ** Ranvier **絞輪**とよばれている．後述するように，有髄神経の電気的興奮性は，軸索膜が露出しているランビエ絞輪のところでのみ起こる．

このようなニューロンの全体像は1種類の染色手法だけで解明されたのではなく，軸索以外の樹状突起や，細胞体の輪郭像はゴルジ Golgi 法により（図2-1a），核およびその周辺の細胞質の様子は**ニッスル** Nissl **法**により，有髄神経は髄鞘染色により，変性軸索終末部は**ナウタ** Nauta **法**により，総合的に明らかにされたのである．神経細胞の優れた染色法として **HRP** (horseradish peroxidase)**法**も有用である．これは過酸化水素の還元酵素を直接神経細胞の中に注入し，固定後組織化学的に染色する方法である．この方法では機能的に調べた特定の神経細胞を染め出すことができるという点，樹状突起，細胞体から軸索の終末ボタンに至るまで明瞭に観察できるという点に特徴があり，図2-1b は終末ボタンがほかの神経細胞の細胞体の上に付着しているものを示している．近年では，**GFP** (green fluorescent protein) などの蛍光タンパク質を発現させることにより，神経細胞の形態を"生きたまま"可視化する方法も用いられている．また，神経細胞中の分子に GFP などを付加して発現させることにより，その神経細胞内極在や動態を観察することも行われている．

電子顕微鏡によって，神経細胞のさまざまな微細構造が明らかとなっている（図2-2）．細胞体にある核

A 神経細胞の構造と機能 ● 49

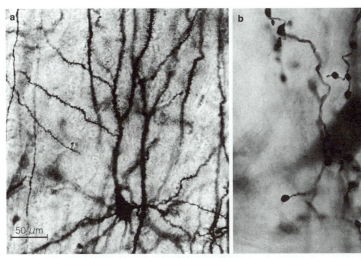

図 2-1 さまざまな染色法による神経細胞の構造
a． Golgi 染色法によるネコ前頭葉錐体細胞．上方に伸びる尖頭樹状突起には多数の棘 spine が明瞭にみられる．〔東京医科歯科大学名誉教授 萬年 甫博士のご厚意による〕
b． ネコ脊髄介在ニューロンに求心性線維の終末ボタンが付着しているところ．HRP 細胞内注入による染色．〔東京都神経科学総合研究所 石塚典生博士のご厚意による〕

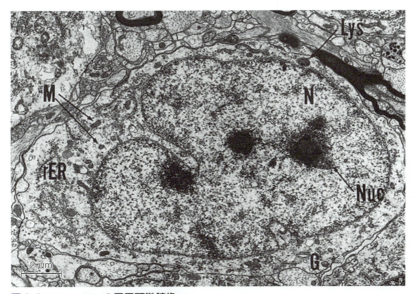

図 2-2 ニューロンの電子顕微鏡像
核小体（Nuc）を含む核（N）周囲の細胞質には，粗面小胞体（rER），Golgi 装置（G），ミトコンドリア（M），およびリソソーム（Lys）が認められる（食用ガエル脊髄灰白質，×7,300）．
〔東京女子医科大学 佐々木 宏博士のご厚意による〕

は，まわりの細胞質の占める体積に比べて相対的に大きく，また**核小体**も明瞭なので，大きな目玉のようにみえるのが特徴である．核小体は一般の細胞でリボソーム RNA の合成が行われている場所である．細胞体には粗面小胞体と遊離したリボソームも多く存在し，タンパク質合成の活性が高いことが推測される．

また Golgi 装置とこれにつながる滑面小胞体も多数存在し，神経細胞に分泌細胞と共通する活動があることを示している．

軸索にはタンパク質合成の証拠はあまり見当たらず，細胞体と異なり微小管が軸索に沿って並んでいるのが特徴的である．この微小管は，細胞体でつくられ

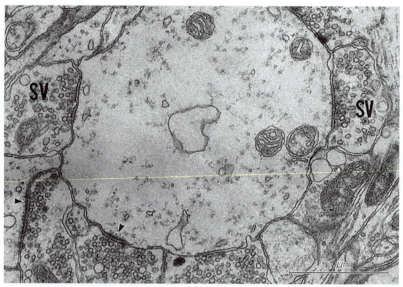

図 2-3 シナプスの電子顕微鏡像
画面には7個の神経終末が認められ，その中にはシナプス小胞(SV)が多数存在している．しばしばシナプス後膜は肥厚しており(矢頭)，またシナプス間隙には電子密度の高い物質がみられる(食用ガエル脊髄灰白質，×33,000)．
〔東京女子医科大学 佐々木 宏博士のご厚意による〕

た酵素などの物質を軸索の先端にまで運ぶのに役立っている．

S Ramón y Cajal は，2つの神経細胞の間は連続しているようにみえても間隙があること，興奮の伝播は樹状突起より軸索への一方向性であることを基本に，ニューロン学説を確立した．ところで，軸索終末がほかの神経細胞や筋細胞と接続する部位である**シナプス**を電子顕微鏡で見ると，特異的な細胞間接合であることがわかる(図 2-3)．まずシナプスのところで相対する軸索側の細胞膜も，後シナプス側の細胞膜も，ともに厚く濃くみえる．細胞間隙にも網状のなんらかの構造がみえる．シナプス前線維の軸索終末には直径 500 Å (オングストローム：$0.1\,\mathrm{nm} = 10^{-10}\,\mathrm{m}$) 程度の小胞 (**シナプス小胞** synaptic vesicle) がみられ，多数のミトコンドリアが終末につまっている．相対する細胞膜の肥厚を伴う細胞間接合は，シナプス部位だけでなく，上皮細胞間あるいは腺細胞などの細胞間隙にもみられ，デスモソームとよばれる．もちろんこの場合にはシナプス小胞はない．シナプス小胞は，第4章 (→129頁参照) に記述するシナプス伝達のための伝達物質を蓄積するところである．

③ 神経細胞の機能—活動電位

神経細胞の電気的興奮性を調べるには，細胞膜内外の電位差を導出しなければならない．A. L. Hodgkin がまず巨大な神経線維をもつイカを実験材料に解析を始め(→「静止膜の電流」, 55頁参照)，続いてほかの小さな細胞でも実験を行うべく R. W. Gerard らが先端 0.5 μm 以下のガラスピペットを用いて，さらに W. L. Nastuk と Hodgkin が高濃度の塩化カリウム水溶液を充填して作った**微小電極**を用いて，細胞内電位の測定に成功した．後述するパッチクランプ法の開発により，電極と同程度の細胞での測定も可能となった．

Gerard の実験を図 2-4 に模式的に示す．微小ガラス管電極を細胞内に刺入すると，細胞内は細胞外の電位を基準のゼロ電位として，$-90 \sim -60\,\mathrm{mV}$ である．これを**静止電位** resting potential という(図 2-4a)．静止電位は興奮性細胞だけの特徴ではなく，非興奮性細胞でもみられる．ここで，さらにもう1本の刺激用の微小ガラス管電極を刺入し，この電極を通じて細胞内に電流を流す．負電荷を細胞内に注入すれば，**膜電位** membrane potential は当然，より陰性方向に変化する．電位変化は電流の立ち上がりに比べて遅れがあるが，最終値は電流値に比例し，オーム Ohm の法則に従う．この電位変化の遅れは，細胞膜が基本的には

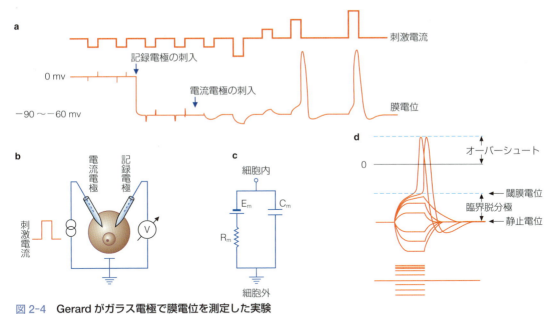

図 2-4 Gerard がガラス電極で膜電位を測定した実験
a．閾値下および閾値を超えた電流刺激に対する膜電位変化および活動電位，b．膜電位記録と電流刺激時の模式図，c．膜の等価回路，d．刺激電流の強度と活動電位の発生．

きわめて薄い脂質の二重膜であって，単位面積あたり $1\mu F/cm^2$ というかなり大きな**膜容量** membrane capacity をもつためである．ところで，細胞内に正電荷を注入するように電流を流しても電位変化が 10～20 mV 以下の小さい場合は，やはり遅れはあるが Ohm の法則に従い，電位は陽性方向に変化する（図 2-4a）．膜電位が静止電位より陽性方向に変化して，膜電位の大きさが減少することを**脱分極** depolarization といい，膜電位が陰性方向に変化して大きさが増大することを**過分極** hyperpolarization という．

陽性方向にさらに電流を流して，脱分極がある一定値を超えると，興奮性膜では急激に膜電位が変化して，細胞内 30～50 mV の陽性電位に逆転する．これを**活動電位**といい，逆転した陽性電位を**オーバーシュート** overshoot という．また，活動電位を発生するのに必要な最小の脱分極を**臨界脱分極** critical depolarization といい，そのときの膜電位を**閾膜電位** threshold membrane potential という．膜電位をいったん閾膜電位までもっていくと，刺激電流を止めても活動電位は中止されず，一定経過の電位変化が起こる．このことを活動電位発生の**全か無** all-or-none の**法則**という（図 2-4d）．図 2-5 に示すように多くの神経細胞，軸索，横紋筋の活動電位は，持続がミリ秒（ms）単位のものであるが，心筋などでは数百ミリ秒に及ぶ持続の長い活動電位がみられる（→第 36 章図 36-10，624 頁参照）．

一定の刺激電流 I_m を与えたとき，過分極あるいは臨界脱分極以下の膜電位変化は，全細胞膜の等価抵抗 R_m と，膜容量 C_m と，静止電位に相当する起電力 E_m が図 2-4c のように接続されていると考えると，よく説明される．この場合，電位変化の遅れは時定数 time constant $\tau = R_m C_m$ の指数関数 $R_m I_m (1-e^{-t/\tau})$ で表すことができ，電位変化の定常値は $R_m I_m$ となる．このように，膜で起こる電気現象を電気回路に置き換えて考える方法を，**等価回路**による方法という．

一方，活動電位が発生しオーバーシュートしたあと膜電位は，数ミリ秒以内に自動的にもとの静止電位に戻る．しかし戻り方は一般に単調でなく，静止電位を一過性に飛び越えたり（**後過分極電位** afterhyperpolarization），一時的に静止電位より陽性の位置に止まったり（**後脱分極電位** afterdepolarization）することが多い．また，一度活動電位が起こると，その後しばらくは次の活動電位を発生するための閾値（閾膜電位）は上昇している．この期間を**不応期** refractory period という．不応期には**絶対不応期**といって，どのように大きな刺激電流を与えても興奮しない時期と，**相対不応期**といって，ある程度刺激電流を上げれば興奮する時期がある．

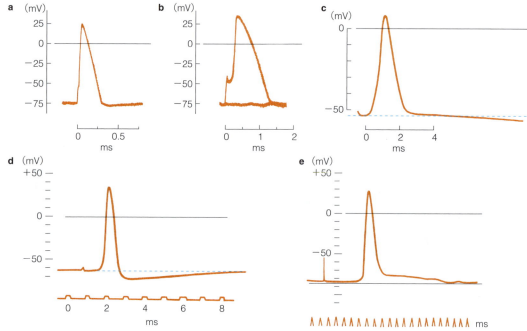

図 2-5　さまざまな興奮性細胞の活動電位
　a．ネズミ有髄神経の Ranvier 絞輪（37℃），**b**．カエル有髄神経の Ranvier 絞輪（22℃），**c**．ネコ脊髄の運動ニューロン（37℃），**d**．イカの巨大軸索（16℃），**e**．カエルの骨格筋細胞（17℃）．
〔岡村康司，久保義弘：膜興奮性とイオンチャネル．本間研一（監修）：標準生理学，第 9 版．医学書院，2019 より転載〕

　ところで生体内の神経細胞，軸索では，どのようにして静止電位から臨界脱分極に達するのだろうか．それには2つの方法がある．第1に，軸索におけるように隣接部位の活動電位の結果，周囲を脱分極する局所電流 local current が流れることにより，脱分極が起こる（→64頁参照）．第2には，神経細胞体におけるようにほかの神経細胞の軸索終末からのシナプス伝達により，脱分極が起こる（→第3章，119頁参照）．

B　膜電位の発生と膜興奮の機序

1　膜説とイオン透過性

　生体の電気現象は，金属導体での電流のように電子が移動するのではなく，イオンが移動することによって生じる．そして生体電気は，ほとんどが細胞膜を介して細胞内外に発生する電位差である．この考え方は膜説 membrane theory とよばれ，20世紀の初めに J. Bernstein によって提唱された．膜説によると，イオンを選択的に透過する膜にイオン濃度の異なる細胞外液と細胞内液が接していることが，電位差発生の原因となる．

　図 2-6a のモデルのように，a′ と b′ 2つの隔室を境する半透膜が，最初はすべてのイオンを透過しないものとする．a′，b′ 両側の溶液は成分は異なるが，最初はそれぞれ陽イオンと陰イオンの総数は同じで電気的に中和している．そのため a′ と b′ の間に電位差はない．次に，ある時点でこの膜がカリウムイオン（K^+）に対して透過性を増加すると，K^+ は濃度勾配に従って a′ から b′ に移動する．この移動が陰イオンの移動を伴うことがなく，ほかの陽イオンの逆方向への移動も引き起こさないときは，b′ 側に陽性電荷 Q が蓄積する．このとき膜のもつ容量を C とすると V＝Q/C の電位差が a′ と b′ の間に生じる．

　一方，この新しく発生した電位差は b′ 側の陽イオン K^+ を a′ に押し戻す働きがあり，結局 K^+ の移動は濃度差によるものと電位差によるものとが，方向が逆で大きさが等しくなると停止する．これは新しい平衡状態であって，このとき発生する電位差が**膜電位**となる．

　実際の細胞膜は，外側は細胞外液，すなわち体液に接し，内側は細胞内液に接している．両液とも高濃度の電解質溶液で，モデルの場合と同じく内液と外液で

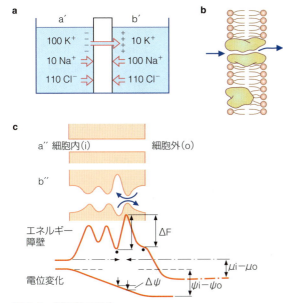

| 表 2-1 哺乳類の細胞内液と間質液の主たるイオン組成 |

電解質	細胞内液(mM)	間質液(mM)
陽イオン		
Na^+	5〜15	145
K^+	140	5
Mg^{2+}	0.5	1〜2
Ca^{2+}	10^{-4}	1〜2
H^+	$7×10^{-5}$	$4×10^{-5}$
(pH)	(7.2)	(7.4)
陰イオン		
Cl^-	5〜30	110
HCO_3^-	〜10	〜30

Ca^{2+} や Mg^{2+} は遊離濃度で示されている。細胞内液でタンパク質などに結合したものを含めた Ca^{2+} と Mg^{2+} の総濃度はそれぞれ 1〜2 mM と約 20 mM である。細胞内液には Cl^- や HCO_3^- 以外に PO_4^{3-} やタンパク質, 核酸や多種の代謝産物などの陰イオンが含まれていて, 電気的中性が保たれている。
〔岡村康司, 久保義弘：膜興奮性とイオンチャネル. 本間研一(監修)：標準生理学, 第9版. 医学書院, 2019 より転載〕

図 2-6 膜電位の発生
a. 半透膜と膜電位の発生の模式図. 数字の単位は mM. a' と b' はそれぞれの隔室を示す.
b. 膜の流動モザイクモデル.
c. イオンチャネルの模式図. a″：単純な穴としてのチャネル. b″：分子的な実際のチャネル. チャネルにはイオンの結合部あるいは選択的フィルターとなるエネルギーの谷の場所や, 通過するときの障壁となるエネルギーの山の場所がある. そのほかに外力として膜内の電場が作用している.
〔岡村康司, 久保義弘：膜興奮性とイオンチャネル. 本間研一(監修)：標準生理学, 第9版. 医学書院, 2019 より転載〕

はイオン組成が著しく異なる. 外液はナトリウムイオン(Na^+), 塩素イオン(Cl^-)を主成分とし, 内液は K^+ と各種の有機の陰イオンからなり, 上記のモデルと似た状況にある. 一般に動物細胞では内外液の浸透圧は等しく, 物理的圧力差もないので, 細胞膜を横切る水の体積流は少ない.

哺乳類の細胞内液と間質液のイオン組成を, 表 2-1 に示す. 膜生理学の標本として用いられてきたヤリイカなどの海産の無脊椎動物では, 体液の浸透圧やイオン組成が, 海水のそれらとほぼ等しい.

② 膜構造とイオンチャネル

細胞内外液に接する細胞膜が半透膜であることはよく知られている. この細胞膜の主成分はリン脂質, コレステロール, 糖脂質などの脂質で, いずれも親水性のイオン基と疎水性の炭化水素鎖からできている. 脂質は, 水溶液中では親水基を外側に向け, 疎水基同士密着して二重膜をつくる. これが膜の基本構造で**脂質二重層** lipid bilayer という. しかし, 純粋な脂質二重層はイオンをほとんど透過せず, 非電導性であるので, 内外のイオン濃度勾配を保持するには役立つが, 電位差は発生しない. したがって電位差発生に不可欠のイオン透過性は, 細胞膜に組み込まれているタンパク質分子による.

S. J. Singer らの**流動モザイクモデル** fluid mosaic model は, 細胞膜の構造を説明するモデルである. このモデルによると, 膜タンパク質は細胞膜という2次元の脂質の海に浮かぶ島のようなもので, 膜内を移動できる流動性をもつ. イオン透過は脂質二重層に点在するタンパク質分子のうち, 図 2-6b にみられるように膜の内外にまたがり, 親水性のイオンの通路をもつものによる. 膜のタンパク質分子は著しい多様性と特異性を示す. したがってイオン透過機構も1種だけでなく何種類かあり, これらが膜面にモザイク様に点在している. Na^+ を選択的に通過させるタンパク質分子をナトリウム(Na^+)チャネル, K^+ を通過させるタンパク質分子をカリウム(K^+)チャネルなどとよび, 各チャネルが並列して存在することが膜電位発生の基礎的構造である(図 2-6c).

③ イオンの濃度勾配と膜電位

ここで, 膜の内外に**イオン濃度勾配**があり, 膜に選択的透過性がある場合に生じる電位差を定量的に記述

する方法について述べる．膜のイオン透過機構には何種類かのものが並列しているが，ここでは膜のある点で1種類の透過機構に注目し，膜の構造は膜の厚さ方向の距離xを変数として，一義的に決まると仮定する．

→ **関連項目** 体液，7頁参照．

　具体的にいうと，1種類のチャネルが膜に存在すると考える場合である．このとき，一般にイオンが通過するチャネルの分子的構造は不明であっても，常に成立することが1つある．すなわち"一方から流入するものは必ず別の側から流出する"という事実である．したがってイオン輸送量は，一方において膜内各点での電気的な力(電場)と濃度勾配により決まるが，他方では膜内の位置によらない量でなくてはならない．このことから，チャネル内の詳細な構造を与えなくても，膜内の電場か濃度勾配のいずれかを推定して与えてやると，他方は自動的に定まってイオン輸送量を理論的に計算できる．

　そこで膜内電場は膜の厚さの方向の距離xによらず一定で，膜電位差E_mを膜の厚さδで割ったE_m/δであると考えて，生体膜におけるイオンiの輸送量J_iとE_mおよび膜内外，すなわち細胞内と細胞外のイオン活動度*$a_i^{(i)}$，$a_i^{(o)}$との関係式を導いたのが Goldman である．すなわち，

$$J_i = -\left(\frac{RTK_iu_i}{\delta}\right)\frac{Z_iFE_m}{RT} \cdot$$
$$\frac{a_i^{(i)} - a_i^{(o)} \exp\left(-Z_iFE_m/RT\right)}{1 - \exp\left(-Z_iFE_m/RT\right)} \cdots\cdots\cdots\cdots(1)$$

である．ここに，移動量J_iは内向きに細胞内に流れ込むものを正としている．また，u_iはiイオンの膜内

---

*活動度：化学ポテンシャルとは系を構成している粒子が系の外部へ流出しようとする傾向の強さを表す熱力学的量である．化学成分iの化学ポテンシャルμ_iとはこの成分1モルあたりのギブス Gibbs の自由エネルギーのことである．きわめて希薄な溶液など，理想溶液とよばれるものでは，その成分のモル濃度C_iを用いて$\mu_i^{ideal}=\mu_i^o+RT\ln C_i$のように表すことができる．ここで，Rは気体定数であり，Tは絶対温度である．しかし，成分粒子間に相互作用がある実際の溶液では，濃度の代わりにその効果を表す量a_iをいれて，$\mu_i^{ideal}=\mu_i^o+RT\ln a_i$のように表し，この量を活動度あるいは活量とよぶ．また，a_iとC_iの比$\gamma_i=a_i/C_i$を活動度係数あるいは活量係数という．一般に活動度係数は1より小さい．つまり，粒子間の相互作用があると，その成分の見かけの濃度が減少する．実際の溶液における化学反応，浸透圧などにおける化学ポテンシャルは，すべてこの活動度を用いて計算する．成分の存在量を直接に表示するときのみC_iを用いる．

での移動度，すなわち単位の力が働いたときに単位時間に移動する距離，Z_iはイオンの価数(陰イオンの場合は負)，Fはファラデー Faraday 定数，Rは気体定数，Tは絶対温度である．またK_iは**分配係数**といわれ，膜の境界面でのイオン濃度と液中でのそのイオンの活動度との比である．ここで，RTK_iu_i/δをひとまとめにして，イオンの通りやすさの目安として，**透過係数**P_i(cm sec^{-1})を定義する．以上の関係式は別名**定電場仮説による式** constant field equation ともよばれている．

　この式によると，

$$a_i^{(i)} = a_i^{(o)} \exp\left(-Z_iFE_m/RT\right)$$

あるいは，膜電位が

$$E_m = \frac{RT}{Z_iF} \ln \frac{a_i^{(o)}}{a_i^{(i)}}$$

の場合は，iイオンにとっての平衡状態で，iイオンの移動がなくなる．そこで，この膜電位をiイオンの**平衡電位**E_i(equilibrium potential)とよぶ．またこのような平衡電位と濃度の関係を**ネルンスト Nernst の式**という．実際の生体膜ではNa^+の平衡電位は約50 mV，K^+の平衡電位は約-70 mV である．また実際の生体膜で，この平衡電位が実現されるのは膜の選択的透過性の特異性がきわめて高く，ほとんど1種類のイオンだけを通過させる場合に限られている．

　通常の細胞膜では2種類以上のイオンに対して選択的透過性があり，それらのイオンの平衡電位も異なっている．このときは定常状態でも各イオンの輸送量は0とならず，ただ各イオンによって運ばれる電流の総和が0となるだけである．このときでも膜電位は次のように考えて推定できる．すなわち，各イオン電流I_iは，$I_i = -Z_iFJ_i$であって，全イオン電流$I = \sum_{i=1}^{N} I_i = 0$となるときは，

$$E_m = \frac{RT}{F} \ln \frac{\sum P_i^+ a_i^{+(o)} + \sum P_j^- a_j^{-(i)}}{\sum P_i^+ a_i^{+(i)} + \sum P_j^- a_j^{-(o)}} \cdots\cdots\cdots\cdots(2)$$

となる．ここでは存在するイオンはすべて1価の陽イオン(a_i^+)か陰イオン(a_j^-)とした場合を示している．この式は**ゴールドマン-ホジキン-カッツ** Goldman-Hodgkin-Katz **の式**とよばれ，イオン選択的透過性に基づく生体膜電位の計算に汎用されるものである．この式は複数の種類のチャネルが独立に存在している場合にも適用される．

各透過イオンの細胞内外の濃度と，透過係数の比さえわかっていれば，この式に代入することにより簡単な計算で膜電位を求めることができる．

Advanced Studies

Goldman-Hodgkin-Katz の式

膜を通過するイオン量を表現する理論式(1)の導き方として，まず膜の局所においては熱力学的な平衡が成り立ち，局所の各イオンの自由エネルギーを定義できると考える．

物理化学者の W. H. Nernst が提唱し，物理学者の M. Planck が詳細にわたり理論化した方式によると，膜内のイオン移動度 $u(x)$ を与えて，イオン輸送量（**フラックス flux**）J は膜内の各点で定義される電気化学ポテンシャル $\tilde{\mu}(x)$ の勾配に比例すると考える．すなわち，i 種のイオンは膜で x 方向に $-\partial\tilde{\mu_i}/\partial x$ の力を受けると，移動度 $u_i(x)$ を比例定数として $-u_i(\partial\tilde{\mu_i}/\partial x)$ の速度をもつ．この速度と i イオンの座標 x での濃度 $C_i(x)(mol\cdot cm^{-3})$ との積が，x 方向へ i イオンのフラックス J_i を与える．

$$J_i = -C_i u_i \frac{\partial\tilde{\mu_i}}{\partial x}$$

$$\tilde{\mu_i} = \mu_i^\circ + RT\ln a_i + Z_i F\psi \cdots\cdots(3)$$

J_i：輸送量/cm^2 $(mol\cdot cm^{-2}S^{-1})$，μ_i°：標準状態での i イオンの化学ポテンシャル，a_i：i イオンの x 点での活動度，ψ：座標 x 点における電位（外液を基準として測る），Z_i：i イオンのイオン価，F：ファラデー定数，R と T は気体定数と絶対温度

ここで C_i, u_i, a_i, ψ は x の関数で膜内構造によって決まる．この式は輸送量に関する微分式であるが，定常流では J_i は x によらず一定で，電場あるいは濃度を具体的な x の関数として与えると x に関する微分方程式となって，膜電位およびイオン電流が計算できる．しかし実際のチャネル内構造は不明の点が多く，詳細な関数形はわからない．そこで一般には関数をある形に仮定したのち微分方程式を積分し，この方程式を膜外の変数の関係に変形する．

そのなかで代表的なものが上記の定電場仮説である．ネルンスト-プランク Nernst-Planck の式において，膜内の電場は変数 x によらず一定で，

$$-\left\{\frac{\psi^{(i)}(\delta) - \psi^{(o)}(0)}{\delta}\right\} = -\frac{E_m}{\delta}$$

δ：膜の厚さ，$\psi^{(i)}(\delta)$, $\psi^{(o)}(0)$：膜の内境界面と外境界面における電位

$\psi^{(i)}(\delta) - \psi^{(o)}(0)$ を膜電位 E^m，さらに標準化学ポテンシャル，膜内の活動係数，移動度も x によらないとすると，

$$\frac{\partial\mu_i^\circ}{\partial x} = 0, \quad \frac{\partial}{\partial x}(RT\ln a_i) = \frac{RT\partial C_i}{C_i\partial x}$$

であるから，

$$J_i = -u_i RT\frac{\partial C_i}{\partial x} - C_i u_i Z_i F\frac{E_m}{\delta}$$

定常状態では J_i は膜のどこでも一定であるから，これを定数として C_i に関する微分方程式と考え，$x=0$ より $x=\delta$ まで積分すると，

$$J_i = -\frac{u_i}{\delta}Z_i FE_m\frac{C^{(i)} - C^{(o)}\exp(-Z_i FE_m/RT)}{1-\exp(-Z_i FE_m/RT)}$$

となる．膜の境界面での濃度と，外液のイオン活動度 a_i と膜濃度との関係は，一般には膜の構造あるいは表面電位などにより変化する．しかしこの場合は，膜内濃度は分配係数を K_i として $C_i^{(i)} = K_i a_i^{(i)}$ また $C_i^{(o)} = K_i a_i^{(o)}$ の関係が成り立つ．さらに K_i と膜内移動度 u_i，膜の厚さ δ をひとまとめにして膜の特性として

透過係数 $P_i(cm\ S^{-1}) = RTK_i u_i/\delta$ を導入する．するとフラックス J_i は，

$$J_i = -P_i\frac{Z_i FE_m}{RT}\frac{a_i^{(i)} - a_i^{(o)}\exp(-Z_i FE_m/RT)}{1-\exp(-Z_i FE_m/RT)}$$

と書ける．また膜電流のうち i 種のイオンによって運ばれるものは，膜を外向きに細胞内から細胞外に流れるときを正として $I_i = -Z_i FJ_i$ であり，全イオン電流は，各イオンフラックスは独立であるとして $I = \sum_{i=1}^{N} I_i$ である．$I=0$ になる膜電位 E_R は，1 価のイオンのみが存在するとして，

$$E_R = \frac{RT}{F}\ln\frac{\sum P_i + a_i^{+(o)} + \sum P_j - a_j^{-(i)}}{\sum P_i + a_i^{+(i)} + \sum P_j - a_j^{-(o)}}$$

〔＋，−の符号は陽イオンと陰イオンを示し，(i)は細胞内液，(o)は細胞外液を示す〕

となる．また，膜電位は常に細胞外を基準として細胞内の電位を表している．この式は，ゴールドマン-ホジキン-カッツ Goldman-Hodgkin-Katz の式とよばれている．

4 静止膜の電流

➡ 関連項目 細胞膜を横切る物質輸送，24 頁．

前項に述べたことから，興奮性細胞における静止電位，活動電位も細胞膜の電位として早くから考えられていた．しかし，実際に細胞内に電極を置いて膜の内外の電位差が観察されたのは，Hodgkin と A. F. Huxley，ならびに H. J. Curtis と K. S. Cole によるヤリイカ巨大軸索での実験が最初である．

巨大軸索の静止電位は天然の海水中（K^+濃度約 10 mM）ではほぼ -60 mV で，外液中の K^+ 濃度を高くすると減少して，細胞内電位は陽性方向に移動する．50 mM 以上の高濃度のときは，静止電位は K^+ 濃度の対数に比例する（図 2-7a）．前節の理論から，膜において 1 種類のイオン透過係数が大きいときは，その膜を通過するそのイオン電流が 0，すなわち平衡状態での膜電位で，

$$\psi_i - \psi_0 = \frac{RT}{ZF}\ln\frac{a_o}{a_i} = 2.303\frac{RT}{F}\log_{10}\frac{a_o}{a_i}\cdots\cdots(4)$$

となる．実際，ヤリイカ巨大軸索では，外液を 400 mM の KCl 溶液にして内外の K^+ 濃度をほぼ等しくすると，膜電位は 0 となる．したがって，K^+ 濃度が高い所では膜電位は K^+ 平衡電位に近く，「静止膜は K 電極として振る舞う」といえる．式(4)の 2.303RT/F の値は温血動物の体温 37℃ で 61.5 mV である．膜がある 1 種のイオンに選択的透過性があれば，そのイオン濃度を 10 倍変えると，37℃ で 61.5 mV 膜電位が変化することになる．しかし巨大軸索でも K^+ 濃度が 50 mM 以下になると，静止膜は K 電極として振る舞わ

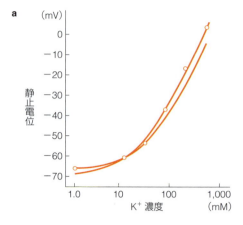
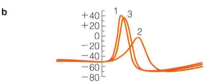
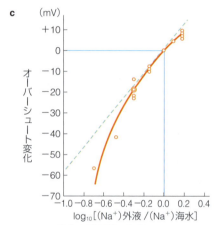

図 2-7　イオン濃度と膜電位の関係
a．ヤリイカ巨大軸索において，外液の K^+ 濃度と静止電位の関係．濃度は対数目盛．〔Curtis HJ, et al：Membrane resting and action potentials from the squid giant axon. J Cell Comp Physiol 19：135-144, 1942 より転載〕
b．ヤリイカ軸索の活動電位と外液の Na^+ 濃度．1は通常海水で，2は外液の Na^+ 濃度を1/3に減らしたとき，3は外液交換後の活動電位の回復を示す．
c．外液の Na^+ 濃度を変えたときの活動電位のオーバーシュートの変化．海水でのものからの差を海水中の Na^+ 濃度に対する実験時濃度の比の対数に対して示してある．〔bとcは Hodgkin AL, et al：The effect of sodium ions on the electrical activity of the giant axon of the squid. J Physiol 108：37-77, 1949 より転載〕

ない．これは静止膜が K^+ だけでなく Na^+，Cl^- にも透過性をもつからである．この場合は Goldman-Hodgkin-Katz の式(2)を用いて，$P_K：P_{Na}：P_{Cl}=1：0.04：0.05$ とおくと，膜電位のイオン依存性が説明される（図 2-7a）．

先述のように，選択的透過性が完全でなく，各イオンの平衡電位に静止電位が一致していないと全電流は0でも，個々のイオン電流は0でない．すなわち細胞が純粋な脂質二重層でなく，選択的透過性も完全でないとイオンの移動が常時進行し，細胞膜の電位差発生に不可欠なイオンの濃度勾配が，時間とともに減少するのが予想される．図 2-8a に定常状態における Na^+ と K^+ の輸送量（フラックス）を模式化してある．Na^+ と K^+ の内外の濃度比から Na^+ 平衡電位は細胞内が＋60 mV，K^+ 平衡電位は－70 mV と推定される．したがって静止電位が－60 mV であるとすると，K^+ は差し引き外向きのフラックスとなり，Na^+ は内向きのフラックスとなる．それぞれのフラックスを打ち消すためには，代謝エネルギーを用いて各イオンを濃度勾配に逆らって運ぶポンプが必要で，それなくしては定常状態を維持できない．

このポンプの実体として代表的なものが，細胞膜に組み込まれた **Na^+-K^+ATP ポンプ** である．このポンプは神経細胞膜でも研究されているが，特に赤血球膜を用いて分析された．それによると Na^+-K^+ATP ポンプは細胞膜に組み込まれて存在し，細胞内の Na^+ 濃度の上昇と，細胞外の K^+ 濃度の上昇によって活性化される．また細胞内代謝の結果，供給される ATP（アデノシン三リン酸）を1分子加水分解するごとに3個の Na^+ を内から外に，2個の K^+ を外から内に運び込むといわれている．このポンプによって細胞外からの Na^+ の流入，細胞内からの K^+ の流出が相殺されて，細胞内外のイオン濃度勾配，ひいては静止電位が恒常的に維持されるのである．逆に考えれば，Na^+-K^+ATP ポンプは，ATPのエネルギーを濃度勾配という別のエネルギー形態に変えて，電位差発生の起動力とする機構であるともいえる．

5 活動電位の発生とナトリウム（Na）説

ところで Hodgkin と Huxley，および Curtis と Cole は，細胞内電極により静止電位だけでなく，活動電位も観察した．先述のように，活動電位の発生によりオーバーシュートが起こって，膜電位は陰性から陽性に逆転することが明らかとなった．興奮によって膜の全透過性が高まって，K^+ 選択性がなくなり，静止電位が消失するのが活動電位であると Bernstein の膜説によって長い間考えられていた（➡「膜脱とイオン透過性」，

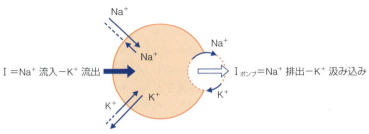
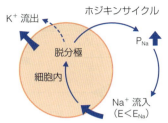

図 2-8　興奮性膜における定常状態（a）および活動電位の発生時（b）における各イオンの流入，流出の模式図
ポンプ電流（$I_{ポンプ}$）とは代謝エネルギーによる Na^+ 排出と K^+ 汲み込みの差し引きとして流れる電流で，これは受動的に流れ込む電流 I と大きさが等しく，向きが反対である．
〔岡村康司，久保義弘：膜興奮性とイオンチャネル．本間研一（監修）：標準生理学，第 9 版．医学書院，2019 より転載〕

52 頁参照）．しかしオーバーシュートの発見により，活動電位は非選択的透過性の増大ではなく，K^+ 以外の別のイオンに対する新しい選択的透過性の増大であることが示唆された．この発見の少し前に，Cole と Curtis は，膜説から予測される活動電位に伴う膜コンダクタンスの上昇を実測している．

そこで，Hodgkin と Katz は図 2-7b のように，外液の Na^+ 濃度がオーバーシュートに及ぼす影響を調べ，オーバーシュート時に膜は Na 電極として振る舞うことを明らかにした（図 2-7c）．そこで Hodgkin らは活動電位の発生は脱分極により Na^+ 透過性が増大することが原因であるという，**Na 説**を提唱した．すなわち図 2-8b に示すように，閾値を超えた脱分極は Na^+ 透過性 P_{Na} を増加するが，これによって流入する Na^+ は膜をさらに脱分極し，Na^+ 透過性をさらに増加する．つまり自己再生的 regenerative な過程を生じる．この循環を**ホジキンサイクル**ともいう．こうして，いったん臨界脱分極を超えれば自動的に Na^+ 流入が続き，電位は **Na^+ 平衡電位**に近づこうとする．

一方，Na^+ の流入，すなわち活動電位の立ち上がりによる脱分極は，K^+ 透過性を静止時以上に増大し，これによる K^+ の流出は，活動電位が自動的に静止電位に戻る原因となっている．電位が静止電位付近まで下降しても残っている K^+ 透過性の増加は，膜電位を **K^+ 平衡電位**に近づけて，後過分極電位の原因の 1 つとなっている．

6　興奮時の膜電流の解析

A　電圧固定法

前項で述べた Na 説は非常に巧妙に活動電位の発生を説明できる．しかし，これをさらに証明するためには，各イオン透過性の膜電位依存性を定量的に調べる必要があった．しかし通常の興奮性膜の条件では，自己再生的な膜電位変化のために膜電位を一義的に与えて解析することはできなかった．これを解決したのが**電圧固定法** voltage clamp technique である．

Cole らによって始められた電圧固定法は，実際に記録電極から導出した膜電位と与えられた命令パルスとの差を検出して，これを増幅して電流電極から細胞内にフィードバックする方法で（図 2-9），膜電位を瞬時に静止レベルから任意のレベルに移行できる．これは負のフィードバック（ネガティブフィードバック）で，脱分極方向の命令パルスの場合は，脱分極によって流入する Na^+ の正電荷をちょうど中和するように，電流電極から細胞内に負のフィードバック電流が流れ，膜電位は一定値に保たれる．このときフィードバック電流は，膜を介して流れ込む電流と完全に大きさが同じで方向が逆である．そこで電圧固定下でフィードバック電流を測定すると，一定の膜電位における膜電流の直接的測定となることがわかる．

膜電位を電圧固定法により階段状に変化させると，**膜電流** membrane current として，**イオン電流** ionic current だけでなく**容量性電流** capacitive current も観察される．これは，膜電位変化 ΔV に伴って，膜容量を C_m として $Q = C_m \Delta V$ の電気量が移動するからであ

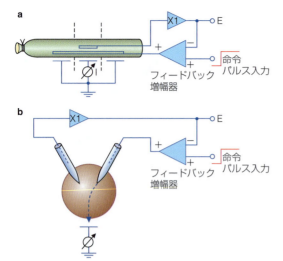

図 2-9　電圧固定法の模式図
a．ヤリイカ巨大軸索の場合．**b**．一般の神経細胞の場合．
〔岡村康司, 久保義弘：膜興奮性とイオンチャネル. 本間研一（監修）：標準生理学, 第9版, 医学書院, 2019 より転載〕

る．そのため膜電流 I_m は V_m を膜電位, イオン電流を I_i として,

$$I_m = C_m \frac{dV_m}{dt} + I_i \quad \cdots\cdots\cdots(5)$$

と書ける．

　電圧固定下で電圧パルスを与えると, ΔV の変化は瞬時に起こるから, dV_m/dt はそのとき無限大であり, ただちに0になるはずである．しかし, 実際の電圧固定の回路には直列抵抗 r_s があるので, V_m は命令パルスに対して時定数 r_sC_m の遅れを示す．したがって, 容量性電流は瞬間的に有限の極大に達した後, $\exp(-t/r_sC_m)$ に比例して減少する．Hodgkin らのヤリイカ巨大軸索の最初の実験では, $r_s=7\Omega$ で時定数は約 $6\mu s$ であった．

B 膜電流の解析

　電圧固定法により膜電位のレベルを変化させたとき, 膜電流は細胞の種類, 外液あるいは細胞内液の組成によって異なる．代表的なヤリイカ巨大軸索が, 標準の人工海水中に置かれた場合について述べる．

　電圧固定法によって膜を過分極すれば内向きイオン電流が, 脱分極しても臨界脱分極以下であれば外向きイオン電流が流れる．この電流は時間的に変化せず, 膜電位変化に比例し（Ohm の法則に従う）, **漏洩電流 leak current** とよばれ, 静止膜のコンダクタンスによ

るものである．膜電位変化が臨界脱分極を超えると, このほかに新しく大きなイオン電流が加わる．この電流は膜電位が一定でも, 時間とともに変化する．図 2-10a にみられるように, はじめ電流は大きな内向き流となり, 次いで外向き流となる．この最初の**内向き流成分**は脱分極を大きくするにつれて増大するが, 膜電位が0の付近で極大に達し, それ以上脱分極すると減少する．膜電位 50 mV 付近でこの成分は図 2-10a に示すように消失し, さらに強く脱分極すると極性が反転して一過性の外向き流となる．一方, 時間的に遅れて出てくる**外向き流成分**はこのような反転を示すことなく, 脱分極の増大につれて増加する．

　これらの内向き流成分と外向き流成分が, 独立した電流成分であるかどうかを確かめるために外液のイオン組成を変える．Na^+ をコリンのような大きな有機陽イオンで置換すると, 最初の内向き流成分はただちに消失する．実際, 外液の Na^+ 濃度を通常のほぼ 1/10 にして細胞内外の濃度を等しくすると, 膜電位 -9 mV で内向き流成分が消失し, これより脱分極すると電流は逆転する（図 2-10）．

　このように Na^+ 濃度を変えて内向き流成分が逆転する電位を調べてみると, 常に Na^+ の平衡電位と一致する．このことから Hodgkin らは, 最初の内向き流成分は Na^+ によるものと結論した．ところで遅れて増大する外向き流成分の最終値は Na^+ の濃度に無関係であり, 外向き電流の逆転電位を求めると K^+ 平衡電位と一致するので, K^+ 電流である．

　ここで, 次の2つの条件を仮定すると Na^+ 電流と K^+ 電流をそれぞれ分離することができる．①Na^+ および K^+ 電流成分の時間経過は, 膜電位が一定ならば Na^+ 濃度に依存しない．②外向き流成分すなわち K^+ 電流の大きさも Na^+ 濃度に依存しない．例えば図 2-10b の電流 B に示すように, 外液の Na^+ 濃度を 1/10 とすると, この場合の逆転電位 -9 mV では内向き流が消失する．このとき外向き流成分は変わらないと考えて, 海水中での膜電流, 電流 B より差し引くと Na^+ 電流が求められる（図 2-10b, A−B）．

　イオンの輸送はそれぞれのイオンの平衡電位で0となり, そこで方向が逆転する．したがって電位差 E_m-E_{Na} あるいは E_m-E_K が Na^+ あるいは K^+ の駆動力となる．分離した Na^+ 電流および K^+ 電流をこれらの駆動力で割ったものが, その時点での各イオンの**弦コンダクタンス chord conductance** である〔➡式(6), 60頁参照〕.

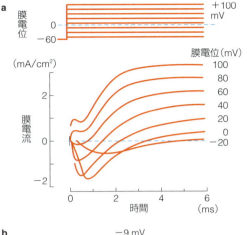

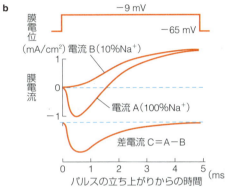

図 2-10 電圧固定によるヤリイカ巨大軸索の膜電流と膜コンダクタンスの解析(1)

a. 通常海水中で内向き電流が逆転する様子を細かく示したもの．縦軸（膜電流の軸）は，下向きが内向き電流を，上向きが外向き電流を表す．〔Armstrong CM：Inactivation of the potassium conductance and related phenomena caused by quaternary ammonium ion injection in squid axons. J Gen Physiol 54：553-575, 1969 より〕

b. 同じ膜電位変化に対する膜電流を通常海水中(A)，1/10 Na^+ 海水中(B)で比較したもの．1/10 Na^+ 海水中で−9 mV に脱分極すると，ちょうど内向き電流が消失して，K^+ 電流のみとなる．したがって A−B は Na^+ 電流を表す．〔Hodgkin AL, et al：Currents carried by sodium and potassium ions through the membrane of the giant axon of Loligo. J Physiol 116：449-472, 1952 より〕

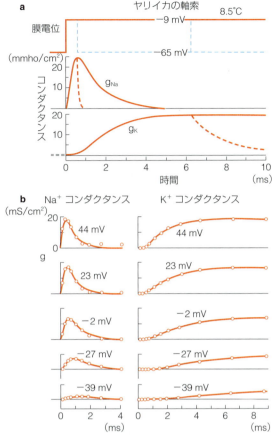

図 2-11 電圧固定によるヤリイカ巨大軸索の膜電流と膜コンダクタンスの解析(2)

a. 図 2-10a で分離した Na^+ 電流および K^+ 電流をそれぞれのイオンの駆動力で割ってコンダクタンスで表現したもの．破線は膜電位を急に静止レベルに戻したときに流れる残存電流を駆動力で割って，コンダクタンスの変化として表したもの．

b. さまざまなレベルへの膜電位の階段状変化に対する Na^+ コンダクタンスと K^+ コンダクタンスの時間変化を示したもの．数字は膜電位．〔Hodgkin AL, et al：A quantitative description of membrane current and its application to conduction and excitation in nerve. J Physiol 117：500-544, 1952 より〕

Na^+ および K^+ コンダクタンスの変化を示したのが図 2-11a である．両コンダクタンスともに脱分極により時間経過が早くなり，コンダクタンスの極大値も増加する．膜電位＋40 mV あたりでコンダクタンスの増加は飽和する（図 2-11b）．

Na^+ 電流は K^+ 電流と異なり，一定の脱分極を保ってもただちに減少して消失する．これは脱分極が Na^+ コンダクタンスを増加させると同時に，これよりゆっくりと，言い換えると大きな時定数をもって**不活性化** inactivation するためである．このことは段階パルスによる実験，すなわち最初に膜電位レベルを変化させておき（**条件パルス** conditioning pulse），次に一定の脱分極（**テストパルス** test pulse）に対する膜電流への影響を調べる方法により実証することができる（図 2-12a）．先行の条件パルスで過分極にすると，同一のテストパルスに対する電流は増大し，脱分極にすると減少する．これらのことは静止レベルである−60 mV の付近でも不活性化が残っていることを示す．十分に過分極して完全に不活性化のなくなった状態での Na^+ 電流の大きさを h＝1 として，Na^+ 電流の

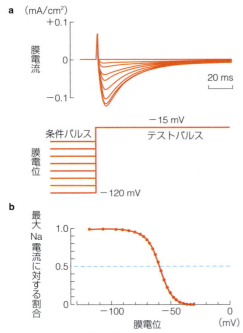

図 2-12 Na⁺ チャネルの不活性化
a. ホヤ予定神経割球に出現する Na 電流の脱分極パルスによる不活性化. 3 秒のさまざまな脱分極レベルの条件パルスを与えた後, −15 mV のテストパルスに対する電流を重ねて示したもの.
b. −120 mV の静止レベルでのテストパルスに対する Na⁺ 電流の振幅を 1.0 として条件パルスの脱分極レベルを横軸に各 Na⁺ 電流の相対的振幅を縦軸にとって表した不活性化曲線.

〔Okamura Y, et al：Changes in sodium channels during neural differentiation in the isolated blastomere of the ascidian embryo. J Physiol 431：39-74, 1990 より転載〕

相対値を条件パルスでの膜電位に対して表示したものを**不活性化曲線**という（図 2-12b）．この曲線は S 字状で，静止レベルで約 60% 近く不活性化しているのがわかる．また −30 mV を超えて脱分極すると完全に不活性化しているが，これは Na⁺ 電流が一過性で定常状態では 0 になることと一致する．この不活性化現象が，先行する活動電位により次の活動電位の閾値が上がる不応期の主な原因である．

この標本における K⁺ コンダクタンスの不活性化は非常に遅く，持続十数ミリ秒のパルス時間内では観測できない．それで脱分極時の定常状態の電流はほとんど K⁺ コンダクタンスによる電流である．また脱分極により K⁺ コンダクタンスは著しく増大する．膜は強い外向き整流特性を示すことになるので，この K⁺ コンダクタンスを別名，**遅延整流** delayed rectification とよんでいる．

このような事実をすべて総合して，Hodgkin と Huxley はヤリイカ巨大軸索の活動電流に対する数学的定式化を行った．まず，Na, K, 漏洩 leak の各イオン電流（I_{Na}, I_K, I_L）は駆動力 $E_m−E_{Na}$, $E_m−E_K$, $E_m−E_L$ に比例し，また各イオンコンダクタンスに比例する．E_m は膜電位を表す．ここで leak コンダクタンス（g_L）とは，静止膜のもっている Ohm の法則に従うコンダクタンスのことである．静止時には電流は流れないので，g_L の見かけ上の平衡電位 E_L は静止電位（ER）に等しい．

$$\left. \begin{array}{l} I_{Na}=g_{Na}(E_m−E_{Na}) \\ I_K=g_K(E_m−E_K) \\ I_L=g_L(E_m−E_L) \end{array} \right\} \cdots\cdots\cdots(6)$$

g_{Na}, g_K は膜電位と時間の関数であって，その関数は m, h, n など 0 から 1 まで動く次元のないパラメータと，最大の弦コンダクタンス $\bar{g}_{Na}$, $\bar{g}_K$ とで表すことができる．

$$g_{Na}=m^3h\bar{g}_{Na} \qquad g_K=n^4\bar{g}_K \cdots\cdots\cdots(7)$$

m, h, n はそれぞれ生成，消滅の 2 つの速度定数（$α, β$）をもつ一次反応の式に従い，速度定数は膜電位の関数である．

興奮性細胞の局所電位と軸索における興奮伝導

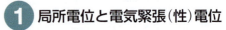 局所電位と電気緊張（性）電位

前項までに述べられた興奮性細胞における活動電位の発生は，神経系における信号伝達の基本的要素として活用される．そのために神経細胞は，ほかの神経細胞からのシナプスを介した信号を樹状突起膜・細胞体膜におけるシナプス電位のかたちで受け取る機能，その結果の局所電位変化を積算して出現する活動電位を軸索に沿う興奮伝導によって軸索終末に信号として伝える機能，到達した活動電位を軸索終末のシナプス間隙への伝達物質の放出に変換する機能をもつ必要がある．本項と次項では，興奮性細胞の基本的電気的特性を利用して，神経細胞が第 4 章（→124 頁）で述べられるシナプス電位のような局所的で，刺激量により増減するアナログ量を，活動電位のような全か無の法則に従ういわばデジタル量に変換し，さらにそれを伝導す

る基本的機能について述べる．局所の電位変化が1つの神経細胞のなかで統合され，活動電位が発生し，伝導するのを説明するには，次の3つの要因が挙げられる．

① 細胞体とそれから出るすべての突起にあるすべての神経細胞膜には，絶縁体の薄膜としての膜電気容量があること．

② 活動電位・シナプス電位が発生していない静止膜の状態においても，各種の膜イオンチャネルがわずかに開いており，静止膜コンダクタンス[*1]が膜容量と並列して存在すること．

③ イオン溶液である細胞内液が示す電気伝導度，すなわち細胞質コンダクタンスによって，各種の突起によって広がった細胞内の各部位が電気的に連結していること．

少し実際的ではないが，まず球形で突起のない後根神経節細胞のようなものを考えよう．すでに述べたように，すべての細胞膜は約 $1\,\mu F/cm^2$ の容量をもち，静止状態で単位面積あたり $1.0\,\mu S/cm^2$ から $0.01\,\mu S/cm^2$ のコンダクタンスを示す[*2]．細胞の直径を $20\,\mu m$ とした場合，全膜容量は 1 nF，全膜コンダクタンスは $0.01\,\mu S$ 程度となる．

ここで，この細胞内に定電流 I が注入されたとすると，それによる膜電位変化は次のようになる．

$$V = Ir_m [1 - \exp(-t/\tau)]$$

このとき，τ は**時定数**であり，細胞体全体の膜容量 c_m と膜抵抗 r_m の積となる．r_m はその細胞体の全体の膜抵抗で入力抵抗とよばれる．また，刺激電流 I の開始時点で，t = 0 とする．

このように，静止膜の容量と抵抗により，刺激のために注入された電流が引き起こす電位変化を**電気緊張性電位** electrotonic potential とよぶ．実際の生体内で注入される電流源は，電位依存性チャネルや受容体型チャネルが開くために流れる電流である．

[*1] **コンダクタンス**とは電気伝導度を表す量で，基本単位は，1ボルト(V)の電位差を与えて1アンペア(A)の電流が流れるときに，1シーメンス(S)である．また，コンダクタンスは電気抵抗の逆数で，例えば 0.5 オームの抵抗は，2S のコンダクタンスがある．

[*2] 静止細胞膜のコンダクタンスは細胞の種類により，さらに1つの神経細胞内でも部位により変化する．このコンダクタンスはある種の K^+ チャネル，非選択性の陽イオンチャネル，陰イオンチャネルなどの総和であるが，正確に同定された場合は少ない．

② 神経突起のケーブル特性

次に，円柱状に一様な径の細胞膜が細胞質で連結している場合に，ある1点で電流が注入されたときに周辺の細胞膜にどのような電位変化が起こるかを調べよう．このような条件は軸索あるいは樹状突起，さらに筋細胞のような場合に相当する．電気的にみた場合，このような系は，周囲を海水から絶縁するために被覆された海底の通信用ケーブルと等価であることが知られている．ケーブルの中心は銅線などの良導体(電気を通しやすい物質)であるが，被覆する絶縁体により，周囲の海水との間に単位長さあたり一定の電気容量とわずかな漏洩コンダクタンスをもっている．したがって，興奮性細胞の突起にみられるように，海底ケーブルの一端に与えた矩形波のパルスは，遠距離ほど高さが減衰するとともに，立ち上がりも遅くなる．Kelvin 卿(William Thomson)は，この海底ケーブルでの電気伝導を理論的に解析して，**ケーブル方程式**を提案した．Hodgkin と W. A. Rushton は，それを甲殻類神経軸索における電気緊張性電位の解析に適用した．そして，神経細胞膜や筋細胞膜が長軸方向に延びる一様な管状構造をとる場合は，パラメータの単位は全く異なるが，ケーブルと完全に同等の電気的特性を示すことが明らかになった．

図 2-13 に示したのは，仮想的な軸索ケーブルのある1点(x = 0)で定常電流を注入したときの，細胞内各点での最終的な定常状態での電位変化である．注入点からの距離に対してプロットしたグラフと，その軸索の電気的等価回路(定常状態のとき，容量電流は無視できるので，膜抵抗だけで考察する)が示してある．生体の細胞質の電気伝導性は，銅線に比べるときわめて低い(細胞質の単位立方体の伝導度は哺乳類や両生類では $100\,\mu S\cdot cm$ 程度)．そのため注入された電流は注入点を離れるにつれて，膜を横切って外液に漏れてしまう．そこで，軸方向に流れる電流はしだいに減少する．したがって，電位変化は距離 x に対して指数関数的に減少する．

$$V = Ir_{input} \exp(-x/\lambda)$$

ここで，電位変化が注入点の 37%(すなわち 1/e)になる距離 λ を**長さ定数** length constant あるいは**空間定数** space constant とよぶ．この量はその軸索の電気的伝達度を示す特性指数である．これは神経細胞の軸索や突起では通常 mm 単位で，海底ケーブルの数千 km に比べると圧倒的に小さい．

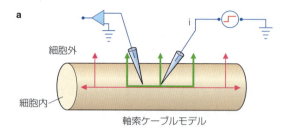

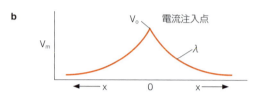

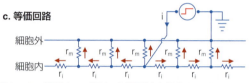

図 2-13 軸索ケーブルに定常電流を注入したときの電位変化

a. 軸索ケーブルに電流を注入し，記録する模式図．
b. ある一点の定常電流を注入したときの，細胞内各点での最終的な定常状態の電位移動を注入点からの距離に対してプロットしたグラフ．
c. 軸索の電気的等価回路（定常状態のとき，容量電流は無視できるので膜抵抗だけで考察するが，時間変化があるときは r_m に並列に膜容量 C_m を入れて考える）．

〔岡村康司，久保義弘：膜興奮性とイオンチャネル，本間研一（監修）：標準生理学，第9版，医学書院，2019より転載〕

λ と r_{input} は等価回路に基づく計算から，軸索の単位長さあたりの軸方向の細胞質の抵抗を r_a （単位 $\Omega\cdot cm^{-1}$），膜の抵抗を r_m（単位は $\Omega\cdot cm$）として，$\lambda = \sqrt{r_m/r_a}$（単位は cm）と $r_{input} = 0.5\sqrt{r_m r_a}$（単位は Ω）である．ここで，r_{input} は注入点での**入力抵抗**あるいは**実効抵抗** effective resistance とよばれる．また，軸索の直径を d とすると，軸索膜の特性である単位面積あたりの抵抗 R_m（単位は $\Omega\cdot cm^2$）および細胞質の特性である単位立方体あたりの抵抗 R_a（単位は $\Omega\cdot cm$）を用いて，λ は次のように書き直すことができる．

$$\lambda = \sqrt{(d/4)\, R_m/R_a}\; (\rightarrow \text{Advanced Studies 参照})$$

これにより明らかなことは，長さ定数は単位膜抵抗の平方根にも，軸索直径の平方根にも比例することである．すなわち，太い突起ほど，また膜抵抗が高いほど，電位変化が減衰しにくい．

次に，膜容量の効果も併せて考える．注入する電流が矩形的に立ち上がる場合，注入点から離れると時間的な遅れがどのように増加するかを示したのが，図2-14a である．軸索のような管状体においては，電流注入点では，球状細胞の場合より早い立ち上がりを示す．しかし，長さ定数だけ離れた点では，時定数に相当する時点で，定常状態の 63.5% まで立ち上がる〔Advanced Studies の式(6)で $x = \lambda$，$t = \tau_m$ を代入して，$x = \lambda$，$t = \infty$ の場合と比較する．図2-14b 中央の図の矢頭〕．さらに離れた位置では，立ち上がりが遅く，遠ざかるにつれて次第に遅れが著しくなる．注入する電流が矩形的な階段的電流ではなく，活動電位のように静止膜の時定数に比べて短い時間に終わるパルス状電流の場合，電位変化の減衰がさらに著しい．そのため，細胞体で発生する活動電位は，軸索のもつケーブル特性だけでは，長さ定数をはるかに超えた距離にある軸索終末に至る信号伝達は不可能である．そこで，神経細胞が信号伝達のために用いているのが，軸索を空間的に進行する活動電位波，すなわち**興奮伝導** excitation conduction である．したがって，軸索での信号伝達は，電気的パルス波が直接行き来する一般の電気回路の導線中とは全く異なったものである．

Advanced Studies

ケーブル方程式 cable equation の導出

神経細胞の軸索や骨格筋細胞のような一様な管状細胞の電気的な等価回路は，膜容量と膜抵抗が並列に配置され静止膜電位の電源をもつ回路ブロックが細胞質抵抗により無限に連結したもの，と考えることができる（図2-14c）．このとき，j 番目のブロックについて次のような関係が成り立つ．

$$\frac{V_{j+1} - V_j}{r_a} + \frac{V_{j-1} - V_j}{r_a} + Is_j(t) = c_m \frac{dV_j}{dt} + \frac{V_j - E_r}{r_m} \quad \cdots\cdots (1)$$

左辺，第1項はこのブロックへの軸索内の右側からの流れ込み，第2項は左からの流れ込みである．第3項は，このブロックに外部から流れ込む電流 Is_j，すなわち刺激電流である．右辺第1項は膜容量を介した細胞外への流出，第2項は膜コンダクタンスを介した流出である．V はブロックの細胞内の電位，E_r は静止膜電位をブロック内の電源として置き換えたものである．

ブロックは軸索の長さ l cm の部分の等価回路であり，軸索の直径を d cm とする．ここで，$x = jl$ とおくと軸索ケーブルの長軸に沿った j ブロックの座標となる．式(1)を変形し，さらに両辺を軸索の円周 πd で割ると式(2)が導かれる．ここで，πdl は，軸索のブロックに相当する部分の膜面積である．膜の単位面積あたりの容量 C_m（ファラッド・cm^{-2}），単位面積あたりの抵抗 R_m（$\Omega\cdot cm^2$；抵抗の場合，単位面積あたりにするためには面積を掛ける必要がある），軸索の細胞質の単位立方体あたりの抵抗を R_a（$\Omega\cdot cm$；導体の抵抗は長さに比例し，断面積に反比例するので単位がこのようになる）とする．

$$\frac{d}{4}\left(\frac{1}{R_a}\right)\left[\frac{1}{l}\left(\frac{V_{j+1}-V_j}{l} - \frac{V_j - V_{j-1}}{l}\right)\right] + \frac{Is_j(t)}{\pi dl}$$
$$= C_m \frac{dV_j}{dt} + \frac{V_j - E_r}{R_m} \quad \cdots\cdots\cdots\cdots\cdots\cdots (2)$$

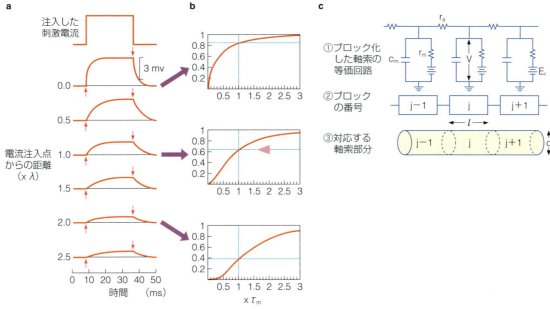

図 2-14 軸索ケーブルに矩形的電流を注入したときの電位変化の時間的な遅れ
a. 膜容量の効果も併せて考え，軸索ケーブルに矩形的電流を注入するときに，注入点から離れると電位変化の時間的な遅れがどのように増加するかを示す〔Hodgkin AL, et al：The electrical constants of a crustacean nerve fibre. Proc R Soc Lond B Biol Sci 133：444-479, 1946 より〕．**b**. Advanced Studies で述べたケーブル方程式に基づいて，注入点およびそれから距離定数の 1 倍および 2 倍の点における理論的曲線．特に時間経過を比較するために，横軸は時定数の倍数，縦軸はそれぞれの位置における定常状態になったときの電位変化を 1 としてある．矢頭は特に距離定数れた点で，時定数に相当する時間で電位変化が定常値の 0.635 になることを示す．**c**. 起電力に直結した膜抵抗と膜容量とが並列に並ぶ回路ブロックが細胞質の抵抗で連結していると考える軸索の等価回路．このブロックに対応する軸索部分の長さ l が無限小になるとすると，連続的なケーブル方程式が得られる（➡Advanced Studies 参照）．
〔岡村康司, 久保義弘：膜興奮性とイオンチャネル．本間研一（監修）：標準生理学，第 9 版．医学書院，2019 より転載〕

ここで，l のゼロへの極限をとる．左辺の大括弧のなかは V の二次の微分になり，第 2 項の $Is_j(t)/l$ は外部から軸索に流入する単位長さあたりの電流密度（単位アンペア cm^{-1}）$Is(x, t)$ となる．そして，軸索に沿って連続したケーブル方程式が得られる．V は x と t の 2 変数の関数だから，偏微分方程式となり，両辺に R_m を掛けて式を変形することにより，式(3)となる．

$$\frac{d}{4}\left(\frac{R_m}{R_a}\right)\frac{\partial^2 V(x,t)}{\partial x^2} + \frac{R_m Is(x,t)}{\pi d}$$
$$= C_m R_m \frac{\partial V(x,t)}{\partial t} + V(x,t) - E_r \quad \cdots (3)$$

ここで，時定数 $\tau_m=C_m R_m$〔単位は s（秒）〕，距離定数 $\lambda=\sqrt{(d/4) R_m/R_a}$（単位は cm）とする．便宜上，静止膜電位からの変化分だけを問題にすることとし，$E_r=0$ として式を整理する．

$$-\lambda^2 \frac{\partial^2 V(x,t)}{\partial x^2} + \tau_m \frac{\partial V(x,t)}{\partial t} + V(x,t)$$
$$= \frac{R_m Is(x,t)}{\pi d} \quad \cdots (4)$$

式(4)をケーブル方程式という．$R_m/\pi d$ は軸索の単位長さあたりの膜抵抗 r_i に等しく単位は $\Omega\cdot cm$ である．

x=0 の点で，時間 t=0 より，電極を通じて軸索内に定電流 Is を流したとすると，電流密度（単位はアンペア・cm^{-1}）は $Is(x, t)=Is\delta(x)\theta(t)$ と書ける．Is の単位はアンペア，$\delta(x)$ の次元は cm^{-1} である．定電流 Is はステップ状に変化するので，数学的に

は時刻 t=0 で，0 から 1 に変化する関数 $\theta(t)$ で表現される．したがって，関数 $\theta(t)$ は $\theta(t)=0 (t\le 0)$；$\theta(t)=1 (t>0)$ である．x=0 点での電流注入はデルタ関数 $\delta(x)$ を用いて表す．$\delta(x)$ は次の性質をもち，

$$\int_{-0}^{+0} \delta(x) dx = 1$$

x=0 の点に集中して電流が流れ込んでいることを意味する．そこで式(5)となる．

$$-\lambda^2 \frac{\partial^2 V(x,t)}{\partial x^2} + \tau_m \frac{\partial V(x,t)}{\partial t} + V(x,t)$$
$$= \frac{R_m Is}{\pi d} \delta(x) \theta(t) \quad \cdots (5)$$

これを，$V(\pm\infty, t)=0$ の境界条件で解くことによって距離 x および時間 t の関数としてのケーブル方程式の解が得られる．

$$V(x,t) = \left(\frac{R_m Is}{\pi d \lambda}\right)\frac{1}{2}\left[\frac{e^{-\frac{|x|}{\lambda}}}{2}\,\text{erfc}\left(\frac{|x|}{2\lambda}\sqrt{\frac{\tau_m}{t}} - \sqrt{\frac{t}{\tau_m}}\right)\right.$$
$$\left. - \frac{e^{\frac{|x|}{\lambda}}}{2}\,\text{erfc}\left(\frac{|x|}{2\lambda}\sqrt{\frac{\tau_m}{t}} + \sqrt{\frac{t}{\tau_m}}\right)\right] \quad \cdots (6)$$

ここで erfc (u) は相補的誤差関数であり関数表を用いて数値計算できる．ここで，誤差関数 erf (u) と相補的誤差関数 erfc (u) は，それぞれ次のような関数である．

$$\text{erf}(u) = \frac{2}{\sqrt{\pi}} \int_0^u e^{-u^2} du$$

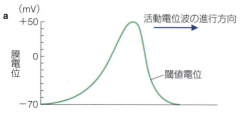

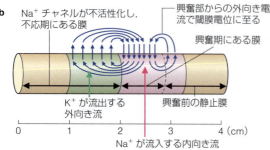

図 2-15　無髄神経における興奮伝導
進行する活動電位の空間的な電圧変化(**a**)と，それぞれの場所で流れる膜電流と細胞質内の軸方向電流の向き(**b**)を模式的に示した．**b** のピンク色矢印は興奮部位(ピンク色の網かけ部分)における Na^+ による内向き流，緑色矢印は興奮後期の K^+ による外向き流，青矢印は未興奮部位の脱分極が，興奮部位からの外向き流で起こることを示す．
〔岡村康司，久保義弘：膜興奮性とイオンチャネル．本間研一（監修）：標準生理学，第 9 版，医学書院，2019 より転載〕

$$\text{erfc}(u) = \frac{2}{\sqrt{\pi}} \int_u^\infty e^{-u^2} du$$

さらに，電流の注入点である x＝0 における膜電位の時間的な変化は式(7)で表される．

$$V(0, t) = \left(\frac{R_m I_s}{\pi d\lambda}\right) \frac{1}{2} \left[\frac{1}{2} \text{erfc}\left(-\sqrt{\frac{t}{\tau_m}}\right) - \frac{1}{2} \text{erfc}\left(\sqrt{\frac{t}{\tau_m}}\right)\right] \quad \cdots (7)$$

また，距離定数は $\lambda = \sqrt{(d/4) R_m/R_a}$ であるから，係数 $\frac{1}{2\lambda} \left(\frac{R_m}{\pi d}\right)$ を軸索の単位長さあたりの膜抵抗 r_m ($r_m = R_m/\pi d$．単位は $\Omega \cdot cm$)と細胞質の抵抗 r_a ($r_a = R_a/[\pi d^2/4]$．単位は $\Omega \cdot cm^{-1}$)を用いて，$\frac{1}{2}\sqrt{r_m r_a}$（単位は Ω）と表すことができる．これを軸索の場合の**実効抵抗**(r_{input})という．一方，$\text{erfc}(-u) = 1 - \text{erf}(-u) = 1 + \text{erf}(u)$，また，$\text{erfc}(u) = 1 - \text{erf}(u)$ の関係に注意して変形すると，電位変化は誤差関数を用いた式(8)となる．

$$V(0, t) = I_s \frac{\sqrt{r_m r_a}}{2} \text{erf}\left(\sqrt{\frac{t}{\tau_m}}\right) \quad \cdots (8)$$

定常状態(t＝∞)では $V(0, \infty) = I_s \frac{\sqrt{r_m r_a}}{2} \text{erf}(\infty) = I_s \frac{\sqrt{r_m r_a}}{2}$

であるので，実効抵抗は見かけの全抵抗となる．さらに，刺激点だけでなく，すべての位置における定常状態における電位分布式(9)は，時間の無限への極限をとることにより，式(6)から容易に導かれる．

$$V(x) = I_s \frac{\sqrt{r_m r_a}}{2} e^{-\frac{|x|}{\lambda}} \quad \cdots (9)$$

この式の意味することは，膜電位は刺激点を中心に指数関数的に減衰し，長さ定数 λ だけ離れると 1/e になることである(図 2-13)．一連の数式の導入過程は本項では省略したが，興味のある読者は章末の文献 1〜3)を参照されたい．

③ 無髄神経線維における興奮伝導

ここでは，ヤリイカ巨大軸索のような，軸索に沿って一様に電位依存性チャネルが分布する無髄神経を考える．細胞内の刺激電流により活動電位が発生した場合でも，活動電位が伝播してきた場合でも同じであるが，内向き Na^+ 電流の結果生じる細胞内正電荷は，興奮状態の膜(図 2-15b のピンク色部)ではなく，軸索の細胞質を通じて，両側のまだ静止状態にある膜を横切って，細胞外に外向きに流出する(図 2-15b の青色の矢印)．この局所の電流によって，静止していた近接点の膜が閾膜電位を超えて脱分極する．すると，最初の興奮部より遅れをもって，活動電位が発生する．これが，活動電位波の進行，すなわち**興奮伝導**である．したがって，興奮伝導には，電位変化を近接の部位に電気緊張性に伝えるケーブル特性による**局所電流**と，その原因になる興奮部位において電位依存性に開いた Na^+ チャネルによる能動的な**内向き電流**の両方が必要である．

静止膜のケーブルに外部からの電流注入によって受動的に電流を与えた場合は，膜を外向きに流れる電流で膜容量の細胞内側に正電荷が蓄積し，脱分極する．しかし，膜のイオンチャネルが開くことによる能動的電流の場合は，チャネルを通って内向きに流れる電流で細胞内に正電荷が持ち込まれ脱分極し，外向き流で正電荷を運び出して過分極する．

ここで注意が必要なのは，軸索の全体が静止状態にある最初の刺激では，刺激点から両側に活動電位波は進行できるが，進行を始めると，もはや逆行しないことである．図 2-15a，b は，進行する活動電位の空間的な電圧変化と，それぞれの場所で流れる膜電流と細胞質内の軸方向電流の向きを模式的に示したものである．進行波の前方は静止膜なので外向き流で刺激されると新たな活動電位を生じるが，後方は，興奮後の Na^+ チャネルが不活性状態にあり，さらに K^+ チャネルが開いて膜が再分極しているので，再興奮は起こらない．すなわち，活動電位波が一方向に進行し，興奮

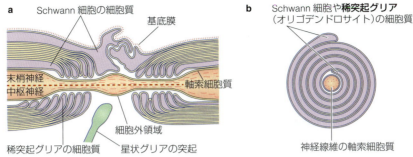

図 2-16　有髄神経軸索の絞輪部
哺乳類の有髄神経では軸索が髄鞘で覆われるが，髄鞘が途切れる Ranvier 絞輪部で軸索膜が直接に細胞外液に露出する．**a**．その絞輪部の縦断面の模式図．上半分は末梢神経の場合．下半分は中枢神経における場合を示す．**b**．横断面．
〔Bunge P：Glial cells and the central myelin sheath. Physiol Rev 48：197-251, 1968 を改変〕

伝導が起こるには，Na^+ チャネルが不活性化し，K^+ チャネルが活性化することも必要である．

　以上のことから，活動電位の伝導速度は，興奮状態にある膜部位において流入する内向き流がどれだけ早く近隣の静止部位を脱分極できるかの問題となる．それは，興奮部軸索の電位依存性チャネルの密度と開閉の速度に依存する**活動電流量**と，進行波前方にある静止部軸索のケーブル特性による見かけの**入力抵抗量**とのバランスに依存することが予想できる．実際にヤリイカ巨大軸索での実験値をもとに，理論的に推測した Hodgkin と Huxley の解析によると，チャネル密度が一定ならば，無髄神経の伝導速度は軸索半径の平方根に比例する．

4 有髄神経線維における跳躍伝導

　ところで，脊椎動物においても，無髄神経の軸索や骨格筋あるいは心筋細胞のように，ヤリイカ巨大軸索と同一の機構で興奮伝導を行う場合がある．

　しかし，軸索が髄鞘で覆われる有髄神経では，髄鞘が途切れる**ランビエ絞輪** node of Ranvier で軸索膜が直接細胞外液に露出し，逆に**ミエリン** myelin による厚い絶縁膜に覆われる髄鞘部の膜容量はきわめて少なく，膜抵抗も高い（図 2-16）．したがって，髄鞘部での膜を横切る電流漏出はほとんどなく，絞輪部から次の絞輪部まで軸方向の電流の減衰は少ない．また，電位依存性 Na^+ チャネルはほとんど絞輪部の軸索膜だけに高密度に分布する．内向き流を生じる活動電流は絞輪部のみに起こる．K^+ チャネルは絞輪部に存在するほか，傍絞輪部（パラノード）paranode よりさらに遠位の**絞輪近接部** juxtaparanode にも存在する．そこで，興奮は絞輪部から次の絞輪部へと飛び飛びに起こる．伝導速度はきわめて速く，哺乳類末梢神経の最大径の神経線維では 100 m/秒にもなる．このような興奮伝導様式を**跳躍伝導** saltatory conduction[*] という．

A 跳躍伝導の速度を決める要因と有髄神経線維の分類

　正常の有髄神経線維の跳躍伝導の場合，1 つの Ranvier 絞輪における活動電流は，次の絞輪の活動電流発生に最小限必要な電流の数倍の電流を送り込むことができる．この倍率を**安全率** safety factor という．この安全率が高ければ，隣接の絞輪に活動電位が早く立ち上がり，伝導速度も速い．

　しかし，麻酔薬などで電位依存性チャネルの閉塞が起こるか，軸索障害でチャネル密度が減少すると安全率が減少し，伝導速度は遅くなり，最後に伝導ブロックが起こる．また，絞輪間の髄鞘部の長さは，哺乳類の通常の軸索では 0.2〜2.0 mm の範囲にあり，長くなれば 1 回の跳躍距離が長くなり，一見，伝導速度が増大すると思われる．しかし，髄鞘部での膜を横切る漏洩電流はきわめて少ないが，髄鞘部の長さによる膜容量成分の増加は無視できない．軸索の直径が増加しなければ，長い絞輪間の膜容量による電流減衰のために，軸方向の電流の立ち上がりが遅れ，安全率が下

---

[*] 単一神経線維標本を用い絞輪部と髄鞘部の活動電流を分離して記録する方法で，1939 年に田崎一二らが証明した（図 2-17）．また，少し遅れて，同様の標本を用いた A. F. Huxley と R. Stampfli による解析が独自に報告された．

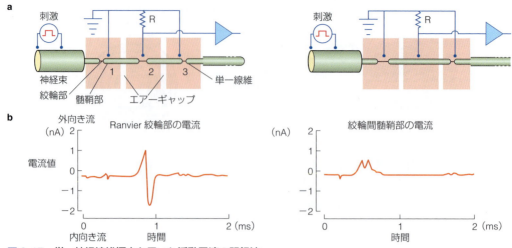

図 2-17　単一神経線維標本を用いた活動電流の記録法
　a．単一神経線維標本を用い，絞輪部と髄鞘部の活動電流を分離して記録する方法．
　b．実際に記録された絞輪部と絞輪間髄鞘部の活動電流記録．

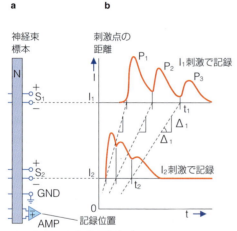

図 2-18　神経線維束集合電位の変化
　a．両生類の下肢の末梢神経線維束を刺激して得られる神経線維束集合電位の電気記録実験の模式図．**b**．刺激点を神経線維に沿って変えたときの神経束の集合電位記録の変化を模式的に示した．記録位置から一定の長さ l_2 離れた点で刺激すると伝導速度の速さの順に P_1，P_2，P_3 の線維群に分かれる．さらに，刺激点を l_1 まで離すとそれぞれのピークが遅れて，より分離して記録できる．刺激点の間の距離 $\Delta l = l_1 - l_2$ をそれぞれのピークの遅れ Δt で割るとその線維群の伝導速度になる．
〔岡村康司，久保義弘：膜興奮性とイオンチャネル．本間研一（監修）：標準生理学，第 9 版．医学書院，2019 より転載〕

がり，伝導速度はあまり増大しない．すなわち，進化の過程で，軸索の径に見合った**絞輪間距離**（軸索外直径の約 100 倍）に落ち着いたことが推定できる．
　有髄神経の跳躍伝導では，無髄神経の場合と異なり，**伝導速度**は軸索半径そのものに比例することが，

Rushton の理論的な考察から推論されている．
　H. S. Gasser と J. Erlanger は，両生類の下肢の末梢神経線維束を刺激して得られる活動電位を，神経線維に沿って刺激点から一定の長さ離れた場所で記録し，伝導速度の大きさの順に α, β, γ の線維群に分かれることを報告した（図 2-18）．α, β, γ の線維群はそれぞれ，記録波形 P_1，P_2，P_3 に対応する．
　有髄神経では軸索の外直径（髄鞘を含めた径）と伝導速度が比例し，軸索が太さにより群に分類されている．それぞれの分類の機能特性は，後章で述べられる（筋紡錘，腱受容器からの感覚線維については➡第 14 章，328，335 頁，運動神経線維については➡330 頁）．
　また，D. P. C. Lloyd は，求心性線維群の直径の分布から，哺乳類の**求心性有髄神経線維**は，大きさの順により，Ⅰ，Ⅱ，Ⅲ群に分かれ，これは伝導速度のピークにも対応することを示した．各群はそれぞれ深部感覚，皮膚感覚の種類と機能的な対応があり，また遠心性線維も含んだ Gasser らの分類とも対応がある（表 2-2）．
　図 2-19 は，I. A. Boyd らにより報告されたネコ下肢運動神経での伝導速度と有髄神経軸索の外直径の関係である．速度と直径の比は一定で，その比例係数は線維群間で系統的に違いがあるが，速度を m/秒，直径を μm で表すと，およそ 4 から 6 の間にある．

表 2-2　哺乳類の神経線維の種類と伝導速度

髄鞘	伝導速度 (m/s)	直径 (μm)	分類 Gasserと Erlangerの分類	分類 Lloydの分類*	対応する神経線維
あり	70～120	15～20	Aα		骨格筋を支配する運動神経線維
				Ⅰa	筋紡錘の一次感覚神経線維
				Ⅰb	Golgi 腱器官の感覚神経線維
	30～70	5～10	Aβ	Ⅱ	触圧覚を担う皮膚感覚神経線維
					筋紡錘の二次感覚神経線維
	10～30	3～6	Aγ		筋紡錘の運動神経線維
	12～30	2～5	Aδ	Ⅲ	自由終末を有する皮膚感覚神経線維，温度感覚，痛覚を担う皮膚感覚神経線維
	3～15		B		自律神経節前線維
なし	0.5～2.0	0.5～1.0	C		自律神経節後線維
				Ⅳ	温度感覚，痛覚を担う皮膚感覚神経線維

*Lloydの分類は，感覚神経にのみ使われ，受容器との対応に注目された分類である．そのため運動神経には適用しない．

〔岡村康司，久保義弘：膜興奮性とイオンチャネル．本間研一（監修）：標準生理学，第 9 版．医学書院，2019 より転載〕

5　細胞外刺激と活動電位の細胞外記録

　神経細胞の電気的性質の解析は，細胞内電極あるいはパッチ電極でなされるので，刺激も細胞内刺激の場合が多い．しかし，中枢神経系の解析では，**細胞外刺激**と，活動電流の**細胞外記録**を欠かすことはできない．臨床で広く使われる心電図，筋電図，脳波は，すべて興奮性細胞の電位変化を細胞外記録したものである．

　細胞外電極で神経軸索の刺激を行うときは，1 対の電極で刺激電流を与える．電極の一方を刺激点に置き，他方の電極を離れた場所に置き**不関電極**とする**単極刺激**と，陽極も陰極も刺激点の近くに置く双極電極による刺激がある．通常，神経軸索を刺激するときは，図 2-20b のように，双極電極が用いられる．双極電極の場合，第 1 の電極からの電流はほとんどが細胞外を流れ，最終的には対になる第 2 の電極に流れ込む．しかしこのとき，一部の電流が電極に近接する神経線維軸索内を通して流れる（図 2-20a）．このときの電流の向きを，軸索のケーブル特性から考える．図でみられるように，電流の流れ出しである陽極付近では，膜には受動的に内向き電流が流れ，膜は過分極するが，逆に電流を吸い込む陰極付近では，外向き電流が流れ，膜は脱分極する．したがって，多くの場合，陰極が刺激電極で陽極は不関電極である．

　ところで外部刺激の場合，刺激電流密度が同じなら

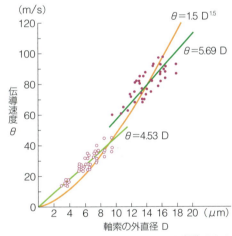

図 2-19　I. A. Boyd と K. U. Kalu により報告されたネコ下肢運動神経での伝導速度と有髄神経軸索の外直径の関係

〔Boyd IA, et al：Scaling factor relating conduction velocity and diameter for myelinated afferent nerve fibres in the cat hind limb. J Physiol 289：277-297, 1979 より転載〕

幾何学的理由で直径の大きな線維が小さい線維より刺激されやすく，末梢神経などではこのことを利用して運動線維あるいは感覚線維の間で線維のサイズにより刺激を仕分けることが行われる．

　細胞外記録については，神経線維の束を取り出し，リンゲル液中などで刺激して興奮伝導させ，活動電流を神経束に密着した記録電極で測定した場合を説明する．細胞外電極で記録できるのは活動電位ではない．

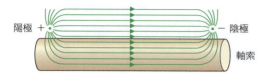

a. 細胞外刺激

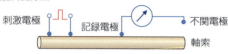

b. 細胞外記録法

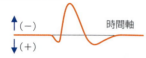

c. 細胞外記録した活動電流

図2-20 細胞外刺激と活動電流の細胞外記録
a．細胞外刺激時の電極間の電流分布と軸索内を通過する刺激に有効な電流の関係を示す模式図．b，c．細胞外記録法と記録される電流波形を説明する模式図．
〔岡村康司，久保義弘：膜興奮性とイオンチャネル．本間研一（監修）：標準生理学，第9版，医学書院，2019より転載〕

活動電位の結果，軸索の興奮部から近傍の静止部に至る電流が外液中を流れ，細胞外にわずかな電圧降下を起こしたものを測定している．細胞外電極で測定されるのは活動電流の一部であり，これから興奮する近接の静止部からは電流が流れ出すので（➡64頁参照），細胞外ではわずかに正方向に振れる．興奮部では，新たにイオンチャネルが開くことで内向きに電流が流れ込むので，細胞外では負方向に振れる．興奮直後にはK⁺チャネルが開いて，正電荷を細胞外に運び出すため（➡64頁参照），再び正方向に振れる．したがって，伝導性の溶液中あるいは一般の生体内で，活動電位が伝導するのを細胞外電極で観測すると正，負，正の3相性の電位変化がみられる（図2-20c）．

ここで理解すべきことは，興奮性細胞になんらかのケーブル特性があって，同じ細胞内で興奮部と非興奮部の間が電気緊張性に連結している場合に，外部で活動電流がみられるということである．

D 神経細胞の部位による膜特異性と樹状突起の活動電位

神経細胞の突起のうちでも，これまで述べた軸索の場合は一様な管状構造で，電気的特性も一様で理論的な扱いも簡単である．しかし，細胞全体をみると，細胞体のように大きな膜容量と比較的大きな静止膜コンダクタンスと電位依存性の各チャネルが1か所に集積している場所もあれば，樹状突起のように突起が細かく分岐し複雑な枝構造をもち電気的特性の定量的解析が困難な場所もある．さらに，それらが伝導性の細胞質を介して互いに連結している．

実際の神経細胞の活動時には，この複雑な電気的構造を背景に，樹状突起および細胞体からのシナプス電位が積み重なり，神経インパルス信号としての活動電位が軸索に送り出されている．これに加え，神経細胞の各部位は単に静止膜の性質であるケーブル特性を示すだけでなく，細胞体をはじめ，ある閾値を超えると部位特異的な活動電位を発生する部位が複数個ある．

いずれにしても，細胞内のある構造部位から別の構造部位へ電気緊張的に，さらに膜興奮を新たに引き起こして電位変化が伝達される様子について以下に説明する．

1 軸索起始部のスパイクと逆行性伝導

運動ニューロンでは前根，中枢神経系の細胞の場合は白質の神経伝導路にある軸索を刺激して，正常の機能時とは逆に軸索から細胞体へと活動電位を送り込む**逆行性刺激** antidromic stimulus が神経細胞の解析に使われる．この逆行性刺激により，神経細胞体が軸索とは異なり，閾値が異なる複数の興奮部位からなることが明らかになった．

逆行性刺激によって活動電位が軸索を逆行しても，細胞体からみて最初のRanvier絞輪までは**順行性** orthodromicの伝導の場合と変わりはない．しかし，第1絞輪部からの活動電流が細胞体を脱分極するときは，非常に安全率が低くなると予想される．一般に，細胞体には膜容量も膜コンダクタンスも集積し，微小面積の絞輪部からみた入力抵抗は相対的に低い．同じ活動電流では，近接の絞輪を脱分極するときに比べ，細胞体の電位変化が極端に減少するからである．このような状況は，細い樹状突起の先端から樹状突起の太い幹へ電位が広がる場合，さらに突起から細胞体へと広がる場合も同じである．

しかし，逆行性刺激においては，第1絞輪から細胞体への興奮伝導は予想外にブロックされず，容易に細胞体自身の**スパイク** spike（神経細胞で発生する活動電位のこと）がみられる．これは，第1絞輪のスパ

D　神経細胞の部位による膜特異性と樹状突起の活動電位 ● 69

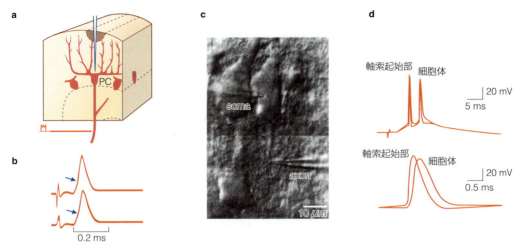

図 2-21　逆行性スパイク電位
a．白質の軸索を逆行刺激する方法の模式図．PC：Purkinje 細胞．**b**．小脳皮質の Purkinje 細胞の細胞体で記録される逆行性スパイク電位．スパイクの上昇期に屈曲点（矢印）がみられる．〔**a** と **b** は Eccles JC, et al：Parallel fibre stimulation and the responses induced thereby in the Purkinje cells of the cerebellum. Exp Brain Res 1：17-39, 1966 より〕
c．錐体細胞と記録電極の位置の微分干渉顕微鏡像．**d**．大脳皮質錐体細胞の細胞体と軸索起始部で，直接的に同時に電気記録し，常に軸索起始部でスパイクが先行して発火することを示す．〔**c** と **d** は Stuart G, et al：Action potential initiation and propagation in rat neocortical pyramidal neurons. J Physiol 505 (pt 3)：617-632, 1997 を改変〕

イクが直接細胞体に伝導したのではなくて，**軸索起始部** axon initial segment (AIS) とよばれる細胞体に直結している数 μm に及ぶ無髄の軸索部でまずスパイクが発火し，それがさらに細胞体を発火させたからである．実際，図 2-21a，b に示すように，神経細胞体で記録される逆行性スパイク電位には，スパイクの上昇期に屈曲点（矢印）がみられる．これは先行する軸索起始部のスパイクが細胞体で観測されたものである．頻回刺激や二連刺激により，先行するスパイクの細胞体における相対的不応期に次のスパイクを発火させると，さらに屈曲が明確となり，時に細胞体への伝導がブロックされて軸索起始部のスパイクを分離観測できる場合もある．

図 2-21c，d は，さらに直接的に大脳皮質錐体細胞の細胞体と軸索起始部で同時に電気記録し，常に軸索起始部でスパイクが先行して発火していることを示したものである．軸索起始部には細胞体に比べて Na^+ チャネルが数 μm の狭い軸索領域に高密度に集積し，発火の閾値が低くなり，発火したときの活動電流密度も増加している．すなわち，発火のブースターの働きがある．この軸索起始部は，樹状突起や細胞体からの信号を統合して軸索に送り出す順行性の伝導のときにも，発火閾値が低く，ブースターとして働いている．

Na^+ チャネルなどが集積する軸索起始部は，一般の細胞にもみられる細胞内の極性化の一例である．なぜ特定の膜領域に特定の分子が集積するかは，細胞生物学的に重要な問題である．軸索起始部には，細胞骨格と密接に結合したアンキリン G などのタンパク質が存在し，Na^+ チャネルはこれらのタンパク質と結合することで集積すると考えられている．また軸索起始部には膜タンパク質などが集積することで拡散障壁が形成され，Na^+ チャネルの自由な拡散を妨げることで集積させているともいわれている．軸索起始部や Ranvier 絞輪への Na^+ チャネルの集積についての分子機序は，「イオンチャネルの局在化」（→86 頁）で後述する．

2　樹状突起にみられる活動電位

樹状突起では，その神経細胞へ入力するシナプスの大部分が分布し，シナプス電流が積算される信号の統合が行われる．

A　Rall の樹状突起モデル

図 2-22 は樹状突起の複数の部位に入力するシナプス電位，およびそこから発生する局所的活動電位の総和が，細胞体で観察される電位変化として，どのように表せるかを示したものである．その基礎として，複雑に分岐する樹状突起のケーブル特性の扱いに大変な工夫がある．

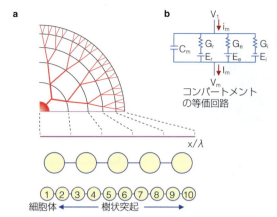

図2-22 樹状突起モデル
a. W. Rall (1967) による，樹状突起の本質的な電気的特性を残した解析に便利な樹状突起の等価回路．樹状突起の分岐のうち細胞体への電気的影響が等価と考えられる距離にあるものは，すべて一括して膜容量，静止膜コンダクタンス，電位依存性あるいは伝達物質依存性チャネルコンダクタンスが並列するコンパートメント(b)と考え，これが細胞内コンダクタンスにより，複数個順次連結して細胞体に集結すると考える．
〔岡村康司，久保義弘：膜興奮性とイオンチャネル．本間研一(監修)：標準生理学，第9版，医学書院，2019より転載〕

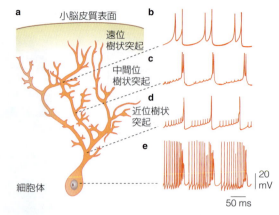

図2-23 Purkinje細胞樹状突起における細胞内刺激によるスパイク発生
R. Llinasと杉森睦之(1980)によって報告された，哺乳類小脳皮質のPurkinje細胞の細胞体からみて近位あるいは遠位の樹状突起における細胞内刺激によるスパイク発生．
a. 記録したPurkinje細胞の模式図．b〜d. 樹状突起各部位(eは細胞体)での細胞内記録．このスパイクは，TTX(テトロドトキシン)で抑制されず，Cd^{2+}, Co^{2+}, Mn^{2+}で抑制されるCa^{2+}依存性スパイク電位．
〔岡村康司，久保義弘：膜興奮性とイオンチャネル．本間研一(監修)：標準生理学，第9版，医学書院，2019より転載〕

W. Rallは，複雑に分岐する樹状突起の本質的な電気的特性を残したまま，解析に便利なモデル化を行った．樹状突起の分岐のうち細胞体への電気的影響が等価と考えられる距離にあるものはすべて一括して考え，膜容量，静止膜コンダクタンス，さらに電位依存性あるいは伝達物質依存性チャネルコンダクタンスも並列する**コンパートメント**として扱った．そしてコンパートメントが，細胞内コンダクタンスにより複数個順次連結して細胞体に集結すると考えた．これが有限個のケーブル特性をもつ素子を連結した回路であり，その解析はケーブル特性の解析と原理的に同様に扱うことが可能となった．

図2-22は樹状突起の全体を10個のコンパートメントの連結として解析する場合を示したもので，シナプス入力が，どのコンパートメントに入力すると実験の結果がよく模倣できるかが計算できる．さらに，コンパートメントの位置を決めると，シナプス入力が量的に変化する場合の細胞体からの信号出力に対する影響も予測できる．W. Rallら は**スパイン**(棘) spineとよばれる樹状突起面の微小突起でシナプス付着部位の構造(図2-1参照)がもつ興奮機能に注目し，スパインによるシナプス電位の増幅機能，細胞体への電位変化伝達の促進機能を，上に述べたモデルに基づき推定している．

B 樹状突起におけるCa^{2+}活動電位

微小電極の改良，脳切り出し標本の神経細胞の活性状態の改善から，著しく細小な樹状突起からの直接の電気記録が成功するようになった．さらに，Ca^{2+}活動電位(Ca^{2+}チャネルとその機能的重要性については，→「Ca^{2+}の細胞生理学的役割」，89頁を参照)の直接の結果である樹状突起における局所的細胞内Ca^{2+}濃度の上昇も，Ca^{2+}感受性蛍光指示薬Fura 2などを用いて測定されるようになり，樹状突起膜がもつケーブル特性や興奮特性の直接の実験が可能になった．図2-23は，R. Llinasと杉森睦之によって報告された，哺乳類小脳皮質のPurkinje細胞の近位あるいは遠位の樹状突起における，細胞内刺激によるスパイク発生を示したものである．この樹状突起にみられるスパイクは，TTX(テトロドトキシン)で抑制されず，Cd^{2+}, Co^{2+}, Mn^{2+}で抑制されるCa^{2+}依存性スパイク電位である．少なくとも小脳Purkinje細胞特有の発火パターンは，この活動電位によるCa^{2+}の流入とCa^{2+}依存性K^+チャネルによる膜過分極が原因である．また，このCa^{2+}流入が樹状突起上のシナプス可塑性に不可欠な要因であることも知られている．

図2-24は，ラット大脳皮質第5層にある代表的神経細胞である錐体細胞の，皮質上層の第1層まで伸

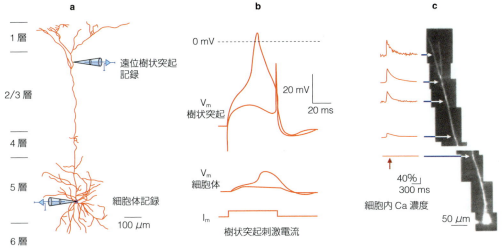

図 2-24 樹状突起における活動電位

a, b. ラット大脳皮質第5層にある代表的神経細胞である錐体細胞の皮質上層の，第1層まで伸びる尖端樹状突起から記録された Na^+-Ca^{2+}依存性の活動電位(**b**)．この樹状突起の活動電位は遠位樹状突起内に直接電流を注入して誘発した．**a**は記録した錐体細胞と記録電極の位置を示す模式図．**c.** 樹状突起の活動電位が誘発されたときの細胞内Ca^{2+}の上昇を蛍光指示薬で直接記録したもの．

〔Schiller J, et al：Calcium action potentials restricted to distal apical dendrites of rat neocortical pyramidal neurons. J Physiol 505 (Pt 3)：605-616, 1997 を改変〕

びる尖端樹状突起から記録された Na^+-Ca^{2+}依存性の活動電位と，そのときの細胞内Ca^{2+}の上昇を蛍光指示薬で直接記録したものである．この樹状突起の活動電位は，遠位樹状突起内に直接電流を注入しても，遠位樹状突起に分布するシナプスへの入力線維を刺激しても誘発することができる．代表的な哺乳類の脳細胞である小脳Purkinje細胞と大脳皮質錐体細胞の結果は，樹状突起の遠位部に特有なCa^{2+}依存性活動電位の発生が，ここに分布する多数のシナプス入力の複雑な調節，修飾に重要な役割をもつことを示唆している．

E イオンチャネル

1 イオンチャネルの分子的実態を明らかにしたアプローチ

A TTXとTEA

→55頁において，静止膜電位と活動電位の成り立ちの数理的理解を試みた1950年代のHodgkinとHuxleyの業績を中心に解説した．この業績により，透過機構として，Na^+チャネルとK^+チャネルは独立

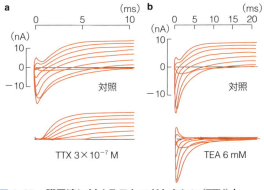

図 2-25 膜電流に対するテトロドトキシン(TTX)とテトラエチルアンモニウム(TEA)の効果

a. カエルの有髄神経Ranvier絞輪の膜電流に対するTTX 3×10^{-7} Mの効果．**b.** 同じくカエルのRanvier絞輪の膜電流に対するTEA 6 mMの効果．電流記録は(**a**)(**b**)ともに-60 mVより+75 mVまで15 mV間隔で脱分極パルスのレベルを変えてある．TTX：tetrodotoxin, TEA：tetraethylammonium．

〔Hille B：The selective inhibition of delayed potassium currents in nerve by tetraethylammonium ion. J Gen Physiol 50：1287-1302, 1967 より転載〕

したものであると考えられるようになった．この考えをさらに強く支持したのが，Na^+チャネルとK^+チャネルに特異的な阻害薬の発見である．1960年代，楢橋敏夫らは，フグ毒である**テトロドトキシン(TTX)**が超微量で，興奮性膜におけるNa^+コンダクタンスを阻害することを明らかにした(図2-25a)．二枚貝か

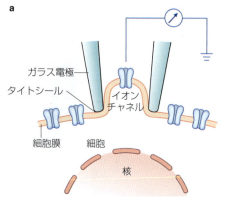
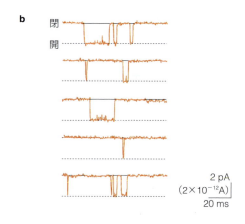

図 2-26　パッチクランプ法の概念図とその記録の例
a．先端のスムーズなガラス電極を細胞膜に押しあてて吸いつけることにより，吸いつけた膜内にある単一イオンチャネルの活動をリアルタイムで観察できる．
b．1つのイオンチャネルが ms オーダーの速さで開閉して，pA オーダーの電流が流れたり止まったりしているのが観察できる．チャネルの種類によって，電流の流れやすさ（開状態の高さ），開閉の速さなどの性質は異なる．
〔岡村康司，久保義弘：膜興奮性とイオンチャネル．本間研一（監修）：標準生理学，第 9 版，医学書院，2019 より転載〕

ら単離された神経毒**サキシトキシン**(STX)も TTX と似た作用があることが知られている．一方で，**テトラエチルアンモニウム**(**TEA**)は K$^+$電流を抑制して Na$^+$電流を抑制しない（図 2-25b）．TEA の場合も TTX と同様に，1 分子がチャネル 1 分子に結合することにより効果を発揮することが知られているが，その解離定数は TTX よりもかなり大きい．このような薬物の存在が，Na$^+$，K$^+$それぞれのイオンコンダクタンスを支える分子が独立して存在していることを支持した．

とはいえ，今では疑う人のいない「イオンチャネルという，イオンを選択的に透過する穴を備えたタンパク質分子が脂質二重膜の上に浮かんでいて，これが膜興奮性の分子基盤である」という考えは，あくまで「概念」にすぎず，想像の域を出なかった．機能，構造，分子のそれぞれの側面からイオンチャネルの分子的実態を明らかにした研究について，以下に紹介する．

B　パッチクランプ法

機能の側面からの貢献として，1970 年代の B. Sakmann と E. Neher によるパッチクランプ法の開発と**単一チャネル活動の記録**があげられる．**パッチクランプ patch clamp 法**は，それまでの微小電極を刺入することによる細胞内記録とは異なり，先端をスムーズにした電極を細胞膜に押しあて，陰圧をかけることにより膜の微小領域を電極に吸い付けて，そこに含まれるチャネル分子の活動を記録するというものである

（図 2-26a）．陰圧によって吸い付けることにより，電気的な雑音が激減し，非常に小さな電流の記録が可能となる．Sakmann，Neher らにより記録されたカエル骨格筋のアセチルコリン受容体の単一チャネル電流の例（図 2-26b），また，岡村康司らによるホヤ初期胚の Na$^+$チャネルの単一チャネル電流の例を示した（図 2-27）．

これらの記録から，以下のことがわかる．まず初めに，横軸と縦軸に注意すると，横軸は ms 単位の時間軸であり，縦軸は pA 単位の電流軸である．つまり，1 pA（1 A の 10^{-12}）という非常に小さな電流の変化を，ms（1 秒の 1/1,000）の時間分解能で記録している．電流が流れる，あるいは流れないことに対応する矩形の変化が生じており，これが単一イオンチャネル分子の開・閉を意味している．すなわち，"単一" タンパク質分子の "機能" を，"実時間で" モニターしている．開発された当時は，ほかに類をみない画期的な研究手法であった．現在でこそ，単一タンパク質分子の機能をモニターする先導的な研究手法は，ほかにも開発されているが，パッチクランプ記録の与える情報量の多さは非常に優れている．

さて，この矩形に変化している記録をみると，イオンチャネルは開と閉という 2 つの状態の間をすばやく行き来していること，すなわち，イオンの通る穴は少しずつ開いて少しずつ閉じるのではなく，不連続に変化することがわかる（図 2-26）．

さらに，膜電位を変化させる同一のステップパルス

を繰り返し与えたときに，脱分極に反応してチャネルが開くが，その様子は毎回のパルスごとに大きく異なっている(図2-27)．しかし，例えば100回分の記録を加算してみると，ちょうど細胞全体で記録したマクロ電流とよく似た波形を示し，また次の100回の記録を加算してみても同じような結果が得られる．これは，サイコロを振ったときに次に何の目が出るかは予想できないが，600回振るとそれぞれの目が大体100回ずつ出るという状況を連想させる．すなわち，あるチャネル分子がある膜電位に置かれたときに時間経過とともにどのような開閉の挙動を示すかについて，毎回の試行については予測不能だが，全体としては支配している確率に従うことを意味する．このような考察も，単一チャネル記録が得られて初めて可能になったことであり，多くの研究者の努力により，単一チャネル記録からイオンチャネル分子の挙動を説明する理論的背景が構築された．

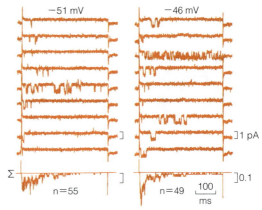

図2-27 ホヤの予定神経割球を単離神経分化させ，単一Na^+チャネル電流をパッチ記録したもの

静止レベル−120 mVから−51 mVおよび−46 mVに脱分極して記録．上段からそれぞれ9本のトレースは同一電圧パルスに対する単一チャネル電流の変動を示す．最下段は単一チャネル電流をそれぞれ55回，49回加算平均したもの．
〔岡村康司，久保義弘：膜興奮性とイオンチャネル．本間研一(監修)：標準生理学，第9版．医学書院，2019より転載〕

C cDNAクローニング

イオンチャネルの分子的実態を明らかにした研究の2つ目として1980年代～1990年代頃盛んに取り組まれた，チャネルタンパク質をコードする**cDNAの単離** cDNA cloningが挙げられる．

この研究では，沼 正作らが非常に大きな貢献をした．最初に，単一チャネル記録と構造解析がなされたのと同じニコチン性アセチルコリン受容体チャネルのcDNAが単離された．大量に発現しているシビレエイの電気器官から，アセチルコリン受容体チャネルに不可逆的に結合する**αブンガロトキシン** α-bungarotoxinという毒素を使ってタンパク質を精製し，その部分アミノ酸配列を決定し，その情報に従ってDNAプローブを作成し，相補的に結合するcDNAクローンをcDNAライブラリーから釣り上げる手法が用いられた．この方法により，アセチルコリン受容体チャネルが2つのα，そして，β，γ，δという計5つの4回膜貫通型のサブユニットから構成されていることが明らかになった．すなわち，ニコチン性アセチルコリン受容体チャネルを対象として単一チャネル記録がとられ，その構造が明らかになり，そしてそのcDNAが単離された．沼研究室は，**電位依存性Na^+チャネル，電位依存性Ca^{2+}チャネル，リアノジン受容体チャネル**など，重要なチャネルのcDNAを次々と単離し，この研究分野に大きな貢献をした．

D 構造解析

イオンチャネルの分子的実態を明らかにした研究の3つ目は，実際の分子の"形"を明らかにした，構造生物学的解析である．一般に，膜タンパク質は発現・精製と結晶化が非常に困難であるため，イオンチャネルの**結晶構造解析**は，ほかの可溶性タンパク質に比べて遅れていた．

シビレエイの電気器官は，非常に高密度に**ニコチン性アセチルコリン受容体チャネル**を発現している．1980年代よりN. Unwinらは，この標本のメリットを最大限に活かしてチューブ状結晶を作成し，電子線による解析を行うことにより，構造を明らかにしてきた．図2-28にあるように，5つのサブユニットから構成されていること，そして，チャネル分子の真ん中に"穴"(ポア pore)が空いていることがわかる．すなわち，イオンチャネルが，イオンの通る"穴"をもったタンパク質分子であることが構造的に裏づけられた．さらに側面からみると，細胞外領域が大きく上方に突き出ていて，膜貫通部位付近に最狭部(**イオン選択性フィルター**)がある．Unwinらはまた，アセチルコリン(ACh)投与後の急速凍結した開状態の標本の構造を解析して，開状態と閉状態の構造を比較した．その結果，2つ目の膜貫通部位が"く"の字にポア内側に折れることによって最狭部を構成していること，そして細胞外領域へのACh結合によって，この"く"の字の部

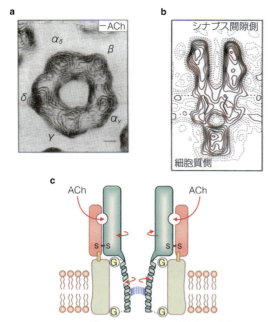

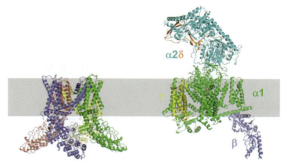

図2-29 単一粒子構造解析により解かれた TRPV1 チャネル（左）と電位依存性 Ca^{2+} チャネル複合体（右）の構造

図2-28 ニコチン性アセチルコリン受容体の構造
a, b. 閉状態における top view (**a**) と side view (**b**). **b** では, 最狭部に位置するフィルターを「く」の字で示してある.〔**a** は Unwin N : Acetylcholine receptor channel imaged in the open state. Nature 373：37-43, 1995 より, **b** は Unwin N : Nicotinic acetylcholine receptor at 9 Å resolution. J Mol Biol 229：1101-1124, 1993 より転載〕
c. 閉状態から開状態への構造変化を示したスキーム. ACh が細胞外領域の結合部位に結合することにより, この部位とポアの壁を構成する膜貫通部位が回転する. その結果, **b** で示した「く」の字の出っ張りが吸収され, チャネルポアが開く.〔Miyazawa A, et al : Structure and gating mechanism of the acetylcholine receptor pore. Nature 423：949-955, 2003 より転載〕

分を含む膜貫通部位が約90°回転することにより出っ張り部分が吸収され, イオン透過路が開くということを明らかにした（図2-28）.

その後も, 二次元結晶, チューブ状結晶の電子線による解析法により, 藤吉好則ら, 豊島近らによって, **アクアポリン水チャネル**, **Ca^{2+}ポンプ**などの膜タンパク質の構造解析が行われた. 2000年前後より R. MacKinnon らによって, **原核生物のポアのみを有する K^+ チャネル**, **電位依存性 K^+ チャネル**, **Cl^- チャネル**などの三次元結晶を用いた X 線構造解析が続々と行われ, 構造と動作原理についての知見が蓄積された. さらに近年では, **単粒子解析法**によるイメージ解析技術の向上や検出器の技術革新によって, **クライオ電子顕微鏡**による高分解能のタンパク質の構造解析が可能となり, 2013年頃よりタンパク質の構造解析登録件数が爆発的に上昇した. クライオ電子顕微鏡による構造解析には結晶化が不要であるため, 多くのイオ

ンチャネルに適用され, 複数のサブユニットが会合した状態での構造解析や機能の遷移過程を反映した構造解析がさかんに行われている（図2-29）. さらに現在では, 2020年前後の **AlphaFold** プログラムの登場によりAIによる正確な構造予測技術が生物学分野一般に普及し, イオンチャネルのアミノ酸配列から立体構造を把握できる時代が到来している.

以上, パッチクランプ法, cDNAクローニング, 構造解析という3つのアプローチにより, 膜興奮性の分子素子であるイオンチャネルの実在が完全に証明された.

Advanced Studies

クライオ電子顕微鏡（cryo-EM）画像を用いた高空間解像度の単一粒子構造解析

精製タンパク質の多数の cryo-EM 画像をコンピューター上で重ね合わせ, 背景ノイズ信号を減弱させる処理をすることにより構造を明らかにする単一粒子構造解析は以前から行われてきた. イオンチャネルなどの膜タンパク質は結晶化が困難であることが多いため, 結晶化せずに構造を解く手法として着目されてきた. しかし, 結晶構造解析に比して, 空間解像度が非常に低いものであった. 2013年に, Y. Cheng らの研究により画期的進展がみられた. 電子線を直接検出するカメラを使用すること, 電子線に反応する粒子の移動を動画として撮影してフレームごとに位置補正すること, サンプル調整の最終ステップで可溶化に使用した界面活性剤を両親媒性ポリマーの amphipols に置換することなどにより, TRPV1 チャネルの構造が, 結晶構造解析に劣らない 3.4 Å の解像度で解かれた（Liao, et al : Nature 504：107-112, 2013）. また, 2016年に Cheng らは, lipid nanodisc 中の TRPV1 チャネルの構造を 2.9Å の解像度で解いた. 本来イオンチャネルが置かれている脂質2重膜中における構造を直接反映するとともに, 構造が安定化することにより解像度も向上している（Gao, et al : Nature 534：347-351, 2016）. さらに, MacKinnon らは, 多数の単一粒子画像を精密に分類することにより, Slo2.2 の複数ステップに及ぶ機能遷移過程の構造を一挙に

得た(Hite, et al：Cell 168：390-399, 2017). また, N. Yan らは, リアノジン受容体チャネルや電位依存性 Ca^{2+} チャネルにおいて生細胞膜を反映した複数の修飾サブユニットが結合した超分子複合体状態で構造を解析した(Yan, et al：Nature 517：50-55, 2015；Wu, et al：Nature 537：191-196, 2016). このように最近の cryo-EM を用いた高解像度の単一粒子構造解析は, 構造解析分野に極めて強いインパクトを与えている.

2 イオンチャネルの構造と機能の多様性

上述のイオンチャネル cDNA の単離は, 分子の実在を示したにとどまらず, その分子的多様性についても明らかにした(→表 2-3, 90 頁, 表 2-4, 97 頁, 表 2-6, 102 頁を参照).

A 一次構造の分子的多様性

図 2-30 に, cDNA クローニングの結果から明らかになった電位依存性 Na^+ チャネル, Ca^{2+} チャネル, K^+ チャネル, そして, 内向き整流性 K^+ チャネルの一次構造の情報に基づくチャネル構造のスキームを示した.

電位依存性 K^+ チャネルは, 6 つの膜貫通部位をもつサブユニットが 4 個会合して機能ユニットを構成する. それに対して, **電位依存性 Na^+ チャネル, Ca^{2+} チャネル**は, いずれも, 電位依存性 K^+ チャネルに相当するものが 4 回繰り返しつながっている構造をしている. すなわち, 1 分子で K^+ チャネルの四量体に相当する. K^+ チャネルの場合だけ 4 分子が会合して初めて機能的サブユニットがつくられるようになっている理由の 1 つとして, 以下の可能性が考えられる.

Na^+ チャネルが活動電位発生のための火薬のようなものであるのに対し, K^+ チャネルは活動電位の持続時間, 発火パターンの調節などにさまざまな役割を果たしている. すなわち, 個々の神経細胞に個性を与えるために, K^+ チャネルにはより多様性が要求される. そのため, cDNA の種類自体も多いが, 異なる分子が会合して**ヘテロ四量体**を構成するしくみにしておくことにより, その四量体の機能の多様性を飛躍的に増しているという可能性が考えられる.

さて, 電位依存性 K^+ チャネルに加えて, K^+ チャネルには, もう 1 つ**内向き整流性 K^+ チャネル**の大きなファミリーがある. このファミリーの特徴は, 電位依存性 K^+ チャネルの後半部分(図 2-30 に緑色で示し

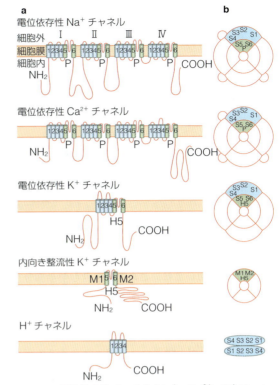

図 2-30 電位依存性チャネル(Na^+, Ca^{2+}, K^+ チャネル), 内向き整流性 K^+ チャネル, および H^+ チャネルの α サブユニットの構造

a. 膜貫通部位の数を示した模式図. 内向き整流性 K^+ チャネルは 2 つの膜貫通部位と H5 ポア(穴)ドメイン(P)をもつ. 電位依存性 K^+ チャネルでは, これの前半にさらに 4 つの膜貫通部位が付け加わった 6 回膜貫通型の構造をしている. H^+ チャネルは前半部分だけを有している. 電位依存性 Na^+ チャネル, Ca^{2+} チャネルは 6 回膜貫通型のユニットが 4 個つながった構造を示す.

b. 上からみた図. 内向き整流性 K^+ チャネルはチャネル内核に相当する部分だけの小さなもので, 電位依存性 K^+ チャネルでは, これに S1〜S4 でなる外殻が付け加わっていると考えられる. 電位依存性 K^+ チャネルは, 精製タンパク質の電顕による解析で 4 つのサブユニットが集まって 1 つのチャネルをつくっていることが示されている. 電位依存性 Na^+ チャネル, Ca^{2+} チャネルでは, ひとつらなりの分子が 4 つの繰り返しをもっているので, K^+ チャネルのサブユニットが 4 つ集まったものに相当すると考えられる.

〔岡村康司, 久保義弘：膜興奮性とイオンチャネル. 本間研一(監修)：標準生理学, 第 9 版. 医学書院, 2019 より転載〕

た, 第 5, 6 膜貫通領域に対応する)に相当する 2 回膜貫通型の構造をしていることである. この部分は, チャネルのイオン透過路の構築に必須な, 内側のポアドメインを構成している. 電位依存性 K^+ チャネルの場合には, その外側に, 前半の 4 つの膜貫通部位が付け加わっている. 後述するように, 4 番目の膜貫通部位が**膜電位センサー** voltage sensor として機能する

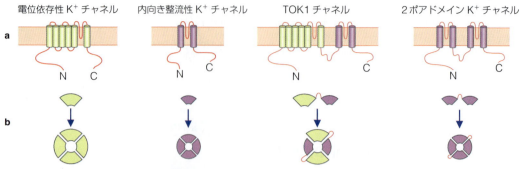

図 2-31　K⁺ チャネルファミリーの構造の多様性
そのトポロジー(**a**)と上から見た(**b**)の模式図.
〔岡村康司, 久保義弘：膜興奮性とイオンチャネル. 本間研一(監修)：標準生理学, 第 9 版. 医学書院, 2019 より転載〕

部位なので, 膜電位感受性のみられない内向き整流性 K⁺ チャネルにおいては, この部分を含む前半部分が欠如しているのはうなずける結果である. K⁺ チャネルでは, さらに 2 回膜貫通型の **2 リピートタイプ** (K_{2P} チャネル) や, ほ乳類は有さないが 6 回膜貫通型と 2 回膜貫通型が 1 個ずつつながったタイプの存在が報告されている(図 2-31).

H⁺ チャネルの遺伝子 **Hv1**(VSOP)が岡村康司らによって単離された. Hv1 は, 電位依存性 K⁺ チャネルの前半部分に相当する 4 つの膜貫通部位のみからなる(図 2-30a). Hv1 はこの分子の**二量体**で構成され(図 2-30b), H⁺ の透過する経路が 2 個存在する. このように, チャネル分子の種類と構造の多様性が, cDNA のクローニングによって明らかにされてきた(表 2-3, 2-4, 2-6 を参照).

B 多様な分子ファミリーメンバーの存在とそれらの局在

電気生理学的手法や薬理学的手法によりイオンチャネルを分類することには限界があり, 性質の似通った類縁のファミリーメンバーを区別することは一般に困難である. その点, cDNA の単離を行うと, 存在する分子種を明確に識別することができる. 1 つの例として K⁺ チャネルファミリーの多様性を示した. cDNA が単離されると, 特異的プローブを作成して個々の RNA の発現パターンを解析することができる. 例えば, 内向き整流性 K⁺ チャネル K_{ir} 2.1 と K_{ir} 2.2 といった, ごく類縁の分子で薬理学的には区別できないものの分布の違いも明らかにすることができるようになり(→表 2-6, 102 頁を参照), それぞれの分子が脳の異なる部位で, 機能していることも明らかになった. さらに, 特異抗体を作成して免疫組織化学的解析を行うことによって, 例えば, シナプスの前部位もしくは後部位といった細胞内局在の違いも明らかにされた.

3 イオンチャネルの構造機能連関

イオンチャネルの構造機能連関の研究は, cDNA の単離によって加速的に進んだ. すなわち, 着目している部分に変異を導入したり欠失させたりして, どのような性質の変化が起こるかを系統的に解析することにより, 機能の成り立ちを知るというアプローチができるようになった. cDNA を *in vitro* で発現させた実験は, 1 つの対象物だけを切り出して, 何を観察しているかを明確にして厳密な解析を行い, 生物物理学的に作動原理を知るという意味においては有効な手段である.

また, 膜タンパク質の構造解析においても, 貴重な知見が得られつつある. この分野の研究は結晶化の困難さゆえに遅れていたが, 2003 年にノーベル化学賞を受賞した MacKinnon の, K⁺ チャネルの**イオン選択性フィルター** ion selectivity filter についての研究成果に代表されるように, イオンチャネルの詳細な構造上の知見に基づいてイオンチャネルの動作原理を明らかにする時代が到来した. 現代では, クライオ電子顕微鏡での構造解析法の発展や AI 技術による正確な構造予測法の開発や普及により, ほぼすべてのイオンチャネルに対して, 分子構造に基づいた議論を展開することが可能となっている.

A イオンの選択的透過とブロック

イオンチャネルは，それぞれ種々のイオンを選択的に透過する．その機構を解説する．

1 K$^+$チャネル

H5領域とよばれているK$^+$チャネルの領域(図2-30)は，膜貫通部位とは認定できないことから，cDNAが単離された直後は，細胞外に位置しているものと思われていた．しかし，この領域に変異を導入することにより，イオンの透過(単一チャネルのコンダクタンス)や選択性，ブロッカーに対する感受性が激変することから，この部分がチャネルのポア(穴)を形成していると考えられるようになった．

K$^+$チャネルのイオン透過についての最大の関心事は，その選択性である．Na$^+$の原子半径がK$^+$よりも小さいのにもかかわらず，K$^+$チャネルは，K$^+$を選択的に透過させ，Na$^+$の透過性は非常に小さい．K$^+$を1秒間に10^7個のオーダーで透過させながら，Na$^+$は，その1/1,000程度しか透過させない．大きさによるふるいでは全く説明することができない．そのため，その精妙な仕組みは長く研究者の興味の的であった．

構造機能連関の研究がなされる前から，その謎に対して推測は出されていた．鍵はイオンの水和と脱水和にある．イオンは，水中にあるときには水和状態，すなわち周りに水分子を引き寄せた状態にある．しかし，K$^+$がK$^+$チャネルを通るときには，水分子が脱離し(脱水和)，イオン単体で透過する．イオンは，水和している状態がエネルギー的に安定で，脱水和した状態はエネルギー的に高い不安定な状態である．

しかし，K$^+$チャネルのポア(穴)は，K$^+$が脱水和した状態で，ちょうどフィットする大きさであるため，K$^+$は「水を捨てた代わりにポアをまとう」状態になる．すなわち，水和している状態と同レベルの低いエネルギー状態でポアを透過することができる．そのため，水中を拡散するのに近い速度で透過していくことができるのである(図2-32)．

それに対して，Na$^+$はK$^+$よりひと回り小さいために，脱水和したNa$^+$は「ポアをまとう」ことができず，エネルギー的に非常に高い脱水和した状態で透過することになる．そのため，Na$^+$の透過性は非常に低いものになると考えられている(図2-32)．

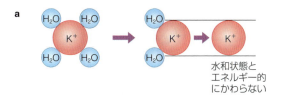

図2-32 K$^+$チャネルポアにおけるK$^+$選択性の原理
a．K$^+$がK$^+$チャネルを透過する場合．
b．Na$^+$がK$^+$チャネルを透過する場合．
〔岡村康司，久保義弘：膜興奮性とイオンチャネル．本間研一(監修)：標準生理学，第9版．医学書院，2019より転載〕

Advanced Studies

K$^+$のチャネル透過

点変異体の系統的な作成によるいわゆる構造機能連関の研究により，H5領域中に保存的に存在しているGlyTyrGly (GYG)配列が，K$^+$選択性フィルターであることが明らかにされた．その後，MacKinnonの研究グループにより，バクテリアのK$^+$チャネルKcsAの結晶構造が明らかにされた．この研究によりGYG配列のアミノ酸残基の側鎖ではなく，主鎖に存在するカルボニル基の酸素原子がポア内側に向かって手を差し出しており，K$^+$はちょうど「水を着る」ようにこれらの酸素分子によって安定的に囲まれていること，すなわちポアはK$^+$がちょうどフィットする大きさであることが，実験事実として明らかにされた(図2-33)．

MacKinnonらは，さらにさまざまな濃度のK$^+$やK$^+$と同様にK$^+$チャネルを透過するRbイオンの存在下でつくった結晶構造の比較解析により，選択性フィルター内に4つのK$^+$の存在部位があること，この4つの存在部位を細胞外側から1，2，3，4とすると(図2-33)，1，3の位置の2か所にK$^+$が結合した状態と，2，4の位置の2か所にK$^+$が結合した状態が存在し，K$^+$が相互に反発しながらずれていくことにより，1，3および2，4の両状態を交互にとるようにしてイオンはチャネルを透過していくことを明らかにした．

2 Na$^+$チャネル

哺乳類の4リピート型のNa$^+$チャネル(図2-30)は，その構造が解かれる以前は，電気生理学的にさまざまな大きさのイオンや無機物質の透過を比較した結果から，3Å×5Å程度の大きさのポアをもっていると推測されていた．cDNAの4リピートにそれぞれ存在している4つのポア領域のアミノ酸配列が異なることも，ポアが正方形でないことを示唆している．その長方形のポアを，水分子1個程度が水和したままのNa$^+$が透過していくと考えられている．2011年に原核生物の電位依存性Na$^+$チャネルの構造が解かれ，

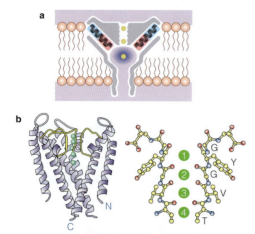

図 2-33　X線結晶構造解析の結果に基づく KcsA K⁺ チャネル構造の模式図

a．全体の構造．細胞外側寄りに，K⁺ 選択性フィルターがあり，その奥に水のたまり場がある．pore helix はその水たまりを向いている．黄色の丸は K⁺ を示す．〔Doyle DA, et al：The structure of the potassium channel：molecular basis of K⁺ conduction and selectivity. Science 280：69-77, 1998 を改変〕

b．選択性フィルターに K⁺ がフィットする様子を示す．緑色の丸は K⁺ を示す．右の図は左の図の一部を拡大したものである．K⁺ が安定して位置できる場所が4つあることを示す．アミノ酸残基主鎖のカルボニル基の酸素原子が K⁺ に向かって手を差し伸べるように位置している．〔Morais-Cabral JH, et al：Energetic optimization of ion conduction rate by the K⁺ selectivity filter. Nature 414：37-42, 2001 を改変して転載〕

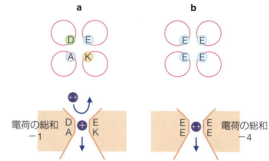

図 2-34　Na⁺ チャネルと Ca²⁺ チャネルのポア（穴）構造の比較

a．Na⁺ チャネルの場合は，ポアの入口に位置する4つのアミノ酸残基の電荷の総和は−1である．このため，2価の陽イオンである Ca²⁺ は近寄りがたい環境となっており，Na⁺ が選択的に透過する．

b．Ca²⁺ チャネルの場合は，ポアの入口に位置する4つのアミノ酸残基の電荷の総和が−4である．このため，Ca²⁺ のアクセスそして透過が可能となっている．

〔岡村康司，久保義弘：膜興奮性とイオンチャネル．本間研一（監修）：標準生理学，第9版，医学書院，2019 より転載〕

Na⁺ チャネルのポア径のほうが K⁺ チャネルのポア径よりも長く，部分的に水和した Na⁺ が透過する説が支持された．K⁺ は，水和状態あるいは脱水和状態でも Na⁺ ポアにフィットせず排除されていると考えられる．

　Na⁺ と Ca²⁺ の原子半径は似通っているが，Na⁺ チャネルと Ca²⁺ チャネルは，それぞれ Ca²⁺ あるいは Na⁺ を排斥する．この識別も興味深い問題である．1価イオンと2価イオンの重大な違いは，いうまでもなく**電荷**である．そして，Na⁺ チャネルと Ca²⁺ チャネルには，ポアの入り口に存在する負電荷をもつアミノ酸の数に違いがある．4リピートのP領域の対応する位置に，Ca²⁺ チャネルの場合には，すべて負電荷をもったアミノ酸が位置している．これが，2つの正電荷をもった Ca²⁺ を反発することなく，ポア入り口へと吸い寄せる効果を及ぼしている（図2-34）．それに対して，Na⁺ チャネルの場合，対応する部位のアミノ酸が，負電荷2，正電荷1，中性1なので，Ca²⁺ をうまく吸い寄せることができず，Na⁺ の透過が圧倒的に高い（図2-34）．実際，Na⁺ チャネルのこれらのア

ミノ酸残基を，すべて負電荷をもつものに変異させると，Ca²⁺ が透過するようになる（図2-34）．このように，Na⁺ と Ca²⁺ の場合には，電荷の違いが大きなファクターとなっている．

　ここまでの説明で，それではなぜ Ca²⁺ チャネルを Na⁺ は通らないのかという疑問が湧く．細胞外の Ca²⁺ を完全に取り除くと，Na⁺ が Ca²⁺ チャネルを非常によく透過するようになることが知られている．Ca²⁺ チャネルポア内においては Ca²⁺ が強く結合すると考えられている．結合した Ca²⁺ を叩き出してチャネルを透過させることができるのは，次に控えている Ca²⁺ のみであるため Na⁺ は透過できず，Ca²⁺ が完全に取り除かれてポア内に存在しなくなると，Na⁺ が通るようになると考えられる．

Advanced Studies

Na⁺ チャネルのポアの構造

　原核生物には6回膜貫通型の四量体で機能する Na⁺ チャネルが存在する．その1種である NavAb, NachBac の結晶構造が解かれた．ポアの最狭部は，K⁺ チャネルよりも広く（K⁺ チャネル：3.5 Å，Na⁺ チャネル：4.5 Å），ポアの長軸方向への長さも短く，ポアの中心軸から偏った場所に Na⁺ が観測され，少なくとも部分的に水和したまま通ることが示唆された．また四量体で，ポア入口に4個の負電荷を有するが，その近傍にさらに負電荷をもつアミノ酸を導入することにより Ca²⁺ が透過することが報告された．

3 ● 非選択性陽イオンチャネル

もう1つの大きなグループは，Na⁺とK⁺を区別することなく透過させる非選択性陽イオンチャネルである．**非選択性陽イオンチャネル**は，電気生理学的解析からも予測されていたことであるが，**TRPチャネル**の解かれた構造を見てもわかる通りポアの径が大きいため，Na⁺もK⁺も脱水和する必要がなく，完全にあるいは部分的に水和したまま透過していく，ある意味では大雑把なしくみである．

Na⁺とK⁺に対する非選択性チャネルでは，**NMDA受容体チャネル**のように，かなりCa²⁺透過性が高いものと，**ニコチン性アセチルコリン受容体チャネル**のように，それほどCa²⁺透過性が高くないものがある．この差は，ポア入り口の電荷状態などによると考えられる．NMDA受容体の場合，1つのアミノ酸残基の変異でCa²⁺の透過性が激変することが知られている．

4 ● Cl⁻チャネル

陽イオンチャネルと並ぶ，もう1つの大きなチャネルファミリーがCl⁻チャネルである．Cl⁻チャネルの構造は，「6回膜貫通型構造が4個会合して機能ユニットを構成し，中心に1つのポアが存在するNa⁺チャネル，Ca²⁺チャネル，K⁺チャネル」の場合と大きく異なっている．**CLC**というCl⁻チャネルの場合，1つのサブユニットが膜を12回貫通する構造を示し，このサブユニットが二量体となって機能ユニットを構成している．この2つのサブユニットのそれぞれにポアが存在するので，1つの機能ユニットのなかに2つのポアが存在することになる．

さらに，そのポア構造も大きく異なっている．K⁺チャネルでは，ヘリックス構造が同じ方向からポアの中央を指し示すように位置し，ヘリックス双極子モーメントによる負電荷はポア側を向いている（図2-35a）．それに対しCl⁻チャネルでは，ヘリックス構造が相対する上下方向からポアの中央を指し示すように位置しており，ヘリックス双極子モーメントによる正電荷はポア側を向いている（図2-35b）．このため，Cl⁻チャネルポアは陰イオンにとって存在しやすい環境となっていて，脱水和したCl⁻の透過が促進される．逆に，陽イオンはこの正電荷を帯びた領域から排除され，透過することができない．

このように，イオンの選択的透過は膜生理現象の重要な仕組みであるが，それぞれのチャネルは，大きさの違い，脱水和のエネルギーの違い，電荷の違いなど

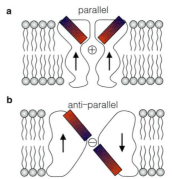

図2-35　K⁺チャネル(a)とCl⁻チャネル(b)のチャネルポア（穴）の構造の比較

a．K⁺チャネルでは，カラーで示したヘリックス構造が，同じ方向から(parallel)ポアの中央を指し示すように位置している．また，赤で示したヘリックスのもつ負電荷がポア側を向いており，正電荷をもったK⁺が存在しやすい環境をつくっている．

b．Cl⁻チャネルでは，ヘリックス構造が相対する方向から(anti-parallel)ポアの中央を指し示すように位置している．そして，青で示したヘリックスのもつ正電荷がポア側を向いており，負電荷をもったCl⁻が存在しやすい環境をつくっている．

〔Dutzler R, et al : X-ray structure of a ClC chloride channel at 3.0 Å reveals the molecular basis of anion selectivity. Nature 415 : 287-294, 2002 より転載〕

をうまく利用して，この難題を解決している．

Advanced Studies

H⁺チャネルのイオン透過路

電位依存性H⁺チャネル(Hv1)の場合は，イオン透過路はほかのチャネルと大きく異なり，ポアという表現があたらない．H⁺はHv1の電位センサー構造内を透過すると考えられている．電位センサー構造の中央部に位置するカルボキシル基を有するアミノ酸残基がプロトン化され，その周辺まで入り込んだ水分子も巻き込みH⁺が交換輸送される**グロッタス機構** Grotthuss mechanism によりH⁺選択性とH⁺透過が実現すると仮説が立てられている．二量体中の各サブユニットにこの透過路がそれぞれ1つ，計2つ存在することが知られている．

B ● 膜電位感知機構

電位依存性Na⁺，Ca²⁺，K⁺チャネルが，脱分極に伴って活性化する性質は，チャネルの働きにおいて非常に重要である．イオンチャネルが自身を取り巻く膜にかかる電圧の変化を感知する仕組みは興味深い課題である．

予想できるのは，電荷をもったアミノ酸に富む領域があれば，その領域が膜電位の変化に応じて静電的に反発されたり引き付けられたりすることによって動く

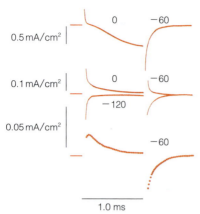

図 2-36　ヤリイカ巨大軸索におけるゲート電流の測定
静止レベル−60 mV から 0 mV まで 1.0 ms 脱分極したときのゲート電流の測定．
上段の記録は 1/2 Na⁺ 海水中でイオン電流も観察されている．
中段は Na⁺ をすべてトリスで置き換え，さらに 300 nM の TTX（テトロドトキシン）を加えてイオン電流を完全に抑制してから変位電流を測定したもの．このとき−60 mV から−120 mV への逆の過分極パルスによる容量性電流も示してある．
下段は脱分極パルスによる電流から，逆の過分極パルスによる電流を差し引いた残りであって，これが膜電位依存性の変位電流，すなわちゲート電流である．
〔Keynes RD, et al：Kinetics and steady-state properties of the charged system controlling sodium conductance in the squid giant axon. J Physiol 239：393-434, 1974 より転載〕

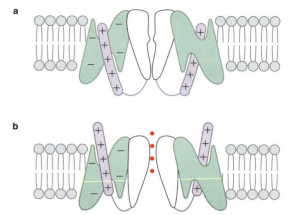

図 2-37　膜電位依存性活性化のメカニズム
電位センサーが静止状態（**a**），活性化状態（**b**）の電位依存性チャネル．膜電位センサーの S4 ヘリックスが回転を伴いながら，細胞外側へ遷移する．S1〜S3 に存在する負電荷（アスパラギン酸残基やグルタミン酸残基）と S4 の正電荷（アルギニン残基）が相互作用し，その結合ペアを交換しながら移動する．S4 の正電荷は電位センサー中心部の疎水性障壁を越え細胞内側から細胞外側へ移動する．この S4 ヘリックスの移動による構造変化によりチャネルのゲートが開口する．

機構である．この，電荷を帯びたセグメントの電場中での動きを反映する「**ゲート電流**」が，測定された（図 2-36）．膜電位固定化においてステップ状に膜電位を変化させると，「膜容量を充電することによる容量性電流」が流れる．この電流は，＋／−の電圧パルスに応じて等しい反対向きの電流として流れ，完全に差し引きすることができる．容量性電流を差し引いた後に，チャネルが活性化される膜電位域においては，ゲート電流が観察される．この電流は，膜電位変化に伴って電荷を帯びたチャネルの領域が実際に動くことを間接的に示している．また，チャネルの開閉に伴う電荷の移動，すなわちゲート電流を積算して得られる電荷の存在が，チャネルの開閉が膜電位依存性を呈することの根拠となる．

cDNA が単離され，**電位センサー**の候補部位として正電荷をもったアミノ酸が，5〜6 個程度存在する 4 番目の膜貫通領域 S4 が注目された（図 2-37）．電位依存性 Na⁺ チャネルと K⁺ チャネルの S4 領域に系統的に点変異を導入して正電荷の数を減らすと，予想どおりイオン電流とゲート電流の電位感受性の程度が減弱した．したがって，この部位が**膜電位センサー**である

ことが示された．電荷を帯びた S4 が疎水性環境である膜内を円滑に移動するため，そのカウンター電荷としての負電荷を帯びたアミノ酸残基の重要性も報告された．研究の結果，多様なステートでの電位依存性チャネルの構造が解かれ，膜電位変化に伴って S4 ヘリックス構造が細胞内側から細胞外側へ電荷とともに遷移する構造変化により，ポア内側部に位置する"ゲート"が開いてイオンが透過すると理解されている．

c　不活性化

電位依存性 K⁺ チャネル Shaker は，脱分極による活性化の後に，非常に速い不活性化を示す．この現象は，N 末端の細胞内領域が細胞内側からポアの入口にはまり込むという，いわゆる **ball and chain model** で説明できることが知られている（図 2-38）．この部分を削った変異体では速い不活性化は失われ，さらに，細胞内側に，削った部分に相当する合成ペプチドを投与すると，不活性化が回復する現象がその根拠である．その後，電位依存性 K⁺ チャネルの細胞内領域の構造が明らかにされ，くさび状をした ball が，サブユニット間の会合に使われている細胞内領域の隙間をぬってはまり込んでいく構造が明らかにされた．

なお，Na⁺ チャネルの場合には，しくみとしては K⁺ チャネルと同じ ball and chain model が想定される

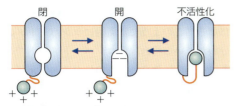

図 2-38 電位依存性 K⁺ チャネルの不活性化を説明する鎖でつながれた球のモデル

電位依存性 K⁺ チャネルが活性化した後に閉じていく（不活性化する）のはチャネルの N 末端にある正電荷をもつ領域がチャネルのポア（穴）を塞ぐためであることがわかった．すなわち遺伝子を操作して，N 末端を削る（球をなくす）と不活性化が起こらなくなることと，この部分だけを合成ペプチドとして投与すると不活性化が起こることから明らかにされた．
〔岡村康司，久保義弘：膜興奮性とイオンチャネル．本間研一（監修）：標準生理学，第 9 版，医学書院，2019 より転載〕

が，K⁺ チャネルの ball に相当する部分がアミノ端の細胞内領域ではなく，4 つあるリピートの 3 番目と 4 番目をつなぐ chain にあることが知られている．

また，不活性化には，選択性フィルターの構造変化による比較的ゆっくりとしたポア型不活性化や，電位依存性 Ca²⁺ チャネルにみられる Ca²⁺-カルモジュリンを介してゲートを閉じる Ca²⁺ 依存性不活性化の機構が存在する（→Advanced Studies，91 頁参照）．

D 内向き整流性 K⁺ チャネルの内向き整流性

内向き整流性 K⁺ チャネルは，前述のように，膜電位センサーを含む前半部位を欠くため絶対的な膜電位を感知しない（図 2-30）．さまざまな細胞外 K⁺ 濃度下において，K⁺ の平衡電位以下では内向き電流をよく透過し，K⁺ の平衡電位以上では外向き電流をあまり透過しないため，結果として内向き整流性を示す．すなわち，見かけ上は，K⁺ の平衡電位からのずれ，もしくは流れの向きを感知する，という非常にユニークな性質をもっている（図 2-39）．

Advanced Studies

内向き整流性 K⁺ チャネル

内向き整流性 K⁺ チャネルの整流性の成因が細胞内 Mg²⁺ による外向き電流のブロックによることが松田博子らにより明らかにされ，またその後，生理的に細胞内に存在するスペルミンなどの**ポリアミン**も Mg²⁺ とともにブロックに寄与していることが明らかになった（図 2-39）．内向きに K⁺ が流れるときはこれらの細胞内ブロッカーが外れ，外向きに流れるときにはブロックするという仕組みである．その構造基盤については，ポア膜貫通部位あるいは細胞内領域に存在する，複数の負電荷をもったアミノ酸が重要な役割を果たしている．内向き整流性 K⁺ チャネ

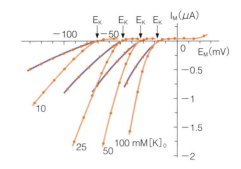

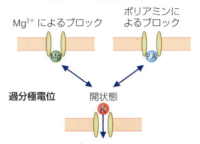

図 2-39 内向き整流性 K⁺ チャネルの電気生理学的性質

a．さまざまな K⁺ 濃度下での内向き整流性 K⁺ チャネルの電流電圧関係．E_K は K⁺ の平衡電位を示す．平衡電位より過分極側では明確な内向き電流が観察されるが，脱分極側での外向き電流は小さい．点線はパルスの始まりの時点での，実線は定常状態での電流の大きさを示す．〔Hagiwara, et al：Potassium current and the effect of cesium on this current during anomalous rectification of the egg cell membrane of a starfish. J Gen Physiol 67：621-638, 1976 より〕

b．内向き整流性のメカニズム．電位依存性 K⁺ チャネルと異なり，膜電位を感知する機構はなく，平衡電位より脱分極電位では，外向き電流が細胞内の Mg²⁺ やポリアミンによってブロックされることで，内向き整流性が引き起こされる．

ルのもつ内向き整流性という重要な性質がこれらのアミノ酸により規定されていて，実際これらのアミノ酸の違いにより内向き整流性の強弱の多様性が獲得されている．

4 興奮性細胞の発火パターンとイオンチャネル

活動電位発火頻度の変化は，細胞の電気的活動の基盤となっている．例えば，運動ニューロンの発火頻度は収縮する筋線維の数と収縮の大きさを決定し，聴覚ニューロンの発火頻度は音の強度と相関する．**骨格筋細胞**は，静止状態では脱分極せず，運動神経からの速い刺激に応じて全か無のシャープな活動電位を示す．これに対して，**心筋細胞**では周期的に脱分極し，持続の長い活動電位を生じる．自律的に発火する性質は，多種のニューロンでもみられ，ホルモンを分泌する

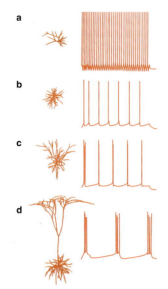

図 2-40　神経細胞の形態の違いによる発火パターンの多様性

a〜d は、コンピュータ上で同じ量、同じ種類のイオンチャネルが存在すると仮定して、各パターンの細胞構造をもったときに、どのような発火パターンになるかをシミュレーションしたもので、細胞の形態、チャネルの局在のしかたが変わると、発火パターンは全く違ったものになることがわかる。
〔Mainen ZF, et al：Influence of dendritic structure on firing pattern in model neocortical neurons. Nature 382：363-366, 1996 より転載〕

ニューロン（視床下部神経内分泌細胞）では、膜電位の変動により規則的な細胞内 Ca^{2+} 濃度上昇が起こり、それに応じて小胞の開口放出によるホルモンの分泌が引き起こされる。視床のニューロンはリズミックな自発発火を示し、発火のリズムは覚醒、睡眠の周期に伴い変動することにより、大脳皮質の機能を調節する。

このように、細胞種ごとの発火様式の違いの多くは、個々の細胞が内在的にもっている細胞膜の特性の違いで説明される。

A 細胞形態とイオンチャネルの量と局在

膜電位の変化は、細胞膜の容量、抵抗、細胞質の抵抗成分で規定される（➡「神経突起のケーブル特性」、61 頁を参照）。ニューロンは、樹状突起や軸索などきわめて細く複雑な形態をもち、膜電位の変化は局所の形態に大きく左右される。例えば、細い樹状突起の先端では膜電位の伝導速度は遅く、減衰が早く起こってしまう。細胞体に近い樹状突起へのシナプス入力は、減衰が少なく効率よく細胞体に伝達される。

また、細胞が細い突起様の構造を多くもつ場合には、複数の箇所がお互いに電気的に絶縁されたような状況になる。このように電気的にコンパートメントとして分かれている場合、各コンパートメントでの電気的活動は、互いに独立したものになる。例えば、**網膜アマクリン細胞**では、各樹状突起がシナプスを受けると同時に伝達物質を放出しており、局所での膜電位変化があまり大きくない場合には、脱分極が細胞体へ伝播せず、細胞全体で同期するような活動電位は起こらない。つまり、活動電位伝播が起こらない状態で局所での伝達物質放出が引き起こされている。

細胞1個に存在するイオンチャネル数が一定でも、細胞の形態が異なるときわめて異なる発火パターンを示すことになる。実際のニューロンの興奮性は、形態、チャネルの量、分布のしかたにより違ったものになりうる（図 2-40）。

B イオンチャネルの性質により規定される発火パターン

興奮性細胞の活動電位は、これまで Hodgkin と Huxley のモデルで述べられているように、基本的には電位依存性 Na^+ チャネルまたは Ca^{2+} チャネルによる内向き流と、それに続く K^+ チャネルによる外向き流により形成される。しかし、実際の膜興奮性は多様であり、さまざまな種類のイオンチャネルの特徴的な性質が協調することで実現されている。

1 ● Na^+ チャネルの再開口と細胞の興奮性

小脳プルキンエ Purkinje 細胞は、小脳における唯一の出力細胞であり、数十 Hz の高頻度で規則的な活動電位を示し、運動の時間空間的制御において中心的役割を担う細胞である（➡第 17 章、393 頁を参照）。小脳 Purkinje 細胞は多数の樹状突起と大きな細胞体が特徴であり、小脳皮質内で細胞が容易に同定できるため、電気的性質が詳細に解析されてきた。J. C. Eccles と R. Llinas らは、小脳のスライス標本（図 2-21 参照）を用いてイオンチャネル電流を解析し、Purkinje 細胞の細胞体に Na^+ 依存性の自発発火特性が存在することを見いだした。この特性は急性単離した細胞体でも同様にみられ、シナプスの入力パターンによるものではなく、細胞体の膜の特性による。

Purkinje 細胞の電位依存性 Na^+ チャネルは、自発発火の形成に適した特殊な性質を有している。通常の筋細胞やほかのニューロンでの Na^+ チャネル電流は、

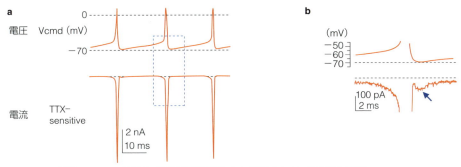

図 2-41 小脳 Purkinje 細胞における活動電位の自発発火と Na⁺ 電流の役割
a. 活動電位を模したコマンド波形（上段）を与えて，膜電位固定法による電流記録を行い，TTX 感受性電流成分（下段）を単離した．
b. a の矩形で囲んだ部分の拡大図．活動電位が再分極した時点で，小さな内向き電流が発生している（矢印）．Purkinje 細胞の Na⁺ チャネルは，このように脱分極の後で再開口する特性があり，このためにゆっくりした脱分極が起こって連続発火するものと考えられる．
〔Raman IM, et al：Ionic currents underlying spontaneous action potentials in isolated cerebellar Purkinje neurons. J Neurosci 19：1663-1674, 1999〕

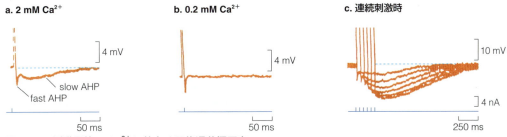

図 2-42 活動電位の Ca²⁺ に依存する後過分極反応
a. カエルの脊髄の運動ニューロンにおいて，細胞外に Ca が存在する条件で活動電位を発生させると，短い過分極（fast AHP）と，それに引き続いて起こるゆっくりした過分極（slow AHP）が生じる．
b. 細胞外の Ca²⁺ 濃度を 0.2 mM まで下げておくと，slow AHP はみられなくなる．
c. モルモットの迷走神経細胞に 1 から 6 発までの連続刺激を行ったときの膜電位の変化を調べたもの．スパイクの数が増えると AHP も顕著になる．
〔岡村康司，久保義弘：膜興奮性とイオンチャネル．本間研一（監修）：標準生理学，第 9 版，医学書院，2019 より転載〕

脱分極の間にいったん不活性化してしまうと，過分極に戻してもチャネルが静止状態に戻れないために電流は流れない．しかし，小脳 Purkinje 細胞の Na⁺ 電流では不活性化状態が完全には起こらず（**持続性電流**），活動電位が起こったあともわずかながら内向き Na⁺ 電流がみられる（図 2-41）．これにより活動電位が終了したあとでも脱分極が起こり，**連続発火**が起こる．

2 ● Ca²⁺ 依存性 K⁺ チャネルによる順応現象と活動電位の持続時間の調節

シナプス入力による発火の頻度は，だんだん減少していく場合がある（**順応 adaptation**）．細胞内記録を行うと，発火の後でゆっくりした過分極が観察される（図 2-42）．

この過分極は K⁺ の透過性によるものであり，細胞内に EGTA などの Ca²⁺ キレーターを注入して細胞内 Ca²⁺ 濃度を下げると，この現象がみられなくなる．これらの Ca²⁺ 依存的な K⁺ チャネルの分子実体としては，カルモジュリンを介して K⁺ チャネルを開口する **SK チャネル**（→図 2-55，95 頁参照）とよばれる分子群と，チャネルの細胞内側で直接 Ca²⁺ を感知して開口が促される **BK チャネル**とよばれるグループが知られている（→表 2-6，102 頁を参照）．

3 ● A 型 K⁺ 電流と発火のタイミングの調節

A 型 K⁺ 電流は，脱分極ステップにより急速に開いた後，すぐに不活性化により閉じるタイプの K⁺ チャネルによる電流である．主に心筋細胞や神経細胞に発

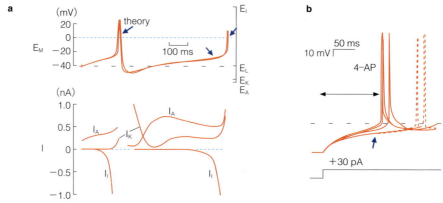

図 2-43 I_A チャネルによる活動電位発火のタイミングの調節

a．軟体動物のニューロンから記録した膜電位（上）と，各イオンチャネル電流の活性のタイミングを活動電位に対応して示したもの（下）．I_K チャネル（不活性化の遅い遅延整流性 K チャネル）は，活動電位の下降相の後の過分極時に開くが，すぐに流れなくなってしまう．これに対して I_A チャネルは，I_K チャネルが活性化する後で活動電位が起こるまでの間で開いており，発火のタイミングを遅くしている．

b．ラット嗅球の僧帽細胞からの活動電位記録を示す．I_A チャネルの阻害薬である 4-AP（4 アミノピリジン）によって I_A チャネル電流を抑えると，活動電位の発火のタイミングが早くなる（点線は 4-AP を投与する前の発火を示し，実線は投与後の波形を示す）．

〔岡村康司，久保義弘：膜興奮性とイオンチャネル．本間研一（監修）：標準生理学，第 9 版．医学書院，2019 より転載〕

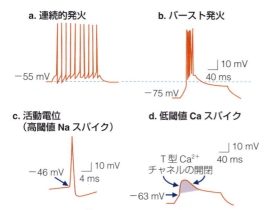

図 2-44 T 型 Ca^{2+} チャネルによる発火パターンの調節

T 型 Ca^{2+} チャネルの活性の有無により神経細胞の発火様式は大きく変化する．a では，静止膜電位が -55 mV と浅めである状態を示しており，この電位では T 型 Ca^{2+} チャネルは不活性化しているために，単純な Na^+ 依存性スパイクが連続的に出るパターンを示す．一方 b では，静止膜電位が深くなり -75 mV だと T 型 Ca^{2+} チャネルの不活性化がなくなるため，T 型 Ca^{2+} チャネルを通る Ca^{2+} 流入により低閾値の脱分極が起こって，特徴的な Na^+ 依存性のバースト状の発火を示すようになる．c は Na^+ 依存性の活動電位，d は，TTX により Na^+ チャネルの活性を抑制した状態での T 型 Ca^{2+} チャネルによる活動電位を示す．心筋細胞の場合とは異なり，Na^+ 依存性の活動電位より低閾値である．b の図の発火パターンは，実際には d での Ca^{2+} 依存性活動電位に Na^+ 依存性の活動電位が乗るかたちで生じている．

〔岡村康司，久保義弘：膜興奮性とイオンチャネル．本間研一（監修）：標準生理学，第 9 版．医学書院，2019 より転載〕

現し，一過的な開口により，細胞の発火のタイミングを微妙に遅らせたり，スパイクとスパイクの間の間隔を延ばしたりする働きがある（図 2-43）．

4 ● T 型 Ca^{2+} チャネル（静止膜電位の違いによる発火パターンの調節）

網膜の信号を視覚野皮質ニューロンに中継する働きのある**視床のリレーニューロン**は，睡眠時には膜電位が比較的過分極しており，**バースト状の発火**（図 2-44b）を示す．一方，覚醒時には膜電位が脱分極側にあり，入力に応じた連続的な発火パターンを示す（図 2-44a）．このような発火パターンの転換には，低閾値型 Ca^{2+} チャネル（**T 型 Ca^{2+} チャネル**）の機能が重要である．T 型 Ca^{2+} チャネルは，持続的な弱い脱分極により不活性化を起こすので，膜電位が弱く脱分極していると，Ca^{2+} チャネルが開かなくなり，興奮性が下がる（図 2-44d）．静止膜電位のレベルに応じて多様な発火パターンを形成する働きがある．

5 ● HCN チャネルとペースメーカー電位

心臓のペースメーカーとして機能する洞房結節の細胞は，規則的な脱分極を示す（図 2-45a）．この脱分極は，過分極により開口し Na^+ と K^+ を比較的非選択的に通す電流（I_h 電流という）に基づいている

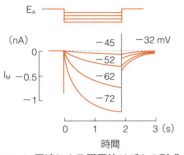
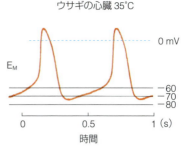

図 2-45　I_h 電流による膜電位リズムの形成
　a．定電流記録により電位変化を示したもの．HCN チャネルが開くことにより膜電位は脱分極する．活動電位が生じると HCN チャネルは閉じるが，遅延整流性 K^+ チャネルなどが開くことにより再び膜電位は過分極し，HCN チャネルが開く．これを繰り返すことによりリズムが生じる．b．ウサギの心臓洞房結節の細胞をパッチクランプ法により電位固定し，過分極時の膜電流を記録すると，内向きにゆっくりと流れる電流がみられる．このチャネル電流は Na^+ と K^+ を両方流すため，平衡電位が 0 mV に近く，膜電位を脱分極させる働きがある．
〔DiFrancesco D, et al：Properties of the hyperpolarizing-activated current (if) in cells isolated from the rabbit sino-atrial node. J Physiol 377：61-88, 1986 より転載〕

（図 2-45b）．この電流の実体となっている **HCN チャネル**（hyperpolarization-activated, cyclic nucleotide-gated cation channel）とよばれる一群のイオンチャネルは，ほかの電位依存性チャネルと同様に電位センサー構造をもつチャネルであるが，通常の電位依存性チャネルとは異なり，脱分極ではなく過分極時に開口する．そのため，活動電位の後の過分極相でゆっくりと開く．

また Na^+ と K^+ を両方通すため，過分極相で開いて内向き電流を流し，膜電位を脱分極方向へ移動させる．心筋以外にも視床のニューロンなどの神経細胞の発火リズムの形成に関与する（→第 36 章，621 頁参照）．

5　イオンチャネルの発現制御機構

多様なイオンチャネルはどのようにその発現が制御されているのだろうか？　いくつかの具体的な例を挙げながら，その分子機構について説明する．

A　イオンチャネルの膜への輸送

K_{ATP} チャネルは，細胞内 ATP により不活性化されるチャネルで，細胞内の代謝レベルに応じて膜興奮性を調節する働きがある．K_{ATP} チャネルは，チャネル本体である $K_{ir}6$ とよばれるサブユニットと，副サブユニットとしての **ABC-transporter**〔ATP binding cassette の略称でアミノ酸配列がよく似た ATP（アデノシン三リン酸）結合領域がカセットのように挿入されていることからこの名前がある〕の一種である **SUR** とから構成される（図 2-46）．SUR が $K_{ir}6$ と結合して完全に組み合わさったタンパク質複合体のみが，小胞体から細胞膜側へ運ばれる．一方で，SUR の結合していない未成熟な複合体は小胞体にとどまったままになる．このことから，SUR は K_{ATP} チャネルの膜への輸送に関わると考えられる．

$K_{ir}6$ 側には，塩基性アミノ酸が 3 つ連続するアミノ酸配列（RKR；アルギニン-リジン-アルギニン）が存在する．小胞体上に存在するなんらかの分子によりこの領域が認識され，チャネル分子は Golgi 装置へ輸送されず小胞体に保持されるようになる．SUR が $K_{ir}6$ に結合すると，この RKR 配列が小胞体により認識されなくなってしまい，小胞体が $K_{ir}6$ を保持する機構が働かなくなる．

小胞体保持からの解除の過程は，膜タンパク質分子発現制御の一般的な機構であると考えられる．

B　イオンチャネルの分解

リドル Liddle 症候群は腎臓性の高血圧を示す遺伝病で，腎臓での Na^+ の再吸収が亢進するために体液が増えて高血圧をきたす（→第 49 章，794 頁を参照）．

この遺伝病では，腎臓に発現するアミロライド感受性の**上皮性 Na^+ チャネル** epithelial Na^+ channel（ENaC）の遺伝子の配列に異常があることがわかって

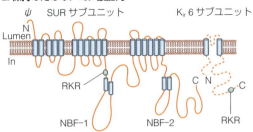

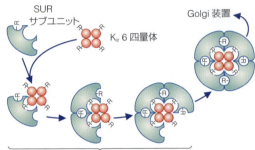

図 2-46　小胞体保持の解除によるチャネル分子の発現
ATP 感受性 K^+ チャネル（K_{ATP} チャネル）は，チャネル本体の K_{ir} 6 と副サブユニットの SUR により構成される．K_{ir} 6 の C 末端側には RKR（アルギニン-リジン-アルギニン）の 3 アミノ酸からなる配列が存在する．チャネルが集合するとき，RKR が SUR によって覆われることにより小胞体への結合が解除され，Golgi 装置へ輸送されるようになる．
〔岡村康司，久保義弘：膜興奮性とイオンチャネル．本間研一（監修）：標準生理学，第 9 版，医学書院，2019 より転載〕

いる．ENaC は，α，β，γ の 3 つのサブユニットから構成されている．C 末端側には，PY モチーフの配列 **PPXY**（P はプロリン・X は任意のアミノ酸・Y はチロシン）を有する領域があり，この部位には Nedd 4 とよばれるユビキチンリガーゼ酵素が結合する．この酵素の働きにより，ENaC チャネルの N 末端側に**ユビキチン**とよばれる分子量 7,500 のタンパク質分子が多数結合するようになる（**ユビキチン化**）．いったんユビキチン化された膜タンパク質は，分解の対象となるタンパク質とみなされて，細胞内へ取り込まれて分解される（図 2-47）．

Liddle 症候群の患者では β サブユニットまたは γ サブユニットの C 末端側の細胞質側のアミノ酸残基が欠損している．PPXY 領域が欠損するためにユビキチンによる標識化が起こらず，細胞膜からの ENaC チャネルの除去が低下する．そのために細胞膜に存在する ENaC チャネルが過剰にたまってしまい，Na^+ の再吸収が亢進して高血圧になる．

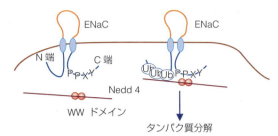

図 2-47　ユビキチン化された膜タンパク質
腎臓の上皮性 Na^+ チャネル（ENaC）は，C 末端側に存在する PY モチーフの配列（PPXY）を介して Nedd 4 タンパク質と相互作用し，ユビキチン化を介した分解反応を受ける．Liddle 症候群の患者では，PPXY の領域が欠損しているためにタンパク質の分解が起こりにくく，その結果 ENaC チャネルの密度が増えて，Na^+ の輸送が亢進してしまう．
〔岡村康司，久保義弘：膜興奮性とイオンチャネル．本間研一（監修）：標準生理学，第 9 版，医学書院，2019 より転載〕

C　イオンチャネルの局在化

1　局在化の意味

　イオンチャネル分子は，必ずしも細胞膜上をふらふらと浮遊しているのではなく，細胞膜の裏打ち構造と結合するなどにより特定の場所に位置する．これは神経細胞における軸索，樹状突起，細胞体のように，細胞の各領域で機能分化している細胞では特に顕著である．

　例えば，神経細胞の Ca^{2+} チャネルはシナプス前膜に局在しており，神経終末に活動電位が到達すると脱分極により局所的に速い Ca^{2+} 流入を引き起こし，シナプス小胞を細胞膜に融合させて伝達物質放出を引き起こす．また，伝達物質の受容体型チャネルはシナプス後膜に限局して存在するが，その密集度や広がりはシナプスの信号の大きさや時間経過などの性質を規定する．有髄神経軸索では，Ranvier 絞輪の部分に Na^+ チャネルが集積することにより，効率の高い跳躍伝導を可能にしている．

　また，異なる性質のチャネルが空間的に近くに存在することで，チャネル間の連携が可能になって細胞機能に寄与することも重要である．例えば，骨格筋細胞および心筋細胞では，細胞膜に存在する電位依存性 Ca^{2+} チャネルと，**筋小胞体** sarcoplasmic reticulum（SR）膜に存在する**リアノジン受容体**が，骨格筋では**トライアッド（三つ組）** triad，心筋ではダイアッド dyad とよばれる膜構造において共局在している．この共局在によって電位依存性 Ca^{2+} チャネルとリアノジン受容体が相互に共役することが可能となっており，脱分

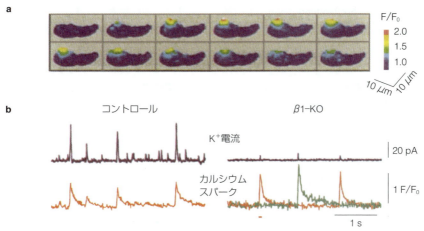

図 2-48　**イオンチャネルの局在化**
血管平滑筋で K^+ チャネルは Ca^{2+} で活性化される．
a．は平滑筋細胞の細胞内 Ca^{2+} 濃度を Ca^{2+} 感受性蛍光指示薬を用いて計測したもので，図は，8.3 ms おきの濃度の空間分布の結果を擬似カラー表示にて並べており，赤い色に近いほど濃度が高いことを示す．一過性で局所の Ca^{2+} 濃度の上昇（カルシウムスパーク）が起こる．
b．では，Ca^{2+} 濃度上昇の計測と，細胞膜を流れるイオン電流を同時に計測した結果で，Ca^{2+} 濃度上昇（カルシウムスパーク）と同期して BK チャネル（Ca^{2+} 依存性 K^+ チャネル）が開口して外向きに K^+ の流出が確認される．BK チャネル分子を構成するサブユニットの１つである β1 サブユニット遺伝子をノックアウトしたマウス（β1-KO）では，BK チャネルの Ca^{2+} 感受性が低下するために，カルシウムスパークはみられるが，それに対応する BK チャネル電流は減少する．このため平滑筋の弛緩が起こりにくく，高血圧となる．
〔Brenner R, et al：Vasoregulation by the β 1 subunit of the calcium-activated potassium channel. Nature 407：870-876, 2000 より転載〕

極時の Ca^{2+} 放出が調節されている〔**興奮収縮連関** excitation-contraction (E-C) coupling〕(→ 第3章 図 3-6，110頁などを参照)．

　また，**血管平滑筋**の場合には，小胞体(ER)上にリアノジン受容体が存在し，ここから細胞内 Ca^{2+} 放出が起こるが，近傍の細胞膜には隣接して **Ca^{2+} 活性化 K^+ チャネル**が存在している．リアノジン受容体の活性化により局所の Ca^{2+} 濃度上昇（**カルシウムスパーク**）が発生し，リアノジン受容体近傍の細胞膜に存在する Ca^{2+} 活性化 K^+ チャネルが活性化されるために，過分極が引き起こされる（図 2-48）．この Ca^{2+} 放出は自発的に起こるため，Ca^{2+} 活性化 K^+ チャネルの活性化が長期にわたり継続して起こり，これにより血管平滑筋が弛緩することになる．実際，Ca^{2+} 活性化 K^+ チャネル β サブユニットを欠失したミュータントマウスでは，BK チャネル（→ 表 2-6，102頁を参照）の Ca^{2+} 感受性が低下しており，血管平滑筋の弛緩がうまくいかないために高血圧となる．

　同様に，神経細胞では Ca^{2+} チャネルの近くに Ca^{2+} 活性化 K^+ チャネルが存在し，Ca^{2+} チャネルを通って細胞内で増加した Ca^{2+} により K^+ チャネルの開口が誘導されて過分極を引き起こす．これにより，活動電位の持続時間が短縮し，伝達物質放出の量がコントロールされることが知られている．

　さらに，神経細胞や筋細胞以外でも，イオンチャネルの局在化は生理機能にきわめて重要である．腎臓，消化管上皮，外分泌細胞などは，管腔側と血管側で**極性**を有しており，発現するイオンチャネルもどちらか片側に分布が偏っている．例えば，腸管上皮細胞の Cl^- チャネルは管腔側のみに存在する．これによりイオンの流れに方向性が生じ，イオンの輸送が可能になる．また最近はリソソーム膜などの細胞内膜のみに局在して機能するイオンチャネルも知られるようになってきた．細胞機能に適した形で膜タンパク質分子を空間的に配置する機構は，細胞膜の興奮性の仕組みや病態の理解に重要である．

2 ● 有髄神経軸索での電位依存性 Na^+ チャネルの局在化の仕組み

　有髄神経軸索は，軸索の細胞膜のほとんどの部分を**ミエリン**で覆うことにより，細胞内外間の抵抗を上げるとともに容量成分を下げる．これによって活動電位は，より減衰が少ない状態で伝達され，速い伝導速度が可能となる．Na^+ チャネルは，２つの**稀突起グリア**

細胞(オリゴデンドロサイト oligodendrocyte, 末梢神経細胞なら Schwann 細胞)に挟まれた部分(**Ranvier 絞輪**)に限局的に存在する(図 2-16 参照). Ranvier 絞輪は軸索の最も細い部分で, ミエリンがなく細胞外液へ開放されている部分であるが, ここに Na^+ チャネルと K^+ チャネル, Na^+-K^+ ATPase などが局在化する.

アンキリン ankyrin[*1] のアイソフォームの１つであるアンキリン G は, Ranvier 絞輪部の細胞膜の裏側に局在しており, 電位依存性 Na^+ チャネルの細胞内領域と強く結合し, アクチン細胞骨格系を介して Na^+ チャネルを Ranvier 絞輪に固定することで, 高密度での Na^+ チャネルの分布を可能にしている(K^+ チャネルも Na^+ チャネルと同様にアンキリン G に結合し, Ranvier 絞輪部に局在する). Ranvier 絞輪と同様に Na^+ チャネルが密集する**軸索起始部**(初節)axon initial segment (AIS)にもアンキリン G は局在している. アンキリン G の遺伝子が欠損したマウスでは, Ranvier 絞輪や軸索起始部での Na^+ チャネルの集積がみられなくなり, 軸索での興奮伝導に障害が生じる.

有髄神経軸索でのイオンチャネルの局在化のもう１つ重要な側面は, チャネルや膜分子同士の空間的配置を機能に適合したかたちで構築している点である.

例えば, Ranvier 絞輪部には Na^+ チャネル, K^+ チャネルとともに Na^+-K^+ ATP ポンプが存在しており, 脱分極によって Na^+ チャネルを通って細胞内へ流入した Na^+ を汲み出し, 再分極によって K^+ チャネルを通って細胞外へ流出した K^+ を回収するために機能している. Na^+-K^+ ATP ポンプもアンキリン G と結合しており, アンキリンは生理学的に意味のある組み合わせで膜タンパク質(Na^+ チャネル, K^+ チャネル, Na^+-K^+ ATP ポンプ)を共通に局在させているわけである. Ranvier 絞輪の両側には, ミエリンが軸索にタンパク質を介して密着する**パラノード**(傍絞輪部)paranode とよばれる領域が存在し, さらにその遠位に絞輪近接部 juxtaparanode が存在する(➡「有髄神経線維における跳躍伝導」, 65 頁参照). パラノードにおいてミ

エリンが神経軸索から離れてしまう脱髄状態では, 伝導速度の低下が引き起こされることが知られている.

3 ● PSD 95 関連タンパク質によるイオンチャネルの集積化

イオンチャネルや受容体の膜での集積化に関わるほかの分子として, **PSD 95** が知られている. PSD 95 タンパク質は, シナプス後膜直下の後肥厚 postsynaptic density (PSD)と呼ばれる構造から単離された細胞膜裏打ちタンパク質であり, 3 つの **PDZ ドメイン**(約 90 アミノ酸からなるモジュール構造で, 膜裏打ちタンパク質に頻繁にみられる構造), 1 つの SH 3 ドメイン(やはりタンパク質間の相互作用に関わる認識構造), 1 つのグアニル酸キナーゼドメインを有する. PSD 95 は, PDZ ドメインを介して NMDA 型グルタミン酸受容体や K^+ チャネルをはじめとするさまざまなチャネル分子の細胞内領域と結合し, 膜タンパク質の集積を引き起こす. その一方で, 細胞内信号伝達に関わる分子である NO 合成酵素, GTP アーゼ, チロシンキナーゼ関連タンパク質とも結合する. このように, イオンチャネルと細胞内の信号伝達に関わる分子の両方に結合することにより, 細胞膜と細胞内情報伝達系をリンクさせるための足場を提供する.

D スプライシングなどによるイオンチャネル分子の機能および発現の制御

多くのイオンチャネル種において, 1 つの遺伝子からいくつかの異なる種類の RNA が**スプライシング** splicing[*2] **機構**によって生じる.

例えば Ca^{2+} 依存性 K^+ チャネルの一種である **BK チャネル**は, 細胞内側のアミノ酸配列が異なるスプライス変異分子間で, 異なる Ca^{2+} 感受性を示す. スプライシングによる制御は, 電気生理学的特性, 薬物感受性, 細胞内局在, 発現量など, さまざまな性質を制御することが知られている.

[*1] **アンキリン**は赤血球の膜タンパク質を裏打ちする分子として最初に同定された, 200〜450 kDa の巨大な細胞質タンパク質である. アンキリンは, N 末端側にアンキリンリピートとよばれる繰り返しドメイン構造を有し, ここを介して複数種の膜タンパク質と結合する能力をもつ一方で, 分子内の別の領域で, アクチン結合タンパク質であるスペクトリンと結合する. これによって細胞膜の特定の領域に, 膜タンパク質を集積させる働きがある.

[*2] **スプライシング**はあらかじめ遺伝子に用意された配列を組み合わせることによってタンパク質の構造に多様性をもたせる機構である. なお, アミノ酸 1 つずつの配列を変更するしくみも知られており(**RNA 編集**), AMPA 型グルタミン酸受容体や K^+ チャネルなどのように分子機能が大きく変わる場合がある.

F Ca²⁺の細胞生理学的役割

1 Ca²⁺の生体内における役割

細胞内外のイオンの組成は前に述べた（→表2-1，53頁を参照）．ほかの分子に結合していないフリーのCa²⁺については，細胞外には1〜2 mM程度，細胞内には50〜300 nM程度存在する．すなわち，そこには10,000倍程度の濃度勾配がある．そして，細胞内のCa²⁺は，膜電位の変化に寄与するのみでなく，さまざまな細胞内応答を引き起こす特別な物質として機能する．

Ca²⁺が生体で果たすさまざまな役割について，いくつか簡単に記す．

① 細胞外Ca²⁺は，その存在そのものが「**膜の安定化**」，すなわち閾値を上げることに役立つ（→「細胞外Ca²⁺による安定化作用」，95頁に詳述）．
② Na⁺と同様，Ca²⁺チャネルとCa²⁺電流は，脱分極と活動電位を引き起こすのに役立つ（→「Ca²⁺活動電位とCa²⁺チャネルの特別な性質」，次頁にて詳述）．
③ Ca²⁺は，骨や歯などの硬組織の基質成分として必要とされる．
④ 細胞外Ca²⁺は，Ca²⁺依存性の接着分子N-CAMなどの働きに必要である．
⑤ 細胞内のCa²⁺は，特別な**生理活性物質**として機能している．最も顕著な例が筋収縮であろう．この劇的な変化は，細胞内Ca²⁺濃度の上昇により始まる．また，内分泌細胞やシナプス前終末における細胞内Ca²⁺濃度の上昇は，シナプス小胞の細胞膜への融合とホルモンや神経伝達物質の放出を引き起こす引き金となる．また，**Ca²⁺/カルモジュリン依存性プロテインキナーゼ**などの酵素の活性化を引き起こすことにより，例えばシナプス伝達効率の可塑的変化や受精後の卵割と遺伝子プログラムの発動といった，さまざまな重要な細胞応答にも寄与している．

2 細胞内Ca²⁺濃度の制御機構

このように，Ca²⁺は生理的に重要なものであるため，体液中，すなわち細胞外のCa²⁺濃度は，**カルシトニン**と**副甲状腺（上皮小体）ホルモン**という，それぞれ甲状腺と副甲状腺から放出されるホルモンによって厳密に制御されている．詳細については第69章（→1003頁）に記されている．副甲状腺は，Ca²⁺センサーとして働く**Gタンパク質共役型受容体**を発現していて，これにより血中のCa²⁺濃度を感知して副甲状腺ホルモンの分泌量を決定することにより，体液中のCa²⁺濃度を至適値にコントロールしている．

それでは細胞内のCa²⁺濃度は，どのようにして制御されているのであろうか．また，1/10,000という細胞内/外の強い濃度勾配は，どのようにして保たれているのだろうか．

この濃度勾配の形成には，**NCX**とよばれる**Na⁺-Ca²⁺交換輸送体**（アンチポーター）の効果が大きい．このポンプは，Na⁺3分子を汲み入れ，Ca²⁺1分子を汲み出す．また，神経細胞などにおいては，K⁺依存性のNa⁺-Ca²⁺交換輸送体であるNCKXという分子が存在し，Na⁺4分子を汲み入れ，Ca²⁺1分子とK⁺1分子を汲み出すと考えられている．このように，Na⁺やK⁺の濃度勾配を使ってCa²⁺を汲み出すことにより，細胞内Ca²⁺濃度を非常に低く保っている．

必要とされるときに，細胞内Ca²⁺濃度の上昇は，どのようにして起こるのであろうか．重要なソースは3つある．

1つ目は，いうまでもなく細胞外からのCa²⁺の流入である．**電位依存性Ca²⁺チャネル**以外にも，Ca²⁺流入を引き起こす経路は多数ある．例えば，イオンチャネル型グルタミン酸受容体の一種である**NMDA受容体**，**AMPA受容体**のサブタイプが挙げられる．その他，**TRP**（transient receptor potential）**チャネル**のファミリーや，容量性Ca²⁺電流を担うOraiチャネル（→「細胞内Ca²⁺ストアの枯渇により活性化されるCa²⁺流入機構」，92頁を参照）などもCa²⁺流入路としての役割を果たしている．

第2の経路として，**リアノジン受容体**を備えた**Ca²⁺ストア**からの放出が挙げられる（詳細は→第3章，111頁参照）．

第3の経路として，**IP₃受容体**を備えたCa²⁺ストアからの放出が挙げられる（詳細は→第3章，122頁参照）．

放出されたCa²⁺は片づけられなければならない．それはどのような機構によるのだろうか．1つは，前述の**Na⁺-Ca²⁺交換輸送体**による細胞外への汲み出しである．もう1つは，Ca²⁺ストア上にある**Ca²⁺ポンプ**による，細胞質からストア内への汲み上げである．さらに，特にCa²⁺濃度が大きく上昇したときに

表 2-3　電位依存性 Ca^{2+} チャネル

電気生理記録による電流のタイプ	電流に対応するα1サブユニット遺伝子	分子が発現する主な組織	チャネルの性質					
			遮断薬への感受性				活性化する電位の閾値	コンダクタンス
			Cd^{2+}の感受性	Ni^{2+}の感受性	有機物			
L型	$Ca_v1.1$	骨格筋			ジヒドロピリジン，ベラパミル，ジルチアゼム			
	$Ca_v1.2$	心臓，神経系，内分泌系						
	$Ca_v1.3$	神経系，内分泌系，内有毛細胞	高い	低い			高い	大
	$Ca_v1.4$	視細胞						
P/Q型	$Ca_v2.1$	神経系			ω-Agatoxin IVA, funnel web spider toxin			
N型	$Ca_v2.2$				ω-Conotoxin GVIA			
R型	$Ca_v2.3$				SNX-482			中
T型	$Ca_v3.1$	神経系，心臓，平滑筋，腎臓，内分泌系	低い	高い			低い	小
	$Ca_v3.2$							
	$Ca_v3.3$							

電位依存性 Ca^{2+} チャネルは大きく分けて，低い閾値で開き，不活性化が比較的早く，単一チャネルのコンダクタンスの低いグループと，高い閾値で開き，不活性化が遅いグループとがある．これらの電流は生物毒，金属イオンなどによる薬理学的感受性によっても区別される．各 Ca^{2+} チャネル電流をコードする遺伝子はすでに同定されており，Ca_v1 から 3 までに分類される．
〔岡村康司，久保義弘：膜興奮性とイオンチャネル．本間研一（監修）：標準生理学，第 9 版．医学書院，2019 より転載〕

は，ミトコンドリアが Ca^{2+} を取り込むことで強力なバッファーとして機能する．

❸ Ca^{2+} 活動電位と Ca^{2+} チャネルの特別な性質

Ⓐ Ca^{2+} 活動電位と電位依存性 Ca^{2+} チャネルの種類

　電位依存性 Ca^{2+} チャネルの活性化により引き起こされる**Ca^{2+} 依存性活動電位**は，心筋，平滑筋，内分泌細胞，ニューロンなどでみられる．ほとんどの場合は Na^+ 依存性活動電位を伴うことが多いが，一部の平滑筋や一部のニューロンの樹状突起，視細胞などでは Na^+ による活動電位を伴わず，純粋に Ca^{2+} 依存性の活動電位を示す．

　電位依存性 Ca^{2+} チャネルは，甲殻類の筋からの記録により最初に存在が確認され，その後，特異的拮抗薬であるジヒドロピリジン dihydropyridine による結合を用いてタンパク質が精製され，cDNA クローニングによりチャネルタンパク質の主要成分である α_1 サブユニットの遺伝子が同定された．これをきっかけと

して次々と遺伝子が同定され，現在までに大きく 3 グループの電位依存性 Ca^{2+} チャネル分子が知られている（Ca_v1，Ca_v2，Ca_v3）（表 2-3）．これらの α_1 サブユニットは，Na^+ チャネルと同様に，K^+ チャネル α サブユニット 4 分子に相当する 4 つのドメインを有しており，単一のサブユニットでチャネルを形成することができる．その機能や発現は，β，γ，α_2/δ の 3 種類の副サブユニットにより微妙に調節されている（α_2/δ サブユニットは，細胞外に位置するドメインと膜内に位置するドメインの 2 つの部分からなる，同じ遺伝子から読まれるサブユニットタンパク質である）．

　Ca_v1 と Ca_v2 は，Ca_v3 に比較して活性化が起こる膜電位の閾値が高く，二価イオン選択性は Ca^{2+} に対して強く，単一チャネルが流す電流量が多いという相違がある．3 種類は，重金属イオン（Cd^{2+} や Ni^{2+} など）に対する感受性や，各種有機遮断薬への感受性が大きく異なっている（表 2-3）．さらに，Ca_v2 が主に神経のシナプスでの伝達物質放出に関わるのに対して，Ca_v1 や Ca_v3 は，神経細胞の細胞体に多く存在し，遺伝子発現の調節や自律的膜興奮性の形成に重要な働きをしている．

Advanced Studies

Ca²⁺電流とCa²⁺依存性の不活性化

図2-49に示すのは，分化したホヤの細胞から記録した電位固定下での膜電流である．この場合，もともと遅延整流性外向きK⁺電流が少ないが，さらに細胞内にEGTAを注入するとCa²⁺依存性K⁺チャネル電流も消失するので，ほとんど純粋なCa²⁺チャネル電流が得られる．Ca²⁺，Sr²⁺，Ba²⁺溶液中で内向き電流が観察され，Mn²⁺とMg²⁺溶液中では電流は消失する．

また，電流の時間経過をみると，Sr²⁺，Ba²⁺溶液中ではCa²⁺チャネルの不活性化は少ないが，Ca²⁺溶液中では不活性化の程度が強い．これは，Ca²⁺チャネルを通って細胞内へ流入したCa²⁺によりCa²⁺チャネルの不活性化が起こる，いわゆる「Ca²⁺依存性の不活性化」である．この現象は，→94頁で述べるように，Ca²⁺が，Ca²⁺チャネル分子の細胞内側に結合しているカルモジュリン分子へ結合することにより引き起こされる．

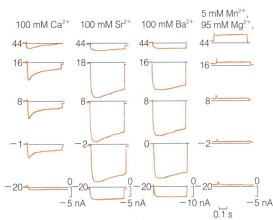

図2-49 脊索動物ホヤ胚の表皮型に分化した細胞のCa²⁺チャネル電流の記録

この細胞の場合，遅延整流性K⁺電流はほとんどなく，Ca²⁺依存性K⁺電流は細胞内にEGTAを注入して抑制した．静止レベル−75 mVより表示してあるレベルまで脱分極した．人工海水中に100 mMのCa²⁺，Sr²⁺，あるいはBa²⁺を含む場合を比較した．5 mM Mn²⁺と95 mM Mg²⁺を含む人工海水中では内向き電流は消失し，時間依存性の外向き電流もみられない．

〔Hirano T, et al：Comparison of properties of calcium channels between the differentiated 1-cell embryo and the egg cell of ascidians. J Physiol 347：327-344, 1984 より転載〕

B Ca²⁺イオンの透過における飽和現象

Na⁺チャネルの場合には，細胞外Na⁺濃度を増やしていくと，Na⁺チャネルを通る電流量は，ほぼ細胞外Na⁺濃度に比例して増えていく．しかしCa²⁺チャネルでは，ある程度の濃度まで達するとイオン電流量の増加は飽和してしまう．

例えば，哺乳類Ca²⁺チャネルでは，細胞外Ca²⁺濃度が1 mMから10 mMへ増えると電流量は10倍近く増えるが，細胞外Ca²⁺濃度が10 mMから100 mMへ増えても2倍程度にしか増えない．これは，Ca²⁺チャネルの**イオン選択性フィルター**にはCa²⁺が強く結合する部位が複数存在するためと考えられている（→図2-34，78頁参照）．

C 電位依存性Ca²⁺チャネルからの情報伝達の流れ

Ca²⁺チャネルは，細胞膜直下においてCa²⁺濃度を一過的で局所的に増減することによって，電気的情報から化学的情報に変換する．これはCa²⁺チャネルに直接結合する分子との連携に依存する．

その典型的な例は，筋のCa²⁺チャネルと筋小胞体のリアノジン受容体との**共役**である（→図2-50，次頁および第3章図3-6，110頁参照）．Ca²⁺チャネルの細胞質に面する一部の構造がリアノジン受容体と結合しており，膜電位によるチャネル構造の変化がリアノジン受容体へ伝達されてリアノジン受容体を活性化し，筋小胞体からのCa²⁺放出を引き起こす．

もう1つの例は，神経終末での伝達物質放出に関わるCa²⁺チャネルの場合である．P/Q型またはN型Ca²⁺チャネルはシナプス前膜に局在しており，またシナプス小胞にはCa²⁺感受性のタンパク質が存在している．シナプス小胞はCa²⁺チャネルの近傍に存在するため，脱分極によって開口するCa²⁺チャネルを通って流入するCa²⁺をただちに感知して，開口放出を起こす（→第4章，153頁参照）．

D 電位依存性Ca²⁺チャネルの機能の修飾

電位依存性Ca²⁺チャネルの機能は，さまざまな細胞内環境によって修飾を受ける．そのうち最も顕著な変化は，細胞内Ca²⁺濃度による抑制作用である．Ca²⁺チャネル電流を解析すると，Ba²⁺が通るときにはほとんど不活性化がみられないが，Ca²⁺が通る場合には不活性化が起こり，電流量が大きくなる電位で不活性化が顕著にみられる（図2-49）．

このCa²⁺の流入による抑制作用は，Ca²⁺チャネル機能の負のフィードバックとして機能している．メカニズムの詳細は「CaMを介するチャネル機能の修飾」（→94頁）で記載するが，電位依存性Ca²⁺チャネルの細胞内側の部分に**カルモジュリン** calmodulin（**CaM**）が結合しており，Ca²⁺チャネルの開口により流入したCa²⁺がカルモジュリンに結合することにより，不

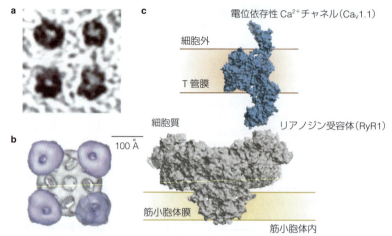

図 2-50　電位依存性 Ca²⁺ チャネルとリアノジン受容体の共役のモデル
a は電位依存性 Ca²⁺ チャネルとリアノジン受容体の複合体の電子顕微鏡像．b は多数の電子顕微鏡像より再構成された複合体の立体構造．1つのリアノジン受容体（灰色）は，4つの電位依存性 Ca²⁺ チャネル（薄紫）と結合すると考えられている．〔a と b は Serysheva II, et al：Structure of the voltage-gated L-type Ca²⁺ channel by electron cryomicroscopy. Proc Natl Acad Sci USA 99：10370-10375, 2002 より〕．c はクライオ電子顕微鏡による電位依存性 Ca²⁺ チャネル（Ca_V1.1）（PDB：5GJV）とリアノジン受容体（RyR1）（PDB：5GL1）の構造．電位依存性 Ca²⁺ チャネルは1つだけ表示されているが，実際は a, b にあるように4つ結合する．

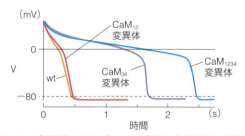

図 2-51　変異型カルモジュリン分子を心筋細胞へ遺伝子導入により強制発現させ，Ca²⁺ チャネルの不活性化をなくした場合の活動電位の形
さまざまな程度の変異分子による結果を重ねて示したもの．CaM₁₂ は N ローブの2つの Ca²⁺ 結合サイト，CaM₃₄ は C ローブの2つの Ca²⁺ 結合サイト，CaM₁₂₃₄ は4つすべての Ca²⁺ 結合サイトに変異が入っており，それぞれ Ca²⁺ チャネルの不活性化が弱まっている（図 2-54 参照）．正常のカルモジュリン分子を発現させた場合（wt）では活動電位の長さは 0.5 秒以内であるが，Ca²⁺ チャネルの不活性化が弱まった細胞では活動電位の長さは延長している．
〔Alseikhan BA, et al：Engineered calmodulins reveal the unexpected eminence of Ca²⁺ channel inactivation in controlling heart excitation. PNAS 99：17185-17190, 2003 より〕

活性化が引き起こされる．

　この不活性化が起こらなくなると，活動電位の形が大きく変化する．CaM 変異分子を培養した心筋細胞へ遺伝子導入により強制発現させ，Ca²⁺ 依存性の不活性化が起こらないようにすると，活動電位の長さが顕著に延長する（図 2-51）．なお，カルモジュリンが実際に **QT 延長症候群** の原因遺伝子であることが報告されている（→98頁，101頁参照）．

　Ca²⁺ 以外にも，Ca²⁺ チャネルは細胞内のさまざまな信号伝達によって修飾を受ける．心筋細胞の Ca²⁺ チャネルは，アドレナリン投与により開口確率が上昇し，Ca²⁺ チャネルを通る Ca²⁺ 電流が増加する．この現象は，G タンパク質を介して細胞内 cAMP の上昇が起こり，PKA の活性化を介して Ca²⁺ チャネルがリン酸化を受けることによる（図 2-52）．アドレナリンによる心筋収縮の増強作用の一部は，この変化に依存している．

　また，交感神経細胞では，ソマトスタチンなどのペプチドホルモンにより Ca²⁺ チャネル電流が抑制される．これはホルモン受容体の活性化に伴い，その下流で G タンパク質が Ca²⁺ チャネルに結合することにより引き起こされる．

E　細胞内 Ca²⁺ ストアの枯渇により活性化される Ca²⁺ 流入機構

　電位依存性 Ca²⁺ チャネルは，神経，筋，内分泌細胞などに広く分布し，血球細胞や上皮細胞などにはあまり発現していない．しかしこれらの非興奮性細胞でも，G タンパク質共役型受容体を介して細胞外の刺激

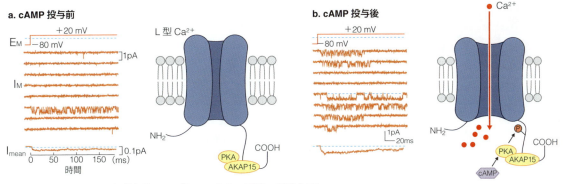

図 2-52　cAMP による心筋細胞の Ca²⁺ チャネルの活動の増強作用
モルモット心室筋細胞から単一 L 型 Ca²⁺ チャネル電流を，パッチクランプ法を用いて on-cell モードにおいて記録している．8 回の連続した＋20 mV，190 ms の脱分極パルスを与えたときの電流応答を上から順番に並べている．脱分極は 1 秒ごとに与えている．細胞外液（パッチピペットの内部の溶液）は 70 mM Ba²⁺ を含み，Ba²⁺ 電流として電流応答を解析している．Ba²⁺ のほうが Ca²⁺ よりも Ca²⁺ チャネルを通りやすく電流量が大きくなるので Ba²⁺ を Ca²⁺ の代わりに用いている．一番下のトレース（I_{mean}）は，個々の電流波形を加算平均して得られたもの．**a**．Ca²⁺ チャネルはリン酸化されておらず，開確率は低い．多くのトレースで，ほとんどチャネルの開口がみられないが，6 番目の脱分極の際に連続した開口現象がみられている．**b**．cAMP の作用を代用する薬物である 8-bromo cAMP を投与したときの電流応答を **a** と同様に示したもの．PKA を介して Ca²⁺ チャネルがリン酸化されている．**a** に比較して開口を示すトレースの数が増えており，Ca²⁺ チャネルの開口確率が増加していることがわかる．
〔Yue D, et al：Beta-adrenergic stimulation of calcium channels occurs by potentiation of high-activity gating modes. Proc Natl Acad Sci USA 87：753-757, 1990 より〕

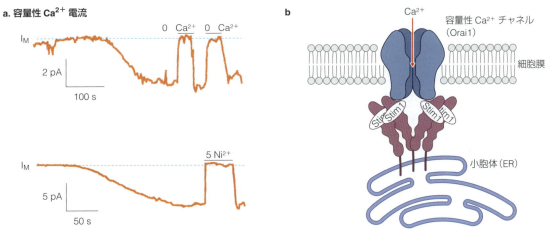

図 2-53　非興奮性細胞における Ca²⁺ 放出依存性 Ca²⁺ 電流の存在
a．T リンパ球細胞からのホールセル電流記録の例を示しており，Ca²⁺ ポンプの遮断薬である 1μM thapsigargin により細胞内 Ca²⁺ ストア内の Ca²⁺ を枯渇する状態にすると，内向き電流（図で下向き）が観察される．細胞外に Ca²⁺ が存在しないと内向き電流は流れなくなることから，この内向き電流は Ca²⁺ 電流であると結論される（上図）．この電流は，Ni²⁺ などの金属イオンによりブロックされる（下図）．
b．細胞内 Ca²⁺ ストアの枯渇によって Stim1 が集まり，信号が細胞表面のチャネル（Orai1）へ伝わって Ca²⁺ 流入が誘導される．

に応答しており，イノシトールリン脂質を介した化学変化により IP₃ が産生され，細胞内 Ca²⁺ 濃度の変化が生じている．これらの受容体刺激による細胞内 Ca²⁺ 濃度変化は，細胞外の Ca²⁺ の存在によって維持されていることから，長い間，非興奮性細胞でもなんらかの細胞外からの Ca²⁺ 流入経路が存在することが考えられてきた．その後 R. Penner らによって，小胞体などの細胞内 Ca²⁺ ストアの Ca²⁺ が枯渇した状態になると，細胞膜を介して Ca²⁺ が流入する現象が見出だされた．この現象は Ca²⁺ 放出誘導性 Ca²⁺ 電流，または**容量性 Ca²⁺ 電流**とよばれている（図 2-53）．
　同様な電流は，神経細胞も含めさまざまな細胞に広

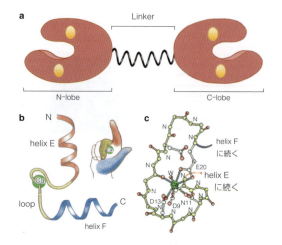

図 2-54　カルモジュリン(CaM)の構造

a．CaM の構造．N 末端と C 末端にローブと呼ばれる構造を 1 つずつもち，リンカーでつながっている．それぞれのローブには 2 つずつの Ca^{2+} 結合部位である EF ハンド構造をもつ．

b．CaM の EF ハンド構造は，いわば右手の人差し指と親指のような構造をしており，2 つの α ヘリックスの間にループが存在する構造をとっており，ループ部分に Ca^{2+} が強く結合する．

c．CaM の EF ハンドと同様な構造をもつ筋のトロポニン C の構造を示しており，6 つの酸素原子を介して Ca^{2+} が結合する．さらに水分子(W)が Ca^{2+} に結合する．

く存在している．この電流は，Ni^{2+} や La^{3+} などの重金属イオンによりブロックされる(図 2-53a)，単一チャネルを流れる電流は小さい，細胞外 Ca^{2+} が少ないと Na^+ を通す，などの特徴を示す．小胞体(ER)内の Ca^{2+} 濃度の枯渇を感知する分子として **Stim1** とよばれるタンパク質が，また容量性 Ca^{2+} 電流を担う細胞膜の Ca^{2+} チャネルタンパク質として **Orai1** が知られている(図 2-53b)．

4　CaM を介するチャネル機能の修飾

膜興奮性は，細胞内の Ca^{2+} 濃度変化により，大きく影響を受けることが知られてきた．前項で述べたように，Ca^{2+} は，さまざまな信号伝達に不可欠な分子である．脱分極時など，細胞外から細胞内への Ca^{2+} の流入が起こることによりさまざまな細胞内シグナルカスケードが活性化されるが，その一方で，Ca^{2+} が増えすぎないように細胞膜および細胞内膜のイオンチャネルの機能を負の方向に制御する仕組みが存在する．

最近，このような Ca^{2+} によるイオンチャネルの修飾効果のかなり多くの場合が，**カルモジュリン(CaM)** を介するものであることが知られるようになってきた．CaM は，148 アミノ酸からなる 17 kDa の酸性タンパク質であり，種を越えて真核細胞生物に保存されている．神経系に大量に発現し，脳全体のタンパク質の 0.5% の量に達するほどであり，細胞内に 1～10 μM の濃度で存在する．

CaM の構造は，両端がふくらんで真ん中が細長いダンベル型をとる．ダンベルの玉部分に相当する N 末端および C 末端側の部分はそれぞれ **N ローブ**(N-lobe)，**C ローブ**(C-lobe)とよばれている．それぞれのローブは 2 つずつの **EF ハンド** とよばれる構造からなり，EF ハンドに 1 つずつの Ca^{2+}，したがってカルモジュリン分子 1 つあたり計 4 つの Ca^{2+} を結合することができる．2 つのローブは α ヘリックスによりつながっている(図 2-54)．EF ハンドが Ca^{2+} を結合する親和性は，Kd 値として 0.5～5 μM であり，生理的な細胞内 Ca^{2+} 濃度の範囲である．C ローブの EF ハンドは，N ローブの EF ハンドに比べて，3～5 倍の高い親和性をもつ．EF ハンドに Ca^{2+} が結合すると，2 つの EF ハンドの角度が変化して，EF ハンド付近の疎水性に富む構造が露出するようになる．

S. Jørgensen のグループは，腎臓から CaM と結合するイオンチャネルとして，Ca^{2+} 依存性 K^+ チャネルである **SK チャネル** を同定した．SK チャネルでは，細胞内側に CaM が結合しており，これがイオンチャネル近傍で増えた Ca^{2+} を結合することでチャネルが開く．最近，SK チャネルの構造がクライオ(極低温)電子顕微鏡を用いた解析から明らかにされた(図 2-55a)．SK チャネルは，ほかの K^+ チャネルと同様に 4 つの相同なサブユニットが集合し，イオン透過路であるポアが中央に存在する．CaM は，チャネルタンパク質内の 4 つのサブユニットのうち隣接する 2 つサブユニットに細胞内側から結合している．CaM の C ローブは Ca^{2+} の濃度の値にかかわらず常にチャネルサブユニットに結合している．一方 N ローブは Ca^{2+} が結合したときと Ca^{2+} が結合していないときで構造が異なる．N ローブは Ca^{2+} を結合した状態でのみ，K^+ チャネルのポアの付け根の開閉を調節する細胞内ドメイン($S_{45}A$)に結合できる．SK チャネルの細胞内ドメインは，チャネルのポアを形成する細胞膜貫通領域である S6 とつながっているため，Ca^{2+} 濃度上昇による細胞内ドメインの構造変化はポアの構造の変化をもたらし，その結果チャネルが開く(図 2-55b)．

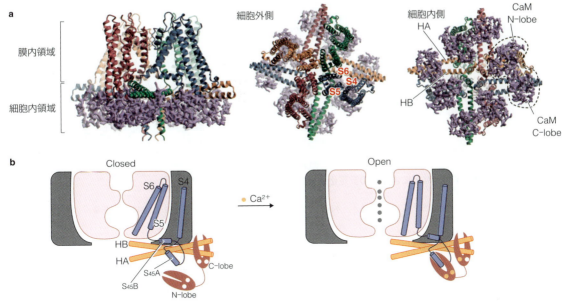

図 2-55 細胞内側の Ca^{2+} により K^+ チャネルが開く機構
a．カルモジュリン（CaM）を結合したヒト Ca^{2+} 依存性 K^+ チャネル（SK チャネル；SK4 または $K_{Ca}3.1$）の立体構造を示す．4 つの K^+ チャネルサブユニット（赤，橙，緑，青）と 4 つのカルモジュリン（CaM；紫）からなる．〔Lee C, et al：Activation mechanism of a human SK-calmodulin channel complex elucidated by cryo-EM structures. Science 360：508-513, 2018 より〕
b．SK チャネルが Ca^{2+} で制御されるしくみ．CaM の C-lobe は常に SK チャネルの細胞質領域に結合している．膜貫通領域 S4 と S5 の間の $S_{45}A$ はポアの構造を調節するスイッチであり，細胞内 Ca^{2+} 濃度が低いときは $S_{45}A$ に CaM の N 末端側の葉（N-lobe）が結合せず，チャネルは閉じている（左図）．細胞内に Ca^{2+} が増えて CaM の N-lobe に Ca^{2+} が結合すると，N-lobe は開いた構造に変化して $S_{45}A$ に結合し，チャネルが開く（右図）．

Advanced Studies

チャネルの開口確率

膜電位依存性 Ca^{2+} チャネルにおける Ca^{2+} 依存性不活性化（→91 頁参照）も，CaM を介する作用である．CaM は Ca^{2+} の濃度にかかわらず Ca^{2+} チャネルにすでに結合しており，細胞内の Ca^{2+} 濃度が上昇して CaM に Ca^{2+} が結合すると，Ca^{2+} チャネルの構造が変化する．ただし，SK チャネルの場合と逆にチャネルの開口確率が下げられ，その結果 Ca^{2+} 流入が減少する．

CaM を介した制御ではなく，直接チャネル分子本体に Ca^{2+} が結合することによりチャネルの開閉が変化する例も知られている．→83 頁で述べた Ca^{2+} 依存性 K^+ チャネルのうち，電位依存性を示すタイプの BK チャネルは，細胞内領域に Ca^{2+} bowl とよばれる構造をもち，この部分に Ca^{2+} が直接結合することによりチャネルの電位感受性が増加し，その結果，開口確率が増加する．

5 細胞外 Ca^{2+} による安定化作用

細胞膜は，リン脂質やタンパク質などが負電荷を有しているため，細胞膜近傍で電位勾配が生じる．これを**表面電位** surface potential という．電解質の電荷の周りには**イオン雰囲気** ionic atmosphere とよばれる静電エネルギー勾配が生じ，この値は距離が開くにつれて指数関数的に減少する．このように電荷が影響を及ぼす距離の指標として**デバイ長** Debye length（$1/\kappa$）が用いられ，

$$\frac{1}{\kappa} = \left[\frac{\varepsilon\varepsilon_0 RT}{2F^2}\right]^{0.5} I^{-0.5}$$

I はイオン強度，F はファラデー定数，ε_0 は真空の誘電率，ε は比誘電率

で表現される．

これはイオン強度に依存し，生理食塩液では 10 Å 程度，海水では 4 Å 程度の距離である．この距離の範囲に存在する電解質溶液中の陽イオンは，細胞膜の負電荷に影響されて膜表面に集まる．このため，細胞外に陽イオンが存在すると，表面の電荷が打ち消されて，膜内電場が増加することとなる（図 2-56）．この効果は，細胞膜を過分極させるのと同じ効果をもたらし，活動電位発生の閾値が上昇することになる〔**遮蔽（スクリーニング）効果**〕．

例えば，外液の Ca^{2+} 濃度を上げると，チャネル活性化の電圧依存性は右（脱分極側）へずれる．反対に Ca^{2+} 濃度を下げると，左（過分極側）へずれる．つま

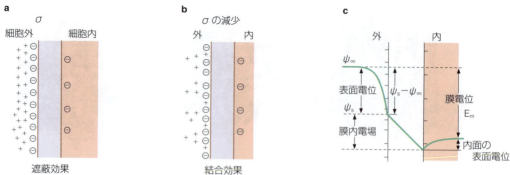

図 2-56　二価陽イオンなどによる膜の安定化効果の模式図
図の説明は本文参照.
〔岡村康司, 久保義弘:膜興奮性とイオンチャネル. 本間研一(監修):標準生理学, 第9版. 医学書院, 2019 より転載〕

り少ない脱分極でチャネルが活性化するようになる．この効果は，程度の差はあるが，ほぼすべての電位依存性チャネルにみられる．

　遮蔽効果は，細胞膜近傍に存在する陽イオンの濃度が高いほど強く，この効果は電荷に依存し，**二価イオン**は，一価イオンよりも強い遮蔽効果を示す．一方，二価イオンでは，種類によって電圧依存性のシフトの程度は異なっており，例えば $Mn^{2+} > Ca^{2+} > Sr^{2+}$ となっている．この効果は電荷量のみに依存する遮蔽効果では説明できない．二価イオンには遮蔽効果に加え，細胞膜の負電荷に直接結合することによって負電荷をキャンセルする効果があり，二価イオンの種類によって負電荷への結合の程度が異なると考えられる．これを**結合 binding 効果**とよぶ．

　陰イオン電荷の実体としては，グリコシレーションによるシアル酸を含む糖鎖など，タンパク質に付加されている構造が重要である．実際に，電位依存性チャネルに付加されている糖鎖を酵素処理などで除くと，二価イオンの効果が減弱する．また，チャネル自体のアミノ酸がもつ陰イオンも，電位センサーに対して強い影響をもつ．これらの陰イオンと電位センサーとの相対的位置関係は，おそらくチャネルタンパク質の構造変化によってダイナミックに変化しており，チャネル構造の状態により異なる影響を示すと考えられる．

　上記の，細胞膜付近で起こる表面電位を打ち消すことによる古典的に知られてきた「安定化作用」以外に，チャネルの穴の部分のブロックにより興奮性を負に制御する機構も知られている．

　cGMP 依存性の非選択陽イオンチャネルは，網膜の光受容細胞において光受容反応を引き起こすチャネルとして知られるが（→第11章, 284頁を参照），このチャネルは細胞外の Ca^{2+} 濃度を減らすと，電流量が顕著に増加する．しかも，その増加の程度は，表面電位への結合効果や遮蔽効果では説明できないほど大きい．cGMP 活性化型カチオンチャネルのイオン透過路にはグルタミン酸残基が存在し，ここに Ca^{2+} が結合することにより，Na^+ の透過が阻害されていると考えられる．

G　イオンチャネル異常による疾患

　イオンチャネルは，細胞の膜電位や興奮性の決定に重要な役割を果たすために，その異常はさまざまな臓器の機能異常を引き起こす．この項では近年，次々と報告されている具体例を紹介する．イオンチャネルの重要性を考えると，イオンチャネル異常による機能異常は実はもっとずっと多いのではないかと考えられる．つまり，深刻な機能異常を引き起こす変異の場合，ヘテロでも発生期から重篤な問題が起こり致死となることが予想される．例えば，活動電位の発生が完全に失われたら，生きて産まれてくることはできないであろう．よって，疾病として知られている例については，「機能異常が致死的でなく生存可能である場合に，その機能異常が疾患としてみられている」ということが想像できる．

　遺伝的変異によりチャネル機能が完全に失われることが原因で発症する疾患と，チャネル機能が減弱あるいは増強することが原因で発症する疾患がある．イオンチャネル分子そのものではなく，β サブユニットや

表2-4 電位依存性Na⁺チャネルαサブユニットの分類

遺伝子		タンパク質分子が発現する組織*				チャネルの性質	
遺伝子名	遺伝子座名	神経系 中枢神経	神経系 末梢神経	心臓	骨格筋	TTXの感受性 (IC50)	特筆すべき特殊な性質
Na$_v$1.1	SCN1A	+++	+	+	−	高い nMレベル	Ranvier絞輪部にも存在する.
Na$_v$1.2	SCN2A	+++	+	+	−		
Na$_v$1.3	SCN3A	+++	普通は− 神経切断時に一過性に発現	+	−		発生初期の脳に多く発現
Na$_v$1.4	SCN4A	−	−	−	+++	高い μ-conotoxinにも感受性あり	
Na$_v$1.5	SCN5A	+	−	+++	+発生の初期または神経切断時	中程度 μMレベル	
Na$_v$1.6	SCN8A	+++	+	+		高い	軸索と樹状突起のNa$_v$チャネルの主要成分. 持続性電流を構成する.
Na$_v$1.7	SCN9A	−	+++	−	−		末梢神経特異的
Na$_v$1.8	SCN10A	−	+	−	−	低い 1μMでもほとんどブロックしない	痛覚ニューロンに特異的
Na$_v$1.9	SCN11A	−	+				痛覚ニューロンに特異的. 活性化および活性化の閾値が低く, 不活性化が遅い.
Na$_x$	SCN7A	+	+	+	+		細胞外のNa⁺濃度に依存して開き, 電位依存性は明確でない.

*+は発現が認められる. +++は顕著に発現している
〔岡村康司, 久保義弘:膜興奮性とイオンチャネル. 本間研一(監修):標準生理学, 第9版, 医学書院, 2019より転載〕

足場タンパク質の変異に起因してチャネル機能が変化することでも疾患は生じる. 分子構造の側面から, ポアに変異が入ることでイオンの流れに影響をきたす疾患様式や, ゲーティングに関わる部分に変異が入ることでチャネル機能に障害をきたす疾患様式がある. また, 電位依存性チャネルに共通した電位センサードメインに変異が入ることにより, ポアとは異なる経路で余分に電流が流れてしまうことが原因で発症する疾患様式も報告されている.

イオンチャネルの異常による疾患の原因を分子機能の側面から明らかにすれば, 将来的には**分子標的治療**につながりうる. 例えば, Cl⁻チャネルの変異と機能異常により, 肺腔でのCl⁻と水の輸送の異常がきっかけとなって起こる**囊胞性線維症**は, 遺伝子診断により異常をもつことが判明したら, 発症に至る前に, 正常な遺伝子を組み込んだベクターを導入して正常なCl⁻チャネルを発現させることにより治療できる可能性がある. ほかのチャネルの異常による疾患にも同様の可能性が期待できる.

1 Na⁺チャネルの異常による疾患
(→表2-5, 100頁)

ヒトでは, **電位依存性Na⁺チャネル**の主要成分であるαサブユニットの遺伝子が, 9種類存在する(表2-4). Na⁺チャネルの機能や局在を調節する**βサブユニット**の遺伝子は, Na$_v$β1, Na$_v$β2, Na$_v$β3, Na$_v$β4と4種類存在する.

これらのうち, Na$_v$1.1, Na$_v$1.2, Na$_v$1.4, Na$_v$1.5について, またNa$_v$β1についての遺伝病が明らかにされている. 脳に発現するNa$_v$1.1, Na$_v$1.2, Na$_v$β1の異常として家族性のてんかんが, 骨格筋のNaチャネルであるNa$_v$1.4の異常では家族性周期性四肢麻痺が起こることがわかっている. 心筋のNa⁺チャネルであるNa$_v$1.5の異常では遺伝性の不整脈が起こり, その足場タンパク質やβサブユニットの変異に起因する遺伝性不整脈も報告されている. 末梢神経に発現するNa$_v$1.7の異常では痛覚や嗅覚の感覚異常を呈する.

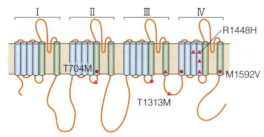

図 2-57 ヒト骨格筋型 Na$^+$ チャネル α サブユニット（Na$_v$1.4 または SCN4A）において報告されているアミノ酸点変異の部位

●は，高 K 性周期性四肢麻痺の症状を示す部位で，▲は先天性パラミオトニーの症状を示す部位である．数字は変異の入ったアミノ酸の番号を示す．

〔岡村康司，久保義弘：膜興奮性とイオンチャネル．本間研一（監修）：標準生理学，第 9 版，医学書院，2019 より転載〕

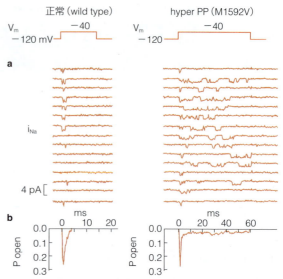

図 2-58 高カリウム性周期性四肢麻痺の原因となるヒト骨格筋型電位依存性 Na$^+$ チャネルの電流の異常

点変異の cDNA クローン（M1592V）と正常の cDNA クローンを培養細胞へ強制発現させてパッチクランプ法により単一チャネル電流を計測したもの．bは，aの電流を加算平均したトレースを示す．変異の cDNA では，正常に比較して，遅い期間までチャネルの開閉が認められる．

〔Cannon SC, et al：A sodium channel defect in hyperkalemic periodic paralysis：Potassium-induced failure of inactivation. Neuron 6：619-626, 1991 より〕

1 ● 周期性四肢麻痺，ミオトニー（図 2-57）

周期性四肢麻痺は，定期的に筋の麻痺が起こる病気で，家族性のものと内分泌系の異常による二次的なものがある．ほとんどの場合，甲状腺機能亢進などに伴う血漿の K$^+$ 濃度の低下によって誘発される低カリウム（K）性周期性四肢麻痺であるが，まれに，高 K$^+$ 濃度で誘発される家族性のものがみられ，**家族性高 K 性周期性四肢麻痺**とよばれている．原因遺伝子は，骨格筋型電位依存性 Na$^+$ チャネル（Na$_v$1.4，表 2-5 を参照）であることが明らかにされている．Na$_v$1.4 のミスセンス変異により，不活性化機構が障害される（図 2-58）．周期性四肢麻痺の場合には，活動電位の発火が続き，持続的に膜電位が脱分極し，チャネルが不活性化状態をとるようになるため，細胞膜の興奮性が下がることになる．これにより筋力低下や麻痺をきたす．

一方，**先天性パラミオトニー**は，幼少時に発症し，寒冷で誘発される冬季の手足のこわばり（ミオトニー：筋強直症状）を示す先天性の病気である．K 惹起性ミオトニーは K を多く含む食べ物の摂取や運動により筋のこわばりが生じる遺伝性疾患である．これらの原因遺伝子も，高 K 性周期性四肢麻痺の場合と同じ Na$_v$1.4 である．ミオトニーの場合には，興奮性が上昇し，筋収縮が生じる．

なぜ同じ Na$_v$ チャネル分子の異常で，ミオトニーになったり麻痺になったりするかは，完全には解明されていないが，不活性化状態が障害される程度によって，興奮性が上昇する場合（ミオトニー）と下降する場合（麻痺）に分かれると考えられている．

📖 **巻末付録** 問題 1．周期性四肢麻痺 ➡ 1060 頁参照．

2 ● QT 延長症候群，遺伝性不整脈

心電図の QT 時間が延長する **QT 延長症候群**（➡ 101 頁参照）のうち，3 型（LQT 3）は，Na$_v$1.5（表 2-5 を参照）のミスセンス変異により起こり，チャネルの不活性化が不十分になるために持続性電流が生じて，心筋の脱分極時間が長くなることにより生じる（➡ 第 36 章，638 頁を参照）．また，**ブルガダ Brugada 症候群**は，ブルガダ型心電図（右側胸部誘導心電図にて右脚ブロック様の心電図波形と特徴的な ST 上昇）を伴う特発性心室細動のことをいい，そのうちの一部は Na$_v$1.5 の変異に原因がある．また，足場タンパク質のカベオリンの変異により 9 型（LQT9）や Na$_v$β4 の変異により 10 型（LQT10）が生じる．

Na$^+$ チャネルの機能亢進に起因する QT 延長症候群とは対照的に，細胞の興奮性が低下するようなアミノ酸の変異が報告されており，Na$^+$ チャネルの機能の低下に起因すると考えられる．

3 ● てんかん発作

GEFS＋（generalized epilepsy with febrile seizures plus）は，熱性痙攣に全身性痙攣を伴う症候群であり，

神経系に発現する Na$^+$ チャネルのサブユニットである Na$_V$ 1.1, Na$_V$ 1.2, Na$_V\beta$ などのミスセンス変異が存在することが原因である例が報告されている.

SMEI (severe myoclonic epilepsy of infancy：**重症乳児ミオクロニーてんかん**)は, 家族性に頻回の大発作やミオクロニー発作を示し, 治療が難しく, 精神発達の遅れを伴う重症てんかんであり, Na$_V$ 1.1 の機能の異常が原因であることが報告されている.

4 ● 感覚の異常

末梢神経にのみ発現する Na$^+$ チャネルである Na$_V$ 1.7 の変異で, チャネル機能が失われた家系では, 痛覚を失うとともに（**無痛症**）, 嗅覚も欠失してしまう. 同じ Na$_V$ 1.7 の別の変異によりチャネル機能が亢進する遺伝病も知られており, 痛覚過敏を呈する.

Advanced Studies

局所麻酔薬とイオンチャネル

リドカインは, 局所麻酔薬や不整脈の治療薬として重要な薬物である. リドカインは神経細胞の内側から電位依存性チャネル, 特に Na$^+$ チャネルに作用し, Na$^+$ チャネルの不活性化状態を安定化させることにより活動電位を出にくくさせる. これにより神経での興奮の伝播を抑制する. また心筋の Na$^+$ チャネルにも作用し, 刺激伝導系の伝導速度を低下させることにより不整脈を抑制する効果がある.

2 Ca^{2+} チャネルの異常による疾患
（表 2-5）

1 ● 悪性高熱症

悪性高熱症は, 麻酔時に筋の収縮により体温の急激な上昇をきたして死に至る病気で, リアノジン受容体である RYR 1 の異常によるものと, 骨格筋型電位依存性 Ca^{2+} チャネルの異常による場合がある. 骨格筋の電位依存性 Ca^{2+} チャネルは, リアノジン受容体と相互作用して, 細胞内ストアからの Ca^{2+} 放出を引き起こす. 悪性高熱症の患者は, 電位依存性 Ca^{2+} チャネルとリアノジン受容体との相互作用に異常があり, 麻酔時に過剰な Ca^{2+} 放出が起こると考えられる.

 巻末付録 問題 2. 悪性高熱症 → 1061 頁参照.

2 ● 家族性低 K 性周期性四肢麻痺

遺伝的に起こる**低 K 性周期性四肢麻痺**では, 常染色体顕性(優性)遺伝で, 骨格筋型 Ca^{2+} チャネルのミスセンス変異による例が報告されている.

3 ● 家族性片麻痺性片頭痛

家族性片麻痺性片頭痛は, 常染色体顕性遺伝による疾患で, 発作的な片麻痺や感覚の異常, 嘔吐などを示す. 一部の家系では進行性の小脳の萎縮を伴う. これらはいずれも, 伝達物質放出や小脳の機能に重要な P/Q 型 Ca^{2+} チャネルに異常がみられる疾患である.

反復発作性運動失調症 2 型 episodic ataxia type 2 は, 小脳失調の発作を示す常染色体顕性遺伝による疾患で, 眼球運動の異常を伴うことがある. P/Q 型 Ca^{2+} チャネルの遺伝子で, フレームシフトまたはスプライシングの異常により不完全長のタンパク質を形成する.

4 ● 脊髄小脳失調症

脊髄小脳失調症 6 型(SCA6)は, 頻度の高い脊髄小脳変性症であり, P/Q 型 Ca^{2+} チャネルの 3' 末端の CAG の 3 塩基が繰り返し配列をとって異常に長くなるために起こる.

同じ Ca^{2+} チャネル分子の異常にもかかわらず, なぜ家族性片麻痺性片頭痛や脊髄小脳失調症など病型が多様であるのかは不明であり, 今後の課題である.

5 ● 先天性停止性夜盲症

先天性停止性夜盲症とは, 夜盲, 視覚低下, 近視, 眼振, 斜視を症状として示す遺伝病である. この病気のあるタイプでは, 視細胞に発現する Ca^{2+} チャネルである Cav 1.4 のアミノ酸変異が原因とわかっているが, その発症の詳しいメカニズムはわかっていない.

6 ● ランバート-イートン Lambert-Eaton 症候群

小細胞癌とよばれるタイプの肺癌で, 筋力低下を示す病態が併発することがある. この病態は, シナプス伝達に中心的な役割を担うことが知られている P/Q 型 Ca^{2+} チャネルへの自己免疫抗体ができることによる. これは遺伝病ではなく, 自己抗体が運動神経終末での P/Q 型 Ca^{2+} チャネルの機能を阻害するために起こる自己免疫疾患である.

7 ● ティモシー Timothy 症候群

QT 時間延長(LQT8)や不整脈に加えて自閉症や免疫不全, 合指症, 特異な顔貌を示す疾患. 発生過程も含めて体中で広く機能する L 型カルシウムチャネルの Ca$_V$1.2 の機能亢進が原因で起こる.

表2-5 電位依存性 Na⁺ チャネル，Ca²⁺ チャネルの遺伝病

表2-5 電位依存性 Na^+ チャネル，Ca^{2+} チャネルの遺伝病

病態	遺伝病名	遺伝形式	原因のチャネル遺伝子の種類	変異の部位	チャネルの機能の変化	核酸の変化
電位依存性 Na^+ チャネルの異常をきたす遺伝病						
骨格筋の異常	高カリウム性周期性四肢麻痺	AD	Na$_v$ 1.4	ドメインⅡの S5（T704M），ドメインⅣの S6（M1592V）など不活性化の性質に重要な部位	不活性化がかなり不完全になり，持続性電流が多くなって細胞膜が脱分極したままになるのでチャネルが不活性化して興奮性が下がる．	ミスセンス変異によるアミノ酸置換
	低カリウム性周期性四肢麻痺			ドメインⅠの S4（R222W），ドメインⅡの S4（R669H），ドメインⅢの S4（R1129Q）など	不明	
	ミオトニー			ドメインⅢの S6 など，Ⅲ-Ⅳループ（T1313M），ドメインⅣの S4（R1448H）など不活性化に重要な部位	不活性化がやや不完全になり，持続性電流が多くなって細胞膜が脱分極しやすくなる．ミオトニーになるか麻痺になるかは，不活性化しない電流成分の程度で分かれる．	
心筋の異常	遺伝性不整脈の一種で QT 延長症候群 LQT3		Na$_v$ 1.5	ドメインⅣの S4，Ⅲ-Ⅳループ，ドメインⅢの S4-S5 の間	不活性化が不完全になり持続性電流が多くなって，脱分極が長く続く．	
	遺伝性不整脈の一種で Brugada 症候群				Na^+ チャネルの開確率が減少したり，細胞膜へチャネルが運ばれないなどにより，Na^+ チャネルを通る電流量が低下する．	
	遺伝性不整脈の一種で LQT9		CAV3	Na$_v$ 1.5 の足場タンパク質カベオリンの変異	持続性電流の発生による Na^+ 電流の増大	
	遺伝性不整脈の一種で LQT10		Na$_v$ β4	Na$_v$ 1.5 の β サブユニット Na$_v$ β4 の点変異	Na$_v$ 1.5 の不活性化の電位依存性が脱分極側にシフトすることによる Na^+ 電流の増大	
中枢神経系の異常	熱性痙攣を伴う遺伝性てんかん（GEFS＋）		Na$_v$ 1.1，Na$_v$ 1.2，Na$_v$ β1	Na$_v$ β1 では C121W により免疫グロブリン様構造の S-S 結合がとれなくなる	過分極で不活性化している時間が短く，すぐに開く．チャネルの不活性化が不完全	
末梢神経系の異常	無痛症		Na$_v$ 1.7	ドメインⅠなど	チャネル機能が失われる．	ミスセンス変異による不完全長サブユニットの形成
電位依存性 Ca^{2+} チャネルの異常をきたす遺伝病						
骨格筋の異常	悪性高熱症	AD	Ca$_v$ 1.1	Ⅲ-Ⅳループ	不明	ミスセンス変異によるアミノ酸置換
	低カリウム性周期性四肢麻痺			ドメインⅡの S4（R258H），ドメインⅣの S4（R1239G，R1239H）など	不明	
神経系の異常	家族性片麻痺性片頭痛		Ca$_v$ 2.1	ドメインⅠの S4（R192Q），ドメインⅡのポア領域（T666M），ドメインⅡ，ⅣのS6（ポアの細胞内に近い側）	機能不全による Ca^{2+} チャネル電流の低下または増加	
	反復発作性運動失調症 2 型				発現量減少による Ca^{2+} チャネル電流の低下？	フレームシフトまたはスプライシングの異常
	脊髄小脳失調症 6 型（SCA6）			CAG リピートの付加	Ca^{2+} 流入の上昇 Ca^{2+} チャネルの凝集？	CAG の繰り返し配列が延長する．
	性染色体遺伝性停止性夜盲症	XR など	Ca$_v$ 1.4		不明	フレームシフトや点変異によるストップコドンにより，不完全長サブユニットができる．

AD：常染色体性顕性（優性）遺伝，XR：性染色体性潜性（劣性）遺伝．

〔岡村康司，久保義弘：膜興奮性とイオンチャネル．本間研一（監修）：標準生理学，第 9 版．医学書院，2019 を改変〕

G　イオンチャネル異常による疾患 ● **101**

Advanced Studies

高血圧薬と Ca^{2+} チャネル

　ニフェジピンなどのジヒドロピリジン系の薬物，ベラパミルなどのフェニルアルキルアミン系の薬物は，心筋や平滑筋の電位依存性 Ca^{2+} チャネルに作用することが知られ，「Ca^{2+} ブロッカー」として高血圧の治療，狭心症の治療などに広く用いられている．これらの薬物は，神経系の Ca^{2+} チャネルにはあまり作用せず，心筋，平滑筋の Ca^{2+} チャネルに比較的特異的に効くため副作用が少ないと考えられる．また，脱分極状態の Ca^{2+} チャネルに結合しやすく，適度にチャネルの開口を抑制するため，心筋や平滑筋の収縮を微妙に弱める働きがある．

③ K^+ チャネルの異常による疾患（表 2-6）

Ⓐ 脳神経系の疾患

1 ● 良性家族性新生児痙攣

　KCNQ2（K_v 7.2）と KCNQ3（K_v 7.3）両分子が会合して形成されるいわゆる M チャネルは，脱活性化が緩徐であることと，ACh によるムスカリン性受容体刺激により活動が抑制されることを特徴とする．KCNQ2 もしくは KCNQ3 の異常により，この疾患が引き起こされる．発作は生後 2〜3 日ごろに発症するものが多く，短い強直姿勢，眼球偏位，無呼吸，自律神経症状で始まる混合型で，しばしば間代性痙攣や自動運動に移行する．発作は，頻発する傾向にあるが，1 週間程度で軽快することが多い．

2 ● 反復発作性運動失調症 1 型

　KCNA1（K_v 1.1）の変異によるもので，常染色体顕性遺伝である．まれな神経疾患で，幼少期に発症しミオキミア myokymia を伴い，反復発作性の小脳失調を特徴とする．小脳失調の発作の持続時間は短時間で，通常数秒から数分で，感情や運動により誘発されやすい特徴がある．

3 ● 遺伝性難聴

　KCNQ4 チャネルは，有毛細胞に発現がみられるが，このチャネルの異常により，若年発症型両側性感音難聴が起こることが知られている．また，後述する不整脈の原因遺伝子の 1 つである，KCNQ1（K_v 7.1）/KCNE1 ヘテロ多量体チャネルの異常によって不整脈とともに内耳性の難聴を伴うものもあり，ジャーベル-ランゲ・ニールセン Jervell and Lange-Nielsen 症候群とよばれる．内リンパ液の高い K^+ 濃度の維持に役割を果たしている血管条に，このチャネルが強く発

現していることによる．

4 ● アイザクス Isaacs 症候群

　これは，ミオキミアや筋痙攣，筋強直を主たる症状とする疾患で，血漿交換で症状が軽快することから，自己抗体による疾患であると考えられてきた．この疾患が α-dendrotoxin に反応する K^+ チャネルである，K_v 1.1，1.2，1.6 のいずれかに対する自己抗体をもつことが病因であると考えられている．

Advanced Studies

Weaver マウス

　ヒトの病気に限らず遺伝子異常をもつマウスの病因がイオンチャネルの変異によることが明らかにされた例もある．Weaver マウスは，小脳顆粒細胞の脱落と，Purkinje 細胞の樹状突起の形態の異常，下オリーブ核から Purkinje 細胞への多重投射残存などの異常を示し，結果として重篤な小脳失調症状を示す．このマウスの原因遺伝子は，G タンパク質結合型内向き整流性 K^+ チャネルサブユニット GIRK2 のポア領域の点変異であることが明らかになった．この点変異により，K^+ 選択性フィルターに異常をきたして，K^+ のみならず Na^+ もこのチャネルを通るようになり，結果として顆粒細胞の静止膜電位が浅くなり，細胞機能に障害を生じる．

Ⓑ 心臓の異常

　さまざまな不整脈疾患が知られている．

1 ● QT 延長症候群 long QT（LQT）syndrome

　数種類の遺伝子異常によるものがあり，以下のように分類される．詳細は，第 36 章（→ 638 頁）を参照していただくこととし，ここでは，要点のみ記す．

LQT 1：K_v 7.1（KCNQ1）の異常による．

LQT 2：K_v 11.1（HERG）の異常による．

LQT 3：Na_v 1.5（SCN5A）の異常による．

LQT 4：細胞膜裏打ちタンパク質アンキリン B（ANK2）の異常による．

LQT 5：minK（KCNE1）の異常による．

LQT 6：MiRP 1（KCNE2）の異常による．

LQT 7：K_{ir} 2.1（KCNJ2）の異常による．

LQT 8：Ca_v 1.2（CACNA1C）の異常による．

LQT 9：足場タンパク質カベオリン（CAV3）の異常による．

LQT 10：$Na_v\beta4$（SCN4B）の異常による．

LQT 11：A キナーゼアンカータンパク質 9（AKAP9）の異常による．

102 ● 第2章 膜興奮性とイオンチャネル

表2-6 **K$^+$チャネルの分類とその変異による遺伝病**

リピート数	膜貫通部位の数	分類名		代表的メンバーの通称	特記事項	遺伝子変異による疾患
1リピート	6回(膜電位センサーをもつ)	K$_v$	K$_v$1-4	*Shaker, Shab, Shaw, Shal*	不活性化の遅い遅延整流性電流, 不活性化の早いA電流の両タイプがある.	反復発作性失調症(K$_v$1.1)
			K$_v$7	KCNQ 1-5	K$_v$7.1はKCNE1という副分子と会合してチャネルを構成する. K$_v$7.2と7.3が会合して作られるチャネルはMチャネルとよばれる.	QT延長症候群1型(K$_v$7.1＝KCNQ1)良性家族性新生児痙攣(K$_v$7.2, 3＝KCNQ 2, 3)遺伝性難聴(K$_v$7.4＝KCNQ4)
			K$_v$11	hERG	K$_v$11.1はKCNE2という副分子と会合してチャネルを構成する.	QT延長症候群2型(K$_v$11.1＝HERG)
			K$_v$その他		K$_v$12まで知られている.	
		K$_{Ca}$		*slowpoke*	細胞内Ca^{2+}濃度の上昇により活性化される. K$_{Ca}$5まで知られている. 単一のチャネルコンダクタンスの大きさにより, BK, SKチャネルとよばれる.	
	2回(膜電位センサーをもたない)	K$_{ir}$1		ROMK	弱い内向き整流性を示す.	Bartter症候群2型(K$_{ir}$1.1＝ROMK)
		K$_{ir}$2		IRK	強い内向き整流性を示す.	Andersen症候群(K$_{ir}$2.1＝IRK1)
		K$_{ir}$3		GIRK	Gタンパク質β, γサブユニットにより直接活性化される.	
		K$_{ir}$6		K$_{ATP}$	SUR分子と会合してATP感受性チャネルを構成する.	家族性低血糖症(K$_{ir}$6.2)
		K$_{ir}$その他			K$_{ir}$7まで知られている.	
2リピート	8回(6回+2回)もしくは4回(2回+2回)	K$_{2P}$		TOK(6+2)型TWIK(2+2)型	K$_{2P}$13まで知られている.	

〔岡村康司, 久保義弘：膜興奮性とイオンチャネル. 本間研一(監修)：標準生理学, 第9版. 医学書院, 2019より転載〕

LQT 12：足場タンパク質 α1 シントロフィン（SNTA1）の異常による.

LQT 13：K$_{ir}$3.4（KCNJ5）の異常による.

LQT 14：カルモジュリン1（CALM1）の異常による.

LQT 15：カルモジュリン2（CALM2）の異常による.

LQT 16：カルモジュリン3（CALM3）の異常による.

ヘテロの遺伝子変異による場合, **ロマノ-ワード症候群**とよばれる. また LQT 1, 5で, ホモの遺伝子変異による場合, Jervell and Lange-Nielsen 症候群とよばれ, 前述の聴覚性障害をもつのが特徴である. KCNQ1やHERGは, 6回膜貫通型の, 電位依存性 K$^+$チャネルの主サブユニットである. それに対し, KCNE1やKCNE2は1回膜貫通型のアクセサリーサブユニットで, KCNQ1チャネルやHERGチャネルの機能を修飾する. チャネルそのも

のではなく Na$_v$1.5に結合し機能を修飾するアンキリンB, α1 シントロフィン, Na$_v$β4の異常や, 機能を修飾するカベオリン, Aキナーゼアンカータンパク質9でもQT延長を生じる.

2 ● アンダーセン-タウィル Andersen-Tawil 症候群

これは, 周期性四肢麻痺, 不整脈, 小さい顎や外耳・彎曲した指や脊椎などの風貌の異常を主徴とする常染色体性顕性遺伝を示す疾患である. この疾患の原因遺伝子の1つとして, 内向き整流性 K$^+$チャネル K$_{ir}$2.1が同定された. この疾患も, イオンチャネルができあがった機能に役割を果たしているだけでなく, 発生過程における形態形成にも役割を果たしていることを示唆している.

C 腎臓の異常

1 バーター Bartter 症候群 2 型

腎尿細管ヘンレ Henle ループの太い上行脚での Na^+ と Cl^- の再吸収障害により生じる疾患で，遺伝形式は常染色体性潜性（劣性）を示すことが多い．この疾患の原因遺伝子の 1 つとして，弱い内向き整流性を示す K^+ チャネルである K_{ir} 1.1（ROMK）が同定された．ROMK は，Henle ループの太い上行脚の管腔側に発現しており，K^+ の輸送に役割を果たしている．ROMK チャネルの異常により，細胞内から管腔への K^+ の排出が障害されるために細胞内 K^+ 濃度が高まり，その結果，Na^+，K^+，Cl^- の共輸送による管腔から細胞内への Na^+ の再吸収が侵されるのが病因であると考えられている．

D 内分泌の異常

1 家族性低血糖症

ATP 感受性の内向き整流性 K^+ チャネル K_{ir} 6.2 は，膵臓におけるインスリン分泌の調節に重要な役割を果たしていることが知られている．この K_{ir} 6.2 の異常により，常染色体性潜性を示す家族性低血糖症が起こることが報告されている．

2 2 型糖尿病

KCNQ1 チャネル（K_v7.1）遺伝子の一塩基多型（SNP）と 2 型糖尿病発症との関連が報告されている．

4 Cl^- チャネルの異常による疾患

1 肺の疾患

囊胞性肺線維症は，➡97 頁にも記したとおり，CFTR という Cl^- チャネルの変異により，肺胞における Cl^- イオンとそれに伴う水の輸送が障害されるために肺胞内で感染が起こり，結果として線維化が進んで機能が損われる疾患である．

2 腎の疾患

CLC-K1 という Cl^- チャネルの異常により，腎性尿崩症が起こることが明らかにされた．腎性尿崩症には，水チャネルアクアポリン 2 の異常によるものも知られている．また，CLC-K2 の異常により 3 型の **Bartter 症候群**が，CLC-5 の異常により高カルシウム尿症，低分子タンパク尿症，腎結石症，くる病などを特徴とするデント Dent 病が起こることが明らかにされた．

3 神経疾患

CLC-1 の異常により，**先天性筋強直症**が起こることが知られている．

5 TRP チャネルの異常による疾患

TRP チャネルは化学物質刺激・物理刺激のセンサーとして注目を浴びている．TRP チャネルの多くは Ca^{2+} 透過性の非選択性陽イオンチャネルで，近年，多くの疾患と関連があることが明らかになっている．主なものに，TRPC6 の異常による腎疾患や消化器疾患，TRPV4 の異常による**骨異形成症**や神経筋疾患，TRPM6 の異常による**二次性低 Ca^{2+} 血症を伴う低 Mg^{2+} 血症** hypomagnesemia with secondary hypocalcemia（HSH），TRPA1 の異常による**家族性一過性疼痛症候群**，TRPML の異常による**ムコ脂質症（IV型）**，TRPP2 の異常による**多発性囊胞腎** polycystic kidney disease（PKD）が知られている．

● 参考文献

1) Rall W：Core conductor theory and cable properties of neurons. In Brookhart JM, Mountcastle VB (eds)：Handbook of Physiology, Vol1, Part 1, Section 1：The nervous system, pp39-97, American Physiological Society, 1977

2) Hodgkin AL, et al：The electrical constants of a crustacean nerve fibre. Proc Roy Soc London Ser-B, 133：444-479, 1946

3) 塚原仲晃：ニューロン．勝木保次，他（監修）：新生理科学大系第 8 巻，神経生理学総論．pp 187-198, 医学書院, 1989

第3章 筋肉とその収縮

「動物」という言葉は，その名のとおり「動くもの」を意味している．これは，生物のなかで動物がもつ大きな特徴の1つが「動く能力」であることを示している．この「動く」という機能を支えているのが筋肉である．

筋肉には，**骨格筋** skeletal muscle，**心筋** cardiac muscle，**平滑筋** smooth muscle の3種類が存在するが，ヒトなどの脊椎動物における印象的な動きを特徴づけるのは骨格筋であろう．骨格筋は主に骨格に付着しており，身体の運動を制御する役割を果たす．例えば，歩く，つかむ，のけぞるといった意識的な動作（随意運動）は，すべて骨格筋によって行われる．骨格筋の素晴らしさは，特に鍛え抜かれたアスリートの身体能力に顕著である．例えば，短距離走者の強靭な足の筋肉は，100 m を10秒未満で走るための爆発的な力を生み出す．一方，重量挙げ選手は，時に体重の2倍以上に相当する200 kg を超えるバーベルを持ち上げることができる．これらの高度に発達した筋肉は，骨格筋がもつポテンシャルの高さを示している．

これに対して，心筋と平滑筋は生命の基本的機能において重要な役割を果たし，自分の意思で直接コントロールできないという点で骨格筋とは異なる役割をもつ．心筋は心臓の壁を構成し，一生にわたって休むことなく血液を送り出すことで全身の血液循環を維持している．平滑筋は血管の収縮や腸管の蠕動運動など，自律神経の制御下で意識に上らない運動（不随意運動）を担当している．

3種類の筋肉は，それぞれの役割や機能に適応するかたちで進化したものであり，共通点と相違点が存在する．平滑筋は緩慢な動きをするのに対し，骨格筋と心筋は素早く収縮・弛緩し，力強い運動が可能である．骨格筋と心筋は，顕微鏡で観察したときに横紋（縞模様のこと）がみられることから**横紋筋** striated muscle と呼ばれるが，平滑筋には横紋がみられない．この横紋構造は，素早く力強い運動を可能にする精緻な収縮装置の存在を示している．骨格筋は，横紋以外にも運動機能に特化する構造や細胞制御機構を有している．実は，線維芽細胞など筋肉以外のさまざまな細胞も移動するなどの運動は可能である．しかし，これらの細胞に比べて平滑筋細胞は血管収縮や腸管運動を支える運動能力を担う細胞として特化し，心筋細胞ではさらに心臓ポンプ機能を担う強力な運動が可能となった．そして，骨格筋細胞に至っては，動物である最も顕著な特徴であるダイナミックな個体の運動を支えることができる究極の運動用の細胞として進化を遂げたとみることができる．骨格筋は，精緻な動作と強力な運動を可能にするための高度な構造と機能を備えており，運動機能において最も発達した形態の細胞である．

本章では骨格筋を中心に詳しく述べ，心筋と平滑筋については骨格筋とどのように異なるのかという点にフォーカスして説明することとする．心筋については第36章（→618頁，639頁参照），平滑筋の果たす役割についてはそれぞれの章で詳述する．

骨格筋の構造

1 骨格筋と骨の関係

骨格筋は骨格に付着しており，その両端には**腱** tendon がついている．これらの腱は，骨に接続されることで筋肉の収縮に伴う力を骨に伝達する役割を果たす．一般に，骨格筋は1つ以上の関節を介して異なる骨に付着しており，関節の動きを引き起こす．骨格筋が付着する骨の部位によって，関節に対して屈曲（図 3-1a, b），伸展，回旋（図 3-1c）など，さまざまな運動を行うことができる．

また，筋肉の付着点が関節からどのくらい離れているかも運動の性質を決定する重要な要因である．例えば，図 3-1aのように，固定側の付着端が関節から遠く，移動側の付着点が関節に近い場合，関節を軸として移動側を回転させる力が，移動端を関節方向に引き付ける力の成分よりも強くなる．逆に，図 3-1bのように固定側の付着端が関節に近く，移動側が遠い場合

には，回転よりも関節に引き付ける方向の力の成分が強くなる．前者の場合，筋肉は素早く移動側を回転させる運動に適している．一方，後者の場合は，関節から引き離す方向の力に対抗することができるため，例えば重い荷物を持つときに役立つ．このように，骨格筋の付着位置や構造によって，運動の特性や力の発生方向が異なる．

2 骨格筋の構成

骨格筋は多数の**筋線維** muscle fiber が束になって構成されている(図 3-2a)．筋線維は筋細胞とも呼ばれる．筋線維の直径は約 10～100 μm であり，ほとんどの場合，筋の端から端まで達する長さをもっている．筋肉内においては，筋線維は数十から数百本の束となって存在する．一部の筋肉では，途中に腱が存在し，複数の筋線維が直列につながっているものもあるが，これは例外的な構造である．また，筋線維が分岐するのも例外である．そのため，筋肉の種類によって筋線維の長さは異なり，短いものでは数 mm，長いものでは縫工筋のように数十 cm に達することもある．

骨格筋内の筋線維の間の結合組織には血管が存在し，筋肉に必要な酸素やブドウ糖などの物質を供給し，二酸化炭素や乳酸などの代謝産物を除去する役割を果たしている．また，感覚受容器である筋紡錘が存在し，筋肉の緊張や張力を感知する．また，神経線維も存在しており，遠心性の運動神経によって筋線維の収縮や筋紡錘の制御が行われ，求心性の感覚神経が筋紡錘の感覚情報を中枢神経系に伝達する．

A 筋線維

筋線維はどれだけ長くても，1 つの筋線維が 1 つの細胞である．したがって，そのまわりを細胞膜 cell membrane（形質膜 plasma membrane）が覆っている(図 3-2b)．筋細胞の細胞膜のことを，特に**筋鞘** sarcolemma と呼ぶ．筋鞘の内部には直径 1～2 μm の線維状の構造がぎっしり詰まっている．この構造を**筋原線維** myofibril と呼ぶが，筋原線維こそ収縮する実体そのものであり，収縮タンパク質によって構成されている．筋原線維を取り囲んで，内部膜系 internal membrane system と呼ばれる膜構造が存在する．内部膜系はT管と筋小胞体からなるが，後で詳しく述

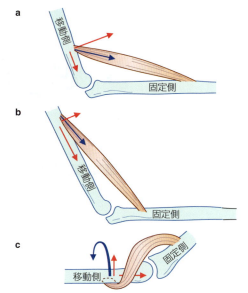

図 3-1 骨格筋収縮と骨の動き
赤が運動により発生する力，青は筋肉の動き．
〔飯野正光：筋肉とその収縮．本間研一（監修）：標準生理学，第9版．医学書院，2019 を改変〕

べるように収縮弛緩の制御に重要な役割を担う．

筋線維が単一細胞でありながら非常に長い構造をとれているのは，この細胞がたくさんの筋芽細胞と呼ばれる前駆細胞が融合して形成されることによる．その結果，1 つの筋線維は多数の核をもつ多核細胞となっている．核の数は数 cm あたり数百に及ぶ．核の存在位置は筋鞘の直下であることが多い．その他の細胞内小器官であるミトコンドリアも，筋鞘直下または筋原線維間に多数存在する．これらの構造の隙間は細胞質であるが，筋線維においては特に筋形質と呼ぶことがある．

筋線維には性質の異なる**Ⅰ型線維**（遅筋線維）type Ⅰ fiber と**Ⅱ型線維**（速筋線維）type Ⅱ fiber が存在する(表 3-1)．Ⅰ型線維はミオグロビンが豊富であり，ミトコンドリアおよび酸化的リン酸化酵素活性に優れているため，持続的かつ高効率に ATP を産生する能力がある．一方，Ⅱ型線維はグリコーゲン分解を介して素早くエネルギーを得る能力が高いが，酸化的リン酸化酵素活性は低く，持続的な ATP の産生には向いていない．このような特性から，Ⅰ型線維は持続的な筋収縮に適しており，Ⅱ型線維は一時的な素早い筋収縮に向いていると考えられている．

肉眼で見ると，ミオグロビンが多いため赤く見える赤筋にはⅠ型線維が多く含まれており，姿勢の保持な

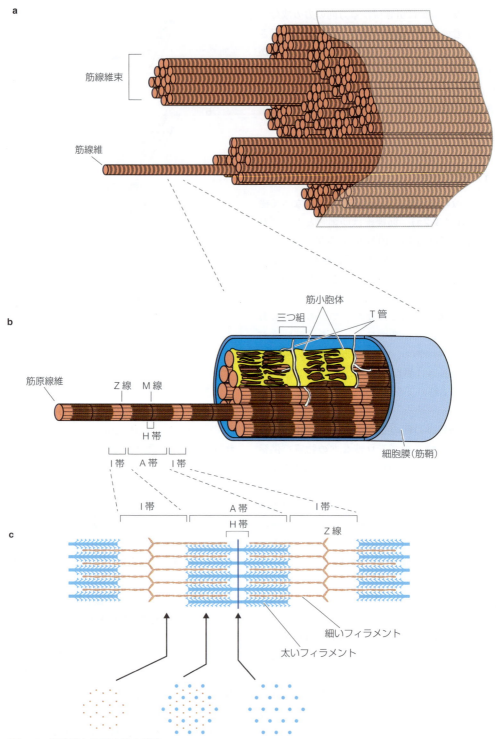

図 3-2 筋線維と筋原線維の構造
a．筋内の筋束と筋線維．
b．筋線維内における筋原線維と内部膜系．カエルにおいてはT管はZ線に沿っている．ヒトではT管はA帯とI帯の境界部分にある．
c．横紋構造とフィラメントの配置．

A 骨格筋の構造 ● 107

表 3-1 筋線維の型による性質の差

型＼性質	ミトコンドリア含有量	ミオグロビン含有量	酸化的リン酸化酵素活性	ホスホリラーゼ活性	筋原線維ATPase活性	適した収縮
Ⅰ型（遅筋）線維	多い	多い	高い	低い	低い	素早い収縮
Ⅱ型（速筋）線維	少ない	少ない	低い	高い	高い	持続的な収縮

ど持続的な緊張力の発生に重要である．一方，ミオグロビンが少なく赤みが少ない白筋にはⅡ型線維が多く含まれており，非常に素早い運動を司る．

B 筋原線維

筋線維を光学顕微鏡で観察すると，筋線維に沿っての周期的に明るい部分と暗い部分が繰り返される横紋構造がみられる．この横紋は筋原線維でも確認でき，筋線維全体で横紋がみられるのは，筋原線維がその横紋を揃えて束をつくっているためである．横紋の各部分は，光学的に観察された明るさに基づいて名称がつけられている（図 3-2b）．暗く見える部分は **A 帯** anisotropic band，明るく見える部分は **I 帯** isotropic band と呼ばれる．A 帯の中央付近には周囲よりもやや明るい **H 帯** Hensensches band と呼ばれる部分がある．また，I 帯の中央にはやや暗い細い部分があり，**Z 線** Z line（あるいは Z 板 Zwischenscheibe，Z 膜）と呼ぶ．Z 線から次の Z 線までの 1 周期分を **筋節**（サルコメア sarcomere）と呼び，筋節の長さはおよそ 2～3 μm である．したがって，長い筋線維では筋節の数が多くなる．

このような横紋構造は図 3-2c に示すように，筋原線維の 2 種類のフィラメント，すなわち **太いフィラメント** thick filament と **細いフィラメント** thin filament の整然とした配置によって生じる．太いフィラメントは太さ 12～15 nm，長さ 1.7 μm であり，長軸方向に両端が揃った束をつくっており，この部分が A 帯となっている．また，太いフィラメントの束は長軸に垂直な面で切断すると，規則的に六角格子を形成していることがわかる．細いフィラメントは太さ 7～10 nm，長さ約 1.0 μm である．細いフィラメントは太いフィラメントの間に入り込んでオーバーラップしている部分がある．細いフィラメントのみで太いフィラメントとオーバーラップしていない領域が I 帯として観察される部分である．A 帯の中央付近では，太いフィラメントのみが存在し，細いフィラメントが入り込んでいない領域が H 帯となる．

太いフィラメントは主として **ミオシン** myosin からなる．ミオシンは，球状の頭部と長い尻尾のような尾部から構成されるタンパク質である．多数のミオシンの尾部が相互作用し束になって，太いフィラメントを形成する（図 3-3a）．フィラメントの側方には，ミオシン頭部からなる部分がこぶ状に飛び出しており，この部分が細いフィラメントと相互作用して収縮を引き起こす．

細いフィラメントは主として **アクチン** actin からなる．球状のタンパク質であるアクチンが重合して二重らせんを形成している（図 3-3b）．この二重らせんに沿って，トロポミオシンとトロポニンが結合しており，これらのタンパク質が収縮反応の制御に重要な役割を果たしている．

Advanced Studies

横紋と複屈折性

筋原線維の明暗のパターンは，単に光の吸収によるものではなく，複屈折性の違いによって生じる．筋原線維のフィラメントは長軸方向に整列しており，そのため光の偏光方向に応じて異なる屈折率を示す，すなわち複屈折性をもつ．光学的条件によって観察される光の明暗は異なる場合があるが，一般的な光学的条件下では，複屈折性の強い部分（異方性をもつ部分）が暗く見える．A 帯はこの異方性 anisotropic に由来する．逆に，複屈折性が小さく，等方性を示す部分は明るく見え，これが I 帯 isotropic band と名づけられている．

筋原線維安定化に役立つタンパク質

H 帯の中央には，電子顕微鏡で M 線として認められる構造が存在し，M タンパク質などのタンパク質からなる．これらのタンパク質は太いフィラメントをつなぎ合わせ，筋原線維の構造を安定化する役割を果たしている．Z 線の構造は α アクチニン α-actinin が主で，細いフィラメントを Z 線に固定し安定化させる．さらに，コネクチン connectin（あるいはタイチン）と呼ばれる巨大分子が M 線から Z 線までをつないでおり弾性要素として働き，筋節構造の維持に役立っている．

C 内部膜系

内部膜系には，筋線維を横行する **T 管** と長軸方向に走る縦管系である **筋小胞体** sarcoplasmic reticulum

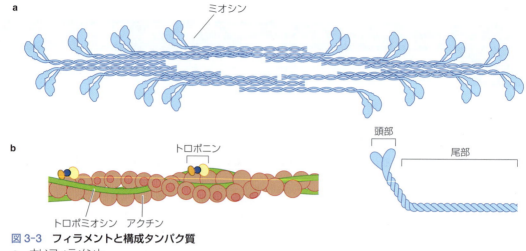

図 3-3　フィラメントと構成タンパク質
a．太いフィラメント．
b．細いフィラメント．

がある(図 3-2b)．

　T管は筋鞘(細胞膜)が陥入した構造であり，その内腔は細胞外と通じている．T管は横紋と同様に長軸方向に周期的にみられ，A帯とI帯の境界部分に当たる付近で陥入している(カエルにおいてはZ線付近)．陥入したのちには分岐して筋原線維を取り巻くように存在する．T管の構造は細胞外の環境を細胞内へ深く引きずり込むような構造であり，後述するように細胞表面で起こった信号を素早く細胞の奥底まで伝えるのに役立っている．

　筋小胞体は，ほかの一般的な細胞の小胞体と相同のものであり，その内腔は細胞外へ通じておらず，もちろんT管の内腔とはつながっていない．筋小胞体の内腔はT管の近くで膨らんだ構造をしており，この部分を末端膨大部(終末槽) terminal cisternae と呼ぶ．その結果，T管は両側から来た末端膨大部で挟まれてサンドイッチのような構造をとり，**三つ組** triad と呼ばれる．三つ組構造はT管の情報を筋小胞体に伝えるのに適した微細構造ととらえることができる．末端膨大部の間は細い縦細管を介してつながって網目をつくり，筋原線維を取り囲んでいる．筋小胞体の内腔は，収縮制御において重要な Ca^{2+} イオンを蓄えている．

B 興奮収縮連関

　骨格筋の細胞内 Ca^{2+} 濃度は $0.1\,\mu M$ 程度であるが，骨格筋細胞の膜の興奮に伴い100倍程度上昇し，約 $10\,\mu M$ に達する．この Ca^{2+} 濃度の上昇によって収縮が起こる．活動電位の発生から収縮に至る過程は**興奮収縮連関** excitation-contraction coupling と呼ばれ，次の順序で起こる．

① T管を通じて活動電位が細胞内に伝わる．
② 三つ組構造においてT管が脱分極すると隣接している筋小胞体の Ca^{2+} 放出チャネルが開口し，筋小胞体から細胞質へ Ca^{2+} が放出される．
③ Ca^{2+} が細いフィラメントにある制御タンパク質へ作用し，収縮反応が起こる．

　以下，興奮収縮連関の仕組みを詳しく見ていく．

1 骨格筋の電気活動

　運動神経の活動電位が神経筋接合部に到達してシナプス伝達が起こると，局所的な終板電位が発生し，これにより最初の脱分極が引き起こされる(➡第4章，136頁参照)．この脱分極によって，周囲の電位依存性 Na^+ チャネルが活性化され，活動電位が発生する．活動電位は自己再生的に生じ筋鞘である表面の細胞膜全体に伝播する．さらに，表面の細胞膜からT管へと伝わり，T管のネットワークを通じて筋線維の奥まで伝達される．

　骨格筋細胞の活動電位持続時間は 1〜数 ms 程度であり，きわめて短い持続時間をもつ神経細胞と比べるとやや長いものの，依然として短い．また，活動電位の発生から収縮の開始までは約 10 ms 程度である．この素早い応答を可能にしているのがT管であり，

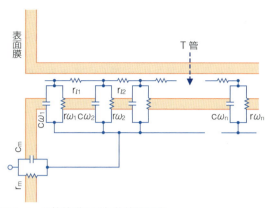

図 3-4 骨格筋膜の電気的等価回路
〔飯野正光：筋肉とその収縮．本間研一（監修）：標準生理学，第 9 版．医学書院，2019 より〕

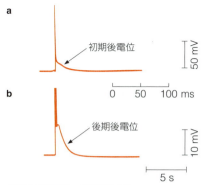

図 3-5 筋膜活動電位の陰性後電位
時間スケールの差に注目すること．
〔飯野正光：筋肉とその収縮．本間研一（監修）：標準生理学，第 9 版．医学書院，2019 より〕

その存在によって ms のオーダーで細胞内にまで信号を伝えることができる．もしこれを細胞膜表面の分子など物質の拡散によって細胞質奥まで届けようとすると，10 ms かかっても数 μm しか信号が届かず，100 μm 程度の直径をもつ大きな構造を考えるととうてい遅すぎる．T 管は高速に情報を伝える情報ハイウェイととらえることができるのである．

T 管の電気的興奮が収縮に重要であることを示した実験の 1 つに，局所刺激実験がある．微小ガラス電極を細胞膜に接触させて通電すると，細胞膜全体をほとんど刺激せずに局所のみを刺激することが可能である．電極の位置を長軸方向に変化させて刺激すると，T 管が存在する位置（カエルでは Z 線）でのみ局所的な収縮が起こり，その位置から外れた場所では局所的な収縮は起こらない．このことから，収縮には T 管の電気的興奮が重要であることがわかる．ほかの実験によっても T 管の寄与が示されている．骨格筋をグリセリンによって高浸透圧にした溶液に浸した後，正常浸透圧の生理的塩溶液に戻した標本はグリセリン筋と呼ばれる．このグリセリン筋では T 管が表面膜と断裂，あるいは表面近くで内腔が狭窄している．この標本では活動電位はほぼ正常に発生するが，収縮がなくなる．

Advanced Studies

筋線維膜の電気容量

一般的な細胞において，細胞膜の電気容量は膜面積あたり 1 μF/cm^2 程度である．一方，骨格筋では細胞膜面積あたり数 μF/cm^2 という大きな値が得られる．これは，T 管と細胞膜がつながっており，T 管膜の部分の電気容量が大きいことに由来する．また，この値は筋細胞の容量において，T 管の寄与が数倍であ

ることを示している．膜インピーダンスの測定と図 3-4 の等価電気回路を仮定したモデリングにおいてシミュレーションした結果，T 管膜自体の性質は表面膜と同じく約 1 μF/cm^2 であり，T 管による大きな容量成分はその大きな膜面積に由来するものと考えられている．また，T 管が断裂しているグリセリン筋においては，膜容量が大きく低下するという実験事実がある．これらの実験的根拠より，電気容量への T 管膜の部分の大きな寄与が示されている．

静止時のイオンコンダクタンス

静止時の骨格筋細胞の膜電位は約 -90 mV と深く過分極しており，これは主に K$^+$ と Cl$^-$ に大きなコンダクタンスを有するためである．静止時の K$^+$ コンダクタンスに寄与している K$^+$ チャネルは内向き整流性チャネルである．内向き整流性とは過分極で内側に電流は流れやすく高コンダクタンスであるが，脱分極での外向き電流が流れにくく低コンダクタンスとなる性質である．Cl$^-$ コンダクタンスにはそのような整流性はない．

特に神経細胞と比して，Cl$^-$ コンダクタンスが高いことは骨格筋細胞膜の特徴である．Cl$^-$ チャネルである ClC-1 の遺伝子異常は筋緊張を引き起こす先天性ミオトニー症の原因の 1 つである．一方，T 管では K$^+$ コンダクタンスは一定あるものの，Cl$^-$ コンダクタンスは非常に小さい．

活動電位と後電位

骨格筋の活動電位スパイクのイオン機構は神経のそれと同様である．すなわち，小さな脱分極を契機として電位依存性 Na$^+$ チャネルが自己再生的に活性化され，急激な脱分極を起こす．遅れて脱分極による K$^+$ チャネルの活性化が（遅延整流性 K$^+$ チャネル）が起こり K$^+$ コンダクタンスが上昇するとともに，電位依存性 Na$^+$ チャネルの不活化が起こるため再分極する．

活動電位を発生してスパイクを起こした後，しばらく観察される電位を後電位と呼ぶ．神経細胞の場合，後電位は主に過分極方向にみられるのに対して，骨格筋においては脱分極する後電位が認められる（図 3-5）．一発の刺激後にも後電位（初期後電位）が認められるが，頻回刺激などで反復的に活動電位が発生した後では，より大きく長い後電位（後期後電位）が認められる．後電位の発生は細胞膜のコンダクタンスの変化を反映しているが，T 管の活動電位が関与している可能性も指摘されている．特に後期後電位は，T 管内腔に K$^+$ が蓄積することによるとされる．

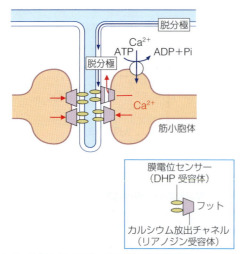

図3-6　T管と筋小胞体の連関を示す模式図
細胞膜に生じた活動電位はT管膜を介して細胞内に伝播し，三つ組み部で膜電位センサーから筋小胞体のCa²⁺放出チャネルに情報が受け渡されてCa²⁺が放出される．
〔飯野正光：筋肉とその収縮．本間研一（監修）：標準生理学，第9版，医学書院，2019より〕

❷ 筋小胞体からの Ca²⁺ 放出

Ⓐ T管と筋小胞体

　三つ組構造において，T管の脱分極の情報は隣接する筋小胞体へ伝えられるが，その仕組みを詳しく見ていく．図3-6のスキームに示すように，三つ組のT管膜には膜電位センサーがあり，脱分極を感知することができる．一方，筋小胞体側の膜にはCa²⁺放出チャネルが存在する．膜電位センサーとCa²⁺放出チャネルは物理的に接しており，脱分極による膜電位センサーの構造変化がCa²⁺放出チャネルの構造変化を引き起こし，チャネルを開いてCa²⁺放出が起こる．やがて再分極するとこの仕組みが止まり，今度は筋小胞体に存在するCa²⁺ポンプで筋小胞体へと再びCa²⁺が取り込まれる．
　膜電位センサーはジヒドロピリジン受容体 dihydropyridine receptor (DHPR)，カルシウム放出チャネルはリアノジン受容体 ryanodine receptor (RyR) と呼ばれるタンパク質である．

Ⓑ T管の膜電位センサー―ジヒドロピリジン受容体

　T管の膜電位センサーの分子実体はジヒドロピリジン受容体(DHPR)であり，この名称はジヒドロピリジン系の薬物が結合し作用するタンパク質であることから名づけられたものである．ジヒドロピリジンはカルシウム拮抗薬に分類され，L型Ca²⁺チャネルの活性をブロックすることが知られている．L型Ca²⁺チャネルは複数のサブユニットから構成され，そのなかでもα1サブユニットがチャネルのポア（孔）を形成する．このα1サブユニットは異なる遺伝子産物によってコードされ，それぞれがCa_v1ファミリーに属している．

　骨格筋のジヒドロピリジン受容体はL型カルシウムチャネルの一種であり，そのチャネルを形成するα1サブユニットはCa_v1.1によってコードされる．ただし，骨格筋のジヒドロピリジン受容体はCa²⁺チャネルとして機能しうるものの，そのチャネルの活性は低く，興奮収縮連関の際にCa²⁺流入はほとんど起こらない．実際，細胞外のCa²⁺を除去しても，骨格筋の興奮収縮連関には影響がない．一方，心筋ではCa_v1.2をもつL型カルシウムチャネルを介したCa²⁺流入が興奮収縮連関に不可欠であり，骨格筋と対照的である．

　Ca_v1.1の欠失変異をもつマウスでは，骨格筋における興奮収縮連関が消失する．興味深いことに，Ca_v1.1を強制発現させるとこの機能が回復する（レスキューされる）が，Ca_v1.2ではリアノジン受容体を活性化することができず，興奮収縮連関は回復しない．同じCa_v1ファミリーに属するタンパク質であるが，進化の過程でCa_v1.1はカルシウムチャネルとしての機能が退化し，膜電位を感知してリアノジン受容体を活性化する機能に特化するように進化したと考えられる．

　膜電位センサーとCa²⁺放出チャネルの存在は電子顕微鏡で観察することができる（図3-7）．膜電位センサーはT管においてテトラッドと呼ばれる構造に対応する．テトラッドは4個のパーティクルが組となっているもので，1つのパーティクルが1つの膜電位センサーに対応すると考えられている．Ca²⁺放出チャネルは一辺30 nmの四角柱状のフット foot と呼ばれる構造に対応する．フットは筋小胞体から伸びており，T管までの12 nmの間隙をつなぐように配置されている．テトラッドの各パーティクルはフット構造の四角形の各頂点に対応した位置に存在する．

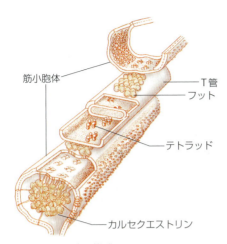

図 3-7　三つ組の構造の模式図
T管とそれを挟むように存在する筋小胞体，およびその間に存在するテトラッドとフットが示されている．筋小胞体内腔には，カルセクエストリンが示されている．
〔Block BA, et al：Structural evidence for direct interaction between the molecular components of the transverse tubule/sarcoplasmic reticulum junction in skeletal muscle. J Cell Biol 107：2587-2600, 1988 より〕

C Ca^{2+} 放出チャネル—リアノジン受容体

リアノジンは，植物アルカロイドであり，リアノジン受容体の名称はリアノジンを結合することにより命名された．リアノジン受容体には，異なる遺伝子によってコードされる3種類のタイプがあり，これらはそれぞれ RyR1，RyR2，RyR3 として知られている．骨格筋では RyR1 が発現し，膜電位センサーと連携して生理的な Ca^{2+} 放出チャネルとして機能している．RyR1 遺伝子ノックアウトマウスの骨格筋細胞では興奮収縮連関が消失する．興味深いことに，RyR1 遺伝子ノックアウトマウスの骨格筋細胞に RyR1 の発現を強制発現させることで回復するが，心筋で興奮収縮連関を担う RyR2 を発現させても回復しない．$Ca_v1.1$ を含むジヒドロピリジン受容体と連関して Ca^{2+} 放出を起こすことができるのは RyR1 のみである．

Advanced Studies
Ca^{2+} のバッファリング

筋小胞体には Ca^{2+} ポンプ（Ca^{2+} ATPase）が密に存在し，Ca^{2+} を筋小胞体に取り込むことができる．筋小胞体内腔には Ca^{2+} 結合タンパク質であるカルセクエストリン calsequestrin が大量に存在する．しかも，カルセクエストリンは1分子あたり数十個の Ca^{2+} を結合する能力があり，これにより筋小胞体内で Ca^{2+} を大量に貯蔵する役割を果たしている．筋小胞体内腔の総 Ca^{2+} 濃

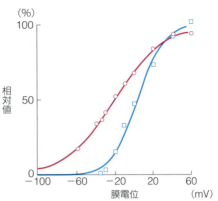

図 3-8　チャージムーブメント（〇）とカルシウム放出（□）の膜電位依存性
〔Melzer W, et al：Intramembrane charge movement and calcium release in frog skeletal muscle. J Physiol 373：481-511, 1986 より〕

度は約 40 mM に達する．その大部分はカルセクエストリンに結合しているため，遊離 Ca^{2+} 濃度は約 1 mM 程度である．強縮時には筋小胞体の Ca^{2+} のうち 60% 程度が放出される．筋小胞体内腔の体積は細胞質の 1/20 程度なので，放出された Ca^{2+} により細胞質内の Ca^{2+} 濃度は 1 mM に達する．しかし，細胞質には多くの Ca^{2+} 結合タンパク質が存在し，バッファーとして働くため，遊離 Ca^{2+} 濃度はその数十分の一程度に抑えられる．

チャージムーブメント

T管膜の膜電位変化を膜電位センサーが感知しているが，このようなセンサーには電位の変化を感知するための電荷が存在すると予想される．チャージムーブメントは脱分極に従ってこの電荷が膜内の電場の中で移動する現象（チャージムーブメント）が，電流として観測される．$Ca_v1.1$ の欠失変異をもつマウスではチャージムーブメントが消失する．

図 3-8 のようにチャージムーブメントは電位に非線形に依存する．脂質二重膜由来の容量性の成分は電位変化に比例する，すなわち線形であるのと対照的である．電位依存性を説明する単純な解釈では，膜電位が分極時と脱分極時でそれぞれ準安定な 2 つの状態があってどちらの状態をとるかの確率がエネルギーだけに依存する，つまり，ボルツマン Boltzmann 分布をとるという解釈である．

チャージムーブメントと Ca^{2+} 放出には平衡関係が確かにあるが，図 3-8 のようにチャージムーブメントの電位性のほうが Ca^{2+} 放出の電位依存性よりも過分極側にシフトしている．これは，はじめに予備的に一定のチャージが動くことが必要で，そのうえで追加のチャージが動くことで Ca^{2+} 放出を活性化するという機構によって生じるとする説が提唱されている．

Ca^{2+} による Ca^{2+} 放出とリアノジン受容体

リアノジン受容体の機能として初めて明らかになったのは，Ca^{2+} 濃度の上昇によって筋小胞体から Ca^{2+} 放出が引き起こされる現象である．この現象は Ca^{2+} による Ca^{2+} 放出 Ca^{2+}-induced Ca^{2+} release (CICR) と呼ばれる．骨格筋の興奮収縮連関では，リアノジン受容体による Ca^{2+} 放出はジヒドロピリジン受容体によって制御されており，CICR は直接的な役割をもたない．一方，心筋においては，CICR が生理的なカルシウム放出の主なメカニズムである．

CICR はいくつかの薬物によって促進され，その代表的なものがカフェインである．カフェインは数 mM 以上の濃度で CICR

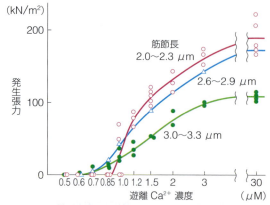

図 3-9　Ca^{2+} 濃度と発生張力
筋節長により関係が変わる例を示す．
〔Endo M：Stretch-induced increase in activation of skinned muscle fibres by calcium. Nature New Biol 237：211-213, 1972 より〕

を促進する．高濃度のカフェインを骨格筋標本に投与すると，電気的な興奮なしでも筋小胞体からの Ca^{2+} 放出が引き起こされ収縮が生じる．この収縮をカフェイン拘縮と呼ぶ．

ハロセンなどの吸入麻酔薬も CICR を促進する作用がある．全身麻酔時にまれに筋の強縮を伴う高度の発熱がみられる悪性高熱症 malignant hyperthermia と呼ばれる疾患が発生することがある．これは RyR1 に遺伝子変異があり，もともと CICR が亢進している患者において，吸入麻酔薬がさらに作用することで筋小胞体からの Ca^{2+} 放出が過剰に起こり，筋収縮と発熱を引き起こす病態である．悪性高熱症は放置すると死に至る重篤な疾患であるが，診断が下された場合には，吸入麻酔薬の中止とともに，CICR を抑制する作用をもつダントロレンを速やかに投与して Ca^{2+} 放出を抑制することが重要である．

③ Ca^{2+} による収縮タンパク質系の活性化

精製されたアクチンフィラメントとミオシンが存在すると，MgATP（Mg^{2+} と ATP が結合したもの）の存在下で収縮反応が起こる．しかし，細胞内では静止時の Ca^{2+} 濃度が低い（約 0.1 μM）時には，収縮は抑えられており，Ca^{2+} 濃度が μM オーダーに上昇すると，初めて収縮が起こる（図 3-9）．このような Ca^{2+} による収縮制御は，細いフィラメントのアクチン以外のタンパク質からなる収縮タンパク質系 contractile protein system によって行われている．収縮タンパク質系の主な構成要素は，**トロポニン** troponin と**トロポミオシン** tropomyosin である．細いフィラメントにおいて，アクチンはらせん状に重合しており，7つのアクチン分子ごとに1つのトロポニン分子が，らせんに沿うように存在している．また，トロポニンはトロポミオシン1分子に対して1分子の割合で結合している．トロポニンは，C，T，Iの3つのサブユニットからなる．ちなみに，それぞれ，Calcium, Tropomyosin, Inhibitory の頭文字からとられている．トロポニンCは4つのEFハンド構造をもち，Ca^{2+} を結合する．トロポニンTはトロポミオシンに結合している．トロポニンIはアクチンに結合し，アクチンとミオシンとの相互作用の抑制に関与しているとされる．

トロポニンがアクチンとミオシンの相互作用をどのように制御するのかについては完全には明らかでない．Ca^{2+} を結合していないとき，トロポニンがトロポニンIの部分でアクチンに結合し，トロポニン・トロポミオシン複合体がアクチン上のミオシン結合部にミオシンが結合するのを立体的に阻害しているが，トロポニンCに Ca^{2+} が結合すると，トロポニンに構造変化が起こることで，この立体障害が解除されアクチンとミオシンの相互作用が可能になるという機構が提唱されている．

C 筋収縮機構

A 筋収縮の滑り説

滑り説 sliding theory は，筋収縮の基本的なメカニズムとして 1954 年に H.E. Huxley と A.F. Huxley の2人のハクスレーに同時に提唱され，それ以降広く認められている．この理論によれば，筋収縮は，太いフィラメント（ミオシン）と細いフィラメント（アクチン）が互いに滑り合うことで発生する．具体的には，ミオシンの頭部がアクチンフィラメントに結合し，ATP の加水分解に伴うエネルギーを利用してフィラメントを引き寄せる．この過程によって筋節が短縮し，筋全体が収縮する．ATP のもつ化学的エネルギーは，これらの相互作用を通じて機械的エネルギーに変換され，筋の収縮を実現している．

B ミオシンの機能ドメイン

ミオシンには複数のタイプが存在するが，骨格筋を含む筋収縮に関与するミオシンはミオシンⅡというタイプである．ミオシンⅡは分子量約 50 万であり，分子量約 22 万の重鎖が2つと，分子量約 2 万の軽鎖が4つで構成される．1つの重鎖は，頭部と尾部に分か

れている．頭部は洋ナシのような形をしており，長さは約 20 nm で，尾部は長く，約 140 nm の長さをもつ．2 本の重鎖の尾部はらせん状に互いにより合わさっており，これらがさらに重合して太いフィラメントを形成する（図 3-3a）．フィラメントが形成される際，頭部はフィラメントの束から飛び出して側方に突き出し，アクチンフィラメントと相互作用する．

頭部の先端部分には**モータードメイン**と呼ばれる領域があり，ここにはアクチンを結合する部位や ATP を結合して分解する ATPase 活性をもつ部位が含まれている（図 3-10）．

頭部のうち尾部に近い部分は**レバーアーム**（首領域）と呼ばれ，この部分には必須軽鎖と制御軽鎖がそれぞれ 1 つずつ結合している．ATP の結合や加水分解に依存してモータードメイン部分が構造変化を引き起こし，アクチンとの結合を制御する．この構造変化はレバーアームの回転へと伝達され，大きな構造変化を引き起こす．このように，頭部は筋収縮において，ATP の化学エネルギーを機械的エネルギーに変換する要となっている．

Advanced Studies
ミオシンの重鎖サブタイプ
骨格筋のミオシン重鎖のサブタイプには主に，MHC I，MHC IIa，MHC IIx が知られる．それぞれ異なった遺伝子産物（myh7，myh2，myh1）である．ATPase 活性の速度が異なり，MHC I < MHC IIa < MHC IIx となっている．MHC I は主に I 型線維に発現し，MHC IIa，MHC IIx は II 型線維に発現する．

C　クロスブリッジサイクルと ATP 加水分解反応

クロスブリッジ cross bridge とは，アクチンとミオシンが結合した状態の張力発生素子を指す．アクチンとミオシンが結合することでクロスブリッジが形成され，この結合が解離することでクロスブリッジが解消される．収縮中には，この形成と解消が繰り返し行われ，このサイクルを**クロスブリッジサイクル**と呼ぶ．クロスブリッジサイクルは，ATP の加水分解反応と連動していると考えられている．以下に，ATP やその加水分解反応産物である ADP および無機リン酸（Pi）がミオシンに結合・解離する過程を通じて，クロスブリッジサイクルをどのように制御しているかを説明する（図 3-11）．

① **ミオシンの待機状態**：ミオシンに ATP が結合しており，アクチンからは完全に解離している状態．

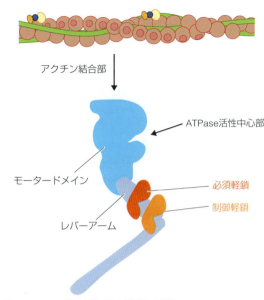

図 3-10　ミオシン頭部の機能と構造

アクチンに対する結合親和性はきわめて弱い．

② **ATP 加水分解**：ミオシンの ATPase 活性により ATP が加水分解され，ADP と Pi が生成される．ミオシンは ADP・Pi を保持している．この状態によってアクチンに対する親和性は中程度に高まる．

③ **クロスブリッジ形成**：ミオシンがアクチンに結合する．

④ **パワーストローク**：ミオシンが Pi を解離するとパワーストロークが起こる．パワーストロークはモータードメイン→レバーアームの構造変化による頭部の大きな構造変化によってアクチンをくっつけたまま引っ張る力を発生する．この状態ではアクチンと非常に強い結合をもつ．

⑤ **ADP 解離**：ミオシンから ADP が解離した状態となる．この状態では引き続きアクチンとの結合は非常に強く，強固にアクチンに結合したままとなる．

⑥ **ATP の再結合**：ミオシンに ATP が再び結合する．ATP 結合によって，アクチンとの結合親和性が劇的に低下し，アクチンから解離する．

①〜⑥の過程を繰り返し，筋収縮が持続的に起こるとされる．

Advanced Studies
クロスブリッジサイクルの妥当性
クロスブリッジサイクルの妥当性は近年の生物物理学的実験や構造生物学的データでおおむねコンセンサスを得つつある．

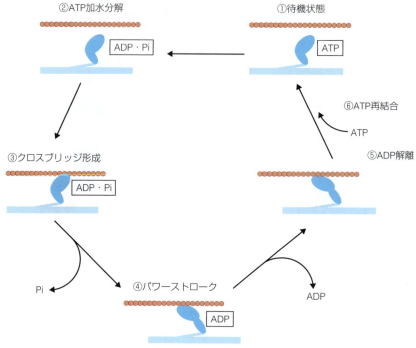

図 3-11　クロスブリッジサイクル

しかし，例えば，パワーストロークが，Pi 放出の前に生じるという知見が出つつあるので，細かな点については修正の余地がありうる．また，クロスブリッジサイクルはある意味決定論的なプロセスであり，ATP 加水分解の過程と密接に連動しながら順を追って進んでいる．これに対し，ブラウンラチェットモデルという確率的なモデルも提唱されている．ブラウンラチェットモデルでは，モーターのミオシン分子がレール状のアクチン分子の上を熱的に揺らぎながら進むとされ，ラチェットのように一方向への進行を促す構造が存在するが，このモデルでは必ずしも化学反応との厳密なカップリングを必要としない．

　筋収縮の性質

　収縮のタイプ

1 ● 等張性収縮と等尺性収縮

等張性収縮 isotonic contraction と**等尺性収縮** isometric contraction は，筋肉が収縮する際の条件に応じた収縮のタイプである．等張性収縮では，筋肉が収縮して筋長が変化する一方で，発生する力（張力）は一定に保たれる．例えば，物体を持ち上げたり，移動させたりする運動に関連する．一方，等尺性収縮は，筋肉が張力を発揮するが，筋長が変化しない収縮を指す．これは，物体を持ち上げようとしても動かせない場合や，体幹を固定して保持するような，筋肉が固定された状態で力を発揮する状況に関連する．

生体では，筋収縮中に筋長と張力がともに変化することが多い．しかし，筋収縮を生理学的に解析するためには，動物から摘出した筋標本を用いて，等張性収縮と等尺性収縮の条件を人工的に作り出し，収縮を観測することで解析がしやすくなる．

2 ● 単収縮と強縮

筋肉に単回の活動電位を発生させると，一過性の収縮と弛緩が起こる．このような収縮を**単収縮** twitch と呼ぶ．単収縮の持続時間は筋によって異なるが，通常は数十ミリ秒から 1 秒程度である．もし 2 回目の電気刺激を 1 回目の収縮が弛緩する前に行うと，2 つの収縮が重なり合い，より大きな収縮が生じる．この現象を**加重** summation と呼ぶ（図 3-12a）．

さらに，電気刺激を高頻度で繰り返し続けると，収縮のピークは徐々に大きくなるが，やがて頭打ちになる．非常に高頻度で連続的に刺激を与えると，単収縮が重なり合って滑らかな持続的収縮が生じる．この状態を**強縮** tetanus と呼ぶ（図 3-12b）．強縮は，各収縮が完全に弛緩する前に次の収縮が始まるため，収縮が累積し，より強い収縮が維持される結果である．単収

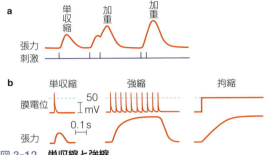
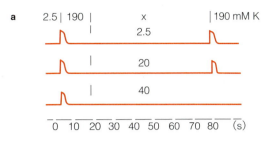

図 3-12　単収縮と強縮
a. 収縮の加重．**b**. 収縮の諸型．
〔飯野正光：筋肉とその収縮．本間研一(監修)：標準生理学，第9版．医学書院，2019 より〕

縮と強縮の張力の大きさの比を単収縮：強度比とよび，一般に1より小さい．これは1回の単収縮では強縮の場合と比べて，筋小胞体からの Ca^{2+} 放出が十分でないことを示している．実際の生体運動においては強縮が起こっている．

3　拘縮

活動電位の発生に依存せず，人為的な刺激によって筋の持続的収縮を引き起こすことが可能である．このような収縮を**拘縮** contracture と呼ぶ．拘縮は可逆的な現象であり，刺激の中止によって弛緩し，静止時の状態へ戻ることができる．刺激方法によってカフェイン拘縮やK拘縮が存在する．

カフェイン拘縮は，カフェイン投与によりリアノジン受容体の CICR が活性化され，持続的な Ca^{2+} 放出が引き起こされることで発生する拘縮である．カフェイン拘縮は脱分極を伴わず，長時間持続する．

K拘縮は，細胞外 K^+ を高濃度にすることで生じる拘縮である．細胞の静止膜電位は主に K^+ の平衡電位に近い値をもつが，細胞外液中の K^+ 濃度が上昇すると K^+ 平衡電位も上昇し，その結果，筋細胞の膜電位が持続的に脱分極する．この持続的な脱分極によって，膜電位センサーがしばらく活性化され，筋小胞体からの Ca^{2+} 放出が誘発されることで筋収縮が起こる．ただし，K拘縮の持続時間は数秒〜数分に限られており，持続しない（図3-13）．これは，主に膜電位センサーの不活化が起こるためである．不活化された膜電位センサーは再分極によって再活性化される．図3-13b で示されるように，再分極の程度が大きいほど再活性化の程度が大きくなる．頻回刺激による持続的強縮では，活動電位の間の再分極期間中に再活性化が継続的に起こるため，K拘縮とは異なり持続的な収

図 3-13　K拘縮
a. K^+ 濃度の急激な増加による拘縮の時間経過と，さまざまな K^+ 濃度下における不活性化からの回復．
b. 膜電位と収縮系活性化(1)および不活性化(2)との関係．
〔Hodgkin AL, et al：Potassium contractures in single muscle fibres. J Physiol 153：386-403, 1960 より〕

縮が可能となっている．

4　硬直

筋細胞へのエネルギー供給が断たれ，ATP 濃度が非常に低くなると，アクチンとミオシンの結合が強固になり，Ca^{2+} 濃度による制御も効かず，収縮が持続したまま筋肉が固まってしまう．この状態を**硬直** rigor と呼ぶ．死後硬直 rigor mortis は，死後に筋細胞内の ATP 合成が停止し，その濃度が減少することで生じると考えられている．

2　筋収縮の力学的性質

1　長さ-張力関係

a　静止張力

静止時の筋肉を引き伸ばすと図3-14a のように長さ依存性に張力を発生する．静止張力の大部分が筋肉内の筋細胞外を取り巻く結合線維による弾性成分に由来する．筋細胞自体にも小さいながら弾性成分が存在する．M線からZ線をつないでいるコネクチンは筋細胞の弾性に寄与している．

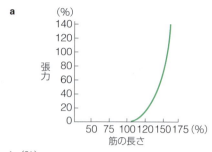

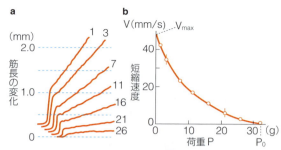

図 3-15 筋にかかる荷重（P）と短縮速度（V）
a．等尺性収縮中に筋の荷重を，急激にさまざまな値（図中の数字，g）に減少させたときの短縮の時間経過．
b．荷重と短縮速度との関係．
〔Jewell BR, et al：An analysis of the mechanical components in frog's striated muscle. J Physiol 143：515-540, 1958 より〕

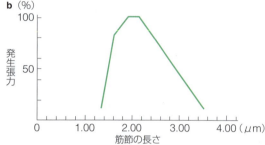

図 3-14　筋長と張力
a．静止張力．b．収縮張力（強縮中）．
〔Gordon AM, et al：The variation in isometric tension with sarcomere length in vertebrate muscle fibres. J Physiol 184：170-192, 1966 を参考に作成〕

b　収縮張力

等尺性収縮で張力を測定する実験では，筋の長さを変化させると収縮張力も変化する．この関係は筋の絶対的な長さではなく，筋節長に依存している．単一筋線維を用いた実験によると，筋節長が 2.0〜2.2 μm の範囲でプラトーとなる最大の収縮張力を発生し，これより短くても長くても収縮張力は減少する（図3-14b）．筋を伸ばすと張力が減少する理由は，太いフィラメントと細いフィラメントの重なり具合が減少するためである（→第 36 章図 36-41，643 頁参照）．フィラメント同士の重なりが減ると，ミオシンとアクチンの相互作用の数が減少し，それに伴って収縮張力も低下する．逆に，筋を短くした場合には，筋節が過度に短縮されることで，フィラメント同士が過剰に重なり，空間的に最適なアクチン-ミオシン相互作用が阻害されるため，収縮張力が減少する．

2　荷重（張力）-速度関係

筋収縮における短縮速度は，荷重（負荷，load）となる張力に依存する．図3-15には荷重-速度関係を解析した実験例を示す．初め，荷重を重くかけて等尺性収縮の状態にしたのち，荷重を軽くしたあと短縮を観察している．荷重を変えて少ししたのち，およそ一定の速度で短縮する．一定となった短縮速度を荷重に対してプロットしたのが図3-15bのようになり，荷重が小さいほど速いということがわかる．

このような等張性収縮を観測する実験系において，荷重 P と短縮速度 V の関係は，おおむね直角双曲線で表され，次の**ヒルの式** Hill equation で記述される．

$$(P+a)(V+b) = (P_0+a)b$$

ただし，a と b は筋の特性によって決まる定数であり，P_0 は短縮速度 V＝0 となったとき，つまり等尺性収縮時に発生する最大張力である．P＝0，すなわち荷重がないときに短縮速度 V は最大短縮速度 V_{max}（maximal shortening velocity）となる．多くの筋で a の値は P_0 の 1/4 程度である．

Hill の式は，実験結果を表現するためにつくられた経験的な式であり，筋収縮の特徴を非常によくとらえている．しかし，この式は理論的背景に基づいたものではないことに注意が必要である．理論的に Hill の式を説明しようとする研究も進められたものの完全ではない．また，荷重-速度関係をより精密に測定すると，短縮速度が小さい領域で双曲線から下方に外れることが示されている．

Advanced Studies

長さ-速度関係

等張性収縮において，最大短縮速度と筋節長を調べた実験によると，筋節長が図3-14bのプラトー領域より左側（筋節が短縮している状態）では筋節長に依存して短縮速度は増大するが，筋節長が図3-14bのプラトー領域より右側（筋節が伸展している状態）では，最大短縮速度は筋長にほとんど依存しない．長さ-張力関係とは異なっている．

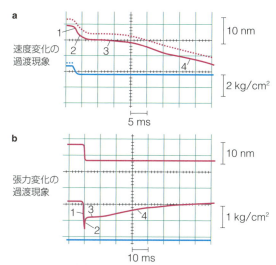

図3-16 筋収縮中の急速な力学的条件の変化に伴う過渡現象の4相

〔Huxley AF : Muscular contraction. J Physiol 243 : 1-43, 1974 より〕

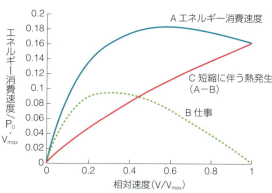

図3-17 エネルギー消費と短縮速度

曲線Aは全エネルギー消費を示す．ただし，等尺性収縮で発生する熱発生は除外してある．曲線Bは筋のなす仕事（機械的エネルギー）曲線Cは短縮に依存した熱発生．

過渡状態

　以上で述べた等尺性収縮における収縮張力や，等張性収縮における短縮速度などの力学的パラメータの解析は，定常状態において行われる．定常状態での解析は，時間的に変化する要因を排除し，その性質を解析する目的にかなうものである．一方で，1つの定常状態から別の定常状態へ移行する際に生じる一時的な変化を過渡現象といい，筋収縮の過渡現象を解析することで，詳細な仕組みを探ろうとする研究も存在する．

　負荷を急激に変化させた際の過渡的変化を追うと，負荷が変化した後数十ミリ秒の間に複雑な長さの変化が生じ，その後，一定速度での短縮に移行する（図3-16）．また，等尺性収縮状態から筋節長を急速に変化させた場合でも，定常状態に移行するまでに複雑な張力変化が生じる．

　この変化は4つの相に分けられる．
　第1相：急速な短縮に比例して追従する急速な張力変化が起こる．
　第2相：張力変化に急速な回復がみられる．
　第3相：張力回復がいったん緩徐になる．
　第4相：張力が新しい筋節長の等尺性張力にゆっくり近づいていく．

　第1相と第2相の特徴は，粘弾性が関与していることを示しているが，この粘弾性は受動的な粘弾性要素から予測される性質とは異なることがわかった．第2相の回復過程は，短縮ステップが大きいほど速く，逆に伸展ステップが大きいと遅くなるという性質を示し，これにより，この粘弾性が長さ変化に対して非線形であることが示された．また，過渡的張力変化の大きさが細いフィラメントと太いフィラメントの重なりの程度に比例することから，この現象がクロスブリッジの性質を反映していると考えられる．

3 筋のエネルギーと熱

　筋肉がエネルギーを消費することは直感的に理解できるが，そのエネルギーが具体的にどのように使われているのかを考えることは興味深い．一般的に，筋肉がエネルギーを消費する際，まず思い浮かぶのは物を持ち上げるような動作に使われるエネルギーである．物理学的にいえば，このとき筋肉は外部に対して仕事（work＝力×距離）をしており，エネルギーの一部はこの仕事に使われる．しかし，エネルギーのすべてが仕事に変換されるわけではなく，一部は熱として散逸する．この熱は，運動中に体温が上昇することで実感できるものである．

A 筋のエネルギー消費と仕事

　筋に同じ活動電位が生じてCa^{2+}の放出が同様に起こった場合でも，収縮に伴うエネルギー消費は一定ではなく，荷重の大小に依存する．荷重―速度関係で見てきたように，荷重が大きいと筋の短縮速度が小さく，荷重が小さいと短縮速度が大きくなる．したがって，エネルギー消費は短縮速度に依存することになる．図3-17の曲線Aに示されているように，短縮速度が0のとき，つまり等尺性収縮時がエネルギー消費が最も小さく，短縮速度の増加に従ってエネルギー消費も増加する．

　荷重がありつつ短縮する際には筋は仕事をしているため，仕事と短縮速度の関係も考えてみよう．（時間あたりの）仕事は荷重Pと短縮速度Vの積となるの

$$PCr + ADP \rightleftarrows Cr + ATP$$

図 3-18　Lohmann 反応
クレアチンキナーゼにより触媒される高エネルギーリン酸をクレアチンリン酸(PCr)とATPの間で交換する可逆反応. Cr：クレアチン.

で，これを計算してプロットしたのが図3-17の曲線Bである．短縮速度が増加すると仕事も増加するが，それに伴ってエネルギー消費が急激に増大する．この現象は発見者にちなんで**フェンの効果** Fenn effect と呼ばれる．等尺性収縮の際，すなわち荷重がずいぶん大きくても仕事をせずともよいとき，エネルギー消費は最低限に抑えられるが，仕事をする必要が生じるとエネルギー消費は自動的に増加する．このことは，筋肉がエネルギーを効率的に消費するシステムをもっていることを示している．

エネルギー消費と仕事の差分はほとんどが熱として散逸する．図3-17の曲線Cのように，発熱は短縮の大きさに比例して増加する．この短縮に伴って発生する熱を**短縮熱** shortening heat と呼ぶ．

B 筋の熱発生

筋収縮で消費するエネルギーのうち仕事を除いた部分はほとんどが熱として散逸する．筋収縮の開始に伴って発生する熱を**初期熱**と呼ぶ．初期熱のうち短縮熱以外の発熱を**活動化熱** activation heat と呼ぶ．活動化熱の主な要因は，トロポニンへの Ca^{2+} 結合による発熱であるが，その他にもアクチン・ミオシン間の等尺性収縮反応に伴う発熱や，活動電位の発生，T管と筋小胞体の連関，そしてカルシウム放出に伴う発熱も含まれる．

筋が持続的に強縮しているときに持続的に発生する熱を**維持熱**という．強縮中はすでにトロポニンが Ca^{2+} に結合した状態がそのまま維持されていることから収縮開始時に発生する活動化熱による発熱よりだいぶ低い発熱となる．

筋収縮が終了して筋肉が定常状態に戻るのまで数分間にわたり熱発生が起こることが知られる．この熱を**回復熱**とよぶ．収縮中に消費されたエネルギー源を回復するための代謝の結果生じる．酸素の存在下では回復熱の総量は初期熱の総量に等しく，酸化的リン酸化による発熱が主な要因である．無酸素下の場合は解糖系が使われるが，この際は初期熱の20%未満の熱発生となる．

C エネルギー源の代謝反応と疲労

筋収縮の直接的なエネルギー源はATPであるが，筋細胞内のATP濃度は数mM程度にすぎず，持続的な筋収縮が続くと，これだけではすぐに枯渇する．そのため，筋細胞にはATPを迅速に再供給するためのバックアップシステムとしてクレアチンリン酸が約20～25 mM程度と，ATPの4～5倍の濃度で存在している．クレアチンリン酸は，クレアチンキナーゼの作用により，ADPにリン酸基を供与してATPを再生成する．この反応は**ローマン反応** Lohmann reaction と呼ばれる（図3-18）．ローマン反応によって，持続的な運動だけでなく短時間の激しい筋収縮にも対応できるよう，ATPを迅速に補充することが可能となる．以上のエネルギー源の確保ではATP濃度の維持はある程度可能であるが，正味の反応ではPiが蓄積すると考えられる．

持続的に筋収縮を繰り返す結果起こる筋収縮による低下を**筋疲労** muscle fatigue と呼ぶが，等尺性強縮を繰り返し起こした際の初期にみられる筋力低下はATP濃度の低下に先行したPiの蓄積の効果であると考えられる．この際Piは収縮系に作用し筋力を低下させていると考えられている．さらに後でみられる急速な筋力低下はクレアチンリン酸の枯渇によるATP減少とADP増加によると考えられている．生理的な細胞内環境において，ATPの大部分が Mg^{2+} を結合しており，複合体であるMgATPとして存在する．ATPが減少することによって本来たくさんのATPについているはずの Mg^{2+} が遊離し Mg^{2+} 濃度上昇が起こる． ATPの低下あるいは Mg^{2+} 濃度の上昇が興奮収縮連関を抑制し，Ca^{2+} 放出を抑制し筋力の低下につながると考えられる．

さらに，筋疲労の原因として，無酸素呼吸で増加する代謝産物である乳酸の蓄積が進むことで細胞内の酸性化が起こることが原因であるとする考えもあった．しかし，哺乳動物の生理的な温度では細胞質の酸性化の効果は限定的であり，乳酸が主な筋疲労の原因とは必ずしも言えないことが明らかになってきた．

E 心筋細胞の興奮収縮連関

A 心筋の興奮収縮連関

心筋細胞も骨格筋とともに横紋筋に分類され，サルコメアを観察することができるが，細胞のサイズは大きく異なっている．心筋細胞は一般的に長さが約100 μm，幅が約20 μmであり，骨格筋細胞と比べてかなり小型である．心筋細胞同士は介在板(境界板) intercalated disc によって機械的に結合しているが，さらに介在板に存在するギャップ結合 gap junction を介して電気的にも結合しており，これにより機能的な合胞体を形成している．その結果，最初に洞房結節のペースメーカーで発生した活動電位が心臓全体の心筋細胞に伝播される．

心筋細胞には，骨格筋と同様にT管が存在し，細胞膜で発生した活動電位を細胞の深部にまで伝えることができる．細胞膜およびT管にはジヒドロピリジン受容体，すなわちL型 Ca^{2+} チャネルが存在し，活動電位により細胞外から細胞内への Ca^{2+} 流入が起こる．電子顕微鏡レベルでの観察によると，T管膜と筋小胞体膜は近接しており，筋小胞体膜からフットが生えている．しかし，T管にはジヒドロピリジン受容体由来と考えられる構造がみられるものの，テトラッドは形成されていない．また，ジヒドロピリジン受容体とリアノジン受容体の位置関係は対応はしておらず，不規則に配置されている．

ジヒドロピリジン受容体とリアノジン受容体の配置が一致していないことからわかるように，心筋においてはこの2種類のタンパク質は直接的に連絡していない．その代わり，ジヒドロピリジン受容体は Ca^{2+} チャネルとして機能し，Ca^{2+} 流入を担っている．流入した Ca^{2+} がリアノジン受容体を刺激し，Ca^{2+} による Ca^{2+} 放出機構(CICR)を活性化する．したがって，図3-19で示されているように，Ca^{2+} 流入と Ca^{2+} 放出による細胞内 Ca^{2+} 濃度の上昇は密接に相関している．Ca^{2+} 流入は膜電位が約 -40 mV で開き始め，脱分極が大きいほどチャネルの開口が促進されるが，Ca^{2+} の逆転電位に近づくにつれ駆動力の低下により流入が減少し，全体的な膜電位依存性はベル型を示す．Ca^{2+} 放出も同様にベル型の依存性を示す．これは，骨格筋における Ca^{2+} 放出の膜電位依存性が脱分極するほど増加する(図3-8, ➡111頁参照)こととは対照

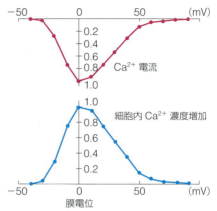

図 3-19 膜電位固定法により脱分極した心筋細胞における Ca^{2+} 流入と細胞内 Ca^{2+} 濃度増加の関係

脱分極後 25 ms の値．0 mV の値に対しての相対値として表示してある．
〔Callewaert G, et al：Epinephrine enhances Ca^{2+} current-regulated Ca^{2+} release and Ca^{2+} reuptake in rat ventricular myocytes. Proc Natl Acad Sci USA 85：2009-2013, 1988 より〕

的である．ちなみに，心筋型のジヒドロピリジン受容体は $Ca_v1.2$ を含むが，骨格筋型の $Ca_v1.1$ では心筋の興奮収縮連関を代用することができないことがわかっている．

B 心筋収縮の制御

骨格筋が運動神経によって収縮強度を制御される際には，運動神経の活動を調節することで，筋肉内で活動する筋線維の数を変化させることができる．しかし，心筋は電気的合胞体として振る舞うため，細胞数を変えて収縮強度を制御することは不可能である．心筋の収縮強度は交感神経によって制御されるが，その際には個々の心筋細胞の収縮力が調節される．交感神経終末からはノルアドレナリンが放出され，心筋細胞の細胞膜にはその受容体である $β_1$ 受容体が存在し，この受容体を介して細胞内のシグナル伝達が変化する．具体的には，$β_1$ 受容体はGタンパク質を介してアデニル酸シクラーゼを活性化し，細胞内のサイクリック AMP (cAMP)の濃度を上昇させる．cAMP はプロテインキナーゼA (PKA)を活性化し，さまざまなタンパク質をリン酸化することで収縮力を増大させる．PKA によってリン酸化される主なタンパク質とその作用について以下に述べる．

a ジヒドロピリジン受容体

チャネルの開口確率が上がり，Ca^{2+} 流入が増加する．その結果，リアノジン受容体におけるカルシウム

によるカルシウム放出(CICR)が増大する．また，カルシウム流入の増加は筋小胞体内に蓄積されるカルシウムの量を増加させることにつながる．

b ホスホランバン

通常，ホスホランバンは筋小胞体 Ca^{2+} ポンプ(Ca^{2+} ATPase，SERCA)の活性を抑制しているが，リン酸化によってその抑制作用が解除される．これにより Ca^{2+} ポンプの活性が上昇し，Ca^{2+} が迅速に筋小胞体へ取り込まれるようになるため，細胞質内 Ca^{2+} の除去が速くなり，筋小胞体内に蓄えられる Ca^{2+} が増加する結果となる．したがって，次の収縮時に放出される Ca^{2+} が増大する．

c リアノジン受容体

開口確率が上昇し，Ca^{2+} 放出が促進される．

以上が PKA による収縮力増強の主たる仕組みであるが，収縮系のタンパク質であるトロポニン I もリン酸化による調節を受ける．トロポニン I のリン酸化により，収縮に対する Ca^{2+} の感受性が低下する．これは，収縮張力を増大させるうえでは不利に働くが，交感神経はペースメーカーの機能を亢進させ心拍数を増加させる作用があるため，この Ca^{2+} 感受性の低下は，心筋の迅速な弛緩を可能にし，心拍数の増加に対応するための利点となる．

F 平滑筋収縮とその制御

平滑筋は主として消化管，膀胱，血管などの中空器官に存在し，これらの臓器の収縮を担っている．骨格筋や心筋と異なり，平滑筋の収縮や弛緩は緩慢であり，より長い時間をかけて持続的な収縮を行うことが多い．

このような性質をもつことからも予想されるように，平滑筋は横紋筋とは大きく異なる構造や分子機構を有しているが，一方で共通点も存在する．

1 平滑筋細胞の構造

平滑筋細胞 smooth muscle cells は長細い紡錘形をしており，長さは数百 μm，直径は数 μm である．平滑筋細胞は心筋細胞ほど密に結合しているわけではないが，接している細胞とは機械的に結合し，張力を隣り合う細胞に伝達することができる．また，ギャップ結合を形成して電気的にも連結している．骨格筋や心筋と異なり，平滑筋には横紋などの特徴的な模様がない．これが平滑筋という名称の由来である．しかし，平滑筋細胞内にはアクチンからなる多数の細いフィラメントが存在し，これらはおおむね細胞の長軸方向に走っている．アクチンフィラメントは**デンスボディ** dense body と呼ばれる構造で束ねられており，デンスボディは細胞膜に付着しているものもあれば，細胞質内に存在するものもある．また，ミオシンからなる太いフィラメントも存在し，細いフィラメントと相互作用して収縮を引き起こす．平滑筋細胞の細胞膜には**カベオラ** caveola と呼ばれる小さな陥入が多数みられるが，T 管のように発達した構造ではない．細胞内膜系としては小胞体が存在し，Ca^{2+} 貯蔵部位(Ca^{2+} ストア)として機能するが，これも横紋筋のように発達したものではない．

2 平滑筋細胞の活性化 —興奮性か非興奮性か

平滑筋細胞は，存在する部位によって制御のされ方が異なる．顕著な違いとしては，活動電位を発することで収縮が制御される興奮性の平滑筋と，活動電位が発生しない非興奮性の平滑筋が存在することである．興奮性平滑筋がみられる部位としては，消化管，子宮，膀胱，門脈が挙げられる．一方，非興奮性の平滑筋が存在する部位としては，大動脈などの血管や気管が挙げられる．

平滑筋にはさまざまなイオンチャネルが存在する．電気的な興奮の制御に関与する電位依存性 Ca^{2+} チャネル，電位依存性 Na^+ チャネル，電位依存性 K^+ チャネルや Ca^{2+} 依存性 K^+ チャネルなど，多種多様なイオンチャネルがある．これらのチャネルの発現量は平滑筋の種類によって大きく異なっている．このなかで，電位依存性 Ca^{2+} チャネルは膜の興奮性に大きな影響を与える．平滑筋の活動電位は，電位依存性 Ca^{2+} チャネルを介した内向きの Ca^{2+} 電流が主に担っている．一方，K^+ チャネルは K^+ の外向き電流を担い，興奮を抑制する．平滑筋細胞が興奮性か非興奮性であるかは，一般的に電位依存性 Ca^{2+} チャネルと K^+ チャネルの発現レベルの比率で決定される．興奮性平滑筋細胞ではこの比率が高く，非興奮性平滑筋細胞では比率が低い．非興奮性平滑筋細胞であっても，ある程度の電位依存性 Ca^{2+} チャネルの発現があるため，K^+ チャ

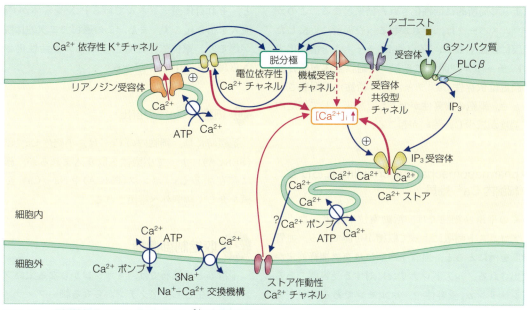

図 3-20 平滑筋細胞における細胞内 Ca^{2+} 濃度制御機構

〔飯野正光：筋肉とその収縮．本間研一（監修）：標準生理学，第 9 版．医学書院，2019 より〕

ネルを薬理学的にブロックすると活動電位が生じることがある．

Advanced Studies

自発活動の機序

興奮性平滑筋の代表的な例である消化管平滑筋や子宮平滑筋では，自発活動がみられる．この自発活動の機序は完全には明らかにされていないが，ペースメーカー細胞が存在するものと考えられている．ギャップ結合を介して周期的な電気活動が平滑筋細胞に伝達され，多数の平滑筋細胞が周期的な活動電位を発生させるという考えがある．消化管平滑筋の電位依存性 Ca^{2+} チャネルを薬理学的にブロックしても，スローウェーブと呼ばれる緩徐で周期的な脱分極が観測される．消化管においては，カハール細胞 Cajal cell と呼ばれる細胞がこのスローウェーブを引き起こすペースメーカーとして機能していると考えられているが，平滑筋細胞自身やほかの細胞の関与を含めた異なる見解も存在する．

３ 細胞内 Ca^{2+} 動員機構

興奮性細胞においては，活動電位を契機として細胞質内 Ca^{2+} が動員される（electromechanical coupling）．しかし非興奮性細胞であっても，神経伝達物質やホルモンなどのアゴニスト agonist で刺激を受けて細胞質内 Ca^{2+} が動員される（pharmacomechanical coupling）．これらを合わせて図 3-20 に模式的に表す．

A electromechanical coupling における細胞内 Ca^{2+} 動員

隣接する平滑筋からの電気的緊張や機械刺激，または受容体刺激（後述）によって平滑筋が脱分極し，閾値を超えると，電位依存性 Ca^{2+} チャネルが活性化され，活動電位が発生する．この活動電位は，Ca^{2+} チャネルの開口に伴う内向き電流がさらなる脱分極を引き起こし，Ca^{2+} チャネルの活性が一層促進されるという自己再生的なプロセスで進行する．

心筋とは異なり，平滑筋では，Ca^{2+} チャネルを介して流入した Ca^{2+} が，筋小胞体からの Ca^{2+} 放出がなくとも十分な濃度に達する．これは，平滑筋の直径が小さく，表面積と体積の比が大きいため，同じ絶対量の Ca^{2+} が流入しても細胞内で濃度が高くなりやすいためである．平滑筋細胞の筋小胞体にも CICR を担うリアノジン受容体が発現しており，一部のタイプの細胞では心筋同様に流入した Ca^{2+} が CICR を引き起こすことが考えられている．

興味深いことに，リアノジン受容体の Ca^{2+} 放出が逆説的に平滑筋を弛緩させることが知られている．カルシウムスパークと呼ばれる空間的に微小な領域に限局した局所的な Ca^{2+} 放出が，平滑筋や心筋で観測される．これはごく少数のリアノジン受容体が CICR 機

構によって局所的に活性化された結果起こる．このカルシウムスパークは，それが起こった局所に近接した細胞膜に存在する Ca^{2+} 依存性 K^+ チャネルを活性化する．K^+ チャネルが開口すると，細胞膜全体が過分極し，膜電位依存性 Ca^{2+} チャネルの活性化が抑制されることで，細胞の興奮性が低下し，結果として細胞内 Ca^{2+} 濃度が減少し，弛緩が起こる．

B pharmacomechanical coupling における 細胞内 Ca^{2+} 動員

多くの平滑筋細胞では，活動電位が発生しなくても，アゴニスト刺激によって収縮が可能である．血管平滑筋を例にとると，血管平滑筋には交感神経終末から放出されるノルアドレナリンに対する受容体であるアドレナリン α_1 受容体や，ホルモンであるアンギオテンシン II に対する受容体である AT_1 受容体などが存在する．これらのアゴニスト受容体は，アゴニストが結合すると G_q タイプの G タンパク質と共役し，ホスホリパーゼ C phospholipase C（PLC）を活性化する．PLC はホスファチジルイノシトール二リン酸を加水分解して，ジアシルグリセロール diacylglycerol（DAG）とイノシトール三リン酸 inositol trisphosphate（IP_3）を生成する．筋小胞体には IP_3 受容体が存在しており，この受容体はリアノジン受容体と類似のタンパク質であり，筋小胞体の Ca^{2+} 放出チャネルを形成している．IP_3 が結合すると Ca^{2+} 放出が引き起こされ，細胞質の Ca^{2+} 濃度が上昇する．

IP_3 を介して起こる Ca^{2+} 放出は，細胞内で一様に発生するわけではなく，まず細胞内の特定の場所で Ca^{2+} 濃度が上昇し，その後，その Ca^{2+} 濃度の上昇が波のように細胞全体へと伝播していく**カルシウムウェーブ** calcium wave を形成する．このカルシウムウェーブは，細胞内で何度も繰り返されることが多く，その結果，Ca^{2+} が繰り返し上昇・下降する**カルシウムオシレーション** calcium oscillation が起こる．アゴニストの濃度など刺激の強さが変わると，このカルシウムオシレーションの頻度が変化し，それに伴って収縮の強さが制御されることになる．

アゴニスト受容体による Ca^{2+} 動員の別の機構として，受容体作動性 Ca^{2+} チャネル receptor-operated Ca^{2+} channel（ROC）の活性化がある．代表的な例として，交感神経の共伝達物質である ATP をアゴニストとする P2X 受容体が挙げられる．ATP が結合する

と，それ自体がチャネルである P2X 受容体が Ca^{2+} の流入を引き起こす．また，この過程で二次的に脱分極が起こり，電位依存性 Ca^{2+} チャネルが活性化されてさらに Ca^{2+} の流入が起きる．

C 細胞内 Ca^{2+} の排出

弛緩時には，細胞内の Ca^{2+} は，小胞体 Ca^{2+} ポンプ（SERCA）によって小胞体へ取り込まれるか，細胞膜に存在する Ca^{2+} ポンプ（PMCA）や Na^+/Ca^{2+} 交換機構を介して細胞外へ排出される．

4 収縮制御機構

平滑筋と横紋筋では，ミオシンからなる太いフィラメントと主としてアクチンからなる細いフィラメントの滑りによって生じる点では収縮機構は共通である．しかし，Ca^{2+} による収縮制御機構はまったく異なっている．また，平滑筋ではカルシウム以外のシグナルも収縮制御に関与しており，この点でも横紋筋とは異なる．

A Ca^{2+} による収縮制御機構

横紋筋における収縮制御が細いフィラメントを対象とするのに対し，平滑筋では太いフィラメントのミオシン側の制御という点で対照的である．ミオシンの2種類の軽鎖のうち，制御軽鎖（RLC）の特定のセリン残基のリン酸化が収縮制御のスイッチとなる（**図 3-21**）．

細胞内で Ca^{2+} が上昇すると，Ca^{2+} 結合タンパク質であるカルモジュリン calmodulin に Ca^{2+} が結合し，その結果，ミオシン軽鎖キナーゼ myosin light chain kinase（MLCK）が活性化される．MLCK が RLC をリン酸化することで，ミオシンがアクチンとクロスブリッジを形成することが可能になる．平滑筋の弛緩は，リン酸化された RLC が脱リン酸化されることで実現される．この脱リン酸化を制御しているのは，ミオシン軽鎖ホスファターゼ myosin light chain phosphatase（MLCP）という脱リン酸化酵素である．収縮を決定する RLC のリン酸化は，MLCK と MLCP の活性の比によって決まる．

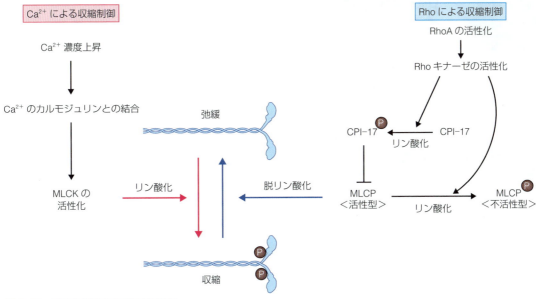

図 3-21　平滑筋細胞の収縮制御機構
左側は主に Ca^{2+} による収縮制御機構，右側は主に Rho による収縮制御機構を示す．
MLCK：ミオシン軽鎖キナーゼ，MLCP：ミオシン軽鎖ホスファターゼ．

B Rho による収縮制御機構

　平滑筋の収縮は，Ca^{2+} 濃度だけでなく，Ca^{2+} 感受性を高める経路によっても調節される．この経路には，低分子量 G タンパク質の **Rho** と，それにより活性化される Rho キナーゼが関与している(図 3-21)．

　アゴニスト受容体は G12/13 とも共役するものがあり，アゴニストが受容体に結合すると，G12/13 を介して RhoGEF (Rho グアニンヌクレオチド交換因子) が活性化される．この活性化により，Rho ファミリーの一種である RhoA が活性化され，さらに Rho キナーゼが活性化される．Rho キナーゼは，ミオシン軽鎖ホスファターゼ(MLCP)の活性を抑制する．具体的には，①MLCP を直接リン酸化してその活性を低下させる，②CPI-17 をリン酸化して MLCP に結合させ，その活性を低下させる，という2つの経路がある．

　この結果，MLCK の活性が変わらずとも，MLCP の脱リン酸化速度が低下することでミオシン軽鎖のリン酸化が増加する．これにより，同じ Ca^{2+} 濃度でもより強い収縮が得られる．

第4章 興奮の伝達

A シナプス伝達概論

ニューロンとニューロン間,およびニューロンと効果器(心筋・骨格筋や汗腺など)の間は**シナプス** synapse を介してつながっている.1つのニューロンの樹状突起や細胞体から軸索に沿って膜電位の変化が活動電位として伝わることを**伝導** conduction とよぶのに対して,ニューロンからシナプスを越えて次のニューロンや効果器に膜電位変化が伝わることを**伝達** transmission とよぶ.

さまざまな効果器はシナプス伝達を通して,ニューロンによって制御される.またあらゆる精神現象は,脳におけるシナプス伝達に基盤を求めることができる.例えば記憶・学習は,シナプス伝達効率の変化(**シナプス可塑性** synaptic plasticity とよぶ)として貯蔵される(→第22章,479頁参照).

臨床で用いられる麻酔薬,麻薬,抗不安薬,抗うつ薬などには,シナプス伝達過程に作用するものが多い.さらに近年,多くの精神神経疾患や発達障害では,シナプスの構造や伝達に関与する分子に異常があることが判明してきた(図 4-1).

1 シナプスの種類

ヒトの脳には少なくとも 1,000 億(10^{11})個のニューロンがあり,1個のニューロンは平均 1,000 個のシナプスを介して他のニューロンと結合する.したがって脳には 10^{14} 個ものシナプスが存在する.これらは構造と機能から**電気シナプス** electrical synapse と**化学シナプス** chemical synapse に大別される(図 4-2).

ニューロンとニューロンないし効果器との隙間を**シナプス間隙** synaptic cleft,情報を送る側と受け手側をそれぞれ**シナプス前部** presynaptic site,**シナプス後部** postsynaptic site とよぶ.シナプス前部や後部の細胞膜をそれぞれ**シナプス前膜** presynaptic membrane,**シナプス後膜** postsynaptic membrane あるいは**シナプス下膜** subsynaptic membrane とよぶ.電気シナプスと化学シナプスでは,シナプス間隙の大きさやシナプス伝達の特性が大きく異なる(表 4-1,図 4-2).

A 電気シナプス

1 ● 構造と機能

シナプス前部の膜電位変化が,**ギャップ結合** gap junction を介して,シナプス後部に直接に伝わる.シナプス後部の膜電位変化もシナプス前部に伝わり,電気シナプスにおけるシナプス伝達は双方向性である.

ギャップ結合の分子的実体は細胞間に存在する**コネクソン** connexon である.コネクソンは6個の**コネキシン** connexin が会合して形成されるイオンチャネルであり,直径 1〜2 nm ほどの大きなチャネルポアを有する.このチャネルポアを介してイオンや分子量

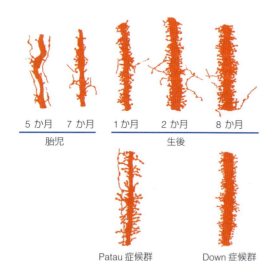

図 4-1 知的障害とシナプスの形態
ヒト大脳皮質運動野V層の錐体細胞を Golgi 染色で示す.胎児から生後に至るまで,樹状突起シナプス後部(棘突起)は数が増えるとともにずんぐりした形態をとる.Patau 症候群(13 トリソミー)や Down 症候群(21 トリソミー)のものでは棘突起は小さく細長い.
〔Kaufmann WE, et al:Dendritic anomalies in disorders associated with mental retardation. Cereb Cortex 10:981-991, 2000〕

1,000以下の小分子が自由に行き来する(図4-3). 例えばイノシトール三リン酸(IP_3), カルシウムイオン(Ca^{2+}), ATPなどのやりとりにより, 非興奮性細胞(グリア細胞・肝細胞・上皮細胞など)における細胞機能の同調に重要な役割を果たす. ニューロンや筋細胞などの興奮性細胞では, ギャップ結合によって隣の細胞との電気抵抗が小さくなるために, 膜電位変化が直接伝達される.

2 特徴

電気シナプスの特徴の1つは速さであり, シナプス伝達は0.1ミリ秒以下である. 例えばキンギョにおける**マウスナー細胞**は, 電気シナプスによって感覚神経から直接入力を受け, 脊髄の運動ニューロンに直接出力することによって, 素早い逃避行動に関与する.

電気シナプスは, ニューロンや筋細胞間における同期した**膜電位変化**にも重要な役割を果たす. これは電気シナプスでは, 活動電位を引き起こさないような膜電位変化(閾値以下の脱分極や過分極性応答)を隣の細胞に双方向性に伝達するためである. 例えば心筋やいくつかの平滑筋(子宮・膀胱など)において, 協調した収縮を引き起こすためには, 電気シナプスが必須である. 実際に臨床的に電気シナプスと不整脈との関連性が示唆されている. 脳においては海馬・大脳皮質のニューロンや延髄下オリーブ核ニューロンでの同期した発火現象に関与する. ニューロンやグリア細胞にお

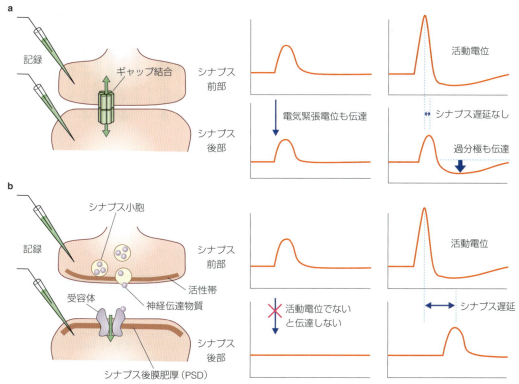

図4-2 電気シナプスと化学シナプスのシナプス伝達の違い
a. 電気シナプス. 短いシナプス間隙を挟みギャップ結合でシナプス前部と後部が直接電気的に接続する. そのため電気緊張電位は過分極応答も含めて伝達する. シナプス遅延はほとんどない.
b. 化学シナプス. シナプス間隙をはさみ, シナプス前部に活性帯, シナプス後部にシナプス後膜肥厚をもつ. シナプス前部に活動電位が発生したときのみ伝達し, 電気緊張電位は伝わらない. シナプス遅延が存在する.

表4-1 電気シナプスと化学シナプスの特徴

	シナプス間隙	シナプス遅延	伝達方向	過分極応答
電気シナプス	3.5 nm	ほぼなし	双方向	伝達
化学シナプス	20〜40 nm	1〜5ミリ秒	一方向	伝達なし

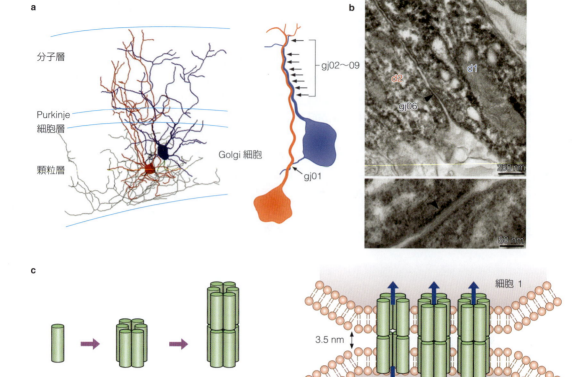

図 4-3　コネキシンによるギャップ結合

a, b． マウス小脳皮質 Golgi 細胞のギャップ結合．赤色，青色で示した細胞間には合計 9 か所（矢印）のギャップ結合（gj01〜09）が存在（**a**）．2 つの樹状突起（d_1, d_2）の間のギャップ結合（gj06；矢頭）の電子顕微鏡像（**b**）．
〔Vervaeke K, et al：Rapid Desynchronization of an Electrically Coupled Interneuron Network with Sparse Excitatory Synaptic Input. Neuron 67：435-451, 2010 より転載〕

c． ギャップ結合の模式図．コネキシンが会合しコネクソンとなり，ギャップ結合が形成される．

けるギャップ結合を介した結合は，臨床的にてんかん発作との関連性が指摘されている．

B 化学シナプス

1 ● 構造と機能

　化学シナプスのシナプス間隙は 20〜40 nm あり，電気シナプスの約 10 倍広い．そのためシナプス前部と後部の細胞間でイオンの直接的なやりとりはなく，膜電位変化は直接にはシナプス後部に伝達されない（表 4-1）．

Advanced Studies

電気か化学か？

1．化学シナプス説と夢うつつ

　シナプスの概念は，S. Ramón y Cajal のニューロン説「各ニューロンは独立した存在であり，隣接した突起はなんらかの接触をしているに過ぎない」に始まる．イギリスの生理学者 C. Sherrington はこの接触部位を，ギリシャ語から造語した synapse〔syn（ともに）＋hapten（つかむ）〕と呼んだ（1897 年）．

　当初は電気シナプス説が信じられていたが，1921 年に O. Loewi は，迷走神経を電気刺激して徐脈になったカエルの心臓の灌流液を別の心臓に加えると徐脈になることを発見した．この灌流液に入っていたのがアセチルコリンにほかならない．朝 3 時に寝床で急に思いついて行った実験であるが，もし昼間なら考えついても行わなかったであろうと Loewi は回想している．ほかにもこのような形で大発見につながった例が報告されており，常識に囚われていてはよい研究ができないことがわかる．論争はしばらく続いたが，1950 年代からガラス管微小電極法が開発され，細胞内記録法の進歩とともに化学シナプス説が確定したかに見えた．

表 4-2　シナプス小胞と有芯小胞

	典型的な直径	中心密度	活性帯への分布	典型的な内容物
シナプス小胞	~40 nm	中空	集積する	小分子神経伝達物質
有芯小胞	~80 nm	高い	集積しない	活性帯を作る分子
	~100 nm			モノアミン，ペプチド

2. 電気シナプス説の逆襲

ところが 1958 年，イセエビの心臓神経節ニューロンに電気シナプスが存在することが，東京医科歯科大学の渡辺 昭によって初めて報告された．形態学的には，1959 年にワシントン大学留学中の濱 清によって電子顕微鏡で明らかにされた．その後，哺乳類の脳にも豊富に電気シナプスが存在することが明らかとなった．すべてのニューロンが同定されている線虫では全シナプスの約 10% が電気シナプスである．脊椎動物では幼若ニューロンにおいて特に電気シナプスが多くみられることから，ニューロンの分化に関与する可能性がある．

3. 電気シナプスは抑制性にも働く

電気シナプスではシナプス伝達そのものは速いが，速い膜電位変化（例えば活動電位）は減衰してしまい，伝達されないことがある．例えば，マウスの小脳 Golgi 細胞間の電気シナプス（図 4-3）では，活動電位のような急速な変化は減衰させてしまい，活動電位の後に起こる遅い後過分極反応のみを選択的に伝える．そのため，発火（＝活動電位を出すこと）した Golgi 細胞は，電気シナプスを介して隣の細胞を過分極させて神経活動を抑制する．

化学シナプスでは，シナプス前部から放出される**神経伝達物質** neurotransmitter が，シナプス後部のニューロンや効果器に存在する**受容体** receptor に作用することによって，シナプス後部に膜電位変化を引き起こす（図 4-2）．このため化学シナプス伝達は，シナプス前部から後部への一方向性である．

多くの化学シナプスにおいて，神経伝達物質は**シナプス小胞** synaptic vesicle あるいは**有芯小胞** dense core vesicle のなかに濃縮してシナプス前部に存在する（表 4-2）．シナプス小胞は，主に**活性帯**（活性領域；active zone）においてシナプス前膜に融合するが，一部は活性帯以外の部位でも膜融合し，伝達物質を放出する．活性帯に相対するシナプス後膜には**シナプス後膜肥厚** postsynaptic density (PSD) という電子密度の高い構造がみられ，受容体とその関連分子が集積する（図 4-2，4-4）．

2　特徴
a　欠点

化学シナプスでは，シナプス前部で電気信号を化学信号へ，シナプス後部で化学信号を電気信号に変換することによりシナプス伝達を行う．そのためエネル

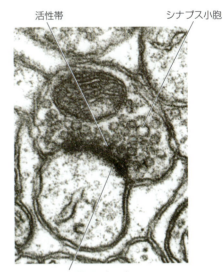

図 4-4　化学シナプスの形態
マウス小脳における顆粒細胞軸索（平行線維）-Purkinje 細胞間の興奮性シナプスの電顕像．
〔北海道大学　渡辺博士提供〕

ギー（ATP）を消費する多くのステップを必要とする．

また少なくとも 0.3 ms，通常は 1〜5 ms の**シナプス遅延** synaptic delay が存在する．

このような短所にもかかわらず，脊椎動物では大多数のシナプスに化学シナプスを用いる．

b　利点

電気シナプスよりも複雑な情報処理や貯蔵が可能である．まず，100 種類に及ぶ神経伝達物質や受容体を介した多様な神経伝達が存在する．伝達物質と受容体の組み合わせにより，後述するようにシナプス後部を脱分極させる**興奮性シナプス後電位** excitatory postsynaptic potential (EPSP) を引き起こしたり，逆にシナプス後部を過分極させる**抑制性シナプス後電位** inhibitory postsynaptic potential (IPSP) を引き起こすことができる（図 4-5）．時間経過が速いシナプス応答 fast EPSP/IPSP（数ミリ秒〜数十ミリ秒）に加えて，遅いシナプス応答（数十秒〜数分）slow EPSP/IPSP を

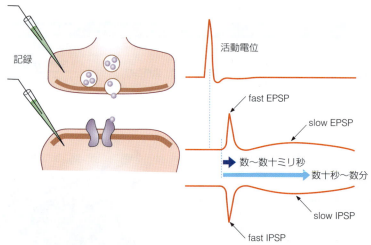

図 4-5　fast PSP と slow PSP
シナプス前部で活動電位が発生してシナプス遅延を経て数ミリ秒〜数十ミリ秒後に速いシナプス後電位（fast EPSP/IPSP）が発生する．遅いシナプス後電位（slow EPSP/IPSP）はもっと遅く，通常数 10 秒後に発生し，数分持続する．

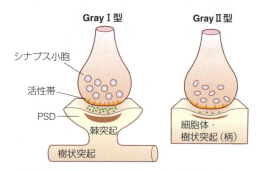

	Gray I 型	Gray II 型
機能	興奮性シナプス	抑制性シナプス
シナプス部位	軸索-樹状突起（棘突起）	軸索-細胞体 軸索-樹状突起（柄）
PSD	発達	貧弱
活性帯とPSD	非対称的	対称的
シナプス小胞	球形	楕円形（固定後）
シナプス間隙	広め（30 nm）	狭め（20 nm）

図 4-6　Gray I 型と Gray II 型シナプス

引き起こす．

　また，シナプス伝達が**一方向性**であり，かつシナプス前部の活動電位のみがシナプス後部に伝達されることは，情報の流れを制御するのに有用である．

　化学シナプスの概念は拡張しており，シナプス後部の膜電位の変化は伴わず，シグナル伝達系を介して神経活動を調節する場合も含まれる．神経伝達物質がシナプス後部から放出されて，シナプス前部に作用する**逆行性シナプス伝達** retrograde neurotransmission も存在する．またシナプス前部から放出されてシナプス前部の**オートレセプター** autoreceptor に作用することもある．

3　分類

a　微細形態からの分類

　中枢神経系における化学シナプスは，微細形態から **Gray I 型**と **Gray II 型**に大別される（図 4-6）．

　シナプス前部の活性帯以上にシナプス後部のシナプス後膜肥厚（PSD）がよく発達し非対称なものが Gray I 型，それらがいずれも貧弱で対称的なものが Gray II 型である．Gray I 型は興奮性シナプスに多く，ニューロンの樹状突起上に存在する棘突起 spine 上にみられることが多い．Gray II 型は抑制性シナプスに多く，細胞体や樹状突起の柄上に存在することが多い．

　後述する**ボリューム伝達** volume transmission を行うシナプス（表 4-3）では，シナプス後部に受容体は集積せず，明確なシナプス構造を欠如する．

b　結合様式からの分類

　シナプス前部（入力）とシナプス後部（出力）の結合様式には，1 対 1，多対 1，1 対多がある（表 4-3）．1 対 1 シナプスではシナプス前部の活動電位が，シナプス後部において，閾値を超える EPSP を引き起こすことにより，確実にシナプス後部に活動電位を誘起する．

表4-3　結合様式からの分類

シナプス結合様式			例
シナプス伝達	1対1		登上線維—Purkinje 細胞 運動神経—筋線維
	多対1 (情報の収束)		平行線維—Purkinje 細胞
	1対多 (情報の発散)		苔状線維—顆粒細胞 運動神経—Renshaw 細胞
ボリューム伝達			コリン作動性ニューロン モノアミン作動性ニューロン

表4-4　主な神経伝達物質

神経伝達物質		合成律速段階	小胞輸送	除去系
アミノ酸	グルタミン酸	豊富に存在	VGluT1-3	EAAT1-5
	γアミノ酪酸 (GABA)	GAD65/67	VGAT (VIAAT)	GAT1-3 BGT1
	グリシン	豊富に存在		GlyT1-2
アセチルコリン		コリントランスポーター	VAChT	AChE で分解
モノアミン	カテコールアミン　アドレナリン	チロシン水酸化酵素	VMAT1-2	NET
	カテコールアミン　ノルアドレナリン			NET
	カテコールアミン　ドパミン			DAT
	セロトニン (5-HT)	トリプトファン水酸化酵素, 体外からの取り込み		SERT
	ヒスタミン	ヒスチジン脱炭酸酵素		OCT3 PMAT
ペプチド	ソマトスタチン, ニューロテンシン, オレキシン, サブスタンス P, ニューロペプチド Y, エンケファリン, VIP など	合成と輸送	なし	プロテアーゼで分解

これを**リレー型シナプス**ともよぶ.

多対1, 1対多シナプスは情報の収束・発散のためにそれぞれ重要な結合様式である.

ボリューム伝達は, 1対多の特殊な伝達形式ともいえる. シナプス前部から放出された伝達物質は, 散在する受容体を介してニューロン全体あるいは多くのニューロンの膜電位やシグナル伝達系に影響を及ぼす.

2 化学シナプス伝達

A 神経伝達物質

神経伝達物質は大きくアミノ酸, アミン(アセチルコリンとモノアミン), ペプチドの3つに大別される

(表4-4). O. Loewi とともにノーベル賞を受賞した H. Dale は「1つのニューロンはすべてのシナプス前部から同一の伝達物質を放出する」(**Dale の法則**)を唱えた. しかし, 多くのニューロンではアミノ酸やアミンとともにペプチドを分泌するため Dale の法則は成立しない. しかし主要な伝達物質を放出するニューロンを, 伝達物質名に作動性(-ergic)を付してよぶ. 例えば**グルタミン酸作動性** glutamatergic ニューロンや **GABA 作動性** GABAergic ニューロンなどである. ただしグリシンと GABA, アセチルコリンと GABA を共放出するニューロンも報告されている.

ある物質が神経伝達物質であるかどうかの条件は, 時代とともに変遷してきた. 現在では, 以下の点が基準となっている.

① シナプス前ニューロンで合成・貯蔵.

② シナプス前ニューロンの活動により分泌.
③ シナプス後ニューロンに受容体が存在.
④ シナプスから除去する機構が存在.

　伝達物質を分泌する側を「シナプス前部」，受容体が存在する側を「シナプス後部」と考えると，逆行性シナプス伝達やオートレセプターの場合にもこの条件を当てはめることができる.

Ⓑ 合成と貯蔵

　シナプス前部は，細胞体から遠く離れた軸索末端に存在することが多い. シナプス前部に伝達物質を配達するしくみは，伝達物質によって大きく異なる.

1 ● アミノ酸，アミン

　アミノ酸とアミンは，それぞれの合成酵素を遅い軸索輸送(0.5〜5 mm/日)によって細胞体から軸索末端に運び，局所で合成する現地生産方式である.

　合成された伝達物質は**小胞トランスポーター** vesicular transporter を用いて，それぞれのシナプス小胞内に汲み上げられ，高濃度で貯蔵される(**表4-4**). これは小胞に存在するV(vesicular)型 ATPase によって，まず小胞内に H^+ イオンを濃縮し，その電気化学ポテンシャルを用いて伝達物質を小胞内に輸送するためである. 例えばコリン作動性ニューロンのシナプス小胞内のアセチルコリン濃度は1 Mにも達し，細胞質との間に10万倍の濃度勾配を形成する.

2 ● ペプチド

　ペプチドは，ニューロンの細胞体の粗面小胞体で合成する. キネシンモーターと ATP を用いた速い**軸索輸送**(400 mm/日に及ぶ)によって軸索末端に達する. ペプチドは多くの場合，前駆体として合成されてゴルジ装置 Golgi apparatus で切断を受ける.

Ⓒ 分泌

1 ● 第1段階：Ca^{2+}濃度上昇

　シナプス前部に活動電位が伝導すると，活性帯に集積している電位作動性 Ca^{2+} チャネルが開口し，数 ms 以内に細胞内 Ca^{2+} 濃度が急速に上昇する. Ca^{2+} チャネルの開口速度は Na^+ や K^+ チャネルと比べると緩徐であるため，開口速度がシナプス遅延の大きな要因となる. Ca^{2+} チャネルの集積部位における Ca^{2+} 濃度は

局所的に平常時の 1,000 倍，すなわち 100 μM にも達する. このような微小領域を **Ca^{2+} ドメイン** Ca^{2+} domain とよぶ.

　Ca^{2+} チャネル阻害薬や，Ca^{2+} キレート剤で Ca^{2+} 上昇を阻害すると，シナプス前部で活動電位が発生しても伝達物質は放出されない. 一方，活動電位の発生を阻害しても，シナプス前部で Ca^{2+} 濃度を上昇させると，その濃度に応じて伝達物質は放出される. すなわちシナプス前部における Ca^{2+} 濃度上昇は，神経伝達のための伝達物質の放出に必要かつ十分である(**図4-7**).

　シナプス前部の活動電位発生から伝達物質放出までの過程を**興奮分泌連関** excitation-secretion coupling とよぶ. 伝達物質は Ca^{2+} 非依存的にも散発的に放出されるが，これは神経伝達には関与しない.

2 ● 第2段階：エキソサイトーシス

　真核細胞の細胞内には，細胞膜のほかにも小胞体，Golgi 装置，エンドソームなど，脂質2重膜で囲まれたさまざまな細胞内小器官が存在する. これらの小器官や細胞膜の間での物質のやりとりには脂質2重膜で囲まれた小胞が用いられる. これを，**小胞輸送** vesicular transport とよぶ. 伝達物質を含む小胞が，シナプス前膜と融合することにより内容物をシナプス間隙に放出する現象は，小胞輸送の1つの形であり，**エキソサイトーシス**(exocytosis：**開口分泌**)である. ニューロンではこの過程が Ca^{2+} 濃度によって厳密に制御されている点が異なる.

　一般にペプチドを含有する**分泌小胞(大型有芯小胞)**はシナプス前部の活性帯や Ca^{2+} ドメインから離れた場所に散在する. そのため，高頻度の活動電位が発生し，シナプス前部全体の Ca^{2+} 濃度が上昇しないと分泌されず，分泌までに 50 ms 以上を要する.

　一方，**シナプス小胞**は Ca^{2+} ドメインの近くに存在し，一発の活動電位による Ca^{2+} 濃度上昇によって，数百 μs で分泌される. このような厳密に制御された素早いエキソサイトーシスを達成するための分子機構について熱心に研究が進められている. 大きく5つの過程に分けられる(**図4-8**).

① **ターゲッティング**

　シナプス小胞のもととなる膜成分は，細胞体の小胞体と Golgi 装置を経てシナプス前部まで輸送される. シナプス小胞の輸送方向には極性があり(**極性輸送**)，樹状突起ではなく軸索にのみ輸送される. シナプス小

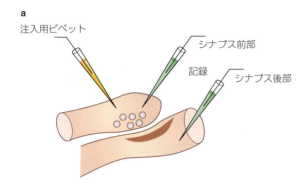

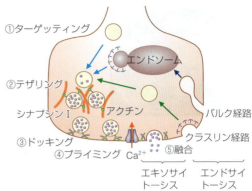

図4-8 シナプス小胞の分泌の5つのステップ

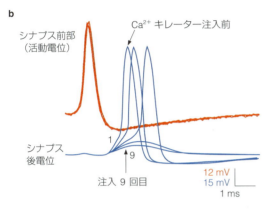

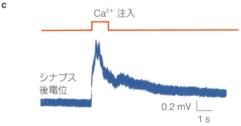

図4-7 シナプス前部におけるCa²⁺上昇が伝達物質放出のために必要かつ十分

a. 実験のセットアップ模式図．イカのニューロン軸索内に直接薬剤を注入するピペットを挿入．シナプス前部を刺激し，シナプス前部と後部から記録．
b. シナプス前部のCa²⁺は必要．シナプス前部にCa²⁺をキレートする薬剤（BAPTA）を9回に分けて注入すると，シナプス前部の活動電位波形にはほとんど影響を与えないが，シナプス後電位は徐々に小さくなった．〔Aldler EM, et al：Alien intracellular calcium chelators attenuate neurotransmitter release at the squid giant synapse. J Neurosci 11：1496-1507, 1991より転載〕
c. シナプス前部のCa²⁺で十分．シナプス前部にCa²⁺を注入すると興奮性シナプス後電位（EPSP）が記録された．〔Miledi R, et al：Transmitter release induced by injection of calcium ions into nerve terminals. Proc R Soc Land B Biol Sci 183：421-425, 1973〕

胞の極性輸送は，Rab3などの低分子量Gタンパク質が制御し，微小管の上をKIF1Aなどのモータータンパク質が輸送すると考えられている．

② テザリング

シナプス小胞は，機能的に3つのプールに分けられる．活動電位ですぐに放出される**即時放出可能プール** readily releasable pool（RRP），ニューロン活動が若干亢進したとき（例えば20～30 Hzの活動電位発射が数秒持続）に放出される**再循環プール** recycling pool，ほとんど用いられないがニューロン活動が遷延（例えば10分間神経活動が持続したとき）した場合に初めて動員される**貯蔵プール** reserve poolまたは resting poolである．即時放出可能プールと再循環プールを合わせて**全循環プール** total recycling poolとよぶ．例えば海馬グルタミン酸作動性ニューロンの1個のシナプス前部には100～200個のシナプス小胞が存在するが，即時放出可能プールには1～2％，再循環プールに10～20％，貯蔵プールに80～90％存在するとされている．

大多数のシナプス小胞が通常のシナプス伝達には用いられない貯蔵プールに存在することから，貯蔵プールから再循環プールに動員される分子機構が注目されている．シナプシン仮説によれば，**シナプシン** synapsinによって，細胞骨格であるアクチン線維に**テザリング** tethering（繋留）されている状態が貯蔵プールに相当する．神経活動が一定以上亢進するとCa²⁺濃度の上昇により**カルモジュリンキナーゼⅡ** calmodulin kinase Ⅱ（CaMKⅡ）が活性化される．シナプシンはリン酸化されることでシナプス小胞から外れ，シナプス小胞の流動性が高まり，再循環プールに入る．

③ ドッキング

次にシナプス小胞は，活性帯に**ドッキング** docking（結合）する．電子顕微鏡では，シナプス前膜に接した部分に存在する**結合小胞** docked vesicleとして観察さ

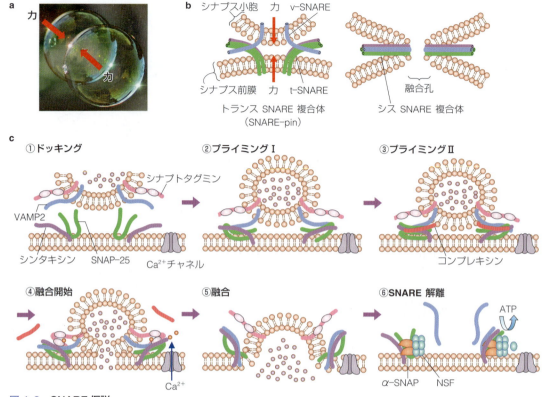

図 4-9　SNARE 仮説

a, b. 膜融合と力．シャボン玉を融合させるには力が必要（**a**）．小胞と細胞膜の融合の力はトランス SNARE 複合体を形成するエネルギーが提供する（**b**）．この過程は ATP は必要としない．膜融合後にはシス SNARE 複合体が残存する．〔b は Südhof TC, et al：Membrane fusion：grappling with SNARE and SM proteins. Science 323：474-477, 2009 を参考に作成〕

c． SNARE 仮説のあらまし．コンプレキシンが SNARE の完全な重合を阻害し膜融合直前の状態（③プライミングⅡ）で止めていると考えられている．シス SNARE 複合体を解離し，次のラウンドに備えるために NSF と α-SNAP を用いて ATP を必要とする（⑥）．詳しくは本文参照．

れる．一方，シナプス前膜から離れた部位に存在するシナプス小胞が再循環プールや貯蔵プールに属すると考えられている．

④ プライミング

結合小胞がシナプス前部で活動電位に伴う Ca^{2+} 流入に反応して即座に膜融合を引き起こせる状態になることを**プライミング** priming とよぶ．このようなシナプス小胞が即時放出可能プールに相当すると考えられている．

⑤ 融合

小胞輸送において脂質 2 重膜で囲まれた小胞がほかの脂質 2 重膜と融合するには力が必要である．2 つのシャボン玉の膜を**融合** fusion させるためには，シャボン玉をお互いに押しつける力が必要であることと似ている．この力（エネルギー）を説明するために，酵母における小胞輸送の研究から **SNARE** soluble NSF attachment protein receptor 仮説が提唱されている．

【SNARE 仮説】

複雑な過程であり不明な点も多いが，ドッキング，プライミング，融合過程が以下のように説明されている．

小胞側の膜に **v-SNARE** vesicular SNARE（R-SNARE）が，融合の標的となる側の膜（シナプス前膜）に **t-SNARE** target SNARE（Q-SNARE）が存在する．v-SNARE と t-SNARE は，**トランス SNARE 複合体**（SNARE-pin ともよぶ）を自発的に形成する（図 4-9a, b）．このときに産生されるエネルギーが膜融合に使われると考えられている．膜融合後には標的膜上に**シス SNARE 複合体**が残る．次の膜融合を引き起こすためには，シス SNARE 複合体を再び解離する必要がある．この過程には ATP 分解によるエネルギーが必要であり，NSF（*N*-ethylmaleimide-sensitive factor）

が仲介する（図 4-9c ⑥）.

シナプス小胞はシナプス小胞上に存在する**シナプトタグミン I** synaptotagmin I の働きにより，脂質や t-SNARE との結合を介してシナプス前膜に最初にドッキングされると考えられている（図 4-9c ①）.**トモシン** tomosyn はシンタキシンに結合することにより SNARE 複合体の形成を阻害し，ドッキングを阻害する.

シナプス前膜では**シンタキシン 1** syntaxin 1 と**SNAP-25**（synaptosome-associated protein 25 kDa）が会合して t-SNARE を形成し，シナプス小胞上の v-SNARE である **VAMP2**（synaptobrevin 2 とも呼ぶ）とさらに会合してトランス SNARE 複合体が形成される.**SM タンパク質**（Sec1/Munc18-like）はトランス SNARE 複合体の形成促進に重要な役割を果たす.一方，**コンプレキシン** complexin がシンタキシンと結合することにより，トランス SNARE 複合体の形成は最終段階の一歩手前でストップする.この状態がプライミングされたシナプス小胞の実体である（図 4-9c ②,③）.

シナプトタグミン I は Ca^{2+} センサーとして働く.Ca^{2+} 濃度が上昇するとシナプトタグミンの立体構造が変化し，シンタキシンからコンプレキシンを解離させる（図 4-9c ④）.コンプレキシンは複数のトランス SNARE 複合体に結合しているため，コンプレキシンの解離により SNARE 複合体の形成が一斉に進み，シナプス小胞がシナプス前膜に融合する.

一方，ニューロン活動の状態によっては，シナプス小胞はシナプス前膜と完全に融合しない **kiss-and-run** という形式で分泌することが報告されている.シナプス小胞はシナプス前膜と部分的に融合して伝達物質を放出した後に，そのままシナプス前膜から離れてしまう.このときに SNARE 複合体がどのように関与するのかはよくわかっていない.

3 ● 第 3 段階：エンドサイトーシス

シナプス小胞がシナプス前膜に完全に融合すると，シナプス前膜の膜成分が増加する.またシナプトタグミンや，シス SNARE 複合体，小胞トランスポーターなど，小胞膜に存在していた膜タンパク質がシナプス前膜に蓄積する.そこで，**エンドサイトーシス** endocytosis によって膜脂質や膜タンパク質を，小胞として再回収する必要がある.さらに小胞内に小胞トランスポーターによって伝達物質を充填し，シナプス小胞

を再形成する.

シナプス前膜におけるエンドサイトーシスには 2 種類が存在する（図 4-8）.

a クラスリン経路

メインの経路は**クラスリン** clathrin によるエンドサイトーシスである.クラスリンは**アダプタータンパク質** AP-2 を介してシナプス前部の脂質 2 重膜を陥入させる.陥入したくびれの部分は，GTP のエネルギーを用いて**ダイナミン** dynamin によってシナプス前膜から切断される.**クラスリン依存性エンドサイトーシス**には多くの分子が関わるが，多くの場合，細胞内 Ca^{2+} 濃度上昇によって活性化される脱リン酸化酵素**カルシニューリン** calcineurin が制御する.

エキソサイトーシスによって，シナプス小胞を構成していた膜タンパク質や脂質は，いったんシナプス前部に拡散する.しかしエンドサイトーシスを引き起こす部位近傍に再集積し，効率よく再回収される状態（**即時回収可能プール** readily retrievable pool）となっている.これらの積み荷を AP-2 が認識してクラスリン依存性エンドサイトーシスで回収する.

b バルク経路

クラスリン依存性エンドサイトーシスには数十秒以上かかるため，神経活動が亢進するとシナプス小胞構成成分の再回収が追いつかない.この際にいくつかのシナプス小胞が融合した分と同等のシナプス前膜を丸ごと陥入させて再回収するのが，**バルクエンドサイトーシス** bulk endocytosis である.分子機構はよくわかっていないが，**シンダピン** syndapin がシナプス前膜の大きな陥入に関与し，細胞内に**エンドソーム** endosome が形成される.エンドソームから**アダプタータンパク質 AP-3** を介してクラスリンを用いてシナプス小胞が再合成されると考えられている.

D 受容

シナプス間隙に放出された神経伝達物質は，シナプス後部の細胞に存在する受容体に結合する.受容体はイオンチャネル型 ionotropic と代謝型 metabotropic の 2 種類に大別される.

イオンチャネル型受容体では，受容体そのものがイオンチャネルを形成する.伝達物質が結合すると立体構造が変化してイオンチャネルが開口する.どのイオンを透過させるかはイオンチャネルによって異なる.イオン流出入の結果としてシナプス後部の膜電位が変

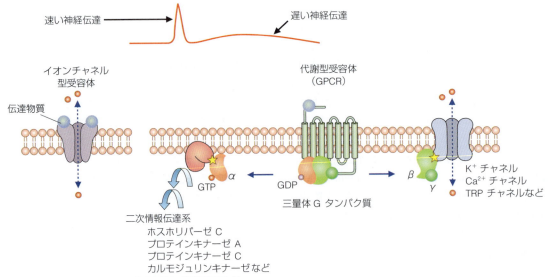

図 4-10　イオンチャネル型受容体と代謝型受容体

化する（図 4-10）．

　一方，**代謝型受容体**は，自身ではイオンチャネルを形成せず，細胞内シグナル経路を介して間接的にほかのイオンチャネルを開閉することによりシナプス後部の膜電位を変化させる．例えば G タンパク質共役型受容体では，三量体 G タンパク質を介して細胞内にシグナルを伝える．

　一般に，イオンチャネル型受容体は速い神経伝達，代謝型受容体は遅い神経伝達に関与する．

3　化学シナプスの応答

A　シナプス応答の向き

　細胞膜が，あるイオンに対してのみ選択的透過性をもつとき，イオンの移動は膜電位が平衡電位と等しくなるまで続く．化学シナプス伝達時には，シナプス後部でイオン選択性をもつイオンチャネルが開口するため，シナプス後電位は平衡電位に近づいていく．静止膜電位が平衡電位よりも過分極側にあれば，シナプス後電位は脱分極応答を示し，脱分極側にあれば過分極する．このためイオンチャネルの平衡電位を**逆転電位** reversal potential ともよぶ（図 4-11）．膜電位固定法を用いてシナプス後部の膜電位を平衡電位に固定すると，シナプス応答が起こっても電流は観察されない．

　第 2 章で述べたように，複数のイオンが透過する際の平衡電位は，ゴールドマン-ホジキン-カッツ Goldman-Hodgkin-Katz 式でよく近似される（→第 2 章，55 頁参照）．1 種類のイオンのみが透過する際の平衡電位はネルンスト Nernst 式で求められる（→第 2 章，54 頁参照）．細胞内外の Na^+，K^+，Cl^- などの主要なイオンについてネルンスト平衡電位を理解しておくと，Goldman-Hodgkin-Katz 式を用いなくても，シナプス後膜で開閉するチャネルのイオン選択性がわかればシナプス後電位は予測できる．

1　イオンチャネル型受容体

　イオンチャネル型受容体では，陽イオンと陰イオンは区別するが，イオン間の選択性は小さい．例えば**アセチルコリン受容体**や**グルタミン酸受容体**では Na^+ と K^+ に対する透過係数がほぼ同じとみなせるため，平衡電位は 0 mV 近くになり，生理的条件下では EPSP を発生させる．

　一方，**イオンチャネル型 GABA 受容体**や**グリシン受容体**では陰イオンを選択的に通過させる．したがって主要な陰イオンである Cl^- の平衡電位がシナプス後電位を規定する．Cl^- の平衡電位は通常静止膜電位よりも過分極側にあるため，IPSP が発生する．しかし，幼若ニューロンや損傷後のニューロンでは，細胞内 Cl^- が 5〜6 倍高いため，Cl^- の平衡電位は静止膜電位よりも脱分極側となり，EPSP が発生する．通常 GABA は，抑制性伝達物質とよばれるが，平衡電位

A シナプス伝達概論

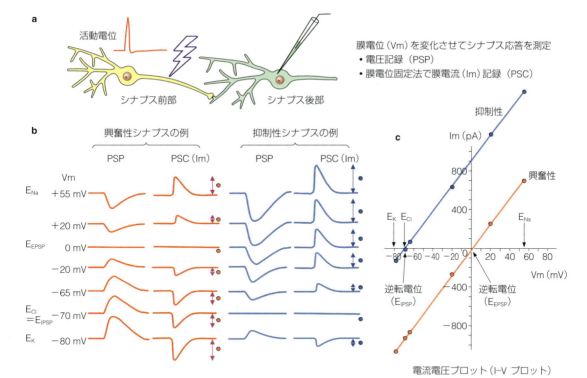

図 4-11　シナプス応答の逆転電位
a. 実験の模式図．シナプス前部の刺激により活動電位を発生させ，シナプス後部のニューロンよりシナプス応答を記録する．ニューロンに電流を注入してシナプス後部の膜電位（Vm）をさまざまに変化させる．シナプス応答を膜電位（PSP）として計測する場合と，膜電位固定法により膜電流（PSC）を記録する場合を示す．ここではグルタミン酸作動性シナプスと GABA 作動性シナプスをモデルとした．
b. 興奮性シナプス（左の 2 つのトレース）では Vm が 0 mV 付近で PSP, PSC ともに逆転する．逆転電位（0 mV）は Na^+ の平衡電位 E_{Na}（55 mV）と K^+ の平衡電位 E_K（−80 mV）の間となる．抑制性シナプス（右の 2 つのトレース）では逆転電位は−70 mV であり，Cl^- の平衡電位と同じとなる．
c. 電流電圧曲線．PSC 記録時の膜電位と膜電流の関係（b）をプロットした．逆転電位と各イオンの平衡電位を示す．

によって興奮性にも作用する点に注意が必要である．細胞内 Cl^- 濃度は，Na^+-K^+-Cl^- を細胞内に共輸送するトランスポーターである NKCC1 と，K^+-Cl^- を細胞外に共輸送する KCC2 の発現量や活性のバランスによって規定されている．

2　代謝型受容体

　代謝型受容体における遅いシナプス後電位も，シナプス後膜で開閉するチャネル（図 4-10）の平衡電位が規定する．例えば**代謝型グルタミン酸受容体**の活性化によって，C1 型 transient receptor potential (TRPC1) チャネルがゆっくり開口する．TRPC1 は Na^+ と K^+ を非選択的に透過させるため，平衡電位は 0 mV 付近となり，slow EPSP を引き起こす．

　静止膜電位は静止膜電位付近で開口している膜電位作動性 K チャネルを通過する K^+ の平衡電位が主に規定するが，同時にわずかに開口しているほかのチャネルを通過する Na^+ の平衡電位の影響も受けている．そのため静止膜電位は K^+ の平衡電位よりもやや脱分極側にある．したがって代謝型アセチルコリン受容体の活性化によって，膜電位作動性 K チャネルが閉じると，シナプス後電位は Na^+ の平衡電位に向かって変化し，slow EPSP を引き起こす．

　一方，**代謝型 GABA 受容体**が活性化すると，静止膜電位付近で開口している膜電位作動性 K チャネルがより開口する．そのため静止膜電位は K^+ の平衡電位に向かってゆっくり変化し，slow IPSP を引き起こす．

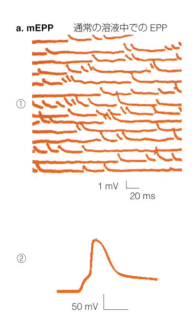
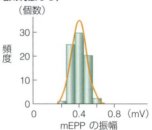
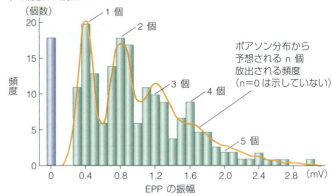

図 4-12　量子説
a．微小終板電位(mEPP)．カエル神経筋接合部直下の筋線維より記録①．軸索を刺激しない状態でも自発的に微小終板電位が観察される．比較のために軸索を刺激したときに観察される終板電位を下側②に示す．〔Fatt P, et al：Spontaneous subthreshold activity at motor nerve endings. J Physiol 117：109-128, 1952 より転載〕
b．mEPP の振幅．ピーク値(0.4 mV)の周りに正規分布を示す．
c．終板電位(EPP)の振幅．低 Ca^{2+} 溶液中で軸索を刺激することにより放出確率を下げた状態で観測．EPP の振幅の分布はポアソン分布をとり，それぞれのピーク値は mEPP の振幅(0.4 mV)の整数倍の位置にくる．〔**b** と **c** は Boyd IA, et al：The end-plate potential in mammalian muscle. J Physiol 132：74-91, 1956 より転載〕

B　シナプス応答の大きさ

1　量子説

　シナプス前部のニューロンの電気活動が全くない状態でも，シナプス後部において非常に小さいシナプス応答が散発的に観察される．この現象は興奮性シナプスや抑制性シナプスにおいても存在し，それぞれ**微小興奮性シナプス後電位** miniature EPSP，**微小抑制性シナプス後電位** miniature IPSP とよぶ．神経筋接合部では EPSP と miniature EPSP をそれぞれ**終板電位** endplate potential (EPP)，**微小終板電位** miniature EPP (mEPP)とよぶ．

　B. Katz らは細胞外 Ca^{2+} 濃度を低下させ EPP を小さくしたときに，EPP の大きさの頻度分布が，数個のピークをもつ**ポアソン分布**に従うことを発見した(1954)．さらにそれぞれのピークを示す EPP の大きさが mEPP の整数倍に相当することから，mEPP が

シナプス応答の単位であるという**量子説** quantal hypothesis を唱えた(図 4-12)．このようなシナプス応答の量子性の解析方法を**量子解析**とよぶ．

　量子の実体は 1 つのシナプス小胞に入っている神経伝達物質の量(例えばアセチルコリンだと約 10,000 分子に相当する)と考えられる．量子説が成立するのは，シナプス小胞のなかに入る伝達物質の量が正規分布を示しばらつきが少ないからである．シナプス小胞のなかに入る伝達物質の量を規定する分子機構は十分にはわかっていないが，小胞トランスポーターが重要な役割を果たす．

　EPP の大きさは 40〜50 mV，mEPP は 0.4 mV 前後なので，神経筋接合部では 100 個以上のシナプス小胞が放出される．神経筋接合部のシナプス前部には多くの活性帯があり，かつ 1 回の活動電位によって 1 つの活性帯で複数のシナプス小胞が放出される(multivesicular release；MVR)ためである．同様に視細

胞–双極細胞シナプスでは 45〜65 個の活性帯から合計 1,000 個以上のグルタミン酸を含むシナプス小胞を MVR によって放出する.

一方，シェファー Schaffer 側枝–海馬 CA1 錐体細胞シナプスでは，シナプス前部には活性帯が 1 つであり，1 回の活動電位によって 1 個からせいぜい数個のシナプス小胞しか放出されない.

シナプス小胞が自発的に放出されるメカニズムについてはまだ不明な点が多い．量子説では自発的に放出されるシナプス小胞と，活動電位によって放出されるシナプス小胞とは同じプールに属することを前提としているが，この点についても明らかではない.

2 ● 放出量・受容体の数の重要性

EPP の量子解析により，量子説およびその元となるシナプス小胞の概念は確立した．量子説に従うと，中枢神経シナプスも含めて，シナプス後電流の大きさ（I）は放出可能なシナプス小胞の数（あるいは放出部位の数と考えてもよい）を n，1 個のシナプス小胞によるシナプス応答の大きさを q，それぞれの放出部位におけるシナプス放出確率を p とすると，

$$I = n \times p \times q$$

と記述できる．個々の中枢神経シナプスにおいて I がこれらの 3 つの要素によってどのように構成されているのかを知ることは重要である．例えば p の大小によって，シナプス前部を短い時間に頻回刺激した際に直後の応答がどうなるかが決まる.

小脳登上線維–プルキンエ Purkinje 細胞シナプスでは，n が大きく p も大きいため大きな EPSC が発生する．しかし登上線維を 2 回刺激すると，放出可能なシナプス小胞が減少するために，2 回目の EPSC は小さい．同じグルタミン酸作動性シナプスであるが，**平行線維–Purkinje 細胞シナプス**では n も p も小さく，小さな EPSC しか発生しない．平行線維を 2 回刺激した際は，シナプス前部に放出可能なシナプス小胞が十分残っており，かつシナプス前部の Ca^{2+} が上乗せされるために 2 回目の EPSC は大きい.

記憶・学習の元となるシナプス可塑性現象が起こると I の大きさが変化する．I の変化が n，p，q のいずれによるのかを知ることは，シナプス可塑性分子機構を解明するために必要である．シナプスの数そのものが形態的にあるいは機能的に変化するならば n が変化し，シナプス放出確率が変化するならば p が変化する．シナプス後膜の受容体の数や伝達効率が変化す

るならば q の変化がみられると考えられる（➡「シナプス伝達効率調節」，153 頁参照）.

実際には中枢神経シナプスでは，シナプス応答はポアソン分布には従わない．またシナプス後膜に存在する受容体が，放出される神経伝達物質によって後述するように飽和あるいは脱感作することがある．また複数のシナプス放出部位によって，シナプス小胞放出確率が異なったり，シナプス放出が同期して起こらないことがある．このため，EPP と同様の量子解析を中枢神経系に当てはめることは容易ではないが，さまざまな工夫が行われている（➡Advanced Studies，140 頁参照）.

Advanced Studies

ミクロからマクロへ

パッチクランプ法によりイオンチャネル 1 分子を通過する電流が記録できるようになった．このような単一分子レベルのミクロの挙動から，シナプス後電流（EPSC，IPSC）といったマクロレベルの挙動を統一的に理解することが可能となった.

EPSC が減衰する過程は，指数関数の代数和として記述できる．グルタミン酸受容体を発現する細胞膜を切り取ってきて直接グルタミン酸を急速投与（数ミリ秒）したときに観察される電流も指数分布の和として減衰する．したがって，指数関数的現象はシナプスにおける神経伝達物質の取り込み過程とは関係なく起こっていることがわかる．あるいは単一チャネル電流を記録した際にも，チャネル開口時間あるいは閉口時間のヒストグラムは指数関数の和で記述できる．どうして指数関数が出てくるのだろう？

最も単純な例として，閉状態のチャネル（R）にアゴニスト（A，濃度 a）が結合して開口するという反応，

$$closed\ (R) + agonist\ (A) \underset{\alpha}{\overset{\beta \times a}{\rightleftharpoons}} AR^*\ (open)$$

を考える．ただし，閉状態への速度定数は α，質量作用の法則より，開口方向の速度定数は $\beta \times a$ である.

ここでチャネルが時間 t において開口している確率 p (t) を考える．チャネルが開口するかどうかはその時点での状態にのみ依存し，それまでの履歴によらない（マルコフ過程）であると考えると，

$$dp\ (t)/dt = -\alpha \times p\ (t) + \beta \times a \times [1 - p\ (t)] \cdots\cdots\cdots (1)$$

t＝0，∞ での開口確率をそれぞれ p (0)，p (∞) としてこの微分方程式を解くと，

$$p\ (t) = p\ (\infty) + [p\ (0) - p\ (\infty)] \times e^{-\tau/t}$$

ただし $\tau = 1/(\alpha + \beta \times a)$，$p\ (\infty) = \beta \times a/(\alpha + \beta \times a)$ $\cdots\cdots\cdots (2)$
ここで，シナプス伝達において EPSC が減衰していく過程では，シナプス間隙にアゴニストが放出され，すぐに拡散やポンプ活性でアゴニスト濃度が 0 となってから，チャネルが閉口していく過程と考えられる．そこで，(1)式より，

$$p\ (t) = p\ (0) \times e^{-\alpha \times t}$$ 〔ただし，a＝0 であり，p (∞)＝0〕
となり，開いているチャネルを通る電流 EPSC の減衰は指数関数に従うことがわかる.

一方，チャネルが開口し，時間 t の間に開口している確率を f (t) とする．短い時間 h の間に閉口する確率は $\alpha \times h$ であり，開口したままの確率は $1 - \alpha \times h$ である．したがって開口時間が t＋h である確率 f (t＋h) は，開口時間が f (t) であり，かつ h の

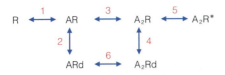

	k(+)/s	k(−)/s
1	2×10^7/M	300
2	1,000	300
3	10^7/M	10^5
4	8,000	0.2
5	3×10^4	1,500
6	10^7/M	8.3

図 4-13　グルタミン酸受容体のチャネル開口モデル
A：リガンド（グルタミン酸），R：受容体，Rd：脱感作状態の受容体．受容体にリガンドが2個結合してから（A_2R），開口に至る（A_2R^*）モデル．図中の1，3，5の右方向の矢印の速度定数には，質量作用の法則によりそれぞれリガンドの濃度aを乗じる．

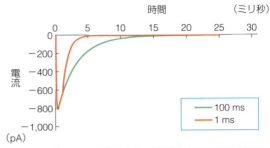

図 4-14　グルタミン酸受容体の脱感作と脱活性化過程のシミュレーション
Q行列（チャネルの状態k個についてそれぞれの状態間を遷移する速度定数を要素とするk×k行列）をスペクトル展開することにより，以下の式を得る．状態の数k−1個（この例では6−1＝5個）の指数関数の和となる．
 I(t)＝678＊exp（−t/0.00449）−857＊（−t/0.00502）
　　＋0.0084＊exp（−t/0.00997）＋1059＊（−t/0.0531）
　　−880＊exp（−t/3.06）−0.599

開閉口しない条件確率なので，
　f(t+h)＝f(t)×(1−α×h)
したがって，
　df(t)/dt＝lim$_{h\to 0}$[f(t+h)−f(t)]/h＝−α×f(t) ……………(3)
　f(0)は，開口した瞬間であるのでf(0)＝1として微分方程式(3)を解くと，f(t)＝$e^{-\alpha t}$となり，開口時間の分布も指数関数となることがわかる．閉口状態の分布は1−$e^{-\alpha t}$である．

以上の結果から容易に想像されるように，チャネルが開状態・閉状態に加えて複数の状態があるときにはEPSCの減衰過程やチャネルの開状態の分布は指数関数の和となる．「複数の状態」としては，コンダクタンス（抵抗の逆数）の違う開状態（例えば大きい開口状態と小さい開口状態）がある場合もある．あるいは，単一チャネル電流を記録したときには開状態と閉状態の2つの状態しか観察できない場合でも，実際には開く前や閉じる前に準備状態が存在する場合も「複数の状態」となる．

この場合，(1)式や(3)式のような微分方程式を連立して解く必要がある．結局，I(t)や開口時間の分布は，チャネルの状態の数kから1つ少ない数k−1の指数関数の和として表現される．逆にさまざまな状態で観察されるEPSCや単一チャネル電流の時間変化のデータから，元となっている素過程について推定することもできる．

例えば，AMPA型グルタミン酸受容体の各状態と速度定数を次のように置く（図4-13）．このモデルではグルタミン酸が2個結合（A_2R）した状態から単一の開状態（A_2R^*）となると仮定している．1個結合した状態や2個結合した状態から，それぞれ脱感作状態（ARdとA_2Rd）に遷移する．

ここからAMPA受容体が1,000個ありその単一チャネルコンダクタンスを20 pS，反転電位を0 mV，膜電位を−60 mVに固定すると，10 mMのグルタミン酸を1 ms投与した場合，100ミリ秒投与した場合のシナプス後電流がシミュレートできる（図4-14）．

さまざまなチャネルの遺伝子疾患の病態や，麻酔薬や向精神薬などがどのようにシナプスに作用するのかを解明するためには，このように単一チャネルレベルでの解析に根ざしたマクロレベルの解析が重要となる．

C　シナプス応答の終了

シナプス伝達の終了は，伝達物質の除去と受容体の脱感作によって誘導される．

1　伝達物質の除去

放出された伝達物質は拡散により希釈される．さらに，分解酵素（アセチルコリンおよびペプチド）やトランスポーターで取り込まれる（アミノ酸，モノアミン）ことにより積極的に除去される（表4-4）．例えば，グルタミン酸は5種類のトランスポーター（EAAT1-5）によって取り込まれる．EAAT1とEAAT2がグリア細胞に，EAAT3とEAAT4がニューロンに，EAAT5が網膜に発現する．

高濃度のグルタミン酸は神経細胞を障害し，**興奮性細胞死** excitotoxic cell death を引き起こすため，シナプスでのグルタミン酸はこれらのトランスポーターにより常に低濃度に維持されている．

伝達物質が除去されてからイオンチャネル型受容体が閉じる過程は**脱活性化** deactivation とよばれ，受容体の種類によって時間経過は異なる．イオンチャネル型受容体では，一般にこの過程は早く，数ミリ秒〜数10ミリ秒前後で閉じる（図4-15a）．代謝型受容体では，神経伝達物質に加えて，細胞内でのシグナル伝達分子も元に戻す過程が必要なために数十秒以上かかる．

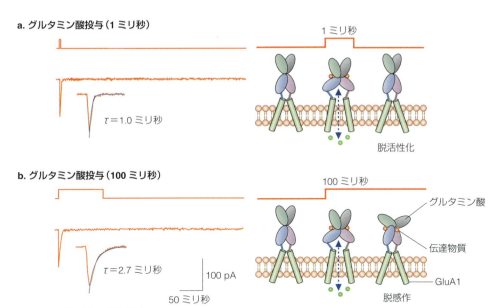

図 4-15 脱感作と脱活性化
グルタミン酸受容体（AMPA 受容体 GluA1）を発現する細胞から outside-out パッチ法を用いた膜電位固定法によって 1 mM のグルタミン酸に対する EPSC を記録．1 ミリ秒投与した場合は時定数 1 ミリ秒のスピードですぐに脱活性化する（**a**）．一方，100 ミリ秒投与すると，投与中に脱感作によって閉口する（**b**）．
〔**a**，**b** の左側は Kohda K, et al：Mutation of a glutamate receptor motif reveals its role in gating and δ2 receptor channel properties. Nature Neuroscience 3：315-322, 2000 より転載〕

2 ● 受容体の脱感作

イオンチャネル型受容体では，伝達物質が一定時間以上存在すると，伝達物質が結合したままの状態で新しい閉口状態に移る．これを**脱感作** desensitization とよぶ（図 4-15b）．イオンチャネル型グルタミン酸受容体では脱感作は数ミリ秒と速い．代謝型受容体ではニューロン活動が一定期間亢進すると受容体そのものをシナプス後部からエンドサイトーシスによって除去することにより神経伝達を終結させる．

伝達物質の除去（それに伴う受容体の脱活性化）と受容体の脱感作のどちらがシナプス伝達の終了時間を決定するかは，除去系の速さ（トランスポーターの数，シナプス間隙の大きさ，グリア細胞によるシナプスの被覆の程度）と，イオンチャネル型受容体の脱感作の速さ，のバランスによってシナプスごとに異なる．

例えば，トリ聴神経のシナプスでは，グルタミン酸除去速度が遅いため，EPSP の下降相はイオンチャネル型グルタミン酸受容体の脱感作過程が決定している．

一般に速いシナプス応答（EPSP, IPSP）は，脳が成熟するとともに，より速く終了するようになる．これは成熟とともにより正確なタイミングでの神経伝達が必要となるからであろう．コリン作動性ニューロンの場合，幼若時と成熟時で使われるアセチルコリン受容体のサブユニットが異なっており，そのために脱活性化が速くなる．

D シナプス応答の統合

シナプス後電位の大きさは，シナプスによって大きく異なる．神経筋接合部や登上線維-Purkinje 細胞シナプスでは，シナプス前部の 1 回の活動電位によって十分大きな EPSP が引き起こされ，シナプス後部において活動電位を引き起こす．このようなシナプスは 1 対 1 シナプス（表 4-3，→129 頁参照）にみられ，確実に情報を伝達する目的に用いられていると考えられる．

一方，海馬 CA1 錐体細胞など多くの中枢神経系シナプスでは EPSP は小さく，**加重** summation によって初めてシナプス後部に活動電位を引き起こす．これは複雑な情報処理には有利となる．

1 ● 加重

シナプス後電位が発生し，元に戻るまでの時間経過は，2 つの因子によって規定される．

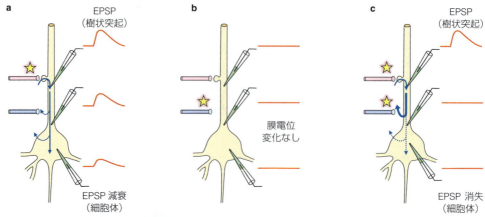

図 4-16　IPSP によるシャント抑制
このモデルニューロンでは，樹状突起遠位部に興奮性シナプス（赤），近位部に抑制性シナプス（青）が入力し，遠位部，近位部，細胞体からそれぞれシナプス後電位を記録する．
a．EPSP の伝導．樹状突起遠位部で発生した EPSP は細胞体では樹状突起のケーブル特性に従って減衰する．
b．IPSP を発生しない抑制性入力．このモデルでは樹状突起近位部に抑制性入力があっても（平衡電位と膜電位が近いために）IPSP は局所でも細胞体でも発生しない．
c．シャント抑制．樹状突起近位部で開口したチャネルのために（IPSP は発生しなくとも）遠位部で発生した EPSP の減衰が大きくなり，細胞体まで伝導しない．

① 伝達物質の除去と受容体の脱活性化・脱感作（上述）．
② シナプス後膜の静的特性による電気緊張的減衰．

後者の因子は，特に活動電位が発生する軸索起始部からシナプスまでの距離が離れている場合に，重要な働きを果たす．この過程は，樹状突起・細胞体・軸索をそれぞれ太さの異なるケーブルとして近似した**ケーブル理論**（→第 2 章，61 頁参照）によって記述できる．

軸索起始部において加重したシナプス後電位が閾値を超えると活動電位が発生する．海馬介在ニューロンや黒質ドパミン作動性ニューロンなど多くのニューロンでは，この活動電位は軸索に沿って伝導するとともに，樹状突起方向に向かって**逆行性伝播** back propagation し，シナプス後電位と加重する．逆行性伝播は電気緊張電位による伝播ではなく，電位作動性 Na^+ チャネルに依存した活動電位の伝導である．樹状突起に Na^+ チャネルをもたない運動ニューロンや小脳 Purkinje 細胞では逆行性伝播はみられない．

2　IPSP の働き

IPSP は 2 つの機序によりシナプス後部の興奮性を抑制する．

まず，過分極応答により静止膜電位を活動電位の閾値から遠ざける．IPSP が，軸索起始部に伝播し EPSP と時間的・空間的に加重すると EPSP による脱分極を打ち消す．

IPSP が，それ自体では大きな過分極応答を伴わないときにも EPSP を打ち消すことがある．例えばイオンチャネル型 GABA 受容体やグリシン受容体が開口すると，Cl^- へのコンダクタンスが非常に亢進する．この状態では Goldman-Hodgkin-Katz 式（→第 2 章，55 頁参照）において Cl^- の透過係数 P_{Cl} が十分大きいときには，膜電位は Cl^- のネルンスト平衡電位で決まってしまうため，EPSP を抑制する．また IPSP が発生したシナプス付近では Cl^- のコンダクタンス亢進によって，膜抵抗が低下しており，漏れの大きいケーブルとして振る舞うために，EPSP の減衰は大きくなるとも考えることができる．このような作用を**シャント抑制** shunting inhibition とよぶ（図 4-16）．

Advanced Studies

ノイズは大切！

生体現象の記録にはさまざまなノイズが伴う．ノイズは対象となる情報以外の不要な情報として扱われることが多いが，ノイズの成分の中には極めて重要な情報が含まれている．ここでは，シナプス後電流や後電圧のノイズから，シナプス伝達の素過程について得られる情報の例を 2 つ挙げる．

1. 終板電位の量子解析—Katz らの歴史的業績

神経筋接合部標本を用いて低 Ca^{2+} 溶液中で軸索を刺激することにより放出確率を下げた状態で終板電位（EPP）を観測すると，その振幅の分布はいくつかの明らかなピークを示す（図 4-12）．この現象を理解するために確率分布の理論が用いられた．一般

に，結果が成功か失敗のいずれかであるn回の独立な試行を行ったときの成功数kは，離散確率分布である2項分布に従う．1回あたりに成功する確率をpとすると，k回成功する確率は

$$P(k) = {}_nC_k \times p^k \times (1-p)^{n-k} \quad ただし，{}_nC_k = n!/k!(n-k)!$$

これはシナプス小胞が放出するか，しないかという現象にそのまま適用できる．1個のシナプス小胞の放出確率をpとし，n回の独立な試行の代わりにn個の放出可能シナプス小胞が存在する（あるいはn個の放出可能部位がある）と考え，そのうちk個が同時に放出されると考えるとその確率は二項分布に従う．

n が十分大きく，p が十分小さい場合には，二項分布はポアソン分布に近似できる（極限定理）．このとき k 個のシナプス小胞が同時に放出される確率は $P(k) = m^k \times e^{-m}/k!$ と表される．ただし $m = n \times p$．m は，シナプス小胞の総数 n と1個のシナプス小胞の放出確率 p の積であるので，1回の刺激で放出されるシナプス小胞の数の期待値に相当する．図 4-12 でみられる各ピークの頻度は，それぞれ $k = 0, 1, 2, 3, \cdots$ の小胞が同時に放出されたと考えたときにポアソン分布から計算される確率によく一致する．

例えば，EPP の振幅が0である確率，すなわち刺激したのに EPP が発生しない確率は，ポアソン分布から $P(0) = e^{-m}$ であるので，

$$m = -\ln P(0)$$
$$= \ln(すべての刺激回数/EPP が発生しない回数) \cdots\cdots (1)$$

一方，EPP の平均振幅（Q）は，量子的放出を仮定すると，シナプス小胞の放出個数の期待値 m と1個の小胞による応答の振幅〔これは微小終板電位 mEPP の平均振幅（q）であり素量ともよぶ〕との積（$Q = m \times q$）である．したがって，

$$m = Q/q \cdots\cdots\cdots\cdots\cdots\cdots\cdots\cdots\cdots\cdots (2)$$

また，ポアソン分布では，成功数（ここでは放出数）の分布の平均と分散がともに m となる．したがって，

EPP の平均振幅（Q）$= m \times q$

EPP の振幅の分散（σ^2）$= m \times q^2$

ここで，Q の二乗と分散の比をとると，

$$m = Q^2/\sigma^2 = (m \times q)^2/m \times q^2 \cdots\cdots\cdots\cdots\cdots (3)$$

が算出できる．数式としては(3)と同義であるが，EPP の変動係数（CV）を振幅の標準偏差/平均振幅と定義すると

$$CV^2 = \sigma^2/Q^2 = m \times q^2/(m^2 \times q^2) = 1/m \quad なので \quad m = 1/(CV)^2$$

とも書ける．

(1)～(3)の方法で求めた m がよく一致することから，量子説の正しさが示された．

2. 中枢神経シナプスにも量子解析を！

多くの中枢神経シナプスでは，神経筋接合部シナプスと比べると放出可能なシナプス小胞の数 n は非常に小さく，シナプス放出確率 p は比較的大きい．そのため，放出小胞数の分布はポアソン分布で近似できない．この場合でも，量子的放出を仮定すると，放出されるシナプス小胞数の期待値は $m = n \times p$ であり，素量 q から，

シナプス応答の平均振幅（Q）$= m \times q = n \times p \times q \cdots\cdots\cdots (2)'$

しかし，典型的な中枢神経の興奮性シナプスにおいては，膜電位固定法での記録電極とシナプス小胞放出部位との間の距離が遠かったり一定でないことなどから，微小シナプス後電流（mEPSC）の大きさがばらつき，神経筋接合部のように EPSC と mEPSC の比 Q/q から m を実測できることはまれである．

より一般的には放出確率を下げた状態で記録した EPSC が複数の mEPSC の総和であると仮定し，逆たたみ込み演算（deconvolution）を行うことによって，mEPSC の出現確率を二項分布に当てはめることにより量子解析が行われる．この際に，シナプス後膜の受容体の飽和や脱感作，あるいは非同期放出や放出さ

れた伝達物質の取り込み過程による電流成分に十分考慮する必要がある．

なお，二項分布ではポアソン分布とは異なり，(1)式の代わりに，刺激に対してシナプス応答がみられない確率 P(0) は以下となる．

$$P(0) = (1-p)^n \cdots\cdots\cdots\cdots\cdots\cdots\cdots\cdots\cdots\cdots (1)'$$

放出数の分布の分散は $n \times p(1-p)$ であるので，シナプス応答の振幅の分散（σ^2）は，$m \times q^2$ となり，

$$Q^2/\sigma^2 = 1/(CV)^2 = \frac{(n \times p \times q)^2}{(n \times p(1-p) \times q^2)} = n \times p/(1-p) \cdots\cdots (3)'$$

このように(1)'(3)'式の値は素量 q に影響されない．このことから量子解析法を応用して，シナプス可塑性現象の前後におけるシナプス前部側の要因，例えば n（シナプス放出部位数の変化）や，p（放出確率の変化）を推定するために，これらの値を計測することも行われる．ただし，n はシナプス後膜における受容体の数の変化によっても変化する．

3. ノイズ（シナプス電流のゆらぎ）から単一チャネル電流を推定できる

例えばグルタミン酸受容体を n 個発現する細胞を膜電位固定し，一定濃度のグルタミン酸を投与すると電流（I）が記録できる．この電流には常にノイズがつきまとう．何度もグルタミン酸を投与したときに得られる応答を重ね合わせてみると，ノイズは平均的応答のまわりでゆらいでいることがわかる．このようなゆらぎはどこからくるのだろうか？

グルタミン酸投与による電流 I は，細胞に発現している個々のグルタミン酸受容体が開閉するときに流れる単位電流（i）の総和であり，それぞれの受容体が開口する確率を p，チャネルの数を n とすると

$$I = n \times p \times i \cdots\cdots\cdots\cdots\cdots\cdots\cdots\cdots\cdots\cdots (4)$$

と書ける．n 個のチャネルが独立して開状態と閉状態のどちらかをとるという現象であるので，何個同時に開口するかは，やはり二項分布に従う．

前述のように，二項分布においては，開口数の平均（期待値）は $n \times p$，開口数の分散は $\sigma^2 = n \times p(1-p)$ となる．

電流の平均振幅（I）$= n \times p \times i$　あるいは $p = I/(n \times i)$

電流の分散（σ^2）$= n \times p(1-p) \times i^2$

であるので，上式を用いて p を代入すると，

$$\sigma^2 = I \times i - I^2/n \cdots\cdots\cdots\cdots\cdots\cdots\cdots\cdots\cdots (5)$$

となる．投与するグルタミン酸濃度を十分下げ，I が十分小さいとき(5)式は $\sigma^2 = I \times i$ と近似でき，電流の平均振幅 I と分散 σ^2 の比から，1個のグルタミン酸受容体を通る単位電流 i が算出できる．膜電位（Vm）やグルタミン酸受容体の平衡電位（Ve）が既知なので，単一チャネルのコンダクタンス（γ）はオームの法則から $\gamma = i/(Vm - Ve)$ として算出できる．

このような解析法は，グルタミン酸作動性シナプスを刺激して，シナプス後部の細胞から膜電位固定法によって観察される EPSC にも適用できる．何回も刺激して EPSC の平均をとると，1回1回の刺激時に観察される EPSC は平均した EPSC のまわりにゆらいでいる．このとき刺激後の各時点において平均した EPSC の振幅（I）と，その時点での分散（σ^2）との間には(5)式が成り立つ．したがって，シナプス後部に発現しているグルタミン酸受容体の単位電流やチャネルコンダクタンスのみでなく，その数 n を推定することができる．パッチクランプ法により直接単一チャネル電流を観測できる場合もあるが，シナプス後部に存在するチャネルの性質を解析するためにはノイズ解析は非常に有用な方法である．

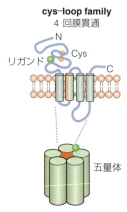
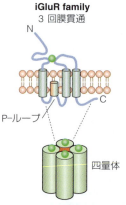
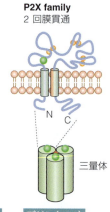

図 4-17 イオンチャネル型受容体

B 伝達物質とその受容体

ここでは代表的な個々の神経伝達物質とその受容体について述べる.

1 受容体分子の基本構造

アミノ酸およびアセチルコリンに対する受容体には,グリシン受容体(イオンチャネル型のみ)を除き,イオンチャネル型と代謝型がそれぞれ存在する.

一方,モノアミンやペプチドに対する受容体は,セロトニン受容体 5-HT$_3$ を除きすべて代謝型である.

A イオンチャネル型受容体

イオンチャネル型受容体は,構造および進化的に,以下の3群に大別される(図 4-17).
① 五量体を形成する **cys-loop 受容体**.
② 四量体を形成する **グルタミン酸受容体**(iGluR).
③ 三量体をとる **ATP 作動性受容体**(P2X).

チャネルポアが大きいためイオン選択性は乏しく,陽イオンと陰イオン,あるいは一価と二価イオンの選択性しかない.

陽イオンを透過させるチャネルでは Na$^+$ と K$^+$ を同様に透過させるので,平衡電位(逆転電位)は 0 mV 付近である(図 4-11c).いくつかのチャネルでは一価イオンに加えて Ca^{2+} も通過させ,シナプス可塑性や興奮性細胞死に寄与する.

一方,陰イオンを透過させる GABA 受容体とグリシン受容体は,成体では Cl$^-$ 濃度比で −70 mV 付近に平衡電位が規定される(図 4-11c).

B 代謝型受容体

1 構造と分類

代謝型受容体は7回膜貫通領域をもつ **G タンパク質共役型受容体** G protein-coupled-receptor (GPCR) である.GPCR は全タンパク質最大のスーパーファミリーを形成し,ヒト遺伝子には 700〜1,000 種類の GPCR があると予測される.その半数は,におい受容体であるが,残りの GPCR の中にはリガンドが不明な **孤児受容体** orphan receptor が数多く存在する.

現行の薬の約半数が GPCR を標的としていることから,GPCR は創薬標的として期待されている.

神経系での主要な代謝型受容体を図 4-18 に示す.

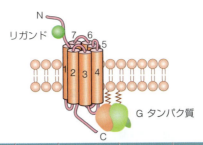

受容体	グルタミン酸	GABA	mACh	ドパミン	アドレナリン	セロトニン	ヒスタミン	プリン
サブユニット	グループI mGlu$_1$ mGlu$_5$ グループII mGlu$_2$ mGlu$_3$ グループIII mGlu$_4$ mGlu$_6$ mGlu$_7$ mGlu$_8$	GABA$_{B1}$ GABA$_{B2}$	M1 M2 M3 M4 M5	D1クラス D$_1$ D$_5$ D2クラス D$_2$ D$_3$ D$_4$	α1 α2 β1 β2 β3	5-HT$_1$ 5-HT$_2$ 5-HT$_4$ 5-HT$_5$ 5-HT$_6$ 5-HT$_7$	H$_1$ H$_2$ H$_3$ H$_4$	アデノシン A$_1$ A$_{2A}$ A$_{2B}$ A$_3$ ATP P2Y$_1$ P2Y$_2$ P2Y$_4$ P2Y$_6$ P2Y$_{11}$ P2Y$_{12}$ P2Y$_{13}$ P2Y$_{14}$

図 4-18　代謝型受容体

2　三量体Gタンパク質との共役

GPCRは三量体Gタンパク質と共役して働く．Gタンパク質はグアニンヌクレオチド（GTPやGDP）結合タンパク質の略称で，三量体Gタンパク質はα，β，γの3つのサブユニットが会合した不活性型三量体として存在する．

GPCRにリガンドが結合するとαサブユニットに結合しているGDPとGTPの交換反応が起こり，GTP結合型αサブユニットと$\beta\gamma$サブユニットに解離する．これらのサブユニットは，それぞれの標的タンパク質を活性化し，シグナルを下流へと伝達する．αサブユニットに結合したGTPは，αサブユニット自身のGTPase活性により分解されてGDPとなり，再び$\beta\gamma$サブユニットと会合して不活性型三量体となる（図4-10）．

3　作用機構

GPCRの作用は解離した三量体Gタンパク質の$\beta\gamma$サブユニットによる速い機構と，GTP結合型αサブユニットによる遅い機構がある．

a　$\beta\gamma$サブユニット

$\beta\gamma$サブユニットの機構はリガンド結合後30～100 ms前後から観察される．例えばアセチルコリン受容体では，解離した$\beta\gamma$サブユニットがそのまま細胞膜に沿って側方移動してK$^+$チャネルを活性化する．

b　αサブユニット

αサブユニットはG$_s$，G$_{i/o}$，G$_q$，G$_{12/13}$の4つのグループに大別される．これに加えて嗅球にはG$_{olf}$が存在する．G$_s$とG$_{i/o}$は，それぞれアデニル酸シクラーゼを促進あるいは抑制し，細胞内のサイクリックAMP（cyclic AMP；cAMP）濃度を制御する．cAMPはプロテインキナーゼA（PKA）の活性を調節する．G$_q$はホスホリパーゼCを活性化し，膜脂質であるホスファチジルイノシトール二リン酸（PIP$_2$）を分解してイノシトール三リン酸（IP$_3$）とジアシルグリセロール（DAG）を産生する．IP$_3$は小胞体上のIP$_3$受容体に結合し，小胞体から細胞内にCa^{2+}を放出させる．DAGはプロテインキナーゼCを活性化する．Ca^{2+}の上昇は，カルモジュリンキナーゼも活性化する．このようにGTP結合型αサブユニットの作用によって，細胞内酵素群を順次活性化し，さまざまな信号伝達経路が駆動される．

c　オートレセプター

シナプス前部に存在するGPCRは，活性化されると，シナプス前部の膜電位作動性K$^+$チャネルやCa^{2+}チャネルの機能を抑制することが多い．そのため，神

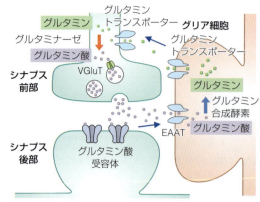

図 4-19 グルタミン酸-グルタミンサイクル

経伝達物質の放出を低下させ，シナプス伝達を抑制するオートレセプターとして機能する．

2 アミノ酸と受容体

グルタミン酸とGABAは，それぞれ脊椎動物の中枢神経系における主要な興奮性と抑制性伝達物質である．実際に脳内のシナプスの約半分はグルタミン酸，約1/3はGABA作動性である．抑制性シナプスは脳ではほとんどがGABA作動性，脊髄ではGABAとグリシン作動性がそれぞれ半数を占める．

A グルタミン酸

1 合成経路

グルタミン酸は2つの経路で合成される．

まずグルコースのTCA回路の中間産物である α-ケトグルタル酸（2-オキソグルタル酸）から**グルタミン酸脱水素酵素**によって産生される．この合成酵素はすべての細胞に存在し，グルタミン酸作動性ニューロンの指標にはならない．**小胞型グルタミン酸トランスポーター** VGluT の存在がグルタミン酸作動性ニューロンの指標となる（表4-4，➡129頁参照）．

神経系におけるもう1つの重要な産生経路は**グルタミン酸-グルタミンサイクル** glutamate-glutamine cycle である．細胞膜に存在するグルタミン酸トランスポーターによってグリア細胞に取り込まれたグルタミン酸は，グルタミン合成酵素によってグルタミンに変換され，グルタミントランスポーターを通ってグリア細胞から排出されてニューロンに取り込まれる．そしてグルタミナーゼでグルタミン酸に変換される（図4-19）．ただしこの経路の生理的役割についてはよくわかっていない．

2 イオンチャネル型

AMPA受容体，NMDA受容体，カイニン酸受容体，そしてδ受容体の4種からなる（図4-17）．

a AMPA受容体

脊椎動物の中枢神経系における速い神経伝達はAMPA受容体を介している．シナプス後部におけるAMPA受容体の数は厳密に制御されており，この変化によりシナプス可塑性が起こり，記憶・学習の基盤となると考えられている．GluA1〜GluA4の4つのサブユニットからなるが，通常はGluA2を必ず含むヘテロ四量体を形成し，Ca^{2+}の透過性は非常に低い．面白いことにGluA2のチャネルポアを形成する部位（Pループ）をコードするRNAの一塩基は，酵素の働きによって，mRNA転写後に編集される（**RNA編集**）．このためにCa^{2+}への透過性が低く保たれ，RNA編集がされないGluA2を含むAMPA受容体や，GluA2を含まないAMPA受容体では一価イオンに対して2倍程度のCa^{2+}透過性をもつ（図4-20）．

GluA2のRNA編集は，神経変性疾患との関連性が指摘されている．

b NMDA受容体

チャネルの開閉速度がAMPA受容体と比べて遅いため，速いシナプス伝達にはほとんど関与しないが，以下の特徴的な性質によって，重要なシナプス機能制御を行う（図4-21）．

① Ca^{2+}透過性が非常に高い（一価イオンに対して10倍に及ぶ）．

② 静止膜電位付近ではMg^{2+}によってチャネルが阻害される．

③ 開口するためにはグルタミン酸に加え，コ・アゴニスト co-agonist としてグリシンやD-セリンを必要とする．

神経活動が亢進し，シナプス後電位が時間的・空間的に加重したときには，膜電位が十分に脱分極してMg^{2+}によるチャネル阻害が外れ，NMDA受容体を介してシナプス後膜にCa^{2+}が流入する．このような特性からNMDA受容体は神経活動の同時性検出器として作用し，シナプス可塑性のスイッチとして働く（図4-21）．

また過剰な活動によって，**興奮性細胞死**を引き起こ

B 伝達物質とその受容体 ● 145

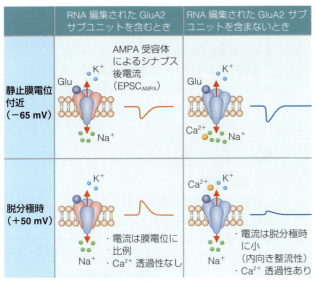
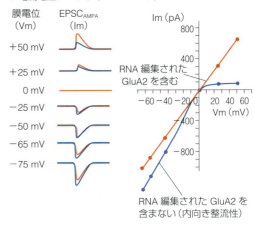

c. 第2膜貫通ドメインのアミノ酸配列
RNA 編集された GluA2 　…FGIFNSLWFSLGAFM**R**QG…
RNA 未編集の GluA2 　…FGIFNSLWFSLGAFM**Q**QG…

図 4-20　**AMPA 受容体の性質**
a. 静止膜電位付近および脱分極時においても，速い興奮性シナプス後電流（EPSC）はほとんどが AMPA 受容体によって担われる．多くの興奮性シナプスの AMPA 受容体には RNA 編集された GluA2 サブユニットが含まれるので Ca^{2+} 透過性は小さい．RNA 編集された GluA2 サブユニットを含まない AMPA 受容体は Ca^{2+} 透過性をもつ．
b. 電流電圧曲線．膜電位と AMPA 受容体による EPSC の関係をプロットした．RNA 編集された GluA2 サブユニットを含まない AMPA 受容体では，脱分極時に EPSC が小さく，内向き整流性を示す．
c. AMPA 受容体の GluA2 サブユニットの第 2 膜貫通ドメインにおける RNA 編集．GluA1，GluA3，GluA4 では RNA 編集は受けない．

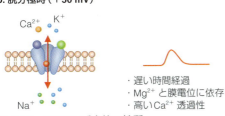
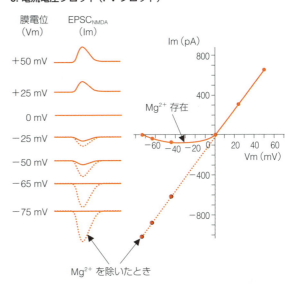

図 4-21　**NMDA 受容体の性質**
a. 静止膜電位付近では Mg^{2+} による阻害のため NMDA 受容体はほとんど活性化されない．Mg^{2+} を細胞外から除去し，かつグリシンか D-セリンが存在するときに初めて興奮性シナプス後電流（EPSC）がみられる．時間経過は AMPA 受容体に比べて遅い．
b. 脱分極時には膜電位依存性の Mg^{2+} 阻害が外れるため，EPSC が観測される．時間経過は AMPA 受容体に比べて遅いが，高い Ca^{2+} 透過性を示す．グリシンか D-セリンは必要．
c. 電流電圧曲線．膜電位と NMDA 受容体による EPSC の関係をプロットした．生理的状態では，静止膜電位付近では Mg^{2+} によって NMDA 受容体による EPSC はほとんど観察されない．

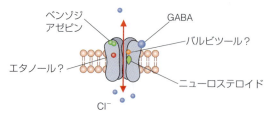

図 4-22　GABA_A 受容体のアロステリック調節

す．これには特にシナプス外部 extrasynaptic site に存在する NMDA 受容体が寄与する．

NMDA 受容体は，GluN1，GluN2，GluN3 サブユニットからなるヘテロ四量体を形成する．GluN2 にグルタミン酸が結合し，GluN1 にグリシンや D-セリンが結合する．GluN3 は GluN1/N2 複合体の性質を修飾する．

GluN1 には，シナプスではグリア細胞から放出される D-セリンが結合し，シナプス外部ではグリシンが結合すると考えられている．D-セリン・ATP・グルタミン酸は**グリア伝達物質** gliotransmitter とよばれる．

c　カイニン酸受容体

カイニン酸受容体はシナプス前部にもシナプス後部にも存在する．シナプス前部では，オートレセプターとしてグルタミン酸放出を制御する．シナプス後部では，速いシナプス伝達には関与しないが，時間経過が遅いためシナプス後電位の時間的・空間的加重に寄与する．GluK1-3 サブユニットと GluK4-5 サブユニットからなるヘテロ四量体を形成する．

d　δ 受容体

アミノ酸配列からはイオンチャネル型に属するが，イオンチャネルとしては作用しない．シナプス可塑性の制御やシナプス形成に重要な役割を果たすことがわかってきた．GluD1，GluD2 がそれぞれホモ四量体を形成する．

3　代謝型

mGlu$_{1～8}$ からなるが，3 つのグループに分類される（図 4-18）．

- **グループⅠ（mGlu$_{1,5}$）**：G$_q$ タンパク質と共役し，興奮性に働く．
- **グループⅡ（mGlu$_{2,3}$）**
- **グループⅢ（mGlu$_{4,6-8}$）**：G$_{i/o}$ タンパク質と共役して抑制性に働く．

グループⅠの mGlu$_1$ はシナプス後部に存在し，TRPC1 を介して slow EPSP を引き起こす．またプロテインキナーゼ C の活性化を介してシナプス可塑性発現に重要な役割を果たす．

グループⅡやグループⅢの mGlu は，通常シナプス前部に存在し，オートレセプターとして機能してシナプス伝達を抑制する．

B　GABA とグリシン

1　合成経路

抑制性伝達物質の代表である **GABA** は，興奮性伝達物質の代表であるグルタミン酸から**グルタミン酸脱炭酸酵素**（GAD）によって直接合成される．GAD や GABA の存在は，普遍的に存在するグルタミン酸やグリシンとは異なり，GABA 作動性ニューロンの指標となる．

GABA 濃度が低下すると，ニューロンの興奮性が亢進し，**てんかん発作**が起こりうる．20 世紀中ごろ，アメリカで粉ミルクを飲用する乳児にてんかん発作が起こった．これは GAD 活性に必須であるビタミン B$_6$ が，粉ミルクを製造する加熱工程により変性し，GABA 濃度が低下したことが原因とされる．てんかんの治療にビタミン B$_6$ が投与されることもある．

グリシンは，グルタミン酸と同様に多くの細胞に普遍的に存在する．シナプス小胞への輸送は GABA と同じく小胞 GABA トランスポーター VGAT で輸送される．GAD 陰性で VGAT 陽性のニューロンがグリシン作動性ニューロンの指標となる．

2　イオンチャネル型（図 4-17）

GABA$_A$ 受容体は cys-loop 受容体ファミリーに属する．α1～6，β1～3，γ1～3，δ，ε，θ，π の 7 つのサブユニットのさまざまなアイソフォームの組み合わせからなる五量体を形成するため，ニューロンによる GABA 受容体の性質は多様性に富む．

網膜には ρ サブユニットのみによって主に構成される GABA$_A$ 受容体があり，GABA$_C$ 受容体とも呼ぶ．

GABA$_A$ 受容体は，精神神経系に作用する薬剤の標的として特に重要な役割を果たす．これらの薬剤は GABA 結合部位とは別の部位に結合することにより GABA$_A$ 受容体の効果を増強するアロステリック効果を示す（図 4-22）．

a ベンゾジアゼピン

ベンゾジアゼピン benzodiazepine は，$GABA_A$ 受容体チャネルの開口頻度を上げることによって $GABA_A$ 受容体の活性を高める．抗不安薬・睡眠薬・抗痙攣薬として使用される．$\alpha 1$，2，3，5 サブユニットと $\gamma 2$ サブユニットの間に形成されるポケットに結合するため $GABA_A$ 受容体のサブユニット構成によって効果が異なる．

ベンゾジアゼピンは**薬物依存**を引き起こすが，これは腹側被蓋野(VTA)の介在ニューロンに発現する $GABA_A$ 受容体の活性が亢進するため，この介在ニューロンの活動性が低下し，その結果としてこの介在ニューロンが抑制していたドパミン作動性ニューロンの活性が亢進してドパミンの分泌量が増えるためであると考えられている．

b バルビツール酸系

バルビツール酸系 barbiturates は $GABA_A$ 受容体チャネルの開口時間を延長する．静脈麻酔薬，鎮静薬，抗痙攣薬として用いられる．エタノールの精神作用も $GABA_A$ 受容体の増強作用による．バルビツール酸系やエタノールの作用部位についてはまだわかっていない．シナプス外部に存在する δ サブユニットを含む $GABA_A$ 受容体が標的となっていると考えられている．シナプス外部の $GABA_A$ 受容体は，グリア細胞が放出する GABA によって持続的に活性化されている．

c ニューロステロイドとグリシン

内因性のアロステリック制御因子の1つは**ニューロステロイド**である．神経組織で生合成・代謝され，$GABA_A$ 受容体の作用を増強したり抑制したりする．

グリシン受容体も同じファミリーの受容体である．$\alpha 1 \sim 4$ と β サブユニットからなり，$GABA_A$ 受容体よりも多様性は少ない．前述のようにグリシンは NMDA 受容体のコ・アゴニストでもある．ただしグリシン受容体は $3 \sim 10\,\mu M$ 以上のグリシンによって活性化され，NMDA 受容体はその 1/10 以下の濃度で十分である．

吹矢の毒として東インドの先住民族が用いた**ストリキニーネ**は，グリシン受容体を阻害することにより，脊髄の抑制性シナプスを阻害し，激しい強直性痙攣や後弓反張を引き起こす．

3 代謝型(図 4-18)

$GABA_B$ 受容体は，$GABA_{B1}$ と $GABA_{B2}$ サブユニットからなるヘテロ二量体を形成する．$GABA_{B1}$ は GABA の結合に，$GABA_{B2}$ は G タンパク質との共役に関与する．$GABA_{B1}$ には7種類，$GABA_{B2}$ は1種類のアイソフォームが存在する．脳内に広く発現し，K^+ チャネルの活性化や Ca^{2+} チャネルの不活性化を介して，シナプス前部やシナプス後部を過分極させ，シナプス抑制に関与する．

3 アセチルコリンと受容体

1 合成経路

アセチルコリン(ACh)は，**コリンアセチルトランスフェラーゼ** choline acetyltransferase (ChAT)により，コリンと acetyl CoA から合成される．ChAT はコリン作動性ニューロンの指標である．ニューロンはコリンを合成できず，食品中から血液・細胞外液を経てコリントランスポーターによってシナプス終末部に取り込まれる．この段階が ACh 合成の律速段階となる(表 4-4，→129 頁参照)．

分泌された ACh は，アミノ酸やモノアミン系の神経伝達物質とは異なり，シナプス間隙において**アセチルコリンエステラーゼ**(AChE)で急速に分解される．AChE はコリン作動性ニューロンそのもの，あるいはほかのニューロンが細胞外に分泌する．ACh の分解産物であるコリンは再びシナプス終末部から取り込まれ，ACh に再合成される．

ACh は運動神経(神経筋接合部)，自律神経の節前線維(神経節)，副交感神経の節後線維などの末梢や中枢神経系で幅広く神経伝達物質として使われる．

AChE は多くの薬剤の標的となる．AChE 阻害薬である**エドロホニウム**(テンシロン®，アンチレクス®)は神経筋接合部の筋線維の ACh 濃度を上昇させることにより，一時的に重症筋無力症の症状を改善することから診断薬として用いられる．**ドネペジル**(アリセプト®)は中枢神経系において AChE を阻害し，コリン作動性ニューロンの働きを増強することから，アルツハイマー型認知症の対症療法に用いられる．

有機リン農薬や**サリン**は，強力な AChE 阻害作用により，ACh が蓄積して縮瞳・発汗・流涎・筋攣縮がみられる．やがて ACh 作動性神経伝達を麻痺させ，徐脈や呼吸抑制をきたす．

巻末付録 問題 3．神経筋接合部の障害 → 1062 頁参照．

Advanced Studies

毒素と神経伝達研究小史

哺乳類中枢神経系における速い神経伝達は，グルタミン酸受容体チャネルによって担われている．1954年にグルタミン酸を大脳皮質に注入すると強力な興奮性作用を示すことを最初に報告したのは慶應義塾大学の林 髞らである．しかし，グルタミン酸はあまりにも脳内に普遍的に存在する．またAChEによって分解されるAChとは異なり，グルタミン酸の分解経路は不明であった．これらのことから，グルタミン酸は神経細胞の興奮性を非特異的に調節するのであり，受容体は存在しないのではないかと疑われる時代が続いた．

1963年，順天堂大学の竹内 昭らは，ザリガニの神経筋接合部では明らかにシナプス後部の膜上にグルタミン酸に反応するhotspotがあることを示し，少なくとも甲殻類では受容体が存在することを示唆した．カイニン酸は，江戸時代から回虫の駆虫薬として用いられており，有効成分として竹本常松らにより1953年に海人草より単離された．現在もグルタミン酸受容体のクラス名（カイニン酸）として残っている．昆虫の神経筋接合部もグルタミン酸を伝達物質として使う．昆虫を捕食するクモ毒から1982年に東京都神経科学総合研究所の川合述史らによってジョロウグモ毒素JSTXがグルタミン酸受容体拮抗薬として報告されたのは興味深い．JSTXおよびその類縁化合物は群馬大学の小澤瀞司らが発見したCa^{2+}透過型AMPA受容体の特異的拮抗薬としてきわめて重要なツールとして使われている．

nAChRはリガンド作動性受容体チャネル研究におけるモデルとして常に君臨してきた．その大きな要因の1つは，αサブユニットに特異的にかつ高親和性で結合するαブンガロトキシン（台湾の李鎮源らによって発見されたヘビ毒．李は蛇毒大師ともよばれた）やd-ツボクラリン（クラーレとして知られる）など薬理学的ツールに恵まれていたことがある．一般に膜タンパク質の精製は困難であるが，シビレエイの電気器官などnAChR発現量が高い材料があったうえに，親和性の高い毒素があったことが精製を可能にした．そのため1982年に野田昌晴ら京都大学の沼研究室によってリガンド作動性受容体チャネルとして世界で初めてnAChRのcDNAがクローニングされた．また2003年には京都大学の宮澤敦夫，理化学研究所の藤吉好則，英国医学研究評議会のN. Unwinらによる電子線結晶解析によって，4Åレベルで全長タンパク質の構造が明らかになった．リガンド作動性チャネルタンパク質の膜貫通部も含めた全長の結晶構造が解析された最初の例である．ヘビにとってみれば，神経筋接合部にnAChRを用いる動物を捕食するために進化させたのであろうが神経科学の発展にとって強力な武器となった．

毒素は，シナプス小胞分泌におけるSNARE仮説の確立にも重要な役割を果たした．乳児ボツリヌス症や食中毒の原因となるボツリヌス菌の毒素（**ボツリヌストキシン**）は，VAMP2，SNAP-25，シンタキシンなどを分解する酵素活性をもつ．そのために伝達物質放出がストップする．破傷風の原因となる破傷風素（テタヌストキシン）もVAMP2を分解することにより，特に脊髄抑制性神経伝達を阻害して脱抑制による興奮症状を引き起こす．ボツリヌストキシンを局所に注射することにより，眼瞼痙攣やしわ取り，多汗症の治療に用いられている．

2 ● イオンチャネル型（図4-17）

ニコチンが結合することから，イオンチャネル型ACh受容体を**ニコチン性ACh受容体**（nAChR）とよぶ．nAChRは$\alpha1\sim10$，$\beta1\sim4$，γ，δ，εのサブユニットからなる五量体を形成する（α8はトリ遺伝子のみで見つかっている）．

a 筋型nAChR

筋線維のnAChRは，幼若時は$(\alpha1)_2+\beta1+\delta+\gamma$からなるヘテロ五量体を形成する．発達とともにγサブユニットがεに置き換わり，開口速度が速く，チャネルのコンダクタンスが大きい成熟型nAChRとなる．ヘビ毒**αブンガロトキシン**が強固に結合し阻害する．アメリカ先住民族が吹矢の毒として使用したクラーレ（d-ツボクラリン）もnAChRの競合的阻害薬である．

b ニューロン型nAChR

ニューロン型nAChRは，筋型と性質が大きく異なる．

① ホモ五量体を形成する（α7，α9）．

② ヘテロ五量体も形成するがδ，γ，εを欠く．

③ 開口速度が遅いものが多く，シナプスに局在せずにボリューム伝達に寄与することが多い．

④ Ca^{2+}透過性が高い（特にα7ホモ五量体は一価イオンの10倍に達する）．

⑤ αブンガロトキシンへの感受性は低い．

喫煙に伴うニコチン依存形成には，VTAのドパミン作動性ニューロンに発現するnAChRが関与する．

3 ● 代謝型（図4-18）

ムスカリンが結合することから代謝型ACh受容体を**ムスカリン性ACh受容体**（mAChR）とよぶ．mAChRはM1〜M5のサブタイプが存在する．自律神経節や副交感神経の効果器に広く発現する．mAChRは中枢神経系にも幅広く使われ，特に認知機能に重要なマイネルト基底核に数多い．

M1，M3，M5はホスホリパーゼC経路を活性化し，slow EPSPを引き起こす．またM1，M3はMチャネルとよばれるK^+チャネルを阻害し，シナプス後部の細胞の興奮性を亢進させる．M2，M4はアデニル酸シクラーゼを抑制してK^+チャネル活性化を介してslow IPSPを引き起こす．

サブタイプに選択的に作用する薬剤はあまりないが，アトロピン（虹彩括約筋の弛緩・有機リン中毒の治療），スコポラミン（腸管運動抑制・尿管拡張），イプラトロピウム（気管支平滑筋収縮抑制）など臨床的に用いられる薬剤は多い．

④ モノアミンと受容体

カテコールアミン，セロトニン，ヒスタミンの3種の生体モノアミンが知られている．中枢神経系のみならず末梢神経系にも存在する．発現するニューロンは限られているが，代謝型受容体を介して多くのニューロンの働きを調節する．注意・情動・動機など多くの高次脳機能に関与しており，精神疾患への薬剤標的として重要な役割を果たしている．シナプス小胞への輸送はいずれも**小胞モノアミントランスポーター** vesicular monoamine transporter（VMAT）で行われる（表4-4，➡129頁参照）．VMAT1は内分泌細胞でVMAT2はニューロンで用いられる．

A カテコールアミン

カテコール骨格をもつドパミン，ノルアドレナリン，アドレナリンを**カテコールアミン**とよぶ．いずれもチロシンから**チロシン水酸化酵素** tyrosine hydroxylase（TH）によってドーパが合成され，続いて**芳香族 L-アミノ酸脱炭酸酵素** aromatic L-amino acid decarboxylase（AAAD）によってドパミンが合成されるまでは共通の経路である．

ノルアドレナリン作動性ニューロンでは，これに加えて**ドパミン β 水酸化酵素** dopamine β-hydroxylase（DBH）をもち，アドレナリン作動性ニューロンではさらに phenylethanolamine *N*-methyltransferase（PNMT）をもつ．いずれも TH が律速段階となる（表4-4）．

放出されたドパミンはドパミントランスポーター（DAT）で，アドレナリンとノルアドレナリンはノルアドレナリントランスポーター（NET）で，神経終末に取り込まれて再利用される（表4-4）．あるいは**モノアミン酸化酵素** monoamine oxidase（MAO）によって代謝される．

1 ● ドパミン

ドパミン作動性ニューロン群は，中脳と視床下部，特に黒質と VTA に存在する．線条体・前頭葉・大脳辺縁系・視床下部などに広く投射し，運動の遂行・報酬・強化に関与する．

受容体は D1 クラス（D_1, D_5）と D2 クラス（D_2, D_3, D_4）に大別され，いずれも GPCR である（図4-18）．D1 クラスは，G_s と共役し，アデニル酸シクラーゼを活性化し，K^+ チャネルの抑制・Ca^{2+} チャネルの活性

表4-5 アドレナリン受容体

サブタイプ	G タンパク質	作用
$\alpha1$	G_q	ホスホリパーゼ C 活性→IP_3 産生，DAG 産生
$\alpha2$	G_i	アデニル酸シクラーゼ抑制→K^+ チャネル促進→過分極
$\beta1〜3$	G_s	アデニル酸シクラーゼ促進→K^+ チャネル抑制→脱分極

化などを介して最終的に興奮性に働く．D2 クラスは，$G_{i/o}$ と共役し，アデニル酸シクラーゼを抑制して抑制性に働く．

パーキンソン Parkinson 病や統合失調症の病態や，薬物依存の形成に重要な役割を果たす．例えば統合失調症の陽性症状には D2 受容体拮抗作用をもつ抗精神病薬が用いられる．コカインは DAT を阻害し，覚醒剤アンフェタミンは DAT に加えて後述の SERT も阻害することにより，ドパミン作動性ニューロンが活性化される．

2 ● ノルアドレナリン，アドレナリン

ノルアドレナリン作動性ニューロンは，末梢では交感神経節後ニューロンとして存在する．中枢では主に青斑核に存在し，大脳皮質・辺縁系・視床下部・嗅球・小脳に広く投射する．睡眠・覚醒・注意・食欲に関与する．

アドレナリン作動性ニューロンは，さらに限局した延髄・橋部位に存在し，視床・視床下部・脊髄などに投射する．その機能は十分わかっていない．

ノルアドレナリンとアドレナリンは，程度の差はあるが共通の受容体に作用するので，アドレナリン受容体と一括してよばれる．$\alpha1〜2$，$\beta1〜3$ の5種類が存在し，いずれも GPCR である（図4-18，表4-5）．$\beta2$ を除き中枢神経系にも発現している．多くの心・血管系作動薬のターゲットとなっている．

B セロトニン

1 ● 合成・代謝経路

セロトニンは，5-hydroxytryptamine（5-HT）ともよばれる．トリプトファンから**トリプトファン水酸化酵素** tryptophan hydroxylase（TPH），芳香族 L-アミノ酸脱炭酸酵素（AAAD）による2段階の酵素反応によって合成される．AAAD はドパミンの生合成経路でも機

能する．TPH には TPH1 と TPH2 の 2 種類のアイソフォームが存在する．TPH1 は腸クロム親和性細胞などに，TPH2 は中枢神経系に主に発現する．

TPH および食品中から血液・細胞外液を経て取り込まれるトリプトファンの量が律速段階となる（表 4-4，➡129 頁参照）．放出された 5-HT は**セロトニントランスポーター**（SERT）で取り込まれて再利用される．あるいはモノアミン酸化酵素（MAO）によって代謝される．

2 ● 受容体と機能

$5\text{-}HT_1$ から $5\text{-}HT_7$ の 7 種類のサブタイプからなり，さらに合計 14 個のアイソフォームが存在する．$5\text{-}HT_3$ 以外はすべて代謝型の GPCR である（図 4-18）．$5\text{-}HT_3$ はイオンチャネル型で，陽イオンを非選択的に透過させることにより EPSP を引き起こす（図 4-17）．

セロトニン作動性ニューロンは，中枢神経系では主に縫線核に存在する．中枢神経系全体に幅広く分布し，摂食・性行動・睡眠・情動・認知など多くの脳機能に関与する．末梢では腸クロム親和性細胞として存在する．

抗うつ薬の多くは，**選択的セロトニン再取込み阻害薬**（SSRI）であり，SERT を阻害することによりセロトニン作動性ニューロンの効果を増強する．第四脳室に接する脳幹領域に存在する化学受容器引き金帯 chemoreceptor trigger zone の $5\text{-}HT_3$ を阻害するオンダンセトロンやグラニセトロン（カイトリル®）は，制吐薬として用いられる．

C ヒスタミン

1 ● 合成・代謝経路（表 4-4）

ヒスタミンは，ヒスチジンからヒスチジン脱炭酸酵素によって合成される．小胞輸送には VMAT2 を用いる．放出されたヒスタミンを取り込むトランスポーターはまだよくわかっていない．

ヒスタミン作動性ニューロンは，視床下部の結節乳頭核 tuberomammillary nucleus を中心に存在し，脳・脊髄のほぼ全域に投射する．ノルアドレナリン作動性ニューロンと同様に覚醒・注意などに関与する．また前庭機能の反応性を制御する．

2 ● 受容体と機能

受容体は H_1〜H_4 の 4 種類が存在し，いずれも GPCR である（図 4-18）．

H_2 は胃酸分泌，H_4 は肥満細胞の遊走に主に作用する．

H_1 は G_q を介してホスホリパーゼ C を活性化し，血管拡張や血管透過性亢進によりアレルギーに深く関与するが，中枢神経系でも H_1 が発現する．そのため抗アレルギー薬のうち血液脳関門を通るものは眠気を引き起こしたり，前庭機能に働き，乗り物酔い止め効果を出す．

H_3 も中枢神経系に発現し，G_i を介してオートレセプターとして働き，神経伝達を抑制する．

5 ペプチドと受容体

神経系に存在する**ペプチド**（➡第 70 章，1015 頁参照）は，ホルモンとして機能するとともに神経伝達物質としても機能するものが多い．情動・痛覚・ストレス応答などさまざまな機能をもつ．いずれも代謝型受容体を介する．機能が不明な GPCR の一部は未知のペプチドの受容体である可能性がある．

6 その他の伝達物質システム

ATP を除きシナプス小胞に入っていない点で，伝統的な神経伝達物質とは異なるものの，**プリン**（ATP・アデノシン），**一酸化窒素**，**内因性カンナビノイド**などは，重要な神経伝達物質である．

A プリン（ATP・アデノシン）

1 ● 合成・代謝経路

ATP はすべての細胞内に豊富に存在する．すべてのシナプス小胞には ATP が含まれており，伝達物質の放出と同時に ATP も共放出される．**小胞ヌクレオチドトランスポーター**（VNUT）によりシナプス小胞に濃縮されると考えられている．

アデノシンはシナプス小胞内には含まれず，エクト-5'-ヌクレオチダーゼやエクトアピラーゼなどの酵素により ATP の分解によって細胞外で産生される．アデノシンはヌクレオシドトランスポーターによって細胞内に輸送される．

表 4-6 Ca^{2+} 透過性が高いイオンチャネル型受容体

ファミリー	サブファミリー	サブユニット構成	P_{Ca}/P_{Na}
グルタミン酸受容体	AMPA 受容体	• GluA2 を含まない • RNA 編集を受けていない GluA2	～2
	NMDA 受容体		～10
ACh 受容体	nACh 受容体	$α2～10/β1～4$ ヘテロマー	～2
		• $α7$ ホモマー • $α9/10$ ヘテロマー	～10
プリン受容体	ATP 受容体	• $P2X_1$ • $P2X_4$ • 高密度 $P2X_7$ • 高密度 $P2X_2$	～10

2 ● 受容体と機能

a ATP 受容体

ATP 受容体は，イオンチャネル型の **$P2X_{1-7}$**（図 4-17）と代謝型の **$P2Y_{1, 2, 4, 6, 11-14}$**（図 4-18）に大別される．P2X 受容体は非選択的に陽イオンを透過させることにより fast EPSP を引き起こす．

痛覚伝導路に沿ってさまざまな P2X や P2Y が発現し，痛みの発生や変調に関わる．例えば後根神経節ニューロンの C-線維末端に発現する $P2X_3$ ホモマー受容体は，自発痛に関与する．神経損傷により脊髄後角のミクログリアが活性化し，そこに発現した $P2X_4$ 受容体を介して神経因性疼痛が起こることがわかってきた．P2X 受容体のいくつかは NMDA 受容体に匹敵する Ca^{2+} 透過性をもつ．また細胞に発現する密度や発現時間の長さに応じて，Ca^{2+} や，より大きな分子を透過するようになるものもあり，生理的意義が注目されている（表 4-6）．

$P2Y_1$，$P2Y_2$，$P2Y_4$，$P2Y_6$，$P2Y_{11}$ は，$G_{q/11}$ と共役し，ホスホリパーゼ C を活性化する．$P2Y_{2,6}$ は G_{12} とも共役している．$P2Y_{11}$ は G_s とも共役しアデニル酸シクラーゼ活性も促進する．

一方，$P2Y_{12-14}$ は G_i と共役し，アデニル酸シクラーゼ活性を低下させる．

b アデノシン受容体

アデノシン受容体は **P1 受容体**ともよばれ，A_1，A_{2A}，A_{2B}，A_3 の 4 種類が存在する．いずれも代謝型受容体である（図 4-18）．

A_1 は中枢神経系に広範に発現し，アデニル酸シクラーゼ阻害を介してオートレセプターとしてシナプス小胞の分泌を阻害する．またシナプス後部でも K^+ チャネルを活性化することにより，鎮静・鎮痛・抗痙攣作用を示す．心筋では心拍を下げ酸素消費量を低下させる．脳ではグルタミン酸の分泌を低下させることによって脳虚血時の興奮性細胞死を抑制する．

A_{2A} は線条体や側坐核，嗅結節に発現する．アデニル酸シクラーゼ活性を亢進し，これらの脳部位におけるドパミン D2 受容体によるアデニル酸シクラーゼ活性抑制作用に拮抗する．

テオフィリンやカフェインなどのキサンチン誘導体は，心臓や脳における A_1 や A_{2A} の阻害作用によって頻脈を起こし，中枢神経系における賦活作用をもつ．

B 一酸化窒素（NO）

1 ● 合成・代謝経路

一酸化窒素（NO）は，NO 合成酵素 NO synthase（NOS）によりアルギニンから産生される．神経型（nNOS），誘導型（iNOS），内皮型（eNOS）がある．nNOS と eNOS は，細胞内 Ca^{2+} の上昇によりカルモジュリンが結合することによって活性化される．

産生された NO は細胞膜を自由に通り抜けるため，ニューロンでは逆行性伝達とともに周囲の細胞に作用する．このように NO はほかの神経伝達物質のように貯蔵はされず，神経活動亢進時に必要に応じて産生され放出される（図 4-23）．

放出された NO は，酸素と反応することにより数秒で二酸化窒素となり，不活性型に変化する．そのため作用時間は非常に短い．

2 ● 受容体と機能

膜受容体は存在しない．NO は細胞膜を通過し，次の 2 つの細胞内信号伝達系に直接働く．

① グアニル酸シクラーゼを活性化し，環状 GMP（cGMP）の産生によりプロテインキナーゼ G を活

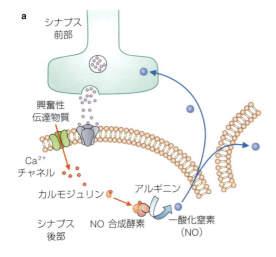

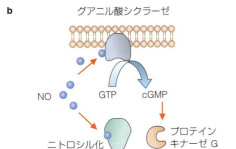

図 4-23　一酸化窒素(NO)による神経伝達
a．神経型および内皮型 NO 合成酵素はニューロン活動が亢進し、細胞内 Ca^{2+} の上昇によりカルモジュリンが結合することによって活性化される．
b．産生された NO は周囲の細胞やシナプス前部細胞内部に浸透し、グアニル酸シクラーゼ経路を活性化する．タンパク質のニトロシル化によっても信号を伝達する．

性化する．
② 細胞内タンパク質のニトロシル化による調節．
　もともと細胞内信号伝達因子として「気体」が使われることは、血管内皮が放出する血管平滑筋弛緩因子の実体が NO であるという発見による．その後、脳神経系でも NO が産生されることが判明した．NO はシナプス可塑性の制御や神経変性疾患の病態に深く関与している．

C 内因性カンナビノイド

　大麻が多幸感、鎮痛、幻覚などの強い精神神経反応を引き起こすことは、4,000 年前にわかっていた．**カンナビノイド** cannabinoid は大麻に含まれる化学物質の総称である．驚くべきことに、カンナビノイドの主成分である Δ^9-テトラヒドロカンナビノールが、機能が不明な GPCR であった CB1 受容体のリガンドであることが判明した．CB1 受容体が進化の過程を経て脳内に存在するということは、CB1 受容体に対する内因性リガンドが脳内に存在することを意味する．
　現在、内因性カンナビノイドとして、**アナンダミド**と **2-アラキドノイルグリセロール**(2-AG)が知られている．シナプス小胞に含まれず、NO と同様に必要時に産生され放出される．

1 ● 合成・代謝経路

　アナンダミドも 2-AG も、細胞膜を構成する脂質ホスファチジルイノシトールから合成される(図 4-24)．シナプス後部ニューロンにおける電位作動性 Ca^{2+} チャネルからの Ca^{2+} 流入や、代謝型グルタミン酸受容体やムスカリン性 AChR の活性化が、合成・放出の引き金となるが、詳しい分子機構はよくわかっていない．
　内因性カンナビノイドは NO のように細胞膜を通過し、シナプス前部のニューロンに逆行性に作用したり近傍の細胞に作用する．内因性カンナビノイドの取込み機構についてもよくわかっていない．

2 ● 受容体と機能

　CB1 と CB2 受容体が存在し、いずれも GPCR である．CB1 受容体は黒質・線条体に発現が多く、薬物依存と関連している．海馬・小脳にも高発現する．
　CB1 受容体はシナプス前部において $G_{i/o}$ を介してシナプス伝達を抑制する．すなわち神経伝達が亢進するときに、シナプス後部で Ca^{2+} 依存的に産生・放出される内因性カンナビノイドは、シナプス前部に働いてシナプス伝達を抑制する．この現象は抑制性シナプスでは、**脱分極誘導 IPSP 抑制** depolarization-induced suppression of inhibition (DSI)、興奮性シナプスでは**脱分極誘導 EPSP 抑制** depolarization-induced suppression of excitation (DSE)とよばれている(図 4-24)．
　CB2 受容体は脾臓や扁桃腺など、免疫系の臓器や細胞に多く発現しており、炎症反応や免疫応答の調節に関与していると考えられている．

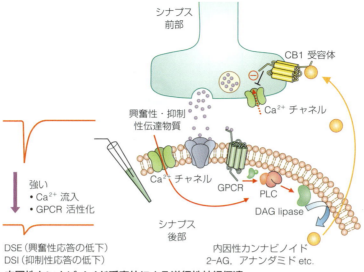

図 4-24　内因性カンナビノイド受容体による逆行性神経伝達
Ca^{2+} チャネルからの Ca^{2+} 流入や，代謝型受容体（GPCR）の活性化が強く起こるとき，内因性カンナビノイド（2-AG，アナンダミドなど）がシナプス後部で細胞膜より合成される．細胞膜を通過した内因性カンナビノイドはシナプス前部の CB1 受容体に作用し K^+ チャネルや Ca^{2+} チャネルを修飾することによりシナプス前部からの伝達物質放出を抑制する．この現象は，興奮性シナプスでは脱分極誘導 EPSP 抑制（DSE），抑制性シナプスでは脱分極誘導 IPSP 抑制（DSI）とよばれる．

シナプス伝達の調節

1 シナプス伝達効率調節

シナプス伝達の伝達効率は，さまざまな機構により，きわめて動的で精緻な調節を受ける．**シナプス伝達効率**は，基本的には，神経伝達物質の**放出確率**（p: probability of neurotransmitter release），神経伝達物質の**放出部位数**（n: number of release sites），シナプス後細胞での神経伝達物質に対する**感受性**（q: quantal size）により決定される．これらのいずれかが変化すれば，シナプス伝達効率が変化する．これらをさらに細かく分けていくと，以下のような要素になる．

1 ● 神経前線維における活動電位の伝導の成否

いわゆる**安全率** safety factor である．伝導が起こらない場合（**失敗** failure）には，p がゼロになったとみなせるが，n あるいは q がゼロになったとみることもできる．

2 ● シナプス前終末における電位依存性 Ca^{2+} チャネルの開口効率

Ca^{2+} チャネルの活性化のための膜電位閾値や，Ca^{2+} チャネルの単一チャネルコンダクタンスや開口確率などにより，シナプス前終末内の Ca^{2+} 濃度上昇の程度が決まり，p が調節されることになる．

3 ● シナプス小胞からの神経伝達物質の開口放出

シナプス前終末内でのシナプス小胞動態や **SNARE タンパク質**の機能調節が関与し，p が調節されることになる（→「SNARE 仮説」，132 頁参照）．中枢神経系では p が低いことが多く，**開口放出** exocytosis が起こらなかった場合も，神経前線維の伝導が起こらなかった場合と同様に失敗とよばれる．いずれの場合も，そのシナプスにおけるシナプス応答は全く誘発されない．

一方，1 つのシナプス小胞内に含まれる神経伝達物質の量が変化して伝達効率が変化することもある．この場合は，q の変化としてとらえられる．

4 ● シナプス間隙における神経伝達物質の濃度変化の動態

グリアやニューロンによる神経伝達物質の**再取り込み** reuptake や酵素による神経伝達物質の分解が関与し，q が調節されることになる．

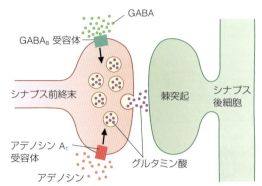

図 4-25　GABA およびアデノシンによるシナプス前抑制
抑制性ニューロンから放出された GABA が興奮性シナプス前終末上に存在する GABA_B 受容体に作用し，グルタミン酸の放出が抑制される．一方，神経細胞の周囲に拡散して存在するアデノシンは，シナプス前終末に存在するアデノシン A_1 受容体に作用して恒常的にグルタミン酸の放出を抑制する．

5● シナプス後細胞における神経伝達物質受容体と神経伝達物質との間の親和性

シナプス後細胞での調節であり，q が調節されることになる．

6● 神経伝達物質受容体の活性，個数および分布

シナプス後細胞での調節であり，q が調節されることになる．

7● シナプス後細胞の興奮性膜特性

例えば，スパイン spine（棘突起）ネックが狭いと，同じ数の受容体チャネルが棘突起上で活性化してもシナプス応答は小さくなる．また，シナプス後細胞の膜抵抗が高くなると，より大きなシナプス応答が観察される．

Advanced Studies

シナプス伝達の失敗
通常シナプス伝達の失敗は，シナプス前終末からの神経伝達物質放出が起こらない場合にみられる．特殊な例として，シナプス後細胞に活性のある受容体が存在しない場合にも，見かけ上は失敗として観察される．このようなシナプスを**サイレントシナプス** silent synapse とよび，比較的若い動物で多くみられる．
グルタミン酸作動性シナプスの場合は，サイレントシナプスでは機能的な AMPA 受容体がシナプス後部に存在しないが，静止膜電位付近では Mg^{2+} ブロックによりイオンを透過しない NMDA 受容体は存在している．このようなシナプスでは，Mg^{2+} を除いたりシナプス後細胞を脱分極させたりすることにより NMDA 受容体シナプス応答が誘発されることから，シナプスが確かに存在しているにもかかわらず，通常状態では AMPA 受容体がないためにサイレントになっていることが確認できる．

一方，なんらかの原因でシナプス前終末からの神経伝達物質の放出が持続して起こらなくなったシナプスも，シナプス前性のサイレントシナプスとよばれる．

2　シナプス調節機構

神経伝達物質や神経調節物質，およびホルモンなどのなかには，それ自身ではニューロンの興奮性を直接的には変化させないが，神経伝達物質の放出確率や放出量，シナプス後細胞の受容体やイオンチャネルの開閉動態を変化させることによってシナプス伝達を変化させる作用を有するものがある．このような作用を**シナプス調節**（あるいは，**シナプス修飾**，**シナプス変調**）synaptic modulation とよび，神経回路の情報処理機構や高次脳機能において，きわめて重要な役割を果たす．

A　シナプス前抑制

シナプス前終末からの神経伝達物質の放出が，神経伝達物質や神経調節物質，ホルモンなどにより抑制される現象を**シナプス前抑制** presynaptic inhibition とよぶ．これには 2 つの様式がある．

1● シナプス周囲に存在する神経伝達物質（ambient transmitter）によるシナプス前抑制

1 つは，興奮性シナプスのシナプス前終末に存在する受容体に，別のニューロンから放出された神経伝達物質などが作用することにより引き起こされる局所的なシナプス前抑制である．哺乳類の脊髄のニューロンで初めて報告されたが，最近では，ほかの脳部位でも同様のメカニズムによるシナプス前抑制の存在が知られている．

海馬などでは，別のニューロンから放出された GABA が興奮性シナプスのシナプス前終末に作用し，**GABA_B 受容体**を介してグルタミン酸の放出確率を低下させる（図 4-25）．シナプス前終末の **GABA_A 受容体**の活性化による Cl^- イオンチャネルのコンダクタンスの変化により，シナプス前抑制が引き起こされることもある．また，グルタミン酸自身も**代謝型グルタミン酸受容体** metabotropic glutamate receptor（**mGluR**）を介してシナプス前抑制を引き起こす．このような抑制機構は，シナプス後細胞全体の興奮性を調節するのではなく，一部の入力だけを選択的に抑制するという

生理学的意義を有する．

もう1つの様式は，細胞外液に一定レベルの濃度で存在する神経伝達物質などにより引き起こされる広範なシナプス前抑制である．脳内では，一定濃度のアデノシンが細胞外液に存在しており，恒常的にシナプス伝達を抑制しているが，それにはシナプス前終末の**アデノシン A_1 受容体**が関与している（図4-25）．

2 活動電位により放出された神経伝達物質（released transmitter）によるシナプス前抑制

活動電位によって放出された神経伝達物質によるシナプス前抑制のシナプス機構としては，次の2つが知られている．1つは抑制性ニューロンの神経終末が興奮性ニューロンの神経終末にシナプス結合をして**軸索-軸索シナプス（軸索間シナプス）** axo-axonic synapse を形成している場合で，興奮性シナプスでのシナプス伝達が抑制性ニューロンから放出された神経伝達物質などにより抑制を受けるものである（図4-26a）．シナプス前抑制の多くが，このようなシナプス機構で誘導されると考えられている．もう1つは，海馬などの抑制性シナプスでみられる特殊なシナプス前抑制で，シナプス前終末から放出されたGABAが，それを放出した同じシナプス前終末の神経伝達物質の放出を抑制するもので，**自己抑制** auto-inhibition とよばれる（図4-26b）．

B シナプス前促通

シナプス前終末からの神経伝達物質の放出が，神経伝達物質や神経調節物質，ホルモンなどにより促進される現象を**シナプス前促通** presynaptic facilitation と呼ぶ．

軟体動物であるアメフラシでは，**えら引っ込め反射** gill-withdrawal reflex を引き起こす興奮性シナプスのシナプス前終末に別のニューロンの神経終末が結合しており，そこから**セロトニン**が放出されると，興奮性シナプスからの神経伝達物質の放出が促進され，反射も亢進する．セロトニンの放出があるパターンで繰り返されると，このシナプス前促通は数時間〜数日にわたり持続し，反射も同じ時間経過で亢進する．この現象を**感作** sensitization と呼ぶ．

また，哺乳類の海馬CA3領域の苔状線維シナプスでは，ドパミンやセロトニンが作用すると，シナプス前終末内のcAMP濃度が上昇し，シナプス前促通が

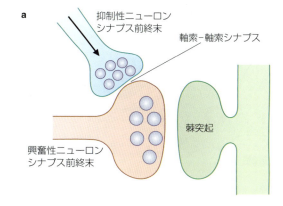

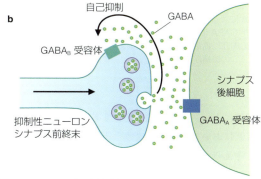

図4-26　シナプス前抑制のシナプス機構
a．興奮性シナプスのシナプス前終末に，抑制性ニューロンのシナプス前終末が軸索-軸索シナプスを形成し，興奮性ニューロンのシナプス前終末からの神経伝達物質の放出を抑制する．
b．抑制性ニューロンのシナプス前終末から放出されたGABAが，シナプス後細胞の $GABA_A$ 受容体を活性化して抑制性シナプス後電位を誘発するだけでなく，拡散したGABAにより自らの $GABA_B$ 受容体を活性化してGABAの放出を自己抑制する．

誘導される．

C シナプス後細胞での調節機構

AMPA受容体は，高濃度のアゴニストに一定時間曝されると**脱感作** desensitization され，アゴニストが結合していても電流を流すことができなくなる．

利尿薬として使用されているサイクロサイアザイドは，中枢神経系においてはAMPA受容体の脱感作を抑制し，AMPA受容体シナプス応答の振幅と持続時間を増加させる．また，抗不安薬や抗痙攣薬として使用されているジアゼパムは， $GABA_A$ 受容体シナプス応答を増大し，持続時間を延長させる．薬理学的な知見であるが，どちらの受容体もリン酸化などの生化学

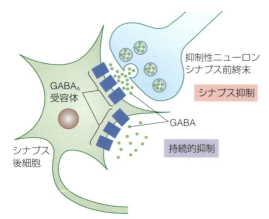

図 4-27　シナプス抑制と持続的抑制
GABAによるシナプス後細胞での抑制には，シナプスから放出されたGABAによるシナプス抑制（あるいは一過性抑制）と神経細胞の周囲に拡散して存在する低濃度のGABAによる持続的抑制の2つの機構が存在する．

的修飾により，その活性が変化する．生体内の生理的な状態においても，このような調節機構が作動していると考えられる．

D　神経伝達物質などの修飾による調節機構

1　神経伝達物質の分解による調節

海馬や大脳皮質には，アセチルコリン作動性のニューロンの神経終末が密に存在する．アセチルコリンが大量に放出されると，**ムスカリン性アセチルコリン受容体** muscarinic acetylcholine receptor（**mAChR**）を介したシナプス電流が周辺のニューロンで誘発され，その興奮性が調節される．電流の持続時間と振幅は，細胞外のACh分解酵素である**コリンエステラーゼ**により制御されている．したがって，コリンエステラーゼの活性や発現量の変化により，このシナプス電流は調節を受ける．

サリンはコリンエステラーゼの阻害薬の一種であり，サリンの毒性のかなりの部分はmAChRの過剰な活性化による．mAChRの阻害薬であるアトロピンは，サリンの毒性をある程度抑制することができる．

2　ニューロン周囲に存在する神経伝達物質による調節

中枢神経系では，細胞外にグルタミン酸やGABAなどが低い濃度で存在している．このような低濃度のグルタミン酸の場合，AMPA受容体より親和性の高いNMDA受容体を，ごくわずかであるが選択的に活性化する．それにより，ニューロンの興奮性がわずかに上昇する．一方，低濃度のGABAは，シナプス後細胞のGABA_A受容体をわずかに活性化し，ニューロンの興奮性を低下させる．グルタミン酸やGABAは，再取り込みや化学的分解により，その濃度が調節されているため，これらの過程に変化が生じれば，シナプス伝達が調節を受けることになる．

E　一過的抑制と持続的抑制

活動電位によって，シナプス前終末から放出されたGABAにより誘発される**抑制性シナプス後電位** inhibitory postsynaptic potential（**IPSP**）による抑制を，**一過的抑制** phasic inhibition，あるいは，**シナプス抑制** synaptic inhibition と呼ぶ．細胞外に存在するGABAによる持続的な抑制を，**持続的抑制** tonic inhibition と呼び，シナプス可塑性の誘導に影響を与えることが知られている（図 4-27）．

F　シナプス活動に依存した促通・増強と抑圧

シナプスが活性化すると，それだけで活性化したシナプス自体の伝達効率が変化することがある．このような性質を**シナプス可塑性** synaptic plasticity とよび，その持続時間から**短期可塑性** short-term plasticity と**長期可塑性** long-term plasticity に分類される．

また，シナプス伝達効率が増加する場合は，**シナプス促通** synaptic facilitation，あるいは，**シナプス増強** synaptic potentiation とよび，逆に減弱する場合は，**シナプス抑圧** synaptic depression とよぶ．これらは，持続して入力する情報を強めたり弱めたりすることから，局所神経回路全体としての機能調節において重要な役割を果たす．一般的に，「促通」はシナプス前終末で誘導される場合に用いられ，「増強」はシナプス後細胞で誘導される場合に用いられることが多い．

1　シナプス促通とシナプス増強

末梢神経系の**神経筋接合部** neuromuscular junction では，通常，放出確率がきわめて高く，放出部位も多い．さらに1つのシナプス小胞内の神経伝達物質量も多いことから，運動神経を電気刺激すると活動電位を発するような大きな**終板電位** endplate potential（**EPP**）が誘発される．しかし，細胞外液のCa^{2+}濃度

を低下させて放出確率を減少させた場合には，比較的小さな EPP が観察される．このような条件で，運動神経を一定時間，比較的高い頻度で刺激し続けると放出確率が増大し，EPP が徐々に増大する．

持続刺激中には時間経過の異なる3種類の短期的なシナプス促通が誘導されていると考えられている．1つはその持続時間が数十ミリ秒〜数百ミリ秒で，狭義の facilitation の相である．もう1つは持続時間が数秒程度の augmentation の相で，最も持続時間の長い3つ目の促通は，その持続時間が数十秒〜数分の potentiation である．したがって，このシナプス促通には，少なくとも3種類の短期的なシナプス促通が関与しており，持続刺激を止めるとそれが徐々に消失していくものと考えられる．

海馬や大脳皮質などの中枢神経系においても，これらに類似した短期可塑性がみられるが，ある一定以上の高頻度でシナプスが活性化した場合には，数時間〜数週間にわたってシナプス応答が増大する**長期増強** long-term potentiation (LTP)がみられる(➡161頁参照)．

2 ● シナプス抑圧

末梢神経系および中枢神経系のいずれにおいても，シナプスの活性化が持続すると，シナプス伝達が減少していく，**シナプス抑圧**が観察される．これは，シナプス前終末内のプールに存在する放出可能なシナプス小胞が減少するためである．**開口放出（エキソサイトーシス）** exocytosis により神経伝達物質を放出したシナプス小胞は，**エンドサイトーシス** endocytosis によりシナプス前終末内に取り込まれ，リサイクルされる(➡「分泌」，130頁参照)．取り込まれたシナプス小胞は神経伝達物質を再度蓄え，放出部位に移動し，再び神経伝達物質を放出する．したがって，シナプス小胞の再供給よりもシナプス前膜への融合のほうが多くなると，シナプス伝達が徐々に減弱していき，シナプス抑圧を示すようになる．

シナプス活動が一定の頻度で長時間持続すると，放出可能なシナプス小胞プールのシナプス小胞は**枯渇** depletion してしまうこともある．通常は，刺激を元の頻度に戻すと，シナプス伝達は元の伝達効率に戻り，一過性の**短期抑圧** short-term depression を示す．

一方，海馬や大脳皮質などでは，持続した低頻度刺激を与えると，短期的なシナプス抑圧に引き続き，1時間以上にわたってシナプス伝達が減弱する**長期抑圧**

long-term depression (LTD)を示すことがある(➡「中枢神経系におけるシナプス伝達」，次頁参照)．また，小脳においては，2つの入力が協調して活動する際に，海馬などとは異なる機構で LTD が誘導される(➡ 第17章，395頁を参照)．

Advanced Studies

神経栄養因子によるシナプス伝達の修飾

神経成長因子 nerve growth factor（NGF）や**脳由来神経栄養因子** brain-derived neurotrophic factor（BDNF）などの**神経栄養因子** neurotrophin は，もともとは神経細胞の成長や生存に必要な物質であると考えられてきた．最近では，成熟した神経細胞の機能を制御することも明らかになりつつある．シナプス伝達に対する役割についても，遺伝子発現の調節などを介する比較的ゆっくりした作用だけでなく，秒〜分単位のきわめて速い作用も有することが報告されている．

神経栄養因子は，それぞれ親和性の高い受容体と結合することにより，その作用を発現する．これまでに4種類の神経栄養因子（NGF，BDNF，ニューロトロフィン3 neurotrophin 3，ニューロトロフィン4/5 neurotrophin 4/5）と3種類の受容体（受容体型チロシンリン酸化酵素である **TrkA**，**TrkB**，**TrkC**）が同定されている．NGF は，感覚ニューロンや交感神経系のニューロンの成長や生存に必須であり，その受容体は TrkA である．BDNF，ニューロトロフィン3，ニューロトロフィン4/5は，それぞれ異なったニューロン種の生存に関与するが，一部，重なりも認められる．BDNF とニューロトロフィン4/5の受容体は TrkB である．ニューロトロフィン3は，すべての Trk 受容体に結合するが，生理活性はおもに TrkC を介して発現する．

中枢神経系には，BDNF が豊富に存在し，その受容体である TrkB を介して，シナプス伝達や可塑性を調節している．マウスの海馬スライス標本にシナプス可塑性を引き起こすような高頻度刺激を与えると BDNF が放出されることが報告されている．ただし，その放出部位がシナプス前終末なのか，シナプス後部なのか，あるいは，グリア細胞などのシナプス外なのか，についてはいまだ結論が出ていない．

BDNF を欠損した遺伝子改変マウスでは，海馬 CA1 領域における LTP が減弱し，ある種の記憶テストで成績が悪くなることが報告されている．LTP を亢進させる機構としては，高頻度刺激時の神経伝達物質の放出が BDNF により促進されるとする説が有力であるが，シナプス後部での NMDA 受容体の機能を亢進するという説もあり，今後の研究の進展が期待される．

グリア細胞によるシナプス伝達の調節

ヒトの脳には，ニューロンよりもはるかに多くの**グリア細胞** glial cell（あるいは glia）が存在する．グリア細胞は，これまでは，ニューロンを機能的および構造的に支持することが，主な役割であると考えられてきた．つまり，細胞外のイオン濃度の恒常性の維持やニューロンへのエネルギーや神経栄養因子の供給，神経伝達物質の再取り込み，髄鞘形成による軸索の興奮性の調節などにより，神経活動やシナプス機能の保持に役立つとされてきた．しかし，近年では，シナプス伝達や可塑性に，より動的で重要な寄与をしていることが明らかになりつつある．特に**アストロサイト** astrocyte（**星状膠細胞**）がそれらを担っていると考えられている．

① 成体の脳では，原則的には新たなニューロンは産生されないが，側脳室や海馬の歯状回では成体においても新たなニューロンが産生され，既存の神経回路に組み込まれていくことが

知られている（**成体神経新生** adult neurogenesis）．アストロサイトは，種々の生理活性物質を放出することにより成体神経新生を制御していることが報告されている．また，新たなシナプスの形成や余分なシナプスの除去の過程にも関与していると考えられている．

② アストロサイトの突起の一部は，シナプスを取り囲むように存在し，シナプスの構成要素であるシナプス前終末とシナプス後膜の両者と強固に結合して，いわゆる**三者間シナプス** tripartite synapse を構成している．そのため，シナプス間隙の神経伝達物質の取り込みが効率よく起こる．それだけではなく，ニューロンから放出されたグルタミン酸や ATP などが，アストロサイトの突起上に高密度に存在するそれぞれの受容体を活性化し，アストロサイト内の Ca^{2+} 動態を調節する．

③ アストロサイトの細胞内 Ca^{2+} 濃度が上昇すると，グルタミン酸や D-セリンなどのアミノ酸や ATP などがアストロサイトから放出される．アストロサイトにおいてもニューロンでみられるようなシナプス小胞を介した放出機構が存在し，それによりこれらの**グリア伝達物質** gliotransmitter が放出され，シナプス伝達や可塑性が調節されることが報告されている．アストロサイト内の Ca^{2+} 濃度がどのような機構によって上昇するかについては不明な点が多い．アストロサイト内の小胞体やミトコンドリアから Ca^{2+} が放出されるとする説や細胞外からイオンチャネルなどを介して Ca^{2+} が流入するとする説がある．

D 中枢神経系における シナプス伝達

1 中枢シナプスの特徴

中枢シナプス central synapse は，末梢神経系の代表である神経筋接合部などと比べると，以下の特徴を有する．

① 神経筋接合部での神経伝達物質はアセチルコリンであるが，中枢神経系の興奮性シナプスでは，神経伝達物質はほとんどの場合グルタミン酸である．

② 神経筋接合部では，原則的には，1本の筋線維は1本の運動神経により支配されるが，中枢神経系のほとんどのニューロンは多くのシナプス前ニューロンから多くの入力を受ける．ただし，小脳の Purkinje 細胞のように，原則的に1本の登上線維に支配されるものもある．入力線維は，スパイン上や樹状突起上，あるいは，細胞体上にシナプス結合するが，ほかの入力線維のシナプス前終末上にシナプス結合することもある．

③ 1つのニューロンは，原則的に興奮性と抑制性の入力を受ける．それぞれの入力について，イオン透過型受容体による**速いシナプス伝達**と代謝型受容体による**遅いシナプス伝達**が存在する．

④ 神経筋接合部などに比べ，一般的に神経伝達物質の放出確率は低く，シナプス小胞1個あたりの神経伝達物質の量も少ないため，シナプス応答はきわめて小さい．

⑤ 神経筋接合部では，シナプス伝達の最小単位である**微小終板電位** miniature endplate potential（**mEPP**）の振幅の度数分布は正規分布にほぼ従うが（➡「量子説」，136 頁参照），中枢神経系では，**微小興奮性シナプス後電流** miniature excitatory postsynaptic current（**mEPSC**）の振幅の度数分布は，正規分布からはかなりずれ，振幅のより大きい mEPSC が比較的多くみられる．その原因としては，中枢神経系では，シナプス小胞内の神経伝達物質の充填量が神経筋接合部とは異なる機構で調節されている可能性がある．一方，mEPSC は mEPP と比較すると，その振幅がはるかに小さく，ノイズのきわめて少ないパッチクランプ法で記録しても，ノイズレベルに近い振幅をもつ mEPSC がかなり存在する．そのため，より小さな mEPSC が記録できないことで正規分布からずれてしまっているという技術的な問題が関係している可能性もある．

⑥ 多くの種類の神経伝達物質や神経調節物質とそれらの受容体により，複雑な制御が行われている．ニューロンの興奮性を上昇させたり低下させたりする神経伝達物質や神経調節物質が多く存在するが，それぞれに対応する受容体はそれよりも多様性に富む．1つの神経伝達物質や神経調節物質に複数の種類の受容体が存在することにより，きわめて複雑な神経回路機能調節が可能となる．

⑦ 樹状突起で発生するシナプス応答は末梢神経系に比べるともともと小さいが，細胞体に到達するまでにさらに減衰し，その時間経過も遅くなる．

⑧ 細胞体において，興奮性入力や抑制性入力が統合され，さらにそれらが神経調節物質などにより修飾される．興奮がある閾値を超えると，軸索の起始部にあたる軸索初節（Na^+ チャネルが最も密に分布する）で活動電位が発生し，それが軸索を伝導して次のニューロンに情報を伝達する．

⑨ 同一のニューロンにシナプス結合する入力でも，その性質が全く異なる場合がある．例えば，海馬歯状回の顆粒細胞では，2発刺激に対する応答が，シナプスの存在位置によって全く異なる．同様に，小脳の Purkinje 細胞でも，登上線維シナプスと平

行線維シナプスの間で2発刺激に対する応答が全く異なる．これらは，おそらくはシナプス前終末に存在する神経伝達物質放出に関連する分子の発現や分布の違いによると考えられる．

⑩ **シナプス伝達効率**が，長時間にわたって修飾される．シナプスの活動に依存して，シナプス伝達効率が長期にわたり増強したり減弱したりする性質を有するシナプスが多く存在する．これらの性質は，高次脳機能の発現に重要な役割を果たしており，特に海馬における可塑性は記憶や学習に，また，小脳における可塑性は運動学習などに関与していることが明らかになっている．

❷ シナプス入力の統合と活動電位の発生

中枢ニューロンでは，多くのシナプス入力が統合され，それが閾値に到達すると活動電位を発生する．一般的に，中枢ニューロンは樹状突起を三次元的に広く伸ばして，多くの別のニューロンから樹状突起上，および，細胞体上に入力を受ける．したがって，これらのニューロンからの情報が**収束** convergence することになる（図 4-28a）．

これらの入力は，それが興奮性であれ抑制性であれ，細胞体では加算されることになる．短い時間帯にニューロンの異なる部位に複数の入力が入る場合には，**空間的加重** spatial summation を受ける（図 4-28b）．一方，同じ入力がある時間間隔で続けて入る場合には，**時間的加重** temporal summation を受ける（図 4-28b）．これらの入力が統合されて，このニューロンが発火するかどうかが時々刻々決定されていく．

ニューロンの発火は，このほかに，ノルアドレナリンやアセチルコリンなどの神経調節物質による後過分極の修飾などによる**興奮性調節**によって制御される．さらに，これらの入力は，神経調節物質などによりシナプス前修飾を受けることによって，情報の統合が微調整される．このようにして，そのニューロンが発火する場合には，活動電位が軸索を伝播することにより，それが支配する多くのニューロンに情報を**発散** divergence することになる（図 4-28b）．このような情報の収束と発散を通して，局所神経回路間や脳部位間の情報のやりとりが適切に処理される．

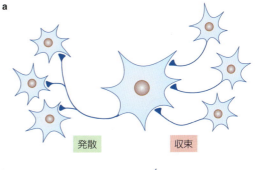

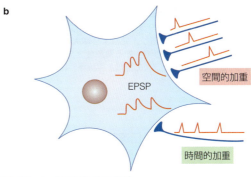

図 4-28　シナプス入力の統合
a．1つのニューロンには，多くの別のニューロンから情報が収束し，このニューロンが発火する場合には，多くのニューロンへ情報が発散する．
b．狭い時間帯に複数の入力が入る場合は空間的加重が起こり，同じ入力が短い時間間隔で続けて入る場合には時間的加重が起こる．

❸ 中枢神経系におけるシナプス可塑性

シナプスの活動に応じて，その後のシナプス伝達効率が一定期間変化する性質を**シナプス可塑性**とよぶ．一般的な定義としては，持続時間が1時間未満の場合に**短期シナプス可塑性**とよび，1時間以上の場合は**長期シナプス可塑性**とよぶ．いずれにおいても，シナプス前終末で発現するもの（**シナプス前可塑性** presynaptic plasticity）とシナプス後細胞で発現するもの（**シナプス後可塑性** postsynaptic plasticity）が存在する．

シナプス可塑性があるパターンの刺激により引き起こされる過程を**誘導** induction とよび，その結果として誘導刺激が終わってからも伝達効率の変化が持続する相を**発現** expression とよぶ．シナプス伝達研究において，特別な場合に**維持** maintenance という用語が使用されることがあるが，これはシナプス伝達を変化させるための生化学過程の変化が持続している状態そのものを指しており，必ずしもシナプス伝達の増強が観察される必要はない．

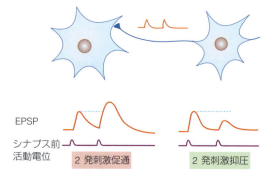

図4-29　2発刺激促通と2発刺激抑圧
シナプス前線維が短期間のうちに2回発火した際に，2発目の発火に対するシナプス応答が1発目より増大する現象を2発刺激促通とよび，1発目より減少する現象を2発刺激抑圧とよぶ．どちらが起こるかはシナプスの種類と実験条件による．

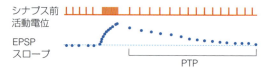

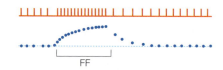

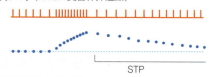

図4-30　短期可塑性の代表例
a．テタヌス後増強（PTP）の例．NMDA受容体を阻害しシナプス後性の可塑性をブロックした状態で，50〜200 Hz程度の高頻度刺激（テタヌス）をシナプス前線維に与えると，テタヌス後，数十秒〜数分持続するシナプス前性のPTPが誘導される．
b．頻度促通（FF）の例．NMDA受容体を阻害しシナプス後性の可塑性をブロックした状態で，1〜20 Hz程度の低頻度刺激をシナプス前線維に持続的に与えると，低頻度刺激中にシナプス応答が増大する．これはシナプス前性の短期可塑性で，低頻度刺激後は比較的速やかに元のレベルに戻る．
c．短期増強（STP）の例．LTPやPTPを誘導する刺激条件に対して，刺激頻度や時間を減らして入力線維を刺激すると，数分〜数十分持続する短期可塑性が誘導される．これはNMDA受容体依存性のシナプス後性の可塑性である．

A 短期的なシナプス伝達効率の修飾

シナプス活動のパターンにより，シナプス前終末のみで，あるいは，シナプス後細胞のみで短期可塑性が誘導される．さらには，その両者で同時に短期可塑性が誘導されることもある．また，シナプス後細胞自体の活動によっても短期可塑性が誘導されることがある．

1 ● 2発刺激促通と2発刺激抑圧

数十ミリ秒〜数百ミリ秒の間隔で2回活性化すると，シナプスの種類によって，2発目のシナプス応答が1発目のシナプス応答に対して増大するものと減弱するものがある．2発目の応答が増大する現象を**2発刺激促通** paired-pulse facilitation（**PPF**）とよび，2発目の応答が減弱する現象を**2発刺激抑圧** paired-pulse depression（**PPD**）とよぶ（図4-29）．また，この両者の総称として，**2発刺激比** paired-pulse ratio という用語も用いられる．これらはシナプス前終末における可塑性で，神経伝達物質の放出確率に依存して，その程度が変化する．つまり，放出確率が高いほど抑圧傾向を示し，低いほど促通傾向を示す．これらのパラメータは放出確率の評価に利用されることが多い．シナプスの種類に応じて，通常の条件下で，PPFを示すものとPPDを示すものがある．海馬CA1領域のシナプスはPPFを示し，歯状回では同一ニューロン上にPPFを示すシナプスとPPDを示すシナプスが存在する．海馬CA3領域の苔状線維シナプスでは，きわめて大きなPPFが観察され，このシナプスの同定に用いられる．一方，抑制性シナプスでは，PPDを示すものが多い．

2 ● テタヌス後増強

テタヌス tetanus とは，電気生理学的な用語としては，50〜200 Hz程度の高頻度でシナプス前線維を電気刺激することをさす．中枢神経系の多くのシナプスでは，シナプス前線維にテタヌス刺激を与えると，テタヌス刺激終了後も数十秒〜数分にわたってシナプス前性のシナプス増強が観察される．これを**テタヌス後増強** post-tetanic potentiation（**PTP**）とよぶ（図4-30a）．
例えば，海馬CA1領域のシナプスでは，100 Hzのテタヌスを1秒間与えると，5分程度持続するPTPが誘導される．しかし，通常の条件でこのようなテタヌスを与えると，あとで詳しく述べる長期増強も同時に誘導されるため，PTPのみを単離して解析する場合には，D-AP5のようなNMDA受容体の阻害薬を

投与してシナプス後性の可塑性を遮断しておく必要がある．PTP は，NMDA 受容体依存性の LTP とは異なり，シナプス前終末からの神経伝達物質の一過性の放出促進により生じる．

Advanced Studies

PPF，PTP と PPD の誘導・発現機構

PPF は，1 発目の刺激によりシナプス前終末に流入した Ca^{2+} が元のレベルに戻り切らないところに，2 発目の刺激による Ca^{2+} 流入がさらに起こるために，シナプス前終末内の Ca^{2+} 濃度が 1 発目よりもより高くなって引き起こされると考えられている（残存 Ca^{2+} 仮説）．PPF は，一般的には 1 発目の刺激から 200〜300 ミリ秒程度以内に 2 発目がくると観察される．

PTP は，海馬 CA1 領域などではテタヌス後 3〜5 分程度持続するため，その発現機構は PPF とは異なる．PTP の場合，高頻度刺激が加えられることにより，シナプス前終末内の Ca^{2+} 濃度がかなり上昇するため，カルシウム依存性のタンパク質リン酸化酵素などの関与が示唆されている．シナプス前終末内の **C キナーゼ** protein kinase C（**PKC**）や**カルシウム/カルモジュリン依存性タンパク質リン酸化酵素 II** calcium/calmodulin-dependent protein kinase II（**CaMKII**）などの関与を示す報告があるが，その詳細については，今後の研究成果が待たれる．

PPD については，放出確率が高いシナプスでみられることが多く，シナプス前終末にドッキングしているシナプス小胞の多くが，1 発目の刺激で神経伝達物質を放出してしまうため，2 発目の刺激では放出可能なシナプス小胞が相対的に少なくなるために起こるものと考えられている．この過程になんらかの酵素系が関与しているかどうかについては明らかになっていない．

3 ● 低頻度持続刺激による増強と抑圧

海馬 CA1 領域のシナプスなどでは，シナプス前線維が持続的に低頻度（1〜20 Hz 程度）で刺激されると，シナプス応答が増大する．この増強を**頻度促通** frequency facilitation とよぶ（図 4-30b）．

一般的に，この増強は長期的に観察することができず，低頻度刺激を持続すると，シナプス応答は徐々に減弱していく．これは，頻度促通によるシナプス応答の増大に，別の機構により誘発されるシナプス伝達抑圧が重なるために起こる減弱であると考えられている．シナプスを持続的に活性化すると，放出準備状態にあるシナプス前終末のシナプス小胞が急激に減少していき，それに加え，シナプス小胞を供給する貯蔵プールのシナプス小胞も徐々に枯渇していく．そのため，低頻度持続刺激で放出確率自体は増大しているにもかかわらず，シナプス応答は徐々に減弱していくと考えられる．

4 ● シナプス後部で誘導される短期増強

シナプス前線維を，100 Hz 程度の高頻度で 1 秒程度刺激すると，海馬や大脳皮質の興奮性シナプスでは長期的な可塑性が誘導される．頻度や時間を減らして刺激する場合には，数分〜数十分持続する短期的な可塑性が誘導される．この**短期増強** short-term potentiation（**STP**）（図 4-30c）は，シナプス後細胞の NMDA 受容体をブロックすると消失することから，シナプス後部で誘導されることがわかる．また，NMDA そのものを局所的に投与すると，シナプス伝達が一過性に増強される．これもシナプス後性の短期増強である．さらに，シナプス後細胞を繰り返し脱分極させ，Ca^{2+} チャネルを介して細胞内の Ca^{2+} 濃度を上昇させると，短期増強を誘導できる．ただし，条件によっては，長期的な増強が誘導される場合もある．

これらの短期増強と，次に述べる長期増強が同じ機構で誘導されるのかどうかについてはいまだ議論のあるところであるが，長期的な増強とは異なった機構により誘導されるという考え方が有力である．

B 長期的なシナプス伝達効率の修飾

中枢神経系の多くのシナプスでは，比較的高頻度で刺激されるとシナプス伝達が長期にわたり増強される．逆に，比較的低い頻度で持続刺激されるとシナプス伝達が長期にわたり抑圧される．

長期に持続するシナプス伝達効率の上昇を**長期増強**（**LTP**），長期に持続するシナプス伝達効率の低下を**長期抑圧（LTD）**とよぶ．

これらの現象は，個体の海馬や大脳皮質で観察され，記憶や学習などの高次脳機能に関与すると考えられている．LTP や LTD は，脳スライス標本でも観察することができ，その分子・細胞機能が盛んに研究されている（図 4-31）．

1 ● 長期増強

a ヘッブ型長期増強 Hebbian LTP

シナプス可塑性に関する古典的な理論として，1940 年代に Donald O. Hebb により提唱されたヘッブ則がある．シナプス前細胞が活性化しているときに，シナプス後細胞が活動している場合には LTP が起こり，シナプス後細胞が活動していない場合には LTD が起こるという考えである．このような特性を有するシナプスを**ヘッブ型シナプス**とよび，そのようなシナプスで誘導される LTP を**ヘッブ型 LTP** とよぶ．海馬 CA1 領域の LTP がその代表である．その基盤をなす

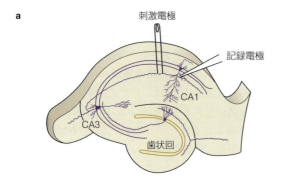

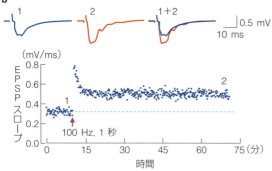

図 4-31 海馬スライス標本を用いた電気生理学的記録とLTPの例

a. 海馬スライス標本の模式図．金属製の双極刺激電極とガラス管記録電極がスライス標本に刺入されている．
b. LTPの例．10秒に1回の頻度（0.1 Hz）で入力線維であるシェファー Schaffer 側枝を電気刺激し EPSP を記録している．矢印の時点で高頻度刺激（100 Hz）を1秒間与え，その後，0.1 Hz の刺激に戻して，さらに EPSP を記録している．高頻度刺激を与えたあとは，EPSP のスロープは1時間以上にわたり，元のレベルよりも大きくなっている．上のトレースは，下のグラフの数字の時点で記録した EPSPである．

のが NMDA 受容体であるが，それがどのようにヘッブ型 LTP に関与するかについて詳しく述べたい．

CA1 領域の錐体細胞は，CA3 領域の錐体細胞の軸索である**シェファー Schaffer 側枝**の入力を受け，活動電位がその神経終末まで到達すると，そこからグルタミン酸が放出され，シナプス後細胞のスパインに存在するグルタミン酸受容体と結合する．CA1 錐体細胞の棘突起には，イオン透過型受容体として，AMPA 受容体と NMDA 受容体が存在する．**AMPA 受容体**にグルタミン酸が結合した場合には，無条件に受容体チャネルが開口して1価の陽イオンを透過し，EPSP が発生する．一方，**NMDA 受容体**はグルタミン酸が結合しても，受容体チャネルが Mg^{2+} によりブロックされているため（Mg^{2+} ブロック），それだけでは開口

しない（図 4-32a）．シナプス後細胞にある程度以上の入力が入り，十分脱分極して Mg^{2+} ブロックが解除された状態で，シナプス前終末からグルタミン酸が放出されたときにのみ，NMDA 受容体チャネルが開口する．この際，1価の陽イオンだけでなく，2価の Ca^{2+} も透過できることから，Ca^{2+} がスパインに流入する．シナプス後細胞の Ca^{2+} 依存性の酵素系が活性化されることにより，LTP が誘導される（図 4-32b）．

すなわち，シナプスの前部と後部が同時に強く活性化したときにのみ，NMDA 受容体チャネルが開口し，Ca^{2+} が細胞内に流入する．NMDA 受容体はこのようなシナプス前部と後部が同時に活性化したことを検知する役割を果たしており，ヘッブの提唱した LTP 誘導機構に相当する．LTP の誘導・発現に関与するとされる酵素のなかでも，シナプス後細胞に豊富に発現している **CaMKII** は，最も重要な酵素であり，その酵素活性が通常の LTP の誘導・発現に必須であることが知られている．また，この酵素活性が，個体レベルでも海馬依存性の記憶形成において重要な役割を果たしていることが明らかになっている．

ヘッブ型 LTP の発現機構については，AMPA 受容体がシナプス後部に挿入されることにより発現するという説が有力である（図 4-32c）．これについては，シナプス部位にエキソサイトーシスにより AMPA 受容体が直接挿入されるという報告と，棘突起の側面にエキソサイトーシスにより挿入された AMPA 受容体が**側方拡散** lateral diffusion によりシナプス部に輸送されるという報告があり，どちらが正しいかはまだ確定していない．

ヘッブ型 LTP は，以下のような海馬が関連する記憶形成の特性と共通する点を有する（図 4-33）．
【**入力特異性** input-specificity】
高頻度刺激を与えた入力線維が形成するシナプスでのみ，LTP が誘導されるという特性である．これは，活性化されたシナプスでのみ NMDA 受容体が開口するためにもたらされる特性である（図 4-33a）．特定の出来事などを選択的に記憶する特性と共通点を有する．
【**共同性** cooperativity】
入力が，ある一定以上の強さでないと LTP が誘導されないという特性である．これは，シナプス後細胞に，ある一定以上の脱分極が起こらなければ NMDA 受容体が活性化しないことによりもたらされる特性である（図 4-33b）．ある程度以上の強さのインパクト

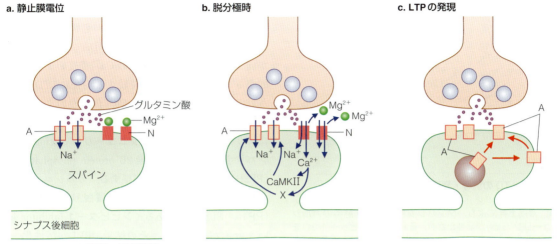

図 4-32　LTP の誘導・発現機構
a．シナプス後細胞が静止膜電位付近のときは，NMDA 受容体(N)が Mg^{2+} によりブロックされており，AMPA 受容体(A)を介した一価の陽イオンの流入のみが起こる．
b．シナプス後細胞が十分に脱分極した場合には，NMDA 受容体の Mg^{2+} ブロックが外れ，NMDA 受容体もイオンを透過するようになる．AMPA 受容体とは異なり，NMDA 受容体を介して二価の Ca^{2+} も透過し，CaMKII やその他のシグナル伝達分子(X)が活性化され，LTP が誘導・発現する．
c．LTP の発現過程では，AMPA 受容体がシナプス後部に直接挿入される，あるいはシナプスの側面に挿入され側方拡散によりシナプス後部に輸送されるという説が有力である．スパイン内の赤丸は，AMPA 受容体を表面に発現している小胞を表している．

がある出来事などを記憶する特性と共通点を有する．

【連合性 associativity】

それだけでは LTP を誘導することができないような弱い入力であっても，強い入力と同時に活性化する場合には，強い入力だけでなく弱い入力にも LTP が誘導されるという特性である．これは，強い入力によりシナプス後細胞が十分に脱分極することで，弱い入力が形成するシナプスでも NMDA 受容体が開口するためにもたらされる特性である（図 4-33c）．非常にインパクトの強い出来事などが起こったときに，その出来事だけでなく，それと同時に起こった些細な出来事なども記憶されるという特性と共通点を有する．

b　非ヘッブ型 LTP non-Hebbian LTP

海馬には，上で述べたようなヘッブ型の LTP 以外に，非ヘッブ型の LTP を誘導・発現するシナプスも存在する．歯状回の顆粒細胞の軸索である苔状線維と CA3 領域の錐体細胞の間に形成される苔状線維シナプスでは，非ヘッブ型の LTP が観察される．このシナプスでは，シナプス後細胞が脱分極しなくても，シナプス前部が高頻度で活性化するだけで LTP が誘導される．LTP が誘導されるためには，シナプス前終末に Ca^{2+} が大量に流入するだけで十分である．おそ

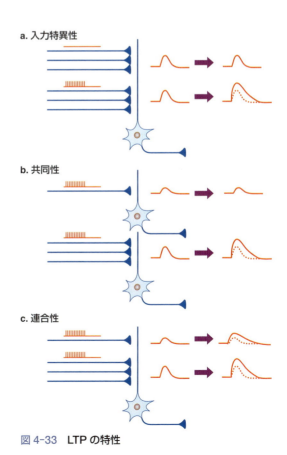

図 4-33　LTP の特性

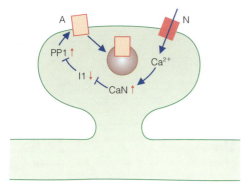

図 4-34　LTD の誘導・発現機構
NMDA 受容体(N)を介して流入する Ca^{2+} による比較的低い Ca^{2+} 濃度上昇により，タンパク質脱リン酸化酵素のカルシニューリン(CaN)が活性化され，それがインヒビター1 (I1)を脱リン酸化する．それにより，インヒビター1 によるタンパク質脱リン酸化酵素1 (PP1)の抑制が解除され，PP1 の活性が上昇することにより，AMPA 受容体(A)がシナプス後部よりエンドサイトーシスされることで LTD が発現するという説が有力である．

らく，**A キナーゼ** protein kinase A (**PKA**) が Ca^{2+} 依存的に活性化されることで LTP が誘導・発現する．しかも，LTP の発現相では，神経伝達物質の放出の増加が持続していることが明らかとなっている．すなわち，**苔状線維シナプス**における LTP の誘導では，ヘッブ則を満たす必要がなく，シナプス前部の高頻度の活性化のみで，シナプス前部で維持される LTP が発現する．

海馬 CA1 領域で，ヘッブ型の LTP が誘導されることはすでに述べたが，条件によっては，非ヘッブ型の LTP も誘導される．シナプス後細胞が持続的に発火し，電位依存性の **L 型 Ca^{2+} チャネル**が十分に活性化された場合に，このチャネルを介して細胞内に流入する Ca^{2+} により CaMKII が活性化され，シナプス伝達が長期的に増強されることがある．この増強では，自発性および微小興奮性シナプス後電流の解析により，活動電位を発生した錐体細胞上に存在するほとんどのシナプスで LTP が起こることが明らかになっている．

2　長期抑圧

a　海馬における長期抑圧

海馬 CA1 領域における興奮性シナプスでは，シナプスが 1〜5 Hz 程度の低頻度で持続的に(10〜15 分程度)活性化すると，シナプス伝達効率が 1 時間以上の長期にわたり低下する．この現象を**長期抑圧**(**LTD**)とよぶ．

この LTD の誘導には，LTP と同じく，シナプス後細胞の NMDA 受容体の活性化が必要である．しかし，LTP の場合とは異なり，NMDA 受容体の活性化が弱く，シナプス後細胞での Ca^{2+} 濃度の上昇が比較的小さく，かつ，長時間持続する場合に LTD が誘導される．LTD の誘導には，Ca^{2+} 依存性のタンパク質脱リン酸化酵素で，CaMKII よりも低い濃度の Ca^{2+} により活性化される**カルシニューリン** calcineurin〔タンパク質脱リン酸化酵素 2B protein phosphatase 2B (PP2B) ともよばれる〕が関与する．カルシニューリンが活性化されると，**タンパク質脱リン酸化酵素 1** (**PP1**) の阻害分子である**インヒビター 1** inhibitor 1 という分子が抑制され，その結果，PP1 が活性化される．活性化された PP1 は，AMPA 受容体を脱リン酸化したり，シナプス後部に存在する機能分子を脱リン酸化したりすることにより，シナプス伝達を長期的に減弱させる(図 4-34)．

LTD がどのような機構により発現するかについては，AMPA 受容体がエンドサイトーシスされるという説が有力である．一方，CA1 領域の興奮性シナプスにおいて，条件によっては，シナプス後細胞の mGluR に依存する LTD が起こるという報告もある．さらに，CA3 領域の苔状線維シナプスにおいては，シナプス後細胞の寄与は全くなく，シナプス前終末で誘導され，そこからの神経伝達物質の放出が長期的に減弱することにより発現する LTD も存在する．

b　小脳における長期抑圧

小脳の **Purkinje 細胞**には，シナプス後細胞で誘導・発現する LTD が存在する．Purkinje 細胞には，登上線維と平行線維が入力し，いずれもが興奮性シナプスを形成する．登上線維の刺激と平行線維の刺激をほぼ同時に組み合わせて繰り返し行うと，平行線維が Purkinje 細胞と形成する平行線維シナプスのシナプス伝達効率が長期的に減弱する．この LTD の誘導には，シナプス後細胞の mGluR や電位依存性 Ca^{2+} チャネルが関与している．

小脳における LTD は，**運動学習**のシナプスレベルでの神経基盤であると考えられている(→第 17 章，395 頁参照)．

Advanced Studies

スパイクタイミング依存性シナプス可塑性(図 4-35)
シナプス伝達効率の可塑的変化をより自然な方法で解析するためには，いくつかの入力の間での強度の違いやタイミングが重要になってくる．実際，海馬の歯状回の顆粒細胞においては，

強い刺激が入る前後の一定時間内(約20ミリ秒)に弱い入力が入る場合に，弱い刺激が強い刺激の前に入るか後に入るかによって，弱い刺激に対するシナプス応答が増強されるか，あるいは，抑圧されるかが決定される．最近では，ここでの強い刺激はシナプス後細胞での発火と同じ役割を果たすことが示されており，そのシナプス機構や分子機構が盛んに調べられている．

スパイクタイミング依存性シナプス可塑性 spike timing-dependent synaptic plasticity（**STDP**）とは，シナプス後細胞でのスパイク発生に対して，シナプスの活性化がその前で起こるか，あるいは，あとで起こるかにより，シナプス伝達効率が正反対の方向に調節されるという現象を指す．シナプス後細胞でのスパイク発生の前に(数十ミリ秒以内)シナプスが活性化された場合には，そのシナプスはLTPを示す．逆にスパイク発生のあとに(数十ミリ秒以内)シナプスが活性化された場合には，LTDを示す．

このタイプのLTPが誘導されるためには，細胞体からシナプスが存在する樹状突起に逆行性に伝播する活動電位(backpropagating action potential)が発生する必要がある．これによって，スパイクより先にシナプスで活性化されたNMDA受容体の閉口が抑制されるため，LTPが起こりやすくなる．樹状突起には，活動電位の伝播を抑制するA型K^+チャネルが豊富に発現している．シナプス活性化による脱分極によりこのチャネルが不活性化されることにより活動電位が伝播しやすくなるとともに，樹状突起に存在する電位依存性Ca^{2+}チャネルも活性化し，より多くのCa^{2+}がシナプス後細胞に流入する．このため，スパイク発生前の数十ミリ秒以内にシナプスが活性化する場合には，LTPがより誘導されやすくなる．

一方，シナプスの活性化がスパイクよりも遅れる場合には，活動電位の後過分極相とNMDA受容体の活性化が重なることにより，NMDA受容体を透過するCa^{2+}の量が減少する．先述したようにカルシニューリンを介したLTDが誘導されると考えられるが，それ以外の機構もこのタイプのLTDの誘導・発現に関与するとの報告もある．

スパイクタイミング依存性シナプス可塑性は，海馬や大脳皮質などの興奮性シナプスで主に研究されてきたが，他の脳部位でも観察される．また，興奮性シナプスだけでなく，抑制性シナプスにおいても観察されるという報告がある．

恒常的シナプススケーリング

シナプス伝達効率をある一定のレベル付近に維持する機構が存在することが明らかになりつつあり，それを**恒常的シナプス可塑性** homeostatic synaptic plasticityとよぶ．恒常的シナプス可塑性には，いくつかの種類が存在することが明らかになりつつあるが，ここでは，最も詳しく調べられている**恒常的シナプススケーリング** homeostatic synaptic scalingについて説明する．

恒常的シナプススケーリングとは，例えば，海馬CA1領域の錐体細胞などにフグ毒であるテトロドトキシンを与えてニューロンの発火を持続的に抑制すると，発火の低下を補正するように，シナプス後細胞のシナプス部位に局在するイオン透過型グルタミン酸受容体の個数が増加することにより，発火頻度を元のレベルに戻そうとする現象を指す．その際，1つのニューロン上に存在するすべてのシナプスの伝達効率が同じ比率で増加し，それ以前の相対的な伝達効率の違いは維持されるため，情報の保持に必要となるシナプス特異的な変化はそのまま保存されることになる．実験的には，1つのニューロンから記録されたmEPSCを解析することにより，そのような変化が起こっていることが確かめられている．この現象に関与する分子などがいくつか同定されており，細胞体へのCa^{2+}の流入やCaMKⅣ，BDNFなどのシグナル伝達分子が関与しているとの報告がある．

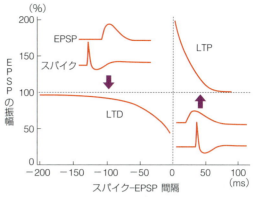

図4-35 スパイクタイミング依存性シナプス可塑性
海馬や大脳皮質の興奮性シナプスにおいては，シナプス後細胞での活動電位(スパイク)がEPSPよりも早く発生する場合にはLTDが誘導され，両者の間隔が狭いほどLTDの程度は大きくなる(左側)．一方，EPSPがスパイクよりも早く発生する場合にはLTPが誘導され，やはり両者の間隔が狭いほどLTPの程度は大きくなる(右側)．このように，スパイクの発生時期により異なった可塑性が誘導されるが，この現象をスパイクタイミング依存性シナプス可塑性とよぶ．

今後，さらに詳しい発現機構が明らかにされるものと思われる．このようなシナプススケーリング以外にも，個々のシナプスや少数のシナプス群でみられる恒常性シナプス可塑性や，シナプス前終末でみられるものも報告されている．これらにより，ニューロンの発火頻度がある一定の範囲におさまるという恒常性が維持されている．

●引用文献

(A, B)

1) Kaufmann WE, et al：Dendritic anomalies in disorders associated with mental retardation. Cereb Cortex 10：981-991, 2000
2) Vervaeke K, et al：Rapid desynchronization of an electrically coupled interneuron network with sparse excitatory synaptic input. Neuron 67：435-451, 2010
3) Adler EM, et al：Alien intracellular calcium chelators attenuate neurotransmitter release at the squid giant synapse. J Neurosci 11：1496-1507, 1991
4) Miledi R：Transmitter release induced by injection of calcium ions into nerve terminals. Proc R Soc Lond B Biol Sci 183：421-425, 1973
5) Südhof TC, et al：Membrane fusion：grappling with SNARE and SM proteins. Science 323：474-477, 2009
6) Boyd IA, et al：The end-plate potential in mammalian muscle. J Physiol 132：74-91, 1956
7) Fatt P, et al：Spontaneous subthreshold activity at motor nerve endings. J Physiol 117：109-128, 1952
8) Kohda K, et al：Mutation of a glutamate receptor motif reveals its role in gating and delta2 receptor channel properties. Nat Neurosci 3：315-322, 2000

9) Partin KM, et al：AMPA receptor flip/flop mutants affecting deactivation, desensitization, and modulation by cyclothiazide, aniracetam, and thiocyanate. J Neurosci 16：6634-6647, 1996

●参考文献

（A, B）

1) 藤井 聡（監訳），山崎良彦，他（訳），Bear MF, et al（原著）：神経科学―脳の探求，改訂版．西村書店，2021

2) Purves D, et al：Neuroscience. Sinauer Associates, Massachusetts, 2008

3) Barrett KE, et al（原著），岡田泰伸（監修），佐久間康夫，他（監訳）：ギャノング生理学，原書26版，丸善出版，2022

4) Kandel ER, et al（原著），宮下保司（日本語版監修），岡野栄之，他（監訳）：カンデル神経科学，第2版．MedSi，2022

5) Sakmann B, et al：Single-channel recording. Plenum press, New York, 2009

（C, D）

6) Arancio O, et al：Neurotrophins, synaptic plasticity and dementia. Curr Opin Neurobiol 17：325-330, 2007

7) Caporale N, et al：Spike timing-dependent plasticity：a Hebbian learning rule. Annu Rev Neurosci 31：25-46, 2008

8) Kerchner GA, et al：Silent synapses and the emergence of a postsynaptic mechanism for LTP. Nat Rev Neurosci 9：813-825, 2008

9) Turrigiano GG：The self-tuning neuron：synaptic scaling of excitatory synapses. Cell 135：422-435, 2008

10) Zucker RS, et al：Short-term synaptic plasticity. Annu Rev Physiol 64：355-405, 2002

第3編 神経系の形態と機能/概説

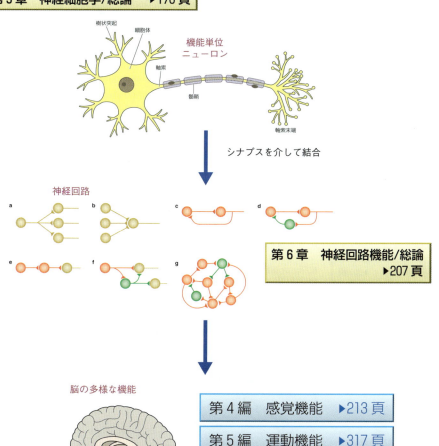

第3編 神経系の形態と機能/概説 の構成マップ

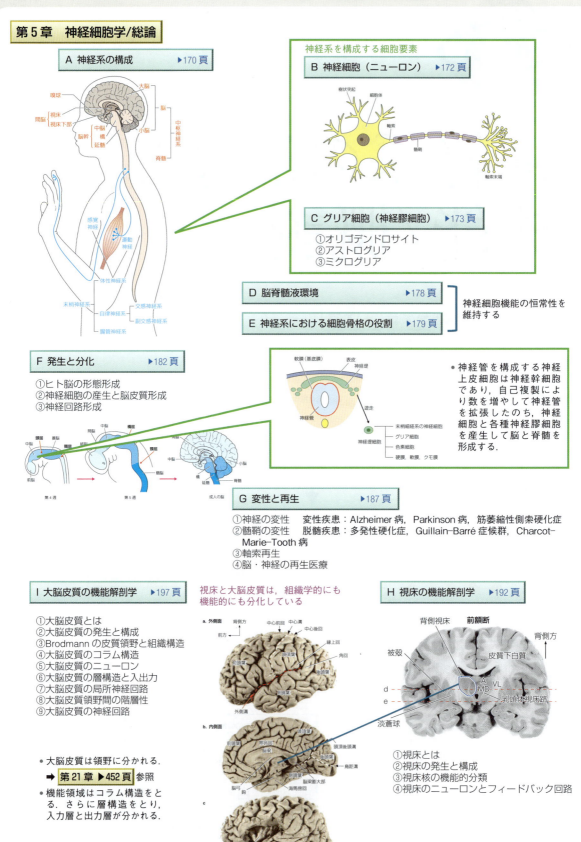

第6章 神経回路機能/総論

A ニューロン結合の基本型　▶207頁

- ニューロン間の結合で最も基本となるのは，興奮と抑制である．ニューロンには，その終末が興奮性シナプスをつくる興奮性ニューロンと，抑制性シナプスをつくる抑制性ニューロンがある．これらのニューロンが活動すると，それぞれの投射先では，脱分極性の興奮性シナプス後電位（EPSP）と過分極性の抑制性シナプス後電位（IPSP）が生じる．
- ➡膜電位の変化の総和が閾値を超える ➡活動電位の発生

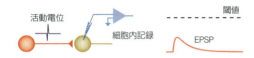

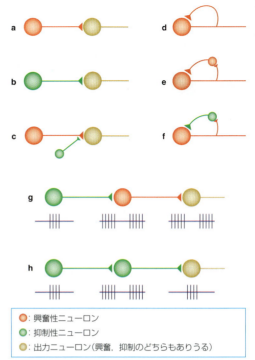

a. 興奮性結合，b. 抑制性結合，c. シナプス前抑制，d. 反回側枝，e. 反回促通，f. 反回抑制，g. 脱促通，h. 脱抑制．
下の縦線は各ニューロンの活動パターンを示す．

B 回路構成と情報処理　▶208頁

①発散と収束

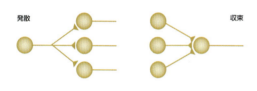

③時間的加重と空間的加重

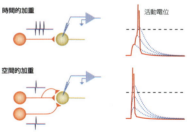

②フィードバック回路とフィードフォワード回路

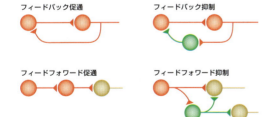

④閉塞と促通

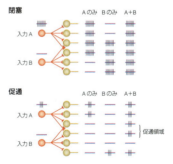

C 神経回路による機能　▶210頁

①反射と反射弓
- 回路研究の進んでいる反射を例にする．

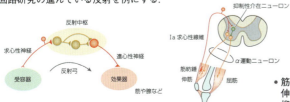

②側方抑制によるコントラスト増強
③神経回路の動的特性とパターン発生機構
④神経回路の調節機構と学習

- 筋紡錘からの入力によって生じる2つの脊髄反射．伸張反射は単シナプス性に同じ筋を収縮させ，拮抗抑制は2シナプス性に拮抗筋を抑制する．

第5章 神経細胞学/総論

A 神経系の構成

神経系は，**中枢神経系** central nervous system（CNS）と**末梢神経系** peripheral nervous system（PNS）とに大別される（図 5-1）．中枢神経系は，運動・感覚・認知・思考・情動などの高次神経機能を生み出すほか，循環，呼吸，体温調節，睡眠などあらゆる身体活動の司令塔として機能する．末梢神経系は，中枢神経系とほかの器官系とを連絡し，さまざまな受容器が感知した刺激を中枢神経系へ伝えるとともに，中枢神経系の指令を器官系へ伝える機能を有する．

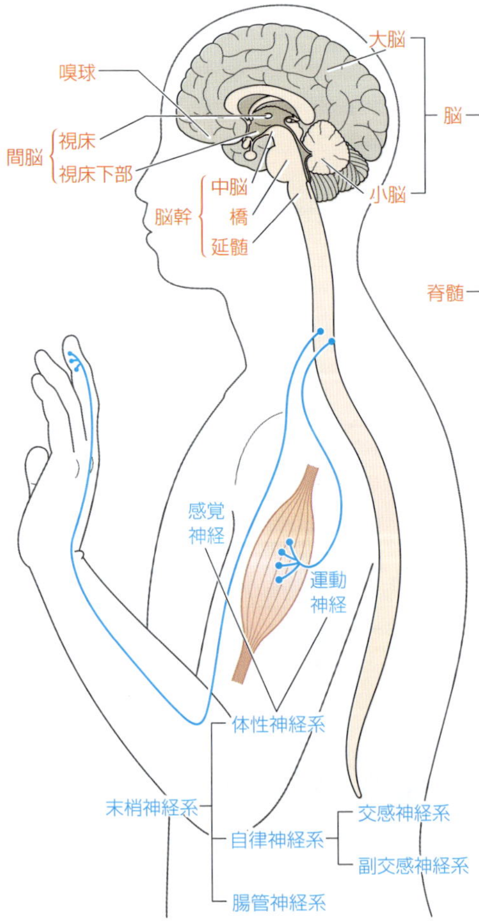

A 中枢神経系

中枢神経系は脳と脊髄からなり，脳はさらに嗅球（➡第 12 章，313 頁参照），大脳，間脳，中脳，橋，小脳，延髄に区分される（図 5-1 の赤字）．脳は左右対称の形態を呈する．これは外界の刺激に反応して行動するために，感覚系，運動系を左右対称に形成することが有利であるために進化したと考えられる．そのため運動系，感覚系から離れた神経系では特に，機能分布は必ずしも左右対称ではない．

1 ● 大脳

大脳 cerebrum は，表面を覆う**外套**（**大脳皮質**と**大脳白質**）と，深部の**大脳基底核**からなる．大脳皮質には，運動，感覚，認知，記憶，学習などの高次神経機能を担う**新皮質** neocortex と，情動や本能行動に関わる**古皮質** paleocortex（嗅球，梨状葉前皮質）と記憶・学習に重要な**原皮質** archicortex（海馬，歯状回，海馬台など；原皮質と古皮質を合わせて**辺縁皮質** limbic cortex という）が含まれ，それぞれ構成細胞と機能の異なる領野に細分化されている．大脳皮質は 3 つの脳溝（外側溝，中心溝，頭頂後頭溝）を基準に前頭葉，頭頂葉，後頭葉，側頭葉に分けられる（➡図 5-18，193 頁，図 5-22，199 頁参照）．

白質は，皮質に入力する軸索線維と皮質から出て下位脳に投射する出力線維が束となり伝達路を形成している部分で，同一大脳半球の領野間を連絡する連合線維と，左右の半球を連絡する交連線維からなる．

大脳基底核は，尾状核，被殻，淡蒼球，扁桃体などからなり，大脳皮質，視床，視床下核，黒質と密接な伝達路を形成して随意運動，眼球運動，感情，動機づけなどさまざまな機能を司る．

図 5-1 **神経系の構成**

2 ● 間脳

間脳 diencephalon は，視床 thalamus，腹側視床 subthalamus，視床上部 epithalamus，視床下部 hypothalamus からなる．

視床は，大脳皮質と下位脳を連絡する中継核で，嗅覚以外の感覚情報を中継し，脊髄・脳幹経由で体性感覚，味覚，聴覚の情報を，視神経から視覚情報を，小脳から運動制御に関する情報を，それぞれに対応する大脳皮質領野に投射する．また大脳皮質や大脳基底核からの入力を受け，脳内各部の連合を司る．

視床上部は，松果体と手綱核からなり，前者は概日リズムと同期したメラトニン産生と分泌を担い，後者は左右非対称な構造で，大脳基底核から多様な入力を受け，情動や認知機能に関わるとされる．

視床下部は，自律神経系の機能制御を通して生命の維持に関わる中枢である．またこれにつながる下垂体とともに神経内分泌系を構成する．

3 ● 小脳

小脳 cerebellum は，小脳溝により頭尾軸方向に10個の小葉に分けられる．最後部の片葉小節葉は前庭神経核と連絡し，眼球運動や身体の平衡を司る．Ⅰ-Ⅸ葉の中心部（小脳虫部）とその辺縁は脊髄小脳路を介して四肢や体幹の知覚情報を受け，姿勢や四肢の運動を制御する．小脳外側は橋核を介して大脳皮質からの入力を受け，協調的運動を制御するほか，自律神経機能や認知機能にも関与する．

4 ● 脳幹

延髄 medulla oblongata，橋 pons，中脳 midbrain をまとめて脳幹 brainstem と呼ぶ．これらの構造の中心部の網様体には上行性・下行性伝達路，小脳求心性・遠心性線維があり，上位脳と脊髄・小脳の連絡を担っており，脳や脊髄の活動レベルを制御する．

中脳には黒質や赤核などの神経核のほか運動性神経核が存在し，視覚，聴覚，味覚，痛みなどの知覚と運動制御に関わる．延髄から橋の一部にかけては，生命の維持に不可欠な呼吸中枢，循環中枢，嚥下中枢，嘔吐中枢，排尿中枢があり，損傷は個体の死に直結する．

5 ● 脊髄

脊髄 spinal cord はその中心部を灰白質が，周辺部を白質が占める．皮膚，深部組織，筋，内臓諸器官の各種受容器からの感覚入力が脊髄背側の**後根** dorsal

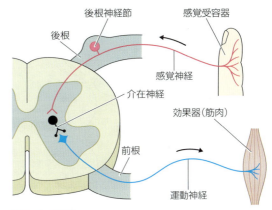

図 5-2 脊髄

root を通して入り，上位脳に情報を送信する．また，下位の運動中枢および自律神経系の反射中枢として機能し，感覚入力と上位脳から受けた制御指令を統合し，腹側の**前根** ventral root から筋や内臓諸器官などの効果器へ出力する（図 5-2）．

B 末梢神経系

末梢神経系には脳に出入りする12対の脳神経と，脊髄に出入りする31対の脊髄神経が含まれる（図 5-1 の青字）．また，身体の各所に末梢神経ニューロンの細胞体が神経節を形成する．中枢神経系へ受容器から入力信号を伝える神経を**求心性神経**，中枢神経から効果器へ出力信号を送信する神経を**遠心性神経**とよぶ．機能的には，運動神経と感覚神経を含む体性神経系と自律神経系に大別される．

1 ● 運動神経

脊髄前角から出る遠心性の運動神経線維は，前根を通り各所の筋肉を支配する（図 5-2）．

2 ● 感覚神経

感覚神経の1次感覚ニューロンの細胞体は，後根神経節 dorsal root ganglion を形成し，T字型の軸索の一方が後根から脊髄へ，もう一方が皮膚や粘膜などの末梢の感覚受容器へ向かう．末梢側の軸索先端は感覚情報を受容し，中枢へ求心性に信号を伝える（図 5-2）．

3 ● 自律神経系

交感神経系と副交感神経系が対立する機能を拮抗的に調節する．胸髄から腰髄の前根を通る交感神経の節

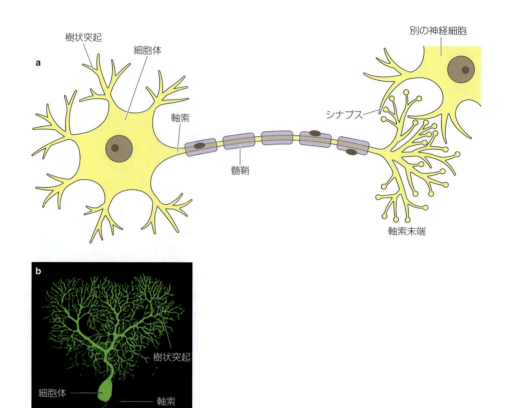

図 5-3 神経細胞
a．神経細胞の模式図．b．神経細胞の例（小脳の Purkinje 細胞）．
〔b は Fujishima K, et al：βⅢ spectrin controls the planarity of Purkinje cell dendrites by modulating perpendicular axon-dendrite interactions. Development 147：dev 194530, 2020 より〕

前線維は，幹神経節や動脈周囲の腹腔神経節などで節後ニューロンと結合し，節後線維がさまざまなルートを経由して支配臓器へ向かう．副交感神経は仙髄に発し，脊髄神経に混じって骨盤神経節で節後ニューロンに接続する．

4 ● 腸管神経系

消化管の活動を制御する腸管神経系は，交感・副交感神経系と独立した第 3 の自律神経系とも位置づけられている．腸管神経系は消化管全域に存在し，筋層間神経叢と粘膜下神経叢からなる．交感・副交感神経や中枢神経系と協調しながら消化管の運動を制御する．

 神経細胞（ニューロン）

神経系は**神経細胞** neuron と**神経膠細胞** glia（→「グリア細胞（神経膠細胞）」，173 頁参照）で構成される．神経細胞は遠隔にあるほかの細胞に迅速かつ正確に情報を伝達する能力をもつ．

A 神経細胞の構成要素

神経細胞は形態的・機能的に高度に極性化した細胞である．神経細胞は基本的に，核を含む**細胞体** soma から，複数に分岐した**樹状突起** dendrite と，細くて径が一定の 1 本の**軸索** axon を伸ばしている（図 5-3）．樹状突起はシナプスを介して情報を受容し，細胞体で統合された情報が軸索を伝わり，**軸索末端** axon terminal（**神経終末** nerve ending）から次の細胞へ 1 方向に情報を伝達する．

細胞体の大きさ，樹状突起の分岐形態，軸索の長さは細胞種によりさまざまで，神経細胞形態は著しい多様性を示す（→図 5-25，202 頁参照）．例えば脊髄運動神経細胞の大きなものは細胞体の直径が 100 μm を超え，軸索は 1 m に及ぶのに対し，小脳顆粒細胞の細

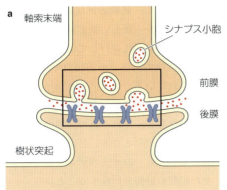
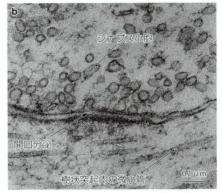

図5-4 シナプス小胞の開口分泌
a．模式図．b．ラット視床下部．aの□部分を示す．
〔bは藤田尚男，他（原著），岩永敏彦，他（改訂）：標準組織学 総論，第6版．医学書院，2022より〕

胞体直径は5μm以下で軸索も数mmである．また，軸索をもたず情報の受容と出力を樹状突起が担う網膜アマクリン細胞や，樹状突起をもたず軸索が入出力を担う感覚神経細胞なども存在する．

活動電位

神経細胞の細胞膜にはNa^+-K^+交換輸送体が発現し，ATPエネルギーを用いて積極的にNa^+を排出する代わりにK^+を取り込む能動輸送を行っており，細胞内のNa^+イオンが著しく低く保たれている．神経細胞が刺激を受けると，静止状態で不活性化しているNa^+チャネルが開口し，強い濃度勾配によりNa^+が一気に細胞内に流入して細胞膜に**活動電位**を発生する．細胞体で活動電位が発生すると，軸索膜を減衰することなく速やかに伝播して軸索末端まで到達する（➡第2章，50頁も参照）．

C シナプス結合

1個のニューロンで発生した活動電位は，そのまま次のニューロンに伝播するわけではない．軸索末端は**シナプス前終末** presynaptic terminal という構造を形成し，次のニューロンの樹状突起膜（**シナプス後膜** postsynaptic membrane）と近接している（図5-3a）．シナプス終末には**神経伝達物質** neurotransmitter を内包する**シナプス小胞** synaptic vesicle が蓄積しており，活動電位が到達すると神経伝達物質が放出され（図5-4），シナプス後膜に局在する受容体に結合する．

神経伝達物質の種類により**興奮性神経細胞** excitato-ry neuron と**抑制性神経細胞** inhibitory neuron に分けられ，興奮性神経細胞は後シナプス神経細胞の膜電位を上昇させて**興奮性シナプス後電位** excitatory postsynaptic potential (EPSP) を発生して活動電位の発生を促し，抑制性神経細胞は**抑制性シナプス後電位** inhibitory postsynaptic potential (IPSP) を発生して膜電位を低下させて興奮の発生を抑える．シナプス後電位は加算され，膜電位上昇が閾値を超えると活動電位が発生する．脳にはおよそ4対1の割合で興奮性と抑制性のニューロンが分布する．興奮性ニューロンのみで回路を形成すると信号は発散する一方となるが，抑制性入力が加わることで自律性，独立性が保証される（詳しくは➡第4章，127頁参照）．

C グリア細胞（神経膠細胞）

グリア細胞 glial cell（神経膠細胞）はギリシャ語のκόλλα（英語のglue）に由来し，従来神経細胞間をつなげる糊の役目しかもたないと考えられてきた．しかしながら近年の研究によって，グリア細胞が能動的に神経回路を修飾し，その恒常性を維持することが明らかになってきた．

グリア細胞は大きく分けて，中枢神経系ではアストロサイト，オリゴデンドロサイト，ミクログリアと3種類存在する．また近年新しい概念でNG2細胞を4種類目のグリア細胞と提唱する説もある．さらに末梢神経系ではオリゴデンドロサイトの代わりにシュワンSchwann細胞が存在する．それぞれオリゴデンドロサイト，Schwann細胞は軸索周囲を髄鞘化すること

で，軸索を電気的に絶縁する機能を有する．またこの髄鞘によって跳躍伝導を可能とし，活動電位の伝導速度を制御する．オリゴデンドロサイトが複数の異なる軸索周囲に髄鞘を形成するのに対し，Schwann 細胞は単一の軸索周囲に髄鞘を形成する．アストロサイトはシナプス周囲を取り囲むことにより，シナプス伝達に関わる．また血液脳関門を形成することで脳内の恒常性を維持する．さらに神経細胞に栄養を供給する役割をもつ．ミクログリアは脳内唯一の免疫細胞であり，神経・精神疾患に大きく寄与するとともに，近年シナプスや神経細胞の数を制御する役割をもつことが明らかとなってきた．これらのグリア機能を概説する．

① オリゴデンドロサイト

オリゴデンドロサイト oligodendrocyte は Pio del Rio Hortega（1882-1945）によって 20 世紀前半に見出されたグリア細胞である．当時，オリゴデンドロサイトの細胞突起を十分に染色することが不可能であったため**稀突起膠細胞**（"細胞突起に乏しいグリア細胞"の意味）という和名が与えられているが，実際には多数の細胞突起を有する細胞である．オリゴデンドロサイトはその細胞突起を神経軸索に巻き付けることで髄鞘を形成する．オリゴデンドロサイトによって髄鞘形成を受けた軸索を**有髄線維**（または有髄神経線維），髄鞘形成を受けない軸索を**無髄線維**（または無髄神経線維）と呼ぶ．末梢神経系にも髄鞘を形成するグリア細胞（**シュワン細胞** Schwann cell と呼ばれる）が存在するが，これらは発生上の起源が異なっている．オリゴデンドロサイトは脳室帯の神経幹細胞から生じる一方，Schwann 細胞は胎生期の神経管背側に出現する神経堤に起源をもち，髄鞘の形成様式や発現する分子マーカーが異なっている．ちなみに，視神経などの脳神経では脳室下帯から生じたオリゴデンドロサイトが髄鞘形成を担っている．本項ではオリゴデンドロサイトに絞って解説する．

Ⓐ 発生と分化

オリゴデンドロサイトは発生中期から生後早期にかけて脳室帯の神経幹細胞から発生し，主に中枢神経系の脳白質へと細胞移動して定着する．この過程で，さまざまな転写制御因子や神経由来因子の制御を受けることで髄鞘を形成する成熟オリゴデンドロサイトへと

分化していく．髄鞘の形成は生後発達期から始まり，古い脳領域から新しい脳領域へおおむね尾側から頭側にかけて緩やかに進行していく．最後に髄鞘形成が生じる部位は大脳皮質の前頭前野で，ヒトでは 20 歳前後とされている．

成熟したオリゴデンドロサイトは数本～十数本の細胞突起を有し，それぞれの突起の先端が軸索を円筒状に被覆する髄鞘となる．注目すべき形態学的特徴の 1 つとして，単一のオリゴデンドロサイトは同一の軸索上に複数の髄鞘を形成することはなく，それぞれの細胞突起が異なる軸索に対して髄鞘を形成する点が挙げられる．また，1 本の軸索は 1 つの髄鞘によって被覆されるわけではなく，異なるオリゴデンドロサイトの細胞突起に由来する複数の髄鞘によって被覆されている．そのため有髄線維のところどころで髄鞘に被覆されない部位が点在しており，この部位を**ランビエ絞輪** Ranvier node と呼ぶ．Ranvier 絞輪の長さは約 2 μm で神経軸索上に一定の間隔（0.08～0.6 mm）で分布しており，その間隔は同一の神経線維ではおおむね一定に保たれている．Ranvier 絞輪と Ranvier 絞輪の間は単一の髄鞘分節によって被覆される領域で**インターノード**（輪間節または髄鞘節）と呼ばれる．またインターノードの両端で髄鞘が Ranvier 絞輪に接する部位を**パラノード**（傍絞輪部）と呼ぶ．

Ⓑ 機能

1 ● 活動電位の伝導速度の上昇

有髄線維と無髄線維とでは活動電位の伝導速度が大きく異なっている．一般に有髄線維の伝導速度は 6～120 m/秒，無髄線維では 0.6～2.0 m/秒と有髄線維のほうが 10～60 倍ほど伝導速度が高い．この伝導速度の差は，髄鞘の生化学的な性質と髄鞘形成がもたらす軸索上のイオンチャネルの局在変化に由来している．髄鞘を電子顕微鏡で観察すると明暗が交互に重なり合った薄い層板構造をもち（形態学的特徴の詳細については組織学などの教科書を参照されたい），細胞質に乏しく，その組成の 70～85% がコレステロール，リン脂質，スフィンゴ糖脂質といった脂質で構成されている．この脂質に富んだ組成によって，髄鞘は軸索に対して電気的絶縁体の役割を果たしている．また，髄鞘はパラノードの領域で neurofascin 155, ankyrin G といった分子群を介して軸索と密に接着しており，髄鞘の電気的絶縁性を担保する一因となっている．これら分子群

を介した髄鞘と軸索との接着は活動電位の発生や伝導に必須の電位依存性ナトリウムチャネル(Na_v)や電位依存性カリウムチャネル(K_v)の局在変化を誘導する.

無髄線維ではNa_vやK_vは軸索上に均一に分布する一方で，髄鞘が形成されるとNa_vとK_vはそれぞれRanvier絞輪とジャクスタパラノード(傍絞輪近接部.パラノードの内側領域)へと集積する.これら髄鞘の高い絶縁性と髄鞘形成がもたらすイオンチャネルの局在変化によって活動電位がRanvier絞輪から隣接するRanvier絞輪へと跳び跳びに伝導するようになり，活動電位の伝導速度が高くなる.これを**跳躍伝導**という(活動電位の伝導特性や跳躍伝導の詳細については➡第2章，61，65頁を参照されたい).このようにオリゴデンドロサイトは髄鞘を形成し活動電位の伝導速度を高めることが古くから知られている.

近年，新たなオリゴデンドロサイトの機能として，神経活動依存性髄鞘形成，軸索の恒常性維持などが知られるようになっている.オリゴデンドロサイトが神経回路や神経軸索の恒常性を維持し，学習や記憶といった高次脳機能とも関連する可能性が注目されている.

Advanced Studies

神経活動依存性髄鞘形成

オリゴデンドロサイトによる髄鞘形成は，オリゴデンドロサイトの近傍に存在する神経細胞の細胞活動に依存して制御されている.オリゴデンドロサイトと神経細胞を共培養下で神経細胞に電気刺激を与え活動電位を誘発すると，活動した軸索に近接するオリゴデンドロサイトに髄鞘形成が誘導されることが示されている.オリゴデンドロサイトおよびオリゴデンドロサイト前駆細胞(未成熟オリゴデンドロサイト)にはグルタミン酸，プリン，GABAなどの神経伝達物質に対する受容体が発現しており，活動電位によって放出された神経伝達物質が，これらの受容体を刺激し細胞分化や髄鞘形成が誘導されると考えられている.

これらの結果から運動学習や記憶の形成過程で生じる特定の脳回路の活動変化がその脳回路に存在するオリゴデンドロサイトの髄鞘形成を制御し，活動電位の伝導速度を調節することが示唆されるようになってきた.実際に，運動学習や記憶形成の過程でオリゴデンドロサイトの細胞分化や新規の髄鞘形成を阻害すると学習の成立や記憶の形成が損なわれることも明らかになっている.

軸索の恒常性維持

オリゴデンドロサイトは神経軸索に栄養を供給することで，神経軸索の恒常性を維持している.神経細胞が活動する際には多くのエネルギーを必要としている.主たるエネルギー供給源はアストロサイトであるが，オリゴデンドロサイトもその一端を担っている.アストロサイト内に貯蓄されたグリコーゲンは必要に応じて乳酸に変換され乳酸トランスポーターを介して神経細胞に供給される.オリゴデンドロサイト自身もグルコース

を取り込むが，乳酸トランスポーターの一部はオリゴデンドロサイトにも発現し，アストロサイトからオリゴデンドロサイトを経由した供給経路が存在している.オリゴデンドロサイトを経由する経路では乳酸は軸索に供給され，ピルビン酸に変換されたのちに軸索中のミトコンドリアで酸化的リン酸化を受けATPとなり，神経軸索上のイオン濃度勾配の維持などに利用されている.

② アストログリア

脳の大きさが大きくなるにつれてグリア細胞の割合が大きくなる.特に人においては神経細胞とグリア細胞はほぼ同数であるとされ，そのグリア細胞のなかで**アストログリア** astroglia は 20～40% を占めている.ほかのグリア細胞と異なり，アストログリアはその形態において動物種間での差を大きく認める細胞である.げっ歯類と比べてヒトのアストログリアは大きいだけでなく，アストログリアの足突起の複雑性が増しており，この複雑な足突起が細胞間の連絡や情報の統合に寄与していると考えられる.

Ⓐ 発生と分化

アストログリアは神経細胞と起源を同じくし，神経上皮細胞由来であるが，その神経上皮細胞からアストログリアへの分化は JAK/STAT (Janus kinase and signal transducer and activator of transcription)系，NOTCH (Notch homolog 1)系，BMP-SMAD (bone morphogenetic proteins and small mothers against decapentaplegic)系の3つの主要なシグナルにより誘導される.アストログリアを含めたグリア細胞は神経細胞に遅れて生後まもなく増殖するが，成熟した脳ではその増殖は低下する.

Ⓑ 機能

アストログリアは包括的な用語でそのなかにはアストロサイト，自己複製能と多分化能をもつ放射状グリア細胞，上衣細胞，脈絡叢上皮細胞，網膜色素上皮細胞が含まれる.アストログリアは多様性のある細胞であるため，中枢神経系において多彩な役割を担っており，神経ネットワークに組み込まれたアストログリアは中枢神経系の恒常性維持に寄与している.そして神経細胞のみならず，ほかのグリア細胞であるオリゴデンドロサイト，ミクログリアとも伝達物質，細胞間接

着因子やギャップ結合を介して相互作用する.

アストログリアのなかでアストロサイトは最も多数を占める細胞であり，ここでは主にアストロサイトの機能について説明する．**アストロサイト**（星状膠細胞）astrocyte は中枢神経系の恒常性維持のため，主要な電解質や H^+ の輸送や神経伝達物質を除去することで分子レベルでの恒常性を維持している．そしてシナプス，神経細胞，神経回路，さらには個体の行動にまで影響を及ぼしている．アストロサイトの表面の90〜95％は足突起とその枝葉から形成されており，広く脳内を占めている．アストロサイトの足突起は複雑な形態であり，その足突起の先端（終足）をシナプスや血管周囲に伸ばし囲うことでシナプスや血管に対して作用する．アストロサイトはカリウムチャネルによって，低く安定した静止膜電位を維持しているため活動電位を起こさないが，一方で神経伝達物質などほかのさまざまな刺激に反応する．それらの刺激に反応してアストロサイトの活動は誘導され，それに伴ってアストロサイトの細胞内のナトリウム濃度やカルシウム濃度は変動する．そしてアストロサイトは細胞間のカルシウム活動の伝播を通してアストロサイト間だけでなく，神経細胞やほかのグリア細胞などに対して広域な細胞間の相互作用を可能にしている．

アストロサイトの主な機能として①血液脳関門形成，②脳のエネルギー代謝，③カリウム代謝，④シナプス可塑性誘導が挙げられる．

Advanced Studies

血液脳関門形成

グリア細胞が形成する**血液脳関門**は多くの脊椎動物に存在している．血液脳関門の主な役割は脳内特有の恒常性を保つことである．血液脳関門では，隣接する血管内皮細胞がタイト結合を形成し，その周囲にアストロサイトが足突起を結びつけることで，血中成分の漏れを防いでいる．つまりアストロサイトは血管と中枢神経との間に障壁を形成し，ほかの臓器と中枢神経系を隔絶しているのである．そのためか皮質のほぼすべてのアストロサイトは血管に接触している．

アストロサイトの終足には多くの受容体，トランスポーター，チャネルが発現しており，その終足で血管内皮細胞の連絡を担い，アストロサイトと血管との間の物質の交換を調節している．アストロサイトの足突起に発現するチャネルのなかには水チャネルであるアクアポリン4 aquaporin 4 があり，特に血管周囲や軟膜下のアストロサイトの終足に多く発現している．

このアストロサイト上のアクアポリン4は中枢神経系への水の主な流入経路であるが，脳内の老廃物の除去機構であるグリアリンパ系 glymphatic system に強く関わっている．アストロサイトによる脳内の体液の流れを起こすことでアルツハイマー Alzheimer 病をはじめとする認知症の原因物質を除去しているのである．

脳のエネルギー代謝

脳は多くのエネルギーを必要としているが，脳の中でエネルギーを消費しているのは神経細胞である．その神経細胞に対して，エネルギーを供給しているのがアストロサイトである．アストロサイトはグリコーゲン合成を介して代謝を維持している．血中から取り込んだグルコースをもとにアストロサイト内に貯蓄されたグリコーゲンは，エネルギー消費が高まるとグルコースとともに乳酸に変換され，神経細胞へ輸送される．シナプス活動に伴って放出されたグルタミン酸をアストロサイトが取り込み，その過程でATPが消費されることで解糖系が誘導され，乳酸の産生がアストロサイト内で惹起される．しかし，アストロサイト内のグリコーゲンの貯蔵はわずかで数時間以内に消費されてしまう．そのため，脳はほかの臓器に比べて虚血に対して耐性がない．

カリウム代謝

カリウムなどの電解質は神経伝達に影響を及ぼすため，脳の間質では一定に維持する機構が働いている．生理的活動下での脳内のカリウムはわずかであるが上昇する．通常シナプス活動によりシナプス間隙で上昇したカリウムは，アストロサイトのナトリウム−カリウムポンプを用いてアストロサイトに流入していく．速やかにアストロサイト内にカリウムが取り込まれるため，シナプス間隙のカリウム濃度上昇は軽度に抑えられる．その後神経活動の中断に伴いアストロサイトの内向き整流カリウムチャネル Kir4.1 によってカリウムが再び細胞外へ拡散する．結果としてシナプス間隙のカリウム濃度は一定に保たれる．この局所的なカリウム濃度の調節は白質の Ranvier 絞輪周囲のアストロサイトでも行われている．

シナプス可塑性誘導

1つのアストロサイトはヒトでは約200万個，げっ歯類では2万〜12万個のシナプスと接触している．シナプスの多くがアストロサイトの足突起により覆われ，アストロサイト，シナプス前部，シナプス後部で三者間シナプスを形成し，シナプス間隙での局所的グルタミン酸の拡散に寄与していると考えられる．このシナプスの形成，除去することで誘導されるシナプスの可塑性にもアストロサイトは寄与している．アストロサイトはトロンボスポンジン thrombospondin といったシナプス形成因子を分泌し，シナプス形成する．一方で，TGF-β（transforming growth factor-β）を分泌することで，神経細胞にシナプス除去のためのシグナルを誘導し，ほかのグリア細胞であるミクログリアによるシナプス除去を起こす．

ミクログリア

A 発生と分化

ミクログリア microglia（小膠細胞）は脳内唯一の免疫細胞であり，肝臓のクッパー細胞，心臓の心臓マクロファージ，皮膚のランゲルハンス細胞などと由来を同一にする細胞であり，卵黄嚢に由来し，マウスでは胎生9.5日に脳内に進入する．その後は自己増殖をしながら脳内に広く分布する．

Ⓑ 機能

1 ● 貪食

発達期においては，神経細胞にプログラム細胞死を誘導し，それを貪食することで神経細胞数を制御する．アメボイド型ミクログリアは，プログラム細胞死を起こした神経細胞を貪食することが古くから知られている．発達中の脊椎動物の脊髄，小脳，海馬では，ミクログリアはプログラム細胞死を促進するという点でより積極的な役割を果たしている．例えば，小脳 Purkinje 細胞は，その大部分がアメボイド型ミクログリアに飲み込まれ，スーパーオキシドイオンを放出してプログラム細胞死の引き金となる．

これらの作用は，成熟期においても認められる．成熟期において，ミクログリアは突起の伸展・退縮を絶えず繰り返す動的な細胞であることが知られている．成熟期に神経新生は盛んに行われ，海馬歯状回の顆下領域から発生した神経前駆細胞のうち，神経回路に組み込まれるまでに生き残るのはごく一部である．この数は精神疾患や神経疾患で変化し，さらに障害からの回復期では，回復の過程に寄与する．このような神経前駆細胞の貪食は，発達期ではアメボイド型のミクログリアとは異なり，ラミファイド型のミクログリアの突起遠位部で行われることが明らかとなっている．さらに IL-33 を介したミクログリアのシグナルは神経新生を促進し，記憶の形成に寄与する．ミクログリアは成体で新生された神経細胞のシナプスも制御する．

2 ● シナプス数制御

このようなシナプスへの寄与は発達・成熟期の成熟神経細胞でよく知られている．シナプスは生後過剰に形成され，その後経験依存的もしくは感覚入力依存的に刈り込まれ，適度な数になることが知られている．シナプス数の制御がなんらかの原因で損なわれる結果，未熟なシナプスが多く残存することで自閉スペクトラム症を発症し，刈り込みが過剰に行われると統合失調スペクトラム症を発症するとされている．ミクログリアは発達早期において，樹状突起に接触することで，樹状突起内のカルシウム上昇を引き起こし，未熟なスパイン形成を促進する．さらに発達後期においては，活動の低いシナプスを選別し，古典的補体カスケードを利用して，シナプス除去過程に寄与する．このような発達期におけるシナプス形成・除去への寄与によって，ミクログリアはシナプス数を制御すること

ができる．そのため，ミクログリアが発達期においてシナプス数を制御するという事実から，ミクログリアによるシナプス数制御不全がこれら自閉スペクトラム症や統合失調スペクトラム症発症に関わると考えられる．事実，妊娠中の細菌・ウイルスへの感染は自閉スペクトラム症，統合失調スペクトラム症の発症リスクとされ，免疫学的な寄与が強く疑われる．

このようなシナプス数制御は成熟期においても行われ，この機能が損なわれることで成熟期における過剰なシナプスの刈り込みが誘導され，アルツハイマー Alzheimer 型認知症などの発症につながることが疑われる．またミクログリア由来の脳由来神経栄養因子（BDNF）がシナプスの形成を促すことで，運動学習の促進へ作用することが知られている．このようなミクログリアのシナプスへの役割は脳機能への免疫学的な関与を強く示唆する．

3 ● 血液脳関門の透過性制御

血液脳関門は脳のバリアーであり，血管内皮細胞，ペリサイト（周皮細胞），アストロサイトの足突起の3重のバリアーで形成される．水分子ですらアクアポリンと呼ばれる水輸送体を介してでしか脳内に入ることができない．全身炎症に伴い，ミクログリアは脳血管に遊走し，これらの血液脳関門の構成物と相互作用することで，血液脳関門の透過性を制御することが知られている．そのため，糖尿病や肥満，自己免疫性疾患などにおいては血液脳関門の透過性が増大し，疾患の進行に寄与することが知られている．

4 ● 疾患への関与

またミクログリアは免疫細胞として，さまざまな疾患に関与する．パーキンソン Parkinson 病においてはドパミン細胞死によって引き起こされる慢性炎症に免疫学的に寄与し，疾患の進行を促進する．一方でアミロイド β などのタンパク質蓄積が細胞外で起こる Alzheimer 型認知症においては，細胞死に伴う慢性炎症によって疾患の進行を促進するとともに，細胞外に蓄積したタンパク質を貪食することで，疾患の改善に寄与する．このような神経細胞に対する保護的な役割と毒性的な役割は，ミクログリアが神経変性疾患病態において放出する炎症誘発性サイトカイン（例えば IL-β，TNF-α など）または，抗炎症性サイトカイン（例えば IL-4，TGF-α など）によって引き起こされることも知られている．

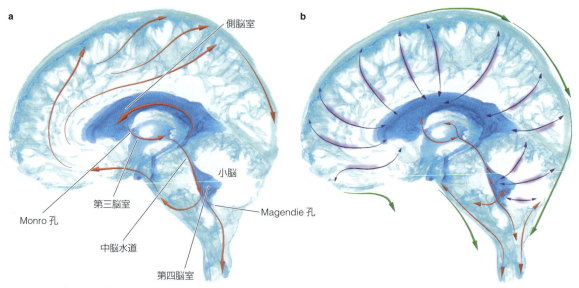

図 5-5 脳脊髄液の動態
a. 旧来の third circulation theory（bull flow theory）を赤矢印で示す．
b. 現在の脳脊髄液動態の概念．脳細胞から産生される間質液が glymphatic system を介して脳脊髄液となり，脳室とくも膜下腔に排出される（**紫矢印**）．くも膜下腔の脳脊髄液は静脈洞の周囲や頭蓋底に広がる硬膜内リンパ管から主に吸収され，頭蓋外へ排出される（**緑矢印**）．脳脊髄液は脳循環に連動して拍動しているが，ほかにも呼吸や運動の影響による不規則な動きや，脳室内は繊毛運動による定常流が存在する（**赤矢印**）．
〔山田茂樹：脳脊髄液の産生・吸収機構と脳室拡大の解剖学的メカニズム．脳神経外科 50：264-275, 2022 を改変〕

脳脊髄液環境

脳は最も軟らかい組織の1つで，およそ1,400gの自重を支えることができないが，硬い頭蓋骨内で**脳脊髄液** cerebrospinal fluid（CSF）中に浮いており，浮力のため自重から解放され，また外部からの物理的衝撃を受けにくくなっている．脳と脊髄は，神経管の内腔に由来する脳室と中心管でつながっており，脳脊髄液が循環する．脳脊髄液は**血液脳関門** blood-brain barrier（BBB）により血液と隔てられ，血液の組成の変動や血中に混入した薬物の影響を受けにくい．このように脳脊髄液は物理的にも化学的にも脳を保護している．

脳脊髄液

脳脊髄液は，70％は脳室（側脳室，第三脳室，第四脳室）にある**脈絡叢** choroid plexus で産生されるほか，18％は脳の毛細血管から分泌され，12％は代謝産物としての水である．脳脊髄液は常に循環しており，0.35 mL/分のペースで産生されるため，総量130 mLが1日に3〜4回入れ替わる計算になる．側脳室から第三脳室へは**モンロー** Monro **孔**，第三脳室から第四脳室へは**中脳水道**を通り，第四脳室中央の**マジャンディ** Magendie **孔**と両端の**ルシュカ** Luschka **孔**を通ってくも膜下腔 subarachnoid space に出る（図 5-5a）．脳脊髄液は傍静脈腔を通って脳実質内にも入り込む．側脳室から第三・第四脳室へ流動し，脳室から脳表くも膜下腔に出た後，主に上矢状静脈洞に突出しているくも膜顆粒を覆う**くも膜絨毛** arachnoid villi に吸収され静脈中に排出される．腫瘍や先天性奇形のため中脳水道が閉塞すると，側脳室や第三脳室の脈絡叢で産生された脳脊髄液が滞留し，脳脊髄液圧が上昇して脳室拡大を伴う**水頭症** hydrocephaly を引き起こす．

 巻末付録 問題 5．水頭症 ➡ 1063 頁参照．

Advanced Studies

glymphatic system

くも膜腔から動脈周囲腔に流入し，脳組織内に移行して間質液となり，脳内の老廃物を洗い流したのち静脈周囲腔から再び脳脊髄液に入り，くも膜下腔や脳室に排出される経路が同定されている．これを glymphatic system と呼ぶ（図 5-5b）．血管周囲腔と脳組織の流入出は，アストロサイトの終突起 endfeet に発現する水チャネル分子アクアポリン4 aquaporin-4 を介して行われる．くも膜下腔から脳外への排出は，くも膜絨毛から静脈に

移行する経路のほか，硬膜リンパ管などに入り頸部リンパ節に移行する経路などが想定されている．

脳脊髄液の組成はタンパク質 10〜45 mg/dL（アルブミン，IgG など），糖 50〜80 mg/dL で，糖濃度は血糖値より常に低い．液圧は腰椎穿刺で 50〜180 mmH$_2$O が正常範囲である．脳脊髄液の異常で臨床上最も多いのは脳圧亢進である．脳は頭蓋内の閉じられた空間にあるため，腫瘍，血腫などで脳容積が拡大すると，中の圧力が高まることになる．頭蓋内圧亢進が続くと脳の実質が圧迫され，さまざまな障害が併発する．

B 血液脳関門

動物の血管や腹腔に生体染色色素を注入すると，多くの臓器が染色されるが，脳と脊髄はほとんど染色されない．逆に脳室内に色素を注入すると，中枢神経系のみが染まり，ほかの末梢臓器は染まらない．このことから脳では血液からの物質の移動を制限する機構があることがわかる．これを**血液脳関門**，または**血液脳脊髄液関門** blood-CSF-barrier といい，血液の組成の変動が及びにくく神経細胞外液の恒常性が厳しく管理されている．

血液脳関門の実態は血管内皮細胞で，一部は**周皮細胞** pericyte が接着しており，基底膜とアストロサイトの足突起に覆われている（図 5-6）．血管内皮細胞の全周がタイト結合で密着しており，血液中の物質は，血管内皮の細胞間隙を透過することなく，内皮細胞膜に発現するトランスポーターを介して選択的に輸送され，グルコースやアミノ酸などを取り込み，老廃物を排出する．

血液脳関門は，脳弓下器官，終板器官，神経性下垂体，松果体などの脳室周辺器官には存在しない．これらの器官は神経内分泌や自律神経の調節を担い，豊富な血管支配を受け，血中にホルモンなどを分泌する．

E 神経系における細胞骨格の役割

細胞骨格 cytoskeleton と呼ばれる線維タンパク質群は，細胞形態の調節を行うほか，細胞分裂，細胞遊走，細胞内輸送などのさまざまな細胞運動の制御に重

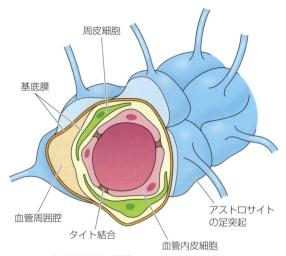

図 5-6　血液脳関門の構造

要である（➡第 1 章，22 頁も参照）．

細胞骨格の機能は，軸索・細胞体・樹状突起を有する神経細胞の高度に極性化した形態の形成と維持に不可欠である．また，軸索と樹状突起内の物質や細胞内小器官の輸送，小胞輸送とエンドサイトーシス・エキソサイトーシスによる物質の取り込みと放出，イオンチャネルや受容体の可動性と機能制御など，多様な細胞機能を担う．

A 細胞骨格の分類

細胞骨格は，**アクチンフィラメント** actin filament（**マイクロフィラメント** microfilament），**中間径フィラメント** intermediate filament，**微小管** microtubule の 3 種類に大別される．これらの細胞骨格タンパク質とその結合タンパク質が，細胞内の全タンパク質のおよそ 1/4 を占める．

1 ● アクチンフィラメント

アクチンフィラメントは細胞骨格のなかで最も細い線維（直径 5〜9 nm）で，球状のアクチン単量体（G アクチン G-actin）が直鎖状に重合したプロトフィラメントが 2 本らせん状に会合して形成される．G アクチンには複数の分子種があり，骨格筋を構成する α アクチンと，高等脊椎動物の神経系を構成する β，γ アクチンでは，数個のアミノ酸配列が異なる．アクチン分子はアデノシン 3 リン酸（ATP）またはアデノシン 2 リン酸（ADP）と結合しており，ATP 結合アクチンは

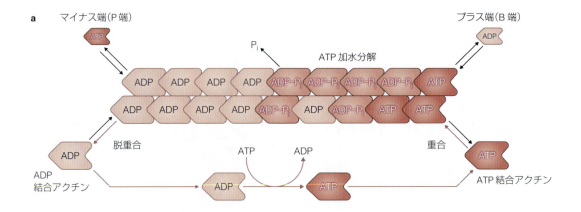

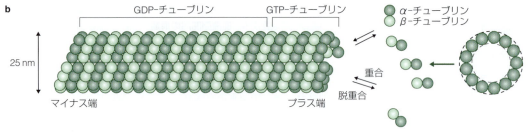

図 5-7 アクチンフィラメントと微小管のダイナミクス
a．アクチンフィラメント．〔Lappalainen P, et al：Biochemical and mechanical regulation of actin dynamics. Nat Rev Mol Cell Biol 23：836-852, 2022 を参考に作成〕
b．微小管．〔牧野 司, 他：細胞骨格(微小管系)．生体の科学 66：506-507, 2015 より改変して転載〕

重合しやすく，ADP 結合型アクチンは脱重合しやすい性質をもつ．そのため，ATP 結合アクチンの重合により伸長するプラス端と，フィラメント内で加水分解されて変換された ADP 結合アクチンが脱重合して解離するマイナス端が生じ，アクチンフィラメントの極性が生まれる(図 5-7a)．アクチンフィラメントはプラス端の成長とマイナス端の退縮により，構成するアクチン分子が常に動的に置き換わっている．

アクチンフィラメントは長くても数 μm の短い線維で，細胞膜直下の細胞皮質に集積してさまざまなアクチン結合タンパク質とともに線維状構造や網状構造を形成し，細胞膜の形状を動的に調節したり，細胞膜分子の足場として情報伝達を制御する．例えば，発生過程の軸索の成長端(成長円錐)の運動性，シナプス前膜・後膜の形態とチャネル・受容体局在などを制御する．

2 微小管

微小管は，α チューブリン tubulin と β チューブリンのヘテロ二量体を基本単位とする．少なくとも 6 つの遺伝子が α および β チューブリンをコードしている．ヘテロ二量体が軸方向に重合して直鎖状のプロトフィラメントを形成し，さらにプロトフィラメント間で結合して円筒状の微小管を構成する(図 5-7b)．通常微小管は 13 本のプロトフィラメントからなり，直径は約 25 nm である．チューブリンはグアノシン三リン酸(GTP)またはグアノシン二リン酸(GDP)と結合し，GTP 結合チューブリンが微小管に組み込まれると，自身の GTPase 活性で GDP に加水分解され，遊離しやすくなる．微小管もアクチンフィラメントと同様に極性を有し，軸索ではプラス端を終末側に向けて一方向に配向する．樹状突起の基部では，プラス端が細胞体側に向くものと突起先端側に向くものが混在している．

微小管は長く，1 本が 0.1 mm に及ぶこともある．微小管の安定性は多様な翻訳後修飾(アセチル化，脱チロシン化，ポリグルタミル化など)により厳密に制御されている．また，多くの**微小管結合タンパク質** microtubule associated protein(**MAP**)が存在し，重合と脱重合や切断などを制御する．Alzheimer 病では微

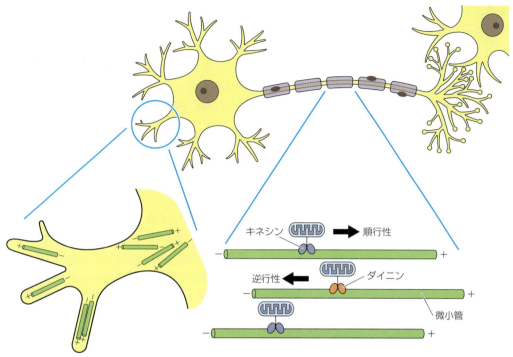

図 5-8　細胞内輸送の機構

小管結合タンパク質**タウ** Tau が修飾を受けて異常な重合を起こし，**神経原線維変化**と呼ばれる特徴的な病変を生じる．微小管は細胞の形態を決める重要な因子であるほか，細胞内輸送，有糸分裂，線毛や鞭毛の形成と運動において重要な役割を果たしている．

3 ● 中間径フィラメント

中間径フィラメントは類似した性質をもつ線維状タンパク質の総称で，核膜の裏打ちタンパク質であるラミンなどほぼすべての細胞に発現するものと，神経細胞のニューロフィラメント，アストロサイトのグリア線維性酸性タンパク質（GFAP），神経幹細胞のネスチン，上皮細胞のサイトケラチンなど細胞種特異的な分子種が存在する．中間径フィラメントは直径約 10 nm 程度（アクチンフィラメントと微小管の中間サイズ）の線維を形成するが，アクチンフィラメントや微小管と異なり極性をもたない．また重合に ATP や GTP を要さず，いったん重合すると脱重合が起こりにくく安定である．中間径フィラメントは細胞の構造支持に寄与すると考えられる．

B　細胞内輸送

微小管やアクチンフィラメントは，細胞小器官や分子が細胞内を輸送される際のレールとしても機能する．微小管やアクチンフィラメントは極性をもつため，モータータンパク質が結合した積荷を特定の方向へ運ぶことができる．アクチンのモータータンパク質である**ミオシン** myosin は，アクチンフィラメントの滑り運動による収縮を促すのみでなく，細胞周縁部への小胞や細胞内小器官の輸送の制御にも関わる．軸索などにおける長距離の細胞内輸送には，長い微小管がレールとして用いられ，プラス端指向性モーターの**キネシンスーパーファミリー分子** kinesin superfamily protein（KIF）と，マイナス端指向性モーターの**ダイニン** dynein が輸送を担う．

1 ● 速い軸索輸送の機構（図 5-8）

ミトコンドリアなどの細胞内小器官やエンドソームなどの大きな膜小器官は，速い輸送系（50～400 mm/日）で微小管に沿って運ばれる．上述のように，軸索の微小管はプラス端を軸索末端側に，マイナス端を細胞体側に極性配向しており，細胞体から軸索末端への

順行性輸送はキネシンスーパーファミリーが，軸索末端から細胞体への逆行性輸送はダイニンが担う．キネシンとダイニンはATPaseで，ATPの加水分解により高次構造を変化させてモーター活性を発揮するため，速い軸索輸送はATPに強く依存する．

樹状突起でも小胞や細胞内小器官の輸送は活発で，またシナプスを形成する**スパイン**（棘突起）へのタンパク質，mRNAなどの局所輸送が機能発現にきわめて重要である．樹状突起の基部では微小管は極性が混在しており，ダイニンが積荷を双方向性に輸送する．樹状突起先端では微小管はプラス端を末端側に極性配向しており，キネシンが順行性，ダイニンが逆行性に輸送を行う．

2 ● 遅い軸索輸送の機構

チューブリンやアクチン，ニューロフィラメントなどの細胞骨格タンパク質は，遅い軸索輸送（<8 mm/日）で運ばれる．細胞骨格タンパク質は輸送途中でモータータンパク質から解離し，細胞骨格に組み込まれ，一定時間後に脱重合して再び輸送されることを繰り返すために輸送速度が遅くなる．遅い軸索輸送は順行性のみで，軸索の伸長と維持にきわめて重要である．

F 発生と分化

ヒトの脳を構成する神経細胞は860億個と概算され，わかっているだけでも数百種に分類されている．脳にはこれらの神経細胞が整然と配置され，特異的な神経回路が形成される．また同数程度のグリア細胞が回路機能の調節と維持を行う．遺伝的プログラムに従った形態形成と細胞分化を経て脳神経系が形成されたのち，経験により神経細胞間の接続の選択的強化が起こり，神経回路が完成する．

1 ヒト脳の形態形成

A 神経誘導

脊椎動物の体軸は卵の形状，精子侵入点，重力などで決定され，シグナル分子の偏りを生じ，分化誘導の連鎖により胚発生を進行する．神経系は，初期胚の外胚葉の背側に分化する**神経板** neural plate に端を発する（図5-9）．神経板を構成する円柱状の細胞は，基底膜上に1層に並び，胚外（羊膜腔）側に微絨毛構造で覆われる刷子縁 brush border を形成する極性化した上皮細胞で，神経板に誘導分化すると肥厚して偽重層上皮 pseudostratified epithelium となる．さらに神経板は背側正中線で陥没し，両端が合わさって筒状に閉じて表皮外胚葉から切り離され，内腔（脳室）に刷子縁を，外側（胚腔）に基底膜をもつ**神経管** neural tube に分化する．神経管を取り巻く基底膜は，**軟膜** pia mater と呼称を変える．神経管の尾側は脊髄に，頭側は脳となる．

神経管が閉じる際，神経板の辺縁部にあった細胞群は，神経管の背側部と表皮外胚葉の間に介在する**神経堤細胞** neural crest cell に分化する．神経堤細胞は脳周囲や体幹の各所に細胞遊走し，頭部神経堤からは脳神経節（V，VII，IX，X）の神経細胞が，頸部と体幹部神経堤からは脊髄後根神経節 dorsal root ganglia，交感神経節 sympathetic ganglia，副交感神経節 parasympathetic ganglia などのすべての末梢神経系の神経細胞およびSchwann細胞などのグリア細胞が分化する．また，色素細胞 pigment cell，**硬膜** dura mater の一部，軟膜 pia mater，**くも膜** arachnoid mater などの非神経細胞も派生する．

B 脳胞形成と領域化

神経管の頭側は細胞分裂により急速に膨隆するが，増殖の遅い境界部でくびれて，**前脳胞** prosencephalon，**中脳胞** mesencephalon，**菱脳胞** rhombencephalon という3つの脳胞が形成される（図5-10）．さらに菱脳と中脳の境界（**頭屈** cephalic flexure），菱脳と脊髄の境界（**頸屈** cervical flexure）が腹側に折れ曲がり，菱脳が背側に3つ目の屈曲（**橋屈** pontine flexure）を形成する．発生が進むと，前脳胞は**終脳** telencephalon と**間脳** diencephalon に分かれ，菱脳胞は**後脳** metencephalon と**髄脳** myelencephalon に分かれる．さらに発生が進むと終脳からは大脳皮質，基底核，海馬などが生じ，間脳からは視床，視床下部，網膜などが，中脳からは上丘，下丘，黒質などの中脳構造が生じる．後脳は橋 pons と小脳 cerebellum に分化し，髄脳は延髄を形成する．

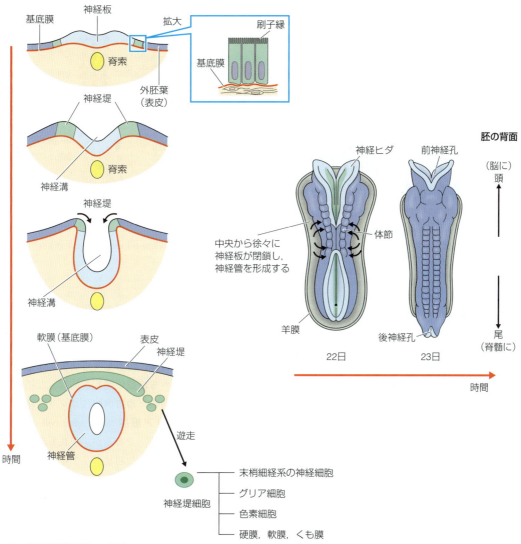

図 5-9　神経誘導と脳への発生

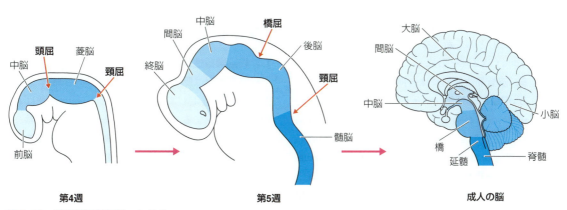

図 5-10　脳の頭尾軸に沿った分化

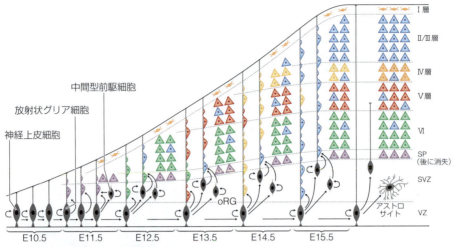

図 5-11　神経細胞の産生と移動
〔Greig LC, et al：Molecular logic of neocortical projection neuron specification, development and diversity. Nat Rev Neurosci 14：755-769, 2013 より〕

2　神経細胞の産生と脳皮質形成

A　神経細胞の産生

　神経管を構成する神経上皮細胞は**神経幹細胞** neural stem cell であり，自己複製により数を増やして神経管を拡張したのち，神経細胞と各種神経膠細胞を産生して脳と脊髄を形成する．

　終脳背側に生じる大脳皮質の発生初期には，神経上皮細胞が対称分裂により2つの幹細胞を生み出すことで，幹細胞集団を拡大しつつ，脳胞の表面積を広げる．発生が進行すると神経上皮細胞は非対称分裂を開始し，幹細胞の性質を保持した娘細胞と，分化に向かう娘細胞を1つずつ生み出す．後者の娘細胞は神経上皮細胞層〔**脳室帯** ventricular zone（VZ）〕から離脱して軟膜方向に遊走し，直接神経細胞に分化するか，二次的な神経前駆細胞（**中間型前駆細胞** intermediate progenitor cell）として新たな分裂層〔**脳室下帯** subventricular zone（SVZ）〕を形成して分裂し，神経細胞を産生する．皮質発生後期には，神経上皮細胞から生み出される **oRG 前駆細胞**（outer subventricular zone radial glia-like cell）が脳室下帯に加わる．特に oRG 前駆細胞は，霊長類などの**皺脳** gyrencephalic brain において脳室下帯外側に明瞭な層 outer subventricular zone（OSVZ）を形成し，盛んに分裂して大脳皮質上層神経細胞を産生する（図 5-11）．oRG 前駆細胞の出現は，上層神経細胞の増大により著しく拡張し，演算

能力を向上させた霊長類脳の進化に寄与したと考えられている．

　これらの層構造の出現で脳胞は厚みを増し，神経上皮細胞は脳室と軟膜に付着したまま引き伸ばされ，脳室近くの細胞体から細長い突起を伸ばした細胞形態を呈する．この形態のため古典的にはグリア細胞と分類され，**放射状グリア細胞** radial glial cell と命名された．実態は神経幹細胞であるが，現在も放射状グリア細胞と呼ばれている．放射状グリア細胞は非対称分裂により最初は神経細胞を産生し，発生後期には星状膠細胞や稀突起膠細胞などの神経膠細胞を産生する．皮質形成終期には，放射状グリア細胞は2つの分化した娘細胞を生み，枯渇していく．成体の大脳皮質では神経新生は起こらないが，一部の神経上皮細胞が休眠状態で維持されている．

B　細胞遊走

1　終脳興奮性神経細胞

　脳室帯または脳室下帯で生まれた神経細胞は，軟膜方向に細胞遊走して皮質板 cortical plate と呼ばれる細胞層を形成する．その後に生まれる神経細胞は，すでに皮質板を形成している早生まれの神経細胞を追い越して遊走し，皮質板の最上層に積層する．このステップを繰り返して，誕生の遅い細胞ほど上層を占める6層（細胞層はⅡ〜Ⅵ層）の大脳皮質を形成し，興奮性神経細胞に分化する．興奮性神経細胞は，放射状

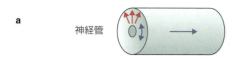

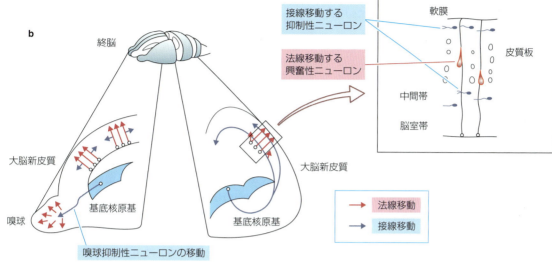

図 5-12　嗅球抑制性ニューロンの移動
〔見学美根子：ニューロンの細胞移動と脳皮質形成のメカニズム．実験医学 25：328-332, 2007 より〕

グリア細胞の突起を足場にして神経管の放射軸方向に遊走する．この遊走様式を**法線移動** radial migration と呼ぶ．

2　抑制性神経細胞

大脳皮質の神経細胞のおよそ 20〜30% を占めるとされる抑制性神経細胞は，終脳胞腹側に発生する**大脳基底核原基** ganglionic eminence で産生され，脳表面に対して水平方向に背側に向かって遊走し，大脳皮質や海馬へ参入する（図 5-12）．この遊走様式を**接線移動** tangential migration と呼ぶ．大脳基底核原基は，ほかにも腹側の線条体や淡蒼球の抑制性介在神経細胞を供給するほか，一部は頭側へ向かい嗅球の抑制性介在神経細胞を供給する．嗅球へ長距離遊走する細胞は鎖状に連なり，アストロサイトのつくるトンネルに囲まれた経路 rostral migratory stream を移動する．嗅球への神経細胞遊走は成体まで維持される．

3　小脳と脳幹の細胞遊走

菱脳胞から分かれた後脳と髄脳から，それぞれ橋・小脳と延髄が生じる過程でも神経細胞の遊走が活発である．小脳皮質の神経細胞は後脳の背側に出現する上菱脳唇に由来し，複雑な経路で法線移動と接線移動して，小脳皮質と小脳核を形成する．一方，髄脳の背側に形成される下菱脳唇で分化する神経細胞は脳表に沿って腹側に接線移動し，小脳前核（橋核，橋被蓋網様核）と延髄の神経核（外側網様核など）を形成する．

3　神経回路形成

A　遺伝情報による神経回路形成

脳発生過程で適切な数の神経細胞が生まれ，細胞遊走により所定の位置に到達すると，軸索と樹状突起を伸長して標的細胞とシナプス結合し，神経回路を形成する．分化した神経細胞に細胞極性が生じて軸索が決定されると，神経細胞は遊走途中からでも軸索を伸ばし始める．軸索の成長端はアクチン骨格に富む運動性の高い**成長円錐** growth cone という特殊な構造をつくり，細胞外環境のシグナルを感知して伸長方向を決める．発生中の脳内には，軸索の伸長を促す誘引因子 attractant，阻害する忌避因子 repellent が分布している．それぞれ軸索の軌道上に存在する細胞表面に発現している接着因子と，遠隔の標的細胞から分泌され濃

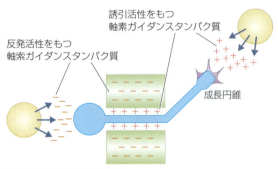

図 5-13　軸索ガイダンス
〔© 2014 新明洋平・田中英明 Licensed under a Creative Commons 表示 2.1 日本 Licence〕

度勾配をつくって働く拡散因子が複数種存在し，成長円錐の細胞膜に発現する受容体がそれらを感知して標的細胞まで伸長していく（図 5-13）．この機構を**軸索ガイダンス** axon guidance と呼ぶ．

シナプス結合特異性は，前膜と後膜に発現するさまざまな接着因子の組合せで決定される．標的付近に軸索終末が到達すると，成長円錐と標的細胞に発現する接着因子の発現パターンが照合され，合致する相手と特異的シナプスを形成する．

B　活動依存的な神経回路再編成

脳の形態形成と基本回路の形成は，遺伝的プログラムに従って進行するが，ヒトゲノム上には，千億個近い神経細胞で構成される脳回路のシナプス特異性をすべて決定できるほどの分子レパートリーは存在しない．実際に，軸索ガイダンスにより標的付近まで到達した軸索末端は，隣接する軸索末端と重複して複数の標的細胞にシナプスを過形成する傾向にある．これらの過形成されたシナプス間で神経活動に依存した競合が起こり，より入力の強いシナプスを残して余剰なシナプスが刈り込まれ，成熟した特異的神経回路が完成する．例えば大脳皮質第Ⅴ層の皮質下投射細胞は，胎生期には視覚野と運動野のどちらの細胞も脊髄に投射し，上丘や脳幹の神経核に側枝を伸ばしている．発生が進むと，視覚野の皮質下投射細胞は脊髄に投射する軸索を退縮させ，運動野の皮質下投射細胞は上丘への側枝を剪定して，それぞれの特異的な回路を完成する．

胎生期や生後間もなくは，外部からの刺激に依存しない自発的な神経活動がシナプス競合を誘発する．発生の進行により抑制性入力が増強すると自発的神経活動は抑えられ，外界の刺激による感覚入力に依存した神経活動が，より有効に機能するシナプスの選択を促進する．脳発生において，個体の経験（感覚入力）依存的に大規模な神経回路再編成が起こる時期を**臨界期** critical period と呼ぶ．臨界期は抑制性回路の発達と感覚入力に依存し，視覚，聴覚，言語学習などの回路により時期が異なる．臨界期に起こる大規模なシナプスの刈り込みは多くの場合不可逆的で，この時期に再編成された神経回路が生涯維持される．例えば，一部の鳥類が孵化後に最初に見る動く物体を親として認識する現象（**刷り込み** imprinting）や，大脳皮質視覚野で左右どちらの眼から入力を受けるかが視覚刺激により決定される現象（**眼優位性可塑性** ocular dominance plasticity）は，臨界期に起こる不可逆的な神経回路再編成である．

左右の網膜からの視覚入力は，視床の外側膝状体を経由して一次視覚野に交互に配列する幅 700〜1,000 μm の眼優位性コラム ocular dominance column に投射する（→第 11 章，299 頁参照）．出生時には眼優位性コラムはまだ完成しておらず，左右からの入力が交差して投射しているが，生後の早い時期の視覚入力により確立される．ネコやサルを用いた実験で，出生後まもなく片目を遮蔽すると，入力のない軸索末端が縮退してカラム幅は細くなり，開眼側のコラムが拡大して遮蔽した眼の視力は損なわれる（図 5-14）．臨界期を過ぎた後に遮蔽した眼を開眼して網膜からの入力が復活しても，視覚野への投射は復活しないため，視力が回復することはない．ヒトでは眼優位性可塑性の臨界期は小児期まで続き，この時期に両眼からの十分な視覚刺激がない期間があると，弱視をはじめとする視覚障害を得ることになる．

C　成体神経新生

ヒトおよび高等哺乳類の脳では，臨界期に最適化された神経回路を置き換えることなく生涯維持し，個体の経験（外界からの刺激）を書き込みながら多様な行動パターンを獲得する．このため，成体では神経幹細胞は不活性化しており，神経細胞の産生はほとんど生じない．Alzheimer 病などの神経変性疾患や脳梗塞などの障害で損傷を受けた神経回路の回復が起こりにくいのはこのためである．しかし海馬歯状回，尾状核，線条体，嗅球などの一部の脳領域では成体でも神経幹細

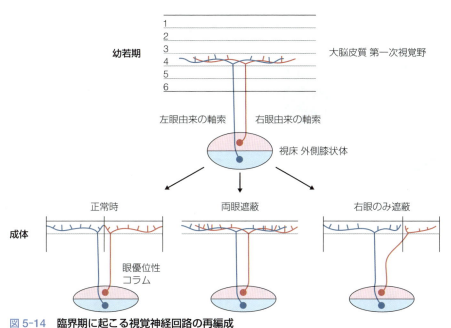

図 5-14 臨界期に起こる視覚神経回路の再編成
〔Goodman CS, et al：Developmental mechanisms that generate precise patterns of neuronal connectivity. Cell 72 Suppl：77-98, 1993 より〕

胞からの神経新生(**成体神経新生** adult neurogenesis)が続いている．大脳皮質にも休眠状態の神経幹細胞が維持されており，なんらかの刺激により活性化する可能性がある．

G 変性と再生

1 神経の変性

A 軸索変性

脊髄損傷 spinal cord injury (SCI)，視神経損傷や末梢神経損傷により軸索が侵襲的に切断されると，数時間内に切断端の両側数百 μm でオートファジー経路の活性化を伴う**軸索変性** axonal degeneration が起こる．切断後 1 日から数日経過すると，細胞体から切り離された遠位側の軸索全体で順行性変性 anterograde degeneration (**ワーラー変性** Wallerian degeneration)と呼ばれる変性が始まる．ワーラー変性は神経細胞自律的な過程で，ニコチンアミドモノヌクレオチドアデニルトランスフェラーゼ(NMNAT)が細胞体から供給されなくなることにより，エネルギー恒常性の維持に重要な NAD 合成が低下することで誘導される．続いて髄鞘が断片化し，貪食細胞が侵入して髄鞘と軸索が分解され，やがて除去される．

細胞体近位側でも，軸索切断による細胞障害の影響および標的細胞由来の栄養因子が逆行性軸索輸送で供給されなくなることにより，細胞体の膨潤，核の位置の異常，粗面小胞体の断片化などを特徴とする**逆行性変性** retrograde degeneration (ダイイングバック現象 dying back phenomenon)が起こる．この逆行性変性により，ニッスル Nissl 顆粒が分散し染色性が悪くなる**染色質溶解** chromatolysis が観察される．さらに細胞体に形成されたシナプス終末との間隙にグリア細胞の突起が侵入し，シナプス入力が遮断される．後述する軸索の再生が成功すると，染色質溶解も解消され正常な状態に回復するが，再生が起こらなければ細胞体は萎縮し死滅する．

B 経神経細胞性変性

1 つの神経細胞が変性すると，接続する損傷していない神経細胞まで変性が及ぶ現象を，**経神経細胞性変性** transneuronal degeneration と呼ぶ．例えば視神経を切断すると，シナプス入力を受ける外側膝状体の神経細胞，さらにそのシナプス入力を受ける大脳皮質視覚野の神経細胞にも変性が及ぶ(順行性経神経細胞性

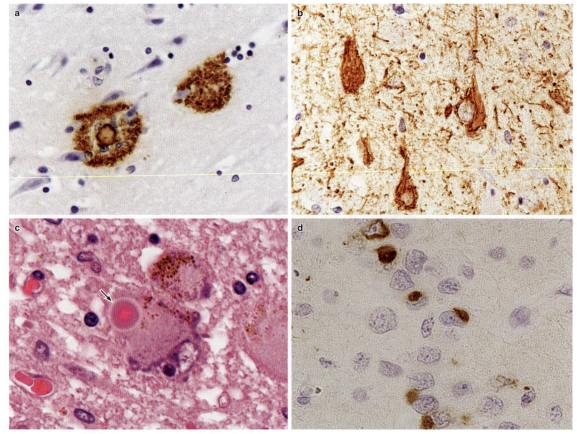

図 5-15 神経変性疾患のタンパク質の異常凝集の病理像
Alzheimer 病の老人斑（Aβ 染色：**a**）と神経原線維変化（NFT）（リン酸化タウ染色：**b**），Parkinson 病の Lewy 小体（**c**），前頭側頭型認知症（FTD）の TDP-43 陽性封入体（リン酸化 TDP-43 染色：**d**）．
〔**a〜c** は柴原純二：脳・神経．北川昌伸（監修）：標準病理学，第 7 版．医学書院，2023 より，**d** は岩崎 靖：神経変性疾患の神経病理．BRAIN and NERVE 76：343-351, 2024 より転載〕

変性 anterograde transneuronal degeneration）．一方，小脳プルキンエ Purkinje 細胞が失われると前シナプス細胞である下オリーブ核神経細胞も変性し死滅する（逆行性経神経細胞性変性 retrograde transneuronal degeneration）．このような経神経細胞性変性は部位，年齢によっても異なり，すべての神経系においてみられるわけではない．

C 神経変性疾患

神経変性疾患 neurodegenerative diseases とは，**アルツハイマー病** Alzheimer disease（AD），**パーキンソン病** Parkinson disease（PD），**筋萎縮性側索硬化症** amyotrophic lateral sclerosis（ALS）など，進行性の神経細胞の機能障害と細胞死を特徴とする疾患の総称で，特定の神経系が傷害され，認知機能障害，運動機能低下，精神症状などの臨床症状を呈する．神経変性疾患の発症メカニズムは十分には解明されていないが，遺伝要因，環境要因，加齢などが関与すると考えられている．神経変性疾患に共通する病理学的特徴は，特定のタンパク質が異常な折りたたみ構造を呈し，多量体（オリゴマー）や凝集体を形成して脳内に蓄積することであり，疾患の発症や進行と密接に関連する．

認知症の代表的な疾患である Alzheimer 病は，海馬や大脳皮質に**アミロイドβ** amyloid β（Aβ）と**タウ** Tau タンパク質が異常に蓄積することが特徴である．Aβ はアミロイド前駆体タンパク質 amyloid precursor protein（APP）から生成され，神経細胞外に異常に蓄積し，老人斑 senile plaque を形成する（図 5-15a）．また，タウは過剰にリン酸化され，神経細胞内に**神経原線維変化** neurofibrillary tangle（NFT）を形成する（図 5-15b）．

Parkinson 病は手足のふるえや動作緩慢などの運動障害を呈する疾患である（→第16章，383頁参照）．Parkinson 病では，中脳黒質のドパミン作動性ニューロンの細胞死がみられ，そのニューロンにレビー小体 Lewy body と呼ばれる特徴的な封入体が認められ（図5-15c），その主要な構成タンパク質は α-シヌクレイン α-synuclein であることが判明した．

ALS は，大脳皮質の上位運動ニューロンと脳幹と脊髄の下位運動ニューロンが変性，脱落し，全身の筋力低下や筋萎縮が進行する重篤な疾患である．ALS の変性運動ニューロンの細胞質にはユビキチン陽性封入体が認められるが，その構成成分として DNA/RNA 結合タンパク質である TAR DNA-binding protein of 43 kDa (TDP-43) が同定された．また，同様の病理変化は，人格変化，行動異常，言語障害などを特徴とする前頭側頭型認知症 frontotemporal dementia (FTD) の一部にも共通して認められることから（図5-15d），ALS と FTD が一連の疾患であると考えられるようになった．

通常，タンパク質は固有の立体構造を形成し，その機能を発揮するが，疾患関連タンパク質の Aβ，（リン酸化）タウ，α-シヌクレインおよび TDP-43 はミスフォールディング（異常な折りたたみ）すると凝集し，シード（核）を形成する．このシードに単量体のタンパク質（モノマー）が結合することで，特有の線維構造を呈し，凝集体形成を促進する．このように，疾患関連タンパク質が細胞内で蓄積し凝集することで，神経細胞内外にさまざまな異常が引き起こされる．このような凝集体形成の過程で，疾患関連タンパク質が本来の機能を失う（機能喪失 loss-of-function），あるいは異常な機能（毒性）を獲得する（毒性獲得 gain-of-toxicity）ことにより細胞が傷害される．その結果，細胞のタンパク質分解システムが正常に機能しなくなり，ミトコンドリアの機能障害や酸化ストレスの増加をきたし，隣接するグリア細胞を介して神経炎症などが生じる．そして，軸索変性も含めた神経変性が進行する．

また，ミスフォールディングしたタンパク質は，その異常構造を鋳型として正常な構造のタンパク質を異常構造に変性させ，線維化や凝集を連鎖的に引き起こし，神経回路などを介して脳内に拡大する，プリオン様伝播の特性を有すると考えられている．実際に，Alzheimer 病や Parkinson 病患者脳抽出物をマウス脳に局所投与すると，Aβ，タウ，α-シヌクレインなどの内在性タンパク質が異常構造を呈し，蓄積，凝集し，脳内で拡がることが示された．このような疾患関連タンパク質のプリオン様伝播は，神経変性疾患における経神経細胞性変性を説明する重要な病理学的メカニズムの1つと考えられる．

Advanced Studies

Alzheimer 病（AD）におけるアミロイド β の病態生理

アミロイド前駆体蛋白（APP）は，通常 770 アミノ酸からなり，α セクレターゼ，β セクレターゼ，γ セクレターゼによって切断される．Aβ は β セクレターゼと γ セクレターゼによって切断されることで産生される．α セクレターゼの切断部位が Aβ 配列内にあり，正常な状態では，α セクレターゼの活性が高いため可溶性の APP (sAPPα) が産生され，Aβ の産生は相対的に低くなる（図5-16a）．sAPPα は神経保護やシナプス可塑性を促進する．

Alzheimer 病の約 1% は遺伝性に発症し（家族性 AD），これまで APP，PSEN1 および PSEN2 遺伝子に変異が同定されている．プレセニリン 1 とプレセニリン 2 は γ セクレターゼ複合体の一部を形成するが，PSEN1 と PSEN2 の遺伝子変異は γ セクレターゼ活性を亢進し，Aβ 産生を促進する．また，APP の遺伝子変異は β セクレターゼや γ セクレターゼの切断部位に集積しており，これらの変異が Aβ の産生量や凝集性に寄与する（図5-16b）．また，APP 遺伝子は 21 番染色体に位置するが，21 番染色体トリソミーであるダウン Down 症候群では早期から脳内に老人斑が蓄積し，認知症を発症する．さらに，家族性 AD の家系に APP 遺伝子の重複変異が同定されたことから，Aβ の産生と AD 発症に密接な遺伝学的関連があることが示されている．

APOE 遺伝子は，AD 発症に強い影響を与えるリスク因子として知られている．APOE には ε2，ε3，ε4 のアレルがあり，特に APOE4 は発症リスクを大幅に増加させる．一方，APOE2 は保護的に働くとされている．APOE は Aβ のクリアランスや凝集に関与し，AD の病態進行に深く関与することが示唆されている．AD の大多数を占める孤発性 AD の発症機序は未解明であるが，APOE4 が関与するグリア細胞の Aβ 分解能の低下が示されている．また，β セクレターゼの BACE1 は，孤発性 AD の剖検脳で活性が亢進していることが示されていることから，孤発性 AD においても，Aβ の産生とクリアランスの不均衡が生じ，Aβ の蓄積が亢進する結果，AD の発症に至ると考えられる．

アミロイドカスケード仮説

アミロイドカスケード仮説は，家族性 AD の遺伝学的研究に基づいて，AD の発症と進行において Aβ の蓄積が中心的な役割を果たすという仮説である．

Aβ の PET イメージングの臨床研究では，AD 未症状期であっても脳内に Aβ プラークの蓄積が認められる．この結果は，アミロイドカスケード仮説を支持するものであり，Aβ の蓄積が AD の初期変化であることを示唆している．

病理学的にも，老人斑の蓄積が NFT に先行することから，タウの異常は AD の進行に重要な役割を果たし，AD の発症は Aβ の蓄積に起因すると考えられている．

Alzheimer 病の治療薬

アセチルコリンエステラーゼ阻害薬のドネペジル，ガランタミン，リバスチグミンおよび NMDA 型グルタミン酸受容体拮抗薬のメマンチンは，脳の神経伝達を改善することで一時的に症状を改善する効果がある（症状改善薬）．

近年，米国を中心に Aβ 抗体薬が開発されており，異なる病理

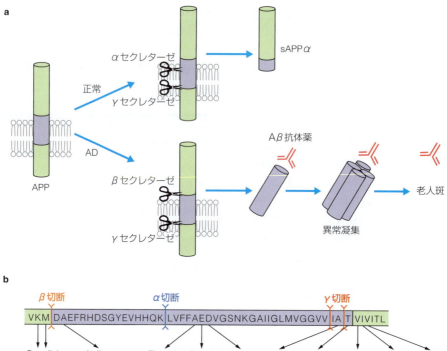

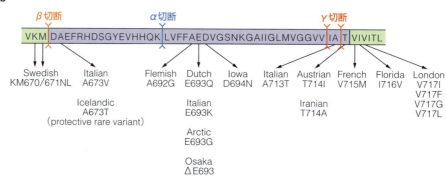

図 5-16　Alzheimer 病（AD）のアミロイド β の異常凝集と家族性 AD の *APP* 遺伝子変異
Alzheimer 病におけるアミロイド β の異常凝集（**a**）とそれに関連する *APP* 遺伝子変異の概略図（**b**）．

形態の Aβ を標的としている（図 5-16b）．aducanumab は Aβ の凝集体，特に老人斑を標的とするヒト化モノクローナル抗体で，レカネマブは Aβ の凝集体，なかでもプロトフィブリルを標的とするヒト化モノクローナル抗体である．これらの Aβ 抗体薬は病態進行を抑制する病態修飾薬として，今後の AD の医療に重要な役割を果たすことが期待されるが，その長期的な安全性と有効性の確認が必要である．

❷ 髄鞘の変性

　有髄神経線維では，神経膠細胞の突起が薄く広がった膜が何重にも巻きついた髄鞘で軸索が被覆されている．髄鞘は，末梢神経系では**シュワン細胞** Schwann cell の，中枢神経系では**稀突起膠細胞** oligodendrocyte の突起である．髄鞘の変性・再生は，軸索のそれとは必ずしも並行しない．髄鞘が変性・脱落する疾患を**脱髄疾患** demyelinating disease といい，神経伝導速度・頻度の低下によるさまざまな神経機能障害をもたらす．

　多発性硬化症 multiple sclerosis は中枢神経系における代表的な脱髄疾患で，脳および脊髄における散在性の脱髄斑を特徴とする．発症初期には脱髄と髄鞘の再生による症状の再発と寛解を繰り返すが，最終的には神経変性が進行する．自己免疫応答による髄鞘の破壊が起こるが，原因は特定されていない．

　ギラン-バレー症候群 Guillain-Barré syndrome は，末梢神経系における代表的な脱髄疾患であり，髄鞘の糖脂質 ganglioside を抗原とする自己免疫疾患と考えられている．

　シャルコー-マリー-トゥース病 Charcot-Marie-Tooth disease（CMT）は運動・感覚の末梢神経障害をきたす遺伝性疾患の総称であるが，最も多い脱髄型 CMT 病（CMT1A）では，Schwann 細胞の髄鞘タンパク質

*PMP22*遺伝子座を含む染色体の重複により，PMP22が過剰発現することが明らかになっている．末梢神経系の脱髄を伴う脱髄型CMT病には，髄鞘の膜表面分子ミエリンタンパク質をコードする *MPZ*（Myelin Protein Zero）遺伝子の変異によるCMT1B，髄鞘間の物質輸送を司るギャップ結合タンパク質をコードする *GJB1*遺伝子の変異によるCMT1Xが同定されている．

📖 巻末付録 問題4．多発性硬化症➡1062頁参照.

③ 軸索再生

Ⓐ 末梢神経系の軸索再生

末梢神経が切断されると，細胞体近位部では上述の逆行性変性が起こるが，並行して軸索再生プログラムが開始される．損傷部から流入した Ca^{2+} が細胞骨格の再編成，損傷された細胞膜の修復，局所タンパク質合成などを誘導する．また，Ca^{2+} は cAMP 活性化を介して成長円錐の形成を誘導する DLK1 を活性化するほか，細胞体へと逆行性に伝播し，軸索再生を促す分子の活性化や転写を誘導する．軸索損傷は軸索輸送の大規模な変化をもたらし，損傷部で Ca^{2+} によりタンパク質合成された転写因子 STAT3 などを逆行性輸送して軸索再生プログラムの開始を促す一方，再生に必要な膜分子や細胞骨格を順行性輸送で成長端へ運ぶ．ヒストン脱アセチル化酵素 HDAC5 が核外移行し，末梢神経系では，軸索損傷後に速やかに髄鞘が再形成され，Schwann 細胞が分泌する誘引因子や栄養因子により正しい方向へ軸索の成長を促進する．

Ⓑ 中枢神経系の軸索再生

末梢神経系に比べて中枢神経系の軸索再生能力は限定的である．これは，中枢神経系の損傷部の環境が再生を妨げることと，中枢神経細胞自体の軸索再生能が低いという，外的・内的な要因による．

脊髄損傷や視神経損傷により切断された中枢神経細胞はほとんど再生しないが，末梢神経断片を移植しておくと，その移植片内に軸索が伸びることが観察されており，中枢組織の環境が軸索再生を阻むことがわかる．中枢神経軸索は稀突起膠細胞の突起が形成する髄鞘で覆われているが，軸索損傷により断片化した髄鞘に含まれるミエリン関連糖タンパク質 myelin associated glycoprotein（MAG），膜タンパク質 Nogo，オリゴデンドロサイトミエリン糖タンパク質 oligodendrocyte myelin glycoprotein（OMGP）などに軸索再生阻害活性があることがわかっている．また，軸索切断により活性化したミクログリアやアストロサイト（星状膠細胞）が増生し，**グリア瘢痕** glial scar と呼ばれる瘢痕組織が形成される．グリア瘢痕は，炎症細胞の浸潤を抑えて損傷部の拡大を抑える働きをもつが，軸索伸長に対しても物理的障害になるだけでなく，伸長を阻害するコンドロイチン硫酸プロテオグリカン chondroitin sulfate proteoglycans（CSPG）を産生して再生を抑制する．中枢神経系には，軸索再生抑制分子 MAG，Nogo，OMGP の受容体 NgR1 の拮抗阻害分子として lateral olfactory tract usher substance（LOTUS）と leucine-rich glioma inactivated 1（LGI1）が発現し，発生期や成体での軸索伸長やシナプス結合を制御すると考えられている．

中枢神経の軸索再生能の低下の内的要因として，cAMP 濃度の低さが挙げられる．上述のように，cAMP は軸索再生プログラムの駆動に重要な分子で，末梢神経細胞では成体でも高濃度で維持されるのに対し，中枢神経細胞では生後低下する．脊髄損傷後，cAMP の濃度上昇を誘導すると，軸索再生が促進され運動機能が回復する．また，中枢神経細胞では，軸索再生プログラムに関わる JAK-STAT 経路が，サイトカイン調節因子 SOCS3 により抑制されている．上述の LOTUS や LGI1 を含め，これらの分子は再生治療の標的となりえる．

Ⓒ 側枝発芽と機能代償

経神経細胞性変性では，軸索損傷が標的神経細胞に影響し，時に変性を誘導することを説明した．一方で，障害後に標的神経細胞に適応的な再編成が生じ，機能回復を助けることもある．例えば，下行性皮質脊髄路の損傷後，皮質から下位運動神経細胞への投射は遮断される．軸索再生が起こらない場合，損傷部の近位側で**側枝発芽** collateral sprouting が起こって脊髄介在神経細胞に新たにシナプス結合を形成し，さらにこの介在神経細胞が下位運動神経細胞に投射する迂回路が形成され，部分的な機能回復が起こることがある（**図5-17**）．同様の機能代償を伴う再編成は，脳幹や運動野などでも報告されている．神経回路の適応的再編成は臨界期に最も高いが，成体でも障害が起こると再び活性化すると考えられる．

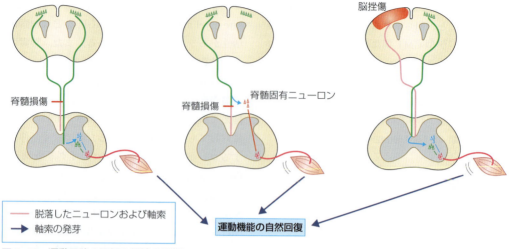

図 5-17 運動回路の再編と機能の回復
障害ののちに起こる皮質脊髄路の再編のさまざまなパターン．発芽により形成された神経回路が機能の自然回復に寄与する．
〔上野将紀：障害による神経回路の再編と機能の回復．領域融合レビュー 6：e003, 2017〕

4 脳・神経の再生医療

　神経疾患に対する再生医療として，幹細胞を用いた細胞移植療法が革新的な治療法として進展しつつある．脳梗塞では，ヒト間葉系幹細胞 mesenchymal stem cell（MSC）の移植が，脳梗塞後の神経機能を回復させる可能性が示されている．MSC は，損傷した脳組織でニューロンやグリア細胞への分化，神経栄養因子の産生，神経炎症の調整，血管新生などを通じて，組織修復を促進すると考えられており，国内外で臨床試験が進行中である．Parkinson 病では，1980 年代から欧米で胎児中脳黒質細胞の移植が行われ，その有効性が報告されている．しかし，胎児脳を使用する倫理的な問題があったため，それを回避することが可能となる**人工多能性幹細胞** induced pluripotent stem cell（iPSC）を用いた治療が注目されている．わが国では，ヒト iPSC から誘導したドパミン産生ニューロンを Parkinson 病患者の線条体に移植する臨床試験が進行中である．

　iPSC は再生医療のみならず，神経変性疾患の病態研究や創薬研究においても画期的な研究ツールとなっている．患者由来の体細胞を再プログラム化して作製した iPSC は，神経細胞やグリア細胞に分化させることで，疾患の発症や進行の分子メカニズムの詳細な解析を可能にする．また，iPSC を用いた薬物スクリーニングは，新規治療薬の発見や既存薬の再評価を高精度で行うことができ，さらに副作用の評価や個別化治療への応用の可能性も広げている．さらに，iPSC から作製されるオルガノイドは，脳組織の三次元モデルとしてより複雑な細胞間相互作用や組織レベルでの病態を再現することが可能である．しかし，iPSC やオルガノイドを用いた研究には課題もあり，疾患関連タンパク質の病理学的異常などを含め，病態をより高い精度で再現することが求められる．今後，再生医療技術が神経変性疾患の病態解明と治療法開発に大きく貢献することが期待される．

H 視床の機能解剖学

1 視床とは

　視床は多くの視床亜核の集合体で，皮質下最大の灰白質である．視床は大脳皮質と密接な神経結合をもち，大脳皮質の特定あるいは非特定な領域に情報を送り込むとともに，その皮質領域から送られてくる情報により自身の活動を調節している．

2 視床の発生と構成

　発生初期の 3 脳胞期に最吻側に位置する前脳胞は，次の 5 脳胞期に間脳 diencephalon と終脳 telencepha-

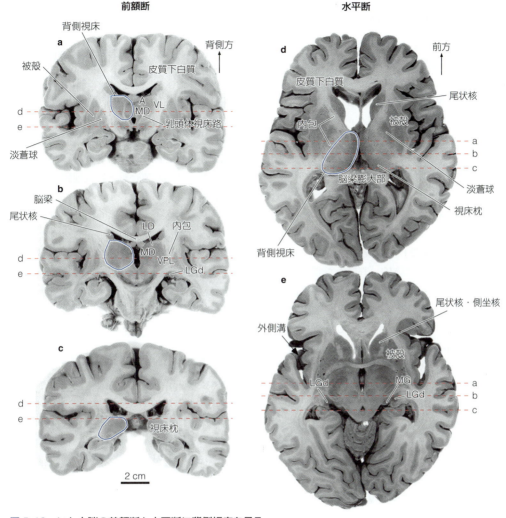

図 5-18　ヒト大脳の前額断と水平断に背側視床を見る
　a〜c は前方から後方の前額断．d は e より上方での水平断．青色の線で囲んだ部分が背側視床核である．省略記号については表 5-1 を参照．A：視床前核群．

lon に分かれる．間脳の背側は視床上部 epithalamus と背側視床 dorsal thalamus から，腹側は腹側視床 ventral thalamus or subthalamus と視床下部 hypothalamus から構成される．ヒトでは視床上部と腹側視床は退化しており，視床下部は独立した名称でよばれることが多いため，背側視床のことを視床とよぶことが多い（図 5-18）．

　視床の後方には**外側膝状体** lateral geniculate body と**内側膝状体** medial geniculate body という灰白質があり，合わせて視床後部 metathalamus とよばれる．背側視床核と相同の組織であることから，合わせて背側視床として扱われることも多い．

　腹側視床は**視床網様核** thalamic reticular nucleus，**膝状体周囲核** perigeniculate nucleus，膝状体前核 pregeniculate nucleus，視床下核 subthalamic nucleus，不確帯 zona incerta を含む背側視床直下の領域である．このうち，**視床下核**は大脳基底核の神経回路に組み込まれており，大脳基底核の章で後述する．**視床網様核・膝状体周囲核**は背側視床核と機能的に関連している．背側視床核と視床後部の諸核を表 5-1 と図 5-19 にまとめる（以下の本節では表 5-1 にある省略文字を使用して視床核を説明する）．

❸ 視床核の機能的分類

　背側視床および視床後部には大脳皮質への入力ゲートとでもいうべき神経核が多く存在し，新皮質のほとんどすべての部位には対応する視床の神経核がある．この皮質領野との対応は，皮質下から視床への入力源とともに視床核の機能を表現する．

Ⓐ 皮質下からの入力を大脳皮質へ中継する特殊核

　視床の中継核である**特殊核** specific nuclei には感覚性のものと非感覚性のものがある．感覚性中継核には，網膜からの入力を受ける視覚系の LGd，下丘からの入力を受ける聴覚系の MG，脊髄から脊髄視床路を，あるいは後索核から内側毛帯を上行する体性感覚系入力を受ける VPL，三叉神経核からの体性感覚系入力を受ける VPM などが含まれる．これらの感覚性中継核は，**一次中継核** first order relay nuclei ともよばれ，皮質下からの強い駆動入力を受けて，それぞれ一次視覚野，一次聴覚野，一次体性感覚野の4層に主に投射する（図 5-20）．この感覚性中継核と皮質領野の対応は明瞭で，例えば，体性感覚を中継するVPM は一次体性感覚野と緊密な関係をもつ．すなわち VPM の投射ニューロンは対応する**皮質コラム**（後述）に特異的に軸索を送り，皮質コラム6層錐体ニューロンは主として対応する VPM ニューロン群に出力し，双方向的な神経連絡をもつ．

　非感覚性中継核としては，小脳と大脳基底核からの入力を運動系皮質を中心とした前頭葉皮質に伝えるVA-VL，あるいは辺縁系の出力を帯状皮質，脳梁膨大

後皮質などの辺縁皮質に伝える視床前核群などがある．

Ⓑ 皮質下からの入力をあまり受けていない連合核

　連合核 association nuclei としては，Pul，LP，LDあるいは MD などを数えることが多く，これらの神経核は皮質連合野と双方向性の神経連絡をもつ．LPは頭頂連合野と関連が深く，Pul は二次および三次視覚野あるいは側頭連合野と神経連絡が強い．MD は前頭連合野（前頭前野）に投射し，LD は帯状回などの辺縁皮質に線維を送る．これらの視床核は特殊中継核のように皮質下からの強い駆動入力を受けることはないが，例えば LP，Pul の場合には，情報処理階層の低い一次視覚野の5層錐体ニューロンから強い駆動入力を受けているとされ，**高次中継核** higher order relay nuclei とよばれることもある（図 5-20）．

Ⓒ 広範な皮質投射をする非特殊核

　非特殊核 non-specific nuclei としては視床を前後方向に走る内側髄板の中に分布する IL，正中部に存在する視床正中核群などを含めることができる．これらの非特殊核は中継核，連合核とは異なり，皮質4層に集中して終止することはない．また，その多くは線条体に投射することが知られている．

Ⓓ 腹側視床に含まれ，視床ニューロンを抑制する視床網様核と膝状体周囲核（図 5-20）

　視床網様核と**膝状体周囲核**は背側視床の周囲に分布

表5-1　視床の神経核の名称

視床前核群 anterior nuclei of thalamus 　背側前核 anterodorsal nucleus（AD）など **視床内側核群** medial nuclei of thalamus 　背内側核 medial dorsal nucleus（MD）or dorsomedial 　nucleus **視床腹側核群** ventral nuclei of thalamus 　後外側腹側核 ventral posterolateral nucleus（VPL） 　後内側腹側核 ventral posteromedial nucleus（VPM） 　外側腹側核群 ventral lateral complex（VL） 　前腹側核 ventral anterior nucleus（VA）など **視床背側核群** dorsal nuclei of thalamus 　背外側核 lateral dorsal nucleus（LD）	後外側核 lateral posterior nucleus（LP） 　視床枕核 pulvinar nuclei（Pul） **視床後核群** posterior nuclear complex of thalamus 　後核 posterior nucleus など **視床髄板内核群** intralaminar nuclei of thalamus（IL） 　正中中心核 centromedian nucleus（CeM） 　束傍核 parafascicular nucleus（Pf）など **視床正中核群** median or midline nuclei of thalamus 　結合核 nucleus reuniens など **視床後部** metathalamus 　外側膝状体背側核 dorsal lateral geniculate nucleus（LGd） 　内側膝状体核 medial geniculate nuclei（MG）

（　）内は頻用される略称．

〔日本解剖学会（監修），解剖学用語委員会（編）：解剖学用語 改訂13版．医学書院，2007 より抜粋〕

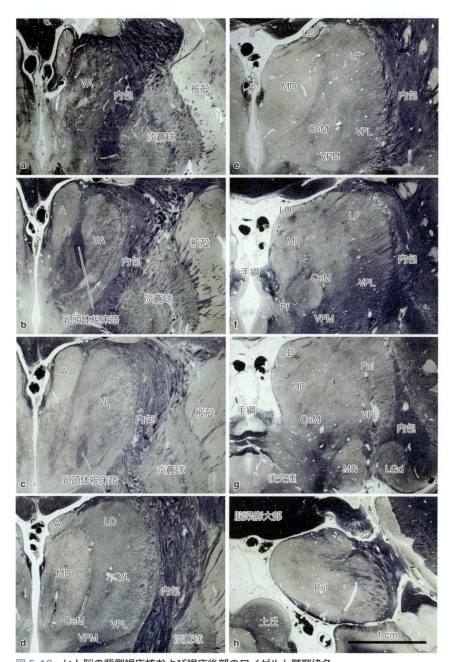

図 5-19　ヒト脳の背側視床核および視床後部のワイゲルト髄鞘染色
　aからhまで左視床の前額断を前方から後方へ並べた．省略記号については表 5-1 を参照．A：視床前核群．

し，抑制性ニューロンから構成される．これらの核は，視床投射ニューロンが出力する際，あるいは皮質視床投射ニューロンが視床へ入力する際に，それらのニューロンから軸索側枝入力を受けて，対応する視床核に抑制をかける（図 5-20）．

　視床ニューロンを core-type と matrix-type に区別することが E. G. Jones により提唱された（Jones, 1998, 2001）．**core-type** ニューロンは感覚性の特殊中継核ニューロンとほぼ一致するが，**matrix-type** ニューロンは視床全体に分布し，主に皮質1層へ投射する（図 5-20）．後者は，従来の連合核・非特殊核ばかりでなく，特殊中継核にも含まれているとされる．

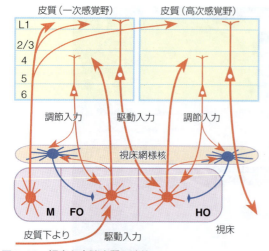

図 5-20　視床と大脳皮質の連絡

一次中継核（FO）ニューロンは皮質下からの駆動入力を受け，対応する一次感覚野4層に情報を送る．また，対応する皮質6層錐体ニューロンから調節入力を受ける．これらの相互連絡においては，軸索側枝が視床網様核に送られる．視床網様核ニューロンは視床核に入力して中継核ニューロンを抑制する．一方，高次中継核（HO）は一次感覚野5層の錐体ニューロンからの駆動入力を受け，自分の対応する高次感覚野4層に出力する．また，HOニューロンは高次感覚野6層の錐体ニューロンから調節入力を受ける．これらのFOおよびHOニューロンはcore-typeに分類されるが，視床にはほかにmatrix-type（M）ニューロンが存在し，広範に皮質1層に投射する．赤いニューロンと線（軸索）はグルタミン酸作動性の興奮性，青いニューロンと線（軸索）はGABA作動性の抑制性を示す．

〔Sherman SM, et al：Thalamus. In Shepherd GM (ed)：The Synaptic organization of the brain, 5th ed. pp 311-359, Oxford University Press, 2004, Sherman SM, et al：Exploring the thalamus and its role in cortical function, 2nd ed. MIT Press, Cambridge, 2006 より作成〕

❹ 視床のニューロンとフィードバック回路

　視床核のニューロンは主として興奮性の**グルタミン酸作動性投射ニューロン**で構成される．この投射ニューロンに加えて，ヒト，サル，ネコなどの視床核では抑制性のGABA作動性介在ニューロンが混在しているが，ラットなどのげっ歯類ではLGdを除いて視床核内に抑制性介在ニューロンが存在していないことが知られている．投射ニューロンは大型の多極ニューロンであり（図5-21a, b），視床網様核・膝状体周囲核に軸索側枝を送る以外，所属する視床核の中では軸索側枝を出さずに大脳皮質あるいは線条体へ投射するという特徴がある．中枢神経系内で多くの投射ニューロンは自分の周囲に軸索側枝を出すことが知られているので，軸索側枝を出さないことは視床ニューロン独特の性質であり，自分の情報を隣の視床投射ニューロンに与えないという構造になっていることに注目したい．また，ヒトなどの霊長類やネコなど視覚の発達した動物では，外側膝状体の投射ニューロンを2種類以上に区別できる．図5-21aに示すように**X細胞** X cellと**Y細胞** Y cellは，ニューロンの大きさと樹状突起の分布がお互いに異なっていて，それぞれ網膜から異なった性質の視覚入力を大脳皮質へ中継していることが知られている．

　一般に視床中継核の投射ニューロンは皮質下から強い入力を，例えばLGdは網膜から強い入力を受けて大脳皮質にその入力情報を伝える．このシナプスのシナプス前構造には電子顕微鏡的な特徴があり，丸いシナプス小胞（Round），大きな軸索終末（Large），明るいミトコンドリア（Pale）の3つの特徴から**RLPシナプス**とよばれる（図5-21c）．同じ投射ニューロンは大脳皮質6層から別の特徴をもつ**RSDシナプス入力**を受ける．後者の特徴は丸いシナプス小胞（Round），小さな軸索終末（Small），暗いミトコンドリア（Dark）であり，RLPシナプスよりも視床核内で圧倒的に数が多いが，1個のシナプスの視床投射ニューロンに対する影響力は小さい．

　また，視床の投射ニューロンには，その静止膜電位の違いによって，2種類の発火モードがあることが知られている（図5-21e）．1つは**単発火モード** single-spiking modeとよばれ，興奮性の背景入力が一定程度ある場合には膜電位が比較的高いので低閾値カルシウム（Ca^{2+}）チャネルが不活性化されており，入力に対してほぼ線型に発火出力する状態である．

　一方，睡眠時などのように興奮性の背景入力がほとんどなく，膜電位が低い場合には低閾値Ca^{2+}チャネルが不活性化から解放されているので，何か興奮性入力があると，まずこのCa^{2+}チャネルが開いて，脱分極する．この脱分極によりいっぺんにたくさんの活動電位が発生し，バースト状の反応をするので，**バーストモード** burst modeとよばれる．視床の投射ニューロンは，このように，入力情報を素直に大脳皮質に伝えるモードと入力刺激に全か無に反応するモードを使い分けているといえる．

　視床の**介在ニューロン**は抑制性ニューロンであるが，**樹状突起-樹状突起シナプス** dendro-dendritic synapseをもつことが特徴である．例えば，外側膝状体の介在ニューロンの樹状突起は，網膜からの入力を受け，その同じ樹状突起がシナプス前様構造をもち，

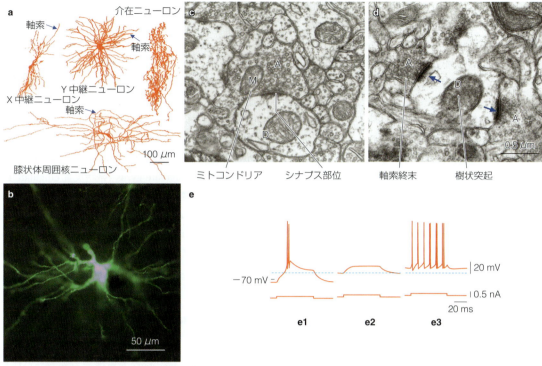

図 5-21　視床ニューロンの形態，シナプス，電気的特性
a．ネコの外側膝状体には小型の X 中継ニューロンと大型の Y 中継ニューロンの 2 種類，および抑制性の介在ニューロンが見いだされる．視床網様核と相同な膝状体周囲核には大形の抑制性ニューロンが見いだされる．〔Sherman SM, et al：The control of retinogeniculate transmission in the mammalian lateral geniculate nucleus. Exp Brain Res 63：1-20, 1986 より改変〕
b．ラットの VPM 核の中継ニューロンがウイルスベクターにより導入された緑色蛍光タンパク質で緑色に光って見える．〔Furuta T, et al：*In vivo* transduction of central neurons using recombinant Sindbis virus：Golgi-like labeling of dendrites and axons with membrane-targeted fluorescent proteins. J Histochem Cytochem 49：1497-1507, 2001 より転載〕
c．ラットの外側膝状体の電子顕微鏡像にみられた RLP シナプス．丸いシナプス小胞とミトコンドリア(M)を含む大きな軸索終末(A)が外側膝状体の細胞の樹状突起(D)と非対称性の興奮性シナプスを形成している．
d．ラットの外側膝状体の小さな興奮性シナプス．ミトコンドリアを含まずに丸いシナプス小胞のみを含む 2 個の小さな神経終末(A)が樹状突起(D)と非対称性シナプスを形成している．
e．視床の投射ニューロンの発火様式．膜電位が低いところ(~-70 mV)から脱分極性の電流パルスを入力すると，低閾値 Ca^{2+} チャネルが開いて瘤状の脱分極が起こり，そこに複数の活動電位がバースト状に重畳する(e1)．同じ刺激でも膜電位が高いところ(>-50 mV)で入力されると，入力の程度に比例して頻度の決まる活動電位が発生する(e3)．その中間の膜電位では同じ電流入力でも活動電位は認められない．モルモット視床スライス標本での細胞内記録．〔Jahnsen H, et al：Electrophysiological properties of guinea-pig thalamic neurones：an *in vitro* study. J Physiol 349：205-226, 1984 より転載〕

同一の興奮性入力を受ける X 細胞に抑制性シナプスを構成する．したがってこの介在ニューロンは，2 シナプス性のフィードフォワード抑制を X 細胞にかけていることになる．一方，**視床網様核・膝状体周囲核ニューロン**（図 5-21a）は視床から大脳皮質へ出力する軸索側枝から，あるいは大脳皮質から視床へ入力する軸索側枝から興奮性入力を受けて，自身は抑制性出力を視床核に送る（図 5-20）．すなわち，視床の投射ニューロンから見ると**フィードバック抑制**，皮質視床投射ニューロンから見ると**フィードフォワード抑制**をかけることになる．また，介在ニューロンの樹状突起-樹状突起シナプスと異なり，視床網様核ニューロンのつくる抑制回路には**側方抑制**の働きもある．

 大脳皮質の機能解剖学

 大脳皮質とは

大脳皮質には系統発生学的に古い古皮質および原始皮質，ならびに動物が高等になるにしたがって出現する新皮質がある．古皮質と原始皮質は典型的な 6 層

構造のない部分で，一括して異種皮質とも呼ばれ，ヒトでは嗅脳および海馬付近に局在する．**大脳新皮質** neocortex は哺乳類になって特に発達した構造で，厚さ 1.5〜3 mm のシートでヒトでは約 2,500 cm² もの広がりをもち，折りたたまれて頭蓋のなかにしまい込まれている．この折りたたみ構造のうち，表面に出っ張る部分を**大脳回** cerebral gyrus，溝の部分を**大脳溝** cerebral sulcus という．ヒトの脳において大脳回と大脳溝にはある程度の個性がみられるものの，おおまかな構成はほぼ一定である．大脳皮質の機能については，第 7 編（→449 頁参照）で詳しく述べられるが，本章では機能を理解するための助けとなる皮質構造の基本を説明する．

② 大脳皮質の発生と構成

前脳胞から間脳とともにできてくる終脳は，**大脳半球** cerebral hemisphere として左右 2 つに分かれ，それぞれの中に側脳室がある．大脳はその表面を覆う**灰白質** gray matter の**大脳皮質** cerebral cortex，その直下の**皮質下白質** subcortical white matter あるいは大脳髄質 cerebral medulla，深部の灰白質である**大脳基底核** cerebral basal ganglia（尾状核，被殻，淡蒼球），そしてヒトでは退化して相対的に小さくなってしまった**嗅球** olfactory bulb を含む嗅脳 rhinencephalon の組織からなる（図 5-18）．大脳皮質と皮質下白質を合わせて**外套** pallium というが，左右の外套は**脳梁** corpus callosum という白質によりつながり，左右半球の情報を交換している．

ヒトの大脳皮質は大脳回と大脳溝を目安にして，いくつかの大きな**大脳葉** lobe という領域に分けられる（図 5-22a〜c）．まず，新皮質は**前頭葉** frontal lobe，**頭頂葉** parietal lobe，**側頭葉** temporal lobe，**後頭葉** occipital lobe の 4 つに分けられる．大脳皮質の前方に位置する前頭葉は**中心溝** central sulcus（ローランド溝 Rolandic sulcus）により頭頂葉から，**外側溝** lateral sulcus（シルビウス溝 Sylvian fissure）により側頭葉から境される部分である．中心溝から後ろで外側溝から上の部分には頭頂葉があり，それより後方に後頭葉がある．外側溝より下方は側頭葉で，やはりその後方は後頭葉になる．頭頂葉と後頭葉は大脳皮質内側面では頭頂後頭溝によって境されるが，外側面でははっきりした境はない．また，側頭葉と後頭葉の間にもはっきりした脳溝による境はない．

大脳の外側溝を開いてみると，溝の奥には**島** insula とよばれる大脳皮質が隠れている（図 5-22c）．**島皮質** insular cortex は 4 つの大脳葉に分類されることはなく，単独に記述されることが多い．また，大脳皮質内側面の脳梁，間脳および第三脳室を囲む領域には新皮質に属さない皮質領野が分布していて，新皮質を大脳皮質の中心に見立てたときにその辺縁部にあたることから，**辺縁葉** limbic lobe あるいは**辺縁皮質** limbic cortex と総称される．辺縁葉は終板傍回 paraterminal gyrus，**帯状回** cingulate gyrus（帯状皮質 cingulate cortex，脳梁膨大後皮質 retrosplenial cortex など），**海馬傍回** parahippocampal gyrus（嗅内皮質 など），海馬，歯状回，鈎 uncus，半月回 semilunar gyrus，梨状前質などの古皮質，原皮質，中間皮質から構成される（図 5-22b）．

③ Brodmann の皮質領野と組織構造

大脳皮質は，発生学的に 6 層構造（図 5-23a）を有する【a】**新皮質** neocortex，6 層構造をもたない【b】**古皮質** paleocortex（**梨状前皮質** prepiriform cortex など）と【c】**原皮質** archicortex（**海馬** hippocampus，**海馬台** subiculum，**歯状回** dentate gyrus など）とに分けられる．また，古皮質と原皮質は合わせて**不等皮質** allocortex あるいは**異種皮質** heterogenic cortex とよばれ，新皮質は**等皮質** isocortex あるいは**同種皮質** homogenic cortex とよばれる．さらに新皮質は，【a-1】一次感覚野と一次運動野のように，発生学的には 6 層構造をもつが，成熟すると 6 層構造を失う**異型皮質** heterotypical cortex と，【a-2】それ以外の領野からなり，成熟しても 6 層構造を失わない**同型皮質** homotypical or eulaminate cortex に分類される．また，等皮質と不等皮質の間に，【d】**中間皮質** mesocortex（**帯状皮質** cingulate cortex，**嗅内皮質** entorhinal cortex など）を数えることも多い．

大脳皮質は組織学的にさらに細分される（図 5-23b）．神経細胞体を染色するニッスル染色法を用いた細胞構築 cytoarchitecture を基にして，ブロードマン K. Brodmann などは大脳皮質を 50 以上の**皮質領野** cortical area に分類し，番号を振った（図 5-22a′〜c′）．その後，それぞれの領野はさまざまな機能と対応していることがわかり，大脳皮質に**機能地図** functional map が描かれ，皮質機能の局在性が明らかになった．例えば，中心溝より前の前頭葉には運動野

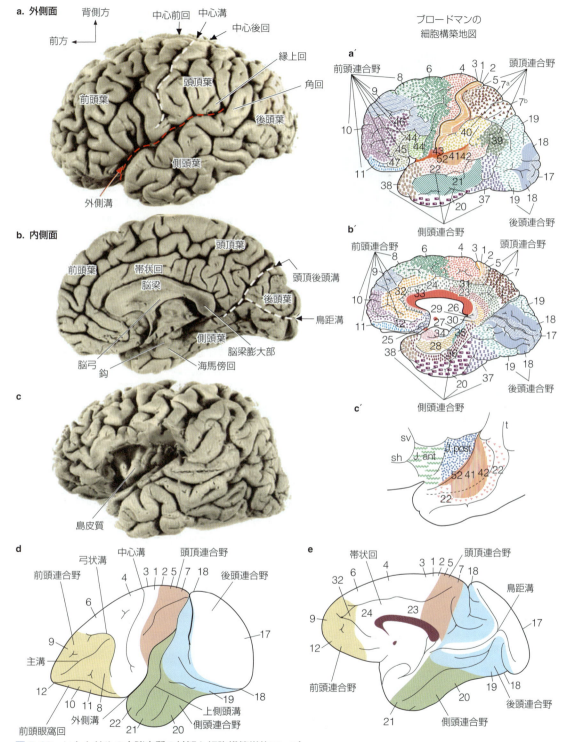

図 5-22 ヒトとサルの大脳皮質の外観と細胞構築学的マップ
a〜c および a′〜c′. ヒト，d, e. サル．

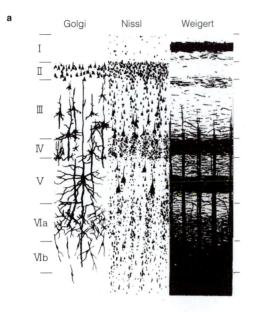

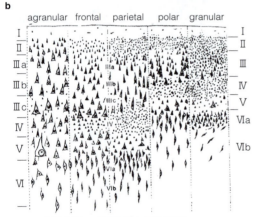

図 5-23　大脳皮質の 6 層構造と細胞構築
a. ゴルジ染色法（Golgi）ではニューロンがまばらに染色されるが，樹状突起がよく可視化されている．ニッスル染色（Nissl）は主に神経細胞体を染色し，ワイゲルト染色（Weigert）は髄鞘を染色する．〔Brodmann K：Vergleichende Lokalisationslehre der Grosshirnrinde in ihren Prinzipien dargestellt auf Grund des Zellenbaues. JA Barth, Leipzig, 1909〕
b. ニッスル染色によって皮質の各領野が分類される．左端の第Ⅳ層が未発達の無顆粒皮質（agranular）から右端の第Ⅳ層が発達した顆粒皮質（granular）まで，これらの異型皮質の間にはさまざまな同型皮質がある．frontal：前頭皮質，parietal：頭頂皮質，polar：偏頭極（側頭葉吻側端）の皮質．〔von Economo CF：The Cytoarchitectonics of the human cerebral cortex. Oxford Medical Publications, London, 1929〕

（ブロードマンの 4 野），運動前野・補足運動野（6 野）があり，それより前方には前頭眼野（8 野）・運動性言語野（左半球の 44・45 野）を含む**前頭連合野** frontal association area など**能動的**側面の強い機能野が配置されている．サルの前頭連合野（図 5-22d, e）と比較すると，ヒトでは皮質全体に対して前頭連合野が占める割合が大きく，前頭連合野がヒトで特に発達した領野であることがわかる．

　頭頂葉の最吻側には運動野と鏡面対称に一次体性感覚野（3・1・2 野），味覚野（43 野），それより後方に縁上回・角回を含む**頭頂連合野** parietal association area などがあり，後頭葉には視覚系に関係が深く**一次視覚野**（17 野，**線条皮質** striate cortex ともよばれる），二次視覚野（18 野），三次視覚野（19 野）などが存在している．18, 19 野をまとめて，**後頭連合野** occipital association area という．側頭葉には**聴覚野** auditory area（41・42 野），高次な視覚認知に関わる領域を含む**側頭連合野** temporal association area などがあり，左半球の側頭葉 22 野後方には一部頭頂葉を含んで**感覚性言語野**が存在する．したがって側頭・頭頂・後頭葉には**受動的**側面の強い機能野が配置されて，感覚あるいは知覚機能を担う．

　皮質の機能局在についても，第 21 章（→452 頁）で詳しく述べられる．

❹ 大脳皮質のコラム構造

　上記のような 50 にも及ぶ大脳皮質の細かい領野はそれぞれあるユニークな機能を，例えば視覚，聴覚あるいは運動，言語などを司って機能分化している．しかし，それぞれで全く独立の作動原理をもっているというわけではなさそうで，その構成要素と構築（デザイン）については，どこをとってもある程度共通のものが認められることから，なんらかの大脳皮質全体に一貫した基本作動原理が存在するであろうと想像される．例えば，これらの領野はさらに分割されて，機能単位であろうと考えられる離散的な**皮質コラム**（皮質カラムとすることもある）cortical column あるいは**機能円柱** functional column（皮質の拡がる平面に垂直な直径 300〜500 μm 程度の円柱状構造）とよばれるモジュールから構成されている（図 5-24）．

　このコラムというのは，動物の種が違って大脳皮質のサイズが大きく異なっていても，その大きさをほぼ一定にとどめており，情報処理の最小機能単位であると考えられる．したがって，このコラムの総数が大脳皮質全体の能力を決めているといえそうである．

　ただし，これらのコラムにミニコラムなどが埋め込まれているという議論も存在し，例えば図 5-24c に

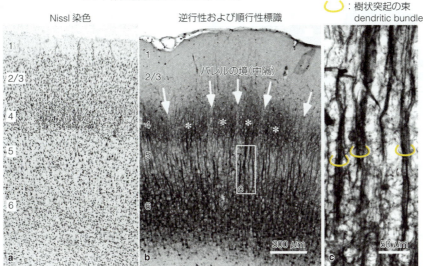

図 5-24 ラットの一次体性感覚領野にみられるコラム構造（機能円柱）
ラットの視床に順行性および逆行性にニューロンを標識する物質を注入して，視床からの入力および皮質視床投射ニューロンを可視化した．b．視床からの入力が第 4 層に集まって斑状に分布し（＊），ニッスル染色 a でははっきりとみえないコラム構造（バレル＝樽とよばれる）を見やすくしている．これらのコラムは視床からの投射の少ない中隔によって境されている（矢印）．さらに，b の白四角の部分を c で拡大すると，視床に投射する錐体ニューロンの尖端樹状突起は数本集まり，束を形成している像がみられる．

示すように，コラム内には錐体ニューロンの尖端樹状突起の束が存在する（→次項参照）．これらの束になった樹状突起は同質の軸索入力を受け入れる装置として機能しそうで，ニューロンとコラムとの中間にもう1つの単位構造が存在する可能性を示唆する．しかし，ラットの一次体性感覚皮質にみられるコラム（その第4層の形からバレル＝樽とよばれている）内のほとんどのニューロンは，ラットの顔面の長いひげのうち，特定の1本に対応して反応を示すことが明らかなために，やはり皮質の基本的機能単位はコラムでよいと考えられる．

5 大脳皮質のニューロン

ヒトの大脳皮質には 100 億個を超えるニューロンが存在しているとされる．これらの大脳皮質ニューロンは興奮性神経伝達物質としては主に**グルタミン酸** glutamate を使用し，抑制性神経伝達物質としてはγ-**アミノ酪酸** γ-aminobutyric acid（**GABA**）を用いる（表5-2）．

A グルタミン酸作動性興奮性ニューロン

大脳皮質の構成ニューロンのうち 70～90% が興奮性のグルタミン酸作動性ニューロンで，形態学的には**錐体ニューロン** pyramidal neuron（図 5-25a）と**有棘星状ニューロン** spiny stellate neuron に分類される．これらのニューロンの樹状突起は**棘突起** spine という小さな突起が密集して分布していて，そこには興奮性シナプスを受ける部位とされる．この興奮性シナプスの伝達効率は活動依存的に変化し，その変化は長期間持続するという性質を示すので，このシナプス可塑性が学習・記憶の実体であると考えられている．

有棘星状ニューロンは細胞体周囲に多極性に樹状突起を伸ばし，主に細胞体の所属する皮質層への入力を受け取る．錐体ニューロンも細胞体周囲に同様の樹状突起（**基底樹状突起** basal dendrite とよばれる）を多数もつが，これに加えて細胞体から皮質表層に伸びる 1本の**尖端樹状突起** apical dendrite をもつところが特徴である．したがって錐体ニューロンは有棘星状ニューロンと同じように細胞体が所属する層で基底樹状突起に入力を受け取るが，所属する層より上の皮質層でも，典型的には皮質1層などでも尖端樹状突起に入

表 5-2　大脳皮質ニューロンの化学的分類

グルタミン酸作動性興奮性ニューロン：[有棘ニューロン]小胞性グルタミン酸トランスポーター（VGluT1）
[錐体ニューロン]：コレシストキニン 　　[2/3 層錐体ニューロン]カルビンジン，PVRL3, Stard8 など 　　[5 層錐体ニューロン]NK3 タキキニン受容体，ER81, Rbp4 など 　　[6 層錐体ニューロン]シナプトタグミン VI, Tle4, ニューロテンシン受容体など [4 層有棘ニューロン]：[有棘星状ニューロン，星状錐体ニューロン]RORbeta など
GABA 作動性抑制性介在ニューロン：[無棘非錐体ニューロン]グルタミン酸脱炭酸酵素，小胞性 GABA トランスポーター
[バスケット細胞，シャンデリア細胞]：パルブアルブミン，Kv3.1b カリウムチャネル 　　サブグループに発現する分子：サブスタンス P，コルチスタチン，NK1 タキキニン受容体など [Martinotti 細胞，ダブルブーケ細胞]：ソマトスタチン，代謝性グルタミン酸受容体 1alpha 　　サブグループに発現する分子：ダイノルフィン，ニューロペプチド Y，一酸化窒素合成酵素，NK1 タキキニン受容体など [双極細胞，bitufted 細胞，ダブルブーケ細胞]： 　　サブグループに発現する分子：アセチルコリン，カテコールアミン，カルレチニン，血管作動性腸管ポリペプチド（VIP），コルチコトロピン放出ホルモン（CRH），コレシストキニン，プレプロエンケファリン，ニューロキニン B，ミューオピオイド受容体など [neurogliaform 細胞]：alpha-actinin2

[　]内は主な形態学的特徴を示す．

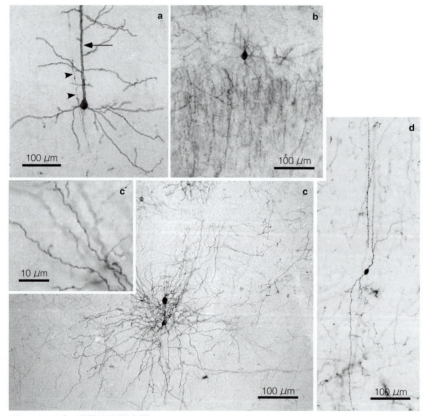

図 5-25　げっ歯類の大脳皮質ニューロン
a．錐体ニューロン．細胞体から皮質表層へ向けて 1 本の太い尖端樹状突起が伸びている（矢印）．また，細胞体近傍に軸索側枝がみえている（矢頭）．
b．シャンデリア細胞．細胞体の下方に，多くの数珠状軸索終末が縦に並んでみえる．
c．2 個の無棘性樹状突起 c′ をもつ多極細胞がみえる．
d．上下に 2 本の一次樹状突起を伸ばす双極細胞．すべてウイルスベクターを用いて外来性タンパク質で標識したニューロンである．
a, c, d．ラット，b．マウス．
〔玉巻伸章博士による〕

力を受けていることになる．これら以外に皮質6層には非定型の錐体ニューロンあるいは錐体ニューロンには分類されにくいニューロンも存在するが，その樹状突起が豊富な棘突起を有していることでは一致している．

B GABA作動性抑制性介在ニューロン

残りの10〜30％が抑制性介在ニューロンで，無棘性あるいは棘突起が少ない樹状突起をもつ．こうした特徴はあるものの，GABA作動性介在ニューロンには形態学的にも化学的にも非常に多様なニューロンが認められる（表5-2）．その形態から機能が推測されるようなものもあって，軸索が錐体ニューロンの細胞体を籠状に囲んで抑制する**バスケット細胞** basket cell，錐体ニューロンの軸索初節を抑制する**シャンデリア細胞** chandelier cell，抑制性軸索を皮質の表層に送る**マルティノッティ細胞** Martinotti cell，**双極細胞** bipolar/bitufted cell，小型でグリアにサイズが近い**ニューログリア型細胞** neurogliaform cell など非常に多彩である（図5-25b〜d）．化学的には介在ニューロンが発現しているカルシウム結合タンパク質・ペプチド・神経伝達物質の合成酵素・イオンチャネル・受容体などを用いて，表5-2 にまとめたようにおおまかに4群に分けられる．

C 電気的特性による分類

こうした形態学的あるいは化学的分類以外に，電気的特性あるいは発火特性に基づいて少なくとも3種類のニューロンが分類され，一部分は形態学的化学的分類と一致する．矩形波の脱分極通電に対する反応から，**regular-spiking**ニューロン，**intrinsic bursting**ニューロン，**fast-spiking**ニューロンに区別される．regular-spikingは脱分極の程度に応じて発火頻度を増加させる反応で，発火頻度が通電時間とともに低下することが多い（これを**発火頻度の順応**という）．多くの錐体ニューロンがregular-spiking特性を示すが，一部の抑制性ニューロンにも認められる．intrinsic burstingは，脱分極通電の最初の部分に大きなゆっくりとした脱分極波を生じ，その上に活動電位が群発し，その後に深い過分極後電位を伴う反応で，1回で終わることも多いが，連続して生じることもある．intrinsic bursting特性を示すニューロンは錐体ニューロンであり，皮質第5層に局在している．fast-spiking特性を示すニューロンは表5-2 のグループⅠ抑制性ニューロンに一致し，regular-spikingなどより幅の狭い活動電位が高頻度で順応を示さずに持続するという発火特性をもつ．これらの発火特性の違いはそれぞれのニューロンが果たしている情報処理の役割における違いを反映するものであり，神経回路を考えるときには重要な分類特性である．

6 大脳皮質の層構造と入出力

A 層構造

「大脳皮質のコラム構造」で，大脳新皮質の各領野はその拡がる平面に垂直なコラムの集まりでできていることを述べたが，各コラムはさらに水平方向に以下の6層に分割される（図5-23a）．

第1層：分子層 molecular layer
最も皮質表層の軟膜直下に位置する層で，ニューロンの細胞体が少なく，主に樹状突起と軸索，およびその間のシナプスからなる組織（**ニューロピル**という）で，抑制性介在ニューロンの細胞体がまばらに分布する．

第2層：外顆粒細胞層 external granular layer
小型の細胞体が比較的高密度に分布する層で，発達の悪い尖端樹状突起をもつ小型の錐体ニューロンが主な構成要素である．

第3層：外錐体細胞層 external pyramidal layer
やや大型の錐体ニューロンが主な構成要素である．2層と3層の境界は明確に引けないことが多い．

第4層：内顆粒細胞層 internal granular layer
小型の細胞体が高密度に分布する層で，有棘星状ニューロンあるいは発達の悪い尖端樹状突起をもつ小型の錐体ニューロンが主な構成要素である．一次感覚野はこの層が発達していて**顆粒皮質** granular cortex とよばれる．反対に一次運動野はこの層が認められない，あるいは痕跡的であり**無顆粒皮質** agranular cortex とよばれる（図5-23b）．

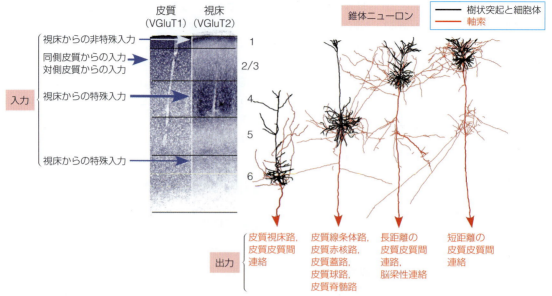

図 5-26　大脳皮質への入出力
大脳皮質への入力は皮質からのものと視床からのものの 2 種類がある．それぞれ小胞性グルタミン酸トランスポーターとして主に大脳皮質由来の VGluT1（左の図で VGluT1 が濃く染まっているところ）と視床由来の VGluT2（左の図で VGluT2 が濃く染まっているところ）が使用されている（図 5-20 参照）．大脳皮質の出力は，皮質ニューロンの 7〜8 割を構成する錐体ニューロンによって担われていて，皮質各層からの出力は行き先がそれぞれ異なっている．ここで注目すべきことは，各錐体ニューロンは主軸索以外に大量の軸索側枝を局所の大脳皮質に出力していることである．錐体ニューロンはラット大脳皮質で細胞内染色された実際のニューロンをトレースした絵である．

第 5 層：内錐体細胞層 internal pyramidal layer

大型の錐体ニューロンからなる層である．特に，霊長類の一次運動野にはベッツ Betz の**巨大錐体細胞 giant pyramidal cell** とよばれる巨大な錐体ニューロンが分布している．

第 6 層：多形細胞層 multiform layer

この層でも主な構成要素は錐体ニューロンであるが，多くの錐体細胞で尖端樹状突起が第 I 層まで届かないという特徴がある．また，他の皮質層よりも非典型的な錐体ニューロンあるいは有棘ニューロン（紡錘型，逆立型など）が多い．

これらの 6 層は動物種あるいは皮質領野によってさらに亜層に分けられることも多い．

B 大脳皮質の入出力

大脳皮質の入出力の大筋は上記の層構造に従って配置される（図 5-26）．視床からの情報は，主として 4 層（上下に 3 層深部・5 層上部にも広がる）に入力するが，1 層表層，5 層下部〜6 層表層などにも入力する．一方，他の皮質領野からの入力は，主に 1 層深層から 3 層までに入力するものが多い．新皮質からの出力も一般に層構造に沿って決まり，投射先が異なる錐体ニューロンが層に沿って配列される．2/3 層の錐体ニューロンからは主に他の皮質領野へ出力し，3 層には反対側の大脳皮質に投射する脳梁性の投射ニューロンも分布する．さらに 5 層錐体ニューロンは，皮質脊髄投射ニューロン・皮質球投射ニューロン・皮質線条体投射ニューロン・皮質橋投射ニューロンなど皮質下の神経核へ大脳皮質の情報処理結果を伝えるので，5 層は皮質の「出力」層であるといえる．

一方，6 層の錐体ニューロンも皮質下の視床核へ出力するが，視床核は皮質への主な入力元であるので，6 層は「出力」層というよりは入力元への「フィードバック」層であるといえる．

7 大脳皮質の局所神経回路

これまで大脳皮質神経回路の構成要素と入出力について述べてきたが，それでは皮質へ入力された情報が

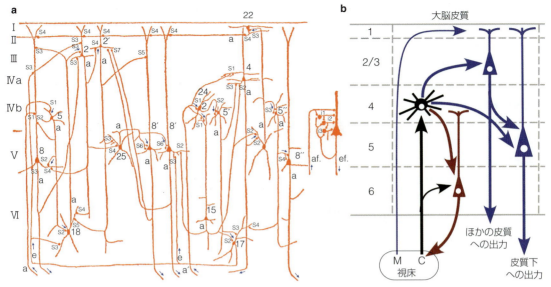

図 5-27　皮質内局所回路

a. R. Lorente de Nó による皮質内局所回路のまとめ．Lorente de Nó（1949）は Golgi 染色法によってげっ歯類大脳皮質のニューロン連絡を丹念に研究し，このような神経連絡の存在を明らかにした．〔Lorente de Nó R：Cerebral cortex：architecture, intracortical connections, motor projections. In Fulton JF（ed）：Physiology of the nervous system, 3rd ed. pp 288-330, Oxford University Press, London, 1949〕

b. 主な皮質内回路．視床からの core-type 入力（C）は 4 層から 2/3 層へ送られて，情報処理された結果は 5 層錐体ニューロンを介して皮質下へ出力される．視床の matrix-type 入力（M）は 2/3 層および 5 層の錐体ニューロンの尖端樹状突起に入力される．2/3 層の処理結果はほかの皮質へも出力される（以上は青い回路）．同時に core-type 視床入力は直接あるいは 4 層を経て 6 層へ伝えられ，6 層錐体ニューロンにより視床にフィードバックされる（赤い回路）．赤い回路と青い回路は比較的独立しているが，視床からの core-type 入力は 4 層の興奮性ニューロンを介して両回路に入力する．〔Ohno S, et al：A morphological analysis of thalamocortical axon fibers of rat posterior thalamic nuclei：A single neuron tracing study with viral vectors. Cerebral Corte 22：2840-2857, 2012 を改変して転載〕

皮質内でどのように処理されて出力されるのであろうか．図 5-26 を見ると，皮質各層に分布する錐体ニューロンの軸索は皮質外へ出力するばかりでなく，皮質局所に側枝を多数出力しているのがわかる．興奮性の皮質内局所神経回路を考えるときに，これら軸索側枝がその主要構成成分になる．

図 5-27a に 1949 年に**ロレンテ・デ・ノ** R. Lorente de Nó が，Golgi 染色法による研究をまとめあげて描いた皮質内神経回路の模式図を掲げるが，現在の脳科学にはいまだにこの図を超える大きな進歩はない．**皮質内局所回路** intracortical local circuit の 1 つの経路としては，以下のものが考えられる（図 5-27b の青い回路）．

①視床からの入力が皮質 4 層に入力し，②4 層の有棘星状ニューロンあるいは星状錐体ニューロンは 2/3 層の錐体ニューロンに情報を送る．さらに③2/3 層錐体ニューロンは情報の処理結果を一方でほかの皮質領野に送り，他方で局所の 5 層錐体ニューロンに送り，④5 層の錐体ニューロンはこの皮質情報処理の結果を最終的に皮質下神経核に伝える．

青い回路とはやや独立した以下のような回路も考えられる（図 5-27b の赤い回路）．

①視床からの入力は直接あるいは 4 層有棘ニューロンを経て 6 層錐体ニューロンに入力し，②6 層錐体ニューロンは視床にフィードバック出力を返す．

これらの皮質内興奮性回路が皮質情報処理の主回路であると考えられるが，実際の皮質内局所回路はもっと複雑であろうし，また抑制性の介在ニューロンによる修飾も重要な要素であろう．

8　大脳皮質領野間の階層性

第 4 編（➡213 頁参照）あるいは第 7 編（➡449 頁参照）で詳述されるが，皮質皮質間に情報処理の**階層性** hierarchy が考えられる．例えば，感覚系の視覚皮質では一次視覚野から始まって，二次視覚野・三次視覚

野・頭頂連合野・側頭連合野などに，ヒト・サルなどの霊長類では非常に発達した階層性が存在する．

運動系においても事情は同じで，一次運動野は直接の運動命令を発する部分であり，運動系皮質としては最下層に位置する．運動野より前方の運動前野あるいは補足運動野は，その1つ上の階層として運動のプランなどに関わると考えられる．さらにそれより前方の前頭前連合野は，視覚情報から運動への変換あるいは作業記憶など，より高次な情報処理に関わる．

感覚系ではもっと精緻な皮質階層性が提案されていて，サルなどの霊長類の視覚系では非常に複雑な階層性が示されている（➡第11章，296頁参照）．

階層性の神経連絡としては，視床核を介する系も考えられるのは「視床の機能解剖学」で述べた（➡図5-20，196頁）．一次感覚野の5層錐体ニューロンの出力が視床連合核（HO）に駆動入力として入り，その情報は連合核ニューロンにより自分が主管する高次感覚野に送られる．したがって，「下位の皮質領野5層 → 視床連合核 → 上位の皮質領野」という階層的回路が存在していることになる．

⑨ 大脳皮質の神経回路

大脳皮質の概観，構成要素，入出力と局所回路，情報処理の階層性について述べてきたが，最後に大脳皮質とそこに強い関係をもつ神経核とが織りなす神経回路を強調したい．すなわち，大脳皮質と皮質下の神経核との連絡にとって，原則となる以下の3つのことを視野に入れなくてはならない．

① 大脳皮質の各領野はそれぞれ対応する視床核をもち，その視床核から強い興奮性入力を受ける．そして逆方向に，入力を送った視床核へ興奮性にフィードバック出力するという，きわめて密な相互的神経連絡がある．したがって，皮質視床核間には興奮性の反響的回路が存在することになる．

② ほとんどすべての大脳皮質領野は，大脳基底核の線条体（尾状核，被殻，側坐核）に出力する．基底核での情報処理の結果は，主として前頭葉皮質領野に視床を介して戻される．

③ 多くの大脳皮質領域は，脳幹の橋核を介して小脳に入力する．そしてその演算結果は，やはり視床

を介して大脳皮質の運動領野に戻ってくる．

このような大脳皮質の連絡の一般原則は，皮質神経回路の特性を考えるときに考慮から外してはいけない．というのは，皮質局所の情報処理がもし40Hz程度の速度で行われていると仮定すると，こうした視床・線条体・小脳への入出力も同程度の時間（〜25ms）で十分可能になるからである．つまり，これらの皮質下部位は空間的には遠いのだが，時間的には皮質内と同程度の距離にある．したがって，大脳皮質で情報処理がなされて，その結果がこれらの皮質下部位に伝達され，またそれらの部位での情報処理が終わると皮質に戻されて次のステップに進むというシリアルな描像はあまり正しくない．反対に，皮質内で情報処理をしているまさにその時間スケールで，並行して皮質外で処理された情報が皮質情報処理に影響すると考えなくてはならない．言い換えれば，皮質とそれに直結する皮質下部位とを，一塊となったダイナミカルなシステムとしてとらえなくてはならないということになる．こういった描像は離れた皮質領野間でも同様に考慮しなければならないであろう．大脳皮質とそれに直結する神経構造が一塊として作用するからこそ，私たちの脳は巨大なダイナミカルシステムとして統一されて，高次機能を実現しているのであろう．

●参考文献

（H，I）
1) 生田房弘：Glia細胞．クバプロ，1998
2) Eccles JC：Evolution of the brain：Creation of the self. Routledge, London and New York, 1989［伊藤正男（訳）：脳の進化．東京大学出版会，1990］
3) Alberts B, et al：Molecular biology of the cell, 5th ed. Garland Science, 2007
4) Jacobson M：Developmental neurobiology, 3rd ed. Plenum Press, New York and London, 1991
5) Jones EG：Viewpoint：The core and matrix of thalamic organization. Neuroscience 85：331-345, 1998
6) Jones EG：The thalamic matrix and thalamocortical synchrony. Trends Neurosci 24：595-601, 2001
7) Brodmann K (translated and edited by Garey LJ)：Brodmann's localization in the cerebral cortex. the principles of comparative localization in the cerebral cortex based on cytoarchitectonics. Springer, Berlin, 2006
8) Kaneko T：Local connections of excitatory neurons in motor-associated cortical areas of the rat. Front Neural Circuits 7：75, 2013

第6章 神経回路機能/総論

脳神経系の機能単位はニューロン（神経細胞）である．ニューロンはシナプスを介して神経回路を形成し，ここでさまざまな処理を行うことで脳神経系のあらゆる機能を生み出している．思考や感情などの高次機能はもちろん，逆に脳神経系のどんなに単純な機能であっても，その実現には多数のニューロンで構成される神経回路が不可欠である．1つのニューロンがもつ情報は活動電位（スパイク）として表現されるが，その生成には何百何千ものシナプスを介した入力が関与し，これは神経回路によって決定づけられている．

本章では，ニューロンがどのように結合して回路を構成し，情報処理を行っているか，その概略を学ぶ．

A ニューロン結合の基本型

中枢神経系には，機能に合わせたさまざまな神経回路が存在するが，その構成要素としていくつか共通のものが知られている．ニューロン間の結合で最も基本となるのは，興奮と抑制である（図6-1a，b）．ニューロンには，その終末が**興奮性シナプス** excitatory synapse をつくる興奮性ニューロンと，抑制性シナプス inhibitory synapse をつくる抑制性ニューロンがある．これらのニューロンが活動すると，それぞれの投射先では，脱分極性の**興奮性シナプス後電位** excitatory postsynaptic potential（EPSP）と過分極性の**抑制性シナプス後電位** inhibitory postsynaptic potential（IPSP）が生じる．これらの膜電位の変化の総和が一定の閾値を超えるか否かによって，そのニューロンが活動電位を発生するかどうかが決まる．

抑制性ニューロンは投射先のニューロンの細胞体に終止するものだけではなく，樹状突起の基部に終止して先端部からの興奮性電位の伝播を減衰させるものや（**短絡抑制** shunting inhibition），興奮性ニューロンの軸索終末に終止して開口放出を抑制するもの（**シナプス前抑制** presynaptic inhibition，図6-1c）などが知られている．細胞体への抑制性入力は投射先のニューロンが活動する確率を減少させ，その出力全体を変化させるが，樹状突起基部への抑制性入力は特定のシナプスからの入力のみを減衰させ，軸索終末の抑制は特定のシナプスへの出力を制御する．

興奮性ニューロンの活動を持続させたり制限したりする仕組みとして，その出力が軸索側枝を通して直接，または介在ニューロンを介して間接的に，元のニューロンに戻ってくるような結合も知られている．このような軸索側枝を**反回側枝** recurrent collateral とよび（図6-1d），興奮性介在ニューロンを介した**反回促通**

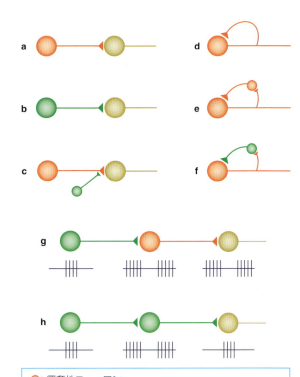

●：興奮性ニューロン
●：抑制性ニューロン
●：出力ニューロン（興奮，抑制のどちらもありうる）

図6-1 ニューロン結合の基本型
a．興奮性結合，b．抑制性結合，c．シナプス前抑制，d．反回側枝，e．反回促通，f．反回抑制，g．脱促通，h．脱抑制．下の縦線は各ニューロンの活動パターンを示す．

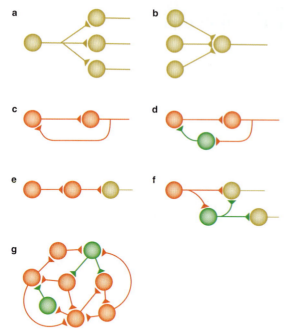

図 6-2　回路構成の例
a．発散，b．収束，c．フィードバック促通，d．フィードバック抑制，e．フィードフォワード促通，f．フィードフォワード抑制，g．再帰回路．

recurrent facilitation（図 6-1e）や抑制性介在ニューロンを介した **反回抑制** recurrent inhibition（図 6-1f）が知られている．

　ニューロンが直列に3段に連結している場合には，単純な興奮だけではなく，**脱促通** disfacilitation（図 6-1g）や**脱抑制** disinhibition（図 6-1h）とよばれる信号伝達の仕方がある．これらが機能するためには，2段目のニューロンが高い背景活動 background activity を保っている必要がある．1段目の抑制性ニューロンが一過性に活動すると，3段目のニューロンが抑制または興奮する．脱促通の例として，小脳プルキンエPurkinje 細胞 → 小脳核 → 視床，脱抑制の例として，尾状核 → 黒質網様部 → 上丘 などの経路が知られている．

B 回路構成と情報処理

1 発散と収束

　中枢神経系の情報は1つのニューロンだけで担われることはなく，機能の似通った多数のニューロンの集団（ニューロンプール neuron pool）が情報を共有し，その処理を行っている．ニューロンプールには，その処理段階によって大きなものもあれば小さなものもある．例えば，針で指先を刺すと，その情報は比較的少数の痛覚線維によって脊髄に伝えられ，脊髄ではより大きなニューロンプールが活動する．これがさらに上位の視床や大脳に伝わると，何千何万ものニューロンが活動することになる．これには1つのニューロンの軸索が枝分かれして，複数のニューロンにシナプス結合する回路構造があるためで，このような結合の様式を**発散** divergence という（図 6-2a）．

　逆に，多くのニューロンの情報がより小さなニューロンプールに結合する様式を**収束** convergence という（図 6-2b）．例えば，大脳からの運動指令は脊髄の多数の介在ニューロンを興奮させるが，その情報は脊髄前角にある比較的少数のα運動ニューロンに収束し，筋肉に伝えられる．

　収束や発散の程度は神経回路によって大きく異なり，例えば小脳皮質の1つのプルキンエ細胞には数十万本の平行線維（顆粒細胞の軸索）からの入力が収束する．一方，1つの下オリーブ核ニューロンは数十個の Purkinje 細胞に登上線維を送ることで情報を発散させている．

2 フィードバック回路とフィードフォワード回路

　神経回路のほかの結合様式として，フィードバック回路やフィードフォワード回路がよく知られている．フィードバック回路は，出力が入力を変化させる系のことで，興奮性側枝が直接，または介在ニューロンを介して，より上流のニューロンに結合する．上流への入力が興奮性の場合は，**フィードバック促通** feedback facilitation となり，神経活動が増幅され持続する**反響回路** reverberatory circuit を形成する（図 6-2c）．こうした神経結合は，断続的に与えられる信号を時間的に統合したり，情報を一時的に記憶したりする際に重要となる．介在ニューロンが抑制性の場合は，**フィードバック抑制** feedback inhibition となり，過度な出力を抑えて信号強度を安定化させることができる（図 6-2d）．

　一方，フィードフォワード回路は出力に応じて入力が調節されることはなく，比較的安定性が悪いが，素早い処理を並列的に行うことができる．これにも介在

ニューロンの種類によって，促通するものと抑制するものがある（図6-2e, f）．例えば，膝蓋腱反射のような骨格筋の**伸張反射** stretch reflex では，引き伸ばされた伸筋にフィードフォワード促通が生じるが，同時に起こる拮抗抑制（相反抑制）では，屈筋を弛緩させるフィードフォワード抑制が生じる（図6-5bおよび→第14章，337頁参照）．

大脳などにおける局所的な結合では，1つのニューロンからほかのニューロンに信号が広がり，ループを介してまた元のニューロンに戻ってくることが多い．こうした経路を**再帰回路** recurrent circuit とよぶ（図6-2g）．このような回路では，神経活動が過度に増大してしまうのを防ぐため，興奮性シナプスと抑制性シナプスの割合や，持続的な入力に対するニューロンの反応性の減少やシナプス結合の低下が重要となる．

❸ 時間的加重と空間的加重

ニューロンには多くのシナプス入力があり，その1つからの単発の興奮性シナプス後電位（EPSP）だけで活動電位が発生することはない（図6-3a）．多数の樹状突起からのシナプス後電位が加算されることで神経細胞が脱分極し，膜電位が閾値を超えることによって初めて**軸索初節** axon initial segment で活動電位が発生する．この加算には，空間的な要因と時間的な要因がある．

図6-3bのように，複数の興奮性シナプスに同時に入力が入ってくると，それぞれのシナプス電流によって発生するEPSPが加算される．これを**空間的加重** spatial summation という．空間的加重は，異なったニューロンからの入力が同期して入ってくる場合でも，1つのニューロンの終末が枝分かれして多数のシナプスを形成している場合でも生じる．

一方，1つのシナプスに頻回に興奮性入力が入ってくると，EPSPは時間的に重なり合って加算される（図6-3c）．これを**時間的加重** temporal summation という．多くのニューロンの背景活動は低く，通常は時間的加重が起こることはないが，情報を運ぶときには**発火率** firing rate が変化することで投射先のニューロンで時間的加重が起こり，信号が伝達される．これに対し，**神経筋接合部** neuromuscular junction（**終板** endplate）のシナプスは強力で，時間的加重なしで活動電位が発生する．このため，運動ニューロンと筋線維の活動は1対1で対応している．

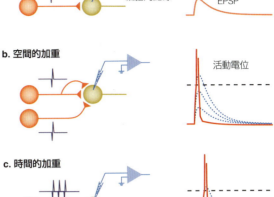

図6-3 空間的加重と時間的加重
a．単発の入力に対するEPSPでは閾値に達しない．b．空間的加重．c．時間的加重．これらは抑制性入力（IPSP）との間にも成り立つ．

これらのシナプス後電位の加算は抑制性のシナプスに対しても生じる．多くの場合，1つのニューロンには興奮性，抑制性の両方の入力があり，EPSPとIPSPの加算が行われる．このようにして，多くのニューロンからの情報が細胞膜の電位変化として統合される．

❹ 閉塞と促通

先に述べたように，脳の情報はニューロンプールによって担われる．ニューロンプール全体のもつ信号の強さとしては，そのなかでどれくらいの割合のニューロンが活動するか（**動員** recruitment されるか）ということが重要となる．

図6-4aのように，ニューロンプールに2つの興奮性線維からの投射があるとき，Aからの入力では4つのニューロンが活動し，Bからの入力では一部重複した別の4つのニューロンが活動するとしよう．このとき，AとBの両方から入力があるときに全部で6つのニューロンが活動する場合を**閉塞** occlusion という．それぞれの入力による情報が重なり合うことで，情報が単独刺激のときの和に比べて減却している．

次に刺激の強さを弱くして，A単独では2つ，B単独では1つのニューロンのみが活動するとしよう（図

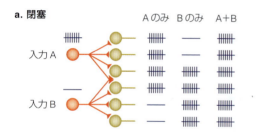

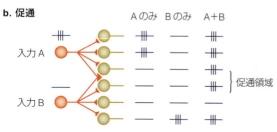

図6-4 閉塞と促通
a．ニューロンプールにAとBから強い入力が与えられると，単独の入力の和よりも少ない数のニューロンが活動する．b．弱い入力が同時に与えられると，単独では活動しなかったニューロンも活動するようになる．

6-4b）．先ほど強い刺激に対して活動していたニューロンには興奮性入力が入っているが，一部では膜電位が閾値に至らず活動電位を生じない．このとき，両者の同時刺激によって，単独刺激で活動しなかったニューロンが新たに活動する場合を**促通** facilitationという．これは空間的加重が生じることで，単独では活動しなかったニューロンが活動するためである．

C 神経回路による機能

　脳神経系の生理学は，さまざまな機能を支える神経活動を明らかにし，それらがどのような神経回路や分子機構によって生みだされているのか解明することを目的としている．この後の各章で学ぶように，あらゆる機能には神経回路が関与するし，神経回路には必ずなんらかの機能的意義がある．ここでは，回路研究の進んだ反射と，比較的単純な神経回路によって実現される機能の例について説明する．

1 反射と反射弓

　反射 reflexとは，受容器の興奮が中枢神経系を経て筋や分泌腺などの効果器に伝えられ，意識とは無関係

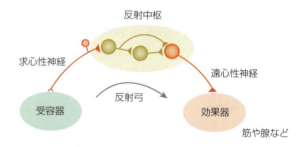

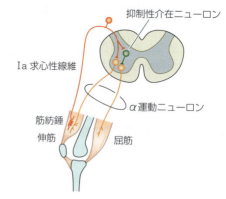

図6-5 反射弓と脊髄反射の例
a．反射弓の構成要素．b．筋紡錘からの入力によって生じる2つの脊髄反射．伸張反射は単シナプス性に同じ筋を収縮させ，拮抗抑制は2シナプス性に拮抗筋を抑制する．

に生じる反応である．これには，受容器，求心性神経，少数の中枢介在ニューロン，遠心性神経，効果器で構成される**反射弓** reflex arcが関与し，これに関わる中枢神経系を**反射中枢** reflex centerとよぶ（図6-5a）．骨格筋に出力する体性反射，平滑筋や心筋，腺などに出力する自律神経反射，中枢神経が損傷することで出現する病的反射などが知られている．このなかで，最も解析が進んでいるのが体性反射である．
　詳細は脊髄（→第14章，329頁）と脳幹（→第15章，347頁）の章に譲るが，ここでは最も単純かつ重要な**伸張反射** stretch reflexの回路をみてみよう（図6-5b）．この反射は筋肉が他動的に引き伸ばされたとき，それまでの姿勢を保つために筋の長さを元に戻すように筋肉が収縮するものである．膝の下を叩いて検査する膝蓋腱反射はこの一種である．筋紡錘が引き伸ばされると，その信号は径の太いIa求心性線維によって脊髄に伝わり，そのまま脊髄前角にある同じ筋を支配するα運動ニューロンに接続する．このように反射弓にシ

ナプスが1つしかない反射を**単シナプス反射** monosynaptic reflex とよぶ．

筋肉を収縮させて関節を動かすためには，同時に拮抗筋を弛緩させる必要がある．これには**拮抗抑制**（**相反抑制**）antagonistic inhibition とよばれる反射が関与する．筋紡錘からの入力は，脊髄内でIa抑制性介在ニューロンにも接続し，これは拮抗筋のα運動ニューロンに投射する．このように複数のシナプスを介した反射を**多シナプス反射** polysynaptic reflex とよぶ．多くの反射は多シナプス性であり，介在ニューロンに上位中枢からの入力が収束することで，反射のゲインはさまざまに調節されている．このため，反射を調べることで，反射弓を構成する要素の異常だけでなく，上位中枢の異常を診断することが可能となる．

② 側方抑制によるコントラスト増強

一般に感覚処理経路では，より上位の中枢に投射する度に発散が生じ，上位中枢では複数の入力源からの情報の統合が進む．このとき，興奮性の結合だけだと隣接するニューロンのもつ情報との差が小さくなり，刺激の位置や境界の情報が不正確になってしまう．そこで，隣り合うニューロンが介在ニューロンを介して互いに抑制し合う**側方抑制**（あるいは**側抑制**）lateral inhibition によって，刺激位置とその周囲の差を強調する仕組みがあることが知られている．側方抑制の回路にも，フィードフォワード型（図6-6a）とフィードバック型があるが（図6-6b），いずれの場合でも，これによってコントラストのはっきりした情報をつくりだすことができる．

例えば，皮膚の1点に触れたときのことを考えよう．第1層のニューロン群は，触れた場所にあるものだけが活動し，その周囲のものは活動しない．興奮性の結合だけだと情報の統合が進むにつれて空間のコントラストが不鮮明になってしまう（図6-5c）．一方，側方抑制があると周囲のニューロンが抑制されることで，刺激位置を際立たせることができる．このような中心興奮，周辺抑制の「メキシカンハット型」の受容野構造は，触覚や視覚の経路でよくみられる．また，同様な側方抑制によって，聴覚経路のニューロンの周波数に対する選択性が先鋭化することも知られている．

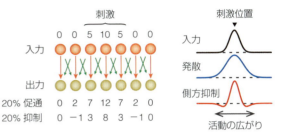

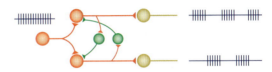

図6-6　側方抑制とパターン生成回路
a, b. 側方抑制回路の構成．**c**. 入力層の一部を刺激したときの活動の広がり．数値はそれぞれのニューロン活動の大きさを表す．右図は活動の広がりをグラフで示したもの．隣のニューロンから促通を受けると空間選択性が低下する．側方抑制があると，刺激の境界部分のコントラストが強調される．**d**. 周期的なパターンを生成する回路．両方の経路に上位中枢から持続的な入力があるが，一方のニューロンが活動すると介在ニューロンによって他方が抑制される．疲労によって活動が弱まると入れ替わる．

③ 神経回路の動的特性とパターン発生機構

神経回路は多数のニューロンが結合することでできているが，一定の入力に対していつも決まった神経活動が出力されるとは限らない．神経活動によって，回路内のシナプスの伝達効率やニューロン自体の活動性が時間とともに変化することで，その出力はダイナミックに変化する．

そのような例として，リズミカルな運動をつくりだす神経回路が挙げられる．歩行や呼吸，咀嚼などのリズムは，脊髄や脳幹にある**中枢パターン発生機構** central pattern generator によって生成される（→第14章，340頁，第15章，346頁参照）．これらの神経回路は，

外部からの周期的な入力がなくてもリズミカルな神経活動を発生させることができる．その仕組みとして考えられているのが，図 6-6d に示したような神経回路である．

この回路では，持続的な興奮性入力が 2 つの出力細胞に与えられる．出力細胞はそれぞれ抑制性介在ニューロンを介して相互に抑制し合っている．このとき，一方の出力細胞の活動が他方を上回ると，勝ったほうが活動を持続させ，負けたほうは活動を停止させる．しばらくすると，順応やシナプス抑圧などによって持続活動が徐々に弱まり，今度は負けていたほうの出力細胞が活動を始める．このようにして，持続的な信号を入力するだけで，出力を周期的に切り替えることができる．神経回路内のシナプスの伝達効率や介在ニューロンの活動を外部から調節することで，リズムの周期を変化させることができると考えられる．

④ 神経回路の調節機構と学習

神経回路は，内部のシナプス効率を変化させることで，状況にあわせた多様な処理を行うことができるようになる．化学シナプスの伝達効率を短時間のうちに劇的に変化させるメカニズムが多数知られており，その変化は数秒から数日間持続するものまでさまざまである．こうしたシナプスの特性を**シナプス可塑性** synaptic plasticity とよび，シナプス効率を低下させるものを**シナプス抑制** synaptic depression，増大させるものを**シナプス増強** synaptic potentiation という．後で学ぶように，さまざまな学習は，神経回路内のシナプス可塑性によって実現されている（➡ 第 17 章，395 頁，第 22 章，484 頁参照）．

第 4 章（➡134 頁）でみたように，化学シナプスにはチャネル型受容体を介した強力で速い伝達をするものと，代謝型受容体を介して複雑な作用をシナプス後細胞にもたらすものがある．その役割の違いから，これらの入力をそれぞれ driver input，modulator input とよぶことがある．神経回路の骨格を成すのは前者であり，脊椎動物の中枢神経系ではグルタミン酸を伝達物質とする興奮性ニューロンと，GABA やグリシンを伝達物質とする抑制性ニューロンが主なものである．後者の例としては，ドパミンやノルアドレナリン，セロトニンといったモノアミン類やさまざまなペプチドを伝達物質とするものなどが挙げられる．アセチルコリンは，シナプス後膜の受容体の違いによって，自律神経節や神経筋接合部では driver として働くが，中枢神経では主に modulator として働く．シナプス可塑性には，チャネル型，代謝型いずれの受容体を介したものも知られているが，長期的な学習は樹状突起上のシナプス数の変化などを伴い，modulator 入力によってもたらされるものが多い．また，さまざまな精神神経疾患はこれらの神経回路の調節機構に異常をきたしているものが多いと考えられ，化学シナプスは治療標的として重要である．

感覚機能

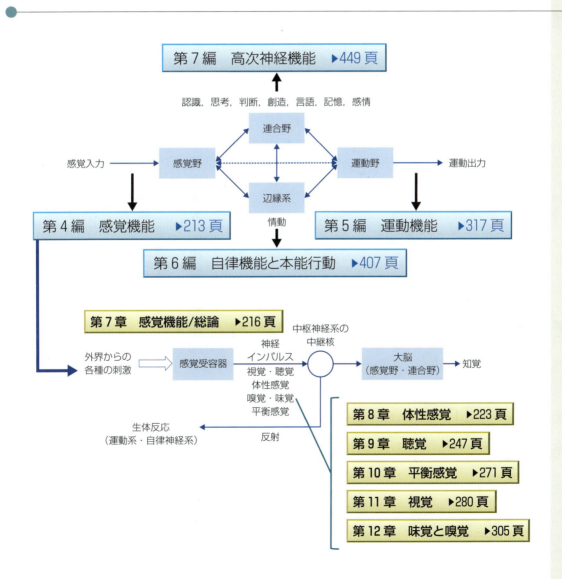

第4編 感覚機能の構成マップ

第7章 感覚機能／総論

A 感覚の種類　▶216頁

特殊感覚　聴覚　第9章 ▶247頁
　　　　　平衡感覚　第10章 ▶271頁
　　　　　視覚　第11章 ▶280頁
　　　　　味覚，嗅覚　第12章 ▶305頁
体性感覚　触覚，圧覚，冷覚，温覚，痛覚，
　　　　　深部感覚（運動感覚），深部痛覚
　　　　　第8章 ▶223頁
内臓感覚　臓器感覚（自律神経求心路），内臓痛覚
　　　　　第19章 ▶410頁

C 感覚の神経生理学　▶219頁
①感覚刺激の受容
②活動電位への変換と調節

B 感覚の心理物理学　▶216頁

- 感覚は主観的であり個体差も大きいが，外的な刺激は物理量として客観的に測定できることから，感覚の心理量と外的刺激の物理量との数量的関係を研究する．
①心理物理学的測定法
②感覚の強さの計量
- Weberの法則，Weber-Fechnerの法則，ベキ関数の法則
③順応と慣れ

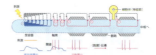
一次感覚細胞

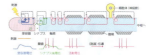
二次感覚細胞

第8章 体性感覚

C 中枢神経系—脳　▶233頁

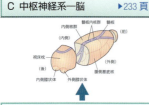

B 中枢神経系—脊髄　▶230頁
①脊髄に入った感覚情報はどのように処理され脳に伝えられるのか

A 末梢神経系　▶223頁
①体性感覚はどのように神経興奮に変換されるか（トランスダクション）
②体性感覚はどのように中枢神経系に伝えられるか（末梢神経）

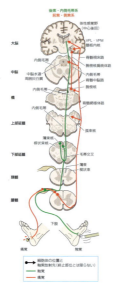

D 大脳皮質体性感覚野　▶235頁

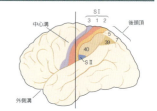

E 高次体性感覚野の機能と運動との連合　▶237頁

F 痛覚系　▶238頁
①侵害受容と上行性経路
②痛みのマトリクス
③下行性疼痛制御系
④病態における感作
⑤さまざまな痛みの訴えとその機構
⑥かゆみ

第9章 聴覚

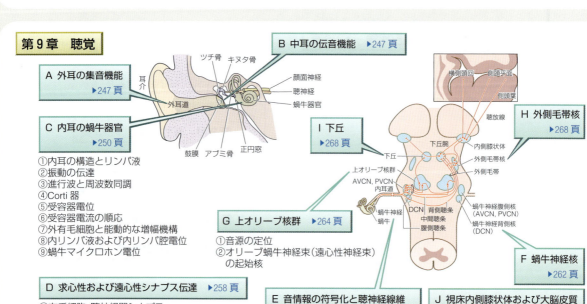

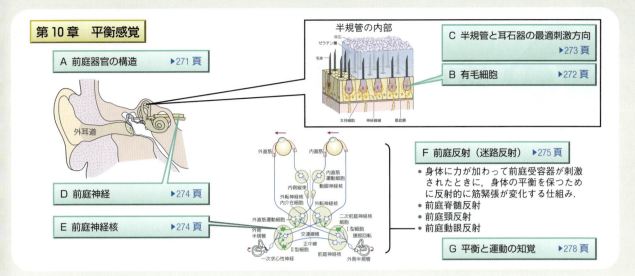

第10章 平衡感覚

- A 前庭器官の構造 ▶271頁
- 半規管の内部
- C 半規管と耳石器の最適刺激方向 ▶273頁
- B 有毛細胞 ▶272頁
- D 前庭神経 ▶274頁
- E 前庭神経核 ▶274頁
- F 前庭反射（迷路反射） ▶275頁
  - 身体に力が加わって前庭受容器が刺激されたときに，身体の平衡を保つために反射的に筋緊張が変化する仕組み．
  - 前庭脊髄反射
  - 前庭頸反射
  - 前庭動眼反射
- G 平衡と運動の知覚 ▶278頁

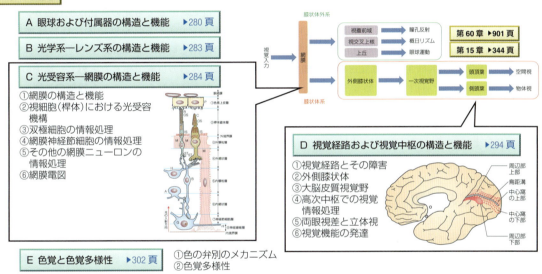

第11章 視覚

- A 眼球および付属器の構造と機能 ▶280頁
- B 光学系—レンズ系の構造と機能 ▶283頁
- C 光受容系—網膜の構造と機能 ▶284頁
  ①網膜の構造と機能
  ②視細胞（桿体）における光受容機構
  ③双極細胞の情報処理
  ④網膜神経節細胞の情報処理
  ⑤その他の網膜ニューロンの情報処理
  ⑥網膜電図
- D 視覚経路および視覚中枢の構造と機能 ▶294頁
  ①視覚経路とその障害
  ②外側膝状体
  ③大脳皮質視覚野
  ④高次中枢での視覚情報処理
  ⑤両眼視差と立体視
  ⑥視覚機能の発達
- E 色覚と色覚多様性 ▶302頁
  ①色の弁別のメカニズム
  ②色覚多様性

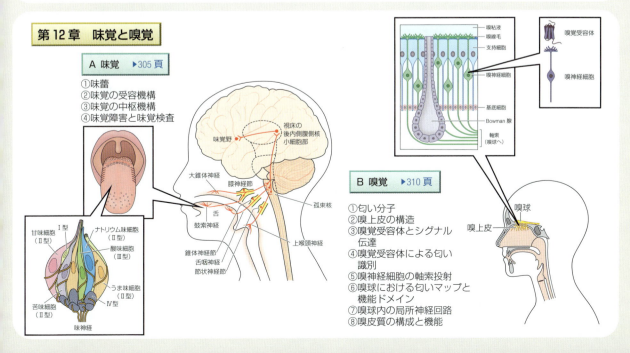

第12章 味覚と嗅覚

- A 味覚 ▶305頁
  ①味蕾
  ②味覚の受容機構
  ③味覚の中枢機構
  ④味覚障害と味覚検査
- B 嗅覚 ▶310頁
  ①匂い分子
  ②嗅上皮の構造
  ③嗅覚受容体とシグナル伝達
  ④嗅覚受容体による匂い識別
  ⑤嗅神経細胞の軸索投射
  ⑥嗅球における匂いマップと機能ドメイン
  ⑦嗅球内の局所神経回路
  ⑧嗅皮質の構成と機能

第7章 感覚機能／総論

感覚神経系は外部環境や身体内部から得た情報を脳や脊髄に送り，適切な行動を発現することに寄与している．要素的な**刺激** stimulus（色や明るさなど）が**感覚受容器** sensory receptor で検出されて信号に変換され，脳に到達して生じる即時的な意識過程を**感覚** sensation という（例：赤く感じる）．脳が感覚情報を取捨選択して統合し，刺激対象の性質を解析して意味づける過程を**知覚** perception という（例：赤くて丸い物体が見える）．さらに，脳が現在の知覚情報を過去の経験と比べて解釈し，判断する高度な過程を**認知** cognition または認識という（例：赤く熟しておいしそうなリンゴがある）．しかしこれらを厳密に区別することは難しく，本章でも感覚という表現に知覚の意味も含ませて使用する．

 感覚の種類

ヒトの感覚は感覚受容器の存在部位に従うと次の3グループに大別される．
- **特殊感覚** special sensation：視覚，聴覚，味覚，嗅覚，平衡感覚
- **体性感覚** somatic sensation：触覚，圧覚，冷覚，温覚，痛覚，深部感覚（運動感覚），深部痛覚
- **内臓感覚** visceral sensation：臓器感覚（自律神経求心路），内臓痛覚

特殊感覚は，身体の特定部位に存在する特殊化した感覚器官を用いる感覚である．体性感覚は全身の体表と運動器に感覚受容器を分布させ，内臓感覚は臓器に感覚受容器を分布させたものである．それぞれの感覚（視覚，聴覚など）は**感覚モダリティ** sensory modality と呼ばれ，固有の感覚受容器を介して個別の感覚を生じさせる．その感覚に固有な刺激（光，音など）を**適刺激** adequate stimulus という（表7-1）．同じ感覚モダリティに属する情報は，さらに視覚なら光の色（光の3原色），聴覚なら音の高低，味覚なら基本味（甘味，塩味，酸味，苦味，うま味）といった**質** quality に分け

られる．また視覚モダリティでは，網膜の視細胞から大脳皮質に至る視覚経路において，視覚情報は色，形，動きといった特徴別に徐々に並行処理される．

このように感覚神経系は感覚モダリティに応じて固有であるため，感覚受容器から脳までのどこを刺激しても，その感覚しか起こらない（眼球を圧迫したり視神経を電気刺激しても光の感覚は生じるが，聴覚や味覚は生じない）．これを歴史的には特殊神経エネルギーの法則と呼ぶ（J. Müller, 1837）．また，その際に感覚は受容器の位置で生じたと感じ，途中の刺激部位で生じたとは感じない．これを**投射の法則** law of projection と呼ぶ．このことは身体に対する感覚刺激の空間的位置を**定位**できる性質を示している．実際，事故や病気で上肢や下肢を切断した患者では，失った肢があたかも存在するように感じ，そこに強い痛みを感じる**幻肢** phantom limb が生じることがある．一方，例えば心筋梗塞の患者が心臓のある左前胸部ではなく左肩や左上腕に痛みを訴えることがある．このように内臓臓器に異常があるにもかかわらず，その原因部位から離れた部位に痛みを感じる現象を**関連痛** referred pain という．臓器の痛みを伝える神経線維と皮膚の痛みを伝える神経線維が同一の神経細胞に収束しているためという収束投射説が有力である．

異なる感覚モダリティの情報は，大脳皮質の高次感覚野や連合野において目的に応じて感覚統合される．しかし，特定の文字に必ず特定の色を感じるように，1つの刺激に複数の感覚が生じる共感覚という能力を示す人が稀にいる．また，一部の感覚神経系は大脳辺縁系にも情報を送り，快感または不快感の情動を引き起こす．例えば，痛覚は常に不快感を伴い，冷覚や温覚，味覚，嗅覚は身体の状況に応じて快または不快の情動を催す．

B **感覚の心理物理学**

ヒトが感じる感覚は主観的なものであるが，外的な

表 7-1　感覚の種類

感覚の種類		適刺激	受容器	(部位)
特殊感覚	視覚	光	光受容器	桿体・錐体（網膜）
	聴覚	音	機械受容器	有毛細胞（蝸牛器官）
	味覚	水溶性物質（基本味）	化学受容器	味細胞（味蕾）
	嗅覚	揮発性物質	化学受容器	嗅細胞（鼻粘膜）
	平衡感覚	傾き，加速度	機械受容器	有毛細胞（前庭器官）
体性感覚（表在感覚）	触覚・圧覚	機械圧	機械受容器	パチニ Pacini 小体，マイスナー Meissner 小体，ルフィニ Ruffini 終末，メルケル Merkel 触盤（皮膚）
	冷覚・温覚	温度	温度受容器	自由神経終末（皮膚）
	痛覚	組織傷害・損傷	侵害受容器（化学，熱，機械）	自由神経終末（皮膚）
体性感覚（深部感覚）	深部感覚（運動感覚）	筋の伸張・張力	機械受容器	筋紡錘・Golgi 腱器官（骨格筋・腱）
		関節の位置・動き	機械受容器	関節受容器：Ruffini 終末，Pacini 小体，自由神経終末など（関節）
	深部痛覚	組織傷害・損傷	侵害受容器	自由神経終末（筋，関節，骨など）
内臓感覚	臓器感覚（空腹感，口渇感，尿意など）	組織伸展，血糖値，血液浸透圧など多様	機械受容器，化学受容器	自由神経終末，中枢神経系ニューロンなど多様
	内臓痛覚	組織傷害・損傷	侵害受容器	自由神経終末（各臓器）

刺激は物理量として客観的に測定できる．そこで内的な感覚は外的刺激の関数で表せると考えて，感覚の心理量と外的刺激の物理量との数量的関係を研究する学問が**心理物理学** psychophysics である．

1 心理物理学的測定法

感覚は主観的であり個体差も大きいため，客観的に測定することは困難である．そこで心理物理学では被験者に異なる強さの外的刺激を何度も与え，刺激を「感じた」「感じない」と判断させて毎回報告（反応）させる．このとき，刺激の強さを横軸に，「感じた」と答えた割合（反応出現頻度）を縦軸にしたグラフを描くとS字状の関係を示すことが知られている（図7-1）．すなわち感覚の心理量を外的刺激の物理量の関数として求めることができ，この関数を**心理測定関数** psychometric function と呼ぶ．求めた心理測定関数の曲線が最大値の50％を横切るときの刺激の強さ，つまり感じるか感じないか確率1/2の刺激強度を**刺激閾** stimulation threshold または**閾値** threshold と呼ぶ．この閾値より小さな刺激を閾下刺激，大きな刺激を閾上刺激という．その感覚を生じさせる上限の刺激値を**刺激頂** terminal stimulus といい，それより強い刺激は本来引き起こす感覚を生じさせなくなる．

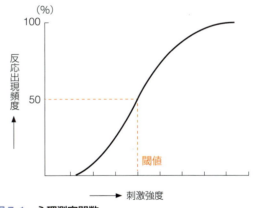

図 7-1　心理測定関数

2 感覚の強さの計量

主観的な感覚からは絶対的な感覚の強さを直接計測することはできない．しかし，2つの外的刺激の強さを比較して違いの有無を判断することは可能である．このことを利用して古くから感覚の強さを計量する試みがなされてきた．

A ウェーバーの法則

ウェーバー E. H. Weber（1834）は，異なる重さの物体を比較させる心理実験において，刺激の**弁別閾**（「丁度可知差異」，気づくことができる最小の刺激差 just

表 7-2　各感覚の Weber 比（%）

感覚	Weber 比
触覚	0.01～0.02（1～2%）
視覚（明るさ）	0.02～0.03（2～3%）
圧覚	0.03（3%）
痛覚	0.07（7%）
聴覚（強さ）	0.1（10%）
味覚（塩味）	0.05～0.15（5～15%）
嗅覚	0.2～0.4（20～40%）

〔Stevens：Handbook of Sensory Physiology, vol 1, p. 299, Springer, 1971 を改変〕

noticeable difference（JND）は，基準となる刺激の強度に比例することを見出した．すなわち，重量（S）の物体ともう 1 つの物体の重さを比較するとき，S が中等度の範囲内では，重さが違うと気づく最小差（ΔS）との間に次の式が成り立つ．

$$\Delta S / S = C \quad（C：定数）$$

この関係を**ウェーバーの法則** Weber's law と呼び，定数 C を**ウェーバー比** Weber ratio という．例えば，重さ感覚の Weber 比が 0.03（3%）とすると，100 g の基準重量であれば 103 g で重さの違いが識別でき，200 g の基準重量であれば 206 g で重さの違いが識別できる．ほかの多くの感覚でも Weber の法則は当てはまり，Weber 比は感覚の種類によって異なり，その値が小さいほど弁別能が高いことを表す（表 7-2）．

B ウェーバー-フェヒナーの法則

Weber の弟子であるフェヒナー G. T. Fechner（1859）は，Weber の法則をもとに主観的な感覚の強さ（E）を記述することを試みた．感覚の弁別閾（JND）は実測できるため，これを感覚の基本単位（ΔE）と仮定して，感覚は基本単位 ΔE を積み増すように強さが増していくととらえる．

まず ΔE は刺激強度 S に反比例し，その増分 ΔS に比例することを，

$$\Delta E = k（\Delta S / S）\quad（k：定数）$$

の式で表せると考える．感覚 E の微小な増加分 dE と刺激 S の微小な増加分 dS の間も同様の関係が成り立つとして，ΔS を微分 dS に，ΔE を dE に置き換え，

$$dE = k（dS / S）\quad（k：定数）$$

両辺を積分すると，次の式を導くことができる．

$$E = k \log S + a \quad（a：積分定数）$$

この式は，主観的である感覚の強さ E は，物理的

な刺激強度 S の対数に比例して増加することを意味しており，この関係は**ウェーバー-フェヒナーの法則** Weber-Fechner's law と呼ばれている．感覚の弁別力を感覚単位とする仮定は適切とはいえないが，実験的に求められる一次感覚ニューロンの応答量（R）を感覚 E とみなすと，上記の関係式が成立する場合が多い．

C ベキ関数の法則

スティーブンス S. S. Stevens（1957）は，主観的な感覚の強さ（E）を被験者自身が評価する**マグニチュード推定法** magnitude estimation を考案した．例えば，被験者に「明るさ」の基準となる刺激を提示して，これを「10」としたときに次に提示する刺激の明るさをどの程度に感じるかを数値で答えさせる．このことを異なる明るさの刺激で繰り返すと，さまざまな刺激の強さ S と感覚の強さ E の関係を得ることができる．

ここで刺激の強さの変化分 ΔS が基準刺激 S に比例して増加するとき，感覚の強さの変化分 ΔE も基準感覚 E に比例して増加すると考えて，

$$\Delta E / E = n（\Delta S / S）\quad（n：定数）$$

この両辺を積分すると次の式が導かれる．

$$\log E = n \log S + b \quad（b：積分定数）$$

これは感覚の強さ E と刺激強度 S の間にベキ数 n のベキ関数，

$$E = K S^n \quad（K：定数）$$

が成り立つことを意味する．

この関係は Stevens によって実験的にも従うことが確かめられ，Stevens の**ベキ関数の法則** law of power functions と呼ばれている（図 7-2）．この法則には多くの感覚が当てはまることが知られており，ベキ数 n は感覚の種類によって異なり，大きいほど敏感であることを意味する（表 7-3）．感覚量を扱う Weber-Fechner の法則やベキ関数の法則は導出時の仮定に対する理論的根拠が必ずしも明確ではなく妥当性に批判もある．とはいえ，感覚の研究において実用的な近似を与える手法として活用されている．

3 順応と慣れ

同じ強さの外的刺激を持続的に与えると，感覚の強さは次第に減少して一定値に近づく．これを**順応** adaptation と呼ぶ（図 7-3）．そして持続的な刺激を止めると速やかに元に戻る．感覚の順応には感覚受容器で

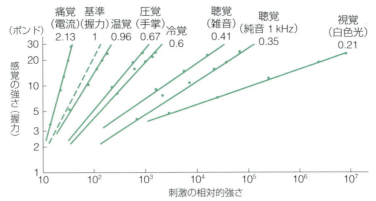

図 7-2　感覚の強さと刺激強度の関係
被験者に各感覚の強さを数値で報告させるかわりに握力の大きさで表現させている．縦軸・横軸ともに対数目盛であることに注意．直線の傾きはベキ数で各感覚の敏感さを表す．
〔Stevens：Sensory Communication, p23, MIT Press, 1961 より〕

表 7-3　各感覚のベキ関数の法則のベキ数

感覚	ベキ数 (n)
視覚（輝度）	0.33
聴覚（強さ）	0.67
味覚（ショ糖）	1.3
嗅覚（ヘプタン）	0.6
触覚（粗さ）	0.8
圧覚（手掌）	1.1

〔Stevens：Handbook of Sensory Physiology, vol 1, p. 229, Springer, 1971 を改変〕

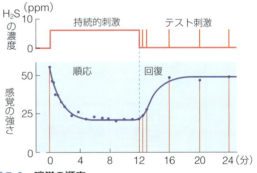

図 7-3　嗅覚の順応
匂い刺激（上段）に対する嗅覚の強さ（下段）の時間経過．一定濃度の硫化水素 H_2S を持続的刺激（12分間）またはテスト刺激（4秒間）として呈示したときの感覚の強さ（基準濃度と比べた相対的感覚：被験者4名・各10試行の平均値）．
〔Ekman G, et al：Perceived intensity of odor as a function of time of adaptation. Scand J Physiol 1：177-186, 1967 より転載〕

生じる末梢性順応だけでなく，上位の中枢性ニューロンによる中枢性順応もある．生物にとって危険を伝える感覚モダリティほど順応は遅く，特に痛覚には順応はみられない．

一方，同じ単発の外的刺激を繰り返し与えても感覚の強さは次第に減少する．この現象を**慣れ** habituation と呼ぶ．

感覚の神経生理学

1 感覚刺激の受容

A 感覚受容器

外界や体内からの感覚刺激は末梢の感覚受容器で受容され（表 7-1），活動電位に変換された信号が感覚神経（求心性神経）の神経線維を通って中枢神経系の脳や脊髄に伝えられる．受容器そのものが中枢へ活動電位を伝導する神経細胞であるものを**一次感覚細胞** primary sensory cell といい，受容器自身は軸索をもたないものを**二次感覚細胞** secondary sensory cell という（図 7-4）．一次感覚細胞のうち細胞体が感覚神経の途中にある**感覚神経節** sensory ganglion に位置するものは，軸索を細胞体から末梢側と中枢側の二方向に伸ばし，末梢側の自由神経終末（痛覚や温度覚など，図 7-4a）または結合組織性のカプセルに覆われた被包性終末（触覚，図 7-4b）で刺激を受容する．嗅覚では嗅細胞の細胞体は嗅上皮のごく近傍に位置し，匂い刺激を短い突起（嗅毛）で受容する（図 7-4c）．二次感覚細胞には視細胞（視覚），有毛細胞（聴覚・平衡感覚），味細胞（味覚），Merkel 細胞（触覚）などがあり，シナプ

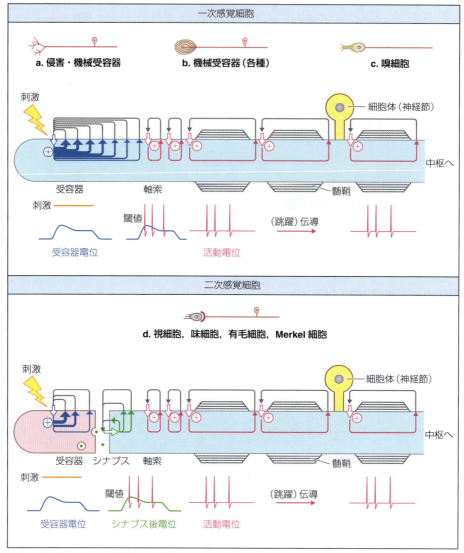

図 7-4　感覚受容器と神経線維の構造による分類
一次および二次感覚細胞（上・下）の構造的特徴（a, b, c, d）と，受容器電位から直接またはシナプスを介して生じた活動電位が中枢側へ伝導する仕組み．白抜き矢印は脱分極を生じる陽イオン流入（内向き電流）を示し，色つき矢印は細胞内を流れる電流を示す（ここでは進行方向へ作用する電流のみ表す）．受容器電位の振幅は活動電位の頻度に変換される．

ス伝達を介して感覚神経に中枢への活動電位の信号を伝えさせる（図 7-4d）．

B 受容器電位

感覚受容器に適刺激を加えると**受容器電位** receptor potential という膜電位変化が生じる．その過程は受容器の種類によってさまざまであるが，基本的には脱分極性であり，適刺激の強弱が受容器電位の振幅の大小に変換される（図 7-4）．ただし，視細胞では光によって過分極性の受容器電位を示し，有毛細胞も線毛の倒れる方向によって過分極あるいは脱分極を示す．このような二次感覚細胞は受容器電位の変化に応じてシナプスでの伝達物質の放出量を変化させる．

C 受容野

感覚受容器または神経細胞の応答に変化を生じさせるような刺激が提示される空間の領域のことをその細胞の**受容野** receptive field と呼ぶ．例えば，触覚では

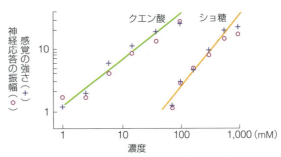

図 7-5　皮膚受容器の受容野
Meissner 小体 15 細胞（a）と Pacini 小体 2 細胞（b）の受容野（灰色）．Pacini 小体の赤色は最も感度の高い部位を示す．
〔Vallbo AB, et al：Properties of cutaneous mechanoreceptors in the human hand related to touch sensation. Hum Neurobiol 3：3-14, 1984 より〕

図 7-6　味刺激の濃度と神経応答の振幅との関係
味刺激としてクエン酸（酸味）やショ糖（甘味）の濃度と神経応答の振幅（○）の関係はベキ関数の法則に従う．被験者自身が感じた味覚の相対的な強さ（＋）ともよく一致する．
〔Borg G, et al：The relation between neural and perceptual intensity: a comparative study on the neural and psychophysical response to taste stimuli. J Physiol 192：13-20, 1967 より転載〕

皮膚深部の皮下組織に分布するパチニ小体 Pacini corpuscle の受容野は広いが，真皮浅層のマイスナー小体 Meissner corpuscle の受容野は狭い（図 7-5）．受容野が狭いことは刺激を定位する精度が高いことを意味する．受容野は体性感覚系，視覚系，聴覚系（周波数）の末梢および中枢神経系の細胞にみられる．

2　活動電位への変換と調節

A　受容器電位から活動電位への変換

一次感覚細胞の受容器電位や二次感覚細胞のシナプス伝達によるシナプス後電位の変化は膜電位の閾値を超えて活動電位の頻度に変換される（図 7-4）．基本的に刺激強度の増加に伴って受容器電位の振幅も活動電位の頻度も増加し，感覚の強さと同様に Weber-Fechner の法則あるいはベキ関数の法則に従う．例えば，ヒトの舌に与えた味刺激に対する鼓索神経の応答では，味物質の濃度と神経応答の振幅（活動電位の頻度の総和に相当）との間にベキ関数の法則が成り立ち，しかもこのベキ数（直線の傾き）はヒトの感覚の強さのベキ数とほぼ一致している（図 7-6）．このような感覚の強さと神経活動の関係性は中枢神経系でも明らかにされている．

B　受容器応答の順応と感度調節

感覚受容器に持続的な刺激を与え続けると，受容器電位の振幅や活動電位の頻度が徐々に減少する**末梢性順応**がみられる．受容器によって順応の速さは異な

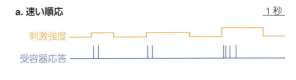

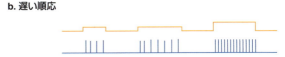

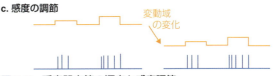

図 7-7　受容器応答の順応と感度調節
a．受容器応答の順応が速いと，刺激強度の変化の検出に適する．
b．受容器応答の順応が遅いと，刺激強度そのものの検出に適する．
c．受容器応答の変動域に合わせて感度を動的に調節し，強い刺激にも弱い刺激にも感覚を維持できる．

り，一般に順応が速いと刺激強度の変化の検出に適しており，順応が遅いと刺激強度そのものの検出に適している（図 7-7a，b）．例えば体性感覚のうち振動の検出に適する Pacini 小体は順応が速く，一定圧や変形の検出に適するルフィニ終末 Ruffini ending は順応が遅い（→第 8 章図 8-1，224 頁参照）．深部感覚として筋の長さを監視する筋紡錘の静的反応も順応が遅い（→第 14 章，329 頁参照）．

さらに，網膜の桿体と錐体それぞれにみられる暗順応（第 1 相と第 2 相）（→第 11 章図 11-19，290 頁参照）や筋紡錘の α-γ 連関（→第 14 章図 14-6，331 頁参照）のように，

刺激強度の変動域にあわせて感覚受容器の感度を調節し感覚を維持する仕組みもある（図7-7c）．このような受容器応答の順応や感度の調節は刺激入力調節，刺激エネルギー変換，膜透過性，細胞内情報伝達，シナプス伝達，活動電位などの過程で実現される．

C 活動電位の求心性伝導

いったん発生した活動電位は神経線維を中枢神経系に向かって伝導する．感覚の強さは神経線維あたりの活動電位の頻度だけでなく，動員される神経線維の数によっても表される．神経線維の伝導速度は，直径が太いほど速く，無髄よりも有髄のほうが格段に速くなる（→第2章，65頁参照）．体性感覚系では，筋紡錘とGolgi腱器官から深部感覚を伝える有髄線維（それぞれⅠa群とⅠb群に分類される）は直径が最も大きく伝導速度も最も速い．骨格筋の速い収縮・弛緩に対応することができる．多くの触覚は中等度の太さの有髄線維（Ⅱ群）により伝えられる．痛覚や温度覚は直径が小さい有髄線維（Ⅲ群：Aδ線維とも呼ぶ），または無髄線維（Ⅳ群：C線維とも呼ぶ）により伝えられる．

D 感覚情報の調節

互いに隣接する感覚受容器の受容野は一部が重なり合っている．ある受容器が受容野内に刺激を検出したとき，その刺激が隣の受容器の受容野の縁にもかかっていると，両方の受容器から感覚情報が出力されて，中枢側で受け取る感覚の空間的情報は大きくあいまいになってしまう．そこで受容器が活動すると中枢へ出力するとともに隣接する受容器の活動を抑制する仕組みを**側方抑制** lateral inhibition（または**側抑制**）という（→第6章図6-6，211頁参照）．網膜では側方抑制により空間上の明暗の境界のコントラストを強める作用を得ている．側方抑制は末梢の感覚受容器だけでなく中枢神経系でもみられる回路機構であり，一般的に隣接細胞の抑制には抑制性の介在細胞が組み込まれている．

感覚受容器からの求心性出力は中枢神経系による**遠心性調節**を受けることもある．例えば筋紡錘では，遠心性のα線維による錘外筋の収縮時に，γ線維が錘内筋線維の両端を収縮させることにより，求心性のⅠa線維の終末が錘内筋線維の伸長を受容する感度を動的に維持するα-γ連関がみられる（→第14章図14-6，331頁参照）．また聴覚系でも有毛細胞が遠心性調節を受けると考えられている（→第9章，260頁参照）．

第8章 体性感覚

体性感覚 somatic sensation は，身体に加わるさまざまな物理・化学的な刺激を検出する感覚機能である．①どこに生じる感覚か，そして，②どのような物理・化学的刺激を検出するか，によって分類される．

皮膚や粘膜における触覚や温度感覚は皮膚感覚とよばれ，身体と体外が触れる部分のさまざまな感覚情報を検出・処理する．かゆみや痛覚の一部も皮膚に生じる．一方，筋や腱，関節（骨膜，関節嚢）などに生じる感覚は深部感覚とよばれる．これらは感覚の発生部位に基づいた分類である．

一方，検出される物理・化学的性質あるいは，それによって伝えられる情報の特性によっても体性感覚は分類される．感覚器が検出する情報の性質を感覚モダリティとよび，体性感覚が検出して伝える感覚は，触覚，温度感覚，そして，固有感覚などのサブモダリティに分類される．これらは視覚や聴覚，味覚などの特殊感覚に対して一般感覚に分類される．

これらの感覚は，皮膚や関節などに分布したさまざまな受容器が特定の刺激によって興奮し，それが体性感覚神経系によって中枢に伝えられて生じる．したがって，体性感覚の理解には，①物理・化学的刺激がどのような機構によって神経の興奮に変換されるのか（トランスダクション），②その興奮はどのような経路で中枢神経系（脊髄，そして脳）に伝えられるのか，③どのような機構でその感覚が分析・統合されるのか，そして，④その統合によって外部との接触面や内環境に関するどのような情報が得られるのか，の各ステップの理解が必要である．

また，痛覚は，組織の損傷やその可能性がある侵害性（noxious）に関する情報（侵害受容 nociception）を伝え，忌避行動・逃避行動など特定の行動や，記憶・学習を引き起こすなど，生命維持に直接関わる感覚であるため，検出機構，制御機構，伝達経路，統合経路，など，ほかの感覚と大きく異なっている．特に臨床医学的に重要であるため，かゆみとともに別に述べる．

A 末梢神経系

1 体性感覚はどのように神経興奮に変換されるか（トランスダクション）

体性感覚には，機械受容（変形や圧変化など），温度受容，および侵害受容があり，それぞれ固有の分子・細胞機構が，物理化学的刺激を神経細胞の興奮に変換する．このような変換機構をトランスダクションとよぶ．

トランスダクションには，刺激によって受容器細胞とよばれる固有の細胞にまず興奮が生じ（受容器電位 receptor potential），これが化学伝達を介して一次求心神経の興奮を引き起こす場合と，一次求心線維そのものに受容体分子が発現して直接興奮（起動電位 generator potential）が生じ，その結果として活動電位を引き起こす場合がある*．

一次求心線維は，後根神経節（脊髄神経）もしくは三叉神経節（三叉神経）に細胞体をもつニューロンの軸索である．これらのニューロンは，偽単極性ニューロンであり，細胞体から1本の軸索が出たのち，これが分岐して一方は末梢に，もう一方は脊髄もしくは脳に投射する．

A 機械受容器

皮膚，粘膜，皮下組織，深部組織などに局在し，圧力，振動，変形などの物理的刺激によって活性化し，触覚，圧覚，および，振動覚などのサブモダリティの検出に関与する．機械受容器が検出する圧力情報には2通りあり，①圧力や変形そのもの，および②その時間微分，である．①では機械受容器に加わった圧力の情報が，そのまま減衰せずに持続的な興奮を生じるた

---

* なお，同じ receptor という語を，日本語では，その実体に応じて，受容器（細胞やその一部），および，受容体（分子），と訳し分けるので注意が必要である．

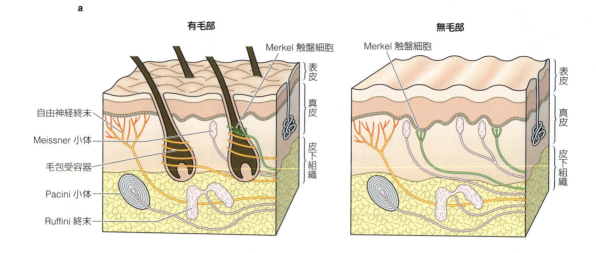

図 8-1　機械受容器の分類と性質
a．皮膚における4種の機械受容器の分布．**b**．これらの機械受容器は，表皮と真皮における位置，および，それが生み出す求心神経の発火パターンによって分類される．それぞれの受容野は皮膚内の終末の場所（中心）に対する周辺の反応の強さを濃淡で模式的に表したものとその分布を反映する．矢印は，皮膚への圧力が変化したときのみ活動電位が生じることを示す．SA は遅順応性（slowly adapting），RA は速順応性（rapidly adapting）．1 は表皮直下にあり，皮膚の狭い範囲の機械刺激に応答し，2 は皮下組織にあり，周辺の皮膚の変形や圧迫に応答する．

め，持続的な圧力の強さが興奮に変換される．②では，神経終末を包み込む層状の特殊な構造のために，圧力や変形の時間的変化（時間微分）のみが検出される．一定の圧力が持続するときは興奮が速やかに収まるが，圧力が加わった瞬間や振動を検出することができる（振動は圧力が常に変化している状態）．皮膚機械受容器は，これらに基づき4種に類別される（図 8-1）．

1 ● 皮膚機械受容器と求心神経

ヒトを含む哺乳類の皮膚は，大部分が有毛皮膚であり，無毛皮膚は，手のひら，指の先，足の裏，陰核・陰茎の亀頭などである．図 8-1 は，無毛皮膚にある

機械受容器を，皮膚内の局在部位と，一定の圧力を与え続けたときの求心線維の発火頻度の減衰(**順応** adaptation)の速さに基づいて分類したものである．

　これらの受容器からの一次求心神経は，いずれも有髄で太い(つまり伝導速度の速い)Aβ線維である．同じ強さの圧迫を持続的に加えたとき，これらの4種の機械受容器からの線維は2通りの大きく異なる反応を示す．**メルケル Merkel 触盤-神経複合体**と**ルフィニ Ruffini 終末**からの求心線維の発火*は，頻度の減衰なく続く(遅順応性応答)．したがって，これらは持続的な圧力を検出する．Merkel 触盤-神経複合体は，持続的な圧迫に対して持続的な興奮を示す．**Merkel 触盤細胞**(皮膚細胞に由来)には機械受容分子 PIEZO2 チャネルが発現し，圧迫による変形によって開口する．この開口によって生じる脱分極(起動電位)の結果放出された化学伝達物質を Merkel 触盤細胞と接触した求心神経線維が受容し，神経興奮を引き起こす．求心神経線維にも PIEZO2 は発現し，直接圧力に応答する(➡「PIEZO チャネルと機械受容器」，次頁参照)．これらは，皮膚に加わる圧力の大きさを発火頻度に符号化するが，特に，物体の角や先端によって強く興奮するため，指先での点字識読や，物体表面のざらざらなどの検出に重要である．Ruffini 終末は，真皮・皮下の深部に存在するため，直接的な接触よりも，主に圧力による皮膚の伸張を検出する．紡錘状の構造の中で神経終末が枝分かれしており，終末部の変形によって活動電位が生じる．

　一方，**パチニ Pacini 小体**と**マイスナー Meissner 小体**からの線維は，圧力を加えた最初だけ発火し，あとは順応して発火しない(速順応性応答)．これらは圧力の時間変化にのみ応答する「圧力微分器」である．Meissner 小体は，物体が手などに触れた瞬間や，振動刺激を検出する．Pacini 小体は，皮下深層に局在し，微弱な振動を検出する．皮膚の無毛部，特に指先は感受性が高く，200 Hz の高い周波数のわずか 10 nm の変形に対して応答することができる．神経終末に発現した酸感受性イオンチャネルなどが機械受容体として局在し，機械的圧力を電気的興奮に変換する．携帯端末のマナー・モードのような振動の検出にも関与する．

　有毛皮膚は，大部分の体表を占めており，上記の無

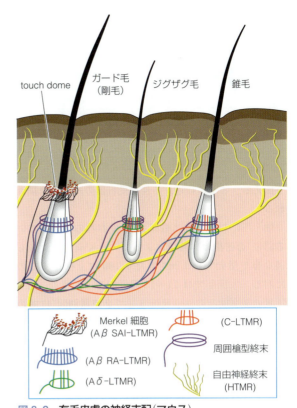

図 8-2　有毛皮膚の神経支配(マウス)
〔Abraira VE, et al：The sensory neurons of touch. Neuron 79：618-639, 2013 より転載〕

毛皮膚の機械受容器とほぼ同じ機械受容器が局在している．しかし，例えば毛根の基部にある毛包をメルケル触盤が包み込む構造によって，有毛皮膚の機械受容器は毛の動きに対して鋭敏に反応する．図 8-2 は，有毛皮膚の毛包機械受容器の種類と特徴を示す．有毛皮膚の毛は，ガード毛(剛毛)，ジグザグ毛，錐毛(これら2つはうぶ毛とよばれる)などに分類されていて，それぞれに特徴的な受容体と求心線維の支配がある(表 8-1)．C 線維の支配を受ける低閾値機械受容器は，後述の C 線維温痛覚受容器線維とは異なり，皮膚をゆっくりやさしく撫でたときに活性化し，触れ合いの心地よさなどに関連している．また，痛む部位のまわりを撫でると痛みが緩和するなど，脊髄後角での痛覚の抑制にも関与している．Aβ フィールド受容器は，最も広い受容野をもち，皮膚を撫でたり伸ばしたりすることによって生じる皮膚の広い範囲の機械的な状態を伝える．

　また，組織を損傷しうるほどの強い圧力によって活性化する**高閾値機械受容器**は，Aδ 線維を介して情報

---

* 神経活動を記録してスピーカーからモニターすると，連続的に生じる活動電位が「機関銃の音(firing)のように」聞こえることからついた俗称．

表 8-1 毛包に存在する低閾値機械受容器の種類と求心線維

種類\特徴	Aβ線維 速順応	Aβ線維 遅順応	Aδ線維	C線維	Aβ線維 フィールド受容器
ガード毛	○	○			
ジグザグ毛			○	○	○
錐毛	○		○		

を伝える．これは後述する侵害受容器の一種に分類される．

触・圧に対して特に敏感な点（受容器の存在している部位）の密度は体部位によって大きく異なり，最も密な鼻や指先では1 cm^2 あたり100以上存在するのに対し，大腿部では11～13程度である．また，触・圧覚の識別能をはかる尺度として**2点識別閾**（皮膚の2点に加えられた刺激を2点と感じる最小距離）がある（図8-3）．2点識別閾は手指で最小（2～3 mm）であり，腹・胸部で最大（30～40 mm程度）である．識別閾は，皮膚における機械受容器の密度だけではなく，視床および皮質体性感覚野の弁別能も影響する．

2 ● PIEZOチャネルと機械受容器

皮膚や皮下組織への圧力は細胞の微細な変形を引き起こす．また，有毛皮膚の毛根基部の細胞は毛の動きによって変形する．このような細胞の微細な変形を神経の興奮に変換する細胞および細胞機構を機械受容器とよぶ．このような皮膚への圧力の機械受容は，機械受容チャネル分子PIEZOによって担われている（PIEZOはギリシャ語の「圧力」「押す」に由来）．PIEZO分子は，38回の膜貫通領域をもち3量体でチャネルを構成し，膜に埋まった広い羽根状の分子部分が膜の変形によって歪んでチャネルを開口させる．体性感覚の機械受容を主に担うのは，2種のPIEZO分子のうちPIEZO2である．体性感覚だけではなく，肺の伸張受容器のPIEZO2分子は，気道内圧の変化に伴う気管平滑筋の変形を迷走神経を介して脳に伝え呼吸運動を制御している（→第43章，727頁参照）．

3 ● 深部機械受容器

深部の機械受容器は，筋，関節などに局在し，通常，自己の運動によって刺激されて興奮する**固有受容器** proprioceptor である．筋収縮の状態の検出に基づく反射的な運動制御，自己の関節や四肢の位置などの

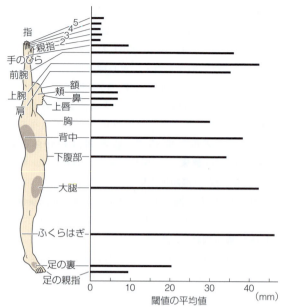

図 8-3 2点識別閾値
ヒトの皮膚上の2点をコンパス状の器具で触り，「2点が刺激されている」と認識できる最小距離を測定したもの．「閾値」は2点識別距離であり，感覚が生じるかどうか，の閾値ではない．この距離は，それぞれの体部位の機械受容器の分布密度や，その受容野の直径と強く関連しているとともに，図8-15の一次体性感覚野の体部位に対応した領域の大きさとも関連している．この閾値は刺激のモダリティや強さ，侵害性などに影響を受け，また主観にも依存するため，報告によっても値が異なる．しかし，体部位による神経支配密度の違いを理解するうえで，簡便でわかりやすい指標であり，臨床的診断以上に教育的意義がある．
[Johnson KO, et al：Tactile spatial resolution. I. Two-point discrimination, gap detection, grating resolution, and letter recognition. J Neurophysiol 46：1177-1192, 1981]

検出に必要である．

筋紡錘 muscle spindle は，骨格筋の錘内筋線維に存在し，筋の伸張により興奮する．機械的変形によって開口するイオンチャネルがスペクトリンとよばれるタンパク質によって細胞骨格と連結しており，筋紡錘の伸張が電気的信号に符号化される．その興奮は，γ運動神経によって調整される錘内筋の収縮の程度によって制御される．グループIa求心線維が脊髄に興奮を伝える．

筋紡錘が骨格筋と並列の構造であるのに対し，**ゴルジ腱器官** Golgi tendon organ は筋と直列に結合し腱の伸張により同じ力で伸張して興奮する．神経終末が腱線維とからみ合って存在し，筋の強い収縮時，または筋の受動的な伸張時に興奮してグループIb線維を介して脊髄に興奮を伝える筋紡錘およびGolgi腱器官は

筋緊張や運動の制御において重要であるので第14章（→328頁）を参照されたい．そのほか，関節嚢や関節靱帯，骨膜には，Pacini小体，Ruffini終末，Golgi終末，および自由神経終末などが見出される．これらを関節受容器と総称する．ここでは，Pacini小体は関節の動きを，Ruffini終末は関節の極端な屈曲または伸展位を検出する．

これらの固有受容器は，(1)自己の四肢や身体の各部位の相対的位置関係（位置感覚），(2)随意運動による四肢関節角度の変化の方向，速度（動き感覚），および(3)筋活動によって生じた動きに対する抵抗感や筋活動のための努力感など（力・重さ感覚）の情報を検出し，運動の制御，姿勢の維持，随意運動などの正確さのために必須である．

B 温度・化学受容器および侵害受容器

機械受容器がいずれも神経終末と特殊な構造体によって形成され，特定の位置に局在しているのに対し，侵害受容および温度と化学物質の受容は，表皮に近い角質よりも深い上皮層の広い範囲に分枝した，**自由神経終末** free nerve ending の受容体・チャネル分子によって行われる．いずれもAδもしくはC線維などの細径の伝達速度の遅い求心線維によって伝えられ，時間情報，空間情報の正確さに乏しい．

1 ● TRPチャネルと温度・化学感覚

1997年に哺乳類のTRPV1チャネルがクローニングされた．その後の研究の進展の結果，**TRPチャネル**はきわめて大きなファミリーをなす機能タンパク質群であり，特に，体表や口腔内の細胞外のさまざまな環境をイオンチャネルの開口を通じて神経の興奮に変換する多機能分子群であることが明らかになった．例えばTRPV1チャネルは，およそ42～45℃以上の高温で活性化するとともに，トウガラシの辛みの主成分であるカプサイシン，あるいは，プロトンによっても活性化する．辛子が「熱い」感覚を引き起こすメカニズムであると考えられる．また，TRPM8チャネルは，およそ25～28℃以下の低温で活性化するとともに，ミントの主成分であるL-メントールによって活性化する．メントールの「ひやっとする清涼感」の分子機構であると考えられている．TRPA1チャネルは17℃程度以下の低温で活性化するとともにワサビやシナモンでも活性化する．これらは体表や口腔内のほかにも，

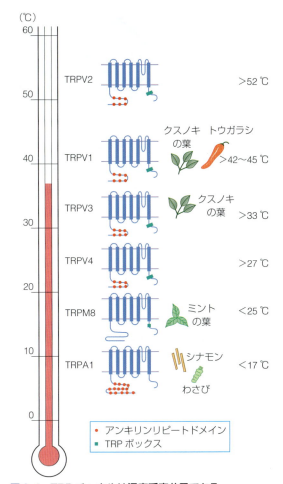

図 8-4　TRPチャネルは温度受容分子である
TRPチャネルはいずれも6回膜貫通型タンパク質であり温度やさまざまな化学リガンドなどによってその開閉が制御されるカチオンチャネルである．これらの温度感受性TRPチャネルにはそれぞれ開口を起こす温度が決まっており，これらのうちのどれが発現しているか（複数種を発現している場合もある）によってその感覚ニューロンの温度感受性が決まる．

多くのTRPチャネルが自由神経終末に発現し，10～50℃代までの温度をもれなく検出する（図8-4）．古典的な温覚あるいは冷覚（温度感覚）の責任分子群である．42～45℃以上の高温や15℃以下の低温は，組織に対して侵害的であるため，これらの温度を検出するTRPチャネルは侵害性の温度受容にも主たる役割を演じている．また，TRPチャネルのなかには，機械受容に関与しているものもあり，末梢の多様な感覚受容において重要である．これらのTRP分子は，後根神経節，あるいは三叉神経節の小型細胞で産生され，C線維の求心神経上に発現する．これらによって検知される温度感覚は，機械受容による感覚に比べて著し

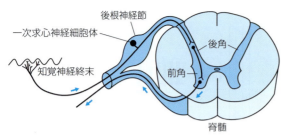

図 8-5　一次求心ニューロンと一次求心線維
一次求心ニューロンは偽単極性ニューロンであり，その細胞体は脊髄の後根神経節に局在し，一本の軸索が分岐したのち末梢側（皮膚など）と中枢側（脊髄）に伸びる．

く空間分解能に乏しい．1 cm² あたり，温点は顔面や手指で 1～4 個程度，その他の体部位では 1 個以下，冷点は鼻で 8～13 個，手掌で 2～4 個程度である．

2 ● 化学受容器

　自由神経終末には TRP チャネル群に加えて，炎症や細胞損傷に関連して放出されるさまざまな生理活性物質の特異的受容体も発現している．プロスタグランジン，ブラジキニン，ヒスタミン，ATP，アセチルコリン，あるいは，セロトニンなどによって活性化するイオンチャネルや G タンパク質共役型受容体（GPCR）が発現し，直接的あるいは間接的な神経線維の興奮を引き起こしたり，TRP チャネル分子などの活性を修飾したりする．

　これらの受容体のリガンドは，傷害された細胞や炎症細胞からの放出や，後述する軸索反射によって放出され自由終末近傍に到達する．これらの受容体群は TRP チャネル分子などとともに C 線維に発現しており，そのため，発現線維は温度刺激や機械的侵害刺激などさまざまな刺激に対して応答する．このことから，これらの感覚神経は**ポリモーダル polymodal 受容器**とよばれる．

3 ● 侵害受容器

　組織の損傷を起こす，あるいは，起こす可能性がある刺激を**侵害刺激**という．これらを検出する受容体は自由神経終末に発現しており，これを侵害受容器 nociceptor とよぶ．これらを「痛み受容器」あるいは「痛覚受容器」とよぶのは正確ではない．「痛み」は脳の活動を必要とする総合的な感覚・情動体験であり，組織の損傷に関連した「侵害受容」は「痛み」を引き起こすことはできるが「痛み」を受容しているわけではない．こ

の違いは患者が訴える「痛み」を理解するうえで重要である．

　侵害受容は，組織の損傷や傷害に関する情報を伝え，「痛み」を生じさせる原因となるため，中枢神経系においてもほかの体性感覚とは異なる特殊な機構で伝達・処理される．臨床医学において特に重要である．詳細は「痛覚系」で述べる（→238 頁参照）．

2　体性感覚はどのように中枢神経系に伝えられるか（末梢神経）

A　細胞体と軸索

　一次感覚神経は，末梢から中枢神経系（脊髄もしくは脳幹）に情報を送る神経である．その細胞体は，**後根神経節** dorsal root ganglion（頸部より下位を支配），および**三叉神経節** trigeminal ganglion[*1]（頭部，顔面部，口腔，頸部を支配）に局在する[*2]．いずれも**神経堤** neural crest に由来する．

　これらはいずれも偽単極性ニューロンであり，細胞体から 1 本の軸索が出たのち，それが，末梢側に向かう側枝，および中枢側に向かう側枝に分岐する．したがって，末梢から中枢への活動電位は，必ずしも細胞体を興奮させずに，軸索だけを伝わって脊髄まで到達することができる．一次感覚ニューロンだけの特徴である．中枢のニューロンと異なり，軸索小丘が活動電位発生の場ではない．神経節内の細胞体にシナプスはほとんどなく，末梢に生じた活動電位は，ほぼ確実に脊髄（後根神経節を介して）あるいは脳幹（三叉神経節を介して）まで伝導される（図 8-5）．

　中枢側終末の神経伝達物質は多くがグルタミン酸であるが，感覚神経の一部はペプチドを共放出する．これらの合成・貯蔵に関わる分子群，また，神経伝達物質放出を脊髄・脳内で制御するシナプス前受容体群もこれらの細胞体で産生される．また，後述する軸索反射により，末梢側でも伝達物質を放出することができる．

[*1] 半月神経節，ガッセル神経節 Gasserian ganglion ともよばれる．

[*2] 歯髄の固有感覚受容を担う感覚線維の細胞体は，脳内の三叉神経中脳路核にあり，一次感覚神経の細胞体が脳内に局在する唯一の例である．また，後頭部（頸髄神経），外耳道（迷走神経）や耳介後部（舌咽神経）など，脊髄神経や三叉神経以外の脳神経による顔面や頭部の神経支配もある．

B 後根と皮膚分節

後根に含まれる感覚神経によって支配される皮膚の領域を**皮膚分節** dermatome（デルマトーム）とよぶ（図8-6）．皮膚分節は，身体表面で規則的に配列しているため，皮膚における分節的分布パターンを知ることは，臨床診断上重要である．例えば，①末梢神経の障害か後根の障害かの区別，②脊髄損傷レベルの判定，③脊髄や後根切断手術のレベルの決定，④帯状疱疹の診断，⑤関連痛を手がかりに内臓痛の起源を知る，などにこの知識を利用することができる．

ただし，通常皮膚の1点は2〜3の皮膚分節によって支配されている．すなわち分節の重複がある．そのため末梢皮神経の損傷時には皮膚に限局性の感覚消失が生じるが，脊髄神経や後根の障害によっては比較的軽度の感覚低下が起こるのみである．

C 後根神経節のニューロン

後根神経節（三叉神経節もほぼ同様）のニューロンは，①長い有髄線維（Aβ線維）をもち，機械受容器の情報を伝える大型ニューロン，②固有受容器の情報を伝える大型ニューロン，③1.8型の電位依存性ナトリウムチャネル（$Na_V1.8$）を発現しC線維を軸索としてもつペプチド作動型小型ニューロン，および④$Na_V1.8$を発現しC線維を軸索としてもつ非ペプチド作動型のニューロン，などから構成される．それぞれ特徴的な分子を発現しており，機能と対応している．

D 自由神経終末 free nerve ending と軸索反射

侵害受容器が発現するC線維一次求心神経の自由終末線維は，後根神経節小型ニューロンに起始する．多くの軸索側枝を皮下に張り巡らせ，多種の受容体を発現してさまざまな組織の状態をモニターしている．自由神経終末で発生した活動電位は，中枢神経系（脊髄）に向かって順行性に送られるが，末梢の分枝部分で，ほかの軸索側枝にも活動電位を生じさせる．この分岐部に生じた活動電位は，逆行性に皮膚側の終末まで伝わり，そこで神経ペプチド（CGRPやサブスタンスPなど）を放出する．組織内に放出されたこれらの物質は，血管平滑筋や免疫細胞などに作用し，炎症反応を強め，局所的な痛覚過敏の形成に関与している．このような応答を**軸索反射**という（図8-7）．

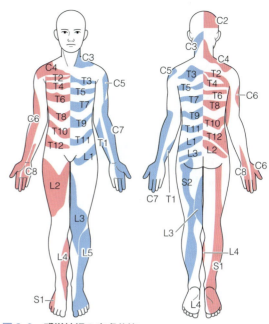

図8-6 感覚神経の皮膚分節
C：頸髄，T：胸髄，L：腰髄，S：仙髄からの神経の支配領域．S3-S5は会陰部を支配しているが，省略してある．
実際のデルマトームでは，1か所の皮膚が隣接する異なる髄節の支配を受けていることが大部分であり，この図では重複のある部分を無色で表現している．神経支配の解析方法や対象とする感覚モダリティにも依存し，個体差も大きく，慢性痛などの病態でも大きく変化する（例：痛覚変調性疼痛➡243頁参照）．流通しているデルマトームの図の多くが細部で異なっているのはこのような背景による．この図は最も妥当性が高い結果をまとめたものである．
L1より下部では支配領域が一見不均等に見えるが，動物の四足歩行姿勢を考えると，吻側から尾側に向けて脊髄に対して分節が均等に分布していることが理解できる．
〔Lee MW, et al：An evidence-based approach to human dermatomes. Clin Anat 21：363-373, 2008 より転載〕

Advanced Studies

早い痛み（一次痛）と遅い痛み（二次痛）

侵害受容情報を伝える線維は有髄Aδ線維と無髄C線維であり，前者のほうが伝導速度が大きい（➡第2章表2-2，67頁参照）．そのため，「初めにぴくっとくる早い痛みは速いAδ線維，そのあとにゆっくりじわりと続く痛みは遅いC線維を介している．この伝導速度の違いがこれらの痛みの違いを生み出している」と説明されることがあるが，これは適切ではない．前者の伝導速度が10 m/秒，後者が1 m/秒として，例えば指先から脊髄後角までの軸索長を50 cmとしてもその差はおよそ0.5秒で「ゆっくりじわり」とはならない．さらに，後角でのシナプス伝達を担う主な神経伝達物質はいずれもグルタミン酸で（C線維の脊髄内終末はサブスタンスPも共放出するが主な伝達物質はグルタミン酸である），そのシナプス後受容体は，速いシナプス伝達を担うイオンチャネル型であり，そこでも「ゆっくりじわり」の差は生じない．

どのような刺激に応答し，どのように伝達が修飾され，脳のどこに情報がたどり着いて主観的な痛みの体験を引き起こすか，

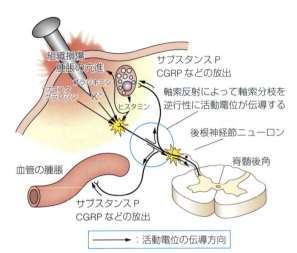

図 8-7　軸索反射
組織の損傷によって発痛物質・炎症誘発物質などが遊離し末梢神経を興奮させる．その興奮は，末梢神経を伝わって伝導し，軸索分枝までたどり着き，そこで逆行性に他の部位を支配している軸索分枝の自由終末まで送られてそこでサブスタンスPやCGRP（カルシトニン遺伝子関連ペプチド）などを放出し，免疫細胞や血液細胞に影響を及ぼす．その結果，組織損傷の周囲で炎症が生じる．

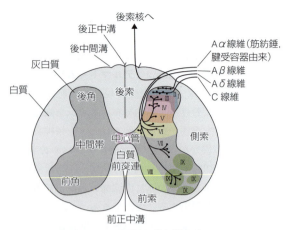

図 8-8　脊髄のマクロ解剖と求心性入力

という機構の差異が一次痛と二次痛の時間差を生んでいると考えるのが妥当である．

B 中枢神経系―脊髄

1 脊髄に入った感覚情報はどのように処理され脳に伝えられるのか

　感覚情報を伝える一次感覚神経は，脊髄（頸部より下位）もしくは脳幹（頭部，顔面部，頸部）に投射し，中枢神経系の二次ニューロンに情報を伝える．どのような情報がどこに局在するどのような二次ニューロンに伝えられるのか．そこでどのような情報処理が行われ，高位の中枢にどのように情報が送られるのか．これらの理解は，そののちのプロセスである高位中枢での体性感覚情報処理を理解するうえで必須である．

 脊髄のマクロ解剖

　楕円状の断面のうち，中心管の周囲を灰白質が占め，その周囲に白質がある．灰白質は，前方向と後方向に左右対称のH字型，あるいは，蝶形で分布して

おり，脳同様，細胞体が集まっている．白質は，吻側-尾側方向に走行する線維群からなる（図 8-8）．
　灰白質は，細胞の大きさ，形および密度からⅠ～Ⅹ層（背側から順番にⅠ～Ⅸ層と，中心管を取り巻くⅩ層）に分類される（レキシード Rexed による分類）．Ⅰ～Ⅵ層が**後角** dorsal horn*に相当し，感覚情報の受容と処理において重要な構造が集中している（図 8-9）．前角 ventral horn（ⅧおよびⅨ層）は運動出力に関与しており，運動ニューロンはⅨ層に局在している（後角が感覚入力を受け，前角が運動出力を出すという背部-腹部の機能の差異はベル-マジャンディ Bell-Magendie の法則とよばれ中枢神経系を通じて共通している）．
　脊髄白質の大部分は上行性・下行性の長距離投射線維からなっており，後索，側索，および前索からなる．後索は，後根の有髄Aβ線維が灰白質内に入らずにそのまま脳に向けて上行していく経路で，内側毛帯を経て視床に上行するので「**後索-内側毛帯系** dorsal column-medial lemniscal system」ともよばれる．視床に至るまで正確な**体部位再現** somatotopy が実現されている．側索，特に背側に近い側には皮質脊髄路をはじめとする多くの下行性投射線維が通り，側索の外側から前索にかけては，上行性線維が多く通る．これらをまとめて「**前索・側索系** anterolateral system」ともよぶ．

---

* 英語では dorsal horn でありほかの例にならえば背角となるが慣例で「後角」とよぶ．「前角」も同様に腹角とは呼ばない．

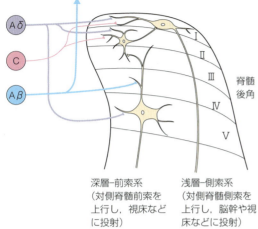

図 8-9 脊髄後角への感覚受容器からの入力と脳への上行性線維
Ⅰ～Ⅴ，脊髄の層分類（Rexed による）．脊髄内の介在ニューロンや分節間投射ニューロンなどからなる脊髄ネットワークは省略もしくは単純化して描いてある．

B 脊髄から脳へ上行する経路と脊髄内に投射する経路

後根神経節を経由して脊髄後根から脊髄後角に到達した一次感覚線維がたどる経路は，大きく 3 種類に分けられる（図 8-10）．

1 ● 後索-内側毛帯系

触覚・固有感覚情報を伝える有髄 Aβ 線維は，そのまま同側の脊髄後索を上行して脳に入る．後索は，第 5 胸髄以上で薄束（第 6 胸髄より下位の後根入力）と楔状束（第 5 胸髄以上）に分かれ，それぞれが延髄の薄束核および楔状束核（これらをまとめて後索核とよぶ）のニューロンとシナプスを形成する．体性感覚情報を直接脳に届ける後索核ニューロンは，正中を交叉して反対側の内側毛帯を上行し，視床の後外側腹側核（VPL）に情報を送る．後索核から VPL に至るまで，正確な体部位再現が維持されている．

薄束核や楔状束核内には抑制性介在ニューロンも存在し，側方抑制回路などによって触覚の部位情報の先鋭化処理がなされている．一方，後索を通る軸索のなかには後索核まで到達せずに上位の脊髄の灰白質に終止するものも少なくなく，固有感覚情報に基づく運動・姿勢の制御などに関与している．

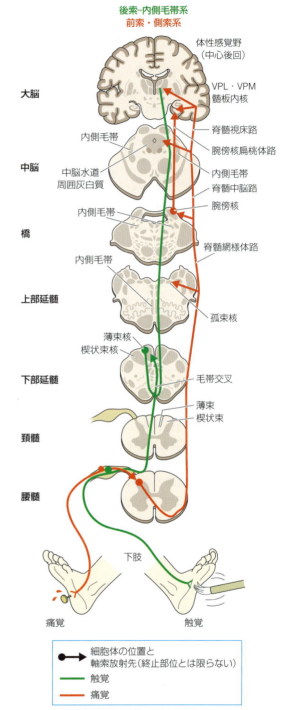

図 8-10 四肢と体幹の体性感覚を脳に伝える 2 つの主な経路
後索-内側毛帯系（主に触覚を伝える）と前索・側索系（主に侵害受容情報を伝える）が，脊髄から大脳皮質までの各段階でどの経路および中継核を通るかを模式的に表したもの．脊髄から延髄の間は，これらの情報が反対側を上行することに注意．

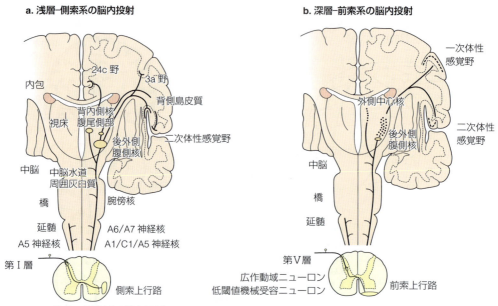

図 8-11　前索・側索系の脳内投射
前索・側索系の上行路をさらに浅層-側索系と深層-前索系に分けて示した模式図（マカクザル）．浅層-側索系は侵害受容や温度情報などに特異的に反応し，情動や自律機能，内分泌機能などに関与する脳部位に投射し，深層-前索系は認知的な痛みにより深く関与する脳部位への投射が多い．詳細は「痛覚系」（→238頁）を参照のこと．

2　前索・側索系

一次求心線維が，脊髄後角のニューロンとシナプスを形成したのち，対側を上行して脳に至る経路である．有髄 Aβ 線維の一部の軸索側枝，そして，有髄 Aδ 線維と無髄 C 線維がこの系に入力する．(1)脊髄浅層に起始し側索を上行する系（浅層-側索系）と(2)脊髄深層に起始し前索を上行する系（深層-前索系）に分類され，それぞれ異なる機能を担う．これらは，(1)外側脊髄視床路系と(2)前脊髄視床路系とよばれることもある（図 8-11）．

a　浅層-側索系

温痛覚や高閾値機械受容情報を伝える C 線維や Aδ 線維の軸索側枝は，脊髄後角第Ⅱ層で後角ニューロンとシナプスを形成する．後角ニューロン群はネットワークを形成して，複雑な局所情報処理を行う．その出力は，後角の浅層の第Ⅰ層に局在する上行性投射ニューロンを介して脳に伝えられる．これらのニューロンは侵害受容に特異的な発火を示し，侵害受容特異的ニューロン nociception-specific neuron（NS）とよばれる．特に C 線維は脊髄浅層にのみ投射し，第Ⅰ層上行性投射ニューロンを介して温痛覚にほぼ特化した情報を脳に伝える．その軸索は入力側の対側の側索を通り，多くの軸索側枝を脳幹の諸神経核に出す．代表的な投射標的には，腕傍核*，中脳水道周囲灰白質，脳幹網様体，孤束核などがある．

b　深層-前索系

低閾値機械受容情報を伝える有髄 Aβ 線維の一部の軸索側枝は，後角の深層（Ⅱ層の最深部〜Ⅴ層）まで側枝を伸ばし，二次ニューロンとシナプスを形成する．触覚による温痛覚の修飾に関与していると考えられている．また，通常は痛み感覚を引き起こさない触覚刺激が激しい痛みを引き起こす「異痛症 allodynia」の発現にも関与していると考えられている．

これらの深層に起始する上行性投射ニューロンは，さまざまなサブモダリティの入力の強弱に応答して発火頻度を変化させるので**広作動域ニューロン** wide dynamic range neuron（**WDR**）とよばれ，その軸索は入力側の対側の前脊髄視床路を通って，視床後外側腹側核（VPL）に投射する．痛みの生じた体部位に関する情報を伝えている．

このように，後索-内側毛帯系と前索・側索系は，それぞれ，入力の同側と対側を上行するため，脊髄の半側が傷害を受けた場合，傷害部位の下位では，傷害

---

* parabrachial nucleus 結合腕傍核とよばれていたが，「結合腕」という解剖学名が使用されなくなっているので，直訳して「腕傍核」とよばれる．

側の触覚・固有感覚情報と，対側の温痛覚・高閾値機械受容情報の障害が生じる．これを脊髄半側傷害症候群（ブラウン＝セカール Brown-Séquard 症候群）とよび，傷害部位の診断上重要である（→図 8-10 を参照）．

3 ● 脊髄前角の介在ニューロンや運動ニューロンとシナプスを形成する経路（脊髄反射系）

固有感覚受容器に起始する軸索側枝は，脊髄後角内で介在ニューロンや前角の運動ニューロンとシナプスを形成し，筋や腱の伸張によって誘発される反射経路を形成する〔膝蓋腱反射（Ⅰa 反射）やⅠb 反射〕．また，Aδ 線維を介した高閾値機械受容器による侵害受容情報は，介在ニューロンを介して，屈筋の収縮と伸筋の弛緩を引き起こし，四肢を体幹に近づける屈曲反射を誘発する．脊髄中間外側核に局在する自律神経系の節前ニューロンを介して侵害受容による自律神経反射の誘発にも関与している．

C 三叉神経系がたどる経路

頭部，顔面部，口腔および舌の感覚は，**三叉神経系** trigeminal system によって中枢に伝えられる．一般に口腔，顔面領域は感覚が鋭敏であるうえに，角膜，舌，歯，ひげなど特殊化した構造を含み，動物によっては探索のために重要な領域である．

三叉神経核は，主知覚核，脊髄路核および中脳路核に分かれる．脊髄路核はさらに吻側 oralis，中間 interpolaris，尾側 caudalis の三亜核に分かれる（図 8-12）．主知覚核は脊髄の後索核に相当し，触・圧覚，深部感覚に関係する太い線維からの入力を受けている．その軸索は内側毛帯に合流し，後内側腹側核（VPM）に終わる．一方，脊髄路核は脊髄後角に相当し，特に尾側亜核は脊髄後角と相同の層構造をもち，触・温・痛覚を伝える太さの異なる線維からの入力を受けている．

Advanced Studies

温痛覚情報と侵害受容情報がまず脊髄後角ネットワークで処理される理由

C 線維と Aδ 線維によって伝えられる温痛覚情報と侵害受容情報は，Aβ 線維による触圧覚情報と異なり，直接脳に入らず，脊髄後角ネットワークで処理を受けたのちに脳まで伝えられる．この違いは，温痛覚情報が，脳に伝えられる前に高度に処理されることを意味している．脊髄後角ネットワークには，これらの一次感覚ニューロンの入力だけではなく，脊髄の異なる分節からの入力，対側からの入力，そして，脳から下行性に投射す

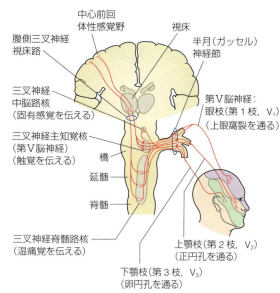

図 8-12　三叉神経系がたどる経路

触・圧覚は主知覚核に伝えられる．ここからの二次感覚線維は脊髄神経と同様，交叉性または非交叉性に上行し，三叉神経視床路または内側毛帯路を経て視床の後内側腹側核（VPM）にシナプスを形成する．一方，温痛覚を伝える線維は下行して三叉神経脊髄路を形成し，三叉神経脊髄路核に入力した後，視床の後内側腹側核（VPM）などに投射する．三叉神経の固有感覚線維は他の感覚ニューロンと異なり中枢に存在する三叉神経中脳路核に細胞体をもつ．
〔大西晃生，他（訳）：臨床神経学の基礎，第3版．p 395，図 15-21．メディカル・サイエンス・インターナショナル，1996 より改変〕

る線維の入力があり，さまざまなモダリティの入力の統合やゲーティング，脳からの下行性線維による受容感度の調整などがここで行われていると考えられている．後角ネットワーク内で，海馬と似たような一次-二次ニューロン間のシナプス伝達の長期増強現象（「wind-up 現象」とよばれる）や，オピオイド類，ノルアドレナリン，または，セロトニンによるシナプス伝達の制御が報告されている．これらは脳からの「痛み」受容の下行性制御や，プラセボ効果の発現などに関与している．病的な状態でのシナプス再構成や異常発芽などの場としても重要である．

 巻末付録　問題 7．脊髄病変と感覚障害 → 1065 頁参照．

C 中枢神経系—脳

後索-内側毛帯系の主な脳内標的は，視床後外側腹側核である．後索を介して伝えられる情報は，後索核，視床後腹側核（VPL および VPM），そして大脳皮質一次体性感覚野まで明瞭な体部位再現性が保たれており，意識的かつ認知的な体性感覚情報が維持されている．

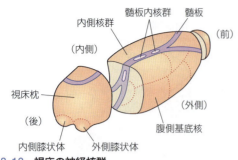

図8-13 視床の神経核群
右側の視床を後外側側から見た図.

一方, 浅層-側索系から視床への投射の多くはVPL, VPMおよび髄板内核に終止するが, 脊髄から視床まで投射する線維は少なくともげっ歯類ではわずかであり, 軸索側枝を介して, 延髄から間脳にいたるさまざまな部位に情報が送られる. サルやヒトでは視床にも多くの投射がある. この系で伝えられる温痛覚や侵害受容情報は, 状況によっては生存に関わる情報であるため, 直接, 辺縁系や視床下部, 自律神経応答などに関与する神経核に送られて, 行動の変化や自律神経, 内分泌などの応答を引き起こす.

A 視床 thalamus

末梢から上行してきたさまざまな感覚情報を大脳皮質に伝える中継点であり, 多数の神経核からなる(図8-13). 神経核の明確な定義や異種間相同性など, 未解決の点も多い. ヒトやサルとげっ歯類では明らかに異なる構造・投射もあり, 必ずしも比較できないことも多い. 体性感覚 somatic sensation に関与する視床内神経核も複数である.

1 後腹側核(腹側基底核群)

主な神経核は, **後外側腹側核**(VPL), **後内側腹側核**(VPM)である. 触覚および固有感覚情報を伝える後索-内側毛帯路の終止核である. VPL(脊髄神経系)およびVPM(三叉神経系)に終止し, 正確な体位置再現性を保ったまま皮質一次体性感覚野に出力する. 核内にも明瞭な体部位再現がある. VPLの外側には, 体幹・下肢から, 内側には上肢からの情報が投射する. ヒト, サルでは, VPMに浅層-側索系の入力が豊富にあるといわれているが, げっ歯類では存在しない. 後腹側核の大部分のニューロンの軸索は, 内包を経て, 一次体性感覚野(SI)の3b野に, 一部は二次体性感覚野(SⅡ)に投射する.

2 髄板内核群

視床を内側部と外側部に分ける内側髄板の中にある神経核群を**髄板内核群**という. 外側中心核, 中心傍核および内側核などからなる前方核群, および, 束傍核や正中中心核などからなる後方核群からなる. 浅層-側索系の入力を受けるが, 後索-内側毛帯路の線維も一部投射する. これらの核のニューロンの受容野は大きく, しばしば半身大にも達する. 主として対側性であるが, 両側を含むこともある. 多くのニューロンは触刺激に応じるが, 温度受容器や侵害受容器からの情報も受ける. 一次体性感覚野の後部や頭頂連合野, 二次体性感覚野の周辺領域, 大脳辺縁系, 帯状回, 島皮質などに投射する. 束傍核は侵害受容に伴う情動や動機づけ, 覚醒反応などに関連して活性化する.

3 後核群

視床枕 pulvinar, **膝(状体)上核** suprageniculate nucleus などからなるが, 動物種差が大きく核としての相同性は十分明らかにされていない. 多数の亜核群からなり, 機能も複雑である. 脊髄からの直接の投射を受けないが視床痛の発症に関与する.

B 視床以外の標的

一般に, すべての感覚情報は視床で中継されるが, 嗅覚や味覚などの原始的な感覚は必ずしも視床を介さずに脳内のさまざまな応答を引き起こす. これの感覚は生存に関係する有害性・有益性に関する情報を伝えており, 体性感覚のなかでは侵害受容情報がこれに相当する.

脊髄後角もしくは三叉神経脊髄路核の侵害受容特異的上行性投射ニューロンは, 浅層-側索系を介して腕傍核に投射し, その後, 腕傍核ニューロンが扁桃体, 分界条床核, 視床下部, などに侵害受容情報を伝える(→図8-19, 240頁参照). げっ歯類腰髄では腕傍核に投射する第Ⅰ層上行性投射ニューロンが95%を占めるという. これらの投射は, 侵害受容時の自律神経系(心拍数や血圧の変化), 内分泌系(ストレス関連ホルモンの分泌), 情動系(扁桃体を介した恐怖学習)など, 侵害受容に伴って視床〜皮質系を介さずに生じるさまざまな本能的身体応答に関与している. また, 脊髄後

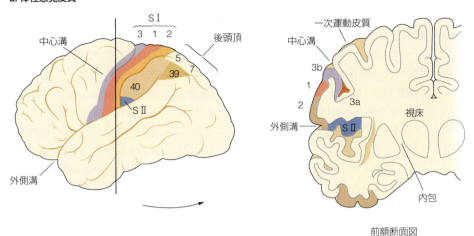
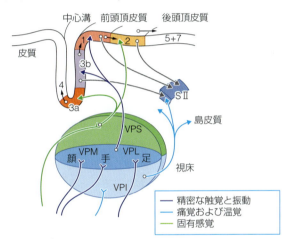

図 8-14　体性感覚野の位置と入出力
ヒト体性感覚野の位置(**a**)と視床から一次体性感覚野へ，および，一次体性感覚野内での情報の流れ(**b**)．太い矢印は主な軸索投射を，細い矢印は副次的な投射を示す．SI（一次体性感覚野）は，Brodmann 1 野，2 野，3a 野，3b 野からなる．

角への下行性投射を介した**下行性疼痛制御**などに関わっており，侵害受容情報が，触覚や固有感覚などの体性感覚とは別の経路で，有害情報として脳に伝えられ，視床・皮質系を介さない脳の応答も引き起こすことを意味している（➡「痛覚系」，238 頁参照）．

溝）に沿った頭頂弁蓋の内壁には，**二次体性感覚野** secondary somatosensory area（SⅡ）が局在している（図 8-14）．これらにおける情報処理機構は，主に，サルにおける記録・刺激実験，ヒトにおけるてんかん治療のための開頭下覚醒下刺激実験，ヒトにおける経頭蓋磁気刺激実験，および，ヒトにおける脳機能画像化によって明らかにされてきた．

D　大脳皮質体性感覚野

視床後腹側核群ニューロンの最も主要な投射先は大脳皮質の体性感覚野である．頭頂葉中心後回には，**一次体性感覚野** primary somatosensory area（SⅠ）が，また，その外側部後方の外側溝（シルビウス Sylvius

A　一次体性感覚野（SⅠ）

SⅠはブロードマン Brodmann の細胞構築的区分の 3a 野，3b 野，1 野，および 2 野からなる．3a 野および 3b 野は，顆粒細胞の多い典型的な異型皮質である

が，1，2野は顆粒細胞が少なく，錐体細胞の発達した同型皮質である頭頂連合野に近くなる．

3b野は，視床後腹側核群（VPL，VPMおよび下後腹側核；VPI）のニューロンからの直接的入力を受け，皮膚受容器からの感覚情報に応答する（図8-14）．視床での体部位再現が厳密に保たれている．Merkel触盤-神経複合体やMeissner小体からの圧力や振動情報は，3b野のニューロンを興奮させる．破壊すると，触覚弁別が障害される．

3b野ニューロンは，1野および2野に投射する．1野ニューロンも2野に投射している．一方，3a野および2野には視床後腹側核からの関節や筋など由来の深部感覚情報が入力する．したがって，2野は，視床からの深部感覚情報，SIの3a野からの間接的体性感覚情報，そして，3b野と1野を介した皮膚からの非侵害受容性情報のすべてを受け取り，これらに基づいた統合的情報処理を担う．

3b野から，より高次の領域に情報が送られるたびに受容野は広くなる．皮膚をなでる刺激をしたとき，3b野のニューロンはその方向や速度への特異性を示さないが，1野や2野のニューロンはこれらに対する特異性を示すため，異なる皮膚上の位置からの情報の統合が行われていると考えられる．2野のニューロンのなかには，手に触れた物体の動きそのものによって発火するもの，手のひらの上での特定の方向への動きに対してのみ発火するもの，特定の指の上を上下する動きに応答するものなど，複雑な触覚入力に対する特異性を示すものがある．多くの部位の触覚受容器入力に基づいた高次の計算が行われていることがわかる．SIはSIIに投射するとともに，加えて，後方の5/7野（後頭頂皮質），そして4野（一次運動野）に投射する．

B 二次体性感覚野（SII）

SIIは，頭頂弁蓋の内壁にあり，SIのすべての領域から投射を受ける（図8-14）．Brodmannの脳地図の43野に相当する．SIからの入力に加えて，後腹側核群（主としてVPI），後核群（PO），髄板内核群の中の外側中心核（CL）などからの投射を受けており，非侵害性の感覚情報だけではなく，侵害性の情報を含む多様な体性感覚情報を受けている．手に持った物体の大きさや形の分析，触覚による形や触感の分析に必須である．サルでは，SIIの破壊によって触覚による

形や触感の分析ができなくなるが，SIのニューロンの触覚応答には変化がない．このことからのSIIはSIの高次にあたることがわかる．対側のみならず同側にも受容野があり，左右両側からの脳梁を介した情報が収斂している．

SIIからは，4野（一次運動野），島皮質，そして7野などへの投射があり，触覚情報がさらに高次の中枢に送られる（図8-14b）．これらの投射は，触覚に基づく記憶の形成にも関与し，情報は頭頂連合野に送られ，手に触れたものの形や感触の記憶の形成に関与する．また，視覚や平衡感覚などとの連合も生じる．

C 体部位局在性再現

皮質体性感覚野の最も重要な性質は，皮質上に体部位が完璧に再現されていることである．すなわち，末梢触覚・固有感覚の一次求心線維から3b野まで，途中の中継核で体部位情報が維持されたまま感覚情報が送られる．

ペンフィールドW. G. Penfieldらは，てんかん患者の発作焦点を電気生理学的に同定するため，頭部局所麻酔下に全身麻酔を解除し，露出した大脳皮質を電気刺激してその応答を患者に訊ねた．被検者は覚醒しており，そのときに感じたことを口述できる．大脳皮質中心後回（SI領域）を電気刺激すると，反対側のある体部位に局在する接触感，あるいは圧迫感が報告され，刺激する場所を変えると，感覚の生じる体表部位も移動した．刺激します，と告げて通電刺激しないときには無応答であったという．このことから，体表の各部位から皮質表面への順序立った投射があるという考え方が生まれた．これを体部位局在性再現somatotopic representationという．このような検査結果に基づいて，図8-15のような，大脳皮質の前額断面上に感覚を受ける部位を模式的に描く図が作られた．SIの広い部位を興奮させる体部位は大きく描かれる．これは，健常人から得られたデータではなく，また，電気刺激法を用いていたため，通過線維などを刺激した影響を除外できないという問題があったが，その後，経頭蓋磁気刺激，あるいは，機能的MRIなどの方法で，この所見の正しさが健常被検者においても確認された．

D 皮質機能コラム構造

大脳皮質における情報処理は，垂直のコラム（柱状）の構造を基本単位としている（→第11章，298頁参照）．このような基本単位コラムの存在は，体性感覚，特に触覚の情報処理においてもサルやげっ歯類で確認されている．サルではそれぞれのコラムは500μm程度の幅で，皮質の表層から6層までの垂直の柱の中に同一部位の同種の受容器群の興奮に応答する局所神経回路が局在している．1つのコラムは，圧力や振動というような1種類の受容器に起因する感覚に応答し，隣接したコラムは同じ部位からの，あるいはわずかにずれた部位からの異なる種類の感覚に応答する．

このようなコラムの性質が最も詳細に解析されているのは，げっ歯類のヒゲの入力を受ける一次体性感覚野である（図8-16）．げっ歯類のヒゲの毛包にはMerkel触盤が付着しており，ヒゲにかかる圧力は，Aβ線維を介して三叉神経主知覚核，視床VPMを介して一次体性感覚野の1つのコラムに投射する．このコラムが集合した一次体性感覚野の領域をバレル（樽状）皮質とよぶ．すべてのヒゲには番地が付されており，それぞれを受容野とするバレルが同定されている．図8-15のような身体の各部位からの感覚を処理する部分のSIにおける面積の違いは，主に，各部位の触覚情報を処理するコラムの数に比例すると考えられる．サルでは指の触覚に対応するSIのコラム数が体幹部より3倍近く多い．

E 高次体性感覚野の機能と運動との連合

末梢の受容器に生じた機械受容情報は，脊髄，視床，そしてSIの4領野での処理を経て，より統合的かつ抽象的な表象を作り上げていく．これらは，ボトムアップなプロセスだが，さらにSIIに至り，触覚に関連したニューロン活動は，注意や目標などのほかの脳部位からの影響も受ける．大脳皮質において，触覚に関する複雑な知覚・認識がどのように形成されるのか，という疑問に答える知見の大部分は，ヒトにおける機能イメージング（機能的MRIやポジトロン断層法），体性感覚野に損傷を受けた患者の臨床所見，そして，サルにおけるニューロン活動の記録，などから得られたものである．これらの研究の結果から，視覚

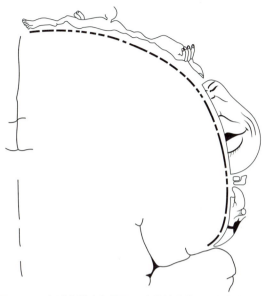

図 8-15 大脳皮質中心後回一次体性感覚野の前額断上に体部位地図を模式的に描いたW. G. Penfield と T. Rasmussen らによる「ホムンクルス」

Penfieldらは，治療目的のために局所麻酔下に開頭したてんかん患者の大脳皮質から電気活動を記録してこの図のもとになるデータを得たが，この図は近年，機能的MRI法を用いて観察結果を再確認（一部修正）したもの．
〔Kell CA, et al：The sensory cortical representation of the human penis：revisiting somatotopy in the male homunculus. J Neuroscience 25：5984-5987, 2005 より転載〕

などと同様に触覚情報処理においても頭頂葉の背側領域と腹側領域がそれぞれ触覚認知の異なる側面を分業して担当していることがわかってきている（→第21章，458頁参照）．

例えば，SIIから島皮質・側頭葉に至る情報の経路は，触覚に関連した記憶の成立に関係していると考えられる．具体的には，ポケットの中に手を入れるだけで自宅の鍵とコインを識別することができる．さらに，上頭頂皮質（Brodmann 5野および7野）や下頭頂皮質（39野および40野）は，固有感覚の情報を統合するとともに運動の調整にも関与し，感覚と運動の連関において重要な働きを担う．この立場から，これらの連合野を体性感覚運動皮質とよぶこともある．

3b野の損傷は，対応する身体地図の部位の触覚を障害するが，1野の損傷は触感の認知を，2野の損傷は触っているものの大きさや形の認知を障害する．SIIの障害（サル）は新規の物体の触覚弁別を障害し，5野の切除（サル）は適切な手の形を作ってモノに触れる能力を障害する．このように，統合された高次の体性感覚情報は，姿勢や随意運動の制御にも必須であり，

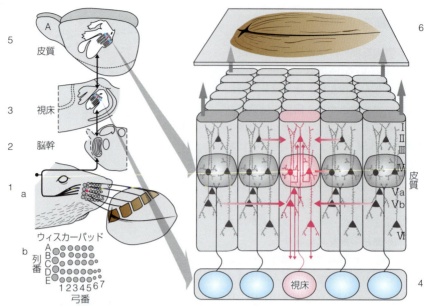

図 8-16 顔面部から皮質体性感覚野にどのように体部位地図が維持されたまま情報が伝えられていくかを描いた模式図

げっ歯類では，顔面のヒゲの一本一本（図左下部 1a）がウィスカーパッドと呼ばれる顔面上の正確な位置に生えており，部位に対応した正確な座標が付けられている（1b）．ヒゲの微妙な動きは毛根部の Merkel 触盤によって一次求心神経の興奮に変換され，三叉神経主知覚核（2）を介して毛帯を経て視床 VPM に送られる（3）．視床 VPM の中に対応したヒゲの座標に対応した体地図が保たれている．視床皮質ニューロン（4）は，正確に皮質体性感覚野のコラム（「バレル皮質」と呼ばれる）に投射し（5），その結果，一次体性感覚野のコラムは，ヒゲの座標に対応した体部位地図を保つ（6）．

〔Schubert D, et al：Mapping functional connectivity in barrel-related columns reveals layer-and cell type-specific microcircuits. Brain Struct Funct 212：107-119, 2007〕

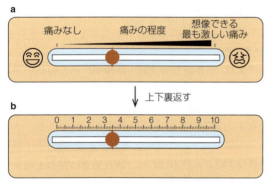

図 8-17 visual analog scale（VAS）の検査用スケールの例

a 面を被検者に示し，現在感じている痛みに相当する痛みの強さにスケールを動かしてもらう．上下を回転して裏返した b 面には 100 mm のスケールが記してあり，カーソルの位置を mm 単位で検者が読み取る．その値を主観的な痛みの指標として用いる．

滑らかな運動の障害が，高次体性感覚野の傷害に起因していることもしばしば経験することである．

F 痛覚系

痛みは，ほかの体性感覚と異なり，警告・防御システムとして，個体の生存可能性を高める重要な役割を果たしている．**先天性無痛無汗症（遺伝性感覚性自律神経性ニューロパチー 4 型/5 型）**[*] の患者は無髄 C 線維系を欠いており，末梢の侵害受容情報が中枢に送られないため，組織損傷を検出できず，口腔内の咬傷や骨折を繰り返し敗血症などの生命のリスクを多く経験する．痛みが生存に有益であることを物語っている．一方，痛みは，患者が医療機関を訪れる最も主要な動機であり，その際，痛みを何らかの方法で取り除くことが医療者に期待される．

国際疼痛学会は，痛みを**「実際の組織損傷もしくは組織損傷が起こりうる状態に付随する，あるいはそれに似た，感覚かつ情動の不快な体験」**と定義している．

[*] 神経栄養因子チロシンキナーゼ型受容体遺伝子などの多様性を背景とする常染色体潜性（劣性）遺伝疾患．

表 8-2　代表的な侵害受容関連分子の例

侵害刺激の分類		侵害刺激・物質	受容分子
熱刺激		43℃以上の高温	TRPV1, TRPV2, ANO1
		17℃以下の低温	TRPA1, TRPM8
機械刺激		組織を傷害しうる強い機械刺激 （高閾値機械受容）	未確定（ENaC?, ASIC チャネル？, PIEZO, TRPV4 など）
化学刺激	細胞傷害関連物質	ATP, H^+	P2X 受容体，ASIC チャネル，TRPV1, TRPA1 など
	炎症関連物質	CGRP ヒスタミン セロトニン ブラジキニン プロスタグランジン Mrg ペプチド IL-1β, NGF, TNF-α, IL-6 など	CGRP1 受容体 H_3 受容体など 5-HT_2, 5-HT_3 受容体など B1/B2 受容体 プロスタノイド受容体ファミリー Mas 関連 G タンパク質共役型受容体（Mrgpr）ファミリー チロシンキナーゼ型受容体群

さらに「痛みは常に主観的なものである．身体上の感覚であるとともに，常に不快でそれがゆえに情動的な体験である」と解説されており，痛みの訴えが，必ずしも身体の傷害を伴わずに生じうること，また，必ずしも感覚と連動してないことを物語っている．痛みは主観的なものであり，同じような傷害があっても個々が訴える痛みは異なっている．患者における痛みの評価は，図 8-17 のような visual analogue scale（VAS）などの，主観的な痛みを数値として表現することによって行われる．このような評価は鎮痛薬の薬効評価にも用いられている．主観的な警告信号としての痛みは必ずしも生理的な指標では表現できない．

痛みの訴えがどのように成立するか，あるいは，そのために動物やヒトの行動や身体状態がどのように影響を受けるか，という問題は，体性感覚の分析・研究のみによっては解決できない．後述するように，情動や認知に関わる脳の広範な領域の活性化が「不快な感覚的・情動的体験」としての痛みに関与する．

一方，かゆみも，痛みと類似の性質を有し，かなりの部分共通の神経システムによって処理されているため言及する．

① 侵害受容と上行性経路

組織の損傷を起こす，あるいは，起こす可能性がある刺激を**侵害刺激** noxious stimulation といい，その検出と伝達を**侵害受容** nociception という*．侵害受容に関わる受容体分子を**表 8-2** に示した．これらは，

---

* 侵害受容は，組織の傷害などの情報を特異的機構と経路を介して脳に伝え，「不快な感覚的・情動的体験」としての痛みを引き起こすきっかけとなる．

(1)組織を傷害するような高温や低温の熱刺激，(2)組織・細胞を傷害しうる強い機械刺激，ならびに，(3)細胞傷害が生じたときに遊離・放出される物質や炎症に関連した物質（化学刺激）を検出する機能分子からなり，その活性化の結果として直接的に細胞興奮が生じたり（イオンチャネル型），興奮性を高めるような分子修飾を起こしたり（G タンパク質共役型）する．これらを**侵害受容器** nociceptor とよび，そのニューロンを**一次侵害受容ニューロン**とよぶ．

一次侵害受容ニューロンの軸索には，有髄 Aδ 線維，および，無髄 C 線維がある．Aδ 線維をもつ一次侵害受容ニューロンは，主に高閾値の機械受容，もしくは，43℃以上の熱刺激に応答する．これに対し，C 線維をもつ一次侵害受容ニューロンは，これらの侵害刺激のいずれに対しても応答するため，ポリモーダル受容器とよばれる．

自由終末で発生した活動電位は，一次侵害受容ニューロンの軸索と後根神経節を経て脊髄後角もしくは三叉神経脊髄路核まで到達する．C 線維は主に第 II 層の浅層に，Aδ 線維は主に第 I 層と深層の第 V 層に投射し，二次侵害受容ニューロンとシナプスを形成する（図 8-9）．脊髄後角の中には，①一次侵害受容ニューロン終末，②興奮性および抑制性介在ニューロン，③上行性投射ニューロン（第 I 層と第 V 層に局在），あるいは，④下行性制御関連ニューロン，などからなる複雑なネットワークが形成されており，侵害受容情報をどのように上位中枢に伝えるか（gating）を多重かつ複雑に制御している．

脊髄後角の第 I 層には**侵害受容特異的ニューロン** nociception-specific neuron（NS）が存在し，*in vivo* の記録で，侵害刺激が与えられたときに特異的に応答し

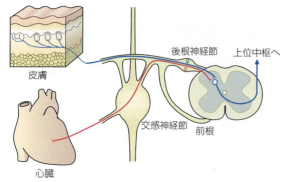

図 8-18　内臓痛と関連痛の発生機序
皮膚からの感覚情報は後根を通り，脊髄後角に終止する．一方，内臓からの痛覚は脊髄神経や迷走神経，骨盤神経とともに後根に入り，脊髄後角に終止する．内臓からの一部の線維は皮膚から入力を受ける同じ後角神経細胞に終止する．

て発火する．多くが上位中枢への投射ニューロンである．また脊髄後角深層には**広作動域ニューロン** wide dynamic-range neuron（WDR）が存在し，弱い機械刺激から強い機械刺激までに対し連続的に発火頻度が増える．機械刺激による侵害受容の強度をコードしていると考えられている．

図 8-10 に示した後索-内側毛帯系では，末梢から体性感覚野に至るまで明確な体部位地図が保たれ，触覚などが生じた部位が正確に認知されるが，前索・側索系によって伝えられる侵害受容情報の部位情報は不正確である．これは主に，同じ侵害受容ニューロンが，広範な皮膚と内臓領域を支配しているという解剖学的特性や，脊髄後角内での興奮性入力の収束により，結果として同一の中枢ニューロンが異なる部位からの入力によって興奮するなどの機構によるものである．特に，C 線維によって伝えられる侵害受容情報が中心となる内臓からの侵害受容情報に関して，このような部位情報の不正確さが際立っている．心臓や消化管などの内臓の障害，あるいは，腹壁や腹膜の炎症が，体表皮膚の痛みとして訴えられる**関連痛** referred pain もこのような機構によって生じると考えられている．狭心症や心筋梗塞の患者がしばしば胸部や左腕に痛みを訴えることはよく知られており（**放散痛**），診断のヒントとなる．また，脊柱の椎間関節の異常が，上・下肢痛，腰痛などを引き起こすこともあり，患者が痛みを訴える部位に病因があるとは限らないことも知っておく必要がある（図 8-18）．

巻末付録　問題 6．関連痛 → 1064 頁参照．

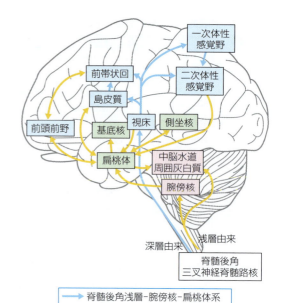

図 8-19　痛みの脳内マトリクス
脊髄後角浅層や三叉神経脊髄路核の侵害受容特異的ニューロンのうち，脳に投射するニューロンの多くは腕傍核を標的とし，視床を主な標的とする脊髄後角深層の広作動域上行性投射ニューロンとは異なる脳領域を活性化する．これらの領域の違いはそれぞれ痛み体験の異なる側面（情動的・認知的・感覚的）に関わる．

❷ 痛みのマトリクス

侵害受容は痛みの原因とはなりうるが，それだけでは「痛み」とは言えない．侵害受容の存在しない痛みも臨床医学的には少なくなく，また，患者の痛みの訴えは，必ずしも侵害受容の程度とは一致しない．後述する**慢性痛** chronic pain では，侵害受容の原因が治癒したのちも痛みの訴えが残る．

PET 法や機能的 MRI 法などの脳機能画像化手法の発展によって，侵害受容によってさまざまな脳領域が活性化することが明らかにされてきた．これらの脳領域を，集合的に**痛みのマトリクス** pain matrix とよぶ（図 8-19）[*]．これらの領域は，この章で学んできた体性感覚によって活性化する部位だけではなく，情動などに関与する領域などを含んでいる．体性感覚に関連した領域として，視床，一次，二次体性感覚野など

---
[*] これらの脳部位は他のさまざまな機能にも関与しており，どれ 1 つとして痛みだけに関与している部位はない．このことから「痛みのマトリクス」という表現はこれらが「痛み中枢」であるという誤解を招くので避けたほうがよいという意見もあるが，本書では「痛みによって活性化することが報告されている脳部位」という意味でこの呼称を使う．

が，また，情動などに関連した領域として，前帯状回，島皮質，側坐核，扁桃体，前頭前野などが，侵害受容によって活性化される部位として多く報告されている．図 8-20 は，手背に与えた侵害性電気刺激によるさまざまな脳部位の応答を脳磁図法で記録したものであり，体性感覚野だけではなく島皮質や帯状回皮質，そして，内側側頭葉（扁桃体などに由来）で大きな反応が生じることがわかる．また，同様の急性の侵害刺激によって痛みのマトリクスに属する脳内の広範な部位が活性化することが機能的 MRI 法（→ 第22章，470頁参照）を用いた多くの研究で明らかにされている（図 8-21）．

痛みには感覚としての成分，情動としての成分，および，認知としての成分があると表現されることがある．これらは，それぞれ脳の異なる部位の活動を背景にしており，これらの痛みのマトリクスの構成部位が複雑に影響を及ぼしあうことによって，その定義にある「不快な感覚的・情動的体験」が成立すると考えられる．さらに，生物学的には，防御反応や逃避反応に関与する自律神経系，内分泌系などに関係する脳構造も強く活性化され，警告信号としての機能を果たす．

3 下行性疼痛制御系

同じ個体が受けた同じ傷害でも，さまざまな状況に応じて訴える痛みの強さは変化する．何かに夢中になっているときや宗教的な状態では同じ侵害刺激を受けても痛みを感じない，とか，あるいは，医師が診察をして処方をするだけで，効果がない物質も強い鎮痛作用を示す（いわゆるプラセボ効果 placebo effect）など，傷害の強さと痛みの訴えが対応しないという事例は多く知られている．痛みは主観的なものであるので，これらは，状況による「主観の変化によるもの」とも解釈されうるが，脳からの命令によって，脊髄や延髄レベルで痛みの感受性を制御する神経機構の存在が示されてきており，その作用によって，侵害受容情報が上行性投射系のいずれかの段階で抑制され，脳に届きにくくなる可能性が示されている．これを**下行性疼痛制御系** descending pain modulatory system とよぶ（図 8-22）．前頭皮質，扁桃体，前帯状回，視床下部，中脳水道周囲灰白質，縫線核（吻側延髄腹内側部ともよばれる），あるいは，青斑核などの刺激によって選択的な痛みの抑制がみられる．図 8-22 に示すように青斑核からのノルアドレナリンと縫線核からのセロト

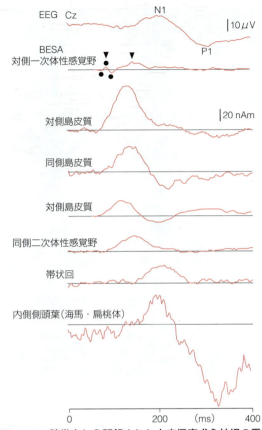

図 8-20 健常人から記録された上皮侵害求心神経の電気刺激に対する脳波（EEG）およびさまざまな脳部位の脳磁図（BESA）応答

BESA のそれぞれは双極子解析によって得られた各電流発生部位の波形．
〔Kakigi R, et al：Electrophysiological studies on human pain perception. Clin Neurophysiol 116：743-763, 2005〕

ニンを含む線維は，脊髄後角に下行し，一次侵害受容ニューロンと二次ニューロン間のシナプス伝達や後角ニューロンの興奮性を抑制する．オピオイド受容体の活性化は，脊髄後角や中脳水道周囲灰白質などのニューロンの活動を変化させ，疼痛を抑制する．麻薬性鎮痛薬の作用機序の一部と考えられる．

4 病態における感作

痛覚系のもう 1 つの重要な要素は，その可塑性である．特に，「警告・防御システム」としての痛みは，正常時に侵害受容情報を脳に伝えるだけではなく，今，身体に生じている傷害や炎症などの病的な状況を反映してその機能を変化させ，その警告機能をより効果的に発揮するように適応する．また，その変化が，

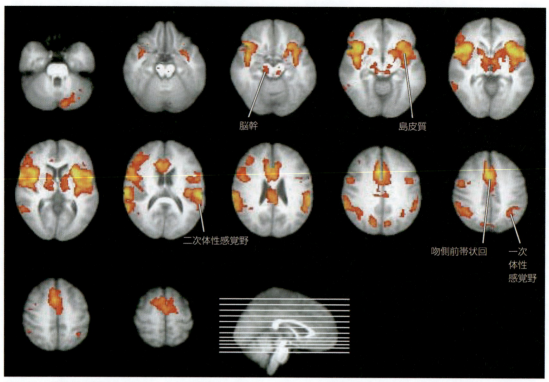

図 8-21　高温侵害刺激を与えたときに観察される急性痛に関連した脳活動（機能的 MRI によって計測した BOLD 信号が上昇した領域）
代表的な領域の名前を示したが名前を示していないそれ以外の部位，特に大脳辺縁系の活性化が認められる．中央最下段の図は 12 の断面像に対応する面．これらの領域は「急性痛」に関与している．
〔Bingel U, et al：Imaging CNS modulation of pain in humans. Physiology 23：371-380, 2008〕

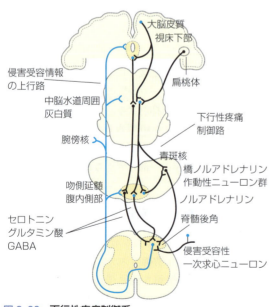

図 8-22　下行性疼痛制御系
吻側延髄腹内側部（縫線核）からは，侵害受容応答を増強する On ニューロンと抑制する Off ニューロンが記録される．

器質的な原因なく痛みそのものが患者を苦しめる**一次性慢性痛** primary chronic pain をもたらすと考えられている．

1　末梢性感作 peripheral sensitization

傷害や炎症によって，末梢の自由神経終末上の侵害受容関連分子の変化が生じる．これを**末梢性感作**とよぶ．組織の損傷や炎症によって ATP やブラジキニンなどのさまざまな炎症関連メディエーターが細胞外に遊離・放出され，それぞれの受容体の活性化を介して TRPV1 チャネルの温度感受性を変化させることが明らかにされている．これは，炎症下で正常体温が持続性の疼痛をひき起こすメカニズムと考えられている．他に，傷害によって電位依存性チャネルの発現分布が変化することによって自発性の発火が生じ，自発痛を引き起こす可能性が示されている．

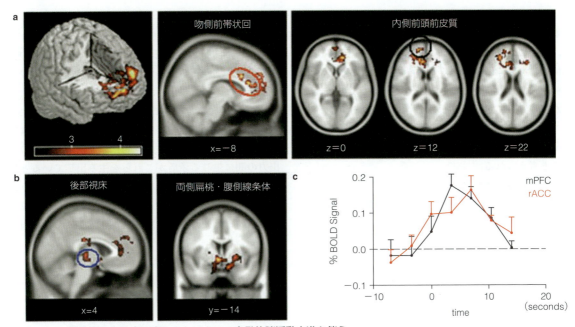

図8-23 慢性痛の自発痛は痛みマトリクスの自発的脳活動亢進を伴う
慢性腰痛の患者が自発的に生じる痛みを訴えている際に生じている脳活動の亢進を機能的MRIで記録したもの．慢性痛の1つの症状である自発痛においては痛みのマトリクスのさまざまな部位（aでは前帯状回，前頭前皮質，bでは後部視床，両側扁桃体など）が自発的に活動亢進を示すことが明らかになった．cは，痛みの訴えとBOLD信号の時間的関係を示したもの．
〔Baliki MN, et al：Chronic pain and the emotional brain：specific brain activity associated with spontaneous fluctuations of intensity of chronic back pain. J Neurosci 26：12165-12173, 2006〕

2 中枢性感作 central sensitization

神経可塑性が記憶や学習の重要な分子・細胞機構であることは第22章で学ぶが（→479頁），侵害受容情報を伝える神経回路や痛みのマトリクスでも持続的な傷害や炎症による神経可塑性がみられる．侵害刺激を受容しやすくすることによって，傷害部位をさらなる侵襲から守り治癒を促す効果があると想像されている．さらに，脊髄だけではなく，上位の中枢の痛みのマトリクスの神経回路でもシナプス伝達の増強が生じ，情動行動の変化や痛みに対する感受性の変化などが生じる．このような中枢性の機構による痛み感受性の増大を**中枢性感作**という．ヒト慢性痛患者でも，痛みのマトリクス間の機能的結合が変化していることが機能的MRI法で示されており，このような可塑的変化が難治性の慢性痛の特徴である（図8-23）．

5 さまざまな痛みの訴えとその機構

痛みは常に主観的である．どのようにヒトが痛みを訴えるか，また，どのような直接的原因によってその痛みは訴えられているかによって，臨床上痛みは分類される．

A 急性痛 acute pain と 慢性痛 chronic (persistent) pain

急性痛（急性疼痛）は，侵害受容などによって直接的に生じ，その原因の除去を促すため，警告信号としての意義がある「生理的」な痛みである．一方，慢性痛（慢性疼痛）は3か月以上にわたって持続，もしくは，再発する痛み（国際疾病分類11版）と定義される．原因となる傷害や疾患の治癒後に生じることも，原因が同定できないこともある．日本だけではなく，欧米諸国で慢性痛の有病率は20%を超える．

B 侵害受容性疼痛 nociceptive pain，神経障害性疼痛 neuropathic pain，および痛覚変調性疼痛 nociplastic pain

侵害受容性疼痛は，侵害受容器の興奮による痛みの訴えであり，急性痛にしても慢性痛にしてもその原因の除去が治療には重要である．一方，**神経障害性疼痛**

は体性感覚に関係する神経系に発生したなんらかの病的な異常が原因となって生じる．痛みを訴える部位は，傷害のある部位ではない．脊柱管狭窄症は，傷害部位ではなく，下肢などの痛みとして訴えられる．末梢神経系，脊髄，脳などさまざまなレベルでの神経障害が痛みとして訴えられる．脳卒中を経験した患者の多くが訴える**卒中後痛** post-stroke pain や**視床痛** thalamic pain などもこのような神経障害性疼痛の一種であると考えられる．

侵害受容器の活性化も神経障害も存在せずに訴えられる第3の痛みの機構として，**痛覚変調性疼痛**が提唱されている．傷害や炎症，ストレス，心理社会的因子，などさまざまな要因により痛覚システムや経路に可塑的な変調が生じ，痛みを生む．痛み情動神経回路のシナプス可塑性や下行性神経回路の可塑的変化など，さまざまなメカニズムが提唱されている．線維筋痛症や非器質性腰痛などの痛みの機構と考えられている．

C 痛覚過敏 hyperalgesia と異痛症（アロディニア）allodynia

同じ強度の侵害刺激に対する応答が健常時よりも増強することを**痛覚過敏**と呼び，通常は痛みとして認知されない触覚・温覚などが，痛みとして感じられる症状を**異痛症**という．異痛症は侵害受容一次求心神経の閾値低下を伴うこともある．いずれも傷害や炎症の二次的結果として生じる病的な状態でみられるが，中枢性の機能変化によってもこれらの症状が生じる．

Advanced Studies

鎮痛薬とオピオイド受容体

ケシから抽出したモルヒネが顕著な鎮痛作用をもつことから，生体内にはモルヒネと結合する受容体が存在すると考えられ，μ，δ および κ 受容体が同定された．次にそれらの受容体の存在から内因性のモルヒネ様物質（オピオイド opioid）の存在が推測され，エンケファリンをはじめダイノルフィン，β エンドルフィンなどが発見され，内因性オピオイドペプチドと総称された．モルヒネ，あるいはその類縁体は，今でも，最も強力な鎮痛薬として用いられている．

その後，痛覚伝達系には多くのペプチドの関与が知られるようになった．サブスタンス P をはじめ，CGRP，ソマトスタチン，ニューロペプチド Y（NPY），ガラニン galanin など多くのペプチドが見出されている．これらの侵害受容やその制御における意義はまだ十分明らかではない．

D 幻肢痛 phantom limb pain

さらに，切断して存在しない上肢もしくは下肢の特定の部位に痛みを訴える**幻肢痛**にも中枢性の機能変化が関与している．四肢だけではなく，乳房切除，抜歯，関節離断などによって切断された部位にも生じる．存在しない四肢の存在や感覚を感じる**幻肢**とは異なる現象であるが，体性感覚系，視覚系，運動系の入出力の間に生じる矛盾がこれらを生み出していると想像されている．これらの神経系の再構築を促すようなリハビリテーションによって，特に大脳皮質の部位局在地図の書き換えが生じ，症状が軽減することが報告されている．

E 内臓痛

消化管，膀胱，子宮などの管腔臓器では，内壁の拡張や，平滑筋の強い収縮が，あるいは，その他の胸郭・腹腔内臓器では腸間膜の牽引，虚血，あるいは，炎症性メディエーターなどが痛みを誘発する．皮膚・体表や筋・関節の痛みとは異なり，損傷や熱刺激などは，一般に痛みを引き起こさない．「のど元過ぎれば熱さを忘れる」とのことわざもこのような内臓痛の特徴を物語る．無麻酔で，内視鏡下の消化管内腔切除あるいは焼灼が可能であることもこのような性質による．内臓痛は，部位限局性が低く，しばしば，原因臓器の部位ではなく，体表・皮膚に「放散」するので，診断上，注意が必要である．加えて，内臓痛は，体性感覚痛よりも強い情動応答・自律神経応答を誘発する．内臓支配の知覚神経の多くが C 線維であることが原因であると考えられる．脊髄神経だけではなく，迷走神経・骨盤神経などの副交感神経系に付随した求心路も関与する．

6 かゆみ

かゆみ itch（瘙痒 pruritus）は，「瘙痒行動，もしくは，掻きたいという衝動を起こさせる，皮膚と一部の粘膜の不快な感覚」と定義される．かゆみは瘙痒によって解消され，むしろ快感を誘発する．刺激性の物質や物体が皮膚に接触し続けることを妨げる一種の侵害防御応答であり，痛みと類似の神経回路が関与している．アトピー性皮膚炎や乾燥肌などでは慢性的に病的なかゆみが生じる．このような病的な状況での瘙痒

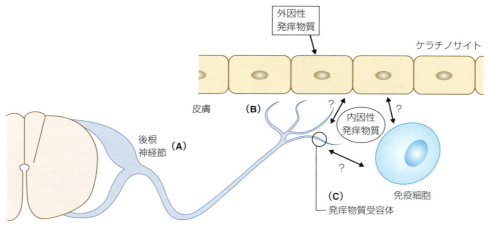

図 8-24 かゆみの発生に関与する末梢機構
後根神経節(A)に細胞体を持つニューロンの軸索はC線維で，上皮組織中に自由神経終末を分布する(B)．外因性発痒物質は直接この終末に発現する受容体分子群(C)を活性化するか，ケラチノサイト，もしくは，免疫系の細胞が発現する受容体を活性化して内因性の発痒物質の遊離を促し，それが神経終末の受容体を活性化する．その結果，情報が中枢神経系に伝えられる．外因性発痒物質に加えて，皮膚細胞，免疫細胞，神経細胞の間のクロストークがかゆみを生み出している．
〔Bautista DM, et al：Why we scratch an itch：the molecules, cells and circuits of itch. Nat Neurosci 17：175-182, 2014〕

行動の意義は明らかではない．

かつては，かゆみは痛みの弱いもので，掻くことによってかゆみを痛みに変えることによってかゆみの不快感を解消する，と説明されていたことがあった．しかし，熱刺激や機械刺激に鋭敏に応答する侵害受容C線維が，瘙痒行動を強く誘発するヒスタミンによって興奮しないという事実，あるいは，痛みを抑制するモルヒネがかゆみを増強する実験成績などが積み重ねられ，両者が異なる神経機構を介して生じていると考えられるにいたった．

かゆみを引き起こす刺激は大きく外因性と内因性に分類される(図8-24)．皮膚に対するさまざまな刺激が上皮のケラチノサイトを刺激し，直接的にさまざまな**瘙痒原因物質** pruritogen を遊離させたり，免疫細胞を誘因・活性化して内因性の瘙痒原因物質(ヒスタミンなど)の遊離を引き起こしたりする．

かゆみを引き起こす分子機構には，(1)ヒスタミン性，および(2)非ヒスタミン性の2種類があり，これらは，それぞれ，抗ヒスタミン薬(ヒスタミンH_1受容体遮断薬)でかゆみが収まるかどうかで判別される(したがって，それぞれを抗ヒスタミン薬非抵抗性，および，抵抗性，とよぶこともある)．

実験的かゆみモデルとして，ヒスタミン(ヒスタミン性)，および，ハッショウマメ(*Mucuna pruriens*)もしくはクロロキン(非ヒスタミン性；抗リウマチ薬として用いられるがかゆみは重篤な副作用)が用いられる．ヒスタミンは，生体内で合成されてマスト細胞から放出され，自由神経終末のヒスタミン受容体(主にH_1受容体)を活性化する．一方，クロロキンやハッショウマメは，それぞれ Mas-related G protein-coupled receptor member A3 (MrgprA3)あるいは protease-activated receptor (PAR)などを活性化する．このほかにも，**Mas関連Gタンパク質共役型受容体ファミリー分子**(MrgprC11，MrgprDなど)が広く瘙痒情報受容に関わっているが，その生体内リガンドは明らかではない．ほかにも，さまざまな瘙痒原因物質を検出するさまざまな受容体が自由神経終末に発現している．それぞれの分子が活性化する受容体および機構を表8-3にまとめた．

活性化した一次求心C線維は，脊髄後角浅層で特定のかゆみ神経ネットワークに情報を送る．その一部は侵害受容のネットワークと重なっているが，かゆみに特異的なニューロンも関与する．代表的なものは，ガストリン放出ペプチド(GRP)によって活性化されるGRP受容体(GRPR)発現ニューロンである．これらは，侵害受容情報と同様に，脊髄視床路および脊髄脳幹路(脊髄腕傍核路)などを介して脳に投射する．末梢神経や脊髄のかゆみ特異的分子に加え，かゆみを起こしたヒトの脳の活動パターンから，かゆみ特異的に活性化する脳構造も明らかになってきた．

246 ● 第 8 章　体性感覚

表 8-3　かゆみ情報の受容と伝達に関与する主要な受容体分子の分類

局在	受容体	活性化物質	種別
末梢	H1R MrgprA3 MrgprC11/X1 MrgprD PAR2	ヒスタミン クロロキン BAM, SLIGRL β アラニン トリプターゼ，トリプシン，SLIGRL，ハッショウマメ	GPCR
	TLR3 TLR7 TSLPR IL-31R	poly（I：C） イミキモド TSLP IL-31	サイトカイン
	TRPA1 TRPV1	アリルイソチオシアネート カプサイシン	イオンチャネル
中枢 （脊髄）	GRPR Npra MOR1D	GRP BMP（NPPB） オピオイド類	GPCR

　しかしながら，今までに報告されている実験的事実は，痛みとかゆみが脳内でかなり重複した領域を共通に活性化させることをも示しており，そのなかのわずかなニューロン・投射系の違いが痛みとかゆみの主観的体験の違いを生み出していると解釈されている．今後の研究の発展が待たれている．

第9章 聴覚

聴覚は，空気圧の振動である**音波**を適刺激とする感覚である．耳は聴覚の器官であり，外耳，中耳，内耳の3つの部位からなる．聴覚では，音波の振動エネルギーが外耳と中耳を介して内耳へと伝えられ(伝音)，内耳の受容器官で電気信号に変換される(感音)ことにより，情報が脳へと伝えられる．この聴覚の働きによって，われわれは音を知覚することができ，会話や音楽，鳥のさえずりを楽しむことができる．

聴覚は驚くべき感度をもつ．音波は1気圧下〔1 bar $= 10^5$ N/m$^2 = 10^5$ pascal (パスカル，Pa)〕での空気圧の微小な変動であり，日常的な会話に使用される強度の音波はおよそ百万分の1気圧程度の空気圧振動に相当する〔1×10^{-6} bar (μbar)〕．こうした日常会話で発生する空気圧変動よりも，遥かに小さな空気圧の変化もわれわれの耳では検出できる．最も弱い**可聴音**は，およそ $0.0002\,\mu$bar (2×10^{-5} N/m^2)程度である．一方，最大の音響刺激は $2,000\,\mu$bar とされており，不快感あるいは痛みとして感じる．このように，われわれは千万倍(10^7)もの幅がある空気圧の振動(音圧)を検出し，音として感じている．

A 外耳の集音機能

外耳 external ear は，耳介と外耳道からなる．**集音** physical acoustics とは，音波を外耳の働きによって効率よく鼓膜に導くことである(図9-1a)．

A 音の強さ

音響学では，音圧の大きな変化を相対値としての**Bel** (ベル)単位で表現する．

Bel $= \log_{10}$(被検音の強さ/基準音の強さ)．

基準音としては，ヒトが検出できる最小の音圧に近い 2×10^{-5} N/m^2〔$20\,\mu$Pa〕が用いられる．さらに，音の強さは音のもつ圧力(**音圧** sound pressure)の2乗に比例することから，

Bel $= 2 \log_{10}$(被検音の圧力/基準音の圧力)

の関係が得られる．そして，習慣的に使われる**dB**(**デシベル**)の単位では，

dB $= 20 \log_{10}$(被検音の圧力/基準音の圧力)である．

dB単位を用いると，ヒトが聴くことのできる音圧の範囲は $20 \log_{10} (10^7) = 140$ dB となる．

B 耳介と外耳道の役割

耳介 pinna, auricle は，アンテナのように音を効果的にとらえ，外耳道へと集める働きをもつ．耳介は音源定位においても重要な役割を果たす．音源定位とは，音源の方向を特定する聴覚の機能である(➡264頁参照)．耳介は，音源の前後方向や上下方向の違いによる周波数に応じた音圧変化(スペクトル)を生じ，このスペクトルが音源定位に利用される．

外耳道 external acoustic meatus は，中耳との境界である**鼓膜** tympanic membrane を終端とする盲管であり，3～4 kHz の音波に対して共振し，音圧を増強する．外耳道全体では最大20 dB程度の音圧の増強が認められる．音波は鼓膜を振動させ，その振動エネルギーが中耳の耳小骨を介して卵円窓に至り，内耳にある蝸牛器官内のリンパ液を振動させる(図9-1b)．

B 中耳の伝音機能

A 振動エネルギーの伝達

中耳 middle ear には，3個の**耳小骨**(**ツチ骨** malleus，**キヌタ骨** incus，**アブミ骨** stapes)がある．鼓膜にはツチ骨の長突起が付着している．ツチ骨とキヌタ骨，キヌタ骨とアブミ骨は互いに関節で可動的な連結をし，アブミ骨の底部は**卵円窓** oval window にリング状の靱帯によって付着している(図9-1b)．卵円窓は内耳との境界であり，リンパ液で満たされた蝸牛管(内耳)の一方の端にある．中耳では，これら3個の

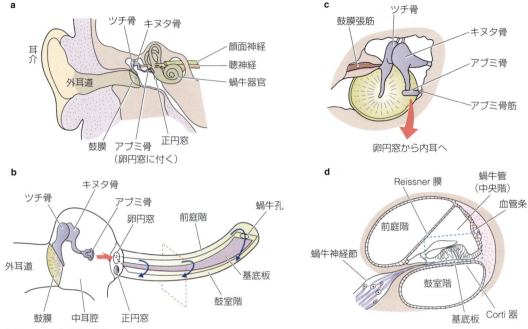

図 9-1　聴覚器の構造
a．耳介，外耳道，中耳，および内耳の構造．
b．中耳および内耳の構造．内耳は伸展したシェーマとして示す．アブミ骨底は本来，卵円窓（→）に付着している．基底板は蝸牛孔に近いほど幅が広くなる．基底板を横切る矢印は振動エネルギーの散逸を示す．
c．鼓膜および耳小骨，耳小骨筋（赤の部分）を中耳内から鼓膜方向をみたシェーマとして示す．↓はアブミ骨の卵円窓への付着方向を示す．
d．bの　　　の位置で切断した蝸牛管のシェーマ．破線で囲まれた領域が Corti 器であり，図 9-4 に示す．
〔大森治紀：聴覚．本間研一（監修）：標準生理学，第 9 版，医学書院，2019 より転載〕

耳小骨の連鎖を介して鼓膜の振動が蝸牛管に伝達され，このことにより空気の振動がリンパ液の振動に変換される．蝸牛管内部は 3 層に分かれ，音波の入口である卵円窓と出口である**正円窓** round window は隣り合って中耳腔に開口している．

液体は空気に比べて振動しにくい（**音響インピーダンスが高い**）．このため，鼓膜や耳小骨がないと，音波は卵円窓で反射され，リンパ液の振動を起こすことはできない．つまり，中耳では空気圧の振動を鼓膜で受け，耳小骨連鎖を介して増幅し，固体としてのアブミ骨の振動をリンパ液に伝えることで，音響インピーダンスの差を克服している．鼓膜の面積（0.55 cm^2）とアブミ骨底の面積（0.032 cm^2）の比（およそ 17：1），および耳小骨連鎖のてこ比（およそ 1.3：1）によって音圧はおよそ 22 倍に増幅（およそ 27 dB に相当）される．こうした繊細な機構により，空気中の振動エネルギーのおよそ 80％が内耳リンパ液の振動エネルギーとして伝達される．このように音が鼓膜から耳小骨の振動を介して内耳へ伝えられることを耳小骨伝導（空気伝導）という．これに対して，音が頭蓋骨の振動を介して直接に内耳へ伝えられることを骨伝導といい，音叉や骨伝導イヤホンのような振動体を頭蓋骨に押し当てた場合に生じる．骨伝導は自らの声やきわめて大きな音を聞く際にも使われている．

一連の音を伝える機構に何らかの障害が生じると聴力が低下する．こうしたメカニズムによる聴力の低下を**伝音性難聴**という．

Advanced Studies

聴力測定―オージオグラム（聴力図）
　ヒトの聴覚の閾値は周波数によって異なり，会話に使用する周波数帯すなわち数百 Hz～4 kHz 程度では閾値が低い（図 9-2a）．通常行われる聴力測定では正常者が聞くことのできる最も小さな音の閾値の平均を基準（0 dB）として，個人の聴力を周波数ごとに dB 単位で判定する．判定値は対数値で表す周波数軸に対して dB 単位でプロットする（図 9-2b）．このような図を**聴力図** audiogram とよび，30 dB 以上の聴力損失があると難聴と診断される．
　語音聴力検査では，あらかじめ録音した語音を用いた聞き取り検査を行い，明瞭に聞き取れるパーセント（語音明瞭度）とそのときの音圧の関係をグラフ表示する．このグラフは**スピーチ**

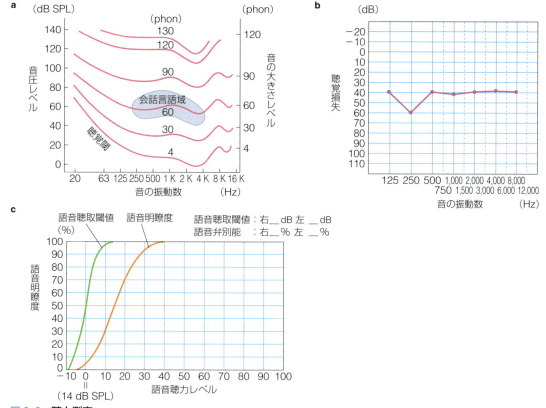

図 9-2　聴力測定
a．等聴力曲線．音の強さと音の大きさのレベル関係を示す．
b．伝音性難聴のオージオグラム．
c．スピーチオージオグラム．語音聴力検査では 1 桁数字リストの 50％ が明瞭に聞き取れる語音レベルを dB 単位で表示する．横軸の語音聴力レベルの較正には音圧 sound pressure level（SPL）14 dB，周波数 1 kHz の純音を基準値 0 dB として用いる．

〔大森治紀：聴覚．本間研一（監修）：標準生理学，第 9 版．医学書院，2019 より転載〕

オージオグラム speech audiogram とよばれる（図 9-2c）．正常の聴力をもつヒトでは，小さな音の場合には聞き違いが生じるが，音が大きくなるとほぼ 100％ 正しく言葉を聞き取ることができる．すなわち語音明瞭度は音の強さに応じて増大し，最高明瞭度は正常者の場合 90％ 以上である．

B 中耳筋

中耳腔には**鼓膜張筋**（三叉神経支配）および**アブミ骨筋**（顔面神経支配）の 2 本の耳小骨筋がある（図 9-1c）．これらを**中耳筋** middle ear muscle という．鼓膜張筋はツチ骨柄の内側に付着し鼓膜を中耳腔のほうに引いて緊張させている．アブミ骨筋は鼓膜張筋よりも短く，全身で最も短い筋肉である．アブミ骨後脚に付着し，アブミ骨底を中耳腔のほうに引く．ともに，収縮することによって，鼓膜および耳小骨の振動を減衰させ，中耳における音の伝達特性を下げる．中耳筋の収縮は強大な音が入力したときに反射的に起こり，強大な音に対する防御機構として作用する．ただし，中耳筋の収縮には**潜時**があり，瞬間的に入力する過大音には防御機構として働かない．潜時は，音刺激条件により多少異なり 70〜110 ms 程度である．中耳筋の収縮は，発声に先んじて収縮することで，自らの声に対する感度を減弱させる働きをしているとも考えられている．

C 耳管

中耳腔は耳管 eustachian tube を介して口腔と連絡している（図 9-1a）．耳管は通常閉じており，嚥下運動などにより開口し，鼓膜の内外の圧を等しくする働きをもつ．耳管が閉塞し，外気圧と中耳腔の圧に違いが生じると，音の伝達は悪くなる．

表 9-1　リンパ液のイオン組成〔濃度（mM）〕

	外リンパ液	内リンパ液
K^+	5〜6	120〜140
Na^+	150〜160	20〜70
Ca^{2+}	0.7	0.03

〔K^+ および Na^+ は Smith, Lowry & Wu (1954) および Citron, Exley & Hallpike (1956)．Ca^{2+} は Bosher & Warren (1978)〕

内耳の蝸牛器官

内耳のうち本章の聴覚に関係するのが蝸牛，第10章（→271頁参照）で平衡感覚に関係するのが前庭と半規管である．

内耳の構造とリンパ液

蝸牛器官 cochlea organ は骨で周囲を囲まれたらせん状の管構造（蝸牛管）であり，**リンパ液** lymphatic fluid で満たされている．**蝸牛軸** modiolus を中心に約2と3/4回転しており，引き伸ばすと約 35 mm の長さになる．側頭骨によって形成された部分を**骨迷路** bony labyrinth といい，その内部に**膜迷路** membranous labyrinth がある．膜迷路は3層に仕切られており，卵円窓に連なる**前庭階** scala vestibuli，**蝸牛管** cochlear duct（**中央階** scala media）および正円窓に通じる**鼓室階** scala tympani である（図 9-1d）．前庭階および中央階の間は**ライスナー膜** Reissner membrane で仕切られ，中央階と鼓室階の間は**基底板（基底膜）** basilar membrane で仕切られている．

前庭階および鼓室階は**外リンパ液**で満たされ，中央階は**内リンパ液**で満たされている．外リンパ液は組織液によく似たイオン組成をもつが，内リンパ液は高 K^+，低 Na^+，低 Ca^{2+} 濃度を基本とするイオン組成をもつ（表 9-1）．さらに，中央階は鼓室階・前庭階に対しておよそ $+80$ mV ほど高い電位（内リンパ腔電位）をもっている（→図 9-11d，258 頁参照）．内リンパ腔電位は，内リンパ液の特殊なイオン組成，および中央階の電位は中央階の外側面を構成する血管の豊富な**血管条**といわれる領域の働きによって形成される．血管条では Na^+/K^+ ATPase および $Na^+/Cl^-/K^+$ 共輸送体の作用によって，内リンパ液に K^+ を分泌し，中央階側に正の電位を形成する（→図 9-10，257 頁参照）．

2 振動の伝達

卵円窓におけるアブミ骨底の振動は前庭階で，外リンパ液の振動を起こす．内外のリンパ液で満たされた蝸牛器官は，卵円窓と正円窓を両端とする閉鎖腔であり，周囲は骨で囲まれている．このため，卵円窓に加えられた振動エネルギーは前庭階から鼓室階へと放散し，正円窓から散逸する（図 9-1b）．周波数の高い成分ほど蝸牛管の手前で放散し，周波数の低い成分ほど奥まで達する．周波数の最も低い成分は，蝸牛管の先端（頂部）にある**蝸牛孔** helicotrema で交通したのちに鼓室階へと伝わり，終端である正円窓から再び中耳腔に向けて開放される．正円窓は**第二鼓膜** secondary tympanic membrane とよばれる膜で閉鎖されている．前述のように蝸牛管は骨に埋もれた閉鎖腔であるため，卵円窓の振動に応じて動くことのできる正円窓があってはじめて，蝸牛管に加えられた圧力が基底板を上下に振動させることができる．このとき Reissner 膜や中央階も同時に振動する．

3 進行波と周波数同調

卵円窓に振動エネルギーが加わると**基底板**が振動し，この振動は波として蝸牛管の基部 base から頂部 apex に向けて進む．この基底板振動の伝播は**進行波** traveling wave とよばれる（図 9-3a, b）．進行波の振幅は，波が頂部に向けて進むにつれて徐々に増大し，最大に達すると急速に減衰する．この進行波の振幅の減衰は，基底板振動のエネルギーが鼓室階へと放散することによる．基底板は蝸牛管の基部から頂部にかけて，幅が広がり単位長あたりの質量が増大する一方で（図 9-1b），柔らかくなる．硬く質量の小さい蝸牛管基部の基底板は高い周波数に応じて振動し，柔らかく質量の大きい蝸牛管頂部の基底板は低い周波数に応じて振動する．このような基底板の物理的な特性によって，進行波の振幅が最大値を示す基底板上の部位は振動の周波数に応じて異なり，高い周波数の場合には基部に近く，低い周波数ほど頂部の近くとなる．このように，応答が特定の周波数に応じることを**同調** tuning という．さらに周波数軸に対して同調の程度をプロットした曲線を**同調曲線** tuning curve という（図 9-3d）．同調曲線は多くの場合，ある特定の応答サイズを生じるための刺激強度を縦軸にプロットする．したがって，同調曲線上で最小値を与える周波数はその系が最

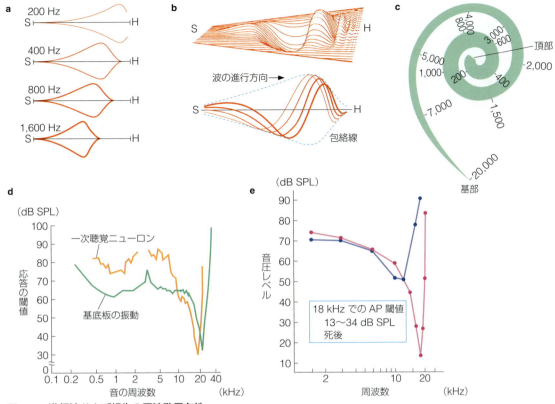

図 9-3　進行波および蝸牛の周波数局在性

a. 異なる振動数に応じる基底板振動の分布．振動周波数が高くなるに従い，振動の頂点は蝸牛管基部に近づく．S はアブミ骨 stapes，H は蝸牛孔 helicotrema を意味する．〔von Békésy G：Experiments in Hearing. p 448, McGraw Hill, NY, 1960 より〕
b. 進行波のイメージ．〔Tonndorf J：Cochlear mechanics and hydro-dynamics. Tobias J (ed)：Foundations of Modern Auditory Theory. Academic press, NY, 1970 より〕
c. 蝸牛器官における特徴周波数の分布．基部では 20,000 Hz，頂部では 20 Hz 程度の周波数に応じて最もよく振動する．〔Stuhlman O：An Introduction to Biophysics. John Wiley&Sons, NY, 1943 を改変〕
d. 基底板および一次聴覚ニューロンの同調曲線．聴神経と基底板振動の周波数特性が非常によく似ている．〔Khanna SM, et al：Basilar membrane tuning in the cat cochlea. Science 215：305-306, 1982 より〕
e. 基底板の同調曲線．死体（●）および生体（●）での比較．AP：活動電位 action potential．〔Johnstone BM, et al：Basilar membrane measurements and the travelling wave. Hearing Res 22：147-153, 1986 を改変〕

も応答しやすい周波数（**特徴周波数** characteristic frequency）となる．特徴周波数は基底板上の場所に対応し，卵円窓からの距離の関数として決まる（図 9-3c）．基底板振動の同調特性は非常に急峻であり，聴神経線維のもつ周波数同調特性は，基底板の振動特性によって決まる（図 9-3d）．

死体の蝸牛器官を用いた G. von Békésy の実験では，基底板の振動特性は急峻な同調特性を示さない．基底板は生体と死体とでは振動特性が大きく変わり，生体ではなんらかの能動的なエネルギーの作用によって，振動周波数に対する，より急峻な同調特性を実現していると考えられる（図 9-3e）．能動的な作用因子として，外有毛細胞のもつ伸縮作用が注目されている

(→図 9-9，256 頁および Advanced Studies，256 頁を参照)．

Corti 器

コルチ器 organ of Corti は基底板上にあり，蝸牛の基部から頂部に至るらせん状の構造全体に存在する．Corti 器は聴覚の受容器細胞である有毛細胞と，複数の支持細胞で構成される（図 9-4）．有毛細胞には**内有毛細胞** inner hair cell と**外有毛細胞** outer hair cell の 2 種類あり，前者は内側（蝸牛軸側）に 1 列で配列し，後者は外側に 3 ないし 4 列で配列する．ともにらせん状の蝸牛構造の全長にわたって配列している．Corti 器の断面をみると，中央部に内外の**柱細胞** inner &

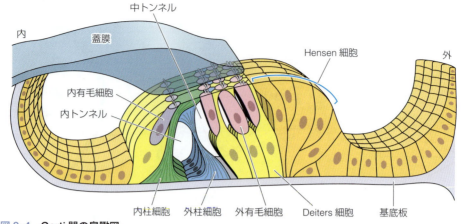

図 9-4 Corti 器の鳥瞰図
蓋膜を透かして網状板が描き込まれている．左側が内側で蝸牛軸につながり，右側が外側で血管条につながる．

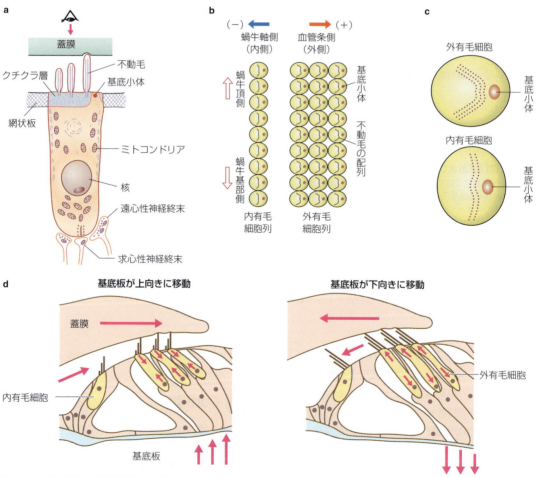

図 9-5 有毛細胞および基底板の振動
a．外有毛細胞のシェーマ．左側が内側，右側が外側．感覚毛を構成する線毛の最外側の 1 列が最も背が高く，蓋膜に接触している．これを上からみたものが c のイラスト．
b．網状板を蓋膜方向から観察したシェーマ．感覚毛を ➡(+)方向に偏位させると有毛細胞膜は脱分極し，⬅(−)方向への偏位では過分極する．
c．内・外有毛細胞の感覚毛の構成．内有毛細胞のほうが直線的に並ぶ．
〔a〜c は大森治紀：聴覚，本間研一（監修）：標準生理学，第 9 版，医学書院，2019 より転載〕
d．基底板の振動が蓋膜と有毛細胞感覚毛との間にずれを発生し，機械刺激として感覚毛を偏位させる．〔山本典生：耳の発生・解剖・生理．大森孝一，他（編）：標準耳鼻咽喉科・頭頸部外科学，第 4 版，医学書院，2022 より転載〕

outer pillar cellで縁取られた三角形のトンネル構造tunnel of Corti（図9-4, 9-5）があり，このトンネルの内側に内有毛細胞が位置し，外側に外有毛細胞が存在する．内有毛細胞，トンネルを構成する柱細胞および外有毛細胞の頂端膜は中央階に面し，お互いに強く結合しており，**網状板** reticular lamina を形成する．網状板における細胞間結合は強固であり内外リンパ液を隔絶する．有毛細胞は網状板からつり下げられる形態で基底板上に存在する．外有毛細胞のさらに外側には，支持細胞である一群の**ヘンゼン細胞** Hensen cell がある．外有毛細胞は基底板との間に存在する**ダイテルス細胞** Deiters cell（外指節細胞）で支えられ，内有毛細胞は内柱細胞や内有毛細胞の内側に存在する一群の支持細胞（内指節細胞）で支えられている．有毛細胞の頂端膜に生えた**感覚毛**は内リンパ液に曝され，細胞体の基底側壁膜は外リンパ液に曝される．有毛細胞は−60 mV程度の静止膜電位をもつが，この膜電位は基底側壁膜における外リンパ液とのイオン平衡で形成される．

有毛細胞の感覚毛にかぶさるように，蝸牛器官の全長にわたって**蓋膜** tectorial membrane がある．蓋膜は中央階の最内側を形成するらせん板縁から伸び出しており，基底板の振動を感覚毛に伝える働きがある．

基底板と蓋膜とは内側のらせん板を挟んで結合しており，音波による振動エネルギーが加わることで，ともに上下方向に振動する．しかし，基底板は骨に固定されているのに対して，蓋膜はらせん板縁に付着しているだけなので基底板とは異なる支点で振動することになり，基底板と蓋膜との間には内外側方向のずれが生じる．すなわち基底板の振動方向とは直角方向の機械エネルギーが発生する（図9-5d）．こうして生じる基底板と蓋膜との間の内外側方向へのずれが有毛細胞の感覚毛に機械刺激として加わる．外有毛細胞の感覚毛は蓋膜と接しており，このずれによって直接刺激される．一方，内有毛細胞の感覚毛は蓋膜とは接しておらず，ずれに伴うリンパの流れによって刺激される．

⑤ 受容器電位

基底板上の位置に応じた周波数成分の機械刺激が加わると，その部位にある有毛細胞の感覚毛が刺激されて**受容器電位** receptor potential が生じる．この受容器電位が音として認識される神経情報となる．有毛細胞の感覚毛は一般に100本程度の**不動毛** stereocilia と

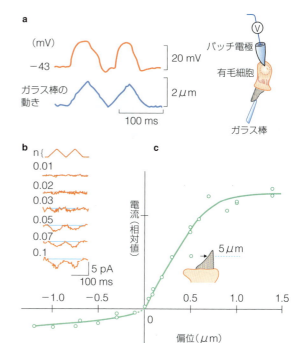

図9-6 有毛細胞の受容器電位および刺激応答特性
a. 単離した有毛細胞が発生する受容器電位．シェーマのように，有毛細胞をパッチクランプにより膜電流固定し，機械刺激をガラス棒で感覚毛に加えた．〔Ohmori H：Mechano-electrical transduction currents in isolated vestibular hair cells of the chick. J Physiol 359：189-217, 1985 より〕
b. 感覚毛にガラス棒で加える刺激量（nμm）を変化させたときの受容器電流量．
c. bで得られた受容器電流を刺激強度に対してプロットした．ただし，bの刺激量を感覚毛の偏位角度に換算して横軸に表示した．シェーマは機械刺激を加えた感覚毛付け根からの高さを示す．〔b, c は Ohmori H：Gating properties of the mechano-electrical transducer channel in the dissociated vestibular hair cell of the chick. J Physiol 387：589-609, 1987 より〕

1本の**動毛** kinocilia で構成されるが，蝸牛器官の有毛細胞では動毛は失われ，動毛の原器である基底小体のみが存在する（図9-5c）（前庭器官の有毛細胞は動毛をもつ）．不動毛は，直径が1μm以下で，内部にアクチン線維が束になって詰まっていて硬く，背の低いものから高いものが基底小体のある外側に向けて順序よく並んでいる．不動毛を背の高い方向（外側）へと屈曲させる機械刺激が，有毛細胞に脱分極性の受容器電位を生じる（図9-6a, 9-11）．受容器電位は有毛細胞から神経伝達物質を放出させ，聴神経線維に求心性の信号を伝える．また有毛細胞（特に外有毛細胞）には遠心性神経もシナプス結合し，聴覚中枢からのフィードバック信号が伝えられると考えられている（図9-5a）．

受容器電位は，機械刺激が感覚毛のイオンチャネル

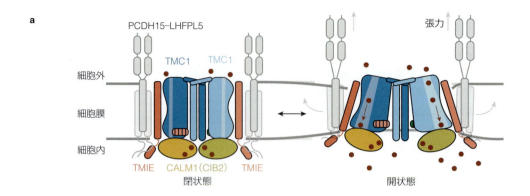

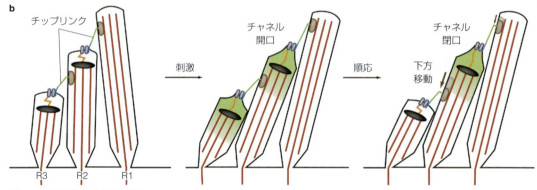

図 9-7　機械受容の分子機構
a．機械受容チャネルの分子構成．チップリンクへの張力は，LHFPL5 と TMIE を介して直接的に，もしくは膜の歪みを生じることで間接的に，TMC1 からなるチャネルのポアを開口させる可能性が考えられている．〔Jeong H, et al：Structures of the TMC-1 complex illuminate mechanosensory transduction. Nature 610：796-803, 2022 より〕
b．ゲーティングと順応のモデル．感覚毛の屈曲はチップリンクの張力を増すことによりチャネルを開口させる．順応時には，チップリンクの上端が下方へ移動し，この張力が減弱することによりチャネルが閉口する．〔Gillespie PG, et al：Mechanotransduction by hair cells：models, molecules, and mechanisms. Cell 139：33-44, 2009 より〕

を開口させ，**受容器電流** receptor current が流れることによって生じる．このイオンチャネルは**機械受容チャネル** mechano-electrical transducer channel とよばれるイオン選択性の低い陽イオンチャネルであり，内リンパ液の主成分である K^+ をはじめとして多くの陽イオンを透過させる．受容器電流の大きさは感覚毛の屈曲の方向と大きさによって決まる．図 9-6b, c は機械刺激量に対する入出力特性を示す．感覚毛をより背の高い不動毛の方向に曲げる機械刺激はチャネルを開き，図 9-6c に示すように感覚毛への刺激量の増加に伴い電流量は増加する（膜電位は脱分極する）．機械受容チャネルは刺激がない状態でも開状態にあるものがあり，背の低い不動毛の方向への刺激はこれらのチャネルを閉じることにより電流量は減少する（膜電位は過分極する）．感覚毛の屈曲による機械受容チャネルの開閉は，感覚毛をつなぐ**チップリンク** tip link

と呼ばれるひも状の構造がチャネルを機械的に引っ張ることにより生じる（図 9-7）．この機械受容チャネルの開閉は非常に速く，感覚毛に時間的に変動する機械刺激を加えると，受容器電流は機械刺激の時間経過を忠実に反映した波形を示す（図 9-6b）．

Corti 器，聴神経あるいは聴覚路上の神経核などが障害を受けると聴力が低下する．こうした聴力低下を**感音性難聴**という．

Advanced Studies
機械感覚受容の分子機構
　機械受容チャネルのゲーティングは，感覚毛が屈曲した際に，チャネルがチップリンクによって物理的に引っ張られることにより起こる（図 9-7b）．チップリンクは隣りあう感覚毛をつなぐひも状の構造であり，上部（図 9-7b 黄緑）は cadherin23（CDH23）のホモ二量体，下部（図 9-7b 青）は protocadherin15（PCDH15）のホモ二量体からなる．両者は先端で結合しており，この結合は Ca^{2+} 濃度が低くなると解離する．このため，有毛細胞を Ca^{2+}

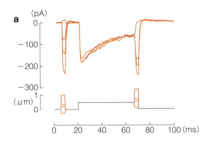 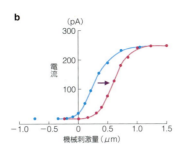 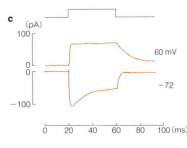

図 9-8 受容器電流の順応
a. 受容器電流．持続の長いステップ状の刺激で受容器電流はしだいに減衰する．このステップ刺激の前と直後に大きさの異なるいくつかの刺激を与えて，順応の前と後の刺激応答特性を測定した．上のトレースは受容器電流．下のトレースは機械刺激のプロトコールを示す．
b. aで得られた刺激応答特性のグラフ．順応後（●）は順応前（●）に比べて刺激応答特性の位置が右側に移動する（→）．
c. 順応は過分極した膜（-72 mV）では起こるが，プラスに変化させた膜（+60 mV）では起こらない．上のトレースは機械刺激波形．
〔Crawford AC, et al：Activation and adaptation of transducer currents in turtle hair cells. J Physiol 419：405-434, 1989 より〕

のキレート剤で処理すると受容器電流は消失する．一方，チップリンクの両端は感覚毛の膜を貫通し，上端は背の高い感覚毛の側面で内部のアクチン線維とミオシンを介して結合し，下端は背の低い感覚毛の先端にある機械受容チャネルと直接結合している．

機械受容チャネルは大きなポアをもち，単一チャネル伝導度が大きく（~50 pS：50×10^{-12} Simens，Simens は伝導度の単位であり 1/Ω に相当），イオン選択性は低い．このため，機械受容チャネルは K$^+$ や Ca^{2+} などの陽イオンだけでなく，小分子も透過させる．特にカナマイシンなどのアミノグリコシド系抗菌薬は，機械受容チャネルの阻害剤として働くだけでなく，一部がチャネルを透過し有毛細胞に障害を引き起こすことが知られており，臨床上問題となる．機械受容チャネルの分子実体は長らく不明であったが，近年，TMC1，TMIE，CALM1，LHFPL5 などの分子からなる複合体であることがわかってきた（図9-7a）．これら分子のいずれが欠けても受容器電流は消失する．ポアは TMC1 の二量体によって形成されると考えられている．この考えは，TMC1 のポアを形成すると思われる領域のアミノ酸をシステインに置換したのち，試薬により置換部位に大きな有機構造を付加すると，シングルチャネルコンダクタンスが減少し，この効果はチャネルの開口時に試薬を投与したときにのみ観察されるという結果に基づいている．LHFPL5 はチップリンクの構成要素である PCDH15 と結合し，TMIE は TMC1 と LHFPL5 の両者と結合することにより，感覚毛への機械刺激を高い効率でチャネルへと伝える．機械受容チャネルの各感覚毛の先端に数個ほどが分布し，細胞全体でも 100 個程度であると考えられる．

らに大きなステップ刺激を感覚毛に加えると，最初に刺激を加えたときと同じように大きな電流が流れる（図 9-8a）．持続的な機械刺激による受容器電流の減少は，受容器電流の一部として流入する Ca^{2+} によって起こり，Ca^{2+} 流入の駆動力が大きいとき，つまり有毛細胞の膜電位がマイナスのときにのみ観察され，Ca^{2+} の平衡電位に近いプラスの膜電位では Ca^{2+} の流入が少ないため観察されない（図 9-8c）．一定量の刺激を加え続けたときに起こる受容器電流のこのような減少は**順応** adaptation とよばれる．この順応の結果，有毛細胞の入出力曲線は右へシフトする（図 9-8b，● から ● に変化）．すなわち，順応が起こらなければ入力刺激としてすでに飽和しているサイズの刺激量（音圧）に対しても，入出力特性が右へシフトすることによって有毛細胞は受容器電流を刺激強度に合わせて変化させることができる．このように，順応は受容機構のダイナミックレンジを拡大する意味がある．現在，順応の分子機構としては，機械受容チャネルを介して感覚毛の先端に流入した Ca^{2+} によってチップリンクが緩むという説が有力である（図 9-7b）．

6 受容器電流の順応

受容器電流は持続の短いステップ様の機械刺激に対して，刺激量に応じて電流量が変化する（図 9-8a，b）．しかし，持続の長い機械刺激を加えると，受容器電流はステップ様に増大した後，指数関数的に減少する．電流の減少が一定値に落ち着いたところで，さ

7 外有毛細胞と能動的な増幅機構

外有毛細胞は内有毛細胞の 3〜4 倍の数が存在する．しかし，求心性神経線維（聴神経線維）の大多数は内有毛細胞にシナプス結合しており，外有毛細胞の音を聞く受容器細胞としての役割は小さい．一方，外有毛細胞は膜電位に応じて細胞の長さを変える特異な性質をもち，脱分極によって短縮し，過分極によって伸

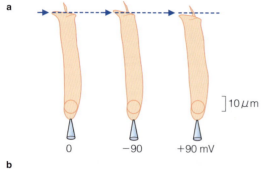

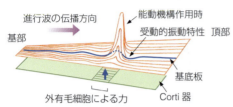

図 9-9　**外有毛細胞の伸展と基底板振動の増幅**
a．膜電位によって生じる外有毛細胞の伸展．膜電位固定によって−90 mV と＋90 mV の電圧が細胞膜に加えられた．過分極で有毛細胞長が伸び，脱分極で収縮する．〔Ashmore JF：A fast motile response in guinea-pig outer hair cells：the cellular basis of the cochlear amplifier. J Physiol 388：323-347, 1987 より作成〕
b．基底板振動の増幅のイメージ図．太い線は外有毛細胞伸展による能動的な力が加わらないときの基底板の振動．この仮説では能動的な力が加わることで基底板の振動振幅は大きくなる．〔Ashmore JF, et al：Hair cell based amplification in the cochlea. Current opinion in Neurobiology 4：503-508, 1994 より〕

長する（図 9-9a）．20 nm/mV 程度の伸展性がモルモットの外有毛細胞で報告されている．膜電位に応じて長さを変える機構は速い応答特性をもち（20 kHz 以上），基底板の振動特性に非線形性をもたらす最大の要因だと考えられている（図 9-9b）．ここでいう非線形性とは，基底板振動の振幅が，音波の特徴周波数成分がもつ振動エネルギーから予測される振幅よりも大きくなることを意味する．

外有毛細胞は頂端膜側で網状板に固定されており，基底膜側は支持細胞の1つであるダイテルス Deiters 細胞に支えられている．したがって，刺激音が加わり，対応する特徴周波数領域の外有毛細胞が脱分極して収縮しても，蓋膜と網状板との距離を直接変化させることはない．むしろ Corti 器自体に歪みを生じると考えられる．

こうした外有毛細胞の伸縮により特徴周波数領域での基底板振動が増幅され，このことが内有毛細胞の機械刺激に対する閾値を低下させる，つまり感度を高めると考えられている（図 9-9b）．このような外有毛細胞の長さの動的変化は，基底板振動の周波数同調特性を高めることで，音を聞き分ける能力の向上に関わることが想像されている．

Advanced Studies

外有毛細胞のモータータンパク質

哺乳類の内有毛細胞には聴神経の 95% がシナプスを形成しており，音を聞く細胞として重要である．他方，外有毛細胞は多数の遠心性神経からシナプス入力を受けるとともに，蝸牛器官の同調特性を決める細胞として理解されている．外有毛細胞の感覚毛を抗菌薬などにより破壊することで，聴神経のもつ鋭い同調特性が失われることは有力な証拠である（図 9-15 参照）．外有毛細胞のこうした働きは，この細胞のもつ膜電位を感知して高速で細胞長を変えることのできる特異な性質によるものと考えられている．

内有毛細胞と外有毛細胞に発現する遺伝子群を比較することによって，外有毛細胞にのみ発現しているモータータンパク質がクローニングされた．遺伝子 prestin でコードされるタンパク質は 12 回の膜貫通領域をもつ陰イオン輸送タンパク質である．さらに，prestin をノックアウトした遺伝子改変マウスでは，有毛細胞が音を聞く機能自体には変化はないが，外有毛細胞のもつ電位依存性のモーター機能が失われ，聴覚感度も 40〜60 dB 失われた．したがって，遺伝子 prestin がコードするモータータンパク質は蝸牛器官における振動振幅の増幅機構に関わることが示唆された．

8　内リンパ液および内リンパ腔電位

内リンパ液 endolymph の高い K^+ 濃度は，血管条の**辺縁細胞** marginal cell から K^+ が分泌されることによって形成される（表 9-1）．一方，＋80 mV に上る**内リンパ腔電位** endolymphatic potential は，血管条の間質部ですでに観察されており，Na^+/K^+ ATPase により血管条の**基底細胞** basal cell および**中間細胞** intermediate cell で形成されると考えられている（図 9-10a）．基底細胞および中間細胞の間にはギャップ結合がある．辺縁細胞の基底膜側では $Na^+/Cl^-/K^+$ の共輸送機構および Na^+/K^+ ATPase が働き，細胞内に高濃度の K^+ が蓄積される．この K^+ が中央階へ K^+ 透過性チャネルを通って分泌されることによって，内リンパ液の高い K^+ 濃度は実現される．$Na^+/Cl^-/K^+$ の共輸送過程によって細胞内に取り込まれた Na^+ は，さらに Na^+/K^+ ATPase で細胞外に汲み出され，Cl^- は基底膜側に存在する Cl^- チャネルを通って細胞外（間質側）に出る．結果として，K^+ が間質側から内リンパ腔へと，ATP の分解エネルギーを費やして輸送される．

聴覚による音の受容には機械刺激に対する高い感度

が必要となる．一方，同じように有毛細胞を受容器とする平衡覚の感覚器では，必要以上に高い感度をもつことは，めまいを誘発するなどして，動物の行動にとってマイナス面が多い．生体は内リンパ腔電位を調節することで聴覚と平衡覚の受容機構に感度差を設けている（図9-10b）．一般にイオン電流（I_j）がチャネルを流れる場合，膜電位（$V_m=V_i-V_o$）と透過するイオン（j）の平衡電位（E_j）との差で決まる**駆動電圧** driving force （V_m-E_j）が電流量を決める大きな要因である．

$I_j = G_j(V_m - E_j)$

G_j は伝導度

有毛細胞の受容器電流を運ぶ主たるイオンはK^+である．機械受容チャネルは感覚毛に局在し，内リンパ液に曝されている．したがって，機械受容チャネルに対して細胞内外のK^+濃度はほぼ等しく，K^+の平衡電位はおよそ0 mVとなる（$E_K=0$ mV）．また，有毛細胞の静止膜電位は側壁膜におけるK^+をはじめとするイオン平衡で決まり，通常−60 mV程度である（$V_m=V_i=-60$ mV）．しかしながら，蝸牛器官では内リンパ腔電位が+80 mV（$V_o=+80$ mV）程度であることから，感覚毛の機械受容チャネルに対しての細胞内外の電位差（膜電位）は−140 mV（$V_m=V_i-V_o=-60-80=-140$ mV）になり，受容器電流の駆動電圧も140 mV（$V_m-E_K=-140-0=-140$ mV）と大きくなる（図9-10c）．

一方，平衡器官では内リンパ腔電位はほぼ0 mVであり，受容器電流の駆動電圧に寄与することはなく，駆動電圧は60 mV（$V_m-E_K=-60-0=-60$ mV）となる．

このように蝸牛器官の内リンパ腔電位は，受容器電流の駆動電圧を増大させることにより，有毛細胞の感度の向上に重要な役割を果たしている（図9-10c）．

9 蝸牛マイクロホン電位

聴覚刺激を与えることで，内耳および内耳周辺部では刺激音を忠実に反映した電気信号が記録される（図9-11a）．この電位は音圧に比例して増大し100〜120 dB程度で飽和し，音刺激に対して特別な閾値や遅延を示さない（図9-11b, c）．したがって，**マイクロホン電位** microphonic potential とよばれる．多くの実験において，マイクロホン電位は正円窓においた電極で記録される．さらに蝸牛器官内に電極を刺入し記録すると，鼓室階（記録される電位は0 mV，図9-11d）から，基底板およびCorti器（この間では細胞の静止膜電位に相当するマイナスの電位が記録される）を抜けて中央階（+80 mV）にいたる過程で，記録される電圧の直流成分が変化すると同時に，交流成分として記録できるマイクロホン電位の極性が変化する（図9-11d左側）．すなわち網状板を挟んで極性が変化するので，マイクロホン電位は有毛細胞の頂端膜側で発生すると考えられる．

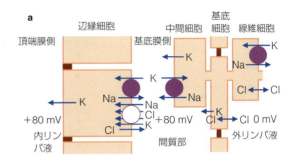

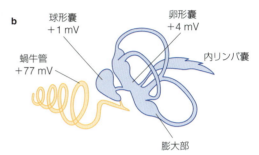

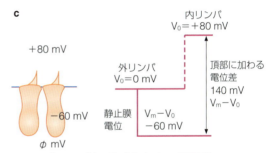

図9-10 内リンパ液の生成と内リンパ腔電位

a．血管条におけるK^+の内リンパ腔への分泌．K^+分泌の過程で，間質部の電位が+80 mVになり，そのまま内リンパ腔電位となる．〔Wangemann P：Comparison of ion transport mechanisms between vestibular dark cells and strial marginal cells. Hearing Res 90：149-157, 1995 より〕

b．蝸牛器官および前庭器官における内リンパ腔電位の分布．〔Smith CA, et al：DC potentials of the membrane labyrinth. Am J Physiol 193：203-206, 1958 より〕

c．有毛細胞に加わる電位差．内リンパ腔電位が+80 mVであることによって，頂端膜側には140 mV程度の膜電位差が生じる．〔大森治紀：聴覚．本間研一（監修）：標準生理学，第9版．医学書院，2019 より転載〕

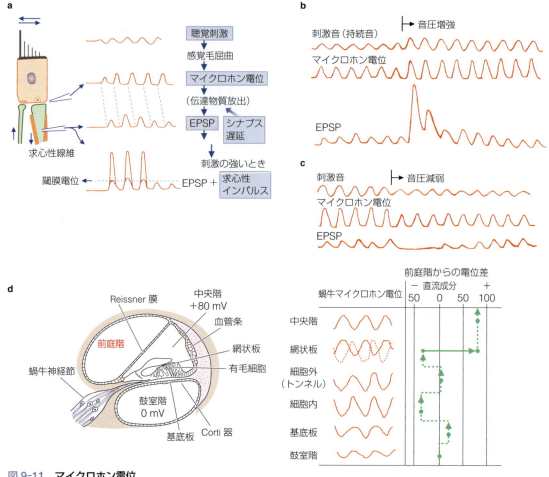

図 9-11 マイクロホン電位
a．マイクロホン電位の測定．
b．c．刺激音とマイクロホン電位，聴神経 EPSP の関連．
d．蝸牛マイクロホン電位は網状板周辺で発生する．鼓室階から中央階に向けて電極を刺入し，そのとき記録されたマイクロホン電位および直流電圧成分．電極が網状板を横切る位置で，マイクロホン電位の位相がずれ，中央階と鼓室階とでは逆位相となっている．これは網状板の位置にマイクロホン電位の発生源があることを示している．マイクロホン電位は有毛細胞の感覚毛で生じる受容器電流を反映している．

今日では，蝸牛マイクロホン電位は有毛細胞に流れる受容器電流に由来し，その主たる発生源は数のうえで多い外有毛細胞であることがわかっている．外有毛細胞に生じる受容器電流は細胞を伸縮させることで基底板振動を増幅する．このため，蝸牛マイクロホン電位は外耳で音として記録することができる．これは**耳音響放射** otoacoustic emission と呼ばれ，新生児の蝸牛機能のスクリーニング検査に利用されている．

D 求心性および遠心性シナプス伝達

1 有毛細胞-聴神経間シナプス

図 9-1d は，蝸牛の断面であり，図 9-4 は Corti 器の鳥瞰図である．らせん状の蝸牛器官の内側（蝸牛軸）に相当する図 9-4 の左側から求心性神経線維および遠心性神経線維が入り込み Corti 器のトンネルを抜け，有毛細胞の側底部にシナプス終末を形成する．図 9-4 の Corti 器断面では，左側に 1 個描かれている有

毛細胞が内有毛細胞である．内有毛細胞には主に求心性神経線維がシナプスを形成する．1本の求心性神経線維（**typeⅠ線維**）は1個の内有毛細胞とシナプスを形成するのに対して，1個の内有毛細胞には10〜30本の有髄の求心性神経線維がシナプスを形成する（図9-12a）．図9-4の右側すなわち外側に描かれている3個の有毛細胞は外有毛細胞である．外有毛細胞には主として遠心性神経線維がシナプスを形成し，求心性シナプスは少ない．1本の無髄の求心性神経線維（**typeⅡ線維**）は蝸牛基部に向かって約0.6 mm走行し，複数（10〜20個）の外有毛細胞にシナプスを形成することが知られているが，その役割はよくわかっていない．

求心性神経線維の大部分（90〜95％）は内有毛細胞に分布してシナプスを形成する．したがって，数のうえでは少ない内有毛細胞（有毛細胞全体の1/3程度）が音を聞くうえで特に重要な役割を果たしている．求心性神経線維は蝸牛（らせん）神経節に細胞体があり，脳幹の蝸牛神経核に軸索投射し信号伝達をする（図9-18）．

遠心性神経線維は脳幹の上オリーブ核に起源をもち，同側の蝸牛器官に軸索投射をする成分と反対側の蝸牛器官に軸索投射をする成分とがある．外有毛細胞に軸索投射をする遠心性神経線維は外有毛細胞の細胞体にシナプスを形成し，その大半は反対側の上オリーブ核に起源をもつ．これに対して，内有毛細胞に軸索投射をする遠心性神経線維は内有毛細胞自体ではなく求心性神経終末上にシナプスを形成し，その多くは同側の上オリーブ核に起源をもつ（➡「オリーブ蝸牛神経束（遠心性神経束）の起始核」，267頁参照）．

内有毛細胞には求心性神経終末がシナプス形成し，求心性の信号伝達が行われる（図9-12b）．求心性シナプスの最も可能性の高い神経伝達物質は**グルタミン酸**である．

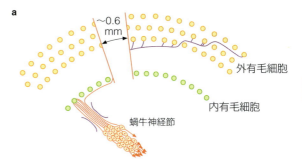
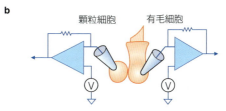
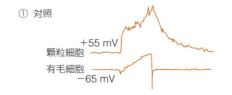
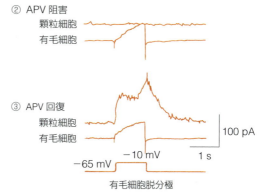

図9-12　有毛細胞への求心性シナプス

a． 求心性神経線維の分布．1個の内有毛細胞に多数の求心性神経（聴神経）が収束し，シナプス終末を形成する．一方，1本の聴神経が多数の外有毛細胞にシナプス終末を形成する．〔Spoendlin H：Anatomy of cochlear innervation. Am J Otolaryngol 6：453-467, 1985 より〕

b． 有毛細胞は脱分極刺激によって神経伝達物質を放出する．シェーマに示すように培養した小脳顆粒細胞を単離した有毛細胞に密着させることによって，有毛細胞が放出する神経伝達物質候補を検出した．NMDA型グルタミン酸受容体の阻害薬（APV）で顆粒細胞の電気応答が消失した．グルタミン酸が神経伝達物質として最も高い可能性をもつ．〔①〜③は Kataoka Y, et al：Activation of glutamate receptors in response to membrane depolarization of hair cells isolated from chick cochlea. J Physiol 477：403-414, 1994 より〕

Advanced Studies

グルタミン酸の放出

有毛細胞からのグルタミン酸の放出は，次のような2つの実験により確認されている．1つは，小脳から初代培養した顆粒細胞をグルタミン酸の検出系として用いた実験である．顆粒細胞にはNMDA型のグルタミン酸受容体が数多く発現し，グルタミン酸に高い感度をもつ．有毛細胞を顆粒細胞に密着させ，有毛細胞と顆粒細胞の双方を膜電位固定し，有毛細胞を脱分極させると顆粒細胞に電流が流れる．この電流はNMDA受容体の阻害薬であるAPV（2-amino-5-phosphonovalerate）で可逆的に阻害できる．このことはグルタミン酸が有毛細胞の脱分極で放出さ

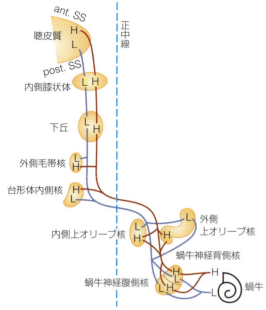

図9-13 周波数局在
蝸牛器官に始まるすべての聴覚神経，神経核は周波数局在性をもつ．Hは高い周波数，Lは低い周波数領域に特徴周波数をもつ神経軸索から投射を受ける神経細胞の分布を示す．
SS：上シルビウス裂（外側大脳裂）．
〔Miller, et al：Physiology&Biophysics, p 398, WB Saunders, 1979 より〕

れ顆粒細胞体上の受容体を活性化したことを示す（図9-12b）．もう1つは，切り出した蝸牛標本を用いて，有毛細胞に付着して残った求心性シナプス終末からパッチクランプ記録を行なった実験である．この場合も，有毛細胞の脱分極に伴いグルタミン酸受容体が活性化されることが確認されている．

2 外有毛細胞への遠心性シナプス作用

外有毛細胞には遠心性神経線維（これは上オリーブ核に起源をもつ神経束であり，**オリーブ蝸牛神経束**とよばれる）が直接シナプスを形成する．**アセチルコリン** ACh が神経伝達物質とされている．

遠心性シナプスは外有毛細胞の膜電位を過分極させることで，聴覚の感度を低下させる働きをもつ．この過分極には2つの機構がある．1つはニコチン性ACh受容体 $\alpha 9$ の活性化により流入した Ca^{2+} によって Ca^{2+} 依存性 K^+ チャネルが開くことで生じる速い過分極の機構であり，もう1つは細胞内での Ca^{2+} 放出を伴ったより持続の長い過分極の機構である．速い機構はおそらく刺激音に反応した一過性の応答機構と考えられている．遅い機構はなんらかの保護機構であろう

と考えられている．遠心性神経に電気刺激を与えると，求心性神経線維の活動電位の発生がその後，数十ミリ秒にわたり抑制される（→図9-16，263頁とAdvanced Studies，262頁を参照）．

音情報の符号化と聴神経線維（第Ⅷ脳神経）

聴神経 auditory nerve は，蝸牛軸内の**蝸牛（らせん）神経節** cochlear (spiral) ganglion に細胞体をもつ神経細胞の軸索線維からなる．蝸牛神経節細胞は双極神経細胞であり，その末梢枝は内有毛細胞に求心性シナプスを形成し，中枢枝は蝸牛神経核に投射する（図9-1d）．内有毛細胞で受容器電位に変換された音は，求心性シナプスを介して聴神経線維に伝達される．このとき，受容器電位のサイズ，すなわち音の強さの情報は，シナプス結合する個々の聴神経線維の活動電位の発射頻度，および活動電位を発射する聴神経線維の数として**符号化** encoding される．また，内有毛細胞の基底板上の位置は相当する音の周波数情報として，これらの聴神経線維によって上位の神経核へと伝えられる．1個の内有毛細胞には10〜30本の求心性線維が分布し（図9-12a），個々の線維は異なる閾値やダイナミックレンジをもつことから，おそらくこれら多数の聴神経線維が各周波数における聴覚情報を分割した時系列信号として伝達している．

A 周波数局在性

周波数局在性 tonotopic organization は，個々の神経細胞の特徴周波数が低周波数から高周波数へと神経核内で規則正しく配列していることを意味する．蝸牛器官から，大脳皮質聴覚野に至るまでの聴神経およびすべての聴覚路上の神経核で観察される（図9-13）．これら聴覚伝導路での周波数局在性は，基底板の周波数同調特性を反映したものである．

聴神経では神経線維束の中心部に低周波数の神経線維（蝸牛頂部を神経支配する）があり，周辺部に高周波数の神経線維（蝸牛基部を神経支配する）が配列する．

B 同調曲線

聴神経線維は，刺激音の周波数によって活動電位発

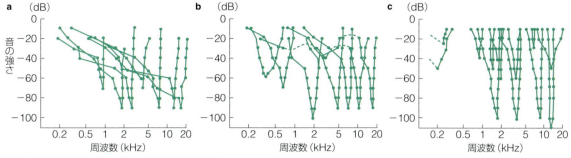

図 9-14　周波数同調曲線の神経核による違い
特徴周波数が異なる多数の神経細胞の同調曲線を重ねて表示している（**a**. 蝸牛神経線維，**b**. 台形体ニューロン，**c**. 下丘ニューロン）．同調曲線は，聴神経線維で最も緩やかで，台形体核，下丘と聴覚伝導路を上行するにつれて急峻になる．
〔Katsuki：Sensory Communication. Rosenblith WA (ed), MIT, 1961 より〕

射に必要な刺激強度が異なり，特定の周波数領域で特に低い閾値を示す（図 9-3d，9-14）．閾値レベルの刺激強度と刺激音の周波数の関係をプロットした曲線は同調曲線とよばれる．最も小さな閾値を示す周波数が特徴周波数である．

同調曲線は聴神経およびすべての聴覚路上の神経核で調べられている．神経核によって同調特性は異なり，聴覚路を上行するにつれ同調曲線の低周波数側の広がりが消失し，同調特性がシャープになる（図 9-14b，c）．音圧が強い場合，聴神経では同調曲線の幅が広がる．これは，強い音では基底板での周波数同調の精度が悪くなることを示している．

Advanced Studies

有毛細胞と同調曲線
　聴神経のもつ同調曲線の形状は外有毛細胞で決定され，閾値は内有毛細胞で決められている（図 9-15）．これは電気活動を記録した聴神経軸索を染色して同定し，さらに①外有毛細胞を聴器毒性のあるカナマイシンで選択的に破壊した場合と，②内外の有毛細胞を過大音などによって破壊した場合などを丹念に検討して明らかにされた．聴神経を染色することによって，記録した同調曲線に対応する蝸牛器官内でのシナプス終末の位置を同定し，その領域の有毛細胞の形態，主として感覚毛の状態を観察した実験である．この結果，鋭い先端をもった正常の同調曲線は内・外の有毛細胞（外有毛細胞では特に，内側の第 1 列の細胞）の感覚毛が正常の形態を保つことが必須であること（図 9-15a）．さらに，一部の外有毛細胞に加えた選択的な障害（①の場合）は同調曲線の一部（低周波数側）で閾値の低下を生じても，特徴周波数に相当する先端部では閾値が上昇すること（図 9-15b）．内有毛細胞は正常であっても，外有毛細胞が完全に消失すると同調曲線は原形をとどめずに，鍋底のような丸い形状になること（図 9-15c，①の極端な場合）．主として内有毛細胞が傷害を受けると（図 9-15d，②の場合．外有毛細胞も最内側の 1 列が感覚毛を傷害している），同調曲線は特徴周波数に相当する先端部も，低周波数領域のすそ野の部分も，ともに閾値の上

昇を示すことが，実験的に明らかにされている．この結果は，聴神経線維の同調曲線は外有毛細胞によって周波数特性が決定され，内有毛細胞によって閾値が定められていることを示す．

位相固定

　聴神経線維は刺激音に対して，音波の特定の位相で活動電位を発射することにより，位相（時間）情報を伝える．この音波に同期した周期的な活動電位発射は**位相固定**とよばれ，これは内有毛細胞の受容器電位，伝達物質の放出，さらに聴神経線維に生じる EPSP が音波に同期していることによる（図 9-11a）．音の周波数情報は周波数局在性により場所として符号化されることに加えて，この位相固定により活動電位発射の周期としても符号化される．位相固定は周波数が 3,000 Hz を超えると刺激が速すぎるためにみられない．

D 発射頻度の順応

　聴神経線維は通常，自発的に活動電位を発射している．この頻度は神経線維によって異なり，高い場合には 100〜200 Hz にも達する．持続的な刺激音を聴かせたときに，聴神経線維の発射頻度は，刺激の開始時に増大して最大頻度に達し，時間とともに次第に減衰してプラトーに達する．このような発射頻度の**順応**は受容器電位でみられる順応を反映したものである（→「受容器電流の順応」，255 頁を参照）．

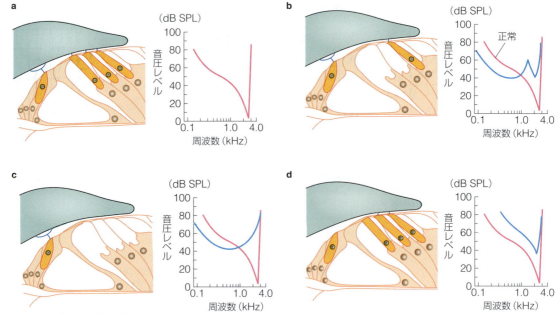

図 9-15　周波数同調特性
a．正常の有毛細胞と同調曲線．
b．外有毛細胞の部分的な障害による同調曲線の変化．青線は a における同調曲線に対応する．
c．外有毛細胞の完全な消失による同調曲線の変化．青線は a における同調曲線に対応する．
d．内有毛細胞および最内側の外有毛細胞の感覚毛部分の障害による同調曲線の変化．青線は a における同調曲線に対応する．
〔Liberman MC, et al：Single-neuron labeling and chronic cochlear pathology. Ⅲ. Stereocilia damage and alterations of threshold tuning curves. Hear Res 16：55-74, 1984 より〕

Advanced Studies

聴神経に対する遠心性神経作用

　交叉性のオリーブ蝸牛束（聴覚遠心性神経束）を電気刺激すると，聴神経の自発性活動電位の発射頻度，および音刺激によって誘発される活動電位の発射頻度が下がり，全体として，活動電位発射に至る閾値が増加する（図 9-16a，b）．このとき同調曲線の形は大きく変化せず，特徴周波数で閾値が増大する．この効果は，特に中等度の周波数領域（2～10 kHz）に特徴周波数をもつ線維ほど大きい．オリーブ蝸牛束の電気刺激から活動電位発射頻度の減少に至る潜時は長く，40～100 ms 程度を要する．また，単発の電気刺激よりも，高い頻度（400 Hz 程度）の繰り返し刺激が効果的であり，これはシナプスの時間加重によると考えられる．

　詳細な研究がキンギョの聴器で行われている（図 9-16c）．クリック音を聴かせて聴神経を刺激しつつ，遠心性神経線維を電気刺激すると，電気刺激直後の 6～7 ms の時間はクリック音で聴神経線維に活動電位が発生する．しかし，その後 40～50 ms にわたり，活動電位の発生は抑制される．この間に生じる EPSP のサイズも減少しており，有毛細胞からの伝達物質放出が減少していることを示す．一方，有毛細胞（哺乳類では外有毛細胞）では遠心性神経線維束の電気刺激によって過分極が生じる（図 9-16d）．また ACh の投与によっても過分極が生じる．過分極の時間経過は長く，聴神経で観察される活動電位発射の抑制の時間経過と十分に対応する．ACh は遠心性神経シナプスの伝達物質とされている．

F　蝸牛神経核

　蝸牛神経核 cochlear nucleus は，聴神経が脳幹に入りシナプスを形成する最初の神経核である．哺乳類では**腹側核** ventral cochlear nucleus（**VCN**）と**背側核** dorsal cochlear nucleus（**DCN**）に分かれる（図 9-17）．さらに腹側核は**腹側核前部** anteroventral cochlear nucleus（**AVCN**）と**腹側核後部** posteroventral cochlear nucleus（**PVCN**）に分かれる．

　聴神経は蝸牛神経核内で前後 2 枝に分かれ，前枝は AVCN に投射し，後枝は PVCN に投射する（図 9-17b）．両枝とも腹側から背側に向けて低周波数から高周波数の線維が並ぶ．

　AVCN には聴神経から位相（時間）情報を受ける大型の**房型細胞** bushy cell が存在する．房型細胞の細胞体には大型の**シナプス終末** endbulb of Held が形成され，安定した速いシナプス伝達が行われることにより，位相情報が正確に伝達される．房型細胞の軸索は腹側聴線条 ventral acoustic stria を形成して上オリー

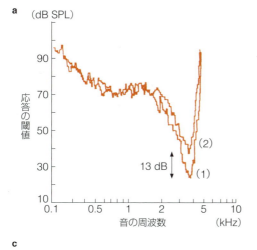
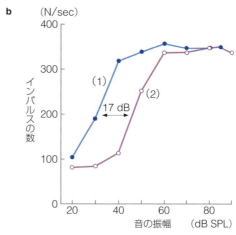
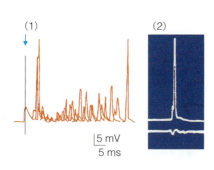
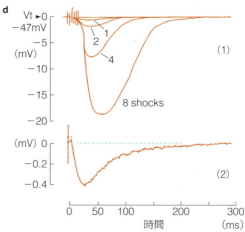

図9-16　遠心性神経刺激による聴神経の抑制

a．一次聴ニューロンの発火閾値が遠心性神経束への電気刺激で(1)から(2)へ上昇する．
b．刺激音の強度に対する聴神経線維の活動電位発射数は遠心性神経束の電気刺激でより刺激強度の高いほう，(1)から(2)へ移動する．〔a, b は Wiederhold ML, et al：Effects of electric stimulation of the crossed olivocochlear bundle on single auditory-nerve fibers in the cat. J Acoust Soc Am 48：950-965, 1970 より〕
c．クリック音により発生する EPSP (1)および活動電位(2)は遠心性神経束の電気刺激(↓)で抑制される．〔Furukawa, 1981 より〕
d．遠心性神経の電気刺激は有毛細胞に膜過分極を生じる．電気刺激の数を増やすことによって，過分極の程度は大きく，持続も延長する．下のトレースは1回の電気刺激による過分極応答を拡大したもの．〔Art JJ, et al：Synaptic hyperpolarization and inhibition of turtle cochlear hair cells. J Physiol 356：525-550, 1984 より〕

ブ核群に投射される．

　PVCN には主に2種類の神経細胞が存在し，周波数局在域に応じたスペクトル成分の情報を伝える．これらの神経細胞の軸索は主として上オリーブ核群を通過し，外側毛帯核あるいは下丘に至る(図9-17c)．また，**中間聴条** intermediate acoustic stria (ヘルドの束 stria of Held)とよばれる投射系は，オリーブ周辺核や外側毛帯核あるいは下丘にシナプス終末を形成する．

　DCN には多種の神経細胞が存在する．DCN は3層からなる層状構造をもち，小脳の細胞構築に類似しているといわれる．深部の深層にいる神経細胞は，聴神経からのシナプス入力を受ける．一方，表面の分子層にいる神経細胞は，体性感覚や平衡覚を含む脳の広い領域からのシナプス入力を受ける．深層と分子層の間にいる神経細胞は深層と分子層の両方に樹状突起を伸ばし，これら聴覚と非聴覚のシナプス入力を統合する．DCN からの軸索は**背側聴条** dorsal acoustic stria (モナコフの束 stria of Monakow)を形成し，上オリーブ核群をバイパスして反対側の下丘に投射する．

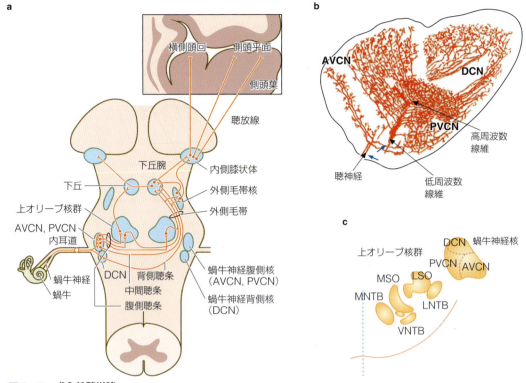

図 9-17　求心性聴覚路
a．求心性聴覚路．〔山本典生：耳の発生・解剖・生理．大森孝一，他（編）：標準耳鼻咽喉科・頭頸部外科学，第 4 版．2022，医学書院より一部改変〕
b．蝸牛神経核への聴神経線維の投射．AVCN：蝸牛神経前腹側核，PVCN：蝸牛神経後腹側核，DCN：蝸牛神経背側核．DCN 領域の神経線維は中枢からの下行枝．〔Lorente de Nó R：The central projection of the nerve endings of the internal ear. Laryngoscope 43：1-38, 1933 より〕
c．上オリーブ核群と蝸牛神経核．

G　上オリーブ核群

上オリーブ核群 superior olivary complex（SOC）は左右両耳で得られた聴覚情報の処理に重要な役割を果たす神経核である（図 9-17d）．**外側上オリーブ核** lateral superior olivary nucleus（LSO），**内側上オリーブ核** medial superior olivary nucleus（MSO），および**台形体内側核** medial nucleus of trapezoid body（MNTB）から構成されている．特に，MNTB は反対側の前腹側蝸牛神経核（AVCN）からの神経線維を中継し，LSO に抑制性の出力をする重要な神経核である．AVCN からの投射線維は MNTB 主細胞に大型のシナプス（calyx of Held）を形成する（図 9-18a）．

1　音源の定位

聴覚のもつ重要な機能の 1 つは，音を発生する源を特定する能力である．動物が餌をとらえるために，あるいは危険を避けるために，そしてコミュニケーションのために，音の発生する方向を正しく認識し，発生源を識別できることは重要である．ヒトの音源定位能力は 1 kHz 周辺で最も優れており，正面から 45°の範囲では 1°の方位角に相当する音源の移動を認識することができる．音源の位置に応じて，左右の耳に到達する音の時間および強度にわずかな違いが生じる．さらに，頭あるいは耳介を動かすことによっても各周波数成分の相対強度（スペクトル）に違いが生じる．ヒトはこれらの音の情報を利用することによって音のする位置（音源）を特定している．水平面における**音源定位** sound source localization では，**左右の耳に到達する音波の時間差** interaural time difference（ITD）と

G 上オリーブ核群 ● 265

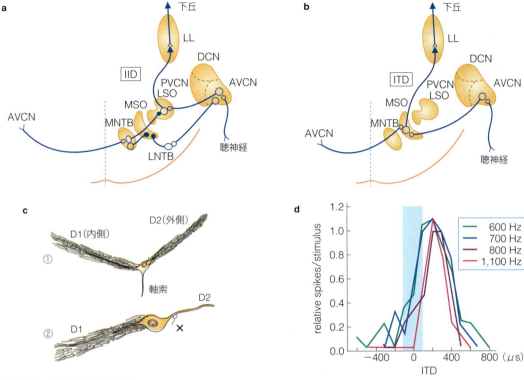

図9-18 両耳性の聴覚機能

a．哺乳類上オリーブ核における両耳間強度差の識別．対側 AVCN からの聴覚信号は MNTB に投射し，抑制性のシナプス入力として LSO 主細胞に投射する．同側性の聴覚信号は AVCN から直接興奮性のシナプス入力として LSO 主細胞に投射する．興奮性と抑制性の入力の比較から，両耳間での音の強度差を識別する．MNTB および LNTB から MSO への抑制性の出力も示す．

b．両耳間時間差の識別．MSO に両側性の興奮性入力が AVCN から入り，到達時間が比較される．左右から同時の入力を受けた神経細胞が強く興奮することで，両耳間の音波の位相のずれが MSO で検出される．

c．MSO の神経細胞．①発達した大きな2本の樹状突起をもち，左右両方の AVCN からのシナプス入力を受ける．②は，片方の蝸牛神経核を破壊した場合（この場合は外側）．破壊したほうからの軸索投射が消失する．〔Stotler WA：An experimental study of the cells and connections of the superior olivary complex of the cat. J Comp Neurol 98：401-431, 1953 より〕

d．スナネズミ MSO における両耳間時間差 ITD の検出．生理的に予測される ITD を示す水色の領域の外に活動電位発射のピークがあることにより，両耳間時間差は時間差に応じた活動電位発射頻度として一義的に検出される．〔Brand A, et al：Precise inhibition is essential for microsecond interaural time difference coding. Nature 417：543-547, 2002 を改変〕

強度差 interaural intensity difference（IID）が重要な手がかりとされる．純音の場合，音源の特定は非常に困難である．一方，純音であっても急激に強度が変化するような音の場合は，音源の定位は容易になる．

　音源定位には，反対側 AVCN から腹側正中を経由して上オリーブ核に至る神経束（腹側聴条，図9-17a）が重要である．この神経束は MNTB にシナプスする．MNTB からはグリシンを伝達物質とする抑制性の出力が外側上オリーブ核（LSO）に至る（図9-18a）．LSO では，この反対側 AVCN からの MNTB を介した抑制性シナプス入力と同側 AVCN からの興奮性シナプス入力とが比較され，両耳間の音の強度差が計算

される（IID）．IID の情報による音源定位は，特に頭が比較的小さな動物で発達している（コウモリ，マウスなど）．

　左右の音の時間差（ITD）の情報は，左右 AVCN からの興奮性シナプス入力が内側上オリーブ核（MSO）で比較されることにより計算される（図9-18b）．MSO の神経細胞は内側と外側の両極に分枝した2本の樹状突起をもち，左右の入力情報の比較に適した形態をしている（図9-18c）．外側の樹状突起へは同側 AVCN からのシナプスが形成され，内側へは反対側 AVCN からのシナプスが形成される．ITD の情報は，頭の大きな動物（霊長類など）で主に利用される．こう

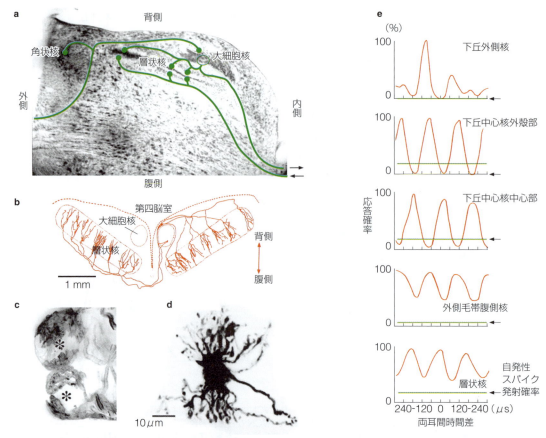

図 9-19　鳥の脳幹聴神経核（哺乳類の蝸牛神経核および上オリーブ核に相当する）
a．脳幹の切片標本．
b．層状核に形成される遅延線神経回路．
c．大細胞核の神経細胞に形成される巨大な聴神経シナプス終末．＊は細胞体を示す．
d．層状核の神経細胞．両極に発達した樹状突起をもつ．
e．メンフクロウの両耳間時間差の検出．同一の雑音信号を左右の耳に少しの時間だけずらして刺激として加え，そのときの活動電位発射頻度をいくつかの聴神経核で検討した．層状核では位相差に応じて活動電位発射頻度に山と谷の繰り返しがみられる．この繰り返しが存在するため，層状核で検出される音信号の位相差にはあいまいさが含まれている．こうしたあいまいさは下丘では消失し，単一の山のみがみられる．このように両耳間時間差の検出は下丘において完成する．〔Fujita I, et al：The role of GABAergic inhibition in processing of interaural time difference in the owl's auditory system. J Neurosci 11：722-739, 1991 より〕

した動物では SOC の中で，MSO が発達して大きい．

LSO と MSO の神経細胞は外側毛帯および下丘に投射する．音源定位の情報処理は下丘において完成するが，下位の聴覚神経核ですでに左右両耳からの情報が比較され，時間差あるいは強度差の情報が抽出されている．

Advanced Studies

鳥類による研究

1．鳥類でのITDの検出

音源定位とよばれる聴覚機能は，メンフクロウで特に詳しく調べられている．メンフクロウは ITD を高い精度で識別する能力をもつ．鳥類の大細胞核 nucleus magnocellularis は，哺乳類の蝸牛神経核（AVCN）に相当し，聴神経の活動から音の位相（時間）情報を抽出する（図9-19）．左右の大細胞核からの入力を受ける層状核 nucleus laminaris は，哺乳類の MSO に相同の神経核であり，ITD を識別する重要な機能を担っている（図9-19a，b）．メンフクロウの左右の耳へ小さな時間差（ITD）を加えて同一の音を与えると，層状核では ITD に応じた活動電位の発射頻度の変化が観察される（図9-19e）．しかしながら，活動電位の発射頻度が最大となる ITD は音の周期に応じて複数みられ，これは音波（＝入力信号）の位相が特定の周期（＝時間差）で繰り返し一致するためである．このことは，ITD を層状核では ITD 情報を一義的に決めることができないことを示している．

層状核では音波の倍数成分も含む ITD 情報が識別される一方

で，個々の神経細胞は異なる特徴周波数をもつ．層状核からのITD情報は外側毛帯核を経て，上位の神経核である下丘へと投射される．メンフクロウの場合，特徴周波数の異なるITD情報が下丘外側核で統合されることにより，倍数成分による曖昧さが除去されてITDが一義的に決められる（図 9-19e 最上段）．

2. 層状核での遅延線回路とシナプス機構

ITDの識別機構は，層状核のレベルで動物の行動に十分意味のある時間分解能をもつ．層状核の神経細胞には左右の大細胞核から多数の軸索がシナプスを形成する（図 9-19b）．一方，大細胞核の神経細胞には，数本の聴神経線維が細胞体に巨大なシナプスをつくる（図 9-19c）．このため，大細胞核でのシナプス伝達に伴う時間的なゆらぎは非常に小さい．

大細胞核の神経細胞の軸索はすぐに分岐し左右の層状核を支配する（図 9-19a）．したがって，一方の耳に入った音は大細胞核の神経細胞で中継され同時刻に発生する2つの活動電位として左右の層状核に振り分けられる．一方，層状核の神経細胞はMSOの神経細胞と同様に両極に発達した樹状突起をもつ（図 9-19d）．その樹状突起に左右の大細胞核からの活動電位信号が収束し，興奮性入力（EPSP）の同時検出が行われる．特に反対側の大細胞核からの1本の軸索は順次枝分かれし，1列に配列した層状核の神経細胞に内側から順序よくシナプス結合するため，投射軸索の長さに体系立った違いが生じる（図 9-19b）．このため，ITDと伝導遅延が釣り合って左右からの活動電位が同時に到達する神経細胞の位置が，神経核内でITDに応じて変化することになり，ITDは層状核内で最大の発火を示す神経細胞の位置として新たに符号化される．こうした構成の神経回路を遅延線回路 delay line とよぶ．

3. ITDの検出精度

メンフクロウあるいはヒトは高い音源定位能力をもち，10 μsに至るきわめて小さなITDを検出可能なことが行動学的にも知られている．しかし，1 ms程度の時間経過をもつ活動電位を情報伝達の手段としつつ，10 μsの精度でITDを判断できる神経機構がどのように実現されるのかは，いまだに大きな謎である．

ITDは脳幹の層状核で活動電位の発火頻度の増加として検出され，そのITD同調曲線は上位の神経核に至るに従って急峻になる．しかし，ITD検出の時間窓をITD同調曲線の山と谷の中間値の幅として判断するとき，時間窓は最も急峻な場合でも100 μs程度である．電気生理学実験からの推測ではメンフクロウの場合10 μsのITD変化に応じて活動電位発射頻度は10% 程度変わりうる．したがって，ITD検出の行動学的な精度と考え合わせると10% 程度の発射頻度の変化があれば聴覚系は変化として検出しうるのかもしれない．

哺乳類でのITDの検出

哺乳類では，ITDはMSOで検出される．ネコでは鳥類と同様，ITDは遅延線回路により神経核内で活動する神経細胞の位置として符号化される．一方，スナネズミに音を聞かせてITDを変化させたときのMSOにおける活動電位発射を記録すると，活動電位の発射頻度はITDに応じて変化するものの，発射頻度の山と谷は生理的なITDの範囲（±120 μs）の外側にあり，かつ神経核内での位置に応じた発射頻度の違いは観察されない（図 9-18d）．このことに一致して，スナネズミでは遅延線回路がないことが知られている．すなわち，スナネズミでは，ITDは神経細胞の位置でなく，神経核内での活動電位の発射頻度として符号化されると考えられている．このことは哺乳類では動物種によってITDの符号化の様式が異なる可能性を示しているが，その意義については不明である．

MSOの神経細胞では両側のAVCNからの興奮性シナプス入力（EPSP）の同時検出が行われる（図 9-18b）．このITD検出回路

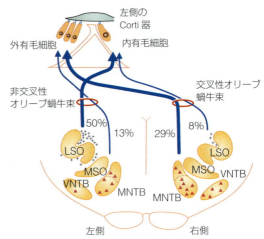

図 9-20　オリーブ蝸牛束-遠心性神経束
＋：LOC神経細胞，△：MOC神経細胞．
〔Warr WB：The olivocochlear bundle：Its origins and terminations in the cats. In Nauton RF, et al (eds)：Evoked Electrical Activity in the Auditory Nervous System. pp 43-65, Academic Press, New York, 1978 より〕

では，MNTB（反対側の信号を中継する）あるいは台形外側体核 lateral nucleus of trapezoid body (LNTB)（同側の信号を中継する）からグリシンを伝達物質とする抑制性シナプス入力（IPSP）が作用し，反対側からのEPSPの開始を遅らせ，同側のEPSPの時間経過を短縮させる．このことが，MSOでのITD同調曲線の形成に重要だと考えられている．MSOへの抑制性入力は図 9-18a に示す．

2 オリーブ蝸牛神経束（遠心性神経束）の起始核

上オリーブ核群（SOC）周辺には蝸牛器官に対する遠心性神経の起始細胞が存在する．オリーブ蝸牛神経束は，有毛細胞機能を抑制することが知られている．SOCの中でも外側上オリーブ核（LSO）に分布する細胞群は **LOC**（lateral olivocochlear）神経細胞とよばれ，蝸牛器官の内有毛細胞領域に主として分布し，求心性神経線維の終末部にシナプスを形成する．LOCのおよそ90% は非交叉性である（図 9-20）．

一方，**MOC**（medial olivocochlear）神経細胞とよばれる一群の遠心性神経細胞が内側上オリーブ核（MSO）周辺に分布し，主として外有毛細胞体に直接シナプスを形成する．MOCのおよそ70% が交叉性であり，反対側の外有毛細胞にシナプスを形成する．

外側毛帯核

　外側毛帯核 nucleus of lateral lemniscus (LL) は，**背側核** dorsal nucleus of lateral lemniscus (DNLL) と**腹側核** ventral nucleus of lateral lemniscus (VNLL) に分けられる（図 9-17a）．DNLL と VNLL の神経細胞は抑制性であり，下丘の情報処理を調節する．

　DNLL への入力線維は，主に両側の外側上オリーブ核 (LSO)，同側の内側上オリーブ核 (MSO)，反対側の DNLL に由来する．一方，VNLL への入力線維は，主に反対側の蝸牛神経腹側核後部 (PVCN) に由来する．

　DNLL からの出力線維は，プロブスト Probst 交連を形成して反対側の DNLL へ投射するものと，両側の下丘に至るものがある．DNLL の神経細胞は両側性（両耳性）である．DNLL が障害されると，障害した側と反対側の下丘や聴皮質において両耳性の応答特性が影響を受ける．一方，多くの VNLL の神経細胞は片側性（片耳性）であり，反対側の音刺激にのみ応じる．

 下丘

　下丘 inferior colliculus は中脳にある聴覚の中心的な神経核であり，すべての上行性の聴覚情報は下丘に収束する（図 9-17a）．下丘は中心核，背側皮質，外側皮質からなる．中心核には周波数局在性があり，両耳間の時間差や強度差への応答性もみられる．下丘では，これまでの神経核に比べて複雑な情報処理が行われ，聴覚情報を統合的に処理する最初の神経核だといえる．下丘で統合された聴覚情報は，視床の内側膝状体を経由して，大脳皮質聴覚野へと伝えられる．一方，下丘からは隣接する上丘に軸索投射があり，視覚をはじめとして触覚や体性感覚などの聴覚以外の感覚情報とのすりあわせが行われる．

Advanced Studies

コウモリのエコーロケーション

　コウモリは捕虫のための探索音として 61 kHz 前後の刺激音を発声し，刺激音と反射音の周波数変化〔ドプラ効果 Doppler effect〕および時間差情報を利用することにより獲物の位置と動きを判断している．刺激音は倍音で構成される 4 つの一定の周波数帯で，継続時間が長めの音〔constant frequency (CF) 音〕の組み合わせである．CF 音の後には急激に周波数が変化する継続時間が短い音〔frequency modulated (FM) 音〕が続く．CF 音の役割は Doppler 効果で返ってくる音との周波数差を利用して，獲物との相対速度を計測することである．一方，FM 音は獲物までの距離を測ることに用いられている．発声した FM 音と獲物で反射して戻ってくる音との時間差は，遅延線と同時検出器からなる遅延線回路で計算される．遅延時間は FM 音が獲物までの距離を往復する時間に対応し 1〜20 ms であることから，340 m/s の音速から計算すると，獲物を探索する距離として周囲 15 cm〜3 m 程度になる．FM 音に対する応答は基本的には下丘で計算されて，聴覚野に遅延時間を現す脳内地図が形成される．聴覚野には，獲物までの距離に対応する特定の遅延時間に強く応答する神経細胞が集まり特別な広がりとして分布する．

聴覚機能発達と臨界期

　感覚機能の獲得が個体の発達期の影響を受けることはよく知られている．特に視覚機能では発達期の影響は臨界期として詳しく知られている．ヒトの聴覚でも，外国語の習得をはじめとして言語機能は幼児期の聴覚環境の影響を大きく受ける．ここではメンフクロウにおける聴覚空間地図の形成と鳴鳥（鳴禽類）の歌学習への臨界期の関与を解説する．

1. 聴覚空間地図の形成

　音源定位は，聴覚的に判断した標的に顔を向けることで，視覚的な対象と聴覚的な対象を一致させることで行われる．一方，下丘から聴覚情報の投射を受ける上丘には，聴覚空間地図と視覚空間地図が重ね合わせで形成されている．実験的には，幼若期にプリズム眼鏡を掛けて育てたメンフクロウ（孵化後 60〜65 日）を用いた研究で明らかにされた．プリズム眼鏡により視覚入力が一定角度曲げられることで，視覚空間地図は本来の地図からずれる．このため，聴覚で判断した標的に向けられた顔の正面は，プリズム眼鏡でずらされた正面位置とはずれてしまうが，40〜60 日後には光学的にずらされた正面位置と一致するようになる．聴覚で判断した音源位置が脳内で補正され，光学的にずらされた正面位置に移動することによって，聴覚と視覚の新たな対応が形成される．これは，下丘の中心核からの聴覚神経の投射軸索が外側核内で側枝を伸ばすことによって，聴覚空間地図の視覚空間地図とのずれを補正することによる．この適応変化は孵化後 200 日程度の臨界期内に限られ，それを超えると聴覚と視覚の空間地図のずれはそのまま残る．

2. 歌の学習

　鳴鳥は単独では種に固有の歌を歌うことはできない．カナリアなどのように年ごとに歌を覚える鳥は，秋から春にかけて歌を学習することで覚え，発声練習を経て熟達して種に固有の歌として固定される．次の秋には再び学習を繰り返す．一方，キンカチョウのように，孵化後の臨界期（20〜30 日程度）に教師（多くは父親）の歌を学習する鳥もいる．しかし，教師の歌を聞いただけでは正しく歌うことはできず，その歌を鋳型として覚え，自分の歌を聴き比べながら繰り返し発声練習するフィードバック（孵化後 30〜100 日程度）過程を経て熟達する．この過程には聴覚野に加えて，視床核，大脳基底核，小脳および末梢の発声効果器を含む神経核間の連携が必要となる．このような学習過程にはヒトの言語学習との類似性があり，詳しく研究されている．

J 視床内側膝状体および大脳皮質聴覚野

視床の**内側膝状体** medial geniculate body および大脳皮質の**聴覚野** auditory cortex は非常に複雑であるものの，その構造や機能についての理解が進みつつある．例えば，聴覚の最も重要な機能である，音源の性質を特定する機能と音源の空間的な位置を特定する機能に対しては，並列に作動する回路が用意されていることがわかってきた．一方，内側膝状体と聴覚野の間には相互に複雑な神経結合があり，そうしたすべての領域に周波数局在性が認められている．これらの領域では下位の聴覚神経核に比べて刺激選択性が高い．特に聴覚野では周波数以外にも音のさまざまな要素(帯域幅，振幅変調，周波数変調など)が地図状に表現されており，神経細胞は適刺激に対してのみ持続性の応答を示すことが知られている．

内側膝状体は視床の聴覚に関わる特殊核(投射神経核)群であり，主に下丘の中心核から上行性の入力を受ける．内側膝状体では神経細胞が層構造をなして配置され，このことが周波数局在性を構成する基礎となっている．内側膝状体からの出力は周波数局在性をもって(tonotopy)上行し，聴覚野に投射する．視床から聴覚野への投射には，周波数局在性をもった神経投射以外にも，周波数局在性をもたない(non-tonotopy)投射線維と，聴覚以外の多数の感覚情報を含む投射系(multi-modal)とがある．

視床網様核 reticular thalamic nucleus は視床の非特殊核の1つであり，視覚領域，体性感覚領域と聴覚領域に分かれる．この聴覚領域は内側膝状体からの入力を受け，内側膝状体に抑制性の軸索を投射する．内側膝状体からの入力は，聴覚野へ投射する軸索の側枝と考えられている．一方，聴覚野から内側膝状体への投射系も側枝を視床網様核に投射しており，視床網様核は聴感覚処理のなかで大きな役割を果たしうるが，機能的な研究は少ない．

大脳皮質聴覚野はほかの大脳皮質と同様に6層の細胞構築をとり，視床からの入力の多くは第Ⅲ，Ⅳ層に終わる．そして，第Ⅴ，Ⅵ層からは下丘および視床へ遠心性の軸索投射をする．さらに同側の聴覚野内部および反対側の聴覚野との間にも線維結合がある．大脳皮質聴覚野は，側頭葉の大きな部分を占め，大きくコア，ベルト，パラベルトの3領域に分類されてい

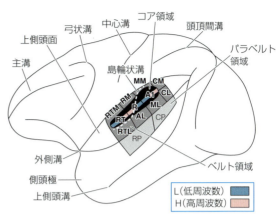

図 9-21 マカクザル大脳皮質の聴覚野(左半球)
L：蝸牛頂部(apex)からの軸索投射のある領域．低周波数の特徴周波数に対応する．
H：蝸牛基部(base)からの軸索投射のある領域．高周波数の特徴周波数に対応する．
A1：auditory area Ⅰ, R：rostral area, RT：rostrotemporal area, RTM：medial rostrotemporal auditory belt, RM：rostromedial auditory belt, MM：middle medial auditory belt, CM：caudomedial auditory belt, RTL：lateral rostrotemporal auditory belt, AL：anterior lateral auditory belt, ML：middle lateral auditory belt, CL：caudolateral auditory belt, RP：rostral auditory parabelt, CP：caudal auditory parabelt.
〔Hacket TA, et al：Subdivision of auditory cortex and ipsilateral cortical connections of the parabelt auditory cortex in macaque monkeys. J Comp Neurol 394：475-495, 1998 より〕

る(図 9-21)．コア領域はさらにA1を含む3領野(RT, R, A1)，ベルト領域は内側4領野(RTM, RM, MM, CM)と外側4領野(RTL, AL, ML, CL)の8領野，パラベルト領域は2領野(RP, CP)に分けられる．

こうした領域のすべてにおいて周波数局在性がある．聴覚野の神経細胞の大多数(90%)は両耳性の入力に応答し，少数(10%)の神経細胞は，主に反対側からの音刺激にのみ応答する．

Advanced Studies

聴覚野の可塑性

聴覚野には特徴周波数が規則的に分布している．ラットの聴覚野では，生後2週間程度でこうした分布領域が形成される．しかし特徴周波数領域の分布は固定されたものではなく，特定の周波数音のみを聞かせてラットを育てると，聞かせた音の周波数分布領域が拡大する．この変化は，成熟後でも起こる．成熟ラットでは特定の周波数を聞かせる行動課題と報酬を与えるトレーニングを組み合わせ続けると，その周波数に対応した分布領域が拡大する．特定の強度の音を聞かせ続けた場合にもその強度の音への反応性が上がる．一方，幼若期あるいは成熟後にかかわらずラットを雑音環境下で飼育すると，それ以前に獲得した聴覚機能の成長を逆戻りさせることができる．このこと

は，ほかの感覚野と同様，聴覚野の機能が成熟後においても可塑的であることを示している．

聴覚野からの遠心性神経作用

大脳皮質聴覚野からの遠心性神経が，内側膝状体，下丘，オリーブ核，蝸牛神経核そして蝸牛器官に至るまで，直接または間接に投射する．例えば，聴覚野から下丘への直接投射による周波数同調あるいは音源定位機能への遠心性作用が知られている．下丘の神経細胞は，相同する周波数特性をもつ聴覚野の神経細胞からトップダウン入力を受けることにより，周波数同調特性が修飾される．今後の聴覚研究の分野として重要である．

聴覚の錯覚

視覚では，無限に登り続ける階段を描いたエッシャーの絵画でよく知られるように，錯視がある．特定の音階を含む旋律を繰り返し聞くことで，あたかも無限に上がり続ける音階であるかのように，聴覚でも錯覚として知られている現象がある．これらの聴覚に関係した錯覚（錯聴）は紙面では表現が難しいのでYouTube でぜひ体験してほしい（"audio illusion"で検索）．脳内のメカニズムは明らかではないが，多くの生理学的な錯覚現象が知られており（"virtual barbershop"で検索），聴覚における豊かな環境表現に対応した現象かもしれない．

第10章 平衡感覚

A 前庭器官の構造

　外界の状況に応じて姿勢を適切に調節することは，動物のさまざまな行動の基本であるが，この姿勢調節に際して，頭部の動きを感知することはきわめて重要である(→第15章，347頁参照)．そのための受容器が前庭器官であり，内耳に存在する．前庭器官には**半規管** semicircular canal と**耳石器** otolithic organ があり，半規管は回転加速度(**角加速度**)を，耳石器は直線加速度や重力の方向(頭部の傾き)を検出する．これらの前庭器官の刺激により生じる感覚を**平衡感覚**あるいは**前庭感覚**とよぶ．内耳には聴覚受容器である蝸牛も存在し，前庭器官と蝸牛は発生学的に密接な関係がある．

1 ● 内耳

　内耳は，迷路ともいい，側頭骨中に存在する骨迷路と，その中に浮かぶ膜迷路からなる．**膜迷路**は閉じた嚢状の構造をもち，細胞内液に近い組成をもつ内リンパ液で満たされている．

2 ● 半規管

　半規管は，約3/4周の環を形成する3個の管状の構造物である．3個の半規管は，互いにほぼ直角をなす面内に存在し，**外側(水平)半規管**，**前半規管**，**後半規管**という(図10-1)．3個の半規管はいずれも卵形嚢に開いており，その近傍に膨らみがあり，これを**膨大部** ampulla という(図10-2a)．この中に**膨大部稜** ampullary crest といわれる**感覚上皮**の存在する部位が

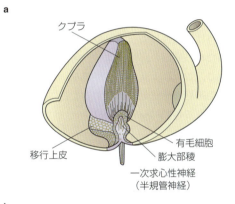

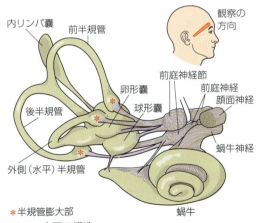

*半規管膨大部

図10-1　内耳の構造
[Hardy M：Observations on the innervation of the macula sacculi in man. Anat Rec 59：412, Fig. 7, 1934 より一部改変して転載]

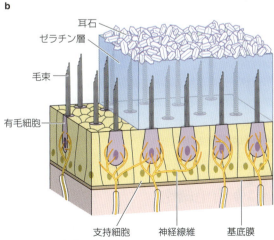

図10-2　半規管の内部
a．半規管膨大部．[原田康夫：前庭系の解剖，微細形態．時田 喬，他(編)：神経耳科学，第1巻．pp 11-29，金原出版，1985 より]
b．平衡斑(耳石器)．

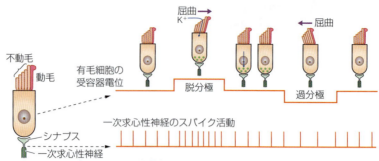

図10-3　有毛細胞と一次前庭神経の興奮機序
〔Hudspeth AJ：The hair cells of the inner ear. Scientific American 248：54-65, 1983, Flock A：Transducing mechanisms in the lateral line canal organ receptors. Cold Spring Harb Symp Quant Biol 30：133-145, 1965 より作成〕

存在する．膨大部稜は鞍状の形をしており，感覚細胞（**有毛細胞** hair cell）と支持細胞が並んで，感覚上皮を形成している．膨大部稜には，感覚上皮を覆うようにゼラチン様物質でできた，**クプラ** cupula があり，膨大部の上壁まで伸びている．

頭部が回転すると，回転面と同じ平面にある半規管内の内リンパは，**慣性**によって元の位置に留まろうとする．このため，頭部の回転とは逆方向に相対的にリンパ流が生じ，これによりクプラが撓み，これに包まれている有毛細胞の感覚毛が屈曲することにより有毛細胞が刺激される（**内リンパ流動説**）．

3 ● 耳石器

耳石器には卵形嚢 utricle と球形嚢 saccule がある．それぞれに**平衡斑** macula という感覚上皮がある（図10-2b）．平衡斑の構造は，膨大部稜と似ており，感覚毛の上にゼラチン様物質からなる**耳石膜**があり，さらにその上に炭酸カルシウムの結晶である多数の**耳石**が存在している．

直線加速度が加わると，耳石は内リンパ液より比重が重いので，取り残されて耳石膜が感覚上皮に対してずれを起こす．これにより感覚毛の屈曲が起こり，有毛細胞が刺激される．

B　有毛細胞

A　形態学的特徴

前庭受容器の**有毛細胞**は，Ⅰ型・Ⅱ型の2種類の感覚細胞からなっている．Ⅰ型細胞は一部がくびれたフラスコ型で，細胞体は大きな求心性の神経終末（神経杯）で取り囲まれている．Ⅱ型細胞は円柱状で，求心性，遠心性の神経終末がボタン状に付着している．

感覚細胞の表面には，**動毛** kinocilium と**不動毛** stereocilia という2種類の感覚毛がある．動毛は1本で長く，細胞表面の一端に位置している．不動毛は短く数十本存在し，階段状に並んでいる（図10-3）．この毛束における動毛の位置により示される細胞の方向性を，**形態学的極性**といい，これによりその有毛細胞にとっての適刺激の方向が決定されることになる．半規管膨大部においては，すべての有毛細胞の形態学的極性が一致しているが（図10-4a ②および➡「半規管」，前頁参照），耳石器の平衡斑においては，部位により規則性をもって変化している（図10-4b および➡「耳石器」参照）．系統発生学的に前庭器官と同一の組織に由来する蝸牛においても，受容器細胞は有毛細胞であるが，聴覚系の有毛細胞は不動毛のみをもち，動毛は存在せず，その原基である基底小体のみが認められる（➡第9章，253頁参照）．

B　機械的刺激の電気信号への変換機構

頭部に対する回転加速度および直線加速度入力は，前庭受容器により受容され，前庭神経の電気的インパルス（活動電位）信号に変換される．この過程は，屈曲という機械刺激により感覚毛が変形することにより，有毛細胞に膜電位変化（**受容器電位**）が生じる過程（**機械電気変換**）と，受容器電位が**一次求心性神経**のスパイク頻度に変換される過程（シナプス伝達）の2つからなる．

有毛細胞の不動毛を動毛の方向に屈曲すると脱分極

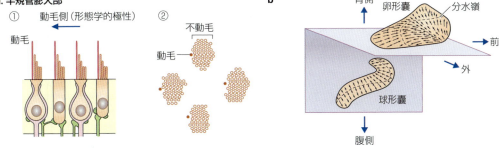

図 10-4　有毛細胞の形態学的極性と半規管・耳石器における有毛細胞の配列
a. 半規管膨大部における有毛細胞の形態学的極性．矢印は有毛細胞の興奮を起こさせる感覚毛の屈曲方向を示す．感覚上皮を①側面および②上から見た模式図．〔内野善生：めまいと平衡調節．p 4，図 3，金原出版，2002 より一部改変して転載〕．
b. 耳石器（卵形嚢斑，球形嚢斑）における有毛細胞の形態学的極性（矢印は動毛の方向）．〔Spoendlin HH：Ultrastructure of the vestibular sense organ. In Wolfson RJ (ed)：The Vestibular System and Its Disease. University of Pennsylvania Press, Philadelphia, 1966，山下 勝：口腔・咽頭・唾液腺の発生・解剖・生理．大森孝一，他（編）：標準耳鼻咽喉科・頭頸部外科学，第 4 版．医学書院，2022 より作成〕

が生じ，動毛と反対側に屈曲すると過分極が生じる（図 10-3）．不動毛が動毛側に屈曲すると，ほとんどの一価および二価の陽イオンに対する透過性が高まり，内リンパには K^+ が Na^+，Ca^{2+} よりはるかに多量に含まれているので，機械電気変換電流として，K^+ の細胞内流入が起こる（図 10-3）．

有毛細胞と一次求心性神経終末との間の伝達は，化学シナプスであり[1]，K^+ の細胞内流入による脱分極により Ca^{2+} が流入し，グルタミン酸が伝達物質として放出される[2]．

C　半規管と耳石器の最適刺激方向

有毛細胞の応答は感覚毛の屈曲方向によって決まることから，その受容器の頭蓋内におけるオリエンテーションと，各受容器において感覚毛がどのような方向に配列されているかが，その受容器の最適刺激の方向を決定する．

1　半規管

前半規管と後半規管は，正中矢状面と約 45°をなす平面上に位置しており，一側の前半規管と対側の後半規管がほぼ平行となっている．また，ヒトでは頭部を約 30°前屈したとき，外側半規管が水平となる（図 10-5a）．

半規管では，膨大部稜における有毛細胞は，その形態学的極性が一定方向に配列されている（図 10-4a）．そのために，外側半規管では膨大部へ向かう内リンパ流（**向膨大部流**）が，また前半規管と後半規管では，膨大部から遠ざかる向きの内リンパ流（**反膨大部流**）が，それぞれの半規管の有毛細胞を興奮させる（図 10-5b）．

他方，それとは逆方向への内リンパ流は，各半規管の有毛細胞を抑制する．3 つの半規管がそれぞれ 90°の角度をなしていることにより，ある方向への頭部の回転はそれぞれの半規管が位置する平面内のベクトルに分解されて検出されることになる．

2　耳石器

卵形嚢斑はほぼ水平面内に位置し，**球形嚢斑**はほぼ垂直面内に位置している（図 10-4b）．耳石器においては，半規管と異なり，有毛細胞の感覚毛の配列に関する形態学的極性は，**分水嶺** striola を境に逆向きになっている（図 10-4b）．卵形嚢斑の分水嶺は U 字状であり，その両側にある有毛細胞の極性は分水嶺側に向いている．球形嚢斑の分水嶺は S 字状であり，有毛細胞の形態学的極性は辺縁を向いている．

したがって，耳石器平衡斑の有毛細胞の形態学的極性は部位により異なっており，平衡斑全体としては，その面内におけるすべての方向に分布しているので，あらゆる方向の頭部の傾斜や加速度に応答が可能となる．

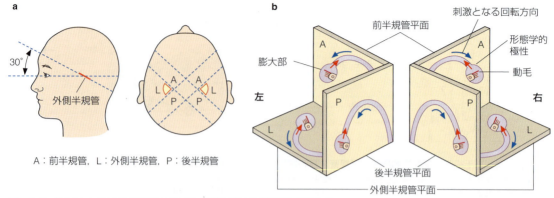

A：前半規管，L：外側半規管，P：後半規管

図 10-5　頭蓋内における半規管の位置と各半規管の至適回転刺激方向
a．頭蓋内における半規管の位置（左側面図および上から見た図）．
b．左右の各半規管の相対的位置関係．後方やや上から眺めた図．→は各半規管を刺激する頭部回転の方向．⇒は，それにより起こる内リンパの流れの方向であり，その方向に感覚毛を屈曲させる．
〔b は内野善生：めまいと平衡調節．p 4，図 2，金原出版，2002 より一部改変して転載〕

前庭神経

前庭器官の興奮は**前庭神経**を介して伝えられる．

前庭一次求心性線維には，頭部の静止状態において自発活動が認められる．

1　半規管由来の前庭神経

半規管入力を受ける前庭一次求心性線維は，回転加速度（角加速度）刺激が加えられると，発射頻度は増加あるいは減少する．等速回転中は発射頻度は変化しない．さまざまな速さで正弦波状に回転刺激を行い神経活動を記録すると，低い周波数（ゆっくりとした回転）では，角加速度の変化に応じた応答がみられるが，通常の頭部運動に相当する程度の周波数（0.1〜数 Hz）の刺激では，約 90°の位相遅れが認められる．

したがって末梢前庭系は，生理的範囲の頭部運動に際しては，頭部の回転角速度を検出して中枢に伝える機構であると考えられる[3,4]．

2　耳石器由来の前庭神経

卵形嚢入力を受ける前庭一次求心性線維の発射頻度は，直立位のときにほぼ平均的な値を示し，水平方向の直線加速度や頭の傾きにより，発射頻度が増減する．球形嚢入力を受ける前庭一次求心性線維は，直立位において活動が最小を示し，前後左右に傾けると発射が増加するものが多い[5]．

したがって車や電車などの水平方向の直線加速度や傾きは，主に卵形嚢により感知され，エレベータの昇降など垂直方向の直線加速度は，主に球形嚢により感知される．

前庭神経核

入出力

前庭神経核は，一次求心性神経である**前庭神経**が終止する領域を含むが，前庭神経核の全体に前庭神経が終止しているわけではない．一次求心性神経以外に，前庭神経核へ入力を及ぼす部位として，対側の前庭神経核，小脳皮質，小脳核，脳幹の眼球運動関連部位（Cajal カハール間質核，舌下神経前位核），脊髄，大脳皮質，脳幹網様体などがある．

前庭神経核からの出力は，上行路と下行路に分かれる．上行路は，眼筋の運動神経核，脳幹，小脳，視床に投射する．下行路は，**前庭脊髄路**を形成し，脊髄に投射する（図 10-6a）．また，自律神経系との間にも線維連絡がある．したがって，前庭神経核は，単に前庭感覚の一次中継核であるということにとどまらず，多彩な入力を受け，中枢神経のさまざまな部位に出力し，平衡感覚以外に，眼球運動，姿勢調節などの運動機能や，自律神経機能にも深く関わっている．

前庭神経核は，従来から，大きくは上核，外側核，内側核，下核の 4 亜核に分類されてきた．**上核**と**内側核**は，半規管からの求心性線維の投射が強く，外眼

筋の運動細胞に投射し，前庭動眼反射に深く関与する．**外側核**は耳石器から求心性線維の投射を受け，内側核は半規管から**下核**は両者からの求心性線維の投射を受け，脊髄へ下行し前庭脊髄反射に深く関与する．

B 交連抑制

ある半規管からの入力を受ける二次前庭神経核細胞は，対側の，同一半規管平面内にある半規管から抑制性入力を受ける．すなわち，外側半規管入力を受ける前庭神経核細胞は，対側の外側半規管神経から，そして前・後半規管から各入力を受ける前庭神経核細胞は，それぞれ，対側の後・前半規管神経から抑制性入力を受ける．この抑制は，**交連抑制** commissural inhibition とよばれ，基本的な回路は，対側前庭神経核から2シナプス性の経路である（図10-7）．このほかに，対側の前庭神経核から単シナプス性の交連抑制も存在することが知られている．この交連抑制は，前庭動眼反射系，前庭脊髄反射系のいずれにおいても認められる．

交連抑制の機能的意義は，半規管刺激により引き起こされる前庭神経核細胞の反応の感度を増強させることである（図10-7）．正常安静時には，左右の前庭神経には自発発射が存在し，前庭神経核細胞も左右が同程度に活動しており，交連抑制を介して，バランスがとれている．一側へ頭部を回転させたときには，交連抑制を介して対側の前庭神経核の活動が抑制され，そのために同側への交連抑制が弱まり，その結果として同側の前庭神経核の発射頻度が増加する．

従来，この交連抑制は，半規管系における回転加速度入力に対する感度増強メカニズムとしては重要であるが，耳石器系には認められないとされてきた．しかしながら，近年，卵形嚢系においても交連抑制の存在が知られるようになった．

 巻末付録 問題8．めまいを伴う突発性難聴→1066頁参照．

F 前庭反射（迷路反射）

姿勢反射のなかで，最も重要なものの1つは，前庭受容器によって起こる迷路反射である．**迷路反射**の基本的役割は，体に外乱が加わった際に，重力に対して体幹を正しい位置に戻し，さらに体幹に対して頭部

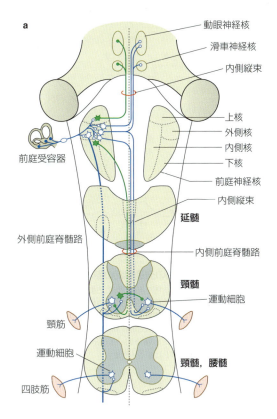

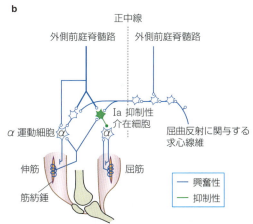

図 10-6　前庭神経核からの出力と前庭脊髄路の機能

a．前庭脊髄路による頸筋および四肢筋の運動細胞の神経支配様式．〔Shinoda Y, et al：Long descending motor tract axons and their control of neck and axial muscles. Prog Brain Res 151：548, Fig. 15, 2006 より一部改変して転載〕

b．外側前庭脊髄路によるネコ下肢筋への作用．外側前庭脊髄路は，伸張反射の経路，拮抗抑制の経路および侵害受容性の求心性線維が関与する屈曲反射の経路に対して，下行性に影響を及ぼす．同側の生理学的伸筋に対して興奮性作用を，生理学的屈筋に対しては抑制性作用を及ぼす．対側への影響は介在細胞を経由し，より間接的である．

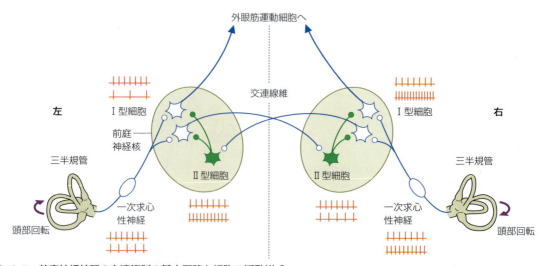

図10-7　前庭神経核間の交連抑制の基本回路と細胞の活動様式
前庭神経核細胞のうち，同側への回転で活動増加を示すものをⅠ型細胞，対側への回転で活動増加を示すものをⅡ型細胞という．白い細胞は興奮性，緑の細胞は抑制性．同側外側半規管から興奮性入力を受ける前庭神経核のⅠ型二次前庭神経核細胞は，反対側の水平半規管から交連線維とⅡ型細胞を介して抑制を受ける．細胞活動の模式図はスパイクの発火様式で，上は安静時，下は右方への回転時．
〔Shimazu H, et al：Inhibition of central vestibular neurons from the contralateral labyrinth and its mediating pathway. J Neurophysiol 29：467-492, 1966, Kasahara M, et al：Selective mode of commissural inhibition induced by semicircular canal afferents on secondary vestibular neurons in the cat. Brain Res 34：366-369, 1971 に基づき作成〕

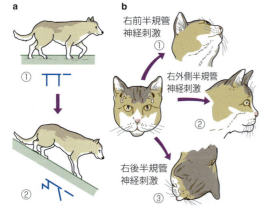

図10-8　迷路反射
a．イヌにおける緊張性迷路反射．①通常の歩行時．②台を前傾させたとき，上肢が伸展し，下肢が屈曲し，体幹と頭部が，重力軸に対して常に一定に（体幹，頭部が地面に対して平行に）なるように働く．〔Roberts TDM：Neurophysiology of Postural Mechanisms. p 233, Fig. 10.12, London, Butterworths, 1967 より一部改変して転載〕
b．ネコにおける前庭頸反射．各半規管神経の電気刺激を行った場合に生じる頭部の運動．刺激された半規管の存在する平面内で，その半規管が自然刺激されるような外乱（回転刺激）によって生じる頭部の偏倚を代償する方向に頭部が動く．矢印は頭部運動の方向を示す．〔Suzuki J, et al：Head, eye, body and limb movements from semicircular canal nerves. Exp Neurol 10：402, Fig. 6, 1964 より改変して転載〕

を正しい位置に戻し，最終的には頭部に対して眼球を正しい位置に保持することである．そのために，前庭受容器が刺激されると，反射的に四肢や体幹，頸部，外眼筋の筋緊張が変化するしくみが備わっている．これが前庭脊髄反射，前庭頸反射，および前庭動眼反射である．

迷路反射は，静的な反射と動的な反射に分類される（R. Magnus による）．**静的反射**は，**緊張性迷路反射**ともいい，耳石器を受容器とし，頭部の空間における位置の変化により引き起こされ，静止姿勢の変化として現れる（図 10-8a）．これに対して，半規管が刺激された場合には，その半規管が存在する平面内で，回転刺激を生じた頭部の動きを代償するように，反対方向への頭部の動き（**前庭頸反射**，図 10-8b）と眼球の動き（**前庭動眼反射**）が引き起こされる．これが**動的反射**である．

A 前庭脊髄反射

前庭脊髄反射には，前庭神経核に起始して脊髄を下行する経路（**前庭脊髄路**）が深く関与している．前庭脊髄路は外側および内側前庭脊髄路に分けられる．**外側前庭脊髄路**のほうが系統発生学的に古く，すべて興奮性であり，主に耳石器からの入力を受け，同側の頸

F 前庭反射（迷路反射） 277

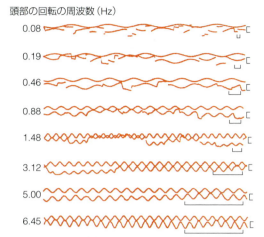

図 10-9 頭部の水平性回転刺激により誘発された前庭動眼反射

暗闇でサルを椅子に乗せ（頭を固定し），正弦波状（0.08～6.45 Hz）に回転したときの眼球運動．上は頭（あるいは椅子）の位置，下は水平方向の眼球位置を表す．どの速さの頭部の回転に対しても，眼球はそれを代償するように逆方向にほぼ同じ速さで動く（前庭動眼反射）．ただし，頭部の回転が遅いときには，速い眼球運動（急速相）が起こって眼球の位置がリセットされる．
〔Fuchs AF, et al：Unit activity in vestibular nucleus of the alert during horizontal angular acceleration and eye movement. J Neurophysiol 38：1140, 1975 より〕

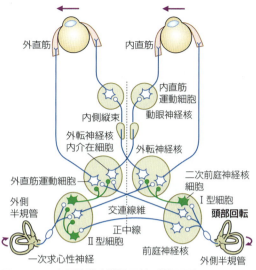

図 10-10 水平性前庭動眼反射の神経回路

髄，胸髄，腰髄に至る．**内側前庭脊髄路**には興奮性のものと抑制性のものがあり，主に半規管からの入力を受け両側性に下行し，大部分は頸髄で終わっており，前庭脊髄反射の中でも特に前庭頸反射に中心的役割を果たしている（図 10-6a）（→第 15 章，349 頁参照）．

前庭神経核から脊髄運動細胞への作用は，四肢に関しては，主に同側性に影響を与え，生理学的伸筋の運動細胞群に対しては興奮作用を，生理学的屈筋の運動細胞群に対しては，脊髄にある抑制性介在細胞を介して抑制作用を及ぼす[6,7]（図 10-6b）．生理学的伸筋・屈筋とは C. S. Sherrington により定義されたもので，**生理学的伸筋**は機能的には**抗重力筋**であり，除脳固縮の際に筋緊張が増加する筋である．逆に，除脳固縮の際に筋緊張が減弱する筋（屈曲反射のときに収縮する筋）が，**生理学的屈筋**である（これらの定義は，解剖学的な伸筋および屈筋の定義とは異なるので注意を要する）．

すなわち，前庭脊髄路の全身の筋に対する作用は，同側の抗重力作用を高めるということができる．一側の内耳（前庭）や前庭神経の障害時には，障害側においてこの作用が減弱するので，障害側への体の偏倚や転倒傾向などの平衡障害が出現する．

B 前庭動眼反射

動物の頭部に回転刺激を与えると，頭部の回転と逆方向にその回転と一致した平面内で眼球が動く**前庭動眼反射**が起こる（図 10-9）．これは前庭（半規管）入力により視覚入力を網膜上に固定しようとする，**代償性眼球運動**である（→第 15 章，352 頁参照）．一側の三半規管は，互いに直交する平面上にあり，任意の方向への頭部の回転は，3 個の半規管平面に分解されて感知される．複数の半規管が同時に刺激された場合には，それぞれによって生じる反応のベクトル和としての前庭動眼反射が起こる[8]．

右への水平性の頭部回転により，右側の外側半規管が興奮すると，両側眼球は左側に**水平性共同偏倚**をするが，この際，左外直筋運動細胞は，右前庭神経，右前庭神経核の興奮性細胞を介して興奮性入力を受ける．これが，前庭一次求心性ニューロン-前庭神経ニューロン-外眼筋運動ニューロンからなる，いわゆる **three neuron arc**[9]であり，前庭動眼反射弓の基本的な神経回路である（図 10-10）[3, 10, 11]．"three neuron arc"は，垂直半規管系にも存在する．一側の眼球において，外直筋と内直筋，上直筋と下直筋，上斜筋と下斜筋は，それぞれ拮抗筋の関係にある．ある半規管が，これらのペアの一方に興奮を及ぼしたときには，その拮抗筋には抑制を及ぼす（**相反性神経支配**）．ただし内直筋運動細胞への前庭神経核からの入力は，対側外転神経核内に存在する介在細胞（外転神経核内介在

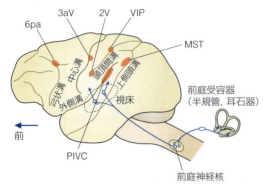

図10-11 前庭入力が投射している大脳皮質領域（サル大脳左側面図）
複数の領域に前庭入力が存在する．6pa：6野の弓状溝後部領域，2V：2野の前庭性皮質，3aV：3a野の前庭性皮質．MST：medial superior temporal area，PIVC：parieto-insular vestibular cortex（頭頂葉-島前庭性皮質），VIP：ventral intraparietal area（腹側頭頂間溝領域）．

細胞）を介するものが主であるので，いわゆる"three neuron arc"ではない．

前額面内で直立頭位から頭部を左右に傾斜すると，眼球は視軸の周りに頭部と反対方向に回旋（torsional eye movement）する．これは，耳石器からの入力により起こる，**耳石器動眼反射**であるが，半規管性のものに比べて代償性眼球運動としての意義は小さい．

平衡と運動の知覚

前庭受容器の刺激により生じる平衡感覚にはさまざまのものがあり，一般的には半規管が刺激されると回転感を，耳石器が刺激されると直線運動や傾斜の感覚を生じる．しかし動物の日常においては，前庭受容器が刺激されるような状況では，視覚や体性感覚などの感覚入力も随伴しており，それらすべてを統合した複合的な感覚として，**平衡感覚**，あるいは**空間識**（空間における自己の位置・方向・姿勢に関する認識）が形成されている．

前庭受容器からの情報は前庭神経核に入り，体性感覚と同様に視床を介して大脳皮質に至り，そこで情報処理を受けて，平衡感覚を生じると考えられる．W. G. Penfieldによるヒト大脳の電気刺激実験や，てんかん発作中に前庭性感覚が生じた症例の研究により，古くから側頭葉の後部が平衡感覚に関与していると考えられてきた．

サルにおける研究では，大脳皮質の複数の領域に，前庭受容器からの入力が存在することが知られており，**大脳前庭野**（前庭性皮質）とよばれている（図10-11）．最も中心的な役割を果たすと考えられているのは頭頂葉-島前庭性皮質（ヒトの頭頂側頭前庭野に相当する）であるが，その他に体性感覚系領域，視覚系領域，体性運動系領域，追従眼球運動（ocular following eye movement，ゆっくりした眼球運動）に関与する領域にも，前庭入力は存在する（総説[12]を参照されたい）．

視覚系や聴覚系にみられるように，一般的に感覚系においては，その感覚種に固有の一次感覚野が存在する．しかしながら，平衡感覚については，上記のいずれの部位も，前庭入力のみではなく，他の感覚入力も同時に存在し，視覚や体性感覚などの他の感覚情報とともに前庭入力を総合的に処理していると考えられる．

乗り物酔いは，過度の前庭刺激により起こる自律神経の反応（悪心，嘔吐，血圧低下，冷汗など）である．視覚や体性感覚との間に整合性がない前庭刺激に曝され，それらの情報を統合して通常の空間識を形成できず，中枢神経内での情報処理過程が破綻した状態と考えられている．

宇宙飛行で生じる**宇宙酔い**は，重力が欠如あるいは減少した環境において，地上で記憶されている視覚，筋肉・関節からの体性感覚，前庭感覚の統合的知覚パターンとは異なる組み合わせの感覚情報のパターンに曝されるための感覚混乱により起こる可能性が提唱されている（**感覚矛盾説**）．バーチャルリアリティを用いたシミュレーションで仮想環境を動き回る場合にも同様の症状が起こりうる．

Advanced Studies

視覚と平衡感覚

前庭受容器が検出するのは頭部の加速度であり，頭部の位置や速度は加速度情報から導き出される．しかしその結果得られるのは，位置や速度の相対値であって絶対値ではない．たとえば，加速度は一定値であっても，初期速度によって最終到達速度はどのような値もとりうるのである．すなわち加速度から速度や位置の絶対値を求めるには初期値の入力が必須であり，したがって，前庭性入力さえあれば三次元空間内での移動（ナビゲーション）がすべて可能であるというわけではない．

自己の運動や空間内でのオリエンテーションに関する感覚は，重力方向に基づいているものと考えられがちである．しかし，重力は直線加速度とは区別がつかないので，耳石器からの入力信号には，実は曖昧さが存在する．すなわち一般的に，耳石器からの一定の入力信号は，直線加速度と頭部の傾きの無限の組

み合わせによって形成されうるものなのである．しかし日常生活においては，通常混乱することなく加速度と傾きが正しく知覚されている．これは視覚的手がかり（一般的な物体の構造，光の方向，複数の物体間の支持関係など）から重力の方向を判断しており，その重力ベクトルが，入力信号から差し引かれているためであると考えられる．このように，視覚系と前庭系は一体となって相補的に機能し，自己の運動や空間内でのオリエンテーションに関する感覚（空間識）を形成し，眼球運動および姿勢制御にも深く関与している．

●引用文献

1) Furukawa T, et al：Synaptic delay and time course of post-synaptic potentials at the junction between hair cells and eighth nerve fibers in the goldfish. Jpn J Physiol 22：617-635, 1972

2) Kataoka Y, et al：Of known neurotransmitters, glutamate is the most likely to be released from chick cochlear hair cells. J Neurophysiol 76：1870-1879, 1996

3) 篠田義一：眼球運動の生理学．小松崎 篤，他（編）：眼球運動の神経学．pp 1-147，医学書院，1985

4) 吉田 薫：眼球運動の制御．入來正躬，他（編）：生理学．pp 536-563，文光堂，1986

5) Fernandez C, et al：Response to static tilts of peripheral neurons innervating otolith organs of the squirrel monkey. J Neu-rophysiol 35：978-987, 1972

6) Grillner S, et al：Vestibulospinal effects on motoneurones and interneurones in the lumbosacral cord. Prog Brain Res 37：243-262, 1972

7) Wilson VJ, et al：Mammalian Vestibular Physiology. pp 185-248, Plenum Press, New York, 1979

8) 鈴木淳一：単一半規管神経電気刺激による迷路頸反射・迷路眼反射．時田 喬，他（編）：神経耳科学，第1巻．pp 103-129，金原出版，1985

9) Baker RG, et al：Postsynaptic potentials in abducens moto-neurons induced by vestibular stimulation. Brain Res 15：557-580, 1969

10) Ito M：The Cerebellum and Neural Control. pp 158-163, Raven Press, New York, 1984

11) 内野善生，他：日常臨床に役立つ めまいと平衡障害．pp 9-23，金原出版，2009

12) 松波謙一：大脳と体平衡．野村恭也，他（編）：21世紀耳鼻咽喉科領域の臨床 症候．pp 157-169，中山書店，1999

●参考文献

1) 石井哲夫，他：平衡神経学．時田 喬，他（編）：神経耳科学，第1巻．pp 1-196，金原出版，1985

2) 篠田義一：前庭系の機能．伊藤正男（監修），金澤一郎，他（編）：脳神経科学．pp 458-470，三輪書店，2003

第11章 視覚

われわれは，感覚入力のかなりの部分を占める**視覚** visual sensation を使ってさまざまな活動をしている．ヒトが認識できる波長をもつ電磁波は**可視光** visible light とよばれ，380〜770 nm の波長に相当する．380 nm 以下は紫外光，770 nm 以上は赤外光となる．

Advanced Studies

可視光 visible light（図 11-1）
1. 可視光の波長
   可視光は電磁波の一部であり，約 380〜770 nm の波長である．
2. 可視光の強度
   月の出ていない曇った夜と晴天の雪上の明るさは約 10^6 倍明るさが異なる（明るさに応じて反応の強さが変化できる範囲は，桿体と錐体ともに約 10^3 倍程度）．

視覚入力の受容はすべて網膜で行われるが，その処理に関わる上位中枢は異なっている（図 11-2）．視覚入力は，物体の認知に関わる情報（コントラスト，色，動きなど）の処理を行う膝状体系と，意識に上らない調節（概日リズムの調整，瞳孔反射）や眼球運動を行う膝状体外系の2つの系で処理される．またこうした視覚入力を最適化して抽出するための機構（網膜上への結像の最適化など）を備えている．

本章では視覚入力の成立メカニズムとその処理機構，ならびに視覚機能の最適化に必要な解剖と生理機能について概説する．

A 眼球および付属器の構造と機能

A 眼球の構造

眼球 eye ball は，ほぼ球形の構造物（直径約 24 mm）で，よくカメラに例えられる（図 11-3）．**虹彩** iris は光の量の調節を行う絞り，**角膜** cornea，**前房水** aqueous humor（前眼房を満たす透明の液体），**水晶体** lens，**硝子体** vitreous body は光の屈折とピント調節を行うレンズ系，**網膜** retina がフィルムに相当する．眼球のレンズ系では，角膜が最大の屈折力をもつ．水晶体の屈折力は角膜よりも小さいが，屈折力を調節するピント調節の機能ももっている．眼球に入った光は，角膜，前房水，水晶体，硝子体を通過して網膜に入り結像する．光の通過する角膜，前房水，水晶体，硝子体は透明であるが，虹彩は色素を多量に含んでおり，光を通さない．角膜，水晶体，硝子体には血管が存在しない．

眼球全体は**強膜** sclera で覆われており，眼球の前面で角膜に移行している．強膜の内側には網膜を栄養する血管に富んだ**脈絡膜** choroid がある．脈絡膜は色素に富んでおり光を通さない．脈絡膜の内側に神経組織である網膜が位置している（網膜構造の詳細は➡「光受容系-網膜の構造と機能」，284 頁参照）．

眼底は人体で唯一血管を直接観察できる場所であり，**検眼鏡** ophthalmoscope を使うことで眼底と動静脈を直接観察することができる（図 11-4）．網膜各部からの神経線維が集まった部位には，**視神経乳頭**（視

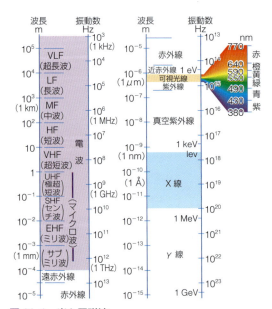

図 11-1 光と電磁波
電磁波の波長と振動数
〔国立天文台（編）：理科年表平成 25 年版．p439，丸善を改変〕

神経円板 optic disc ともいう)とよばれる構造がみられる．視神経乳頭には光を受容する**視細胞** photoreceptor がなく，**盲点**(マリオットの盲点 Mariotte's blind spot)を形成する(図 11-5)．神経線維は視神経乳頭から眼球外に出て視神経を形成する．動静脈も視神経乳頭を通って眼球内外を出入りする．視神経乳頭のやや耳側に**黄斑** macula lutea とよばれる黄褐色に見える部分が存在する．黄斑は，最も視力のよい部分であり，動静脈が存在しない．黄斑の中心部には**中心窩** fovea centralis とよばれる小さな陥凹がある(図 11-6)．

B 毛様体，虹彩，眼内筋，水晶体

水晶体は，クリスタリンとよばれる透明なタンパク質を豊富に含んだ細胞から構成される(図 11-7)．水晶体は弾性に富んでおり，水晶体被膜にかかる張力に応じてその厚みを変化させ，遠近調節を行っている．水晶体が混濁した状態が**白内障** cataract である．

脈絡膜前端部の肥厚した部分を**毛様体** ciliary body とよぶ．毛様体の内側から伸びた**毛様体小帯** ciliary zonule が，水晶体被膜とつながっている．毛様体内の平滑筋が弛緩すると，水晶体被膜にかかる張力が大きくなり，水晶体は扁平化する．毛様体筋が収縮すると，水晶体被膜にかかる張力が減少し，水晶体は自身の弾性で球形化する(図 11-8)．

虹彩は同心円状の中空構造をしており，中央の開口部が光を透過する**瞳孔** pupil を形成している．眼内に入る光量の調節は，虹彩を輪状に走る副交感神経支配の**瞳孔括約筋**と，放射状に走る交感神経支配の**瞳孔散大筋**で行われる．瞳孔括約筋の収縮は瞳孔径を小さく

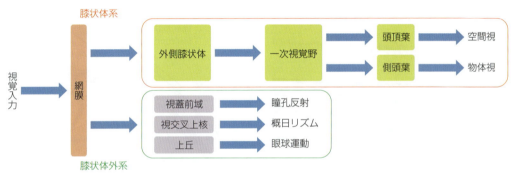

図 11-2　視覚経路における情報の大まかな流れ

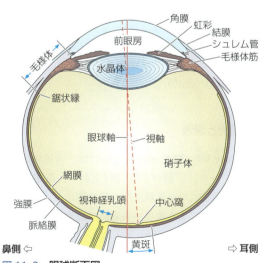

図 11-3　眼球断面図
右眼球の水平断面．中心窩が左右の視野の境．

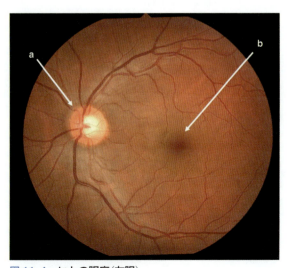

図 11-4　ヒトの眼底(左眼)
右側が耳側．**a.** 視神経乳頭，**b.** 黄斑部
〔日本医科大学眼科学教室提供〕

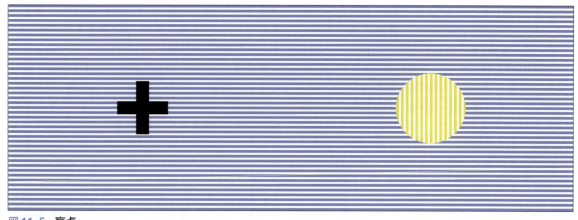

図 11-5　盲点
左眼を閉じ，右眼で十字を見る．右目を紙面から 25〜30 cm 位離すと，円が見えなくなる．見えない部分はその周辺の地（背景）で埋められることがわかる．

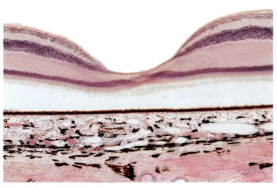

図 11-6　ヒト黄斑部
中央の陥凹部が中心窩．視細胞以外は周辺部に押しやられている．中心窩の視細胞の軸索は，周辺部に向かって走行し，双極細胞とシナプスを形成する．ヘマトキシリン-エオジン染色．
〔日本医科大学分子解剖学・実習標本〕

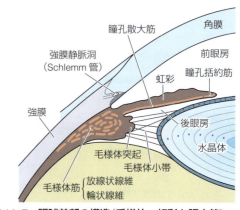

図 11-7　眼球前部の構造（毛様体，虹彩と眼内筋）

し（**縮瞳** miosis），瞳孔散大筋の収縮は瞳孔径を大きくする（**散瞳** mydriasis）．

C 眼房水と眼内圧

　角膜と水晶体の間は眼房とよばれ，虹彩より前方を**前眼房（前房）**，後方を**後眼房（後房）**とよぶ（図 11-7）．眼房は血漿由来の眼房水で満たされている．眼房水は毛様体上皮で産生され，後眼房に分泌された後，瞳孔を経て前眼房に入り，**シュレム管** canal of Schlemm を経て静脈系に戻る．眼房水は角膜と水晶体を栄養している．

　眼房水の産生と吸収はうまくバランスしており，**眼内圧**は 14〜16 mmHg に保たれている．眼房水の産生と吸収のバランスが崩れて眼内圧が上昇すると，視神経が障害され，視野欠損から失明に至ることもある（**緑内障** glaucoma*）．

D 眼瞼と涙液

　眼瞼 eye lid は**睫毛** cilia とともに眼への異物の侵入を防いでいる．開瞼は動眼神経支配の**上眼瞼挙筋**によって，閉瞼は顔面神経支配の**眼輪筋**によって行われる．異物などによる角膜への刺激で眼瞼を閉じる反射は，**瞬目反射** blink reflex とよばれる．瞬目反射の求心路は三叉神経である．眼に強い光が入った場合にも

＊ 日本人の場合は，眼圧の上昇しない正常眼圧緑内障が約 7 割を占める．

眼瞼は閉じる(**眩目反射** dazzle reflex).

涙液は涙腺から常に少量ずつ分泌されており，イオン(Na^+, Cl^-)や，免疫グロブリンなどのタンパク質を含む．涙液は結膜や角膜表面の三叉神経刺激や，感情によって分泌量が増大する．涙液は，角膜の乾燥を防ぎ，角膜の光学的性質を良好に保つ働きがある．涙液は**涙点** lacrimal punctum から**鼻涙管** nasolacrimal duct を通って下鼻道へと排出される．

光学系 —レンズ系の構造と機能

本項では結像に関する幾何光学と，結像に関わる調節機構について述べる．

A 光の屈折

光の屈折は屈折率の異なる媒質の境界面で起こり，媒質間の屈折率の差が大きいほど光の屈折は強くなる．屈折率は真空中の光速を物質中の光速で割った値である．屈折率は空気 1.0003，水 1.33，角膜 1.38，眼房水 1.34，水晶体 1.41，硝子体 1.33 である．したがって眼では，空気中から角膜に光が入るとき(屈折率の差が最も大きい)に最も強い屈折が起こる．

レンズの屈折力

レンズの屈折力は媒質の屈折率(n)を焦点距離(f) (メートル)で除した，**ジオプトリー** diopter (D)という単位で表される．空気中では n はほぼ 1 なので，

$D = 1/f$

となる．凸レンズでは正(＋)の値，凹レンズでは負(－)の値をとる．10 D の凸レンズはレンズから 10 cm のところに焦点を結ぶ．ヒトの眼は無調節時に約 59 D の屈折力をもち，角膜が約 43 D，水晶体が約 16 D である．

異なる焦点距離(f_1, f_2)の 2 枚のレンズを用いた場合の屈折力 D は，

$D = 1/f_1 + 1/f_2 = D_1 + D_2$ ($D_1 = 1/f_1$, $D_2 = 1/f_2$)

と計算できる．

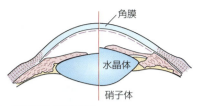

図 11-8　水晶体と遠近調節
無調節時(左)：毛様体筋は弛緩しており，水晶体は張力で扁平化する．調節時(右)：毛様体筋が収縮し，水晶体にかかる張力が減少するため，水晶体は自身の弾力で球形化する．

遠近調節

視機能が最もよいのは，角膜から入射した外界像が，視細胞の外節部(→「視細胞」，285 頁参照)で鮮明に結像したときになる．外界像を視細胞外節部に鮮明に結像させる作用を**遠近調節** accommodation という．哺乳類は水晶体の曲率を変化させることで，遠近調節を行っている(図 11-8)．網膜に鮮明に結像できる眼から最も遠い点を**遠点** far point，最も近い点を**近点** near point という．毛様体筋が収縮していないとき(無調節時)の正常な眼(**正視眼** emmetropia)では，無限遠の物体の像が網膜上に結像する．毛様体筋が収縮すると水晶体が球形化し，近くの物体の像が網膜上に結像するようになる．**老視**(老眼) presbyopia は，加齢とともに水晶体の弾性が失われ球形化しなくなり，近くの物体の像が網膜上に結像しなくなった(近点が遠ざかる)状態である．

眼の調節力 A (ジオプトリー)は遠点までの距離 F (メートル)と近点までの距離 N (メートル)を用いて計算することができる．

$A = 1/N - 1/F$

正視眼では F は無限大なので，1/N が調節力となる．20 歳前後では近点は眼前 0.1 m 付近にあり 10 D の調節力をもつ．一方，50 歳代になると近点は眼前 1 m 位となり，調節力は約 1 D となる．

D 屈折異常

屈折異常 refractive error には，近視，遠視，乱視があり，正常な結像が行えない状態である(図 11-9)．

1 近視 myopia

遠方の物体が網膜より前方(硝子体側)に結像するため，遠方の物体が鮮明に見えない．眼軸の長さが長す

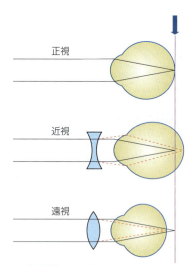

図 11-9 眼の屈折異常
正視のヒトの焦点面を縦の赤い線(青矢印)で，入射光の結像の様子を黒線で示してある．眼軸の長さの異なる近視や遠視では，眼軸に合わせた網膜面上で焦点を結ぶように矯正をする(赤い破線)．

ぎることによる場合が多く，凹レンズを用いて矯正する．眼の屈折力が強すぎても近視になる．

2 ● 遠視 hyperopia

遠方の物体が網膜より後方に結像する．眼軸が短い場合と屈折力の足りない場合があり，近くのものに焦点を合わせることが難しくなる．凸レンズで矯正する．

3 ● 乱視 astigmatism

正乱視と不正乱視がある．正乱視は角膜や水晶体の屈折力が縦方向と横方向(または斜め方向)で異なるため，焦点を一点に合わせることができない屈折異常である．円柱レンズで矯正する．不正乱視は角膜表面の凹凸のため，焦点を結べなくなった屈折異常である．角膜の炎症や外傷などで生じることが多く，コンタクトレンズで矯正する．

Advanced Studies

青い光の処理
同じ屈折率のプリズムで光を波長別に分けることができるように，光は波長によって屈折の程度が異なる．つまり波長の異なる青い光と赤い光は異なる点で焦点を結ぶことになる．これは色収差とよばれる．ヒトの眼では青い光は網膜の硝子体側で結像し，緑や赤の光は網膜の視細胞側で結像する．ヒトの眼には，収差の影響を回避するための仕組みが備わっており，青い光による画像のボケを回避している．

E 反射

1 ● 光反射(対光反射)

一方の眼に光を照射すると，両眼で縮瞳が起こる．光を照射された眼で生じる縮瞳は**直接光反射**(**直接対光反射**) direct light reflex，反対側の眼で生じる縮瞳は**共感性光反射** consensual light reflex (**間接対光反射** indirect light reflex)とよばれる．反射の潜時は 0.2 秒である．求心路は視神経を通って**視蓋前域**に投射し，視蓋前域からエディンガー–ウェストファル Edinger-Westphal **核**(**動眼神経副核**)に投射する．遠心路は**動眼神経**であり，毛様体神経節を経て瞳孔括約筋に至る．intrinsically photosensitive retinal ganglion cell (ipRGC)が関与する(→「光を受容する網膜神経節細胞」，293 頁参照)．

瞳孔径は約 3〜7 mm の範囲で調節されており，通常は 4〜5 mm 程度である．その調節範囲は瞳孔の面積(光量)にして約 5 倍である．一方，眼は太陽の直射を受ける屋外(10^5〜10^6 ルクス)から目の感度の限界(10^{-3} ルクス)という 10^9 倍位の明るさの変化に対応している．瞳孔反射は，明るさの急激な変化に対して，眼に入る光量を瞬間的に調節するのに役立っている．

2 ● 近見反射

近見時には，水晶体の肥厚，眼軸の収束(眼が寄る)(**輻輳** convergence)，縮瞳が起こる．これを**近見反射** near reflex という．縮瞳は眼内に入る光量を制限し，焦点深度を深くする効果がある．

C 光受容系 ──網膜の構造と機能

1 網膜の構造と機能

網膜は厚さ約 0.2 mm の神経組織で組織学的に 8 層に分けられる．区分は強膜側から，①色素上皮層，②桿体錐体層 rod and cone layer，③外顆粒層 outer nuclear layer，④外網状層 outer plexiform layer，⑤内顆粒層 inner nuclear layer，⑥内網状層 inner plexiform layer，⑦神経節細胞層 ganglion cell layer，⑧神経線維層 optic nerve fiber layer である(図 11-10)．網膜には**視細胞，水平細胞，双極細胞，アマクリン細胞**，

網膜神経節細胞の5種類の網膜ニューロンのほかに，グリア細胞である**ミュラー Müller 細胞**と，色素上皮層を形成する**色素上皮細胞**が存在する．光情報の変換を行う視細胞は，大量のエネルギー消費を必要とするため脈絡膜側に位置している．したがって光は網膜神経組織を貫通して視細胞に達し，電気信号に変換される．視細胞で電気信号に変換された光情報は，網膜内のシナプスでさまざまな情報処理を受けたのち，視神経を通って**外側膝状体** lateral geniculate nucleus（LGN）に送られる．網膜内の視覚情報の流れは，脈絡膜側から硝子体側に向かう方向となる．外網状層では視細胞から双極細胞への情報伝達が行われる．内網状層では双極細胞から網膜神経節細胞への情報伝達が行われる．水平細胞は外網状層での，アマクリン細胞は内網状層での情報伝達をそれぞれ修飾する．

A 網膜血管と固視微動

網膜は内頸動脈の分枝である眼動脈から起こる**網膜中心動脈**によって栄養されている．眼動脈に血栓などが詰まって一過性の虚血が起こると，**一過性黒内障** amaurosis fugax とよばれる片眼の一過性の失明状態が起こる．網膜血管が見えないのは，**固視微動**があるためである．

Advanced Studies

固視微動 involuntary eye movement

ヒトの眼は一点を固視している状態でも，常に揺動しており，同じ固視点が網膜上で結像する位置は常に変化している．これは固視微動といわれる．固視点が常に同じ網膜上の位置に結像する（固視微動がない状態）ようにすると，視対象の像が見えなくなる．網膜血管は網膜上で結像する位置が一定で変化しないため，われわれが視対象の像として認識することはない．網膜血管は，暗い部屋で眼球の側方から光を入れ，一時的に結像部位をずらしてやると見ることができる．

B 網膜を構成する細胞

1 視細胞 photoreceptor

視細胞には，照度が0.001ルクス〜数ルクスで働く**桿体** rod と 0.1 ルクス以上で働く**錐体** cone がある．桿体は色覚のない**暗所視** scotopic vision に，錐体は色覚のある**明所視** photopic vision に関与する．暗所視と明所視の中間位の明るさは**薄明視** mesopic vision とよばれ，桿体と錐体が働く．

桿体，錐体とも**外節** outer segment とよばれる光受

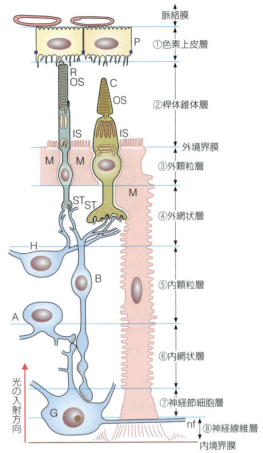

図 11-10　網膜の横断面図

P：色素上皮細胞，R：桿体，C：錐体，OS：視細胞外節，IS：視細胞内節，ST：（錐体）小足 cone pedicle または（桿体）小球 rod spherule，M：Müller 細胞，H：水平細胞，B：双極細胞，A：アマクリン細胞，G：網膜神経節細胞，nf：視神経線維．
〔山田英智：細胞の微細構造．生体の科学 18：54-66, 1967 より〕

容部位をもつ．外節の形状は，桿体が棒状であるのに対し，錐体は錐状である．外節は**円板** disc とよばれる扁平な円板が数百〜数千枚，積み重なって形成されている．円板の膜上には視物質が組み込まれており，光受容が行われる．桿体の円板は，独立した袋状の膜が積み重なってできているため，外節の膜とは連続していない．一方，錐体の円板は外節の膜が切れ込んだ構造のため，外節の膜と連続している．

円板は外節基部で作られ，先端部の古くなった円板は色素上皮細胞によって貪食される．これは disc shedding とよばれており，約10日ですべての円板が入れ替わる．神経伝達物質はグルタミン酸である．

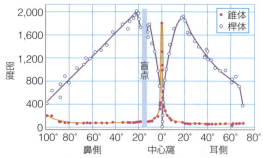

図 11-11　網膜各部における錐体と桿体の密度
縦軸：水平経線方向の細胞密度（0.0069 mm² あたり），横軸：中心窩からの視角距離．
〔Österberg G：Topography of the layer of rods and cones in the human retina. Acta Ophthalmol (suppl) 6：1-102, 1935 より〕

2 ● 双極細胞 bipolar cell

光照射に対する応答の違いから，ON 型と OFF 型に分けられる．ON 型は光刺激に対して脱分極応答し，OFF 型は過分極応答する（→図 11-20 参照）．神経伝達物質はグルタミン酸である．

3 ● 水平細胞 horizontal cell，
　　アマクリン細胞 amacrine cell

どちらも抑制性ニューロンと考えられている．水平細胞の神経伝達物質は GABA である．アマクリン細胞は GABA のほかに，グリシン，アセチルコリン，ドパミンなどを神経伝達物質として用いる．

4 ● 網膜神経節細胞 retinal ganglion cell

網膜の出力細胞であり，活動電位を発生する．神経節細胞の軸索は視神経を形成し，外側膝状体，上丘，視交叉上核などの高次視覚中枢に投射している．

Advanced Studies

網膜の神経細胞のサブタイプ数
マウスを用いた single cell RNA sequence (scRNA-seq) 法では，アマクリン細胞が 63 種類，すべての細胞種を合わせると 130 種類以上のサブタイプがあると報告されている．

5 ● ミュラー細胞 Müller cell

網膜のほぼ全層を貫通して広がる細胞であり，Müller 細胞同士の接着によって，網膜の両端部で内境界膜と外境界膜を形成し，網膜内環境を維持している．細胞外 K⁺ 濃度調節，pH 調節，トランスポーターを介したグルタミン酸や GABA の取り込み，錐体視物質（フォトプシン）の再生などに関与していると考えられている．

6 ● 色素上皮細胞 pigment epithelium cell

多量のメラニン色素を含んでいる．色素上皮層は黒色をしており，網膜を通過した光が，散乱光として再び網膜内に戻ることで結像に影響するのを妨げる効果がある．桿体視細胞で消費された視物質の再生（→図 11-17 参照）や，視細胞外節のターンオーバー（古くなった視細胞外節の貪食）にも関与する．

C　桿体と錐体の分布

網膜上での桿体と錐体の分布は均一ではない（図 11-11）．錐体は中心窩とよばれる部分に集中しており，周辺部網膜には少ない．一方，桿体は中心窩には存在せず，中心窩周辺部に最も多く存在し，周辺部網膜に行くに従ってその密度が低下する．

D　中心窩

黄斑の中心部に相当し，ものを注視したときの画像が結像する．中心窩では視細胞→双極細胞→神経節細胞のシナプス結合が 1：1：1 となっており，視細胞の入力の収束が起こらない．一方，周辺部網膜では，複数の視細胞の入力が圧縮され，1 つの網膜神経節細胞に収束する．入力の収束は，網膜周辺部ほど強い．入力の収束は眼の解像度を低下させるので，**視力** visual acuity は中心窩で最もよい（→次項参照）．1 眼あたり，桿体は 1 億 2,000 万個程度，錐体は 600 万個程度存在するとされているのに対し，網膜神経節細胞は 100 万個程度しか存在しない．

E　眼の分解能

視力は，眼の空間分解能を表すものであり，ランドルト環 Landolt ring を用いて測定できる．5 m の距離から Landolt 環を見たときの，環の切れ目があると識別できる（切れ目の方向がわかる）最小の切れ目の**視角** visual angle（最小視角）の逆数が視力となる（図 11-12）．

Landolt 環の 2 つの端を認識するためには，両端の黒い点を認識する視細胞と，間の切れ目の白い空間を認識する視細胞が，独立に情報を高次視覚中枢に送る

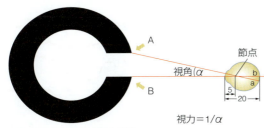

図 11-12　Landolt 環と視角
Landolt 環（左）と省略眼（右）．省略眼では角膜を半径 5 mm の球面とし，節点の 15 mm 後方に網膜があると仮定できる．視力は視角の逆数で $1/\alpha$ となる．

ことが条件である．したがって視細胞の入力の収束が起こると視力は低下することになる（図 11-13）．

　明所視のときは，中心窩に対象物が結像する．入力の収束が起こらない中心窩での錐体の直径（$1\sim1.5$ μm）に相当する視角が，理論上のわれわれの最大視力（$3.1\sim4.8$）となる．実際には光学系の収差などの影響で，最大視力は 2.0 程度となる．中心窩からの偏心率が高くなる（網膜周辺部に行く）につれて入力の収束がより強く起こるため視力は低下する（図 11-14）．

　暗所視の視力は桿体の分布に一致するため，桿体の存在しない中心窩では悪い．桿体では微弱な光を検知するために，入力の収束が起こっており，視力は悪い．桿体の密度は中心窩周辺で最も高いので，夜空の暗い星を見るときには，注視点から少しずらしたところで見ると見えやすい．

　眼の時間分解能は，点滅光が融合して点滅を認識できなくなったときの周波数であり，臨界融合頻度 critical flicker fusion frequency で評価できる．

F　視野

　眼前の一点を固視し視軸が固定された状態で見える空間を **視野** visual field という．片方の眼で見える視野を単眼視野とよび，正常なヒトでは上方 60°，下方 70°，鼻側 60°，耳側 100° である．鼻側視野と耳側視野の境界は中心窩になる．盲点（視神経乳頭部に相当）は固視点から約 15° 耳側に存在する．

　視野測定 perimetry は単眼視野で行う．被検者に中央の視標を固視させ，もう 1 つの指標を動かしてその指標が見える範囲を測定する．両眼視時はお互いの視野が重複しているので，緑内障の初期には，網膜の障害による視野の欠損に気がつかないことが多い．

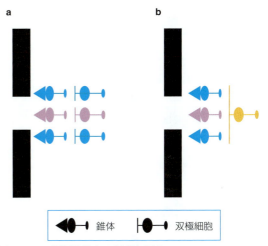

図 11-13　視細胞入力の収束と視力
中心窩の視細胞 1 個分の幅が最大視力を決定する．**a** は中心窩，**b** は網膜周辺部．黒い線は Landolt 環の切れ目の部分を拡大したもの．各視細胞は，Landolt 環の黒い部分（青）と間の切れ目（ピンク）を認識する．中心窩（**a**）では，シナプス入力が収束しないため，切れ目を認識できる．周辺部（**b**）では，シナプス入力が収束するため，双極細胞で有効な情報として処理されない（切れ目を正しく認識できない）．

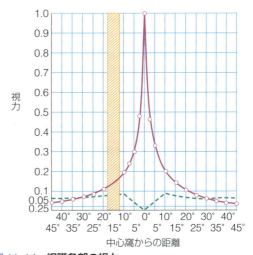

図 11-14　網膜各部の視力
実線は明所視，破線は暗所視での視力．黄色の斜線部は盲点を示す．
〔Werheim：Zeit Psychol, 1884 より改変〕

2　視細胞（桿体）における光受容機構

　視細胞外節でとらえられた光は電気信号に変換され，視覚情報処理に使われる．**光量子** photon が視物質 photopigment に吸収されてから，電気信号に変換されるまでの過程を **光受容機構** phototransduction と

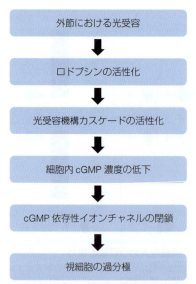

図 11-15　桿体外節における光受容機構の概要
ロドプシン活性化のプロセスは図 11-16，光受容機構カスケード活性化以下のプロセスは図 11-17 を参照のこと．

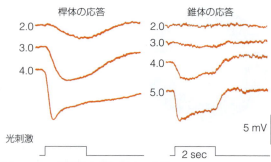

図 11-16　視細胞の光に対する応答
サンショウウオの桿体と錐体の応答を比較したもの．各応答の左側の数字は光応答の対数表示．
〔Normann RA and Werblin FS：control of retinal sensitivity. I. Light and dark adaptation of vertebrate rods and cones. J Gen Physiol 63：37-61, 1974 より〕

いう．光受容機構の研究は主に桿体で行われ，体系化されてきた．ここでは桿体における光受容機構について主に述べる（図 11-15）．桿体における光受容機構は，微弱な光に対して大きな応答を生じることができるように多段階の増幅機構を備えている．錐体における光受容機構も，基本的には桿体と同様である．

Ⓐ 光応答の特徴

桿体に光を照射すると過分極応答が生じる（図 11-16）．過分極応答の大きさは光強度と光の波長に依存する．応答は光量子 1 個から生じ，光強度とともに大きくなり，最終的に飽和する．光強度が同じ場合，桿体は 500 nm 程度の波長に対して最も大きな応答を示す（→図 11-40，302 頁参照）．

Ⓑ ロドプシンの活性化と不活性化

桿体外節の円板膜上には，**ロドプシン** rhodopsin とよばれる視物質が豊富に存在する．ロドプシンは**オプシン** opsin とよばれるタンパク質と **11-*cis*-レチナール** 11-*cis*-retinal（ビタミン A のアルデヒド）とよばれる発色団からなる．

ロドプシンに光が当たると，11-*cis*-レチナールが all-*trans*-レチナール all-*trans*-retinal に異性化する（図 11-16）．この異性化が起こるとロドプシンが活性化し，**トランスデューシン** transducin（G タンパク質）を活性化する．活性化したトランスデューシンは，トランスデューシンの下流に存在する一連の光受容機構のカスケードを活性化する．ロドプシン分子が不活性化すると，オプシンから all-*trans*-レチナールが離れる．all-*trans*-レチナールは色素上皮細胞（錐体の場合は Müller 細胞）に運ばれ，11-*cis*-レチナールに変換されて再び視細胞に戻され，再びオプシン分子と結合してロドプシン分子に戻る．

Advanced Studies

メタロドプシンⅡ（図 11-17）
　ロドプシンはいくつかの中間体を経てメタロドプシンⅡへ変化し，トランスデューシンを活性化する．各中間体の変化に要する時定数は数 10 ピコ秒～10 ミリ秒ときわめて短く，11-*cis*-レチナールの異性化からメタロドプシンⅡの活性化までの一連の過程がミリ秒の単位で行われる．
　メタロドプシンⅡは**ロドプシンキナーゼ** rhodopsin kinase によってリン酸化される．リン酸化されたメタロドプシンⅡは，**アレスチン** arrestin と結合して不活性化し，all-*trans*-レチナールと分離する．

Ⓒ 光受容機構カスケードの活性化と過分極応答の発生

トランスデューシン α サブユニットの GDP がリン酸化され GTP になると，α サブユニットが βγ サブユニットと分離する．分離した α サブユニットは**ホスホジエステラーゼ** phosphodiesterase（PDE）と複合体を形成して PDE を活性化する（図 11-18）．活性化し

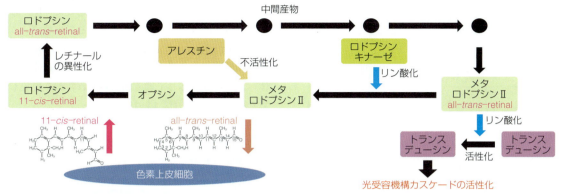

図 11-17 桿体視細胞外節におけるロドプシンの活性化と不活性化
色素上皮細胞と書かれた部分以外は，すべて桿体外節で起こる反応である．順応に関わる分子機構は省略してある．錐体視物質の再生は Müller 細胞で行われる．

た PDE は cGMP の加水分解を促進し，細胞質の cGMP 濃度を低下させる．桿体では**グアニル酸シクラーゼ** guanylate cyclase (GC) の働きで cGMP が常に生成されている．したがって細胞内 cGMP 濃度は，PDE 活性が低い暗時には高く，PDE 活性の高い明時には低くなる．トランスデューシン α サブユニットには GTPase 活性があり，GTP が水解されて GDP になると，トランスデューシンは不活性型に戻り PDE と分離する．1 分子のトランスデューシンは約 500 分子の PDE を活性化する．

桿体外節には cGMP 濃度が高いと陽イオンチャネルが開く，**cGMP 依存性の非選択性陽イオンチャネル** cGMP-gated cation channel が存在し，桿体の細胞内電位を調節している（図 11-18）．このチャネルは，細胞内 cGMP 濃度の高い暗時には開いているため，桿体は脱分極している．一方，明時は，光受容機構カスケードが活性化するため細胞内 cGMP 濃度が低下する．その結果，チャネルが閉じ，桿体に過分極が起こる．桿体の過分極の大きさは，細胞内 cGMP 濃度の低下の程度（照射された光の強さ）に比例する．

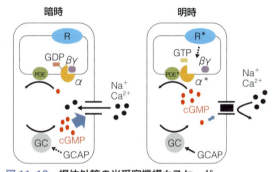

図 11-18 桿体外節の光受容機構カスケード
暗時：円板膜上のロドプシン (R) が活性化していないため，トランスデューシン (αβγ)，ホスホジエステラーゼ (PDE) とも活性化していない．明時：活性化したロドプシン (R*) の働きで，トランスデューシン (α*)，ホスホジエステラーゼ (PDE*) の順に活性化が起こる．PDE* による cGMP の分解で，細胞内 cGMP 濃度は低下する．桿体外節にある cGMP 依存性の陽イオンチャネルは，細胞内 cGMP 濃度の低下に伴って閉じ，桿体は過分極する．グアニル酸シクラーゼ (GC) によって cGMP は常に供給されている．順応に関わる分子機構は省略してある．

Advanced Studies

光応答の順応

桿体の光感受性は明時より暗時のほうが高い．これは細胞内 Ca^{2+} 濃度に応じて，cGMP の合成と分解に関わる酵素活性が調節されることによる．細胞内 Ca^{2+} 濃度は暗時に高い．桿体の細胞内 Ca^{2+} 濃度は，cGMP 依存性の非選択性陽イオンチャネルを介した細胞内流入と，$Na^+/K^+/Ca^{2+}$ 対向輸送体による細胞外への汲み出しに依存している．

1. cGMP 分解に関係する順応

同じ強さの光でも，メタロドプシン II が活性化している時間が長いほど多くの PDE が活性化されるため，応答は大きくなる（図 11-17）．桿体には，ロドプシンキナーゼを阻害する S-モジュリン S-modulin（リカバリン recoverin ともいう）というタンパク質が存在する．S-モジュリンは細胞内 Ca^{2+} 濃度が高いとき（暗時）にロドプシンキナーゼによるメタロドプシン II のリン酸化を強く阻害する．このため暗時には，活性化したメタロドプシン II が不活性化されるまでに，より多くのトランスデューシン分子が活性化され，より多くの cGMP が分解される（図 11-18）．したがって，桿体は暗順応状態のほうが明順応状態より光に対する感度が高くなる．

2. cGMP 合成に関係する順応

桿体のグアニル酸シクラーゼ (GC) 活性は，guanylate cyclase activating protein (GCAP) の働きで調節されている（図 11-18）．GCAP による GC 活性化は，細胞内 Ca^{2+} 濃度が高いとき（暗順

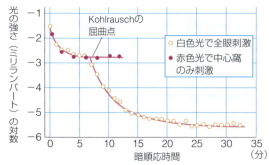

図 11-19　暗順応曲線
縦軸は光覚が生じた光の強さ．時間とともに閾値が低下する．第1相は錐体，第2相は桿体の順応で生じる．桿体の存在しない中心窩を，桿体が反応できない赤色光で照射したとき（赤線）には，錐体の順応のみしか起こらない．
〔Hecht S：Gen Physiol, 1937 より〕

応時）には弱く，細胞内 Ca^{2+} 濃度が低いとき（明順応時）に強いため，暗順応時の細胞内 cGMP 濃度は明順応時より低くなる．このため，暗順応時にはわずかな cGMP の分解でも過分極応答が生じる．逆に強い光を受けたときには，多くのチャネルが閉じて細胞内に流入する Ca^{2+} 量が減り，細胞内 Ca^{2+} 濃度が低下する．細胞内 Ca^{2+} 濃度の低下は，GCAP を介して GC 活性を高めるため，速やかに細胞内 cGMP 濃度を上昇させることができる．

このほか，カルモジュリンによる cGMP 依存性の非選択性陽イオンチャネルの調節も知られている．

D　錐体の光受容機構

光受容機構，順応とも基本的には桿体と同じである．錐体はアイオドプシン（ヨドプシン）といわれるロドプシンと似たタンパク質が，それぞれ異なる最大吸収波長をもつ発色団（青，緑，赤）と結合した錐体オプシンをもっている．発色団の違いから，**S 錐体** short-wave sensitive cone，**M 錐体** middle-wavelength sensitive cone，**L 錐体** long-wavelength sensitive cone の3種類に分けられる*．

活性化した錐体オプシンの寿命は桿体オプシンより短く，活性化できるトランスデューシンの分子数は桿体オプシンより少ない．したがって光感受性は桿体のほうが高い．錐体視物質の再生は Müller 細胞で行われる．

E　暗順応と明順応

一般に順応とは，同一細胞における加えられた刺激

に対する応答感度の変化を指し，前述した桿体，錐体における光応答の順応がこれにあたる．本項でいう**明順応** light adaptation と**暗順応** dark adaptation は桿体や錐体の順応とは異なり，桿体から錐体，錐体から桿体へと明るさに応じて働く細胞が入れ替わる現象も含めた呼び方である（図 11-19）．

明るいところから暗いところに移ると，はじめは周囲のものがよく見えないが，暗闇に慣れてくるとだんだん周囲のものが見えるようになってくる．これは暗順応とよばれる．暗順応は2段階で起こり，第1相は錐体の順応，第2相は桿体の順応によって起こる．第1相は5〜10分で完了するが，第2相が完了するまでには30分くらいかかる．第1相から第2相に移る点を Kohlrausch コールラウシュの屈曲点という．ビタミンA欠乏による夜盲症では，第2相が認められないか，あってもきわめて時間経過が遅くなる．暗順応では桿体と錐体自身の順応に加えて，錐体から桿体への切り替えが起こる．

暗いところから明るいところに移ったときにははじめはまぶしいが間もなく明るさに慣れる．これは明順応とよばれ比較的速やかに起こる．明順応では桿体から錐体への切り替えが起こる．

 巻末付録　問題 9．夜盲症と色覚の障害 ➡ 1066 頁参照．

❸ 双極細胞の情報処理

哺乳類では桿体経路と錐体経路で異なる情報処置が行われる．ここでは主に錐体経路について述べる．桿体経路の受容野の応答特性や受容野形成のシナプス機構は，基本的に錐体と同じである．

錐体から双極細胞への情報伝達過程で，視覚情報は **ON 経路**と **OFF 経路**の2つに分かれる（図 11-20）．双極細胞には **ON 型**と **OFF 型**がある．ON 型と OFF 型は同じ視細胞からグルタミン酸入力を受けるが，グルタミン酸受容体の種類が異なるため，光刺激に対して異なる2種類の応答を生じる．双極細胞の応答は，光刺激の大きさに依存した時間経過の遅い過分極または脱分極応答である．ON 経路と OFF 経路の情報は並列に処理され，それぞれ ON 型網膜神経節細胞と OFF 型網膜神経節細胞に送られる．

---

* 現在は国際的に，L 錐体（旧赤錐体），M 錐体（旧緑錐体），S 錐体（旧青錐体）に呼称が統一されている．

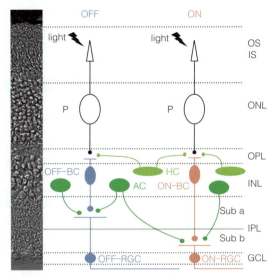

図11-20 錐体のON経路とOFF経路
左は微分干渉透過像．点線は透過像の各層の境界に対応する．P：視細胞，HC：水平細胞，OFF-BC：OFF型双極細胞，ON-BC：ON型双極細胞，AC：アマクリン細胞，OFF-RGC：OFF型網膜神経節細胞，ON-RGC：ON型網膜神経節細胞，OS：視細胞外節，IS：視細胞内節，ONL：外顆粒層，OPL：外網状層，INL：内顆粒層，IPL：内網状層，GCL：神経節細胞層，sub a：a亜層，sub b：b亜層．
〔Kaneda M：Signal processing in the mammalian retina. J Nippon Med Sch 80：16-24, 2013 を改変〕

Advanced Studies

ON経路とOFF経路

ON経路は内網状層のb亜層，OFF経路は内網状層のa亜層でそれぞれシナプスを形成している（→図11-19 参照）．シナプス形成層の違いは，視覚情報の並列処理が双極細胞で始まることを意味している．現在はON経路，OFF経路とも，さらに複数のサブタイプの双極細胞から構成されることが知られている．

A 種類と受容野

双極細胞の受容野は同心円状をしており，中心部の応答特性の違いからON型とOFF型に分類される（図11-21）．中心部に光を照射したときに脱分極するものはON型，中心部に光を照射したときに過分極するものはOFF型とよばれる．周辺部に光を照射すると中心部と反対の応答が生じる．

中心部の応答は双極細胞の樹状突起の広がりとほぼ等しいことから，視細胞からのグルタミン酸入力によって形成されると考えられている．周辺部の応答の成立機序は完全に解明されていない．ここでは中心部応答の成立機序についてのみ述べる．

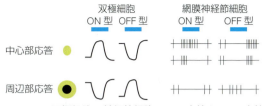

図11-21 双極細胞と神経節細胞のON応答とOFF応答
黄色の部分に光刺激を行ったときの応答を示す．網膜神経節細胞の中心部応答は，持続性応答（中心部応答，上段）と一過性応答（中心部応答，下段）の両方の例を示す．網膜神経節細胞では，全面照射（中心部と周辺部の両方を同時に刺激）すると，弱い中心部応答がみられる．

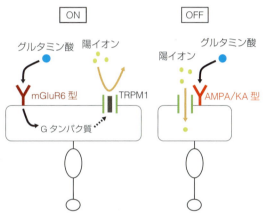

図11-22 双極細胞樹状突起におけるグルタミン酸応答
図は暗時のON型とOFF型の応答を示す．暗時には視細胞から放出されるグルタミン酸で，樹状突起のグルタミン酸受容体が活性化しており，ON型は過分極，OFF型は脱分極している．光照射で視細胞からのグルタミン酸が止まると，ON型は脱分極し，OFF型は過分極する．
〔Kaneda M：Signal processing in the mammalian retina. J Nippon Med Sch 80：16-24, 2013 を改変〕

B ON型双極細胞の中心部応答

活性化すると陽イオンチャネルが閉じる**代謝型グルタミン酸受容体6型**（mGluR6）をもつ（図11-22）．暗時には，視細胞から放出されるグルタミン酸で受容体が刺激されており，陽イオンチャネルは閉じている（過分極している）．光を照射すると視細胞からのグルタミン酸放出が止まるため，グルタミン酸受容体が不活性化して，陽イオンチャネルが開く（脱分極する）．mGluR6で制御される陽イオンチャネルは，TRPM1とよばれるチャネルであることがわかっているが，その細胞内カスケードは確定していない．

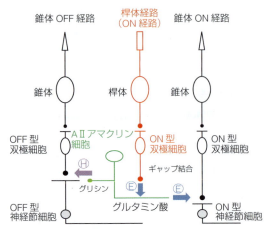

図 11-23　桿体の信号経路
桿体入力型双極細胞の脱分極は，AⅡアマクリン細胞を脱分極させ，錐体 ON 経路に脱分極性のシグナルを，錐体 OFF 経路に過分極性のシグナルを送る．E のシナプスでは脱分極が，H のシナプスでは過分極が起こる．
〔Kaneda M：Signal processing in the mammalian retina. J Nippon Med Sch 80：16-24, 2013 を改変〕

C OFF 型双極細胞の中心部応答

活性化すると陽イオンチャネルが開く **AMPA/KA 型グルタミン酸受容体**をもつ（図 11-22）．暗時には視細胞から放出されるグルタミン酸で受容体が刺激され，陽イオンチャネルが開いている（脱分極している）．光を照射すると視細胞からのグルタミン酸放出が止まるため，グルタミン酸受容体が不活性化して陽イオンチャネルが閉じる（過分極する）．

D 周辺部受容野

周辺部の応答は中心部と反対の応答（拮抗的な応答）を示し，コントラスト強調（輪郭の強調）の基本メカニズムとなっている．その成立機序として，水平細胞からの H^+ によるフィードバック入力とする説が有力であるが，双極細胞自身の GABA 応答性の違いとする説など，複数の仮説がある．

E 桿体経路

錐体の信号が ON 型と OFF 型の 2 種類の双極細胞で処理されるのに対し，桿体の信号は，ON 型双極細胞のみで処理される．ON 型の 2 種類を，桿体入力型双極細胞，錐体入力型 ON 型双極細胞とよんで区別する場合もある．桿体入力型双極細胞の信号は，錐体入力型 ON 型双極細胞と錐体入力型 OFF 型双極細胞に送られ，並列に処理される．

Advanced Studies
AⅡアマクリン細胞と桿体経路（図 11-23）
　桿体入力型双極細胞の出力は，AⅡアマクリン細胞に送られる．AⅡアマクリン細胞は，錐体入力型 ON 型双極細胞と電気シナプス（ギャップ結合）を形成する．一方，錐体入力型 OFF 型双極細胞とは，化学シナプス（グリシンを神経伝達物質とする抑制性シナプス）を形成する．桿体入力型双極細胞は ON 型なので，光刺激で脱分極するとグルタミン酸を放出し，AⅡアマクリン細胞を脱分極させる．AⅡアマクリン細胞で生じた脱分極は，電気シナプスを通って錐体入力型 ON 型双極細胞を脱分極させる．同時に，脱分極した AⅡアマクリン細胞は，化学シナプスからグリシンを放出して抑制性シナプス後電位（IPSP）を発生させ，錐体入力型 OFF 型双極細胞を過分極させる．明るいときには，錐体入力型 ON 型双極細胞から，AⅡアマクリン細胞を介して，錐体入力型 OFF 型双極細胞に抑制性入力が送られるとの報告もある．

4 網膜神経節細胞の情報処理

網膜神経節細胞には，"形態視に関する情報"を処理する細胞と，"瞳孔反射や概日リズム"を処理する細胞がある（図 11-2，→281 頁参照）．瞳孔反射や概日リズムを処理する細胞は，視細胞のように光を受容することができる．いずれの網膜神経節細胞も活動電位を発生する．

A 形態視情報を処理する網膜神経節細胞

コントラスト，色，動きなどの**形態視**に関係する視覚情報処理に関与する．視覚情報は視細胞由来であり，双極細胞を経て神経節細胞に入力する．この情報伝達を水平細胞やアマクリン細胞が修飾し，視覚情報に関するさまざまな特徴抽出（コントラスト，色，動きなど）が行われる．軸索は**視神経**を通って**外側膝状体**に投射する．神経節細胞で抽出された視覚情報（コントラスト，色，動きなど）は，それぞれ機能的に独立した経路を通って視覚上位中枢に送られている．

受容野の形状は同心円状で，中心部の光応答特性から，ON 型と OFF 型に分けられる（図 11-21）．ON 型，OFF 型とも形態学的特徴（細胞体の大きさ，樹状突起の広がりなど）や，光刺激に対する応答パターン（一過性応答，持続性応答）などから，さらに複数のサブタイプに分けられる．ヒトを含む霊長類では**パラソ**

表 11-1 　霊長類における網膜神経節細胞サブタイプの特徴

サブタイプ	コントラスト感度	空間分解能	細胞体	樹状突起の広がり	樹状突起の分枝パターン	色対立応答	外側膝状体での投射先
パラソル神経節細胞	高い	低い	大型	広い	ON 層または OFF 層のみで分枝する	白-黒	大細胞層
ミジェット神経節細胞	低い	高い（中心窩は 1 錐体入力）	小型	狭い	ON 層または OFF 層のみで分枝する	赤-緑	小細胞層
small bistratified 神経節細胞					ON 層と OFF 層の両方で分枝する	青-黄	K 層

ル（parasol）神経節細胞，ミジェット（midget）神経節細胞，small bistratified 神経節細胞の各サブタイプに分けられる（表 11-1）．いずれのサブタイプも外側膝状体に投射するが，外側膝状体内での投射層はサブタイプによって異なる．サブタイプによる投射先の違いは，①各サブタイプが異なる視覚情報を処理していること，②処理された視覚情報が並列に高次視覚中枢に運ばれて処理されることを意味している（表 11-1）．霊長類ではパラソル神経節細胞がコントラスト検出や動き，ミジェット神経節細胞が形態や色の知覚，small bistratified 神経節細胞は青-黄の色覚に関与していると考えられる．色覚の詳細については後述（➡「色覚と色覚多様性」，302 頁参照）．

Advanced Studies

眼球運動の求心路

　眼球運動には上丘が関与し（図 11-2），その調節には，網膜だけでなく，前庭系からの入力も重要である．マウスでは，方向選択性網膜神経節細胞とよばれる細胞グループ（ON 型，OFF 型，ON-OFF 型）が関係すると考えられており，その軸索は外側膝状体，上丘，中脳に投射する．霊長類では上丘に投射する小型の神経節細胞が報告されている．

B 光を受容する網膜神経節細胞

intrinsically photosensitive retinal ganglion cell（ipRGC）とよばれている．ipRGC はメラノプシンという視物質をもっており，光刺激に対して脱分極し活動電位を発生する．メラノプシンは，進化的には無脊椎動物のオプシンと近い視物質である．

　概日リズムの調節，瞳孔反射といった形態視では処理できない視覚情報の処理に関与する．軸索は視神経を通して，**視交叉上核**（概日リズムの調節）や**視蓋前域**（瞳孔反射）に投射する．メラノプシンの活性化には強い光が必要であるため，薄暗い環境での概日リズムの

調節には，桿体から ipRGC への入力が用いられる（図 11-24）．

⑤ その他の網膜ニューロンの情報処理

　水平細胞は，視細胞から双極細胞への情報伝達を，アマクリン細胞は双極細胞から神経節細胞への情報伝達をそれぞれ修飾している．どちらの細胞も抑制性の神経伝達物質をもっていることから，側方抑制を使った情報伝達の修飾を行っていると考えられている．光刺激の大きさに依存した緩電位応答を示すが，一部のアマクリン細胞では活動電位が生じる．

1 ● 水平細胞

　双極細胞の周辺受容野の形成に関与すると考えられているが，詳細な機序は解明されていない．神経伝達物質として GABA を放出するが，GABA の役割は不明である．水平細胞同士はギャップ結合でつながっており，暗順応時にギャップ結合の強度が強くなることから，光感度の向上に寄与すると考えられる（個々の細胞の信号の分離は悪くなるので解像度は低くなる）．ネコでは桿体入力型と錐体入力型の 2 種類があり，形態が異なることが知られている．

2 ● アマクリン細胞

　多様なサブタイプを含んでおり，ウサギでは形態学的特徴から 20 種類以上に分類されている．マウスでの scRNA-seq の結果では，63 種類が報告されている．神経伝達物質は GABA とグリシンが主なものであるが，アセチルコリンやドパミンなどを神経伝達物質として用いるものもある．

　AⅡアマクリン細胞は，哺乳類では桿体入力型双極細胞の視覚情報処理に関与する（図 11-23）．starburst アマクリン細胞は，方向選択性網膜神経節細胞の受容

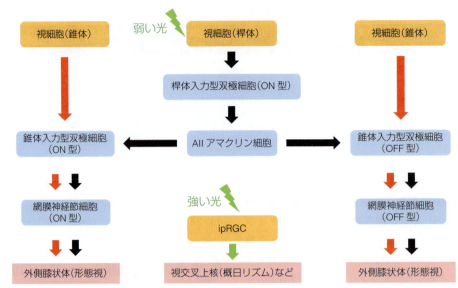

図11-24 哺乳類網膜における情報処理経路のまとめ
詳細についてはそれぞれの項目を参照のこと．光受容を行うことができる細胞を橙色で示す．黒矢印と赤矢印は形態視における桿体系（黒矢印）と錐体系（赤矢印）の情報の流れ，緑矢印は概日リズムなどの情報の流れを示す．赤矢印の系では，同じ錐体がON経路とOFF経路を同時に活性化する．桿体は暗所視から薄明視で働き，錐体は薄明視から明所視で働く．緑矢印の系では，弱い光のときは桿体，強い光のときはipRGCで光受容が起こる（緑の稲妻マーク）．桿体からipRGCへの入力も，AⅡアマクリン細胞と錐体入力型双極細胞を介していると考えられている．水平細胞とアマクリン細胞は省略してある．

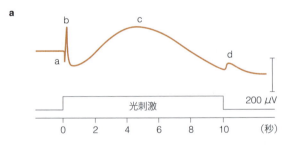

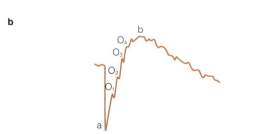

図11-25 網膜電図波形
a：図中の記号はそれぞれa波，b波，c波，d波を示す．**b**：a波とb波の部分の時間軸を拡大したもの．O_1〜O_4で示されるのが律動様小波．
〔田澤 豊：標準眼科学，第9版，p23，医学書院，2004を改変〕

野形成に関係している．大部分のアマクリン細胞の機能は不明である．

6 網膜電図

網膜に光刺激を加えると，複雑な波形の電位変化が起こる．これを**網膜電図** electroretinogram（ERG）という（図11-25）．眼科診療では網膜機能を評価するのに使われる．a波は視細胞由来，b波は双極細胞とミュラー細胞由来，c波は色素上皮細胞，桿体，ミュラー細胞由来，d波は長い光刺激の終了時に観察される．律動様小波は強い光刺激を与えたときにa波からb波に重なるように記録され，アマクリン細胞由来と考えられている．フリッカー光を用いた加算を行うなどの条件設定を行うことで，桿体由来の成分と錐体由来の成分を別個に評価することもできる．

D 視覚経路および視覚中枢の構造と機能

1 視覚経路とその障害

A 視覚経路

網膜神経節細胞の軸索は，網膜各部から乳頭部に集

まり眼球から外へ出て**視神経** optic nerve となる．本項では，網膜からの出力のうち意識に上る視覚に関わる情報経路，すなわち視床の**外側膝状体**（LGN）を経由する経路について述べる．

視神経は**視交叉** optic chiasm を経て**視索** optic tract となり，外側膝状体へと向かう．視交叉では網膜の内側部（鼻側）からの線維はすべて対側へ交叉し，外側部（耳側）からの線維は交叉せず同側の視索へ入る．これを**半交叉**という．これにより片側の外側膝状体へは，左右の眼の視野のうちの対側部分からの情報が伝えられる（図 11-26）．反射に関係する若干の線維は外側膝状体の手前で分かれて，中脳の視蓋前域および上丘へ達する．この系を**膝状体外系** extrageniculate system とよび，外側膝状体を介する系を**膝状体系** geniculate system とよぶ（→第 15 章，356 頁を参照）．

外側膝状体を出た線維は**視放線** optic radiation を形成し，大脳皮質後頭葉にある**一次視覚野** primary visual cortex に達する（図 11-26）．

B 視覚経路の障害と視野の欠損

視覚経路の各部位で，線維は常に一定の配列をとっている．すなわち網膜で近い位置にあった神経節細胞からの入力を伝える線維同士は常に近い位置にある．網膜上の 1 点から出た線維は視覚野のある特定の部位に投射する（**網膜部位局在** retinotopy あるいは**網膜部位再現** retinotopic representation）．視覚経路の一部に障害が起こると，その部分に対応した視野の欠損が起こり，その部分を**暗点** scotoma という．

一側の視索は，左右の眼の同側の網膜からの情報，すなわち視野のうちの対側部分からの情報を伝える．したがって，一側の視索の切断は，両方の眼の視野の対側部分の欠損をもたらす．これを**同名半盲** homonymous hemianopsia という（図 11-26D は右側同名半盲）．なお，左右視野の中央付近の情報は両側へ伝えられている．

視交叉部で圧迫などによって障害が起こると，左右の眼の外側（耳側）の視野が欠損する（図 11-26B）．これを**両耳側半盲** bitemporal hemianopsia とよぶ．脳下垂体腫瘍による圧迫で起こることが多い．

視放線や視覚野の一部に障害が起こると，対応する対側視野に限局した欠損が起こる（図 11-26E, F）．一側の大脳皮質視覚野が障害されると，対側視野に広範な欠損が起こるが，黄斑部の機能が残存することがあ

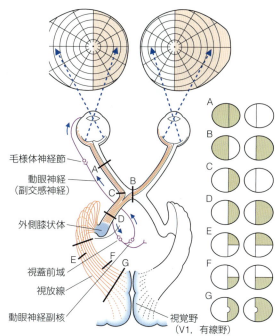

図 11-26　視覚経路およびその障害による視野の欠損
視覚経路の各部分の障害（A〜G）によって，右に示すような視野欠損が起こる．なお瞳孔の光反射の経路も示してある（矢印）．
〔Homans, 1941 より〕

り（図 11-26G），黄斑部残存，あるいは**黄斑回避** macular sparing という．黄斑部の情報は外側膝状体を介して後頭葉の最も後方（後頭極）に伝わるが（図 11-28），この部分は後大脳動脈と中大脳動脈の 2 つが栄養しているため，梗塞が起こりにくいことによると示唆されている．瞳孔反射や眼球運動も障害されないことが多く，これは膝状体外系を介する情報による可能性が示唆されている（→第 15 章，356 頁を参照）．

📖 巻末付録　問題 10．視野欠損→1067 頁参照．

2 外側膝状体

外側膝状体 lateral geniculate nucleus（LGN）は，腹側から背側に重なる 6 層の細胞層からなる．このうち，2，3，5 層は同側の眼から，1，4，6 層は対側の眼からの線維を受ける．左右の眼からの情報は独立に大脳皮質一次視覚野へと中継される（図 11-27）．

外側膝状体の腹側の 1 および 2 層は大型の細胞群からなり，**大細胞層** magnocellular layer とよばれ，パラソル神経節細胞（M 神経節細胞）の投射を受ける．

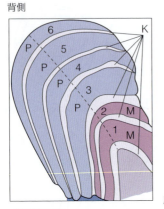

図11-27　外側膝状体
サルの外側膝状体．M：大細胞層，P：小細胞層，K：K層．
〔Hendry SHC, et al：Neuronal chemistry and functional organization in the primate visual system. TINS 21：344-349, 1998 より作成〕

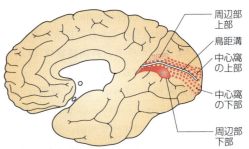

図11-28　大脳皮質視覚野への網膜各部からの投射
図は右大脳の内側面を示す．網膜各部からの線維は，後頭葉鳥距溝周辺の視覚野(V_1)のそれぞれ一定の部位へ投射する．
〔Brouwer, 1934 より〕

背側の3〜6層は小型の細胞群からなり**小細胞層** parvocellular layer とよばれ，ミジェット神経節細胞(P神経節細胞)の投射を受ける．大細胞層，小細胞層ともに受容野は神経節細胞と同様に同心円状である．大細胞層の細胞の光応答は，一過性で，受容野は大きく，動きの検出などに関与していると考えられている．小細胞層の細胞の光応答は，持続的で，受容野は小さく，刺激光の波長に依存している．すなわち，色覚にも関与していると考えられる(→表11-1, 293頁参照)．

6層の細胞層は，それぞれその腹側部分に**K層** K layer (koniocellular layer)とよばれる部分があり，blue-on 型の**網膜神経節細胞**である small bistratified ganglion cell からの入力を受けていることが明らかになっている．

外側膝状体へは大脳皮質一次視覚野からの下行性の投射があることが報告されているが，その機能的な意義は明らかでない．

③ 大脳皮質視覚野

Ⓐ 視覚野の構成

外側膝状体から出た線維は，大脳側脳室の横を巻くように視放線を形成し，同側の後頭葉にある**一次視覚野** primary visual cortex (V_1 と略す)に終わる．大脳皮質では，V_1 を含めて多くの領野が視覚情報処理に関与し，各領野は特徴抽出から認知・記憶などそれぞれ異なった機能をもっている．

V_1 は，細胞構築からは**ブロードマン** Brodmann の **17野**に相当し，皮質第4層で終わる視放線の線維による線条が肉眼で見えるので，**有線野** striate cortex ともよばれる．V_1 の大部分は，後頭葉の内側面で，鳥距溝 calcarine sulcus の周辺を占める(図11-28)．一側の V_1 には対側視野が投射しており，その中で中心窩(中心視野が結像するところ，→286頁参照)からの投射が広い部分を占めている．V_1 の機能は，視野中の刺激に含まれる情報から，形や色などの特徴抽出を行い，より高次の情報処理を行う領域へ分配して出力することである．

Ⓑ 一次視覚野ニューロンの応答

V_1 のニューロンの受容野は，網膜神経節細胞や外側膝状体神経細胞の受容野(同心円状)と異なり，光のスポットはあまり有効な刺激にならない．細長いスリット状の光や影，明暗の境界線，角などが応答を引き起こす有効な刺激となる．また，個々のニューロンによってよく反応する刺激(スリットなど)の向きが決まっている．これを**方位選択性** orientation selectivity という．

視覚野のニューロンは両眼からの入力を受けるが，ニューロンごとに左右からの入力のバランスが異なっている．このことを**眼優位性** ocular dominance という．D. H. Hubel と T. N. Wiesel は V_1 のニューロンの応答を詳細に調べ，単純型と複雑型に分類した．

1 ● 単純細胞

単純細胞 simple cell の役割は，視野内の特定の部

D 視覚経路および視覚中枢の構造と機能 ● 297

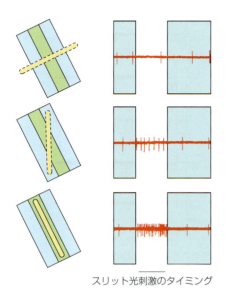

スリット光刺激のタイミング

図 11-29 視覚野単純細胞の受容野とスリット刺激に対する応答
受容野は細長い ON と OFF の領域からなる（小さいスポット光を照射したときに，活動電位が発生するのが ON 領域，活動電位が抑制され，刺激終了後発生するのが OFF 領域）．スリットの方向が受容野の軸に一致するとき最大の応答が起こる．受容野の黄緑色部分は ON，水色部分は OFF 領域を表す．
〔Hubel DH：Sci Am, 1963 を改変〕

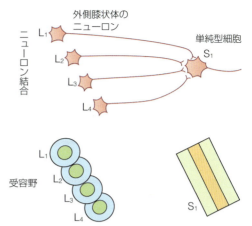

図 11-30 単純細胞の受容野の成り立ちの仮説
同心円状の受容野をもつ外側膝状体ニューロンが，単純細胞へ一定の配列に従って収束する．
〔Hubel DH, et al：Receptive fields, binocular interaction and functional architecture in the cat's visual cortex. J Physiol 160：106-154, 1962 より作成〕

位に存在する一定の傾きをもつ，直線（境界線）・線分（受容野内で終わる線）・角などの検出といえる．単純細胞は主に第 4 層と第 6 層に存在する．これらの層は外側膝状体から直接入力を受ける．受容野は，平行する細長い ON 応答を示す領域と OFF 応答を示す領域に区別できる（図 11-29）．各領域に長軸に平行なスリット光刺激を与えると，ON 領域では ON 応答が，OFF 領域では OFF 応答が起こる．しかし，スリットの向きが領域の軸とずれると応答は小さくなり，直交するような刺激に対しては応答は起こらない．つまり，単純細胞は，細胞ごとにある特定の方位 orientation をもつ直線（境界線）刺激に選択的に応答する（**方位選択性**）．単純細胞の一部は，刺激が一定の方向に動いたときに強く応答し，逆方向の動きには反応しない．この性質を**方向選択性** directional selectivity という．

単純細胞には，**端の抑制** end inhibition（end stopping）を示すものもある．このような細胞では，方位が一定範囲内であり，位置が受容野内の最適な場所にあることに加えて，直線が受容野内で終わっていることが刺激として必要になる．

単純細胞の受容野は，視野内で一定の配列上に受容野をもつ外側膝状体ニューロン（受容野は同心円状）が収束することによって形成されると考えられる（図 11-30）．単純細胞の受容野の形には数種類のバリエーションがある．

2 ● 複雑細胞

複雑細胞 complex cell は第 2, 3，および 5 層に存在し，視野内の特定の部分に存在する特定の傾きをもつ直線（境界線）・線分（受容野内で終わる線）・角などを検出する．複雑細胞の応答の例を図 11-31 に示す．複雑細胞の応答は，単純細胞に比べて，反応を引き起こす方位はより厳密であるが，受容野内での刺激の位置はあまり重要ではない．複雑細胞の一部は，端の抑制を示す（図 11-32b）．このような細胞は，角や曲線を検出している可能性が示唆されている（図 11-33）．また，複雑細胞の一部には単純細胞と同様に**方向選択性**がみられる．

複雑細胞の受容野は，同じ方位選択性をもつが受容野の位置が少しずつ異なる単純細胞が収束することによって形成されると考えられる（図 11-34）．

以上まとめると，単純細胞と複雑細胞によって，網膜に結像した外界の像は，細かい線，角として分析されるといえる．

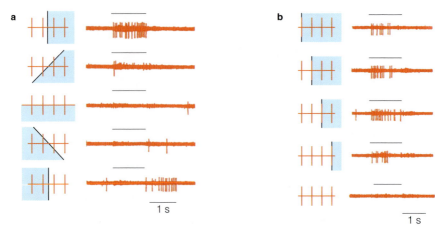

図 11-31　複雑細胞の応答
受容野（┼┼┼で表してある部分）に対して明暗の境界線の向きは重要である（この細胞の場合上下方向，a）が，受容野内での境界線の位置はあまり重要でない b）．a と b は同一細胞からの記録．
〔Hubel DH, et al：Receptive fields, binocular interaction and functional architecture in the cat's visual cortex. J Physiol 160：106-154, 1962 を改変〕

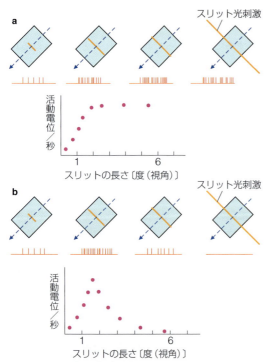

図 11-32　複雑細胞の端の抑制
スリット光刺激（斜め 45°）が最適な刺激である 2 つの複雑細胞の，さまざまな長さのスリット光に対する応答．
a．端の抑制を示さない細胞の応答．この細胞では，スリット光の長さが受容野の幅と同じになったときに最大応答に達し，それ以上長くしても応答の強さは変わらない．
b．端の抑制を示す細胞では，スリット光の長さが受容野の幅と等しいときに最大となり，これ以上の長さになると応答は抑制される．
〔Hubel DH：Eye, Brain, and Vision. p 82, Scientific American Library, 1988 より〕

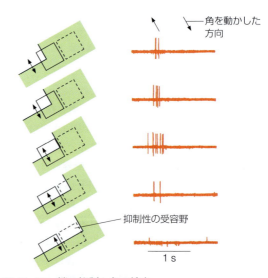

図 11-33　端の抑制と角の検出
この細胞の最適刺激は「左斜め上へ動く角」であり，3 番目の記録が最も強い応答を示している．「角」が受容野の抑制部分にかかると応答は抑制される．
〔Hubel DH, et al：Receptive fields and functional architecture in two non-striate visual areas (18 and 19) of the cat. J Neurophysiol 28：229-289, 1965 を改変〕

C　一次視覚野の機能構築

　大脳皮質には，皮質に垂直な部分に機能が似ている細胞群が集まって構成される**機能コラム** functional column があり，機能コラムがモザイク状に配列してコラム構造 columnar organization を形成している部分がある．一次視覚野（17 野，V_1）には，眼優位性コ

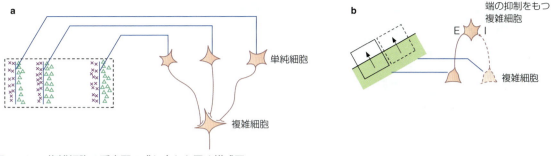

図 11-34 複雑細胞の受容野の成り立ちを示す模式図
a．複雑細胞の受容野は，同じ向きの受容野をもつ単純細胞（△と×はおのおのONとOFFの領域を示す）からの入力が収束してできると考えられる．〔Hubel DH, et al：Receptive fields, binocular interaction and functional architecture in the cat's visual cortex. J Physiol 160：106-154, 1962 を改変〕
b．端の抑制をもつ複雑細胞の受容野は，同じ向きの受容野をもつ2つの複雑細胞が，1つは興奮性（E）に，他方は抑制性（I）に収束することによってできると考えられる．〔Hubel DH and Wiesel TN：Receptive fields and functional architecture in two non-striate visual areas (18 and 19) of the cat. J Neurophysiol 28：229-289, 1965 を改変〕

ラム ocular dominance column と方位コラム orientation column がある．

1 眼優位性コラム

同側眼からの入力を主に受ける細胞が皮質に垂直な方向に集まっている部分と，対側眼からの入力を主に受ける細胞が集まっている部分は縞模様のように（あるいは指紋のように）大脳皮質上に配列している．同じ眼からの入力を受ける細胞が集まっている部分を**眼優位性コラム**とよぶ．眼優位性コラムは，一側の眼のみを刺激するなど，さまざまな方法で可視化することができる（図 11-35）．

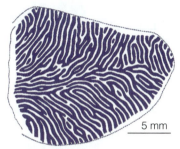

図 11-35 眼優位性コラム
サルの大脳皮質 V_1 の神経線維染色標本から再構成された眼優位性コラム（黒い部分が一側の眼に対応し，白く見える部分がもう一側の眼からの入力を受ける部分）．
〔Hubel DH, et al：Ferrier lecture-Functional architecture of macaque monkey visual cortex. Proc R Soc Lond B Biol Sci 198：1-59, 1977 より〕

2 方位コラム

単純細胞と複雑細胞に強い応答を引き起こす視野中での線刺激の向き（方位）は細胞ごとに異なっている．これを方位選択性という．皮質に垂直な方向には，最適な方位が同じ細胞が集まっている．これを**方位コラム**とよぶ．皮質と水平方向には，最適な方位が連続的に変化する．方位コラムは風車のように1点から放射状に伸びて配列している．つまり風車を1回転すると視野の対応部分の全方位（180°）が網羅される．方位コラムは微小部分では眼優位性コラムとほぼ直交している．この位置関係を図 11-36 に示す．

3 ブロブ blob

チトクロームオキシダーゼ染色法を適用すると，V_1 は約 0.5 mm 間隔に斑点状に染色される．これを**ブロブ**とよぶ．ブロブは眼球優位円柱のほぼ中央にあり，主に第2層と第3層に存在する．ブロブ中の細胞は，色選択性を示すが方位選択性を示さないものが多い．赤-緑の情報は外側膝状体の小細胞層から V_1 の4層を介してブロブへと伝わり，青-黄の情報は外側膝状体のK層から直接ブロブへと伝わり，ブロブ内で両者の情報が統合される（→表 11-1，293 頁を参照）．第2層と第3層のブロブの間の染色の弱い領域はインターブロブ interblob とよばれ，そこにある細胞は方位選択性を示すものが多い．

Advanced Studies

ハイパーコラム

V_1 の約 1 mm 四方には，同側眼と対側眼の眼優位性コラムが含まれる．また，この範囲には全方位の方位コラムが含まれる．つまりこの範囲内には視野中の1点についてのすべての情報（入

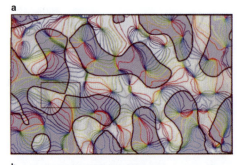

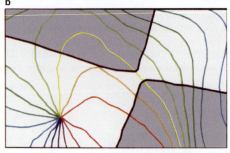

図11-36 眼優位性コラムと方位コラムとの位置関係
a．ネコの皮質上の眼優位性コラム（白色の部分が同側の，灰色の部分が対側の眼球からの入力部分）と方位コラム（同一の方位は同じ色の線で表してある）の位置関係．
b．aの左中央の拡大図．方位コラムは，眼優位性コラムの中央から風車状に始まり，眼優位性コラムの境界線を直交している．

〔Hübener M, et al：Spatial relationships among three columnar systems in cat area 17. J Neurosci 17：9270-9284, 1997 より〕

力のあった眼，方位）が含まれると考えられる．これを**ハイパーコラム** hypercolumn とよぶ．

盲視

視覚野を損傷すると視覚を喪失し，見えなくなる．しかし，一次視覚野を損傷し「見える」感覚を失った被検者に光が見えたらボタンを押すように指示すると，光刺激に対応したボタン押しができる．このように，一次視覚野の損傷で「見える」感覚は失われるが，視覚情報は脳に到達し，その情報を行動選択に用いることができる．このような現象を，**盲視** blind sight とよんでいる．この事実は，「見える」という「意識」は一次視覚野にあることを示している．盲視は膝状体外系（➡第15章，356頁を参照）を介する情報によって起こると考えられる．

二次視覚野（V_2）

二次視覚野は一次視覚野のすぐ前方に位置する．二次視覚野は，一次視覚野の扱う大部分の情報を受け取っている．一次視覚野でブロブを染め出したチトクロームオキシダーゼを用いると，一次視覚野とは全く違った模様が染め出される．二次視覚野にはチトクロームオキシダーゼで濃く染まる太い縞 thick stripe と細い縞 thin stripe が交互に並んでいる．縞と縞の間の染色の弱い領域は，薄い縞 pale stripe とよばれている．細い縞に相当する領域には色に選択性のある細胞があり，V_1のブロブから入力を受けている．太い縞には動きや立体視に反応する細胞があり，V_1の4B層から入力を受けている．縞と縞の間の領域には傾きに選択性をもつ細胞があり，V_1のインターブロブから入力を受けている．

4 高次中枢での視覚情報処理

外側膝状体からの視覚情報は，一次視覚野で，形態視，運動視，色覚などの情報に分けられて，高次視覚野に伝えられる（各情報経路は完全に1種類だけの情報を伝えているわけではない）．高次視覚野として，現在主にサルを用いた研究から，機能の違うV_2, V_3, V_3A, V_4, MT（V_5）など多くの領野が報告されている．これらの一部については非侵襲的記録法（PET, fMRI, 脳磁図など）を用いてヒトについても対応する領野が確認されている．色の情報は，V_1のブロブからV_2の細い縞を介してV_4に伝わる．傾きなど形の情報は，V_1のインターブロブからV_2の薄い縞を介してV_4に伝わる．動きや立体視（➡次項を参照）の情報は，V_1の4B層からV_2の太い縞を介してMT（V_5）に伝わる．脳の部分的な障害（事故や脳血管障害など）で視覚情報処理の部分的な障害が起こることが以前から知られていた．例えば，色の名前を知っているヒトにV_4の障害が起こると，波長の区別はできるにもかかわらず，見えているものの色の名前を言うことができなくなる（➡「色覚多様性」，303頁を参照）．一方，MT（V_5）は，動きの知覚，奥行き知覚に関わっている．ここのニューロンは刺激の動きの方向やスピードや奥行きに応答する．ヒトのV_5に障害が起こると，動きを知覚できず，動いているものがコマ送りのように見える視覚性運動盲 visual motion blindness，または cerebral akinetopsia が生じる．

V_4の形や色の情報は側頭連合野に伝えられ，そこには形態の認知に関わるニューロンが存在する．この部分には，三角形などの形の認識に関わるニューロンや，顔の認識に関わるニューロンが存在することが報告されている（➡第21章，462頁を参照）．この領域が障害されると**相貌失認** prosopagnosia が生じる（顔の輪郭・パーツは知覚できるが，誰だかわからない．しかし，服装や声で誰だか認識できる）．さらに，顔の向き（正面を向いた顔，横を向いた顔など）に反応するニューロンも報告されている．上記の視覚情報処理が部分的に障害されると，**失認** agnosia が起こることがある．例えば，三角形を模写することができる（すなわち形は見えている）にもかかわらず，「三角形」という名前を言えないというようなことが起こる．一方，MT（V_5）の動きや奥行きの情報は頭頂連合野に伝えられ，空間認知に関わっている（➡第21章，458頁を参照）．

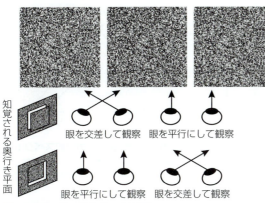

図 11-37 ランダムドット図形
ランダムに配置されたドットからなる2枚の図は，単独で見ても特定の図形を見分けることはできない．2枚をそれぞれ左右の眼で見ると，図形が浮き出て見える．
〔番 浩志：三次元視覚世界を創る脳の領域．BRAIN and NERVE 73：1231-1236, 2021 より〕

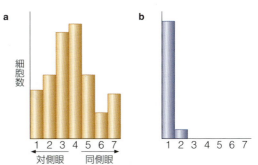

図 11-38 視覚野ニューロンの眼球優位性のヒストグラム―正常ネコと一側遮眼ネコ
a．正常なネコ．b．生後一定期間同側眼を遮眼したネコ．1～7の数字は眼球優位性の程度を表す．1, 7は対側および同側の眼からだけの入力を受ける単眼性ニューロンで，2～6は両眼性ニューロン．4は左右眼から同程度の強さの入力を受けるニューロン．一側遮眼ネコ(b)では，遮眼された眼からの入力が極端に減少している．
〔Hubel DH and Wiesel TN より〕

5 両眼視差と立体視

　左右の眼の瞳孔間距離は60～65 mmであり，奥行きのある物体を見るとき，網膜に結像する外界の像は左右の眼で異なったものとなる．これを**両眼視差** binocular disparity とよぶ．両眼視差を検出することによって，奥行き知覚が得られ，**立体視** stereopsis とよばれている．両眼からの入力の収束は V_1 の細胞でも起こっているが，V_2 の太い縞には，両眼にわずかにずれのある像を提示したときに最もよく応答する細胞が存在する．両眼からの像の融合がうまくできないときに，左右の像はずれて（二重に）感じられる．これを**複視** diplopia (double vision) とよび，斜視などによって起こる（→次項を参照）．

Advanced Studies

立体視のメカニズム
　立体視には，像の大きさ，眼球の向き，遠近調節の度合い，視覚経験（記憶）などの情報も用いられる．しかし，左右眼の像のずれ（両眼視差）があれば，前記の情報がなくても立体視が得られることは，B. Juleszによって**ランダムドット図形**（ランダムドットステレオグラム random-dot stereogram）を用いて示された（図11-37）．同一のものをわずかにずれた角度で撮影した2つの画像から立体視を得ることは，3D映画やテレビに利用されている．

6 視覚機能の発達

　生後のある期間（ヒトでは4～6歳までといわれている），正常な視覚経験が妨げられると，その後の視覚機能に著しい障害が残る．例えば，先天的な白内障で，光の明暗はわかるが網膜に鮮明な像が結ばれない場合，成人後に手術的に白内障が治療されて光学的な異常がなくなっても，視力はほとんど回復しない．また，幼児期に1週間ぐらいだけでも片眼に眼帯をかけて視覚が妨げられると，その後，その側の視力が悪くなり回復しないことがある．このような期間を**臨界期** critical period あるいは感受性期とよぶ．
　光学系に異常がないにもかかわらず著しい視力障害のあるものを，一般に**弱視** amblyopia とよぶ．原因としては前記の視性刺激遮断によるもの（遮蔽弱視，形態覚遮断弱視あるいは遮断弱視），斜視によるもの，左右眼の屈折異常に大きな差がある場合，などがある．このように，大脳皮質視覚野の正常な機能的構築のためには，発達期の視覚経験が必須であることがわかる．すなわち，生後一定期間内では視覚野のシナプス形成の**可塑性** plasticity が高く，正常なシナプスの形成や維持には適当な視覚刺激による入力が必要である．しかし，この時期をすぎた後では，長期間の刺激遮断も永続的な変化を起こさない．

Advanced Studies

ネコの視覚機能の発達
　ネコの臨界期は生後4～8週である．この時期に一定期間パターン視を妨げると，その期間の長さに依存して成長後の視力は悪くなる．一定期間の一眼の遮断実験では，大脳皮質視覚野の両眼性細胞は減り，遮断をやめた後も健眼の刺激にのみ応答するようになる（図11-38）．また，この時期に縦縞あるいは横

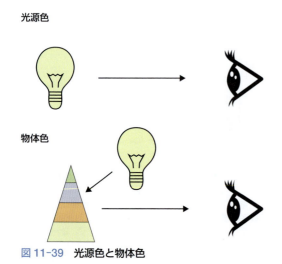

図 11-39　光源色と物体色

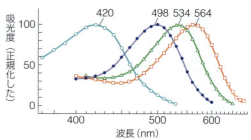

図 11-40　ヒトの錐体および桿体視物質の吸収スペクトル
顕微分光法によって測定された桿体（●）と3種類の錐体（○，△，□）視物質の吸収スペクトルの平均値．各曲線上の数値は吸収極大の波長を示す．
〔Bowmaker JK, et al：Visual pigments of rods and cones in a human retina. J Physiol. 298：501-511, 1980 より〕

縞だけを見せて育てると，見せた方位の縞に反応する視覚野のニューロンが増加し，ほかの方位の縞に反応するニューロンが減少する．

E 色覚と色覚多様性

色覚とは可視光を色として認識する（感じること）であり，換言すれば可視光の波長の違いを弁別する感覚である．

1 色の弁別のメカニズム

A 三色説と反対色説

色を受容するメカニズムは，T. Young や H. Helmholtz によって提唱された**三色説**と，E. Hering によって提唱された**反対色説**があり，どちらが正しいかをめぐって論争が行われた．網膜では視細胞のスペクトル応答は三色説過程であり，網膜神経節細胞のスペクトル応答は反対色説過程である．

B 物体色と光源色

色には，物体そのものが発する光からなる**光源色**と，光源からの光を物体が反射して生じる**物体色**がある（図 11-39）．物体（光源）から発する光はカンデラ（cd/m^2）で，物体からの反射光はルクス（lx）で測定される．

光源色は赤（<u>r</u>ed），緑（<u>g</u>reen），青（<u>b</u>lue）が3原色となり，すべてが混ざると白となる．カラーテレビやコンピューターのモニターなどが RGB の系を利用している．物体色はシアン（<u>c</u>yan），マゼンタ（<u>m</u>agenta），イエロー（<u>y</u>ellow）が3原色となり，すべてが混ざると黒となる．実際の印刷に用いられる場合には，混合しても黒（<u>b</u>lack）とならないため，黒は別に用意されている．プリンター，コピー機では，CMYK 系というかたちで使われている．

C 視細胞での色覚情報処理

色の弁別には異なる吸収スペクトルをもった3種類の視細胞が同時に機能することが必要である．視細胞が2種類のときは色の混同が起こり，1種類のときは色の弁別そのものができなくなる．明所視の条件では，異なる吸収スペクトルをもつ **S錐体**，**M錐体**，**L錐体**とよばれる3種類の錐体が同時に機能するので，明所視の際は色の弁別ができる（図 11-40）．桿体も錐体と異なる吸収スペクトルをもっているが，暗所視の条件では，機能する視細胞が桿体のみであるため，色覚が成立しない．

Advanced Studies

視感度曲線

光の波長と光覚閾値の関係を表したものを視感度曲線とよぶ．桿体が使われる暗所視の視感度曲線は，桿体の吸収スペクトルと等しく，500 nm 付近の波長で極大となる．一方，明所視の視感度曲線は3種類の錐体の吸収スペクトルが組み合わさるため，560 nm 付近の波長で極大となる．暗所視と明所視の間でみられる感度の極大値の移動はプルキンエの移動とよばれる．

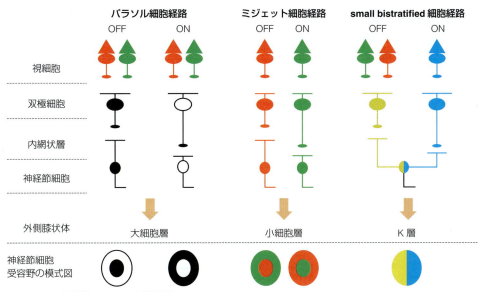

図11-41　霊長類における色覚経路
各経路とも中心部応答の成立機序を示してある．ミジェット細胞経路では，中心部が赤でON，緑でOFFの受容野パターンもある．small bistratified細胞の青-黄は，受容野が重なっており，青でON，黄でOFFとなる．

D 網膜神経節細胞での色覚情報処理

　色は赤-緑，青-黄，白-黒の3つの独立した神経回路で処理され，外側膝状体の異なる層に送られている（図11-41，表11-1，→293頁参照）．ヒトを含む霊長類では，白-黒は**パラソル神経節細胞**が，赤-緑は**ミジェット神経節細胞**が，青-黄は**small bistratified 神経節細胞**がそれぞれ信号処理を行っている．赤，緑，青は単一の種類の錐体入力から形成され，黄，白，黒は複数の異なる錐体の入力が1つの双極細胞に収束することで形成される．さらにこれらの入力がON-OFFの対を形成して網膜神経節細胞に入力することで，3種類の独立した経路が形成される．パラソル神経節細胞とミジェット神経節細胞の受容野は同心円状であり，ON型とOFF型がある．small bistratified 神経節細胞の受容野は中心部応答のみに相当し，青がONで黄がOFFである．

E 大脳皮質での色覚情報処理

　「高次中枢での視覚情報処理」（→300頁）を参照．

Advanced Studies

色の恒常性
　われわれが物体の色を感じるのは，環境光が物体に当たって反射してくる光の波長を弁別しているからである（物体色）．しかし，環境光の波長成分がかなり変化しても，つまり太陽光下でも，蛍光灯下でも，白熱電球下でも，「赤いリンゴは赤く，緑色のピーマンは緑に見える」（実際には，りんごから反射する光もピーマンから反射する光も，白熱電球下では蛍光灯下よりも，長波長光を多く含んでいる）．このような現象は，**色の恒常性** color constancy とよばれ，視野中にさまざまな色の物体が存在し，かつ環境光が単色光ではなく，可視光のスペクトルの種々の成分を含んでいるときに起こる．光源が単色光の場合は色の恒常性は成立しない．例えばナトリウムランプは589 nmの波長の光しか含まないので反射光もこの波長のみとなり，このランプが使われている一部の高速道路のトンネル内では赤い色の自動車などの色が感じられなくなる．色の恒常性は視野の各部分相互の波長の比較が行われることによって生じると考えられる．S. Zeki らによって，V_4 には色の恒常性を示すような応答をするニューロンが存在することが報告されている．

2 色覚多様性

A 先天色覚多様性

　先天色覚多様性 congenital color vision variation は，ほとんどの場合錐体オプシン遺伝子の多様性によって生じる．L錐体とM錐体のオプシンはX染色体上にあり，S錐体のオプシンは第7染色体上にある．すべての錐体が正常に機能する場合は正常3色覚 normal trichromatism，錐体オプシンのうちいずれかの機能が完全に欠損しているものは2色型色覚 dichroma-

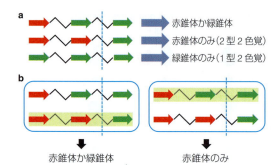

図 11-42　錐体オプシン(赤, 緑)の発現

a. X染色体上における錐体オプシン遺伝子の配列と発現パターン．最上段は正常な遺伝子配列の例．青点線の右側の遺伝子は発現しない．ハイブリッド型については示していない．

b. 女性保因者における遺伝子発現の例．不活性化しているほうを黄色の網掛けで示す．異常な遺伝子が不活性化した細胞は，L錐体かM錐体になり，3色覚となるが，正常な遺伝子が不活性化した細胞はL錐体のみにしかなれない．後者の例ではL錐体が黄斑部に集中的に発現すると2型2色覚となる．

---

tism という．機能が欠損している錐体の種類によって1型(L錐体)，2型(M錐体)，3型(S錐体)に分けられる．1型2色覚と2型2色覚は伴性潜性(劣性)遺伝，3型2色覚は常染色体潜性遺伝となる．赤緑の色覚多様性の割合は男性で5%，女性で0.2%である．

赤緑の遺伝子はX染色体上に赤緑の順で配列しており，通常は赤遺伝子1コピー，緑遺伝子1〜3コピーの順に並んでいる(図11-42)．どのような配列の場合でも，はじめに並んでいる2つの遺伝子のうちのどちらかが発現し，3番目以降は発現しない．したがって赤遺伝子に重複がある場合には，2型2色覚となる．

L錐体とM錐体の両方が機能しないS錐体1色覚，錐体すべてが機能しない桿体1色覚もある．

Advanced Studies

女性の色覚多様性

伴性遺伝の場合，男性ではヘテロの個体は色覚多様性となるが，女性では潜性ホモの個体のみ色覚多様性となり，ヘテロの個体は保因者となる(図11-42b)．ヘテロの女性では，どちらのX染色体が機能するかは，細胞ごとにランダムに決まる．したがって通常は，網膜上にL錐体とM錐体がモザイク状に発現している．しかし黄斑部にL錐体またはM錐体が集中的に発現した場合には，色覚多様性となる．

異常3色覚

L錐体とM錐体の最大吸収波長は27 nmしか離れておらず，視物質のアミノ酸配列の違いも15個のみと相同性が高い．このうち7個のアミノ酸が分光特性(吸収最大波長)の違いに関与しており，1つ違うごとに数 nmずつ最大吸収波長がずれていく．したがって7個のアミノ酸がすべて違う場合に，L錐体とM錐体の吸収最大波長が最も離れ，色の弁別が最もよい．L錐体とM錐体の遺伝子は相同組換えが起こりやすく，7個のアミノ酸のうちの一部はL錐体型，残りはM錐体型といったハイブリッドが生じる．ハイブリッド型では，"L錐体のスペクトル応答に近い"M錐体や，"M錐体のスペクトル応答に近い"L錐体となる．したがってM錐体と"M錐体のスペクトル応答に近い"L錐体をもつヒトは，正常3色覚のヒトに比して色の弁別が悪くなる．このようにL錐体の機能が低下している場合は1型3色覚，M錐体の機能が低下している場合は2型3色覚とよぶ．1型3色覚，2型3色覚とも，どこで相同組換えが起こるかによって，ハイブリッド型の最大吸収波長が異なってくるため，複数のサブタイプを含むことになる．

B 後天色覚多様性

後天色覚多様性 acquired color vision variation には白内障，網膜疾患，大脳皮質の障害などの器質性の疾患のほかに，心因性のものも存在する．

白内障では青色光の透過性の減弱が大きいため，ものが黄色がかって見える．このため白内障手術後は青の入力が相対的に強くなり，ものが青っぽく見えるようになる．現在は手術後に挿入する眼内レンズに青色光を遮断する工夫がなされているため，手術後にものが青っぽく見えることはなくなっている．

hV_4(ヒトのV_4)およびその周辺領野(VO-1，VO-2など)の障害が起こると，波長の区別はできるにもかかわらず，見えているものの色の名前をいうことができなくなる(色の喪失を感じる)．このような症状を大脳性色覚異常 cerebral achromatopsia とよぶ．

●参考文献

1) 福田 淳, 他：脳と視覚. 共立出版, 2002
2) 津田基之, 他：視覚の分子メカニズム. 共立出版, 1989
3) 岡部正隆, 他：色覚の原理と色盲のメカニズム. 細胞工学 21：733-745, 2002
4) Dowling J E：the retina. An approachable part of the brain, revised edition. the Belknap press of Harvard university press, 2012
5) Thoreson WB, et al：Diverse cell types, circuits, and mechanisms for color vision in the vertebrate retina. Physiol Rev 99：1527-1573, 2019

第12章 味覚と嗅覚

A 味覚

　口腔上皮には化学受容器である**味蕾** taste bud が存在する．ものを口に含むと，これに含有される化学物質が味蕾を構成する**味細胞** taste cell を刺激し，味細胞はその情報を求心性味神経を介して脳へと伝達し感覚を惹起する．味蕾を介した感覚を**味覚** taste とよび，口に含んだものを飲み込むべきか否かに関する判断材料を与える．ここで，味覚を惹起する化学物質を**味物質** tastant と呼ぶ．ヒトを含む哺乳類は，**基本味** basic tastes として知られる**苦味** bitterness，**甘味** sweetness，**うま味** umami，**塩味** saltiness，**酸味** sourness の5つの味質を受容および認識することができる．

1 味蕾

A 分布と構造

　ヒトは約9千の味蕾をもち，大多数は口腔上皮に，一部が咽頭，喉頭上皮に分布し，顔面神経，舌咽神経，迷走神経から求心性神経支配を受けている．口腔では，軟口蓋粘膜に存在する少数を除き大部分の味蕾は舌表面の特殊な乳頭構造の中に存在する．味蕾は，舌の前部の**茸状乳頭** fungiform papilla，後部の**有郭乳頭** circumvallate papilla，後方側面の**葉状乳頭** foliate papilla に存在するが，舌全体に分布する**糸状乳頭** filiform papilla には存在しない．

　味蕾は50〜100個の味細胞によりなる直径約35 μm，長さ約60 μm の構造で，上皮に埋め込まれている（図12-1）．味細胞は，形態および機能からⅠ・Ⅱ・Ⅲ・Ⅳの4型に分類される．Ⅰ型味細胞は最も数が多く，形態的にも機能的にもグリア細胞によく似る．Ⅰ型味細胞は突起を伸ばして個々のⅡ型・Ⅲ型味細胞を包みこむことで，これらの細胞を電気的・化学的に隔離するとともに細胞外環境を整えることで味覚の受容・神経伝達を助ける．Ⅱ型味細胞は受容する味質により苦味細胞・甘味細胞・うま味細胞・ナトリウム味細胞（塩味細胞の一種）の4種に細分され，紡錘形で求心性味神経との間にシナプス小胞をもたない非

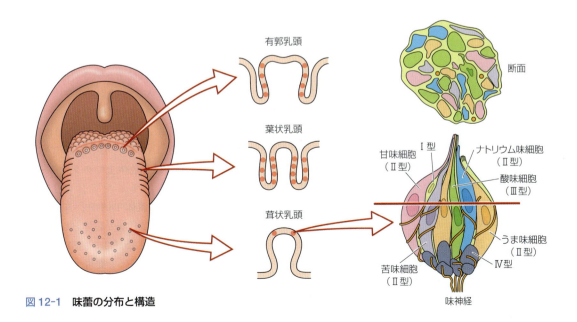

図12-1　味蕾の分布と構造

典型的なシナプス構造を有する．Ⅲ型味細胞は酸味の受容を担い，紡錘型で求心性神経との間にシナプス小胞がみられる典型的なシナプス構造を有する．Ⅳ型味細胞は未分化な前駆味細胞で味蕾基底部に存在し，不定形である．成熟したⅠ型・Ⅱ型・Ⅲ型味細胞は**味孔** taste pore とよばれる舌上皮にあいた直径 3〜5μm の穴を通じて微絨毛を口腔に向かって伸ばす．Ⅱ型・Ⅲ型味細胞の微絨毛に受容体・センサー分子が局在することで味覚受容膜として機能する．他方，上皮に埋まっている部分，すなわち側底膜が化学信号から電気信号への味覚情報変換および求心性神経との神経伝達の場として機能する．

B 再生

　健常時，味覚は安定して機能しているが，その背景では味細胞の破壊と再生が繰り返されている．上皮細胞である味細胞は古くなるとアポトーシスによって失われ，新しい細胞に置き換わる．細胞種によっても異なるが味細胞の平均寿命は 10〜14 日である．全味細胞のうち 60〜70% が成熟細胞，20〜30% が新生もしくは未熟細胞で，約 10% が失われつつある細胞である．多くの抗がん剤は DNA 合成を阻害して増殖性細胞に影響を与えるため，味細胞再生を抑制することで味覚障害が生じる．また，頭頸部癌に対する治療目的の放射線照射も，味蕾の増殖性前駆細胞の細胞周期進行を停止することで全味質に対する味覚を障害する．いずれも新たな味細胞の供給の減少が原因である．

2 味覚の受容機構

　味蕾において苦味・甘味・うま味・ナトリウム味・酸味は，それぞれ固有の味細胞によって受容されている（図 12-2）．

A 苦味

　苦味は構造的に多様なクラスに属する無数の化合物によって惹起される．また，それらの多くが毒性をもつことから，苦味は毒素の存在を感知する働きがあると考えられる．苦味物質を検出する受容体は taste 2 receptors (TAS2Rs) とよばれる G タンパク質共役型受容体(GPCR)群である．ヒトは約 25 種類の TAS2R 遺伝子をもち，5，7，12 番染色体上でクラスターを形成(1 か所に集合して存在)する．Ⅱ型味細胞の一部が苦味細胞を構成し，1 つの苦味細胞は複数種の TAS2R を発現する．TAS2R のリガンド特異性は多様で，1 つの TAS2R が複数の苦味物質を認識しうる．これにより，わずか 25 種類の受容体で数多くの物質に対する苦味応答が実現している．

　苦味感受性には個人差が存在する．例えば，フェニルチオカルバミド(PTC)を苦く感じる者と感じない者が存在し，この感受性の個人差は潜性(劣性)遺伝する．このように特定の物質にだけ味覚感受性が低いことを**味盲** taste blindness という．TAS2R 遺伝子群には一塩基多型(SNPs)，挿入欠失多型(Indel；insertion/deletion)変異，コピー数多型(CNV；copy number variation)など多くの遺伝的多様性が存在し，苦味感受性の個人差の背景因子となっている．

Advanced Studies

苦味感受性の個人差

　代表的な味盲の原因として TAS2R38 の遺伝子多型がある．PTC やプロピルチオウラシル(PROP)などの N−C=S 基をもつ化合物に応答する TAS2R38 には 3 つの SNPs (A49P，V262A，I296V)があり，機能の異なる 2 つのハプロタイプ TAS2R38-PAV と TAS2R38-AVI として存在する．PAV 型受容体は PTC や PROP に敏感に応答する一方，AVI 型受容体は全く応答を示さず，この機能の違いがヒトの苦味感受性とよく相関する．PAV 型受容体のホモ接合体は PTC，PROP に強く苦味を感じるのに対し，AVI 型ホモ接合体はこれらの物質の苦味を全く感じない．PAV−AVI 型ヘテロ接合体では苦味を感じるが，その感度は PAV 型ホモ接合体に比べて低い．

B 甘味

　甘味は糖質により惹起されることから，カロリー源となる糖質の摂取行動を促進する働きがある．そのほか，糖構造を有しない人工甘味料，D−アミノ酸，さらにいくつかのタンパク質も甘味を呈する．甘味受容体は GPCR 群の taste 1 receptors (TAS1Rs) に属する．TAS1R ファミリーは TAS1R1，TAS1R2，TAS1R3 の 3 つで構成され，第 1 番染色体上でクラスターを形成する．甘味物質を検出する受容体は TAS1R2 と TAS1R3 によるヘテロ二量体 TAS1R2＋TAS1R3 であり，いずれか一方だけでは甘味受容体として機能しない．Ⅱ型味細胞の一部が TAS1R2＋TAS1R3 を発現する甘味細胞を構成し，TAS2Rs を発現する苦味細胞とは異なる細胞集団である．

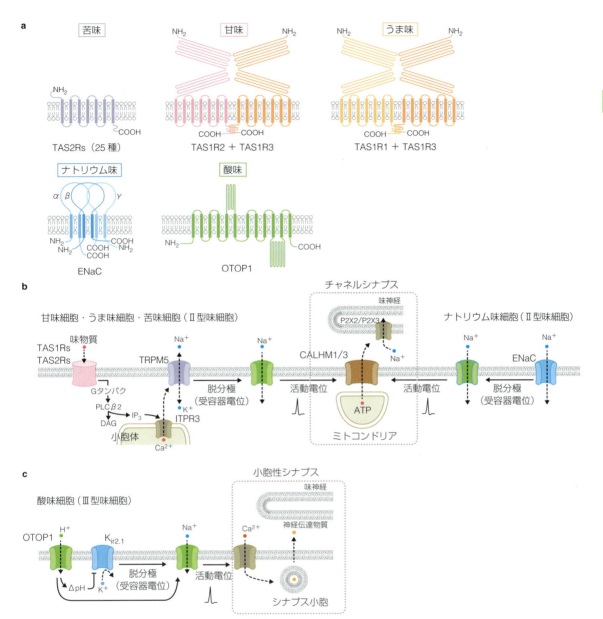

図 12-2 味覚の受容機構
a. 味覚センサータンパク. b. Ⅱ型味細胞（甘味細胞，うま味細胞，苦味細胞，ナトリウム味細胞）のシグナル伝達カスケード.
c. Ⅲ型味細胞（酸味細胞）のシグナル伝達カスケード.〔b, c は Taruno A, et al：Taste transduction and channel synapses in taste buds. Pflügers Arch 473：3-13, 2021 から改変〕

C うま味

うま味は L-グルタミン酸や L-アスパラギン酸などのアミノ酸，イノシン一リン酸やグアノシン一リン酸などのヌクレオチドにより惹起される．アミノ酸はタンパク質の構成要素であり，うま味はタンパク質摂取を助ける働きがある．昆布でひいた出汁には，ほかの味質では表せない独特の"うまさ"がある．1908 年，東京帝国大学の池田菊苗博士はこの独特の味をうま味と名付け，L-グルタミン酸をうま味物質として同定した．

うま味の特徴に「うま味の相乗効果」がある．これは，アミノ酸系のうま味物質とヌクレオチド系のうま味物質を組み合わせると，相乗的にうま味を増強しあう現象である．うま味受容体は GPCR 群の TAS1R に

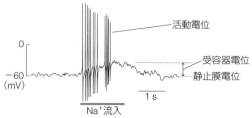

図 12-3 受容器電位と活動電位
単離ナトリウム味細胞．ENaCを介したNa$^+$流入による受容器電位とそれにより生じる活動電位．細胞外Na$^+$濃度は150 mM．
〔Nomura K, et al：All-electrical Ca^{2+}-independent signal transduction mediates attractive sodium taste in taste buds. Neuron 106：816-829, 2020〕

属するTAS1R1とTAS1R3によるヘテロ二量体TAS1R1＋TAS1R3であり，いずれか一方だけではうま味受容体として機能しない．TAS1R1＋TAS1R3のL-アミノ酸に対する受容体応答はイノシン一リン酸存在下で増強されることから，うま味の相乗効果は受容体で起こる現象であることがわかる．II型味細胞の一部がTAS1R1＋TAS1R3を発現するうま味細胞を構成し，TAS2R陽性の苦味細胞，TAS1R1＋3陽性の甘味細胞とは異なる細胞集団を構成する．

日本人が提唱したうま味はその固有の受容体の発見により世界にも認知され，umamiが国際学術用語として使用されている．

D 塩味

塩味は塩化ナトリウム（NaCl）により惹起される．Na$^+$の摂取は体液量や細胞機能の維持に必要である一方，過剰摂取は脱水や高血圧など悪影響がある．よって，多くの陸上動物は低濃度のNaCl溶液を好ましく，高濃度のNaCl溶液を好ましくないと感じることで，Na$^+$摂取量を適切な範囲に調節している．この働きのため，塩味には少なくとも2つの受容機構がある．低濃度から応答を示しNaClに対する嗜好性を司る**ナトリウム味** sodium taste と，比較的高濃度域で応答を示し忌避性を司る**高濃度塩味** high salt taste である．

1 ● ナトリウム味

ナトリウム味はNa$^+$に対して選択的であり，センサー分子はアミロライド感受性上皮型Na$^+$チャネル（ENaC）である．ナトリウム味は低濃度から応答し，好ましく感じられることでNa$^+$の摂取を促進する働きがある．ENaCを介してNa$^+$が細胞内に流入する際に受容器電位（脱分極），ひいては活動電位が生じる（図12-3）．続いて，後述するチャネルシナプスを介した求心性神経への神経伝達が行われる（図12-2）．ナトリウム味細胞はII型味細胞に属し，苦味・甘味・うま味を担当する味細胞とは異なる細胞集団を形成する．

2 ● 高濃度塩味

NaClが惹起するナトリウム味以外の味質をまとめて高濃度塩味とよぶ．高濃度塩味はナトリウム味に比べて応答濃度域が高く，NaClやKClなど多様な塩に応答するとともに忌避行動を司り，NaClの過剰摂取を防ぐ働きがある．高濃度塩味に対する忌避行動は苦味細胞と酸味細胞を介して引き起こされることが報告されているが，細胞分子レベルの受容機構の詳細は不明である．

E 酸味

酸味はH$^+$により惹起され，腐敗した食物やまだ未熟な果物の摂取を避ける働きがある．III型味細胞が酸味受容を担い，センサー分子はH$^+$選択的イオンチャネル Otopetrin1（OTOP1）である（図12-2）．OTOP1はH$^+$により活性化してH$^+$を選択的に透過するという性質をもち，OTOP1を介した細胞内へのH$^+$流入により受容器電位（脱分極），ひいては活動電位が生じる．III型味細胞はシナプス小胞を有する典型的なシナプス構造をもち，活動電位が発生すると，電位依存性Ca^{2+}チャネルが活性化して細胞内Ca^{2+}濃度が上昇し，シナプス小胞のCa^{2+}依存的開口放出が起こる．しかし，酸味細胞から放出される神経伝達物質は未解明である．

Advanced Studies

酸味強度の違い

細胞内酸性化により不活性化するK$^+$チャネルKir2.1が，酸味の細胞内シグナル伝達に促進的に寄与する．OTOP1を介してH$^+$が流入すると，脱分極と同時に細胞質が酸性化する．これがKir2.1を不活性化することで受容器電位が増強される．この機構が同じpHにおける弱酸と強酸の酸味強度の違いを生み出す．強酸と異なり，溶液中の弱酸は大部分が非解離状態で存在し，これらはOTOP1を介さずに形質膜を透過して細胞内に入り，そこでH$^+$を遊離して細胞内を酸性化する．したがって弱酸は，OTOP1を介したH$^+$流入に加えて細胞内でのH$^+$遊離の2つの機構で細胞内酸性化を引き起こすため，強酸よりも強い受容器電位を生み出す．これにより，同じpHであれば塩酸などの強酸よりも酢酸などの弱酸のほうがより酸味を強く感じる．

F 苦味・甘味・うま味の味細胞内シグナル伝達

苦味細胞，甘味細胞，うま味細胞は味覚受容体の下流のシグナル伝達を共有する(図12-2)．いずれの細胞においても味覚受容体はGPCRであり，呈味物質により受容体が活性化すると三量体Gタンパク質を活性化して$G_{\beta\gamma}$を遊離する．遊離した$G_{\beta\gamma}$はホスホリパーゼ$C\beta2$(PLCβ2)を活性化して形質膜のホスファチジルイノシトール4,5-二リン酸(PIP_2)を加水分解してジアシルグリセロール(DAG)とイノシトール1,4,5-三リン酸(IP_3)を産生する．このうちIP_3は小胞体膜の3型IP_3受容体Ca^{2+}チャネル(ITPR3)を活性化し，小胞体からCa^{2+}を放出させる．その結果，細胞内Ca^{2+}濃度が上昇し，これが形質膜の1価陽イオンを選択的に透過するイオンチャネルtransient receptor potential channel M5 (TRPM5)を活性化する．この時，TRPM5を介してNa^+が流入することで細胞が脱分極する．この脱分極を**受容器電位** receptor potentialとよび，その大きさは刺激強度と相関する．受容器電位は次に形質膜の電位依存性Na^+チャネルを活性化して活動電位を発生させる．この活動電位が後述するチャネルシナプスを介した求心性神経への神経伝達を引き起こす．

G チャネルシナプス

II型味細胞(苦味細胞・甘味細胞・うま味細胞・ナトリウム味細胞)は神経伝達物質としてアデノシン三リン酸(ATP)を放出し，求心性味神経に発現するイオンチャネル型ATP受容体P2X2/P2X3を活性化することで味覚情報を伝達する．II型味細胞は特殊なシナプス機構を有する．II型味細胞はシナプス小胞をもたず，calcium homeostasis modulator 1 (CALHM1)とCALHM3によって構成される電位依存性非選択性イオンチャネルCALHM1/3をATP放出に利用する．CALHM1/3は大きなイオン透過性ポアと速い電位依存性活性化機構をもち，活動電位に依存したATPの放出経路として機能する．CALHM1/3はシナプス前膜に局在し，このシナプス前膜にはミトコンドリアが近接配置されている(図12-2)．ATPはミトコンドリアで産生されてCALHM1/3を通して局所放出され，P2X2/P2X3を発現する味神経終末へ作用する．このようにII型味細胞では，シナプス小胞の開口分泌ではなくイオンチャネルが神経伝達物質の放出経路として

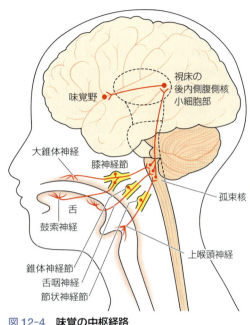

図12-4 味覚の中枢経路

機能するという類例のない神経伝達機構を有しており，これを**チャネルシナプス** channel synapseとよぶ．

3 味覚の中枢機構

A 味覚神経系

舌の前2/3野に分布する茸状乳頭は，膝神経節を経由し顔面神経[VII]から分岐した鼓索神経，舌後部1/3野にある有郭乳頭と葉状乳頭に存在する味蕾は錐体神経節を経由した舌咽神経[IX]の支配を受ける．他方，軟口蓋や咽喉頭に分布する味蕾はそれぞれ，膝神経節を経由し顔面神経[VII]から分岐した大錐体神経と，節状神経節を経由し迷走神経[X]から分岐した上喉頭神経によって支配される．

これら求心性味神経は同側の延髄孤束核 nucleus of solitary tract (NST)に至り，ここでシナプス結合する．ここから二次ニューロンが同側の視床の後内側腹側核小細胞部 parvocellular part of ventral posteromedial nucleus (VPMpc)へと送られ，次いで三次ニューロンが同側の大脳皮質で前頭弁蓋 frontal operculumと島 insulaの境界部にある一次味覚野 gustatory areaに投射する(図12-4)．

B 味覚の情報処理

味覚の情報処理については，味蕾から一次味覚野まで各神経細胞が１つの味質の情報を符号化し，固有の神経細胞の活動で味が表現されるとするラベルライン説と，複数の味質に応答する神経細胞の集団活動パターンで味が表現されるとする集団符号化説（アクロスファイバーパターン説とも呼ばれる）の２つがある．味蕾で苦味・甘味・うま味・ナトリウム味・酸味が別々の味細胞によって受容されている事実や，脳で１つの味質に特異的に応答する神経細胞（specialistニューロン）が存在する事実がラベルライン説を支持する．一方，高濃度塩味が酸味細胞と苦味細胞を介して受容される事実，脳で複数の味質に応答する神経細胞（generalist ニューロン）が存在する事実はいずれも集団符号化説を支持する．味覚情報処理様式についての統一的見解は得られていない．

C 味覚嗜好性

動物は一般に栄養素の存在を知らせる味質である甘味・うま味・ナトリウム味を嗜好し，毒素や体に害のある物質の存在や量を知らせる苦味・酸味・高濃度塩味を忌避する．加えて，体内の生理的状況に応じて嗜好性は変化する．例えば，塩欠乏状態ではナトリウム味に対する嗜好性が亢進する．また，過去の体験も個人の味覚嗜好性に大きな影響を与える．例えば，特定の食物を食べた後に腹痛を経験すると，その特定の食物に対しての嗜好性が低下する．これを**味覚嫌悪学習** conditioned taste aversion という．

4 味覚障害と味覚検査

味覚障害 taste disorder は，量的障害と質的障害に分類できる．量的障害には，抗がん剤や放射線照射などの悪性腫瘍治療，亜鉛欠乏，貧血などで起こる**味覚減退** hypogeusia，**味覚消失** ageusia がある．質的障害には，口の中に何もないのにいつも味がする，特定の味質だけがわからない，本来の味と違う味がする，すべての味を嫌な味に感じる，などがある．

味覚の臨床検査には電気味覚検査と濾紙ディスク法などがあり，用途により使い分ける．電気味覚検査は口腔内の局所に微弱電流を流すことで生じる味覚を記録する．濾紙ディスク法は基本味溶液で湿らせた小さな濾紙を口腔内の局所に置いた際に生じる味覚を記録する．いずれも刺激強度を変えながら左右の鼓索神経支配領域，舌咽神経支配領域，大錐体神経支配領域を検査することで障害部位診断が可能である．濾紙ディスク法では味質を判別できる最低濃度すなわち認知閾値を記録するが，味質ごとに検査を行うため障害されている味質を同定できる．

B 嗅覚

環境中や口腔内から生じた**匂い分子** odorant は，鼻腔内の**嗅上皮** olfactory epithelium に存在する**嗅神経細胞** olfactory sensory neuron によって受容され，その情報は脳へと伝えられる．匂い分子の種類は少なくとも数 10 万種類はあるとされている．また，多くの場合，匂いは多数の匂い分子の混合物であり，例えばワインからは 800 種類もの匂い分子が同定されている．嗅覚系には，このような膨大な種類の匂い分子を識別する仕組みが備わっている．匂い分子の種類に応じて，食べ物の探索・忌避や評価，危険物の検知や回避など，価値判断や情動行動を引き起こす．

以下の知見は主にマウスの研究に基づくが，ヒトにおいても基本的には同様の仕組みが備わっていると考えられている．

1 匂い分子

匂い分子は，分子量が 20〜300 程度の多種多様な揮発性化合物である．環境中の匂い分子は，吸気によって鼻腔の嗅上皮へと運ばれる．この経路のことを**オルソネーサル経路**という．一方，ヒトにおいては，口腔内の食べ物の匂いも呼気に伴って嗅上皮へと運ばれる．この経路のことを**レトロネーサル経路**といい，食べ物の香りの認識に関わる（図 12-5）．

2 嗅上皮の構造

嗅上皮には嗅神経細胞が密に配置されている．嗅神経細胞は表面に向かって樹状突起を伸ばし，その先端から数本〜数十本の**嗅線毛** olfactory cilia を伸ばしている（図 12-6）．嗅神経細胞の間には**支持細胞**がある．嗅上皮の表面には**ボウマン腺** Bowman's gland と呼ばれる分泌腺が開口しており，嗅上皮の表面を覆う**嗅粘**

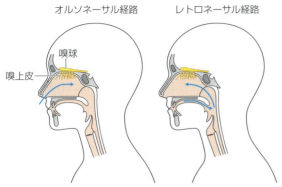

図 12-5　ヒトの嗅覚器と匂いの経路
ヒトにおいては，嗅上皮は鼻腔の最上部に位置する．吸気によって環境中の匂いを，呼気によって口腔内の匂いを受容する．
〔Shepherd GM：Smell images and the flavour system in the human brain. Nature 444：316-321, 2006 より作成〕

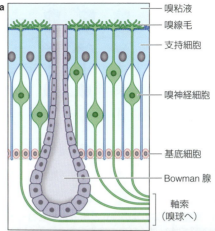

液を供給している．嗅上皮の基底部には基底細胞と呼ばれる幹細胞が存在する．嗅神経細胞は寿命が約30日ほどで，常にターンオーバーが起こっている．ウイルス感染や外傷によって嗅神経細胞が死んだ場合も基底細胞から速やかに新たな嗅神経細胞が供給される．

3　嗅覚受容体とシグナル伝達

　匂い分子が嗅粘膜に溶け込むと，嗅線毛に存在する**嗅覚受容体** odorant receptor に結合する．嗅覚受容体はGタンパク質共役型の受容体であり，アゴニストが結合するとGタンパク質である G_{olf} を活性化し，**Ⅲ型アデニル酸シクラーゼ**を活性化させる．これによって cAMP が産生されると，cAMP は嗅線毛にある**環状ヌクレオチド作動性（CNG）チャネル**を開口し，Na^+ と Ca^{2+} イオンの流入を引き起こし，脱分極を生じる．嗅神経細胞では NKCC1 の働きによって細胞内 Cl^- イオン濃度が高くなっているため，CNG の開口に引き続き Ca^{2+} 依存性の Cl^- イオンチャネル **ANO2** が開口すると Cl^- イオンの流出が生じ，さらなる脱分極が生じる（図 12-7）．脱分極によって閾値を超えると活動電位（スパイク）が発生し，その信号は嗅神経細胞の軸索（無髄）を通って嗅球へと伝えられる．

　嗅覚は順応が生じやすい．細胞内に流入した Ca^{2+} がカルモジュリンと結合し，アデニル酸シクラーゼや CNG チャネルの活性を抑えるほか，ホスホジエステラーゼを活性化して cAMP を分解する．また，嗅標識タンパク質 olfactory marker protein（OMP）が直接 cAMP と結合して緩衝作用を示す．数日単位の順応に

図 12-6　嗅上皮の構造
a．嗅神経細胞は樹状突起の先端から嗅線毛を伸ばし，そこで嗅粘液中に溶け込んだ匂い分子を検出する．嗅粘液は Bowman 腺より分泌される．
b．マウス嗅上皮において，樹状突起先端部（矢印）から表面に伸びる嗅線毛．嗅覚受容体に対する抗体で染色して可視化．嗅上皮の表面から観察．
〔Strotmann J, et al：Olfactory receptor proteins in axonal processes of chemosensory neurons. J Neurosci 24：7754-7761, 2004 より転載〕

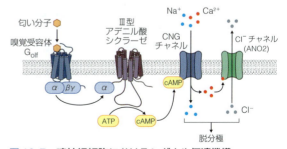

図 12-7　嗅神経細胞におけるシグナル伝達機構
匂い分子が嗅覚受容体に結合すると，Gタンパク質（G_{olf}）が活性化され，続いてⅢ型アデニル酸シクラーゼが活性化される．産生された cAMP は CNG チャネルを開口し，Na^+ や Ca^{2+} を流入させる．Ca^{2+} イオンは ANO2 を開口し，Cl^- を流出させ，さらなる脱分極を引き起こす．

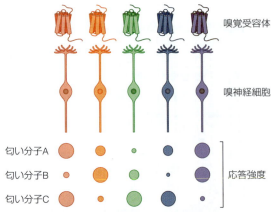

図12-8 嗅覚受容体の発現様式と組み合わせコード
個々の嗅神経細胞には1種類の嗅覚受容体のみが発現する．個々の匂い分子は，多くの場合，複数の嗅覚受容体によって検出される．これを受容体の組み合わせコードといい，膨大な種類の匂いを識別するための基盤となっている．
〔Malnic B, et al：Combinatorial receptor codes for odors. Cell 96：713-723, 1999 を基に作成〕

はさまざまなシグナル伝達分子の遺伝子発現変化が関わる．

4 嗅覚受容体による匂い識別

嗅覚受容体はマウスやラットでは1,000種類以上，ヒトでは約400種類存在する．匂い分子の結合部位を構成する膜貫通領域と細胞外ドメインでは特に配列の多様性が高い．ヒトでは嗅覚受容体に多型があり，匂いの感受性に多様性がある．嗅覚受容体は，魚類型のクラスIと陸生動物型のクラスIIに大別される．また，アミンの受容に関わるTAARと呼ばれる受容体もある（ヒトで5種類程度）．

個々の嗅神経細胞は，約400種類の嗅覚受容体のうち，1種類のみを発現する．これを**1嗅神経細胞-1受容体ルール**という（図12-8）．すなわち，嗅上皮には，匂い応答特性の異なる約400種類の嗅神経細胞が存在する．

嗅覚受容体と匂い分子の対応関係は1対1ではない．多くの場合，1種類の嗅覚受容体は複数種類の匂い分子によって活性化され，抑制されることもある．一方，個々の匂い分子は複数種類の嗅覚受容体によって認識される．したがって，匂いの情報は約400種類の嗅神経細胞のどの組み合わせが活性化したか，という情報へと変換される．400種類の嗅覚受容体の組み合わせは膨大にあるため，多様な匂い分子を識別す

ることができる．これを**受容体組み合わせコード** combinatorial receptor code という（図12-8）．

多くの場合，匂いは多種類の匂い分子の混合物である．異なる種類の匂い分子が嗅覚受容体に作用すると，しばしば一方が他方の応答を**拮抗作用** antagonism によって抑えたり，**相乗効果** synergy によって増強したりすることが知られている．

5 嗅神経細胞の軸索投射

個々の嗅神経細胞は1本の軸索を同側の**嗅球** olfactory bulb へと投射し，多数の**糸球体** glomerulus のなかから特定の1個のみに接続する．糸球体の中では，嗅球の主要な興奮性ニューロンである僧帽細胞や房飾細胞のほか，抑制性の傍糸球体細胞や短軸索細胞に興奮性シナプスを形成する．嗅神経細胞の軸索末端は傍糸球体細胞や短軸索細胞からシナプス前抑制を受ける．

A ゾーン構造

嗅上皮の嗅神経細胞は，背側に位置するDゾーンと腹側に位置するVゾーンとに大別される．DゾーンにはクラスI嗅覚受容体のすべてとクラスII嗅覚受容体の一部が発現する．クラスI嗅覚受容体を発現する嗅神経細胞は，嗅球の最も背側に位置するD$_I$ドメインへと軸索を投射する．クラスII嗅覚受容体を発現するDゾーン嗅神経細胞は，より腹側に位置するD$_{II}$ドメインへと軸索を投射する．Vゾーンの嗅神経細胞は嗅球の腹側に位置するVドメインへと軸索を投射する．Vゾーンの中でも，各受容体は嗅上皮の背側から腹側にかけて，限局したストライプ状の領域で発現しており，Vゾーンの背腹軸と投射先のVドメインの背腹軸には対応関係がある（図12-9a）．

B 同種の嗅神経細胞軸索の収斂

嗅球の表面には多数の糸球体（マウスでは約1,800個）が存在する（図12-9b）．同種の嗅覚受容体を発現する嗅神経細胞は特定の糸球体へと軸索を収斂する（図12-9c）．これを**1糸球体-1受容体ルール**という．多くの受容体では，嗅球の内側に1か所，外側に1か所の投射先があり，おおむね鏡像対称的に配置している．左右の嗅球をあわせると，原則として4か所の投射先が存在する．

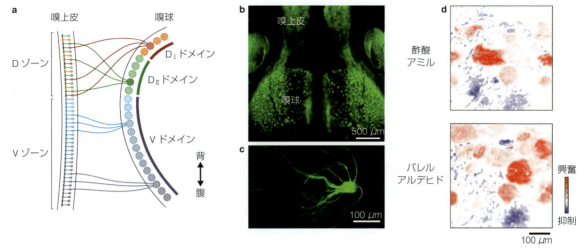

図 12-9 嗅神経細胞の軸索投射と匂いマップ
a．嗅上皮のゾーン構造と対応する嗅球のドメイン構造．背腹軸の対応関係を模式的に示す．
b．すべての嗅神経細胞に GFP を発現する遺伝子改変マウスの嗅上皮と嗅球（背側から見たもの）．嗅球表面には多数の糸球体がみられる．〔Imai T：Axon-axon interactions in neuronal circuit assembly: lessons from olfactory map formation. Eur J Neurosci 34：1647-1654, 2011 より〕
c．特定の種類の嗅覚受容体とともに蛍光タンパク質 EYFP を発現する嗅神経細胞の軸索投射．軸索は特定の糸球体に収斂する．
d．嗅神経細胞にカルシウムセンサー GCaMP を発現する遺伝子改変マウスを用いた，嗅球のカルシウムイメージング．異なる匂い分子に対して異なる糸球体が活性化することがわかる．〔Inagaki S, et al：Widespread inhibition, antagonism, and synergy in mouse olfactory sensory neurons *in vivo*. Cell Rep 31：107814, 2020 より〕

6 嗅球における匂いマップと機能ドメイン

A 嗅球における匂い応答

図 12-9b, c に示すように，嗅球表面には多数の糸球体が配置されており，個々の糸球体には同じ種類の嗅神経細胞からの入力が入る．このため，嗅上皮で検出された匂い分子の情報は，嗅球の多数の糸球体による時空間的な活性化パターンへと変換される．異なる匂い分子は異なる組み合わせの糸球体を活性化させる（図 12-9d）．また，同じ匂い分子でも，濃度が濃くなるとより多くの糸球体がより強く活性化される傾向がある．

B 嗅球の機能ドメイン

糸球体レベルでの匂い応答を調べた研究から，大域的に見ると，匂いの種類によって応答しやすい領域があることがわかっている．例えば，短鎖脂肪酸は D_I ドメインを活性化させる傾向があるが，ケトンや芳香族の化合物は D_{II} ドメインを活性化させる傾向がある．しかし，局所的に見た場合に，必ずしも似た匂いが近接した糸球体を活性化させるとは限らない．

嗅球には機能ドメインが存在し，それぞれ異なる嗅覚行動を制御していることが示唆されている．遺伝学的に嗅上皮の D ゾーンの嗅神経細胞を除去した変異マウスでは，嗅球の D ドメインの糸球体が消失する．このマウスでは短鎖脂肪酸やキツネの天敵臭に対する忌避反応が消失する一方，これらの匂いに対する識別能は保持されている．したがって，匂い分子に対する先天的な忌避行動は D ドメインが担っていると考えられる．それ以上の機能ドメインがあるかについてはよくわかっていない．

7 嗅球内の局所神経回路（図 12-10）

嗅球には興奮性ニューロンとして**僧帽細胞** mitral cell と**房飾細胞** tufted cell があり，この 2 種類のニューロンが嗅球から**嗅皮質** olfactory cortex へと投射している．個々の僧帽細胞と房飾細胞は 1 本の**主樹状突起** primary dendrite を 1 個の糸球体にのみ伸ばし，そこから興奮性の入力を受け取る．この **1 僧帽・房飾細胞-1 糸球体ルール**により，僧帽細胞と房飾細胞は特定の嗅覚受容体に対応した受容野をもつことになる．僧帽細胞と房飾細胞はまた，数本の側方樹状突

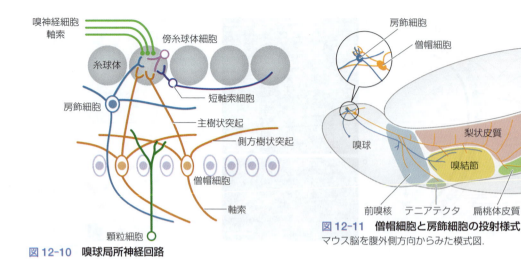

図 12-10 嗅球局所神経回路

図 12-11 僧帽細胞と房飾細胞の投射様式
マウス脳を腹外側方向からみた模式図．

起を嗅球外網状層の広い領域に伸ばしているが，それらはもっぱら抑制性の入力を受け取ると考えられている．

　マウスでは，個々の糸球体には20〜50個程度の僧帽細胞と房飾細胞の主樹状突起が接続しており，これらを姉妹僧帽細胞・房飾細胞と呼ぶ．これらは同種の嗅神経細胞からのシナプス入力を受け取るとともに，互いに**ギャップ結合** gap junction を形成する．さらに糸球体内では嗅神経細胞軸索や僧帽細胞・房飾細胞の樹状突起から放出されたグルタミン酸の**スピルオーバー** spillover があり，非シナプス性に伝達するため，活動の同期性が高く，匂い応答もよく似ている．

　嗅球には多様な抑制性ニューロンが存在する．**短軸索細胞** short axon cell は糸球体間の側方抑制を担う．しかし，網膜とは異なり，必ずしも中心周辺拮抗型の側方抑制を示すわけではない．さらに，糸球体層には**傍糸球体細胞** periglomerular cell が，顆粒細胞層には**顆粒細胞** granule cell が存在する．傍糸球体細胞と顆粒細胞はしばしば僧帽細胞・房飾細胞と樹状突起間で**相反性シナプス** reciprocal synapse をつくる．これは，側方抑制のほか，ゲインコントロールを行うことで匂い応答のダイナミックレンジを拡げることに寄与すると考えられている．

　僧帽細胞と房飾細胞は呼吸サイクルと同調した活動を示すが，このタイミングが糸球体によって，また匂いの種類によっても異なることが知られている．このことから，僧帽細胞と房飾細胞の発火頻度だけでなく，発火タイミングも匂いの情報を符号化するのに役立っていると考えられている．

　僧帽細胞と房飾細胞とでは，同じ糸球体に接続していても匂い応答特性が異なる．房飾細胞は匂い応答の閾値が低く，より低濃度から反応する．僧帽細胞はより高濃度の匂いに反応するため，より限られた匂い分子にチューニングされている．僧帽細胞・房飾細胞の応答は，嗅皮質などからの遠心性の制御やアセチルコリンなどによる神経調節も受ける．

8 嗅皮質の構成と機能

　僧帽細胞と房飾細胞は同側の嗅皮質へと軸索を投射する．ほかの感覚系とは異なり，視床を経由しない．嗅皮質は前嗅核，テニアテクタ，嗅結節，梨状皮質，扁桃体皮質，外側嗅内皮質などの多くの領域からなる．房飾細胞は前嗅核や嗅結節の一部など，限られた領域にしか投射しないが，僧帽細胞はそれ以外のほとんどの領域に広範に投射する（**図 12-11**）．個々の糸球体からの出力先も広範であり，嗅皮質においては嗅球のような受容体ごとのマップは見出されない．前嗅核の一部や扁桃体皮質など，一部の領域でのみ，糸球体ごとに投射先が分かれているにすぎない．

　前嗅核 anterior olfactory nucleus は反対側の嗅球や前嗅核へと投射し，左右の鼻腔から入る匂い情報の協調や，側方抑制によるコントラスト強調に関わる．

　嗅結節 olfactory tubercle は腹側線条体の一部であり，ドパミンの入力を受ける．嗅球からの入力のほか，嗅皮質，扁桃体，前頭眼窩皮質からも入力を受けており，学習に依存した匂いの価値判断（誘因や忌避行動）に関わると考えられている．

梨状皮質 piriform cortex の個々の錐体細胞は，複数の糸球体からの入力を受ける．また，梨状皮質には反回性ネットワークが存在する．梨状皮質は糸球体マップにおける活性化パターンを読み取ることで，匂いの学習・記憶に関わっていると考えられている．梨状皮質の前部は前頭眼窩皮質や腹側部無顆粒島皮質などに投射する．前頭眼窩皮質は連合学習に関わる．腹側部無顆粒島皮質は味覚情報や口腔内の体性感覚情報などと統合され，食べ物の評価に関わると考えられている．

●**参考文献**

1) Shepherd GM：Smell images and the flavour system in the human brain. Nature 444：316-321, 2006
2) Firestein S：How the olfactory system makes sense of scents. Nature 413：211-218, 2001
3) Mori K, et al：How is the olfactory map formed and interpreted in the mammalian brain? Annu Rev Neurosci 34：467-499, 2011
4) Imai T：Construction of functional neuronal circuitry in the olfactory bulb. Semin Cell Dev Biol 35：180-188, 2014

第5編

運動機能

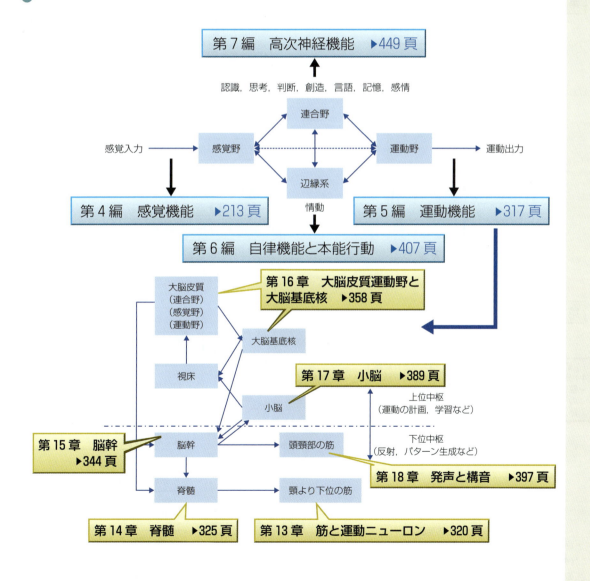

第5編 運動機能の構成マップ

第13章 筋と運動ニューロン

A 運動単位 ▶320頁

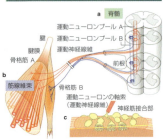

個々の運動ニューロンとその支配下の筋線維群をまとめて運動単位とよぶ

B 運動単位の機能分化 ▶320頁

①運動ニューロンの機能分化

- S型運動単位

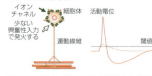

➡ 姿勢維持など持続的筋活動を必要とする運動

- F型運動単位

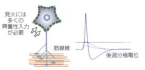

➡ 速く，大きな筋張力を必要とする運動

②筋線維の機能分化
③筋線維と運動ニューロンのマッチング

C 運動単位の活動の順序 ▶323頁

第14章 脊髄

A 脊髄運動中枢 ▶325頁

①脊髄への入出力と統合作用
②脊髄の機能構成

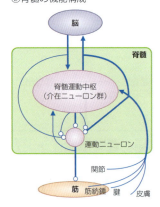

B 脊髄反射 ▶327頁

①筋紡錘の活動に基づく脊髄反射
②腱受容器(腱器官)の活動に基づく脊髄反射
③屈曲反射と交叉性伸展反射
④反回抑制
⑤その他の反射

C 脊髄のシナプス前抑制 ▶338頁

①シナプス前抑制のメカニズム
②シナプス前抑制の調節

D 歩行運動と脊髄 ▶339頁

①脊髄の歩行発現機構
②末梢感覚信号による歩行周期の調節
③脊髄の歩行発現機構に対する下行性制御

➡ 第15章 ▶350頁 も参照

E 運動性上・下行路の脊髄機序 ▶341頁

①脊髄上行路
②脊髄下行路

第15章 脳幹

A 脳幹とは ▶344頁

1：赤核脊髄路，2：間質核脊髄路，3：視蓋脊髄路，4：皮質脊髄路，5：網様体脊髄路，6：前庭脊髄路．

- 脳幹網様体，赤核，前庭神経核などは，脊髄への下行性経路(それぞれ網様体脊髄路，赤核脊髄路，前庭脊髄路)の起始核として機能する．

B 脳幹運動系の特徴 ▶344頁

C 脳幹の機能 ▶346頁

- 第Ⅲ〜Ⅶ，Ⅸ〜Ⅻ脳神経核の運動ニューロンは，運動の最終共通路として筋に出力信号を送る．主に顔面や頭部の運動系に関わり，咀嚼，呼吸，発声，嚥下などの機能をもつ．前庭動眼反射や前庭頸反射などの感覚信号によって起こる反射の多くも脳幹を介する．

D 姿勢調節 ▶347頁

①姿勢調節の重要性
②姿勢調節のメカニズム

E 歩行運動 ▶350頁

①姿勢-歩行関連領野
②ほかのシステムとの協調

- 歩行の基本的なパターンは脊髄でつくられる(➡ 第14章 ▶339頁)．脳幹には，この脊髄の歩行パターンを始動させたり，終了させたりする機構がある．

F 眼球と頭の運動 ▶351頁

①眼球運動系の目的
②眼球運動の種類

G 顎の運動 ▶356頁

H 発声と情動行動 ▶356頁

第16章　大脳皮質運動野と大脳基底核

A 大脳皮質運動野　▶358頁
①運動野の分類
②運動野の線維連絡
③脊髄への下行性投射
④一次運動野(M1)の機能
⑤一次運動野の破壊症状
⑥補足運動野(SMA)の機能
⑦運動前野(PM)の機能

B 大脳基底核　▶374頁
①大脳基底核の構成
②大脳基底核の神経回路
③大脳基底核の機能
④大脳基底核疾患

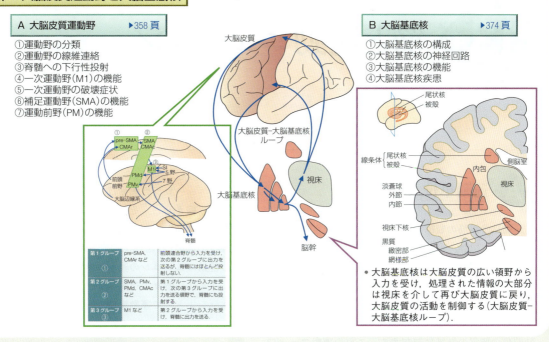

- 大脳基底核は大脳皮質の広い領野から入力を受け，処理された情報の大部分は視床を介して再び大脳皮質に戻り，大脳皮質の活動を制御する（大脳皮質-大脳基底核ループ）．

第1グループ①	pre-SMA, CMArなど	前頭連合野から入力を受け，次の第2グループに出力を送るが，脊髄にはほとんど投射しない．
第2グループ②	SMA, PMv, PMd, CMAcなど	第1グループから入力を受け，次の第3グループに出力を送る領野で，脊髄にも投射する．
第3グループ③	M1など	第2グループから入力を受け，脊髄に出力を送る．

第17章　小脳

- 小脳は，円滑な運動の遂行に必要不可欠な構造．

A 小脳の構造・細胞構築　▶389頁
①小脳の区分
②小脳の細胞構築

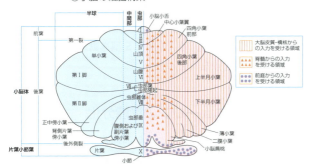

B 小脳の神経回路　▶391頁

C 小脳による運動制御　▶393頁
①前庭小脳
②脊髄小脳
③大脳小脳

D 小脳と運動学習　▶394頁

- 初めてのスポーツを行うとき，最初は動作がぎこちない．しかし，練習を繰り返すと神経回路のなかに一連の動作からなる運動のモデルが形成され，半自動的に正確な運動が可能になる．この運動モデルの形成に，小脳皮質内の平行線維-Purkinje細胞シナプスにおける長期抑圧が重要とされる．

E 小脳の損傷と臨床症状　▶395頁

第18章　発声と構音

A 発声　▶397頁
①呼気の調節
- 発声器官：肺・喉頭
②喉頭の調節

- 肺から呼気流を喉頭に供給し，喉頭では声帯を内転させる筋により声門閉鎖し，呼気により両声帯が振動して喉頭原音が生成される．

B 構音　▶402頁
①構音器官
- 構音器官：下顎や舌を含む口腔，軟口蓋，咽頭壁
②構音動作と音響特性
③ことばの表出に関わる脳機能
④発声の神経機構

- 喉頭原音が共鳴腔を通って口唇から発せられて母音になる．呼気が声門間隙および共鳴腔を通って，声道を狭める部位で雑音を生じて構音されて，口唇あるいは鼻孔から発せられて子音となる．

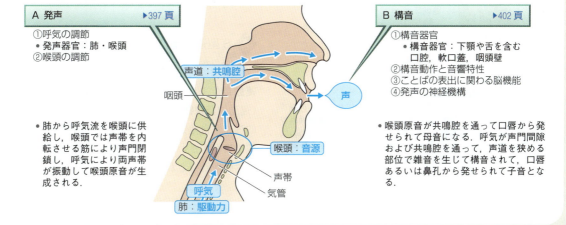

第13章 筋と運動ニューロン

A 運動単位

運動は骨格筋の収縮と弛緩によって表出される．頭部や顔面，口腔，咽頭などの筋は脳幹に存在する**運動ニューロン**（運動神経細胞）motoneuron に支配されている．体幹や上肢・下肢の筋は脊髄に存在する運動ニューロンによって支配されている．各骨格筋を支配する脊髄の運動ニューロンは2〜3髄節にわたって脊髄前角の特定の領域に存在する．これを**運動ニューロンプール** motoneuron pool という（図13-1a）．

1個の運動ニューロンは複数の**筋線維**を支配する．同一の運動ニューロンで支配される筋線維群は筋肉の中の特定の部位に集中しているわけではなく，他の運動ニューロンで支配される筋線維群と混在する（図13-1b）．運動ニューロンの軸索（**運動神経線維**）は骨格筋の近くまたは筋内で分岐し，その終末は筋線維上に終止し，神経筋接合部（**終板** endplate）を構成する（図13-1c）．

運動ニューロンの興奮は支配するすべての筋線維を確実に収縮させる．その過程における運動神経線維の伝導や神経筋接合部の伝達，そして，これに引き続く筋線維の興奮-収縮連関の安全率はきわめて高い．特定の運動ニューロンの興奮は常に同じ筋収縮を誘発する．ゆえに，個々の運動ニューロンとその支配下の筋線維群をまとめて**運動単位** motor unit とよんでいる．

B 運動単位の機能分化

1個の運動ニューロンの興奮による筋収縮は数十〜数百 ms（ミリ秒）で終わる．これを**単収縮** twitch という．運動単位は単収縮の速さによって **S**（slow twitch）**型**と **F**（fast twitch）**型**の2つに大別できる．運動単位の機能分化は運動ニューロンと筋線維の双方において認められる．表13-1にS型運動単位とF型運動単位の相違点をまとめた．

1 運動ニューロンの機能分化

1個の運動ニューロンの電気的性質と，そのニューロンの支配下にある運動単位の筋線維の収縮特性を同時に調べた研究によって，運動単位を構成する運動ニューロンとその支配筋線維群との間には，機能的マッチングのあることがわかった．

A S型運動単位

単収縮の時間が長く，発生する張力も小さい **S型運動単位**を支配する運動ニューロンは小型で，軸索（運動神経線維）の伝導速度は遅い．静止膜電位も比較的浅く，自発発射をしていることも多い．また，入力膜抵抗が大きいため，興奮性シナプス入力に対して発射活動が誘発されやすい．

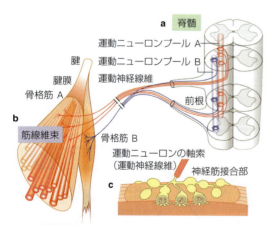

図13-1　運動単位の概要
脊髄前角の運動ニューロンプールは2〜3髄節にわたって存在する．運動ニューロンの軸索は前根から脊髄外に出て運動線維を構成する（**a**）．異なる運動ニューロンプールの出力（運動線維）は異なる骨格筋を支配する．1本の運動線維は各骨格筋内において複数の筋線維を支配する（**b**）．運動線維の軸索は骨格筋表面に終板を形成して（神経筋接合部），神経伝達物質であるアセチルコリンを分泌させて，骨格筋を収縮させる（**c**）．

B 運動単位の機能分化 ● 321

表13-1 S型筋線維とF型筋線維

	比較項目	S型	F型
運動ニューロンの特徴	細胞体の大きさ	小さい	大きい
	運動線維の伝導速度	遅い	速い
	イオンチャネル数	少ない	多い
	入力膜抵抗	大きい	小さい
	静止膜電位	浅い	深い
	活動電位の振幅	小さい	大きい
	自発発射の有無	有	無
	後過分極電位の持続	長い	短い
	運動ニューロンと活動電位の模式図	イオンチャネル 少ない 興奮性入力で発火する 細胞体 運動線維 活動電位 閾値	発火には多くの興奮性入力が必要 筋線維 後過分極電位
	運動単位の神経支配比	小さい	大きい
筋線維の特徴	エネルギー供給	血流によるグルコースの供給	無酸素下のグリコーゲン分解
	酸化酵素活性	高い（Ⅰ型）	低い（ⅡB型）
	ミオグロビン含量	多い（赤筋）	少ない（白筋）
	グリコーゲン枯渇法による単一運動単位の分布	背側表面 内側 外側 腹側 縦断面 背側 ヒラメ筋（S型）59線維	表面 腹側 縦断面 背側 内側腓腹筋（FR型）306線維
筋収縮の特徴	単収縮曲線の時間経過	張力；弱い 持続；長い 2g 100ミリ秒 筋への単発刺激	張力；強い 持続；短い 20g 100ミリ秒 筋への単発刺激
	強収縮の反復に伴う筋張力の変化（疲労現象）	S型 コントロール 2分後 60分後 2g 200ミリ秒 筋への連続刺激 刺激頻度は100Hz	FF型 コントロール 30秒後 1分後 20g 200ミリ秒 筋への連続刺激 刺激頻度は100Hz
	機能的役割	姿勢維持など持続的筋活動を必要とする運動	速く，大きな筋張力を必要とする運動

〔グリコーゲン枯渇法による単一運動筋線維の分布はBurke, et al, 1973による〕

B F型運動単位

一方，**F型運動単位**を構成する運動ニューロンは大型で，軸索の伝導速度は速い．静止膜電位は深く，入力膜抵抗が小さいため，運動ニューロンに活動電位を誘発させるには多くの興奮性シナプス入力が必要となる．しかし，F型の運動単位が活動すると，発生する張力は非常に大きく，単収縮の時間も短い．

運動ニューロンの発射に関係する後過分極電位の持続時間も，S型では長く，F型では短いため，S型の発射頻度は少なく，F型では多い．

2 筋線維の機能分化

A 神経支配比

1個の運動ニューロンが支配する筋線維の数を**神経支配比** innervation ratio という．神経支配比は運動ニューロンごとに異なる．一般に，眼筋や指の筋のように微細な運動制御を必要とする筋では神経支配比は小さい．大きな筋張力が必要とされる体幹や上・下肢の筋では神経支配比が大きい．例えば下腿の腓腹筋では，1個の運動ニューロンが500本以上もの筋線維を支配し，1 kgを超える筋張力を発生させて，大きな運動を効率よく発現できる．

1個の運動単位のみを長時間活動させると，支配する筋線維のグリコーゲンが枯渇する．これを組織化学的手法で調べると，運動単位を構成する筋線維の分布がわかる（表13-1）．1つの運動単位の支配を受ける筋線維の横断面を観察すると，限局はせずに，束となって比較的広く分布している．

B 疲労の程度

筋に強い収縮が続くと，運動単位の張力は**疲労**のため，次第に減弱する．しかし，疲労の程度は運動単位によって異なる．S型運動単位は疲労しにくいが，F型運動単位は疲労が早い．F型は疲労の早い**FF**（fast fatigable）**型**と，比較的疲労しにくい**FR**（fatigue resistant）**型**に分けられる．

単一の運動単位が発生する張力は，FF型が最も大きく，S型は小さい．FR型はその中間である．

表13-1の下段に，S型とFF型の運動ニューロン

を100 Hzで興奮させたときの支配筋線維の強収縮パターンを示した．この頻回刺激を毎秒3回程度与え続けると，興奮による筋収縮の張力はFF型運動単位では次第に低下するが，S型運動単位では維持されている．このときの運動ニューロンの活動電位や，筋電図で観察される筋の活動電位の大きさは，変化しない．したがって，この疲労現象は，筋線維内の筋収縮エネルギー代謝の違いによると考えられる．

C 酸化酵素活性による分類

筋線維の**酸化酵素活性**を調べた研究において，筋線維は type I，type IIA，type IIB に大別されている．単一運動単位レベルで両者を対応させた研究によって，S型は type I，FR型は type IIA，FF型は type IIB の筋線維からなることが明らかとなった．

type I 線維は酸化酵素活性が高い．さらに毛細血管の発達もよく，常時血流によるグルコースと酵素の供給を受けるため，エネルギー源であるATPを効率よく再生産できる．

type IIB 線維のエネルギーは，主として筋線維に貯蔵されているグリコーゲンの無酸素的分解によって供給されており，素早く多くのエネルギーを獲得できる．しかし，持続的なエネルギーの供給能力は type I線維に劣る．

type IIA 線維は有酸素と無酸素のエネルギー供給が可能であり，その性質は両者の中間である（表13-1）．

D 肉眼的分類と機能的分類

多くの運動単位の集合である筋は，これら3種類の運動単位が混在している．肉眼的にほとんどの type I（S型）の筋線維からなる筋は，豊富なミオグロビンや毛細血管のため赤みを帯びているため**赤筋**とよばれる．姿勢の維持に関与するヒラメ筋がその代表例である．type II（F型）が多い筋線維は**白筋**とよばれる．

F型運動単位を主な構成要素とする腓腹筋や長趾屈筋などの**屈筋**は，脊髄からの運動指令が短期間で到達し，かつ，多くの運動単位の活動が同期しやすい．そして，個々の運動指令の高頻度発射は，荷重や強直によって強い筋張力を発生させることができる．

一方，複数のS型運動単位からなる**ヒラメ筋**など

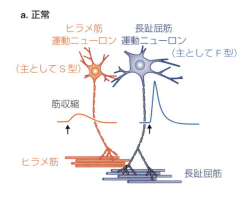
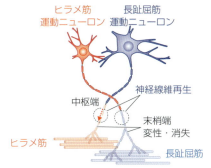
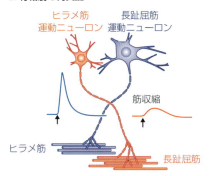

図 13-2 筋線維の交叉結合実験

は，疲労しにくい低頻度の活動，低い同期性，低い筋張力という特徴を備えており，持続的で円滑な運動を支えることができる．

③ 筋線維と運動ニューロンのマッチング

運動ニューロンと筋線維のマッチングの因果関係を調べるため，S型運動単位の多いヒラメ筋とF型運動単位からなる長趾屈筋との間で，筋線維の交叉結合の実験が試みられた(図13-2a, b)．まずそれぞれの神経を切断して交叉性に縫合する．切断された末梢端は変性・消失するが(図13-2c)，中枢端から神経線維が再生し，これが残存している神経鞘をガイドに，縫合された筋に到達して新しい終板を形成する(図13-2d)．再生後にヒラメ筋神経を刺激すると，新たにヒラメ筋神経の支配を受けるようになった長趾屈筋の収縮は遅くなり，高頻度刺激に対する強縮のパターンも変化した．一方，術前は長趾屈筋を支配していた筋神経を刺激すると，新たに支配されたヒラメ筋の収縮時間は短くなり，高頻度刺激では強縮も誘発されなかった．

このような支配ニューロンの相違に伴う筋線維の収縮様式の変化は，運動単位のレベルでも明らかにされている．すなわち，筋の収縮特性は支配する運動ニューロンによって影響されている．

運動ニューロンの軸索の伝導速度や後過分極の長さなどの特性は，神経と筋の結合を遮断すると変化する．また，筋への再支配によって運動ニューロンの特性の一部が回復する．これらのことから，筋線維と運動ニューロンの間では機能維持のため相補的な情報交換が行われていると考えられる．

C 運動単位の活動の順序

1つの筋を支配する運動ニューロンの数は，ネコのヒラメ筋で約140個，腓腹筋で約300個である．筋張力の増大は，参加する運動ニューロンの数が増加すること(**動員**：recruitment)と，個々の運動ニューロンの発射頻度が高くなることによってもたらされる．

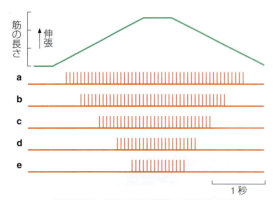

図13-3　伸張反射における運動単位の漸増の様式
一番上のグラフは伸張を加えたときの筋長の変化を，a〜eはそれぞれ別の運動ニューロンの発射を示す．運動ニューロンのサイズは a が最小，e が最大である．

E. Henneman は**伸張反射**の実験から，弱い伸張刺激で最初に興奮するのは小型の運動ニューロンで，その後，刺激の増強に伴ってサイズの大きい運動ニューロンが興奮してくることを見いだした（図13-3）．このことから，Henneman は，運動ニューロン（運動単位）の興奮の序列には運動ニューロンのサイズによる規則性があることを提唱し，**サイズの原理** size principle と名づけた．例えば，興奮性シナプス後電位は，入力抵抗が低い大型の運動ニューロンよりも，入力抵抗の高い小型の運動ニューロンを効率的に発火させる．

小型運動ニューロンに支配される運動単位（S 型）の活動によって発生する筋張力は小さい．したがって，この機構は運動開始に伴う微細な動きを生成するのに役立つ．また，S 型運動単位は疲労することも少ないため，運動中においても張力の微調整に関与していると考えられる．

強い筋張力が必要な運動には大型の運動ニューロンが動員される．F 型の運動単位は大きな筋張力を発生させることができるため，効率よく一連の運動が遂行されると考えられる．

第14章 脊髄

脊髄は，約1,000万個のニューロンから構成され，髄節構造を特徴とする．しかし各髄節の機能は一様ではない．上・下肢を支配している領域は，それぞれ**頸膨大**と**腰膨大**とよばれ，ニューロンの数が多く，より複雑な機能を営んでいる．

脊髄は，脳から上下肢(四肢)への運動指令の統合や，上下肢(四肢)から脳への感覚情報処理のほか，脊髄自体が一定のパターン運動を発現させる機能を有している．

を伝えるだけでなく，脊髄内で反回側枝を出し，運動ニューロンや介在ニューロン群に対して，負のフィードバック作用を誘発する(**反回抑制**)．

また，一部の上行性ニューロンは末梢感覚情報と介在ニューロンの活動を統合し，その効果を脳幹・小脳・大脳皮質に伝える．

このように，脊髄は運動に関係する入出力の統合・調節の場であり，**脊髄運動中枢**として位置づけられる．

A 脊髄運動中枢

1 脊髄への入出力と統合作用

1 入力

脊髄への入力は脳からの下行性指令と末梢からの感覚情報である(図14-1)．感覚情報は感覚線維によって脊髄に伝えられるとともに，脊髄の神経回路を介して**脊髄反射** spinal reflex を引き起こす．大脳皮質や脳幹からの下行性信号や感覚信号の一部は，直接，**運動ニューロン** motoneuron に作用するが，それらの多くは脊髄の**介在ニューロン** interneuron を介して運動ニューロンに伝達される．すなわち，下行性指令や感覚情報は脊髄反射の経路を介して運動を発現させる．

また，脊髄には歩行のようなリズミカルな運動を発現するための介在ニューロン群からなる神経回路(**パターン発生機構** central pattern generator；CPG)も存在する(→「脊髄の歩行発現機構」，340頁)．さまざまな脊髄反射を構成する介在ニューロン群は，1つの回路に固有のものではなく，複数の回路で共有されている．

一方，介在ニューロンを介さない直接の経路も，シナプス前抑制によって修飾される．

2 出力

脊髄からの出力は，運動ニューロンの軸索である運動線維と脊髄上行路である．運動線維は筋に運動出力

2 脊髄の機能構成

A 灰白質と白質

脊髄は灰白質と白質に分けられる．灰白質にはニューロン(神経細胞)が存在する(図14-2a)．

1 ニューロンの分類

脊髄のニューロンは軸索の投射部位によって，①前根を経由して筋に軸索を投射する**運動ニューロン**，②白質を経由して上位脳に軸索を送る**上行路ニューロン**

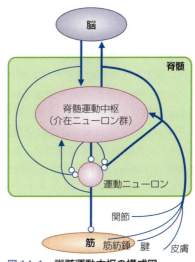

図14-1 脊髄運動中枢の構成図

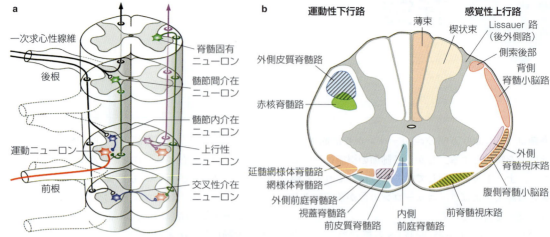

図14-2　脊髄ニューロン群（a）と脊髄上・下行路（b）
a．左側の前根と後根は省略した．脊髄固有ニューロンは髄節間介在ニューロンと髄節内介在ニューロンに分類される．しかし，離れた髄節に投射する髄節間介在ニューロンを脊髄固有ニューロンとよび，近くの髄節に投射する髄節間介在ニューロンや髄節内介在ニューロンを介在ニューロンとよぶことが多い．b．交叉する上・下行路は斜線で示した．

ascending tract neuron，③軸索の投射部位が脊髄内に限られる**介在ニューロン**または**脊髄固有ニューロン** propriospinal neuron に分類される．運動ニューロンには，α，β，γ運動ニューロンの3種類がある．介在ニューロンの数は運動ニューロンや上行路ニューロンに比べて圧倒的に多い．介在ニューロンと脊髄固有ニューロンの区別は必ずしも明確ではない．厳密には，軸索が白質内を走行して離れた髄節に終止するニューロンを脊髄固有ニューロンという．一方，白質での軸索の走行距離が比較的短く，近くの髄節に終止する場合を介在ニューロンとよぶことが多い．

2　灰白質の細胞構築学的層区分

灰白質は細胞構築学的にⅠ～Ⅹ層に区別される（図14-3a）．後角のⅠ～Ⅳ層は感覚線維が終止する．Ⅸ層には前根に軸索を送る運動ニューロンが存在する．Ⅴ～Ⅶ層には下行路と筋からの**一次求心性線維** primary afferent が終止する．運動の統合に重要な役割を果たす介在ニューロンの多くはこの領域に存在する．Ⅸ層に存在する個々の筋の運動核は，長軸方向に柱状に並び（cell column），1つの筋を支配する運動ニューロンは2～3髄節にわたって分布する（→第13章図13-1，320頁参照）．

B　神経根

末梢神経から脊髄への入出力は神経根（**後根** dorsal root と**前根** ventral root）を経由する（図14-2a）．後根は感覚性，前根は運動性である．

後根の一次求心性線維は後索に入り，分岐して上・下行枝になる．これらの枝から多くの側枝が出る．側枝は後角から灰白質に入って分岐を繰り返し，多くの終末を形成する（図14-3b）．終止領域は線維の種類により異なる．筋紡錘由来の線維は運動核にも終止する（図14-3c）が，ほかの一次求心性線維は運動核に終止しない．

C　脊髄上行路と脊髄下行路（→341頁参照）

脊髄と上位脳とは，脊髄上・下行路で連結されている．各種の上行路と下行路は白質内でそれぞれ固有の部位を通過する（図14-2b）．脊髄下行路の線維は，その種類によって脊髄内の終止領域が異なる．脊髄上行路の起始ニューロンは，集合して**クラーク柱** Clarke column などの神経核をつくるものもあるが，多くはほかのニューロンと混在している．

白質には脊髄上・下行路線維のほか，脊髄固有ニューロンの軸索も通過する．また，後角以外に存在する介在ニューロンの多くが，比較的短い軸索を白質に送る（図14-2a）．

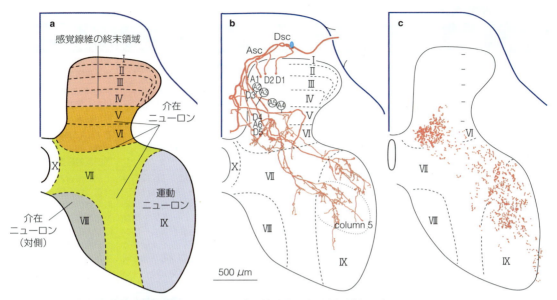

図 14-3　灰白質の細胞構築学的層区分（a）と一次求心性線維の脊髄内投射（b, c）
a．Ⅰ～Ⅹは Rexed（1952）による層区分．
b．HRP（horseradish peroxidase）軸索内注入により標識されたヒラメ筋の単一Ⅰa群線維の走行と終末．Asc は上行枝で A1～A6 はその側枝．Dsc は下行枝で，D1～D5 はその側枝．
c．b の方法で得られた単一Ⅰa 群線維の終末分布．
［Ishizuka N, et al：Trajectory of group 1a afferent fibers stained with horseradish peroxidase in the lumbosacral spinal cord of the cat：Three dimensional reconstructions from serial sections. J Comp Neurol 186：189-211, 1979 より改変］

B 脊髄反射

　筋，関節，皮膚の各種受容器に発した一次求心性線維の感覚インパルスは，脊髄の神経機構を介して，さまざまな筋の運動ニューロンに興奮あるいは抑制を及ぼす．これを**脊髄反射**という．すべての運動は感覚受容器を刺激して感覚線維を興奮させる．運動に伴う感覚情報は脊髄にフィードバックされて脊髄反射路を活性化させる．すなわち，脊髄反射の機能は，単に特定の刺激に対して定型的な運動を引き起こすだけではなく，リアルタイムに変化する感覚信号と脳からの運動指令を恒常的に統合制御することである．

1 位置関係による分類

　主に哺乳類の脳から脊髄を切り離した**脊髄標本** spinal preparation では，感覚信号の種類に対応して特有かつ定型的なパターンをもつ脊髄反射を観察できる．
　刺激と反射作用の関係は反射の種類によって異なる．一般的に，刺激と近い身体部位（すなわち，近くの脊髄節の運動ニューロン）に最も強い作用が誘発される．入力と出力が同じ脊髄節の後根と前根を経由する反射を**髄節性反射** segmental reflex または**短脊髄反射** short spinal reflex とよび，両者が遠く離れた髄節にあるものを**髄節間反射** intersegmental reflex または**長脊髄反射** long spinal reflex とよぶ．

2 単シナプス反射と多シナプス反射

　脊髄反射には，**単シナプス反射** monosynaptic reflex と**多シナプス反射** polysynaptic reflex がある．
　次に示す伸張反射は単シナプス反射であり，筋紡錘に由来する一次求心性線維が前角の運動ニューロンに直接終止する．
　筋紡錘以外の一次求心性線維は，すべて介在ニューロンに終止し，介在ニューロンを介する多シナプス反射を誘発する．多シナプス反射には興奮性と抑制性がある．抑制性反射の**最終介在ニューロン** last-order interneuron は，すべて抑制性ニューロンである．

3 脊髄反射の原則と仕組み

　脊髄反射には次の3つの原則がある．
① 目的とする随意運動には最適な脊髄反射経路が選

表 14-1　主な脊髄反射の特徴

	伸張反射 stretch reflex	拮抗抑制 antagonistic inhibition	自原抑制 autogenic inhibition	屈曲反射 flexion reflex
感覚刺激	骨格筋の伸張	骨格筋の伸張	骨格筋と腱にかかる張力	皮膚，関節，骨格筋に作用する侵害刺激
受容器	筋紡錘（一次終末）	筋紡錘（一次終末）	腱受容器（腱器官）	筋紡錘（二次終末） 皮膚・関節・骨格筋の自由神経終末
一次求心性線維の種類	Ⅰa群（Aα）線維	Ⅰa群（Aα）線維	Ⅰb群（Aα）線維	Ⅲ群（Aδ）線維，Ⅳ群（C）線維 屈曲反射経路（FRA経路）
基本的な脊髄内神経回路の働き	Ⅰa群線維は同名筋と共同筋を支配するα運動ニューロンを単シナプス性に興奮させる	Ⅰa群線維は同名筋と共同筋を支配するα運動ニューロンを単シナプス性に興奮させる．また，Ⅰa群線維はⅠa抑制性介在ニューロンを興奮させて，拮抗筋を支配するα運動ニューロンの活動を抑制する	Ⅰb群線維は，Ⅰb抑制性介在ニューロンを介して，同名筋と共同筋を支配するα運動ニューロンを抑制し，興奮性介在ニューロンを介して拮抗筋を支配する運動ニューロンの活動を興奮（促通）させる	上記の侵害刺激は，複数の介在ニューロンを経由して肢全体の屈筋運動ニューロンの興奮と伸筋運動ニューロンの抑制を誘発する．下肢の場合は，反対側の伸展を伴う（交叉性伸展反射）
骨格筋への作用（反射運動）	同名筋と共同筋の活動亢進	同名筋・共同筋の活動亢進と拮抗筋の活動低下	同名筋・共同筋の活動低下と拮抗筋の活動亢進	侵害刺激を受けた肢の屈曲（対側肢の伸展）
機能的役割	筋緊張を維持し，筋の長さ（関節位）を反射性に制御して，姿勢や肢位を保持する	伸張反射と協調して関節を元の位置に保つ	運動時の筋張力の信号を負の帰還作用〔ネガティブ（負の）フィードバック〕として用い，筋張力を一定に維持して運動を調節する機構	侵害刺激から肢を遠ざける生体防御のしくみ．交叉性伸展反射は，片方の肢の屈曲に伴う重心の移動を対側肢の伸展で補償する姿勢反射

択される.

② 局所の感覚信号は脊髄反射経路を介して一度に複数の骨格筋活動を動員する.

③ 大脳皮質や脳幹など上位脳からの指令は脊髄反射を調節・修飾する.

　脊髄反射の基本的な仕組みは脊髄標本による研究で得られた知見に基づく. 神経科学的に重要な脊髄反射の特徴を表14-1にまとめた. しかし, 実際には大脳皮質や脳幹から脊髄への信号が常に脊髄の神経回路網を修飾するため, 誘発されるべき脊髄反射と逆の反応を誘発することもある. これは神経学的にきわめて重要であり, 上位脳の機能障害が存在すると, 脊髄反射の大きさや定型性は強く損なわれる.

1 筋紡錘の活動に基づく脊髄反射

　筋を引き伸ばすと, 筋紡錘の求心性インパルスが増強するので脊髄反射が誘発される. これには**伸張反射** stretch reflex と**拮抗抑制** antagonistic inhibition（または**相反抑制** reciprocal inhibition）がある.

A 筋紡錘の構造

　筋紡錘 muscle spindle は, 「筋の長さとそれが変化する速さ」を検出する受容器であり, 特殊に分化した**錘内筋線維** intrafusal muscle fiber, 感覚神経線維, 運動神経線維の3要素で構成される（図14-4a）. 筋紡錘は全長6～8 mm の細長い紡錘形の構造であり, 全体が結合組織の被膜に囲まれている. その両端は平行に並ぶ**錘外筋線維** extrafusal muscle fiber に付着している.

　ヒトの上腕二頭筋には約320個の筋紡錘があるが, その密度は筋によって異なる. 上腕二頭筋では1 gあたり約2個の割合で存在するが, 手や足の虫様筋では高密度（20 個/g）に存在する.

1 ● 錘内筋線維の構造

　それぞれの筋紡錘のなかには2～12本の細い錘内筋線維があり, 筋線維の中央部には感覚神経の末端が終止している. 錘内筋線維は, β運動線維やγ運動線維によって支配されている.

　錘内筋線維には, **核袋線維** nuclear bag fiber と**核鎖**

線維 nuclear chain fiber の 2 種類がある．核袋線維の中央部は膨らんでおり，細胞核が密集している．核鎖線維は細くて短く，細胞核は一列に並んでいる．核袋線維は，さらに，**動的核袋線維**と**静的核袋線維**に分けられる．

いずれの錘内筋線維も，アクチン-ミオシンフィラメントを欠如している中央部は収縮しない．β運動線維やγ運動線維からの遠心性インパルスによって，錘内筋の両端部が収縮する．

B 筋紡錘の感覚神経支配

錘内筋線維に終止する感覚線維には，太い**Ⅰa群線維** group Ⅰa fiber（直径：15〜20 μm）と細い**Ⅱ群線維** group Ⅱ fiber（直径：6〜12 μm）の2種類がある．いずれも錘内筋線維の中央部とその周辺に終止する．Ⅰa群線維の終末は，核袋線維と核鎖線維の両方に絡みついている．この終末を**一次終末** primary ending という．Ⅱ群線維の終末は**二次終末** secondary ending とよばれ，主に核鎖線維に終止し，核袋線維との結合は弱い（図 14-4a）．

C 求心性発射活動

筋を伸張すると，筋紡錘も引き伸ばされて，感覚神経の終末が変形する．この機械的刺激が，感覚神経に**求心性発射活動**を引き起こす．

1 ● 静的反応

筋を一定の速度で伸張すると，一次終末と二次終末のいずれも発射活動が増大する（図 14-4b）．この求心性発射活動を，**静的反応** static response とよぶ．発射頻度は，筋の長さにほぼ比例するので，静的反応は筋の長さの情報を伝える．

2 ● 動的反応

一次終末では，筋が伸張されている間，発射頻度が一過性に増加する．この反応を**動的反応** dynamic response という．動的反応の強さは筋の伸張速度にほぼ比例するので，一次終末は筋長が変化する速さの検知にも関与する．一次終末の動的反応は腱や筋腹の叩打による一過性の筋収縮によっても誘発される．

二次終末の動的反応は一次終末に比べて非常に弱い．大脳半球を外科的に除去した除脳標本で，筋の伸

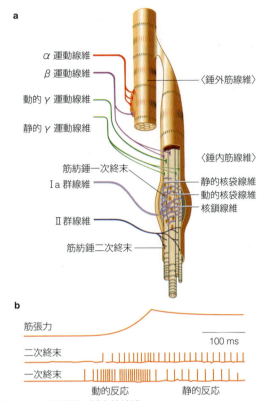

図 14-4 筋紡錘と錘内筋線維
a．筋紡錘と錘内筋の構造と運動ニューロンによる錘内筋の神経支配．
b．一次終末と二次終末の反応．除脳ネコのヒラメ筋を 70 m/s の速度で約 14 mm 伸張したときの一次終末と二次終末の発射活動．上の記録はヒラメ筋の張力．前根は切断してある．
〔Matthews PBC：Mammalian Muscle Receptor and their Central Actions. p 148, Edward Arnold Ltd, London, 1972 より〕

張に対する一次終末と二次終末の反応を解析すると，筋の伸張に伴って双方ともに発射活動が増加する．しかし，その反応は前根を切断すると減弱する．そのため，筋紡錘の感度は遠心性の作用によって調節されていると考えられる．

D 伸張反射

除脳動物で筋を伸張すると，その筋に張力が発生する．その筋張力は後根を切断すると消失するので，この作用は脊髄を介した反射による．この反射を**伸張反射** stretch reflex（myotatic reflex ともいう）という（図 14-5）．伸張反射は筋紡錘に由来するⅠa線維群からの求心性インパルスによって誘発され，伸張された筋に最も強く起こる，**自原性** autogenic の反射である．

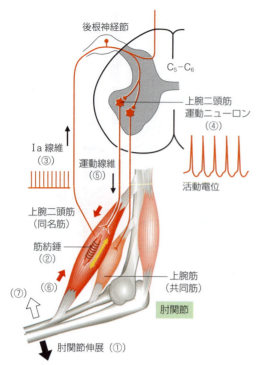

図14-5　肘関節における上腕二頭筋の伸張反射
肘関節を他動的に伸展させると（①黒矢印）と，上腕二頭筋（錘外筋）の伸展に伴って筋紡錘も伸展する（②黄矢印）．これがⅠa群線維に求心性インパルスを生じさせる（③）．そのインパルスは後根神経節を経由して第5～6頸髄に至り，上腕二頭筋のα運動ニューロンに活動電位を発生させる（④）．その活動電位は筋皮神経内の運動線維を経由して（⑤），上腕二頭筋に至り，同筋を収縮させる（筋張力が発生する．⑥赤矢印）．その結果，受動的に伸展された肘関節は屈曲する（⑦白矢印）．

1 ● Ⅰa群線維の活動

一次求心性線維終末から放出される伝達物質は，グルタミン酸（興奮性アミノ酸）である．筋紡錘からのインパルスがⅠa群線維の終末を脱分極させると，終末からグルタミン酸が放出され，その筋を支配する運動ニューロンのシナプス後膜には，**興奮性シナプス後電位** excitatory postsynaptic potential（EPSP）が誘発される．この一連のシナプス伝達に要する時間は，通常0.3～0.6 ms である．Ⅰa群線維の信号が脊髄に入り，運動ニューロンに EPSP を誘発するために要する時間が0.5～0.9 ms であることから，伸張反射は1個のシナプスを介して発現する**単シナプス反射**であることがわかる．

Ⅰa群線維の終末は運動ニューロンが存在するⅨ層に密に分布している（図14-3c）．そのことから，Ⅰa群線維の多くは選択的に伸張された筋（**同名筋**）を支配する運動ニューロンに終止することがわかる．Ⅰa群線維の活動は**共同筋**の運動ニューロンにも単シナプス性の興奮を及ぼすが，その効果は弱い．伸張反射はⅡ群線維からの単シナプス経路によっても誘発されるが，その作用は弱い．

2 ● 伸張反射と負荷

伸張反射の機能は運動時における筋長（関節位）を制御して筋張力を維持し，姿勢や肢位を保持することである．

例えば，負荷の増大によって筋が伸張されると，Ⅰa群線維の発射が増加する．これが伸張反射を誘発し，筋は負荷に抗して短縮する．増加したⅠa群線維の発射と伸張反射は筋の短縮とともに減衰するので，筋長が復元したところで平衡に達する．負荷が減少したときは逆の反応が誘発される．

E γ運動線維による筋紡錘の遠心性支配

錘内筋線維には，γ運動線維とβ運動線維があるが，ほとんどが直径3～8μm のγ運動線維である．

1 ● γ運動線維

これはγ運動ニューロン γ-motoneuron の軸索である．γ運動線維の伝導速度（15～40 m/秒）は錘外筋を支配するα運動線維の伝導速度（70～120 m/秒）よりはるかに遅い．

γ運動線維の遠心性インパルスにより，錘内筋線維の両端部は収縮し，中央部の感覚終末は変形する．したがって，伸張刺激に対する感覚終末の反応は錘内筋線維の収縮によって増強する．例えば，α運動線維を電気刺激して筋に単収縮を起こすと，筋紡錘の求心性発射活動は一過性に休止する（図14-6a）．しかし，γ運動線維も同時に刺激して錘内筋を収縮させると，筋紡錘は筋収縮時にも発射活動を維持できる（図14-6b）．

2 ● β運動線維

β運動線維は錘内・錘外の両方の筋線維を支配しており（図14-4a），その活動は両者を同時に収縮させる．これは，次に示すα-γ連関に相当する作用が，β運動ニューロンの活動で誘発されることを示している．両生類ではβ運動線維による支配様式が一般的であるが，ヒトを含む哺乳類でも，これが存在する．

β運動線維の伝導速度はα運動線維の伝導速度の範囲である．また，α運動ニューロンと同様にⅠa群線

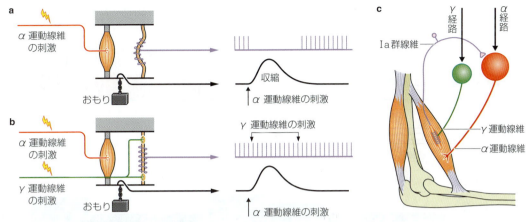

図 14-6　γ運動線維の作用とα-γ連関
錘外筋線維と筋紡錘の並列配置を模式的に示した．**a**．α運動線維の刺激によって錘外筋が収縮すると，並列関係にある筋紡錘はゆるみ，脱負荷の状態になる．その結果，Ⅰa群線維の発射活動は停止する．**b**．γ運動線維を同時に刺激すると錘内筋も収縮し，Ⅰa群線維の発射活動は維持される．〔**a**と**b**はHunt and Kuffler, 1951を改変〕．**c**．α経路とγ経路．

維から単シナプス興奮性入力を受ける．

3 ● α-γ連関

運動発現の経路には，①運動指令がα運動ニューロンに伝達されるα経路と，②運動指令がγ運動ニューロンに伝えられて，γ線維→筋紡錘Ⅰa群線維→α運動ニューロンというループ（**γループ**）を介するγ経路がある（図14-6c）．実際には，上位脳からの運動指令は，双方の運動ニューロンに伝達され，α経路とγ経路は同時に働く．これを**α-γ連関** α-γ linkageという（図14-6c）．

α-γ連関により，錘外筋の活動に伴う筋紡錘の求心性（Ⅰa群線維）活動は適切に維持されるので，伸張反射は，運動時に絶えず変化する筋長と負荷を補償することができる．α-γ連関は，皮質脊髄路，前庭脊髄路，網様体脊髄路によって誘発される．

4 ● 動的γ運動線維と静的γ運動線維

支配する錘内筋線維の違いに基づいて，γ運動線維は2種類に分けられる．**動的** dynamic **γ運動線維**は錘内筋の動的核袋線維に終止し，筋紡錘の動的反応を調節する．一方，**静的** static **γ線維**は静的核袋線維と核鎖線維に終止し，筋紡錘の静的反応を調節する．

動的γ運動線維と静的γ線維は，上位脳から違った支配を受けると考えられており運動のタイプによってその興奮性が異なる（図14-7）．休息時には，双方のγ運動線維の活動はきわめて低い．ゆっくりとした運動の際には静的γ線維が活動するが，動的γ線維の活動は低い．反対に，速く激しい動作では動的γ線維の活動が静的γ線維よりも優位である．制御が困難な随意的な動作の際には，双方のγ線維の活動が高い．

5 ● 相動性伸張反射と緊張性伸張反射

伸張反射には，筋の伸張時（動的位相）に現れる**相動性伸張反射** phasic stretch reflexと，伸張が維持されている静的位相に現れる**緊張性伸張反射** tonic stretch reflexがある．前者は錘内筋の核袋線維の筋紡錘一次終末の動的反応によって誘発され，後者は一次終末と二次終末の静的反応による．各伸張反射には，それぞれ，動的γ運動線維と静的γ運動線維が関与する．

錘外筋を伸張させると，Ⅰa群線維の発射活動が増加する（図14-8a）．静的γ線維に電気刺激を加えた状態で筋を伸張させると，静的位相においてⅠa群線維の発射頻度が増加する（図14-8b）．一方，動的γ運動線維に刺激を加えると，動的位相においてⅠa群線維の発射頻度が顕著に増加する（図14-8c）．

正常では緊張性伸張反射による筋活動は起こらない．しかし，相動性伸張反射は**腱反射** tendon jerkとして観察できる．腱反射は腱の受容器による反射ではない．例えば**膝蓋腱反射**は膝蓋腱をハンマーで叩くと，大腿四頭筋が瞬間的に伸張し，多くの筋紡錘が同時に興奮することで誘発される大腿四頭筋の伸張反射である．

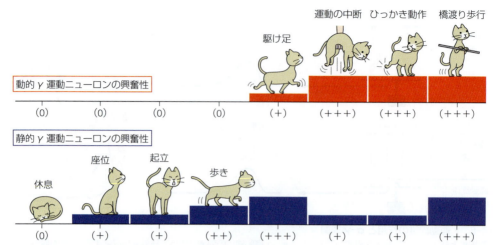

図 14-7 運動によって変化する静的γおよび動的γの興奮性
筋長の変化が少ない状態の運動においては静的γ線維の活動がみられる．一方，筋長の変化が速く激しい動作では動的γ線維の活動が高い．制御が困難な運動では，双方のγ線維の興奮性が高いと考えられる．〔Prochazka A, et al：Dynamic and static fusimotor set in various behavioural contexts. In Hnik P, et al (eds)：Mechanoreceptors. Plenum Publishing, 1988 より転載〕

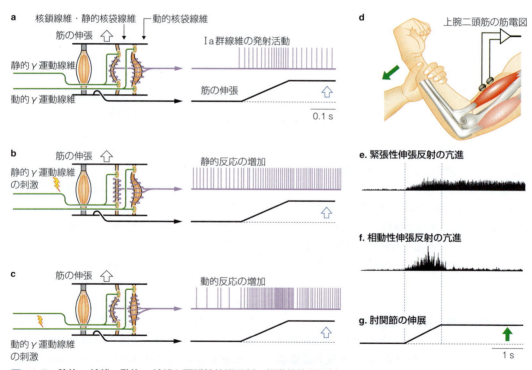

図 14-8 静的γ線維・動的γ線維と緊張性伸張反射・相動性伸張反射
錘外筋線維と錘内筋の並列配置を模式的に示した．**a**．筋の他動的伸展によりⅠa群線維の発射活動が誘発される．**b**．静的γ運動線維を持続的に刺激すると，静的核袋線維および核鎖線維が収縮することによって，筋の伸展に伴うⅠa群線維の静的反応が増加する．**c**．一方，動的γ運動線維を刺激すると，動的核袋線維が収縮することにより，筋の伸展に伴うⅠa群線維の動的反応が増加する．**d**．肘関節を固定し，前腕の他動的伸展に伴う上腕二頭筋の筋電図を記録する．**e**と**f**は，それぞれ，**d**の肢位で，被検者の肘関節を伸展させた際に生じる緊張性伸張反射の亢進時（**e**）と相動性伸張反射の亢進時（**f**）における上腕二頭筋の筋活動の模式図である．**g**は肘関節の伸展（➡）と肢位の変化を示している．〔**e**と**f**は，Shimazu H, et al：Rigidity and spasticity in man. Electromyographic analysis with reference to the role of the globus pallidus. Arch Neurol 6：10-17, 1962 を改変して転載〕

6 ● 伸張反射の異常

伸張反射の異常は伸張反射路の障害や上位脳からの下行性指令の異常によって誘発される．筋や末梢神経の変性，運動ニューロンの細胞死などは伸張反射を減弱・消失させる．一方，上位脳からの興奮の増加，あるいは，脱抑制によって伸張反射は亢進する．

a 固縮

緊張性伸張反射の亢進が特に強い場合を**固縮** rigidity といい，パーキンソン Parkinson 病などで観察される（図 14-8e）．また，相動性伸張反射の亢進が著しい場合を**痙縮** spasticity といい，内包の出血などで観察される（図 14-8f）．痙縮と固縮は，それぞれ，筋紡錘の動的反応と静的反応の亢進によって起こると考えられる．神経疾患によって，痙縮や固縮が現れるのも，動的γ運動ニューロンと静的γ運動ニューロンが，上位脳から異なった支配を受けることを反映したものである．また，固縮は，α運動ニューロンの興奮性の持続的上昇によっても誘発される（α固縮）．

b 痙縮

痙縮では腱反射が亢進し，しばしば**クローヌス** clonus を伴う．クローヌスは，適当な負荷がある状態で，いったん相動性伸張反射が起こると，筋収縮 ⇒ 筋紡錘発射の休止 ⇒ 反射性筋収縮の停止 ⇒ 負荷による筋の伸張 ⇒ 筋紡錘の発射再開 ⇒ 相動性伸張反射，という過程を繰り返す現象である．

両手を組ませて力強く両手を引き合うように指示すると，健常人でも腱反射が亢進する（**ジェンドラシックテスト** Jendrassik maneuver）．これはγ系を賦活して伸張反射を亢進させる手法である．精神的緊張や，歯を嚙みしめた場合，握りこぶしをつくった場合などでもγ系が賦活されて伸張反射は亢進する．

7 ● 伸張反射の筋電図

伸張反射は，末梢神経の電気刺激によって誘発される**筋電図**で観察できる（図 14-9）．末梢神経の電気刺激は，遠心性と求心性線維の両方を興奮させる．しかし，弱い刺激でⅠa群線維だけを選択的に興奮させると単シナプス反射が誘発される．これを筋電図として記録することができる．

脛骨神経を電気刺激し，下腿三頭筋（ヒラメ筋）に誘発される反射を**ホフマン** Hoffmann **反射**（H 反射）とよび，誘発された単シナプス反応を **H 波**という．現在では，ヒトの運動ニューロンの興奮性を示す指標として臨床的に広く用いられている．

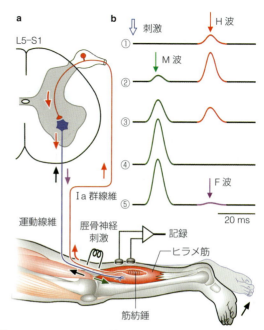

図 14-9 Hoffmann 反射
a．膝窩部で脛骨神経に単一電気刺激を加えヒラメ筋の筋電図を誘発する．b．弱刺激は閾値の低いⅠa群線維を興奮させてα運動ニューロンを活動させるので，H 波（赤）が出現する（①）．段階的に刺激を強くすると H 波の振幅が増加する（②）．次いで閾値の高いα線維も興奮するため M 波（緑）が誘発される．刺激強度の増加に伴って M 波の振幅は増大する（②～④）が，H 波は減衰・消失する（③，④）．これは順行性インパルス（aの赤矢印）と逆行性インパルス（aの黒矢印）とが衝突するためである．さらに刺激強度を増加させると，逆行性インパルスがα運動ニューロンを活動させ，これが F 波を誘発させる（⑤）．

F Ⅰa群線維からの反射：拮抗抑制（Ⅰa抑制）

Ⅰa群線維からの信号により，同名筋に伸張反射が誘発されるとき，拮抗筋の収縮は抑制される．これが**拮抗抑制** antagonistic inhibition である．この反射は抑制を受ける拮抗筋のⅠa群線維が求心路になっていることから，**相反性Ⅰa抑制** reciprocal Ⅰa inhibition, あるいはⅠa抑制とよばれる（図 14-10a）．

拮抗抑制は，上下肢の伸筋と屈筋の間だけでなく，外転筋と内転筋の間でも働く．拮抗抑制の基本的な機能は，伸張反射と協調して，関節を元の位置に維持することである．

例えば，肘関節が伸展されると，伸張反射によって屈筋（上腕二頭筋）は収縮し，元の関節位を保とうとする．このとき，伸筋（上腕三頭筋）の張力は拮抗抑制によって減少する．

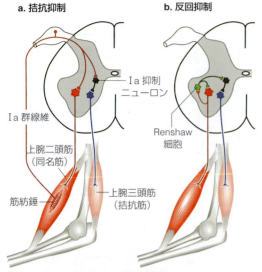

図 14-10　拮抗抑制(a)と反回抑制(b)

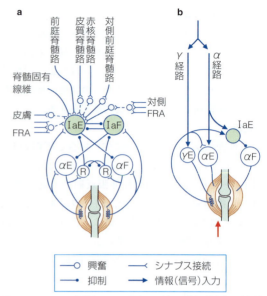

図 14-11　Ⅰa抑制ニューロンに対する収束(a)と抑制のα およびγ 経路(b)

a．αE, αF：伸筋および屈筋α 運動ニューロン，IaE, IaF：伸筋および屈筋から入力を受けるIa抑制介在ニューロン，R：Renshaw細胞，FRA：flexor reflex afferents．図はIaEに対する入力の収束を示している．対側と記していないものはすべてIaEと同側からの入力である．
〔Lindström, 1973 を改変〕．
b．主動筋運動ニューロン(αE)と拮抗筋運動ニューロン(αF)へのIa抑制介在ニューロン(IaE)に対し，α経路とγ経路が同じように収束する．

1 ● Ⅰa抑制介在ニューロン

拮抗抑制は抑制性介在ニューロン（Ⅰa抑制ニューロン）を介して，2シナプス性に伝達される（図14-10a）．Ⅰa抑制介在ニューロンにはⅠa群線維だけでなく，皮膚線維などの一次求心性線維や皮質脊髄路，赤核脊髄路，前庭脊髄路などの下行路からの入力が収束する（図14-11a）．ゆえに，拮抗抑制の強さは末梢からの感覚情報と運動指令に依存して変化する．例えば，歩行時の遊脚相において（歩行は，肢が地面に接している**着地相** stance phase と空中にある**遊脚相** swing phase とに分けられる），前脛骨筋に生じる拮抗抑制は，随意的に前脛骨筋を遊脚相と同じ程度に活動させた場合よりもはるかに強い．

また，伸筋運動ニューロンを抑制するⅠa抑制介在ニューロンと，屈筋運動ニューロンを抑制するⅠa抑制介在ニューロンは相互に抑制し合う（図14-11a）．この機構も，拮抗抑制の強さを制御して両筋の収縮力のバランスを調整する役割をもつ．

α運動ニューロンとⅠa抑制介在ニューロンは，Ⅰa群線維からの入力だけでなく，下行性入力のパターンもよく似ており，どちらもα経路の直接指令とγ経路による間接指令を受ける（α-γ連関：図14-11b）．これにより，運動時における主動筋の収縮と拮抗筋の弛緩が同時に起こり，円滑な協調運動が可能となる．

G　Ⅱ群線維からの反射

筋紡錘由来のⅡ**群線維**からは，同名筋運動ニューロンへの単シナプス性興奮路が存在するが，その作用は弱い．むしろ，Ⅱ群線維の主要な出力は，興奮路・抑制路ともに介在ニューロンを介する**多シナプス性反射路**である．この反射路はⅠa反射路のような厳密な空間パターンを示さず，多くの筋のⅡ群線維からの入力が1個の運動ニューロンに収束する．

Ⅱ群線維からの反射経路は，屈筋・伸筋への興奮路と抑制路の両者が併存しているが，主な作用は屈筋の興奮と伸筋の抑制である．さらに，Ⅱ群反射を中継している**介在ニューロン**は，Ⅱ群線維のほか，筋のⅢ・Ⅳ群線維や皮膚・関節などの異なる種類の感覚線維からも入力を受けており，それらの入力パターンも介在ニューロンごとに異なっている．

すなわち，Ⅱ群反射経路では，リアルタイムに下行性入力と末梢受容器からの信号が統合されており，遂行する運動に最適な経路が選択されると考えられている（→「屈曲反射と交叉性伸展反射」，336頁参照）．

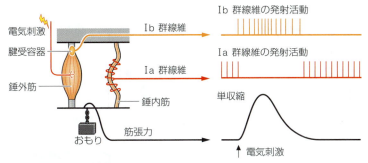

図 14-12 筋紡錘と腱受容器の反応の比較
運動線維への電気刺激により筋の単収縮を誘発させたとき（下段）の筋紡錘と腱受容器の反応を，それぞれ，Ⅰb 群線維の発射活動（上段）ならびにⅠa 群線維の発射活動（中段）を用いて比較した．単収縮に伴う筋長の短縮によりⅠa 群線維の発射活動は減少するが，筋長短縮に伴う張力の増加に伴ってⅠb 群線維の発射活動は増加する．

2 腱受容器（腱器官）の活動に基づく脊髄反射

筋が収縮すると，錘外筋と並列にある筋紡錘からの求心性インパルスの頻度は減少するが，直列にある腱受容器の発射頻度は増大する（図 14-12）．腱受容器からの入力は特有の反射を引き起こす．

A 腱受容器の構造と機能

ゴルジ腱器官 tendon organ of Golgi（腱受容器）は，筋と腱の移行部に存在し（図 14-13），長さが 500～1,200 μm，直径が 100～120 μm の器官である．それぞれの受容器は被膜に包まれた細い**コラーゲン線維**の束からなる．1 つの腱受容器は，10～25 本の筋線維の束に，直列に連なる．腱受容器からの情報を伝える感覚線維は **Ⅰb 群線維**とよばれる．腱受容器は筋線維が収縮すると感覚終末が変形し，Ⅰb 群線維にインパルスを発生させる．その感度は高く，単一運動単位の収縮に反応する．

すなわち，腱受容器は筋の張力を敏感に検出する張力受容器である．1 つの腱受容器は複数の運動単位の情報を検出しており，筋の収縮の状態を確実に中枢神経系に伝えることができる．

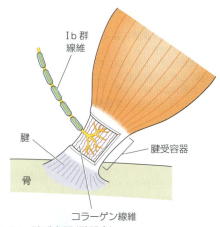

図 14-13 腱受容器（腱器官）
腱受容器は骨格筋と腱との移行部に存在する．Ⅰb 群線維はコラーゲン線維に挟まれており，張力の増加に伴うコラーゲン線維の伸展によってⅠb 群線維にインパルスが生じる．

B Ⅰb 群線維からの反射

Ⅰb 群線維の側枝は，直接運動ニューロンに投射せず，Ⅴ～Ⅵ層の介在ニューロンに終止し，2～3 シナプス性に運動ニューロンに作用する（図 14-14a）．腱受容器の反射パターンは多様である．

脊椎動物の下肢において優勢なパターンは，伸筋Ⅰb 群線維からの伸筋に対する抑制と，屈筋に対する促通である．このパターンはⅠa 群線維の反射と逆であり，**inverse myotatic reflex** ともよばれる．その作用は主に自らの筋の運動ニューロンを反射性に抑制することから，**自原抑制** autogenic inhibition といわれる．自原抑制は筋の張力を一定に維持するための張力の**ネガティブ（負の）フィードバック作用** negative force feedback である．すなわち，外乱による筋長の変化は伸張反射によって，張力の変化は腱受容器の自原抑制によって補償される（図 14-15）．

また，伸筋Ⅰb 群線維からの伸筋に対する興奮作用〔張力の**ポジティブ（正の）フィードバック作用** positive force feedback〕も存在する．ネコが歩行をしてい

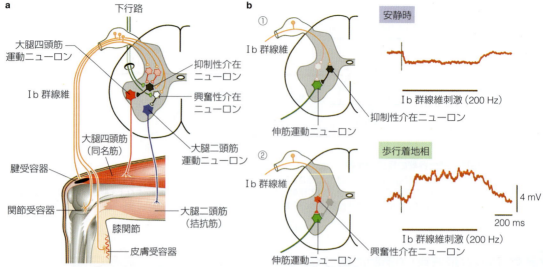

図 14-14 Ⅰb 群線維による自原抑制（a）と運動時における反射作用の逆転（b）
a．腱受容器の興奮によってⅠb 群線維に生じるインパルスは，抑制性介在ニューロンを介して同名筋の運動ニューロンを抑制し，興奮性介在ニューロンを介して拮抗筋の運動ニューロンを興奮させる．抑制性介在ニューロンには関節受容器や皮膚受容器からの末梢感覚信号が収束する．上位下行路からの信号も介在ニューロンに作用して随意運動や姿勢の制御に関わる．
b．Ⅰb 群線維は安静時において伸筋運動ニューロンに自原抑制を誘発するが，歩行の着地相においてはⅠb 群線維が興奮性介在ニューロンを介して伸筋運動ニューロンの活動を亢進させて荷重を支える．

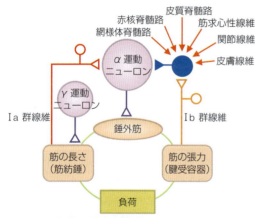

図 14-15 伸張反射と自原抑制
2 つの反射のバランスが筋硬度 stiffness of muscle を調節する．負荷が変化して張力を増すと，腱受容器のインパルスが増強し，介在ニューロンの発射を強めて運動ニューロンを抑制する．自原抑制の回路がネガティブフィードバックを構成する．

ないとき，伸筋のⅠb 群線維は伸筋運動ニューロンに自原抑制を及ぼす（図 14-14b ①）．しかし，歩行の着地相では，伸筋Ⅰb 群線維は伸筋運動ニューロンに興奮作用を及ぼす（図 14-14b ②）．この作用は，着地相における伸筋活動を荷重に応じて調節するのに都合がよい．また，外乱に対する立位姿勢の調節にもこの機構が働く．

このように，腱受容器からの反射作用は一様ではなく，運動の種類やタイミングによって，上記の**興奮路と抑制路の切替え**が起こっている．

腱受容器の反射を伝達する介在ニューロンは，ほかの一次求心性線維（皮膚，関節，筋Ⅰa 群線維）や皮質脊髄路，赤核脊髄路，網様体脊髄路などの下行路の作用を受ける（図 14-15）．すなわち，腱受容器の反射は感覚入力や下行性インパルスによって修飾される．

3 屈曲反射と交叉性伸展反射

一側肢の皮膚に侵害刺激を加えると，その肢全体を引っ込めて刺激から遠ざける反射が誘発される．これを**屈曲反射** flexion reflex（**引っ込め反射** withdrawal reflex）という（図 14-16）．典型的な屈曲反射は次の特徴をもつ．
① 広い受容野をもち，同じ肢のどの部位の刺激でも同じパターンの反射が誘発される．
② 反射作用は多くの筋に波及し，刺激された肢全体に及ぶ．
③ 反射作用は反対側にも及び，対側肢の伸筋群の収

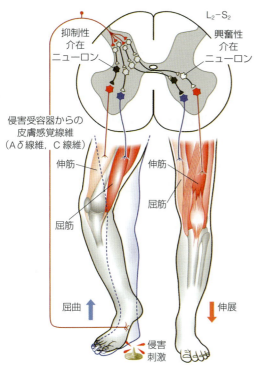

図 14-16　屈曲反射と交叉性伸展反射

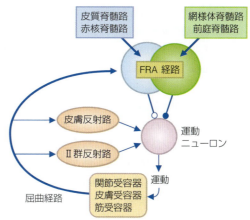

図 14-17　屈曲反射経路への入出力の模式図

縮と屈筋群の弛緩を誘発する．これを**交叉性伸展反射** crossed extension reflex という．

いずれの反射も，複数の介在ニューロンを介する**多シナプス反射**である．屈曲反射は，有害な侵害刺激から肢を遠ざける生体防御機構である．また，交叉性伸展反射は，片方の肢の屈曲によって生じる重心の移動を補償し，対側の肢で体重を支えて姿勢を保持するように働く**姿勢反射**の1つである．

A FRA 経路

屈曲反射は侵害刺激だけでなく，皮膚の機械受容器や関節受容器の刺激，筋の高閾値求心性線維（Ⅱ〜Ⅳ群線維）*の活動によっても誘発される．屈曲反射を引き起こしうる求心性線維ということから，これらの感覚線維を総称して **flexor reflex afferents（FRA）** という．**FRA 経路**の作用は刺激と同側肢の屈曲パターンが優勢である．しかし，ある条件下では，同側の伸筋の興奮と屈曲の抑制（**伸展反射**）も誘発される．すな

わち，FRA 経路による作用は典型的な屈曲反射や交叉性伸展反射と異なる場合もあるため，その作用は屈曲反射と区別されて使用されることが多い．

B FRA 経路の入出力系

FRA 経路には複数の経路が共存しており，下行性の信号によって，状況に依存した経路が選択される．

FRA 経路を構成する介在ニューロン群には**前庭脊髄路**や**網様体脊髄路**からの入力が収束しており，姿勢の維持や歩行運動に関与している（図 14-17）．また，**皮質脊髄路**や**赤核脊髄路**も FRA 経路の介在ニューロンを介して，手足の屈曲動作を制御している．

一方，ノルアドレナリンやセロトニンなどを伝達物質とする**モノアミン作動性下行路**も屈曲反射経路に作用して，筋緊張の維持や歩行時の伸・屈筋の交代性活動に関わる．

また，FRA は**脊髄小脳路**や**脊髄網様体路**の起始ニューロンにも入力している．運動に伴う末梢情報はここで統合され，それぞれの脊髄上行路を経由して脳に送られている．

4 反回抑制

運動ニューロンの出力は筋に伝達されるが，同時にそのコピーが運動ニューロンの軸索側枝（**反回側枝**）を介して，**レンショウ** Renshaw **細胞**とよばれる抑制性介在ニューロンに伝達される（図 14-10b）．反回側枝からレンショウ細胞へのシナプスは，運動線維から神

---

*筋紡錘由来のⅡ群線維に加えて，筋の中には自由神経終末を受容器とするⅢ・Ⅳ群線維も存在する．Ⅲ・Ⅳ群線維の伝導速度はⅡ群線維よりも遅くそれぞれ Aδ，C 線維に対応する．

経筋接合部へのシナプスと同様に，コリン作動性である．Renshaw 細胞の軸索は，抑制性シナプスを介して同名筋（と共同筋）の運動ニューロンを抑制する．これを Renshaw 抑制または**反回抑制** recurrent inhibition という．

反回抑制により，運動ニューロンは自らの発射活動から**抑制性フィードバック**を受ける．ゆえに，反回抑制は運動ニューロン活動を過度に増加させないように調節するとともに，一種の側方抑制として出力を主動筋に限局させる役割をもつ．反回側枝は同名筋の I a 群線維が結合する I a 抑制介在ニューロンにも投射し，拮抗筋への I a 抑制を抑える（**図 14-11a**）．これにより拮抗筋間の活動のバランスが調節されている．

しかし，ヒトの手関節の運動を司る橈側の屈筋と伸筋との間では，I a 抑制介在ニューロンへの反回抑制が働かない．これらの筋群は手首の屈曲伸展時には拮抗筋として働くが，手関節の回外時には共同筋として機能する．反回抑制と拮抗抑制とを独立して制御できることは，自由度の高い手関節の運動を制御するうえで非常に都合がよい．

Renshaw 細胞からの抑制は，α 運動ニューロンのみならず，γ 運動ニューロンや，拮抗関係にあたる Renshaw 細胞（**図 14-11**），そして，腹側脊髄小脳路ニューロンの一部に対しても作用することが明らかとなっている．

5 その他の反射

A 皮膚反射

皮膚線維は FRA に含まれるが，皮膚の触刺激は常に FRA 反射を誘発するわけではない．特定部位の皮膚刺激によって，FRA 反射とは異なる反射が誘発される（**皮膚反射** cutaneous reflex）．

例えば，足底の皮膚を刺激すると，趾の伸筋運動ニューロンが選択的に興奮する．これは**陽性支持反応** positive supporting reaction とよばれ，歩行時の着地相や立位における肢の安定をもたらす．

皮膚反射の役割は皮膚に接触する外界の物と関連づけて運動を反射性に調節することである．同じ皮膚刺激が屈曲反射を誘発するか，部位特異性の高い皮膚反射を起こすかは，上位脳からの信号によって介在ニューロンのレベルで選択されると考えられる．

ネコ前肢の皮膚からの求心性入力を遮断すると，ネコは複雑な運動ができなくなる．ある種の運動制御には皮膚入力が不可欠であり，上位脳からの運動指令と皮膚入力は，脊髄固有ニューロンや介在ニューロンで統合される．

B 四肢間反射とひっかき反射

脊椎動物の前肢を刺激すると，その肢の屈曲と対側前肢の伸展が起こる．一側の後肢を刺激したときも，同様にほかの三肢に反射運動が誘発される．これらを**四肢間反射** interlimb reflex または**前肢-後肢反射** forelimb-hindlimb reflex という．四肢間反射のパターンは四足歩行のパターンと同様であり，この反射は歩行における前後肢の協調に重要な役割を果たす．すなわち，基本的な運動パターンを発現するニューロン回路が，遠く離れた脊髄節の間でも，**髄節間反射**として脊髄内に組み込まれている．

上部頸髄で脊髄を完全に離断した動物を**脊髄動物**という．脊髄イヌの背中の皮膚を刺激すると，後肢で背中をひっかく運動が繰り返される．これを**ひっかき反射** scratch reflex という．この反射は足を刺激部位に近づける運動と，ひっかく動作を繰り返す運動の 2 つの要素からなる．後者の機構は歩行の機構と関連が深い．

C 脊髄のシナプス前抑制

一次求心性線維から脊髄ニューロンへの信号の伝達は，**シナプス前抑制** presynaptic inhibition によっても調節される．この機構は，感覚情報の処理と運動の制御に関与する．

1 シナプス前抑制のメカニズム

シナプス前抑制の伝達路の最終介在ニューロンの軸索は，一次求心性線維の終末に**軸索-軸索シナプス** axo-axonic synapse をつくる．このシナプスの伝達物質は **GABA**（γ アミノ酪酸）である．終末部では細胞内の Cl^- 濃度が高いため，GABA によって Cl^- チャネルが開口すると，Cl^- は流出し，その部位は**脱分極** depolarization する．これを一次求心性脱分極 primary afferent depolarization（PAD）という．この脱分極によってシナプス終末部の活動電位は小さくなり，放出

される伝達物質の量が減少するため，シナプス伝達は抑制される．

　一次求心性線維終末の脱分極はIa群線維以外にもIb群線維，Ⅱ群線維，皮膚線維で観察され，ほかの末梢神経系や脊髄下行路の刺激によっても出現する．ある種の感覚インパルスは，同じ感覚種の一次求心性線維に対して，特に強い脱分極を誘発する．例えば，皮膚神経の刺激は，皮膚神経の終末に大きな脱分極を誘発するが，ほかの感覚線維への効果は弱い．また，屈筋Ia群線維の刺激は，GABA作動性介在ニューロンを介して，伸筋Ia群線維の終末に脱分極を誘発する（図14-18a）．これは，屈筋の収縮時には，屈筋のIa群線維からのシナプス前抑制により，伸筋の伸張反射が抑えられることを意味する．

2 シナプス前抑制の調節

　Ia群線維のシナプス前抑制はほかのIa群線維や前庭脊髄路によって促通され，皮膚線維や皮質，赤核，縫線核からの下行路によって抑制される．また，**網様体脊髄路**の中には，シナプス前抑制を誘発する下行路とシナプス前抑制を抑える下行路とが存在する．

　ヒトの下肢の伸筋Ia群線維に対する屈筋Ia群線維からのシナプス前抑制は，**随意運動**や**皮質脊髄路**の活動によって低下する．この作用は標的となる運動ニューロンが興奮する条件下でのみ出現する．すなわち，ある筋への運動指令は，同時にその筋の伸張反射の効果を増大させる．これによって，運動の遂行に伴う負荷を反射性に効率よく補償することができる．

　反対に，手の屈曲動作の際には皮質脊髄路からの信号が屈筋Ia群線維からのシナプス前抑制を増強させて，伸張反射の働きを抑える．これにより，皮質脊髄路から屈筋運動ニューロンへの指令が伝達されやすくなる．

　また，サルを用いた研究によって，上肢の随意運動時に皮膚反射経路が抑制されることも明らかとなった（図14-18b）．皮膚からの一次求心性線維の興奮は，安静時に**皮膚反射**を誘発する（図14-18b 上）．しかし，随意運動の際には，皮質脊髄路からの運動指令が，GABA作動性介在ニューロンを興奮させて皮膚線維の終末に対してシナプス前抑制を誘発し，皮膚反射を抑制すると考えられる（図14-18b 下）．ヒトやサルでは，自由度の大きい手関節などの随意運動にとって，定型的な反射作用は不都合なのであろう．

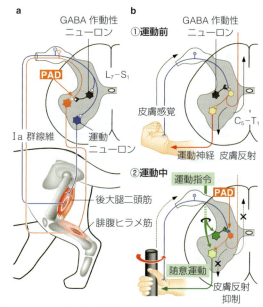

図14-18　シナプス前抑制

a．後大腿二頭筋の活動時には，この筋のIa群線維がGABA作動性ニューロンを介して腓腹ヒラメ筋のIa群線維終末に脱分極（シナプス前抑制）を誘発する．その結果，腓腹ヒラメ筋の伸張反射は減弱する．

b．安静時（運動前）に，皮膚感覚刺激は皮膚反射を誘発する①．しかし，随意運動時には，大脳皮質からの運動指令がGABA作動性介在ニューロンを興奮させて，これが皮膚感覚線維の終末に脱分極を誘発する．このシナプス前抑制により定型的な皮膚反射を抑制する．〔Seki K, et al：Sensory input to primate spinal cord is presynaptically inhibited during voluntary movement. Nature Neuroscience 6：1309-1316, 2003, Epub 2003 Nov 16 より作成〕

D 歩行運動と脊髄

　移動運動 locomotion のうち，肢の交代性の伸展と屈曲によって体全体を前方に推進させる律動的な運動を**歩行**という．

　歩行運動は移動速度の速さに伴って，**並足** walk，**速足** trot，**駆け足** gallop へと変化する（図14-19a）．それぞれ特徴的な左右肢と前後肢の位置関係を示す．これら歩行運動の基本的なリズムとパターンをつくる神経回路は脊髄内に存在する．

1 脊髄の歩行発現機構

　歩行の神経回路については，以下の点が解明されている．
① 中間帯から前角の介在ニューロン群が重要な役割

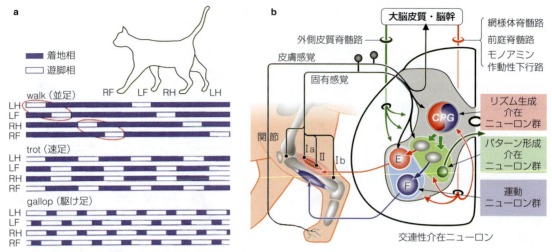

図14-19 ネコの歩行のパターン(a)と脊髄の歩行発現機構(b)
a．ネコの並足，速足，駆け足における四肢の着地相と遊脚相の関係を示す．並足では常に3肢以上が着地している．〔Shepherd GM：Neurobiology, 2nd ed. p 424, Oxford University Press, 1988より〕
b．脊髄の歩行発現機構は，歩行リズムを生成する介在ニューロン群(CPG)，各骨格筋の活動パターンを形成する介在ニューロン群，そして，骨格筋を支配する運動ニューロン群，の3層で構成される．交連性介在ニューロンは左右の交代性歩行パターンに寄与する．各層には皮膚・関節・骨格筋からの感覚信号や大脳皮質・脳幹からの下行性信号が収束する．脳幹の歩行誘発神経機構からの下行性シグナルは各層のニューロン群を賦活して定常的歩行動作を誘発する．また，網様体脊髄路・前庭脊髄路・モノアミン作動性下行路などの脳幹-脊髄下行路もこの神経回路に作用して歩行時の筋緊張を調節する．大脳皮質からの信号は，歩行の開始や障害物回避など随意的な歩行の調節に寄与する．E，F：伸筋および屈筋運動ニューロン*．〔Takakusaki K, et al：Neurobiological basis of controlling posture and locomotion. Advanced Robotics 22：1629-1663, 2008を改変〕

を担う．
② リズムの発生に抑制路は必要ない．
③ リズムの駆動や調節にグルタミン酸受容体やモノアミン(特にセロトニン)が関係している．
④ 左右肢や屈筋と伸筋の交代性活動のパターン形成には介在ニューロンによる抑制路が関与する．

哺乳類における歩行の脊髄神経機構はかなり複雑である(図14-19b)．まず歩行リズムを発生するニューロン群と介在ニューロンからなる神経回路が，**パターン発生機構** central pattern generator (CPG)として作用する．この神経回路が歩行発現機構の第1層である．

歩行リズムに基づいて，股関節，膝関節，足関節を支配する骨格筋の収縮パターンの形成に寄与する介在ニューロン群が第2層を構成する．このニューロン群は各関節の伸・屈筋を支配する運動神経細胞，ⅠaおよびⅠb介在ニューロン，対側に軸索を投射する介在ニューロンなどに最適な時空間パターンを提供する．

そして，各骨格筋の収縮を司る運動ニューロン群が第3層の主要な構成要素である．

2 末梢感覚信号による歩行周期の調節

歩行運動中に皮膚や，筋のⅠb群線維に刺激を加えると，歩行リズムはリセットされる．したがって，これらの感覚入力は，リズムを形成する神経回路に直接入力していると考えられる．しかし，後根を切断しても歩行リズムは出現することから，感覚入力はリズムの形成に不可欠ではない．

実際の歩行では，運動に伴って体の内外の状況が時々刻々と変化している．これらの肢への負荷や外乱による感覚情報は，脊髄内の歩行発現機構に伝えられ，円滑な移動運動に貢献していると考えられる．

歩行は，着地相と遊脚相(図14-19a)のそれぞれの相において，脊髄反射の効果や強さが異なる．例えば，**着地相**となる肢の伸展時には，伸筋Ⅰb群線維から伸筋運動ニューロンへの興奮性作用が出現する(図

---

* 解剖学と生理学とでは，下腿伸筋群の定義が異なる．解剖学では下腿三頭筋(腓腹筋・ヒラメ筋)は足を足底側に屈曲させる作用をもつために，足関節屈筋群と定義される．しかし生理学・神経学・整形外科学では下腿三頭筋は足関節の伸筋群として扱われている．これは，重力に対して身体を伸展させるという生理的な機能を重視した考えによる(と思われる)．

14-14b）．この作用は伸筋の張力を増大させて，着地相における肢への荷重を支えることに役立つ．また，Ⅰa抑制ニューロンの興奮性も歩行周期とともに変化しており，着地相において広範に伸展される屈筋からの強いⅠa抑制は，伸筋の活動を低下させて，着地相から遊脚相への円滑な切り替えを可能にしている．

③ 脊髄の歩行発現機構に対する下行性制御

脊髄の歩行神経回路には脳幹や大脳皮質からの下行性シグナルが収束する（図14-19b）．

中脳に存在する**中脳歩行誘発野**（→第15章，347頁参照）のシグナルは，網様体脊髄路を下行して歩行の神経回路に作用して，定常的な歩行動作を実現する．

また，**姿勢筋緊張** postural muscle tone の制御に関わる網様体脊髄路・前庭脊髄路・モノアミン作動性下行路も，この神経回路の活動を修飾して，歩行時の筋緊張レベルを調節する．

したがって，姿勢筋緊張の異常をもたらす神経疾患（例えば錐体路の障害，Parkinson病などの基底核疾患，小脳の障害）では**歩行障害**が出現する．

大脳皮質の運動関連領域には，歩行の開始や障害物の回避に先行して発射を顕著に増加させる**錐体路ニューロン**が存在している．すなわち，大脳皮質から下行する外側皮質脊髄路のシグナルも，脊髄の歩行発現機構に作用することによって，歩行の開始や障害物の回避などの随意性の高い歩行動作の実現に寄与している．

E 運動性上・下行路の脊髄機序

運動を適切に調節するために，脳は運動の状態に関する情報を必要とする．この情報は**脊髄上行路** ascending spinal tracts によって脳幹・小脳および大脳に伝えられる．

一方，運動を発現し，調節するための指令信号（運動指令）は，脳でプログラムされ，**脊髄下行路** descending spinal tracts によって脊髄に送られ，運動の発現に関わる．

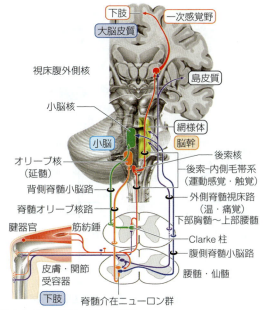

図14-20　脊髄からの上行路
右側の腰髄・仙髄からの上行路を示した．下肢の触覚と運動感覚は，同側の後索と反対側の内側毛帯を上行して視床-大脳皮質一次感覚野に到達する．温・痛覚は対側の外側脊髄視床路を上行し，一次体性感覚野に到達する．途中で脳幹網様体と島皮質へも側枝を送る．また，小脳に投射する運動感覚は，同側の背側脊髄小脳路と脊髄オリーブ核路，そして，反対側の腹側脊髄小脳路を上行する．

① 脊髄上行路（図14-20）

われわれは目を閉じていても運動の方向や速さを知ることができる．運動に伴う情報は主として筋紡錘・腱受容器・関節の機械受容器で感知され，大脳皮質に伝達されて，**運動感覚** kinesthesia として知覚される．皮膚や骨格筋，そして関節からの情報は，後索から内側毛帯を上行して大脳に達する（**後索-内側毛帯系** dorsal column-medial lemniscal system）．一方，皮膚や関節のそれぞれに生じる温度感覚や痛覚は，**外側脊髄視床路** lateral spino-thalamic tract を上行する．

小脳への経路は脊髄ニューロンの軸索が小脳に直接投射する脊髄小脳路と，脳幹の小脳前核（外側網様核と下オリーブ核）で中継される間接経路（**脊髄オリーブ核路** spino-olivary tract）の2つで構成される．

脊髄小脳路は起始ニューロンの位置や軸索の交叉・非交叉によって分類される．ここでは，代表的な背側脊髄小脳路 dorsal spinocerebellar tract と腹側脊髄小脳路 ventral spinocerebellar tract について説明する．

胸髄に存在する**クラーク** Clarke **柱**は背側脊髄小脳路

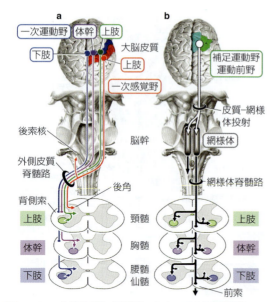

図 14-21　大脳皮質から脊髄への2つの主要下行路
a．外側皮質脊髄路．b．皮質-網様体脊髄路．
〔Takakusaki K, et al：Neurobiological basis of controlling posture and locomotion. Advanced Robotics 22：1629-1663, 2008 を改変〕

の起始核であり，下肢の筋長や張力，皮膚の状態など，特異性の高い感覚情報を小脳に伝達する．上肢については，脳幹の楔状束核に起始する**楔状小脳路** cuneocerebellar tract が，これらの情報を小脳に伝達する．

腹側脊髄小脳路（上肢領域では吻側脊髄小脳路）の起始ニューロンは，Ⅶ～Ⅸ層に散在し，一次求心性線維および脊髄反射経路の介在ニューロン群の活動を小脳に伝達すると考えられている．

2 脊髄下行路

A 機能構成

皮質・赤核・視蓋・網様体・前庭核などからの脊髄下行路は，白質内の独自の部位を下行し，灰白質内の特定の領域に終止する．皮質脊髄路や赤核脊髄路が通る背側索を切断すると，四肢の遠位部の運動が著しく障害される．これに対し，脳幹からの下行路の多くが通る白質の腹側半分の切断は，頭や体幹と上下肢の近位部の運動を著明に障害する．

脊髄下行路は運動ニューロン，介在ニューロン，上行路ニューロン，一次求心性線維終末に作用する．下行路の信号は単シナプス性，あるいは介在ニューロンを介して，多シナプス性に運動ニューロンに伝達される．ネコの運動ニューロンは前庭脊髄路と網様体脊髄路から単シナプス性の興奮作用を受ける．また，ヒトやサルでは，皮質脊髄路から運動ニューロンへの単シナプス結合がみられる．しかし，いずれの単シナプス効果も弱く，下行路からの作用の大部分は，介在ニューロンを介して多シナプス性に伝達される．ゆえに，介在ニューロンは上位脳からの信号を単に中継する場ではなく，各種の反射回路や歩行リズムを生成する神経回路などに組み込まれている．すなわち，下行路の信号は，末梢からの感覚信号や脊髄内起源の信号と統合されて，運動の発現や調節に関わる．

上記の下行路の線維群は比較的伝導速度が速い．加えて，縫線核や青斑核から伝導速度の遅いセロトニン作動性やノルアドレナリン作動性の線維が脊髄に下行している．これらの線維は脊髄の広範な部位に終止しており，脊髄の各ニューロン群の興奮性を調節すると考えられている．

各種下行路はそれぞれ特有のメカニズムによって運動を制御する．ここでは随意的な巧緻動作に最も関係の深い皮質脊髄路（図 14-21a）と，随意運動における姿勢制御や歩行など体幹や近位筋の制御に関わる皮質-網様体脊髄路（図 14-21b）について概説する．

B 皮質脊髄路と巧緻動作

皮質脊髄路が運動ニューロンに直接シナプス接続することによって，ヒトやサルでは，手指の繊細な巧緻動作が可能となった．しかし，皮質脊髄路の信号は，運動ニューロンよりも介在ニューロンに対して，圧倒的に強く作用する．特に，頸膨大の吻側に存在し，その軸索を運動ニューロンに投射する **C3-C4 脊髄固有ニューロン** propriospinal neurons（**C3-C4PN**）と，頸膨大の介在ニューロンが**巧緻動作**に重要である．

ネコの C3-C4PN 経路を切断すると，リーチング動作が損なわれる．しかし，手指の運動への影響はきわめて少ない．ゆえに，この経路は肢の遠位部よりも近位部の運動ニューロンに対して強く作用する．

C3-C4PN は皮質脊髄路のほかに，赤核脊髄路・視蓋脊髄路・網様体脊髄路から強い入力を受け，直接，運動ニューロンに出力する．また，末梢からの感覚入力（皮膚からの抑制が強い）によって，フィードバック調節を受ける．C3-C4PN の軸索上行枝は小脳前核の1つである延髄の外側網様核に終止し，小脳を介する

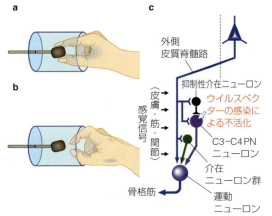

図 14-22 外側皮質脊髄路と C3-C4 脊髄固有ニューロンによる霊長類の手指の巧緻動作の制御
a．正常のつかみ動作(巧緻動作)．b．ウイルスベクターをC3-C4 固有脊髄ニューロン(C3-C4PN)に感染させ，この活動を不活化した際に誘発される巧緻動作の障害．c．つかみ動作に関与する外側皮質脊髄路と脊髄内神経機構．〔Kinoshita M, et al：Genetic dissection of the circuit for hand dexterity in primates. Nature 487：235-238, 2012 を参考に作図〕

内部フィードバックの仕組みとして作用する．

　サルにも C3-C4PN が存在する．しかし，ヒトやサルなどの霊長類では，大脳皮質から運動ニューロンへの直接的接続（**皮質-運動ニューロン接続**）が完成しており，この皮質-運動ニューロン接続が手や指先の巧緻動作を実現するために非常に重要であることがわかっている．

　では，これらの動物にとって，C3-C4PN は，どのような機能を担うのであろうか？　この疑問は最新の分子遺伝学的研究手法を用いることによって解明された(図 14-22)．サルは，親指と人差し指とで，器用に餌をつかむことができる(図 14-22a)．しかし，C3-C4 PN にウイルスベクターを感染させて，その活動を選択的に不活化させると，この巧緻動作は障害される(図 14-22b)ことが明らかとなった．これは，皮質-運動ニューロン系が発達した霊長類においても，巧緻動作には脊髄固有ニューロン系の機能が必要であることを示している(図 14-22c)．

C 皮質-網様体脊髄路

　大脳皮質からは，脳幹からの下行路系を介して脊髄に作用するネットワークがある．網様体には，一次運動野(4 野)よりも補足運動野と運動前野(6 野)からの入力が豊富である(図 14-21b)．6 野で生成される運動のプログラムは，皮質網様体投射を経由して網様体に至り，これが網様体脊髄路系を介して脊髄に作用すると考えられる．

　皮質-網様体脊髄路は発生学的には非常に古いシステムである．典型的な網様体脊髄路ニューロンの軸索は，同側，あるいは，反対側の前索や前側索を下行し，脊髄の全長にわたって両側の髄節に投射する(図 14-21b)．軸索の終末は，運動ニューロンプールのみならず，介在ニューロンが豊富に存在する Rexed V〜Ⅷ 層にも広く分布する．

　したがって，**随意運動**に随伴する姿勢の調節や筋緊張レベルの調節，歩行動作など，全身の骨格筋活動を必要とする運動の発現と制御に重要な役割を担う．

第15章 脳幹

A 脳幹とは

脳幹 brainstem は，**中脳** midbrain，**橋** pons，**延髄** medulla の3つの部分からなる.

脳幹は，脊髄と同じように脳と身体を結ぶ機能をもっている. 末梢神経が起始あるいは終止するのは，脳のなかでもこれら2つの領域に限られている. しかし，その起始と終止の様式は脊髄とはかなり異なる. 例えば，遠心性ニューロンは，脊髄では前角に集中しているのに対し，脳幹ではいくつかの運動性の**脳神経核**に分かれて存在する. また，一次求心性線維は主として脊髄後角に終止する脊髄神経とは異なり，いくつかの感覚性脳神経核に終止する. このように，脳幹の構造と機能は脊髄に比べてはるかに多様である.

さらに，このような入出力のための構造(脳神経核)に加えて，網様体，モノアミン系，上行-下行路，小脳前核群といった脳幹に特有の構造がみられる.

網様体 brainstem reticular formation は，さまざまな方向に走行する神経線維の間に，個々の神経細胞体や神経核が散在する構造である. 中脳-橋-延髄を通して被蓋の大部分を占める. 吻側は視床の髄板内核などに，尾側は脊髄の中間帯に移行する(**図15-1**). 網様体は，脊髄および脳神経由来の感覚性入力を受け，また大脳皮質，小脳，大脳基底核などから下行性入力を受ける. 網様体からの出力は，脊髄や脳神経運動核に送られ，運動機能を発揮する.

モノアミン系 monoaminergic system は，モノアミン(ノルアドレナリン noradrenaline，セロトニン serotonin，ドパミン dopamine)を伝達物質とするニューロン群である. ノルアドレナリン細胞群(**青斑核**と**腹側延髄**)とセロトニン細胞群(**縫線核**)の大部分と，ドパミン細胞群の一部(黒質と腹側被蓋野)が脳幹に存在する. モノアミン系の細胞群は，大脳皮質や脊髄を含めて脳の広い領域に軸索を送り，脳全体の機能を修飾する働きをもつ.

上行-下行路は，脳幹を上行あるいは下行する線維の束である. 大脳皮質からの下行路(**皮質脊髄路**)は脳幹の最も腹側に，脊髄からの上行路(**内側毛帯**，**脊髄小脳路**など)は，それよりも背側に位置し，しばしば脳幹の他の部分からはっきり分かれた構造となっている.

これに加えて，脳幹に起源をもつ神経核(前庭神経核・赤核など)のニューロンの軸索の束(**内側縦束・赤核脊髄路**など)が，脳幹を上行あるいは下行する.

小脳前核群は，小脳に線維を投射する一群の神経核で，**橋核** pontine nucleus，**下オリーブ核** inferior olivary nucleus，**橋被蓋網様核** reticular nucleus of pontine tegmentum など，脳幹のなかでも大きな領域を占めている. これらの核は，大脳，脊髄，脳幹からの信号を受けてそれを小脳に送り，大脳-小脳連関あるいは脊髄-小脳連関の中継核として重要な役割を果たす(➡第17章，394頁参照).

B 脳幹運動系の特徴

第Ⅲ〜Ⅶ，Ⅸ〜Ⅻ脳神経核の運動ニューロンは，脊髄前角の運動ニューロンと同様に，運動の最終共通路として筋に出力信号を送る.

これらは，主に顔面や頭部の運動に関わる. 顔面や頭部の運動系は，口から食物を取り込んだり(食べる)，外界の対象に目や耳を使って対面する(見る，表情をつくる)という機能をもっている. 対象を操作したり，自分自身が移動するために使われる四肢や体幹の運動系とは，この点で異なる.

他方，一部の領域(脳幹網様体，赤核，前庭神経核など)は，脊髄への下行性経路(それぞれ網様体脊髄路，赤核脊髄路，前庭脊髄路)の起始核として機能している(➡第14章，342頁参照). したがって脳幹運動系は，以下 Ⓐ 〜 Ⓓ のような特徴をもつ.

344

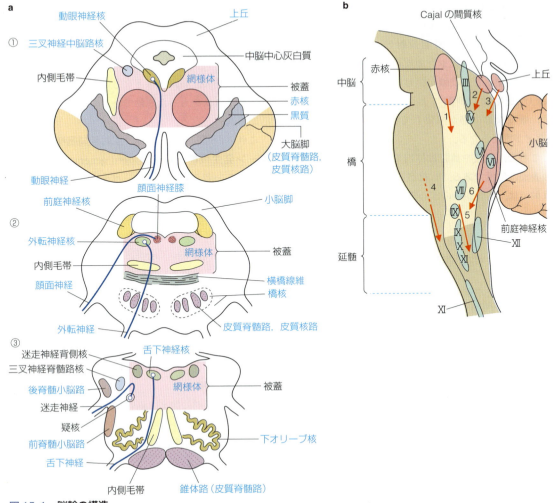

図 15-1 脳幹の構造
a．①中脳，②橋，③延髄の横断面．青字は運動に関係する構造．
b．脳幹縦断面における脳神経運動核，下行路とその起始核．Ⅲ，Ⅳ，Ⅴ，Ⅵ，Ⅶ，Ⅸ，Ⅹ，Ⅺ，Ⅻはそれぞれの脳神経の運動核．
1：赤核脊髄路，2：間質核脊髄路，3：視蓋脊髄路，4：皮質脊髄路，5：網様体脊髄路，6：前庭脊髄路．

A さまざまなモダリティの感覚情報による調節

嗅覚，味覚，視覚，聴覚，平衡感覚は，すべて，頭部の特殊な感覚器官によって司られる．これらの感覚信号によって起こる反射の多くは，脳幹（特に脳神経核周辺領域）を介して起こる．特に，前庭器官の刺激によって起こる**前庭動眼反射**や**前庭頸反射**，視覚刺激によって起こる**視運動性反応**などが重要である（→「姿勢調節」，347 頁，「眼球と頭の運動」，351 頁参照）．

B 粘膜の知覚や皮膚の触覚による反射

「食べる」ことは，自己でないものを取り込んで，それを同化し，あるいはエネルギー源とすることである．それは，効率よく（したがってほぼ自動的に）行われなければならない．

- **開口反射** jaw opening reflex：舌や口腔の機械的刺激あるいは侵害刺激によって，開口筋の収縮と閉口筋の弛緩が起こり，開口する．
- **咬筋反射** jaw jerk reflex：下顎骨を下に向かって叩くと，閉口筋の伸張反射により口が閉じる．
- **嚥下反射**：食塊などが舌の後部，咽頭後壁などに触れると，舌，口腔，咽頭，喉頭，食道の筋が協働して飲み込む．

以上は，「食べる」ための自動的プロセスに必須のメカニズムである．

一方で，そこには常に危険がつきまとう．有害なものに対しては，速やかに逃れたり，排除しなければならない．そのために，**瞬目反射** blink reflex（**まばたき反射**ともいう．角膜や目の周辺にものが触れたり，近づいたりすると，眼瞼が閉じる）や**咳反射** coughing reflex（気道粘膜の刺激により，口腔，咽頭，喉頭，胸郭，腹壁などの筋が協働して咳やくしゃみが起こる）などが重要となる．

ところで，口腔や鼻腔は体内での移行部であって，その表面は粘膜である．したがって，上に述べたような反射では，粘膜からの求心性情報が大きな役割をもつ．

C 関節を介さない運動

重い物を持ち上げるなど，外界の対象を操作するためには，関節で結ばれた骨格を動かさなければならない．これは，四肢や体幹の筋の役割である．

それに対して，**外眼筋**や**顔面筋群**は，外界の対象を操作するためではなく，自分自身の身体の局所（眼球や顔面皮膚）を動かすために使われる．**舌筋**の機能は，すでに咀嚼されて軽く小さくなった食物を操作したり，発声を調節することであって，骨格を動かす必要はない．ただし，頭部には咀嚼筋群や頚筋のように骨格を動かす筋もある．

D 自律神経系との関連

食べたものは，消化され，そして吸収される．このプロセスは，延髄の副交感神経性ニューロンによって制御される．唾液による消化は唾液核群によって，胃や腸での消化は迷走神経運動核によって，制御される．副交感神経の支配は，「食べる」ことにとどまらない．動眼神経核を介する**瞳孔反射** pupillary reflex（網膜に入る光が強くなると，瞳孔径が小さくなる）は，視野の明るさに応じて物の見え方を調節する．また，呼吸や循環の調節（リズムの生成など）も延髄の回路によって行われている（➡第19章，424頁参照）．

C 脳幹の機能

脳幹の機能は，それぞれの入出力パターンに依存してきわめて多様であるが，大きく分けると次のように

まとめられる．

A 顔面や頭部の運動パターン

咀嚼，呼吸，発声，嚥下などは，一定のパターンあるいはリズムをもった運動であって，動物の生命維持活動の基本となる．

これらの運動パターンは，主に延髄網様体にある**パターン発生機構** central pattern generator によって生成されると考えられている．パターン発生機構は，対応する運動ニューロン（主に脳神経核の）に直接結合する．例えば，咀嚼パターン発生機構は，三叉神経運動ニューロンに結合する．また，皮膚-粘膜-筋などからの求心性情報によって，パターン発生機構の働きが調整される．それら求心性情報の一部は，運動ニューロンに直接に，あるいは介在ニューロンを介して間接的に到達し，それぞれ特異的な反射を引き起こす．

B 姿勢の調節

a 反射性調節

特異的な反射に加え，脳幹には，身体全体の運動に関わるメカニズムが存在する．その代表的なものが**姿勢** posture の反射性調節である．これは2つの大きな原理に基づいている．

第1は，要素的な反射の統合である．交叉性伸展反射（➡第14章，336頁参照）にみられるように，例えば右後肢に与えられた刺激によって左後肢や前肢にも反射が起こることで，安定な姿勢が保たれる．

第2は，体性感覚以外の感覚入力による反射である．なかでも前庭器官からの入力によって起こる反射が重要である．それを補佐するのが，視覚情報や頚部からの体性感覚情報である．

b 予測的調節

それ以外にも，随意的な運動に先行して，姿勢の崩れの予測による重心の移動の予測的調節も行われている（後述）．

C 動作の発現

個々の運動パターン発生機構によって，機械のように精緻な運動がつくられる．**動作** action は，適切な状況で適切な対象に対して行われなければならない．また，多くの場合，異なる運動パターンが協調する必

要がある．そのようにして初めて，動物にとって**合目的的な動作**が生まれる．

脳幹（特にその吻側部）には，そのような合目的的動作の発現に関わる領域がある．例えば中脳にある**上丘** superior colliculus は，外界の対象に対して眼球と頭を向ける（定位する orienting）という動作を発現させる．中脳と橋の境界部の**中脳歩行誘発野** mesencephalic locomotor region（MLR）は，姿勢と歩行の調節（開始や停止など）に関わる．**中脳中心灰白質** midbrain periaqueductal gray は，感情の変化（怒りなど）に伴う発声などのさまざまな運動，姿勢，自律神経性の変化を引き起こす．

ただし，これらの動作は，基本的には生得的である．学習によって獲得される動作は，より上位の脳領域（大脳皮質，大脳基底核，小脳）などによって初めて可能になる．

🔷 脳活動のレベルの調節（➡ 第 22 章，472 頁参照）

上位脳（特に大脳）の神経活動の全体的なレベルは，脳幹によって制御されている．その代表的なものは，**睡眠**と**覚醒**である．そこでは，網様体とモノアミン系（ノルアドレナリン系，セロトニン系，ドパミン系）およびアセチルコリン系が重要な働きをする．

特にモノアミン系のニューロンは，軸索を大脳皮質や大脳基底核に広く投射することによって，脳活動のレベルを調整する．しかし一方で，大脳皮質や基底核の特異的な情報との相互作用によって，特定の情報だけを選択的に調節する作用ももつと考えられている．

このようにして脳幹は，注意，思考，運動の準備など一般に脳の**高次機能**といわれているものに対しても大きな影響を与える．

🔷 **D** 姿勢調節

「立っている」「腰掛けている」「座っている」ような状態を，**姿勢**ということが多い．姿勢の役割は，多くの場合，動物の身体の重心を安定に保つことである．しかしそれは，必ずしも身体の配置を一定に保つことだけではない．もっと動的なもので，行動全体の基本になるものである．

① 姿勢調節の重要性

1 ● 固定「立つ」

陸上生活をする動物は，重力という不可避の力を常に受けている．したがって，「立つ」ということは，重力に抗することである．

四肢，体幹，頸部の**抗重力筋**が持続的に収縮することによって，動物は立つことができる．そしてそれは，移動するための基本である．

2 ● 移動「動く」

動物は，歩いたり，走ったり，飛んだりして移動する．移動には，**加速度**（直線あるいは回転）が伴う．すると，動物の身体は**慣性力**を受けて不安定になる．それに備えるための運動反応は，反射（前庭反射など）として，また移動のための動作の一環として行われる．

3 ● 操作「動かす」

物をつかんで引っぱったりするときには，必ず**反作用**が働く．特に対象が重いときには，足を踏んばらなくてはならない．このような運動反応も，反射（伸張反射など）として，また，引っぱる動作の一環として行われる．

4 ● 感覚「見る」

以上はいずれも，身体に加わる力に抗することを目的としていた．しかし，姿勢調節のかなりの部分は，知覚（特に視覚）を安定させることに置かれている．**視覚**は，聴覚や体性感覚に比べて時間的精度が低い．したがって，網膜に写る画像は，一定の時間以上静止していなければならない．頭部のあらゆる動きを代償して，視線を，対象に対して固定することが必要である（➡「前庭動眼反射」，351 頁参照）．

② 姿勢調節のメカニズム

姿勢の調節には，代償的なものと予測的なものがある．**代償的姿勢調節**は素早い反射によって行われるのに対し，**予測的姿勢調節**は随意運動に先立って行われる．随意運動の最中にも反射が有効に働いているように，実際の行動では，これら 2 つのタイプの調節が協調することが多い．

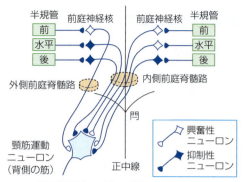

図15-2　前庭頸反射のメカニズム
外側前庭脊髄路は同側性に興奮作用を及ぼす．内側前庭脊髄路は同側性，交叉性に働き，興奮路と抑制路の両方がある．
〔Wilson and Maeda, 1974 より〕

A　代償的姿勢調節

1　目標

姿勢調節のなかでおそらく最も重要なことは，頭部を地面に対し垂直に，静止させることである．それによって初めて外界を正しく知覚することができるからである．

頭部が動いたり傾いたりすることを，最も鋭敏に素早く検出するのは**前庭器官**である．したがって，ここでは**前庭頸反射** vestibulo-collic reflex (VCR)を含む**前庭脊髄反射** vestibulo-spinal reflex (VSR)系が重要な働きをする．

頭部が動いたら，それに対応して身体の各部(特に眼球や四肢)を動かさなければならない．ここでは，**頸反射** neck reflex や**前庭動眼反射** vestibulo-ocular reflex (→351頁参照)が重要となる．

2　姿勢の変化の検出

前庭器官は，姿勢の変化を頭部の動きとして検出する．直線運動(正確には直線加速度)を検出するのは**耳石器** otolith であり，回転運動(正確には回転加速度)を検出するのは**半規管** semicircular canal である(→第10章，271頁参照)．したがって前庭性の姿勢調節では，耳石器系の反射と半規管系の反射が並行して起こる．

前庭反射を補佐するのが，体性感覚と視覚による反射である．

姿勢調節に関与する**体性感覚**は，頸部の固有受容器(筋，関節など)，四肢の固有受容器，皮膚の受容器の，大きく3つに分けられる．特に，頸部固有受容器から起こる反射は，眼球や四肢に対して強い効果をもつ

(頸反射)．一方で，四肢の固有受容器，皮膚の受容器の刺激によっても，姿勢調節が起こることが知られている(立ち直り反射，非視覚性の踏み直り反応など)．

視覚は，前庭感覚や体性感覚に比べると情報処理速度が遅く，素早い反射には適さない．しかし，前庭感覚や体性感覚が順応した後も，適切な空間情報を与えることによって重要な役割を果たす．特に，等速回転のときに起こる**視運動性反応** optokinetic response や，地面に対する垂直の情報は，それぞれ，半規管と耳石器の反射を適切に補うことができる．

3　前庭頸反射

頭部を地面に対し垂直に静止させることは，姿勢調節のなかでも特に重要である．これは主に**前庭頸反射**によって行われる．

半規管系の前庭頸反射は，頭(通常は身体全体)が回転したときに，頭がそれとは逆方向に回転する反応である．例えば，何かにつまずいて前のめりになったとする．このとき頭は前に回転するので，これに伴う半規管への入力によって，頭は逆方向(体幹に対して後方向)に回転する．この反射が素早く効率的に行われれば，頭はほとんど前傾することなく，垂直な位置を保つことができる．

半規管からの信号は，**前庭神経核**(特に内側前庭神経核)を介して，主に**内側前庭脊髄路**を通って頸筋の運動ニューロンに伝えられる(図15-2)．前庭脊髄路には，興奮性のものと抑制性のものがある．例えば，左の背側頸筋運動ニューロンに対する水平半規管からの信号は，右前庭神経核からは興奮性，左前庭神経核からは抑制性である．頭がなんらかの外乱によって右へ回転したとしよう．すると，右水平半規管からの信号が増え，左の背側頸筋運動ニューロンに対する興奮性入力が増える一方で，左水平半規管からの信号が減り，左の背側頸筋運動ニューロンに対する抑制性入力が減る．したがって，左の背側頸筋運動ニューロンの活動が高まり，全く反対の作用によって右の背側頸筋運動ニューロンの活動が低くなる．その結果，頭は左，すなわち外乱としての右回転を代償する方向に回転することになる．

ただし，頭の回転を支配する頸筋はたくさんあり，しかも1つの頸筋でも部位によって作用方向が異なる．したがって，**頸筋運動ニューロン**に対する前庭脊髄路の作用は，それぞれの頸筋の特性によって異なる複雑なシステムを作っている．また，前庭神経核から

網様体を介して頸筋運動ニューロンに至る多シナプス性の経路も，重要な役割をもっている．

4 ● 頸反射

頭と頸の位置関係は，上部頸椎(C1～C3)の関節，靱帯，頸筋筋紡錘などの受容器によって検知され，この情報に基づいて四肢の姿勢反射が起こる．頭を一側にねじると，その側の前肢と後肢が伸展し，対側の肢は屈曲する(図15-3a)．また，頭が後屈すると，前肢の伸展と後肢の屈曲が起こり(図15-3b)，前屈すると，前肢の屈曲と後肢の伸展が起こる(図15-3c)．これらの反射は，前庭器官が破壊されても起こるが，C1～C3の後根を切断すると消失するので，頸の受容器によることがわかる(**頸反射**)．

脳幹を中脳のレベルで切断して上位脳の機能を遮断すると，伸張反射が亢進して全身の抗重力筋の緊張が高まり，いわゆる**除脳固縮** decerebrate rigidity の状態になる．このように，上位脳からの抑制性の調節機能が弱まった状態では頸反射などの脳幹(あるいは脊髄)の反射がより明瞭に観察されることが多い(図15-3d)．しかし，日常生活のさまざまな局面で，頸反射と同じパターンの姿勢がみられる(図15-3e)ことから，正常のヒトでもこの反射が姿勢の調節に重要な役割を果たしていることがわかる．

5 ● その他の姿勢調節反応

姿勢維持の基本は「立つ」ことである．大脳皮質や視床を除去した動物を側臥位にしても自力で立ち直る．これは反射性の運動であり，**立ち直り反射** righting reflex とよばれる．立ち直り反射は，身体の重力方向に対する位置が前庭，体表，頸部，視覚などの感覚により与えられて起こる．ただし，視覚による反射は大脳皮質を必要とする．

立つことによって「動く」ことが可能になる．安定して動く(歩く，走る)ためには，**踏み直り反応** placing reaction や**跳び直り反応** hopping reaction が有効に働くと考えられている．目隠しをした動物を抱きかかえ，足背部を机の端に触れさせると，肢を前に出して机を踏む(踏み直り反応)．乳児や動物を1本の肢で立たせ，身体を抱えて前に移動すると，その肢を前に踏み出す(跳び直り反応)．これらはいずれも大脳皮質を必要とする反応である．

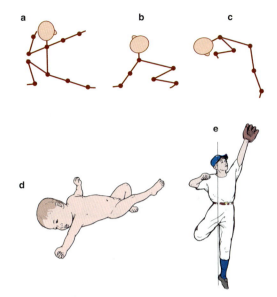

図15-3 頸反射
a～c．頸反射のパターン．
d．脳性小児麻痺では頸反射が亢進することがある．
e．野球でみられる頸反射．
〔福田 精：運動と平衡の反射整理．医学書院，1957より作成〕

B 予測的姿勢調節

代償的姿勢調節は，予期できない外力によって起こる姿勢の変化を素早く検知して，その変化を最小にする機構である．しかし，自発的な運動によっても，姿勢に対して外乱となるような力が生じる．対象を操作するときには**反作用**が働き，自分自身が移動するときには**加速度**が働く．

重いドアを自分のほうに引いて開ける動作を考えてみよう．ドアの把手を握る動作に続いて，肘や肩の関節を曲げるために，例えば上腕二頭筋が収縮する．これだけでは，重いドアからの反作用を受けて身体全体がドアのほうに引っ張られてしまうはずである．しかし実際にはこのようなことは起こらない．腕の筋の収縮よりも早く，体幹(例えば僧帽筋)や足の筋が収縮し，来たるべき反作用に抗して「踏んばる」ことができるのである．

このように，**予測的姿勢調節**は，随意的(あるいは不随意的)な運動の一環として行われる．これは，次に述べる歩行運動においても同様である．

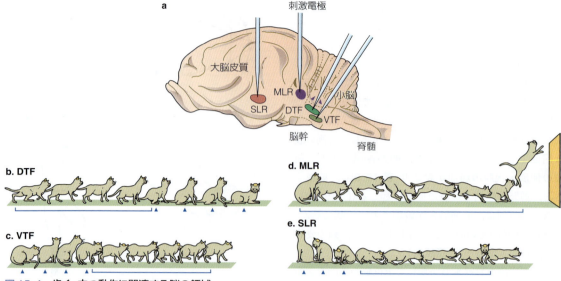

図15-4　歩く-立つ動作に関連する脳の領域
歩く-立つ動作に関連することが同定されている，ネコの脳の4つの領域に電極を埋め込み連続刺激すると，刺激部位に特有の運動（⊔）と，その場での姿勢変化（▲）が観察される．
a．刺激電極の位置．
b．橋中心被蓋野背側部 dorsal tegmental field of pons (DTF)．
c．橋中心被蓋野腹側部 ventral tegmental field of pons (VTF)．
d．中脳歩行誘発野 mesencephalic locomotor region (MLR)．
e．視床下部歩行誘発野 subthalamic locomotor region (SLR)．
〔森　茂美：起立から歩行へ—中枢神経系の姿勢保持機構．神経進歩 35：173-188, 1991 より転載〕

E 歩行運動

1 姿勢-歩行関連領野

歩行の基本的なパターンは脊髄でつくられる．それぞれの肢に関する固有のニューロン機構によって，屈筋と伸筋のリズミックな収縮が作られる．固有のニューロン機構が，さらに介在ニューロンによって結合されて調節されることによって，正常な歩行のパターンがつくられる．脳幹には，この脊髄の歩行パターンを始動させたり，終了させたりする機構がある．

A 刺激部位によって異なる歩行パターン

脳幹の特定の部位を電気刺激すると，動物は特有な姿勢をとったり，歩いたり，走ったりする（図15-4）．例えば，橋-中脳境界の網様体にある**中脳歩行誘発野** mesencephalic locomotor region (MLR) を連続刺激すると，それまで座っていた動物が立ち上がり，歩きだす．さらに刺激を強くしていくと，歩行は走行（トロット），さらに駆け足（ギャロップ）へと歩容が変化し，最後には跳躍（ジャンプ）に至る（図15-4d）．**橋中心被蓋野腹側部** ventral tegmental field of pons (VTF) や間脳にある**視床下部歩行誘発野** subthalamic locomotor region (SLR) の刺激によっても，歩行が誘発される．**橋中心被蓋野背側部** dorsal tegmental field of pons (DTF) を連続刺激すると，動物は歩行を止めて座り込む．

しかしこれらの刺激によって起こる歩行には，質的な違いがあって，大脳に近い部位が刺激されるほど，より自然な歩行に似た歩行パターンが誘発される．

B 情報の伝達経路

また，歩行運動に伴って，**覚醒反応** arousal reaction が起こる．動物は何かを探しているかのように行動し，脳波は低振幅速波化する．MLRなどの刺激によって，姿勢や歩行運動だけでなく，覚醒反応の誘発に関連する**上行性賦活系** ascending activating system

が同時に活動するためと考えられる．

MLRからの情報は，**網様体脊髄路** reticulospinal tractを介して脊髄に伝えられ，歩行パターン発生機構を駆動すると考えられる．

一方，吻側橋網様体からの情報は，DTFを通り，さらに網様体脊髄路を介して脊髄の抑制性介在ニューロンに伝えられ，運動ニューロンを抑制し，その結果，筋緊張のレベルを下げる．このメカニズムは**レム（REM）睡眠**のときにも働き，特徴的な筋緊張のレベルの低下を起こす．

2 ほかのシステムとの協調

これらの脳幹の姿勢‐歩行関連領野は，ほかのさまざまなシステムと協調して働くと考えられる．屈筋と伸筋のリズミックな収縮だけでは，歩くことはできない．重力に抗して身体を支えるための持続的な筋緊張が必要である．また，急に歩き出したり，止まったりするときに生じる直線加速度に対応して（あるいは予測して）四肢の筋緊張を変化させなければ，姿勢を安定に保つことはできない．

脳幹の神経機構には，運動と姿勢調節の密接な関係が表現されている．これに加えて他の運動系（前庭神経核，赤核，上丘，大脳皮質）も，運動と姿勢調節の両方に関与する．

F 眼球と頭の運動

眼球運動 eye movementは6つの**外眼筋**によって行われる（図15-5）．水平方向の回転は**内側直筋**と**外側直筋**による．垂直方向は，純粋に上方への回転は**上直筋**と**下斜筋**の協調により，下方への回転は**下直筋**と**上斜筋**の協調による．これらの筋の働きによって，注視する物体の像が中心窩に結像するように視軸が調節される．物体が上下左右に動くときは，左右の眼の視軸はそろって上下左右に動く．このような運動は**両眼共同運動** versionとよばれる．

これに対して，近い物体と遠い物体とを交互に見るときは，左右の眼の視軸がなす角度が変わる．近くの物体を注視するときに視軸が1点に集まることを**輻輳** convergence，遠方の物体を注視するときに両眼の視軸が外方へ向かうことを**開散** divergenceとよぶ．

また，外眼筋の運動単位 motor unitは小さく，運

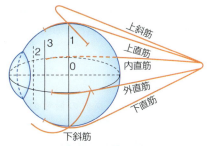

図15-5　外眼筋と眼球の回転軸（左眼）
0：回転中心，1：内・外直筋作用時の回転軸，2：上・下直筋作用時の回転軸，3：上・下斜筋作用時の回転軸．

動ニューロンの不応期が短いので，細かく，速く，正確な運動が可能である．

1 眼球運動系の目的

眼球運動系 oculomotor systemの目的は，よりよく「見る」ことである．したがって眼球運動の第1の目的は，視線の方向を対象物体に対して一定に保つことである．言い換えると，網膜に投影される視覚像のずれ（retinal slip）の速さを，最小にすることである．

また，網膜の光受容感度はきわめて不均一で，細かいものが識別できるのは**中心窩**だけである．したがって，興味ある対象の方向に中心窩を向けなくてはならない（**foveation**）．これが眼球運動の第2の目的となる．

「見つめる」「視線を向ける」とはこのことである．

2 眼球運動の種類

A 前庭動眼反射

対象に対して眼球方向を安定に保つ（retinal slipを最小にする）という眼球運動の第1の目的（あるいは視覚からの要請）を揺るがす最大の要因は，自分自身の身体（あるいは頭）が動くことである．これを防ぐには，頭の揺れをなんらかの方法で検知し，それを帳消しにするように眼球を回転させてやればよい．

まさにこのことが**前庭動眼反射** vestibulo-ocular reflex（VOR）によって行われているのである（→第10章 図10-9，277頁参照）．したがって前庭動眼反射は，視覚機能をもつほとんどすべての脊椎動物に共通に存在する最も基本的な神経機能の1つである．

前庭動眼反射において重要なのは，**半規管**からの回転加速度の情報である．**耳石器**による調節は二次的な役割をもつ．

1 ● 半規管による調節

半規管による前庭動眼反射の最短の経路は，**3ニューロン性**（前庭一次求心性ニューロン–前庭神経核ニューロン–外眼筋運動ニューロン）である（→ 第10章 図10-10，277頁）．

水平回転による前庭動眼反射を考えてみよう．水平半規管からの一次求心性ニューロンは，前庭神経核ニューロンに興奮性に結合する．前庭神経核ニューロンには興奮性のものと抑制性のものがあり，興奮性の前庭神経核ニューロンは反対側の外転神経核（Ⅵ）運動ニューロン（外直筋を支配する）に結合し，抑制性の前庭神経核ニューロンは同側の外転神経核運動ニューロンに結合する．

水平方向以外の回転による前庭動眼反射についても，同じような原理が働いている．ただしその場合，対になる半規管は，例えば右の前半規管と左の後半規管である．

いずれも基本的には3ニューロン性反射であって，前庭神経核から**外眼筋運動ニューロン**への結合は，原則として反対側に興奮性，同側に抑制性である．

2 ● 耳石器による調節

このように圧倒的な重要性をもつ半規管反射に加えて，耳石器からの前庭動眼反射も違った意味で重要である．

例えば，歩行時には，身体が上下方向に揺れる．これは回転を伴わない直線的な動きである．前方にある物体がはっきりと見えるためには（すなわちその物体の網膜への投影像が固定するためには），眼球が，身体の動きを代償するように上下に回転しなければならない．実際に，このような**代償性眼球運動**が起こることが知られている．

身体の直線的な動きを検出するのは半規管ではなくて耳石器なので，この代償性眼球運動は耳石器の反射である．耳石器からも，半規管と同様な3ニューロン性反射弓のあることが，明らかにされている．

B 視運動性反応

半規管は回転加速度に反応するので（→ 第10章，274

頁参照），等速回転を検出することはできない．ゆっくりした回転速度の変化にも鈍感である．しかしこのとき対象は（それが静止していても），網膜に対しては動き続けているはずである．このようなゆっくりした視覚刺激が，前庭動眼反射の代わりに，**視運動性反応** optokinetic response（OKR）とよばれる代償性眼球運動を引き起こすことになる．

視運動性反応を実験的に起こすには，縦縞が描かれたドラムの中に被験者が座り，そのドラムをゆっくりと水平方向に回転すればいい．眼球はドラムの回転を追うように回転し（**緩徐相**），その位置の変化が急速な反対向きの眼球運動でリセットされる（**急速相**），というパターン（**眼振**とよばれる）を繰り返す．

視運動性反応は，基本的には，脳幹の反射である．視覚性入力が，視蓋前野にある**視索核** nucleus of optic tract（NOT）で中継され，前庭神経核などを介して外眼筋運動ニューロンに伝達される．

したがって，前庭動眼反射と視運動性反応は，生理的な状態では，お互いに補完的に働くと考えられる．速い（周波数が高い）回転に対しては前庭動眼反射が主に働き，遅い（周波数が低い）回転に対しては視運動性反応が主に働く．2つの反射の密接な関係は，それらが前庭神経核を中心とする神経機構を共有しているという事実からもよくわかる（→ 図15-9，354頁参照）．

C 代償性眼球運動の急速相とサッケード

頭の回転を代償するように，前庭動眼反射あるいは視運動性反応が起こっても，それには限度がある．どこかで眼球の方向を正面に近い方向に戻さなければならない．これは，眼振の**急速相**とよばれる眼球運動によって行われる（→ 第10章 図10-9，277頁参照）．それは毎秒500回以上にもなる速い運動である．そしてこのメカニズムが上丘などの視覚領域からの神経支配を受けるようになって，より随意的な眼球運動である**サッケード** saccade が生まれたと考えられる（図15-6）．

急速相とサッケードは，脳幹網様体にある**バーストニューロン** burst neuron によってつくられる．水平半規管に関連するバーストニューロンは，外転神経核の前後の内側の橋と延髄の網様体に局在する．そして前半規管と後半規管に関連し，垂直方向の急速相とサッケードの発現に関わるバーストニューロンは，動眼神経核の吻側の **rostral iMLF** とよばれる中脳網様体の核に局在している（図15-7）．いずれのバースト

F 眼球と頭の運動 ● 353

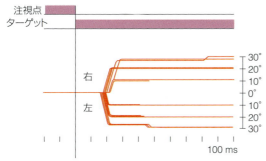

図15-6 光刺激に向かうサッケード（サル）
サルは左右10°，20°，30°のいずれかに現れる光の点に向かってサッケードを起こした（上は右，下は左方向）．縦線は，光点が現れた時点を表す．

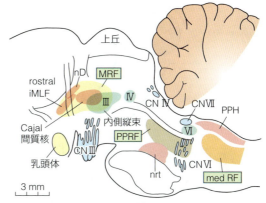

図15-7 サッケードの発生機構（サルの脳幹の矢状断面）
サッケードの水平成分は内側橋延髄網様体 paramedian pontine reticular formation (PPRF)と内側延髄網様体 medullary reticular formation (med RF)で，垂直成分は中脳網様体 mesencephalic reticular formation (MRF)にある rostal iMLFでつくられる．
〔Henn V, et al：The primate oculomotor system. I. Motoneurons. A synthesis of anatomical, physiological, and clinical data. Human Neurobiology 1：77-85, 1982 より一部改変〕

ニューロンも，特定の方向をもつ急速相とサッケードのときにだけ，高頻度に発射する．例えば，内側橋延髄網様体のバーストニューロンは，同側向きの急速相とサッケードのときには活動するが，反対側向きの急速相とサッケードでは活動しない．

Advanced Studies

バーストニューロン

バーストニューロンの多くは，外眼筋運動ニューロンに直接に興奮性または抑制性に結合し，外眼筋の速い収縮と弛緩の原動力となっている（図15-8）．外転神経核の前の橋網様体には**興奮性バーストニューロン** excitatory burst neuron (EBN)があり，同側の外転神経核ニューロンに結合する．外転神経核の後の延髄網様体には**抑制性バーストニューロン** inhibitory burst neuron (IBN)があり，反対側の外転神経核ニューロンに結合する．EBN, IBNともに同側向きの急速相とサッケードでバースト状活動をするので，その結果，同側の外転神経核ニューロンの活動が急激に増加し，反対側の外転神経核ニューロンの活動が急激に減少することになる．EBN, IBNはともに外転神経核の介在ニューロンにも結合するので，外直筋と内直筋の拮抗的作用も保証される．

これと相同のメカニズムが，中脳網様体に存在する前半規管と後半規管に関連するバーストニューロンについても成り立っていると考えられている．個々のバーストニューロンは，回転平面を共有する外眼筋運動ニューロン（動眼神経核あるいは滑車神経核）に結合する．水平半規管の場合と同じく，興奮性ニューロンは同側，抑制性ニューロンは反対側の運動ニューロンに結合する．

緩徐相から急速相への切り替えは非常に急激である．切り替えに関与するニューロンは少なくとも2つある．**バースト駆動ニューロン** burster-driving neuron (BDN)と**ポーズニューロン** omni-pause neuron (OPN)である．バースト駆動ニューロン〔舌下神経前位核(NPH)の近くにある〕は，緩徐相の後半から急速相の前半にかけて活動し，緩徐相から急速相への切替えを準備すると考えられる．ポーズニューロン（橋の正中部にある）は抑制性ニューロンであって，バーストニューロンに対して強く結合している．固視期間中は持続的に活動することによってバーストニューロンの活動を抑え込み，急速相の直前からその活動を

停止することによってバーストニューロンへの抑制を取り除き，切れのいいバースト発射活動を可能にする（図15-9）．

D サッケードと定位反応

1 サッケード

前庭動眼反射や視運動性反応によって，ブレ（retinal slip）のない鮮明な視野が保証された．次の問題は，視野のなかのどの物体に対して視線を向けるか（foveation）ということである．これは**サッケード**とよばれる急速な眼球運動によって行われる．それによって興味の対象を空間解像度の優れた中心窩で解析することができる．

サッケードを引き起こすための基本的な情報は，現在の視線の方向とサッケードの対象となる物体の方向の差である．網膜上で考えると，これは，サッケード対象の網膜像が中心窩からどの方向に何度離れているかという**誤差ベクトル** retinal errorに相当する．したがって脳の課題は，この retinal errorに相当するベクトルをもつサッケードをつくることになる．この情報を脳幹のサッケード発生機構に与えるのが，**上丘** superior colliculus などの視覚領域である（図15-7，15-8）．

354 ● 第15章 脳幹

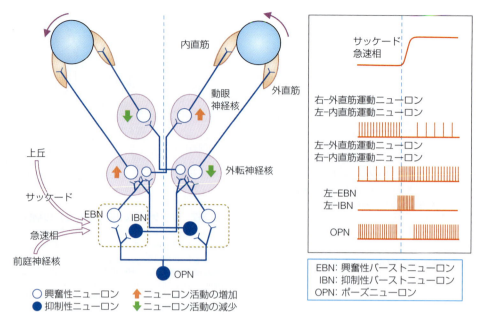

図15-8 急速相とサッケードのメカニズム
興奮性バーストニューロンは同側，抑制性バーストニューロンは反対側の外転神経核ニューロンに結合する（前庭神経核ニューロンの場合とは逆になっている．図10-10 参照）．

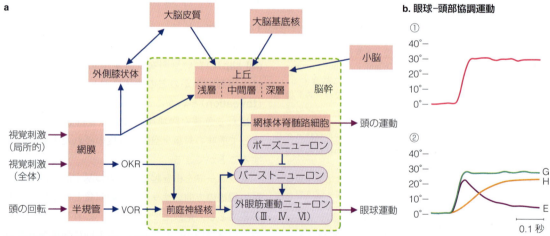

図15-9 定位反応のメカニズム

a．視運動性反応（OKR）の情報は前庭神経核に入り，前庭動眼反射（VOR）のメカニズム（急速相を含めて）を共有し，お互いに補完的な働きをする．局所的な視覚情報をもつ上丘ニューロンが急速相のメカニズム（バーストニューロンとポーズニューロン）に情報を送ることによって，興味の対象を見るという定位反応が起こる．大脳皮質，大脳基底核，小脳はそれぞれ上丘に結合して，より高度な判断に基づく眼球運動が可能になる．上丘はまた，主に網様体脊髄路細胞を介して頸髄にまで投射してサッケードに連動した頭の運動を起こす．

b．眼球-頭部協調運動．①頭部を固定下状態で正中位から30°離れた位置に提示された指標に対するサッケード．動物はサル．②頭部運動が自由な条件下での定位行動．E は眼球．H は頭部．G は視線の動き．まず速い眼球運動が起き，同じ方向のゆっくりした頭部の動きが続く．この頭部運動による前庭動眼反射に眼球が戻るため，視線の向きは一定に保たれる．〔Morasso, et al：1973〕

2 ● 上丘と定位反応

上丘は，魚類，両生類，爬虫類，鳥類では**視蓋** optic tectum とよばれる領域に相当し，いわゆる**定位反応** orienting response に必須の神経機構である．定位反応とは，物が現れたときにその方向に自分の身体（あるいは身体部位）を向けるという，最も基本的で能動的な行動である．定位反応を正確に行うためには2つのことが必要である．第1に，感覚情報を使って対象の位置を検出することと，第2に，その位置の情報を運動情報に変換することである．上丘はこれらの機能を完全に備えている（図15-9）．

a 網膜部位再現

まず，ものの位置を知るために必要な3種類の感覚情報，すなわち視覚，聴覚，体性感覚のいずれもが上丘に収束する．上丘は，主として浅層，中間層，深層という層構造からなっている．特に浅層には，網膜から直接の投射があって，整然とした**網膜部位再現** retinotopic representation が存在する．片側の上丘には，それとは反対側の視野からの情報がすべて投射する．中心窩に近い情報は上丘の吻側部，周辺視野からの情報は尾側部に投射する．視野の上方部からの情報は上丘の正中に近い部分に，下方部からの情報は上丘の外側部に投射する．また，この網膜部位再現と一致するように，聴覚や体性感覚の位置情報は中間層，深層に収束する．

どんな感覚モダリティによって与えられたものであろうと，自分にとっての「物」の位置の情報が，上丘の二次元マップのなかにコードされることになる．

b 位置情報から運動情報への変換

次の問題は，その位置の情報を運動情報に変換することである．

上丘（特に中間層や深層）に微小電極を刺入して電気刺激をすると，ラットなどでは，反対側に向かって定位反応を起こしているかのように，眼球，頭，耳，ひげなどが動く．ネコ，サルなどでは，反対側に向かう眼球運動（サッケード）と頭部の運動が起こる．刺激によって起こるサッケードの大きさと方向（ベクトル）は，浅層での網膜部位再現によく一致している．これはあたかも，視覚による位置情報が，上丘のそれぞれの位置で眼球運動情報に変換されたかのようである．

上丘中間層のニューロンの多くは，その軸索を橋・延髄の水平性サッケード発生機構と中脳の垂直性サッケード発生機構に投射する（図15-9a）．上丘中間層ニューロンの軸索は，中脳で反対側に交叉し，内側網様体を下行して橋・延髄の**水平性サッケード発生機構**に多くの軸索分枝を出し，さらに一部は脊髄（頸髄）にまで到達する．左の上丘ニューロンは，右の水平性サッケード発生機構を駆動し，したがって，右向きのサッケード成分がつくられる．また同じ上丘ニューロンの軸索が分枝して，同側の**垂直性サッケード発生機構**にも投射し，垂直成分（例えば上向き）がつくられる．これらの合成の結果として，右上向きのサッケードが起こると考えられている．

E 眼球-頭部協調運動

定位反応では，眼球運動に頭の運動が加わる場合が多い．このとき，眼球と頭の運動は，あたかも1つの運動であるかのように一致して起こるので，特に**眼球-頭部協調運動** eye-head coordination とよばれる．

眼球-頭部協調運動の当面の目的は，眼球サッケードの場合と同様，対象に視線を向けることである．この場合，運動出力〔視線の動き（G）〕は，眼球運動（E）と頭の運動（H）のベクトル和として表現される．実際に多くの場合，眼球サッケードが起こるときには，頸筋の活動がほぼ同期して変化する．眼の運動にやや遅れて頭が動き，眼は前庭動眼反射によって逆方向に戻るため，視線の方向は一定に保たれる（図15-9b）．

上丘のサッケードニューロンの軸索は，脳幹のサッケード発生機構に投射するだけでなく，橋や延髄の網様体脊髄路細胞を介して頸筋の運動系に結合している．特に，一部の脳幹のバーストニューロンは，外眼筋と頸筋の運動ニューロンの両方に結合する．こうした神経回路から考えると，眼球-頭部協調運動はごく自然な現象であって，定位反応の運動系としてまとめて考えるべきであろう．

F 円滑追跡眼球運動（滑動性眼球運動）と追従眼球運動

われわれがゆっくり動くものを注意する場合には，サッケードとは異なる緩徐な眼球運動が起こる．このような運動は注視する対象がない場合には決して現れることはない．このような眼球運動を**円滑追跡眼球運動**または**滑動性眼球運動** smooth pursuit eye movement とよぶ．また，視野の広い範囲が同時に動くには**追従眼球運動** ocular following response とよばれる眼球運動が起こる．いずれも大脳皮質のMT，MST

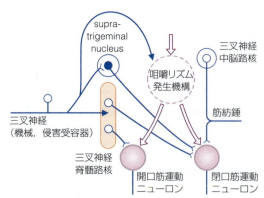

図 15-10　下顎の運動システム

野という高次視覚野，橋核，小脳片葉の一部，前庭神経核という回路が関与するとされている．このような緩徐な眼球運動が一定範囲を超えると，再度反対方向に戻るサッケード運動が起こって，新しい注視点が選ばれる．このような追跡運動と反対方向へのサッケードの繰り返しもまた眼振 nystagmus とよばれる．

Advanced Studies

眼球運動と膝状体外視覚系

　視野の一部に新しい視標が提示されると，それを視力のよい中心窩でとらえるよう**眼球運動**が生じる．この眼球運動に関係するのは上丘と視蓋前域である．これらの部位を刺激すると眼球運動が生じ，破壊により，視運動眼振も消失する．

　視索の線維の一部は外側膝状体の手前で分かれてこれらの領域に投射する．これらの領域からは高次の視覚野に投射する経路があり，これらは膝状体外系とよばれる．上丘（網膜視蓋系），視蓋前域（網膜視蓋前野系）からは前庭神経核を介して外眼筋の支配神経核へも連絡がある．一方これらの領域は，視覚野や前頭葉の眼球運動野などからの入力を受け，視標を注視する際の眼球運動や眼球の定位に協調して働いている．

サッケード抑制

　固視微動の存在は，外界の像が網膜上で常に移動していることを示している．歩行中や走行中は，反射性の眼球運動にもかかわらず，網膜上で外界の像は大きくゆらぐ．これはビデオカメラで見られる手ぶれと同様の現象である．また視野内の1点から他の点に注視点を移す間，中心窩には2点の間のものが急速に移動して映るはずである．

　このように網膜上の外界の像には常に大きなブレが存在しているが，われわれの見る外界は安定して見える．ブレを消す，あるいはサッケード運動中の像を抑制する機能（**サッケード抑制** saccade suppression）は大脳皮質で起こると考えられる（→第11章，300頁参照）．

 巻末付録 問題 13．MLF 症候群 → 1068 頁参照．

顎の運動

　下顎の運動は，三叉神経支配の**閉口筋群**（咬筋，側頭筋，内側翼突筋）と**開口筋群**（顎二腹筋，顎舌骨筋，外側翼突筋など）の協調によって営まれる．

　閉口筋運動ニューロンには，筋紡錘の一次求心性線維（細胞体は三叉神経中脳路核にある）が単シナプス結合して，伸張反射経路をつくる（図 15-10）．**咬筋反射** jaw jerk reflex はその1つである．α-γ 連関の機構も存在する．これに対し，開口筋ではこの反射経路がない．

　閉口筋は抗重力筋として働き，直立位では重力に抗して下顎を支える．一方，舌-口腔粘膜の刺激は**開口反射** jaw opening reflex を引き起こし，開口筋を興奮させ，閉口筋を抑制する．

　これらの性質から，閉口筋は肢の伸筋に，開口筋は屈筋に類似するといえる．開口反射の経路の最終の（開口筋に対する）興奮性ニューロンは三叉神経脊髄路核，（閉口筋に対する）抑制性ニューロンは supratrigeminal nucleus の中にある．

　咀嚼運動は，最も重要な顎運動の1つである．開口筋と閉口筋の収縮，および舌の突出と後退が交代して起こる**リズム運動**である．咀嚼運動は末梢からの求心性情報の関与なしに起こるので，咀嚼リズムは，脳幹（特に延髄網様体）に内在する機構によって発生すると考えられている（図 15-10）．このリズム運動に加えて，開口反射，咬筋反射，嚥下反射などのメカニズムによって，「食べる」ための自動的プロセスが効率よく行われる．

H 発声と情動行動

　怒りや恐れなどの情動は，攻撃や逃避行動を引き起こし，叫んだり（**発声**），走ったりする．また，血圧や血糖値の上昇，呼吸，発汗，瞳孔の変化など，さまざまな自律神経系や内分泌系の反応も起こる．痛み感覚の抑制も起こる．

　これらの**情動行動**においては，**中脳中心灰白質** midbrain periaqueductal gray が，特に重要な働きをする（図 15-1）．中脳中心灰白質は，視床下部や大脳辺縁系（扁桃体など）から生体の内部環境や情動などの情報を受け，脳幹や脊髄（自律神経系を含む）に出力し，

上に述べたような一連の本能的行動を誘発する.

　例えば，中脳中心灰白質を電気刺激すると，動物の種に特異的な発声が起こる．このシステムは，モノアミン系やペプチドなどを伝達物質とし，細い軸索をもったニューロンも含まれている．これは，発声と情動行動を引き起こすシステムが，内分泌・自律神経系の情報を自発的な行動に関係づけていることを示している.

　姿勢調節が随意運動と密接に関係しているように，内分泌・自律神経系の働きも，動物の行動に密接に連動して(あるいは先立って)起こるのである.

● 参考文献

1) Shik ML, et al：Control of walking and running by means of electrical stimulation of the midbrain. Biofizika 11：659-666, 1966
2) Fuchs AF, et al：Unit activity in vestibular nucleus of the alert monkey during horizontal angular acceleration and eye movement. J Neurophysiol 38：1140-1161, 1975
3) Henn V, et al：The primate oculomotor system. II. Premotor system. A synthesis of anatomical, physiological, and clinical data. Hum Neurobiol 1：87-95, 1982
4) Morasso P, et al：Adjustment of saccade characteristics during head movements. Exp Brain Res 16：492-500, 1973

第16章 大脳皮質運動野と大脳基底核

私たちは日常生活において，上下肢，特に手指を自らの意思によって自由に使いこなすこと，すなわち**随意運動** voluntary movement によって，さまざまな目的を達成している．このような運動は，学習によって，例えばピアノを弾くことができるように，より巧妙，精緻に行うことが可能になる．

随意運動を制御している脳の領域は，大脳皮質運動野とその活動を支えている大脳基底核と小脳である．逆に，これらの領域に病変が生じると日常生活において重大な障害となる．本章では，このうち大脳皮質運動野と大脳基底核の機能について考察する．

Advanced Studies

随意運動

随意運動とは，その名のとおり，自らの自由意思に基づいた運動であり，少なくとも運動を遂行するか中止するかは本人の意思(決定)による．運動の複雑さや精巧さは問わない．生得的なものもあるが，多くは後天的に学習によって獲得されたもの

である．随意運動の反対の極にあるのが，**反射運動** reflex である．また**不随意運動** involuntary movement とは，病的な状態で，本人の意思を無視して起こる異常運動である．

A 大脳皮質運動野

1 運動野の分類

大脳皮質前頭葉の中心溝 central sulcus から前方に，運動機能に関連する**大脳皮質運動野** motor cortex が広がっている(図16-1)．

古くから知られているものは，中心溝の前壁から中心前回にかけて存在する**一次運動野** primary motor cortex (M1，ブロードマン Brodmann の4野)，その前方の6野の外側面を占める**運動前野** premotor cortex (PM)，6野の内側面を占める**補足運動野** supple-

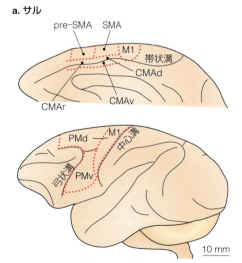

図16-1　サル(a)とヒト(b)の運動野
それぞれ上に右半球の内側面を，下に左半球の外側面を示す．サルとヒトとでは脳の大きさが異なるが，各運動野の相対的な位置はよく保たれている．
CMAd, CMAr, CMAv：帯状皮質運動野の背側部，吻側部，腹側部，M1：一次運動野，PMd, PMv：運動前野の背側部と腹側部，pre-SMA：前補足運動野，SMA：補足運動野．
〔Picard N, et al：Imaging the premotor areas. Curr Opin Neurobiol 11：663-672, 2001 を改変して転載〕

mentary motor area（SMA）である．

しかし最近の詳細な研究により，運動野がより細分化され，新たな運動野が見つかっている（図16-1）．例えば，一次運動野の上肢の領域に標識物質を注入し運動前野を観察すると，背側部と腹側部それぞれに一次運動野と相互連絡の強い領域があることがわかる．後述するように（➡第21章，454頁参照），サルに運動課題を遂行させ，運動前野のこのような領域の神経活動を記録すると，背側部と腹側部では活動様式が異なることから，運動遂行に際して異なった機能を担っていることがわかってきた．このようなことから，運動前野は背側部 dorsal division of PM（PMd）と腹側部 ventral division of PM（PMv）に分類されるようになった．さらに，補足運動野の前方には**前補足運動野** pre-SMA が見出された．また，大脳半球内側面の帯状溝に**帯状皮質運動野** cingulate motor area（CMA）が存在し，吻側部 rostral part of CMA（CMAr）と尾側部 caudal part of CMA（CMAc）に分類される．CMAc は，さらに帯状溝の腹側壁に存在する腹側部 ventral part of CMA（CMAv）と，背側壁に存在する背側部 dorsal part of CMA（CMAd）に分けられることもある．運動野のうちで，一次運動野以外の領野を**高次運動野**とよぶ．

Ⓐ 運動野の特徴

これらの運動野は，以下の共通した特徴をもっている．
① 随意運動に際し活動する．
② 微小電気刺激によって，運動を誘発することができる．また，四肢の関節の他動的な運動などの感覚刺激に応答する．
③ このような方法で調べると，多くの運動野において口腔顔面，上肢，下肢などの体部位局在（➡363頁参照）が存在する．
④ 運動野の多くは，直接，脊髄に投射している．
⑤ 運動野同士，相互に線維連絡がある．

Ⓑ 運動野が複数ある意義

このように複数の運動野が存在することは，サルなどを用いた動物実験によってわかってきたものであるが，fMRI などの脳機能イメージングの発達により，ヒトにおいてもサルに対応する複数の運動野が存在することが明らかになってきた（図16-1b）．

げっ歯類では，一次運動野と体性感覚野とが未分化で一体となっている（ただし複数の運動野がある）．ネコでは，一次運動野と運動前野とに分かれているが，運動前野は狭く未発達である．サルでは，一次運動野が発達すると同時に複数の高次運動野が存在している．さらにヒトでは，少なくとも，サルと同様な運動野が存在する．このように考えると，進化の過程で複数の運動野が出現し，これらを使い分けることによって，さまざまな状況において的確な随意運動が効率的に行えるようになったと考えられる．

2 運動野の線維連絡

運動野が脳のどのような領域から入力を受け，どのような領域に出力を送るかについて図16-2にまとめた．

大脳皮質には複数の運動野が存在するが，連合野との線維連絡や脊髄への投射の程度によって，3つのグループに分けられる（表16-1）．前頭連合野で内的あるいは外的条件によって発生した運動に関する情報が，第1グループ ⇨ 第2グループ ⇨ 第3グループと順に処理されることによって具体化され，最終的には脊髄に送られて実際の運動が起こる（図16-2a）．

Ⓐ 運動野間での線維連絡

運動野間での投射は，基本的に双方向性である．すなわち，ある領野から入力を受けていればその領野に投射をしている．特に各グループ内での相互の線維連絡，例えば第2グループ内 PMd，PMv，SMA 間の投射は豊富である．また，第1グループと第2グループ，第2グループと第3グループ同士の相互連絡もあるが，情報の流れに沿って第1グループ ⇨ 第2グ

表16-1　線維連絡による運動野の分類

第1グループ	pre-SMA，CMAr など	前頭連合野から入力を受け，次の第2グループに出力を送るが，脊髄にはほとんど投射しない．
第2グループ	SMA，PMv，PMd，CMAc など	第1グループから入力を受け，次の第3グループに出力を送る領野で，脊髄にも投射する．
第3グループ	M1 など	第2グループから入力を受け，脊髄に出力を送る．

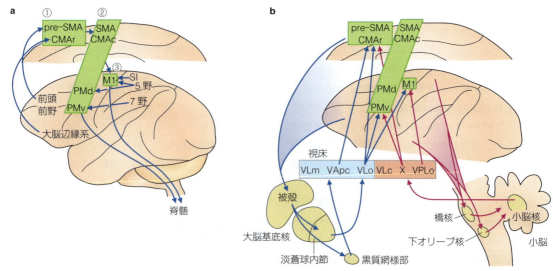

図 16-2　運動野をめぐる皮質間結合（a）と小脳・大脳基底核との相互連絡（b）
運動野は線維連絡によって大きく3グループに分けることができる（図中の①～③）．各グループで情報処理され，運動が具体化し，最終的には脊髄に送られる（a）．また，運動野は大脳基底核，小脳と相互連絡がある（b）．CMAc, CMAr：帯状皮質運動野の尾側部と吻側部，M1：一次運動野，PMd, PMv：運動前野の背側部と腹側部，pre-SMA：前補足運動野，SMA：補足運動野，S1：一次体性感覚野，VApc, VLc, VLm, VLo, VPLo, X：それぞれ視床前腹側核の主部，外側腹側核の尾側部，内側部，吻側部，後外側腹側核の吻側部，X野．

ループ⇒第3グループという投射のほうが密である．一方，この順序を飛び越えた投射，例えばpre-SMAからM1への直接投射はほとんどない．

これらの投射においては**体部位局在性**が保たれており，例えばSMAの口腔顔面，上肢，下肢支配領域からの投射は，M1の対応する身体部位の領域に終止する．

B ほかの大脳皮質との線維連絡

運動野以外の大脳皮質では，**一次体性感覚野** primary somatosensory cortex（S1，特に2野）や上頭頂連合野の5野と，M1との相互連絡が強い（図16-2a）．これらは触覚，圧感覚および運動感覚（2野）や，空間内における手足の位置の認知（5野）に関係している領野なので，このような情報がM1に送られ，運動の調節に役立っている．逆にM1からはどのような運動が行われているかなどの情報が，これらの領野に伝えられている．

また前頭連合野からpre-SMAに，帯状回，前頭眼窩野，海馬周囲皮質などの大脳辺縁系や前頭連合野からCMArに投射がある．これらは，それぞれ自分の意思や内的状況などによって行動を選択するのに役立っている．

C 小脳，大脳基底核との相互連絡

大脳皮質運動野は小脳と大脳基底核に出力を送り，また両者から**視床** thalamus を介して入力を受け取っており（図16-2b），それぞれ大脳-小脳連関 cerebro-cerebellar interaction，大脳皮質-大脳基底核ループ cortico-basal ganglia loop とよばれる．大脳皮質のメインルーチンから，小脳，大脳基底核のサブルーチンに神経情報が渡され，計算結果が元の大脳皮質に戻ると考えると理解しやすい．

1 ● 小脳，大脳基底核への出力

小脳への出力は，運動野のほぼ全域からある（図16-2b）．大脳皮質から起こった線維は，**小脳前核群** precerebellar nuclei とよばれる橋核，網様体，下オリーブ核などを介して小脳に達する．このうち橋核，網様体は**苔状線維** mossy fiber 入力を，下オリーブ核は**登上線維** climbing fiber 入力を小脳に与える．

大脳基底核への出力も運動野のほぼ全域からある（図16-2b）．大脳皮質Ⅴ層の浅層とⅢ層にある中型から小型の錐体細胞が，**被殻** putamen に投射する．

このような小脳と大脳基底核への投射は，体部位局在的な投射であり，例えば一次運動野の上肢を再現している領域からは，小脳および被殻の上肢を再現している領域に投射している．

2 ● 小脳，大脳基底核から視床を介した入力

小脳と大脳基底核で処理された情報は，視床を介して運動野に戻る（図16-2b）．視床のなかで，小脳核から入力を受ける部位と大脳基底核から入力を受ける部位は分かれており，両者から共通の入力を受ける視床ニューロンはほとんどない．運動野と連絡のある視床亜核（視床の分類については，➡第5章，192頁を参照）のなかで後外側腹側核吻側部（VPLo）[*1]，外側腹側核尾側部（VLc），X野など尾側にある核は小脳核から入力を受け，外側腹側核吻側部（VLo），前腹側核主部（VApc），外側腹側核内側部（VLm）など吻側にある核は大脳基底核から入力を受ける．一方，M1はVLo，VPLo，X野，VLcから，SMAはVLo，X野，VPLoから，pre-SMAはVApc，X野から，PMdはVApc，VLo，X野，VLcから，PMvはVLo，X野，VPLoから入力を受ける．すなわち，すべての運動野が，小脳と大脳基底核両者からの入力を受けている[*2]．

このような運動視床のニューロンは，運動に際し活動する（多くは興奮性の活動）．小脳核からの出力は興奮性であるので，視床ニューロンを単に興奮させるのに対し，淡蒼球内節からの出力は抑制性であるので，脱抑制で働いていると考えられる（詳しくは➡「大脳基底核」，374頁を参照）．

Advanced Studies

出力部による運動視床ニューロンの特徴

小脳核から入力を受ける視床ニューロンは，大脳皮質の深層（Ⅲ～Ⅴ層）に投射するのに対し，淡蒼球内節から入力を受ける視床ニューロンは，浅層（Ⅰ～Ⅱ層）に投射することがわかってきたので，小脳からの出力は大脳皮質ニューロンを効果的に興奮させるのに対し，大脳基底核からの出力は大脳皮質の興奮性を調節するなど，間接的な影響を与えている可能性が高い．また，大脳-小脳連関と大脳皮質-大脳基底核ループの相互連絡はあまりないとされてきたが，近年，小脳核-視床-線条体連絡（小脳から大脳基底核へ），視床下核-橋核-小脳皮質連絡（大脳基底核から小脳へ）など，相互連絡があることがわかってきた．

[*1] VPLc（後外側腹側核尾側部）は体性感覚の中継核であり，VPLのなかで機能的な境界がある．

[*2] 狂犬病ウイルスをサルの運動野に注入して，逆行性越シナプス性に感染させると，視床を経由して小脳核と大脳基底核（淡蒼球内節）のニューロンが標識されることからも明らかである．

3 脊髄への下行性投射

第2・第3グループの運動野は下行性に脳幹，脊髄へ投射し，運動ニューロンを興奮させ，最終的に筋肉を動かしている（図16-2a）．そのうちで最も重要なものは皮質脊髄路 corticospinal tract である．

A 皮質脊髄路（図16-3a）

皮質脊髄路は，4野と6野から発するものが約60%を占めるが，3，2，1，5野などの頭頂葉[*3]からも発する．皮質脊髄路は，大脳皮質Ⅴ層深部にある大型の錐体細胞より発し，内包，大脳脚を通り，橋核の間を抜けて延髄の前面に出て，延髄錐体 medullary pyramid を形成する．このことから，皮質脊髄路は錐体路 pyramidal tract ともよばれる．

1 ● 外側皮質脊髄路（図16-3a，赤——で示す）

延髄から脊髄に入るとき，ほとんど（75～90%）が正中を越え（錐体交叉 pyramidal decussation），反対側の脊髄の側索を下行する（外側皮質脊髄路 lateral corticospinal tract）．この交叉のために，大脳皮質は，反対側の体の動きを制御することになる．外側皮質脊髄線維は，目的となる高さで脊髄の灰白質に入り，多くは脊髄のⅣ～Ⅶ層で介在ニューロンにシナプスを作る．一部，特に一次運動野からの皮質脊髄路の終末はⅨ層に達し，ここに存在する運動ニューロンに直接シナプスを作る．このような単シナプス性結合は霊長類，特にヒトでよく発達しており，四肢の遠位部の運動，特に巧緻性の高い手指の細かな運動に関係している．

2 ● 前皮質脊髄路（図16-3a，青——で示す）

延髄で交叉しなかった残りは，脊髄の前面正中寄りを下行する（前皮質脊髄路 anterior corticospinal tract）．前皮質脊髄路は，両側性に脊髄のⅦ層に終わる．脊髄Ⅶ，Ⅷ層の細胞は，四肢の近位部や体幹の筋肉を支配している．

B 赤核と網様体を介する経路

皮質脊髄路以外に，皮質から脳幹の核を介して脊髄に至る間接的な経路がある．1つは赤核 red nucleus

[*3] これら頭頂葉からの投射は脊髄の後角に終わり，運動の制御ではなく，感覚性入力の上行を制御していると考えられる．

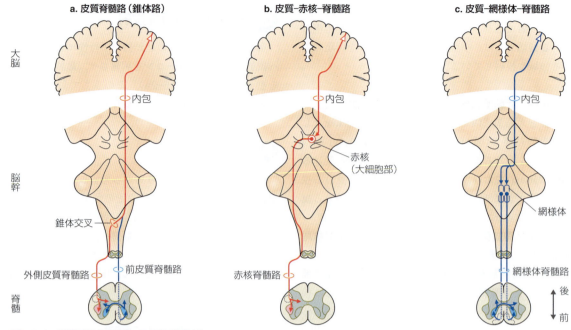

図 16-3 運動野から脊髄への下行性投射
皮質脊髄路（a），皮質-赤核-脊髄路（b），皮質-網様体-脊髄路（c）の経路を示す．これらは外側路（赤で示す）と内側路（青で示す）に大きく分かれる．

を介する経路で，もう1つは橋と延髄に存在する**網様体** reticular formation を介する経路である．

1 ● 皮質-赤核-脊髄路（図 16-3b）

運動野から起こった**皮質赤核路** corticorubral tract は，多くは同側の赤核に終わる．赤核は，吻側の小細胞部と尾側の大細胞部に分かれる．小細胞部は，**赤核下オリーブ線維** rubroolivary fiber により下オリーブ核を介して小脳に達する．大細胞部からは，**赤核脊髄路** rubrospinal tract が起こり，対側脊髄前角の背外側部の介在ニューロンに終わる．この経路は四肢の遠位部の運動に関与しており，ネコやサルで発達しているが，チンパンジーやヒトでは痕跡的で，このような役割は皮質脊髄路が担っている．

2 ● 皮質-網様体-脊髄路（図 16-3c）

皮質網様体路 corticoreticular tract の入力を受けた脳幹網様体ニューロンの軸索は，脊髄の前索を両側性に下がり（**網様体脊髄路** reticulospinal tract），脊髄前角の腹内側部の介在ニューロンに終わる．これらは，四肢の近位部や体幹の筋肉を支配している．

C 外側路と内側路

上記のような脳幹から脊髄に至る経路は，脊髄の側索を通る**外側路** lateral pathway と，前索を通る**内側路** medial pathway に大きく二分できる．

1 ● 外側路（図 16-3，赤 ── で示す）

脊髄の側索を通る外側皮質脊髄路，赤核脊髄路などをさす．これらは主に脊髄前角の背外側部に終わり，四肢の遠位部の運動を担っている．

2 ● 内側路（図 16-3，青 ── で示す）

脊髄の前索を通る網様体脊髄路，前皮質脊髄路，前庭脊髄路*などをさす．これらは主に脊髄前角の腹内側部に終わり，四肢の近位部や体幹の運動を担っている．

Advanced Studies

下行路の種差
脊髄への下行性投射の経路については，種差が大きい．例えばげっ歯類においては，ヒトの前皮質脊髄路に相当する下行路

---
*→第10章，274頁を参照．

はヒトと同じように前索を通るが，外側皮質脊髄路に相当する下行路は側索ではなく後索の基部を通る．

4 一次運動野（M1）の機能

一次運動野（M1）は，サルでは中心溝前壁とそれに接する中心前回に存在するが，ヒトでは主な部分は中心溝に埋まっており，ほとんど表面に出ていない（図16-1）．細胞構築学的には Brodmann の 4 野に相当し，IV層（内顆粒層）が未発達で**無顆粒皮質** agranular cortex とよばれる．また，V層深部に，直径が 60〜120 μm に及ぶ**ベッツの巨大錐体細胞** giant pyramidal cell が存在する．

A 一次運動野の体部位局在

ヒト*やサルの一次運動野の表面に電極を当て電気刺激すると，反対側の限局した身体部位の運動が誘発される（図16-4）．一次運動野内の刺激部位を少しずつ移動させると，それに伴って運動が誘発される身体各部位が規則正しく変化し，一次運動野内の小領域と身体各部位が対応している．これを**体部位局在** somatotopic organization，または**体部位再現** somatotopic representation という．体部位再現は，一次運動野の内側から外側に沿って下肢，体幹，上肢，口腔顔面の順に秩序だって並んでおり，**ホムンクルス** homunculus（「小さなヒト」を意味するラテン語）が描ける（図16-4a，c）．手や口など巧緻な運動を行う部位は，体幹や四肢の近位部に比べて広い領域に再現されている．

B 一次運動野の機能―筋再現説と運動再現説

一次運動野がどのような機能を担っているかについては 2 つの考え方があり，長年論争されてきた．

1 つは，体部位局在の考えを推し進めていき，各筋を支配する領域が，皮質内に身体各部の順に二次元的に配列していると考える**筋再現説** muscle representa-

---

* 1930 年代から 1950 年代にかけて W. G. Penfield らによって，ヒトの脳手術の際に刺激して得られたデータが元となっている．現在ではこのような体部位局在は，経頭蓋磁気刺激，fMRI などによる脳血流測定，脳磁図による運動関連磁場の計測などの非侵襲的な方法により確かめることができる（→第22章，469 頁を参照）．

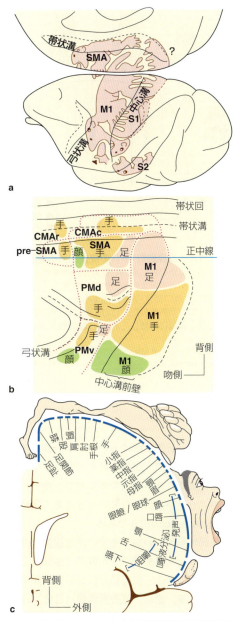

図 16-4 サル（a，b）とヒト（c）の運動野の体部位局在

a．サル一次運動野（M1），補足運動野（SMA），一次体性感覚野（S1），二次体性感覚野（S2）の体部位局在．〔Woolsey CN, et al：Patterns of localization in precentral and supplementary motor areas and their relation to the concept of a premotor area. Res Publ Assoc Re Nerv Ment Dis 30：238-264, 1952 より〕

b．サル運動野の体部位局在．脳溝を広げた展開図で示す．粗い破線は脳溝の底を，赤色の破線は領野の境界を示す．一次運動野，補足運動野以外に，運動前野（PMd，PMv），帯状皮質運動野（CMAr，CMAc），前補足運動野（pre-SMA）などにも体部位局在が存在する．〔Dum, et al：Exercise：Regulation and Integration of Multiple Systems. p 217, Oxford Univ Press, 1996 を改変〕

c．ヒト一次運動野の体部位局在．〔Penfield, et al：The Cerebral Cortex of Man. A Clinical Study of Localization of Function. Macmillan, 1950 より〕

サルとヒトでの体部位局在は，よく似ている．

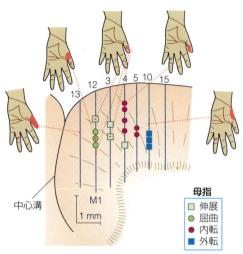

図 16-5　サル一次運動野（M1）の皮質内微小刺激
微小電極を縦の青色の線に沿って刺入し、さまざまな深さで微小刺激すると、記号で示す母指の運動が誘発された。逆に母指の各部分（ピンク色の部分）を触刺激すると、点線で結んだ部位の皮質ニューロンが興奮した。このような母指の部位は、一次運動野内の狭い領域に限局しており、皮質表面に対し垂直に広がっていた。
〔Rosén I, et al：Peripheral afferent inputs to the forelimb area of the monkey motor cortex：input-output relations. Exp Brain Res 14：257-273, 1972 より〕

tion である．

もう1つは、日常生活においては単一筋のみを収縮させることはまれで、複数の筋を正確なタイミングで順に収縮させることが必要であるので、皮質内に種々の運動パターンが再現されていると考える**運動再現説** movement representation である．

筋再現説は単純でわかりやすいが、複雑な運動をさせるためには一次運動野のなかのどの小領域をどの順で興奮させるのか、一次運動野に至る前に決定されている必要がある．逆に、運動再現説は日常動作のためには便利だが、そのような配列はどのようなしくみでできあがったのかが問題である．

C 電気刺激による研究

一次運動野に何が再現されているのかを明らかにするために、皮質内に微小電極を刺入し微弱な電気刺激を加えるという**皮質内微小刺激法** intracortical microstimulation（ICMS）[*1] によって、体部位局在が詳細に調べられた．その結果、数 μA 程度の弱い刺激で、単一筋の収縮が起こることがわかった．さらに、ある筋肉を収縮させる部位は、一次運動野内の狭い領域に限局しており、皮質内では脳表面に対して垂直に広がっていること、この部位に存在するニューロンは、対応する身体部位の深部感覚受容器の刺激によって応答することも明らかになった（図 16-5）．これは感覚野で知られている機能円柱と似ていることから、各筋肉を支配している**円柱状の領域** efferent zone が想定され、これが運動の基本になっていると考えられて、筋再現説の有力な根拠となった．

しかしその後、皮質内微小刺激によってある筋肉を収縮させるような領域は広く不定形で、複数、不連続に存在し、しかも他の筋肉を収縮させる領域と重複していることが明らかになってきた（図 16-6a）．実際、狂犬病ウイルスが逆行性経シナプス性に感染する性質を利用して、個々の筋肉を支配している皮質脊髄路細胞を標識してみると、広い領域に互いに重なるように分布していた（図 16-6b）．

また軸索に標識物質を注入し、皮質脊髄路の終末を詳しく調べたところ、1つの**皮質脊髄路細胞** corticospinal neuron は複数の運動ニューロンプールを支配していることがわかった（図 16-6c）．さらに一次運動野の皮質脊髄路細胞の発火をトリガーにして筋電図を加算するという方法を用いると、単一の皮質脊髄路細胞が複数の筋肉を支配していることが示された（図 16-6d）．

これらのデータは、運動野のある部分と筋肉が多対多の対応関係にあることを示している．さらに一次運動野に長い連続刺激を与えると、手を口にもってくるような一連の複雑な運動を起こすという報告もある．このようなデータは運動再現説を支持するものである．

D 運動中のニューロン活動記録による研究

覚醒下の動物に随意運動を遂行させ、そのときのニューロン活動を記録することによっても、一次運動野に何が再現されているのかが検討された（➡368頁の Advanced Studies を参照）．

光を手がかり刺激として、手根の屈曲・伸展によりレバーを動かす課題を訓練したサルの一次運動野の**錐体路細胞**[*2] pyramidal tract neuron（PTN）を記録すると（図 16-7a）、筋活動に 50〜80 ms 先行して活動が開始することがわかった（図 16-7b〜d）．また、神経

[*1] 例えば、微小電極を通して、持続時間 0.2 ms の陰性パルスを、3 ms 間隔、12 発程度連続して加える．
[*2] ➡366 頁の脚注を参照．

A 大脳皮質運動野 ● 365

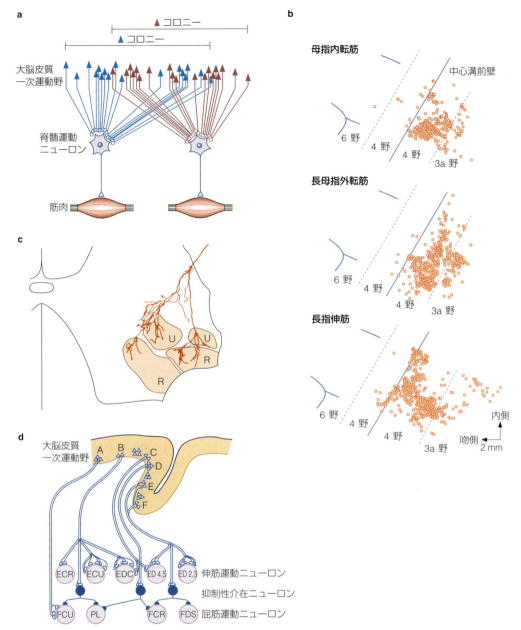

図16-6 一次運動野の筋再現説に反するデータ

a. 皮質内微小刺激によってある筋肉を収縮させる領域(コロニー)はかなり重なりがあり，重なっている領域の刺激では，異なった筋肉の収縮が観察されることを模式的に示す．〔Andersen P, et al：Mapping by microstimulation of overlapping projections from area 4 to motor units of the baboon's hand. Proc R Soc Lond B Biol Sci 188：31-60, 1975 より〕

b. 狂犬病ウイルスをサルの母指内転筋(上)，長母指外転筋(中)，長指伸筋(下)に注入して，逆行性越シナプス性に感染させ，各筋肉を支配する皮質脊髄路細胞を標識した．個々の筋を支配する皮質脊髄路細胞は，広く互いに重なって分布していた．〔Rathelot JA, et al：Muscle representation in the macaque motor cortex：an anatomical perspective. Proc Natl Acad Sci USA 103：8257-8262, 2006 より転載〕

c. サルの一次運動野上肢領域由来の皮質脊髄路の軸索にHRP(西洋ワサビペルオキシダーゼ)を注入し可視化した．皮質脊髄路細胞の単一軸索が脊髄前角の複数の筋肉の運動ニューロンプールに終末を送っていた．U，Rは，それぞれ尺骨神経運動ニューロンプール，橈骨神経運動ニューロンプールを示す．〔Shinoda Y, et al：Divergent projection of individual corticospinal axons to motoneurons of multiple muscles in the monkey. Neurosci Lett 23：7-12, 1981 より〕

d. 一次運動野ニューロンの発火をトリガーにして，手根関節の伸筋と屈筋の筋電図を加算するという方法により，単一の皮質脊髄路細胞が複数の筋肉を支配していることが明らかになった．それを模式的に示す．丸は以下の筋肉を支配する運動ニューロンを示す．ECR：橈側手根伸筋，ECU：尺側手根伸筋，EDC：総指伸筋，ED2, 3：第2, 3指の指伸筋，ED4, 5：第4, 5指の指伸筋，FCR：橈側手根屈筋，FCU：尺側手根屈筋，FDS：浅指屈筋，PL：長掌筋．〔Cheney PD, et al：Patterns of facilitation and suppression of antagonist forelimb muscles from motor cortex sites in the awake monkey. J Neurophysiol 53：805-820, 1985 より〕

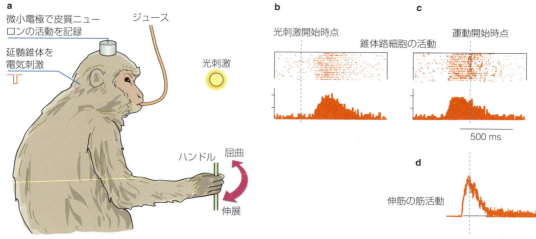

図 16-7　サルが運動を行っている際の一次運動野錐体路細胞の活動

a．実験のセットアップを示す．サルの一次運動野に微小金属電極を刺入し，光刺激に応じて一次運動野と反対側の手根を屈曲・伸展するなどの運動課題を遂行中のニューロン活動を記録する．また，延髄錐体に埋め込んだ刺激電極から刺激を加え，逆行性応答により錐体路細胞であると同定する．

b．その際の一次運動野の錐体路細胞の活動．ニューロンの発火時点が赤い点で表されており，横 1 列が 1 回の運動試行を示す（このような表示をラスター表示という）．光刺激開始時点でそろえてある．16 回の試行を示し，さらに，その発火活動の和をヒストグラムで表示している．

c．b と同じものを運動開始時点でそろえたもの．ヒストグラムの立上りが，b より急峻で，このニューロンの活動が，光刺激開始時点よりも運動開始時点にそろっていることがわかる．

d．手根の伸筋の筋電図．運動開始時点を基準に加算．c と d を比べると，錐体路細胞の活動が筋活動に先行していることがわかる．〔b〜d は Tanji J, et al：Comparison of movement-related activity in two cortical motor areas of primates. J Neurophysiol 48：633-653, 1982 を改変〕

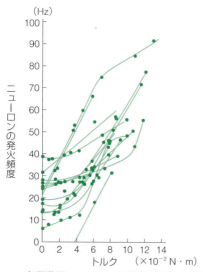

図 16-8　一次運動野ニューロンの発火活動と力の関係
手根の伸展により生じたトルク（横軸）と手根の伸展を支配すると考えられる皮質脊髄路細胞の発火頻度（縦軸）は，ある範囲で線形の関係にあった．個々の線は，それぞれ 1 個のニューロンからのデータを示す．
〔Cheney PD, et al：Functional classes of primate corticomotoneuronal cells and their relation to active force. J Neurophysiol 44：773-791, 1980 より〕

活動の開始時点は，手がかり刺激よりも運動開始時点によく一致していた．以上の結果から，一次運動野からの出力が脊髄に到達し，手根の運動を起こしていると考えられる．

次に，ニューロン活動はどのような運動のパラメータ（例えば運動の変位，力の大きさ，速度など）をコードしているのか，レバーに重りをつけ，力と変位を別々に変化させるような課題を用いて検討された．その結果，錐体路細胞の大部分は，変位ではなく力をコードしていることが明らかになった．さらに錐体路細胞の発火頻度と力の大きさの関係を詳細に調べた結果，この両者はある程度，線形な関係にあることがわかった（図 16-8）．これらの実験結果は筋再現説を支持している．

一方，運動をコードしているようなニューロン活動も報告されている．図 16-9a にあるように，上肢を

[*2] 錐体路細胞と皮質脊髄路細胞は同義語である．また，注意するまでもないかもしれないが，錐体路細胞 pyramidal tract neuron と錐体細胞 pyramidal neuron とは異なるものである．前者は延髄錐体を通過する線維を出している皮質のニューロンであり，後者は細胞体の形態が錐体形をしている皮質に存在するニューロンである．錐体路細胞 ⊂ 錐体細胞．

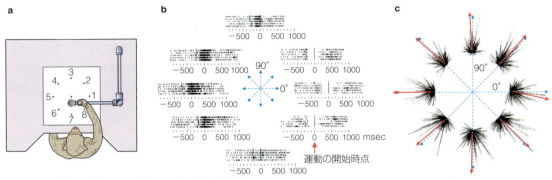

図 16-9 運動の方向をコードしている一次運動野ニューロン
a．サルが，中央のハンドルを，周辺の 8 方向のうち点灯したターゲットに向かって動かす．〔Georgopoulos AP, et al：Spatial trajectories and reaction times of aimed movements：effects of practice, uncertainty, and change in target location. J Neurophysiol 46：725-743, 1981 より〕
b．その際の一次運動野の活動を，運動の開始時点でそろえて示す．このニューロンは，ハンドルを左および左前方に動かした際，最も強く活動を示し，反対方向に動かした際には逆に抑制された．〔Georgopoulos AP, et al：On the relations between the direction of two-dimensional arm movements and cell discharge in primate motor cortex. J Neurosci 2：1527-1537, 1982 より〕
c．このようにして，最も強く応じた方向と発火頻度（長さ）を個々のニューロンで求め，ターゲットの点を中心にプロットする．個々のニューロンは運動方向を粗くコードしているだけであるが，数多くニューロンを集めてベクトルの和をとってみると（ポピュレーションベクトル，赤矢印で示す），運動方向とよく一致していた．〔Georgopoulos AP, et al：Spatial coding of movement：A hypothesis concerning the coding of movement direction by motor cortical populations. Exp Brain Res Supple 7：327-336, 1983 より〕

用いて二次元の平面上で 8 方向のターゲットに向かう到達運動課題をサルに課して一次運動野から記録すると，上肢の個々の筋活動ではなく運動方向によって異なる活動を示すニューロンがあることがわかった（図 16-9b）．個々のニューロンは粗い方向依存性しか示さないが，このようなニューロンを多く集めてみると，集団として正確な運動方向をコードしていること（**ポピュレーションコーディング** population coding）が示された（図 16-9c）．

また，図 16-10a にあるように，手で握ったバーを上下，左右などの方向に動かす課題をサルに課す．このとき手掌の向きを変えると，空間における運動方向が同じでも使う筋肉が異なってくる．このようにして，運動方向と筋活動を分離するように課題を工夫すると，一次運動野には筋活動をコードしているニューロン（図 16-10c）ばかりでなく，使う筋肉に関係なくバーをある方向に動かす際に活動するニューロン，すなわち空間における運動方向をコードしているようなニューロン（図 16-10b）も数多く存在する．これは，一次運動野において，空間における運動方向から実際の筋活動への変換が行われていることを示唆している．

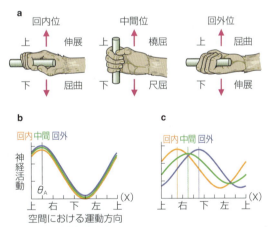

図 16-10 運動方向あるいは筋活動をコードしている一次運動野ニューロン
a．サルが握ったバーを上下，左右などの 8 方向に動かす際，手掌の方向（回内位，回外位，その中間位置）を変えると，手根関節を伸展・屈曲したり，橈屈・尺屈したりする必要があり，使う筋肉も異なってくる．
b．その際の一次運動野の発火活動を縦軸に，空間上の 8 方向を横軸にしてプロットすると，サイン波で近似できる．手掌の方向にかかわらず，同じ反応を示す例を模式的に示す．空間内における運動方向をコードしているニューロンと考えられる．
c．手掌の方向により，反応が変化する例を模式的に示す．筋電図も同じようなパターンを示し，筋活動をコードしているニューロンと考えられる．
〔Kakei S, et al：Sensorimotor transformations in cortical motor areas. Neurosci Res 46：1-10, 2003 より〕

E 異なる実験結果と一次運動野の機能

　以上みてきたように，一次運動野が何を再現しているかは現在も決着がついておらず，論争中の問題である．このような実験結果の食い違いは，一次運動野のどのようなニューロンを刺激したのか，どのようなニューロンから記録したのか，すなわち出力部位である錐体路細胞か入力に近い介在ニューロンかによると考えられ，一次運動野内における情報処理がさらに明らかにされれば解決できると思われる．

　いずれにせよ，一次運動野は，大脳皮質の最終的な出力部位として，単純な運動あるいは筋活動などの要素に分解した運動情報を担っており，これらの情報を脊髄に送っている．

Advanced Studies

課題遂行時のニューロン活動記録

　覚醒下の動物，しかも課題を遂行中の動物のニューロン活動を調べることは，以下のような慢性実験によって可能となり，脳が実際どのように働いているかについて重要な手がかりを与えてくれる（図16-7a）．まず，サルなどの実験動物に，手がかり刺激に応じて体の一部を使って運動をするような課題を学習させる．例えば，光信号に応じて手根（手首）の関節を屈曲・伸展するような課題である．報酬にジュースなどを与えれば，2〜3か月で覚える．運動野の機能を明らかにするため課題を工夫するわけであるが，複雑で難しい課題になると，訓練に1年近く要することもある．その後，麻酔下で動物の頭蓋骨の一部を除去し，これを覆うようにチェンバーを取りつける手術を行う．脳自体に痛覚はないので，動物が運動課題遂行中にこのチェンバーを通して脳内に電極を刺入し，大脳皮質をはじめ脳深部を含めたさまざまな脳領域からニューロン活動を記録することができる．また，脳内のさまざまな領域に刺激電極を設置しておき，その領域を電気刺激することで記録しているニューロンの入出力関係を明らかにすることも可能である．例えば，延髄錐体に設置した電極から刺激を加え大脳皮質で記録しているニューロンが逆行性に発火すれば，錐体路細胞と同定できる．

速錐体路細胞と遅錐体路細胞

　錐体路細胞は延髄錐体の電気刺激による逆行性応答の潜時，すなわち伝導速度によって20 m/sを境に，**速錐体路細胞** fast PTN と**遅錐体路細胞** slow PTN に分けることができる．fast PTN，slow PTN の性質や形態は細かく調べられていて，fast PTN は細胞体が大きく，slow PTN は小さい．細胞内に電流を流すと，slow PTN のほうが低い閾値で発火する，反復して発火する場合は fast PTN のほうが高頻度で発火する，などがわかっている．慢性実験においても，延髄錐体に刺激電極を設置することにより記録している細胞が fast PTN か slow PTN かを同定することができる．実際，運動遂行時の両者の活動を比べてみると，fast PTN は非運動時に発火活動が少なく，速やかな強い筋収縮を伴う運動時に一過性に高頻度発火を示すのに対し，slow PTN は非運動時にも比較的活動が多く，緩徐ないしは定常的な微細調整を必要とする動作に際して活動することがわかった．

5 一次運動野の破壊症状

　一次運動野が破壊された場合，どのような症状を呈するのであろうか．失われた機能を知ることは，一次運動野の機能に関する理解につながるし，また実際の臨床で必要な知識でもある．

A 一次運動野および内包の障害

　一次運動野を切除すると，あるいは一次運動野からの出力線維が多く通る内包が障害されると，反対側の支配領域に対応した体部位の骨格筋が**麻痺** paralysis に陥る．随意運動ができなくなり，筋緊張が低下し hypotonia，表在性反射や深部反射も消失し，**弛緩性麻痺** flaccid paralysis とよばれる状態になる．麻痺はサルやヒトの場合に著明で，特に手指の細かい運動など遠位部の障害が目立つ．

　5〜10時間経つと**バビンスキー反射** Babinski reflex[*1] などの異常反射が現れる．2，3日後，表在性反射は消失したままであるが，腱反射などの深部反射が出現して次第に増強し，ついには亢進に至る．筋緊張も亢進[*2]し（**痙縮** spasticity），腱反射亢進とともに**痙性麻痺** spastic paralysis とよばれる状態になる．筋緊張の亢進は，上肢では屈筋に強く下肢では伸筋に強いので，上肢は屈曲位に下肢は伸展位になる傾向がある[*3]．そのため，一側性障害の場合，健側の足を軸足にして，患側の足を振り回すようにして前に出す歩行をする（痙性歩行）．その後，随意運動は次第に可能になるが，動作は粗大で遅く，屈筋と伸筋が一体となって収縮したりする．より後期になって回復が進むと個々の動作も可能になってくるが，指趾を独立して用いる動作は最後まで不可能である．このような回復過程は，機能訓練によって著しく改善される．

　巻末付録 問題11．痙性麻痺 ➡ 1067頁参照．

[*1] 足底の外側を尖ったもので擦ると，趾（特に母趾）が背屈すると同時に横に広がる異常反射．正常では趾が底屈する．フランスの神経内科医 J. Babinski が19世紀末に記載．1歳以下の乳児の場合は，正常でもバビンスキー反射が陽性のことがあり，ルネサンス期の聖母子像などの絵画にも描かれている．

[*2] 筋肉を他動的に伸展しようとする際，抵抗を示す．しかも，伸展のはじめは抵抗が大であるが，あるところまで動かすと急に抵抗が減じ，折りたたみナイフに似ていることから，**折りたたみナイフ現象** clasp-knife phenomenon とよばれる．

[*3] ウェルニッケーマン Wernicke–Mann 肢位．

B 錐体路に限局した障害

錐体路を切除した場合も反対側の麻痺が起こり，特に指でものをつまむなどの細かな運動ができなくなる（図16-11）．このような遠位部の機能障害は永久に残り，指の独立した運動は失われ，また手根，肘，肩関節が同時に同じ方向に動くようになる．Babinski反射も出現する．ただし，運動野や内包の障害とは異なり，弛緩性麻痺のままで痙性麻痺には至らない．

これらのことから，痙性麻痺は一次運動野からの下行性経路のうち錐体を通らない線維の障害によって起こると考えられる．また，一次運動野は錐体路を通して脊髄に影響を与え，小さなものをつまむなどの巧緻性の高い指の細かな運動や四肢の近位部の微妙な運動に役立っている．

📖 巻末付録 12．運動ニューロン疾患➡1068頁，15．錐体路障害➡1069頁参照．

Advanced Studies

錐体路症候群の症状としての痙性麻痺

痙性麻痺は，一次運動野損傷の急性期や錐体路のみを障害した場合には現れないが，臨床においては**錐体路症候群** pyramidal tract syndrome の重要な症状の１つとなっている．ヒトの疾患の場合，出力線維が多く通る内包の障害例が多く，錐体路とともに他の下行性線維も障害されているためであろう．また，このことから筋力が低下している場合，腱反射や筋緊張を調べることによって疾患部位の鑑別診断ができる．大脳皮質から脊髄に至る経路（臨床において**上位運動ニューロン** upper motor neuron とよばれる）に障害があれば，筋緊張や腱反射は亢進するが，脊髄の運動ニューロンから末梢に至る経路（**下位運動ニューロン** lower motor neuron）に障害があれば，これらは低下する（表16-2）．

運動野の可塑性

図16-4 に示したような体部位局在は，それほど固定されたものではなく，細かな部分では，容易に再構成されるらしい．例えば，一次運動野の小血管を閉塞させ，指先を支配している領域のごく一部を破壊すると，指先の運動が困難になる．機能訓練を重ねて指先の運動がスムーズになったサルの体部位局在を調べてみると，指先の領域は以前は肘や肩などを支配していた領域にまで広がっていたという．このような大脳皮質の再構成は，リハビリテーションによる機能回復の生理学的根拠を示している．また，指の複雑な運動を毎日訓練することにより，指を支配している一次運動野領域が広がったという報告もある．

ブレインマシンインターフェイス
brain-machine interface（BMI）

記録した脳活動をコンピュータで処理し機械を制御しようという技術が，盛んに研究されている．脊髄損傷などで四肢が麻痺した患者の大脳皮質から神経活動を記録することにより，義手（ロボットアーム）などを動かそうというもので，実験段階ではあるが実現されている．しかし，記録を行う脳の領域（大脳皮質の一次運動野，高次運動野など），記録する神経活動（活動電位，局所フィールド電位 local field potential などの直接記録，あるいは脳血流や脳波など非侵襲的な方法など），長期間にわたって信頼性のある信号を安定して記録する方法，神経活動から実際の運動を導くアルゴリズムなど，解決すべき問題がある．特に神経活動から運動を導くには，神経活動が何を表しているのか，例えば一次運動野が筋と運動のどちらを再現しているのか（➡363頁を参照）などの，神経生理学の基礎研究が重要になってくる．

6 補足運動野（SMA）の機能

Brodmannの6野，特に6aαが大脳皮質の内側面にも広がっており，この部位に**補足運動野** supplementary motor area（SMA）が存在する（図16-1，16-4a, b）．一次運動野と比べて閾値が高いが，皮質内微小刺激法によって運動を誘発することができる．このようにして誘発された運動，運動課題遂行中のサルから

a．正常

b．錐体路切除

図16-11　延髄錐体を切除した際の症状
a．正常では，サルは指を独立して動かし，凹みから巧みに餌をつまむことができる．
b．延髄錐体を両側性に切除すると，個々の指の運動が失われ，手全体でしか餌をつまめなくなった．

〔Lawrence DG, et al：The functional organization of the motor system in the monkey. I. The effects of bilateral pyramidal lesions. Brain 91：1-14, 1968 を改変〕

表16-2　障害部位による症状の違い

障害部位	筋力低下	筋萎縮	線維束性収縮	筋緊張	腱反射	Babinski反射
上位運動ニューロン	+	－（廃用性萎縮があることも）	－	亢進	亢進	+
下位運動ニューロン	+	+	+	低下	低下	－

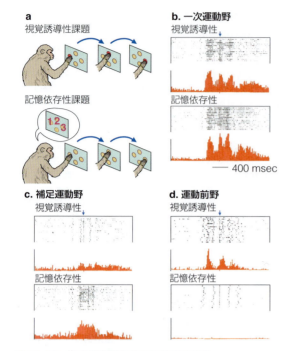

図16-12 順序課題遂行時の運動野の活動
a．視覚誘導性の課題では，ボタンの背後に設置したLEDが次々点灯され，押すべきボタンが逐次指示される．次第にLEDが暗くなっていき，記憶依存性の課題では，LEDの点灯なしに記憶した順に従ってボタンを押す．両課題を遂行中の，一次運動野(**b**)，補足運動野(**c**)，運動前野(**d**)のニューロン活動を示す．最初のボタンに触れた時点を中央(矢印)にそろえて表示．
〔Mushiake H, et al：Neuronal activity in the primate premotor, supplementary, and precentral motor cortex during visually guided and internally determined sequential movements. J Neurophysiol 66：705-718, 1991 より〕

のニューロン活動の記録，脊髄や一次運動野への投射様式などにより，半球内側面の前方から後方にかけて口腔顔面，上肢，体幹，下肢の順に体部位局在があることがわかった(図16-4a，b)．

A 補足運動野の活動

覚醒下の動物に運動課題を遂行させ，そのときの補足運動野のニューロン活動を一次運動野と比べると，以下のような特徴がある．
① 手がかり刺激に対する反応時間が短い．
② 運動開始よりも，手がかり刺激に応じて活動がはじまるものが多い．
③ 手がかり刺激に光，音，触覚の3種を使った場合，どれか1つに応じるものが多い．
④ 反対側の運動ばかりでなく，同側の運動の際にも活動を示すニューロン，両側の運動の際のみに活動を示すニューロンなど，特異的な活動がみつかる．

⑤ 遅延期間を含む運動課題*を課した場合，遅延期間に活動を示すニューロンが多くみられる．
⑥ 図16-12aにあるように，3つのボタンを2つの様式に従って順次押していく課題をサルに課す．まずは，ボタンの背後に設置したLED (light emitting diode, 発光ダイオード)を次々に点灯し，押すべきボタンを逐次指示する(**視覚誘導性課題**)．次にLEDを次第に暗くしていき，遂にはLEDの点灯なしに，記憶した順に従ってボタンを押すようにさせる(**記憶依存性課題**)．一次運動野はこの両課題に等しく活動を示すが(図16-12b)，補足運動野はもっぱら記憶依存性の課題の際に(図16-12c)，運動前野は視覚誘導性の課題の際に(図16-12d)，発火活動を示した．
⑦ ハンドルを押す，引く，回すという動作を順に行う課題をサルに課す．補足運動野のニューロンは，例えば「押す‐引く‐回す」の順では引く際に活動を示すが，この順以外で引く際には活動を示さないなど，特定の順序の特定の運動にのみ選択的な活動を示すものが多かった．一方，一次運動野のニューロンは順序に関係なく特定の運動，例えば引く際に活動を示した．

また，PETやfMRIなどでヒトの補足運動野の活動を画像化すると，①指の順序運動など複雑な運動の際や，実際に運動しなくてもその複雑な運動をイメージしただけで，補足運動野が活動した(図16-13)，②ヒトでも記憶依存性の動作のほうが高い活動性を示す，③動作の構成を新たに学習するときに活動が高まる，などが報告されている．

このように一次運動野は，運動そのものを制御しているのに対し，補足運動野は記憶に従った順序運動など，あるまとまった一連の運動を準備し，それを一次運動野に送る役割を担っている．

B 補足運動野の破壊症状

補足運動野が損傷した場合，一次運動野のように麻痺が生じることはないが，両手の協調動作ができなくなったり，連続動作がスムーズにできなくなる．例えば，図16-14のように透明なプラスチックの厚板に穴を開け，その中に餌を入れておく．正常なサルなら

---
* 第1の手がかり刺激で運動の方向や種類を与えておいて(このときは実際には運動は行わない)，数秒のランダムな遅延期間のあと第2の刺激に応じて実際の運動を行うという「よーい，どん」型の運動課題．

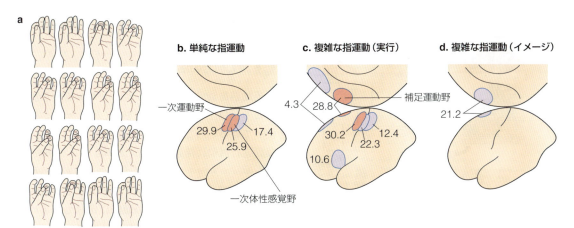

図 16-13　複雑な運動課題遂行時のヒト補足運動野の活動
ヒトに運動課題を遂行させながら，放射性のキセノン(^{133}Xe)を内頸動脈に注入し，頭蓋上から放射線を検出することによって，脳血流の変化を計測した．
a．指の順序運動課題を示す．図のように指を順に対向する手順を覚えて，その順序どおりに動かす．
b．示指でバネを繰り返し押す単純な課題では，反対側の一次運動野と一次体性感覚野の血流が増加した．
c．aに示すような複雑な運動課題（指の順序運動）では，反対側の一次運動野と一次体性感覚野以外に，補足運動野の血流が増加した．
d．運動を実際行わなくても，指の順序運動をイメージするだけで，補足運動野の血流が増加した．
b〜dの数字は脳血流量の増加率を％で示す．
〔Roland PE, et al：Supplementary motor area and other cortical areas in organization of voluntary movements in man. J Neurophysiol 43：118-136, 1980 より〕

一方の手で餌を押し出しもう一方で受け取るなど，左右の手を協調させて餌を取ることができる（図16-14a）．補足運動野の一側を切除するとこのような協調動作ができなくなり，左右同じ動きをしてしまい餌がうまく取れなくなった（図16-14b）．また，連続動作も拙劣になる．板に小さな穴を碁盤目状に開けておき，この中に餌を入れておく．正常なサルでは端から順序よく餌を取っていくが，補足運動野切除後ではランダムな位置から取るので余分な時間がかかり，間違いも多くなった．また別の実験では，視覚刺激や聴覚刺激を手がかりにして単純な運動を行うことには支障がなかったが，感覚刺激がないときに複数の動作の選択肢のなかから正しい動作を選ぶことが困難になったという．さらに別の報告では，補足運動野にムシモルmuscimol（GABA$_A$受容体の作動薬．注入部位の神経活動を一時的にブロックする効果がある）を注入すると運動そのものに影響はないが，複数の動作の順序を記憶して，その順序どおりの動作を行うことが不可能になったという．

ヒトの場合は，①自発性運動の減少，②強制把握forced grasping：手のひらに触れた物を反射的に握って，離そうとしない，③他人の手徴候：自分の手にもかかわらず，他人の手のように勝手に動いて，やりた

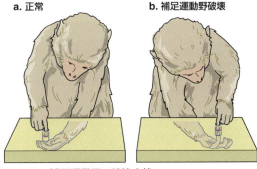

図 16-14　補足運動野の破壊症状
透明なプラスチック板にいくつか貫通した穴をあけ，中にレーズンを入れる．
a．正常なサルでは利き手（このサルでは右手）の示指で餌を押し出し，もう一方の手を板の下に持っていき餌を受け取る．
b．非利き手と反対側の補足運動野を切除すると，左右の手が同じように動き，両方から餌を押してしまい，うまく取りだせなくなった．あたかも正常な補足運動野が両方の手をコントロールしているようである．
〔Brinkman C：Lesions in supplementary motor area interfere with a monkey's performance of a bimanual coordination task. Neurosci Lett 27：267-270, 1981 より〕

くもない動作を行ってしまう，④左右手の協調運動の障害，⑤道具の強迫的使用：目の前に道具があると，それを使用するように指示されていないにもかかわらず使ってしまう，などの症状を呈する．

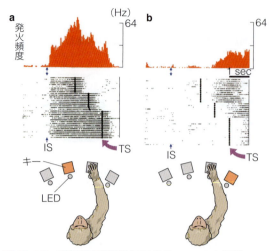

図 16-15　運動前野背側部(PMd)のニューロン活動
下段：サルの前に4つのキーがあり，そのうちのどれかをサルが押していると，残り3つのうちどれかのキーが光り（橙色で示す），ターゲットキーを示す．1.0～3.0秒待つと，ターゲットキー前のLEDが光るので，サルは元のキーから素早く手を離し，ターゲットキーを押すと報酬がもらえる．
中段：このような課題遂行中の運動前野背側部のニューロン活動の例を示す．ニューロンの発火時点が小さな点で表されており，横1列が1回の試行を示す．現在のキーよりターゲットキーが左側(**a**)と右側(**b**)に示された場合を別々に，ターゲットキーの点灯時点(IS, instruction stimulus)でそろえた．LEDの点灯時点をTS (trigger stimulus)で示す．ISとTSの期間は試行ごとにランダムであるが，短いほうから長いほうにかけて並べ直してある．
上段：中段のラスター表示を加算したヒストグラム．現在のキーよりターゲットキーが左側に示された場合，ISから運動開始までの遅延期間に持続的な発火活動 set-related activity がみられる(**a**)．現在のキーよりターゲットキーが右側に示された場合は，このような活動はみられなかった(**b**)．
〔Wise SP, et al：Anatomical and physiological organization of the non-primary motor cortex. Trends Neurosci 7：442-446, 1984 より〕

7　運動前野(PM)の機能

Brodmann の 4 野の前方で，6 野のうち，外側表面に出ている部分に**運動前野** premotor cortex (PM)が存在する（図 16-1, 16-4b）．6 野も無顆粒皮質で，厚さは 4 野よりも薄く，Betz ベッツの巨大錐体細胞を欠いている．このうち背側部と腹側部とでは機能が異なっており（サルでは弓状溝の後端が境界線となる），**運動前野背側部**(PMd)と**運動前野腹側部**(PMv)に分類される．それぞれの吻側部と尾側部では細胞構築も異なり（吻側部は 6 aβ と 6 b，尾側部は 6 aα）ニューロン活動も異なることから，PMdr，PMdc，PMvr，PMvc とさらに細分化されることもある．皮質内微小刺激法あるいは一次運動野との線維連絡によって，PMd と PMv におおまかな体部位局在があることがわかった（図 16-4b）．

A　運動前野の活動

運動前野背側部(PMd)のニューロン活動を調べたところ，以下のような特徴を示した．サルが上肢を使っていろいろな方向に到達運動を行っている際に，運動遂行直前に活動を開始するニューロンのほかに，腕を伸ばす方向を指示された後，その運動を待機している遅延期間中に発火活動を持続させる**予期的活動** set-related activity がほかの領野に比べて顕著にみられた（図 16-15）．このような活動は腕を伸ばす方向によって異なっており，どの方向に到達運動をするかを準備していると考えられる．

それに反して，運動前野腹側部(PMv)のニューロンは視覚刺激によく反応する．

① 視覚信号を手がかりにした上肢による標的追従運動をサルに行わせたところ，視覚刺激に早い潜時(60 ms)で応じた．一次運動野のように運動そのものに関係する活動もみられたが，運動の各パラメーター（速度，加速度，力）との相関は少なかった．

② 身体の手指，顔などに体性感覚応答を示し，しかも応答性をもつ身体部位周囲の視対象にも視覚応答を示した．

③ 小さな物を正確につまむ際に活動を示すニューロンが存在する．このようなニューロンはどのような方向でつまんでも，また同側の手でつまんでも活動を示すが，大きな物体を握っても反応しない．さらにその中には自己がその動作をするときばかりでなく，ほかのサルや実験者が同一の動作をしているのをみたときにも活動する**ミラーニューロン** mirror neuron（見まねニューロン，→Advanced studies，次頁を参照）もあった（図 16-16）．

先に示したように PMd と PMv は，5 野と 7 野からそれぞれ入力を受けている（→図 16-2a，360 頁参照）．到達運動の際には 5 野のニューロンも活動を示す．また，7 野のニューロンは物を握る際に手の形によって活動パターンを変えることが報告されている．5 野から PMd には空間内における上肢の位置情報が，7 野から PMv には手の形に関する感覚情報が流れ，より正確な運動を行えるようにしていると解釈できる．

これらのことから，運動前野は外界の刺激に対して適切な運動を準備し，それを一次運動野に送る役割を担っていると要約できる．

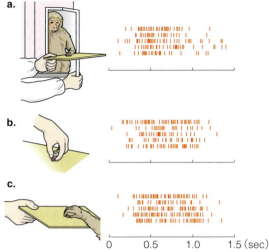

図 16-16　運動前野腹側部（PMv）のニューロン活動：ミラーニューロン

ミラーニューロンは自分が餌をつまむとき（c）だけでなく，別のサルが餌をつまんだり（a），実験者がつまんだり（b）するのを見ても反応する．

〔Rizzolatti G, et al：Premotor cortex and the recognition of motor actions. Brain Res Cogn Brain Res 3：131-141, 1996 より〕

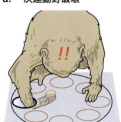 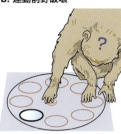

図 16-17　運動前野の破壊症状

周囲に丸を描いた透明なプラスチック板の中央部の下にリンゴを置く．その丸の1つだけに穴が開いているが（黒く縁取りされている），その穴の位置は試行ごとに変わる．正常なサルあるいは一次運動野に損傷があるサルでも，穴から手を伸ばしてリンゴを取ることができる（a）．しかし，一側の運動前野を切除したサルに反対側の手で取らせると，プラスチック板を迂回せずにリンゴに直接手を伸ばすためプラスチック板にぶつかってしまい，リンゴを取ることができなかった（b）．

〔Moll L, et al：Premotor cortical ablations in monkeys：Contralateral changes in visually guided reaching behavior. Science 198：317-319, 1977 より〕

B　運動前野の破壊症状

運動前野が損傷すると，一次運動野のように麻痺が生じることはないが，外界の状況に応じてうまく動作することが困難になる．

①図16-17のように，周囲に穴を開けた透明なプラスチック板の中央部の下にリンゴを置いておく．正常なサルは穴から手を伸ばしてリンゴを取ることができるが（図16-17a），一側の運動前野*に損傷を与えたサルに反対側の手で取らせると，リンゴに直接手を伸ばすため，リンゴを取ることができなかった（図16-17b）．②引き戸の奥にハンドルを置いておき，引き戸の色に従ってハンドルを引く，あるいは回すという動作をさせるような課題をサルに課すと，運動前野切除後は引き戸の色と正しい動作の関連づけができなくなった．

ヒトの場合は，動作が拙劣となり立体的な構成を伴う作業ができなくなる．また，運動失行のような症状も現れる．例えば，麻痺がないのに服をうまく着ることができない，などである．

---

*　実際は，運動前野（背側部と腹側部），補足運動野，弓状溝の前の前頭前野などを含む広範囲な領域を切除している．

Advanced Studies

前補足運動野

大脳半球内側面の補足運動野の前方に**前補足運動野** pre-SMA が存在する（図16-1，16-4b）．前補足運動野のニューロンは，運動の種類に関係なく何番目の動作かのときに特異的に活動を示し，ブロックすると順序動作がうまくできなくなった．前頭前野からの情報により，前補足運動野で抽象的な順番が生成され，補足運動野に送られ，具体的な順序運動になると考えられる（図16-2）．

帯状皮質運動野

大脳半球内側面の帯状溝の腹側壁と背側壁に沿って**帯状皮質運動野** cingulate motor area（CMA）が存在する（図16-1，16-4b）．先に述べたように吻側部（CMAr，24野）と尾側部（CMAc，23野）に二分される．CMAc（CMAvとCMAd）は一次運動野との結びつきが強く，一次運動野とよく似た活動を示すのに対し，CMArは大脳辺縁系からの入力が強く（図16-2），報酬の価値を判定して内的欲求に応じて行動を切り替えるのに役立っていると思われる．

ミラーニューロンシステム mirror-neuron system

運動前野腹側部のニューロンは，自己がその動作をするときばかりでなく，他者が同一の動作をしているのを見たときにも活動することから，この領野が模倣によって学習する機能や，他者の行為を理解する機能を担っているのではないかと考えられている．さらに進化の過程で，これらの機能が抽象性を増し言語が生まれ，この領域が吻側に発達し運動性言語野になったのではとの指摘もある．

運動準備電位

ヒトの頭皮上に脳波記録用の電極を貼り付け，耳朶を不関電極に単極性に誘導し，自己ペース運動，例えば自分のペースで2～3秒に1回指の屈曲をさせるような運動をし，運動の開始時点で脳波を平均加算すると，運動開始前約1秒から緩やかに始まる陰性電位が観察される（図16-18）．最初の緩やかな電位は頭頂部に最も強く，かなりの広い範囲に分布し，**運動準備電位**

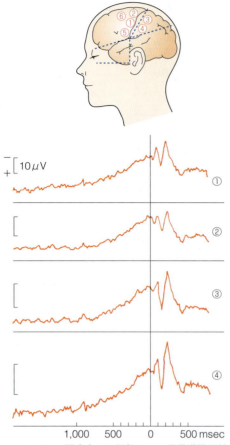

図 16-18　ヒトの頭皮上から記録された運動準備電位

右示指の掌屈を数秒間隔で繰り返し行わせ，左半球の頭皮上（①〜④の位置）の電位を運動の時点（横軸の 0）で 250 回加算平均した．運動開始前約 1 秒から緩やかに始まる陰性電位（上向き）が観察された．

〔Deecke L, et al：Distribution of readiness potential, pre-motion positivity, and motor potential of the human cerebral cortex preceding voluntary finger movements. Exp Brain Res 7：158-168, 1969 より〕

readiness potential, Bereitschaftspotential とよばれる．同様な電位はサルなどにおいても観察され，皮質に電極を直接刺入することにより，詳しい解析が可能である．また，てんかん患者の病巣を決定するために，硬膜下に慢性電極を設置することがあるが，その際に患者に同様な運動課題を課して直接記録することにより，その局在を詳しく知ることができる．その結果，運動準備電位は運動と反対側の一次運動野，一次体性感覚野，両側の運動前野などを中心に出ていることがわかった．運動開始前 1 秒くらいからこれらの領野に入力が集中し，運動準備を反映していると考えられる．運動直前（約 60 ms 前）に反対側一次運動野に限局して運動電位 motor potential が出現する．これは，一次運動野の皮質脊髄路細胞の興奮を反映していると考えられる．

B 大脳基底核

1 大脳基底核の構成

大脳基底核 basal ganglia は，終脳の基底部にある大きな神経核群で，以下の 4 つの神経核から構成されている（図 16-19a）．

① **線条体** striatum：**尾状核** caudate nucleus，**被殻** putamen，**腹側線条体** ventral striatum[*1] からなる．

② **淡蒼球** globus pallidus：**淡蒼球外節** external segment of the globus pallidus (GPe) と**淡蒼球内節** internal segment of the globus pallidus (GPi) に分かれる[*2]．

③ **視床下核** subthalamic nucleus (STN)[*3]．

④ **黒質** substantia nigra：**黒質網様部** substantia nigra pars reticulata (SNr) と**黒質緻密部** substantia nigra pars compacta (SNc) からなる．

これら大脳基底核を構成する核は，ほとんど **GABA**（γアミノ酪酸 γ-aminobutyric acid）を神経伝達物質とする抑制性のニューロンから成り立っている（例外として，視床下核はグルタミン酸作動性興奮性ニューロンから，黒質緻密部はドパミン作動性ニューロンから成り立っており，線条体にはアセチルコリン作動性介在ニューロンがある）[*4]．

大脳基底核は大脳皮質の広い領野から入力を受けており，大脳基底核で処理された情報は，一部は脳幹に下行するが，大部分は**視床** thalamus を介して再び大脳皮質，特に前頭葉に戻るという**大脳皮質-大脳基底核ループ** cortico-basal ganglia loop を形成している（図 16-19b）．

このように大脳基底核は，小脳とともに大脳皮質の活動を制御している．

[*1] 吻側にいくと尾状核と被殻は腹側でつながっており，**側坐核** nucleus accumbens と**嗅結節** olfactory tubercle からなるこの領域が腹側線条体である．

[*2] 前交連より腹側にも淡蒼球が拡がっており，**腹側淡蒼球** ventral pallidum とよばれ，腹側線条体とともに後述する辺縁ループを形成している．

[*3] 視床下核は，19 世紀のフランスの神経学者 J. B. Luys が初めて記載したことから**ルイ体** Luys body ともよばれる．

[*4] 哺乳類の中枢神経系の多くは，興奮性の投射ニューロンと抑制性の介在ニューロン（長距離の興奮性投射と短距離の抑制性投射）で構成されており，大脳基底核は例外の 1 つである．

B 大脳基底核 • 375

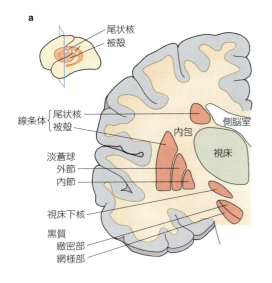
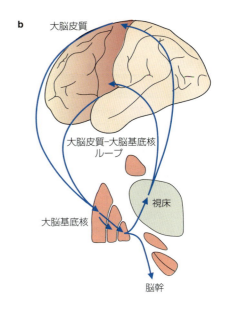

図 16-19 **大脳基底核**
a. 大脳基底核をヒト脳の前額断と側面からの透視図（左上）で示す．大脳基底核を構成する核に ■ 色をつけて示す．
b. 大脳基底核は，大脳皮質から入力を受け，視床を介して大脳皮質に投射する（大脳皮質-大脳基底核ループ）と同時に，一部は脳幹にも投射している．

Advanced Studies

大脳基底核を構成する核の名称と構造

大脳基底核を構成する核は，肉眼的特徴によって命名されている．例えば尾状核は「勾玉」状で尾（ラテン語でcauda）をもっていることから，淡蒼球は多くの有髄線維が通過し青白く（pallidus）みえることから，黒質はドパミン作動性ニューロンがニューロメラニンを多く含み黒く（nigra）みえることから，線条体は中を走行する線維が線条（stria）にみえることなどから名づけられた．したがって必ずしも線維連絡や機能を反映していないが，次のように考えると理解しやすい．

尾状核と被殻はまとめて線条体とよばれるように，本来はひと続きの構造物と考えられ，個々のニューロンの形態や性質は同じである．実際，げっ歯類では単一の構造となっている．げっ歯類では線条体の中を分散して走っていた大脳皮質の遠心路・求心路が，進化の過程でまとまって内包を構成するようになり，ネコや霊長類では内側の尾状核と外側の被殻とに線条体を分けるようになった．主に前頭前野から入力を受けている部位が尾状核で，一次運動野をはじめとする運動野や体性感覚野から入力を受けている部位が被殻である．

淡蒼球内節と黒質網様部は GABA 作動性の抑制性ニューロンからなり，ニューロンの発火パターンや形態が酷似していることから，この両者も本来はひと続きの構造物が内包によって分割されたと考えられる．運動に関連した部位が淡蒼球内節（下肢・上肢・口腔顔面領域）と黒質網様部の背側部（口腔顔面領域）で，高次の前頭前野に関連した部位が黒質網様部の残りの腹側部である．下肢-上肢-口腔顔面-高次機能という一連の機能局在をもった核が，口腔顔面領域の中央で内包によって，淡蒼球内節と黒質網様部に分割されたと考えられる．実際，クジラやイルカなどでは，淡蒼球内節と黒質網様部は連続した構造となっている．

淡蒼球外節は，それ自体の中に運動に関連した部分と前頭前野に関連した部分が存在している．

また黒質緻密部は黒質網様部とは全く異なる核で，ドパミン作動性ニューロンからなる．

ところで，被殻と淡蒼球は隣り合っており，この両者を合わせたものを（レンズ豆の形をしていることから）**レンズ核** lenticular nucleus とよぶが，機能的な意味はない．また，げっ歯類やネコでは淡蒼球内節が小さく，内包（大脳脚）の中にあるので脚内核 entopeduncular nucleus とよばれ，淡蒼球外節が単に淡蒼球 globus pallidus とよばれる．しかし，最近では混乱を避けるため霊長類と同じように淡蒼球内節・外節とすることもある．

2 大脳基底核の神経回路

大脳基底核を構成する核のうち，線条体と視床下核が入力部であり，大脳皮質からグルタミン酸作動性の興奮性入力を受けている（図 16-20）．一方，淡蒼球内節と黒質網様部が出力部で，視床，脳幹に投射している．

A 直接路，間接路，ハイパー直接路

入力部の1つである線条体の投射ニューロンは，投射先と神経伝達物質の違いにより2つに分類され，以下のような2種類の経路によって出力部に情報が伝達される（図 16-20）．

① **直接路** direct pathway：GABA とサブスタンス P

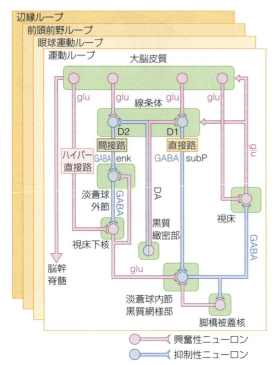

図 16-20　大脳基底核の神経回路
線条体と視床下核が大脳基底核の入力部であるのに対し，淡蒼球内節と黒質網様部が出力部である．大脳皮質からの情報は，直接路，間接路，ハイパー直接路の 3 経路を介して，出力部に至る．黒質緻密部からのドパミン作動性投射は，線条体の直接路のニューロンと間接路のニューロンに，逆の作用を及ぼす．このような回路が，運動ループをはじめとして，複数，並列に存在している．興奮性ニューロンは赤で，抑制性ニューロンは青で示す．D1，D2：ドパミン D1，D2 受容体，DA：ドパミン，enk：エンケファリン，GABA：γ-アミノ酪酸，glu：グルタミン酸，subP：サブスタンス P．
〔Alexander GE, et al：Functional architecture of basal ganglia circuits：neural substrates of parallel processing. Trends Neurosci 13：266-271, 1990 を改変〕

(substance P)およびダイノルフィン dynorphin を含む線条体ニューロンが，淡蒼球内節・黒質網様部に単シナプス性に投射する経路．
② **間接路** indirect pathway：GABA とエンケファリン enkephalin を含む線条体ニューロンから，淡蒼球外節(GABA 作動性ニューロンより構成)と視床下核(グルタミン酸作動性ニューロンより構成)を順に経由して多シナプス性に淡蒼球内節・黒質網様部に至る経路．

直接路は，線条体-淡蒼球内節・黒質網様部投射が抑制性なので，淡蒼球内節・黒質網様部に抑制性に働くのに対し，間接路は，線条体-淡蒼球外節投射と淡蒼球外節-視床下核投射が抑制性，視床下核-淡蒼球内節・黒質網様部投射が興奮性なので，最終的に興奮性に働く．

大脳基底核のもう 1 つの入力部である視床下核も，大脳皮質から入力を受けているので，以下の経路も考えられる(図 16-20)．
③ **ハイパー直接路** hyperdirect pathway：大脳皮質から入力を受けた視床下核ニューロンが，淡蒼球内節・黒質網様部に投射する経路．

ハイパー直接路は，大脳皮質からの興奮性入力を，直接路・間接路よりも速く淡蒼球内節・黒質網様部に伝えている．

大脳基底核の出力部である淡蒼球内節と黒質網様部は，GABA 作動性の抑制性ニューロンにより構成されている．高頻度(40～80 Hz)で持続的に活動しているので，投射先である視床や脳幹(**脚橋被蓋核** pedunculopontine tegmental nucleus，**上丘** superior colliculus など)のニューロンを常に抑制している．大脳基底核から入力を受けている視床ニューロンは，主に前頭葉に投射している．

B　線条体へのドパミン作動性入力

黒質緻密部の**ドパミン作動性ニューロン** dopaminergic neuron は，線条体に投射し，直接路と間接路に逆の作用をもたらす(図 16-20)．すなわち，**ドパミン** dopamine は直接路のニューロンには **D1 受容体**を介して興奮性に作用し，間接路のニューロンには **D2 受容体**を介して抑制性に作用する．

C　複数の大脳皮質-大脳基底核ループ

大脳皮質-大脳基底核ループは，以下のように複数，並列して存在している(図 16-20)．

四肢や体幹の運動をコントロールしている**運動ループ** motor loop は，大脳皮質の一次運動野，補足運動野，運動前野などから始まり，被殻の後腹側部，淡蒼球外節・内節の後腹側部，視床下核の背側部，視床の前腹側核・外側腹側核(VA/VL)を介して，元の大脳皮質運動野に戻る．これらの領域には，体部位再現がある．

その他，**眼球運動ループ** oculomotor loop，**前頭前野ループ** prefrontal loop (dorsolateral prefrontal と lateral orbitofrontal に分類)，**辺縁ループ** limbic loop などが存在し，大脳皮質の前頭眼野・補足眼野，前頭前

野，辺縁皮質と，対応する大脳基底核の領域および視床亜核が，互いに独立し，機能的には異なるが相同なループを形成している（図 16-20）．このような複数のループ回路によって，大脳基底核は四肢の運動や眼球運動ばかりでなく，高次脳機能や情動などもコントロールしている．

次に，大脳基底核の神経回路に沿って大脳基底核を構成する核を詳しくみてみる．

D 線条体—大脳基底核の入力部

大脳基底核の入力部の1つである**線条体**は，大脳皮質の広い領野からグルタミン酸作動性の興奮性入力を受けている（図 16-20，16-21）．例えば，運動野，感覚野からは被殻の後部に，前頭連合野からは被殻の前部と尾状核に投射するなど，大脳皮質からの入力は機能局在性を保っている．また，一次運動野の下肢，上肢，口腔顔面領域からの投射は被殻の後部の背側から腹側に順に終止するなど，体部位局在性も保たれている．皮質線条体投射の起始細胞は大脳皮質V層の浅層とIII層にある中型から小型の錐体細胞であり，脊髄に投射する細胞とは別のグループである．運動遂行時の活動を比べてみると，脊髄に投射するニューロンは筋活動に似た活動を示すのに対し，線条体に投射するニューロンは複雑かつさまざまな活動を示し，そういった情報が線条体に運ばれる．

線条体は，視床の主として髄板内核群，特に**正中中心核** centromedian nucleus (CM)，**束傍核** parafascicular nucleus (Pf) から，また一部 VA/VL からもグルタミン酸作動性の興奮性入力を受ける．さらに脳幹の主に**背側縫線核** dorsal raphe nucleus からセロトニン作動性の入力を受ける．

線条体は，80～95%を占める投射ニューロンと少数の介在ニューロンより構成されている（図 16-21）．投射ニューロンは棘突起 spine を樹状突起上に豊富にもつ中型の細胞で GABA 作動性の抑制性ニューロン（**GABA 作動性中型有棘細胞** GABAergic medium spiny projection neuron）であり，通常は静かで，入力があるときのみ発火する．投射ニューロンは投射先と神経伝達物質の違いにより，以下の2つに分類される（図 16-20，16-21）．
① 淡蒼球内節と黒質網様部に投射し，サブスタンスPとダイノルフィンを含み，ドパミンD1受容体

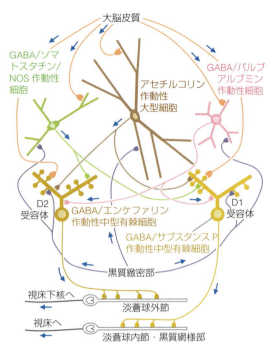

図 16-21　線条体内の神経回路
線条体は，2種類の投射ニューロン（図の中央部）と，少なくとも3種類の介在ニューロン（図の上半分）より構成されている．主な線維連絡のみを記載．
〔Wilson：The Synaptic Organization of the Brain, p 361, Oxford, 2004 より作成〕

を発現しているニューロン（**直接路ニューロン**）
② 淡蒼球外節に投射し，エンケファリンを含み，ドパミンD2受容体を発現しているニューロン（**間接路ニューロン**）

介在ニューロンはいずれも棘突起を欠き，少なくとも以下の3種類に分類できる[*1]（図 16-21）．①**アセチルコリン作動性大型細胞** cholinergic large aspiny neuron，②**パルブアルブミン**を含む **GABA 作動性ニューロン** parvalbumin-containing GABAergic aspiny neuron，③**ソマトスタチン/NOS**[*2] を含む GABA 作動性ニューロン somatostatin/NOS-containing GABAergic aspiny neuron など．

投射ニューロンと同様に，介在ニューロンも大脳皮質，視床，黒質緻密部などから入力を受け，最終的には投射ニューロンにシナプスをつくることにより，投射ニューロンの活動を修飾していると考えられる（図 16-21）．

[*1] これら以外にカルレチニンを含む GABA 作動性ニューロン calretinin-containing GABAergic neuron もある．
[*2] nitric oxide synthase (NOS)：一酸化窒素合成酵素．

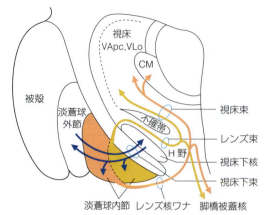

図 16-22　大脳基底核からの出力路
淡蒼球内節から視床への投射経路と，淡蒼球外節と視床下核との相互投射の経路を前額断で示す．
〔Parent, et al：Movement Disorder Surgery. p 21, Karger, 2000 より作成〕

線条体は一見，均質な構造をしているようにみえるが，μ-オピオイド受容体が豊富に存在する**パッチ** patch コンパートメント（**ストリオゾーム** striosome ともよばれる）と，それらを取り囲むように存在する**マトリックス** matrix コンパートメントに分けられる．パッチは辺縁皮質から入力を受けて主に黒質緻密部に投射するのに対し，マトリックスは大脳新皮質から入力を受けて淡蒼球や黒質網様部に投射している．

E　視床下核（STN）―もう１つの入力部

もう１つの入力部である**視床下核**（STN）も大脳皮質（主に前頭葉）からグルタミン酸作動性の興奮性入力を受けている（図 16-20）．運動野からは視床下核の背内側部に，前頭連合野からは腹側部に投射し，さらに一次運動野の下肢，上肢，口腔顔面領域からの投射は視床下核の背外側部の内側から外側に順に終止するなど，機能局在性，体部位局在性を保っている．視床下核はグルタミン酸作動性の興奮性ニューロンにより構成されており，中程度の発火頻度（20～40 Hz）を示し，大脳皮質からの入力によって容易に興奮する．視床下核は淡蒼球内節・外節および黒質網様部に投射しており，ハイパー直接路と間接路を中継している（図 16-20）．

F　淡蒼球外節（GPe）
　　　―線条体と視床下核との間に介在

線条体の投射ニューロンのうち，エンケファリンを含む GABA 作動性のニューロンは，**淡蒼球外節**（GPe）に投射している（図 16-20，16-21）．淡蒼球外節も GABA 作動性の抑制性ニューロンより構成されていて，高頻度（40～80 Hz）で発火している．淡蒼球外節は主に視床下核に投射しており，間接路の中継核として働いている（図 16-20）．視床下核と淡蒼球の密な相互連絡は，**視床下束** subthalamic fasciculus を形成している（図 16-22）．

G　淡蒼球内節（GPi）と黒質網様部（SNr）
　　　―大脳基底核の出力部

大脳基底核で処理された情報は，**淡蒼球内節**（GPi）と**黒質網様部**（SNr）から出力され，一部は下行するものの，多くは視床を介して大脳皮質に戻る（図 16-19，16-20）．

淡蒼球視床投射 pallidothalamic projection は淡蒼球内節から**レンズ核ワナ** ansa lenticularis と**レンズ核束** lenticular fasciculus に分かれ，**フォレル** Forel の **H 野**＊で合流し，**視床束** thalamic fasciculus を形成して視床に至る（図 16-22）．この投射は，視床の**外側腹側核吻側部**（VLo），**前腹側核主部**（VApc），**外側手綱核** lateral habenular nucleus に終わり，さらに側枝を**正中中心核**（CM）などに出す．VLo，VApc などの視床亜核は，一次運動野をはじめとする大脳皮質運動野に投射していることから，広くこれらの領野が大脳基底核の制御を受けている（→ 図 16-2b，360 頁および 361 頁を参照）．外側手綱核に投射するニューロンは，淡蒼球内節の腹側縁から内側縁に存在し，視床に投射するニューロンとは異なる．

一部の線維は，フォレルの H 野で下方に向かい，脚橋被蓋核にも投射する（図 16-20，16-22．**淡蒼球被蓋投射** pallidotegmental projection）．脚橋被蓋核から脊髄への直接投射は乏しいが，脳幹網様体を介して脊髄に投射を送り，歩行や姿勢，筋緊張の制御に関与していると思われる．

黒質視床投射 nigrothalamic projection は，視床の**前腹側核大細胞部**（VAmc），**外側腹側核内側部**（VLm），**背内側核外側部**（MDpl）に終わる．これらの視床亜核は前頭連合野，前頭眼野，補足眼野に投射する．また黒質網様部は，上丘（**黒質視蓋投射** nigrotectal projec-

---

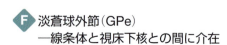

＊スイスの神経学者 A. H. Forel が，視床下核領域を帽子のように覆う領域（Haubenfelder）と記述したことに由来する．Forel はまた，アリ（蟻）の研究も行った．

tion)や脚橋被蓋核(**黒質被蓋投射** nigrotegmental projection)にも投射する.

ここで大脳基底核と小脳から視床,大脳皮質への投射様式をまとめておく.

黒質網様部 → VAmc ──────→ 前頭連合野
淡蒼球内節 → VApc,VLo ↘
小脳核 　　 → VPLo,VLc ↗ 運動野
(VAmc,VApc,VLo,VLc,VPLo の順に吻側から尾側の視床に存在)

このように黒質網様部,淡蒼球内節,小脳核からの出力は視床内の吻(内)側から尾側にかかるそれぞれ異なった視床亜核群を介して,前一者は前頭連合野,後二者は運動野に主に投射する(➡360頁の**図16-2b** および361頁も参照).

大脳基底核から視床を介して上行する経路は,手や指などの学習された運動や他の高次機能を制御しているのに対し,脳幹の運動領域に下行する経路は,眼球運動や頭頸部・体幹の運動,歩行,咀嚼,発声などの生得的な運動を制御している.

H 黒質緻密部(SNc)—大脳基底核の活動を修飾

黒質緻密部(SNc)のニューロンは,ドパミン作動性で,大脳基底核全般や前頭葉に広く投射し,なかでも線条体に強い投射を送る[*1].

ドパミン受容体は,Gタンパク質共役型受容体の1つで,D1〜D5のサブタイプが同定されているが,アデニル酸シクラーゼを活性化するD1群(D1,D5)と,その活性を抑制するD2群(D2,D3,D4)に大別される(➡第4章,143頁参照).線条体の投射ニューロンのうち**直接路ニューロン**にはD1受容体が,**間接路ニューロン**にはD2受容体が発現している(**図16-20, 16-21**).したがってドパミンは直接路ニューロンに対して興奮性に,間接路ニューロンに対しては抑制性に作用する.

また,大脳皮質から線条体投射ニューロンへのシナプス伝達強度が,ドパミン依存的に**長期抑圧** long-term depression(LTD)や**長期増強** long-term potentiation(LTP)を起こすことがわかっており,これが大脳

基底核における運動学習の基礎になっていると考えられる.

❸ 大脳基底核の機能

Ⓐ 直接路の機能

直接路の機能は,**サッケード** saccade(急速眼球運動)に関連する一連の研究から明らかになった.眼球運動においては,黒質網様部から上丘への投射が重要である.サルに,目標に向かってサッケードをするような課題を課し,黒質網様部や上丘からニューロン活動を記録した(**図16-23a**).ふだんは黒質網様部ニューロンは高頻度発火をし,上丘ニューロンはほとんど活動を示さない.サルにサッケードをさせると,サッケードに先行して黒質網様部ニューロンの活動が停止し,同時に上丘ニューロンが活動した.さらに上流にある尾状核から記録したところ,サッケードに先行して活動を示した.上丘に**ビキュキュリン** bicuculline(GABA_A 受容体の拮抗薬)を注入したり,黒質網様部に**ムシモル** muscimol(GABA_A 受容体の作動薬)を注入するなどして,黒質網様部から上丘への持続的な抑制を取り除いてやると,サルはスクリーン中央を注視することができなくなり,サッケードを繰り返し起こすようになった.

また,**光遺伝学** optogenetics[*2]の手法を用い,マウスの線条体ニューロンのうち,直接路ニューロンあるいは間接路ニューロンにチャネルロドプシンを発現させ,青色レーザーを照射することにより,直接路ニューロン,間接路ニューロンを特異的に刺激することができる(**図16-23b〜d**).直接路ニューロンを刺激すると,運動量が増えることがわかった(**図16-23c**).

このような実験結果から,直接路の機能は以下のように考えられる(**図16-23a,16-24a**).大脳基底核の出力部である淡蒼球内節や黒質網様部は,GABA作動性の抑制性ニューロンにより構成されており,高頻度で発火しているので,投射先である視床や上丘は,ふだん抑制された状態にある.大脳皮質からの入

[*1] 黒質緻密部のドパミン作動性ニューロン(A9細胞群)は主に線条体に投射するのに対し,連続して内側にある**腹側被蓋野** ventral tegmental area のドパミン作動性ニューロン(A10細胞群)は前頭葉,側坐核に投射する.両者とも報酬に応答し(➡381頁を参照),**報酬系** reward system の一部をなしている.

[*2] 光感受性がある分子(イオンチャネルやイオンポンプ)を,トランスジェニック動物作製やウイルスベクター注入などにより特定の細胞に発現させ,光を照射することによって細胞の機能に介入・コントロールしようという技術である.興奮性のものにチャネルロドプシン(青色光によって活性化),抑制性のものにハロロドプシン(黄色光によって活性化)などがある.

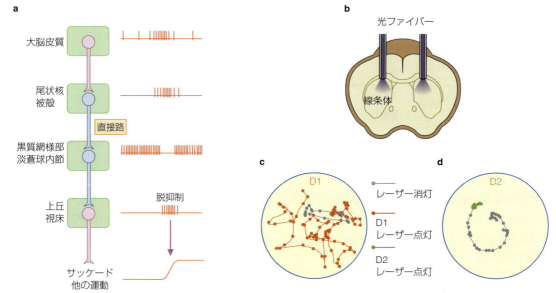

図 16-23　直接路・間接路の機能

a．サルに目標に向かってサッケードをするような課題を課し，黒質網様部や上丘からニューロン活動を記録する．サッケードに先行して，黒質網様部ニューロンの活動が停止し，同時に上丘ニューロンが活動したのを模式的に示す．興奮性ニューロンは紫で，抑制性ニューロンは青で表している．〔Hikosaka O, et al：Role of the basal ganglia in the control of purposive saccadic eye movements. Physiol Rev 80：953-978, 2000 より作成〕

b．ドパミン D1 受容体あるいは D2 受容体を発現しているニューロンに Cre 組換え酵素を発現させたトランスジェニックマウスを作製し，loxP 配列で挟んだ逆向きのチャネルロドプシン遺伝子を搭載したアデノ随伴ウイルスを線条体に注入することにより，直接路ニューロンあるいは間接路ニューロンにチャネルロドプシンを発現させる．チャネルロドプシンは青色光によって開き，陽イオン特に Na^+ を通す．青色レーザー光を光ファイバーを使って両側の線条体に照射することにより，直接路ニューロン，間接路ニューロンを，それぞれ特異的に刺激することができる．

c．直接路ニューロンにチャネルロドプシンが発現しているマウス線条体に両側性に青色レーザー光を照射した．円形の容器に入れたマウスを上面から観察した軌跡を示す（点は 300 ms ごとのマウスの位置）．灰色軌跡は照射前 20 秒間，赤色軌跡は照射中の 20 秒間を示す．照射中は移動量が増えた．

d．間接路ニューロンにチャネルロドプシンが発現しているマウス線条体に両側性に青色レーザー光を照射した．照射によって移動量が減少した（緑色軌跡）．〔b～d は Kravitz AV, et al：Regulation of parkinsonian motor behaviours by optogenetic control of basal ganglia circuitry. Nature 466：622-626, 2010 より転載〕

力によって線条体のニューロンが興奮すると，線条体の投射ニューロンは GABA 作動性の抑制性ニューロンなので，直接路を介して淡蒼球内節・黒質網様部ニューロンが一時的に抑制される．その結果，出力部からターゲットへの抑制が取り除かれ，すなわち**脱抑制** disinhibition され，ターゲットの細胞（視床やその先にある大脳皮質，あるいは上丘やその先にある眼球運動に関連したニューロン）が興奮することにより，必要な運動が起こる．

B ハイパー直接路と間接路の機能

ハイパー直接路は，大脳皮質-視床下核投射，視床下核-淡蒼球内節・黒質網様部投射がグルタミン酸作動性の興奮性投射であるため，淡蒼球内節・黒質網様部を興奮させる（図 16-20）．

また，**間接路**は，線条体-淡蒼球外節投射，淡蒼球外節-視床下核投射が GABA 作動性の抑制性投射，視床下核-淡蒼球内節・黒質網様部投射がグルタミン酸作動性の興奮性投射であるため，淡蒼球内節・黒質網様部を興奮させる．

このように，ハイパー直接路と間接路は，視床ニューロンに対しては抑制性に働き，直接路とは逆の効果を生むことになる（図 16-24a）．実際，光遺伝学により線条体の間接路ニューロンを刺激すると，運動が抑制された（図 16-23d）．また，運動をストップする課題を動物に課すと，視床下核ニューロンが特異的に活動した．

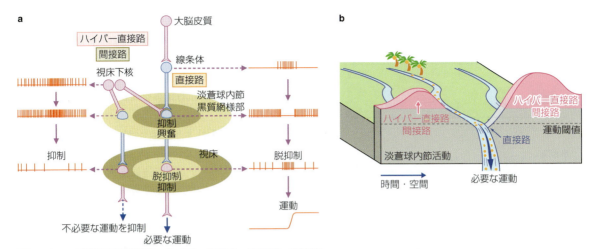

図16-24 大脳基底核の機能：ハイパー直接路・直接路・間接路

a．ハイパー直接路，直接路，間接路からの入力による淡蒼球内節・黒質網様部，視床の興奮性の空間的分布と発火活動の時間的変化を模式的に示す．直接路は脱抑制によって必要な運動を引き起こすのに対し，ハイパー直接路，間接路は不必要な運動が不必要な時間に起こらないように抑制していると考えられる．〔Nambu A：Seven problems on the basal ganglia. Curr Opin Neurobiol 18：595-604, 2008 より〕

b．ダムモデルによって大脳基底核の機能を説明する．直接路は淡蒼球内節の活動（ダムの堤）を下げ，必要な時間に必要な運動（必要な川）を通す．一方，ハイパー直接路，間接路はダムの堤を上げ，不必要な時間に不必要な運動（不必要な川）を堰き止めている．〔Nambu A, et al：Dynamic activity model of movement disorders：The fundamental role of the hyperdirect pathway. Mov Disord 38：2145-2150, 2023 より〕

C ハイパー直接路・直接路・間接路による運動選択

視床下核-淡蒼球投射と**線条体-淡蒼球投射**を単一軸索レベルで比較すると，前者は淡蒼球の比較的広い領域に投射するのに対し，後者は限局した領域に投射していた．また，伝達速度を比べてみると，まずハイパー直接路を介した神経情報が視床に到達し，それに次いで直接路，間接路を介した情報が，順に到達する．したがって，**直接路**がターゲットのニューロンを脱抑制によって興奮させ，必要な運動のみを必要な時間だけ発現させるのに対し，**ハイパー直接路**と**間接路**は関係のないその他のニューロンへの抑制を強め，また関係のない時間においてすべてのニューロンへの抑制を強めることにより，不必要な運動を空間的・時間的に抑制し，直接路の作用を際立たせていると考えられる（図16-24a）．

自転車に例えると，坂道で自転車がブレーキをかけて停まっている．直接路がブレーキを緩めて（脱抑制），自転車が動き出す（必要な運動が引き起こされる）．ハイパー直接路と間接路はブレーキを強めて，不必要なときに発進しないようにしている（不必要な運動を抑制している）．あるいはダムに例えると（図16-24b），直接路が淡蒼球内節の活動（ダムの堤）を下げ，必要な運動（必要な川）を通す．一方，ハイパー直接路と間接路はダムの堤を上げ，不必要な時間に不必要な運動（不必要な川）を堰き止めている．このように大脳基底核は，必要な運動のみを必要なタイミングで選択的に発現させるのに役立っている．

これまで運動ループや眼球運動ループについて述べてきたが，**大脳皮質-大脳基底核ループ**には，これ以外にも前頭前野ループ，辺縁ループなどが存在する．これらのループ回路においても同様な機構で，それぞれの大脳皮質領野の活動性を制御している．

D 大脳基底核による運動学習

大脳基底核が，運動の学習，特に**運動手続き学習と記憶**に重要な役割を果たすという考えもある．

黒質ドパミン作動性ニューロンや線条体のニューロン（投射ニューロンやアセチルコリン作動性ニューロン）の活動様式が，運動学習の過程によって変化する．特に，ドパミン作動性ニューロンが実際の報酬と予測した報酬の差をコードしている可能性があり（図16-25a），これは学習理論の中の**強化学習** reinforcement

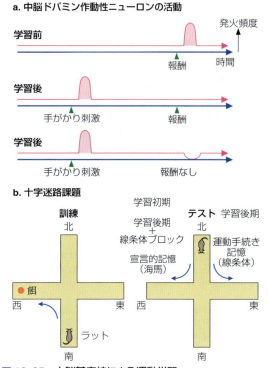

図 16-25　大脳基底核による運動学習

a．中脳ドパミン作動性ニューロンの活動．サルが光に応じてレバーに触るという課題を学習している際の中脳ドパミン作動性ニューロンの活動を模式的に示す．

　学習前に，報酬がいつ与えられるかわからない状況で報酬を与えると，ドパミン作動性ニューロンは報酬そのものに発火活動を示した（上段）．光に応じて素早くレバーに触れるように学習が成立し，光によって報酬が予測できるようになると，ドパミン作動性ニューロンは光に反応するようになると同時に，報酬への反応は一見なくなったようにみえる（中段）．学習成立後，課題が成功しても報酬を与えないようにすると，報酬が得られるはずの時期に一致して活動が抑制された（下段）．

　これは，予測に反して報酬が得られた場合にはドパミン作動性ニューロンが興奮し，報酬が得られなかった場合には抑制されることを示しており，ドパミン作動性ニューロンが，実際の報酬と予測した報酬の差をコードしていると解釈できる．〔Schultz W, et al：A neural substrate of prediction and reward. Science 275：1593-1599, 1997 を改変〕

b．十字迷路課題．西のアームに餌をおき，南のアームでラットを放すことを繰り返すと，容易に餌に到達するようになる（訓練）．このときラットは餌の場所を憶えているのか（海馬を使った宣言的記憶），それとも十字の交差点で左に曲がるという運動として憶えているのか（運動手続き記憶）調べるためには，出発点を北のアームに変えてやればよい（テスト）．出発点を変えても西のアームに到達すれば宣言的記憶を，東のアームに到達すれば運動手続き記憶を使っていることになる．その結果，学習初期では宣言的記憶を，学習後期では運動手続き記憶を使っていることがわかった．学習後期に線条体に局所麻酔薬を投与してブロックしたところ，宣言的記憶に頼るようになり，このことから運動手続き記憶に線条体が関わっていることが明らかになった．

〔Packard MG, et al：Inactivation of hippocampus or caudate nucleus with lidocaine differentially affects expression of place and response learning. Neurobiol Learn Mem 65：65-72, 1996 より〕

learning のモデルに合致するのではないかと注目されている．強化学習とは，目標とされる行動が示されている「教師あり学習」ではなく，ある行動をとった場合の結果の善し悪しの評価のみが与えられ，報酬を最大にしていくように試行錯誤を繰り返して学習することである．

　ドパミン作動性ニューロンがこのような情報を担い，線条体に伝えている．大脳皮質から線条体投射ニューロンへのシナプス伝達強度が，ドパミン依存性に変化することから，運動学習が成立すると考えられる．実際，十字迷路課題を十分訓練したラットの線条体に局所麻酔薬を注入してブロックすると，運動手続き記憶に障害をきたした（図 16-25b）（→第 22 章，479 頁参照）．

　運動選択と運動学習を組み合わせると，**ドパミン**は線条体において直接路と間接路に作用し，大脳皮質からそれぞれの線条体投射ニューロンへのシナプス伝達強度を変えることで，学習によって獲得した最適な運動のみを選択し，他の運動を抑制するように働いていると考えられる．

❹ 大脳基底核疾患

　大脳基底核が損傷を受けると，運動と筋の緊張にさまざまな障害を生じ，臨床的には**錐体外路症候群** extrapyramidal tract syndrome とよばれる症状を示す．大脳基底核疾患は，運動量の多寡によって，運動開始や遂行が困難になる**運動減少症** hypokinetic disorder と，**不随意運動** involuntary movement（本人の意思に関わりなく起こる異常運動）を伴う**運動過多症** hyperkinetic disorder とに大別される．また，筋緊張が正常と比べて亢進しているか低下しているかを考えあわせて，運動量と筋緊張の 2 軸でみると統一的に理解できる（図 16-26）．大脳基底核疾患の病態は，ハイパー直接路，直接路，間接路の活動のバランスが崩れることによって説明できる．

Advanced Studies

「錐体外路」という用語

　錐体路に障害があると運動麻痺を主とする錐体路症候群が現れるのに対し，大脳基底核の病変では，筋緊張の異常や不随意運動あるいは麻痺を伴わない運動減少などを主とする「錐体外路症候群」が現れる．以前は，錐体路とは異なる大脳基底核から脊髄へ下行性の投射すなわち「錐体外路」があり，このような症状をもたらすと考えられていた．臨床においては大脳基底核疾患

のことを「錐体外路系疾患」とよぶことも多い．しかし，大脳基底核からの出力は，下行性投射はあるものの，多くは大脳皮質に戻る．また，大脳基底核疾患の諸症状は大脳皮質に戻る経路を介して発現していると考えられる．したがって「錐体外路」というものの実体は存在しない．言葉の上では錐体外路を「錐体を通らない下行性の伝導路」と解釈し，赤核脊髄路や網様体脊髄路のことをさすと考えることは可能であるが，大脳基底核疾患の諸症状は錐体路も含めた下行性投射を介して起こっているわけである．このように「錐体外路」や「錐体外路症候群」という用語は，適切ではなく，便宜的に用いられているにすぎないことに注意すべきである．

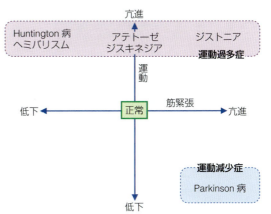

図 16-26　大脳基底核疾患の分類
縦軸は運動量を，横軸は筋緊張を表す平面上に，大脳基底核疾患をプロットして分類した．ジスキネジアは，さまざまな筋緊張を示す．

A 運動減少症

1 パーキンソン病 Parkinson's disease[*1]

Parkinson 病は，①**無動** akinesia，**動作緩慢** bradykinesia（運動開始ができない．できても大きさ，速さが十分でない），②**振戦** tremor（4〜5 Hz の安静時にみられる手足のふるえ），③**（筋）強剛**または**（筋）固縮** rigidity（筋緊張の亢進）[*2]，④姿勢反射障害，姿勢・歩行の異常，⑤うつ状態，睡眠障害，自律神経障害などの非運動症状を主徴とする最もよくみられる変性疾患の1つである（有病率は 1,000 人あたり 1 人前後，60 歳以上だと 100 人に 1 人）．運動減少とともに，筋緊張が亢進した状態である（図 16-26）．

Parkinson 病は黒質緻密部のドパミン作動性ニューロンが**脱落**[*3]することによって起こる．MPTP（→次頁の Advanced Studies を参照）を投与することによって作製した Parkinson 病モデルサルの大脳基底核からニューロン活動を記録することにより，以下のような病態が考えられている（**発火頻度説**）（図 16-27a）．黒質緻密部のドパミン作動性ニューロンが変性・脱落すると，線条体の直接路ニューロンへの D1 受容体を介した興奮性入力が消失することにより，これら線条体ニューロンの活動が減弱し，その結果，淡蒼球内節・黒質網様部ニューロンの活動が亢進する．一方，線条体の間接路ニューロンへの D2 受容体を介した抑制性入力が消失することにより，これら線条体ニューロンの活動が亢進する．その結果，淡蒼球外節のニューロン活動の減弱，さらに視床下核のニューロン活動の亢進が起こり，淡蒼球内節・黒質網様部ニューロンの活動が亢進する．このように，ドパミンの枯渇は直接路と間接路のいずれの経路においても，ともに淡蒼球内節・黒質網様部ニューロンの活動性を上昇させる方向に働き，最終的に視床ニューロンを抑制することになる．その結果，大脳皮質の活動性が低下し，また運動の際に大脳基底核からの出力が大脳皮質を十分興奮させることができなくなり，無動，寡動などの症状が出現する．自転車に例えると，ブレーキが常に効きすぎ発進できない状態にある．ダムに例えると，淡蒼球内節の活動（ダムの堤）が高くなり，すべての時間において必要な運動も含めてすべての運動（すべての川）が堰き止められた状態にある（図 16-27b）[*4]．また，運動ループばかりでなく，前頭前野ループや辺縁ループにおいても同様なことが起こり，前頭前野や辺縁皮質の活動性が低下し，うつ状態などの精神症状が誘発されると考えられる．

一方，発火頻度の変化は，それほど顕著ではなく，発火パターンの変化が重要ではないかとの指摘がある

[*1] 1817 年，英国ロンドンの医師 J. Parkinson が振戦麻痺 shaking palsy として初めて記載．

[*2] 痙縮とは異なり，強剛（固縮）は屈伸両方向に抵抗を生じ，他動的な運動が行われている間抵抗がある．鉛管を曲げる感じに似ていることから**鉛管様強剛** lead-pipe rigidity，特に Parkinson 病では，カクン，カクンとした抵抗が歯車を回転させる感じに似ていることから**歯車様強剛** cogwheel rigidity とよばれる．

[*3] 加齢に伴っても，黒質ドパミン作動性ニューロンの数が減少するが，線条体におけるドパミン作動性神経終末の 70〜80％，黒質ドパミン作動性ニューロンの 50〜60％ が消失しないと Parkinson 病は発症しない．われわれの脳は，ずいぶんと余裕をもって設計されているらしい．

[*4] 元来の発火頻度説は，大脳基底核疾患の病態を大脳基底核の平均発火頻度の変化によって説明しようというものであった（**平均発火頻度説**）．しかし，その後，平均発火頻度の変化を否定する報告も多く，ここではダムの例えを用いて，淡蒼球内節における大脳皮質由来の動的な活動変化によって説明する（**動的活動モデル**）．

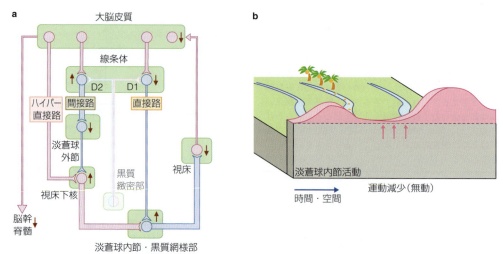

図 16-27 Parkinson 病の病態
a. 黒質緻密部のドパミン作動性ニューロンが変性・脱落する（淡く示す）．正常な場合と比べて活動性の亢進を太い投射線維と上向きの矢印で，減弱を細い投射線維と下向きの矢印で示す．〔DeLong MR：Primate models of movement disorders of basal ganglia origin. Trends Neurosci 13：281-285, 1990 を改変〕
b. ダムモデルによる説明．淡蒼球内節の活動（ダムの堤）が高くなり，すべての時間において必要な運動も含めてすべての運動（すべての川）が堰き止められている．〔Nambu A, et al：Dynamic activity model of movement disorders：The fundamental role of the *hyperdirect* pathway. Mov Disord 38：2145-2150, 2023 より〕

（発火パターン説）．Parkinson 病モデル動物やヒトの Parkinson 病患者の淡蒼球や視床下核から記録を行うと，ニューロン活動や局所フィールド電位が低β帯域（14 Hz 程度）で発振していたり同期していたりする．このようにニューロン活動が発振・共振し，大脳基底核を巡る情報伝達が阻害されることにより，Parkinson 病の病態を説明しようという考えである．

Parkinson 病の治療に関しては，Advanced Studies を参照．

Advanced Studies

Parkinson 病の原因

Parkinson 病の際，ドパミン作動性ニューロンにレビー小体 Lewy body がみられる．レビー小体は異常 α-シヌクレイン α-synuclein が凝集したものである．Parkinson 病は異常 α-シヌクレインがプリオンのように脳幹から大脳皮質に伝播していくレビー小体病 Lewy body disease の一段階とも考えられる．

Parkinson 病の多くは孤発性であり，どのような原因，メカニズムによって黒質緻密部のドパミン作動性ニューロンが変性，脱落するのかは不明である．しかし一部に遺伝性 Parkinson 病があり，α-シヌクレイン遺伝子変異，パーキン *Parkin* 遺伝子変異などの原因遺伝子が同定され，病因解明が期待されている．特に α-シヌクレインのオリゴマーが，ミトコンドリア膜を障害することにより細胞死につながるのではと考えられている．一方，MPTP（➡次項参照）が Parkinson 病を発症させる物質として発見されて以来，除草剤などの外的な有毒物質，脳内に存在する神経毒などの可能性も指摘されている*．

MPTP 発見物語

長年 Parkinson 病を発症させる神経毒の探索が続いていたが，以下のような皮肉な事件により発見されることとなった．麻薬常習者の大学院生が合成ヘロインである 1-methyl-4-phenyl-4-propionoxypiperidine（MPPP）を自宅の実験室で合成して自分で注射していたところ，1976 年に重篤な Parkinson 病を発症した．あるときから合成段階でいくつかの手抜きをしたため，副生成物質が混入したのが要因と思われる．症状は典型的な Parkinson 病で，L-ドパが著効を示した．その後，麻薬過剰摂取で死亡し，剖検したところ，黒質細胞脱落，Lewy 小体陽性など病理学的にも Parkinson 病であった．しかし当時は原因物質を特定できなかったため，1982 年北カリフォルニアで 4 人の若い麻薬常習者が Parkinson 病を発症するまで忘れられていた．彼らは新しい合成ヘロインを入手し連用したという．この合成ヘロインを分析したところ 1-methyl-4-phenyl-1, 2, 3, 6-tetrahydropyridine（**MPTP**）が発見され，これを実験動物に投与したところ Parkinson 病様症状を呈したため，MPTP が原因物質として確定した．MPTP が脳内に入るとグリア内でモノアミン酸化酵素 B monoamine oxidase B（MAO-B）によって酸化され，1-methyl-4-phenylpyridinium（MPP$^+$）になり，これがドパミン作動性ニューロンに取り込まれてミトコンドリアの代謝を阻害するため，細胞が変性すると考えられる．この MPTP の「発見」により，ドパミン作動性ニューロンが変性・脱落するメカニズム，動物モデルによる Parkinson 病の病態，内在性・外来性の MPTP 類似物質の探査など Parkinson 病の解明が進んだ．

＊ このほか，脳炎後に Parkinson 病症状を示すことがある．1910 年代の米国で流行したエコノモ脳炎後の Parkinson 症候群について，O. Sacks が L-ドパによる治療経験をもとに，"Awakenings"（邦題「レナードの朝」，ハヤカワ文庫）に書いている．この感動的な実話は，ロバート・デ・ニーロ，ロビン・ウィリアムス共演で映画化された．

Parkinson 病の振戦，強剛のメカニズム

振戦の発現機構については，中枢神経のどこかが発振することによると考えられている．MPTP 投与によって作製した Parkinson 病モデル動物や Parkinson 病患者では，淡蒼球や視床下核で発振活動がみられ，このような発振は多くの淡蒼球ニューロンで同期していた．また，発振現象は淡蒼球外節と視床下核との相互連絡によって引き起こされていた．一方，Parkinson 病患者の視床，特に Vim[*1]（中間腹側核で VPLo に相当）に，振戦と同期して発火するニューロンが存在し，この部位を定位脳手術で破壊すると振戦が消失することや，この亜核が大脳基底核から入力を受けておらず，小脳や末梢の筋・関節の固有受容器から入力を受けていることから，小脳も関与している．これらを合わせると，Parkinson 病の際には視床下核や淡蒼球外節のニューロンが発振するようになり，振戦の原因となる．一方，小脳-視床路は，振戦を増幅している．

強剛は，大脳基底核から脚橋被蓋核，巨細胞性網様核 gigantocellular reticular nucleus，網様体脊髄路を介する下行性投射による α 運動ニューロンの興奮性の亢進に起因すると考えられている．また長ループ反射の寄与も指摘されているが，詳細は不明である．

Parkinson 病の治療法

低下した脳内のドパミンを補う薬物療法が第一選択である．通常，若年者は D1，D2 受容体を直接刺激するドパミンアゴニストで，高齢者は L-ドパ L-DOPA で治療を開始し，満足のいく改善が得られない場合は，両者を併用する．L-ドパはドパミンの前駆体で，ドパミンが血液脳関門を通過しないため前駆体を服用する．L-ドパは残存しているドパミン作動性ニューロンの神経終末に取り込まれる．Parkinson 病においては，チロシン水酸化酵素 tyrosine hydroxylase が早くから失われるが，芳香族 L-アミノ酸脱炭酸酵素 aromatic L-amino acid decarboxylase（AADC）は比較的よく保たれているので，L-ドパは AADC によりドパミンになってシナプス小胞に蓄えられ，刺激に応じて神経終末から放出される（➡ ドパミンの生合成経路については図65-8 参照）．

Parkinson 病に対する定位脳手術

重症例や進行例で薬剤によるコントロールが困難な場合には外科的治療法である定位脳手術 stereotactic surgery が有効である．Parkinson 病の際，活動性が亢進している領域や振戦に同期して異常な発振活動を示している領域を破壊，あるいは電気刺激することによりブロックし，諸症状を改善しようというものである．標的は淡蒼球内節（運動ループに属している後腹側部）あるいは視床下核である．また，上記のモデルによれば視床の活動性は低下しているはずであるが（図16-27），視床の Voa/p（ほぼ VLo に相当）あるいは振戦に同期した活動がみられる Vim[*1] も標的となる．これらの領域を熱凝固によって破壊するか，これらの領域に刺激電極を埋め込み高頻度電気刺激[*2] に

よってブロックする（脳深部刺激療法 deep brain stimulation；DBS）．実際には出血の危険性など手技上の問題から，視床破壊，淡蒼球内節破壊，淡蒼球内節刺激，視床下核刺激などが行われる．最近では，MRI 装置の中で標的を決め，頭蓋上から超音波を集束させ破壊する．超音波集束治療 focused ultrasound（FUS）も行われている．

B 運動過多症

運動過多症は，筋緊張の異常によってさまざまな症状を示す（図16-26）．

1 ● ハンチントン病 Huntington's disease[*3]

30～40 歳代に始まり，①常染色体顕性（優性）遺伝，②舞踏運動 chorea とよばれる顔面，四肢などに起こる速やかで不規則な異常運動，③認知症などの精神症状，を主徴とし発症後 15～20 年で死亡する．筋緊張が低下した状態で，不随意運動が起こっている（図16-26）．

Huntington 病の特に初期においては，線条体ニューロンのうち淡蒼球外節に投射しているニューロン（間接路ニューロン）が選択的に変性・脱落するので（図16-28a），淡蒼球外節のニューロン活動の亢進，さらに視床下核のニューロン活動の減弱が起こり，淡蒼球内節・黒質網様部ニューロンの活動が減弱する．その結果，視床や大脳皮質を十分に抑制することができなくなる．また，随時，脱抑制が起こるようになり，不必要なときに不必要な運動が発現してしまい，これが不随意運動となる．自転車に例えると，ブレーキが十分効かず止められない状態にある．ダムに例えると，淡蒼球内節の活動（ダムの堤）が低くなり，すべての時間において不必要な運動も含めてすべての運動（すべての川）を通している状態にある（図16-28d）．ここで述べた淡蒼球内節ニューロンの活動減弱が不随意運動を引き起こすというメカニズムは，運動過多症の共通した病態である．

Advanced Studies

ポリグルタミン病

Huntington 病は原因遺伝子が特定されていて，第 4 染色体の短腕上に機能が不明のタンパク質（ハンチンチン huntingtin と名づけられた）をコードしている領域（HTT 遺伝子，あるいは IT15 遺伝子）があり，この領域の最初の翻訳領域にグルタミンをコードする CAG が異常に多く（40 以上）繰り返されていることがわ

[*1] Voa/p：n. ventro-oralis anterior and posterior，Vim：n. ventro-intermedius．R. Hassler のヒトの視床核区分による．VLo，VPLo などは J. Olszewski によるサルの視床核区分による名称．そのほか E. G. Jones によるもの，K. Kultas-Ilinsky & I. A. Ilinsky によるものなどがある．現在でも視床核区分は，多くの研究者を悩ませるものである．

[*2] 通常，持続時間の短い（数十 μs）高頻度（100 Hz 以上）刺激が用いられる．このような高頻度刺激が破壊と同様の効果をもたらす機構についてはよくわかっていないが，①ニューロンあるいはその軸索の脱分極ブロック，②抑制性入力線維や抑制性介在ニューロンの刺激，③入力線維の逆行性刺激，④神経伝達のブロック，などが考えられる．

[*3] 1872 年，米国ロングアイランドの医師 G. Huntington が記載．有病率は，欧米で 10 万人あたり 4～7 人，日本ではその 1/10 とまれな疾患である．

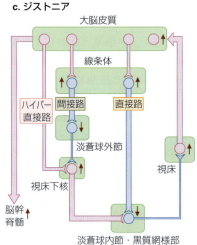
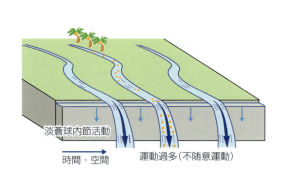

図 16-28　運動過多症の病態
正常な場合と比べて活動性の亢進を太い投射線維と上向きの矢印で，減弱を細い投射線維と下向きの矢印で示す．
a．Huntington 病では，線条体-淡蒼球外節投射ニューロンが脱落する（淡く示す）．
b．ヘミバリスムでは，視床下核が破壊されている（淡く示す）．
c．ジストニアでは，直接路，間接路両者の活動性が亢進している．〔DeLong MR：Primate models of movement disorders of basal ganglia origin. Trends Neurosci 13：281-285, 1990 を改変〕
d．ダムモデルによる説明．運動過多症では，淡蒼球内節の活動（ダムの堤）が低くなり，すべての時間において不必要な運動も含めてすべての運動（すべての川）を通している．〔Nambu A, et al：Dynamic activity model of movement disorders：The fundamental role of the *hyperdirect* pathway. Mov Disord 38：2145-2150, 2023 より〕

かった．ほかにもこのような 3 塩基のリピートの伸長が認められる疾患が見つかり，**ポリグルタミン病** polyglutamine disease，CAG リピート病，あるいはほかの塩基のリピートも含めて**トリプレットリピート病** triplet repeat disease という疾患概念が確立した．これらの疾患には世代を経るに従い，発症年齢が下がる（**表現促進現象** anticipation）が，それに対応してリピートの伸長が認められる．CAG リピートが翻訳され，ポリグルタミンを含む遺伝子産物が核内封入体を形成し，機能障害あるいは細胞死をもたらすと考えられているが，詳細は不明である．

2　ヘミバリスム hemiballism

一側の近位の上肢あるいは下肢を投げ出すような突然の激しい不随意運動である．反対側の視床下核の病変（通常は出血あるいは梗塞）で生じる．筋緊張が低下した状態で不随意運動が起こっている（図 16-26）．サルで視床下核を破壊したり，GABA$_A$ 作動薬のムシモル注入などで一時的に視床下核の活動をブロックしても，ヘミバリスムを起こすことができる．視床下核

が破壊されると（図 16-28b），淡蒼球内節・黒質網様部ニューロンへの興奮性入力が減り，視床・大脳皮質を十分抑制できなくなり，あるいは容易に脱抑制を起こすようになり，不随意運動が起こる．

3 ● アテトーゼ athetosis

四肢，顔面などに起こる，不規則で緩慢でねじれるような不随意運動である．周産期障害に起因することが多い．筋緊張は異常運動に伴って亢進したり弛緩したりする（図 16-26）．

4 ● ジストニア dystonia

主動筋と拮抗筋の持続性筋収縮によって起こる，アテトーゼより緩徐でねじれるような体幹，四肢の異常運動である．**特発性捻転ジストニア** idiopathic torsion dystonia は全身性のジストニアをきたし，一部遺伝性と考えられる（原因遺伝子である *TOR1A* あるいは *DYT 1*[*1] などが同定されている）．また**痙性斜頸** spasmodic torticollis，**書痙** writer's cramp，**眼瞼痙攣** blepharospasm など，体の一部にジストニアが生じる場合もある（**局所性ジストニア** focal dystonia）[*2]．ジストニアでは筋緊張の亢進した状態で，不随意運動が起こっている（図 16-26）．

特発性捻転ジストニアの病態としては，直接路，間接路両者の活動性が亢進し，淡蒼球外節・内節両者の活動性が低下した状態になるため（図 16-28c），不随意運動が起こると考えられる．特発性捻転ジストニアには淡蒼球内節の脳深部刺激療法が有効である．

5 ● 薬剤によるジスキネジア
drug-induced dyskinesia

初期の Parkinson 病には L-ドパが有効であるが，治療を続けていくと，5〜10 年後に服用後に不随意運動が起こるようになる（L-ドパ誘発性ジスキネジア L-DOPA-induced dyskinesia）．ドパミン作動性ニューロンがなくなると，L-ドパはセロトニン作動性ニューロンでドパミンに変換され放出されるように

なるが，調節機構をもたないため，線条体におけるドパミンが過剰になる．また，度重なる線条体でのドパミン濃度の上昇により，大脳皮質から線条体直接路ニューロンへのシナプス伝達強度が増強し，直接路ニューロンの活動亢進，間接路ニューロンの活動減弱，淡蒼球内節ニューロンの活動減弱となり，不随意運動が起こると考えられる．

ドパミン遮断作用がある抗精神病薬の長期服用によっても，口腔顔面を中心とした不随意運動が起こる（遅発性ジスキネジア tardive dyskinesia）．直接路ニューロンの活動亢進により，不随意運動が起こると考えられる．

6 ● チック tic

小児期に発症する不随意運動で，突然，繰り返し常同的に起こる動き（瞬き，顔しかめなど），発声を特徴とする．運動ループに加えて，その運動を行わずにはいられないという，辺縁ループ（図 16-20）の活動性も亢進した状態であると考えられる．

📖 **巻末付録** 問題 14．大脳基底核疾患 ➡ 1069 頁参照．

Advanced Studies

以上，大脳基底核の構造や機能について述べてきたが，大脳基底核を巡る線維連絡やニューロン活動を単純化しすぎており，説明のつかない現象も多い．

① 線条体から淡蒼球外節と内節に投射するニューロンは異なっていると仮定しているが（図 16-20，16-21），単一の線条体ニューロンの軸索を染め丹念に追ってみると，両者に終末を出すニューロンが多く見つかった．

② 視床から線条体にかなりの投射があり（図 16-20），線条体-淡蒼球内節-視床-線条体というループ回路も考えられる．

③ 淡蒼球外節ニューロンは分子マーカーにより，多数を占める prototypic ニューロンと少数の arkypallidal ニューロンの 2 種類に分類され，前者は視床下核に投射するのに対し，後者は線条体に投射し，運動をストップする時に活動するなど異なる働きをすることがわかってきた．

④ これまで大脳皮質-大脳基底核ループと大脳-小脳連関との相互連絡はないと考えられてきた．しかし，狂犬病ウイルスを逆行性越シナプス性トレーサーとして用いた実験により，小脳核-視床-線条体路（小脳から大脳基底核へ），視床下核-橋核-小脳皮質路（大脳基底核から小脳へ）という直接の相互連絡が，大脳基底核・小脳間にあることがわかった．

⑤ 大脳基底核の出力は視床に対して脱抑制として働き，視床・大脳皮質を興奮させると述べたが（➡ 378 頁），必ずしも確定しているわけではない．淡蒼球内節ニューロンは四肢の運動に際して活動を変化させ，また淡蒼球内節から入力を受ける視床ニューロンも同様の変化をする．しかし，それは淡蒼球内節からの脱抑制ではなく，大脳皮質からの入力である可能性が指摘されている．また，脱抑制ではなく，抑制後に起こるリバウンド発火が重要ではないかと考える研究者もいる．

⑥ 正常な動物で視床を破壊すると Parkinson 病様症状を引き起

[*1] *TOR1A*（*DYT 1*）は第 9 染色体上にあり，ほとんどの例で GAG 欠失が原因である．コードされる torsin A というタンパク質になんらかの異常が生じるためであろう．常染色体顕性（優性）遺伝で，浸透率は約 30%（すなわち多くは無症候性キャリア）である．また，病理学的には変性所見はなく正常である．

[*2] 治療法としては異常収縮をしている筋へのボツリヌス毒素注入などがある．

こすと考えられるが（➡図16-27参照），実際に視床を破壊しても目立った症状は発現しない．むしろ，Parkinson病患者では，視床の破壊により症状が軽減する．

⑦ 正常な動物において，黒質網様部をブロックするとサッケードが誘発される（➡379頁）．同様に考えて，淡蒼球内節を破壊すると視床が抑制から解放され不随意運動が起こるはずであるが（➡図16-28参照），実際に淡蒼球内節を破壊しても顕著な症状は発現しない．

大脳基底核がどのような機能を果たしているのか，大脳皮質や小脳などと比べると，以前はよくわからない点が多かった．しかし，1990年以降，大脳基底核に関する研究が飛躍的に進展した結果，本章で述べてきたように，神経回路や運動制御機能，さらには大脳基底核疾患の病態について，統一的な理解が進んできた．このような研究が今後さらに進めば，大脳基底核疾患のよりよい治療法の開発も期待できる．

● **参考文献**

1) 伊藤正男（監修）：脳神経科学．5章2，運動の神経機構．三輪書店，2003

2) 佐々木和夫，他（編）：新生理科学大系 第10巻．運動の生理学，第1章．医学書院，1988

3) 丹治 順：〈ブレインサイエンス・シリーズ17〉脳と運動―アクションを実行させる脳，第2版．共立出版，2009

4) 彦坂興秀，他：〈神経心理学コレクション〉彦坂興秀の課外授業―眼と精神．医学書院，2003

5) Kandel ER, et al：Principles of Neural Science, 6th ed. 一次運動野，大脳基底核の章(34, 38章など). McGraw-Hill, New York, 2021

6) Parent A：Carpenter's Human Neuroanatomy, 9th ed. 視床，大脳基底核，大脳皮質の章(16, 19, 20章など). Williams and Wilkins, Baltimore, 1996

7) Squire LR, et al：Fundamental Neuroscience, 4th ed. 運動野，大脳基底核の章(27, 29, 30章など). Academic Press, Waltham, 2012

第17章 小脳

A 小脳の構造・細胞構築

小脳 cerebellum は，円滑な運動の遂行に必要不可欠な構造物であり，皮質，白質，小脳核よりなる．

小脳皮質は，分子層・プルキンエ Purkinje 細胞層・顆粒細胞層からなる．皮質の主要なニューロンは，Purkinje 細胞をはじめとして5種類ある．皮質への興奮性入力線維としては苔状線維と登上線維の2種類，皮質からの出力線維は Purkinje 細胞の軸索のみで，すべて抑制性であり，小脳核ニューロンと前庭神経核ニューロンを抑制している．小脳核の主要な出力ニューロンは興奮性であり，脳幹の諸核や視床に結合している．小脳核を含む回路の上に側副路を形成するように，小脳皮質を経由する回路が存在している．運動に関連する皮質下の回路の働きを小脳皮質が抑制的に制御することにより，円滑な運動を可能にしている．

また小脳は，**運動学習**に不可欠であり，ある種の運動の記憶が蓄えられる場所であると考えられている．

1 小脳の区分

小脳は菱脳の一部が背側に膨隆したものであり，後外側裂を境にして**小脳体** corpus cerebelli と**片葉小節葉** flocculonodular lobe に区分される．小脳体は正中線に沿って内側から**虫部** vermis，**中間部** intermediate part，**半球** hemisphere に大別される（図 17-1）．また，小脳体は第一裂を境に**前葉** anterior lobe と**後葉** posterior lobe とに分けられる（図 17-1）．また10個の**小葉** lobule に分けることもあり，この場合Ⅰ～Ⅴ葉が前葉，Ⅵ～Ⅸ葉が後葉，Ⅹ葉は片葉小節葉に対応

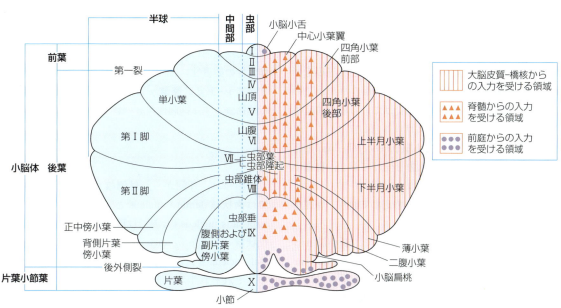

図 17-1 小脳の区分
小脳の解剖学的区分（Jansen, et al, 1958 による）とほかの脳部位からの入力領域を示す．サルなどの動物およびヒトの小葉の名称を左半および右半に対比して示し，ローマ数字は O. Larsell（1952）による分類の番号である．大脳皮質，脊髄および前庭からの入力のほかに，視覚性および聴覚性入力がⅥからⅧ小葉の虫部に重なって認められている．

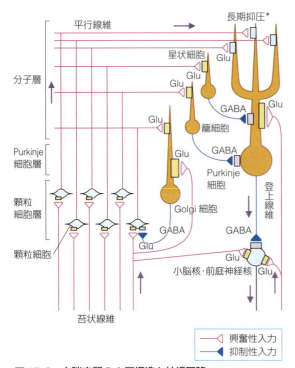

図 17-2 小脳皮質の 3 層構造と神経回路
Glu：L-グルタミン酸．GABA：γ アミノ酪酸．
*→395 頁の Advanced Studies を参照．

する（図 17-1）．小葉はさらに横走する小脳溝によっていくつかの**小脳回** folium に分けられる．

A 発生学的分類

系統発生的に最も古いのが片葉小節葉と小脳小舌であり，**原小脳** archicerebellum とよばれる．またこの部分は前庭神経から直接入力を受けているので**前庭小脳** vestibulocerebellum ともよばれる（図 17-1）．

次に古いのが虫部で，**古小脳** paleocerebellum とよばれる．主として脊髄から入力を受けており，**脊髄小脳** spinocerebellum ともよばれる（図 17-1）．また，中間部も主として脊髄から入力を受けており，脊髄小脳に含まれる（図 17-1）．

系統発生的に新しいのが小脳半球で，**新小脳** neocerebellum とよばれる．この部分は**橋核** pontine nucleus を介して主として大脳皮質から入力を受けており，**橋小脳** pontocerebellum または**大脳小脳** cerebrocerebellum ともよばれている（図 17-1）．この部分は系統進化的にみると，大脳皮質の発達につれて大きくなり，ヒトで最大に達する．

B 脳幹との結合様式

小脳は上・中・下小脳脚によって脳幹と結合している．**下小脳脚** inferior cerebellar peduncle は，脳幹および脊髄から主として虫部と半球中間部に向かう求心性神経線維からなる．**中小脳脚** middle cerebellar peduncle は，大脳皮質から橋核を介して主として半球外側部に向かう求心性神経線維からなる．**上小脳脚** superior cerebellar peduncle は，主として小脳核から視床および脳幹へ向かう遠心性神経線維からなる．

2 小脳の細胞構築

小脳は，表層から，皮質，白質，さらに白質深部の**小脳核** cerebellar nuclei よりなる．

A 小脳皮質

小脳皮質は，分子層，Purkinje 細胞層，顆粒細胞層の 3 層よりなる（図 17-2）．分子層には，比較的小型の**星状細胞** stellate cell と**籠（バスケット）細胞** basket cell が散在する．**Purkinje 細胞層**には，大型の Purkinje 細胞の細胞体が横 1 列に配列し，また，**バーグマングリア** Bergmann glia の細胞体が存在する．**顆粒細胞層**には，小型の**顆粒細胞** granule cell と中型の**ゴルジ** Golgi **細胞**が存在する．このうち Purkinje 細胞のみが皮質外へ軸索を伸ばし，他のニューロンの軸索はすべて皮質内に終わる．顆粒細胞のみが**グルタミン酸作動性**の興奮性ニューロンであり，それ以外の細胞はすべて **γ-アミノ酪酸** γ-aminobutyric acid（GABA）を伝達物質とする抑制性ニューロンである（図 17-2）．

B 小脳核

小脳核は，外側から，**外側核** lateral nucleus（ヒトでは**歯状核** dentate nucleus とよばれる），**中位核** interpositus nucleus（ヒトでは**球状核** globose nucleus と**栓状核** emboliform nucleus に分かれる），**内側核** medial nucleus または**室頂核** fastigial nucleus に分けられる，それぞれ半球外側部，半球中間部，虫部の Purkinje 細胞より投射を受けるとともに，**苔状線維** mossy fiber，**登上線維** climbing fiber の側枝から入力を受ける．また，片葉小節葉や虫部の一部では，Purkinje 細胞は前庭神経核に投射している．

B 小脳の神経回路

A 小脳皮質への入力経路

小脳皮質には，登上線維と苔状線維という2種類の興奮性入力が存在する．

登上線維はすべて延髄の**下オリーブ核** inferior olivary nucleus に由来し，Purkinje 細胞の近位樹状突起に，直接，興奮性シナプスを形成する（後述）．

一方，**苔状線維**は，前庭器，脊髄，橋，など広範な部位に由来し，それぞれ，前庭小脳，脊髄小脳，橋小脳に投射する．苔状線維は顆粒細胞の樹状突起に興奮性シナプスを形成する（→「苔状線維シナプス」）（図 17-2）．

B 平行線維シナプス

顆粒細胞の軸索は，顆粒細胞層から表層へ向かい，分子層において小葉の長軸方向にT字型に分岐して**平行線維** parallel fiber となる．平行線維は，Purkinje 細胞遠位樹状突起の棘突起上に，通過型の興奮性シナプスを形成する（図 17-2）．マウスでは，顆粒細胞1個当たり約 300 個の Purkinje 細胞とシナプスを形成し，個々の Purkinje 細胞は約 15 万本の平行線維より入力を受ける．平行線維は**グルタミン酸作動性**であり，そのシナプス後部には，イオンチャネル型グルタミン酸受容体である **AMPA**（α-amino-3-hydroxy-5-methyl-4-isoxazolepropionic acid）**受容体**が存在する．また，**δ2型グルタミン酸受容体**（GluD2）と**タイプI代謝型グルタミン酸受容体**（mGluR1）も存在する．**NMDA**（N-methyl-D-aspartic acid）**受容体**は AMPA 受容体と並ぶ主要なイオンチャネル型グルタミン酸受容体であるが，**平行線維-Purkinje 細胞シナプス**には，機能的な NMDA 受容体はほぼ存在しないのが特徴である．Purkinje 細胞から細胞内記録をし，平行線維を刺激すると，典型的な興奮性シナプス後電位（EPSP）が記録される（図 17-3a）．

平行線維は Purkinje 細胞以外に，星状細胞，籠細胞，Golgi 細胞に興奮性シナプスを作る（図 17-2）．これらのシナプスには AMPA 受容体と NMDA 受容体の両方が存在する．

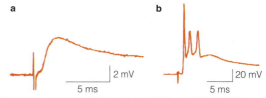

図 17-3 マウス小脳 Purkinje 細胞から細胞内記録を行い，平行線維（a）または登上線維（b）を電気刺激して誘発した電位応答

左と右のトレースで電圧のスケールが約 10 倍違うことに注目.

C 登上線維シナプス

登上線維は，Purkinje 細胞の近位樹状突起上に，グルタミン酸作動性の興奮性シナプスを形成する．平行線維シナプスと対照的に，成熟個体では，大部分の Purkinje 細胞は1本の登上線維から入力を受ける（図 17-2）．しかし，登上線維は，分枝を繰り返しながら Purkinje 細胞の近位樹状突起上に数百ものシナプスを形成している．登上線維シナプス後部には AMPA 受容体，mGluR1 は存在するが，GluD2 は存在しない．機能的な NMDA 受容体もほぼ存在しない．

登上線維の活動により，数百ものシナプスが同時に働くので，Purkinje 細胞樹状突起に大きな脱分極が生じ，Ca^{2+} スパイクが発生し，細胞体で発生した Na^+ スパイクが重畳して**複雑スパイク** complex spike とよばれる特徴的な応答（図 17-3b）を示す．

D 苔状線維シナプス

苔状線維の興奮性終末は，顆粒細胞層において**ロゼット** rosette とよばれる構造をつくり，これが，Golgi 細胞の抑制性終末とともに，顆粒細胞樹状突起にシナプスを形成している．この三者で作る特徴的な構造は，**糸球体** glomerulus とよばれる．**苔状線維-顆粒細胞シナプス**には，AMPA 受容体と NMDA 受容体が存在する．また，苔状線維は Golgi 細胞に興奮性シナプスを形成している．

E 皮質内の抑制性局所回路

顆粒細胞は，Golgi 細胞から抑制性シナプスを受ける．**星状細胞**は主として Purkinje 細胞の近位樹状突起に，**籠細胞**は Purkinje 細胞の細胞体に抑制性シナプス結合をする（図 17-2）．

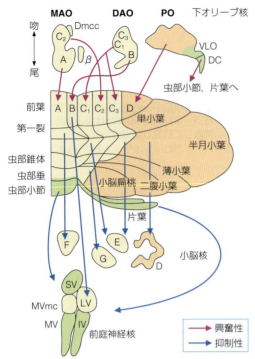

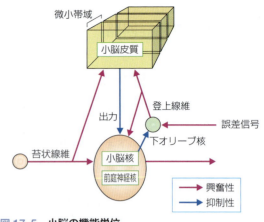

図 17-4　小脳皮質の縦モジュールの入出力を示す模式図
A，B，C₁，C₂，C₃，D は各縦帯を示す．MAO：内側副オリーブ核，DAO：背側副オリーブ核，PO：主オリーブ核，DC：dorsal cap，VLO：ventro-lateral outgrowth，Dmcc：dorsomedial cell column，β：nucleus β，F：室頂核，G：球状核，E：栓状核，D：歯状核，SV：前庭神経上核，LV：前庭神経外側核，MV：前庭神経内側核，IV：前庭神経下核，MVmc：前庭神経内側核大細胞部．
〔八木沼洋行：小脳の構造と入出力．神経研究の進歩 44（5）：671-687，2000 より一部改変〕

図 17-5　小脳の機能単位

F 小脳の遠心路

Purkinje 細胞は小脳皮質唯一の出力細胞であり，その軸索は，小脳核や前庭神経核のニューロンに GABA 作動性の抑制性シナプスを形成する（図 17-2）．すなわち，小脳皮質からの出力は，興奮性ではなく抑制性であることが重要なポイントである．

小脳核には興奮性ニューロンと抑制性ニューロンがある．興奮性ニューロンは，それが存在する小脳核の部位に応じて，脳幹網様体，前庭神経核，赤核，**視床腹外側（VL）核**，などの運動関連領域へ情報を送っている．一方，小脳核の抑制性ニューロンはもっぱら**下オリーブ核**に投射して，登上線維の起始細胞の活動を抑制している．

G 小脳の機能単位

小脳の入出力関係をみると，小脳皮質は前後方向に細長い多くの**帯域** zone に分けられるモジュール構造をしていることがわかる（図 17-4）．これらは内側から A，B，C₁，C₂，C₃，D zone と名づけられている（図 17-4）．それぞれ下オリーブ核の特定の領域から登上線維入力を受け，Purkinje 細胞の軸索を特定の小脳核および前庭神経核に投射している（図 17-4）．

それぞれの帯域は，さらに**微小帯域** microzone に分けられる．微小帯域は，それに対応する一群の下オリーブ核細胞から登上線維入力を受け，それと対をなす小脳核・前庭神経核細胞の小群に Purkinje 細胞の抑制性信号を送る（図 17-5）．登上線維は，側枝を伸ばしてその微小帯域に対応する小脳核・前庭神経核へと興奮性結合をする（図 17-5）．また，微小帯域は脊髄や脳幹から苔状線維入力を受けるが，苔状線維も側枝によりその微小帯域に対応する小脳核・前庭神経核へと興奮性結合をしている．

小脳皮質の微小帯域とこれと対をなす小脳核・前庭神経核細胞群は，一群の下オリーブ核細胞からの入力によって皮質内の平行線維-Purkinje 細胞シナプスに**長期抑圧** long-term depression（LTD）（→395 頁の Advanced Studies を参照）を起こしてその入出力関係を変える性質をもっており，**小脳の機能単位**と考えられている（図 17-5）．

C 小脳による運動制御

1 前庭小脳

前庭小脳(片葉小節葉と小脳小舌)は，苔状線維を介して前庭半規管および耳石器から頭の動きや重力に対する相対的な位置の情報を受ける．前庭小脳のPurkinje細胞は内側および外側前庭神経核のニューロンを抑制している．これらの一部は前庭動眼反射 vestibulo-ocular reflex や視運動性反応 optokinetic response の中継ニューロンである．また，外側前庭神経核からは**内側および外側前庭脊髄路**(medial vestibulospinal tract, lateral vestibulospinal tract)が発しており，これらは主として前者が眼球と頸部の協調運動，後者が体幹の筋や四肢の伸筋(抗重力筋)を調節する．

したがって，前庭小脳は眼球運動と身体のバランスを調節していることになる．

2 脊髄小脳

脊髄小脳には，体性感覚の情報が脊髄からいくつかの経路を介して送られる．主要な経路は，**背側および腹側脊髄小脳路**(dorsal spinocerebellar tract, ventral spinocerebellar tract)で，脊髄灰白質の介在ニューロンに発し，脳幹網様体に存在するいくつかの神経核を介し，苔状線維となって主として筋や関節の固有受容器からの情報を脊髄小脳に伝える．運動の遂行に伴い刻々と変化する身体各部の筋や関節の状態を，リアルタイムで脊髄小脳に伝える．これらを受け取る脊髄小脳には体部位局在があることが知られている．

A 虫部

虫部(A，B zone に相当)の Purkinje 細胞は，室頂核および前庭神経外側核のニューロンを抑制している(図17-4，17-6)．**室頂核ニューロン**は，脳幹網様体および前庭神経核に両側性に投射しており，これらは**網様体脊髄路** reticulospinal tract および前庭脊髄路を介して抗重力筋の活動を調節する(図17-6)．また，B zone に対応する前庭神経外側核からは外側前庭脊髄路が生じる(図17-6)．さらに，室頂核ニューロンは，上小脳脚を経由して対側の**視床腹外側(VL)核**に投射し，ここからは一次運動野の体幹近位筋を支配す

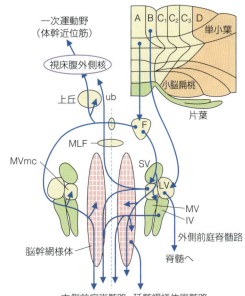

図17-6 虫部皮質からの出力先を模式的に表したもの
ub : uncinate bundle, MLF : medial longitudinal fascicle. その他の略語は図17-4 参照.
〔八木沼洋行：小脳の構造と入出力. 神経研究の進歩 44 (5)：671-687, 2000 より〕

る領域に投射している(図17-6)．

したがって虫部は，脳幹および**一次運動野** primary motor cortex を介して，頭や首および体幹近位筋の活動を調節していることになる．

B 中間部

中間部(C_1，C_2，C_3 zone に相当)の Purkinje 細胞は，球状核および栓状核のニューロンを抑制している(図17-4，17-7)．中位核ニューロンは，上小脳脚を経由して，一部は対側の**赤核大細胞部** magnocellular red nucleus を，残りは対側の視床 VL 核に投射している(図17-7)．赤核大細胞部からは**赤核脊髄路** rubrospinal tract が起こり，四肢の筋を支配している．また，球状核および栓状核ニューロンが投射する視床 VL 核は，一次運動野の四肢の筋を支配する領域に投射している．

したがって中間部は，赤核脊髄路および**外側皮質脊髄路** lateral corticospinal tract を介して，四肢の筋の活動を調節していることになる．

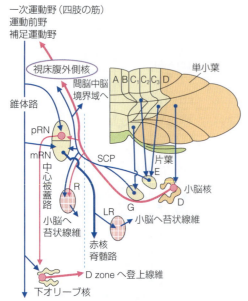

図 17-7 半球部からの出力先を模式的に表したもの
SCP：上小脳脚，pRN：赤核小細胞部，mRN：赤核大細胞部，
LR：外側網様核，R：橋被蓋網様核，その他の略語は図 17-4 参照．
〔八木沼洋行：小脳の構造と入出力．神経研究の進歩 44（5）：671-687，2000 より〕

3 大脳小脳

A 大脳-小脳ループ

前庭小脳や脊髄小脳は直接感覚情報を受け取るが，小脳半球は大脳皮質から入力を受け取っている．大脳皮質からの情報は，橋核で中継され，中小脳脚を通って，苔状線維として小脳半球外側部に入力する．この部位の Purkinje 細胞は歯状核のニューロンを抑制している（図 17-4，17-7）．**歯状核ニューロン**は，上小脳脚を経由して対側の視床 VL 核に投射している．**VL 核ニューロン**は，**運動前野** premotor area や一次運動野に興奮性の投射をしている（図 17-7）．すなわち，**大脳皮質-小脳半球外側部-運動皮質**というループが存在することになる．このループの働きによって運動のプランがつくられ，大脳上位皮質からの運動指令は小脳半球外側部を経由して運動皮質に送られ，運動が開始されると考えられている．

B 小脳-赤核-下オリーブ核ループ

一方，歯状核ニューロンの一部は，上小脳脚を経由して，対側の**赤核小細胞部** parvocellular red nucleus

を支配している．赤核小細胞部のニューロンは，同側の下オリーブ核に投射し，ここから登上線維となって小脳半球外側部に入力する（図 17-7）．したがって，**小脳半球外側部-歯状核-赤核小細胞部-下オリーブ核-小脳半球外側部**という内部フィードバックループが存在することになる．また，赤核小細胞部のニューロンは，運動前野からの入力を受けている．この内部フィードバックループは，運動のリハーサル（イメージトレーニングの場合など）の際に活性化し，後述のように運動学習の際に「運動の脳内モデル」を形成するのに関係するのではないかと推論されている．

さらに，大脳小脳は運動機能だけでなく，言語などの**認知機能**にも関与すると考えられている（→395 頁の Advanced Studies を参照）．

D 小脳と運動学習

テニスなどのスポーツ（運動）を習う場合，最初は動作はぎこちなく，しかもそれを意識して行わなければならない．しかし，何度も失敗を繰り返して練習を重ねるうちに，円滑な動作を，特に意識しなくても半ば自動的にできるようになることを，われわれは経験からよく知っている．

A 運動モデルの形成

このような**運動学習**には，小脳の働きが不可欠である．最初のうちは，ある動作と次の動作とのつながりがうまくいかず，個々の動作を意識して行わなければならない．また，動作の正否を末梢からのフィードバックによって常に確認し，誤差を修正しなければならない．したがって，運動は意識的でぎこちなく緩慢になってしまう．しかし，繰り返し練習をして，上達するにつれて誤差は減り，小脳を含む神経回路のなかに一連の動作からなる運動のモデルが形成されると考えられている．脳のなかの運動モデルが完成すると，大脳皮質はこのモデルを駆動するだけでよく，個々の動作にいちいち指令を出す必要がなくなる．このようにして，半自動的で円滑で素早い正確な運動が可能になる．このような脳内の**運動モデル**を形成するのに，小脳皮質内の**平行線維-Purkinje 細胞シナプス**における**長期抑圧**（→次頁の Advanced Studies を参照）が重要であるという考えが有力である．

B 運動学習と長期抑圧

実験的には，ずっと単純な系で小脳の運動学習における役割が明らかにされている．前庭動眼反射は，頭が動いたときにその角加速度を前庭半規管で感知して，眼球を頭と反対に動かして視覚のブレを防ぐ反射である．ところがサルなどの動物に左右が逆転してみえるプリズムをかけると，前庭動眼反射が起こりにくくなり，やがて方向が逆転する．また，左右の動きが拡大してみえる環境に動物をおくと，前庭動眼反射の利得が増大する．この現象は一種の運動学習であり，**前庭動眼反射の適応**とよばれる．伊藤正男らにより，小脳片葉が前庭動眼反射を制御しており，小脳片葉の破壊によって前庭動眼反射の適応が起こらなくなることが示された．また，長期抑圧(Advanced Studies 参照)を阻害する物質を小脳片葉に与えた動物において，前庭動眼反射の適応が起こらなくなることから，長期抑圧がこのタイプの運動学習の基礎過程ではないかと考えられている．

また，パブロフ型の条件反射である**瞬目反射**(まばたき反射，→第15章，346頁)の**条件づけ**にも小脳が必須であることが示されている．角膜に空気を吹き付けたり，眼の周囲に電気ショックを与えると，動物は防御のためにまばたきをする．これらの刺激とともに音刺激を与え続けると，やがて動物は，音刺激を与えただけでまばたきをするようになる．一部の小脳皮質や小脳中位核の破壊により，この学習が起こらなくなることが示されている．この学習にも長期抑圧が重要であると報告されている．

Advanced Studies

長期抑圧

シナプス伝達の強さ(伝達効率)は固定されたものではなく，さまざまな条件によって変化する．これを**シナプス可塑性** synaptic plasticity とよぶ(→第4章，159頁)．シナプス活動の強さに依存して(activity-dependent)，またはシナプスの使われ方に依存して(use-dependent)，シナプスの伝達効率が変化し，しかもその変化が長時間にわたって持続する現象がいろいろなシナプスでみられる．D. Marr, J. S. Albus, 伊藤正男らの理論的研究により，平行線維から Purkinje 細胞へのシナプス伝達効率が登上線維の入力に依存して**長期抑圧** long-term depression (LTD)を起こすことが，小脳での学習過程の基礎であると予想されていた．運動の結果に誤りがあるとそれを誤差信号として登上線維が Purkinje 細胞に伝え，誤りを発生させた平行線維-Purkinje 細胞シナプスの伝達を抑圧する．これを繰り返すことにより，次第に正しい働きをするシナプスのみが残存するようになるという仮説である．この長期抑圧の存在は，1982年に伊藤らによって初めて実験的に証明された．長期抑圧は，平行線維と登上線維をほぼ同時に組み合わせ刺激すると(例えば，1〜4 Hz，5分間)，その後，1時間以上に及ぶ平行線維-Purkinje 細胞間シナプスの伝達効率の低下として観察される．現在では，小脳スライス標本および培養 Purkinje 細胞を用いて長期抑圧の分子機構の解明が進み，さまざまな遺伝子改変マウスを用いて，その運動学習における役割が明らかにされつつある．

小脳と認知機能

ヒトでは高次な認知機能を司る前頭葉の発達に伴って小脳半球が発達していることから，小脳半球が認知機能に関与するのではないかと考えられてきた．実際に，小脳疾患の症例研究や，PETやfMRIなどの脳機能イメージング法を用いた研究から，ヒトにおいて，小脳半球が認知機能に関連して賦活するという報告が数多くなされている．例えば，名詞から対応する動詞を連想する課題を遂行中のヒトにおいて，左側の前頭前野と頭頂皮質に加えて，これらの大脳皮質に関連する右側の後外側小脳の活動が高まることが知られている．重症の小脳梗塞の患者では，この言語課題が障害されていることも示された．また，前頭前野の機能のテストとして代表的な Wisconsin card-sorting test を遂行中のヒトでは，前頭前野に加えて，大脳小脳の活動が上昇することが報告されている．

これらの事実は，ヒトの小脳は，運動を制御するだけでなく，思考や概念を制御することで，精神活動にも関与していることを示唆している．

E 小脳の損傷と臨床症状

小脳の機能欠落によって生じるヒトの臨床症状(**小脳性運動失調** cerebellar ataxia)は，現象的に**平衡障害**，**筋緊張異常**，**運動障害**に大別される．小脳核ニューロンは，対側の大脳運動皮質または赤核に投射し，皮質脊髄路および赤核脊髄路は交叉して対側の脊髄運動ニューロンを支配するので，小脳の損傷による症状は同側肢の障害として現れる．

1 ● 平衡障害 disorders of equilibrium

前庭器からの情報を使って眼球運動や身体のバランスを調節することが困難になる．患者は身体のバランスを保つのが困難で，起立・歩行が難しく(**体幹運動失調** truncal ataxia, **失調性歩行** gait ataxia)，よろめき倒れやすく，これを補償するために歩幅は広く(wide base)なる．また，**振動性眼振**が出現したりする．

2 ● 筋緊張異常 disorders of muscle tonus

小脳核ニューロンは常に比較的高い頻度で活動電位を発しており，標的となるニューロンに強力な EPSP を発生させている．したがって，球状核および栓状核が破壊されると，皮質脊髄路および赤核脊髄路ニュー

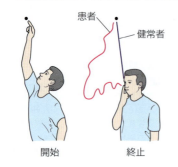
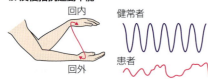

図 17-8 小脳障害の患者でみられる症状

ロンの活動が低下し，脊髄運動ニューロンへの興奮作用が減弱するので，結果的に筋緊張が低下する．

筋をつかむと軟らかく，関節運動の抵抗が減弱し，筋力低下が認められる．膝蓋腱反射に，**振り子様反射** pendular reflex（下腿が前後に揺れ続ける現象）がみられる．

3 ● 運動障害 disorders of movement

小脳を含む神経回路に運動モデルが形成されており，運動の際には大脳皮質からの指令によってこのモデルを駆動して，正確で素早い運動が可能になる．小脳が損傷されるとこのモデルが失われるため，運動のタイミング，方向や大きさが不正確になる．また一連の動作からなる運動をセットとして円滑に遂行することが困難になる．

まず，筋収縮の開始と停止の遅れが著明になり，運動は滑らかさを失い，緩慢になる．

目標物に手を伸ばすような運動の際にはっきりする症状が**推尺障害** dysmetria と**企図振戦** intention tremor である（図 17-8）．

例えば，人指し指を鼻にもっていくという動作を行う場合（**指鼻試験**），正常な被検者ならば，最短距離の滑らかな運動軌跡を描いて，素早く正確に動作を完了できる．小脳に異常があると，人指し指は鼻を行きすぎたり鼻に届かなかったりする（推尺障害）（図 17-8）．すると，末梢の感覚器からのフィードバックに依存して誤差を修正しようとして逆向きの運動をするが，それが新たな誤差を生じ，運動軌跡は大きくふらつく．小脳障害の場合の振戦は，大脳基底核疾患（Parkinson病など）にみられる静止振戦と対照的に，運動を行おうとするときや運動遂行中に現れるのが特徴である（企図振戦）．

そのほか一連の動作における協働筋と拮抗筋の時間的および空間的な秩序ある収縮が不可能になり，円滑な運動ができなくなったり（**協調運動不能** asynergia），手首の回内回外を素早く反復するようなことが不可能になる（**反復拮抗運動不能** adiadochokinesis）（図 17-8）．多くの筋や多関節の共同運動をセットとして円滑に遂行できず，個々の動作への解離がみられる（**運動解離** decomposition of movement）．

また，構音，発声などの協調を欠くため，話し方は遅く単調で，時に爆発的な発語がみられる．

📖 巻末付録 問題 16．小脳による運動制御異常 ➡ 1070 頁参照．

● 参考文献

1) Ito M：The Cerebellum and Neural Control. Raven Press, New York, 1984
2) 伊藤正男，他（編）：小脳の神経学．医学書院，1986
3) De Zeeuw, et al (eds)：The cerebellum：From structure to control. Elsevier, Amsterdam, 1997
4) Altman J, et al：Development of the cerebellar system：In relation to its evolution, structure, and functions. CRC Press, Boca Raton, 1997
5) Kandel ER, et al（編），宮下保司，他（監訳）：カンデル神経科学，第 2 版．pp 924-923, メディカル・サイエンス・インターナショナル，2022
6) Ito M：The cerebellum：Brain for an implicit self. FT Press, New Jersey, 2012
7) Purves D, et al (eds)：Neuroscience, 5th ed. pp 417-433, Sinauer Associates, Sunderland, 2012

第18章 発声と構音

人類の歴史のなかで音声言語を考えた場合，まず音声 voice と聴覚 hearing が伝達手段となり，脳機能の発達とともに言語 language が生まれ，言語により文明や文化は発展してきたと考えられる．言語は人に特有のものとされており，人と人とがコミュニケーションをとる手段として有用かつ効率的で，意思，感情，思想などを伝えることができる．言語を表出する際には，話しことば spoken language や書きことば written language などを介して行われる．話しことばを構成する基本要素である音声は喉頭で生成され，音声を発することを **発声** phonation といい，話しことばを生成する動作を **構音** articulation あるいは **発語** speech という．

人と人との会話では，まず話し手は伝えたい内容を頭に思い浮かべ，その内容を表現する語句を選択し，文法的に正しい言語の形式にする．この際に，大脳の高次の中枢を含めた中枢神経系が制御し，末梢神経を介して発語に関係する器官に指令が出る．胸部では呼息筋が収縮して，肺から呼気流が喉頭に向かって供給され，声帯振動を起こす駆動力となる．喉頭ではまず声帯内転筋群が収縮して声門が閉じ，その時点で呼気流により声帯が振動して喉頭原音が生成され音源となる．この音が喉頭より上方の声道に伝わり，主に口腔の形状を変えることで共鳴腔の形状が変わり構音されて母音が生成される．呼気流が声道の狭窄部位で雑音を生じ構音されて，子音が生成される．日本語では母音と子音が組み合わさって語音となり，それが連続して話しことばとなる．ここで生成された言葉には，単音，単語，文節，文，アクセントやイントネーションなどの韻律（プロソディ prosody）といった重要な言語学的情報が含まれている．なお，話しことばは発声した本人の耳にも伝わり，はじめに意図したとおりのことばが話されつつあるかをフィードバックしている（図18-1，2）．

A 発声

1 呼気の調節

発声に関わる器官は，主に肺と喉頭であり，胸郭，横隔膜，腹壁などの呼吸運動によって肺から呼気流を喉頭に供給し，喉頭では声帯を内転させる筋により声門閉鎖し，呼気により両声帯が振動して喉頭原音が生成される．その際，呼吸の調節と呼気流の調節が行われている．

A 呼気調節に関与する器官の解剖

末梢からみると，肺胞から肺胞管，呼吸細気管支，細気管支，左右の主気管支，気管，喉頭へと連続する．

胸郭は上方と周囲が胸壁，下方は横隔膜からなる．胸壁の後方は12個の胸椎，側方は12対の肋骨，前

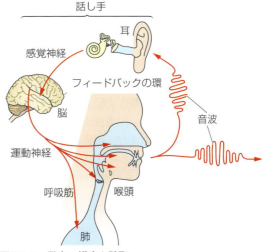

図18-1 発声・構音と聴取

〔大森孝一：第1章 音声言語とコミュニケーションⅠ-2 スピーチチェーン．音声言語認定医・認定士テキスト．図1（左），p2，日本音声言語医学会，2022より〕

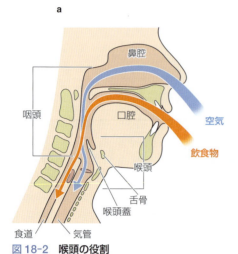
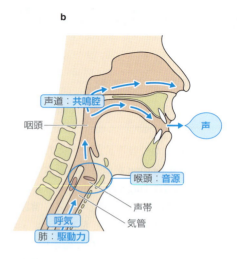

図 18-2　喉頭の役割
a．呼吸と嚥下．b．発声と構音．

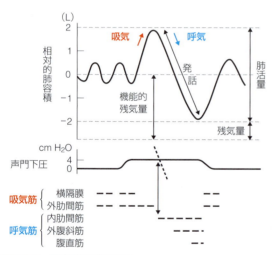

図 18-3　発声時の呼吸運動
〔Raphael LJ, et al (eds), 廣瀬 肇(訳)：新ことばの科学入門，第2版，医学書院，2008 を参考に作成〕

方は胸骨からなる．横隔膜を支配するのは横隔神経で，第3～5頸髄からなる．肋骨間を前下方に走る外肋間筋は下部肋骨を持ち上げ，胸骨を外方に移動して，胸郭の前後径を増大させる．肋骨間を後下方に斜めに走る内肋間筋は肋骨群を引き下げ，呼息筋として重要である．

B　呼吸運動

　安静呼吸時は，ほとんどの呼吸筋の収縮は吸気時にのみみられ，呼気は受動的で肺や胸郭構造の弾性反発によって生じる．安静呼吸で最も重要なのは横隔膜の上下運動であり，吸気時には横隔膜が収縮して肺の下面を下方に牽引する．

C　発声時の呼気調節

　呼吸運動は自律運動であり，延髄の呼吸中枢，自発的なリズムを生成するプレベッチンガー pre-Bötzinger 複合体，橋の呼吸調節中枢が調節している．
　発声時の呼吸は，大脳で随意的に統御される発声行動に合わせて，延髄の呼吸中枢により調節される．自発呼吸は抑制され，リズムは一定ではなく，吸気に比べて呼気は長くなる．発話の開始前の吸気相では吸気筋が活動して肺が拡張し，吸気筋が徐々に活動を弱めていく．呼気相になると弾性復元力によって肺容量は徐々に減少し，弾性復元力と声門下圧が平衡に達して機能的残気量に戻る．発話の間は過度の呼気流を防ぐために吸気筋が作動して声門下圧はほぼ一定に保たれる．肺容量が機能的残気量を下回ると呼気筋が徐々に活動して，呼気を肺から排出し，呼気相が継続される（図 18-3）．
　音声の強弱，高低，発声方法により，呼気が調節され，強い声や高い声では呼気圧が高くなる．発話中の呼気のパタンは持続発声時と少し異なっており，発話中には声の強さがことばの抑揚の変化とも関連して変化する．発話と安静呼気では使う呼気量が異なり，安静呼吸時は肺活量の10%程度を使うが，発話時は肺活量の25%程度を使う．

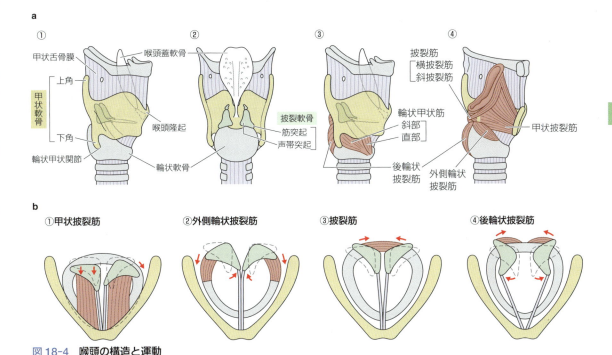

図18-4 喉頭の構造と運動
a．喉頭の枠組み構造と内喉頭筋．b．声門の開閉と内喉頭筋の動き．

2 喉頭の調節

A 喉頭の役割

喉頭 larynx の役割には呼吸，嚥下，発声がある．吸気の際には声門が開大し空気が気管に入ってくるが，食物の嚥下では喉頭蓋が後屈して喉頭入口部を塞ぎ，食物は食道に入る．喉頭は，呼吸と嚥下という同時には相容れない2つの生理的機能を切り替えており，電車の線路のポイント切り替えのような重要な役割を担っている．一方で，呼気の際には声門が開大し空気は口腔や鼻腔へ排出される．発声時には肺から呼気流が上昇し，声門が閉鎖して**声帯振動**が生じ喉頭原音が生成され，口腔や咽頭腔や鼻腔を共鳴腔として構音されて声になる（図18-2）．

B 喉頭の位置と骨格

喉頭は，鼻腔，口腔から咽頭，喉頭，気管，気管支，肺へと続く気道の中間にあり，頸部正中で第4から第6頸椎の前方に位置し，上方は咽頭に下方は気管につながる．咽頭との境界は，喉頭蓋，披裂喉頭蓋ヒダ，披裂部であり，喉頭の中央部の高さには声帯，その上方には仮声帯が存在する．喉頭の内腔は，仮声帯と声帯の間を喉頭室，声帯から輪状軟骨の下縁を声門下腔と呼ぶ．

喉頭の骨格は軟骨で構成され，声帯の位置や緊張を変化させる内喉頭筋，軟骨をつなぐ靱帯，および喉頭全体を支える外喉頭筋からなっている（図18-4a）．甲状軟骨は喉頭の前方と側方を囲む板状の硝子軟骨で，正中前方に突出し成人男性では**喉頭隆起**（アダムのリンゴ Adam's apple）を形成する．輪状軟骨は喉頭の枠組みの土台となるリング状の硝子軟骨で，輪状軟骨後板の上縁は甲状軟骨正中部の中点の高さ，つまり声帯の高さにほぼ一致する．披裂軟骨は輪状軟骨後板上に乗る硝子軟骨であり，前方に声帯突起が，外方に筋突起が突出している．声帯突起には甲状披裂筋，声帯靱帯が付着し，筋突起には外側輪状披裂筋，後輪状披裂筋，披裂筋が付着する．披裂軟骨の底面には輪状披裂関節面があり，円筒状の関節面上で輪状軟骨前後の回転運動と輪状軟骨に沿うすべり運動を行っており，これらにより声帯が内転あるいは外転運動を行うこととなる．

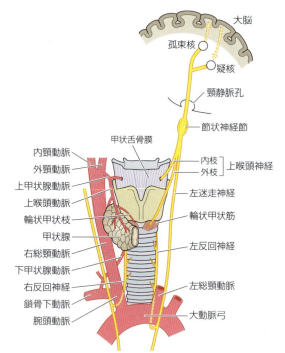

図 18-5　喉頭の神経路
〔久 育男：4. 神経系．天津睦郎（編）：CLIENT21 14 喉頭．中山書店，2001 を参考に作成〕

り，前者は食塊の流入に伴い収縮し，後者は食道入口部の括約筋として作用し，食塊の流入に伴い弛緩する．

喉頭の運動，知覚は迷走神経支配で，枝は反回神経（下喉頭神経），上喉頭神経に分かれる．内筋，側筋，横筋，後筋は反回神経支配で，前筋は上喉頭神経支配である．右反回神経は右鎖骨下動脈を前方から後方に向けて反回し気管よりやや外側から上行し右輪状甲状関節後方から喉頭内に入る．左反回神経は大動脈を前方から後方に向けて反回し気管食道溝に沿って上行し左輪状甲状関節後方から喉頭内に入る．まれに非反回神経があり右側に多い．上喉頭神経は外枝，内枝に分かれ，外枝は運動神経，感覚神経からなり，甲状軟骨の後外側を下行して輪状甲状筋に分布し，一部は輪状甲状筋を貫いて喉頭粘膜に入る．内枝は感覚神経のみを含み，甲状舌骨膜を貫通して喉頭粘膜に入る（図 18-5）．

C 喉頭の筋と神経

喉頭の筋には内喉頭筋と外喉頭筋がある．内喉頭筋は喉頭の軟骨を結ぶ筋で，声門閉鎖筋，声門開大筋，声帯緊張筋に分けられる（図 18-4b）．声門閉鎖筋群には，収縮により声帯を短縮させて厚みを増し内方移動させる甲状披裂筋（内筋，図 18-4b ①），筋突起を前方に引いて声帯突起を内転させる外側輪状披裂筋（側筋，図 18-4b ②），両側の披裂軟骨を内方に引き寄せて声帯を正中に移動させる披裂筋（横筋，図 18-4b ③）がある．披裂筋には横披裂筋と斜披裂筋がある．声門開大筋には，筋突起を後方に引いて声帯突起を外転させる後輪状披裂筋（後筋，図 18-4b ④）がある．声帯緊張筋には輪状甲状筋（前筋）があり，収縮により声帯が伸長して緊張が増し声を高くする．

外喉頭筋には，舌骨上筋群と舌骨下筋群，咽頭収縮筋が含まれる．舌骨上筋群にはオトガイ舌骨筋，顎舌骨筋，舌骨舌筋，顎二腹筋，茎突舌骨筋があり，喉頭の挙上に働く．舌骨下筋群には胸骨舌骨筋，胸骨甲状筋，甲状舌骨筋，肩甲舌骨筋があり，喉頭の下降に働く．咽頭収縮筋として甲状咽頭筋，輪状咽頭筋があ

D 喉頭内腔

喉頭の内腔には，前後に走行する2対のヒダがあり，上方を仮声帯（前庭ヒダ），下方を声帯（声帯ヒダ）と呼び，声帯は前方を頂点とするV字型となっており，両声帯の間の腔を**声門** glottis という．前方に喉頭蓋，後方に披裂部が存在する．披裂部の外側に下咽頭梨状陥凹があり食道入口部へつながっている．呼吸時には両声帯は外転して声門が開き，発声時には両声帯が正中に向かって内転して声門は閉鎖する（図 18-6）．

E 声帯の構造と振動のメカニズム

声帯 vocal cord は組織学的には粘膜と筋からなり，粘膜は粘膜上皮と粘膜固有層からなる（図 18-7）．上皮は，発声時に最も大きく振動する声帯遊離縁では重層扁平上皮であるが，上面と下面は多列線毛上皮である．粘膜固有層は線維成分によって3層に分けられる．浅層はラインケ Reinke 腔とも呼ばれ，線維成分や細胞が疎で軟らかいゼリー状の組織からなり，発声中に最もよく振動する層である（図 18-7）．
中間層と深層は弾性線維と膠原線維からなり，その境界は明瞭ではなく，あわせて声帯靱帯と呼ばれる．筋は甲状披裂筋の内側の一部で声帯筋ともいわれる．
発声時は，反回神経の働きで両声帯が内転して両声

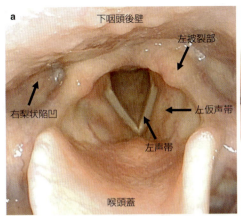

図 18-6 内腔から見た喉頭・下咽頭の局所解剖
a．呼吸時，b．発声時．

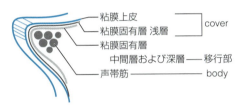

図 18-7 声帯の層構造
〔Hirano M：Morphological structure of the vocal cord as a vibrator and its variations. Folia Phoniatr 26：89-94, 1974 より改変〕

帯粘膜が接触する．そこに肺から呼気が排出されて声門下圧が上昇し，声帯下面の両粘膜による間隙を開大させ，次第に上方へ粘膜波動が生じて完全に開大し，その後ベルヌーイ Bernoulli 効果により引き寄せられる力や声帯の弾性による復元力により声門間隙が縮小して閉鎖し，声帯振動の一周期が終わる（図 18-8）．

両声帯の粘膜振動をハイスピードカメラで見ると，閉鎖期からはじまり開大期，閉小期，閉鎖期へと戻って，声帯振動の一周期が終わる（図 18-9）．

F 声の強さと高さの調節

声の強さの調節は主に呼気圧によって行われ，声の高さの調節は輪状甲状筋と甲状披裂筋が関与する喉頭調節で行われる．輪状甲状筋が収縮すると声帯は伸長し緊張して声帯縁が薄くなり，甲状披裂筋が収縮すれば声帯は緊張を増す．これらによって，声帯の振動数は増加し声は高くなる．

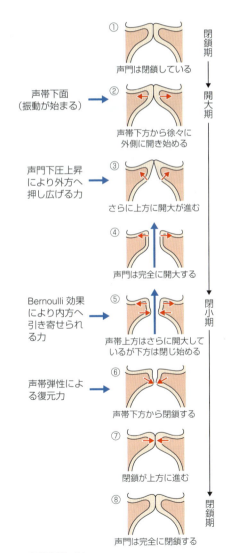

図 18-8 声帯振動パタン
〔大森孝一：症例から見る難治性疾患の診断と治療．耳鼻咽喉科領域編 20．難治性発声障害．国際医学出版，2010 より〕

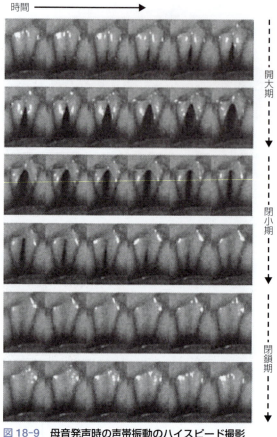

図18-9 母音発声時の声帯振動のハイスピード撮影
〔金子賢一:声帯を中心とした喉頭の静的動的検査.4.その他,日本音声言語医学会(編):新編声の検査法,第2版,医歯薬出版,2024より〕

G 声区,声域

声区 vocal register とは,喉頭原音の音色をいい,地声(おもて声)と裏声(ファルセット)がある.地声の声区は話し声の高さを含む低音から中音域の声で,発声時に声帯は厚くなる.粘膜波動も明らかで,声門閉鎖も完全にみられ,音源に含まれる倍音も多い.裏声の声区は,高音域に限られたもので,声は弱々しく,倍音に乏しい.この場合,甲状披裂筋は収縮せず,輪状甲状筋のみが収縮し声帯は薄く引き伸ばされた状態にある.振動は声帯辺縁部に限定し,粘膜波動はわずかで,声門閉鎖はみられない.

声域 voice range とは,発声しうる最低音から最高音までの音域のことで,成人男性で60～500 Hz(3オクターブ),成人女性で120～800 Hz(2.5オクターブ)である.日常会話の平均的な声の高さ(話声位)は,成人男性で100～150 Hz,成人女性で200～250 Hzとされている.

B 構音

1 構音器官

構音器官は,下顎や舌を含む口腔,軟口蓋,咽頭壁(上咽頭,中咽頭,下咽頭)からなり,口腔や咽頭腔や鼻腔を共鳴腔として,喉頭原音が共鳴腔を通って口唇から発せられて母音になる.呼気が声門間隙および共鳴腔を通って,声道を狭める部位で雑音を生じて構音されて,口唇あるいは鼻孔から発せられて子音となる.喉頭も構音に関わっており,声帯振動の有無で有声音と無声音が区別される(図18-10～12).

1 舌

舌は口腔の下面,中咽頭の前面を形成し,その大部分を舌体,先端部を舌尖,舌の後部を舌根という.舌の後部に有郭乳頭があり,その前方は口腔に分類されるが,その後方は舌根にあたり中咽頭に分類される.

外舌筋(オトガイ舌筋,舌骨舌筋,茎突舌筋,口蓋舌筋)と内舌筋(上縦舌筋,下縦舌筋,横舌筋,垂直舌筋)からなり,舌下神経の支配を受ける(ただし,口蓋舌筋のみ迷走神経支配).オトガイ舌筋の収縮で舌は前方に突出し中央部が下方に引かれる.舌骨舌筋と茎突舌筋は舌を後方に引くとともに舌骨舌筋は舌骨を高める.外舌筋の一側だけ働けば,舌は外側に曲がる.上下の縦舌筋は舌を短縮させ,横舌筋は舌をすぼめるとともに伸長させる.垂直舌筋は舌を平らにする.舌の前後,上下への移動,舌尖の挙上によって,歯列から咽頭の声道の形態を変化させる.

2 口唇

口唇には上唇と下唇があり,顔面神経に支配される表情筋のうちさまざまな口筋の運動により開閉,丸める,横にひく,突き出す,巻き込むなどの動作を可能とし,発声時における声道の開口端の開閉や形の調節が行われる.

3 下顎

側頭骨と連結する下顎骨が,咀嚼筋と舌骨筋による開閉運動によって,口唇や舌の運動を補助する.顎関節を支点として動き,口を開閉する調節を行い,/a/では大きく開き,/i//u/では小さく開く.開口・閉口は主に三叉神経の第3枝の下顎神経の支配を受ける.

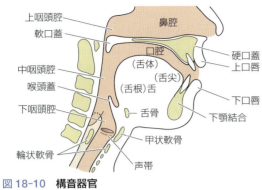

図 18-10 構音器官

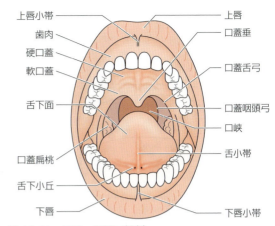

図 18-11 口腔・咽頭の解剖

4 ● 軟口蓋

軟口蓋は口腔上壁の口蓋の後部で骨を欠く構造で，中央部には後下方に長く突出した口蓋垂がある．口蓋帆挙筋により軟口蓋を後上方へ引き上げることで鼻咽腔を閉鎖する．口蓋帆張筋，口蓋帆挙筋，口蓋垂筋，口蓋舌筋，口蓋咽頭筋からなり，口蓋帆張筋は下顎神経の支配を受けるが，それ以外の筋は迷走神経（咽頭神経叢）の支配を受ける．口蓋舌筋と口蓋咽頭筋の収縮により軟口蓋は引き下げられる．これらの動作により，鼻咽腔の閉鎖や開放を行う（図18-10～12）．

2 構音動作と音響特性

構音様式には2つあり，1つ目は，付属の管腔を音響管として声の音源の共鳴特性を調節し，母音，半母音，鼻音などの生成に関わる．2つ目は，声道内の狭窄部で呼気流を変化させて気流雑音を生成するもので，破裂音，摩擦音，破擦音などの生成に関わる．

A 母音

母音 vowel の生成は，口の開き，舌の前後の位置，口唇の形によって分類される．母音 /a/ や /o/ では咽頭腔は狭く，口腔は開いている．母音 /o/ は円唇で口唇での開口部が狭い．母音 /i/ や /e/ では咽頭腔は広く，舌が挙上して口腔は狭い．母音 /i/ では，/e/ より口腔は狭い．/u/ では，声道の中央部が狭く，また口唇の開口部も狭くなっている．母音発声時の舌の位置を示す（図18-13）．

母音では，喉頭原音が声道を通過して共鳴を受け，口唇から発せられて口前音となる．音源成分のうち管の共鳴によって強められた部分（声道の共鳴周波数帯

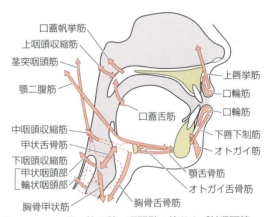

図 18-12 口唇，軟口蓋，咽頭壁の筋および外喉頭筋

域）を音響学的にフォルマント formant といい，各母音を特徴づけている．口前音のスペクトラムは，喉頭原音のスペクトラムと声道の共鳴周波数特性の積となる（図18-14）．

低い周波数から第1フォルマント（F1），第2フォルマント（F2），第3フォルマント（F3）と呼ばれ，なかでもF1とF2の組み合わせが母音の弁別に重要である．母音 /a/ や /o/ では F1 と F2 は接近している．母音 /a/ よりも /o/ のほうが F1 や F2 が低い．母音 /i/ や /e/ では F1 と F2 は離れている．母音 /i/ では，/e/ より F1 が低く，F2 が高くなり，その間隔は最も離れている．/u/ では，F1 も F2 も低い（図18-15）．

B 子音

子音 consonant は，構音点，構音様式，声帯振動により分類され，破裂音，摩擦音，鼻音，破擦音，弾音

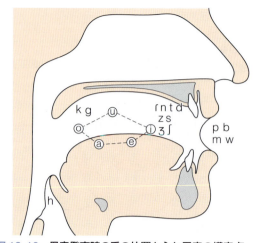

図 18-13　母音発声時の舌の位置と主な子音の構音点
〔大森孝一：音声言語認定医・認定士テキスト．日本音声言語医学会，2022 を参考に作成〕

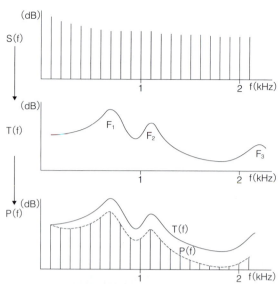

図 18-14　母音生成の音響的過程
S（f）：喉頭原音，T（f）：声道の共鳴周波数特性，P（f）：口前音．
〔一色信彦：聴覚・音声・言語障害の取り扱い PART2 音声障害．金原出版，2001 より〕

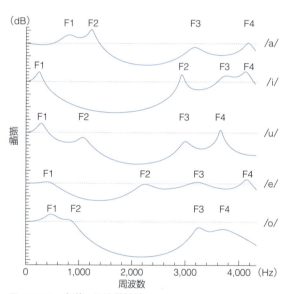

図 18-15　声道の周波数特性
〔岸本 曜：発声の物理．日本音声言語医学会（編）：新編声の検査法，第2版．医歯薬出版，2024 より〕

などがある（図 18-13）．

破裂音は，両唇や，上顎歯茎と舌先，軟口蓋と舌根で，声道の一部を一時的に閉鎖して，呼気の圧力を高めておいて，閉鎖部を急激に開いた瞬間に生じる．[p][t][k]は無声破裂音で，破裂音を発しているときには声帯振動は生じていない．[b][d][g]は有声破裂音で，閉鎖の開放から声帯振動が始まるまでの有声開始時間が短く，場合によっては破裂音を発している間に声帯振動が開始していることがある．[p][b]では構音点は口唇で，口唇での閉鎖が解放されて破裂音がつくられる．[t][d]では構音点は上顎歯茎と舌先である．[k][g]では構音点は軟口蓋と舌根である．

摩擦音は，声道内の狭い場所を呼気が通り抜けるときに周囲との摩擦で生じる雑音で，狭める位置が舌と歯の間では有声摩擦音[z][ʒ]，無声摩擦音[s][ʃ]などがある．また，喉頭摩擦音である[h]は両声帯の間を通過するときの雑音で，構音動作は声帯の開閉運動のみで喉頭で調節される．

鼻音は，口腔を閉鎖して口蓋帆が下がって鼻咽腔が開き，鼻腔へ喉頭原音を送り出すときに生じ，声帯振動を伴う有声子音であり，両唇を閉じると[m]，上顎歯茎と舌先を閉じると[n]となる．

破擦音は，2つの子音が緊密に結びついたもので，有声破擦音[dz]，[dʒ]，無声破擦音[ts]，[tʃ]がある．

弾音[r]は，上顎歯茎部に構音点をもち声帯振動は止まっている．

C　構音と発声の協調運動

有声音と無声音については，内喉頭筋が構音運動に協調して，声門の閉鎖の有無で調節されている．**有声音** voiced sound では声帯は正中位にあり両声帯は接

触し声門は閉鎖するが，**無声音** voiceless sound では両声帯は接触せず声門閉鎖はみられない．

単語のアクセントや文章のイントネーション，句の強調，発話の持続や休止など韻律については，構音運動よりは発声運動が主体となってこれらの特徴がつくられる．この際，呼吸の調節と呼気の調節も韻律の制御に関与している．

③ ことばの表出に関わる脳機能

ことばの表出には，前頭葉の運動性言語野（ブローカ Broca 野：ブロードマン Brodmann 44 野，45 野），前頭葉の中心前回にある一次運動野（Brodmann 4 野），その前方内側にある補足運動野（Brodmann 6 野内側部），小脳などが協調的に働いている．まず Broca 野で，何を言いたいのか，そのためにどういう単語をどのような順で用いるのかが決められ，次に神経インパルスが一次運動野に伝えられ，脳幹の三叉・顔面・舌咽・迷走・舌下神経核などを介して口腔，咽頭，喉頭の筋を制御し，発声や構音を実行してことばを表出する．これと同時に，延髄の呼吸中枢を介して自発呼吸を抑制し，声門を通る適切な空気の量を調節するように呼吸筋の運動を制御する．

補足運動野は，障害されると寡黙や非流暢性，発語の開始困難などを生じ，自発的な発話に関与していると考えられている．小脳は，障害されると声の強さが変わって異常なアクセントになり，構音運動の学習や習熟に関与していると考えられている．

左島皮質の前方は複雑な構音のコントロールに関わり，発語失行の責任病巣と従来いわれてきた．しかし，虚血に対する脆弱性や近隣領域の損傷と併発しやすいことから，島の機能が過大評価されているともいわれ，発話・構音機能に関与している可能性については今後も検討が必要である．大脳基底核は，構音と発声の運動に際して不必要な刺激の割合を低下させて，滑らかな発話になるように調節しているとされている．

乳幼児期から小児期にかけての言語習得期には，耳に入った声をそのまま模倣して発声するが，これは聴覚連合野から運動野に繰り返しフィードバックをかけながらの発声で auditory feedback と呼ばれている．言語を獲得する頃になると，あまり意識せずにことばを発するようになり，これは補足運動野，小脳により制御されて，運動をあらかじめ企画されたとおりに行う前向き制御とされている．しかしながら，自ら発し

た声を遅らせて耳に聞かせる delayed auditory feedback の実験で，本来とは異なるタイミングの聴覚のフィードバックで発語運動はうまく進まなくなることから，言語獲得後も auditory feedback による制御が観察される．

言語野として Broca 野と Wernicke 野（感覚性言語野）が知られているが，両者を結ぶ弓状束や角回を重要視した脳の言語モデルは，言語の理解と生成を連結する神経回路として広く知られている．しかしながらこれだけでは説明が困難な場合があり，最近は言語の情報処理には2つ以上の異なる経路が存在すると考えられるようになってきている．代表的なものとして dual stream model があり，言語の情報処理には，音韻から語彙・意味処理に関する腹側の流れと，音韻から構音・統語の処理を行う背側の流れがあるというものである．

④ 発声の神経機構

発声は呼吸筋と内喉頭筋の協調運動のもとに，呼息時に声帯を閉鎖するという運動パタンが基本であり，このような調節を行うパタンジェネレーターの存在が考えられている．中脳の中心灰白質が発声運動に関係した中継核と考えられており，下位の発声中枢の役割を果たし，呼吸，発声，構音などの一連の運動を制御している．ヒトでは，一次運動野から発声に関わる運動神経核に直行する神経経路（皮質延髄路）があり，発声の開始と停止を選択する喉頭調整を可能にしている．

内喉頭筋を支配する運動神経細胞は延髄の疑核にあり，疑核内では吻尾方向でみると輪状甲状筋支配細胞が最も吻側に存在する．核内横断面では，輪状甲状筋と後輪状披裂筋支配細胞は腹側に，甲状披裂筋，外側輪状披裂筋，披裂筋支配細胞は背側に存在する．このように，声帯緊張筋である輪状甲状筋，声門開大筋である後輪状披裂筋，声門閉鎖筋群の局在はそれぞれ異なっている．喉頭の末梢神経については，前述した（→400頁）．

延髄の孤束核は背内側部にあり，喉頭や肺からの固有の受容性フィードバックは，孤束核を介して音声制御ネットワークに入る．発声機能が円滑に遂行されるには，喉頭の運動神経機構だけでなく，知覚神経機構も重要である．

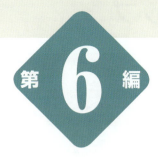

自律機能と本能行動

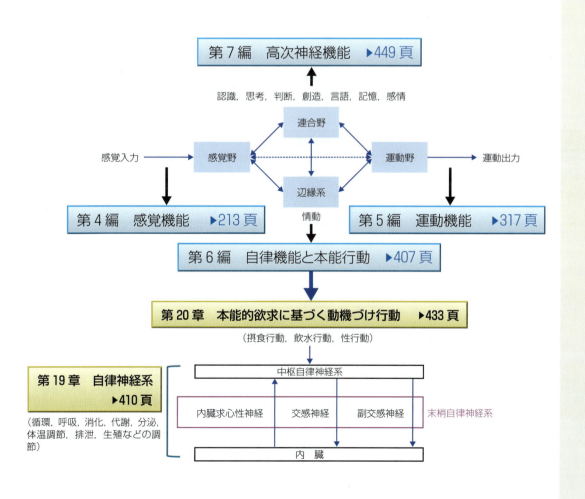

第6編 自律機能と本能行動 の構成マップ

第19章 自律神経系
- 自律機能：生体にとって最も基本的な循環，呼吸，消化，代謝，分泌，体温維持，排泄，生殖などの機能
- 自律神経系：平滑筋，心筋および腺を支配し，自律機能を協調的に調節する．意識的，随意的な制御を受けない神経系

F 自律神経と内分泌系，免疫系　▶419頁
①自律神経と内分泌系
②自律神経と免疫系
③神経-内分泌-免疫系の連関

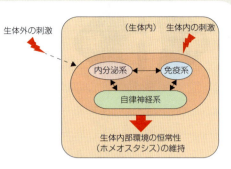

H 自律神経系の中枢　▶423頁
①自律神経系の第一次中枢
②脳幹
③視床下部
④大脳
⑤小脳

A 末梢自律神経系の構成　▶410頁
①末梢交感神経系
②末梢副交感神経系
③内臓求心性線維

C 自律神経系の化学伝達物質とその受容体　▶414頁
①化学伝達物質　アセチルコリン(Ach)，ノルアドレナリン(NA)
②受容体

G 内臓感覚　▶421頁
①臓器感覚と内臓痛覚
②内臓の受容器

E 自律神経-効果器伝達　▶418頁

D 自律神経節　▶417頁

I 自律機能の反射性調節　▶427頁

A→C：内臓-内臓反射　　　➡①内臓-内臓反射
B→C：体性-内臓反射　　　➡②体性-内臓反射
A→D：内臓-体性(運動)反射　➡③内臓-体性反射
B→D：体性-体性(運動)反射（一般に運動反射といわれる）　➡②Advanced Studies
④自律神経節内反射
⑤関連痛
⑥反射性交感神経性ジストロフィー

B 自律神経支配の特徴　▶413頁
- 二重支配：心臓，肺，胃腸，膀胱，膵臓，涙腺，唾液腺など
- 交感神経支配：瞳孔散大筋，副腎髄質，脾臓，立毛筋，汗腺，大部分の血管
- 副交感神経支配：瞳孔括約筋

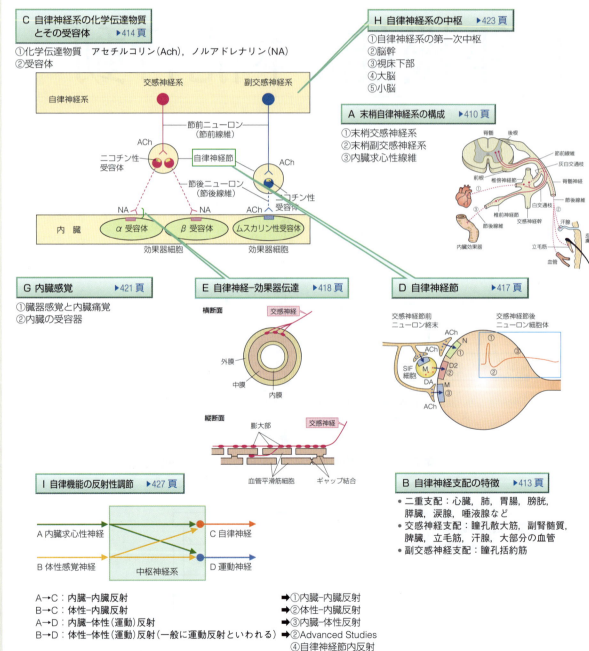

第20章 本能的欲求に基づく動機づけ行動

情動と動機づけの定義および関係する神経回路の詳細は 第22章 ▶484頁

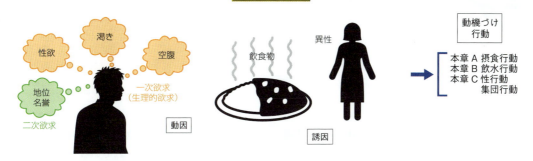

A 摂食行動 ▶433頁

①摂食行動の発現とその意義
②体内のエネルギー貯蔵形態と摂食
③摂食行動調節の中枢神経機構

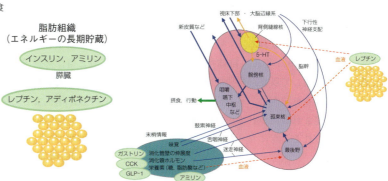

B 飲水行動 ▶438頁

①飲水行動の発現とその意義
②細胞内液量減少による渇き感の発生
③細胞外液量減少による渇き感の発生

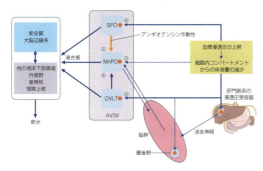
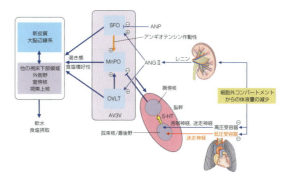

C 性行動 ▶442頁

①性行動の発現とその意義
②性行動のホルモン性調節
③性行動の神経性調節

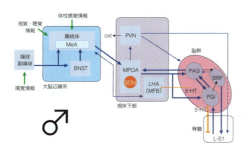
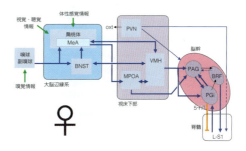

第19章 自律神経系

生体にとって最も基本的な循環，呼吸，消化，代謝，分泌，体温維持，排泄，生殖などの機能は**自律機能**とよばれる．**自律神経系** autonomic nervous system は平滑筋，心筋および腺を支配し，自律機能を協調的に調節している．体性神経系が意識的随意的な制御を受けるのに対し，自律神経系は意識的随意的な制御を受けない．そのため自律神経系は，植物神経系あるいは不随意神経系ともよばれる．

J. N. Langley が1921年に，自律神経系を末梢性の遠心路として定義して以来，自律神経系はその遠心路に限定して考えられてきた．その後，自律神経系の機能が詳細に研究されるにつれて，自律神経系は求心路も含めて考えられるようになった（表19-1）．

表19-1　自律神経系

1) 交感神経系（胸腰髄部線維系）
2) 副交感神経系
   ① 頭部副交感神経*
     ⅰ 動眼神経（第Ⅲ脳神経）
     ⅱ 顔面神経（第Ⅶ脳神経）
     ⅲ 舌咽神経（第Ⅸ脳神経）
     ⅳ 迷走神経（第Ⅹ脳神経）
   ② 仙髄部副交感神経（骨盤神経）
3) 内臓求心性線維

* J. F. Fulton（1938）は，視床下部に細胞体をもち下垂体後葉に軸索を伸ばす神経分泌ニューロンをも，視床下部線維系として副交感神経系に含めて考えている．

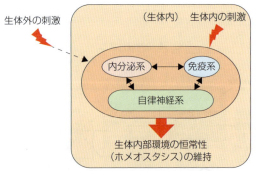

図 19-1 自律神経系の関与を中心にして描いたホメオスタシスの維持機構

生体を取り囲む外部の環境は大きく変化するのに対し，生体内の環境（pH，血糖値，温度，浸透圧など）は常に一定範囲内に維持されている．これは生体内部環境の**恒常性（ホメオスタシス）**と呼ばれ，生命活動の維持に必須である．ホメオスタシスの維持には内分泌系，免疫系とともに，自律神経系が重要な役割を果たす（図19-1）．生体外の情報は目，耳，鼻，皮膚などに分布する感覚神経を介し，一方で生体内の情報は血液と自律神経求心路を介して脳に伝えられる．脳に伝えられた各種の情報は自律神経遠心路を介して循環，呼吸，消化などの内臓機能を変えることにより，ホメオスタシスの維持に寄与している．

本章では，内臓（効果器）を直接支配する自律神経系（末梢自律神経系）および自律神経系の中枢について一般的特徴を述べ，主な自律機能の例を取り上げながら，自律神経の働きについて説明する．

A 末梢自律神経系の構成

自律神経系の遠心路は，胸腰髄に起始する**交感神経系** sympathetic nervous system と，脳幹および仙髄に起始する**副交感神経系** parasympathetic nervous system の2つの系より構成される．いずれの系においても，中枢神経系から出たニューロンは効果器に至る間にシナプスを形成し，ニューロンを替える．このニューロンのシナプス接合部を**自律神経節** autonomic ganglion とよぶ．中枢神経系内に細胞体をもつニューロンを**節前ニューロン** preganglionic neuron，自律神経節内に細胞体をもつニューロンを**節後ニューロン** postganglionic neuron とよび，その軸索をそれぞれ**節前線維**，**節後線維**とよぶ．

内臓からの情報は，自律神経遠心性線維とほぼ平行して走行する求心性線維を伝わって中枢神経系に伝えられる．これは自律神経求心路あるいは**内臓求心性線維**とよばれる．

1 末梢交感神経系

末梢交感神経系 peripheral sympathetic nervous system の節前線維は，第1胸髄から第3（ないし第4）腰髄の脊髄側柱に起始し，脊髄前根，白交通枝を経て交感神経節に達する（図19-2）．交感神経節は脊柱の左右に分節ごとに配列しており，神経幹によって上下に連絡している．この交感神経節の鎖を**交感神経幹** sympathetic trunk あるいは**交感神経鎖** sympathetic chain とよぶ．このほかに腹腔・骨盤腔に無対の交感神経節がある．

交感神経節前線維は，交感神経幹にある神経節（**椎傍神経節** paravertebral ganglion）あるいは腹腔・骨盤腔にある神経節（**椎前神経節** prevertebral ganglion）で節後ニューロンとシナプスを形成し，節後線維が効果器に達する（図19-2）．

① 交感神経幹でシナプスを形成する場合，節後線維は以下のいずれかのルートを通る．
- さまざまな交感神経として内臓効果器を支配する（図19-2①）．
- 灰白交通枝を経て脊髄神経に入り，脊髄神経支配領域の血管，汗腺，立毛筋を支配する（図19-2②）．

② 交感神経幹でシナプスを形成しない場合，節前線維は腹腔・骨盤腔にある椎前神経節（腹腔神経節，上腸間膜神経節，下腸間膜神経節など）に至り，そこで節後ニューロンにシナプスを形成して，内臓効果器を支配する（図19-2③）．

交感神経節前線維が効果器を直接支配する場合もある．**副腎髄質**の場合である．すなわち，節前線維が副腎髄質のクロム親和性細胞に直接シナプスを形成する．クロム親和性細胞からは，ホルモンのアドレナリンとノルアドレナリンが血液中に分泌される（ごく微量のドパミンも分泌される）．機能的に副腎髄質のクロム親和性細胞は交感神経節後ニューロンと相同と考えられる（副腎髄質ホルモンの詳細については➡第66章，976頁を参照）．

交感神経は，脊髄の胸腰髄部のみから出てくるにもかかわらず全身に分布しており，体性求心路における皮膚分節のように厳密ではないが，おおよその分節性がみられる．例えば，心臓を支配する交感神経節前ニューロンの細胞体は胸髄 T_{1-4}（または T_5）の分節に存在する．胃腸管を支配するニューロンの細胞体は胸髄 T_{6-10}（または T_{11}）の分節にある．直腸，生殖器官，膀胱を支配するニューロンの細胞体は，胸髄下部から腰髄の分節に存在する（図19-3）．

交感神経節後ニューロンからは一般にノルアドレナリンが放出される（**アドレナリン作動性**）．ノルアドレナリンに対する効果器の応答は器官によって異なる（図19-3）．例えば，心臓に対しては心収縮力の増強，心拍数の増加など促進性作用を示し，胃腸管に対しては運動および分泌の低下などの抑制性作用を示す．汗腺や骨格筋の一部の血管を支配する交感神経節後ニューロンでは，アセチルコリンが放出される（**コリン作動性**）．

➡関連項目 血管の神経性調節，658頁参照．

2 末梢副交感神経系

末梢副交感神経系 peripheral parasympathetic nervous system の節前ニューロンは，脳幹および第2～4仙髄の脊髄側柱に起始し，末梢効果器の近傍あるいは効果器の壁内にある神経節で節後ニューロンにシナプス連絡し，節後ニューロンが効果器に達する．

脳幹に起始する**副交感神経**は，次の脳神経を経由して各効果器を支配する（図19-4）．

動眼神経（第Ⅲ脳神経）を通る節前線維は，中脳のエディンガー・ウェストファル Edinger-Westphal 核から起始し，毛様体神経節でシナプスを介し，毛様体筋と瞳孔括約筋を支配する．

顔面神経（第Ⅶ脳神経）を通る節前線維は，延髄の上

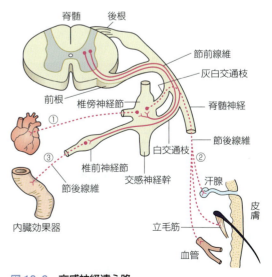

図 19-2　交感神経遠心路
図中の①～③は本文参照．

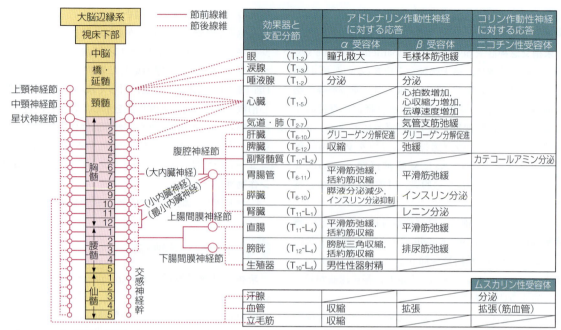

図 19-3 交感神経遠心路

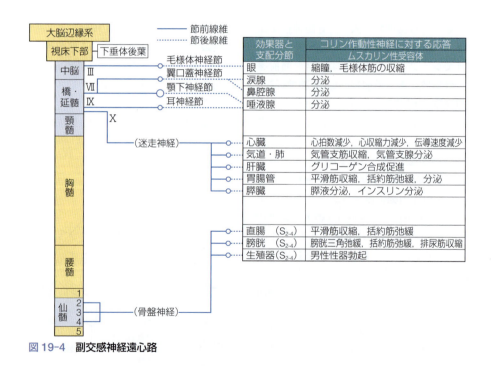

図 19-4 副交感神経遠心路

唾液核から起始し，翼口蓋神経節と顎下神経節で節後ニューロンとシナプスを形成する．前者は涙腺，鼻腔や口蓋などの粘膜にある腺，後者は顎下腺と舌下腺を支配する．

舌咽神経（第Ⅸ脳神経）を通る節前線維は，延髄の下唾液核から起始し，耳神経節でシナプスを介し，耳下腺を支配する．

迷走神経（第Ⅹ脳神経）を通る節前線維は，延髄の疑

核と迷走神経背側運動核から起始する．疑核から起始する節前ニューロンは，シナプスを介して心臓の洞房結節と房室結節を支配する．一方，迷走神経背側核から起始する節前ニューロンは，シナプスを介して，肺，気管支などの胸腔内器官および胃腸管，肝臓，膵臓などの腹腔内器官を支配する．

仙髄に起始する副交感神経は**骨盤神経**を経由して，直腸，膀胱，生殖器などの骨盤腔内器官を支配する．

副交感神経節後線維からは一般にアセチルコリンが放出される（コリン作動性）．効果器のアセチルコリンに対する応答は器官によって異なる（図19-4）．アセチルコリンは例えば，心臓では抑制性に，胃腸管あるいは唾液腺や涙腺などの頭部にある腺では促進性に作用する．

→関連項目 心臓神経，617頁，胃の運動，831頁参照．

Advanced Studies

自律神経系の緊張症

自律神経系による調節は交感神経系と副交感神経系とのバランスによって成り立っているが，そのバランスの崩れた状態，すなわち自律神経失調状態を20世紀初頭にH. EppingerとL. Hessは交感神経緊張症 sympathicotonia と副交感神経緊張症 parasympathicotonia に分けた．この分類は交感神経と副交感神経系が完全に拮抗して機能するという考えに基づくもので古い概念ではあるが，体質的な自律神経系異常を表すのに便利なため，現在でもよく用いられる．**交感神経緊張症**では，高血圧，頻脈，瞳孔散大，便秘などの症状がみられる．**副交感神経緊張症**では，低血圧，胃酸過多，下痢，喘息などがみられる．

③ 内臓求心性線維

自律神経の中には多数の内臓からの求心性線維も存在する．例えば腹部迷走神経の約90％が求心性線維である．これらは**内臓求心性線維** visceral afferent とよばれ，内臓からの情報を中枢神経系に伝えている．

内臓求心性線維は，交感および副交感神経とほぼ平行に走行して脊髄と脳幹に投射する．脊髄に投射する内臓求心性入力は，その臓器を支配する節前ニューロンが起始する分節とほぼ同じ分節に後根を通って入る．また脳幹に投射する求心性入力は，迷走神経や舌咽神経などの脳神経を通って入る（図19-5）．

巻末付録 問題17．Horner症候群→1070頁参照．

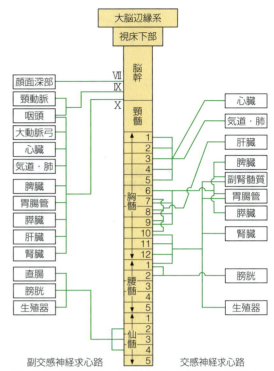

図19-5 交感神経および副交感神経を平行して走る求心路

B 自律神経支配の特徴

A 自律性支配

意思の支配を受けずに不随意に調節する．「自律神経」という名称もこの特徴に由来する．しかし近年，自律神経系による調節においてもイメージトレーニングがある程度は可能であることが示され，自律神経系も完全に**自律性支配** autonomic control ではなく，トレーニングによって幾分かは随意的にも変化しうると考えられる．

Advanced Studies

バイオフィードバック

意識にのぼらない情報を適切な計測器によって測定し，その情報を本人が意識できるような画像や音などの情報にして提示することによって自律機能を意識的に制御しようとする試みもなされている．このような技術・現象をバイオフィードバックとよび，気管支喘息，高血圧，不整脈などの治療に用いられている．

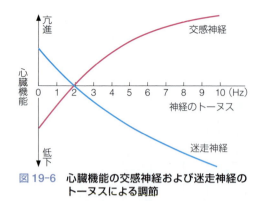

図 19-6 心臓機能の交感神経および迷走神経のトーヌスによる調節

B 二重（神経）支配

内臓器官の多くは，交感神経と副交感神経の遠心性線維によって二重に支配されている．このような両神経系による支配を**二重支配** double innervation という．二重支配を受ける器官として，心臓，肺，胃腸，膀胱，膵臓，涙腺，唾液腺などがあげられる．これに対し，瞳孔散大筋，副腎髄質，脾臓，立毛筋，汗腺，大部分の血管は交感神経のみ，瞳孔括約筋は副交感神経のみの支配を受けている．

→関連項目　壁細胞，835頁，心臓神経，617頁参照．

C 拮抗（神経）支配

一般に交感および副交感神経の遠心性線維による同一効果器に対する作用は相反的であり，これを**拮抗支配** antagonistic innervation とよぶ．

例えば心臓機能は交感神経によって促進され，副交感神経によって抑制される．また胃腸管の運動および分泌機能は交感神経によって抑制され，副交感神経によって促進される．これに対し，唾液腺の分泌は拮抗支配を受けておらず，交感神経および副交感神経の両者によって促進される[*1]．

D トーヌス

自律神経遠心性線維は，一般に常時自発性に活動している．この活動は自律神経の**自発性活動，緊張性活動**あるいは**トーヌス** tonus とよばれる．トーヌスは自律神経中枢の支配を受けて増減し，それによって効果器の機能は調節される．例えば，多くの血管はそれを支配する交感神経のトーヌスによって軽度の収縮状態にあり，交感神経系が興奮すると血管はさらに収縮して，その部分の血流は減少する．一方，交感神経系が抑制されると，その部分の血管は拡張して血流は増加する．ただし，すべての自律神経遠心性線維がトーヌスをもつわけではない．例えば骨格筋の血管を拡張させるコリン作動性交感神経は，安静時にはトーヌスをもたず，運動直前のように骨格筋収縮の準備に必要なときにのみ活動する．

トーヌスは副交感神経系にも存在し，例えば迷走神経のトーヌスが増加すると心臓機能は低下し，胃腸管の運動および分泌機能は亢進する．逆に迷走神経のトーヌスが減少すると，心臓機能は亢進し，胃腸管機能は低下する．

このように，多くの効果器は交感神経および副交感神経の二重支配を受け，それぞれのトーヌスの増減によって機能が広範囲に，しかも微妙に調節される（図19-6）．

C 自律神経系の化学伝達物質とその受容体

1 化学伝達物質

交感および副交感神経節前ニューロン末端と副交感神経節後ニューロン末端とから放出される**化学伝達物質** chemical transmitter は，**アセチルコリン** acetylcholine (ACh)である．ACh を放出するニューロン（または線維）を**コリン作動性ニューロン** cholinergic neuron（または線維）とよぶ．一方，交感神経節後ニューロン末端から放出される伝達物質は，一般に**ノルアドレナリン** noradrenaline (NA)である（図19-7）．NA を放出するニューロン（または線維）を**アドレナリン作動性ニューロン** adrenergic neuron[*2]（または線維）とよぶ．ただし，汗腺支配の交感神経節後ニューロンと骨格筋の一部の血管を支配する交感神経節後ニューロンからは，ACh が放出される．副腎髄質の**クロム親和性細胞**は交感神経の節後神経細胞体と考えてもよい．この細胞は NA のほかにアドレナリン adrenaline も血中に放出し，これらは血流を介して遠

[*1] 交感神経刺激では少量の粘稠性唾液が分泌され，一方，副交感刺激では多量の漿液性唾液が分泌される．

[*2] 通常はアドレナリン作動性とよばれているが，正確にいうならばノルアドレナリン作動性とよぶべきものである．

隔の器官に作用する(ホルモン作用).

交感神経と副交感神経の節後ニューロン末端から化学伝達物質であるNAとAChが放出される場合，一方では，NAはAChの放出を抑制し，他方では，AChはNAの放出を抑制する．このように交感神経と副交感神経は線維の末端からの化学伝達物質の放出の場で，相互間に抑制作用がある．

自律神経系には，NAでもAChでもない化学伝達物質を放出する**非アドレナリン・非コリン作動性神経**（**NANC作動性神経**）も存在することが古くから知られている．例えば，ATP，各種の神経ペプチド，一酸化窒素(NO)などがその伝達物質である(➡第4章, 150頁参照).

神経ペプチドは，旧来の伝達物質であるNAやAChと共存する場合も多く，神経伝達物質として作用するほかに，旧来の伝達物質の放出を調整したり，受容体との結合を調節するなどの神経修飾物質 neuromodulator としても作用するらしい．例えば唾液腺支配の副交感神経にはAChと**血管作動性腸管ポリペプチド** vasoactive intestinal polypeptide (VIP)が共存する．VIPは副交感神経の高頻度刺激で放出され，血管を著しく拡張させて唾液腺血流を増大させたり，腺細胞に対するAChの作用を増強したりする．血管支配交感神経からはNAとともに**ニューロペプチドY** neuropeptide Y (NPY)も放出されて血管収縮を増強する．膀胱支配の副交感神経節前ニューロンからはAChとともに**エンケファリン**が放出され，節前ニューロン末端に作用してAChの過度の放出を抑制する．胃腸管粘膜支配の交感神経からはノルアドレナリンと**ソマトスタチン**が放出されて，消化液分泌を抑制する．

➡関連項目 局所性調節機構，672頁参照.

2 受容体

A カテコールアミン受容体

ノルアドレナリンやアドレナリンなどが作用する**カテコールアミン*受容体**は，各作動薬や遮断薬に対する感受性の違いにより，**α受容体** α-receptor と**β受容体** β-receptor に分類される(表19-2)．α受容体とβ受容体への親和性は伝達物質によって異なる．アドレナリンとノルアドレナリンはαならびにβ受容体に対する選択性が異なる．アドレナリンはαならびにβ

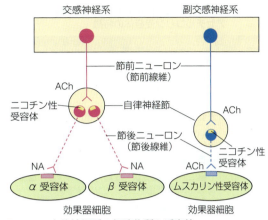

図 19-7　自律神経系の伝達物質と受容体
ACh：アセチルコリン，NA：ノルアドレナリン．

受容体のいずれの受容体をも強く刺激するが，ノルアドレナリンはβ受容体のうち$β_2$受容体に対する刺激作用がわずかである．そのため，アドレナリンとノルアドレナリンの作用には差が出てくることがある．

1 α受容体

α受容体は，さらに$α_1$受容体と$α_2$受容体とに分類される．**$α_1$受容体**は血管収縮や胃腸管平滑筋の弛緩，膀胱括約筋の収縮に関与する．**$α_2$受容体**は主に神経のシナプス前終末に存在し，伝達物質の放出に抑制的に働く．生理的には交感神経節後線維の興奮伝達を自己調節している**自己受容体** autoreceptor である．$α_2$受容体は神経効果器接合部以外の血管平滑筋にも発見されている．このような受容体は**接合部外受容体**とよばれる．

2 β受容体

β受容体も，さらに$β_1$受容体，$β_2$受容体，$β_3$受容体に分類されている．**$β_1$受容体**は心拍数増加，心収縮力増大などに関与し，**$β_2$受容体**は血管拡張，気管支拡張，胃腸壁平滑筋弛緩などに関与している．**$β_3$受容体**は脂肪分解に関与する．$β_2$受容体は血管平滑筋や気道の平滑筋では神経効果器接合部以外の部位に存在することが知られており(接合部外受容体)，そのため神経伝達物質のノルアドレナリンより血中のアドレナリンによく反応する．

---

* ノルアドレナリン，アドレナリン，ドパミンを総称してカテコールアミンとよぶ．

表19-2 自律神経系におけるアドレナリン受容体とアセチルコリン受容体の特徴

受容体		存在部位とその作用
アドレナリン受容体		
α受容体	α_1	血管平滑筋の収縮 腸平滑筋の弛緩 膀胱括約筋の収縮 肝臓におけるグリコーゲン分解促進
	α_2	NA作動性神経終末におけるNAの放出抑制 血管平滑筋の収縮 膵臓β細胞におけるインスリン分泌抑制
β受容体	β_1	心臓における拍動数, 収縮力, 伝導速度の増大 腎臓(傍糸球体細胞)のレニン分泌促進
	β_2	血管, 気管支の拡張 胃腸, 尿路, 子宮の平滑筋の弛緩 肝臓におけるグリコーゲン分解促進
	β_3	脂肪組織における脂肪分解促進
アセチルコリン受容体		
ニコチン性受容体	N_N	自律神経節における節後ニューロン脱分極(fast EPSP発生) 副腎髄質におけるカテコールアミン分泌促進
ムスカリン性受容体	M_1	自律神経節における節後ニューロン脱分極(slow EPSP発生)
	M_2	心臓の拍動数, 伝導速度の低下
	M_3	平滑筋の収縮 分泌腺の分泌促進

➡ 関連項目 副腎髄質, 976頁, Gタンパク質共役型受容体, 33頁参照.

B アセチルコリン受容体

アセチルコリン受容体には, **ニコチン性受容体** nicotinic receptor(ニコチン受容体, ニコチン様受容体ともいう)と**ムスカリン性受容体** muscarinic receptor(ムスカリン受容体, ムスカリン様受容体ともいう)がある. ニコチン性受容体は自律神経節の節後ニューロン細胞体と副腎髄質細胞に, ムスカリン性受容体は主に自律神経支配の効果器に存在する. ニコチン性受容体は筋肉に存在する受容体(N_M受容体)と神経に存在する受容体(N_N受容体)に細別される. ムスカリン性受容体はM_1〜M_5受容体に細別される*(表19-2). **M_1受容体**は自律神経節の節後ニューロン細胞体のslow EPSP発生に関与し(➡図19-9参照), **M_2受容体**は心機能低下, **M_3受容体**は平滑筋収縮や分泌腺の分

*ムスカリン性受容体は分子クローニングによりm_1〜m_5受容体に区別されるが, m_1〜m_5は薬理学的分類のM_1〜M_5受容体に対応する.

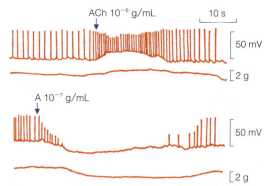

図19-8 アセチルコリンとアドレナリンの腸平滑筋への作用(Bülbring, 他, 1963)
各図の上の記録は腸平滑筋の細胞内電位, 下の記録は腸平滑筋の収縮力を示す. ACh:アセチルコリン, A:アドレナリン.
〔吉村寿人, 他:医科生理学要綱. p291, 南江堂, 1978より〕

泌促進に関与する. M_4ならびにM_5受容体の自律神経系における機能は不明である. ニコチン性受容体は受容体自体がイオンチャネルを形成する(➡第4章, 148頁参照). 一方, ムスカリン性受容体はGタンパク質共役型受容体(➡33頁参照)である.

カテコールアミン受容体とアセチルコリン受容体を介する効果器の反応は, 効果器ごとに異なる(➡図19-3参照). 胃腸管平滑筋の細胞膜においてアセチルコリンは脱分極を, カテコールアミンは過分極を起こす(図19-8). 心臓のペースメーカー細胞の膜においては, 胃腸管の平滑筋細胞膜と逆の現象が起こる. すなわち, アセチルコリンは過分極, カテコールアミンは脱分極を起こす.

➡ 関連項目 イオンチャネル型受容体, 134頁, Gタンパク質共役型受容体, 33頁参照.

Advanced Studies

神経除去性過敏

交感神経あるいは副交感神経が切断あるいは障害されると, その支配効果器は自律神経に対する直接の反応性を失う. ところが時間が経過するに従い, 自律神経の支配を失った効果器は, 循環血液中の化学物質に対して過敏に反応するようになる. これを**神経除去性過敏** denervation hypersensitivityとよぶ.

神経除去性過敏の機序としては, 複数の因子の関与が考えられている. ①コリン作動性シナプスでは, 除神経によりシナプス後膜の受容体の数の増加(up regulation)が起こる. ②アドレナリン作動性シナプスでは, 除神経により神経末端が変性して, ノルアドレナリンの再取込みが行われなくなり, その結果, 循環血中のノルアドレナリンやアドレナリンがより長時間効果器に作用することになる. ③平滑筋の静止膜電位は, 除神経後, 神経切除前より上昇(脱分極)して興奮の閾値に達しやすい状態になる. ④細胞膜のCa^{2+}透過性や細胞内Ca^{2+}の有効性が変化するという報告もある.

効果器の感受性の増大は，効果器を直接支配している節後線維が切断されたときに著しく，節前線維が切断されても生じない．この性質を応用して，レイノー Raynaud 病など，交感神経の過度の緊張による四肢の血管収縮に起因する疾患の治療として，交感神経の節前線維の切断が行われている．

D 自律神経節

自律神経節 autonomic ganglia は，自律神経遠心系の情報を節前ニューロンから節後ニューロンへシナプス伝達する場である．自律神経節は，節前ニューロン軸索末端部と節後ニューロンの細胞体，および介在ニューロンによって構成される．

一般に節前線維は細い有髄線維（**B 線維**），節後線維は無髄線維（**C 線維**）であるが，少数例で無髄の節前線維もある．神経節内の節後ニューロンの数は節前線維よりも多く，1本の節前線維が数個の節後ニューロンに発散している．また1個の節後ニューロンには数本の節前線維が収束している．発散と収束によって自律神経節におけるシナプス伝達は確実になり，**安全率**は著しく高まる．自律神経節は中枢神経系からの情報の中継所であると同時に，統合の場であると考えられる．自律神経節には交感神経節と副交感神経節がある．さらに胃腸管には自律神経節に準じるものとして**壁内神経叢**がある．

A 交感神経節

交感神経節 sympathetic ganglia 内には節前ニューロン末端，節後ニューロン細胞体のほかに，蛍光顕微鏡観察下で小型で強い黄色の蛍光を発する **SIF 細胞** * small intensely fluorescent cell とよばれる介在ニューロンが存在する．SIF 細胞はドパミンを放出し，節前から節後ニューロンへの伝達を修飾している．

交感神経節では，シナプス伝達に関与する種々のシナプス電位が記録されている．節前線維を刺激すると，その軸索末端からアセチルコリンが放出され，直接あるいは介在ニューロンを介して節後ニューロンに作用して，節後ニューロンに膜電位変化を引き起こす（図 19-9）．初めに急速な脱分極（**fast EPSP**）が起こ

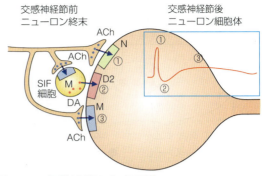

図 19-9　交感神経節シナプス電位
①：fast EPSP，②：slow IPSP，③：slow EPSP，ACh：アセチルコリン，DA：ドパミン，N：ニコチン性受容体，M：ムスカリン性受容体，D2：ドパミン 2 受容体．

り，それに続いて緩徐な抑制性電位（**slow IPSP**）と興奮性電位（**slow EPSP**）が発生する（この後さらに遅い **late slow EPSP** が発生する場合もある）．これらの電位のうち，fast EPSP が神経節内での情報伝達に主要な役割を果たし，残りの緩徐なシナプス電位はその伝達を修飾する．すなわち，fast EPSP が閾値に達すると，節後ニューロンに活動電位が発生する．

fast EPSP はアセチルコリンが節後ニューロンのニコチン性受容体に，slow EPSP はアセチルコリンがムスカリン性受容体に作用することによって生じる．slow IPSP は，SIF 細胞から放出されるドパミンが節後ニューロンのドパミン受容体に作用することによって生じる．late slow EPSP は神経ペプチドを介して誘発される．

B 副交感神経節

副交感神経節 parasympathetic ganglia は効果器の近くに存在するので，**終末節** terminal ganglion ともよばれる．副交感神経節でも交感神経節と同様に，節前ニューロンが副交感神経節後ニューロンに直接，あるいは介在ニューロンを介してシナプス連絡する．骨盤神経節のように，ある種の副交感神経節内には交感神経がシナプス連絡して，副交感神経系のシナプス伝達機能を修飾しているものもある．

C 消化管の壁内神経叢

消化管の機能の多くは，消化管を支配する交感および副交感神経を切断した後でも維持される．これは消

---
* SIF 細胞はクロム酸塩で強く褐色に染まるのでクロム親和性細胞 chromaffin cell の1つである．SIF 細胞に含まれているカテコールアミンは一般にドパミンである．

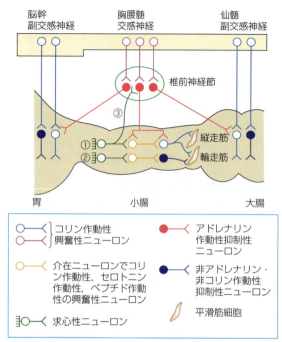

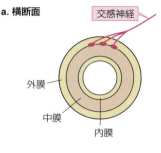

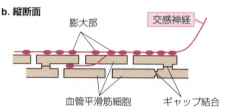

図19-11　交感神経節後線維から血管平滑筋へのシナプス

図19-10　胃腸管の壁内神経叢とその交感神経と副交感神経による調節の模式図

蠕動運動に関与する①興奮性と②抑制性の局所反射経路や，③求心性ニューロンの軸索側枝が交感神経節後ニューロンに連絡してその活動に影響を与える様子も示してある．

〔Burnstock G：Purinergic Nerves. Pharmacol Rev 24：509-581, 1972 に基づく Schmidt RF, et al：Human Physiology. p 344, Springer, 1989 より〕

化管壁内にある**壁内神経叢** intramural plexus（壁内神経節 intramural ganglion）によって局所性に調節が行われているからである．壁内神経叢を構成する神経系は**腸管神経系**ともよばれ，交感神経系，副交感神経系に加えて第3の自律神経系とよばれることもある．

壁内神経叢には約 $10^7 \sim 10^8$ 個のニューロンが存在し，縦走筋と輪走筋との間に**アウエルバッハ** Auerbach **神経叢**（**筋層間神経叢** myenteric plexus）を，粘膜下層に**マイスナー** Meissner **神経叢**（**粘膜下神経叢** submucosal plexus）を形成しており，相互に連絡する．

アウエルバッハ神経叢のニューロンは胃腸管の動きを調節し，マイスナー神経叢のニューロンはイオン・水の輸送や腺分泌を調節する．壁内神経叢には，平滑筋・腺・消化管ホルモン分泌細胞を支配するニューロンのほかに，介在ニューロンや感覚ニューロンが存在する．これらのニューロンは，外来神経である副交感および交感神経による支配を受けている（図 19-10）．

壁内神経叢のニューロンは効果器に対する作用の相違から，興奮性ニューロンと抑制性ニューロンに分類

される．興奮性ニューロンにはコリン作動性のものと非アドレナリン・非コリン作動性のものがある．一方，抑制性ニューロンにはアドレナリン作動性のものと非アドレナリン・非コリン作動性のものがある．

副交感神経節前ニューロンは，壁内神経叢で主に興奮性ニューロンを介し，効果器を興奮性に支配する．このほかに非アドレナリン・非コリン作動性の抑制性ニューロンを介する抑制性支配も知られている．

一方，交感神経節後ニューロンは壁内神経叢で，主に興奮性ニューロンを抑制することによって効果器を抑制性に支配する．壁内神経叢中の求心性ニューロンが交感神経節（椎前神経節）にシナプスし，交感神経節後線維を介して壁内神経叢中のニューロンを抑制することも知られている（図 19-10）．

E　自律神経-効果器伝達

自律神経と効果器細胞の間に認められるシナプスは，骨格筋の神経筋接合部でみられるような形態学的に明確なものではない．すなわち，自律神経節後線維は**膨大部**（varicosity とよばれる）を数珠状に形成しながら，効果器細胞の間を走行している（図 19-11）．このようなシナプスを**シナプス・アン・パサン** synapse en passant とよぶ．化学伝達物質は膨大部から放出されて，拡散して効果器細胞に作用するものと考えられている．この効果は隣接する細胞にも電気的に

伝えられる．これは平滑筋や心筋の細胞はところどころで他の細胞の膜と**ギャップ結合** gap junction によって電気的につながっているためである（**図 19-11b**）．電気的連絡をもつ細胞群は同期して活動し，機能的単位として働く．

自律神経節後線維の効果器細胞に対する作用は，節後線維末端から放出される伝達物質の違い（アセチルコリンとノルアドレナリン）と効果器細胞の膜の性質の違いによって，興奮性であったり抑制性であったりする．効果器細胞で記録される脱分極方向の電位を**興奮性接合部電位** excitatory junction potential（EJP），過分極方向の電位を**抑制性接合部電位** inhibitory junction potential（IJP）とよぶ．これらの電位の潜時は数百ミリ秒で，神経筋接合部で認められる終板電位に比べて非常に長い．これはおそらく，伝達物質の放出部位と平滑筋細胞との間の距離が長いためであろう．興奮性接合部電位は，主に細胞膜の Na^+ と K^+ と Ca^{2+} の透過性増大によって発生し，これが閾値に達すると活動電位を発生して筋が収縮する（ある種の平滑筋では，活動電位の発生を伴わない膜の脱分極によっても収縮が誘発されうる）．また自律神経節後線維の非刺激時には，骨格筋の終板でみられるような，**微小興奮性接合部電位** miniature excitatory junction potential（mEJP）も認められる．抑制性接合部電位は K^+ の透過性増大によると考えられており，これにより筋は弛緩する．

→ **関連項目** 化学シナプス伝達，129 頁参照．

F 自律神経と内分泌系，免疫系

1 自律神経と内分泌系

自律機能は，自律神経系によって調節されるほかに，ホルモンによる**液性調節**を受ける．一般に自律神経系による調節は，秒ないし分単位の短時間の調節に役立つと考えられ，ホルモンによる調節は数時間以上に及ぶ長期の調節に役立つものとされている．

内分泌系による自律機能の調節には次のような特徴がある．

① 自律機能のなかには神経性と液性による二重調節を受けるものがある．例えば，胃酸分泌は胃支配の迷走神経の活動亢進によって神経性に促進される一方，胃幽門部の G 細胞から分泌されたガスト

リンによっても液性に促進される．
② ある種のホルモンは複数の自律機能調節に関与しうる．例えば副腎髄質から分泌されるアドレナリンは，循環（昇圧），血糖（肝臓でのグリコーゲン分解），呼吸（気管支の拡張），体温（熱産生の増加）など，多数の自律機能調節に関与する．
③ 自律機能のなかには複数のホルモンにより調節されるものもある．例えば循環機能の調節には，副腎髄質から分泌されるカテコールアミン，腎臓からのレニン，副腎皮質からのアルドステロン，下垂体後葉からのバソプレシンなど，多数のホルモンが関与している．

2 自律神経と免疫系

自律機能は，免疫系の細胞から放出される**サイトカイン**によっても調節される．一方，免疫機能の調節に自律神経が関与するという形態学的・生理学的証拠も提示されている．

A 免疫系による自律機能の調節

白血球やリンパ球などから血液中に分泌される各種のサイトカインによって自律機能が変化する．

例えばサイトカインの 1 つである**インターロイキン-1**（IL-1）は発熱，睡眠，摂食抑制，胃酸やペプシン分泌の抑制，胃腸管運動の抑制，ナトリウム排泄の増加などを起こす．IL-1 は分子量が大きいため，血液中に分泌された IL-1 によるこれらの反応は，以下にあげる 3 つの機構などによって起こると考えられている．

① 血液脳関門が欠如している脳内の領域〔**最後野** area postrema，**終板脈管器官** organum vasculosum lamina terminalis（OVLT），**脳弓下器官** subfornical organ など〕を介して作用する．
② 脳血管内皮のサイトカイン受容体に結合し，プロスタグランジンなどのメディエーターに作用する．
③ 脳血管にあるサイトカインの担体に運ばれ，脳実質に作用する．

このほか，サイトカインは内臓求心性神経を刺激することによって，自律機能に影響を与えることも知られている．サイトカインによる各種の自律機能の調節は疾病時に顕著となる．

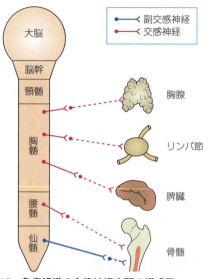

図 19-12　免疫組織の自律神経支配の模式図
骨髄支配の副交感神経は主に骨量増加に作用するとされ，骨髄の免疫機能に直接的な影響は及ぼさないと考えられている（本文参照）。
実線：節前線維，破線：節後線維．

B 自律神経系による免疫機能の調節

　免疫系に関与する組織として，骨髄，胸腺，脾臓，リンパ節などがある（→第 31 章，558 頁を参照）．これらの免疫組織には，ほかの多くの器官と同様に自律神経が分布する（図 19-12）．免疫組織への自律神経支配は，交感神経による支配が主であり，副交感神経支配については明確な証明がない．交感神経は免疫組織に分布する血管を支配し，血流を変化させることにより間接的に免疫機能を調節するほか，免疫組織自体に直接終末し，免疫反応に影響を与える．

1 ● 骨髄

　骨髄を支配する交感神経の多くは，骨髄の動脈を支配するが，造血の起こる洞（洞様毛細血管）および実質部分を支配する神経も存在する．交感神経の刺激実験，交感神経作動薬の投与実験より，骨髄における造血幹細胞の増殖，分化，移動が交感神経の影響を受けることが示されている．一方，骨髄支配の副交感神経が造血幹細胞に及ぼす作用については明確な証拠はない．骨髄支配の副交感神経は主に骨量増加に作用するとされる．

2 ● 胸腺

　胸腺は迷走神経（副交感神経）によって支配されるとの報告もあったが，現在では否定的である．一方，交感神経による胸腺支配は明らかにされている．例えば，ノルアドレナリンあるいはβ受容体作動薬により，胸腺重量や胸腺細胞数が減少し，mitogen 誘発性の胸腺細胞の増殖が減少する．

3 ● 脾臓

　自律神経による免疫機能の調節を示唆する報告は，脾臓に関するものが多い．脾臓についても迷走神経（副交感神経）による直接的な支配はないとされている．迷走神経節前ニューロンが腹腔神経節でシナプスを形成することから，迷走神経が脾臓交感神経節後ニューロンを介してなんらかの調節をする可能性もある．脾臓支配の交感神経を刺激すると，β受容体を介して脾臓の NK（natural killer）細胞活性が低下する．一方，脾臓支配の交感神経を切除すると，脾臓の抗体産生能が増加する．また，抗原曝露により，脾臓内のノルアドレナリン濃度が増加することや，脾臓交感神経を介して，LPS（内毒素ともよばれるリポ多糖）投与時の脾臓マクロファージによる TNFα 産生が抑制されることも知られている．

4 ● 白血球

　獲得免疫に関わる T リンパ球と B リンパ球には主に $β_2$ 受容体が存在し，自然免疫に関わるナチュラルキラー細胞，顆粒球，マクロファージなどには，$β_2$ 受容体のほか，$α_1$ ならびに $α_2$ 受容体も存在する．これらの α ならびに β 受容体を介して，ノルアドレナリン（交感神経伝達物質），アドレナリン（副腎髄質ホルモン）は免疫系のさまざまな機能を変化させる．一般にノルアドレナリンとアドレナリンは $β_2$ 受容体を介して抑制性に作用すると考えられている．

　一方，リンパ球にはアセチルコリン受容体も存在するが，神経伝達物質のアセチルコリンは神経終末で速やかに分解されるため，これらのアセチルコリン受容体に及ぼす自律神経系の影響は考えにくい．

3 神経-内分泌-免疫系の連関

　乾布摩擦をすると風邪を引きにくいとか，不安や精神的ストレスによって病気にかかりやすくなるといわれるように，さまざまな感覚刺激や情動が免疫機能に

G 内臓感覚 ● 421

表 19-3　内臓の受容器，その求心路と機能

臓器		求心路	機能
循環器系	心房	迷走神経	心房壁の伸展に応じる（伸展受容器）
	心室	迷走神経	心室の等容性収縮に応じる
		交感神経	冠動脈の閉塞に応じる
	大動脈弓	迷走神経	①動脈圧上昇に応じる（高圧受容器），②酸素分圧の低下に応じる（化学受容器）
	頸動脈洞	舌咽神経	①動脈圧上昇に応じる（高圧受容器），②酸素分圧の低下に応じる（化学受容器）
呼吸器系	肺	迷走神経	①吸息による肺の伸展に応じる（伸展受容器），②肺間質容積の増加に応じる（J型受容器）
	気管	迷走神経	粘液や異物による気管の局所刺激に応じる
	気管支	迷走神経	吸息に応じる
消化器系	食道	迷走神経	食道の蠕動運動に伴う収縮と拡張に応じる
	胃	迷走神経	①胃の収縮と受動的伸展に応じる，②酸とアルカリに応じる
		交感神経	胃の強い伸展に応じる
	小腸	迷走神経	①腸壁の伸展に応じる（筋層内受容器），②小腸内の内容物移動に応じる（粘膜層内受容器），③酸・アルカリに応じる，④グルコースやその他の糖類に応じる，⑤アミノ酸に応じる，⑥セロトニンに応じる
	肝臓	迷走神経	①グルコースに応じる，②浸透圧に応じる
泌尿器系	腎臓	交感神経	①腎動脈圧に応じる，②腎（杯）内圧に応じる
	膀胱	骨盤神経	膀胱壁の受動的伸展と等尺性収縮に応じる

6
自律機能と本能行動

影響を与えることは容易に推測できる．事実，体性感覚刺激やストレスが自律神経系や内分泌系を介して免疫機能を調節すること，また免疫細胞から放出されたサイトカインが視床下部-下垂体系（内分泌系）や自律神経系に影響を及ぼすことが明らかにされている．

例えば麻酔した動物の皮膚に侵害性刺激（ストレス刺激の１つと考えられる）を加えると，脾臓交感神経活動が増加し，その結果，脾臓 NK 細胞の活性低下と脾臓血流の低下が起こる．さまざまな感覚刺激により抗体産生能などの免疫機能が亢進する場合もある．

さまざまな感覚刺激やストレスは，視床下部-交感神経-副腎髄質系や視床下部-下垂体-副腎皮質系，さらにほかの多くのホルモンの分泌に影響を与える．副腎皮質ホルモンは著しい**免疫抑制作用**をもち，成長ホルモンや甲状腺刺激ホルモン（TSH）・バソプレシンなどのホルモンは**免疫促進作用**をもつ．これらの多くの調節系の作用が総合的に働いて，免疫機能が変化すると考えられる．

G 内臓感覚

1 臓器感覚と内臓痛覚

内臓から起こる感覚には，臓器感覚と内臓痛覚がある．**臓器感覚**とは，満腹感，空腹感，渇き感，悪心，便意，尿意などをさす．例えば，膀胱や直腸に存在する機械受容器からの情報によって，尿意や便意などの臓器感覚が起こる．一方，内臓には内臓の病的状態（例えば，過度の伸展や収縮，炎症）によって刺激される侵害受容器があり，**内臓痛覚**を起こす．

臓器感覚は，主に副交感神経と並行して走行する内臓求心性神経（副交感神経求心路とよばれる）を介して起こる．一方，内臓痛覚は，交感神経と並行して走行する内臓求心性神経（交感神経求心路とよばれる）を介すると考えられている．これらは意識に上る感覚であるが，内臓の受容器からの情報は意識に上らないものも多い．意識に上らずに，さまざまな反射（**内臓-内臓反射**，**内臓-体性反射**，➡427頁参照）を介して生命活動において重要な役割を担っている．

2 内臓の受容器

内臓の受容器は血管壁と胸腔・腹腔および骨盤腔の器官内にあり，動脈圧や胃腸，膀胱の充満度などの物理的情報（**機械受容器**）や，内容物の酸性度や電解質濃度などの化学的情報（**化学受容器**）を伝える．内臓の受容器には以下のようなものがある（表 19-3）．

A 循環器系の受容器

1 心臓

心房と心室にそれぞれ存在する．

心房には伸展受容器（**低圧受容器**ともよばれる）が存在し，流入する血液量の増加に応じる．例えば，右心房の伸展受容器が興奮すると，ベインブリッジ Bainbridge 反射として知られている頻脈が起こる．また，左心房の伸展受容器が興奮すると，ヘンリー-ガウエル Henry-Gauer 反射として知られるバソプレシン分泌抑制（尿量増加）が起こる．

心室に存在する受容器からの求心性放電は，等容性収縮期に増加する（心拍に同期して放電）．一方，心室には，冠動脈の閉塞に応じる受容器があり，この受容器からの情報は交感神経求心路を介して中枢神経系に伝えられる．

2 血管

大動脈弓と頸動脈洞には，動脈圧の上昇に応じる圧受容器（**高圧受容器**ともよばれる）が存在する．これらの動脈圧受容器からの情報は迷走神経と舌咽神経中の求心性神経を通って延髄に常時伝えられ，**圧受容器反射**を起こし，血圧調節に関わる．

→関連項目 循環反射，662 頁参照．

また大動脈弓にある**大動脈小体**と頸動脈洞にある**頸動脈小体**には血液中の酸素分圧（濃度）低下に応じる**化学受容器**が存在する．これらの化学受容器からの情報も，迷走神経と舌咽神経中の求心性神経を通って延髄に伝えられ，**化学受容器反射**を起こし，呼吸運動を促進する．

→関連項目 呼吸の化学調節，727 頁参照．

B 呼吸器系の受容器

1 肺

肺の伸展（吸息期）に応じる受容器（**伸展受容器**）と，肺間質容積の増加（肺毛細血管内圧の上昇による）に応じる受容器（**J 型受容器**，C 線維受容器とよばれる）がある．J 型受容器からの情報により，横隔神経の活動が抑制され，呼吸困難の感覚が起こるとともに浅くて速い呼吸が引き起こされる．

2 気管

粘液や異物などの局所刺激に応じる受容器（**肺刺激受容器**とよばれる）がある．この受容器の刺激によって反射性に横隔神経の活動が抑制されて呼息が起こる（咳反射）．

3 気管支

吸息期に応じる受容器は気管支にも認められ，肺の伸展受容器とともに**ヘリング-ブロイエル反射**を起こす．

C 消化器系の受容器

1 食道

食道の平滑筋には，蠕動運動に伴う収縮と拡張に反応する機械受容器がある．

2 胃

胃壁の受動的伸展ならびに収縮に応じる機械受容器が存在する．これらの**機械受容器**は筋層に認められ，特に幽門部に多い．胃幽門部の受容器は幽門の収縮の強さ，胃体部と胃底部の受容器は胃の伸展度の情報を送る．胃の粘膜には，酸とアルカリに応じる受容器が存在する（化学受容器）．これらの情報はすべて迷走神経中の求心性神経を介して伝えられる．

一方，強く胃が伸展された場合，その情報は内臓交感神経中の求心性神経を介して痛覚を起こす．

3 小腸

小腸の筋層には腸壁の伸展に応じる受容器があり，粘膜層内には蠕動運動による内容物の移動に呼応して反応する受容器がある．また，酸とアルカリに反応する受容器，グルコースや果糖，ショ糖などに反応する受容器，アミノ酸に応じる受容器も見出されている（化学受容器）．さらに迷走神経求心性線維の終末にはセロトニンに反応する受容体もある．セロトニンは食物刺激によって腸管粘膜にある**腸クロム親和性細胞**から分泌され，迷走神経求心性線維を興奮させる．

4 肝臓

グルコース濃度の増加に反応する受容器（化学受容器）と浸透圧の増加に反応する受容器（浸透圧受容器）が存在する．

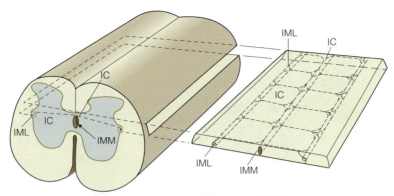

図 19-13　脊髄の交感神経節前ニューロン細胞体のはしご状配列
脊髄の交感神経節前線維細胞体のはしご状配列．
IML：中間質外側核，IC：介在ニューロン，IMM：中間質内側核．
〔Petras JM et al：The origin of sympathetic preganglionic neurons in the dog. Brain Res 144：353-357, 1978 より〕

D　泌尿器系の受容器

1　腎臓

腎動脈内圧の増加や腎臓内圧（**腎杯内圧**）に応じる受容器が知られている．

2　膀胱

膀胱の受動的伸展と等尺性収縮の両方に応じる機械受容器がある．これらの求心性情報により，排尿と蓄尿が起こる（➡「蓄尿と排尿」，427 頁を参照）．

Advanced Studies

内臓求心性線維の伝達物質

内臓求心性線維の伝達物質はまだ確定していないが，迷走神経求心性線維の脳幹への投射線維終末や，脊髄に入力する求心性神経の細胞体のある後根神経節に存在するグルタミン酸やサブスタンス P，ソマトスタチン，コレシストキニン（CCK），カルシトニン遺伝子関連ペプチド（CGRP），血管作動性腸管ポリペプチド（VIP）などの神経ペプチドが候補として挙げられている．例えば，圧受容器求心性線維の伝達物質としてサブスタンス P とグルタミン酸，内臓の痛覚に関連して放出される伝達物質としてグルタミン酸，サブスタンス P，CGRP が示唆されている．

➡関連項目　心肺部圧受容器反射，665 頁，圧受容器反射，662 頁，化学受容器反射，667 頁，排尿，427 頁参照．

H　自律神経系の中枢

自律神経節前ニューロンが出力する脊髄と脳幹は，自律神経系の第一次中枢とよばれる．自律機能の第一次中枢は，さらに上位の中枢である視床下部や大脳辺縁系などによる調節を受けている．交感神経の場合，脊髄が第一次中枢であるので，脳幹が上位の中枢になる．

1　自律神経系の第一次中枢

A　交感神経節前ニューロン

交感神経節前ニューロンの細胞体は，主として脊髄灰白質の**中間質外側核**に存在する．細胞体の一部は介在核にも存在する．中間質を通る面で脊髄を縦断すると，交感神経節前ニューロンがはしご状に整然と配列している様子が認められる（図 19-13）．交感神経節前ニューロンの細胞体は紡錘形あるいは多角体形をなし，その直径は 15〜40 μm である．

B　副交感神経節前ニューロン

図 19-14a に脳幹から出力する副交感神経遠心路の核および，脳幹に入力する副交感神経求心路の投射部位を示す．境界溝を境として外側に求心路が投射し，内側からは遠心路が起始している．**脳幹から出力する副交感神経節前ニューロンの細胞体は，中脳の①エディンガー・ウェストファル Edinger-Westphal 核，橋の②上唾液核，延髄の③下唾液核，④迷走神経背側核，⑤疑核に存在し**（図 19-14b），それぞれ，①動眼神経（第Ⅲ脳神経），②顔面神経（第Ⅶ），③舌咽神経（第Ⅸ），④・⑤迷走神経（第Ⅹ）となって出力する（図

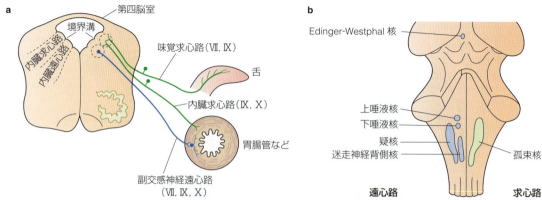

図 19-14 　脳幹の解剖
a．横断面図．b．背面図．左に遠心路の起始核，右に求心路の投射核を示す．

19-4）．仙髄から出力する副交感神経節前ニューロンの細胞体は，主として中間質外側核に存在し，**骨盤神経**となって出力する．

C 上位中枢が節前ニューロンのトーヌスに及ぼす影響

節前ニューロンは**トーヌス（自発性発射）**をもつことを特徴とする．トーヌスはさまざまな末梢性および中枢性情報によって，増加したり減少したりする．節前ニューロンの細胞体が上位中枢から影響を受ける度合いは，その細胞が支配する効果器によって異なる．

例えば，心臓血管系を支配する交感神経節前ニューロンの細胞体は，脳からの強力な影響を受けており，脊髄と脳との連絡を切断すると，その活動は著しく減少する．それに対して，消化管を支配する交感神経節前ニューロンの細胞体では，脊髄と脳との連絡が断たれても無傷のときと同様に活発な活動がみられる．

2 脳幹

脳幹 brainstem には生命の維持に重要な循環，呼吸，排尿などの自律機能を調節する部位が存在する．これらの部位はそれぞれ循環中枢，呼吸中枢，排尿中枢などとよばれている．この場合，中枢とよばれる部位は解剖学的に同定された核ではなく，ニューロンのネットワークとして広範囲にわたっていることが多い．そのために**領域** region，あるいは**領野** area とよばれることもある．

脳幹の自律機能の中枢には末梢受容器からの求心性情報が入力し，また視床下部，大脳辺縁系，大脳皮質などの高位中枢からの下行性情報も入力する．脳幹の自律機能の調節中枢はこれらの入力を統合して自律性効果器の機能を調節しているといえよう．

1 循環中枢

延髄の網様体には心臓血管系の機能を常時調節している循環中枢（心臓血管中枢）が存在する．循環中枢は交感神経と副交感神経（迷走神経）を介して血圧を一定の範囲内に保つ役割を担っている．

延髄網様体の内側部は刺激によって降圧が起こるので降圧野，背外側部は刺激によって昇圧が起こるので昇圧野と，古くから呼ばれていた．その後詳細な脳幹の刺激実験や破壊実験が行われ，**吻側延髄腹外側部** rostral ventrolateral medulla（**RVLM**）のきわめて限局したニューロン群が全身の動脈血圧の維持に重要であることが証明された．現在では RVLM が延髄の昇圧野の実体であると考えられている．RVLM のニューロン群は各種末梢受容器（動脈圧受容器，化学受容器，体性感覚受容器など）からの求心性神経情報ならびに上位中枢からの情報を中継・統合し，さらにその統合情報を脊髄の交感神経節前ニューロンに送り，そのニューロン活動を調節していると考えられる．

➡関連項目 血管の神経支配と心臓血管中枢，657 頁参照．

2 呼吸中枢

延髄の網様体部分には，呼息時に活動する**呼息性ニューロン**と，吸息時に活動する**吸息性ニューロン**とがある．吸息性ニューロンは脊髄の吸息筋運動ニューロンに興奮性の信号を送り，呼息性ニューロンは呼息

筋運動ニューロンへ興奮性の信号を送る．呼息性ニューロンと吸息性ニューロンの集まりを呼吸中枢とよぶ．

呼吸中枢は網様体で2つの柱状の領域を形成し，背側にある延髄背側呼吸ニューロン群と腹側にある延髄腹側呼吸ニューロン群とに分けられる．**延髄背側呼吸ニューロン群**は孤束核とその周囲の網様体に位置する吸息性ニューロン群からなる．一方，**延髄腹側呼吸ニューロン群**は尾側に呼息性ニューロン，吻側に吸息性ニューロンが多い．延髄腹側ニューロン群は過剰な換気を必要とするときに機能すると考えられている．

呼吸中枢は呼吸のリズムを形成するとともに，末梢および脳幹の化学受容器によって感受された血中のCO_2，O_2，あるいはH^+の濃度に関する情報を受けとって，反射性に呼吸を調節している．

→関連項目 神経性呼吸調節，726頁参照．

3 嘔吐中枢

延髄の孤束を含む外側網様体部分には**嘔吐中枢**が存在し，この部分を刺激すると**嘔吐**が起こる．消化管粘膜や**延髄の化学受容器***が刺激されると，その情報は嘔吐中枢に伝えられ，その結果，迷走神経，交感神経，体性運動神経を介して嘔吐を引き起こす．

4 嚥下中枢

第四脳室底の延髄網様体には**嚥下中枢**がある．この中枢は咽頭，口蓋，舌からの入力によって興奮し，咽頭，食道，胃などの自律性効果器と呼吸筋を巧みに連動させて，**嚥下反射**を起こす．

5 排尿中枢

脳幹の橋吻側部には排尿調節に重要な中枢が存在する．脳幹の排尿調節中枢は，仙髄の**排尿中枢**を下行性に調節して，残尿のない完全な排尿を行わせる（→第48章，766頁参照）．

このほかに，延髄には唾液分泌反射を調節する**唾液分泌中枢**，中脳には瞳孔の**対光反射中枢**が存在する．

Advanced Studies

脳幹のモノアミン含有ニューロン

脳幹にはモノアミン含有ニューロンが豊富に存在し，視床下

* この化学受容器は最後野およびその近傍の化学受容器引金帯とよばれる部位にある．この部位はほかの延髄部位に比べて物質に対する透過性が高い．

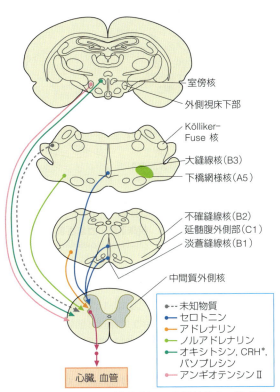

図 19-15 脊髄の中間質外側核への下行性入力の模式図

*corticotropin-releasing hormone 副腎皮質刺激ホルモン（コルチコトロピン）放出ホルモンのこと．CRHは視床下部ホルモン，オキシトシンとバソプレシンは下垂体後葉ホルモンとしてよく知られているが，この図に示すように，これらは神経伝達物質としても作用する．

〔Loewy AD, et al：The role of descending monoaminergic systems in central control of blood pressure. Fed Proc 40：2778, 1981, Jansen AS, et al：Transneuronal labeling of CNS neuropeptide and monoamine neurons after pseudorabies virus injections into the stellate ganglion. Brain Res 683：1-24, 1995 をもとに改変して作成〕

部や大脳皮質などに上行性線維を送るとともに，脊髄に下行性線維を送っている．ノルアドレナリンおよびドパミン含有ニューロンはA群，セロトニン含有ニューロンはB群，アドレナリン含有ニューロンはC群とよばれている．現在，脊髄の交感神経節前ニューロンに下行性連絡をもつことが明らかにされているものとしては，延髄の淡蒼縫線核（B1），不確縫線核（B2），橋の大縫線核（B3）にあるセロトニン含有ニューロン，橋の下橋網様核（A5）のノルアドレナリン含有ニューロン，延髄網様体の腹外側領域（C1）のアドレナリン含有ニューロンがある（図19-15）．例えば，C1群は孤束核から圧受容器の情報を受け取り，血圧下降反応を調節していると考えられている．脊髄中間質外側核への下行性線維には，視床下部に起始するものもある．

3 視床下部

間脳の一部である**視床下部** hypothalamus は，前端の視索前野から後端の乳頭体までの間で，さまざまな

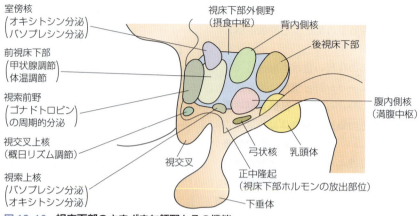

図 19-16　視床下部のさまざまな領野とその機能
〔Krieger DT, et al：Neuroendocrinology. p 14, Sinauer Associates, 1980 より作成〕

核と領野とに区分される（図 19-16）．視床下部は脊髄および脳幹と連絡しており，脊髄と脳幹の自律神経調節過程を統合する高次の自律神経中枢として働いている．その統合機能は自律神経系のみならず，体性神経系および内分泌系（下垂体系）にも及んでいる．

視床下部は生体の恒常性維持に重要な役割を果たす．すなわち，視床下部のニューロンは，血液の温度，血糖値，細胞外液浸透圧などを直接感受したり，視床下部以外の末梢受容器からのさまざまな感覚性情報を受け取り，それらの情報を統合処理して生体の内部環境の恒常性を維持する各種反応を引き起こす．すなわち，視床下部は**体温調節中枢**，**血糖調節中枢**，**水分調節中枢**，**下垂体ホルモン分泌の調節中枢**，**概日リズムの調節中枢**として働いている．視床下部はまた，**摂食行動**，**飲水行動**，**性行動**などの本能的な行動様式（→433 頁参照）や**防御**（攻撃，逃避など），怒りなどの**情動行動**（防衛反応については→第 37 章，667 頁参照）の統合中枢でもある．

→関連項目　摂食行動，433 頁，飲水行動，438 頁，性行動，442 頁参照．

4　大脳

1　大脳皮質

大脳皮質 cerebral cortex が障害されても自律性反応はほとんど影響を受けないが，運動機能の場合と同様に，自律機能も大脳皮質によって合目的的に巧妙に調節される．大脳皮質が直接自律神経系を調節しているのかどうかについては，過去 100 年来議論の分かれるところである．

自律神経系に重要な関わりのある大脳皮質の部位として，島と内側前頭前野があげられる．**島**は内臓感覚の投射部位として知られている．**内側前頭前野**の局所刺激は心拍数，血圧，胃運動の変化を起こす．また内側前頭前野の破壊により，条件刺激による心拍反応が障害される．これらの事実をもとに，内側前頭前野は大脳辺縁系からの入力を受け，間接的に自律神経系を調節していると考えられる．

2　大脳辺縁系

大脳辺縁系 limbic system は，視床下部の周囲を取り巻く辺縁皮質と，辺縁皮質と解剖学的つながりの深い皮質下領域より構成される（→第 20 章図 20-1，434 頁参照）．部位によって著しく異なる機能をもつので，機能面から大脳辺縁系として 1 つにまとめることは簡単ではない．自律機能への関わりとしては，大脳辺縁系は視床下部との密接なつながりのもとに，本能および情動行動とその際に伴う自律反応の協調と統御に関与すると考えられている．

例えば**扁桃体**の摂食行動を引き起こす部位の刺激では，血圧上昇，腸の運動の促進，呼吸促進，散瞳などが起こる．**帯状回**のある部位の刺激では，骨格筋の弛緩による運動抑制とともに徐脈，血圧低下，立毛，呼吸抑制など，ある種の動物が緊急時に示す死にまね反応に似た反応が起こる．**中隔野**の刺激では快感や報酬効果をもたらすとともに，徐脈，血圧低下，胃酸分泌と腸運動の抑制，呼吸抑制などが起こる．

5 小脳

小脳 cerebellum の**虫部前葉**を刺激すると，頸動脈結紮で起こる血圧上昇を抑制したり，視床下部外側部刺激で起こる骨格筋血流増大(防御反応の1つ)を抑制する．小脳の**室頂核**への刺激は，脳血流の増大，交感神経の興奮による血圧上昇と心拍数増加をもたらす．一方，同部位を破壊すると平均血圧は変化しないが，体位変換時の循環調節は障害される．このような事実から，小脳は緊張性に循環機能を調節しているのではなく，さまざまな循環反射時(例えば運動時)の心臓血管系の調節に関与していると考えられる．

I 自律機能の反射性調節

自律機能は多くの場合，中枢神経系を介して反射性に調節されている．自律機能の中枢性反射は，求心路と遠心路の種類から次の3種に大別される(図19-17)．

- **内臓-内臓反射** viscero-visceral reflex：内臓求心性線維を求心路とし，自律神経を遠心路とする反射．
- **体性-内臓反射** somato-visceral reflex：体性感覚線維を求心路とし，自律神経を遠心路とする反射．
- **内臓-体性(運動)反射** viscero-somatic reflex：内臓求心性線維を求心路とし，体性運動神経を遠心路とする反射(これは厳密な意味での自律神経反射ではない)．

各自律機能の反射性調節は，以上のうちの1つの反射に属するとは限らず，2種類，時には3種類の反射が干渉し合ったり統合されて起こる場合が多い．さらに反射は脊髄のみならず，脳幹をも介して実行される．

表19-4に，すでに経路のよく知られている自律神経反射について，反射に関与する入力と出力およびその主な経路を表示する．複雑な反射性調節に対する理解を容易にするため，系をできるだけ単純化して示してある．実際には各反射機構は重複しており，反射に関与する中枢も1つではないことが多い．

以下に内臓-内臓反射，体性-内臓反射，内臓-体性反射の具体例について述べる．さらに自律神経節内反射，反射ではないが自律神経系と体性神経系が関わりあって起こる関連痛についても簡単に説明する．

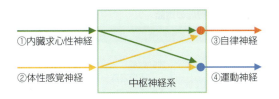

①→③：内臓-内臓反射
②→③：体性-内臓反射
①→④：内臓-体性(運動)反射
②→④：体性-体性(運動)反射(一般に運動反射といわれる)

図19-17 求心路と遠心路の種類による反射の分類

1 内臓-内臓反射

種々の内臓の局所的状態に関する情報は，自律神経の求心路を介して中枢に送られる．そのような情報は中枢で処理され，反射性に自律神経遠心路を介して効果器の機能を調節する．反射中枢は脊髄あるいは脳に存在する．血圧調節，胃腸管運動調節，膀胱調節など多くの自律機能調節がこの反射に大いに依存する．

ここでは蓄尿と排尿時の反射を例に取り上げて説明する(自律機能の反射性調節は内臓-内臓反射だけでなく，体性-内臓反射や内臓-体性反射も関わりあって適切に調節されていることに注意する)．

A 蓄尿と排尿

1 蓄尿

膀胱に尿が貯留し始めると，膀胱内壁が伸展し，求心性神経を興奮させる．求心性情報は，主として**骨盤神経**を通って仙髄の**排尿中枢**に伝えられる．その結果，膀胱支配の**下腹神経**(交感神経)が反射性に興奮し，膀胱を弛緩させ，内尿道括約筋を収縮させて，膀胱内圧をあまり高めずにある程度の尿を貯留しうるようにする(**蓄尿反射**)．また同時に**陰部神経**(体性運動神経)が反射性に興奮し，外尿道括約筋(随意筋)の緊張(トーヌス)を高め，尿の漏出を抑える．膀胱内の尿量が150〜300 mL ぐらいになると尿意を感じるようになるが，通常はがまんでき，排尿を抑えることができる．

2 排尿

膀胱内の尿量がある限度(臨界レベル，成人で400〜500 mL)に達すると内圧が急激に上昇し，**排尿反射**が出現する．この場合，膀胱伸展による求心性情

表 19-4　自律機能の調節

	機能	受容器と求心路	中枢	遠心路と効果器（反応）	備考
循環	(1)圧受容器反射	頸動脈洞 圧受容器⊕——舌咽神経 大動脈弓 圧受容器⊕——迷走神経	延髄	迷走神経（P）⊕——心臓（徐脈，心収縮力低下，心拍出量減少） 交感神経（Sy）⊖——副腎髄質（カテコールアミン分泌減少） 血管（拡張）	1) これは呼吸反射（過呼吸）に伴う二次的な反応である. 2) このほかに，迷走神経の抑制と交感神経の興奮を介する頻脈（Bainbridge反射）も存在する.
	(2)化学受容器反射	頸動脈小体の化学受容器⊕——舌咽神経 大動脈体の化学受容器⊕——迷走神経 延髄の化学受容器⊕	延髄	迷走神経（P）⊖——心臓（頻脈，心拍出量増加）1) 交感神経（Sy）⊕——血管（収縮）	
	(3)心房受容器反射（Henry-Gauer反射）	静脈と心房間の伸展受容器⊕——迷走神経	延髄と視床下部	交感神経（Sy）⊖2) 視床下部-下垂体系⊖——腎臓（尿量増加）（バソプレシン分泌抑制）	
	(4)潜水反射	鼻腔粘膜の受容器——三叉神経	延髄	迷走神経（P）⊕——心臓（徐脈，心拍出量減少） 交感神経（Sy）⊕——血管（収縮）	
呼吸	(1)Hering-Breuer反射	肺の伸展受容器⊕——迷走神経 肺のJ型受容器⊕——迷走神経	脳幹 脳幹	体性運動神経（So）——呼吸筋（吸息抑制） 体性運動神経（So）——呼吸筋（呼息抑制）	
	(2)化学受容器反射	頸動脈小体の化学受容器⊕——舌咽神経 大動脈体の化学受容器⊕——迷走神経 延髄の化学受容器⊕	脳幹	体性運動神経（So）——呼吸筋（呼吸数・換気量増加）	
	(3) くしゃみ反射	鼻腔粘膜の受容器⊕——三叉神経/嗅神経	延髄	体性運動神経（So）——呼吸筋（くしゃみ）	
	せき反射	気道粘膜の受容器⊕——迷走神経	延髄	体性運動神経（So）——呼吸筋（せき）	
消化	(1)唾液分泌反射	口腔粘膜——三叉神経 舌——顔面神経 咽頭粘膜——舌咽神経 胃腸管粘膜——迷走神経 の受容器⊕	延髄（上唾液核・下唾液核）と胸髄	顔面神経（P）⊕——舌下腺/顎下腺 舌咽神経（P）⊕——耳下腺 交感神経（Sy）⊕——全唾液腺 （唾液分泌促進）	1) 上部食道括約筋，咽頭括約筋は弛緩する. 2) その他，腸管，子宮，腎臓などの腹腔臓器，心臓，迷路，眼からの求心性入力も嘔吐を起こす. 情動刺激も間脳，辺縁系を介して嘔吐を起こしうる. 3) その他，悪心，発汗，流涎，心悸亢進，顔面蒼白などが起こる.
	(2)嚥下反射	口蓋——三叉神経 舌根——舌咽神経 咽頭後壁の受容器⊕——迷走神経	延髄	三叉神経（So）⊕ 舌咽神経（P）⊕ 迷走神経（P）⊕——口蓋，舌，咽頭，喉頭の諸筋（収縮1)） 舌下神経（So）⊕ 迷走神経（P）⊕——食道（蠕動）	
	(3)嘔吐反射	上部消化管粘膜2)の受容器⊕——迷走神経/交感神経 延髄最後野の化学受容器引金帯⊕	延髄	迷走神経（P）⊕——咽頭，口蓋の筋（収縮3)） 迷走神経（P）⊖——食道（弛緩） 内臓神経（Sy）⊕——胃（弛緩） 体性運動神経（So）⊕——横隔膜（収縮）/腹筋（収縮）	
	(4)胃-腸反射（受け入れ弛緩）	胃伸展受容器⊕——迷走神経	延髄	迷走神経（P）⊕——胃（弛緩）抑制性線維	
	(5)小腸-胃反射	小腸伸展受容器⊕——内臓神経	胸髄	内臓神経（Sy）⊕——胃（弛緩）	

⊕：促進，⊖：抑制，Sy：交感神経，P：副交感神経，So：体性運動神経.

（つづく）

I 自律機能の反射性調節 ● 429

表19-4 （つづき）

	機能	受容器と求心路	中枢	遠心路と効果器（反応）	備考
排泄	(1)蓄尿反射	膀胱壁の伸展受容器⊕──骨盤神経	仙髄	下腹神経(Sy)⊕──膀胱(弛緩)／内尿道括約筋(収縮) 陰部神経(So)⊕──外尿道括約筋(収縮)	[1]求心性情報は大脳皮質にも伝えられ, 腹筋, 横隔膜の収縮および会陰筋, 肛門挙筋の弛緩などの随意運動が同時に起こる.
	(2)排尿反射	膀胱壁の伸展受容器⊕──骨盤神経	脳幹と仙髄[1]	骨盤神経(P)⊕──膀胱(収縮) 下腹神経(Sy)⊖──内尿道括約筋(弛緩) 陰部神経(So)⊖──外尿道括約筋(弛緩)	
	(3)排便反射	直腸壁の伸展受容器⊕──骨盤神経	仙髄[2]	骨盤神経(P)⊕──直腸(収縮)／内肛門括約筋(弛緩) 陰部神経(So)⊖──外肛門括約筋(弛緩)	[2]大脳皮質運動野の興奮により腹筋, 横隔膜の収縮などの随意運動が同時に起こる.
生殖	(1)勃起反射	陰茎亀頭の触受容器[3]──陰部神経	仙髄	骨盤神経(P)⊕──内陰部動脈(拡張) 陰部神経(So)⊕──陰茎横紋筋(収縮)	[3],[4]このほか, 視覚, 聴覚, 嗅覚などの特殊感覚入力も有効である.
	射精反射	陰茎亀頭の触受容器[3]──陰部神経	腰仙髄	下腹神経(Sy)⊕──精道の平滑筋(蠕動)／内尿道括約筋(収縮) 陰部神経(So)⊕──坐骨海綿体筋, 球海綿体筋, 外尿道括約筋(収縮)	[4]さらに腟からの入力も有効である.
	(2)射乳反射	乳頭の触受容器[4]⊕──体性感覚神経	視床下部	視床下部-下垂体系⊕──乳腺の筋上皮(収縮)(オキシトシン, プロラクチン分泌)──乳腺(乳汁生産)	
体温調節	(1)外気温低下時	皮膚の冷受容器⊕──体性感覚神経 視床下部の冷感受性ニューロン[1]⊕	視床下部	交感神経(Sy)⊕──皮膚血管(収縮)／立毛筋(収縮)／副腎髄質(分泌促進) 視床下部-下垂体前葉系⊕──甲状腺(TRH-TSH系)(分泌促進) 体性運動神経(So)⊕──骨格筋(収縮;ふるえ)	[1]数が少なく, 有力な受容器とは考えられていない.
	(2)外気温上昇時	皮膚の温受容器⊕──体性感覚神経 視床下部の温感受性ニューロン⊕	視床下部	交感神経(Sy)⊕──汗腺(発汗)[2] 交感神経(Sy)⊖──皮膚血管(拡張) 視床下部-下垂体前葉系⊖──甲状腺(TRH-TSH系)(分泌低下) 視床下部-下垂体後葉系⊕──腎臓(バソプレシン分泌)(尿量減少)	[2]発汗能力の弱い動物では, 呼吸を促進して, 熱放散を促す.
血糖調節	(1)血糖上昇時	肝臓の糖受容器──迷走神経⊖ 小腸の糖受容器──内臓神経⊖ 視床下部のグルコース受容ニューロン⊕／グルコース感受性ニューロン⊖	視床下部	迷走神経(P)⊕──肝臓(糖生産抑制)／膵臓β細胞(インスリン分泌促進) 交感神経(Sy)⊖──肝臓(糖生産抑制)／副腎髄質(カテコールアミン分泌抑制)	
	(2)血糖低下時	肝臓の糖受容器──迷走神経⊕ 小腸の糖受容器──内臓神経⊕ 視床下部のグルコース受容ニューロン⊖／グルコース感受性ニューロン⊕	視床下部	迷走神経(P)⊖──肝臓(糖生産促進)／膵臓β細胞(インスリン分泌抑制) 交感神経(Sy)⊕──肝臓(糖生産促進)／膵臓α細胞(グルカゴン分泌促進)／副腎髄質(カテコールアミン分泌促進)	
瞳孔	対光反射[1]	網膜の受容器──視神経⊕	中脳	動眼神経(P)⊕──瞳孔括約筋(収縮)	[1]眼に入る光量を調節する反射

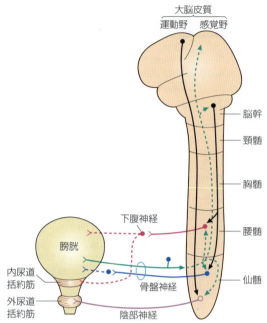

図 19-18　排尿反射の神経回路
骨盤神経求心路は脊髄内で下腹神経，骨盤神経，陰部神経の遠心路に連絡したり，脊髄を上行して大脳皮質感覚野や脳幹の排尿調節中枢に投射する．排尿時には大脳や脳幹から排尿の指令が脊髄に下行してくる．

報は大脳皮質感覚野に伝えられて尿意を起こし，また一方で脳幹の排尿調節中枢に達する．脳幹の排尿調節中枢の興奮は脊髄内を下行し，骨盤神経遠心路の活動を亢進させる．その結果，膀胱は強力な収縮を起こす．一方，内尿道括約筋は弛緩する．排尿に際して，大脳皮質運動野からの下行性情報は，外尿道括約筋を弛緩させて尿の尿道通過を可能にする．排尿には以上の一連の反射性過程が関与している（図 19-18）．

その他の内臓からの求心性情報も膀胱機能に影響を及ぼしうる．例えば，直腸の伸展は骨盤神経を介して膀胱抑制反射を誘発する．

→ 関連項目　下部尿路機能とは，761 頁参照．
 巻末付録　問題 18．自律神経反射異常 → 1071 頁参照．

2 体性-内臓反射

皮膚，筋や関節などに刺激を加えると，中枢神経を介して反射性に自律神経遠心路の活動が変化し，その結果，効果器の機能が反射性に調節される．**体温調節反射**，**射乳反射**，**射精反射**などは皮膚の体性感覚刺激によって起こる体性-内臓反射といえる．さらに特殊感覚刺激（広義の体性感覚とみなすことができる）によって起こる**唾液分泌反射**や瞳孔の**対光反射**なども体性-内臓反射に属する．ここでは体性-内臓反射の一例として体温調節反射について説明する．

体温調節反射

1 ● 外気温の低下

外気温が低下すると，皮膚の冷受容器からの情報が脊髄を上行して視床を介して大脳皮質感覚野に伝えられ，**冷覚**を起こす．それとともに，その情報は視床下部の体温調節中枢にも伝えられ，統合処理される．その結果，皮膚血管，立毛筋および副腎髄質支配の交感神経が興奮し，皮膚血管収縮，立毛により熱の放散が抑制され，副腎髄質ホルモン分泌により熱産生が促進される．さらに TRH-TSH-甲状腺ホルモン系が作動して甲状腺ホルモン分泌増加をもたらし，その結果代謝が亢進して熱産生が高まる．同時に体性運動神経系の運動ニューロンが興奮し，骨格筋の収縮（ふるえ）による熱産生が起こる．以上のように外気温が低下すると，熱産生の促進と熱放散の抑制により体温の低下が防がれる．

2 ● 外気温の上昇

外気温が上昇すると，皮膚の温受容器からの情報が視床を介して大脳皮質感覚野に伝えられて**温覚**を起こすとともに，視床下部の体温調節中枢に伝えられる．また体温調節中枢のニューロン自体も深部温の上昇を感受する．体温調節中枢がこれらの情報を統合処理した結果，汗腺支配の交感神経が興奮して**発汗**が起こり，皮膚血管支配の交感神経の活動が抑制されて，皮膚血管が拡張し熱放散が促進される．甲状腺ホルモン分泌減少による熱産生の抑制，バソプレシン分泌亢進による尿量減少，体性運動神経系の抑制による運動低下も起こる．このように外気温が上昇すると，熱産生の抑制と熱放散の促進により体温の上昇が防がれる．

→ 関連項目　体温調節機構，893 頁参照．

B その他の体性-内臓反射の例

体性-内臓反射には，体性感覚刺激を自律機能の調節に利用している例もある．

胃腸の痙攣様収縮によって起こる腹痛の際に，腹部の皮膚を温めると胃腸管運動が抑制されて痛みが和ら

ぐが，これは**体性-胃腸管反射**を利用したものといえる．そのほかに慢性脊髄損傷患者において会陰部の皮膚刺激で排尿が誘発される**体性-膀胱反射**などが知られている．

このような体性-内臓反射の発現の生理学的機序については，ヒトではあまり詳しく調べられておらず，麻酔動物を用いた実験により明らかにされてきている（Sato, Sato, Schmidt, 1997）．例えば，胃腸管の運動機能，膀胱の収縮機能，副腎髄質からのカテコールアミン分泌機能の場合，以下のことが示されている．①腹部皮膚の刺激は胃支配の交感神経活動を増加させて胃腸管運動を抑制するが，四肢の刺激は胃支配の迷走神経活動を増加させて胃腸管運動を促進する．②膀胱内容積が少ないときに会陰部皮膚に触刺激を加えると，膀胱支配の骨盤神経活動が増加して膀胱が収縮する．膀胱が充満しているときに同部位に強い機械的刺激を加えると，骨盤神経活動が抑制されて膀胱収縮が抑制される．③腹部皮膚の機械的な強い刺激は，副腎交感神経活動を増加させて副腎髄質からのカテコールアミン分泌を増加させるが，同部位の触刺激は逆に副腎交感神経活動を低下させてカテコールアミン分泌を減少させる．

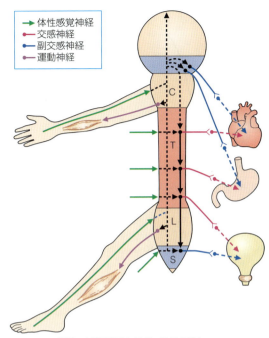

図19-19 **体性-内臓反射と体性-体性反射**
〔Sato A, et al：The impact of somatosensory input on autonomic functions. Rev Physiol Biochem Pharmacol 130：1-328, 1997 より〕

Advanced Studies

体性-内臓反射と体性-体性反射

体性-内臓反射には，脊髄を中枢とする脊髄反射と脊髄より上位中枢を通る上脊髄反射の2つの構成要素があることが動物実験で明らかにされている．体性-内臓反射の場合，四肢への刺激では上脊髄性の反射のみが誘発される．運動反射（体性-体性反射）においては四肢への刺激により強力な脊髄反射が誘発されるのと対照的である．四肢からの体性感覚情報が入力する頸髄および腰髄の膨大部には体性運動ニューロンの細胞体は存在する一方，自律神経節前ニューロンの細胞体は存在しないためにこのような違いが生じると考えられている（Sato, Sato, Schmidt, 1997）（図19-19）．

3 内臓-体性反射

内臓からの求心性情報は，中枢神経を介して体性運動神経を反射性に変化させ，その結果，骨格筋の収縮性を変化させる．例えば，肺の伸展受容器からの情報が呼吸筋の活動を変える反射（**ヘーリング-ブロイエル反射** Hering-Breuer reflex）はその例である．また，腹部内臓に炎症があるとき，その情報は体性運動神経を異常に興奮させて，腹筋を緊張させる（これを筋性防御と呼ぶ）のも内臓-体性反射の例である．腹膜刺激症状（腹膜に炎症が及ぶことで起こる症状）において，腹壁は筋性防御により緊張が増大する．

内臓神経を電気刺激して，体壁を支配する運動神経に誘発される反射電位を記録すると，内臓神経が主に入力する胸髄下部の脊髄分節から出力する運動神経において，反射電位が最も大きく閾値は低い（図19-20b）．この事実は内臓-体性において脊髄分節機構が強く働くことを示している．

4 自律神経節内反射

自律神経節を統合中枢とし，内臓からの求心路が神経節に入り，そこで統合された出力が神経節から遠心路として内臓に出ていくことが知られており，**自律神経節内反射**とよばれている．

5 関連痛

内臓に疾患がある場合に，障害されている内臓から遠く離れた特定の体表面（皮膚や筋肉）に過敏な異常感覚あるいは痛みの感覚を起こすことがあり，このような異常感覚を**関連痛** referred pain という．

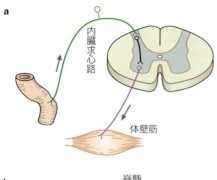

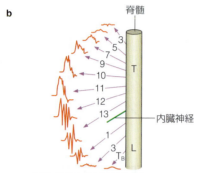

図 19-20　内臓-体性反射（筋性防御）
a．脊髄反射弓の模式図．
b．脊髄ネコの内臓神経の切断中枢端を電気刺激すると体壁筋を支配する脊髄神経の切断中枢端に，図示するような反射電位が誘発される．〔Downman CB：Skeletal muscle reflexes of splanchnic and intercostal nerve origin in acute spinal and decerebrate cats. J Neurophysiol 18：217-235, 1955 より〕

関連痛は内臓と皮膚からの侵害性求心性線維が痛覚伝導路の同一ニューロンにシナプス接続する（収束する）ために生じると考えられている（→第8章図8-18，240頁参照）．さらに内臓求心性神経と皮膚・筋の体性感覚神経が，同じ一次感覚ニューロンから枝分かれしている事実も報告されており，このようなニューロンを介して関連痛が誘発される可能性もある（**二分軸索感覚神経線維** dichotomizing sensory fibers）．

関連痛は病変部の内臓器官からの感覚情報と，皮膚からの感覚情報が同じ分節に入力する場合に起こることが多い．その部位は病変臓器によって特異的であるため，臨床診断に大変重要な意味をもつことになる．例えば狭心症の発作が起こると，胸部が締めつけられるような痛みを覚え，さらには左肩および左腕内側部に関連痛を感じることが多い．虫垂炎では最初，臍の上の正中線上に関連痛が現れ，さらに炎症が虫垂周囲の腹膜や腹壁へと進行すると，虫垂の位置に激しい痛みを感じるようになる．

→関連項目　侵害受容と上行性経路，240頁参照．

6　反射性交感神経性ジストロフィー

末梢神経の損傷後，外傷が回復した後に，交感神経が反射性に異常に興奮し，疼くような痛みを特徴とする慢性の痛みを起こすことがある．この場合，皮膚温低下，浮腫などを特徴とする血管運動神経障害，著しい発汗を特徴とする汗腺支配の交感神経障害，さらには筋萎縮，皮膚や爪の退行性変化をきたす．このような病態を**反射性交感神経性ジストロフィー** reflex sympathetic dystrophy（RSD）とよぶ．

反射性交感神経ジストロフィーは，末梢神経が絶えず刺激され，その侵害性求心性情報によって反射性に交感神経が興奮することによって起こる．交感神経が興奮すると血管が収縮するため，虚血により痛みはさらに増強する．そして虚血による痛みの増強はさらなる交感神経反射を誘発し，痛みが増悪する．このような痛みは交感神経遮断により著明に寛解することが多い．一方，交感神経の関与がないタイプも知られるようになったため，反射性交感神経性ジストロフィーとの呼称は症状を適切に示さないとして，**複合性局所疼痛症候群** complex regional pain syndrome（CRPS）とよばれることが多い．

●参考文献

1) Boron WF, et al（eds）：Medical Physiology, 3rd ed. Elsevier, 2016
2) Brodal A：Neurological Anatomy in Relation to Clinical Medicine, 3rd ed. Oxford University Press, 1981
3) 後藤由夫，他（編）：自律神経の基礎と臨床，改訂3版．医薬ジャーナル社，2006
4) 廣重　力，他（編）：新生理科学大系20巻-内分泌・自律機能調節の生理学．医学書院，1990
5) Jänig W：The Integrative Action of the Autonomic Nervous System-Neurobiology of Homeostasis. Cambridge University Press, 2006
6) 日本自律神経学会（編）：自律神経機能検査，第5版．文光堂，2015
7) 榊原隆次，他（編著）：自律神経—初めて学ぶ方のためのマニュアル．中外医学社，2022
8) 佐藤昭夫，他：自律機能生理学．金芳堂，1995

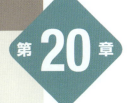

第20章 本能的欲求に基づく動機づけ行動

動機づけmotivationとは，ヒトを含め動物の行動を一定の方向や目標に向かわせ，それを維持させる働きのことである．動機づけに基づく行動が動機づけ行動であり，本能的欲求に基づく動機づけ行動として，**摂食行動** feeding behavior，**飲水行動** drinking behavior，**性行動** sexual behavior，**集団行動** gregarious behaviorなどがある．動機づけ行動が生じるかどうかは，動物内部の要因（**動因** drive），対象の要因（**誘因** incentive），その場の状況（周囲の環境の危険度や対象を獲得するうえでの障壁の程度）などにより決まる．動因は，食欲，渇き感，性欲といった生理的欲求（**一次欲求**），および外敵からの身の安全の確保や集団内の地位といった社会的な欲求（**二次欲求**）である．誘因は，飲食物や異性の相手などの"対象の有する好ましさ"に相当する．

本章では本能的欲求に基づく動機づけ行動のうち，摂食行動，飲水行動および性行動の発現機構を中心に学習する．

A 摂食行動

1 摂食行動の発現とその意義

動物の体内では，たえまなく同化と異化が生じている．成長過程にある動物では，筋肉や骨など種々の体組織を増加させるために同化作用を高い状態に保つ必要がある．また，生命活動を営むためのエネルギーは，栄養素の異化により産生される．動物は通常，光合成を行うことができないので，これら体組織の"材料"やエネルギー源は摂取（摂食・飲水）行動により体内に取り込む必要がある．

正常な動物は極端にやせたり太ったりしない．これは，動物の体内に，栄養状態をモニターし，摂取量が適切になるように食欲（動因）を調節するシステムが存在するからである．このシステムがエネルギー欠乏を感知すれば**空腹感** hungerが生じて（動因の増大）摂食が開始され，エネルギーの再充足を感知すれば**満腹感** satietyが生じ（動因の低減）摂食は停止する*．また，摂食の開始や停止には，体内のエネルギー状態（欠乏や再充足）以外にも，食物の外見，匂い，味といった刺激因子（誘因），その場所の雰囲気や安全度合いといった環境因子，いつも決まって摂る食事の時間といった食習慣の因子など，さまざまな要因が関わる．

このシステムの異常により，身体にさまざまな障害が起こる．**低血糖状態**は比較的短時間で生命に重大な影響を及ぼす．消化器系の疾患，悪性腫瘍などでは，食欲低下とそれに伴う**るいそう**が生命に対する脅威となる．一方，飽食の時代にある先進各国では，**肥満症**，**メタボリックシンドローム**，**2型糖尿病**などの疾病も摂食行動との関連が強く，喫緊の社会問題となっている．摂食行動調節に関する物質・神経機構の理解は，こうした疾病や社会問題への対策を講じるうえでの基礎となる．

2 体内のエネルギー貯蔵形態と摂食

体内には，比較的短期のエネルギー貯蔵庫（肝細胞内や筋細胞内のグリコーゲン，血中のグルコースなど）と長期の貯蔵庫（体脂肪）があり，これらの貯蔵状態に関する情報は個別にモニターされている．身体のエネルギー状態に関する末梢情報は，**液性**（血行性）および神経性に摂食行動調節に関わる中枢部位へと送られる（**図20-1**）．

エネルギーの短期貯蔵に関わる**液性情報**は，摂食により速やかに血中レベルが変化する栄養素（**グルコース**，**アミノ酸**，**脂肪酸**など）自体，および膵島や消化管のホルモン（**表20-1**）により伝えられる．一方，エ

---

* 摂取された食物が消化・吸収を経て，栄養素の血中濃度として反映されるまでには，ある程度の時間を要する．このため，栄養素の血中濃度増加を感知して摂食を停止するのでは，この時間差のぶん，摂取量が多くなってしまう．しかし正常動物では食物を必要量摂取すると摂食は停止する．つまり，動物の体内には摂食量自体をモニターし，摂食を停止するメカニズムも存在する．

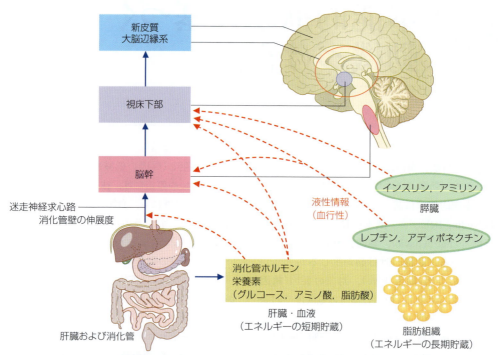

図 20-1　エネルギーの短期的貯蔵および長期的貯蔵に関する情報の中枢神経系への伝達様式

エネルギーの短期貯蔵に関わる情報は，グルコース，アミノ酸，脂肪酸など（栄養素自体），および，膵臓や消化管のホルモンにより血行性に下部脳幹や視床下部へ伝えられる．また，これら栄養素や消化管ホルモンおよび消化管壁の伸展度に関する情報は，迷走神経求心路を介して神経性にも下部脳幹へ伝えられる．一方，エネルギーの長期貯蔵に関わる情報は，脂肪細胞から分泌されるレプチンや膵島から分泌されるインスリンなどにより血行性に下部脳幹や視床下部へ伝えられる．

〔Gómez-Pinilla F：Brain foods：the effects of nutrients on brain function. Nat Rev Neurosci 9：568-578, 2008 を改変して転載〕

表 20-1　栄養状態に関する情報伝達に関わる膵・消化管ホルモン

ホルモン名	分泌器官（分泌細胞）	摂食行動
インスリン insulin	膵島（B 細胞）	抑制
アミリン amylin	膵島（B 細胞，インスリンと共分泌）	抑制
カルシトニン遺伝子関連ペプチド calcitonin gene-related peptide（CGRP）	腸管の末梢神経，膵島	抑制
グルカゴン glucagon	膵島（A 細胞）	抑制
膵ポリペプチド pancreatic polypeptide（PP）	膵島（F 細胞）	抑制
コレシストキニン cholecystokinin（CCK）	小腸（I 細胞）	抑制
ペプチド YY peptide YY（PYY）	小腸・結腸（L 細胞）	抑制
グルカゴン様ペプチド 1 glucagon-like peptide-1（GLP-1）	小腸・結腸（L 細胞）	抑制
グレリン ghrelin	膵島，胃（A 細胞，E 細胞）	促進

A 摂食行動 435

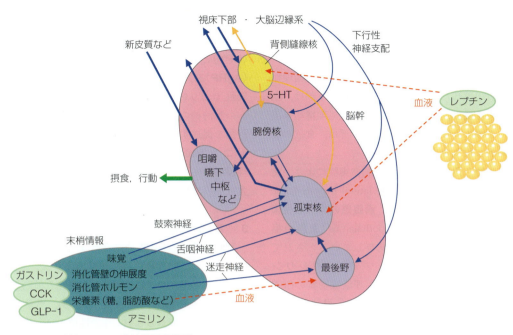

図 20-2 **脳幹における食情報処理機構**
血液脳関門を一部欠く最後野は，血糖値や消化管ホルモンなどの血中物質濃度を感知し(特にアミリン受容体は最後野に豊富に発現)，その情報を孤束核へ送る．また最後野は背側迷走神経核群に含まれ，迷走神経を介しても内臓情報を受け取る．孤束核は，最後野から伝えられる情報以外にも，血行性にレプチンに関する情報，および，迷走神経を介して体内の栄養素や消化管壁の伸展度に関する情報を受け取り，腕傍核や前脳の摂食関連脳領域へ伝える．孤束核吻側部は，末梢神経(鼓索神経，舌咽神経，迷走神経)を介して送られてきた味覚情報を上位中枢へ送る．腕傍核は孤束核を介して栄養素や消化管内の食物の存在などに関する情報を受け取り，視床下部や辺縁系などの上位摂食中枢に伝える．背側縫線核にはセロトニン(5-HT)作動性ニューロンがあり，その出力により孤束核，腕傍核，視床下部の弓状核，腹内側核，外側野など摂食関連脳領域の活動を調節する．視床下部や辺縁系などの上位摂食中枢から脳幹の摂食関連諸領域へは下行性の神経支配がある．

ネルギーの長期貯蔵に関わる液性情報は，脂肪細胞から分泌される**レプチン** leptin や**アディポネクチン** adiponectin，膵島から分泌される**インスリン** insulin や**アミリン** amylin などにより伝えられる．

エネルギー貯蔵に関する末梢からの情報は，主に消化管を支配する**迷走神経求心路**を介して中枢神経系へ伝えられる(図 20-1)．摂食による消化管壁の拡張(伸展)度は迷走神経により感知される．小腸を支配する求心性神経線維には，グルコース，アミノ酸，脂肪酸などの栄養素に対する感受性がある．門脈血中の血糖値の変化は肝臓の検出器で感知され，迷走神経肝枝を介して中枢に送られる．膵臓や消化管のホルモンには，血行性に摂食関連中枢に到達する直接作用以外に，迷走神経求心路を介した間接作用もある(図 20-1)．

3 摂食行動調節の中枢神経機構

口腔内に入った食物の咀嚼・嚥下は，随意運動と不随意運動(反射)の連携により行われる．この反射中枢は脳幹にある(→第52章，825頁参照)．

上丘-下丘間で脳を切断した除脳動物では，自ら餌を求める行動はなくなるが，口腔内に食物を入れると咀嚼し嚥下することはできる．除脳動物は，甘味や弱い塩味のものは嚥下し，強い酸味や苦味のものは吐き出す．また完全ではないが，血中グルコースレベルなどの身体のエネルギー貯蔵状態に関する末梢シグナルに反応して，摂食の開始と停止が起こる．したがって脳幹があれば，味に反応して食べてもよいものかどうかを識別し，食物であれば適量を摂取するという**基本的な摂取行動**は保たれる．この行動には，延髄の**最後野** area postrema や**孤束核** nucleus of solitary tract，橋の**腕傍核** parabrachial nucleus，中脳の**背側縫線核** dorsal raphe nucleus などからなる神経回路が重要な役割を果たしている(図 20-2)．

一方，**脳幹**は，視床下部や大脳辺縁系(以下"辺縁系"と略す)など摂食行動に関わる上位中枢から下行性

神経支配を受けている(図20-2).この下行性神経支配により,除脳動物にはない,より柔軟で適応的な摂取行動が可能になる.

視床下部には血液脳関門を欠く部位があり,循環血液中の物質の感知に適している.また視床下部は,脳幹から入力を受け,辺縁系や大脳皮質に処理情報を出力する.このような特徴のある視床下部は,食欲の調節に中軸的な役割を果たす.

従来,動物を用いた破壊実験や刺激実験により,**空腹感**の発生は**視床下部外側野** lateral hypothalamic area (**摂食中枢** feeding center),**満腹感**の発生は**視床下部腹内側核** ventromedial hypothalamus (満腹中枢 satiety center)が中心となって関与しているとされてきた.その後,1990年代のレプチンや**グレリン** ghrelin の発見を契機に摂食関連生理活性物質の研究が進展し(➡第58章,883,881頁を参照),**弓状核** arcuate nucleus,**室傍核** paraventricular nucleus などの視床下部領域の摂食行動調節における重要性も明らかになってきた.

脳幹

1 ● 最後野と孤束核

最後野は視床下部の一部と同様に血液脳関門を欠いているため,血糖値や消化管ホルモンなどの血中物質濃度を感知するのに適している.一方最後野は,迷走神経を介しても内臓情報を受け取る.最後野で感知されたこれらの情報は,孤束核を介して上位中枢へ送られる(図20-2).

孤束核は,体内の栄養素や消化管内の食物に関する情報を,最後野を介して間接的に,また迷走神経を介して直接受け取る.孤束核は,比較的豊富にレプチン受容体を発現しており,エネルギーの長期貯蔵に関する情報の入力部でもある.孤束核へもたらされたこれらの情報は腕傍核や前脳の摂食関連脳領域へ送られる(図20-2).また,味覚は食物情報に直結した感覚モダリティであるが,孤束核吻側部は,末梢神経を介して送られてきた味覚情報を上位中枢へ伝える中継核でもある(詳細は➡第12章,309頁参照).

2 ● 腕傍核

腕傍核(特に外側部)が活動すると,食欲が低下し摂食行動が抑制される.腕傍核は,視床下部の弓状核,腹内側核,室傍核などの摂食関連領域に投射線維を送

るが,逆に視床下部や辺縁系から下行性支配を受ける.弓状核の**ニューロペプチドY** neuropeptide Y (**NPY**)と**アグーチ関連ペプチド** agouti-related peptide (**AgRP**)を共発現しているニューロンからの投射は抑制性であり(➡「弓状核」,437頁参照),食欲や摂食行動への腕傍核の抑制を抑える(脱抑制)ことにより,摂食行動を促進する.また,腕傍核は背側縫線核から**セロトニン** serotonin (5-hydroxytryptamine:**5-HT**)**作動性投射**を受ける(図20-2).この入力は興奮性であり,食欲や摂食行動への腕傍核による抑制を強める.

3 ● 背側縫線核

背側縫線核は5-HT作動性ニューロンの起始核であり,孤束核,腕傍核,視床下部の弓状核,腹内側核,外側野など摂食関連脳領域を含む広範な前脳領域に投射線維を送っている(図20-2,20-3).背側縫線核からこれらの領域への5-HT作動性出力は,摂食行動を主として抑制性に制御する.この核にはレプチン受容体を豊富に発現するニューロンがある.レプチンによる摂食調節の一部は背側縫線核の5-HT作動性投射を介するものである.

視床下部

1 ● 視床下部外側野

視床下部外側野は摂食中枢であり,空腹感の発生を司る.この神経核は,視床下部の他の摂食関連領域や中脳・辺縁系の情動関連領域と密な線維連絡がある(図20-3a).動物の視床下部外側野を電気刺激すると,摂食行動が生じ,摂食量が増加する.逆に両側破壊すると,重篤な摂食行動の障害と体重減少が生じる.

視床下部外側野には,グルコースによって活動が抑制されるニューロン(**グルコース感受性ニューロン** glucose-sensitive neurons)がある.インスリンや遊離脂肪酸は,このニューロンに直接作用し活動を促進する.視床下部外側野には,**メラニン凝集ホルモン** melanin-concentrating hormone (**MCH**)を産生するニューロンや**オレキシン** orexin を産生するニューロンもある(図20-3a).動物では,MCHやオレキシンを脳室内に投与すると摂食行動が起こり,絶食によりこれらペプチドの産生が視床下部外側野で増加する.これらMCHニューロンやオレキシンニューロンの活動は,弓状核のNPY/AgRPニューロンからの入力により調節されている.

A 摂食行動 437

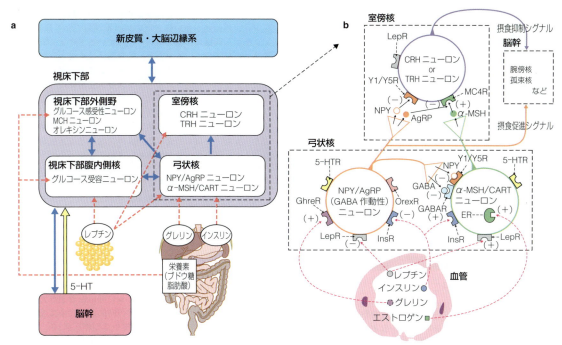

図 20-3 視床下部における食情報処理機構の概要(a)および弓状核と室傍核間の神経連絡の詳細(b)
グルコースにより活動が抑制されるグルコース感受性ニューロンが存在する視床下部外側野には，メラニン凝集ホルモン(MCH)やオレキシンなどの摂食関連ペプチドを産生するニューロンがある．これら MCH ニューロンやオレキシンニューロンは，弓状核に投射線維を送っている．弓状核には，摂食行動を促進するニューロペプチド Y (NPY) とアグーチ関連ペプチド(AgRP)が共存する NPY/AgRP ニューロン，および摂食行動を抑制する α メラノサイト刺激ホルモン(α-MSH)とコカイン・アンフェタミン調節転写産物(CART)が共存する α-MSH/CART ニューロンがある．NPY/AgRP ニューロンは GABA 作動性であり，同じ弓状核内の α-MSH/CART ニューロンに投射してその活動を抑制する．NPY/AgRP ニューロンは，視床下部外側野，室傍核，孤束核，腕傍核などの摂食行動関連領域にも投射を送る．弓状核から投射を受ける室傍核ニューロン(CRH ニューロンや TRH ニューロンを含む)は，レプチン受容体，MC4R，NPY 受容体などを発現している．室傍核で，α-MSH は MC4R に作用し摂食行動を抑制し，一方，AgRP は MC4R への拮抗作用，NPY は Y1 受容体や Y5 受容体への作用を介して摂食行動を促進する．
5-HTR：セロトニン受容体，ER：エストロゲン受容体，GABAR：GABA 受容体，GhreR：グレリン受容体，InsR：インスリン受容体，LepR：レプチン受容体，OrexR：オレキシン受容体，Y1/Y5R：Y1/Y5 受容体．

2 視床下部腹内側核

視床下部腹内側核は満腹中枢であり，満腹感の発生を司る．この神経核も，視床下部の他の摂食関連領域や中脳・辺縁系の情動関連領域と密な線維連絡がある(図 20-3a)．この神経核を電気刺激すると摂食が停止する一方，両側破壊すると過食が生じ，自由に餌をとることのできる状況では過度の肥満となる．

視床下部腹内側核にはグルコースにより活動が促進されるニューロン(**グルコース受容ニューロン** glucose-receptive neurons)があり，インスリンや脂肪酸はその活動を直接抑制する．またこの神経核のニューロンには，レプチン受容体など**摂食関連生理活性物質**に対する受容体が豊富に発現している．

3 弓状核

弓状核は摂食行動の調節中枢である．この神経核は，短期および長期のエネルギー貯蔵に関する入力を受け，また，摂食の促進系(外側野など)と抑制系(腹内側核，室傍核，脳幹)の両者と相互の線維連絡を有する(図 20-3)．

弓状核には，摂食行動を促進するペプチドである NPY と AgRP が共存するニューロン(**NPY/AgRP ニューロン**)，および摂食行動を抑制するペプチドである **α メラノサイト刺激ホルモン** α-melanocyte-stimulating hormone (α-MSH)と**コカイン・アンフェタミン調節転写産物** cocaine-and amphetamine-regulated transcript (**CART**)が共存するニューロン(**α-MSH/CART ニューロン**)が存在する(→ 図 20-3, Advanced Studies も参照)．α-MSH の前駆物質はプロオピオメラ

ノコルチン proopiomelanocortin（POMC）なので，α-MSH/CART ニューロンは **POMC/CART ニューロン**ともよばれる．

4 ● 室傍核

室傍核は，下垂体後葉ホルモン（バソプレシンとオキシトシン）や視床下部ホルモンの産生に関わるが，摂食行動の抑制系としても重要な役割を果たしている．室傍核のニューロン（CRH ニューロンや TRH ニューロンを含む）は，弓状核の NPY/AgRP ニューロンや α-MSH/CART ニューロンから投射を受ける（→図 20-3，Advanced Studies も参照）．

Advanced Studies

弓状核の NPY/AgRP ニューロンと α-MSH/CART ニューロン

NPY/AgRP ニューロンには摂食関連物質であるレプチン，グレリン，オレキシン，インスリン，5-HT などの受容体が発現している（図 20-3b）．このニューロンにレプチンが作用すると，その活動とペプチド産生は抑制される．一方，グレリンはレプチンと逆の変化を引き起こす．NPY/AgRP ニューロンには GABA も共存し，神経伝達物質として機能している（**GABA 作動性**）．このニューロンは同じ弓状核内の α-MSH/CART ニューロンに投射してその活動を抑制する．NPY/AgRP ニューロンは，室傍核，孤束核，腕傍核などの摂食行動関連領域にも抑制性投射を送る（図 20-3b）．

α-MSH/CART ニューロンにもオレキシン，NPY，レプチン，インスリン，5-HT などの受容体が発現している（図 20-3b）．このニューロンの大部分は，NPY/AgRP ニューロンと異なり，**非 GABA 作動性**である．α-MSH/CART ニューロンにレプチンや 5-HT が作用するとその活動とペプチド産生は促進される．このニューロンは α-MSH を介して摂食行動を抑制するが，その主な標的は室傍核の**メラノコルチン 4 型受容体** melanocortin 4 receptor（**MC4R**）を発現しているニューロン（図 20-3b）と腹内側核のニューロンである．

室傍核の CRH ニューロンと TRH ニューロン

弓状核から投射を受ける室傍核の CRH ニューロンや TRH ニューロンは，MC4R や NPY 受容体（Y1 受容体と Y5 受容体が重要）を豊富に発現している．α-MSH は，MC4R に作用し摂食行動を抑制する．α-MSH に対する内因性の拮抗物質である AgRP は，MC4R に作用し，また NPY は Y1 受容体や Y5 受容体に作用して摂食行動を促進する（図 20-3b）．TRH や CRH には摂食抑制作用があるが，室傍核の TRH ニューロンや CRH ニューロンの活動は，摂食行動促進作用のある NPY や AgRP により抑制，摂食行動抑制作用のある α-MSH により促進される．これらの事実より，室傍核は摂食行動の抑制系の一部とみなすことができる．

インスリンと摂食行動

インスリンを全身投与すると摂食行動が生じる．これは血糖値の低下を介する間接作用である．一方，インスリンには摂食を抑制する直接作用もある．例えば，インスリンと十分な量のグルコースとを同時に全身投与すると，同量のグルコースの単独投与よりも摂食が抑制される．また，低血糖を引き起こさな

い低用量のインスリンを投与しても摂食が抑制される．インスリンは，体脂肪が多いほど血中レベルが高くなる傾向があり，レプチンと同様に体脂肪情報を運んでいると考えられる．インスリンの分子量は大きいため，受動的には毛細血管壁を通過しないが，血管内皮にはインスリントランスポーターがあり，これにより脳内へ輸送される．インスリン受容体は弓状核を含む視床下部の基底内側部に豊富に発現している．この部位に，インスリンを直接投与すると用量依存的に摂食量および体重の減少が起こり，インスリン抗体を投与すると過食と体重増加が起こる．また，動物で摂食行動中に門脈内にインスリン抗体を投与すると 1 回の食事量が増える．このことはインスリンが摂食行動を終了させるシグナルとして働いていることを意味する．ヒトでインスリンを鼻腔内投与（これにより脳脊髄液のインスリン濃度が増加）すると，食事の量と体脂肪が減ることが報告されている．

食習慣と給餌同調性振動

ヒトを含め哺乳類の多くは，1 日の中でほぼ決まった時間に食事をとる．一般的に，ヒトは朝，昼，晩の 3 食をとって夜は眠り，ラットやマウスなどの夜行性動物は夜に摂食し昼は眠る習慣がある．すなわち，摂食行動は概日リズムの支配下にあるが，逆に食事のタイミングが概日リズムに強い影響を与えることも知られている．またヒトで，食事の時間が真夜中になるなど食習慣が偏ると，代謝性疾患（肥満症や 2 型糖尿病）や，循環器系疾患（高血圧症や動脈硬化症）への罹患リスクが高まることも指摘されている．

身体の細胞はいずれも時計遺伝子をもっているが，身体全体（行動や生理機能）の概日リズムを同調させるマスタークロックは視床下部の視交叉上核にある（→第 60 章，906 頁を参照）．この視交叉上核が刻んでいる時計（振動）は，眼球を通して入力される光によりリセットされるので，**光同調性振動子** light entrainable oscillator（**LEO**）とよばれる．一方，摂食行動はそれ自体が概日リズムを同調させる強力な要因となる．

 巻末付録 問題 19．摂食症 → 1071 頁参照．

B 飲水行動

1 飲水行動の発現とその意義

渇き感 thirst とは，ヒトや動物に，水分をとりたいという衝動（動因）を生じさせる主観的な知覚であり，これにより**飲水行動**が起こる．渇き感は，塩辛い物を食べたとき（血漿浸透圧の上昇時）に生じるのをよく体験するが，出血などにより循環血液量が減少しても起こる．渇き感の発生機構を理解するうえで，身体のどのコンパートメント（細胞外や細胞内）の体液量が変化するのかを意識しておくことは重要である．例えば，塩辛い食べ物を摂取すると，まず細胞外液が高張になり，その結果，水が細胞内コンパートメントから細胞外へと移動する（細胞内液量の減少と細胞外液量の増加）．一方，出血は，細胞外液量の変化（減少）が主体

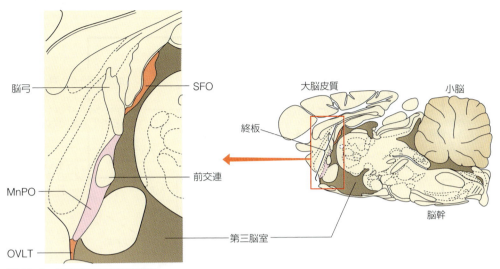

図 20-4　前脳の浸透圧受容部位
右の図はラットの脳の正中矢状断面，左の図は右の図の赤枠部の拡大である．
SFO：脳弓下器官，OVLT：終板脈管器官，MnPO：中心視索前核．

で，細胞内液量はあまり変化しない．このように片方のコンパートメントの体液量だけが減少しても渇き感が発生するので，各コンパートメントの体液量を個別に検知するメカニズムが存在すると考えられる．

細胞内液量や細胞外液量の減少時には，その影響をできるだけ和らげようとする体内の**代償反応**（バソプレシンの分泌増加やレニン-アンジオテンシン-アルドステロン系の活性化を介した，腎尿細管での水やNa$^+$再吸収の増加，自律神経系の活性化など）が生じる．しかし，そうした代償反応だけでは不十分であり，体液を元の状態に戻すためには，体液の喪失分の補充，すなわち飲水行動が必要となる．

このように，渇き感による飲水行動調節は，**体液の恒常性維持**に重要である．渇き感発生機構の異常は，体液の喪失に対する過剰反応や低反応を引き起こし，生命が脅かされる．例えば，渇き感が起こりにくい高齢者では，猛暑になると重篤な**脱水**状態に陥りやすい．逆に，ある種の精神疾患では精神性多飲が起こり，**水中毒**による電解質異常が生じる．渇き感を司る神経機構の理解は，こうした疾患の予防法や治療法を開発するうえでも有用になるであろう．

2 細胞内液量減少による渇き感の発生

ヒトを含む哺乳類では，**血漿浸透圧**が 280〜290 mOsm/kgH$_2$O の範囲にある場合，渇き感を感じない．高張食塩水など細胞膜を通過しにくい物質により血漿浸透圧が上がると，渇き感が刺激され飲水行動が生じる．しかし，尿素など比較的容易に細胞膜を通過する物質を含んだ高張溶液は，投与して血漿浸透圧を上げても，渇き感はあまり刺激されない．

前者では，細胞膜を挟んだ**浸透圧勾配**が形成されるため，細胞内から細胞外への水の移動が生じ，細胞内容量は減少する．このようなタイプの血漿浸透圧の上昇は「**有効血漿浸透圧** effective osmolality の上昇」とよばれる．後者では，溶質が細胞膜を通過するため浸透圧勾配が形成されず，コンパートメント間の水移動は生じない（有効血漿浸透圧は変化しない）．

細胞内液量を検知しているのが，**浸透圧受容器** osmoreceptor とよばれる細胞である（Advanced Studies を参照）．浸透圧受容器は肝臓などの末梢組織や**最後野**にも存在するが，感度の高い浸透圧受容器（ニューロン）集団は，前部視床下部で第三脳室の前壁（**終板** lamina terminalis）部に局在する（図 20-4）．この部位は**第三脳室前腹側部** anteroventral third ventricle（**AV3V**）とよばれている．動物でここに高張食塩水を注入すると飲水行動が生じる．逆にこの部位を破壊すると，浸透圧刺激に対する飲水反応がなくなる．

AV3V は，腹側部に位置する**終板脈管器官** organum vasculosum of the lamina terminalis（**OVLT**），背側部に位置する**脳弓下器官** subfornical organ（**SFO**）および中間に位置する**中心視索前核** medial nucleus of the pre-

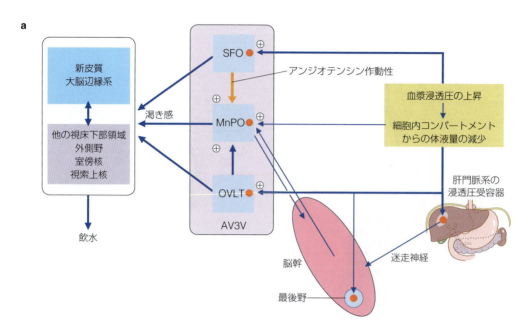

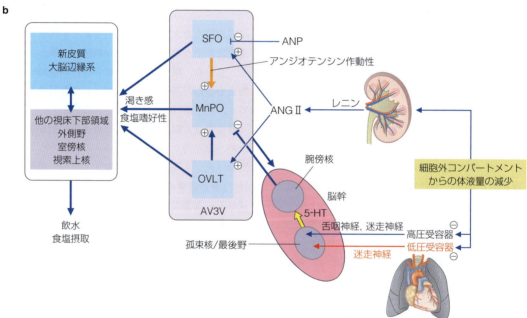

図 20-5　飲水行動の発現機構
a．細胞内液量減少（有効血漿浸透圧の上昇）による飲水行動の発現機構．OVLT，SFO，MnPO，最後野および肝臓内の●は浸透圧受容部位．
b．細胞外液量減少による飲水行動の発現機構．
SFO：脳弓下器官，MnPO：中心視索前核，OVLT：終板脈管器官，AV3V：第三脳室前腹側部，ANP：心房性ナトリウム利尿ホルモン，ANGⅡ：アンジオテンシンⅡ．

optic area（**MnPO**）からなる（図 20-4，20-5）．OVLT と SFO は，脳室に接し血液脳関門を一部欠いた組織（**脳室周囲器官**）である．OVLT と SFO は，精度の高い浸透圧受容部位であり，MnPO も浸透圧刺激によ

り強く活性化される．MnPO は OVLT と SFO の両方から密な投射を受けるが，脳幹部からも投射がある（図 20-5a）．したがって，MnPO は OVLT と SFO の両方から血漿浸透圧に関する情報を受け取り，この情

報と脳幹部からの内臓感覚に関する情報（肝臓や最後野で感知された浸透圧情報を含む）とを統合・処理する．OVLTとSFOは直接またはMnPOを介して間接的に，視床下部の外側野，室傍核および視索上核，中脳水道周囲灰白質などの脳領域へ出力するが，この神経ネットワークによる情報処理が，細胞内液量の減少による渇き感の発生と飲水行動の発現に中心的な役割を果たす（図20-5a）．

3 細胞外液量減少による渇き感の発生

出血や浮腫によって**循環血液量（細胞外液量）**は減少するが，細胞内液量はほとんど変化しない．

循環血液量が減少すると，心拍出量の減少や血圧の低下による影響を和らげるために内分泌系や自律神経系が活性化するが，それだけでは失われた細胞外液の絶対量は補正できない．この補正にあたっては，渇き感の発生と飲水行動の発現に加えて，食塩（塩味）嗜好性の増加と**食塩摂取行動**の発現が必要となる．循環動態のモニターは，主として腎臓の輸入細動脈圧の変化を反映する**レニン–アンジオテンシン系** renin-angiotensin system と，頸動脈や心肺部の高圧受容器および低圧受容器で行われる．したがって，細胞外体液量減少による渇き感の発生とそれに基づく摂取行動の発現には，これら2つの入力系の相互の働きが関わる（図20-5b）．

Ⓐ レニン–アンジオテンシン系

腎臓の輸入細動脈圧の低下とそれに伴う糸球体濾過量の減少を傍糸球体装置が感知したり腎交感神経活動が増加したりすると，**傍糸球体細胞**からレニンが分泌され**レニン–アンジオテンシン系**を活性化する（→第37章，670頁，第46章，749頁，第49章，773頁，第66章，968頁を参照）．レニンとアンジオテンシンには，飲水行動と食塩摂取行動を刺激する働きがある．浸透圧刺激の場合と同様に，これらホルモンにより引き起こされる渇き感にも，終板（OVLT，MnPOおよびSFO）が重要な働きをする．循環血液中のアンジオテンシンⅡはホルモン，すなわち液性因子として脳室周囲器官（OVLTとSFO）に作用する．また，SFOからMnPOへはアンジオテンシンを伝達物質とする神経（アンジオテンシン作動性）経路もあり，循環血液量の減少によりこの経路も活性化する（図20-5b）．一方，循環

血液量の増加により分泌が促進される心房性ナトリウム利尿ペプチド atrial natriuretic peptide (ANP)は，腎尿細管などの末梢組織でレニン–アンジオテンシン系とは逆の作用をもつ（→第37章，672頁を参照）のに加えて，中枢神経系ではSFOに作用し飲水行動や食塩摂取行動を抑制する（図20-5b）．

Ⓑ 高圧受容器と低圧受容器

細胞外液量の減少に伴う渇き感の発生には，脳幹部を介して上位の脳領域に作用する内臓情報の求心性神経経路も関わっている．頸動脈や大動脈の**高圧受容器**は血圧変動を，また心肺部の**低圧受容器**は循環血液量の変動をモニターしている（→第37章，662頁を参照）．この血圧や循環血液量の変動に関する情報は，舌咽神経や迷走神経を介して延髄の孤束核に伝えられる．**孤束核**は外側腕傍核に投射線維を送るが，この孤束核および外側腕傍核からなる脳幹神経回路は，**渇き感**と**食塩嗜好性発現**に対する抑制系として働いている（図20-5b）．すなわち，血圧が上昇したり循環血液量が増加すると受容器からの入力が増加し，この抑制系の活動が高まるため水と食塩の摂取行動が抑えられるが，逆に血圧が低下したり循環血液量が減少すると抑制系の活動が弱まるため摂取行動が発現しやすくなるのである．この神経回路からは，終板，扁桃体中心核，視床下部など多くの飲水関連脳領域への投射がある．

Advanced Studies

浸透圧受容器による浸透圧検出の細胞メカニズム

細胞外液の浸透圧を検出するOVLTやSFOの浸透圧受容器（浸透圧受容ニューロン）は，浸透圧が高まると活動を増加させる．浸透圧受容器の細胞膜には水チャネルであるアクアポリン4が発現しているため，細胞外液の浸透圧が増大すると，圧勾配に従って水が細胞内から細胞外へ出ていき，細胞容積が減少する．これにより，TRPV1 (transient receptor potential vanilloid type 1)チャネルが活性化してNa^+などの陽イオンが細胞内に流入し，初期脱分極が起こる．さらにこの脱分極が引き金となって，電位依存性ナトリウムチャネルが活性化しニューロンの放電頻度が増加する．なおSFOには，ナトリウムセンサーであるNa_xチャネルを発現しているアストロサイトや上衣細胞があり，細胞外液中のナトリウム濃度をモニターし，その情報をSFOニューロンに伝える．

C 性行動

1 性行動の発現とその意義

性行動は，種族維持に不可欠な動機づけ行動である．脊椎動物では，有性生殖（オスとメスの2つの性が関わること）により，多様な形質の組み合わせが生じる．多様性の高い個体からなる集団は，等質な集団と比較して疫病や外敵などの外乱に対してより高い抵抗性を有するので，**有性生殖**は，個体数ばかりでなく多様性を介した環境変化への適応という観点からも種族維持に有利である．

性行動は，**性的欲求（性欲）**sex drive が動因となって引き起こされる一連の行動であり，**欲求行動** appetitive behavior としての**求愛行動**や**接近行動**と，**完了行動** consummatory behavior としての**交尾行動** copulation からなる．

発情期のげっ歯類を例にとると，オスの欲求行動は，メスからもたらされる視覚，聴覚，嗅覚情報などにより始まり，オスがメスを追尾し背後から接近してとらえるまでの行動である．オスの交尾行動は，メスへの**マウンティング** mounting，**陰茎勃起** erection，メスの腟内への**陰茎挿入** intromission，**腰の前後運動** pelvic thrusting，および**射精** ejaculation からなる．陰茎勃起から射精にかけては自律神経反射が主体となる．射精後には，次の性行動を開始するまで比較的長い**不応期** refractory period（または**射精後不応期** post-ejaculation interval）があるが，以前の相手とは異なる新たなメスに対しては不応期は短くなる．

メスの性行動には，**前進性/能動性** proceptivity **行動**，**性的魅力** attractiveness および**受容性行動**の3要素がある．前進性/能動性行動はメスが示す欲求行動であり，オスを探し，オスの性的関心を高めるような行動（跳ねる hopping，ちょこちょこ走る darting，耳をぴくぴく震わせる ear wiggling など）をとる．性的魅力は文字どおりオスを引きつける魅力（誘因）であり，メスの外見や匂いなどを含む．受容性行動はオスを受け入れる意思表示であり，オスがマウンティングを試みた際に外性器をオスのほうに向け，オスの体重を支えるために脊柱を背屈させる体位（**ロードーシス** lordosis）をとる．メスも交尾行動中には，陰核の勃起や陰唇の充血，腟口部の粘液分泌などの自律神経反射が生じる．

こうした性欲とそれに基づく性行動の発現は，ホルモン系と神経系により調節されている．

Advanced Studies

キスペプチンニューロンと性行動

キスペプチン kisspeptin は *KiSS-1* 遺伝子にコードされた神経ペプチドであり，生殖機能の重要な調節因子である．キスペプチンを産生するキスペプチンニューロンは，主に視床下部，なかでも弓状核と視索前野の一領域である前腹側脳室周囲核 anteroventral periventricular nucleus に密に分布するが，扁桃体内側核，分界条床核，中脳水道周囲灰白質などの性行動に密接に関連する脳領域にもある．キスペプチンニューロンは，性ステロイド受容体を発現しているという特徴もあり，性ホルモンからのフィードバックを介して生殖機能調節を行っている．弓状核のキスペプチンニューロンは，ニューロキニン B neurokinin B およびダイノルフィン dynorphin を高率に共発現していることから KNDy ニューロンとも呼ばれ，視床下部からのゴナドトロピン放出ホルモンのパルス状分泌（→第67章，980頁を参照）を調節している．一方，前腹側脳室周囲核のキスペプチンニューロンは，LH サージとそれに伴う排卵を調節している．

キスペプチンニューロンは，視床下部-下垂体-性腺系の頂点に位置し，性行動に対して性ホルモン調節を介してはもちろん，辺縁系への広範な神経支配を介しても大きな影響を与える．キスペプチンの受容体をノックアウトしたマウスは同性よりも異性の相手を好む性質（性的パートナー指向）が失われ，性行動もとらなくなる．逆に，扁桃体内側核のキスペプチンニューロンを選択的に活性化すると異性に対する性的パートナー指向が強まる．またキスペプチンは，オスでは扁桃体内側核への作用を介して嗅覚刺激誘発性の勃起を引き起こし，メスでは視床下部腹内側核への作用を介してロードーシスを引き起こすなど，交尾行動やそれに伴う生理的反応にも重要な役割を果たしている．

2 性行動のホルモン性調節

A 性ホルモンの構造化効果

ヒトを含め動物の性行動や**性的指向** sexual orientation（異性を好むか同性を好むか）は，出生前から出生後の**臨界期**までの男性ホルモン（**アンドロゲン** androgen）への曝露の有無やその程度により決まる．臨界期は，ヒトでは妊娠12～22週，ラットでは生後5日程度である．ほとんどの哺乳類では，個体発生上メスの性器が基準型であるように，性行動もメスが基準型である．このため，臨界期までにアンドロゲンに曝露されなければ女性型，曝露されれば男性型の性行動をとるようになる．これは，アンドロゲンの**構造化効果** organizational effect[*1] を介して脳の行動学的な**雄性化** masculinization と**脱雌性化** defeminization[*2] が起こる

[*1, 2] →次頁の脚注を参照．

ためである．脳内には大きさなどの点で明らかな性差のある領域があり，**性的二型** sexual dimorphism を示す脳領域とよばれるが，こうした性差も臨界期までのアンドロゲンへの曝露による．

B 性ホルモンの活性化効果

成熟期の性行動発現は，性ホルモンの活性化効果に強く依存する．

ヒトを含む哺乳類のオスの性行動には，男性ホルモンである**テストステロン** testosterone が主要な役割を果たしている．性行動に関わる脳領域（➡詳細は，「性行動の神経性調節」の項を参照）には，性ホルモン受容体を豊富に発現しているニューロンが局在する部位がある．これらの部位の標的細胞に取り込まれたテストステロンは，細胞内で**エストラジオール** estradiol と **5α-ジヒドロテストステロン** 5α-dihydrotestosterone となって作用を発現する．エストラジオールは芳香化酵素，5α-ジヒドロテストステロンは 5α-還元酵素の作用でテストステロンから変換される．オスの性行動の開始にはエストラジオール，またその維持にはエストラジオールと 5α-ジヒドロテストステロンの両方が必要である．

ヒトを含む哺乳類の動物のメスの性行動には，女性ホルモンである**エストロゲン** estrogen と**プロゲステロン** progesterone が主要な役割を果たしている．エストロゲンとプロゲステロンは，メスの性行動の3要素（前進性/能動性，性的魅力，受容性）をいずれも増加させる．

C その他のホルモンによる性行動調節

オキシトシン oxytocin の分泌は，性行動時に増加し，これにより性行動が促進される．オスでは，マウンティングを促進し，勃起や射精を引き起こす．メス

表 20-2　性ホルモンおよびオキシトシン以外で性行動に影響を及ぼすホルモンや生理活性物質

物質名	オス	メス
ドパミン	促進	促進
ノルアドレナリン	抑制，促進	抑制
セロトニン	抑制	抑制
アセチルコリン		促進
オピオイド	抑制	抑制
副腎皮質刺激ホルモン放出ホルモン	抑制	抑制
ゴナドトロピン放出ホルモン	促進	促進
プロラクチン	抑制	
サブスタンス P	促進	
コレシストキニン		抑制

では，前進性/能動性行動や受容性行動を促進し，性行動の極期における腟や子宮の平滑筋収縮を引き起こす．

性ホルモンおよびオキシトシン以外で性行動に影響を及ぼすホルモンや生理活性物質を表 20-2 にまとめて示す．

3 性行動の神経性調節

性行動の神経性調節に関しては，ラットなどのげっ歯類を用いて詳細に研究されてきた．それらの知見に基づき，性行動の神経性調節に役割を果たす主要な脳領域の位置を図 20-6 に，また性行動調節に関わる主要な神経回路を図 20-7 に模式的に示す．

A 脊髄

動物の性反射の中枢は，**腰髄**および**仙髄**である（詳細は➡第 73 章，1039 頁，第 74 章，1049 頁を参照）．外生殖器からの感覚情報は，陰部神経や骨盤神経を介して腰髄（L）および高位仙髄（S1）に入る．また，腰・仙髄からは骨盤臓器や外生殖器を支配する自律神経遠心路が出る．腰髄の**球海綿体脊髄核** spinal nucleus of bulbocavernosus は性的二型を示す領域の1つであり，メスよりもオスで大きい．オスの球海綿体脊髄核には球海綿体筋を支配する運動ニューロンが局在し，その活動により射精時に精液が後部尿道から体外に駆出される．メスでは，ロードーシスに関わる筋群を支配する運動ニューロンが主に腰・仙髄に存在している．

---

*1 性ステロイドの効果は，個体の構造や形態を形成する構造化効果と，行動を発現させる**活性化効果** activational effect に分けられる．構造化効果は持続的・永続的で，主に胎児期から生後発達初期に起こる．脳の男性化や第一次・第二次性徴はこの効果に含まれる．活性化効果は一過性で，生涯を通して生じる．性成熟期の性行動への影響はこの効果に含まれる．

*2 **行動学的雄性化**とは，成熟時にオス型の性行動をとるようにする（マウンティングから始まる一連の交尾行動を起こすようにする）作用，**行動学的脱雌性化**とは，成熟時にメス型の性行動をとるようになるのを抑制する（例えばロードーシスを起こさなくする）アンドロゲンの作用のことである．

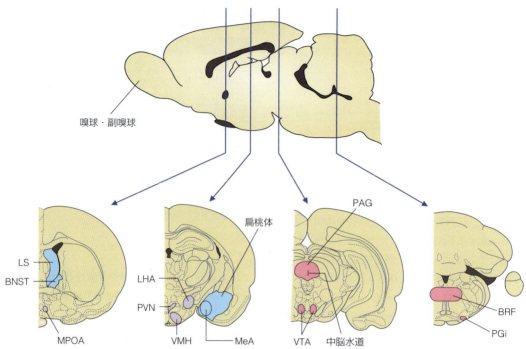

図 20-6　オスおよびメスの性行動関連脳領域の位置を示す模式図
上の図は，ラット脳の矢状断面．下の各図は，上の矢状断面の各縦線の位置における脳の冠状断面(左半球を表示)．性行動関連脳領域は，脳幹部(桃色)，視床下部(紫色)および辺縁系(水色)で色分けして示してある．LS：外側中隔核，BNST：分界条床核，MPOA：内側視索前野，LHA：視床下部外側野，PVN：室傍核，VMH：視床下部腹内側核，MeA：扁桃体内側核，PAG：中脳水道周囲灰白質，VTA：腹側被蓋野，BRF：脳幹網様体(性行動の運動出力パターン形成に関わる網様体を含む脳幹諸核)，PGi：延髄の傍巨大細胞核．

B 脳幹

延髄の**傍巨大細胞核** nucleus paragigantocellularis (PGi)は，腰・仙髄を介して性器からの感覚情報を受けるが，逆に腰・仙髄へ 5-HT 作動性の投射を送る(図 20-7；この 5-HT 作動性投射は動物の性行動を抑制する*)．また傍巨大細胞核は上位の性中枢とも線維連絡を有し，下位中枢と上位中枢とを結ぶ重要な中継核である．オスラットで傍巨大細胞核を破壊すると，交尾行動が促進され性的飽満が遅くなるとともに触刺激による性反応も促進される．

中脳中心灰白質 midbrain central gray〔**中脳水道周囲灰白質** periaqueductal gray (PAG)ともよばれる〕は，オス・メスともに性行動に関わるが，特にメスでは，ロードーシスの統合中枢として知られている．この部位は，腰・仙髄と傍巨大細胞核を介して外生殖器からの感覚入力や，視床下部の性行動関連領域(特に内側視索前野や視床下部腹内側核，後述)から入力を受ける(図 20-7)．交尾行動や外生殖器への刺激により，中脳中心灰白質の活動は増加する．メスのロードーシスは，この部位を電気刺激すると生じ，破壊すると障害される．メスの中脳中心灰白質のニューロンはエストロゲン受容体を比較的豊富に発現しており，エストラジオールを投与すると活動が増加する．したがって，メスの中脳中心灰白質は，下位中枢からの感覚入力，上位中枢からの調節情報および性ホルモン情報を統合・処理し，ロードーシスの姿勢制御に関わる下位中枢へ出力していると考えられる(図 20-7b)．

腹側被蓋野 ventral tegmental area (VTA)，(図 20-6)から上位中枢へ投射する**中脳皮質辺縁系ドパミン経路**は，強化と欲求行動に重要である(詳細は➡第 22 章，489 頁を参照)．この経路は，側坐核や視床下部を含む前脳基底部，辺縁系，前頭前野や前頭葉内側部など広範な脳領域にドパミン作動性の出力を送るが，逆

---

*うつ病治療に用いられる**選択的セロトニン再取込み阻害薬** selective serotonin reuptake inhibitor (SSRI)は，性的絶頂感を障害することがある．これは傍巨大細胞核からの 5-HT 抑制の増強(すなわち，再取込みが行われないために 5-HT の有効濃度が高いままであること)が一因とされる．

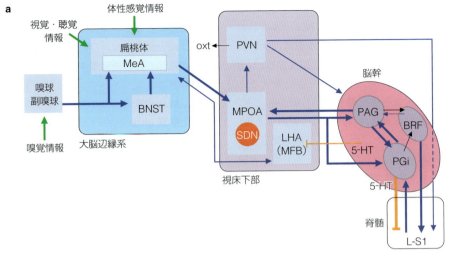

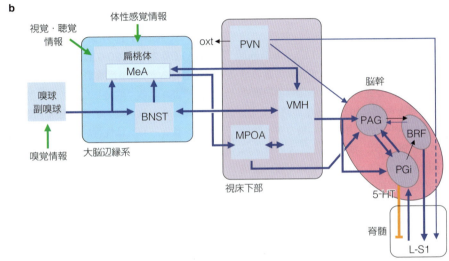

図 20-7 ラットの性行動発現の神経回路
　a．オスの性行動発現の神経回路．b．メスの性行動発現の神経回路．
　MeA：扁桃体内側核，BNST：分界条床核，PVN：室傍核，MPOA：内側視索前野，SDN：性的二型核，LHA：視床下部外側野，MFB：内側前脳束，VMH：視床下部腹内側核，PAG：中脳水道周囲灰白質，BRF：脳幹網様体，PGi：傍巨大細胞核，L-S1：腰・第1仙髄，oxt：オキシトシン oxytocin．脳領域の略号は図 20-6 と同じ．

に視床下部の性行動関連脳領域から入力を受ける．この経路の活性化は，性行動に伴う快感の発生に重要である．

C 視床下部

視床下部は性行動の動因(性欲)発生とその調節に重要であるが，その調節機構には性差がある．

1 ● 内側視索前野

内側視索前野 medial preoptic area（MPOA），（図 20-6，20-7）は，オスの性行動に重要な前脳領域である．内側視索前野内には性的二分を示す**亜核**（**性的二型核** sexually dimorphic nucleus；**SDN**），（図 20-7a）があり，臨界期までにアンドロゲンに曝露されると大きくなる．この亜核が大きいオスほど性行動も多い．内側視索前野は間接的ではあるが，すべての感覚系との間に相互の線維連絡がある．特に**嗅球系**や**副嗅球系***から入力し，扁桃体や分界条床核を経て内側視索前野にもたらされる嗅覚情報は，オス動物における性

* ➡次頁の脚注を参照．

行動発現の重要なトリガーである．内側視索前野は，自律神経機能，体性運動パターンや性欲レベルを制御するほかの視床下部領域，中脳（中脳水道周囲灰白質など）や脳幹の諸核（延髄の傍巨大細胞核など）にも出力を送っている（図20-7a）．この部位を刺激すると陰茎勃起をはじめとする性反射や交尾行動が起こり，破壊すると交尾行動が重篤かつ持続的に障害される．内側視索前野のニューロンは**テストステロン受容体**を豊富に発現しており，この部位にテストステロンを投与するとニューロン活動が増加し性行動が起こる．

メスでは，内側視索前野の破壊により受容性行動は増えるが，同時にパートナーのオスを避ける行動も増えるのでメスのこの部位は，性欲レベルの調節ではなくオスの選択に役割を果たしていると考えられる．

2 視床下部腹内側核

視床下部腹内側核 ventromedial hypothalamus (VMH)（図20-6）は，メスの性行動に重要な前脳領域である．この神経核は，分界条床核，内側視索前野などの性行動関連領域との間に相互の線維連絡を有し，ロードーシスの統合中枢である中脳中心灰白質へ強い線維投射を送る（図20-7b）．成熟したメスでは，エストロゲン受容体やプロゲステロン受容体が腹内側核を含む視床下部内側基底部のニューロンに豊富に発現している．ロードーシスを含むメスの性行動は，腹内側核を刺激すると誘発され，両側破壊すると消失する．交尾行動や外生殖器への刺激によりこの神経核の活動が上昇する．卵巣を摘除されるとメスはロードーシスを示さなくなるが，腹内側核にまずエストラジオールを持続投与しておき，その後プロゲステロンを与えるとロードーシスが回復する．

3 室傍核

室傍核 paraventricular nucleus (PVN)（図20-6, 20-7）は，下垂体後葉ホルモンの産生・分泌に関わる

---

* 副嗅球系（鋤鼻系）は，受容器である鋤鼻器に始まり，副嗅球を経て，扁桃体内側部に至り，さらに直接または分界条床核を介して視床下部に到達する神経経路である．系統発生上，両生類以上の脊椎動物の多くに存在している．げっ歯類を含む多くの哺乳類でもよく保存されているが，ヒトや類人猿，クジラ類，アザラシ，一部のコウモリ類などでは退化している．鋤鼻器は鼻腔内の鼻中隔腹側基部で鋤骨に沿って前後に細長く，鼻中隔を挟んで左右対称に横たわる1対の器官である．鋤鼻器内の鋤鼻受容細胞がフェロモンを受容し，性行動，育児行動，恐怖/防御行動などに関わり，動物の社会における種の維持に重要な役割を演じている．

大細胞部と，脊髄を含む他の脳領域へ投射線維を送る小細胞部からなる．オスで小細胞部を単独破壊すると勃起は減少するが交尾行動は障害されない．大細胞部と小細胞部の両方を破壊すると，交尾行動と勃起の両方が障害される．ドパミン，オキシトシンおよびグルタミン酸は，室傍核のオキシトシンニューロン内での**一酸化窒素** nitric oxide (NO)産生を増加させる．これにより脊髄やほかの脳領域でのオキシトシン分泌が増加し，その結果，精子の放出と交尾行動も増加する．

メスでも交尾行動中に室傍核の活動が高まる．この神経核は，メスの外生殖器から多シナプス性に入力を受けている．オキシトシン分泌は，性的関心が喚起されたときや交尾行動の極期に顕著に増加する．

4 視床下部外側野

オスで視床下部外側野 lateral hypothalamic area (LHA)（図20-6, 20-7a）を電気刺激すると（摂食行動も生じるが）交尾行動が起こり，破壊すると交尾行動が障害される．成熟したオスを去勢するとオレキシンニューロン数が減少する．視床下部外側野内のオレキシンニューロンは性行動時に活性化する．**オレキシンニューロン**は，中脳皮質辺縁ドパミン系を介して性行動を活性化する．一方，射精中に視床下部外側野で5-HTが放出されるが，この**5-HT**により視床下部外側野内のオレキシンニューロンが抑制される．その結果このニューロンから興奮性投射を受ける腹側被蓋野のドパミンニューロンの活動も減り性行動が抑制される．すなわち，この射精による視床下部外側野での5-HTの増加は，射精後不応期の要因と考えられる．

D 扁桃体と分界条床核

扁桃体は，中脳皮質辺縁ドパミン系を介して性欲レベルを調節する．サルでは，扁桃体を含む側頭葉の両側破壊により，性行動の亢進が起こる．性行動を誘発する嗅覚情報と，生殖器からの体性感覚情報は，**扁桃体内側核** medial amygdala (MeA)，（図20-7）に収束して処理される．この処理情報はさらに，直接または**分界条床核** bed nucleus of the stria terminalis (BNST)を介して内側視索前野へ送られる（図20-7a）．交尾行動や外生殖器への刺激により，扁桃体内側核や分界条床核の活動が高まる．扁桃体内側核も**性的二型性**があり，扁桃体内側核の亜領域のなかにはアンドロゲン受容体を高密度に発現し，オスのほうがメスよりも2

倍近く大きい部位がある.

　主嗅球系および鋤鼻器官系からの嗅覚入力はメスで
も性行動発現を含む生殖機能に大きな影響を及ぼ
す[*].嗅覚情報はオスと同様の経路で分界条床核や扁
桃体へ伝達・処理され,視床下部腹内側核や内側視索
前野などの性行動関連領域へ出力される(図 20-7b).

---

[*] 例えば妊娠しているメスのラットは,自分のパートナー以外
のオスの匂いに曝露されると流産する.

●参考文献

1) Grill HJ, et al：The neuroanatomical axis for control of en-
   ergy balance. Front Neuroendocrinol 23：2-40, 2002
2) Broberger C：Brain regulation of food intake and appetite：
   molecules and networks. J Int Med 258：301-327, 2005
3) McKinley MJ, et al：The physiological regulation of thirst
   and fluid intake. News Physiol Sci 19：1-6, 2004
4) Zimmerman CA, et al：Neural circuits underlying thirst and
   fluid homeostasis. Nat Rev Neurosci 18：459-469, 2017
5) McKenna KE：The neurophysiology of female sexual func-
   tion. World J Urol 20：93-100, 2002
6) Hull EM, et al：Sexual behavior in male rodents. Horm
   Behav 52：45-55, 2007

高次神経機能

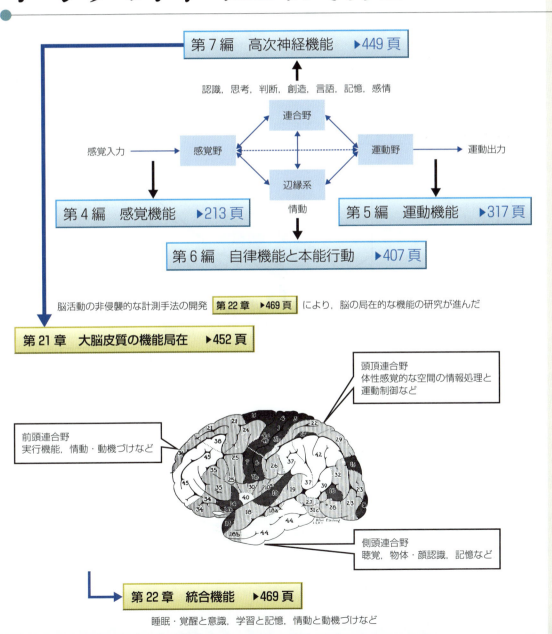

第7編 高次神経機能の構成マップ

第21章 大脳皮質の機能局在

A 大脳皮質の機能局在とは ▶452頁

①機能局在の考え方

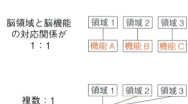

➡ 厳密ではないが,「一次」のつく脳領域は1:1に近い

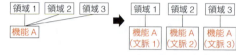

➡ 例:上肢の運動制御には前頭葉だけで9つの大脳皮質領域が関係

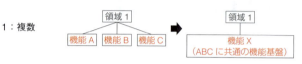

➡ 例:補足眼野は4種類以上の異なる機能に関与

②機能局在はどのようにして生まれるのか
③機能局在論と全体論のバランス
　• 連合野などは局在論と全体論のバランスが重要.

B 大脳連合野における高次神経機能の局在 ▶456頁

①3つの大脳連合野

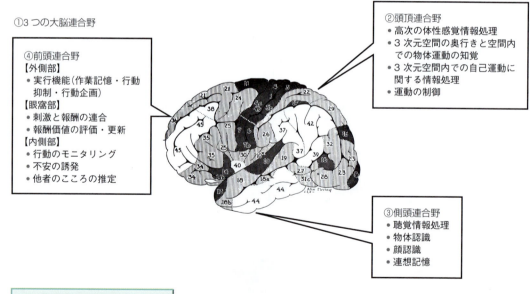

②頭頂連合野
• 高次の体性感覚情報処理
• 3次元空間の奥行きと空間内での物体運動の知覚
• 3次元空間内での自己運動に関する情報処理
• 運動の制御

④前頭連合野
【外側部】
• 実行機能(作業記憶・行動抑制・行動企画)
【眼窩部】
• 刺激と報酬の連合
• 報酬価値の評価・更新
【内側部】
• 行動のモニタリング
• 不安の誘発
• 他者のこころの推定

③側頭連合野
• 聴覚情報処理
• 物体認識
• 顔認識
• 連想記憶

C 大脳皮質の左右機能差 ▶467頁

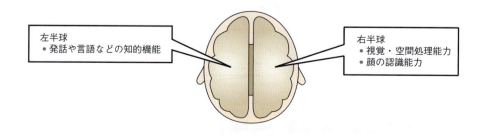

左半球
• 発話や言語などの知的機能

右半球
• 視覚・空間処理能力
• 顔の認識能力

第22章 統合機能

A 脳活動の非侵襲的計測 ▶469頁

- 脳波，誘発電位・事象関連電位，脳磁図，機能的 MRI，機能的 NIRS，PET/SPECT

B 睡眠・覚醒と意識 ▶472頁

①睡眠とは
②正常な睡眠
③睡眠時の生理学的指標とその変化
④睡眠中の脳機能
⑤ヒトの成長・加齢に伴う睡眠の変化
⑥睡眠・覚醒制御の神経機構

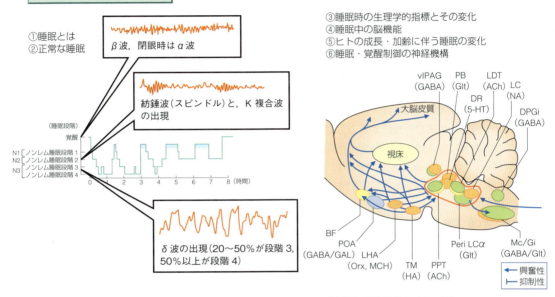

⑦睡眠・覚醒制御のメカニズム
⑧意識とは

C 学習と記憶 ▶479頁

①学習の分類

②記憶の分類

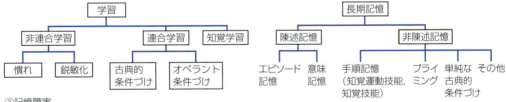

③記憶障害
④大脳皮質−海馬体系の機能
⑤その他の領域の機能
⑥学習・記憶と神経化学物質

D 情動と動機づけ ▶484頁

①情動の定義
- 情動は，①感覚刺激（対象物に関する情報）の受容，②感覚刺激の生物学的（情動的）価値評価と意味認知（対象物の認知），③価値評価と意味認知に基づく情動の表出ならびに情動の主観的体験からなる．

②動機づけの定義
- 動機づけ行動とは，摂食行動，飲水行動，性行動，体温調節行動などの，いわゆる生理的欲求に基づく本能行動
  ➡代表的な動機づけ行動の詳細は

  第20章 ▶433頁

③大脳辺縁系の機能

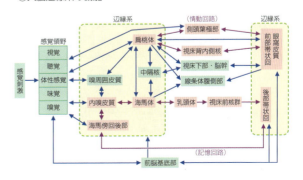

④視床下部の機能

第21章 大脳皮質の機能局在

A 大脳皮質の機能局在とは

　大脳の表面を覆う大脳皮質には，細分化された領域（解剖学的区分）ごとに独自の機能があると考えられている．この考え方に従えば，脳の特定の機能は特定の大脳皮質領域に対応づけることができるはずである．大脳皮質における構造と機能の連関に関するこうした概念を，大脳皮質の機能局在という．また，これに否定的な考え方（**全体論**という）との対比において，**機能局在論**とよばれることもある（→Advanced studies）．大脳皮質の機能局在は，**受容野**（→第7章, 220頁参照）やコラム構造（→第8章, 237頁参照）とともに脳の基本原理と考えられている．機能局在に関する理解は臨床医学，とりわけ神経内科学や脳神経外科学における**症候学**（症状から病巣部位や病態を推定すること）の理解に役立つ．

　機能局在の概念は，大脳皮質以外の脳部位にも適用できる．大脳基底核，小脳，脳幹，脊髄にはそれぞれを特徴づける機能がある．しかし，機能分化が著しいのは大脳皮質であり，ヒトを含む霊長類では大脳皮質の発達が顕著であることから，とくに高次の認知機能の神経基盤を理解するには大脳皮質の機能局在を理解することが重要である．

Advanced Studies

機能局在論と全体論の歴史

　Franz Gall（1758-1828）は，脳は異なる器官の集合体で，それぞれが独自の精神機能を受けもつと考えた．ガルは，才能や気質など，特定の精神機能が優れていると，それを担当する器官が大きく発達しているため，頭蓋骨の上から触ってもわかるようになると考えた．この考え方を基に，頭蓋骨の表面形態から個人の能力や性格を推定できるという骨相学を提唱した．この説は科学的根拠のないものと考えられるが，脳の機能局在という発想の「はしり」として興味深い．

　Jean Flourens（1794-1867）は，ガルの機能局在論を批判する立場をとった．フルーランスは実験動物の脳を部分切除して行動への影響を観察し，大脳，小脳，脳幹の切除効果が異なることを見出した．一方，認知や記憶などの高度な能力を担当する脳領域を見出すことができなかったことから，高次機能は脳全体に散在して宿ると考え，全体論の立場をとった．

　Karl Lashley（1890-1958）も局在論に疑問を呈した1人である．彼は迷路課題を遂行するラットの脳切除実験を行い，課題遂行の障害の程度が，どの脳部位を壊したかではなく，どれだけ壊したかで決まることを報告した．しかし実際には，破壊部位によって障害パターンが異なることにも気づいていたのであり，脳が完全な意味での等脳性（equipotentiality）を有することを示したわけではなかった．

　Paul Broca（1824-1880）やCarl Wernicke（1848-1905）は，失語症患者の脳病理解剖を通じて言語機能の局在に関する先駆的報告を行った．Korbinian Brodmann（1868-1918）は，大脳皮質の細胞構築と層構造が領域によって少しずつ異なることに着目し，大脳皮質を52の区分に分類した（図21-1）．この領域化は**ブロードマンの脳地図**とよばれている．

　こうした神経解剖学的検討や破壊実験に加え，電気刺激実験も機能局在論と全体論の論争に影響を与えた．Eduard Hitzig（1838-1907）とGustav Fritsch（1838-1927）は，イヌの大脳皮質を

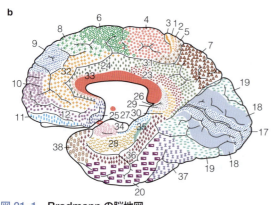

図21-1　Brodmannの脳地図
a．大脳半球左外側面．b．大脳半球右内側面．

電気刺激し，運動機能や感覚機能が中心溝の周囲に局在することを報告した．Charles Scott Sherrington (1857-1952) と Harvey Cushing (1869-1939) は類人猿の脳を電気刺激し，運動機能は中心溝の前方に，感覚機能は中心溝の後方に，それぞれ局在することを報告した．クッシングはさらに，ヒトの患者(てんかん，腫瘍，外傷など)を対象として全身麻酔下や覚醒下での電気刺激を行い，大脳皮質における運動機能の局在を明らかにした．彼が書き残した機能局在を示すスケッチには，中心溝周囲に運動と感覚が，前頭葉に眼球運動と発語が，側頭葉に聴覚が，そして後頭葉に視覚が，それぞれ記載されている．

クッシングの研究手法は Wilder Graves Penfield (1891-1976) に引き継がれた．ペンフィールドは，てんかん患者の脳外科手術時に大脳皮質を局所麻酔下で電気刺激し，その際の患者の四肢の動き，発話，内観などをリアルタイムで観察することで記録部位の機能を明らかにするという検査法を確立した．中心溝の前方領域(Brodmann の 4 野に相当する中心前回の一次運動野)を電気刺激すると，刺激部位に応じて異なる身体部位(顔，舌，上肢，体幹，下肢など)の運動が生じることや，その身体部位の大脳皮質上の配列が実際の身体上の配列と類似していることを報告した．この**体部位局在**はホムンクルス(小人)としても知られている(図 21-2)．

大脳皮質の機能局在をめぐっては長い論争の歴史があったが，1950 年代に入ると，ヒトと類似した脳をもつ霊長類動物のマカクザル(ニホンザルを含むマカク属のサル)を用いて，特定の細胞構築区域を破壊することができるようになった．こうした実験により，下側頭皮質の 20, 21 野を破壊すると視覚弁別学習(2 つ以上の視覚刺激を区別する学習)が障害され，運動前野の 6 野を破壊すると視覚運動連合学習(任意の視覚刺激と運動を連合させる学習)が障害され，背外側前頭前野の 46 野を破壊すると空間性の遅延交替反応(左右 2 つの同一物体を交互に選択する課題)が障害されるなど，機能局在を支持する結果が蓄積されるようになった．

さらに，覚醒下でさまざまな課題を遂行するマカクザルの任意の脳領域から微小電極を用いてニューロンのスパイク活動を記録することで，個々のニューロンが処理する情報を明らかにし，当該脳領域の機能的役割を推定することができるようになった．

1960 年代からは，**コンピュータ断層撮影**(CT)という弱侵襲的手法により脳の断面画像が得られるようになった．これにより，脳損傷部位と認知・行動障害との関係性を生体で直接調べることができるようになった．1990 年代になると，**磁気共鳴画像**(MRI)が実用化されて，脳の微細構造を非侵襲的に可視化することができるようになった．さらに，脳の活動をリアルタイムで推定できる脳機能イメージング技術の開発により，さまざまな認知課題を遂行中の健常被験者の脳機

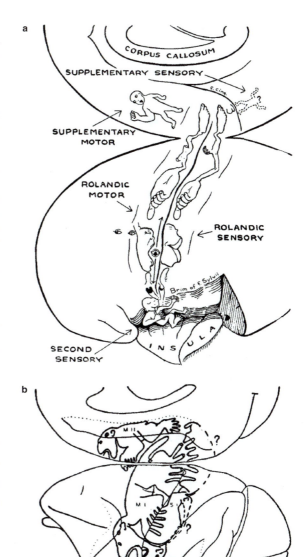

図 21-2 体部位局在
a．ヒト．b．マカクザル．大脳半球内側面の一次運動野の前方には補足運動野がある．
〔a は Penfield W, et al：Epilepsy and the Functional Anatomy of the Human Brain. Boston：Little, Brown, 1954, b は Woolsey CN, et al：Patterns of localization in precentral and supplementary motor areas and their relation to the concept of a premotor area. Res Publ Assoc Re Nerv Ment Dis 30：238-264, 1952 より〕

能局在を非侵襲的に調べることが可能となった．

異なる動物種や研究手法によって得られる結果を比較検討することで，Brodmann の脳地図に代表される，精緻で複雑な大脳皮質領域に対応する機能を今後

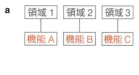
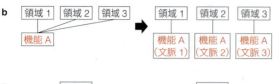
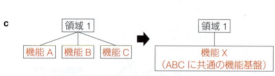

図21-3　脳領域と脳機能の対応づけに関する考え方
a．脳領域と脳機能が厳密に1対1で対応する場合．
b．複数の脳領域が1つの脳機能と関係する場合．
c．1つの脳領域が複数の脳機能と関係する場合．

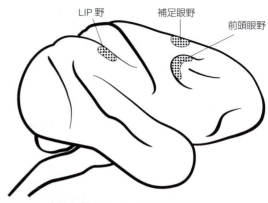

図21-4　大脳皮質のサッケード関連領域
サッケード運動の遂行に際して活動するニューロンが存在する3つの大脳皮質領域を示す．
〔Hikosaka O, et al：Role of the basal ganglia in the control of purposive saccadic eye movements. Physiol Rev 80：953-978, 2000 より〕

さらに詳しく調べることができるであろう．その一方で，機能局在をどの程度まで厳密に定義できるのかについては，現在も議論の余地が残されていることに留意する必要がある．

1 機能局在の考え方

脳領域と脳機能の対応関係は，どれほど厳密なものであろうか．言い換えれば，1つの大脳皮質領域は1つの機能だけを担うのだろうか．逆に，1つの機能は1つの大脳皮質領域だけに宿るのだろうか．

1 脳領域と脳機能の対応関係が1：1

図21-3aは，脳領域と脳機能の対応づけが完全に1対1となる考え方を示したものである．機能局在の考え方を突きつめると，このような図式に行き着くこととなる．しかし実際には，これほど厳密な対応関係とはなっていない．そもそも，大脳皮質領域の区分は分類方法によって異なるものである．脳機能についても，評価の方法次第で細分化も集約化も可能である．

2 脳領域と脳機能の対応関係が複数：1

図21-3b 左が成り立つ例を紹介する．いま，視界に飛び込んできた物体が何であるかを同定するため，その物体に視線を向けるとする．この場合に必要な運動は，**サッケード**とよばれる急速眼球運動である（→第15章，353頁参照）．ヒトでもマカクザルでも，サッケードの生成には**前頭眼野**，**補足眼野**，**LIP野**（lateral intraparietal area）という少なくとも3つの大脳皮質領域が関与する（図21-4）．このため，サッケード生成を1つの運動機能と考えれば図21-3b 左が成立する．

別の例として，顔面や四肢の運動制御がある．**中心前回**に位置する**一次運動野**（Brodmannの4野）は，眼球以外の身体部位の運動制御に関係し，大脳半球の内側面から外側面に向かって下肢，上肢，顔面の順に，制御の対象となる身体部位が規則的に並ぶ（**体部位局在**という；図21-2）．興味深いことに，大脳半球の内側面に位置する**補足運動野**（Brodmannの6野の一部）にも，後方から前方に向かって下肢，上肢，顔面の順に体部位局在が存在する．この二重の体部位局在のパターンは，ヒトとマカクザルで驚くほど類似している（図21-2）．眼球運動の場合と同様に，下肢，上肢，顔面の運動制御それぞれを1つの機能と考えれば，各機能に対して2つの異なる領域が対応することとなる．実際には，上肢の運動制御に限れば，前頭葉だけで9つの大脳皮質領域が存在することが，マカクザルの研究から示唆されている．

ここで2つの重要な視点を述べておきたい．第一に，同じ身体部位を制御する複数の脳領域の間には解剖学的な相互連絡があるということである．第二に，複数の脳領域が同じ身体部位の運動制御に関係する場合でも，どのような行動文脈で運動を実行するかによって，各領域の使われ方が異なるということである（→Advanced studies）．例えば仮に，脳領域1が外界信号に基づく上肢の運動制御に関係し，脳領域2が内

発的動機に基づく上肢の運動制御に関係する場合，上肢の運動制御という点では共通であっても，両者の機能は厳密には異なると考えることも可能である（図21-3b右）．

これらの事実から，同じ身体部位の運動を制御する場合でも，ある程度固有の機能をもつ複数の脳領域が協調的に働くことが示唆される．こうした視点は，機能局在論と全体論のバランスを考えるうえで重要である．

Advanced Studies

脳領域の機能推定における行動文脈の重要性

前頭葉には上肢の運動を制御する大脳皮質領域（一次運動野と高次運動野）が9つあると示唆されていると述べた．このように運動野が多数存在するのはなぜだろうか．その答えのヒントは，運動の誘因や目的達成のための手段など，行動文脈の違いにあると考えられる．

例えば，単に手を動かす場合でも，それを実行する誘因や目的は状況によりさまざまである．赤色に光るランプに向かって手を伸ばすとか，音が聞こえたら目の前のボタンを押すといったように，外界の感覚信号を契機として運動を実行する場合がある．逆に，外界の信号とは無関係に，あくまで自己の内発的動機に基づいて目の前のボタンを押すという場合もある．これらを誘因の違いといい，大脳皮質の外側面と内側面に位置する運動野の機能的差異を特徴づける要因の1つとなっている．

目的を達成する手段の違いについては，例えば複数の運動を正しく順序立てて行うことで目的を達成できる場合もあれば（瓶の栓を抜いて，中身をグラスに注いで，グラスを口につけるなど），対象物を両手で協調的に操作して初めて目的を達成できる場合もある．

行動文脈に着目して各脳領域の機能解明を進めることの重要性は，運動以外の機能ドメインについてもあてはまる．

3 ● 脳領域と脳機能の対応関係が1：複数

それでは，図21-3c左の対応関係についてはどうか．1つの脳領域が複数の脳機能を担うという可能性である．さまざまな行動課題を用いて特定の脳領域の機能を詳しく調べれば調べるほど，それまで知られていなかった機能的役割が明らかにされるということが起こりうる．

例えば，補足眼野の神経細胞活動を詳細に調べた結果，前頭眼野とは異なる機能が複数知られるようになった．具体的には，アンチサッケードの生成（指標とは反対向きにサッケードを行うこと），運動コンフリクトの検出（複数の拮抗する眼球運動プログラムが進行する状態を検出すること），サッケードの順序制御（目的を達成するために複数のサッケードを正しく順序立てて行うこと），眼と手の協調運動の制御（特定の対象物を眼と手の両方で捉えること）などである．

もちろん，これらの一見異なる機能の間に共通する側面があり，それを補足眼野が担っているという可能性は残されているが（図21-3c右），それが何であるかは現時点では明らかとなっていない．

2 機能局在はどのようにして生まれるのか

そもそも大脳皮質は，どの領域も共通素子である神経細胞から構成され，基本的に6層の細胞構築からなるため，特定の機能がなぜ特定の脳領域に局在しうるのかは大きな謎である．

ある脳領域が担う機能は，その領域がもつ入出力特性（どの脳領域から入力を受け，どの脳領域に出力するか），局所回路様式，**神経伝達物質**の**受容体**の種類と分布など，多くの要因によって規定されると考えられる．例えば，Brodmannの17野（一次視覚野）は視床の**外側膝状体**から入力を受け，Brodmannの3野（一次体性感覚野）は視床の**後外側腹側核**から入力を受ける．視床の外側膝状体は網膜からの視覚情報を処理する中継核であり，後外側腹側核は皮膚からの侵害受容情報を処理する中継核である．このため，17野は視覚機能を，3野は体性感覚機能を担うことが予想され，実際にそのとおりとなっている．末梢の受容器（眼や皮膚など）や効果器（筋肉など）との直接的な結合性が乏しい，より「高次」の脳領域の機能を考えるうえでも，その入力元を整理することが重要である．

これまでにさまざまな脳領域の入出力特性が調べられてきた．その一方で，各脳領域の局所回路様式については一部を除いてほとんど明らかにされていない〔R. Lorente de Nó（1902-1990）によるげっ歯類の大脳皮質の局所回路については → 第5章，205頁参照〕．これは，各脳領域にはさまざまなタイプの神経細胞（**錐体細胞**や**星状細胞**など）が無数に存在し，相互の複雑な結合を介して精緻な神経回路網を形成しているため，その全貌を明らかにすることが難しいからである．しかし，局所回路の詳細を決定することが困難であるとしても，各脳領域で局所回路が一様ではないことは，Brodmannの脳地図などで細胞構築が互いに異なることから容易に推定できる．

各脳領域における神経伝達物質の受容体の分布様式は，受容体オートラジオグラフィーという手法で可視化することができる．マカクザルの前頭葉では，$GABA_A$受容体の分布が脳領域間で比較的均一である

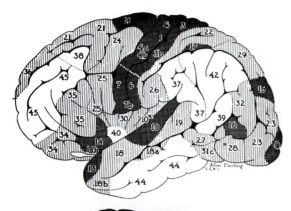

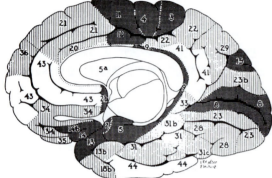

図 21-5　ヒトの大脳皮質における髄鞘形成の時期
数字が小さいほど髄鞘化が早い．原始領域（格子縞）は出生時に髄鞘化が完成している．中間領域（縦縞）は生後1〜2か月で髄鞘化が始まる．終末領域（白地）は生後6か月以降に髄鞘化が始まる．上段は大脳半球左外側面．下段は大脳半球右内側面．
〔Flechsig P：Anatomie des menschlichen Gehirns und Rückenmarks auf myelogenetischer Grundlage. Thieme, 1920 より〕

のに対し，**ムスカリン性アセチルコリン受容体**のサブタイプM2，**セロトニン受容体**（5-HT$_2$），**AMPA型グルタミン酸受容体**は不均一性が高い．これらの受容体分布の密度やパターンが変化する部位と細胞構築のパターンが変化する部位は，正確に一致する．

3　機能局在論と全体論のバランス

　現代の神経生理学や神経科学の発展において機能局在論がはたした役割は大きい．また，上述のとおり，機能局在論は，医学，特に神経内科学や脳神経外科学における診断学の発展に大きく貢献した．その一方で，どの脳部位もそれ自体が独立して機能を営むことはできず，生理的な機能の発現にはほかの脳領域との結合に基づく情報のやりとりが必要である．受容野や効果器との対応関係が1対1に近い「一次」のつく脳領域，高次視覚野，および高次運動野は，局在論的な

観点で理解しやすいが，**連合野** association area などの脳領域では，局在論と全体論のバランスに留意することが肝要である．

B　大脳連合野における高次神経機能の局在

1　3つの大脳連合野

　Paul Flechsig（1847-1929）は，人間の精神機能は大脳の連合野で営まれると考えた．フレクシヒが大脳連合野と精神機能を結びつけるきっかけとなったのは，**髄鞘**の発生過程に関する研究である．胎児から新生児までの脳を系統的に調べ，大脳皮質の部位によって髄鞘の発生時期に著しい違いがあることを見出した．図21-5にはフレクシヒが報告した髄鞘発生の順番が数字で示されている．出生時点ですでに髄鞘化が進んでいる原始領域は格子縞で示されている．1〜10までの領域は，海馬と中心前回（一次運動野）を除き，基本的に一次感覚野に相当する．生後1〜2か月までに髄鞘化を開始する中間領域は縦縞で示されており，その多くは一次感覚野から入力を受けるか一次運動野に出力を送る．白く残された終末領域では生後数か月を経過しても髄鞘化が少ししか進まない．終末領域は前頭葉，頭頂葉，側頭葉の3か所に存在する．フレクシヒは，「個体発生は系統発生を繰り返す」というHaeckelの反復説に基づき，髄鞘化の遅い領域が高度な統合機能に関与すると考えた．

　こうして3つの連合野として前頭連合野，頭頂連合野，側頭連合野が区別され，それらの相対的な位置は，マカクザル，チンパンジー，ヒトで類似する．ヒトでは連合野の占める割合が約70%にも及び，ほかの哺乳動物と比べて著しく広い．

　広義の連合野は，一次感覚野と一次運動野を除く大脳皮質領域である．しかし現在は，**視覚前野**（Brodmann の18野と19野に相当し，視覚連合野や高次視覚野とも呼ばれる領域）と，広義の**運動前野**（大脳半球の内外側面に位置するBrodmannの6野に相当し，運動連合野や高次運動野とも呼ばれる領域）は，狭義の連合野には含めないことが多い．こうした考え方に立ったうえで，視覚前野と運動前野は連合野の機能とも密接に関連するため，以下では必要に応じて概説する．

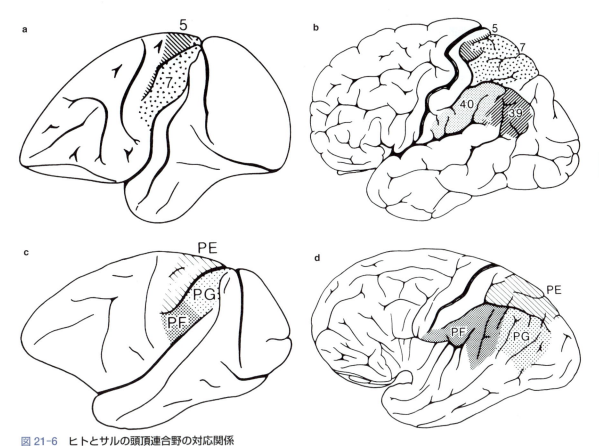

図 21-6 ヒトとサルの頭頂連合野の対応関係
a．Brodmann によるサル脳の区分．b．Brodmann によるヒト脳の区分．c．von Bonin & Bailey によるサル脳の区分．d．von Economo によるヒト脳の区分．
〔Andersen RA：The role of the inferior parietal lobule in spatial perception and visual-motor integration. In Plum F, et al (eds)：The Handbook of Physiology. Section I：The Nervous System, Volume V. Higher Functions of the Brain Part 2, pp 483-518, American Physiological Society, 1987 より〕

　各連合野の機能を概説すると次のようになる．頭頂連合野は，異種の感覚情報を統合して自己身体とそれを取り巻く3次元空間の相互関係を認知すること，さらに，その状況下で適切な運動の多感覚的なイメージをつくることに関与する．側頭連合野は，聴覚対象の認知，物体や顔の認知，および視覚対象の連想記憶に関与する．前頭連合野は，頭頂連合野と側頭連合野からの入力を受けて，さまざまな外界の情報と身体の内部情報を統合し，行動の企画に関与する．

2 頭頂連合野

A 頭頂連合野の位置

　頭頂連合野は一次体性感覚野のすぐ後方で，後頭葉より前，側頭葉より上に位置する領域である．頭頂間溝により上下に二分され，上方を上頭頂小葉，下方を下頭頂小葉という．Brodmann の脳地図では，ヒトの**上頭頂小葉**は5野と7野，**下頭頂小葉**は39野(角回)と40野(縁上回)である．これに対してオナガザルでは上頭頂小葉が5野で，下頭頂小葉が7野であるため，ヒトと一致しない(図 21-6a，b)．しかし，その後に発表された von Economo の分類(ヒト)と，同一基準による von Bonin と Bailey の分類(マカクザル)では，いずれも上頭頂小葉が PE で，下頭頂小葉が PF と PG となっており，完全に相同である(**図 21-6c，d**)．基本的に，上頭頂小葉は体性感覚とのつながりが強く，下頭頂小葉は体性感覚に加えて視覚とのつながりが強い．

B 頭頂連合野の機能的役割

頭頂連合野の機能的役割は，体性感覚情報や視覚情報など多種の感覚情報を統合して自己の身体とそれを取り巻く3次元空間を認識すること，そして，3次元空間内の操作対象に向かう適切な運動をイメージし，それを誘導することである．こうした機能は，①高次の体性感覚情報処理，②3次元空間の奥行きと空間内での物体運動の知覚，③3次元空間内での自己運動に関する情報処理，④運動の制御，に分けて考えることができる．

1 ● 高次の体性感覚情報処理

頭頂連合野が正常に機能することで，自分が今，ここで，このようにして存在している，という身体イメージをもつことができる．

頭頂連合野の体性感覚情報は一次体性感覚野に由来する．一次体性感覚野は皮膚と関節の感覚に関係する領域で，明確な体部位局在が認められる．しかし，マカクザルでの研究によると，上頭頂小葉の個々のニューロンは，単純な皮膚刺激や単一関節の刺激にはあまり反応せず，2つ以上の関節の組合せ刺激(肘と手首の屈曲など)や，関節と皮膚の組合せ刺激(肘を屈曲した状態で手に触れるなど)に強く反応する．また，前腕と上腕，上肢と体幹，上肢と下肢にまたがる受容野をもつニューロンや，両側性の受容野をもつニューロンが多くなる．したがって，上頭頂小葉は皮膚と関節の感覚情報を統合して複雑な姿勢の認識に関与すると考えられる．

頭頂間溝を越えて下頭頂小葉にかけては視覚の影響が強くなり，体性感覚と視覚の両方に反応するニューロンが多くなる．この視覚情報は，一次視覚野に始まる2つの視覚経路のうち，対象の「位置」と「動き」の情報を伝える「背側経路(いわゆる where の経路)」に由来する．例えば，口の周りに皮膚の受容野があり，口に触ると反応するニューロンでは，サルが口に手を近づけたり，実験者が手を近づけたりしただけでも反応する．この他にも，聴覚と体性感覚に反応する2感覚性のニューロンや，視覚と聴覚と体性感覚に反応する3感覚性のニューロンが存在する．これらのことから，頭頂間溝と下頭頂小葉は，自己の身体とその近傍の空間を多感覚的に認知したり，対象の空間的な位置や動きを自己身体との関係で認識したりすることに関係すると考えられる．

2 ● 3次元空間の奥行きと空間内での物体運動の知覚

われわれを取り巻く世界は奥行きのある3次元空間である．奥行き情報の処理において，脳は「両眼視差(➡第11章，301頁参照)」と「絵画的手がかり」を用いる．頭頂間溝外側壁の後方部に位置するCIP野(caudal intraparietal area，図21-7a)には，両眼視差を手がかりとした，軸(軸方位選択性ニューロン)や面(平面方位選択性ニューロン)の傾きに反応するニューロンが存在する．これらのニューロンは両眼視差を手がかりとするため，片眼のみの刺激では反応が著しく減弱する．

さらに，平面方位選択性ニューロンは，単眼性の奥行き手がかりにも反応する．これは絵画的手がかりともいわれ，線遠近法，肌理(きめ)の勾配，陰影などの二次元的な立体手がかりである．平面方位選択性ニューロンの多くは，同じ面の傾きであれば，両眼視差でも絵画的手がかりでも同様に反応することから(図21-7b)，CIP は奥行き知覚全般に関係する高次の脳領域といえる．

視覚前野に分類される5次視覚野(V5)—MT野(middle temporal area)とも呼ばれる—から直接入力を受ける，頭頂間溝の底部に位置するVIP野(ventral intraparietal area，図21-8)と下頭頂小葉のMST野(medial superior temporal area，図21-8)には，直線的な奥行き運動に反応するニューロンが存在する．MST野の役割は3次元空間内での物体の運動方向の認知であり，それを自己の体性感覚と結びつけるのがVIP野の役割であると考えられる．VIP野のニューロンは多感覚性であり，物体の向かう先の皮膚領域に体性感覚の受容野をもつことが多い．MST野には，物体の，奥行きを伴う回転運動に反応するニューロンもあり，前額面，水平面，矢状面など，任意の平面内での回転運動に反応する(回転感受性ニューロン)．

3 ● 3次元空間内での自己運動に関する情報処理

回転感受性ニューロンのなかには，外界の物体の回転運動だけでなく，自己身体の回転運動に反応するものが存在する．例えば，回転椅子に座り，椅子ごと(天井から見て)時計回りや反時計回りに回転すると，これらのニューロンは，暗室内で視覚刺激を完全に遮断しても反応する．さらに，部屋を明るくすれば反応は強くなる．すなわち，前庭系と視覚系の入力を受けている．

自己運動の知覚の手がかりとして，**オプティカルフ**

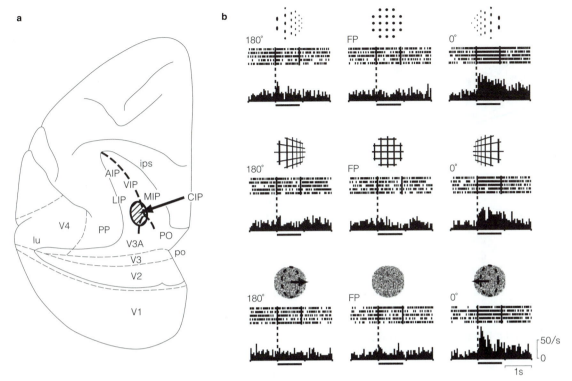

図 21-7　奥行き知覚に関係するサル CIP 野のニューロン
a．CIP 野の位置．頭頂間溝(ips)，月状溝(lu)，頭頂後頭溝(po)を広げて脳溝内部の領域を示す．
b．肌理の勾配に感受性を示す平面方位選択性ニューロンの反応例．上段：点による肌理の勾配．中段：線による肌理の勾配．下段：視差の勾配．このニューロンは，どの手がかり刺激であっても，右側が手前で左側が奥に傾いた平面方位(0°)に最も強く反応する．
〔Tsutsui KI, et al：Neural correlates for perception of 3D surface orientation from texture gradient. Science 298：409-412, 2002 より〕

ローと呼ばれる視野全体の動きがある(図 21-9)．これにより，自分がどの方向にどの程度速く進んでいるのかがわかる．MST には放射状のフローや並進運動のフローに反応するニューロンが存在する．

4　運動の制御

頭頂連合野は，空間内の操作対象に視線を向け，それを手でつかんで操作するという運動の制御に関与する．しかしこれは，運動指令を発するという意味での制御ではなく，上述の機能に基づいて身体と外界の相互関係を認知し，そのなかで適切な運動を多感覚的に誘導するという意味での制御であると考えるのがよい．

健常者では，さまざまな形や大きさの物体をつかもうとするとき，腕を伸ばしている間に手指の形を物体の形状に合わせている(これをプレシェーピング pre-shaping という)．同様に，細長い隙間(スロット)に手を通す場合も，手が動いている間に手の傾きをス

ロットの傾きに合わせている．しかし，頭頂連合野に損傷があるとプレシェーピングができなくなり，手が物体に触れて初めて，皮膚からの感覚情報を使って手の構えをつくる．

頭頂間溝外側壁の前方部に位置する AIP 野(anterior intraparietal area, 図 21-8)には，手指の特定の操作運動時に活動するニューロンがある．例えば，押ボタン，つまみ，レバーを用意してそれぞれを操作するとき，どれか 1 つに対して選択的に活動するようなニューロンである．視覚情報に基づいて手の運動を誘導し，その遂行をモニターする働きがあると考えられる．AIP 野の情報は運動前野に送られて，実際の運動プログラムに変換されると考えられる．AIP 野のニューロン活動を GABA 受容体の作動薬を用いて不活化すると，プレシェーピングが消失する．

頭頂間溝外側壁の後方部を占める LIP 野(図 21-8)は，対象に素早く視線を向けるサッケード運動に関与する．LIP 野を電気刺激するとサッケードが誘発され

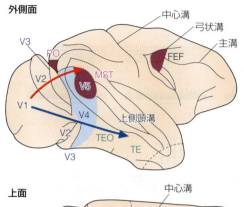

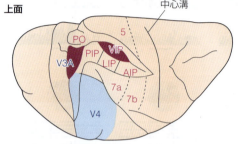

図 21-8　サルの後頭葉，側頭葉，頭頂葉の区分
サル左大脳半球．頭頂間溝，月状溝，頭頂後頭溝，上側頭溝を広げて脳溝内部の領域を示す．
〔蔵田 潔：大脳皮質の機能局在．本間研一（監修）：標準生理学，第9版，医学書院，2019より〕

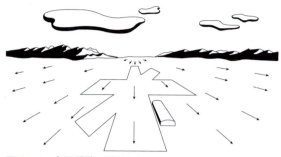

図 21-9　自己運動の手がかり
操縦席の機長が着陸直前，進行方向を中心に放射状の流れを知覚するオプティカルフロー．
〔Sakata H, et al：Functional properties of rotation-sensitive neurons in the posterior parietal association cortex of the monkey. Exp Brain Res 101：183-202, 1994 より〕

るが，前頭眼野と比べて強い電流を必要とする．そのため，サッケード生成への関与は前頭眼野と比べて間接的であり，むしろ視覚情報からサッケード運動への変換過程に重要な役割を果たすものと考えられる．

5　頭頂連合野の損傷による症候

頭頂連合野の重要性は，その損傷によって生じる多彩な症候により一目瞭然である．20世紀の初頭に2つの重要な報告がなされている．1つは Gordon Holmes が提唱した空間認知の障害で，複数の物体の相対的な位置関係がわからなくなったり，距離の知覚が障害されたりする．もう1つは Bálint によるもので，視覚性注意障害，精神性注視麻痺，視覚性運動失調からなる．視覚性注意障害とは，注視した対象物以外のものを認知できないという現象である．精神性注視麻痺とは，視線が1つの対象物に固定され，自発的に他の対象物に動かせない現象をいう．視覚性運動失調とは，対象物を注視した状態でそれを手でつかむことができないという現象である．これらの3徴は**バリント症候群**とよばれる．

その他の症候として**身体失認**が知られ，これにはいくつかの異なるタイプが含まれる．片側身体失認では，自己の身体半側を無視し，使おうとしない．身体部位失認では，自己の身体部位の呼称が可能であるにもかかわらず，その位置を指し示すことができなくなる．病態失認では，片麻痺患者が自らの麻痺の存在を否認する．

頭頂連合野の損傷による特徴的な症候として，**半側空間無視**が知られている．脳の病巣と反対側の刺激に気がついたり，反応したり，その方向に向いたりすることができないという現象である．右側の頭頂葉の損傷で起こることが多く，左側の視野に注意が向かず，あたかも自己の左側には世界がないかのように振る舞う．例えば，左側にいる人に気づかない，絵を模写する際に左半分を描き残す（図 21-10），食事のときに皿の左半分を食べ残すなどである．半側空間無視は，左側にあるものを認識できないという高次の機能の障害であり，視野障害である**半盲**（左同名半盲など）とは異なる．半盲の患者は障害を認識して代償動作を行うが，半側空間無視の患者は障害を否認し，代償動作を行わない．

頭頂連合野の損傷による症候は多彩である．対象物の認知障害や麻痺がないにもかかわらず実際の道具使用ができなくなる**観念失行**，実際の道具を使わずに道具使用の身振りや習慣的動作の真似ができなくなる**観念運動失行**，熟知している場所で道に迷う**地誌的障害**が出現する．

 巻末付録　問題21．半側空間無視 ➡ 1073 頁参照．

3 側頭連合野

A 側頭連合野の位置

　側頭連合野は，基本的には一次聴覚野を除く側頭葉領域である．上・中・下側頭葉皮質に加え，側頭極皮質や紡錘状回も含まれる．ヒトでもマカクザルでも，中側頭葉皮質と下側頭葉皮質は，両者の境界が上側頭葉皮質と中側頭葉皮質の境界ほど明瞭ではないこと，さらに，互いに機能が類似していることから，両者を合わせて**下部側頭葉皮質** inferotemporal cortex と呼ぶことが多い．

B 側頭連合野の機能的役割

　側頭連合野のうち，一次聴覚野の周囲に位置する上側頭葉皮質は，聴覚対象の認知に関係する．一次視覚野に始まる大脳皮質視覚情報処理の腹側経路が終止する下部側頭葉皮質は，視覚対象の認知に関係する．視覚対象の認知においては，見たものが何であるかを同定することに加え，複数の物体のわずかな差異を検出して識別することや，個々の相違を無視して同一カテゴリーの物体であると判断する能力も重要である．ここでは側頭連合野の機能的役割を，①聴覚情報処理，②物体認識，③顔認識，④連想記憶に分けて概説する．

1 聴覚情報処理

　一次聴覚野を除く上側頭葉皮質は聴覚性の連合野である．同部の損傷により**聴覚失認** auditory agnosia が生じ，日常聞き慣れた音でも，それが何かがわからなくなる．また，左後方には**聴覚性言語野**（またはウェルニッケ Wernicke 野）があり，その損傷によって聞いた言葉が理解できなくなる（後述）．

2 物体認識

　下部側頭葉皮質は Brodmann の 20 野と 21 野に，von Bonin & Bailey の分類では **TE 野**に相当し（図 21-8），この領域を損傷すると視覚弁別学習が障害されることはすでに述べた（→453 頁参照）．視覚前野とは異なり，この領域のニューロンの受容野は一辺が 20～30° と非常に大きく，時に視野全体にまで広がることがある．受容野には視野中心（網膜中心窩部分）が含まれ，さらに視野の同側部分が含まれることが多い．すなわち，反対側の脳からも入力を受けている．これらのニューロンは動く視覚刺激に対して，よりよ

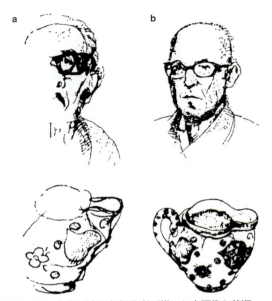

図 21-10　左半側空間無視患者が描いた自画像と花瓶
a．発症時に描いたもの．b．回復後に描いたもの．
〔井上聖啓，他：半側空間失認の患者が描いた絵画．神経内科 1：162-166, 1974 より〕

く反応するが，運動方向選択性を示すものは少ない．

　視覚前野，なかでも腹側経路を構成する V4 野のニューロンが処理する情報は，物体像の識別に必要であるが，まだまだ要素的な情報にすぎない．物体像の識別には，複数の要素的情報の統合が必要である．実際に TE 野のニューロンは，V4 野のニューロンと比較して，複雑な特徴をもつ図形が提示されて初めて反応する．

　マカクザルの TE 野に微小電極を刺入してニューロンの活動を記録した実験では，まずそのニューロンに最も強い反応を引き起こす物体像を決定し，次にそのニューロンの反応が減弱するまで物体像を単純化していくという方法がとられた．その結果，TE 野には**皮質コラム**と呼ばれる直径約 0.5 mm の，脳表面から白質に達する円柱状の機能構造が存在し，その中に含まれるニューロンは互いに類似した図形特徴に反応することがわかった．自然界に存在する複雑な物体像の多くは，複数の比較的単純な図形特徴を空間的に配置したものである．実際に，まとまった 1 つの物体像を提示すると，その物体像を構成する別々の図形特徴に反応する複数の皮質コラムが活動することもわかっている．物体の認識は，さまざまな図形特徴を処理する複数の皮質コラムの組合せによって実現されることが示唆される．

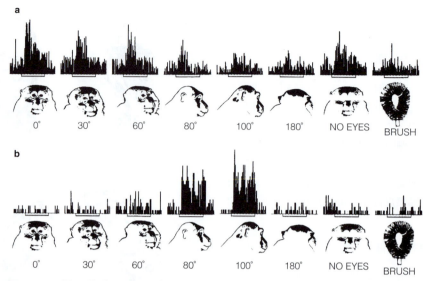

図 21-11 顔に選択的に反応するニューロン
a. 正面顔に最も強く反応するニューロンの例. b. 横顔に反応するニューロンの例.
〔Desimone R, et al：Stimulus-selective properties of inferior temporal neurons in the macaque. J Neurosci 4：2051-2062, 1984 より Copyright 1984 Society for Neuroscience〕

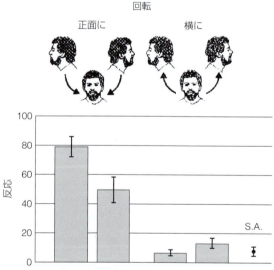

図 21-12 顔の回転に反応するニューロン
サルの上側頭溝から記録されたニューロン活動. このニューロンの反応（棒グラフ）は，左から順に，（サルから見て）左向きから正面，右向きから正面，正面から左向き，正面から右向きへの回転. S.A.：視覚刺激がない場合の自発活動.
〔Perrett DI, et al：Visual analysis of body movements by neurons in the temporal cortex of the macaque monkey：A preliminary report. Behav Brain Res 16：153-170, 1985 より〕

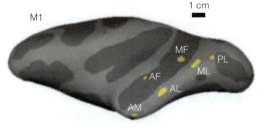

図 21-13 顔パッチ
各顔パッチの位置が黄色で示されている.
〔Freiwald WA, et al：Functional compartmentalization and viewpoint generalization within the macaque face-processing system. Science 330：845-851, 2010 より〕

3 顔認識

マカクザルの上側頭溝付近には，顔に選択的に反応するニューロンが存在する．図 21-11a では，正面を向いたサルの顔に強く反応し，それ以外の向きの顔では反応が減弱する．また，正面顔であっても目を除くと反応は減弱する．図 21-11b では，横向きの顔に対して最も強く反応する．これら以外にも，顔のなかの視線の方向に選択性を示すニューロンも存在する．

上記に加え，上側頭溝の内部には顔の回転運動に特異的に選好性を示すニューロンも存在する．例えば図 21-12 の例では，記録しているサルの目の前で，ヒトが顔を横から正面に向けると強く反応する．逆に正

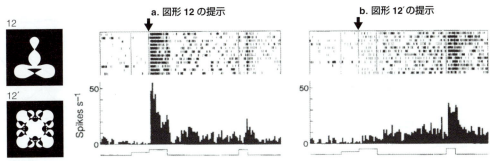

図 21-14　連想記憶関連ニューロン
あるニューロンの活動を示す．**a．**手がかり図形として 12 が提示された場合には，その提示中に強い反応を示す．**b．**12 のペアとなる 12′ が手がかり図形として提示された場合には，それ自体には全く反応せず，12 を想起する遅延期間中に反応が増大する．
〔Sakai K, et al：Neural organization for the long-term memory of paired associates. Nature 354：152-155, 1991 より〕

面から横を向くときには反応しない．近傍の領域では，ヒトの歩く姿に反応するニューロンも見出されている．顔の振り向きや手足の運動は一種の回転運動であるため，上側頭溝内では空間視と形態視が統合されていると考えることができる．

その後の機能的脳イメージング研究により，上側頭溝内と下部側頭葉皮質には，顔に反応するニューロンが数 mm に及ぶ集団を形成しており(**顔パッチ**という)，それが空間的に離れた複数の場所に存在することが明らかにされた．マカクザルでは 6 つの顔パッチが報告されている(図 21-13)．電気生理学的記録によっても，顔などの同じカテゴリーに反応するニューロンは，皮質上にランダムに分散して存在するのではなく，機能ドメインという集団構造(個々の顔パッチに相当する)を形成していることが確認されている．機能ドメインの大きさはコラム構造の約 10 倍にも及ぶ．

4 ● 連想記憶

臨床的に用いられる記憶テストとして，一連の単語や図形の対(ペア)を提示し，その後に一方から他方を連想させるものがある．この連想記憶と関係するニューロンが，マカクザルの TE 野と海馬傍回皮質(36 野)で見つかっている．この実験では，手がかり図形をサルに 1 秒間提示し，数秒間の遅延期間の後に，それとは異なる 2 つの図形を提示する．あらかじめ決められた，手がかり図形とペアになる図形を選べばサルに報酬(ジュース)が与えられる．こうした手順を繰り返すことで，サルは 12 組の図形を学習した(ペア 1—1′ からペア 12—12′ まで)．

この課題を用いて興味深いニューロンが発見された．すなわち，手がかり図形(例えば図形 12)が提示された直後に反応するだけでなく(図 21-14a)，そのペアである図形(図形 12′)が手がかりとして提示されたときに，少し時間をおいてから徐々に反応を増加させるものである(図 21-14b)．遅延期間中に漸増する活動は，想起の対象となる図形に選択的であることから，心的イメージの生成を反映している可能性がある．

4 前頭連合野

A 前頭連合野の位置

Brodmann の 6 野よりも前方で，前頭葉を広く占める領域である．ヒトで最も発達しているが(大脳の約 30% を占める)，チンパンジー(約 17%)やマカクザル(約 12%)などの霊長類でも大きく，イヌ(約 7%)やネコ(約 4%)では小さい．前頭前野や前頭前皮質とも呼ばれる．前頭連合野は，外側部，眼窩部，内側部から構成される(図 21-15)．

B 前頭連合野の機能的役割

前頭連合野には，頭頂連合野と側頭連合野からの入力があり，視覚系，聴覚系，体性感覚系など，高度な処理を受けた感覚情報が入力する．さらに，海馬や扁桃体などの辺縁系，背内側核を中心とした視床，視床下部，中脳網様体などからも入力を受ける．主な出力先は，運動前野や大脳基底核である．

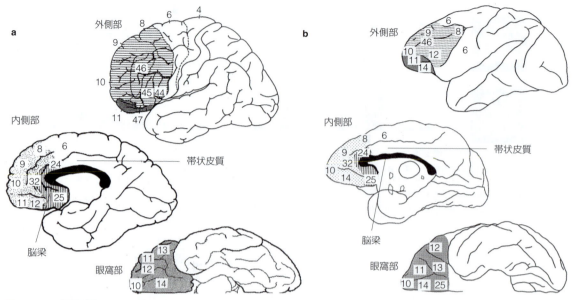

図 21-15 前頭連合野の3区分
a．ヒト．数字は Brodmann の分類．b．サル．数字は Walker の分類．
〔渡邉正孝：欲望の脳科学―サルの意思決定．岩田 誠，他（編）：社会活動と脳―行動の原点を探る．pp 79-96，医学書院，2008 より〕

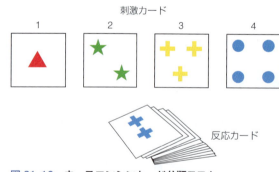

図 21-16 ウィスコンシンカード分類テスト
色，形，数が4種類ずつあるカードを1枚ずつ被検者に渡し，1〜4の刺激カードのいずれかの上に置いてもらう．置いたところで，その分類が正解であるか不正解であるかを告げる．正解が一定回数続いたら分類規則を変える（色→形など）．

こうした入出力特性からもわかるように，前頭連合野の機能は，自己を取り巻く外界の状況と，自己の内部状態や欲求を統合して，次に行うべき行動の時間的・空間的な構造をつくること，すなわち「行動の企画」ということになる．その情報が運動前野を介して一次運動野に伝えられることで，合目的的な行動が実行される．ここでは前頭連合野の機能的役割を，①外側部，②眼窩部，③内側部に分けて概説する．

1 外側部

外側部の機能は実行機能としてまとめられることが多い．そのなかで最もよく知られている古典的な仮説は**作業記憶**と**行動抑制**である．

a 作業記憶

作業記憶とは，ある情報を一時的に保持（記憶）し，同時にそれを操作する能力である．作業記憶を必要とする心理テストに**ウィスコンシンカード分類テスト**がある（図 21-16）．これは，赤，青，黄，または緑の，1〜4個の三角形（▲），星形（★），十字形（✚），または丸形（●）の書かれたカードを1枚ずつ引いて，図形の色，形，または数を一致させるように分類する課題である．分類規則は一定試行数ごとに予告なしに変更される．被検者は，検査者から与えられるフィードバックに基づいて，正しい分類規則を見出さなければならない．

マカクザルで作業記憶をテストする場合には，**遅延反応課題**を用いることが多い．この課題では，サルが画面の中心点を固視していると，周辺部のどこか1点に標的視覚刺激が一瞬提示される．そして，遅延期間後（例えば1秒後）に中心点が消えるのを合図として，サルは標的刺激が（1秒前に）提示された場所に視線を移す．前頭連合野外側部には，標的刺激の場所に

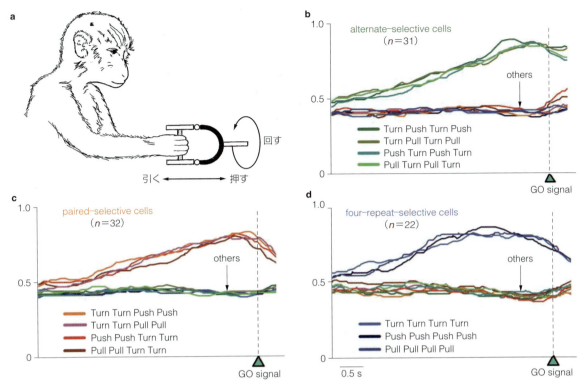

図 21-17　前頭連合野外側部ニューロンによる行動時系列のカテゴリー化
a．サルが3種類の運動〔レバーを回す（Turn），押す（Push），引く（Pull）〕を組み合わせて4回連続で行う．b．交互構造に反応するニューロンの活動．c．2交替構造に反応するニューロンの活動．d．4連続構造に反応するニューロンの活動．横軸のGO signalは，1回目の運動のスタートを指示する信号が与えられた時点を表わす．縦軸はニューロン活動の大きさを表わす．
〔a は丹治 順：脳と運動―アクションを実行させる脳，第2版，共立出版，2009，b-d は Shima K, et al：Categorization of behavioural sequences in the prefrontal cortex. Nature 445：315-318, 2007 より〕

依存して遅延期間中に持続的な活動を示すニューロンが多数存在する．それらのなかには，「短期記憶」自体に関与するものと，「刺激部位への選択的注意」に関与するものが混在する．

b　行動抑制

これは，なんでもかんでも行動を抑制するというものではなく，状況に応じて不適切な行動のみを選択的に抑制するものである．ゴー・ノーゴー（GO-NO GO）課題では，ある刺激（例えば赤いランプの点灯）に対しては速やかに反応し（ボタンを押すなど），別の刺激（例えば青いランプの点灯）に対しては反応しないことが要求される．前頭連合野の外側部に損傷があると，ノーゴー刺激に対しても反応してしまう．マカクザルの外側部には，ノーゴー刺激に選択的に応答するニューロンが存在する．

c　行動企画

前頭連合野外側部の機能的役割として重要な**行動企画**とは，個別の運動のパラメータ（速度，方向，力な

ど，筋活動と直結する指標）を指令することではない．より抽象的で認知的なレベル，すなわち概念ともいうべきレベルで行動を組織化することをいう．

1つ目の例としては，画面内にカーソルと格子状の迷路が提示され，中心のスタート位置から周辺のゴール位置までカーソルを最短3手で動かすという経路探索課題をマカクザルが遂行するとき，前頭連合野外側部のニューロンの活動は，カーソルを操作する手の運動ではなく，最終ゴールの位置や，経路の途中にある下位ゴールの位置を表現する．これらの表現はカーソルがまだスタート位置にある時点で始まることから，どのようにして最終目標を達成するかという問題解決のプロセスに関与していると考えられる．

もう1つの例では，サルが3種類の運動（A，B，Cとする）を組み合わせて4回連続で行う際に，その組み合わせパターン（順序構造）として，①ABABやCBCBのような交互構造，②AACCやCCBBのような2交替構造，③AAAAやCCCCのような4連続構

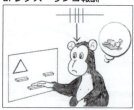 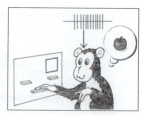 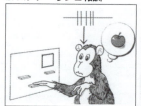 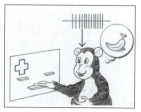

図 21-18　報酬の相対的価値を反映する前頭連合野眼窩部のニューロン
サルは，図形が提示された場所（右または左）を記憶し，遅延期間後にその場所を押す．正しく反応すれば，図形と関連づけられた報酬がもらえる．ニューロンの活動は細い縦線のパルスで示されている．
〔渡邉正孝：欲望の脳科学―サルの意思決定．岩田　誠，他（編）：社会活動と脳―行動の原点を探る．pp 79-96，医学書院，2008 より〕

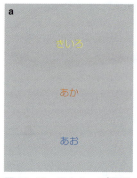 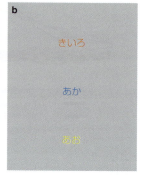

図 21-19　ストループ課題
被検者は書かれた文字列の色を答えなければならない．b の例では，文字列そのものを読んでしまうと不正解となる．

造からなる 3 つのカテゴリーを導入する．このとき，前頭連合野外側部のニューロンは，特定の「運動」や「順序」ではなく，特定の「カテゴリー」に選択的な反応を示す（図 21-17）．この反応は 1 回目の運動遂行に先行して始まることから，前頭連合野外側部のニューロンは，行動実行に先立ち，一見複雑にみえる行動時系列のパターンに内在する共通要素に基づいて汎用的なカテゴリー情報を生成しているものと考えられる．

2　眼窩部

　眼窩部は前頭葉の底面に位置する．眼窩の直上にあるため，**眼窩前頭皮質** orbitofrontal cortex ともよばれる．視覚，聴覚，体性感覚に加えて，味覚や嗅覚の情報も入力する．扁桃体，海馬，視床下部との結びつきが強い．眼窩部の機能として，①刺激と報酬の連合，②報酬価値の評価・更新が重要である．

a　刺激と報酬の連合

　眼窩前頭皮質に損傷のあるヒトや動物では，**逆転学習**が障害される．これは，刺激 A を選択すると報酬がもらえ，刺激 B を選択すると何ももらえない（無報酬）ことを学習した後に，刺激と報酬の関係を予告なしに逆転させるものである．健常例では次の試行から刺激 B を選択するようになるが，脳損傷例では，無報酬となった刺激 A を選択し続ける（保続）．

b　報酬価値の評価・更新

　眼窩前頭皮質の損傷により，報酬価値の評価や更新が障害される．これをテストするには，報酬となる 2 種類の食品（例えば同程度に好きな A と B）のうち，一方の A だけを好きなだけ摂取してもらう．これにより，健常例では満腹により A の報酬価値が相対的に減少するため，A と B を同時に提示すると B を選択するようになる．脳損傷例では報酬価値の更新が障害されるため，A を多量に摂取した後でも A と B を同頻度で選択し続ける．報酬の相対的価値の影響を調べる別の方法として，好みの程度に差のある 3 種類の食品を用いたテストがある．被験者の好みの程度をC＞D＞E（C が最も好ましい）と仮定すると，D と Eが同時に提示された場合には D を好んで選択するが，C と D が同時に提示された場合には，D ではなく C を好んで選択するようになる．マカクザルの眼窩前頭皮質には報酬の相対的な価値を反映して活動レベルを変化させるニューロンが存在する（図 21-18）．

3　内側部

　内側部は前帯状皮質を含む領域であり，扁桃体などの辺縁系や線条体とのつながりが強い．機能的役割としては，行動のモニタリング，不安の誘発，他者のこころの推定が重要である．

a　行動のモニタリング

　前帯状皮質は，行動が正しく遂行されているかどうかや，互いに拮抗する運動プログラムが生じていない

かなどをモニターする．例えば，ストループ課題において文字の色を答えなければならないときに（色名呼称），黄色で書かれた「きいろ」の文字を見て黄色と答えるのは簡単である（図 21-19a）．しかし，赤色で書かれた「きいろ」の文字を見て赤と答えるのは間違いやすい（図 21-19b）．これは，指示に従って文字の色を答える運動プログラムと，書かれた文字そのものを反射的に読んでしまう運動プログラムとが拮抗するためである．このような課題の遂行中に前帯状皮質の活動が高まる．

b 不安の誘発

脳梁膝部の前方に位置する前帯状皮質（主に Brodmann の 32 野）には，報酬と罰のセットを受け入れるか，受け入れないかの葛藤が生じる場面において活動を高めるニューロンが存在する．電気刺激を用いてこの領域のニューロンを人工的に興奮させると不安状態が誘発され，「受け入れない（罰の回避）」を選択する確率が増す．この領域の腹側後方には Brodmann の 25 野があり，薬物抵抗性のうつ病患者で活動が亢進する．健常者でも悲しみの感情を抱くことで一過性に活動が高まる．

c 他者のこころの推定

他者の心的状態（信念，欲求，意図など）を類推し，それに基づいて他者の行動を理解しようとする能力を「**心の理論** theory of mind」とよぶ．心の理論は他者とのコミュニケーションに重要であり，自閉スペクトラム症ではその機能が低下する．他者の心的状態を類推する行動課題を遂行すると，前頭連合野内側部の背側領域の活動が高まる（図 21-20）．

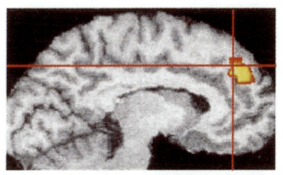

図 21-20 心の理論と関係する前頭連合野内側部の活動
〔Happé F, et al：'Theory of mind' in the brain. Evidence from a PET scan study of Asperger syndrome. Neuroreport 8：197-201, 1996 より〕

C 大脳皮質の左右機能差

大脳は構造的にほぼ対称な左右の半球から成り立っている．一次視覚野では，両眼とも右視野の視覚情報は左半球に終止し，左視野の視覚情報は右半球に終止する．一次運動野では，左半球は右側の身体の運動を制御し，右半球は左側の身体の運動を制御する．一方，連合野になると，そのような左右半球の分業は一般的に不明瞭となる．それでも以下に述べるように，いくつかの機能については左右差の存在が知られている．

 分離脳患者での検査

左右の大脳半球は脳梁と呼ばれる線維束によって結ばれ，左右半球間で情報のやりとりがなされている．Roger Sperry（1913-1994）や Michael Gazzaniga（1939-）は，難治性てんかんの治療として脳梁離断術を行い，左右半球の機能を検査した．こうした**分離脳**では，左視野の視覚情報は右半球（一次視覚野）に入るが，この情報は左半球には送られない．同様に，左手の体性感覚情報は右半球（一次体性感覚野）に入るが，この情報は左半球には送られない．分離脳の患者では，左右の大脳半球に異なる感覚情報が入力することになる．

スペリーは分離脳の被験者にスクリーン中央の点を注視してもらい，左右いずれかの視野に単語を提示した．右視野に文字を提示すると，被験者はそれを正しく答えることができたが，左視野に文字を提示した場合には，「何も見えなかった」と答えた．別の実験では，被験者の視界を遮断し，左手の到達範囲内に複数の物体を置いた．左視野に絵を一瞬だけ提示すると，左手は手探りで，いま見た絵と同じ物体を選ぶことができた（図 21-21）．しかし，いま見えたものは何とか，左手に持っているものは何かと尋ねられても，「何も見えなかった」「何を持っているのかわからない」と答えるのみであった．これらの結果は，左半球の言語中枢が右半球の情報にアクセスできないために生じたものであると考えられる．

こうした分離脳患者での研究により，左半球は発話や言語などの知的機能に優れること，右半球は視覚・空間処理能力や顔の認識能力に優れることが明らかとなった．左半球を優位半球，右半球を劣位半球とよぶことがあるが，左右の大脳半球は機能分担しながら適

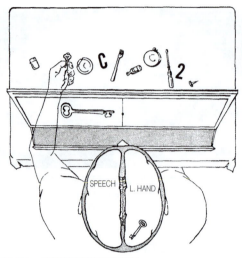

図 21-21　分離脳患者でのテスト
〔Sperry RW, et al：Interhemispheric relationships：the neocortical commissures；syndromes of hemisphere disconnection. Disorders of Speech, Perception and Symbolic Behavior. pp 273-290, North-Holland Publishing Co., Amsterdam, 1969 より〕

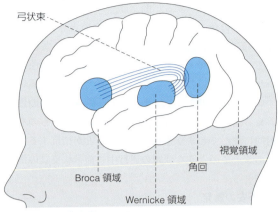

図 21-22　大脳皮質の言語中枢
優位半球前頭葉には言語の表出に関する運動性言語中枢が存在し，側頭葉には言語の理解に関する感覚性言語中枢がある．角回は，視覚，聴覚から入った情報を感覚性言語中枢に伝える中継点の1つとして重要である．感覚性言語中枢（Wernicke 野）と運動性言語中枢（Broca 野）を結ぶ線維は，島葉の皮質下を通る．
〔水野美邦：診断学．水野美邦（監修）：標準神経病学，第2版．pp 477-545，医学書院，2012 より〕

切な行動を実現しているのであり，単純に優劣と結びつけるべきものではない．

B　言語機能

ヒトの言語中枢は約90% 左半球に存在する（図 21-22）．左の下前頭回を中心とする領域が損傷されると，聞いた言葉は理解できるが，意味の通った言葉を発することができなくなる．これを**運動性失語**または**ブローカBroca 失語**といい，この障害を引き起こす脳部位を**運動性言語野**または**ブローカ野** Broca area と呼ぶ．

一方，左の上側頭回の後方が損傷されると，話し言葉は流暢でも，聞いた言葉を理解できなくなる．これを**感覚性失語**といい，この障害を引き起こす脳部位を**感覚性言語野**または**ウェルニッケ野** Wernicke area と呼ぶ．感覚性言語野と運動性言語野は，**弓状束**と呼ばれる線維束で連結されている．弓状束の損傷により復唱が困難となる．これを**伝導性失語**という．

多くの脳損傷例や脳画像データの蓄積とともに，失語症の原因病巣部位に関する知見は修正を余儀なくされ，さまざまな分類が提唱されてきた．例えば，近年の研究により Broca 失語の発話障害の中核は失構音で，これは現在では左中心前回の損傷で出現することが明らかとなっている．すなわち，典型的な Broca 失語は，Broca 野と左中心前回が同時に損傷された場合に出現する．このため，Broca 野に限局した損傷では Broca

失語は生じないという逆説的な状況が生じている．

失語症はさまざまな要素的症状から成立する症候群である．失語症の症候と病巣の推定に有用な要素的症状は，①単語理解障害（単語の理解の障害），②喚語困難（目標語の喚起の障害），③音韻性錯語（正しい音の喚起や配列の障害），④失構音（正しい構音，リズムやイントネーションなど，プロソディーの障害）である．①の責任病巣は，左中前頭回と左上・中側頭回後部（Wernicke 野）であると考えられる．②の責任病巣は，左下前頭回（Broca 野）と，左角回から左下側頭回後部にかけての領域であると考えられている．③の責任病巣は，左上側頭回から縁上回そして中心後回までの広い領域であり，どこに損傷があっても障害が生じうる．④の責任病巣は，左中心前回である．今後の研究によって要素的症状がさらに細分類されれば，それに伴って失語症の分類も変更を余儀なくされるであろう．

📖 巻末付録　問題20．失語症➡1072頁参照．

●参考文献

1) 山鳥　重，他：神経心理学の挑戦．医学書院，2000
2) 酒田英夫，他：頭頂葉．医学書院，2006
3) 丹治　順：脳と運動―アクションを実行させる脳，第2版．共立出版，2009
4) 岩田　誠，他（編）：社会活動と脳―行動の原点を探る．医学書院，2008
5) 水野美邦（監修）：標準神経病学，第2版．医学書院，2012

第22章 統合機能

A 脳活動の非侵襲的計測

ヒトの脳の各領域の局在的な機能や統合的な機能を解明するためには，脳活動を計測する必要がある．歴史的には，ヒトの脳に損傷があった場合の脳機能の変化を調べる神経心理学的手法が脳機能の神経基盤の解明のために重要な知見を提供してきた．しかし，脳機能を解明するために，健常なヒトの脳に侵襲的な手段で意図的に損傷を加える，あるいは，侵襲的な脳活動の計測を行うことは倫理的に許されない．

このような背景から，非侵襲的にヒトの脳機能を研究するための脳活動計測手法の開発がなされてきた．ヒトの脳活動の非侵襲的計測では，計測結果を可視化することが多いため，**脳機能イメージング** functional brain imaging 手法と呼ばれることが多い．

 脳波

神経活動に直接起因する電気活動の計測を行う最も古典的で代表的な手法として**脳波** electroencephalography (EEG) が挙げられる．時間解像度が高いことが特徴である．特に頭皮脳波は，脳の神経活動に起因して頭皮上で発生する電位を計測する手法である．多数の神経細胞集団の樹状突起でシナプス後電位が発生する．そのシナプス後電位が引き起こす細胞外電流に起因する電流源による電位変化を頭皮上から計測するのが脳波であり，神経細胞集団の空間構造や脳，骨，皮膚などの周囲の組織によるフィルタリングと減衰を経た容積伝導の結果を電位として計測する．脳波は特に皮質表面の錐体細胞集団の同期的なシナプス後電位変化の影響が高いとされている．また，活動電位のような高周波特性の非同期的な信号はほとんど反映されない．電極配置は国際的に標準化されており(**国際10-20法，10-10法**)，解剖学的なランドマークを基準に電極あるいは電極キャップを装着する．

脳波は振動的な成分が特徴的である(図22-1)．脳の機能的な状態によって，脳波の特徴的な周波数や振幅は変化し，周波数成分は下記のように命名されている．

δ (デルタ) 波：0.5～3 Hz
θ (シータ) 波：4～7 Hz
α (アルファ) 波：8～13 Hz
β (ベータ) 波：14～30 Hz
γ (ガンマ) 波：31 Hz 以上

また，1～30 Hz の周波数帯域の脳波の振幅は 20～100 μV 程度である．安静時にみられる自発的な脳波はてんかんの診断，脳死判定，睡眠ステージの判断などに用いられることが多いが，最近は時間周波数解析や同期ネットワーク解析などの発展的な手法も開発されており，自発脳波のダイナミクスの解析が盛んである．観測した脳波データと脳構造の電気特性に基づいた**電流源推定** current source estimation による活動源の推定を行うこともある．

B 誘発電位，事象関連電位

外部からの刺激入力，例えば電気刺激，感覚刺激をトリガーとして脳波信号の加算平均波形を計算する**信号加算平均法** signal averaging により得られる信号を，**誘発電位** evoked potentials, **事象関連電位** event-related potentials と呼ぶ．一般的にこれらの電位は，自発脳波でみられる活動に比して振幅が低い．

誘発電位は，末梢神経の電気刺激による**体性感覚誘発電位** somatosensory evoked potentials (SEP), チェッカーボードパターン反転視覚刺激により得られる**視覚誘発電位** visual evoked potentials (VEP), クリック音刺激による**聴覚誘発電位** auditory evoked potentials (AEP) [あるいは聴性脳幹反応 auditory brainstem response (ABR) ともいわれる] などが挙げられる．臨床検査で調べられることが多く，複数の波形成分の潜時や形状が臨床的に判定される．

事象関連電位は，知覚，注意，認知，運動過程などの比較的高次な脳機能に関する脳の反応の総称であ

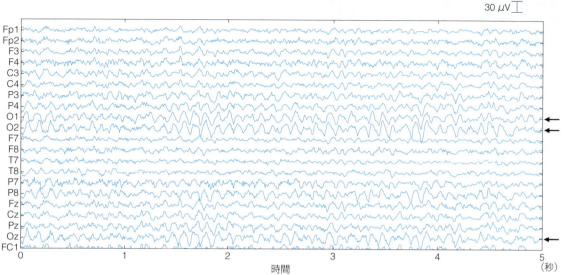

図 22-1　脳波計測例
5秒間の安静閉眼時の頭皮脳波の電位を各電極について表示している (10-10法). 安静閉眼時にはO1, O2, Oz (矢印) などの後頭葉, 視覚野近辺の電極で10 Hz周辺α波の高い振幅がみられる.

る. 刺激の予期に関連する**随伴陰性変動** contingent negative variation (CNV), 物理刺激の特徴の逸脱性に対する反応である**ミスマッチ陰性電位** mismatch negativity (MMN), 随意的な運動開始に先行してみられる**運動準備電位** bereitschaftspotential (BP)〔あるいは readiness potential (RP)〕などが挙げられ, 誘発電位と同様に信号加算平均法で解析される.

信号加算平均法で得られる誘発電位や事象関連電位は脳波の時間周波数応答の一側面を見ているとも考えられ, 誘発電位, 事象関連電位として解析されていた課題時の脳活動を, 時間周波数解析, 同期ネットワーク解析などの違う観点での解析を行い, 脳機能の理解のための基礎研究や臨床応用を目指す研究が盛んになっている.

C　脳磁図

錐体細胞への興奮性入力により, 樹状突起にシナプス後電位が生じるが, 主に, その細胞内電流により生じた磁界を計測するのが**脳磁図** magnetoencephalography (MEG) である. この磁界は非常に微弱なため, 計測には, 超伝導量子干渉素子 superconducting quantum interference device (**SQUID**) が用いられる. SQUID方式のMEGでは, 高性能な磁気シールドルームと, 超伝導状態を実現するための液体ヘリウムによる冷却機能付きの装置が必要である. また最近は, 光ポンピング磁気センサー optically pumped magnetometer (**OPM**) を用いた, 冷却が不要な方式のMEGが製品化されている. OPM方式のMEGでも高性能な磁気シールドルームは必要であるが, 液体ヘリウム冷却が不要で, ウェアラブルでランニングコストと拘束性の低い計測が可能であることから, 今後の発展が期待されている.

MEGは脳波と同様に時間分解能が高いという利点がある. このため, 脳波とともに神経活動のダイナミクスの研究に用いられる. さらに, 生体の透磁率は真空と変わらずほぼ一定で, 等方的であるため, 脳構造によらず空間的な精度の高い電流源推定が可能である.

D　機能的MRI (図22-2)

機能的MRI functional MRI (fMRI) は次に述べる機能的NIRSとともに, 主には神経活動と関連する脳血流のヘモグロビンの動態や代謝の動態を計測することにより神経活動を間接的に推定する計測手法といえる. fMRIは脳波やMEGに比べて, 空間解像度が高く, 脳表だけではなく深部の活動も計測できるという利点がある.

fMRIは**BOLD** (blood oxygenation level dependent) 効果という局所的な神経活動によって, 脳血管内の

酸素化ヘモグロビン(oxy-Hb)と脱酸素化ヘモグロビン(deoxy-Hb)の比率が変化する現象を磁気共鳴によってとらえる．血液中のヘモグロビンは，酸素との結合によって磁化状態が変化するため，脳の局所的な領域の神経細胞が活動すると，周囲の毛細血管の血流量が増加し，oxy-Hbが増え，deoxy-Hbの比率が相対的に減少する．ただし神経活動とBOLD信号の変化は秒オーダーの時間遅れがあり，時間解像度が脳波やMEGに比して悪い．

一般的に被験者が認知的な課題を行っているとき，あるいは安静時に計測を行う．従来はブロックデザイン，事象関連デザインなどの実験パラダイムにより，課題特異的に上昇するBOLD効果を定量化し，脳領域の活動を解析し，機能の地図を作成することが主流であった．しかし，最近は課題時に加えて，安静時の自発活動計測も盛んに行われている．課題時，安静時ともに複数の脳領域間の動的な連関性，ネットワークの機能的結合，マルチボクセルの活動パターンを機械学習手法などで読みとることで認知，情動状態や行動を解読（デコーディング）する研究が盛んになっている．

fMRIの撮像時には構造MRIも通常は撮像し，脳活動を空間的な詳細とあわせて解析することができる．また近年では時間解像度の高い脳波とMRIの同時計測により，両手法の利点を生かしたマルチモーダルな計測解析手法が開発されている．

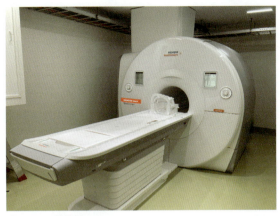

図22-2　機能的MRI

E 機能的NIRS

機能的NIRS near-infrared spectroscopy (NIRS，近赤外スペクトロスコピー)はoxy-Hbとdeoxy-Hbの近赤外の波長領域(700〜1,300 nm)の光に対しての吸光度が異なることを利用し，頭皮上からヘモグロビン濃度の変化量を通して脳活動を推定する手法である．頭皮上から照射プローブにより近赤外光を照射し，脳内で伝搬した近赤外光を測定プローブで計測する．これにより皮質表面の活動の計測は可能であるが，脳深部の計測は困難であるとされている．fMRIと同様に時間解像度が脳波やMEGに劣るが，fMRIに比べて拘束度が低いため乳幼児の計測には向いており，発達研究で用いられることが多い．

F PET/SPECT

ポジトロンエミッション断層撮影 positron emission tomography (PET)，単一光子放射断層撮影 single photon emission computed tomography (SPECT)は放射性トレーサーを用いて，脳の神経活動そのものではなく，脳血流や糖や酸素代謝，さらには神経伝達物質の動態を計測する手法である．PETでは，ラジオアイソトープでラベルした放射性トレーサーを生体に投与して，生体から放出されるγ線が通過したときに発光するシンチレータとその発光を受光素子で計測することにより，局所的な血流や代謝の変化を空間的に可視化，解析する計測方法である．脳研究では脳の周囲に円環状に検知器を配置したPET装置で計測を行い，空間解像度は2 mm程度である．半減期の短い ^{11}C，^{15}O，^{13}N，^{18}Fなどの放射性トレーサーを含む合成化合物であるリガンドを用いる．計測の直前にサイクロトロンを用いてトレーサーの作成を行わなければならない．

SPECTでは，同様に放射性トレーサーを用いるが，PETと異なり，半減期の長いトレーサーを用いる．平面上に配置したγ線検知器を回転させて計測する．

PETもSPECTも非侵襲手法ではあるが，放射線被曝によるリスクがあるため，研究目的，方法，対象者などを選定して，慎重に測定を行う必要がある．このため主には臨床目的で病態生理，例えば，脳卒中などの脳血管障害を対象として，脳血流量や循環代謝の検査などに用いられてきた．近年は，うつ病，統合失調症などの精神神経疾患の理解のために，神経伝達物質のドパミン，セロトニン，GABAやグルタミン酸などの受容体密度の計測が行われ，さらには認知症をターゲットとするβアミロイドやタウなどの異常タンパクの集積を定量化する研究が行われている．

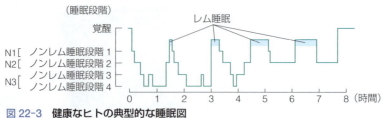
図 22-3　健康なヒトの典型的な睡眠図

B 睡眠・覚醒と意識

1 睡眠とは

睡眠とは，外部の刺激に対する反応性が低下した状態であり，容易に回復するものである（植物状態や脳死などを含め，昏睡状態にある場合や，全身麻酔下にある場合には，容易に回復できるということを満たさないため，睡眠とはみなされない）．哺乳類や鳥類では睡眠はノンレム（non-REM）睡眠とレム（REM）睡眠に分けられる．近年，トカゲやカメなどの爬虫類や，タコやイカなどの頭足類にも2つの睡眠ステージがあることが示され，ノンレム睡眠とレム睡眠の起源は従来考えられていたよりも進化論的に古いものだと思われる．覚醒・ノンレム睡眠・レム睡眠は脳の生理的な状態変化のなかで最も劇的なものである．このように睡眠は行動に現れるが，行動だけでは正確に睡眠を判別することは困難である．通常，ヒトや動物の睡眠を客観的に観察するには**ポリソムノグラフィー**が使われる．これは脳波，筋電図，眼球電図，心電図，体動，動脈血酸素分圧，胸部の動きなどを同時に記録して，睡眠状態（覚醒・ノンレム睡眠・レム睡眠）を判定するものである．

ヒトでは**ノンレム睡眠**は4段階の深度にさらに細分される．段階3，段階4のノンレム睡眠では，後述するように脳波の上で徐波（デルタ波）がみられるため，**徐波睡眠**といわれることもあり，近年臨床的には3段階（N1，N2，N3）に分けることが多い．**レム睡眠**は，行動的に明らかに睡眠であるにもかかわらず，脳が活発に活動している特殊な状態である．**逆説睡眠** paradoxical sleep という呼び方もされる．

2 正常な睡眠

ヒトの睡眠の約75%はノンレム睡眠で，残りの25%がレム睡眠である．これらは規則正しく繰り返される．ヒトや動物の睡眠・覚醒状態は覚醒・ノンレム睡眠・レム睡眠の3つの独立した状態から構成される（図22-3）．ヒトの場合，**正常な睡眠**では，就寝後，覚醒状態が5～20分ほど続き，まず段階1のノンレム睡眠に入る．その後，ノンレム睡眠は深くなっていき，やがて数十分後に最初のレム睡眠が現れる．このノンレム睡眠を経て，レム睡眠が現れる周期を睡眠周期という．睡眠が進むにつれ深いノンレム睡眠が少なくなり，レム睡眠は長くなる．通常，ヒトでは1晩に4～5回ほどの**睡眠周期**を繰り返してから覚醒する．このようにヒトは基本的に1日に1回のまとまった眠りをとる**単相性睡眠**の様式をとるが，ほかの動物種の多くは1日に何回もの眠りをとる**多相性睡眠**の形をとる．

3 睡眠時の生理学的指標とその変化

A 脳波

覚醒のまま目を閉じると，後頭葉の近くでやや低い**アルファ（α）波**（8～13 Hz）が出始める．脳がノンレム睡眠に入ると，さらに周波数の低い**シータ（θ）波**（4～7 Hz）が表れてくる．こうしてα波が全体の50%未満に減少した状態をノンレム睡眠の段階1と判定する．**睡眠紡錘波**と**K複合波**とよばれる特徴的な波が出現するのが段階2である．さらに，**デルタ（δ）波**（1～3 Hz）が30秒の20%以上かつ50%未満の段階が段階3，δ波が50%以上を占める段階を段階4としている（図22-4）．脳波を構成しているのは，錐体細胞の頂上樹状突起におけるシナプス後電位の総和が主と考えられる．脳波の信号の振幅は電極近くにあるニューロンの活動がどれだけ同期して発火するかによる．ノンレム睡眠時には大脳皮質ニューロンは，発火しない相（off相）とバースト発火する相（on相）が多くの細胞で同期して観察されるため，大きな徐波（δ波）がみられる．

B 筋電図

　筋電図は，脳波とならび用いられる重要な指標である．覚醒時には全身の多くの筋肉は活発に活動しており，筋電図は大きな振幅を示す．ノンレム睡眠時には，脳全体の機能が低下し，脳が体性運動系に送り出す信号も低下するため，筋電図の振幅も低下する．しかし，寝返りをうつ，などの行動は可能であり，ときどき大きな筋電図が記録されることもある．一方，レム睡眠時では，後述するメカニズムにより骨格筋は眼筋や呼吸筋などを残して弛緩状態になる．そのため，筋電図もほぼ静止状態に近い低電圧になる．

C その他の生理学的指標

　ノンレム睡眠時には，脳のエネルギー消費とニューロンの活動は1日のなかで最低になる．自律神経系の機能は**副交感神経**の機能が優勢になる．体温も下がり，エネルギー消費も少なくなる．このようにノンレム睡眠のときには，体も脳も休息状態にある．脳が機能を落としているので感覚刺激に対する反応性は低下する．ノンレム睡眠時の感覚系と運動系の機能低下は，脳自体の機能が低下したことに基づいている．

　しかし，レム睡眠の脳全体の代謝レベルは覚醒時よりも高い．レム睡眠中に覚醒させると，そのヒトは，詳細に見ていた夢の内容を話すことができることが多く，レム睡眠中は夢を見ていることが多いと考えられている（浅いノンレム睡眠のときにも夢は見る）．大脳皮質は活発に活動しているため，脳波は覚醒時とよく似た低振幅の速波である．レム睡眠のときには全身の骨格筋は眼筋や耳小骨筋，呼吸筋などを除いて弛緩しているために，夢のなかでの行動が実際の行動に反映されることはない．

　自律神経系機能にも特徴的な動きがみられる（図22-5）．心拍数，呼吸数が大きく動き，また，陰茎の勃起が起こる．大脳辺縁系が賦活しているため，その出力が自律神経にも影響が及んでいるものと考えられる．

覚醒
　β波，閉眼時はα波
レム睡眠
　鋸歯状波，速波，急速眼球運動
ノンレム睡眠
　段階1：α波の徐波化と，θ波の出現　　　　]N1
　段階2：紡錘波（スピンドル）と，K複合波の出現　]N2
　段階3：2 Hz 以下のδ波が，20〜50％　　　　]
　段階4：δ波が，50％以上　　　　　　　　　　]N3

脳波の形

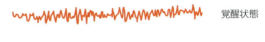
覚醒状態

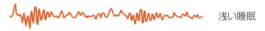
浅い睡眠

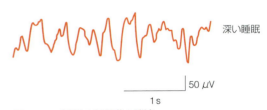
深い睡眠

図22-4　睡眠の各段階の脳波

視床の活動が顕著に低下する．しかし視索前野の一部は睡眠中に活動を高める．ノンレム睡眠時の大脳皮質の活動度低下は一様に起こるわけではなく，覚醒中によく使われた脳部位の睡眠が強く現れるとされている．このことは，睡眠が脳全体に一様に起こるものではなく，局所で制御されていることを意味している．この現象は「ローカルスリープ（局所睡眠）」と言われている．つまり，部分的な覚醒，あるいは部分的な睡眠というものが最近の研究によっても明らかにされつつある．ラットやヒトにおいて，「局所的に覚醒」あるいは「局所的に睡眠」している場合がかなり頻繁にみられることが示されている．

　レム睡眠のときの脳内活動のパターンは極めて特徴的である．橋被蓋，扁桃体や海馬，帯状回前部で高い活動が観察されるほか，広範囲で覚醒時と同様に高い活動がみられる．一方，外背側前頭前野など前頭前野の機能は低下する．

4 睡眠中の脳機能

　PETやfMRIなどの脳機能画像解析により**ノンレム睡眠**時には，大脳皮質を含めほぼ脳全体の活動が低下することが示されている．特に，脳幹，前脳基底部，

5 ヒトの成長・加齢に伴う睡眠の変化

　新生児は，授乳時以外，ほとんど眠って過ごす．**睡眠・覚醒のリズム**が明確になるのは生後3〜4か月くらいである．発達するに従って，全睡眠時間が減って

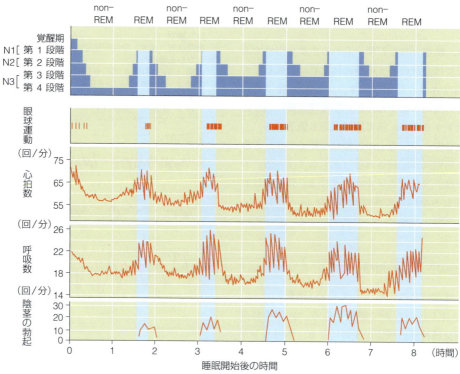

図 22-5　ヒトのノンレム睡眠およびレム睡眠時の生理的変化
〔Bear MF, et al（著），藤井 聡（監訳）：カラー版 神経科学—脳の探求，改訂版．西村書店，2021 より〕

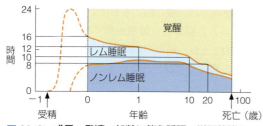

図 22-6　成長・発達・加齢に伴う睡眠・覚醒状態の割合の変化

いき，覚醒時間が長くなっていく．また，連続して睡眠する時間も長くなっていく．1 歳から 1 歳半くらいになると朝まで眠ることができるようになる．つまり，睡眠・覚醒の各相の遷移が少なくなり，それぞれの相が安定化していく．5 歳くらいまでの間は昼寝を必要とすることが多い．成人のヒトは単相性（1 日に 1 回の睡眠をまとめてとる）の睡眠を行うが，それが明確になるのは，5 歳前後以降である．

また，**小児**では，段階 4 のノンレム睡眠が長く，睡眠の後半でも段階 4 のノンレム睡眠が認められることが多い（成人では睡眠が進むにつれ深い眠りが少なくなるので，睡眠の後半に段階 4 のノンレム睡眠がみられることは少ない）．また，レム睡眠の割合も非常に高い．思春期の睡眠時間は平均 9 時間ほどであり，**加齢**に従って睡眠時間は減る傾向にある．また，質の面でも変化がみられる．歳をとるに従い，深い睡眠が少なくなっていく．60 歳代以降になると段階 4 の睡眠はほとんどみられなくなる．こうした変化は，睡眠と脳の発達および加齢が関係していることを示唆している（図 22-6）．

6　睡眠・覚醒制御の神経機構

1920 年前後，ヨーロッパおよび北米などで脳炎が流行した．それらの患者のなかには，嗜眠症状を伴う症例があった．また，逆に重症の不眠を訴える症例もあった．C. von Economo は，これらの脳炎患者の死後脳の病理学的所見から，視床下部の前部に病巣がある場合，不眠をきたすこと，そして同じ視床下部の後部に病巣がある場合，嗜眠症状を示すことを報告した．

1930 年代に F. Bremer らは，ネコの脳を中脳で離

断すると，睡眠に似た状態になるが，延髄のレベルで離断しても睡眠・覚醒状態に大きな影響がなかったことから，中脳後部から延髄の間に覚醒の維持に関わる部分があると考えた．彼はこの部分の感覚性入力が覚醒を維持しているのだと推測した．さらに D. B. Lindsey らは，中脳網様体を破壊するとネコは覚醒することができなくなり，昏睡状態に陥るが，感覚系への入力経路を選択的に破壊した場合には覚醒が保たれることから，覚醒の維持には感覚入力とは異なる独自のシステムが機能していることを示唆した．

1949 年，ノースウェスタン大学の G. Moruzzi と H.W. Magoun は，ネコの脳幹網様体を電気的に刺激すると眠っていたネコが覚醒することを示した．この現象から，彼らは，脳幹網様体には覚醒を作り出す中枢があり，下位の中枢である脳幹から上位の中枢に上行性の信号を出すことによって大脳を賦活して，覚醒を作り出しているという「**上行性脳幹網様体賦活系**説」を提唱した．さらに M. Jouvet らはネコの橋より上をすべて切除しても，レム睡眠のときにみられる急速眼球運動や筋肉の弛緩が観察されることから，レム睡眠の中枢は橋にあり，橋から脊髄に向けて筋を弛緩させる命令が下りていると推測した．この中枢からは上行性に大脳に向けても信号が送られているとした．J. A. Hobson らは，橋網様体における巨大細胞被蓋野にレム睡眠中に発火頻度が上昇するニューロンを見出だし，この領域のコリン作動性ニューロンがレム睡眠を発現させるとした．

このように「覚醒」と「レム睡眠」はいずれも脳幹によって上行性に大脳が賦活されるという共通点がある．覚醒に関しては，脳幹のなかでも中脳や橋にかけて局在するモノアミンを産生するニューロンが，重要な働きをしていると考えられている．**青斑核**のノルアドレナリン作動性ニューロンと**縫線核**のセロトニン作動性ニューロンである．また，視床下部後部に位置する**結節乳頭体核**の**ヒスタミン作動性ニューロン**もまた覚醒の制御に関与していると考えられている．これらのニューロンは，視床をはじめ，大脳皮質，前脳基底部など大脳の広範な部分に軸索を伸ばしており，**広範投射系**とよばれる．大脳皮質の広範囲に直接投射するほか，視床の内側部分，非特殊核にも投射し，間接的にも大脳皮質の機能に影響を与える．つまり，脳幹の小さな領域から始まるが脳全体に影響を及ぼすような解剖学的構造をもっている．これらは覚醒時に数ヘルツ（Hz）で発火しているが，ノンレム睡眠時にはその

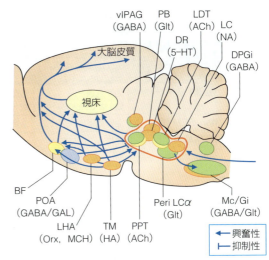

図 22-7 睡眠・覚醒の調節に関与するニューロン群
赤線で囲った領域が上行性脳幹網様体賦活系を構成するニューロン群．各ニューロン群の主な活動様式を色で区別している．橙色：W ニューロン（覚醒時に発火），緑：PS-on ニューロン（レム睡眠時に発火），黄色：W/PS ニューロン（覚醒時およびレム睡眠時に発火），青色：S ニューロン（ただし，BF と POA には，さまざまなタイプが混在する）．
5-HT：セロトニン，ACh：アセチルコリン，BF：前脳基底部，DPGi：後巨細胞性網様体傍核，DR：背側縫線核，GABA：γ-アミノ酪酸，GAL：ガラニン，Gi：巨細胞性網様体，Glt：グルタミン酸，HA：ヒスタミン，LC：青斑核，LDT：背外側被蓋核，LHA：外側視床下部，Mc：大細胞核，NA：ノルアドレナリン，Orx：オレキシン，PB：脚傍核，Peri LCα：青斑核アルファ傍核，POA：視索前野，PPT：脚橋被蓋核，TM：結節乳頭体核，vlPAG：中脳水道中心灰白質腹外側部

活動を低下させ，レム睡眠時にはほぼ停止してしまう．こうした構造的・機能的特徴から，モノアミン作動性ニューロンは共同して覚醒を維持する働きをしていると考えられている（図 22-7）．

背外側被蓋核 laterodorsal tegmental nucleus（**LDT**）や**脚橋被蓋核** pedunculopontine tegmental nucleus（**PPT**）に局在する**コリン作動性ニューロン**も覚醒やレム睡眠の制御に関与している．これらは，主に**視床**を介して脳全体に影響を与える．覚醒はモノアミン作動性ニューロンとコリン作動性ニューロンの両者が発火している．それに対して，ノンレム睡眠では，これらすべての核の活動が低下する．レム睡眠時には，モノアミン作動性ニューロン（青斑核，縫線核）はノンレム睡眠のときよりもさらに発火頻度が低下して，活動をほぼ完全に止めてしまうが，一部のコリン作動性ニューロンはレム睡眠時に発火する（表 22-1）．

視索前野は，**体温調節**と密接に関係している領域であるが，睡眠にも深く関与していると考えられてい

表 22-1 モノアミン作動性ニューロンやコリン作動性ニューロン，GABA作動性ニューロンなどの睡眠・覚醒状態に応じた発火パターン

	モノアミン作動性 (青斑核，縫線核，結節乳頭体核)	コリン作動性 (背外側被蓋核，脚橋被蓋核，前脳基底部)	GABA作動性 (視索前野)	MCH (視床下部外側野)
覚醒時	活動亢進 数Hzで発火	活動亢進 数Hzで発火	停止	停止
non-REM睡眠	活動低下	活動低下	10Hzで発火	活動低下
REM睡眠	停止	一部がactive 数Hzで発火	停止	1Hzで発火

る．**正中視索前野** median preoptic area (**MnPOA**) と**腹外側視索前野** ventrolateral preoptic area (**vlPOA**) には，ノンレム睡眠時には10Hz程度で発火しており，覚醒時やレム睡眠時にはほぼ活動を停止するニューロンが存在する．これらの領域を障害すると**不眠**を生じ，刺激すると睡眠が増加する．このような知見により視索前野は覚醒を維持するシステムを抑制することによって睡眠を促すと考えられる（図22-7）．睡眠時に活動するニューロンはGABA作動性であり，脳幹の広範投射系ニューロンに投射してこれらを抑制していると考えられている．

摂食中枢として知られている**視床下部外側野**には，覚醒およびレム睡眠に関与する重要なニューロンが存在する．覚醒の維持に重要な働きを持つ神経ペプチド，**オレキシン** orexin を産生するニューロン群と，レム睡眠に関連する**メラニン凝集ホルモン（MCH）**を産生するニューロン群である．オレキシンとMCHの分布は似ているが，両者は共存することはなく，別々のニューロン群によって産生される．

オレキシン産生ニューロンの軸索は，小脳を除く中枢神経系全域に広く観察され，視床下部に局在する**オレキシン産生ニューロン**は，脳内の広範な領域に投射している．特に脳幹の睡眠・覚醒制御に関わるモノアミン作動性神経の起始核，青斑核，背側縫線核や視床下部の結節乳頭体核，およびコリン作動性神経の起始核，背外側被蓋核や脚橋被蓋核に豊富にみられる．これらの核には，2つのサブタイプからなるオレキシン受容体の発現もみられる．つまりオレキシンは**上行性脳幹網様体賦活系**の中心をなす，広範投射系に対する制御システムであると考えられる．

一方のMCHはレム睡眠に関与していると考えられている．MCHは，視床下部外側野および不確帯に特異的に分布する神経細胞が特異的に産生する．MCH産生ニューロンは覚醒時には発火せず，覚醒からノンレム睡眠への移行時，あるいはノンレム睡眠中に少し発火するが，レム睡眠中には1Hzほどの頻度でコンスタントに発火する．つまり，**MCHニューロンは主にレム睡眠中に発火しており，レム睡眠の制御に関与している**と考えられている．

Advanced Studies

ナルコレプシーとオレキシン

オレキシン産生ニューロンの変性・脱落は**睡眠障害**のナルコレプシーを引き起こす．ナルコレプシーは，強い眠気を主訴とする非常に特徴的な睡眠障害であり，思春期前後に発症する症例が多い．「覚醒しているべきとき」に覚醒を維持できないということが問題となる．強い眠気を感じるほか，不適切な状況で突然眠ってしまう（**睡眠発作**）．また，情動（特に喜びや笑い）によって抗重力筋の緊張が低下する発作，**情動脱力発作（カタプレキシー）**を伴う症例が多い．有病率は0.05～0.2%（日本では0.16～0.18%）と推定されている．孤発性のケースがほとんどで，特定のHLA遺伝子型（DRB1*1501とDQB1*0602）を有する割合が正常の人に比べ高いことから，ナルコレプシーが自己免疫疾患である可能性が示唆されている．

ナルコレプシーの症状は，覚醒・睡眠の各ステージ（覚醒，ノンレム睡眠，レム睡眠）が適切に維持できないことに集約される．睡眠・覚醒の断片化（覚醒と睡眠の間の転移が頻繁に起こる），覚醒相から直接レム睡眠に移行する現象（**sleep-onset REM period**）の出現，そして非常に短い睡眠潜時が特徴的である．こうしたナルコレプシーの症状がオレキシンの欠損からもたらされるので，オレキシンは覚醒を維持するとともに「睡眠・覚醒の安定化」に重要な働きをもっていると考えられている．

 巻末付録 問題22．ナルコレプシー ➡ 1074頁参照．

睡眠・覚醒制御のメカニズム

体内時計と睡眠負債

体内時計は，睡眠と覚醒に影響を与えている．しかし，われわれは体内時計の支配を超えて，ある程度柔軟に睡眠をとることができる．また，眠気の出現や睡眠の深さは，その直前までの覚醒期間の長さや，心身

の疲労度に影響を受ける．こうした現象を概念的に説明するために，**睡眠圧**という概念が提唱された．

覚醒を続けると，睡眠圧が増えていき，長い覚醒の後は睡眠を長くかつ深くとる必要が生じる．しかし，この睡眠圧が，実際にはどんなメカニズムなのか，あるいは物質なのかが解明されていない．このように，睡眠と覚醒が体内時計からの信号と睡眠圧のバランスによって決まるという考え方があり，「**ツー・プロセスモデル**」とよばれている（図22-8）．

睡眠圧は，脳内になんらかの物質（**睡眠物質**）が蓄積するために起こるという説があり，約30種類の睡眠誘発作用を示す物質が報告されている．例えば，**アデノシン**は有力なものの１つである．また，クモ膜あるいは軟膜で産生されたプロスタグランジンD2は，脳脊髄液を介して，前脳基底部に運ばれ，アデノシンを放出する．アデノシンは視索前野や側坐核に働いて睡眠を誘導すると考えられている．脳内のアデノシン濃度は，睡眠中よりも覚醒中のほうが高い．神経伝達物質が分泌されるとき，ATPが一緒に放出され，それが分解されてアデノシンができるほか，アストロサイトがアデノシンをつくると考えられている．アデノシンの拮抗薬として働く**カフェイン**には覚醒作用がある．このようにアデノシンは有力な睡眠物質ではあるが，A2A受容体を遺伝子操作で欠損させたマウスもほぼ正常に眠る．

G. Tononiらは，睡眠圧の実態は，脳脊髄液中の物質などではなく，大脳皮質のニューロン自体の質的変化であると提唱している．覚醒時に大脳皮質において高まった**錐体細胞**におけるシナプス強度を徐波睡眠時に可塑性によって低下させるとするものである．つまり，覚醒時に高まる錐体細胞へのシナプスの効率や数の上昇こそが睡眠圧であるという．ノンレム睡眠時には，脳脊髄液の細胞間隙における灌流が増え，老廃物が除去されることも示されており，老廃物の蓄積が睡眠圧の要素である可能性も考えられる．睡眠圧が睡眠によって十分に解消されないと，認知や注意などの脳機能が低下した状態をもたらし，睡眠負債と呼ばれることもある．

B 睡眠・覚醒の制御システム

睡眠・覚醒の制御には視床下部，脳幹，視床，大脳皮質，大脳辺縁系など多くのシステムが関与している（図22-7）．**脳幹のモノアミン・コリン作動性ニュー**

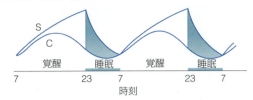

a. 通常の睡眠・覚醒のリズム

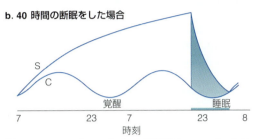

b. 40時間の断眠をした場合

図22-8 A. A. Borbélyによる睡眠のツー・プロセスモデル
S：睡眠圧，C：覚醒信号．

ロンは，大脳皮質や視床など前脳に投射して，大脳の機能を覚醒に向けて変化させる機能をもっている．コリン作動性ニューロンの一部はレム睡眠の発現にも大きく関与する．

視床下部には，睡眠を促進する**視索前野**と，覚醒およびレム睡眠の制御に関わる**視床下部外側野**が存在する．視床下部外側野は，扁桃体，分界条床核などの大脳辺縁系や視索前野のGABA作動性ニューロン，縫線核のセロトニン作動性ニューロンから入力を受けていることが明らかになっている．大脳辺縁系から視床下部外側野への入力は，情動に伴う覚醒レベルの維持と交感神経系の興奮に関与する．視床下部外側野は睡眠に関与する視索前野からも投射を受けている．

C 睡眠の役割

睡眠の生理的意義は，断眠実験によって推測されてきた．1980年代に，シカゴ大学のA. Rechtschaffenらのグループは，ラットを断眠させることによって起こる変化を観察した．断眠2週間になると，脱毛や潰瘍形成がみられ，運動性が低下し，体温が低下した．また摂食量が変わらないにもかかわらず，体重減少がみられた．このことから，睡眠をとらないと，**体温や体重の恒常性の維持機構**に異常をきたすことが推測される．また，断眠後3〜4週間で，ほとんどのラットは感染症のために死亡した．つまり，断眠した

表22-2　Glasgow Coma Scale（GCS）

1. 開眼（eye opening, E）	E
自発的に開眼	4
呼びかけにより開眼	3
痛み刺激により開眼	2
なし	1
2. 最良言語反応（best verbal response, V）	**V**
見当識あり	5
混乱した会話	4
不適当な発語	3
理解不明の音声	2
なし	1
3. 最良運動反応（best motor response, M）	**M**
命令に応じて四肢を動かす	6
痛み刺激に対して手で払いのける	5
〃　四肢を引っ込める	4
〃　緩徐な屈曲運動	3
〃　伸展反応（除脳姿勢）	2
運動みられず	1

正常ではE，V，Mの合計が15点，深昏睡では3点となる．
〔Teasdale G, et al：Assessment of coma and impaired consciousness. A practical scale. Lancet 2：81-84, 1974〕

表22-3　Japan Coma Scale（JCS）

Ⅲ．刺激をしても覚醒しない状態（3桁の点数で表現）（deep coma, coma, semicoma）
300. 痛み刺激に全く反応しない
200. 痛み刺激で少し手足を動かしたり顔をしかめる
100. 痛み刺激に対し，払いのけるような動作をする
Ⅱ．刺激すると覚醒する状態（2桁の点数で表現）（stupor, lethargy, hypersomnia, somnolence, drowsiness）
30. 痛み刺激を加えつつ呼びかけを繰り返すとかろうじて開眼する
20. 大きな声または体を揺さぶることにより開眼する
10. 普通の呼びかけで容易に開眼する
Ⅰ．刺激しないでも覚醒している状態（1桁の点数で表現）（delirium, confusion, senselessness）
3. 自分の名前，生年月日が言えない
2. 見当識障害がある
1. 意識清明とは言えない

注　R：Restlessness（不穏），I：Incontinence（失禁），A：Apalic state（失外套状態）またはAkinetic mutism（無動無言症）
例えば30Rまたは30不穏とか，20Iまたは20失禁として表す．
〔太田富雄，他：急性期意識障害の新しいgradingとその表現法（いわゆる3-3-9度方式），pp 61-69，第3回脳卒中の外科研究会講演集，1975〕

ラットでは，**免疫機能**が失調をきたしたと考えられる．

　ヒトが断眠すると集中力や注意力に明らかな低下が認められ，長期の断眠は**運動失調**や**幻覚**を呈することから，健全な精神機能の保全にも睡眠が不可欠である．

　また，古くから睡眠は記憶の固定と維持に非常に大切な役割をしていると考えられている．睡眠をとることにより，覚醒時に学習した**陳述記憶**や**手続き記憶**の向上がみられることはさまざまなタスクで認められているが，その神経科学的機序に関しては全く未解明であった．近年ノンレム睡眠が記憶のメカニズムの根底にあたるシナプスの恒常性維持に関与していると考えられるようになっている．Tononiらは，覚醒中に脳が活動することによって増えたシナプス強度が徐波睡眠中に最適化されることにより低下するという説を提唱し，マウス脳を用いた二光子顕微鏡観察により徐波睡眠中に大脳皮質の錐体細胞の樹状突起上のシナプスが減少する傾向にあることを示した．このように**徐波睡眠はシナプスの恒常性**に関わっており，それによって，記憶の固定や維持に関わっていると考えられるようになってきた．

8 意識とは

　意識を定義することは難しく，研究者の考え方や立場によってもさまざまである．「覚醒」に近い意味として使われる場合もあれば，認知や思考・思志を含めた概念として用いられている場合もある．哲学的な領域に踏み込むこともある概念である．

　物質的であり，機能的にも電気的・化学的反応の集合体である脳から，どのようにして主観的な意識体験が生まれるのかという問題を，「解明するのが困難な問題」という意味で「**ハード・プロブレム**」とよぶこともある．

A 臨床医学的にみた意識

　臨床医学では，意識は，脳障害の有無や程度，脳の状態を客観的に判定するために重要な臨床症状となる．この場合の意識とは，呼びかけに応じるか，きちんとした受け答えが可能かなどを基準に判定される．

　臨床的には，「意識」を昏睡からはっきりと明晰な状態までの「意識レベル」で分けた意識障害スケールが用いられる．**Glasgow Coma Scale（GCS）**（表22-2）や**Japan Coma Scale（JCS）**（表22-3）などがそれ

である．脳障害が起こると意識レベルは低下する．そのためこれらの意識障害スケールは，臨床的に脳障害の有無や重症度を判定・記録し第三者に伝えるために用いられる．

B 神経科学的にみた意識

意識とは，われわれが感覚系を経て得た情報を適切に処理判断し，自らを適切なかたちで対応させていくための反応として，思考や行動をするための機能である．つまり意識には自らの置かれた内外の環境を適切に処理するために，感覚系から得た情報を**統合**し，正しくとらえる機能と，それに応じて**行動**をつくりだしていく機能があると考えられる．例えば，視覚系が正常に機能していても見えたものが存在することを正確にとらえなければ意識に上ったとはいえない．つまり注意を向けるという機能が意識には包括されている．

また，自らの行動を状況に応じて的確にコントロールしていなければ，意識は正常に機能していることにはならない．しかし，私たちの行動を意識がコントロールしている部分はごく一部だといわれる．**睡眠時遊行症**では意識のないノンレム睡眠時でも比較的複雑な行動をとるし，スポーツ選手などが時に「無意識に身体が反応していた」と語るのを見てもわかるように，本人が無意識にした行動であっても第三者からみると適切に状況に対応している場合もある．行動の適切さは意識の状態を判定する重要な手がかりではあるが，意識のごく一部の要素にすぎない．逆に脊髄損傷や筋萎縮性側索硬化症(ALS)などの疾患で全身麻痺の状態でも知的作業や思考を働かせることはできる．つまり意識とは，前頭前野が得られる感覚系や記憶から引き出される情報を適切に処理し，思考や言語や行動などを適切に管理する機能ともいえる．

このように，意識は，感覚系から得られた情報を正しくとらえる機能，それについて考察を与え，自らの行動を規定していく機能などを包括する概念であると考えられる．**感覚系**は，視覚，聴覚，体性感覚，味覚，嗅覚などすべて別系統のシステムによって成立しているが，脳はそれらを正しくとらえて外界の状況をつながりのあるものとすることができる．実は，それぞれの感覚も，脳内では物理特性に分解して情報処理されている．視覚を例にとれば，色，線分の傾き，明るさなどの要素は，大脳皮質の別のコラムで処理される．しかしこれらの要素はすべて統合され正しい外界

の情報として結びつけられる．なぜこのようなことが可能なのかは，「**結合問題**」とよばれる課題として残されているが，外界を正しくとらえようとする意識が関与していると考えられる．

正常な**意識の過程**には，**前頭前野**の機能が不可欠であると考えられるが，ほかの脳機能と違い，脳のどこかに局在する機能ではなく，感覚系，大脳辺縁系，報酬系，大脳基底核，線条体，前頭前野を中心に脳全体の統合的な機能が意識をつくりあげていると考えられる．

C 学習と記憶

1 学習の分類

学習 learning は，**記憶** memory と不可分の関係にある．すなわち，学習は知識の獲得過程を重視した分類であり，記憶は獲得された知識自体，あるいは知識の再生に重点を置いている．学習は，一般的な心理学的分類によると，大きく**非連合学習** nonassociative learning と**連合学習** associative learning に分けられる．

A 非連合学習

非連合学習は，1つの刺激を1回，または繰り返し与えたときの，与えた刺激自体に対する学習である．すなわち，非連合学習には，**慣れ(馴化)** habituation と**鋭敏化** sensitization がある．

慣れは，繰り返し刺激を与えると，それに対する生体の反応が次第に減少する現象である．例えば，大きな音刺激に対する**驚愕反応**は，音刺激を繰り返すにつれて次第に小さくなり，消失する．しかし，この慣れは，感覚器官，あるいは受容体の疲労や順応に基づく現象とは異なり，あくまで学習の一種である．この慣れに特徴的な現象の1つとして，**刺激特異性**がある．例えば，慣れが起こった後，与える音の音色を少し変えただけで再び驚愕反応が起こるようになる．

鋭敏化は，強い刺激，あるいは痛覚刺激を与えると，それ以外の感覚刺激に対して生体の反応が増強する現象である．

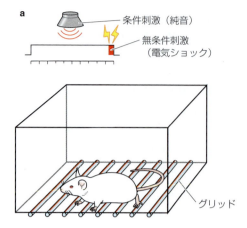
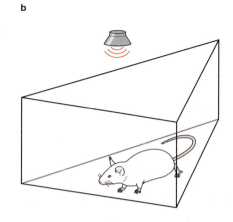

図 22-9　条件づけ学習の実験パラダイム
a．ラットをグリッドのある箱に入れ，条件刺激（純音，10〜20 秒間）の終了時に電気ショックをグリッドから与える操作を繰り返す．
b．学習後は，条件刺激を呈示しただけで，ラットはすくみ反応などの情動反応を示すようになる．

B 連合学習

連合学習には，**古典的条件づけ**（いわゆる**条件反射**）と**オペラント条件づけ**（または**道具的条件づけ** instrumental conditioning）がある．

1 ● 古典的条件づけ classical conditioning

古典的条件づけは，Ivan Petrovich Pavlov により初めて導入されたので，**パブロフ型条件づけ**ともよばれる．古典的条件づけでは，条件刺激と非条件刺激からなる 2 つの刺激間の連合が学習される．**条件刺激**は，それ自体では生体の応答を惹起しない刺激が用いられ，通常，音や光刺激が用いられる．**無条件刺激**は，常に生体の反応を惹起するような刺激（**強化刺激** reinforcement ともよぶ）のことであり，しばしば，食物や電気ショックが用いられる．不快なもの（嫌悪刺激）による条件づけを恐怖条件づけと呼ぶ．

条件づけ学習では，条件刺激と非条件刺激を時間的に連続して呈示する（図 22-9a）．これを繰り返すと，次第に条件刺激を呈示しただけで非条件刺激を呈示したときと同等の生体の反応を誘発する（条件づけ反応）ことができるようになる（図 22-9b）．

この**条件づけ反応**は，条件刺激を呈示するだけで非条件刺激を与えないと，次第に減少し，消失する．この現象は**消去** extinction とよばれる．この消去も，前の学習の効果が薄れたのではなく，特定の条件刺激には非条件刺激を伴わないことを学習する新たな学習であることが明らかにされている．

2 ● オペラント条件づけ operant conditioning

オペラント条件づけでは，動物がレバー押しなど特定の自発的な行動を起こしたときにだけ無条件刺激を与える．無条件刺激が食物など報酬の場合は，その行動の起こる確率が高くなり（**正の強化**），逆に電気ショックなど罰の場合は，その行動の起こる確率が低くなる（**負の強化**）．これを**効果の法則**という．

C 知覚学習 perceptual learning

知覚学習は，感覚刺激を繰り返し長期に経験することにより，その感覚刺激に対する感覚情報処理能力が増大する現象である．

例えば，発達初期に特定の図形を常時呈示すると，その図形の弁別能力が増大する．この学習により，**感覚情報処理**に関与するニューロンの応答特性が変化することが知られている．

② 記憶の分類

記憶とは，一般に，意識に上った事項や事象を覚え込み（**記銘** memorization），覚え込んだ事柄を脳内に保持し（**保持** retention），それを再生する（**再生**または**想起** recall）一連の過程のことである．これら 3 つの過程のいずれが障害されても**記憶障害**が起こる．ま

た，新たに経験したことや想起された事項を，以前記銘したことと同一のものであると認める過程を**再認** recognition という．

記憶の構造(分類)は，記憶のメカニズムと密接な関連がある．現在，少なくとも記憶には，記憶の持続時間から，①**感覚記憶**，②**短期記憶(一次記憶)**，および，③**長期記憶(二次記憶)**の3種類の過程があると考えられている．

1 ● 感覚記憶 sensory memory

感覚記憶とは，俗に"**残像**"といわれているもので，視覚や聴覚などの感覚器に受容した情報を，そのまま短時間保持する過程である．感覚記憶の貯蔵時間は短いが(0.1～0.5秒程度)，容量はほとんど無限に近い．しかし通常，"記憶"といえば短期記憶と長期記憶を示す．

2 ● 短期記憶 short-term memory

短期記憶は，感覚記憶から特徴抽出された情報(特徴的な図形パターンや，言葉の音韻的あるいは音響的構成など)を数十秒程度保持する過程である．すなわち，短期記憶は暗証番号を記憶するときのように，その都度必要な情報を短時間保持するのに用いられる．

3 ● 長期記憶 long-term memory

長期記憶は，コンピュータでいえば，ハードディスクに保存された情報のようなものであり，半永久的に大脳皮質に蓄えられると考えられている．長期記憶はさらに，記憶内容から，①エピソード記憶 episodic memory と意味記憶 semantic memory からなる**陳述記憶** declarative memory，および，②手順記憶を含む**非陳述記憶** nondeclarative memory に分類される(図22-10a)．

エピソード記憶は，個人がいつ，どこで，何に出会ったとか，何をしたかという時間・空間的に定位された個人史的な記憶(俗にいう"**思い出**")である．学習という観点からみると，エピソード記憶は，1回の学習(体験)により獲得した知識である．また，記憶情報の性質から考えると，時間・空間的に定位された記憶である点が特徴である．

意味記憶は，リンゴは赤いとか，クジラは哺乳類であるといった学校で学ぶような世界全般に通用する**知識**，いわゆる教科書や辞書的な知識の記憶のことである．

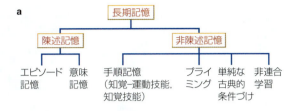

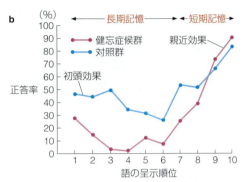

図22-10 記憶の分類(a)と記憶の再生(b)

a．長期記憶の分類．〔Squire LR：Memory and brain. Oxford University Press, New York, 1987 を一部改変〕
b．記憶テスト(自由再生法)における健忘症候群と正常人(対照群)の比較．被験者に単語を1つずつ順番に10語呈示する．被験者は，その直後に呈示順に関係なく自由にその単語を想起することを要求される．各単語の再生率は，呈示された順位と関係がある．正常人では，単語リストの初頭(初頭効果)と最後(親近効果)の部分で再生率が高い．健忘症候群では，初頭効果が減弱している．〔Baddeley AD, et al：Amnesia and the distinction between long-term and short-term memory. J Verb Learn Verb Behav 9：176-189, 1970 を一部改変〕

エピソード記憶と意味記憶はまとめて陳述記憶とよばれ，意識的に思い出すことができる．

一方，非陳述記憶は，意識に上らない記憶のことで，**手順記憶**にはピアノの演奏や自転車の運転技術などの**知覚-運動技能**や知覚技能(鏡に映って反転した文字を読むなど)などが含まれる．

プライミングは，先行刺激(**プライム刺激**)が，後続刺激の処理に促進的，あるいは抑制的影響を及ぼす過程を示す．例えば，自由連想で単語を思い浮かべさせる場合に，事前に「泣く」という単語を見せておくと「赤ん坊」という単語を思い浮かべる確率が高まる．この過程は，多くは無意識的かつ一過性で，健忘症患者でも認められる．

古典的条件づけでは，一般的に意識的な認知をあまり必要とせず，非陳述記憶に含まれる．**オペラント条件づけ**では，陳述記憶が発達している霊長類，特にヒトにおいては，エピソード記憶に基づき前回の経験を

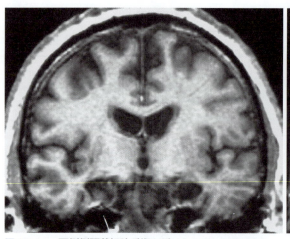
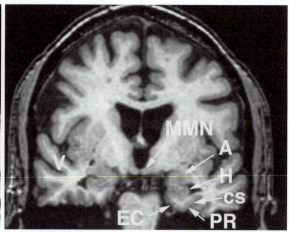

図 22-11　両側側頭葉切除手術を受けた H.M. の MRI
左側に H.M. の MRI を，右側に 66 歳男性の MRI を示してある．MMN：乳頭体内側核，A：扁桃体，H：海馬体，CS：側副溝，PR：嗅周野，EC：嗅内野，V：脳室．
〔Corkin S, et al：H.M.'s medial temporal lobe lesion：Findings from magnetic resonance imaging. J Neurosci 17：3964-3979, 1997 より〕

次回の学習時に意識的に活用するので学習が早く成立する．しかし，オペラント条件づけでも，何回も繰り返すと非陳述記憶に移行することが明らかにされている．

❸ 記憶障害

A 健忘症

記憶障害 disturbance of memory のうち，**健忘症**（陳述記憶の障害）では，短期記憶から陳述記憶（長期記憶）に移行する過程が障害される．すなわち，健忘症の患者は，心のなかに浮かんだ事柄を記憶に残すことができない（**前向健忘** anterograde amnesia）．

図 22-10b は，健忘症候群と正常人（対照群）の自由再生法（単語リストを 1 語ずつ順番に呈示してから，呈示された順序に関係なく単語を想起させる方法）によるテストの成績を示している．対照群では，リストの最初の部分（**初頭効果**）と最後の部分（**親近効果**）で正答率が高い．リストの最初の部分で再生率が高いのは，リハーサル（心の中で反芻する過程）の機会が多く，また，記憶間の干渉作用も少ないからである．この場合，再生された単語は長期記憶からの想起による．一方，親近効果は短期記憶からの想起である．健忘症候群では明らかに初頭効果が弱い．この記憶障害を説明する仮説として，以下の 2 つが挙げられる．

① 短期記憶から長期記憶に移行するには，**記憶情報の固定** memory consolidation が必要であり，この固定化の障害により短期間で情報が消失する（**固定化障害説**）．

② 短期記憶からの情報を長期記憶に転換するときには，後で記憶情報を検索しやすいようにある種の情報処理（**符号化**）が行われるが，この符号化の障害により目的の情報を多くの情報のなかからうまく検索できない（**符号化障害説**）．

B 側頭葉性健忘症と間脳性健忘症

健忘症は，病変部位により，側頭葉性健忘症と間脳性健忘症に分類される．

1957 年に W. B. Scoville と B. Milner は，**側頭葉性健忘症**の典型例である患者 H.M. について報告し，側頭葉内側部にある辺縁系と記憶機能との関係を明らかにした．患者 H.M. は，重篤なてんかん発作を治療する目的で，海馬体，海馬傍回および扁桃体など両側の側頭葉内側部を切除する手術を受けたが（図 22-11），術後の心理学的検査により，術前の古い記憶は覚えているが，術後に起こった新しい出来事を記憶できないことが明らかとなった（前向健忘）．しかも H.M. の記憶障害は広範囲に及び，すべての感覚種にわたって障害されていた（**全健忘** global amnesia）．しかし，H.M. の人格，知覚・認知機能，数字暗唱能力（短期記憶）および知能指数（IQ）は正常であった．この健忘症患者 H.M. の側頭葉内側部と記憶機能に関する報告が

転機となり，記憶機能における海馬体の役割が一躍注目されることになった．

一方，**間脳性健忘症**は古くから知られ，主としてアルコール使用障害とビタミン B_1 欠乏によって起こる**コルサコフ Korsakoff 症候群**について研究されている．Korsakoff 症候群では，側頭葉性記憶障害と同様に前向健忘を呈し，視床内側部（特に視床背内側核）や視床下部乳頭体が侵されることが多い．その他，Korsakoff 症候群では，前頭葉など大脳皮質にも病変のあることが多く，作話など複雑な症状を呈する．

側頭葉性および間脳性健忘症の記憶障害の原因は，それぞれ**固定化および符号化障害**であることが示唆されている．

📖 巻末付録 問題 23．記憶障害➡1074 頁参照．

④ 大脳皮質-海馬体系の機能

前述のように**海馬体**の障害では，大脳皮質の各連合野に由来する認知機能および短期記憶は正常であるが，障害以後のエピソード記憶を形成できない前向健忘を呈することが特徴である．

海馬体は，①**内嗅皮質**，②内嗅皮質を介して**嗅周囲皮質**および**海馬傍回後部**，③情動機能に関与する**扁桃体**と密接な線維連絡がある（図 22-11）．さらに，大脳皮質感覚連合野は，内嗅皮質，嗅周囲皮質，および海馬傍回後部と密接な線維結合があることから，海馬体には情動関連の情報を含むすべての感覚情報が送り込まれることになる．すなわち，海馬体には，内嗅皮質を介してすべての大脳皮質連合野の活動が入力されており，そのときの事象全体（エピソード）を再現するための大脳皮質各領域の活動の組み合わせに関する情報が，海馬体内のシナプス神経回路に一時的に蓄えられると考えられる（➡Advanced Studies，次頁参照）．

したがって，そのエピソードに関するある特定の手がかり刺激があれば，海馬体を介して大脳皮質連合野のほかの領域で再現されているさまざまな事象と結びつき，エピソードを再現することができる（**記憶の再生**）．

また，海馬体で形成された記憶情報は，一定期間（ヒトでは 2～3 年から 10 年）海馬体に貯蔵され，次第に大脳皮質に移行していくと推測されている（**記憶の固定**）．すなわち，記憶の固定とは，大脳皮質連合野の各領域の組み合わせに関する神経回路が大脳皮質にも半永久的に形成される過程に相当する．

⑤ その他の領域の機能

A 運動野-大脳基底核-小脳系

運動野-大脳基底核-小脳系は，運動に関連した学習，すなわち，非陳述記憶に含まれる**手順記憶**に関与している．

ウサギの瞬膜に，音刺激の後，空気を瞬間的に眼に吹きかけるエアパフ刺激を与える古典的条件づけを行うと，音刺激を与えただけで**瞬膜反射**（瞬膜の拡張）が起こるようになる．この学習成立後，小脳の外側核や中位核を破壊すると，瞬膜反射は，エアパフ刺激（無条件刺激）に対しては起こるが，条件刺激（音刺激）に対しては起こらなくなる．すなわち，音刺激と瞬膜反射間の連合に関する記憶が消失する．

ヒトおよびサルでは，運動前野を破壊すると，特定の刺激に対して特定の運動が要求される**刺激-反応学習**が障害される．また，黒質-線条体系に病変部があるパーキンソン Parkinson 病やハンチントン Huntington 病でも，**知覚-運動技能**に障害があることが報告されている．

一方，**視覚弁別学習**（特定の刺激に対してレバー押しなどの反応が要求される課題であるので，一種の刺激-反応学習とみなすことができる）は，反復学習により手順記憶の知覚-運動技能に移行することが明らかにされている．サルを用いた研究により，この視覚弁別学習は海馬体を含む側頭葉内側部を破壊しても障害されないが，視覚連合野-線条体投射系を破壊すると障害されることが報告されている．

B 扁桃体

扁桃体は，前述したようにさまざまな感覚刺激と電気ショックを連合させる**古典的条件づけ（恐怖条件づけ）**など情動に関連した学習に関与する．また，印象の強い，情動発現を伴う出来事は記憶に残りやすいが，扁桃体はこの過程に関与している．すなわち，情動，あるいはストレス刺激により，扁桃体を介して記憶促進作用のあるカテコールアミンやアセチルコリン（ACh），あるいはさまざまな神経ペプチド（➡「学習・記憶と神経化学物質」，次頁参照）が海馬体を含む脳内に放出され，陳述記憶の固定過程が促進される．

6 学習・記憶と神経化学物質

認知症・記憶障害のある**アルツハイマー** Alzheimer **病**では，ACh，ノルアドレナリン（NA），ドーパミン（DA），γ-アミノ酪酸 γ-aminobutyric acid（GABA），セロトニン（5-HT），グルタミン酸，ソマトスタチン，およびそれらの受容体が減少し，特に，大脳皮質における**コリンアセチルトランスフェラーゼ**(ACh 合成酵素 choline acetyltransferase；ChAT）の減少と ACh 作動性線維の起始核である**マイネルト** Meynert **基底核**の萎縮がみられる．正常人でも，ACh のムスカリン性（競合）阻害薬であるスコポラミンの投与により記憶障害が生じ，ACh 分解酵素の阻害薬であるフィゾスチグミンの投与により記憶障害が改善する．

先天性の尿崩症 diabetes insipidus ラットでは，脳内にバソプレシンの分泌がなく，重篤な記憶障害がみられる．しかし，**バソプレシン**の記憶増進作用は，直接記憶に作用するのではなく，中枢性には動物の注意・覚醒レベルを上昇させ，末梢性には自律神経系を変化させて，二次的に記憶を増強することが示唆されている．

副腎皮質刺激ホルモン（ACTH），コルチコトロピン放出ホルモン（CRH），および α メラノサイト刺激ホルモン（α-MSH）は，ストレス時に放出される一種の**ストレス関連ペプチド**である．これらのホルモンは，中枢性に作用し，動物の回避行動の学習および記憶保持を促進する．そのほか多くの神経ペプチドが記憶に影響することが報告されており，その作用機序は長期増強 long-term potentiation（LTP）や長期抑圧 long-term depression（LTD）の過程になんらかの影響を及ぼすことによると考えられている（→第 4 章，161 頁参照）．

Advanced Studies
海馬体における学習・記憶の分子機構

　海馬体は，**固有海馬**（＝アンモン角 cornu ammonis：CA 1～4），**歯状回，海馬台**からなる（図 22-12）．

　固有海馬は，さらに CA 1～4 の各部位に分かれる．海馬体内の線維連絡は主に一方向性にニューロン連絡様式によって構成されているのが特徴である．海馬体への最も大きな入力（求心性線維）は，内嗅皮質からの投射線維である．この投射線維は**貫通線維（路）**とよばれ，歯状回の顆粒細胞に投射するが，一部は CA 3 などの錐体細胞にも投射する．

　歯状回の顆粒細胞の軸索は苔状線維とよばれ，サルでは CA 3，ラットやウサギでは CA 3 および CA 2 領域の錐体細胞の尖端樹状突起の基部にシナプス結合する．CA 3 や CA 2 の錐体細胞の軸索は海馬采を経由する遠心路性線維（出力）となるが，錐体細胞の軸索側枝は CA 1 領域まで伸びて，そこの錐体細胞の尖端樹状突起にシナプス結合する．この CA 2 や CA 3 の錐体細胞の軸索側枝は**シェファー** Schaffer **側枝**ともよばれる．さらに，CA 3 や CA 1 の錐体細胞の側枝は，その細胞自体の尖端樹状突起にもシナプス結合している．CA 1 の錐体細胞の軸索には，海馬采に入り遠心性線維になるものと，海馬台にまで投射する遠心性線維がある．また，CA 1 および海馬台から，内嗅皮質に線維投射がある．図 22-12c には，以上の経路を模式的に示してある．このように，貫通路から海馬体への入力と海馬体のニューロンとの関係は，1 対 1 の局在的な対応関係よりはむしろ，各入力とニューロンの尖端樹状突起のシナプス結合による一種のマトリックスを形成している．

　このように，海馬体には内嗅皮質を介してすべての大脳皮質連合野から入力があり，そのときの事象全体（エピソード）を再現するための各連合野の活動状況に関する状況が海馬体内のシナプス神経回路に一時的に蓄えられる．神経回路は，シナプスにより形成され，シナプス間の情報伝達の度合い（伝達効率）は，シナプス前膜および後膜に，**長期増強**(LTP)が起こるか，あるいは**長期抑圧**(LTD)が起こるかにより決定される（→第 4 章，161 頁参照）．

　長期増強は人工的な現象であるが，海馬体では容易にこの現象が起こる．したがって，記銘過程でもこれとよく似た現象が海馬体内のシナプスで起こると考えられている．すなわち，学習・記憶は，長期増強や長期抑圧により形成・保持，あるいは消去されていくと考えられる．図 22-12d は，以上の解剖学的および生理学的特性を考慮した神経回路モデルである．海馬体への入力として，強い脱分極とそれにより活動電位を常に生じさせる強力な入力(Y)と，長期増強により錐体細胞とのシナプス伝達効率が変化する入力(X)の 2 つの入力が想定されている．CA 3 領域であれば，錐体細胞の自己の軸索側枝およびほかの錐体細胞の軸索側枝からの連合線維や顆粒細胞の軸索である苔状線維などが，入力 X や Y に相当する．長期増強は，入力 X が活動すると同時にシナプス後膜（錐体細胞）が脱分極する．すなわち入力 X および Y が同時に活動すると，入力 X とそれを受ける錐体細胞の後膜間のシナプスで起こる（図 22-12d，活性シナプス）．入力 X のみの活動では，長期増強は起こらない（不活性シナプス）．すなわち，長期増強発生前は，入力 Y のみが錐体細胞に活動電位を生じさせることができるが，長期増強が起こったシナプス（活性シナプス）では，伝達効率の増大により入力 X のみが活動電位を発生させることができるため，入力 X と Y を結びつけた神経回路が形成されたと考えることができる．外界からのさまざまな情報は，海馬体で，入力 X や Y のさまざまなパターンにより形成される活性シナプスのさまざまなパターンとして記憶されると推定されている．

D 情動と動機づけ

1 情動の定義

　情動 emotion とは何であろうか．少なくとも喜怒哀楽などの感情は一般的に情動に含まれ，理性に対立する動物的な脳機能としてとらえられている．しかし，近年の研究により，**情動**は，思考，学習・記憶，

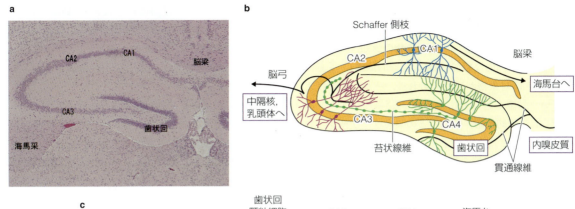
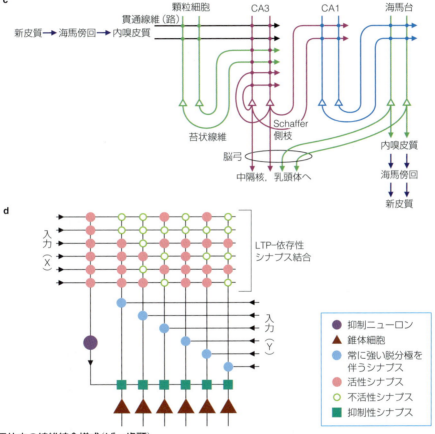

図 22-12　海馬体内の線維結合様式（げっ歯類）
a．中隔-側頭軸に垂直に切った海馬断面．〔岩永敏彦，他：マウス組織アトラス，医学書院，2019 より転載〕
b．a のトレス像に海馬体内の主な神経回路を描き入れた模式図．
c．海馬体内の線維結合様式を示す模式図．
　〔b, c は Rolls ET：Functions of neuronal networks in the hippocampus and of back projections in the cerebral cortex in memory. In McGaugh JL, Weinberger NM, Lynch G（eds）：Brain Organization and Memory. pp 186-187, Oxford University Press, New York, 1990 を参考に作成〕
d．海馬体の線維結合様式を考慮した LTP による記憶形成のモデル．〔McNaughton BL, et al：Hippocampal synaptic enhancement and information storage within a distributed memory system. Trends Neurosci 10：408-415, 1987 より〕

認知機能などと同様にヒトで最も発達した**高次精神機能**の 1 つであることが明らかにされつつあり，情動の概念も研究の進展に伴って変遷している．したがって本項では，情動発現時に起こる諸現象を手がかりに，情動をとらえることにする．

A 情動に伴う諸現象

情動に伴う諸現象とは，①**対象物の認知**，②意識的に認知できる内的な感情（**情動の主観的体験**），③**動機づけ**（例えば対象物が猛獣であれば，それから逃げようという動機が起こる），④自律神経系やホルモン系を介した**生理的反応**，⑤相手との**コミュニケーション**（顔の表情などにより相手に自分の気持ちを伝える，あるいは相手の表情を理解することができる）などである．これら5つの現象は同時に起こるのではなく，脳内の情報処理の連続した一形式として起こる．

すなわち情動は，①感覚刺激（対象物に関する情報）の受容，②感覚刺激の生物学的（情動的）価値評価と意味認知（対象物の認知），③価値評価と意味認知に基づく情動の表出ならびに情動の主観的体験の3つの過程からなると考えられる．

感覚刺激の価値評価とは，過去の体験や記憶に基づき情動系によって外界の事物や事象が自分にとってどのような意味をもつのか，**報酬性**（有益）か**嫌悪性**（有害）か，などを判断する過程である．

情動の表出とは，外に現れて目に見える変化のことであり，刺激が有益なときには近づき手に入れようとする接近行動，有害なときには遠ざかろうとする逃避や攻撃行動，顔面筋による表情の表出，およびそれに伴う自律反応やホルモン放出などが含まれる．

情動の主観的体験とは，感覚刺激により喚起される怒りや喜びなどで，情動の表出とは逆に，外からは見えない意識のなかで起こっている過程である．

以上のことから，情動は決して動物に特異的な低次の脳機能ではなく，学習・記憶や認知機能に立脚した高次精神機能の1つであることがわかるであろう．

2 動機づけの定義

情動の諸現象に含まれる**動機づけ** motivation とは，心理学上の概念で，一般に行動を一定の方向に向けて発動させ，推進し維持していく過程である．動物では，摂食行動，飲水行動，性行動，体温調節行動などいわゆる**生理的欲求**に基づく**本能行動**が，主な**動機づけ行動**である．一方，ヒトも動物も，快感や喜びを感じるものには近づこうとする**接近行動**を起こし，不快感や怒り・恐れや悲しみを与えるものには**攻撃または逃避行動**を起こして遠ざかる．これら接近，攻撃および逃避行動は，一般的には情動行動の範疇に入る．

しかし，これらの行動の根底にある「動機づけ」と「情動」は互いに関連している側面がある．例えば，電気ショックを回避する能動的回避行動（一種の動機づけ行動）では，恐れや不安などの不快情動が行動の動因となっている．

逆に，動機づけは情動を発現するためのエネルギー源であると考えることもできる．例えば，空腹や口渇などの生理的欲求は，それが満たされたときには快感や喜び（**快情動**）が，満たされないときには不快感や悲しみ（**不快情動**）がわき上がってくる．すなわち，本能行動は，それぞれ快および不快情動を伴う一種の接近および回避行動といえよう．

3 大脳辺縁系の機能

情動や動機づけに最も関係の深い脳領域は，**大脳辺縁系** limbic system（以下，**辺縁系**と略す）と**視床下部**である．

A 辺縁系

辺縁系は，霊長類では大脳皮質（新皮質）の内側面に位置し，視床下部を含む脳幹の頭端部を環状に取り巻く皮質領域である（➡「視床下部の解剖学的線維連絡」，488頁参照）．P. D. MacLean（1949，1970）は，これらの領域を辺縁系としてまとめ，情動行動に関与する系として位置づけている．

辺縁系は，認知や記憶に重要な役割を果たしている**新皮質系**と，本能や行動（情動行動）およびこれらと表裏一体をなす自律神経反応や内分泌反応（いわゆる**情動の表出**）に直接関与する**視床下部-脳幹系**との間で，インターフェイスとして機能し，情動発現に重要な役割を果たしている．

B 情動回路

新皮質系からの感覚入力は，側頭葉極部-扁桃体-視床背内側核-前部帯状回・前頭葉眼窩皮質からなる神経ネットワーク（**情動回路**：従来の**基底外側辺縁回路**に前部帯状回を加えてある）で処理され，さらに視床下部-脳幹系に出力される（**図 22-13**）．

1 扁桃体

これら情動回路のなかでは，特に側頭葉の前内側部

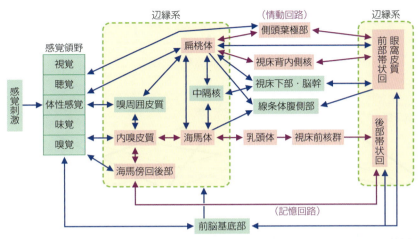

図 22-13 辺縁系の各領域間，新皮質感覚連合野および視床下部・脳幹の線維投射様式の模式図
図中の情動および記憶回路は，それぞれ基底外側辺縁回路およびペーペッツ Papez の情動回路にほぼ相当する．

に位置する**扁桃体**が重要な役割を果たしている．ネコで扁桃体を電気刺激すると，**逃避行動**や**攻撃行動**などの情動反応が起こる．弱い刺激強度では，うなり声，頭部を下げた姿勢，瞳孔散大，立毛などが起こるが，刺激強度を上げるにつれて，うなり声が大きくなり，ヒッシング（"しっ"といううなり声）や攻撃や逃避行動を伴うようになる（図 22-14）．ヒトでは，扁桃体の電気刺激により，**怒り**や**恐れ**の感情が起こる．

ラットでは，音刺激などの条件刺激を呈示後，一定の期間をおいて電気ショックなどの嫌悪刺激を与える操作を繰り返す（**恐怖条件づけ**：古典的条件づけの一種）と，条件刺激を呈示しただけで，うずくまって動かなくなる**すくみ反応**，脱糞，血圧上昇，副腎皮質ホルモンの上昇などの情動反応（自律神経反応やホルモン分泌による情動表出）が起こる．このような情動反応を**条件づけ情動反応**とよぶ．扁桃体の破壊により，これらの条件刺激に対する情動反応が起こらなくなる．

2 ● Klüver-Bucy 症候群

一方，動物の両側の扁桃体を含む側頭葉の破壊により，①**精神盲**（視覚性失認），②**口唇傾向**，③**性行動の亢進**，④**情動反応の低下**などの症状を呈する**クリューバー-ビューシー Klüver-Bucy 症候群**が起こる．特に，精神盲および情動反応の低下は，扁桃体の破壊症状として重要である．ヒトでは，扁桃体の選択的な損傷により怒りや悲しみなどの顔の表情の認知が障害される．

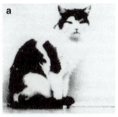
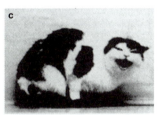
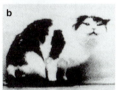
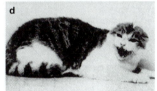

図 22-14 扁桃体の背内側部（a～c）および分界条床核（d）の電気刺激によって誘起される情動反応
a．刺激前．b．25 秒間の電気刺激後．うなり声を発している．頭部を下げた姿勢，耳伏せ，瞳孔拡大，および立毛がみられる．c．35 秒間の電気刺激後．情動性のより高い反応であるヒッシングを発している．d．うなり声に続いてヒッシングを発している．
〔Fernandez de Molina A, et al：Central representation of affective reactions in forebrain and brain stem：electrical stimulation of amygdala, stria terminalis, and adjacent structures. J Physiol 145：251-265, 1959 より転載〕

感覚情報処理の観点からみると，Klüver-Bucy 症候群は**離断症候群**としてとらえることができる．例えば，扁桃体を破壊しなくても，側頭葉から扁桃体に至る視覚経路を切断すれば，種々の視覚認知異常や情動の変化など Klüver-Bucy 症候群と同様の症状が現れる．さらに，扁桃体から視床下部を含む脳幹への出力

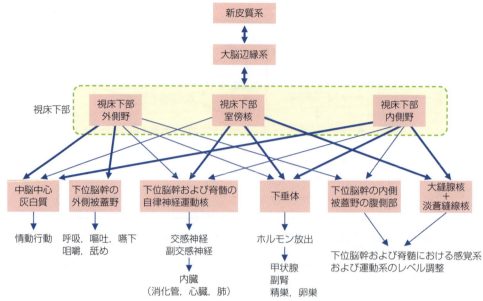

図 22-15 大脳皮質（新皮質），辺縁系，視床下部，中脳・下位脳幹および下垂体の線維投射様式
線の太さは，視床下部からの下行性線維結合の強さを示している．
〔Holstege G：Some anatomical observations on the projections from the hypothalamus to brainstem and spinal cord：an HRP and autoradiographic tracing study in the cat. J Comp Neurol 260：98-126, 1987 を改変〕

経路を破壊しても，同様の異常行動が現れる．すなわち，Klüver-Bucy症候群は，扁桃体への感覚入力，あるいは扁桃体から脳幹への出力のいずれかが遮断されたときに起こる．

4 視床下部の機能

A 視床下部の解剖学的線維連絡

視床下部 hypothalamus の解剖学的線維連絡を総合すると，視床下部は，①情動・認知・記憶に関与する辺縁系，②下垂体-内分泌系，③中脳・下位脳幹部にある感覚神経系，体性運動神経系，ならびに自律神経系の中枢との間に，相互の密接な線維投射を有している．また，新皮質系からは直接の，あるいは辺縁系を介した間接的な線維投射を受ける（図 22-15）．すなわち，視床下部は，新皮質系および辺縁系の**下位中枢**であるとともに，下垂体-内分泌系および中脳・下位脳幹部の**上位中枢**でもある．

B 本能行動と情動表出

視床下部には，**本能行動**や**情動表出**に関与するさまざまな中枢が存在している（→第20章，433頁参照）．本能行動や情動表出は，行動発現だけでなく，各行動に特有の自律神経反応や内分泌反応を同時に伴い，各中枢にはそれぞれの本能行動や情動表出に特有の生体の反応パターン（行動，自律神経反応，ホルモン分泌など）を表出するプログラムが存在する．また，下垂体-内分泌系および中脳・下位脳幹部には，それぞれ個々の生体反応の表出に関与している下位中枢が存在する．

これらのことから，視床下部の各中枢は，大脳皮質や辺縁系からの情報を統合し，生体反応に直接関与する下位中枢（下垂体-内分泌系および中脳・下位脳幹部）の働きを調節していると考えられている．

さらに，後述するように，視床下部は，報酬系と嫌悪系の重要な中枢でもあり，本能行動や情動表出の動機的側面を調節している．

C 報酬系と嫌悪系

脳内には，**快情動**（**快感**）を生み出したり，それに基づいて行動を発動する特異的な部位が存在する．

1953年，J. Olds と P. Milner は，ラットが自ら好んでペダルを押すことにより，自分の脳を電気刺激する現象（**脳内自己刺激** intracranial self-stimulation；ICSS）

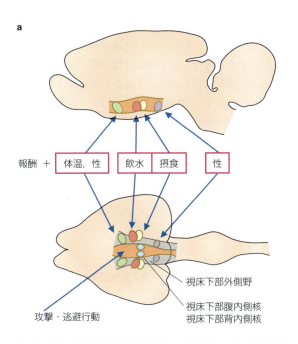
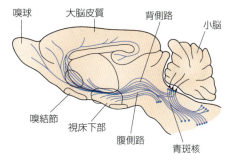
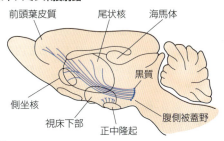

図 22-16 視床下部の電気刺激により誘発される各種行動と報酬系
a．視床下部の電気刺激による各種本能および情動行動の誘起部位〔Olds, 1976 を改変〕．視床下部外側野では，前部から後部にかけて体温調節行動と性行動，飲水行動，摂食行動，性行動の順でそれぞれの行動が起こりやすい部位が配列している．一方，攻撃行動あるいは防御行動は，視床下部腹内側核とその周辺部の電気刺激により起こりやすい．〔Olds J：Reward and Drive Neurons：1975. In Wauquier A, et al (eds)：Brain-Stimulation Reward. p 7, North-Holland Publishing Co., Amsterdam, 1976 を一部改変〕
b，c．ノルアドレナリン系およびドパミン系投射路．脳内自己刺激(ICSS)が誘発される報酬系と重複している．〔Routtenberg A：The Reward System of the Brain. Scientific American 239：127, 1978 を一部改変〕

を発見した．その後，多くの研究により，脳内には動物が電気刺激を好んで求める領域(**報酬系**)と，逆に電気刺激を回避しようとする領域(**嫌悪系**)のあることが明らかになった．

報酬系は，視床下部外側野を貫いて中脳被蓋の腹外側部と嗅球，辺縁系，新皮質などの前脳部を結び，視床下部外側野を通過する**内側前脳束** medial forebrain bundle (MFB)に一致する領域である．脳内自己刺激の最も起こりやすい**視床下部外側野**は，同時に動機づけ行動(本能行動)の起こりやすい部位でもある．

ラットの視床下部外側野では，電気刺激により，体温調節行動と性行動，飲水行動，摂食行動，および性行動の順で，**動機づけ行動**の起こりやすい部位が，前部から後部へと重複しながら配列している(図 22-16a)．これらのことから，脳内自己刺激は，摂食，飲水，性行動などの動機づけ行動が満たされたときの快感発現に関与する神経機構を賦活することにより，発現すると考えられている．

W. R. Hess (1943, 1957)は，ネコの間脳，脳幹部を系統的に電気刺激し，視床下部刺激により，自然の刺激によって誘発されるのと同様な**攻撃行動**あるいは**防御行動**を誘起できることを発見した．これらの情動反応には，**腹内側核**を含む視床下部内側基底部や**背内側核**で起こりやすく，同領域にこれら情動行動のパターンジェネレーターが存在すると考えられている(図 22-16a)．その後の研究により，これらの領域は視床下部前部から内側部および中脳中心灰白質や外側結合腕傍核へ続く一連の領域(**嫌悪系**)の一部であり，上位中枢である前頭葉(内側前頭前野)や大脳辺縁系(扁桃体，中隔核，海馬体など)の制御を受けていることが明らかにされている．

D 報酬や嫌悪の過程に関わる神経伝達関連物質

視床下部外側野など脳内自己刺激を行う部位と，カテコールアミン性神経線維の支配領域はよく一致している．

ノルアドレナリン(NA)(図 22-16b)は，①その起始細胞のある脳幹の**青斑核**やその上行路で脳内自己刺

激が起こる，②内側前脳束後部の脳内自己刺激により，視床下部や扁桃体でNAの遊離が増加する，③NAの放出を促進する**アンフェタミン**は，青斑核での脳内自己刺激（ICSS）を増強する，④NA合成酵素の1つであるDBH（dopamine β-hydroxylase）の阻害薬を投与すると，NAの枯渇および脳内自己刺激の抑制がみられることなどから，報酬系との関連が強く示唆されている．

一方，ドパミン（DA）（図22-16c）も，①**腹側被蓋野**のDA含有細胞を選択的に破壊すると，そこから線維投射を受ける前頭葉内側部での脳内自己刺激が抑制される，②腹側被蓋野からDA線維を受ける側坐核にDA拮抗薬であるスピペロンを注入すると内側前脳束における脳内自己刺激が抑制される，③DA放出を促進させるアンフェタミンは黒質での脳内自己刺激を促進するが，黒質-線条体系を破壊すると，アンフェタミンによる脳内自己刺激の促進が起こらない，④光遺伝学的にDAニューロンを選択的に刺激しても脳内自己刺激が起こることなどから，報酬系との関連が示唆されている．

これらのことから，**カテコールアミン**は，報酬関連物質として考えられている．嫌悪系では，精神行動にアセチルコリン（ACh）作動性物質が促進的に，セロトニン作動性物質が抑制的に作用していることが報告されている．

E セロトニン神経系と感情障害

扁桃体や視床下部は不安や恐怖の感情に関与し，脳幹に起始核（**背側縫線核**）が存在するセロトニン性投射を受けている．このため，情動の調節にセロトニン神経系が関与すると考えられており，うつ病や不安症の治療に，**セロトニンの再取込みに関わるセロトニン輸送体の阻害薬（選択的セロトニン再取込み阻害薬** selective serotonin reuptake inhibitors；**SSRI**）やセロトニンおよびノルアドレナリン輸送体の阻害薬（セロトニンおよびノルアドレナリン再取込み阻害薬 serotonin & norepinephrine reuptake inhibitors；**SNRI**）が用いられている．これらの薬物は，輸送体を阻害することにより，セロトニンあるいはノルアドレナリンの濃度を高く維持する薬理作用を有する．しかし，ヒトのセロトニン輸送体のプロモーター遺伝子の多型において，S型はセロトニン輸送体の発現量が少ない．したがってセロトニン濃度が高いと推測されるが，逆に

不安傾向が高く，扁桃体の活動も高いことが報告されている．また，動物を用いた研究でも，セロトニン神経系を亢進させると不安様行動が増大し，逆に阻害すると，不安様行動が減少することが報告されている．

このように，現時点では，SSRIやSNRIの臨床作用を上記実験的研究から説明することは難しいが，これら薬物により亢進したセロトニンが扁桃体における抑制性受容体（5-HT$_{1A}$）を刺激するという仮説が提唱されている．

●参考文献

（A）

1) 宮内 哲，他：ブレインサイエンス・レクチャー3―脳のイメージング．共立出版，2016
2) Kandel ER, et al（編），宮下保司（日本語版監修）：カンデル神経科学，第2版．メディカル・サイエンス・インターナショナル，2022
3) Baillet S, et al：Electromagnetic brain mapping. IEEE Signal Processing Magazine 18：14-30, 2001
4) Brookes MJ, et al：Magnetoencephalography with optically pumped magnetometers（OPM-MEG）：the next generation of functional neuroimaging. Trends Neurosci 45：621-634, 2022

（B）

5) Findlay AL, et al：Spontaneous activity of single neurones in the hypothalamus of rabbits during sleep and waking. J Physiol 201：237-258, 1969
6) Kaitin KI：Preoptic area unit activity during sleep and wakefulness in the cat. Exp Neurol 83：347-357, 1984
7) Lu J, et al：Effect of lesions of the ventrolateral preoptic nucleus on NREM and REM sleep. J Neurosci 20：3830-3842, 2000
8) Mendelson WB, et al：Characterization of the hypnotic effects of triazolam microinjections into the medial preoptic area. Life Sci 50：1117-1128, 1992
9) McGinty DJ, et al：Sleep suppression after basal forebrain lesions in the cat. Science 160：1253-1255, 1968
10) Nambu T, et al：Distribution of orexin neurons in the adult rat brain. Brain Res 827：243-260, 1999
11) Mieda M, et al：Differential roles of orexin receptor-1 and-2 in the regulation of non-REM and REM sleep. J Neurosci 31：6518-6526, 2011
12) Bittencourt JC, et al：The melanin-concentrating hormone system of the rat brain：an immuno- and hybridization histochemical characterization. J Comp Neurol 319：218-245, 1992
13) Hassani OK, et al：Melanin-concentrating hormone neurons discharge in a reciprocal manner to orexin neurons across the sleep-wake cycle. Proc Natl Acad Sci USA 106：2418-2422, 2009
14) Cvetkovic-Lopes V, et al：Elevated Tribbles homolog 2-specific antibody levels in narcolepsy patients. J Clin Invest 120：713-719, 2010
15) Yoshida K, et al：Afferents to the orexin neurons of the rat

brain. J Comp Neurol 494：845-861, 2006

16) Sakurai T, et al：Input of orexin/hypocretin neurons revealed by a genetically encoded tracer in mice. Neuron 46：297-308, 2005

（**C**, **D**）

17) Ono T, et al（eds）：Brain Mechanisms of Perception and Memory. From Neuron to Behavior, Oxford University Press, New York, 1993

18) Squire LR：Memory and Brain. Oxford University Press, New York, 1987

19) Tulving E（著），大田信男（訳）：タルヴィングの記憶理論. 教育出版，1985

20) 小野武年：生物学的意味の価値評価と認知. 伊藤正男，他（編）：岩波講座 認知科学 6—情動. pp 71-108, 岩波書店, 1994

21) 小野武年：情動行動の表出. 伊藤正男，他（編）：岩波講座 認知科学 6—情動. pp 109-142, 岩波書店, 1994

第8編

体液

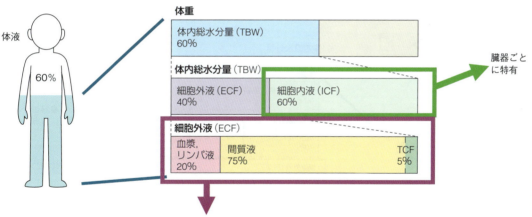

狭義の体液＝ECFの恒常性を維持する（ホメオスタシス）

体液の調節

①組成の調節 ➡ 第24章　体液の調節　▶503頁
　　　└─ 溶媒：第23章　水分子の特性と浸透圧　▶496頁

②pHの調節 ➡ 第25章　酸・塩基平衡の基本概念　▶513頁

③量の調節 ➡ 第24章　体液の調節　▶503頁

第8編 体液の構成マップ

第23章 水分子の特性と浸透圧

A 水分子の生理的動態 ▶496頁

①水の物理化学的性質
- 分子量から考えると密度が高く、沸点と融点が高い
- 大きな比熱と気化熱をもち、熱伝導率も高いので、体内で発生した熱を効率的に放散できる
- 高い誘電率をもち、電解質を安定に溶解できる

②水分子の動態

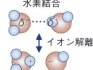

③タンパク質と水の相互作用

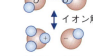

④細胞内外の水分子の動態

B 浸透圧 ▶499頁

①浸透圧の物理化学的な意味
②van't Hoff の式の意味
③生体における浸透圧の具体的な意味

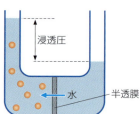

第24章 体液の調節

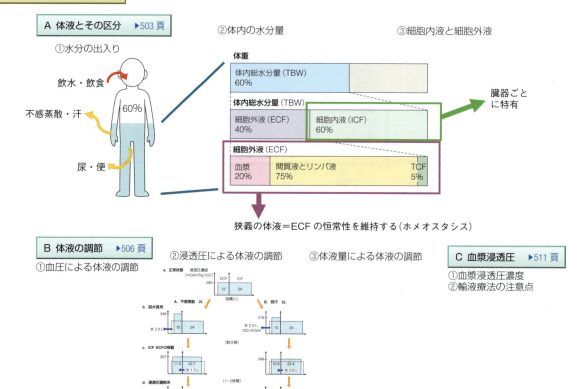

A 体液とその区分 ▶503頁
①水分の出入り　②体内の水分量　③細胞内液と細胞外液

狭義の体液＝ECFの恒常性を維持する（ホメオスタシス）

B 体液の調節 ▶506頁
①血圧による体液の調節　②浸透圧による体液の調節　③体液量による体液の調節

C 血漿浸透圧 ▶511頁
①血漿浸透圧濃度
②輸液療法の注意点

第25章 酸・塩基平衡の基本概念

| A 酸・塩基とはなにか | ▶513 頁 |

| C 重炭酸系以外の緩衝物質 | ▶517 頁 |

- リン酸系　　$H_2PO_4^- \rightleftarrows H^+ + HPO_4^{2-}$

| B 体液の緩衝作用 | ▶514 頁 |

①強酸と弱酸
②弱酸による緩衝作用の原理
③体液 pH の調節
④Henderson-Hasselbalch の式と酸解離定数

⑤酸・塩基平衡における炭酸脱水酵素の役割

$$CO_2 + H_2O \underset{CA}{\rightleftarrows} H_2CO_3 \underset{CA}{\rightleftarrows} HCO_3^- + H^+$$

- ヘモグロビン

- タンパク質　$RCOOH \rightleftarrows RCOO^- + H^+$
　　　　　　$RNH_3^+ + \rightleftarrows RNH_2 + H^+$

| D 血球と肺・腎の酸・塩基平衡調節への関与 | ▶517 頁 |

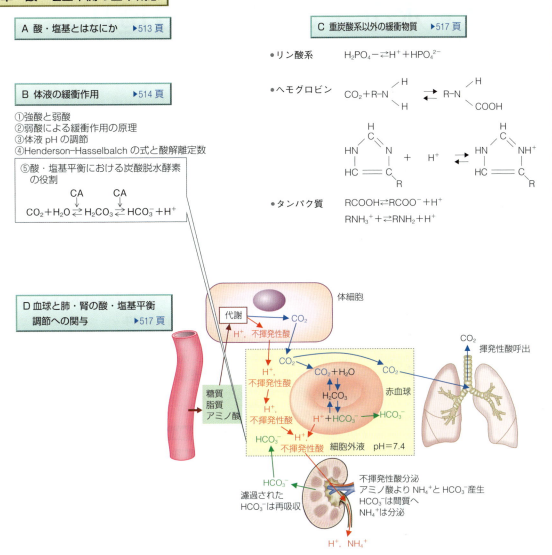

| E アシドーシスとアルカローシス | ▶520 頁 |

異常	主な原因	臨床的な要因	動脈血の変化（代償がない場合）
呼吸性アシドーシス	Pa_{CO_2} 増加	肺胞換気量低下 肺拡散能低下 換気–血流不均等	pH 低下 Pa_{CO_2} 増加 $[HCO_3^-]$ 増加
呼吸性アルカローシス	Pa_{CO_2} 低下	さまざまな原因による肺胞換気量増加（不安，低酸素，薬物など）	pH 増加 Pa_{CO_2} 低下 $[HCO_3^-]$ 低下
代謝性アシドーシス	H_2CO_3 以外の酸(H^+)の増加，または HCO_3^- 低下	H^+ 排泄低下（腎不全） 有機酸の増加（乳酸，ケトン体など） 下痢による HCO_3^- 喪失	pH 低下 Pa_{CO_2} 不変 $[HCO_3^-]$ 増加
代謝性アルカローシス	H_2CO_3 以外の酸(H^+)の低下，またはアルカリの増加	H^+ 排泄増加（嘔吐，アルドステロン過剰分泌など）	pH 増加 Pa_{CO_2} 不変 $[HCO_3^-]$ 増加

第23章 水分子の特性と浸透圧

A 水分子の生理的動態

水はタンパク質や電解質などの溶媒であり，これら溶質の生理活性には水分子の形成する溶媒環境が不可欠である．本章では，液体としての水の物理化学的性質（熱力学的性質）の特異性と水分子の構造と動態，さらに，水分子1個から個体レベルまで，フェムト秒（fs，10^{-15} s）から時間（～10^3 s）までの時間スケールで，生体での水の動態を概観する．

1 水の物理化学的性質

水の物理化学的性質を表23-1に示す．代表的な有機溶媒などと比較しながら，液体としての水の特異性を確認する．

1 密度，沸点，融点

水は分子量が小さいにもかかわらず，アセトンやエチルアルコールと同等の**密度**をもち，高い**沸点**と**融点**を有している．同等の分子量のアンモニア，メタンや酸素は，極低温でなければ液体として存在できない．

2 比熱，熱伝導率，気化熱，誘電率

水は大きな**比熱**をもつ．生体は0.9 cal/gと水に近い比熱をもち，代謝による産熱で温度が上昇するのを抑制している．**熱伝導率**も高いので，体内で発生した熱は周囲に素早く伝わる．血液に伝導した熱は，循環により体表や肺胞に運ばれ，輻射，伝導，対流により体外に放散される．また，水は大きな**気化熱**をもつ．肺胞や体表面からの不感蒸散や発汗により，体温（37℃）では水1gあたり579 calの熱量を放散できる．さらに，水は高い**誘電率**をもつ．電解質などを安定に溶解でき，Na^+やK^+は膜電位を発生させ活動電位を生み出す．水のこのような特異的な性質は，水分子の性質，すなわち，強い水素結合とイオン解離によるものである．

Advanced Studies

電解質と誘電率

体液中にはタンパク質や電解質など，さまざまな分子が溶けている．それは，水が高い比誘電率（ε_r）をもつからである．例えば，Na^+を半径aで電荷qのイオン球とし，真空の誘電率をε_0とすると，真空中での電荷による自由エネルギーは$q^2/(2a\cdot\varepsilon_0)$となる．水の中では，水の誘電率$\varepsilon_w$で$q^2/(2a\cdot\varepsilon_w)$となる．大学入試の物理学で学習したように，誘電率は一般的には，真空の誘電率に対する比（$\varepsilon_w/\varepsilon_0$）で表し，比誘電率（$\varepsilon_r$）で表す．水の比誘電率は78.55なので，水溶液中のNa^+の自由エネルギーは，

表23-1 水とほかの有機溶媒などの物理化学的性質の比較

物質名	分子量	密度 (g/mL) (室温)	沸点 (℃)	融点 (℃)	気化熱 (cal/g) (沸点温度)	比熱 (cal/g) (15℃)	熱伝導率 [W/(m·K)] (30℃)	比誘電率 (20℃)
水	18.0	0.993*1	100	0	579*1	1.000	0.607	78.55
アセトン	58.1	0.819	56.5	−95	119	0.506	0.180	21.4
エチルアルコール	46.1	0.789	78.5	−114.6	200	0.581	0.181	25.7
四塩化炭素	153.8	1.595	76.0	−22.8	47	0.198	0.113*2	2.24
ベンゼン	78.1	0.879	80.0	5.51	97	0.406	0.159	2.28
アンモニア	17.0	0.694*3	−33.3	−77.7	329	1.14	0.507	16.9
メタン	16.0	0.415*3	−161.6	−182.5	121			
酸素（O_2）	32.0	1.14*3	−183.0	−218	51			

*1 37℃，*2 15℃，*3 沸点温度．

真空中の約 1.3% と非常に小さくなる．したがって熱力学の第二法則により，真空中よりも安定に存在することができる．アミノ酸やタンパク質なども極性基をもつので水の中で高濃度で安定した状態を保つことができる．一方で，ベンゼンなどの有機溶媒は比誘電率が小さいので，電解質はほとんど溶けない．

2 水分子の動態

水分子の機能を考えるには時間の要素が欠かせない．水分子1個から個体レベルまで，フェムト秒(fs, 10^{-15} s)から時間(〜10^3 s)までの時間スケールを表23-2に示す．

A 水素結合とイオン解離

水分子 H_2O は酸素に2個の水素が 0.096 nm の距離で共有結合し，直径は 0.28 nm である．図23-1a に示すように，H側が＋に，O側が－に電荷を帯びた極性分子である．そのため，水分子のHは隣接する水分子のOとの間で静電的な力により結合する(図23-1b)．これは水素結合とよばれ，結合距離は 0.18 nm (0℃)であり，結合エネルギーは 3〜4.5 kcal/mol と共有結合の 1/30〜1/20 の大きさである．

水分子は共有結合でありながら，$H_2O \rightleftarrows H^+ + OH^-$ のようにイオン解離する．実際には，H^+ は水和し H_3O^+（ヒドロニウムイオン）を形成している(図23-1c)．25℃での解離定数は 1.82×10^{-16} M と小さく，10^9 個の水分子のうち H_3O^+ はわずか2個である．水分子は回転や並進運動によって，隣接する水分子や溶質分子との間で H^+ を授受したり，水素結合をつくったりするが，これらは絶えずつくられては壊される動的な結合である．したがって，H_3O^+ の平均寿命は1ピコ秒(ps)と短い．

B クラスター構造

水分子は大気圧・氷点下で氷Ⅰという六方晶結晶となる(図23-1d)．常温の水分子は隣接した5〜10個の水分子との間の水素結合により氷Ⅰ様のクラスターとよばれる構造をつくると考えられている．しかし，水分子は 200 fs の周期(τ_v)で振動しており，水分子の回転や並進拡散により水素結合は壊されてしまう．

表23-2 水の運動の時間スケール

単位時間	事象	時間
fs (10^{-15} s)	水クラスター構造の寿命	50〜200 fs
	水分子の振動周期(τ_v)	200 fs
	H_3O^+ の平均寿命	1 ps
ps (10^{-12} s)	水分子の回転相関時間(τ_R)	2 ps
	タンパク質表面と水分子の接触	20〜250 ps (外層の結合水)
ns (10^{-9} s)	タンパク質と結合水の結合時間	1 ns (内層の結合水)
	アルブミン，Na^+，K^+ の分子回転相関時間	1 ns
μs (10^{-6} s)	タンパク質と結合水の結合時間	10 ns〜10 ms (分子内結合水)
	内層の結合水と自由水との H^+ 交換時間	0.3 ms
ms (10^{-3} s)	細胞内での水の自由拡散時間	10 ms
	細胞膜を介する水の交換時間	200〜250 ms
sec	特定の結合水結合部位と自由水全体との交換時間	1〜数 s
min	血液循環時間	約 60 s
hr (10^3 s)	全体液平衡時間	2〜3 hr

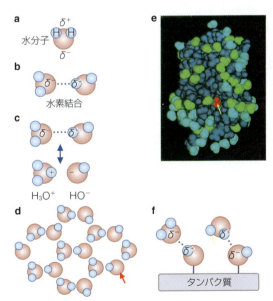

図23-1 水分子の水素結合と結合水
a．水分子と極性，b．水分子間の水素結合，c．水のイオン解離，d．氷Ⅰの六方晶結晶の水分子の配置．赤矢印の水分子は紙面に垂直に2つの水素原子が配列している，e．ウシ膵臓トリプシンインヒビター(BPTI)タンパク質の結合水．濃青色：BPTI分子，赤色の水分子(黄色矢印)：分子内結合水，黄緑色の水分子：内層の結合水，青緑色の水分子：外層の結合水，f．タンパク質と水の水素結合．
〔Otting G, et al：Protein hydration in aqueous solution. Science 254：974-980, 1991 より改変〕

よって，クラスターの寿命は50〜200 fsとごく短時間であり，生理現象に比べきわめて短く，生理機能的な意味はない．

3 タンパク質と水の相互作用

　タンパク質の機能に水は深く関わっている．例えば，骨格筋の組織水を重水に置換すると筋収縮できなくなる．重水の重水素(^{2}H)はタンパク質と水素結合をつくれないので，タンパク質立体構造が変化するためと考えられている．タンパク質などの高分子と相互作用をする水分子を**結合水**とよぶ．その作用時間は20 psから10 msと広い範囲に及ぶ．核磁気共鳴（NMR）法やX線結晶解析により，結合水は以下の3種に分類される．図23-1eによく研究されている球状タンパク質の例を示す．

1 分子内の結合水

　タンパク質の内部にある，タンパク質立体構築に必須の水分子である．X線結晶解析ではっきりと位置が測定されている．しかし，その結合部位への滞在時間は20 msよりも短く，およそ10 ns〜10 msで周囲の溶媒水分子と交換している．

2 内層の結合水

　タンパク質の外表面に直接水素結合している水分子である．多くはX線結晶解析で検出できるが，その位置にはゆらぎがある．タンパク質表面の30〜60%を覆っており，1 ns程度で交換する．内層の結合水の滞在時間は，タンパク質分子の回転相関時間と同等かそれより長く，タンパク質分子間の相互作用や，その官能基の構造と作用に大きな影響を与えていると考えられる．

　水は，水酸基(-OH)，アミノ基($-NH_2$)やカルボキシル基(-COOH)など，さまざまな相手と水素結合を形成する．例えば水酸基との水素結合では（図23-1f），水のHと水酸基のOとの間に水素結合する場合と，水のOと水酸基のHとの間に水素結合する場合とがある．しかも，H_3O^+を介して，相手方に水のH$^+$を与えたり，相手方のH$^+$を奪い取ったりすることができる．よって，結合水は水分子として結合するだけでなく，タンパク質との間でH$^+$の授受を行っている．H_3O^+濃度が低いので，結合水と自由水間のH$^+$交換時間は0.3 ms程度とゆっくりである．内層の

結合水によるH$^+$交換は，タンパク質のpH緩衝作用に寄与している．

3 外層の結合水

　タンパク質の表面から水分子1個分（約0.3 nm）の距離にある水分子で，極短時間（20〜250 ps）タンパク質と接触する．水素結合ではなく，ランダムな水分子の拡散運動により，タンパク質表面の20%程度と接触する．そのタンパク質機能への寄与は未解明である．

4 細胞内外の水分子の動態

A 細胞内液

　細胞内液はタンパク質や電解質などの濃厚な溶液であるが，水分子そのものの運動はさほど妨げられない．例えば，細胞内での水の並進拡散係数は約10^{-9} m^2/sであり，純水の1/2程度である．すなわち，細胞内で水分子が自由に拡散できるのは10 ms程度である．よって，細胞膜を通って入った水分子は細胞内で速やかに均一に分布すると考えられ，上皮膜細胞など経細胞性の定常流がある場合を除き，細胞内液の局所に長時間にわたり浸透圧や濃度差が形成されるとは考えられない．

　一方，Na$^+$，K$^+$などの電解質の回転相関時間（平均静止時間）は1 ns程度と，アルブミン分子と同等の長さである．ゆっくり回転しているのでイオンチャネルなどとの分子間認識が効率よく行われるものと考えられる．

B 細胞内外の水の交換

　水は細胞膜を透過できる．リン脂質からなる細胞膜そのものは，水透過に必要な活性化エネルギー（10〜12 kcal/mol）が大きく，水透過性は低い．水チャネルを有する細胞膜の活性化エネルギーは3〜4 kcal/molであり，水の**浸透性膜透過係数** osmotic water permeabilityはリン脂質そのものと比して5〜10倍高い．細胞内外の水分子は200 ms程度の時間で常に交換している．細胞は電解質やグルコース（ブドウ糖）などは，チャネルや輸送体により能動的に輸送を制御することができる．一方，水分子の移動を直接に制御することはできず，浸透圧や静水圧によって間接的に制御している．

B 浸透圧

1 浸透圧の物理化学的な意味

　水は通すが，水より大きな分子は通さない膜を**半透膜**という．図23-2aのように，水を半透膜で仕切り，その一方にのみ溶質を入れると，水は溶質の側に移動する．これは，溶質を入れたことで水の濃度が低くなったため，水が濃度の高いほうから低いほうへ動いて，膜の両側で水の濃度を等しくしようとする力が働いたためである．この力を，**浸透圧** osmotic pressure といい，水の移動を**浸透** osmosis という．ここでは，浸透圧の物理化学的な意味を掘り下げてみよう．

　今，水1kgに半透膜を透過しない分子iをm_iモル溶解すると，溶液の総自由エネルギーは，水と溶質iのモル数（m_w, m_i），化学ポテンシャル（$\hat{G}_w, \hat{G}_i$）および溶液中の全分子数に占める水と溶質iの粒子数の割合（モル分率；N_w, N_i）を用いれば，

$$G = (N_w \cdot \hat{G}_w + N_i \cdot \hat{G}_i) \cdot (1,000/W_w + m_i)$$

となる．溶質を溶かしたことによる水の化学ポテンシャルの変化 $\Delta \hat{G}_w$ は，$-RT \cdot \ln(1/N_w)$ であり，かつ，$1/N_w$ は，$1 + (m_i \cdot W_w)/1,000$ であるから，

$$\Delta \hat{G}_w \approx -RT \cdot (m_i \cdot W_w)/1,000$$

となる．ここでRはガス定数，Tは絶対温度である．$\Delta G = P \cdot V$ の関係，および水1モルの体積（モル容積率；$V_w = 18$ mL/mol）を用いて，化学ポテンシャルを圧力の単位に変換し，圧力を正で表示すると，浸透圧 π は，

$$\pi = m_i/(1,000/W_w \cdot V_w) \cdot RT$$

となり，ファント・ホッフ van't Hoff の式（$\pi = nRT$）が導かれる．

　ここで，$\Delta \hat{G}_w$ が負であることに注意して欲しい．溶媒の化学ポテンシャルは，純粋な溶媒のときが最大である．溶質が溶け込んでいくに従い，N_w は減少し，溶媒の化学ポテンシャルは小さくなる．すなわち，浸透とは，溶液中の水の化学ポテンシャルが高いほうから低いほうへと，水が移動する現象である．また，浸透圧に等しい静水圧をかけると，逆方向に水は移動し元の体積で釣り合う（図23-2b）．これを**逆浸透** reverse osmosis という．

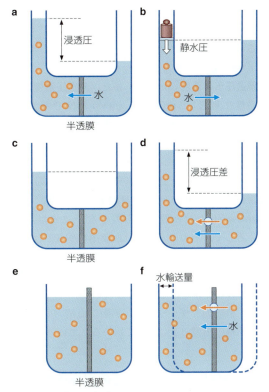

図23-2　浸透圧と浸透
a. 半透膜を介する純水と溶質粒子（オレンジ色の丸）を含む溶液との間に生じる圧力を浸透圧という．b. 浸透圧と等しい静水圧を印加すると，水は純水側に移動し，元の体積に戻る．c, e. 同じ浸透圧濃度の溶液間には，浸透圧差はない．c. 容器の体積が小さい場合．d. 半透膜を介して溶質粒子を移動させると，浸透圧濃度に差ができ，浸透圧が発生する．e. 容器の容量が大きく，半透膜の水透過性が高い場合．f. 半透膜を介して溶質粒子を移動させると，水が一緒に移動する．これを浸透という．

2 van't Hoff の式の意味

　前項で示したように，van't Hoff の係数（n）は，「浸透圧に関与する分子の濃度」として扱われている．しかし，$m_i/(1,000/W_w \cdot V_w)$ は，一般的なモル濃度（mol/L 溶液）や重量モル濃度（mol/kg H_2O）とは異なる濃度単位である．しかも V_w は温度に依存し，はなはだやっかいな式である．そこで，溶液中で1 molの粒子を放出する溶質量を1 Osm と表し，水1kgに1 Osmの溶質を溶かしたときの浸透圧（1 Osm/kg H_2O）を1 Osmol（**オスモル**）とよぶ．生理学的には，その 1/1,000 の mOsm/kg H_2O（**ミリオスモル**）が使われる．重量モル濃度と対応させて，**浸透圧重量モル濃度** osmolality といい，浸透圧の計測にはこの単位が用いられる．例えば，グルコースは溶液中で解離しないの

で，1 mmol/kg H_2O のグルコース溶液の浸透圧は，1 mOsm/kg H_2O である．NaClは，Na^+ と Cl^- に解離するので，1 mmol/kg H_2O のNaCl溶液の浸透圧は，2 mOsm/kg H_2O である．

浸透圧モル濃度 osmolarity または**浸透圧濃度**は，モル濃度に対応し，**mOsm/L** という単位で表される．希釈溶液，あるいは濃度変化が小さい場合は，浸透圧重量モル濃度とほぼ同じ値を示す．生体では体液量および組成は厳密にコントロールされており，大きく変化することはない．例えば，発汗による脱水時の血漿浸透圧変化は 10 mOsm/kg H_2O 程度であり，これを10 mOsm/Lと読み替えても大きな誤差にはならない．そして，そのほとんどは血漿中のNaClの数 mM の濃度上昇で説明できる．すなわち，浸透圧変化の原因を究明する観点からは，原因となる溶質に着目し，そのモル濃度の増減を浸透圧濃度の変化と理解したほうが，直感的で使いやすい．実際，血清 Na^+ 濃度は，脱水治療の指標の1つとして用いられている[*]．

③ 生体における浸透圧の具体的な意味

浸透圧は，生体内での水輸送の重要な駆動力である．ここでは，①細胞膜を介する細胞内外の水の輸送，②外分泌腺での水分泌，③毛細血管での水輸送，および，④軟骨組織の組織圧について，浸透圧の寄与を説明する．

Ⓐ 細胞膜を介する細胞内外の水輸送

細胞膜を介する水の輸送は浸透圧によって制御されている．すでに述べてきたように，浸透圧とは，理想的な半透膜によって測定できる水の化学ポテンシャルである．しかし，細胞膜は完全な半透膜ではない．細胞容積への作用を示す指標として，**張度** tonicity がある．細胞内液や細胞外液には多数の溶質が溶け込んでいる．これらの溶質は，浸透圧的には3つに区分さ

れる．①細胞膜を透過しないもの，②透過するもの，そして，③一部透過するものである．これらを順に見ていこう．

1 ● 細胞膜を透過しない溶質

NaCl溶液では，細胞膜は Na^+ や Cl^- を透過させないので，細胞容積への影響は，理想的な半透膜と同様である．0.9% NaCl溶液の浸透圧濃度は，血漿浸透圧濃度（300 mOsm/kg H_2O）と等しく，**等浸透圧** isosmotic である．細胞を浮遊させても，細胞内外に浸透圧差がないので，細胞容積は変化しない．これを**等張** isotonic という．0.45% NaCl溶液は 150 mOsm/kg H_2O と低浸透圧 hyposmotic であり，細胞を浮遊させると，浸透により水が細胞内に移動し膨張する．これを**低張** hypotonic という．1.8% NaCl溶液は 600 mOsm/kg H_2O と高浸透圧 hyperosmotic であり，細胞から水を吸い出し細胞を収縮させる．これを**高張** hypertonic という．

外傷による出血の場合，等張の血液が失われる．血漿を含む細胞外液の浸透圧は変化しないので，細胞内液は移動できず，細胞外液量だけが減少する（**等張性脱水**）．よって，循環血液量の 20% 以上（成人の場合約1L）を失うと循環機能を維持できない．一方，発汗や不感蒸散で水分が失われた場合は，血漿を含む細胞外液は正常よりも浸透圧が高くなる（**高張性脱水**）．細胞内液と外液の浸透圧が等しくなるまで細胞から水が吸い出され，細胞外液を補充する．よって，1L発汗しても循環機能を維持できる．

2 ● 細胞膜を透過する溶質

細胞膜を透過する分子，例えば，尿素は細胞膜を自由に透過できる．300 mOsm/kg H_2O のNaClと尿素の混合溶液の浸透圧濃度は 600 mOsm/kg H_2O で，高浸透圧である．しかし，この溶液に細胞を浮遊させると，尿素は細胞内に入り，細胞外液と同じ濃度に達する．すなわち，尿素による浸透圧濃度差は生じない．よって，細胞は，300 mOsm/kg H_2O のNaClの浸透圧だけを感じることになり，細胞容積は変化しない．この溶液は高浸透圧であるが，等張である．

脱水の治療に用いられる5% ブドウ糖溶液は，ほぼ等浸透圧である．ブドウ糖（グルコース）は細胞膜を透過できないので，細胞を浮遊させても細胞容積は変化しない．短時間では等浸透圧の等張溶液として振る舞う．しかし，血管内に投与された場合，グルコースは

---

[*] 重量モル濃度（mol/kg H_2O）と浸透圧重量モル濃度（Osm/kg H_2O）は，重量は温度に依存しないので，厳密に定義でき，濃度や浸透圧の検定用の試薬を作るときに用いられる．物理化学では基本的にこちらを用いる．モル濃度（mol/L溶液）と浸透圧モル濃度（Osm/L溶液）は，水の体積が温度によって変化するので，特定の温度でしか定義できない．一方で，体液などの混合溶液では，複数の溶質が溶け込んでおり，溶媒量も知ることはできないので，重量モル濃度を求めることはできない．したがって，溶液の容積あたりで濃度を表示せざるをえない．

順次細胞内に取り込まれ，代謝され水と二酸化炭素（CO_2）になる．結果として，真水を投与したこととなり，低張溶液とみなされる．真水を血管内に投与すれば，赤血球が膨張し溶血が起こる．低張輸液を安全に行うために，グルコースや乳酸などの代謝基質を用いて等浸透圧になるように調節している．

3 ● 細胞膜を一部透過する溶質

細胞膜を一部透過するものでは，細胞膜を透過できずはね返された分子のみが張度に寄与する．分子の**反発係数**をσとする．全部反発すればσ＝1，全部透過すればσ＝0である．よって，細胞が感受する実効的な浸透圧は，その物質の濃度のσ倍だけとなる．例えば，血液透析で用いられていたクプロファン®膜の蔗糖（スクロース）に対するσは0.25であり，σは溶質の濃度に依存しない．後ほど説明する膠質浸透圧は，同様の機構で生じる．

B 外分泌腺での水分泌—浸透

外分泌腺からの水分泌圧は浸透圧によって生成されている．上皮膜はNa^+/K^+-ATPaseやCl^-チャネルなどの輸送体をもった半透膜である．これらの輸送体によって，血管側から管腔側へと，上皮膜を介してイオンを移動させると，浸透圧差が生じる（図23-2d）．1 mOsm/kg H_2Oは約19 mmHgの圧力に相当する．実際，イヌ唾液腺の分泌圧は3.5 m水柱（260 mmHg）と動脈血圧〔1.5 m水柱（110 mmHg）〕の2倍以上の圧力であり，動脈圧による濾過ではこの分泌圧は達成できない．しかし，腺房細胞からイオン輸送により，管腔側と血管側とに14 mOsm/kg H_2Oの浸透圧濃度差をつくれば，生成可能な圧力である．腺房腔は狭いので，少量のイオン輸送で効率的に浸透圧差を生成でき，浸透によって，水が分泌される．

C 毛細血管での水輸送—膠質浸透圧

1 ● 膠質浸透圧

毛細血管や糸球体濾過膜での水輸送にも浸透圧は関与している．毛細血管内皮細胞の細胞間隙は，水のみならず電解質やブドウ糖などの低分子を透過させる．しかし，分子量66,000のアルブミンなどの高分子は透過できない．すなわち血管壁は高分子のみを通さない半透膜とみなせる．血漿中の高分子は約1.25 mM，

25 mmHgの浸透圧になる．これを**膠質浸透圧** colloid osmotic pressure とよぶ．

スターリングの仮説によれば，毛細血管での濾過圧は，（血圧−**血漿膠質浸透圧**）−（間質静水圧−間質液膠質浸透圧）である．動脈側の毛細血管では血圧が高いので駆動圧は正となり，血管から組織へと水（そして溶けている低分子）が濾過される．静脈側に進んでいくと，血漿の水が減少するので，タンパク質濃度が上昇し，血漿膠質浸透圧が増加する．血圧も下がるので，濾過圧は負となり，間質から水と低分子を再吸収する．最終的に濾過圧が0になるまで，水の再吸収が行われ，濾過量と再吸収量とはバランスがとれている．もし，血漿中のタンパク質が減少すると，血漿膠質浸透圧は低下し，毛細血管での濾過圧が増加し，再吸収圧が減少し，間質に水が溜まってしまう．これを**浮腫**とよぶ．逆に，血管内にデキストランなどの高分子を投与すれば，血漿の膠質浸透圧が上昇し，間質に溜まった水を回収できる．

2 ● 腎尿細管周囲毛細血管での水輸送

腎糸球体濾過膜では高分子を除く約20%の血漿が濾過される．輸出細動脈から腎尿細管周囲毛細血管へと流れる血漿の高分子濃度は1.25倍になるので，血漿の膠質浸透圧は31 mmHgに上昇する．一方，糸球体で濾過された原尿の浸透圧は血漿とほぼ等しい（図23-2e）．腎近位尿細管で，大量のNaClを腎尿細管から再吸収する．尿細管上皮は水透過性が高いので，わずかな浸透圧差によって水が浸透し，Na^+ 1個に対して水分子183個が血管側に再吸収される（図23-2f）．血管側まで輸送された水は，腎尿細管周囲毛細血管の高い膠質浸透圧によって，毛細血管内に引き込まれる．近位尿細管での水再吸収量は糸球体濾過量の2/3であり，血漿の膠質浸透圧は27 mmHgまでしか下がらないので，近位尿細管細胞で輸送された水は，すべて毛細血管に吸収される．結果として，1日120 Lの大量の水を近位尿細管から再吸収している．

D 軟骨組織の組織圧 —Donnan効果に伴う浸透圧

最後に半透膜を介さない浸透圧の例を示す．タンパク質は陰性電荷をもっており，静電的に陽イオンが集まり，陰イオンは遠ざかる．これを**ドナン効果** Donnan effect とよぶ．

例えば，関節軟骨には細胞が少なく，体積の90%以上はコラーゲン線維やプロテオグリカンなどからなる間質である．プロテオグリカンは陰性電荷をもつムコ多糖類である．この電荷によって滑液中のNa^+が集まり，軟骨間質液のNa^+濃度は滑液の約2倍になる．逆に陰イオンのCl^-濃度は約1/2になる．間質液は差し引き約50 mOsm/kg H_2Oの高浸透圧(約1.3気圧)になる．この浸透圧によって水が引き込まれるので，軟骨の水含有率は80%と高い．軟骨組織は膨張しようとするが，コラーゲン線維構築によって膨張が制限されるので，組織内圧として残る．この組織内圧が，軟骨に弾性を与え，軟骨への荷重を受け止める．さらに大きな荷重により軟骨が圧迫されると，間質の水は押し出されるが，Na^+はプロテオグリカンの電荷によって留まる．結果として，間質液の浸透圧はさらに高くなり，組織内圧が上昇し，荷重を受け止める．軟骨からプロテオグリカンが失われると，軟骨は弾性を失い，荷重をかけるとつぶれやすくなる．このようにして，ドナン効果による浸透圧によって，軟骨は高い荷重耐性を得ている．

Advanced Studies

MRIと水分子

　磁気共鳴画像法(MRI)は，^1H核の核磁気共鳴現象を利用した画像法であり，水分子の分子動態を反映している．生体内の水の^1H核は，1秒程度の長い縦磁化緩和時間(T_1)をもっている．T_1は分子の記憶時間である．1秒という時間は，水分子とタンパク質との相互作用ばかりでなく，細胞内外の水の交換時間よりも長い．よって，われわれが測定しているMRI画像は，これらの影響がすべて反映されて平均化されたものになっている．一方で，記憶時間が長いがゆえに，T_1を短縮させる試薬(MR造影剤)を1 mMも投与すれば，55.5 Mの水分子全体のT_1を短縮でき，効率的に造影できる．また，MTC (magnetization transfer contrast) MRI や CEST (chemical exchange saturation transfer) MRI という画像法は，タンパク質および内層の結合水と自由水との化学交換反応を反映する画像であり，腫瘍や炎症などの検出に利用されている．

●参考文献

1) Olmstead EG：Mammalian cell water, Physiologic and clinical aspects. Lea & Febiger, Philadelphia, 1966

2) Imai Y, et al：Evidence for the osmotic flow across dog submaxillary gland epithelia as a cause of salivary secretion. Jpn J Physiol 23：635-644, 1973

3) Maroudas A：Distribution and diffusion of solutes in articular cartilage. Biophys J 10：365-379, 1970

4) カウズマン WJ, 他(著), 関 集三, 他(訳)：水の構造と物性(新装版). みすず書房，2019

5) 藤代亮一, 他：現代物理化学講座第8—溶液の性質II. 東京化学同人，1968

6) Robinson RA, et al：Electrolyte solutions, 2nd ed. Dover publications, New York, 2002

第24章 体液の調節

本章では，ヒトにおける体液の調節について述べる．体液は，細胞内液 intracellular fluid (ICF)と細胞外液 extracellular fluid (ECF)に分けられる．ICF は，各臓器組織に特有の環境であり，ECF は，血液やリンパ液と間質液からなるが，それぞれの組成は全身でほぼ同じである．医療においては，採血で得た数 mL の静脈血から全身の ECF の状態を推定し，必要な補正を行うことができる．これは，ヒトの体液調節系においても同様であり，血圧・血漿浸透圧・体液量を感知する固有の受容器は体内各所に分布しており，局所で得られた情報から全身の体液（厳密には ECF）の調節を行っている．血圧・血漿浸透圧・体液量の調節には，心血管系・腎・呼吸器系・脳など多数の臓器・組織が関与し，連携しあっている．個別臓器の学習では，「全体として１個の個体であるヒトの体液調節」を理解できない．本章では，血圧・血漿浸透圧・体液量の各パラメータの調節機構について，調節の量，順序，時間オーダーに留意しつつ説明する．

A 体液とその区分

運動や下痢などの疾患で水分や電解質が喪失した場合などは，補液を行う．経口摂取であれ経静脈輸液であれ，補液を患者に施さなければならない場合，水分摂取量・喪失量，体液区分，体液調節機構の正常を知らなければ，どの種類の補液をどれくらいの量が必要かを決定できず，体液管理はできない．

1 水分の出入り

成人男性では，１日あたり約 2,500 mL の水分の出入りがある．水分の取り込みとしては飲水と食物中の水分による摂取で約 2,200 mL/日が体内に入る．加えて，栄養素の代謝の結果生じる代謝水として，約 300 mL/日の水分が体内で産生される．合計約 2,500 mL/日の水分が体内に入る．一方，水分の排出としては，尿として約 1,500 mL/日，気道や皮膚からの**不感蒸散**[*]として約 800 mL/日，便として約 200 mL/日，合計約 2,500 mL/日の水分が体内から排出される（表 24-1）．

寒いときや運動時には，気道からの不感蒸散が増加する．暑いときは発汗し，多い場合１日 10 L（2 L/時間）にも達することがある．また下痢や嘔吐などのような病的状態では上記の排出量以上の多くの体液が喪失する．不感蒸散では水が，発汗では汗が，嘔吐では胃液が失われる．失われる体液組成についても留意する必要がある．

2 体内の水分量

人体に最も多く含まれる化合物は水である．臓器や組織によって重量あたりの水分量（水分含有比）は異なる．重量あたりの水分量が多い臓器・組織は，脳(85%)，筋肉(75〜78%)，皮膚(72%)，肝臓(70%)である．重量あたりの水分量が少ない臓器・組織は，歯(3%)，脂肪(6〜10%)，骨(20%)である．水分量は「組織重量×水分含有比」の総和となり，体重の約40%を占める筋肉が多くを占める．脂肪組織の水分量は少ないが，脂肪組織量には個人差が大きく，**体内総水分量** total body water (TBW)は脂肪組織の量に影響される．若い成人男性では TBW は体重の約 60% である．

[*] 呼吸に伴う水分の喪失や，発汗によらない皮膚を通した蒸発による水分の喪失のこと．電解質は失われない．

表 24-1 成人男性の１日あたりの水分の出入り

摂取量（水分）	(mL)	排出量（水分）	(mL)
経口摂取（飲水，食物）	2,200 mL	尿	1,500 mL
代謝水	300 mL	不感蒸散（気道，皮膚）	800 mL
		便	200 mL
計	2,500 mL	計	2,500 mL

注：数値は報告者により少し異なっている．

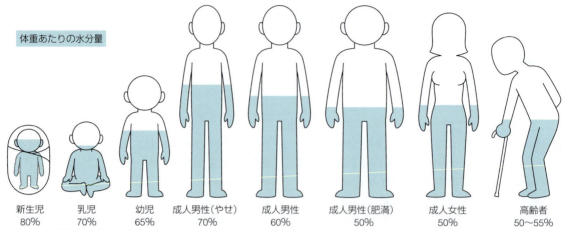

図 24-1 体重あたりの水分量
若い成人男性の場合，体内総水分量(TBW)は体重の約60%．若い成人女性では体重の約50%である．肥満者は脂肪組織の割合が多いためTBWは減少し，体重の約50%程度．逆にやせた人ではTBWは増加し，体重の約70%程度である．新生児は80%，幼児は65%と成長に伴って減少するが，高齢者では筋組織の減少により約50%程度に減少する．
〔守尾一昭：脱水症の病態，病型：高齢者に特徴的な病態，病型はあるか？ Geriatric Medicine (老年医学) 46：559-566, 2008 を参考に作成〕

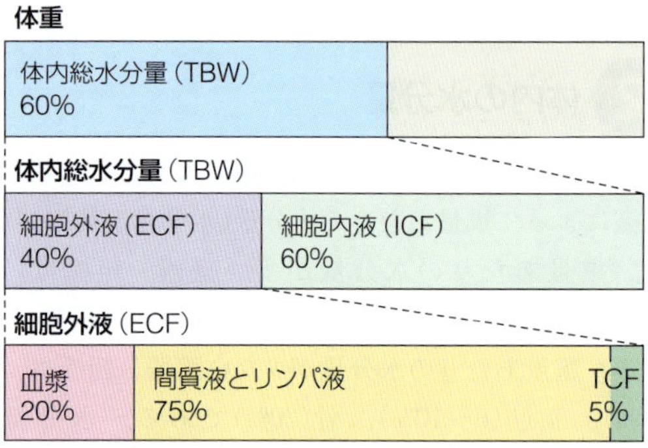

図 24-2 体液区分
体内総水分量(TBW)は，細胞内液(ICF，TBWの約60%)，細胞外液(ECF，TBWの約40%)に分けられる．ECFは，管内細胞外液(血漿，ECFの約20%)と管外細胞外液(間質液とリンパ液，ECFの約75%)，細胞通過液(TCF，ECFの約5%)に分けられる．

若い成人女性では，TBWは体重の約50%である．成人女性は脂肪組織の割合が多いため，体重あたりの水分量が少ない．同様に肥満者でも脂肪組織の割合が多いため，TBWは減少し体重の約50%程度である．逆にやせた人では，TBWは増加し体重の約70%程度となる．高齢者では筋組織の減少により，TBWは体重の約50%程度に減少してくる(図24-1)．

TBWの近似値として，体重の60%を用いることが行われてきたが，高度の肥満・やせや高齢者，乳幼児などには，不適切である．TBWは，重水やアンチピリンなどトレーサー希釈法により実測されてきたが，測定が煩雑であり日常的には用いられない．個人差の大きい脂肪組織を除いた除脂肪体重 lean body mass (LBM) に対する水分量は，性別に関係なく73%と一定であることが知られている．そこで，体重・身長・性別などからLBMやTBWを求める経験的な計算式が用いられてきた．近年は，非侵襲の生体電気インピーダンス法により簡便にTBWの推定が行えるようになった．

❸ 細胞内液と細胞外液

体内総水分は，**細胞内液**(ICF)と**細胞外液**(ECF)に分けられる(図24-2)．ICFはTBWの約60%，ECFは約40%である(これらの数値は報告者により少し異なっている[*])．

ECFは，生体外部の環境から独立し，細胞にとって至適な環境を細胞に与えており内部環境とよばれている．ECF(**内部環境**)の電解質組成，浸透圧，pHなど

---

[*] 水分量の測定法：体内総水分量の測定には，重水やアンチピリンのように細胞膜を自由に通過でき体液区分全域に急速・均等に分布する物質を用いる．その指示物質が，均一に拡散したと仮定して，注入量(S)，濃度(C)から，容積(V)はV=S/Cで求めることができる．細胞外液量の測定には，ロダン酸ナトリウム(チオシアン酸ナトリウム)，イヌリン，マンニトールのような細胞外液に均一に拡散するが，細胞内にはほとんど入らない物質を用いる．しかし，分子量により分布する細胞外液の範囲が異なるので，測定値はすべての方法で一致するわけではない．

表 24-2　血漿・間質液・細胞内液・汗の電解質組成

	ECF 血漿	ECF 間質液	ICF	汗
Na^+ (mM)	140	145	15	60
K^+ (mM)	4	4.5	120	10
Ca^{2+} (mM)	1.25	1.25	0.0001	1
Mg^{2+} (mM)	0.6	0.6	1	0.5
Cl^- (mM)	104	116	20	50
HCO_3^- (mM)	24	24	16	4
$H_2PO_4^-$, HPO_4^{2-} (mM)	0.7	0.8	0.7	1.5
グルコース (mM)	5.5	5.5	〜0	0.5
タンパク質 (g/dL)	7	1	30	0.05
pH	7.4	7.4	7.0〜7.2	5.0〜8.2
浸透圧 (mOsm/kg H_2O)	290	290	290	160

ECF：細胞外液，ICF：細胞内液．
〔多久和陽，他：生体の一般生理学．本間研一（監修）：標準生理学，第9版．医学書院，2019，および中山昭雄（編）：温熱生理学．理工学社，1981 より著者作成〕

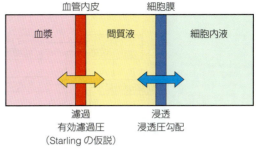

図 24-3　体液区分間での水の移動
細胞内液と細胞外液とは，半透膜である細胞膜で区切られている．水の移動は浸透圧による浸透で行われる．細胞外液は間質液と血漿に分けられ，血管内皮で区切られている．水の移動はStarling の仮説により，静水圧差と膠質（コロイド）浸透圧差による濾過で行われる．

の化学的・物理的性質は恒常に保たれており，そのため細胞は正常な機能を維持できる．ECF の恒常性を維持するため，外部環境と常に物質交換が行われ，動的な平衡状態であるといえる．この恒常性維持の状態を**ホメオスタシス** homeostasis とよんでいる．

A 細胞外液の構成

ECF は，管内細胞外液（血漿 plasma, ECF の約 20％）と管外細胞外液（間質液 interstitial fluid とリンパ液，ECF の約 75％），細胞通過液 transcellular fluid (TCF, ECF の約 5％)に分けられる．

血漿は，血液の液体成分のことをいう．液体成分と細胞成分（赤血球，白血球，血小板）との合計が血液量であり，血液量は体重の約 1/13 である．**間質液**（組織間液）は，水分が脈管内から毛細血管の壁を横切り脈管外に出て，血球成分以外の細胞の間質に存在する液体である．**リンパ液**はリンパ管の中を流れるが，間質液の一部がリンパ液となるのであり，間質液の一部とみなすことができる．**細胞通過液**とは，脳脊髄液，眼房水，関節液などのことをいい，血漿や間質液とは機能的に異なっている．

B 細胞外液と細胞内液の違い

血漿，間質液，細胞内液および汗の電解質組成を，表 24-2 に示した．ECF は，Na^+ や Cl^- が多く，K^+ が少ない．ICF は，Na^+ や Cl^- が少なく，K^+ が多い．管内細胞外液と管外細胞外液は毛細血管内皮により隔てられている．毛細血管内皮細胞はタイト結合などによって結合されており，アルブミンなどの大きなタンパク質を通さないが，水やイオンはよく通過させ，分子直径 5〜12 nm のペプチドなども透過させる不完全な半透膜である．このため，血漿と間質液の組成はタンパク質を除けばよく似ている．

C 体液区分間での水の移動

ICF と細胞周囲の間質液との水移動は，細胞膜が半透膜であることから浸透圧勾配に従った浸透 osmosis によって移動する．急速に多量の水の輸送を行う必要のある上皮細胞の膜や，浸透圧の大きな変化に対応する赤血球などには，水の通過経路である水チャネルとして**アクアポリン** aquaporin（AQP）が存在する．AQP の水透過性には方向性はないので，水は浸透圧の高い区分に向けて移動する（図 24-3）．したがって，発汗による脱水で血漿浸透圧が高くなると，細胞内外の浸透圧差がなくなるまで，細胞内から水が細胞外へ移動する．

間質液と血漿との水移動は，毛細血管内皮が不完全な半透膜であることから，毛細血管内外の**静水圧差**と**膠質（コロイド）浸透圧差**で決まる．毛細血管の動脈側では，水を毛細血管から外へ押し出す静水圧差が水を

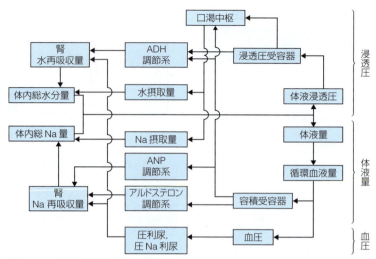

図 24-4　体液制御機構の全体像
〔彼末一之，他（編）：やさしい生理学，改訂第 7 版，南江堂，2017 より一部改変して転載〕

引き込む膠質（コロイド）浸透圧差より大きいので濾過が起こる．毛細血管の静脈側では，静水圧差が膠質（コロイド）浸透圧差より小さいので水の再吸収が起こる（図 24-3，→第 35 章，599 頁参照）．したがって，出血で血漿量が減少した場合は，毛細血管の静水圧が低下するので，間質側から静水圧が同じになるまで，間質液の水が血漿側に移動する．そのため，血液のヘマトクリット値が低下する．

B 体液の調節

体液に変化があったときには，血圧・血漿浸透圧・体液量のパラメータを基準値に戻すように体液調節機構が働く．概要図を図 24-4 に示す．血圧は主に長期的な体液調節を行い，血漿浸透圧と体液量は主に短期的な体液調節に働く．血漿浸透圧と体液量による調節について，不感蒸散と発汗による脱水（図 24-5），および出血を例に挙げながら，その作用を説明する．

1 血圧による体液の調節

血圧を介する体液量調節は，腎臓における圧利尿 pressure diuresis および圧ナトリウム利尿 pressure natriuresis により行われる．図 24-6 の腎機能曲線に示すように，血圧が上昇すると尿量が増加し，Na^+ 排泄量も増加する．圧利尿は循環器系でも述べるように，長期的な血圧調節機構であるが，これは体液量調節と表裏一体となっている．水や塩分の過剰摂取により循環血液量が増加すると，平均体循環圧が上昇し静脈還流量が増え，心拍出量が増加する．結果として血圧が上昇する．これを，腎において尿排泄を増加させて，数日以内に血液量を正常に戻す．腎機能が正常であれば，わずかな血圧の上昇により，大きく尿量を増加させる．こうして，血圧と体液量はごく狭い範囲に調節される．重要な点は，圧利尿は，腎血流量の自動能や尿細管糸球体フィードバック，および心拍出の Frank-Starling の法則という，臓器局所的な調節機能によることである．したがって，移植腎や移植心であっても，圧利尿は常時体液調節に働いており，日常生活での水や食塩摂取の過不足を調整している．

なお，出血などで血圧がショックレベル（収縮期血圧 90 mmHg 未満）では，平均血圧は 60 mmHg 台まで下がる．腎血流の自動能の下限以下であり，輸入細動脈圧が大きく低下するので，尿量は大きく低下し，結果として体液量を保持する．

2 浸透圧による体液の調節

血漿浸透圧が変化する体液変動が生じた場合に作用する．日常生活での不感蒸散や発汗による脱水時に最初に働く調節機構である．

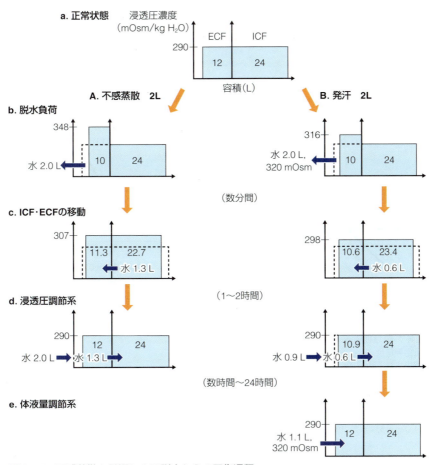

図 24-5 不感蒸散と発汗による脱水からの回復過程
不感蒸散（A：左カラム）または発汗（B：右カラム）で、2Lの体液が失われた場合の細胞外液（ECF）と細胞内液（ICF）の変化を示す．縦軸に浸透圧濃度，横軸に容積，破線の枠は正常値を示す．
a. 体重 60 kg の成人男子の正常状態．
b. 脱水負荷．不感蒸散では ECF から水だけが，発汗では水と浸透圧活性物質（320 mOsm）が体外に失われる．実際には脱水進行中に c の機序により細胞内外間で水移動が適宜行われるので，このような状態になることはない．
c. ICF・ECF の浸透圧差による物理的な水の移動．浸透圧濃度差がなくなるまで水が移動する．
d. 浸透圧調節系による調節（主に飲水とバソプレシン）．血漿浸透圧濃度が正常（290 mOsm/kg H_2O）になるまで飲水や尿濃縮が働く．
e. 体液量調節系による調節（主に飲水，摂食とアルドステロン）．体液量が正常（ECF 量 12 L）になるまで飲水，食塩摂取や Na^+ 再吸収が働く．

A 浸透圧による細胞内外液の移動

不感蒸散や発汗で ECF の水が失われると，血漿浸透圧が高くなる．細胞内外の浸透圧差がなくなるまで，細胞内から水が細胞外へ移動する．この調節機構は，全くの物理的な現象であり，自律神経や内分泌などの調節機能は関与しない．発汗部位が局所であっても，ヒトの循環時間は1分足らずなので，数分間で全身の ECF は同じ浸透圧となる．したがって，脳脊髄を除く全身の細胞が寄与する．

体重 60 kg（ICF 24 L，ECF 12 L）の成人が不感蒸散で2Lの水を失った場合を考える（図 24-5A）．不感蒸散により ECF 量は 10 L に減少するが，血漿の浸透圧活性物質は失われていないので，ECF の浸透圧濃度は 290 mOsm/kg H_2O から 348 mOsm/kg H_2O に上昇する（図 24-5A-b）．ICF が細胞膜を挟んだ浸透圧勾配に従って流出し，ICF・ECF の浸透圧濃度は 307 mOsm/kg H_2O まで減少する．このとき，ICF 1.3 L が ECF に移動するので，ECF の減少量は 0.7 L まで補正される（図 24-5A-c）．その結果，循環血漿量，す

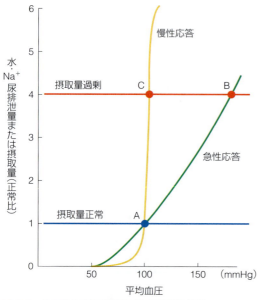

図 24-6　血圧と尿量の関係を示す腎機能曲線
正常な定常状態（A）から，過剰なNa^+や水を摂取すると，体液量増加により血圧が上昇する（急性応答：B）．しかし，圧ナトリウム利尿により，血圧上昇に反応し，尿量が増加しNa^+排泄量も増加し，体液量を減少させて数日内に血圧を下げる（慢性応答：C）．逆に血圧が低下すると，尿量・Na^+排泄量が低下し体液量を保持する．日常生活での水や食塩摂取量の過不足を調整し，長期間にわたって血圧を一定に保つ調節機構である．
〔Hall JE：Control of blood pressure by the renin-angiotensin-aldosterone system. Clin Cardiol 14（Suppl 4）：6-21, 1991 より改変して転載〕

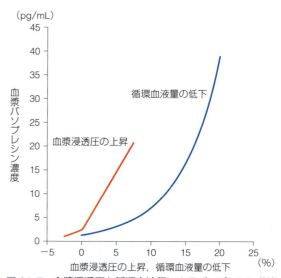

図 24-7　血漿浸透圧と循環血液量によるバソプレシン分泌
〔Dunn FL, et al：The role of blood osmolality and volume in regulating vasopressin secretion in the rat. J Clin Invest 52：3212-3219, 1973 より改変して転載〕

なわち循環機能が維持される．

　発汗で 2 L の水を失った場合は，汗腺からの汗により ECF 量は 10 L に減少する（図 24-5B）．同時に 320 mOsm 相当の電解質が失われるので，ECF の浸透圧濃度は 290 mOsm/kg H_2O から 316 mOsm/kg H_2O に上昇する（図 24-5B-b）．ICF が細胞膜を挟んだ浸透圧勾配に従って流出し，ICF・ECF の浸透圧濃度は 298 mOsm/kg H_2O まで減少する．このとき，ICF 0.6 L が ECF に移動するので，ECF の減少量は 1.4 L まで補正される（図 24-5B-c）．その結果，発汗では体液の浸透圧上昇は抑えられるが，細胞外液量の低下は大きくなる．なお，運動鍛錬者では，汗の浸透圧はより低張に，K^+濃度は血漿K^+濃度に近づくことが知られている．すなわち，細胞外液量の維持が運動機能の維持に有効と考えられる．

B 浸透圧受容器

　細胞外液の浸透圧変化は浸透圧受容器で感知される．浸透圧受容器は，視床下部の脳弓下器官 subfornical organ（SFO）および終板脈管器官 organum vasculosum of the lamina terminalis（OVLT）にある．この部位は脳室周囲器官であり，有窓毛細血管があり脳血管関門を欠くので，血漿の浸透圧変化を感知することができる．血漿 Na^+濃度に反応し，K^+，ブドウ糖，尿素の濃度には，あまり反応しない．

　肝循環系にも浸透圧受容器があり，飲水や摂食時の肝門脈血漿を感知し，迷走神経求心路で中枢に伝達され浸透圧変化に対応する．

C バソプレシン

　脳弓下器官・終板脈管器官で感知された浸透圧の上昇は，直接または中心視索前核を経由して，視床下部の**室傍核** paraventricular nucleus（PVN）および**視索上核** supraoptic nucleus（SON）に伝えられ，下垂体後葉からのバソプレシン vasopressin（ADH）の分泌を引き起こす．バソプレシンはV_2受容体を介し腎集合管に働き，水透過性を上昇させ水を再吸収し尿を濃縮する．自由水クリアランスは約－1.5 L/日であり，3 時間にコップ 1 杯程度の真水の補給に相当する．結果，血漿浸透圧を低下させる．図 24-7 に示すように，わずかな血漿浸透圧の上昇によって，バソプレシン分泌は大きく上昇する．逆に，飲水などにより，血漿浸透

圧が低下すると下垂体後葉からのバソプレシン分泌は速やかに停止する．血漿中のバソプレシンの半減期は約15分と短いので，血中バソプレシン濃度は低下し，集合管の水透過性が低下し，希釈された尿が排泄され，血漿浸透圧を上昇させる．自由水クリアランスは最大18 L/日である．かつて米国で行われた「水飲み大会」は，約240 mLの真水を15分ごとに飲むように求めた（このペースだと21.6 L/日）というのであるから，ヒトの水処理能力を超えた設定である．その結果，体液が希釈され水中毒を起こした参加者が死亡する痛ましい事故につながった．

D 浸透圧性口渇

浸透圧受容器で感知された浸透圧の上昇は，第三脳室前側腹部にあるといわれる口渇中枢（または飲水中枢）に伝えられ，飲水行動を起こさせる．飲水行動は行動性体液調節であり，現代人にとって最も効率的な体液調節手段である．消化管から水が吸収され，血漿浸透圧が正常値に戻ると口渇は消えて，通常1～2時間で飲水行動は止まる．

不感蒸散で2 Lの水を失った場合では，ECFが0.7 L減り，血漿浸透圧が6%高い状態（図24-5A-c）から，バソプレシンや飲水によりECFを希釈する．細胞外液浸透圧が低下すると，浸透圧差に従ってICFに水が移動する．結果として，2 Lの喪失分を補充したところで，体液の浸透圧濃度は290 mOsm/kg H_2Oに戻る（図24-5A-d）．したがって，発汗を伴わない冬季の脱水は，水の補給のみで体液はほぼ元通りに戻る．

2 Lの発汗の場合では，ECFが1.4 L減り血漿浸透圧が3%高い状態（図24-5B-c）から，バソプレシンや飲水によりECFを希釈する．ICFの浸透圧活性物質量は変化していないので，ICF量は24 Lの元の値まで戻る．ECFはNa^+やCl^-などが汗で失われたため，10.9 Lまでしか戻らず，ECFは1.1 L減少した状態となる（図24-5B-d）．この状態を自発的脱水 voluntary dehydration という．

一方，出血により血漿を失った場合は，浸透圧には変化はないので，ICFからの補充はなく，浸透圧による体液調節も働かず，ECF量は出血量分が減った状態になる．

3 体液量による体液の調節

体液量が変化する体液変動が生じた場合に作用する．日常生活では発汗による脱水時に浸透圧調節に続いて働く調節機構である．また，出血や嘔吐・下痢などの等張性の体液が失われた場合にも働く．体液量を回復するためには，水分の摂取とともに，浸透圧活性物質（主にNa^+）の摂取と，腎での再吸収が必要である．

A 容積受容器

ECFの容積変化は容積受容器で感知される．容積受容器には，低圧系容積受容器と高圧系容積受容器がある．低圧系容積受容器には心房および肺内循環系の伸展受容器がある．高圧系容積受容器には，腎臓の傍糸球体装置と頸動脈洞・大動脈弓の圧受容器がある．これらは，循環血液量の減少・増加を介して体液量の変化を感知する．

B 血液量減少性口渇と塩分に対する食欲

容積受容器によって，循環血液量の減少が感知されると，第三脳室前腹側部の中心視索前核などからなる口渇中枢に伝えられ，飲水行動を起こさせる．例えば，激しい運動をした日の夜，寝る前に喉の渇きを覚えて水をいっぱい飲む．また，塩分に対する食欲 salt appetite が刺激され，塩っ辛いものや濃い味付けのものを好んで摂食する．中枢はよくわかっていないが，口渇中枢付近と考えられている．行動性に水とNa^+を補充し，ECF量を回復させ，ほぼ24時間かけて体液量を回復するといわれている．

C バソプレシン

循環血液量が低下すると静脈還流量が低下し，心房圧が低下する．心房の容積受容器が圧低下を感知して，迷走神経求心路から延髄孤束核を経由して室傍核および視索上核に伝えられ，バソプレシンの分泌を増加させ，尿量を低下させる．逆に，循環血液量が増加し心房圧が上昇すると，バソプレシンの分泌が抑制され尿量が増加する．肺内循環系の伸展受容器は，出血などの血液量低下だけでなく，横臥から立位への体位変換や陽圧呼吸などによる胸腔内圧の低下でも，バ

ソプレシン分泌を増加させる．頸動脈洞と大動脈弓の動脈圧受容器 arterial baroreceptor は，高圧系の容積受容器としての機能をもつ．血圧が大きく低下すると，それぞれ頸動脈洞枝（舌咽神経の分枝）と大動脈神経（迷走神経の分枝）を通り，延髄血管運動中枢を介して，バソプレシン分泌を増加させる．図 24-7 に示すように，バソプレシンの分泌は循環血液量が 10〜15% 低下しないと大きな上昇は起こらない．したがって，日常生活では血漿浸透圧によるバソプレシン分泌制御が主であり，容積受容器によるバソプレシン分泌は補足的な制御と考えられる．

出血により循環血液量が 15% 以上低下すると，バソプレシンの分泌は大きく増加し，血管収縮作用のある濃度に達する．V_{1a} 受容体を介して血管平滑筋を収縮させ，血圧を上昇させる．ただし，体液量による補正機構は，浸透圧に比べ遅く時間がかかる．循環血液量の 20% 以上の出血では，放置すれば死に至る可能性が高い．

D レニン-アンジオテンシン-アルドステロン系

循環血液量が低下すると，傍糸球体装置の輸入細動脈伸展受容体が腎血圧・腎血流の低下を検知し，傍糸球体細胞からレニンを分泌させる．レニンはアンジオテンシノゲンをアンジオテンシン I に変換し，アンジオテンシン I はアンジオテンシン変換酵素（ACE）によりアンジオテンシン II に変えられる．アンジオテンシン II は副腎皮質に作用し，**アルドステロン** aldosterone を分泌する（レニン-アンジオテンシン-アルドステロン系）．アルドステロンは腎臓の遠位尿細管・集合管に作用して，Na^+ を再吸収し，K^+ を分泌する．結果として，血漿中の NaCl 量を増加させて，体液量を増加させる．アルドステロンとアンジオテンシン II の血中半減期はそれぞれ 20 分と 1〜2 分と短いが，レニンは 80 分と長いので，全体としては時間オーダーで作用する．アルドステロンの静脈内投与実験では，Na^+ 再吸収量が 190 mmol/日，Cl^- 再吸収量が 150 mmol/日，K^+ 分泌量が 45 mmol/日増加する．したがって，1 日あたり約 300 mOsm 増加し，約 1 L の細胞外液に相当する．

アンジオテンシン II は，脳弓下器官に作用し，血液量減少性口渇をもたらし，水を飲むなどの行動性調節を促す．視索上核や室傍核に作用し，バソプレシンの分泌促進も行う．また，アンジオテンシン II は強力な血管収縮作用がある（レニン-アンジオテンシン-血管収縮系）．輸入細動脈を収縮させて，腎血流量・糸球体濾過量を減少させ，結果として水・Na^+ の排泄量を減少させる．細動脈や静脈を収縮させて，出血時に末梢循環抵抗と静脈還流量を上げて，血圧の維持に働く．

なお，傍糸球体細胞は腎交感神経の刺激によってもレニンを分泌する．また，緻密斑にある上皮細胞は，低食塩食の摂取などで NaCl が不足した場合には，遠位尿細管管腔液の Cl^- 濃度の低下を検知し，レニン分泌を刺激する．

2 L の発汗後，浸透圧による体液の調節が行われても，細胞外液は Na^+ や Cl^- などが汗で失われたため，細胞外液は 1.1 L 減少した状態で細胞外液浸透圧は正常となり，浸透圧受容器による飲水は止まる（図 24-5B-d）．浸透圧活性物質を補充しない限り細胞外液量は元に戻らない．容積受容器により，飲水や摂食などの行動性体液調節と，レニン-アンジオテンシン-アルドステロン系やバソプレシンによる，腎での Na^+ と水の再吸収の増加により，1 L 程度であれば，約 24 時間で元の体液量にまで回復できる（図 24-5B-e）．むろん，食塩や浸透圧活性物質を含むスポーツ飲料の摂取は，体液量の回復を促進する．

E 心房性ナトリウム利尿ペプチド

これまで述べてきた体液量の調節系は体液を増加させるように働くが，**心房性ナトリウム利尿ペプチド** atrial natriuretic peptide（ANP）は体液を減少させる．血液量が増加し心房内圧が高くなると，心房壁が伸展し，主に心房の心筋細胞から分泌される．ANP は腎集合管に作用して Na^+ の再吸収を抑制し，また，糸球体輸入細動脈を拡張させて糸球体濾過量を増加させて，ナトリウム利尿を起こす．また，血管内皮細胞の natriuretic peptide receptor 1（NPR1）受容体を介し血管平滑筋を弛緩させ，血圧を下げる．ANP の血中半減期は約 2 分と短いが，循環血液量を増加させた実験では，血中レニン濃度の低下とミラーイメージで 1 時間程度で上昇し高値を保ち，時間オーダーで作用し 5 mL/分（7 L/日）程度の利尿を引き起こすことができる．

脳性ナトリウム利尿ペプチド brain natriuretic peptide（BNP）は，正常時にはほとんど分泌されていないが，心不全などで心室の心筋細胞から桁違いに大量に

分泌される．作用は ANP と同様で，循環血液量を下げて，心室への容量負荷を低減する．血中半減期は約 20 分で ANP より長い．

これまで述べたように，体液に変化があったときには，血圧・血漿浸透圧・体液量のパラメータを基準値に戻すように血圧・血漿浸透圧・体液量の体液調節機構が順に働く．体液調節においては腎臓・心臓・血管・副腎・皮膚などの多くの臓器に，内分泌系臓器や神経系臓器などが連携して，個体として統合した調節が行われている．なお，体液の電解質組成や pH に関する制御については，それぞれ腎臓と酸塩基平衡の章（→第 50 章，798 頁，第 25 章，515 頁）で説明がある．

C 血漿浸透圧

最後に，臨床医学で用いられている血漿浸透圧濃度の算出方法と，基本的な輸液について補足する．

1 血漿浸透圧濃度

英文では，浸透圧は osmotic pressure，浸透圧濃度は osmolarity または osmolality でまったく異なるものである．しかし臨床現場では，体液の浸透圧を浸透圧濃度で表記することが慣習的に行われているために混同しやすい．しっかり区別して用いる必要がある．血漿浸透圧の測定は，氷点降下法がよく用いられている．一方，血漿浸透圧濃度を決定しているのは，主に血漿 Na^+ 濃度，グルコース，尿素窒素であるので，概算ではあるが，次の式で表される．

血漿浸透圧濃度(mOsm/kg H_2O)＝血漿 Na^+ 濃度(mEq/L)×1.86＋グルコース(mg/dL)/18＋尿素窒素(mg/dL)/2.8 ·····························(1)

NaCl は Na^+ と Cl^- に体液中で解離するが，この解離が 100% であるならば，血漿 Na^+ 濃度による血漿浸透圧濃度は「血漿 Na^+ 濃度×2」となる．解離が 100% でないので，「血漿 Na^+ 濃度×1.86」となっている[*]．

グルコースの X mg/dL は X×10 mg/L となり，グルコースの分子量は約 180 であるので，グルコースの X mg/dL は X×10÷180 mmol/L となる．このため，グルコースによる血漿浸透圧濃度は「グルコース

(mg/dL)/18」となる．

同様に，尿素窒素の分子量は約 28 であるので，尿素窒素の Y mg/dL は Y×10÷28 mmol/L となる．このため，尿素窒素による血漿浸透圧濃度は「尿素窒素(mg/dL)/2.8」となる．尿素は，細胞膜を自由に通過し細胞内外で尿素の濃度は等しい．このため，尿素は生体内で有効な浸透圧を形成しない無効浸透圧物質である．

式(1)で求めた血漿浸透圧濃度計算値は，実測の血漿浸透圧濃度より，10 mOsm/kg H_2O 以内の範囲で低い．これを**浸透圧ギャップ**という．血漿 Na^+，グルコース，尿素窒素以外にも溶質が存在しているからである．また，病的にほかの浸透圧活性物質が増加したとき，このギャップはさらに大きくなる．一般的な臨床検査項目にないもの，例えば，エタノールは，浸透圧ギャップの 4.6 倍が血中アルコール濃度(mg/dL)と概算できる．

2 輸液療法の注意点

脱水症の治療のために輸液療法を施す場合がある．そのとき，蒸留水のみをそのまま大量に投与すれば，浸透圧の関係から血管内に溶血が生じる．脱水症の治療時には，血漿浸透圧と**等張性**の液(**等張液**)の投与が必要である．

1 ● 生理食塩液

生理食塩液とは，その浸透圧が正常の血漿浸透圧とほぼ等しい塩化ナトリウム(NaCl)水溶液のことをいう．285 mOsm/L の浸透圧濃度の生理食塩液 1 L を A g の NaCl から作るとすると，NaCl の分子量は 58.44 なので，これは A/58.44 M＝A×1,000/58.44 mM に相当する．

式(1)より

285 mOsm/L＝血漿 Na^+ 濃度(mEq/L)×1.86＋グルコース(0 mg/dL)/18＋尿素窒素(0 mg/dL)/2.8

285÷1.86＝血漿 Na^+ 濃度(mEq/L)

---

[*] 血漿 Na^+ 濃度による血漿浸透圧濃度を「血漿 Na^+ 濃度×2」と記述している臨床の教科書も存在する．概算するには，臨床的にこのほうが覚えやすいかもしれない．また，血漿 Na^+ 濃度の単位は mEq/L，グルコースと尿素窒素の単位は mg/dL となっているのは，臨床上それらの単位が一般的だからである．式(1)は，単位の違うものの足し算をして数学的に不正確な式だと一瞬思うかもしれないが，右辺左辺ともに mOsm/L（≒mOsm/kg H_2O）の単位の数値となるようにされている．

285÷1.86＝A×1,000÷58.44

A＝約9 g（1 L に対して）

つまり，0.9 w/v% の食塩液が生理食塩液となる.

2 ● ブドウ糖液

ブドウ糖（グルコース）液で等張液を作ることを考える．グルコース B g から 285 mOsm/L の浸透圧濃度のグルコース液 1 L を作るとすると，B g/L は B×100 mg/dL に相当する.

式(1)より

285 mOsm/L＝血漿 Na 濃度（0 mEq/L）×1.86＋グルコース（B×100 mg/dL）/18＋尿素窒素（0 mg/dL）/2.8

285×18＝グルコース（B×100 mg/dL）

B＝約50 g（1 L に対して）

つまり，5 w/v% のグルコース液が等張液となる.

このように，浸透圧や等張液の概念を知ることは，臨床上非常に重要である.

📖 巻末付録 問題 24. 脱水症 ➡ 1075 頁参照.

● 参考文献

1) Boer P：Estimated lean body mass as an index for normalization of body fluid volumes in humans. Am J Physiol 247：F632-F636, 1984
2) Cowley AW Jr：Long-term control of arterial blood pressure. Physiol Rev 72：231-300, 1992
3) Ivy JR, et al：Pressure natriuresis and the renal control of arterial blood pressure. J Physiol 592：3955-3967, 2014
4) Liddle GW：Aldosterone antagonists. AMA Arch Intern Med 102：998-1004, 1958
5) Tokudome T, et al：Molecular mechanism of blood pressure regulation through the atrial natriuretic peptide. Biology (Basel) 11：1351, 2022
6) Epstein M：Renal effects of head-out water immersion in humans：a 15-year update. Physiol Rev 72：563-621, 1992

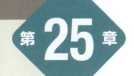

第25章 酸・塩基平衡の基本概念

ヒト細胞外液のpHは7.35〜7.45という狭い範囲内に保たれている．しかし，実際には，多くの酸が体内で作られており，身体は酸(H^+)過剰状態である．例えば，グルコースの分解(好気的解糖)により多量の二酸化炭素(CO_2)が作られる．嫌気的解糖においては乳酸が作られる．また，タンパク質やアミノ酸の異化により，リン酸，乳酸などが作られる．CO_2はガスとして存在することもできるため，**揮発性酸**とよばれる．それ以外の酸は気体にはならないため，**不揮発性酸**とよばれる．

体液のpHを一定に保つため，生体は2つの方法で対応している．1つは継続的に酸を体外に排泄する方法で，揮発性酸は肺からCO_2として，不揮発性酸は腎臓からH^+やアンモニウムイオン(NH_4^+)などとして排泄される．もう1つの方法は**緩衝作用**という過程で，重炭酸イオン(HCO_3^-)やリン酸イオン($H_2PO_4^-$およびHPO_4^{2-})を用いてpH変化を抑制する作用である．細胞外液では特に重炭酸系が重要な役割を担っている(図25-1)．本章では酸・塩基平衡の基本概念とその調節，そして平衡が崩れたときに生じる病態について，総論的な内容を中心に解説する．各器官における酸・塩基平衡調節についての詳細はそれぞれの器官の機能とともに学習する．

A 酸・塩基とは

体液のpHは厳密に調節されている．生体の酸・塩基平衡を考える前に，まず，酸・塩基がどのように定義されているかを知る必要がある．酸・塩基の定義にはいくつかの理論が存在する．ここでは体内の溶媒が基本的には水である，ということを前提にブレンステッド-ローリー Brønsted-Lowry の理論に基づいて説明する．

体液の酸性度は**pH**で表される．pHは水素イオン(H^+，プロトン)の濃度[H^+]をマイナス対数で示した

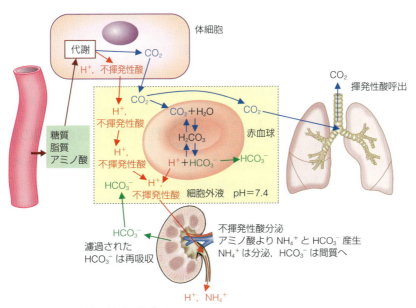

図25-1 酸の生成と排泄の概念図

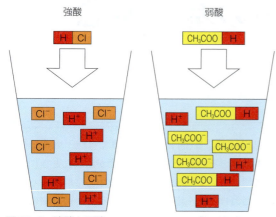

図 25-2　強酸と弱酸
強酸は溶液中で完全に解離するが，弱酸は一部は解離しないまま溶液中に存在する．

単位で，具体的には以下のように表す．なお，本章で用いる対数はすべて常用対数のため，以降 $\log_{10}$ は $\log$ と表記する．

$$\mathrm{pH} = -\log_{10}[\mathrm{H}^+]$$

このような条件下で，酸と塩基は以下のように定義する．

「酸」とは H^+ を放出できる物質．例えば塩酸（HCl）が解離すると，

$$\mathrm{HCl} \rightarrow \mathrm{H}^+ + \mathrm{Cl}^-$$

となり H^+ を放出できるので酸．

「塩基」とは H^+ を受け取れる物質．例えば水酸化ナトリウム（NaOH）は，

$$\mathrm{NaOH} \rightarrow \mathrm{Na}^+ + \mathrm{OH}^-$$

となりこの OH^- が H^+ と結合し，

$$\mathrm{H}^+ + \mathrm{OH}^- \rightarrow \mathrm{H_2O}$$

となるので塩基である．

H^+ をもつものが酸，OH^- を生じるものが塩基という考え方を学習したことがあるかもしれない．これはアレニウス Arrhenius の理論に基づく考え方であるが，必ずしもそれは当てはまらない．例えばアンモニア（$\mathrm{NH_3}$）の場合を考えてみる．「アンモニアは水に溶けると OH^- を生じるから塩基」と単純に考えているかもしれないが，必ずしもそうではない．アンモニアが水に溶けると次のような反応が起こる．

$$\mathrm{NH_3} + \mathrm{H_2O} \rightarrow \mathrm{NH_4}^+ + \mathrm{OH}^-$$

アンモニアはアレニウスの定義では OH^- を生じるので塩基となる．

一方，以下のような反応も溶液中では生じる．

$$\mathrm{NH_4}^+ \rightarrow \mathrm{NH_3} + \mathrm{H}^+$$

この場合，ブレンステッド-ローリーの理論に基づけば，アンモニウムイオンは酸であり，アンモニアは塩基であるが，OH^- 云々は考える必要がない．今後，本章では体液の pH はブレンステッド-ローリーの理論に基づき説明していく．

B　体液の緩衝作用

1　強酸と弱酸

酸と塩基はさらに**強酸・強塩基**，**弱酸・弱塩基**に分類される．強・弱の違いは，溶液中でどの程度解離しているかによる（図 25-2）．例えば，塩酸（HCl）や水酸化ナトリウム（NaOH）は溶液中ではほぼすべてが解離し，塩酸は H^+ と Cl^- に，水酸化ナトリウムは Na^+ と OH^- に分かれている．このような性質をもつのが，強酸や強塩基である．これらの解離式は上記のように，

$$\mathrm{HCl} \rightarrow \mathrm{H}^+ + \mathrm{Cl}^-$$
$$\mathrm{NaOH} \rightarrow \mathrm{Na}^+ + \mathrm{OH}^-$$

となり，矢印は一方向性である．

一方，酢酸（$\mathrm{CH_3COOH}$）はすべてが解離するわけではなく一部はイオンにならずに溶液中に存在する．このとき，次のような式が成り立つ．

$$\mathrm{CH_3COOH} \rightleftarrows \mathrm{CH_3COO}^- + \mathrm{H}^+$$

この式はそれぞれの物質が常に一定の割合で存在し，このうちのどれかが増えたり，減ったりしたときに反応式が右や左方向に移動することを意味する．一部だけ解離するような酸や塩基を弱酸・弱塩基とよぶ．体液の pH を調節するには弱酸が重要な働きをしている．

2　弱酸による緩衝作用の原理

上記のように，弱酸では，それぞれ物質が一定の割合で溶液中に存在する．そのときそれぞれの濃度を $[\mathrm{CH_3COOH}]$，$[\mathrm{CH_3COO}^-]$，$[\mathrm{H}^+]$（M）とすると，

$$\frac{[\mathrm{CH_3COO}^-] \times [\mathrm{H}^+]}{[\mathrm{CH_3COOH}]} = K\text{（定数）}$$

という関係が成り立つ．

例えばこの溶液に H^+ を加えると，K の値は一定なので，反応は

$$\mathrm{CH_3COOH} \leftarrow \mathrm{CH_3COO}^- + \mathrm{H}^+$$

というように進み，CH_3COO^- の濃度が低下し，CH_3COOH の濃度が上昇して K の値は一定に保たれる．このようにして特定の物質濃度が大きく変化しないように調節する作用を**緩衝作用**という．また緩衝作用をもつ溶液のことを**緩衝液**（バッファー buffer）とよぶ．

定数 K は**解離定数**と呼ばれ，一般的な平衡反応では K_d と記載されるが，酸塩基反応の解離定数（**酸解離定数**）は K_a と記載される（以降 K_a と示す）．

③ 体液 pH の調節

細胞外液の pH は 7.35〜7.45 という狭い範囲に保たれている．調節に主に用いられている緩衝系は二酸化炭素と重炭酸イオンを軸としたシステムである．このシステムでは組織から供給され，水に溶けた二酸化炭素（CO_2），重炭酸イオン（HCO_3^-）および水素イオン（H^+，陽子そのものであるため，プロトン proton ともよばれる）の間に次のような反応式が成立している（**図 25-1**）．

$$CO_2 + H_2O \rightleftarrows H_2CO_3 \rightleftarrows H^+ + HCO_3^-$$

これらの物質が体液中に一定の割合で存在する．その場合，緩衝液の項目で説明したように，各濃度には以下のような関係が成立する．K_{a1}，K_{a2} は定数である．

$$\frac{[H_2CO_3]}{[CO_2]} = K_{a1} \cdots ① \qquad \frac{[HCO_3^-] \times [H^+]}{[H_2CO_3]} = K_{a2} \cdots ②$$

①を変形して $[H_2CO_3] = K_{a1} \times [CO_2]$ として②式に代入すると，

$$\frac{[HCO_3^-] \times [H^+]}{K_{a1} \times [CO_2]} = K_{a2}$$

さらに $[H^+]$ を左辺に残して変形すると

$$[H^+] = \frac{K_{a1} \times K_{a2} \times [CO_2]}{[HCO_3^-]}$$

両辺の対数をとると

$$\log_{10}[H^+] = \log_{10} \frac{K_{a1} \times K_{a2} \times [CO_2]}{[HCO_3^-]}$$

pH は $-\log_{10}[H^+]$ なので，

$$pH = -\log_{10}[H^+] = -\log_{10} \frac{K_{a1} \times K_{a2} \times [CO_2]}{[HCO_3^-]}$$

$$= \log_{10} \frac{[HCO_3^-]}{K_{a1} \times K_{a2} \times [CO_2]}$$

$$= \log_{10} \frac{1}{K_{a1} \times K_{a2}} + \log_{10} \frac{[HCO_3^-]}{[CO_2]}$$

K_{a1}，K_{a2} は定数なので，

$$\log_{10} \frac{1}{K_{a1} \times K_{a2}}$$

も定数となる．この数字は体液では 6.1 となることがわかっている．また，体液中では $[CO_2]$ はガス分圧（詳細は→第 39 章，695 頁参照）で測定されるため，CO_2 のガス分圧 P_{CO_2}（mmHg）に係数 0.03（mM/mmHg）を掛けてモル濃度に変換する必要がある．以上から体液 pH は

$$pH = 6.1 + \log_{10} \frac{[HCO_3^-]}{0.03 \times P_{CO_2}}$$

という式で表すことができる．この式を**ヘンダーソン-ハッセルバルヒ** Henderson-Hasselbalch **の式**とよぶ．pH は水素イオン（H^+）が増えれば酸性になるが，HCO_3^- イオンと CO_2 の血中濃度の割合が変わっても体液は酸性に傾いたり，塩基性になったりすることを示している．例えば HCO_3^- イオンが減れば，pH は酸性となるし，CO_2 が増えても酸性になることを示している．この 2 つの物質の血中濃度の変化を測定することで，酸・塩基平衡異常であるアシドーシスやアルカローシスの原因を推定することができる．

実際に正常な動脈血中の Pa_{CO_2} と $[HCO_3^-]$ から pH を測定してみると次のようになる．

$Pa_{CO_2} = 40$ mmHg　$[HCO_3^-] = 24$ mM として上記の式に代入する．

$$pH = 6.1 + \log_{10} \frac{24 \, (mM)}{0.03 \, (mM/mmHg) \times 40}$$

$$= 6.1 + 1.3 = 7.4$$

となる．なお，pH が 7.4 の場合，H^+ の実際の濃度は $10^{-7.4}$ M $= 40$ nM と Pa_{CO_2} や $[HCO_3^-]$ と比べ圧倒的に低い濃度である．

④ Henderson-Hasselbalch の式と酸解離定数

Henderson-Hasselbalch の式はすべての弱酸や弱塩基について成立する．例えば，弱酸の解離式は次のように表される．

$$HA \rightleftarrows [H^+] + [A^-]$$

$[H^+]$ が解離したときに生じる陰イオン $[A^-]$ を共役塩基とよぶ．この弱酸の定数を K_a と定義すると，以下のような式が成り立つ．

$$K_a = \frac{[H^+] \times [A^-]}{[HA]}$$

ここから pH は

表 25-1　弱酸の pK_a 値

酸	共役塩基	pK_a
CH_3COCH_2COOH アセト酢酸	$CH_3COCH_2COO^-$	3.6
$CH_3CH(OH)COOH$ 乳酸	$CH_3CH(OH)COO^-$	3.86
CH_3COOH 酢酸	CH_3COO^-	4.75
H_2CO_3 炭酸	HCO_3^-	6.1
$H_2PO_4^-$ リン酸	HPO_4^{2-}	6.8
イミダゾール環（ヘモグロビン）		6.95
NH_4^+	NH_3	9.25

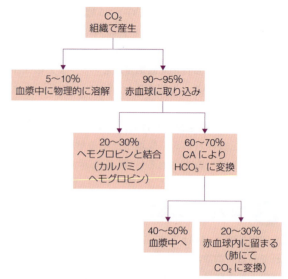

図 25-3　組織で産生された二酸化炭素の体内での動態
文献により差はあるが、組織から排泄された CO_2 のうち、血漿中に物理的に溶解するのは 5〜10% 程度で、ほとんどは赤血球に取り込まれ、CA により HCO_3^- に変換される。

$$-\log_{10}[H^+] = \log_{10}\frac{1}{K_a} + \log_{10}\frac{[A^-]}{[HA]}$$

で表される。このようにして表された定数は pH と同様に pK_a と表される。つまり、

$$pK_a = \log_{10}\frac{1}{K_a} = -\log_{10}K_a$$

が成り立つ。pK_a が小さいほうがより強い（より解離しやすい）酸となる。表 25-1 に代表的な弱酸の pK_a を示す。上述した重炭酸系の pK_a は 6.1 ということになる。K_a は物質によって大きく異なり、また値が非常に小さくなる（例：pK_a 6.1 なら K_a は $10^{-6.1}$）ので酸解離定数は pK_a で表される場合が多い。

5 酸・塩基平衡における炭酸脱水酵素の役割

炭酸脱水酵素 carbonic anhydrase（CA）は $CO_2 + H_2O \rightleftarrows H_2CO_3 \rightleftarrows H^+ + HCO_3^-$ の反応を触媒する酵素である。ヒト CA は分子量約 3 万で分子の活性中心に 1 個の亜鉛（Zn）をもつ高分子金属酵素である。現在までに 16 種のアイソザイムが同定されている。そのうち細胞質型の CA I から CA III までおよび CA VII と CA VIII の 5 種のアイソザイムが酸・塩基平衡に重要な機能をもつ。また、細胞膜に局在するアイソザイムもあり、そのなかでも CA IV は近位尿細管における CO_2 再吸収に重要な役割を担う。酵素活性はアイソザイムにより異なるが、無酵素時の 10^4〜10^6 倍の速度で CO_2 を処理することができる。

CA は全身に分布しているが、特に赤血球中に多く、約 1 g/L という高濃度で存在する。組織で作られた CO_2 のうち約 90% は速やかに赤血球に取り込まれ、物理的に血漿中に溶解するのは約 10% にすぎない。赤血球に取り込まれた CO_2 の一部はヘモグロビンと結合し、カルバミノヘモグロビンとして存在する。それ以外の CO_2 は CA により HCO_3^- に変換される（図 25-1）。変換された HCO_3^- の約 2/3 は血漿中に、残りは赤血球の中に留まり、肺において CO_2 に変換され肺胞へ放出される（図 25-3）。赤血球における CO_2 の動態については後述する。

腎臓においては、濾過された HCO_3^- の約 80% が近位尿細管で再吸収されるが、HCO_3^- は管腔表面に局在する CA IV により CO_2 に変換されて尿細管内に移行する。そして、尿細管細胞質において CA II により HCO_3^- に再変換され、間質へ移行する（図 25-1）。

その他の器官では、CA は胃粘膜の壁細胞にも存在し、H^+ が生成された後の OH^- を処理し、HCO_3^- として間質へ排泄する反応に関与する（→第 53 章、836 頁参照）。また、破骨細胞で骨吸収のために分泌される H^+ 産生にも関与する。

C 重炭酸系以外の緩衝物質

重炭酸系以外に，生体内で重要な機能を果たしている緩衝系として主なものは，リン酸系，ヘモグロビン，およびタンパク質がある．

1 ● リン酸系

リン酸系は細胞外液では重炭酸系の濃度の約8%しかないため，細胞外液での緩衝作用は弱い．しかし細胞内液では細胞外液の数十倍の濃度があるため，重要な緩衝系となっている(細胞内液のpHは細胞外液より低く，7.0～7.4の間に保たれる)．また，腎臓では，尿中に分泌されたH$^+$の滴定酸(後述)として排泄するために重要な機能をもっている．リン酸系の平衡式は，

$$H_2PO_4^- \rightleftarrows H^+ + HPO_4^{2-}$$

となる．Henderson-Hasselbalchの式では，

$$pH = pK + \log_{10}\frac{[HPO_4^{2-}]}{[H_2PO_4^-]}$$

である．

この緩衝系のpKは6.8である．したがって，尿のpHが5.8(尿pH平均値)とすると，

$$5.8 = 6.8 + \log_{10}\frac{[HPO_4^{2-}]}{[H_2PO_4^-]} \quad \log_{10}\frac{[HPO_4^{2-}]}{[H_2PO_4^-]} = -1$$

となり，尿中にはH$_2$PO$_4^-$がHPO$_4^{2-}$の10倍存在することになる．つまり，尿細管内に排泄されたH$^+$は速やかにHPO$_4^{2-}$と結合し，尿中へ排泄される．

2 ● ヘモグロビン

ヘモグロビンは赤血球に多く含まれ，血液中の酸・塩基平衡の調節に重要な機能を果たす．ヘモグロビンは2つの経路で酸・塩基平衡を調節する．

1つはカルバミノヘモグロビンの生成で，CO$_2$がヘモグロビンのアミノ基と反応し，カルバミノ化合物を作ることによる．反応は下記のようになる．

また，ヘモグロビンのヒスチジン残基のイミダゾール環のイオン化も重要な緩衝系となる．

ヘモグロビンもタンパク質のため，ほかのタンパク質同様にアミノ基とカルボキシル基をもつが，生理的なpHの範囲内ではこれらは緩衝能力には寄与しない．しかし，血液中のヘモグロビン濃度が高いことや，ヘモグロビン1分子あたり38個のヒスチジン残基をもっていることなどから，血漿タンパク質よりも緩衝能力は高い．

3 ● タンパク質

タンパク質にはカルボキシ基とアミノ基が存在するため，緩衝物質として機能できる．

$$RCOOH \rightleftarrows RCOO^- + H^+$$
$$RNH_3^+ \rightleftarrows RNH_2 + H^+$$

しかし，細胞外液濃度はほかの緩衝物質より低い．また，タンパク質の**等電点**(正味の電荷がゼロになるpH)はタンパク質ごとに異なる．等電点より低いpHではH$^+$を吸着しやすく，等電点より高いpHではH$^+$を放出しやすくなるため，緩衝物質としての性質はタンパク質により異なる．これらの理由により，タンパク質全体の緩衝効率はほかの緩衝物質よりも弱い．

D 血球と肺・腎の酸・塩基平衡調節への関与

A 赤血球による二酸化炭素の輸送と酸・塩基平衡調節

上述したように赤血球は酸素のみならず二酸化炭素(CO$_2$)の輸送にも重要な機能をもっており，二酸化炭素から重炭酸(HCO$_3^-$)産生を介して，酸・塩基平衡調節にも大きく関与している(図25-4)．

末梢毛細血管において，細胞から放出されたCO$_2$の5～10%は血漿中に物理的に溶解するが，大部分は赤血球内に移動する．移動したCO$_2$は細胞内に豊富に存在する炭酸脱水酵素(CA ⅠおよびCA Ⅱ)により速やかにHCO$_3^-$となる．また，CO$_2$の一部(20～30%)はデオキシヘモグロビン(還元ヘモグロビン)と結合してカルバミノヘモグロビンとなる．産生したHCO$_3^-$の約70%がCl$^-$と引き換えに陰イオン交換輸送体1(anion exchanger 1；AE 1, band 3ともよばれる)により細胞外へ移動する．この際のCl$^-$の移動は**クロライドシフト** chloride shift(ハンブルガー Hamburger効果)とよばれる．また，産生したH$^+$の一部

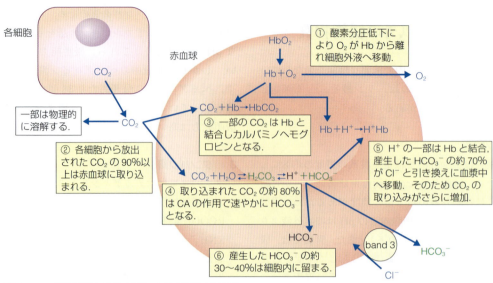

図 25-4　末梢血液中の赤血球による HCO_3^- の産生

はヘモグロビンのヒスチジン残基のイミダゾール環に結合する．そのため，赤血球内の H^+ や HCO_3^- 濃度が低下し，より多くの CO_2 を取り込むことができる．デオキシヘモグロビンはオキシヘモグロビン（酸素化ヘモグロビン）よりも H^+ や CO_2 に対する親和性が高く，多くの CO_2 を運搬できる．これを**ホールデン効果** Haldane effect とよぶ．したがって，デオキシヘモグロビン濃度の高い静脈血のほうが CO_2 の運搬能力が高い．また，クロライドシフトのため，静脈血中の赤血球中の Cl^- 濃度は動脈血よりも高い．

B 肺における酸・塩基平衡調節（揮発性酸の排出）（図 25-5）

肺胞から濃度勾配に従い O_2 が血漿に入ると，98%以上は赤血球に取り込まれヘモグロビンと結合する．オキシヘモグロビンはデオキシヘモグロビンと比べ H^+ や CO_2 との親和性が低く，これらの物質が解離する．H^+ は細胞内の HCO_3^- と結合し，CA の作用で CO_2 を産生する．これら2つの経路で産生した CO_2 は細胞外へ移動する．そのため，減少した HCO_3^- が Cl^- と引き換えに細胞内に取り込まれ，さらに CO_2 を産生する．細胞外に移動した CO_2 は物理的に血漿に溶解していた CO_2 とともに肺胞へ放出される．

一方，肺は換気量の変化によっても CO_2 排泄を調節する（詳細は➡第41章，711頁を参照）．健常人では，肺胞換気量を2倍にすると Pa_{CO_2} は 1/2 になる．また，血漿 pH 低下は呼吸速度を促進する．

C 腎における酸・塩基平衡調節（図 25-6）

腎臓は主に**不揮発性酸**の排泄に関与する．上述したように，生体では酸の生成や摂取が塩基の生成や摂取を上回っており，腎機能障害による酸排泄の低下は代謝性アシドーシスの原因となる．不揮発性酸の約半分はアンモニウムイオン（NH_4^+）として排泄される．残りの半分は H^+ として尿中に排泄され，尿中の緩衝物質（主にリン酸 HPO_4^{2-}）と結合し $H_2PO_4^-$ として分泌される．尿中の $H_2PO_4^-$ のように酸の中和に重要な機能をもつ酸を**滴定酸**とよぶ．一方，糸球体で濾過された共役塩基の HCO_3^- は大部分が CO_2 に変換され，再吸収される．

1 ● アンモニウムイオンの排泄

腎臓の近位尿細管ではグルタミンを取り込み，α-ケトグルタル酸を産生する過程でアンモニア（NH_3）が生じる．NH_3 は脂溶性が高いため細胞膜を通過し，尿中の H^+ と結合し，NH_4^+ が生じる．NH_4^+ は膜透過性が低いため，多くが尿中に排泄される．また，細胞内の H^+ と結合し，Na^+ との交換輸送で NH_4^+ として分泌される場合もある．さらに，尿中の NH_4^+ の一部はヘンレ Henle ループの上行脚で輸送体を通じて取り

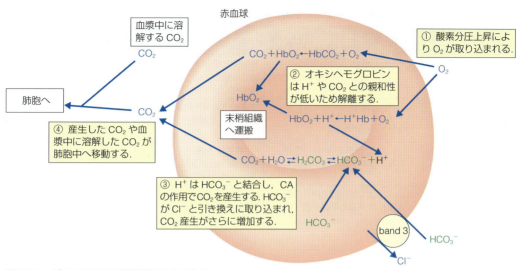

図 25-5　肺における揮発性酸（CO_2）の排出

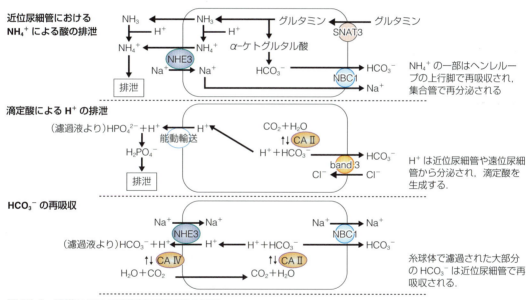

図 25-6　腎臓における酸塩基平衡調節の概要

込まれ，細胞内で NH_3 に変換された後，間質を介して集合管から NH_3 として尿中に分泌され，H^+ と結合して NH_4^+ になり尿中に排泄される．また，α-ケトグルタル酸からは HCO_3^- が作られ，間質へ輸送される．

2　滴定酸の排泄

近位尿細管や遠位尿細管は H^+ を分泌する．近位尿細管で分泌された H^+ は尿中の HCO_3^- と結合して生じる CO_2 再吸収に用いられる（後述）．一方，遠位尿細管では H^+ は能動輸送により分泌され，尿中で濾液由来の HPO_4^{2-} と結合する．そして $H_2PO_4^-$（滴定酸）が作られ，尿中へ排泄される．上述したように尿のpH 範囲内では HPO_4^{2-} よりも $H_2PO_4^-$ のほうが多く存在する．したがって，分泌された H^+ は速やかに滴定酸を形成して尿中へ排泄される．

3　重炭酸イオンの再吸収

酸過剰状態の生体にとって，HCO_3^- の喪失は緩衝能力の低下につながる．そのため，糸球体で濾過された HCO_3^- の大部分は再吸収される．また，近位尿細

表 25-2　アシドーシスとアルカローシスの原因と重炭酸緩衝系の変化

異常	主な原因	臨床的な要因	動脈血の変化（代償がない場合）
呼吸性アシドーシス	Pa_{CO_2} 増加	肺胞換気量低下 肺拡散能低下 換気-血流不均衡	pH 低下 Pa_{CO_2} 増加 $[HCO_3^-]$ 増加
呼吸性アルカローシス	Pa_{CO_2} 低下	さまざまな原因による肺胞換気量増加（不安，低酸素血症，薬物など）	pH 増加 Pa_{CO_2} 低下 $[HCO_3^-]$ 低下
代謝性アシドーシス	H_2CO_3 以外の酸(H^+)の増加，または HCO_3^- 低下	H^+ 排泄低下（腎不全） 有機酸の増加（乳酸，ケトン体など） 下痢による HCO_3^- 喪失	pH 低下 Pa_{CO_2} 低下 $[HCO_3^-]$ 増加
代謝性アルカローシス	H_2CO_3 以外の酸(H^+)の低下，またはアルカリの増加	H^+ 排泄増加（嘔吐，アルドステロン過剰分泌など）	pH 増加 Pa_{CO_2} 増加 $[HCO_3^-]$ 増加

管におけるグルタミン分解の過程でも新たな HCO_3^- が作られる．糸球体で濾過した HCO_3^- は近位尿細管において H^+ と結合する．そして尿細管の管腔側の細胞膜に局在する CA IV により，CO_2 が産生される．CO_2 は細胞膜を自由に通過することができるため，尿細管細胞の中に取り込まれる．すると細胞質に存在する CA II により HCO_3^- に再変換され，Na^+ とともに間質へ輸送される．また，H^+ は Na^+ と交換に尿細管内へ分泌される．細胞内の H^+ や HCO_3^- の濃度が低下した結果，CO_2 の HCO_3^- と H^+ への変換が促進され，CO_2 の尿細管細胞への取り込みが上昇する．

 アシドーシスとアルカローシス

 アシドーシスとアルカローシスの定義

体液(特に動脈血)の pH は 7.35〜7.45 という非常に狭い範囲に保たれている．上述したように，血液中では重炭酸系をはじめとする多くの緩衝系が働いており，これらの緩衝系の作用により動脈血の pH は一定に保たれている．動脈血 pH が酸性側(pH<7.35)に傾いた状態を**酸血症**(アシデミア acidemia)とよび，酸血症に至る体の状態を**アシドーシス** acidosis とよぶ．同様に塩基性側(pH>7.45)に傾いた状態を**アルカリ血症**(アルカレミア alkalemia)とよび，アルカリ血症に至る体の状態を**アルカローシス** alkalosis とよぶ．それぞれ代謝性と呼吸性のアシドーシス・アルカローシスがある．表 25-2 にアシドーシス・アルカローシスの原因と重炭酸緩衝系の変化を示した．呼吸性アシ

ドーシス・アルカローシスは肺胞における換気異常が主な原因となり，Pa_{CO_2} の変化が生じる．その結果重炭酸系の平衡式における反応が右または左に進み，pH が変化する．一方，代謝性の場合は，H^+ または HCO_3^- の直接的な変化として現れるため，代償(後述)が生じない限りは平衡式の移動はない．

B 呼吸性アシドーシス

Pa_{CO_2} が増えた状態である．具体的には気道の閉塞や呼吸運動の低下による肺胞換気量の低下，肺間質の線維化などによる肺拡散能低下，換気-血流不均衡によるガス交換の低下などである．重炭酸系の反応式では CO_2 の上昇に伴い，反応は右方向に進むので，pH 低下(H^+ 濃度増加)とともに HCO_3^- 濃度が上昇する．

$$CO_2 + H_2O \rightarrow H_2CO_3 \rightarrow H^+ + HCO_3^-$$

C 呼吸性アルカローシス

血液中の CO_2 が低下した状態である．具体的には過緊張，脳損傷，低酸素血症，薬物などで生じる過呼吸による肺胞換気量の増加で CO_2 が過剰に排泄されて生じる．Pa_{CO_2} 低下に伴い，反応は左方向に進むため，pH 増加(H^+ 濃度低下)とともに HCO_3^- 濃度が低下する．

$$CO_2 + H_2O \leftarrow H_2CO_3 \leftarrow H^+ + HCO_3^-$$

D 代謝性アシドーシス

体内の酸が増えた状態，もしくは H^+ を中和するた

めに HCO_3^- が不足(喪失)して生じる.具体的には,腎不全による体内の酸の排泄障害による pH 低下(H^+ 濃度増加)や乳酸(低酸素血症や末梢循環障害のときに嫌気的解糖が進んで生じる)やケトン体などの有機酸の増加,もしくは大量の下痢による HCO_3^- の喪失(酸を中和できなくなる)などで生じる.

E 代謝性アルカローシス

胃液の嘔吐に伴う H^+ の喪失やアルドステロン過剰分泌に伴う遠位尿細管における H^+ 分泌増加による H^+ 低下により生じる.

F 代償反応

ここまで述べてきたようにアシドーシスとアルカローシスの成因を理解するためには,体液の pH が酸性なのか塩基性なのかだけではなく CO_2 と HCO_3^- がどのような濃度になっているのかを併せて考える必要がある.また,重炭酸系は平衡式内での反応の移動だけで濃度が変化しているわけではなく,肺や腎臓での CO_2 や HCO_3^- の排出と連動している.肺や腎臓においてこれらの物質の排出を調節することにより体液の pH を元に戻そうとする反応を**代償反応**とよぶ.具体的には,次のような変化が起こる.

1 ● 呼吸性アシドーシスの代償反応

上述したように CO_2 の増加により反応は右に進む.
$$CO_2 + H_2O \rightarrow H_2CO_3 \rightarrow H^+ + HCO_3^-$$
これを Henderson-Hasselbalch の式から考えてみる.肺胞換気障害で Pa_{CO_2} が 40 mmHg から 75 mmHg になり,pH が 7.2 になったと仮定する.このときの $[HCO_3^-]$ を x mM とすると,

$$7.2 = 6.1 + \log_{10} \frac{x \, (\text{mM})}{0.03 \, (\text{mM/mmHg}) \times 75}$$
$$x = 28.3 \, (\text{mM})$$

となる.Pa_{CO_2} が 40 mmHg,pH 7.4 のときの HCO_3^- 濃度が 24 mM だったので,pH 低下による $[HCO_3^-]$ の増加は 4.3 mM であることがわかる.一方,Pa_{CO_2} が 75 mmHg のときに pH を 7.4 に戻すときに必要な $[HCO_3^-]$ を y とすると,

$$7.4 = 6.1 + \log_{10} \frac{y \, (\text{mM})}{0.03 \, (\text{mM/mmHg}) \times 75}$$
$$y = 44.89 \, (\text{mM})$$

である.したがって pH を正常に戻すためには $[HCO_3^-]$ を正常値よりも約 21 mM 増す必要がある.増加させるため,腎臓では HCO_3^- 排泄が抑制される.このようにして pH を元に戻そうとする作用を代償作用(**腎臓性代償**)とよぶ.呼吸性アルカローシスの際は逆の代償反応が生じ,腎臓で HCO_3^- 排泄が促進される.

2 ● 代謝性アシドーシスの代償反応

次に,代謝性アシドーシスについて考えてみる.例えば,ケトン体が蓄積し,代謝性アシドーシスが生じ,動脈血 pH が 7.2 になったと仮定する.その際,Pa_{CO_2} が変化せず(肺胞換気量が変化しない),40 mmHg のままの場合,$[HCO_3^-]$ が低下し,濃度 z は

$$7.2 = 6.1 + \log_{10} \frac{z \, (\text{mM})}{0.03 \, (\text{mM/mmHg}) \times 40}$$
$$z = 15.1 \, (\text{mM})$$

となる.$[HCO_3^-]$ がこの濃度になった際,pH を元に戻すには,換気量を増やし,Pa_{CO_2} を低下させる必要がある.pH を 7.4 にするには,Pa_{CO_2} を p mmHg とすると,

$$7.4 = 6.1 + \log_{10} \frac{15.1 \, (\text{mM})}{0.03 \, (\text{mM/mmHg}) \times p}$$
$$p = 25.2 \, (\text{mmHg})$$

と換気量を約 1.6 倍にすればよい.実際,pH の低下は延髄の呼吸中枢を刺激し,換気量を増加させる.このように換気量を変化させ,pH を調節するような作用を**呼吸性代償**とよぶ.代償性の代謝性アシドーシスでは特に 1 回換気量が増加をすることが多く,**クスマウル Kussmaul 呼吸**とよばれる深く大きな呼吸が持続する.代謝性アルカローシスの場合は,逆の代償反応が生じ,呼吸を抑制し,Pa_{CO_2} を上昇させるような反応が生じる.

G Davenport のダイアグラムとアシドーシス・アルカローシス

今まで述べてきたように,酸・塩基平衡異常について,呼吸性なのか,代謝性なのか,また代償反応が生じているのかは,Henderson-Hasselbalch の式から導き出すことができる.しかし,計算には手間がかかり,また酸・塩基平衡の動態を数式から理解することは容易でない.酸・塩基平衡とその異常をグラフとして表したのが**ダベンポート Davenport のダイアグラ**

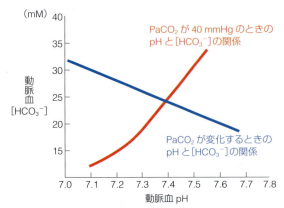

図 25-7　Davenport のダイアグラム
〔Davenport HW：The ABC of Acid-Base Chemistry, 6th ed. University of Chicago Press, 1974 を参考に作成〕

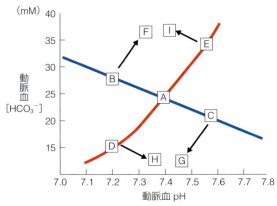

図 25-8　アシドーシス・アルカローシスにおける変化
A：正常時
B：呼吸性アシドーシス
C：呼吸性アルカローシス
D：代謝性アシドーシス
E：代謝性アルカローシス
F：呼吸性アシドーシス＋腎臓性代償
G：呼吸性アルカローシス＋腎臓性代償
H：代謝性アシドーシス＋呼吸性代償
I：代謝性アルカローシス＋呼吸性代償

ムとよばれるグラフである（図 25-7）．このグラフを用いると酸・塩基平衡や代償反応の変化を画像化して理解することが容易になる．

図 25-7 に示されているのは，重炭酸系の平衡式において，Pa_{CO_2} が変化したときの pH と［HCO_3^-］の関係（青線），および Pa_{CO_2} が正常値（40 mmHg）のときの pH と［HCO_3^-］の関係（赤線）である．平衡式が閉鎖系であると仮定すると pH と HCO_3^- はこれらの線上で変化することとなる．

次に実際のアシドーシス・アルカローシスで生じる変化とさらに代償による変化をこのダイアグラムの上にプロットしてみる（図 25-8）．正常値は A（pH＝7.4，Pa_{CO_2}＝40 mmHg，［HCO_3^-］＝24 mM）である．呼吸性変化は青線の上を動くことになり，呼吸性アシドーシスが B，呼吸性アルカローシスが C となる．一方，代謝性変化は赤線の上を動き，代謝性アシドーシスが D，代謝性アルカローシスが E となる．一方，代償がある場合には線上から外れ，pH が正常に近づく方向へ動く．したがって，代償性呼吸性アシドーシスが F，代償性呼吸性アルカローシスが G となる．また，代償性代謝性アシドーシスが H，代償性代謝性アルカローシスが I となる．

アニオンギャップ

通常，酸・塩基平衡の異常の評価のためには動脈血 pH，Pa_{CO_2}，［HCO_3^-］のに加え，**アニオンギャップ anion gap（AG）**を計算する．アニオンギャップは以下の式で表される．

$$AG = [Na^+] - ([Cl^-] + [HCO_3^-])$$

溶液の電気的中性の原理に従えば，すべての溶液で正電荷の数と負電荷の数は等しくなり，電気的には中性になる．しかし，上記の式では正常動脈血の血漿中で AG は 10〜14 mEq/L となる．この「ギャップ」に含まれているのは測定不能な陰イオンである．この陰イオンには陰イオン性タンパク質（アルブミンなど），リン酸，硫酸などが含まれる．また，乳酸やケトン体などが増加した場合も AG は大きくなる．特に代謝性アシドーシスで，アニオンギャップ高値の場合とアニオンギャップ正常の場合があり，鑑別が必要となる．代表的なアニオンギャップ高値の代謝性アシドーシスには**ケトアシドーシス**（糖尿病などによるケトン体の蓄積），**乳酸アシドーシス**（末梢循環障害などによる好気性解糖の低下に伴う乳酸の蓄積），腎不全（有機陰イオンの濾過や再吸収低下）などがある．また，アニオンギャップ正常の代謝性アシドーシスには**尿細管性アシドーシス**（例えば近位尿細管での HCO_3^- 再吸収障害）や下痢（腸管からの HCO_3^- 喪失）によるものなどがある．

● 参考文献

1) Davenport HW：The ABC of Acid-Base Chemistry, 6th ed. University of Chicago Press, 1974

血液

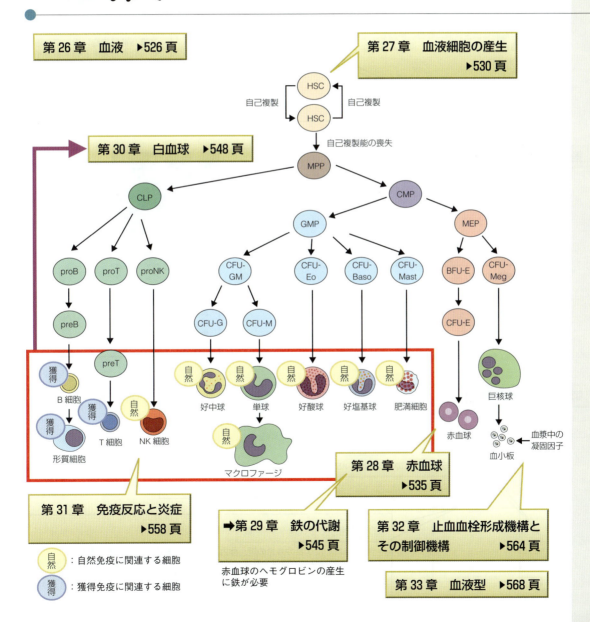

第9編 血液の構成マップ

第26章 血液

A 血液の組成と性状 ▶526頁
①血液の組成—細胞成分と液体成分　②血液の性状

B 血液の機能 ▶528頁

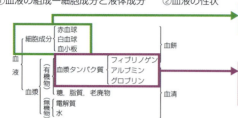

- 赤血球は主に酸素の運搬，白血球は生体防御と免疫，血小板は血漿成分である凝固因子と一緒に止血を担う．

- 血漿中には多種多様のタンパク質が含まれている（図は一例）．
- 血漿タンパク質による血漿膠質浸透圧は組織膠質浸透圧より高く，毛細血管壁を介して水分を血管内に引き込む力となる．

第27章 血液細胞の産生

A 造血幹細胞 ▶530頁
①造血と発生　②造血微小環境

- 造血幹細胞は出生直前に骨髄に移動し，その後は骨髄が成体の一生を通じた造血器官となる．

B 血液細胞の分化 ▶532頁

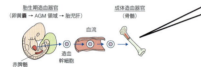

C サイトカインと造血因子 ▶533頁

- サイトカインのうち，造血幹細胞や造血前駆細胞に働いて血液細胞の分化や増殖を制御するサイトカインを造血因子とよぶ．

第28章 赤血球

A 赤血球の数と形態 ▶535頁
①赤血球の数
②赤血球の色
③赤血球の形

D 赤血球の老化と破壊 ▶540頁
①赤血球の老化
②溶血
③脾臓の役割
④ヘモグロビンの代謝と黄疸

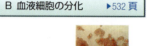

B 赤血球の生成 ▶537頁
①造血機能の変化
②造血組織の変化

E 赤血球の代謝とヘモグロビン ▶541頁
①赤血球の代謝系
②ヘモグロビン
③ヘモグロビンと酸素結合
④胎児ヘモグロビン
⑤異常ヘモグロビン

C 赤血球の成熟と分化 ▶538頁
①赤血球の成熟過程
②エリスロポエチン
③エリスロポエチン以外の造血因子

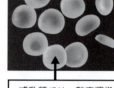

- 哺乳類では，酸素運搬に特化するために赤血球に核がなく，ヘモグロビンを大量に含む．
- ヘモグロビンは鉄を大量に含むため，酸素が結合すると鮮赤色，離脱すると暗赤色を呈する．

第29章 鉄の代謝

A 鉄の吸収 ▶545頁

B 鉄の吸収の調節機構 ▶545頁

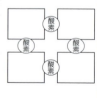

C 血球細胞と鉄代謝 ▶547頁

- 赤血球は約120日の寿命の間，体内を循環して組織に酸素を提供する．
- 老化した赤血球は，脾臓や肝臓，骨髄のマクロファージに貪食されて分解される．
- 赤血球の分解によって放出される鉄は，1日の赤血球の合成に必要な鉄量とほぼ等しい．また，消化管からの鉄の吸収と，消化管上皮細胞の脱落で失われる鉄の量も等しいので，老化赤血球の鉄を再利用すれば，体内の鉄代謝は均衡される．

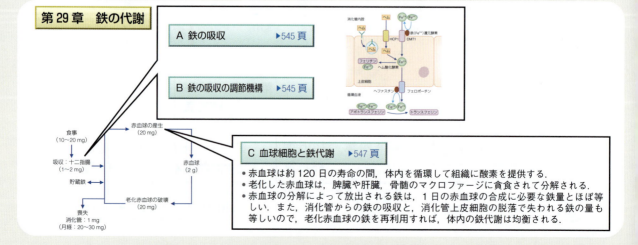

第30章　白血球

A 骨髄系細胞　▶548頁
①顆粒球
②肥満細胞
③単球・マクロファージ
④樹状細胞

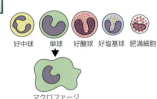

B リンパ系細胞　▶554頁
①B細胞
②T細胞
③NK細胞

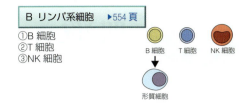

第31章　免疫反応と炎症

A 生体防御と免疫　▶558頁
- 免疫系では，機能，分布，動態が異なるさまざまな白血球 第30章 ▶548頁 が協調して働き，「自己」と「非自己」の識別を通じて病原体を排除し，生体を感染から防御している．

B 自然免疫系と獲得免疫系　▶558頁
①自然免疫と獲得免疫
②自然免疫系の特性
③獲得免疫系の特性

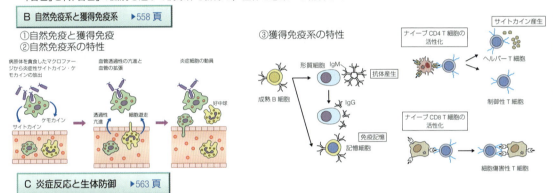

C 炎症反応と生体防御　▶563頁
- 炎症反応は，組織の創傷部位から侵入した病原体に対するマクロファージの応答で始まる．

第32章　止血血栓形成機構とその制御機構

A 止血血栓の形成　▶564頁
- 血小板は，巨核球の細胞質が引きちぎれるようにして産生される．

巨核球
↓
血小板

- 血漿中に存在する凝固因子は凝固系カスケードのなかで次々に活性化され，最終的には十分量のトロンビンが産生されて迅速にフィブリン（線維素）血栓が形成される．

B 血管内皮の抗血栓性　▶566頁
- 正常血管内皮は不要な血栓形成を抑制する機構を有する．

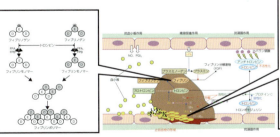

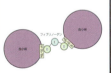

- 糖タンパク質（GP）Ⅱb/Ⅲaが活性化されると，フィブリノゲンあるいはフィブリンのD領域と結合し，血小板同士が凝集する．

第33章　血液型

A ABO式血液型　▶568頁
- 赤血球表面の糖脂質抗原（H抗原）の末端に付与されたA抗原およびB抗原の存在により決定される．

血液型 (表現型)	血液型 (遺伝子型)	赤血球表面 の抗原	血漿中の 抗体	日本人における 頻度(%)
A	AA, AO	A	抗B抗体	40
B	BB, BO	B	抗A抗体	20
O	OO	—	抗A抗体, 抗B抗体	30
AB	AB	A, B	—	10

B Rh式血液型　▶569頁
- 抗原はD抗原，C抗原，E抗原で，表現型はDとCE, Ce, cE, ceの組み合わせ（D抗原陰性は遺伝子欠損）
- 臨床的意義が最も強いD抗原陽性を習慣的にRh陽性，陰性者をRh陰性（日本人の0.5%）とよぶ．

C 血液型不適合　▶569頁
- ABO式不適合の赤血球の輸血や，Rh陰性の患者に誤ってRh陽性の血液が輸血された際には，致命的な副作用を引き起こす．
- 輸血された赤血球に抗体が結合し，補体を介した溶血（血管内溶血）が起こることによる．

D 交差適合試験　▶569頁
- 受血者と供血者の間でABO血液型不適合と臨床的意義のある不規則抗体（輸血などによる感作で産生された抗D抗体など）による不適合がないかの確認を行う検査．

第26章 血液

血液は，酸素，栄養素，熱の運搬を通じて，各臓器や各細胞周囲の環境を一定に維持し，身体の恒常性を保つ．

血液の機能は多岐にわたる（表26-1）．細胞成分（赤血球，白血球，血小板）の機能と液体成分（血漿）（図26-1）の機能に分けて理解したい．細胞成分はいずれも血液幹細胞から骨髄で分化するが血液中での機能は細分化されている．液体成分はまた浸透圧や循環血液量の維持，pHの維持にも寄与する（→第1章，9頁，12頁，第24章，506頁参照）．

血液成分は逆に個々の臓器の機能の影響を受けて変動するものもある．血液成分それぞれの機能を理解するとともに，循環，呼吸，腎臓などの臓器と関連して身体全体の恒常性の維持に寄与する機能も理解したい．

表26-1　血液の機能

1. **物質の運搬**
   1) 酸素および二酸化炭素
      酸素の運搬は赤血球中のヘモグロビンが担う．二酸化炭素は，一部は赤血球中で重炭酸イオンとなり血漿中で運ばれ，一部はヘモグロビンに結合して運搬される．また一部は血漿に物理的に溶け込んで運搬される．
   2) ホルモン
   3) 脂質
   4) 栄養素
2. **防御**
   1) 感染
      白血球，免疫グロブリン，補体系が関わる．
   2) 止血および血栓溶解
      止血には血小板および血液凝固因子が関わる．血栓溶解には線維素溶解（線溶）因子が関わる．
3. **恒常性の維持**
   1) pH
      動脈血のpHは7.4に保たれている．これには炭酸・重炭酸系をはじめとするいくつかの因子が関わる（→第1章，12頁参照）．
   2) 血漿膠質浸透圧
      血漿タンパク質（主にはアルブミン）により血漿膠質浸透圧を保つことにより循環血液量を維持している（→第24章，506頁参照）．
   3) 電解質
      血漿の電解質濃度を保ち，組織の細胞外液の電解質濃度を一定に維持する．これにより細胞の興奮など細胞固有の機能発現が可能になる．

A 血液の組成と性状

1 血液の組成—細胞成分と液体成分

血液は体重の1/13を占める．抗凝固物質と混和した血液を遠心分離すると，重い細胞成分と軽い液体成分（血漿 plasma）に分離できる（図26-2）．

A 細胞成分

細胞成分の大半は赤血球で，白血球と血小板は境界面に白いbuffy coatとして得られる．細胞成分の遺伝子診断などに白血球のDNAを調製する際にはbuffy coatを用いる．全血液中の赤血球の占める容量比をヘマトクリット hematocrit とよびパーセントで表示する（図26-2）．細胞成分の形状や大きさは塗抹標本で観察できる．個々の細胞成分の機能は後述する．

B 液体成分（血漿）

血漿は血液の細胞外液で，電解質，低分子の有機物（アミノ酸，グルコース，脂肪酸など），血漿タンパク質などを含む．電解質の組成は組織の細胞外液（組織液）に似るが，タンパク質濃度が組織液より高いため，ドナン平衡によりNa^+濃度がやや高く，Cl^-濃度がやや低い．

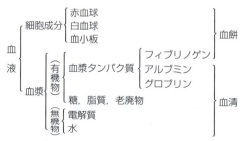

図26-1　血液の組成（1）

2 血液の性状

A 比重

血液の比重は水より大きい(男性 1.057, 女性 1.053). 血漿中に多くのタンパク質を含むこと, また赤血球中にも多くのヘモグロビンを含むことによる.

B 赤血球沈降速度

抗凝固物質と混和した血液をプラスチック細管に満たし, 赤血球が自然に沈降する速度を測定する. 急性相タンパク質であるフィブリノゲンなどのグロブリン分画が増量すると沈降速度が促進する. 炎症のマーカーとされる. 敗血症に伴う播種性血管内凝固症候群でフィブリノゲンが急速に消費されると, 亢進していた赤血球沈降速度が遅延する.

C 粘性

粘性 viscosity とはねばりの度合いのことで, 管腔内を流れるニュートン流体においては, 流量との間に下記のハーゲン-ポアズイユ Hagen-Poiseuille の法則が成り立つ.

$$Q = \frac{\pi}{8} \cdot \frac{1}{\eta} \cdot \frac{r^4}{L} \cdot \Delta P$$

η は粘性率(粘度), r は管半径, L は管長, ΔP は入口・出口間の圧力差.

すなわち粘性率が高いと流量は減少する.

血液の粘性率 blood viscosity は, ①赤血球量(ヘマトクリット), ②血漿粘度, ③赤血球の集合形成, ④赤血球の変形能, によって決まる. ヘマトクリット値が高いと赤血球同士が粘着して粘性率が上がる(図 26-3). 細い血管(直径 100 μm 以下)では赤血球が整列して管の中央を流れる(軸集中)ことにより, 血液粘性率はヘマトクリットの影響は受けにくい(図 26-3). 流速が遅いと複数の赤血球がコインが連なるように集合(連銭形成)し, 粘度はさらに高まる(図 26-4). また血漿タンパク質であるフィブリノゲンやグロブリン

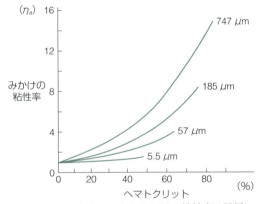

図 26-3 **ヘマトクリットとみかけの粘性率の関係に及ぼす血管径の影響**
各曲線右肩の数字は測定に用いた管の半径を示す. 細い管ほどヘマトクリットの影響が少なくなり, 5.5 μm の管ではヘマトクリットの値にかかわらずほぼ一定になる.

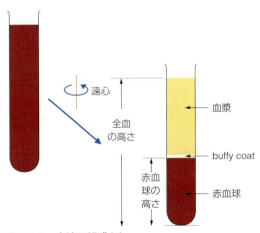

図 26-2 **血液の組成(2)**
抗凝固物質と混和した血液を遠心分離すると, 重い細胞成分と軽い液体成分(血漿)とに分離できる. ヘマトクリットは下に沈んだ赤血球の血液全体の体積に対する割合でパーセントで表示する. 白血球および血小板は赤血球と血漿の境界面に buffy coat として分離される.

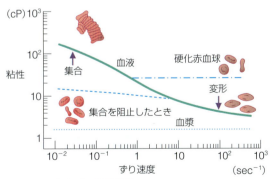

図 26-4 **赤血球の構造粘性**
ずり応力(血流により血管壁に平行にかかる力で, 流速勾配(血管腔中央で速く血管壁に近いと遅い)を生じさせる力)による構造の変化に伴い粘性が変化する. 低ずり応力では赤血球が連なるように集合(連銭形成)し粘度はさらに高まる.
ずり速度:ずり応力がかかった際に生じる速度勾配.

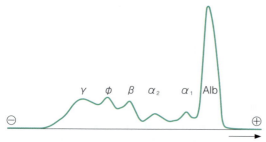

図 26-5　血漿タンパク質(ヒト)の電気泳動
セルロース・アセテート膜，pH 8.0，250 V，5 mA，45 分間，5℃（矢印は泳動方向）．φ 分画（フィブリノゲン）は血清中には存在しない．

が増加すると血漿粘性率を上昇させると同時に，赤血球凝集を促進し血液粘性率が上がる．

B 血液の機能

A 血球成分の機能

赤血球は主に酸素の運搬，白血球は生体防御と免疫，血小板は血漿成分である凝固因子と一緒に止血を担う．

表 26-2　主な血漿タンパク質

	濃度(g/dL)	%	例
総タンパク質	7.1 (6.5〜8.0)	100	
アルブミン	4.6 (3.8〜4.8)	52〜65	アルブミン，プレアルブミン
グロブリン	2.5 (3.2〜5.6)	30〜54	
α_1 グロブリン	(0.1〜0.4)	(2〜 5)	サイロキシン結合グロブリン(TBG)　トランスコルチン，α_1 アンチトリプシン
α_2 グロブリン	(0.3〜1.2)	(7〜13)	セルロプラスミン，ハプトグロビン　α_2 マクログロブリン，プロトロンビン
β グロブリン	(0.5〜1.1)	(8〜14)	トランスフェリン，ヘモペキシン
γ グロブリン	(0.5〜1.6)	(12〜25)	IgG
フィブリノゲン(φ 分画)*	(0.2〜0.4)	(〜6.5)	フィブリノゲン

*血清中には存在しない．

表 26-3　リポタンパク質の性状

	比重	直径(Å)	電気泳動分画	タンパク質	リン脂質	総コレステロール	トリグリセリド
				組成(%)			
カイロミクロン	0.94〜1.00	500〜5,000	原点位	2	5	8	85
VLDL	1.00〜1.01	〜300	pre-β	10	15	15	60
IDL	1.01〜1.02	〜300	broad β	18	9	45	28
LDL	1.02〜1.06	〜200	β	25	25	45	5
HDL	1.08〜1.21	〜100	α_1	50	30	18	2

VLDL：超低密度リポタンパク質 very low density lipoprotein，LDL：低密度リポタンパク質 low density lipoprotein，
HDL：高密度リポタンパク質 high density lipoprotein．
比重，直径，組成すべて連続的に分布している．特に組成は食事によって変化する．

表 26-4　免疫グロブリンの種類

	分子量	沈降係数	電気泳動分画	血清中濃度(mg/dL)	半減期(日)	抗体
IgG	16 万	6.6 S	γ_2	1,250	23	抗菌・抗ウイルス抗体
IgA	16 万，40 万	6.6，9，11，13 S	$\beta_2 (\gamma_1)$	210	5.8	二量体の分泌型は沈降係数が 11 S　同種血球凝集素など
IgM	90 万	19 S	$\beta_2 (\gamma_1)$	125	5.1	抗体産生の初期に出現　リウマチ因子など
IgD	18 万	7 S	$\beta_2 (\gamma_1)$	3	2.8	抗核酸・抗細菌毒素抗体
IgE	20 万	8 S	$\beta_2 (\gamma_1)$	0.03	2.5	アレルギー抗体

B 血液の機能 ● 529

B 血漿タンパク質の機能

血漿中には多種多様のタンパク質が含まれている（表26-2）．電気泳動法で分離すると，各タンパク質固有の移動度に応じて図26-5のような泳動パターンが得られる．アルブミンは移動度が大きく，各グロブリン分画が続く．血漿タンパク質による血漿膠質浸透圧 plasma colloid osmotic pressure は 20〜30 mmHg で組織膠質浸透圧 4〜5 mmHg より高く，毛細血管壁を介して水分を血管内に引き込む力となる．主に膠質浸透圧に寄与するアルブミンの産生が低下したり，腎臓から喪失すると血漿膠質浸透圧が低下し組織に水分が貯留する（浮腫）．

1 ● アルブミン

肝臓で産生され，血中での半減期は 2〜3 週である．分子量は 66,000 で血漿中濃度は約 4.6 g/dL である．量が多く（血漿タンパク質の約半量）吸着能が高いため下記の多様な機能を有する．
① 血漿膠質浸透圧の維持．
② さまざまな物質と結合して尿中への排泄を防ぐ（脂肪酸，ビリルビン，Ca^{2+}，Zn^{2+}，Cu^{2+} などの無機イオン，その他薬剤や色素など非水溶性の物質）．
③ 栄養源（アミノ酸の供給源）．
④ pH 緩衝作用．

2 ● 担体タンパク質 carrier protein

固有の分子と特異的に結合し血中を輸送するタンパク質が種々存在する．結合分子を括弧内に記す：プレアルブミン〔甲状腺ホルモンやレチノール（ビタミン A の一種）〕，サイロキシン結合グロブリン TBG（甲状腺ホルモン），コルチコステロイド結合グロブリン CBG（副腎皮質ホルモン），トランスフェリン（鉄），セルロプラスミン（銅），ヘモペキシン（ヘム），ハプトグロビン（ヘモグロビン）．

3 ● リポタンパク質（表26-3）

リポタンパク質 lipoprotein は水に不溶性の脂質とアポタンパク質が結合した複合体である．親水性のリン脂質や遊離コレステロール，およびアポタンパク質が外側に，内側に疎水性のコレステロールエステルや中性脂肪を有する．比重の低いものから順番に，カイロミクロン（キロミクロン），超低密度リポタンパク質（VLDL），中間密度リポタンパク質（IDL），低密度リポタンパク質（LDL），高密度リポタンパク質（HDL）に分類される．脂質は細胞膜の構成成分であり，脂質代謝に関わるとともに，膜機能にも関わる．

4 ● 血液凝固因子と線維素溶解（線溶）系因子

止血に関わる線維素原（フィブリノゲン）を含む血液凝固因子，また血栓の溶解に関わる線維素溶解（線溶）系因子を含む．これらの多くはセリン酵素で血漿中にはその前駆体として存在し，必要部位で活性化されそれぞれ固有の機能を発現する．血清 serum は血漿と異なり血液を凝固させた際の上清成分で，フィブリノゲンを有さず，凝固因子は活性化あるいは消費されている．

5 ● 免疫グロブリンと補体系因子

感染防御に関わる免疫グロブリン（表26-4）や補体系因子を含む．

📘 巻末付録 問題25．血漿タンパク質異常 ➡ 1075 頁参照．

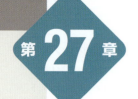

第27章 血液細胞の産生

A 造血幹細胞

血液は細胞成分と液体成分(血漿)があり,細胞成分が全体の40～45％を占める.血液の細胞成分は,酸素を運ぶ赤血球,血液凝固を行う血小板,免疫を担当する白血球に大別される.白血球はさらにリンパ球系細胞と骨髄系細胞(好中球,好酸球,好塩基球,単球など)に分類できる(表27-1,図27-1).**血液細胞**にはそれぞれ固有の寿命があり,毎日膨大な数の血液細胞が死滅し,これを補うために膨大な数の血液細胞が産生されている.これらすべての血液細胞は,**造血幹細胞** hematopoietic stem cell(HSC)に由来する.

造血幹細胞は,**自己複製能**と**多分化能**を有しており,自己複製と非対称分裂による分化のバランスをとりながら,自らを維持しつつすべての血液細胞集団を生涯にわたって供給し続ける役割を担っている.成熟個体では,造血幹細胞は骨髄に局在している.マウスでは,造血幹細胞は骨髄の成熟血球細胞のマーカーをもたない細胞画分に濃縮され,たった1個の造血幹細胞を移植することで致死量放射線照射を受けたレシピエントの血液細胞を再構築できる.ヒトの造血幹細胞の骨髄中での頻度は全骨髄細胞の0.01％程度である.定常状態では,造血幹細胞のほとんどは細胞周期の静止期(G_0期)にあり,増殖期にある細胞は全体の5％

表27-1 末梢血液中の血液細胞と基準値

血液細胞	基準値
赤血球	男 435～555×10^4/μL 女 386～492×10^4/μL
ヘモグロビン	男 13.7～16.8 g/dL 女 11.6～14.8 g/dL
ヘマトクリット	男 40.7～50.1％ 女 35.1～44.4％
網赤血球	0.3～1.1％
白血球	3,300～8,600/μL
杆状核(好中)球	2～13％
分葉核(好中)球	38～58％
好酸球	0.2～6.8％
好塩基球	0～1.0％
単球	2.3～7.7％
リンパ球	26.6～46.6％
血小板	16～35×10^4/μL

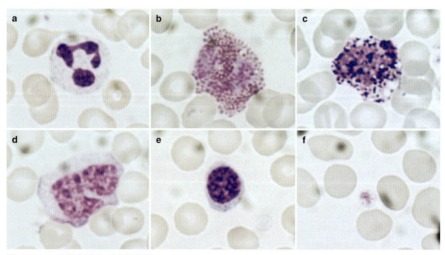

図27-1 末梢血液中の血液細胞
a. 好中球(分葉核球), b. 好酸球, c. 好塩基球, d. 単球, e. リンパ球, f. 血小板.
周囲にある核のない細胞が赤血球である(メイ-グリュンワルド-ギムザ染色).

程度と少ない．このような造血幹細胞が細胞分裂するにあたって自己を複製する対称分裂を選択するか分化を開始する非対称分裂を選択するかについては，確率論的に制御されたものであるとする考え(stochastic model)と周囲の微小環境や造血因子などの外的要因により決定されるとする考え(deterministic model)が提唱されており，結論は得られていない．

1 造血と発生

造血幹細胞に由来する血液細胞の産生(**造血** hematopoiesis)は，胎生期に**卵黄嚢** yolk sac で始まる．卵黄嚢壁内に血島とよばれる細胞クラスターが生じ，造血が始まる．これは胎生初期に一過性に起こる造血で，**一次造血** primitive hematopoiesis または胚型造血とよばれる．ヒトでは妊娠25日ごろから，マウスでは胎生7.5日目に始まる．この段階では赤血球とマクロファージ以外の血液細胞はほとんどみられない．またつくられる赤血球は大型で成熟しても有核のままであり，発現するグロビン遺伝子も成体型赤血球とは異なる．続いて，胎内の**AGM (aorta-gonad-mesonephros)領域**に造血幹細胞が出現し，**二次造血** definitive hematopoiesis が始まる．これは成体型造血ともよばれ，ヒトでは胎生5週ごろにみられる．この段階の造血幹細胞は血液細胞と血管内皮細胞のいずれにも分化できる共通の前駆細胞(ヘマンジオブラスト)から発生する．AGM領域で産生された造血幹細胞は血液循環によって**胎児肝**に移動して定着し，すべての系統の血液細胞を産生する成体型の二次造血が行われる．出生直前まで胎児肝や脾臓が主な造血器官として働くが，出生直前には造血幹細胞は**骨髄**に移動し，骨髄が成体の一生を通じた造血器官として働く(図27-2)．

2 造血微小環境

造血系の恒常性を維持するためには，造血幹細胞が自己複製能と分化能を維持しながら適切なタイミングで細胞周期に入り血球細胞を産生する必要がある．造血幹細胞のこのような特性は，**造血支持細胞**との直接的な細胞間接着や造血支持細胞が産生する造血因子などにより維持されている．このような造血に適した環境を**造血微小環境**とよび，ヒトでは骨髄がこの環境を提供している(図27-3)．骨髄中の造血幹細胞は骨髄腔中に均等に分布するのでなく，支持細胞である**ストローマ細胞**とその周囲の**細胞外マトリックス**が構成する**ニッチ** niche とよばれる微小環境に局在している(ニッチは生物学的適所を意味する言葉である)．骨髄における造血幹細胞ニッチは，造血幹細胞を骨髄にとどめ，過剰な分裂を抑制して細胞老化を防ぎ，必要に応じて増殖・分化を誘導する役割をもち，骨芽細胞，血管内皮細胞およびCXCL12を高発現する細網細胞(CAR細胞)などが造血幹細胞ニッチの形成に関与すると考えられている．

Advanced Studies

造血幹細胞移植

造血幹細胞移植は，正常な血液をつくることができない患者に提供者からの造血幹細胞を移植して，正常な造血機能を構築する治療法で，造血幹細胞の由来により「同種造血幹細胞移植」と「自己造血幹細胞移植」に分類することができる．

同種造血幹細胞移植は，患者の血液細胞をドナー(血縁者あるいは非血縁者)の造血幹細胞に由来する血液細胞に置き換える治療法で，造血器悪性腫瘍，骨髄不全などに適用される．最も安全性が高いのは血縁者間HLA適合移植である．非血縁者間の骨

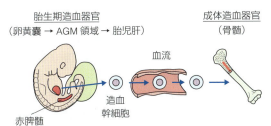

図 27-2　発生過程における造血部位の移動
造血幹細胞による血液細胞の産生(造血)は，胎生期に卵黄嚢で始まる．その後，造血幹細胞はAGM領域を経て胎児肝や脾臓に移動して造血が進む．出生直前に造血幹細胞は骨髄に移動し，成体の一生を通じた造血器官となる．

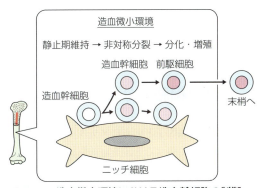

図 27-3　造血微小環境における造血幹細胞の制御
造血幹細胞はニッチとよばれる特殊な微小環境に局在している．造血幹細胞ニッチの造血幹細胞の多くは静止期にあり，一部が非対称分裂をへて分化増殖し，血球細胞を産生する．

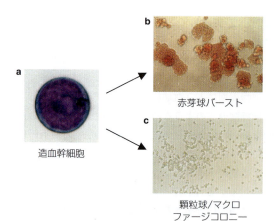

図 27-4　造血幹細胞と細胞集塊の形成
a．骨髄細胞を半固形培地で培養すると，造血前駆細胞は分化，増殖してその子孫からなる特徴的な細胞集塊（コロニー）を形成する．
b．赤芽球バースト形成細胞（BFU-E）が作る赤芽球コロニー（赤芽球バーストとも呼ばれる）．
c．顆粒球/マクロファージ形成細胞（CFU-GM）がつくる顆粒球とマクロファージを含むコロニー．

髄移植については，HLA アリルの不適合の組み合わせが許容されるか否かについての知見が蓄積されている．非血縁者間移植では，血縁者間移植に比べて HLA 以外のマイナー抗原の不適合度も大きいため，拒絶や**移植片対宿主病** graft-versus-host disease（GVHD）のリスクが高まる点も注意を要する．造血幹細胞ソースとしては，骨髄，末梢血，臍帯血が用いられる．

　自己造血幹細胞移植は，あらかじめ採取・保存した患者自身の造血幹細胞を用いる方法で，造血器腫瘍に対する抗がん剤や放射線照射による遷延性骨髄抑制を救援する治療法である．現在では自己末梢血幹細胞を使用することが多く，これは自己末梢血幹細胞移植とよばれる．通常，造血幹細胞は末梢血にはほとんど存在しないが，化学療法後の造血回復期や顆粒球コロニー刺激因子（G-CSF）の投与により，骨髄から末梢血中に動員される造血幹細胞を採取して移植に用いる．G-CSF による骨髄中の造血幹細胞の末梢血への動員には交感神経系を介した骨芽細胞の機能低下，CXCL12 の発現減少，骨髄マクロファージの機能抑制などが関与することが示唆されている．

B　血液細胞の分化

　骨髄細胞を造血因子とともにメチルセルロースを含む半固形培地で培養すると，造血前駆細胞は増殖・分化してその子孫からなる細胞集塊（コロニー）をつくる．このようなコロニー形成法により，はじめリンパ系以外の血球細胞へと分化する前駆細胞が**コロニー形成細胞** colony forming unit（CFU）として同定され，骨髄系細胞の分化経路が明らかとなった（図 27-4）．

続いて，各系譜の血球細胞の特異的マーカー抗原に対する特異抗体とフローサイトメトリーを用いた解析から，リンパ球系細胞を含む前駆細胞が特定・純化されるに至っている．

　造血幹細胞から前駆細胞を経てさまざまな血液細胞が系統分化する過程には階層性がみられる（図 27-5）．造血幹細胞は，はじめ分化能を維持したまま自己複製能を失った**多能性前駆細胞** multipotent progenitor（MPP）を産生し，次第に分化能を限定させながら造血を進める．血液細胞の系統分化の最初の分岐は，骨髄系とリンパ系への分化の間で始まる．この段階で産生される**骨髄系共通前駆細胞** common myeloid progenitor（CMP）は，顆粒球，マクロファージ，赤芽球，巨核球を含むすべての骨髄系細胞を産生できるが，リンパ系細胞への分化能をもたない．CMP は，顆粒球・マクロファージ前駆細胞 granulocyte-macrophage progenitor（GMP）と巨核球・赤芽球前駆細胞 megakaryocyte-erythrocyte progenitor（MEP）へと分化する．**リンパ球系共通前駆細胞** common lymphoid progenitor（CLP）は B 細胞，T 細胞，NK 細胞を産生できるが，骨髄系細胞への分化能をもたない．

A　顆粒球・単球系細胞の分化

　骨髄系共通前駆細胞から分岐した顆粒球・マクロファージ前駆細胞は，**顆粒球・単球コロニー形成細胞**（CFU-GM）を経て，**顆粒球コロニー形成細胞**（CFU-G）と**単球コロニー形成細胞**（CFU-M）に分化する．CFU-G は，骨髄芽球を経て，**顆粒球**（好中球）へと分化する．一方，CFU-M は単芽球を経て，**単球**へと分化する．組織に分布する肥満細胞や破骨細胞も骨髄系共通前駆細胞からつくられる．

B　赤血球・血小板の分化

　巨核球・赤芽球前駆細胞は，**赤芽球バースト形成細胞**（BFU-E）から**赤芽球コロニー形成細胞**（CFU-E）を経て赤芽球を産生する．赤芽球は，ヘモグロビン合成が進むとともに脱核し，網赤血球を経て成熟した**赤血球**となる．また，巨核球・赤芽球前駆細胞は，**巨核球コロニー形成細胞**（CFU-Meg）を経て，巨核芽球を産生する．巨核芽球は，多倍体化を繰り返して**巨核球**となる．巨核球は数珠状に連なった細胞突起を形成し，これがちぎれて断片化することで**血小板**が産生される．

C サイトカインと造血因子 ● 533

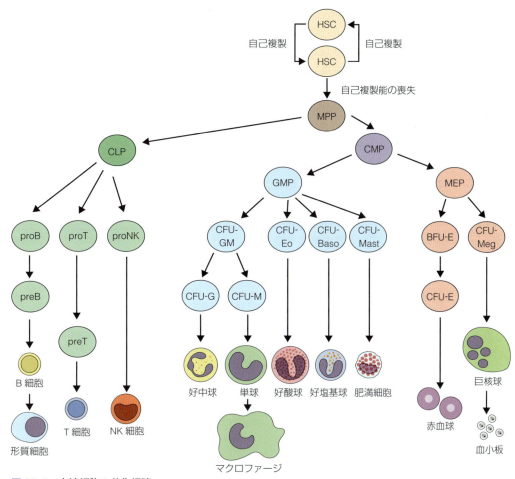

図 27-5　血液細胞の分化経路
すべての血球細胞は造血幹細胞に由来する．血球細胞の分化には階層性があり，多分化能と自己複製能をもつ造血幹細胞(HSC)は，自己複製能を失った多能性前駆細胞(MPP)を経て，次第に分化能を限定させながら造血を進める．
HSC：hematopoietic stem cell（造血幹細胞），MPP：multipotent progenitor（多能性前駆細胞），CMP：common myeloid progenitor（骨髄系共通前駆細胞），CLP：common lymphoid progenitor（リンパ球系共通前駆細胞），GMP：granulocyte/macrophage progenitor（顆粒球・マクロファージ前駆細胞），MEP：megakaryocyte/erythroid progenitor（巨核球・赤芽球前駆細胞）

c リンパ球の分化

リンパ球系共通前駆細胞は，骨髄内で proB 細胞を経て preB 細胞に分化する．proB 細胞では免疫グロブリン(Ig)重鎖遺伝子の再編成が，preB 細胞では Ig 軽鎖遺伝子の再編成が起こる．その後，B 細胞抗原受容体として働く IgM を発現する未熟 B 細胞となり，末梢リンパ組織で成熟 B 細胞となる．一方，一部のリンパ球系共通前駆細胞は骨髄から胸腺に移住し，proT 細胞を経て preT 細胞に分化する．proT 細胞では T 細胞抗原受容体(TCR)β 鎖遺伝子の再編成が，preT 細胞では TCRα 鎖遺伝子の再編成が起こる．そ

の後，TCR を発現する T 細胞は胸腺を離れて末梢組織へ移住する．また，リンパ系共通前駆細胞からは，B 細胞や T 細胞の他に，NK(natural killer)細胞などの自然リンパ球が分化する．

C サイトカインと造血因子

サイトカインはさまざまな細胞が産生するタンパク質で，標的細胞上の特異的受容体に結合して多彩な生理作用を発揮する．サイトカインのうち，造血幹細胞や造血前駆細胞に働いて血液細胞の分化や増殖を制御

するサイトカインを**造血因子**とよぶ.

　現在までに**幹細胞因子** stem cell factor（SCF），**コロニー刺激因子** colony-stimulating factor（CSF），**エリスロポエチン** erythropoietin（EPO），**トロンボポエチン** thrombopoietin（TPO），**インターロイキン** interleukin（IL）など，40種類以上の造血因子が同定されている．それぞれの造血因子が血液細胞の発生過程で適切に働くことにより，血液細胞の分化・成熟が適切に進行する．顆粒球・単球系細胞の分化には，**顆粒球マクロファージコロニー刺激因子**（GM-CSF），**顆粒球コロニー刺激因子**（G-CSF），**マクロファージコロニー刺激因子**（M-CSF）が関与する．赤芽球系細胞にはEPOが，巨核球系細胞にはTPOが最も重要な造血因子として働く．リンパ球系細胞の分化には，IL-7などのサイトカインが関与する.

　このようなサイトカインはさまざまな細胞により産生される．G-CSFは，単球・マクロファージや線維芽細胞などによって産生される．EPOは，腎臓で産生され貧血になると産生が亢進する．一方，腎性貧血ではEPOが低値となる．TPOは肝臓などで産生され，巨核球系細胞とともに造血幹細胞にも作用する．IL-7は骨髄や胸腺のストローマ細胞などが産生する.

Advanced Studies

造血因子の臨床応用

　種々の造血因子の遺伝子が単離され，造血因子製剤として血液疾患の治療や化学療法時の支持療法に使用されている．臨床に供されている造血因子は，G-CSF，EPO，TPOなど血液細胞の最終分化を支持する系統特異的な因子が多い．G-CSFは化学療法に伴う好中球減少症に対して保険適用が認められている．また，G-CSFには造血幹細胞を骨髄から末梢血に動員する働きがあり，末梢血から造血幹細胞を採取する際の前処置にも用いられる．EPOは腎臓から産生され，出血や溶血で赤血球数が減少すると腎臓での産生が増加する．EPOは，主に慢性腎不全に伴う貧血（腎性貧血）に使用される．TPOは標的細胞上のTPO受容体であるc-MPLに結合して作用を発揮する．現在，TPO受容体に特異的に結合するポリペプチドとIgGの融合タンパク質が，TPO受容体作動薬として臨床応用されている.

●参考文献

1) 日本血液学会（編）：血液専門医テキスト，改訂第2版．南江堂，2015

2) 田中稔之：第1章　免疫細胞の種類と分化．熊ノ郷　淳（編）：免疫ペディア101のイラストで免疫学・臨床免疫学に強くなる！　pp 44-83, 羊土社，2017

第28章 赤血球

酸素運搬効率を高めるために，赤血球から核を失っているのは哺乳類だけである．それ以外の脊椎動物の赤血球は，楕円形で核をもつ．無脊椎動物では，赤血球そのものをもたない．代わってヘモグロビン類似の赤い血色素が，血漿に溶けて酸素を運搬する．軟体動物や節足動物の一部は「青い血の生物」とよばれるが，これは鉄の代わりに銅を含む**ヘモシアニン**で酸素を運搬するため，血液の色が青くみえるためである．

このように，動物の進化に伴い，高度の酸素運搬能を必要とするようになり，血液に酸素を溶かし込んだ方法では足りなくなって，赤血球を作るようになった．さらに哺乳類では，酸素運搬に特化するために無核となり，ヘモグロビンを大量に含む高性能の赤血球が完成されたと考えられる．

A 赤血球の数と形態

1 赤血球の数

ヒトにおける**赤血球**とは"red blood cell"の英語名（RBCと略される）に示されるように，「血中の赤い細胞」である．別名である erythrocyte は erythro（赤）と cyte（細胞）の語源からなる．

わずか1μLあたりに約500万個という膨大な数が存在するため，血液自体の色を赤く見せている．ちなみに本来の血液の液体成分は薄黄色である．ほかの血球成分の数と比べると，白血球は1/1,000（5千個程度），血小板でも1/20（25万個程度）しか存在しないことから，赤血球がどれだけ豊富に存在するかがわかる．血液の体積（**ヘマトクリット**）で比べても，赤血球だけで全血液量の半分を占めることになる．つまり血液の半分は赤血球である．

ヒトの体全体で考えると，赤血球の総数は20兆個にも達し，体細胞の総数を60兆個とすれば，その1/3にもなる．これだけの赤血球が絶え間なく造血組織（骨髄）で産生され，脾臓で廃棄されている．いかに

酸素運搬が生物にとって重要であるかの証である．

血液検査上の基準値で赤血球数を比較すると，男性（435万〜555万個/μL）よりも女性（386万〜492万個/μL）のほうが少ない．これは，女性ホルモン（**エストロゲン**）に造血抑制作用，男性ホルモン（**アンドロゲン**）に造血刺激作用があるためである．このホルモンの働きを利用して，再生不良性貧血などの造血刺激にはアンドロゲンの補充造血療法が行われる．ちなみに白血球に男女差はない．

2 赤血球の色

赤血球の中には大量の**ヘモグロビン** hemoglobin（Hb）が含まれ，赤血球の色を決めているのはヘモグロビンである．ヘモグロビンの赤は，鉄の色である．鉄を大量に含むため「鉄赤色」を示すが，酸素が結合したヘモグロビンでは鮮赤色，脱離すると暗赤色を呈する．このため酸素を豊富に含む動脈血では鮮赤色であり，酸素含有量の少ない静脈血では暗赤色を呈する．これは**酸素飽和度**によって，ヘモグロビンの鉄色が変化するためである．この色の違いは，動脈性と静脈性の出血の鑑別に役立つ．血液が鮮赤色で，拍動とともに出血している場合は動脈性であり，緊急止血を要する．逆に暗赤色なら静脈性であり，さほど急がない．一般に赤血球数が減った状態を，**貧血**とよび，増えすぎたものを**多血症**とよぶ．

A 貧血の診断

貧血の診断にはヘモグロビン値が便利である．赤血球数，赤血球体積（ヘマトクリット）は血液のヘモグロビン値と比例するからである．病院での血液検査装置は，この三者を同時に測定できる．全体の赤血球体積を赤血球の総数で割れば，赤血球1つあたりの体積が計算できる（**平均容積**，MCV）．同様にして，**平均ヘモグロビン含有量**（MCH），**平均ヘモグロビン濃度**（MCHC）が自動計算される．これらの数字は，1つあ

表 28-1　赤血球に関する基準値

形態	直径	7.72±0.61 μm
	厚さ	（最大）2.0，（最小）1.0 μm
	容積	90 μm³
	表面積	130 μm²
	比重	1.097
数	成人男性	435〜555 万個/μL
	成人女性	386〜492 万個/μL
指数*	MCV	83.6〜98.2 fL
	MCH	27.5〜33.2 pg (/cell)
	MCHC	31.7〜35.3 g/dL

*名称と計算法
MCV（mean corpuscular volume，平均赤血球容積）＝ヘマトクリット（％値）×10/赤血球数（100万単位/mm³）．
MCH（mean corpuscular hemoglobin，平均赤血球血色素量）＝ヘモグロビン量（g/dL）×10/赤血球数（100万単位/mm³）．
MCHC（mean corpuscular hemoglobin concentration，平均赤血球血色素濃度）＝ヘモグロビン量（g/dL）×100/ヘマトクリット（％値）．

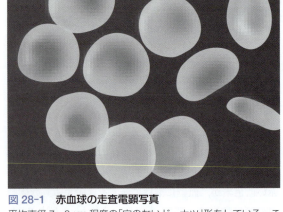

図 28-1　赤血球の走査電顕写真
平均直径7〜8μm 程度の「穴のないドーナツ」形をしている．この形により表面積が大きくなるため酸素交換が効率化される．また変形性に富むため，流体抵抗が少なく，毛細血管内の移動も容易である．

たりの赤血球の大きさ（体積），含有ヘモグロビン量，およびその濃度を示すことになる（表 28-1）．

例えば**鉄欠乏性貧血**は慢性の出血状態で起こる．赤血球は小さくなり（小球性），ヘモグロビン濃度が低い（低色素性）．

 巻末付録　問題26．貧血または立ちくらみ ➡1076 頁参照．

3　赤血球の形

赤血球は，球とはいいながらも，その形はむしろ円盤状であり，中央に陥凹したくぼみをもつ．このため「穴のないドーナツ」と称される（図 28-1）．完全に球体であると，球の中心部から表面に至る距離が長くなってしまい（半径が大きくなる），酸素の移動のための拡散時間が長くなる．正常の赤血球は，ドーナツ状のために，中心から表面までが短く，拡散が短時間で済む．肺を循環する間に素早く酸素を結合し，末梢の毛細血管では全身組織に酸素を放出するのに便利である．また，最大の特徴は変形性に富むこと（形が変わりやすい）である．平均直径は7〜8μm で，辺縁の厚いところで2.0μm，中央のくぼみの部分は1μm 以下であり，平均容積は90μm³ にもかかわらず，表面積は130μm² と大きい．表面積が広いほうが酸素の拡散が容易となり，末梢組織では酸素を迅速に放出できる．

A　赤血球の変形能

赤血球の形が変わりやすいことは，心臓の負担を減らす．心臓は毎分5Lの血液を出す高性能ポンプである．血液の半分は赤血球である．赤血球は円盤状であるため，外力に対して変形が容易である．このため流体力学的に抵抗を少なくできる．これが心臓への負担を少なくする．もしも赤血球が完全球状だったら，心臓への負担がもっと増えてしまう．

さらに赤血球が円盤状で変形性に富むことは，どのような血管も通過できることになる．血液循環の最大の難所は，動脈ではなく，細い毛細血管であり，その総量は膨大である．毛細血管の直径は，赤血球よりも小さい場合もある．このため，赤血球が変形しないと通過することができない．赤血球は核やミトコンドリアがなく，ヘモグロビンだけ入っている袋なので，内容物で変形が邪魔されることもない．このため細い毛細血管を，赤血球はたえず変形しながら流れることができる．

B　赤血球の構造

赤血球は採血すれば容易に採取できるため，古くから研究の材料となってきた．赤血球の膜の特性の第一は，変形しやすい性質である．これは先に述べたように，自分の直径よりも狭い毛細血管を通過したり，心臓からの外力によって駆出される際に重要となる．こ

のため円盤状の形をとりながらも，自由に形が変わることが大切である．

赤血球の膜は大きく分けて3種の構造となっている（図28-2）．最表面には網の目のような**グリコカリックス** glycocalyx（糖衣）とよばれる糖と結合したさまざまな化合物で覆われている．その下には，いわゆる**脂質二重層**とよばれる脂質膜があり，その内側には細胞膜の裏打ち構造としての**膜骨格**がある．膜骨格を形成するタンパク質としては，スペクトリン，バンド3，アンキリンなどが知られており，これらのタンパク質のおかげで赤血球の円盤状の形態と変形性が維持される．

このような膜骨格に遺伝上の変異がみられると，円盤状が維持できなくなる．赤血球が球状となり，脾臓を通過できなくなり，容易に溶血を起こすようになる（**遺伝性球状赤血球症**）．このため貧血や，高ビリルビン血症が生じる．

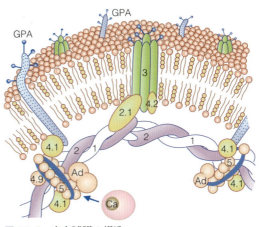

図28-2 赤血球膜の構造
脂質二重層中に膜タンパク質があり，表面に糖鎖を出している．グリコホリン上の糖鎖はABO血液型抗原である．膜を裏打ちしている骨格タンパク質のスペクトリン（1，2）が二量体をなし，網目をつくる．この網目は次の2か所で膜と結合している．①膜貫通タンパク質のグリコホリンA（GPA）とはバンド4.1，バンド4.9（デマチン），アクチン（5）短鎖，アデュシン（Ad）からなる複合体が結合し，②膜貫通陰イオンチャネル（バンド3）とはアンキリン（2.1）を介して結合する．バンド4.2も関与する．網目の構築は動的で，Ca^{2+}結合タンパク質により調節される．
〔Shiga T, et al：Erythrocyte rheology. Crit Rev Oncol Hematol 10：9-48, 1990より転載〕

B 赤血球の生成

1 造血機能の変化

赤血球は造血組織において造血幹細胞からいくつもの成熟段階を経て，**網状赤血球**となり，この段階から末梢血中に現れる．網状赤血球よりも幼若な赤血球は，骨髄を出ることができない．したがって一般臨床では，末梢血液中にみえるのは網状赤血球と成熟赤血球の2種類だけである．網状赤血球数は「若い赤血球数」であり，これが増えることは，骨髄で赤血球がどんどんつくられている状態を示す．つまり造血機能のよい指標となる．

溶血性貧血などで，末梢での赤血球の分解・消費が進むと，骨髄での造血が亢進する．この結果，赤血球産生が骨髄で増加する．網状赤血球も骨髄で盛んに作られるようになり，末梢血にも大量に出てくるようになる．

鉄欠乏性貧血では，鉄不足のため赤血球の造血が低下して網状赤血球も少ない．ところが鉄剤投与によって造血機能が亢進すると，網状赤血球数も上昇するようになる．もしも鉄剤を投与しても網状赤血球が上昇しなければ，なんらかの造血機能の障害が疑われ，骨髄穿刺などで，骨髄での造血状態を調べなくてはならない．

骨髄検査は造血機能障害が疑われる場合の確定診断である．骨髄穿刺を行い，骨髄の細胞を採取し，顕微鏡で白血球，赤血球，血小板の生成過程を観察する（骨髄像の観察）．ただし造血が行われるのは一部の骨だけである．成人では脊柱の椎骨を別とすれば，主に胸骨・腸骨などの**扁平骨**で，小児では脛骨や大腿骨などでも造血がみられる．このため**骨髄穿刺**は成人では胸骨か腸骨で行うが，小児では脛骨を用いることもある．特に胸骨は皮下組織が薄く，骨が平たいため，手技が容易であり，好んで行われる．

2 造血組織の変化

造血機能をもつ組織は，個体発生の時期（出生前後）と，個体の成熟（小児から成人）によって変遷する（図28-3）．また，出生前後で作られるヘモグロビンの種類が異なることも重要である．

胎生期の初期（3か月）には，臓器形成も不十分であるため，卵黄嚢の**血管壁細胞**によって赤血球が産生される．いわば原始的な造血である．3〜4か月をすぎると各臓器が完成へ向かい，**肝臓**および**脾臓**での造血

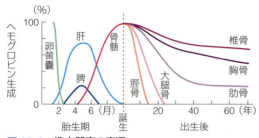

図 28-3 造血器官の変遷
胎生初期には卵黄嚢 yolk sac で，中期には肝臓と脾臓で，その後は骨髄で造血が行われる．出生後，長管骨での造血機能が消失し，成人では椎骨や扁平骨でのみ造血が行われている．

が盛んとなり，出生前まで続く．肝臓や脾臓での造血は出生後には停止してしまう．これは骨髄のほうが，もっと効率的に造血ができるようになるためである．

この頃作られる赤血球には，**胎児型ヘモグロビン**（ヘモグロビン F）が含まれる．これは成人型のヘモグロビン（ヘモグロビン A）とは特性が異なる．胎児が肺呼吸をしないため，慢性的な低酸素状態にあることへの適応と考えればよい．成人型ヘモグロビンでは低酸素状態での酸素の運搬がうまくできないが，胎児ヘモグロビンは低酸素状態でも酸素運搬のできる特殊ヘモグロビンである（後述）．

胎生 2 か月以降になると，**骨髄**での造血が始まり，徐々に造血の主要臓器となる．骨髄での造血は，骨の部位は変わるが，一生続く．小児期には**長管骨**（大腿骨や脛骨など），脊椎骨，さらに扁平骨（胸骨，肋骨など）で造血されるが，長管骨での造血は成人期になると消失する．このため長管骨の骨髄は，造血機能をもつ**赤色髄**から，脂肪組織に変性した**黄色髄**へと変化する．扁平骨での造血は一生続くため，胸骨での骨髄は赤色髄のままであり，ここで成人の骨髄穿刺が行われる．

成人の血液疾患などで骨髄が機能しなくなったとき，あるいは大量出血で骨髄だけでは足りなくなったときに，骨髄以外の組織で造血がみられることがある（**骨髄外造血**）．この際には胎生期に造血を担っていた臓器（脾臓や肝臓）が，一時的に造血を行うようになる（造血臓器の幼若化）．

C 赤血球の成熟と分化

1 赤血球の成熟過程

すべての血球細胞は造血幹細胞から派生する．赤血球系の出発点となるのが，**前赤芽球** pro-erythroblast である．未分化の**多能性幹細胞** pluripotent stem cell が前赤芽球に分化することによって，赤血球系への成熟が決定づけられる．この段階を造血ホルモンであるエリスロポエチンは，強力に刺激する（後述）．

前赤芽球は直径が成熟赤血球の 2 倍以上もあり，巨大な細胞である．現在では，抗体を用いて細胞表面マーカーを検出し，それによって細胞を分類する．かつては，細胞を染色し，それを顕微鏡で観察することが主体であった．この時代に，観察できた赤血球系細胞の第一段階が，前赤芽球である．

赤芽球細胞から，数世代の細胞分裂を経て，成熟型の正染性赤血球が完成されるが，初期の段階では，塩基性に染まる**好塩基性赤芽球** basophilic erythroblast がみられる．この段階の赤血球にはヘモグロビンが少ないことが知られており，ヘモグロビンの含有量が赤血球の成熟過程とともに増えていくことがわかる．これより後の細胞ではヘモグロビン量が増え，逆に核は小さく濃縮され，やがて消失する．これを**脱核**といい，ヘモグロビンの含有量を増やすために，核を放棄するようになったと考えられる．ちなみに成熟赤血球では，細胞容積の 1/3 がヘモグロビンで占められており，骨髄を出る段階では小胞体も消失し，細胞内小器官がわずかに残存している．つまり赤血球が「ヘモグロビンを入れた細胞袋」と化している．この段階の赤血球は，顕微鏡で好塩基性の網状の構造物（大半はRNA）が残っているため**網状赤血球**（図 28-4）とよばれる．網状赤血球は骨髄から毛細血管に遊走脱出して血液中に出現する．このため末梢血でも観察することができる．網状赤血球に残った網状構造は 2 日以内に消失し，成熟型の赤血球となる．網状赤血球の割合は末梢血では 1% 程度であり，造血機能亢進で上昇するため，貧血治療のよい指標となる．

2 エリスロポエチン

赤血球の役割は，ヘモグロビンを用いて末梢組織に酸素を運搬することである．したがって常に十分な数

が必要である．その一方で血液の最大の固形成分でもあり，多すぎると血流障害を起こす．したがって赤血球数は，血流を妨げない程度で，かつ十分な酸素が運搬できる数量に調節されなくてはならない．この調節を行うのが**エリスロポエチン** erythropoietin (EPO) というサインカインである．

エリスロポエチンは糖鎖を多く含むポリペプチドで，酸素分圧の低下が起こると，**低酸素誘導因子 (HIF)** が活性化され，エリスロポエチンの mRNA 合成（転写）が上昇して血中に放出される．血流を経て骨髄に達したエリスロポエチンは，赤血球の前駆細胞の細胞膜表面にある**エリスロポエチン受容体**（EpoR）に結合する．そして赤血球の増殖，成熟，そしてヘモグロビン合成を刺激する．

進化の過程で地上に出た哺乳類にとって，ケガによる失血は，生命を脅かす事象であった．失血すると，早急に骨髄から赤血球を放出させ，赤血球産生を亢進させる必要がある．一般に新しく生成された赤血球が末梢血に現れるまでには，数日を要する．エリスロポエチンの産生は，低酸素刺激後 24 時間以内で最大に達するから，エリスロポエチンは，赤血球産生の最終段階だけに働いて骨髄からの放出を刺激するのではないだろう．むしろ造血機能全般を刺激し，巨核球・赤芽球前駆細胞から前赤芽球への分化と，それに引き続く成熟段階を促進すると考えられる．

腎臓には血流のセンサー組織（**傍糸球体細胞**）がありレニン分泌調節を介して血流量の調節を行っている．同じ腎臓で酸素分圧のモニターをすれば，赤血球産生の調節もできて便利である．そこで，腎臓の尿細管の間質細胞は，血液の酸素分圧の低下を察知して，エリスロポエチンを分泌する．これが赤血球産生の制御の中心をなしている．

エリスロポエチンは腎臓でつくられるから，腎不全状態では産生が低下する．このため透析などの慢性腎不全患者では貧血が起こる．この際には，エリスロポエチン投与によって貧血の改善を図ればよい．エリスロポエチンは，これ以外にも新生児の貧血の治療や，手術などであらかじめ貯血が必要な際の造血剤としても使用される．エリスロポエチンによって造血機能が上がり，血液の酸素運搬能力が増強するため，運動能力が向上する．このためスポーツ選手のドーピング目的で使用されていたことがある．

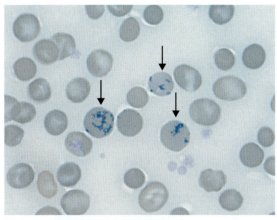

図 28-4　網状赤血球（末梢血塗抹標本）
メチレンブルー染色．骨髄を出た直後では残存するリボソームが青く染まり，形態として細胞の中に網目が見えることから，網状赤血球と呼ばれる．臨床的には造血機能亢進の目安となる．
〔百瀬修二：血液・造血器・リンパ節．北川昌伸（監修），仁木利郎，他（編）：標準病理学，第 7 版．医学書院，2023 より転載〕

❸ エリスロポエチン以外の造血因子

エリスロポエチン不足が問題となることは，慢性腎不全以外ではあまりない．しかし，鉄やビタミン B_{12}，あるいは葉酸など赤血球の合成に必要な成分の欠乏は，各種疾患や生活習慣によって起こる．

鉄はヘモグロビンの主要成分であり，**不足すると鉄欠乏性貧血**を起こす．ヘモグロビンがつくれなくなるため，赤血球は小さくなる（**小球性貧血**）．原因は，女性であるなら月経に伴う出血や妊娠，高齢者では消化管からの慢性出血が主体である．

また**ビタミン B_{12}** は，DNA 合成に必要であり，欠乏によって DNA 合成ができなくなり，細胞分裂が障害される．この結果，細胞が分裂できずに巨大化してしまい，**巨赤芽球** megaloblast が形成され，赤血球が大きくなる（**大球性貧血**）．ビタミン B_{12} は，胃壁細胞から分泌される内因子と結合し，結合状態で小腸から吸収される．このため萎縮性胃炎や胃切除後などで内因子の分泌が低下すると，ビタミン B_{12} の吸収ができなくなる．ビタミン B_{12} は小腸から吸収されると，肝臓に大量に貯蔵され，必要に応じて骨髄に提供される．毎日の必要量がわずかであり，肝臓における貯蔵量は莫大であるため，ビタミン B_{12} の吸収阻害が起こっても，貧血となって障害が現れるのには数年かかる．このためビタミン B_{12} 不足が貧血の原因になるということがなかなかわからず，ビタミン B_{12} が発見さ

れるまでは致死的な病気であった．このためビタミンB_{12}欠乏による貧血には，「悪性貧血」の名前がつけられてしまった．

葉酸もビタミンB_{12}と同様にDNAやアミノ酸代謝に必要である．消化管吸収障害などで欠乏すると，同じく大球性貧血を起こす．

鉄とビタミンB_{12}，葉酸の欠乏はいずれも貧血の原因となり，血液検査で容易に診断がつく．鉄欠乏では赤血球は小さくなり（**小球性貧血**），ビタミンB_{12}と葉酸欠乏では大きくなる（**大球性貧血**）．逆に腎不全などのエリスロポエチン欠乏では大きさは変わらない（**正球性貧血**）．このように貧血患者の鑑別診断には，血液中の鉄，ビタミンB_{12}，葉酸濃度の測定がスクリーニングとして便利である．

D 赤血球の老化と破壊

1 赤血球の老化

赤血球の大きさや形態は，すべて均一ではない．120日の生存期間中に，老化に応じて機能低下と形態変化が起こる．核がないために新規のタンパク質酵素の合成ができない．このため誕生時のイオンチャネルや解糖系酵素タンパク質が新規生成されることがない．そして時間とともに活性が低下してくる．またミトコンドリアがないために，ATPの産生に必要なTCAサイクルをもたない．このため**解糖系**によるATPの産生に頼ることとなる．解糖系の酵素にも時間とともに劣化が起こってくる．このためATPの産生能が低下する．ATP不足によって膜構造の維持が困難となり，円盤状の形態が維持できなくなって，赤血球が球形に変化して小型化する．さらにNa^+-K^+ ATPポンプ機能が低下して，膜が脆弱となり，変形能が低下して機械的な刺激に対しても膜が容易に破綻することとなる．このように老化した赤血球は，体内では脾臓で破壊されることとなる．

2 溶血

溶血とは赤血球膜が破壊されて内部のヘモグロビンが流出した状態をいう．人工的に溶血を起こす方法としては，血液を強く振盪して物理刺激によって赤血球膜を破壊したり（**機械的溶血**），赤血球を低張液にさらして浸透圧による水分流入を促し，赤血球が膨張して膜の断裂を起こさせる方法（**浸透圧溶血**）がある．このような溶血は，赤血球膜の強度の指標として用いられる．具体的に試験管内で溶血を起こす方法として，振動や凍結・溶解による溶血（**機械的溶血法**），低浸透圧の溶液にさらす（**浸透圧溶血法**），サポニンなどの化学物質により膜を破壊する（**化学溶血法**），あるいは脱フィブリン血を放置して自然溶血を測定する方法（**自己溶血試験**）などがある．いずれも赤血球の膜強度を測定したいときに用いられる方法である．

生体内で起こる溶血は，正常の場合には老化赤血球の脾臓による破壊が中心である．この場合，ヘモグロビンは回収されるため，末梢血に出てくることはない．

老化していない赤血球が，循環血液中で溶血を起こすことはないが，さまざまな疾患により溶血を起こすことがある．このような疾患による溶血の原因としては，蛇毒や細菌毒素，マラリア原虫の感染による赤血球膜の傷害，血液型不適合輸血などの抗原抗体反応，発作性寒冷血色素尿症などの自己免疫疾患，未成熟赤血球，赤血球酵素の異常による先天異常，あるいは過剰な運動や部活動などの物理的な刺激が挙げられる．血管内で大量の溶血が起こると，ヘモグロビンが血中に放出され，大量の場合には尿中に出現したり，腎臓の尿細管上皮に取り込まれる．少量のヘモグロビンは，血漿中のハプトグロビンに結合して肝臓で処理される．

3 脾臓の役割

老化した赤血球は，機械的なストレスで容易に破壊（溶血）を起こしやすくなる．赤血球の破壊の中心となるのは**脾臓**である．壊れやすくなった性質を利用して，脾臓では老化した赤血球の回収作業が行われる．赤血球が脾臓の網系の網目のような狭い通路を通過する際に，脾洞内皮や脾索に存在する細網内皮系の貪食細胞に捕食され，破壊される．いうなれば約120日の老化期間を経た赤血球は，形態的にも機能的にも劣化して，処理されやすい状態になる．

外傷や脾腫のために脾臓を摘出すると，循環血流中に**異常赤血球**が出現する．これは本来脾臓で処理されるべきものが流れ出てしまうからである．脾臓内部ではグルコース濃度が低く，pHも低い．血液が濃縮されているため，正常でない赤血球が通過できずに破壊されてしまう．

脾臓の機能は，赤血球の破壊処理だけではない．脾臓にはリンパ組織があり，抗体を産生するBリンパ球が作られる．また白血球や網内細胞による貪食作用をもつ．また胎生期においては造血機能が営まれている．生後には造血機能は消失するが，成人の白血病などの病的な状態で，造血能が再出現することもある．

4 ヘモグロビンの代謝と黄疸

破壊された赤血球のうち，タンパク質や脂質成分は再利用される．主要成分であるヘムは，ヘモグロビン分子からグロビンが外れて，ヘム環が開環して二価鉄が外れ，ビリベルジンに変換される．これはさらにビリルビンに還元されて，血中に放出される．血液中の**ビリルビン**はアルブミンと結合しているが，肝臓で能動輸送によって肝細胞に取り込まれる．このビリルビンはグルクロン酸と結合して，胆汁に排泄され，糞便とともに体外に排泄される．ただし，ビリルビンの一部は腸内細菌の作用でウロビリノゲンに変化し，一部は腸管で吸収される．この一部はさらに肝細胞に取り込まれ，再度胆汁中に排泄される．残りは体循環から腎臓へ運ばれ，尿中に排泄される．一方でヘム鉄の鉄は，ヘモグロビンの再合成に利用される．

血中のビリルビン値が異常上昇した状態を**黄疸**とよぶ．過剰なビリルビンが皮膚や眼球を黄色く染めるためである．ビリルビンは肝臓で代謝を受けるから，血中のビリルビン値は肝機能のよい指標となる．成人では肝硬変などによる肝細胞障害や，胆石などによる胆道の閉塞で起こる．また溶血によっても起こることがある．新生児では，肝臓におけるビリルビン代謝が不十分のときに，高ビリルビン血症を起こす（**新生児黄疸**）．ビリルビン高値が続くと，大脳基底核に沈着して**核黄疸**をきたす．この予防として，新生児に光線照射を行い，ビリルビンを光異性化して水溶性を高めて，体外へ排泄させる治療法が行われる（**光線療法**）．

巻末付録 問題28．黄疸 ➡ 1077頁参照．

E 赤血球の代謝とヘモグロビン

1 赤血球の代謝系

赤血球はミトコンドリアをもたないため，TCAサイクル（回路）をもたない．このため解糖系にATPの産生を依存している．TCA回路をもたないため，赤血球が自分で酸素を消費することはないが，ATPの産生能力が低くなるという欠点がある．赤血球におけるATPは，Na^+-K^+ ATPaseポンプのエネルギー源として使用され，赤血球内部のNa^+の排泄とK^+の汲み入れを行う．K^+はH^+と交換されるので，血漿中のH^+を取り込んで血液のpH調節を担う機能ももつ．赤血球内部では，ATPをエネルギー源として膜の裏打ち構造の維持が行われる．このため古くなった赤血球ではATPの産生が低下して，赤血球の膜構造が維持できなくなって，劣化して変形していく．

解糖系の側副経路で**2,3-DPG**とよばれる物質が産生される．これは赤血球において高濃度に産生され，ヘモグロビンに結合して酸素親和性を調節する．2,3-DPGは脱酸素ヘモグロビンに結合しやすいため，ヘモグロビンを酸素低親和性状態（**T状態**）とする．これによって末梢組織においてヘモグロビンが酸素を遊離しやすくなる．つまり2,3-DPGを赤血球に加えると，酸素が放出されやすくなる．慢性貧血や低酸素状態が続くと，2,3-DPG産生が亢進することが知られており，理にかなっている．

もう1つの代謝系の特徴が，**五炭糖リン酸回路**（pentose phosphate pathway）である．これは解糖系のグルコース六リン酸から枝分かれし，NADPHを産生する回路である．赤血球だけでなく，肝臓，脂肪組織，副腎などの多くの臓器で活性が高い．**NADPH**（還元型NADP）は生体内の主要な抗酸化物質である．また脂肪酸やコレステロール合成にも必要である．赤血球内でのNADPHの役割は，抗酸化作用であり，H_2O_2の分解やヘモグロビンの酸化変性を防止する．H_2O_2があると，赤血球のリン脂質が変性し，細胞膜の劣化が進んでしまう．またH_2O_2は，ヘモグロビン中の二価鉄を三価鉄に変性させてしまう．三価鉄となったヘモグロビンは，酸素結合能をもたない**メトヘモグロビン**に変化してしまう．このため赤血球ではNADPHを産生し，H_2O_2産生を防止し，膜構造やヘモグロビン機能を維持し，赤血球自体の劣化を防いでいる．

赤血球内には**炭酸脱水酵素**とよばれる酵素があり，二酸化炭素（CO_2）の運搬を担っている．血漿には組織細胞から排出されたCO_2が溶け込んでいる．このCO_2は，赤血球内に細胞膜を通じて取り込まれ，炭酸脱水酵素の働きで重炭酸イオン（HCO_3^-）と水素イオン（H^+）に変換される．

H^+イオンが赤血球内で増加するとpHが下がり（酸性化），酸素が結合したヘモグロビンから酸素が遊離されやすくなる．このため酸素が放出されやすくなり，末梢組織に供給される．CO_2が大量にある組織では，酸素が放出されやすくなるのはこのためである．また酸素を放出したヘモグロビンは，H^+を結合し，遊離H^+が赤血球内に蓄積して，酸性に傾くのを抑える．酸性になると細胞機能は低下するから，ヘモグロビンが中和作用を通じて細胞機能低下を防いでいる．

動脈血と静脈血では，静脈血のほうがCO_2濃度が高い．赤血球ではCO_2からHCO_3^-が産生されるから，HCO_3^-も静脈血で高くなる．産生されたHCO_3^-が，赤血球から外に出て行くときに，塩素イオン（Cl^-）と交換輸送される〔**塩素移動（クロライドシフト）chloride shift**〕．このため静脈血の赤血球には，細胞内にCl^-が大量に入ってくる．Cl^-が入ると浸透圧が上がるため，今度は浸透圧を低下させようと，水が赤血球内に入り，赤血球が膨張する．このため静脈血の赤血球は大きくなる．いわゆるヘマトクリット値とは血液全体に対する赤血球の体積だから，赤血球が膨れたぶん，静脈血では動脈より3%ほど高くなる．

② ヘモグロビン

ヘモグロビンは脊椎動物の赤血球に含まれる鉄結合タンパク質であり，**ヘム**とよばれるポルフィリン誘導体部分と，**グロビン**とよばれるタンパク質部分からなる．ヘムの合成では，TCA回路の生成物質であるスクシニルCoAからポルフィリン誘導体が作られ，鉄イオンと結合してヘム分子が完成する．一方で，グロビンタンパク質はポリペプチドであるため，リボソームで合成される．この両者が鎖状に結合し，**ヘモグロビン鎖**が完成する．ヘモグロビン鎖は同じものが対をなし，さらに2対が合わさった四量体として完成する．つまり同じ種類の鎖が2本ずつで，合計4本の鎖で1つの**ヘモグロビン分子**ができる．

ヘモグロビン鎖のヘム部分は共通だが，グロビン部分のアミノ酸配列の違いによって複数のタイプがある（α，β，γ，δ鎖など）．成人に一般的なのは**ヘモグロビンA**であり，これはα鎖とβ鎖がそれぞれ2本合わさった合計4本からなる（$\alpha_2\beta_2$）．胎児に多いのは**ヘモグロビンF**であり，これは2本のα鎖と2本のγ鎖からなる（$\alpha_2\gamma_2$）．ヘモグロビン鎖1本が酸素分子1つを結合するので，ヘモグロビン分子（4鎖）では4つの酸素分子を結合する．

ちなみに臨床医学上は，ヘモグロビンは貧血の診断だけでなく，**糖尿病**の診断および治療評価にも使われる．生理的な条件下ではヘモグロビンAのβ鎖に，グルコースが非酵素的にゆっくりと付加する．大量に生じるのがN末端のバリンのNH_2基にグルコースが結合した**ヘモグロビンA1c**である．血糖値がいうなれば瞬間値であり，食事などの影響を受けやすいのに対して，ヘモグロビンA1cは高血糖にさらされてゆっくりと変性したヘモグロビン量を反映する（基準値4.6〜6.2%）．その結果，日内変動は少なく，過去1〜2か月の平均的な血糖値を反映する．このため糖尿病のコントロールの目安として使用される．

③ ヘモグロビンと酸素結合

すべての種類のヘモグロビン鎖が，常に同じ**酸素親和性**oxygen affinityをもつわけでない．ヘモグロビン鎖の種類によって，酸素との親和性が変わる．さらに同じヘモグロビン鎖でも，まわりの環境で酸素親和性が違ってくる．例えば，2,3-DPGが多かったり，pHが変わったりすると，ヘモグロビン鎖の構造が変化して酸素との親和性が変化する．このような特性のおかげで，酸素分圧の高い肺で酸素を結合し，CO_2分圧が高くpHの低い末梢組織で酸素を遊離しやすい特性をもつ．

ヘモグロビンは，このような構造と機能が密接に関連したタンパク質であり，その分子構造の制御メカニズム研究の対象となってきた．ヘモグロビンの**アロステリック効果**（allo—変化，steric—立体構造）をまとめると，酸素がある状況ではますます酸素を結合するようになり，逆にそれ以外の物質（水素イオン，2,3-DPGなど）があると酸素を遊離しやすくなる．1つのヘムに酸素が結合すると，その変化が同じ分子内の別のヘムに伝わり（**ヘム間相互作用**），ほかのヘムの酸素結合性が亢進する（**ホモトロピック作用**）．これは酸素分圧の高い肺において，効率的に次々と酸素を結合することができるので便利である（図 28-5）．

Ⓐ T状態とR状態

どうしてS字カーブが形成されるのかについては諸説あるが，いわゆるT状態，R状態で理解すると

わかりやすい(図28-5).

酸素を結合していない状態では，各鎖間に多くの結合があるため，4本の鎖からなるヘモグロビン分子全体が束縛されて固くなっている．これを**T状態**とよぶ(tense, 緊張状態)．固いために酸素との親和性も低い．逆に酸素がすべてのヘモグロビンに結合した状態を，**R状態**とよぶ(relaxed, 弛緩状態)．この状態ではヘモグロビン鎖間の緊張がとれて，各鎖間の相対的位置が変化する．このため分子全体の構造が緩やかとなり，酸素との親和性が高くなる．

酸素分圧が低い状態(曲線の左側)では，T状態だけの曲線である．しかし4つのヘモグロビン鎖に酸素分子が1つずつ結合していくにつれ，R状態のヘモグロビン鎖が増えていく．このため酸素分圧が上がってくるとT状態とR状態の合成曲線となる(S字カーブの急峻部分)．酸素分圧が高い状態(曲線の右側)では，すべてのヘモグロビン鎖がR状態となり，R状態のカーブと一致する．つまり酸素解離曲線とは，低酸素のT状態から，TからR状態への移行部分(急上昇部分)を経て，高酸素のR状態に変化するためにS字型となる．

B 解離曲線のシフト

このTからR状態への移行を阻害すると，解離曲線はT状態に近いままとなり，高酸素でもT状態曲線が持続し，あたかも曲線全体が右にシフトした形となる．この結果として酸素親和性は低下したままであり，酸素の遊離が起こりやすい状態が続く．水素イオン，2,3-DPGやCO_2などが結合することによって，このTからR状態へのシフトが阻害される．このような酸素親和性の低下(＝酸素を結合しづらくなる)を**ボーア Bohr 効果**とよび，酸素を離しやすくなった状態を意味している．

末梢組織ではCO_2濃度が高く，代謝老廃産物も多いためpHが低い．また温度が上昇すれば酸素消費も増えるので，酸素を離しやすくしたほうが都合がよい．このようにヘモグロビンと酸素の親和性は，まわりの環境によって変化するようにできている．

4 胎児ヘモグロビン

ヘモグロビンの酸素親和性が，まわりの環境によって変化できることは上に述べたとおりであるが，この

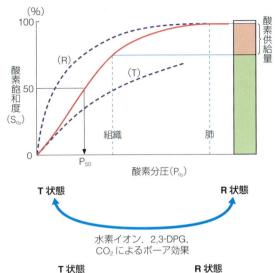

図28-5 酸素解離曲線とヘモグロビンの構造変化モデル
酸素分圧を上げていったときに，どれだけの酸素がヘモグロビンに結合するか(酸素飽和度)を示す．酸素分圧が低い状態では酸素低親和性状態(T状態)が主体であり(T)，分圧が上がるとともに酸素高親和性状態(R状態)が主体となる(R)．このため実際の酸素解離曲線は，RとTの合成曲線(赤線)となる．2,3-DPGや水素イオン，CO_2がヘモグロビンに結合すると高酸素状態でもR状態へのシフトが阻害される(Bohr効果)．つまり末梢組織のようにCO_2濃度が高いところでは酸素が離れやすくなり，末梢の酸素不足に対して効果的に酸素を供給できる．

ような変化では不十分な場合がある．これが胎生期である．胎生期には胎児は肺呼吸をせずに，酸素は胎盤を介して母体からの酸素供給に頼る．つまり胎児の肺には酸素がないため，肺でのヘモグロビンの酸素結合が起こらない．かわりに酸素を受け取るのが胎盤である．したがって，胎児のヘモグロビンは，胎盤の低い酸素分圧でも，酸素を受け取りやすくする必要がある．胎児ヘモグロビンは，**胎児循環**に適応するための特殊なヘモグロビンである．

これが**ヘモグロビンF**とよばれる胎児型のヘモグロビンであり，成人のヘモグロビンよりも酸素との親

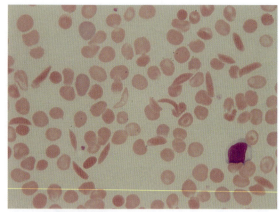

図 28-6　鎌状赤血球
三日月型の特徴的な鎌形をとることから鎌状赤血球と呼ばれる．写真中に長細い鎌状の赤血球が散見されることに注意．マラリア発生地域の住民にみられ，貧血などの重篤症状を起こすが，マラリア感染に適応できるために存続した．
〔大金亜弥：鎌状赤血球貧血（SCA），矢冨 裕，他（編）：血液形態アトラス．医学書院，2017 より転載〕

和性を高くしてある．ヘモグロビン F は $\alpha_2\gamma_2$ と表現され，成人の β 鎖の代わりに γ 鎖をもつ．生後まもなくヘモグロビン F は成人型の**ヘモグロビン A** に変わるが，成人期も続く場合もある．ヘモグロビン F は 2,3-DPG との結合が弱いため，同じ酸素分圧でもたくさんの酸素を結合することができる．胎生期には低酸素状態のため，グロビン遺伝子転写とエリスロポエチン産生を通じて，ヘモグロビン F の産生が刺激される．

❺ 異常ヘモグロビン

マラリアは日本ではまれだが，熱帯地方を中心に 5 億～10 億人の患者が発生し，毎年 100 万人以上が死亡している重篤な疾患である．**鎌状赤血球**を形成する**ヘモグロビン S** は，もともと異常ヘモグロビンであるが，マラリア感染に適応できるために人類に存続した．アジア人にはまれであるが，旧赤道アフリカの出身者などマラリアの発生地域の住人にみられる．ヘモグロビン分子の β 鎖に変異をもつため，ヘモグロビンが低濃度の酸素にさらされると，長い結晶を形成する．このために赤血球が，長く変形し，鎌形を呈する（図 28-6）ためにこの名前がつけられた．低酸素になると容易に溶血を起こし，**溶血性貧血**の状態を呈する．溶血性貧血は，赤血球の寿命を短くしてしまう．逆に赤血球が短期間のうちに溶血を起こしてしまうため，マラリアに感染しても，原虫が赤血球内で増殖する余裕がなくなる．このためマラリアに対する抵抗性が増す．鎌状赤血球症の患者は短命であり 50 歳程度で死亡することが多いが，それでもマラリアにかかって死ぬよりは予後がよい．

第29章 鉄の代謝

生体内には約 4 g の**鉄**が存在し，そのうち 2/3 は**ヘモグロビン**(血色素)として**赤血球**に含まれる．残り 1/3 は肝臓や脾臓に貯蔵鉄(フェリチン，ヘモジデリン)として存在し，少量が血漿中あるいはミオグロビンやヘム鉄を含む酵素(シトクロムなど)として存在する．したがって体内の鉄の大部分はヘモグロビンである．

毎日の赤血球ヘモグロビンの産生に必要な鉄の量は 20 mg 程度である．平均的な食事で摂取する鉄の量は 1 日に 10～20 mg であり，**十二指腸**からの吸収はその 5～10 %(1～2 mg)にすぎない(図 29-1)．このために 1 日に必要な鉄量のすべてを，食事から摂取することは不可能である．そこで赤血球ヘモグロビンの産生には，老朽化して破壊された赤血球からの再利用が効率的である．このため鉄代謝には，積極的な排出機構は不必要であり，高度な鉄リサイクルのしくみがある．成人男性では 1 日に 1～2 mg の鉄が失われるが，これは消化管粘膜の上皮細胞には鉄が含まれており，これが自然脱落するためである．女性ではさらに月経で失われる．1 回の月経での失血は 30～60 mL であり，これは 20～30 mg の鉄に相当する．したがって女性は 1 日に平均 2 mg の鉄を失うことになる．さらに女性が授乳すると母乳中に 1 日に 1 mg の鉄が失われるから，貧血(鉄欠乏性)は若い女性に圧倒的に多い．健康診断で貧血と診断されるのは，大半が閉経前の女性である．

A 鉄の吸収

少ないながらも食事からの鉄の摂取は重要である．大半の鉄は肉食による**ヘム鉄**(血液ヘモグロビンや筋肉ミオグロビンに含まれる鉄で，ポルフィリンと結合した鉄を指す)であるが，野菜や果物に含まれる鉄分(無機鉄)もある．菜食主義者に鉄欠乏性貧血がみられることがあるのは，ヘムに含まれるヘム鉄の摂取が少ないためである．

鉄の吸収には酸化還元が重要である．特に無機鉄は通常は水に不溶性の三価鉄として存在しているため，そのままでは吸収されない．消化管の粘膜上皮表面にある**鉄(Fe^{3+})還元酵素**(duodenal cytochrome b_5)によって，まずは水に可溶性の二価鉄(Fe^{2+})に還元される．還元された二価鉄は，二価金属輸送体である divalent metal transporter-1 (DMT1)を介して吸収されるようになる(図 29-2)．一方で食肉に含まれるヘム鉄は，ヘム受容体の heme carrier protein 1 (HCP1)を介して粘膜上皮細胞に吸収される．そこで細胞内にあるヘム酸化酵素の作用により，ヘム鉄から鉄が遊離する．

このように鉄の吸収には二価鉄に還元される必要があるから，**アスコルビン酸**(ビタミン C)などの還元作用を有する物質は，消化管での鉄の吸収を促進する．このため貧血時の鉄剤投与の際は，アスコルビン酸を併用することがある．

B 鉄の吸収の調節機構

小腸粘膜の上皮細胞で吸収された鉄は，循環血液中に放出されるが，ここに体内の鉄代謝を制御する調節機構がある．生体に鉄が不足していれば循環血液中への鉄の輸送は促進され，鉄過剰があれば抑制される．

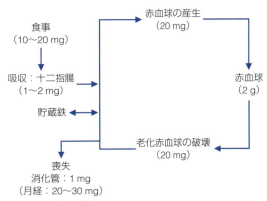

図 29-1　鉄の代謝
それぞれの値は 1 日あたりの鉄の代謝量を示す．

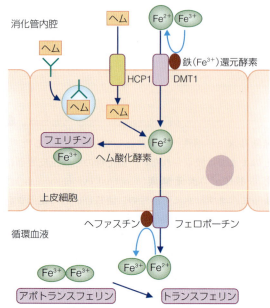

図 29-2　小腸粘膜の上皮細胞における鉄の吸収
食物中の二価鉄は DMT1 と呼ばれる金属トランスポーターを介して，小腸上皮細胞に吸収される．ヘム（ヘム鉄とポルフィリンの複合体）の吸収では HCP1 と呼ばれるトランスポーターが関与するとされるが，詳細なメカニズムは不明である．細胞内に取り込まれた二価鉄はフェロポーチンを介して小腸から循環血液中に放出される．

　フェロポーチンは，鉄の放出タンパク質である．粘膜上皮細胞内の二価鉄はフェロポーチンによって，上皮細胞の外に放出され，細胞間質あるいは循環血液中へ出される（図 29-2）．そのためフェロポーチン量が少なくなると，細胞外への鉄放出が減り，細胞内の鉄の蓄積（組織鉄）が増える．

　ヘプシジンは，フェロポーチンの分解促進ホルモンである．ヘプシジンは 25 個のアミノ酸よりなるペプチドであり，肝臓で合成される．当初は抗菌作用を示すペプチドと考えられたが，その後の研究でフェロポーチンに結合して，細胞内へ移動させてフェロポーチンの分解を促進することがわかった．鉄が体内に過剰になると，肝臓でのヘプシジンの合成が増加し，消化管上皮ではフェロポーチンの分解が進む．この結果フェロポーチンによる細胞外への鉄放出が減って，細胞内に蓄積されるため，血中の鉄濃度が低下する．フェロポーチンは消化管上皮だけではなく，マクロファージにも発現しており，貪食した赤血球から回収された鉄の放出を制御する．このためヘプシジンが増えすぎると鉄放出が減って，マクロファージや組織内の鉄の蓄積が増えることとなる．慢性炎症が続くと，出血もないのに鉄欠乏性と類似する貧血（小球性低色素性貧血）がよくみられる．これは慢性炎症がヘプシジン産生を亢進させ，そのためフェロポーチンが減少してしまうため，鉄が細胞内に貯蔵されてしまうためである．

　循環血液中に輸送された二価鉄は，そのままでは輸送困難である．そこで細胞に発現する**ヘファスチン**により酸化されて三価鉄となり，鉄輸送タンパク質である**トランスフェリン**に結合して骨髄やその他の臓器に運ばれる．一方で上皮細胞内にとどまった三価鉄はフェリチンとして貯蔵されるが，細胞の死とともに消化管内腔に脱落し，便中に排泄される．フェリチンは必要な鉄を速やかに供給できる貯蔵鉄であり，細胞内および血漿中に存在する．鉄欠乏があると早期に血清フェリチン値は低下する．

　血清鉄の基準値は 40〜188 μg/dL である．トランスフェリンが鉄で 100% 飽和されると鉄の値は 250〜450 μg/dL になる．この値を**総鉄結合能**とよび，その差，すなわち総鉄結合能から血清鉄の値を差し引いた値が**不飽和鉄結合能**である．鉄欠乏性貧血でも慢性炎症による貧血でも，血中鉄は減少する．ところが鉄欠乏性貧血では，フェリチンも減少するが，慢性炎症ではフェリチンは高値であることが鑑別診断のポイントとなる．これは，慢性炎症では炎症性サイトカインにより肝臓でのヘプシジン産生が増加するが，ヘプシジンは腸管での鉄吸収とマクロファージの貯蔵鉄の放出を抑制するため，鉄欠乏性でありながらフェリチン高値となるためである．

Advanced Studies

ヘモクロマトーシス
　ヘモクロマトーシスは鉄が過剰に体内に蓄積する疾患であり，肝臓，膵臓，心臓などが障害される．大半は骨髄異形成症候群や再生不良性貧血などの慢性血液疾患の際に，長期にわたって輸血を繰り返したために，鉄投与が過剰となることが原因である．遺伝性ヘモクロマトーシス患者も少数だが存在し，最も多く認められる異常は HFE 遺伝子の突然変異である．HFE 遺伝子産物はトランスフェリン受容体に結合することが知られている．

除鉄療法
　生体内には鉄の吸収を制御するしくみはあるが，排泄を積極的に制御するしくみはない．そこで過剰になった体内鉄を除去するために，鉄と結合能の高い薬剤（キレート剤）を投与して，鉄を除去する治療が行われる．デフェラシロクスをはじめとする鉄キレート剤が臨床使用されており，鉄過剰症の予後を改善する．投与量の調節は，血清フェリチン値をみながら進めていく．

血球細胞と鉄代謝

　骨髄では毎日約2千億個の赤血球が作られるが，その平均寿命は約4か月(120日)であり，その間に数十万回にわたって体内を循環して組織に酸素を提供する．やがて老化した赤血球は，脾臓や肝臓，骨髄のマクロファージに貪食されて分解される．赤血球の分解によって放出される鉄は，毎日20 mg程度であり，これが1日の赤血球の合成に必要な鉄量に相当する．消化管からの鉄の吸収は1～2 mgであり，消化管上皮細胞の脱落で失われる鉄も1～2 mgなので，老化した赤血球からの鉄を回収し，赤血球の産生に再利用すれば，体内の鉄代謝は均衡される(図29-1)．マクロファージは老化した赤血球を分解したあと，鉄を回収し，血中に放出し，骨髄における赤血球の前駆体細胞のヘム合成に提供する．

　血漿中の鉄の運搬はトランスフェリンによって行われる．トランスフェリンは肝臓で合成される鉄輸送タンパク質であり，アポトランスフェリンに，2つの三価鉄が結合したものである．血漿中の鉄の大半を結合しており，トランスフェリン受容体を発現する細胞に鉄を運ぶ．トランスフェリン受容体は細胞膜表面に発現し，トランスフェリンを結合して細胞内に取り込む作用をもつ．赤血球の前駆体細胞は大量の鉄を必要とするため，体内のトランスフェリン受容体の大部分を発現している．

　トランスフェリンとトランスフェリン受容体の複合体は，エンドサイトーシスで細胞内に取り込まれ，エンドソームと融合する．エンドソームは酸性化され，トランスフェリンからは鉄が遊離する．トランスフェリンは再び細胞表面に輸送され，血漿中に遊離して，再び鉄の輸送タンパク質に用いられる．エンドソーム内に遊離した三価鉄は二価鉄に還元され，DMT1によって細胞質内へ輸送される．さらにミトコンドリアに運ばれてプロトポルフィリンに組み込まれ，ヘム合成に使われる．ヘム合成は8段階からなる酵素反応であり，最終段階で鉄の取り込みが起こる．ヘム合成に使用されなかった鉄は，フェリチンとしてリソソーム内に貯蔵される．細胞質内の鉄はiron regulatory protein (IRP)と複合体を形成し，複合体がそれぞれのmRNAのiron-responsive element (IRE)に結合することによってアポフェリチン，トランスフェリン，トランスフェリン受容体，DMT1，フェロポーチンなどの翻訳を制御している．例えば，細胞質内の鉄が多くなるとアポフェリチンやトランスフェリン受容体の合成は低下する．

Advanced Studies

溶血と鉄代謝

　生理的な条件下でも溶血は起こるが，熱傷や異型輸血などの病態生理では大量の溶血が起こる．溶血によりヘモグロビンは赤血球内から放出され，遊離体となると毒性を示す．このため血中にはハプトグロビンが存在し，遊離ヘモグロビンと結合してヘモグロビンとハプトグロビンとの複合体を形成する．この複合体はマクロファージによって速やかに回収される．さらに大量の溶血が起こった場合には，ハプトグロビンは使い尽くされ，遊離ヘモグロビンが発生する．ヘモグロビン中の二価鉄は酸化されて三価鉄となり，ヘムが放出される．このヘムは，血中の糖タンパク質の一種であるヘモペキシンに結合し，肝臓に運ばれて回収される．このように，ハプトグロビンとヘモペキシンによって，遊離されたヘモグロビンとヘムが処理される．

 巻末付録　問題27．鉄の吸収と輸送 → 1077頁参照．

第30章 白血球

白血球には顆粒球(好中球，好酸球，好塩基球)，肥満細胞，単球およびリンパ球が含まれる．これらの細胞はいずれも生体防御の働きをしている．

A 骨髄系細胞

骨髄系細胞には，顆粒球(好中球，好酸球，好塩基球)，肥満細胞(マスト細胞)，単球，マクロファージ，樹状細胞などが含まれ，いずれも骨髄系共通前駆細胞に由来する．

1 顆粒球

A 顆粒球の分化経路

顆粒球 granulocyte には**好中球** neutrophil，**好酸球** eosinophil，**好塩基球** basophil の3種類があり，造血幹細胞から骨髄系細胞に共通の前駆細胞である顆粒球・マクロファージ前駆細胞 granulocyte-macrophage progenitor (GMP)を経て分化する．顆粒球の呼称は，細胞質内に色素で濃染される顆粒を有することに由来し，好中球は中性色素で染色される殺菌性顆粒を，好酸球は酸性色素(エオジン)で染色される好酸性顆粒を，好塩基球は塩基性色素(ヘマトキシリン)で染色される好塩基性顆粒を有している．また分葉した核を有することから**多形核白血球** polymorphonuclear leukocyte ともよばれる．

1 好中球の分化

好中球の前駆細胞は分化して**骨髄芽球**になる．骨髄芽球は前骨髄球，骨髄球，後骨髄球，桿状核(好中)球および分葉核(好中)球と分化・成熟し，桿状核球と分葉核球が末梢血中にも現れる．骨髄芽球が増殖・分化して，成熟好中球が末梢血液に現れるまでには7～14日を要する(図30-1)．骨髄球の段階までは分裂することができるが，後骨髄球になると分裂することはできず，成熟するのみである．好中球の増殖・分化には顆粒球コロニー刺激因子(G-CSF)が必要である．一次(アズール)顆粒は，前骨髄球の段階でつくられ，二

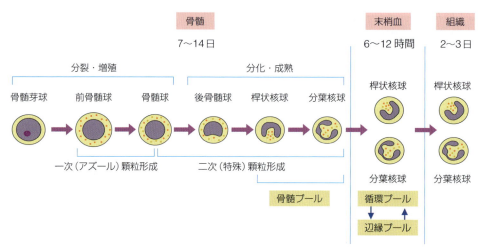

図 30-1 好中球の分化
骨髄球の段階までは細胞分裂するが，後骨髄球以降は分裂を停止して成熟する．好中球の分化過程で，一次および二次顆粒が形成される．骨髄の貯蔵プールには末梢血中に存在する好中球の約10倍の成熟好中球が貯蔵されている．

次(特殊)顆粒は骨髄球以降の段階でつくられる．

成熟した好中球は骨髄に**貯蔵プール**として留まった後，骨髄外へ放出される．血管内に存在する好中球プールは，流血中に存在して全身を循環している循環プールと，辺縁部に存在する**辺縁プール**からなる．辺縁プールは末梢の細静脈内に閉じ込められている好中球と末梢血管の内皮細胞に緩く接着して存在する好中球からなっている．循環プールと辺縁プールの大きさはほぼ同じであり，互いに容易に移行する．通常の血液検査で測定できるのは，循環プールのみである．骨髄の貯蔵プールには，末梢血液中に存在する好中球の約10倍の成熟好中球が貯蔵されている．細菌感染症に罹患すると，骨髄プールから好中球が末梢血液中に動員され，末梢血液中の好中球数が増加する．炎症の程度が強いと桿状核球が増加するばかりでなく，さらに未熟な細胞(後骨髄球，骨髄球)もしばしば末梢血球に現れる．この現象を「**核の左方移動**」とよび，炎症の強さの指標となる*．

📖 巻末付録　問題29．感染と炎症性マーカー ➡ 1078頁参照．

2 ● 好塩基球と好酸球の分化

好塩基球と好酸球はそれぞれGMPから好塩基球前駆細胞 basophil progenitor (BaP)および好酸球前駆細胞 eosinophil progenitor (EoP)を経て分化する．好塩基球および好酸球の産生は，主としてIL-3, IL-5, GM-CSFにより制御されている．好酸球の顆粒には主要塩基性タンパク質，好酸球ペルオキシダーゼなどが含まれ，好塩基球の顆粒にはヒスタミンが含まれ

---

*これは，好中球の成熟度を横軸に好中球数を縦軸にとったグラフ上で，このような変化がピーク値の左方への移動として表されるためである．

る．血液中に存在するヒスタミンの大部分は好塩基球に由来する．

B 顆粒球の機能

1 ● 好中球の働きと病気

好中球は循環白血球で最も数の多い細胞集団で，**貪食作用**によりさまざまな微生物を摂取して細胞質内顆粒に含まれる分解酵素や抗菌物質によりこれらを破壊する**食細胞(貪食細胞)**である．細胞質には2種類の顆粒をもつ．一次(アズール)顆粒は，ディフェンシンやカテリシジンなどの酵素やほかの殺菌性成分を含むリソソーム関連オルガネラで，ファゴソームと融合したり細胞外に放出されて殺菌作用を示す．二次(特殊)顆粒は好中性顆粒で，リゾチーム，コラゲナーゼ，エステラーゼなどの酵素を含んでいる．

a 血管外への遊走

骨髄から放出された好中球は血液中を6〜12時間程度循環する．細菌の侵入があると好中球は血液から感染部位へ血管外移動する．感染局所の炎症部位では活性化された血管内皮細胞が細胞接着分子やケモカインなどを発現し，好中球を捕捉して末梢組織に動員する(図30-2)．好中球と血管内皮細胞の相互作用は，活性化された後毛細管静脈の血管内皮細胞上を好中球がローリングすることより始まる．このローリングは，好中球上のsLe^{x}と血管内皮細胞上のP-セレクチンおよびE-セレクチンの結合により媒介される．その後，好中球は血管内皮細胞上に提示されるCXCL8などのケモカインで活性化されて血管内皮細胞に強く接着する．この強い接着は好中球のβ2インテグリン(LFA-1およびMac-1)と血管内皮細胞のICAM-1が媒介す

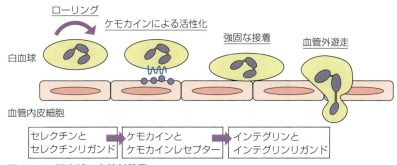

図30-2　好中球の血管外移動
好中球は炎症反応に応答して，血管外移動して末梢組織へ移住する．好中球の血管外移動は好中球と活性化血管内皮細胞の多段階的な接着反応により媒介されている．

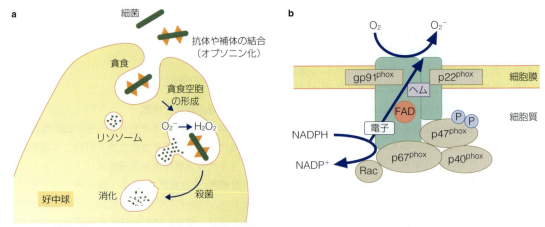

図30-3 好中球の貪食とスーパーオキシド産生酵素
a．好中球は細菌を結合して，これを貪食する．好中球の貪食作用は細菌のオプソニン化により，強く亢進する．
b．スーパーオキシド産生酵素（NADPH オキシダーゼ）は，膜結合性のシトクロム b_{558}（$p22^{phox}$ と $p91^{phox}$）と細胞質成分（$p57^{phox}$，$p47^{phox}$，$p40^{phox}$ および低分子量 G タンパク質 Rac）からなる複合体である．

る．血管内皮細胞に接着した好中球は，血管外移動して組織に移行する．血管外移動には JAM ファミリー分子や CD99 が関与することが知られている．**白血球接着不全症** leukocyte adhesion deficiency（LAD）ではこのような白血球動員に不全がみられ，反復性感染をきたす．

b 貪食と殺菌

好中球が細菌を結合すると，好中球の細胞膜にくびれが生じ，やがてそのくびれの中に細菌を包み込み細胞膜からちぎれるような形で貪食空胞が形成される（図 30-3a）．好中球の**貪食作用**は，補体（特に，補体第 3 成分の分解産物である C3b）や抗体（特に，IgG 抗体）による**オプソニン化**により強く亢進される．オプソニン化された細菌はそれぞれの受容体を介して好中球に容易に貪食されるようになる．

好中球が貪食を開始すると好中球の酸素消費（呼吸）が急激に増加する．この現象を**呼吸の爆発** respiratory burst とよぶ．消費された酸素のほとんどは細胞膜に局在する**スーパーオキシド産生酵素**（NADPH オキシダーゼ）により還元されてスーパーオキシド（O_2^-）になる（図 30-3b）．スーパーオキシドは自然に，または好中球の細胞質に存在する不均化酵素スーパーオキシドジスムターゼにより不均化され，過酸化水素（H_2O_2）が産生される．さらに，ヒドロキシラジカル（HO・）や一重項酸素などが産生される．これらの酸素代謝産物は**活性酸素**と総称され，好中球の**殺菌**に中心的な役割をはたす．好中球は炎症部位に移動した後，2〜3 時間程度機能した後に寿命を終え，マクロファージに処理される．好中球の機能不全が関わる疾患として，活性酸素の産生不全による**慢性肉芽腫症**や，リソソームとファゴソームの融合障害による**チェディアック-東** Chédiak-Higashi **症候群**などが知られている．また，好中球の数が著しく減少する**好中球減少症**の患者は，多くの病原体に易感染性を示す．先天性の好中球減少症に，**重症先天性好中球減少症**や**周期性好中球減少症**がある．

2 好塩基球の働きとアレルギー反応

好塩基球は塩基性色素で染色される顆粒を有し血液中の白血球の 1% 未満を占める．好塩基球は通常は組織中には存在しないが，炎症反応に伴い組織に動員される．好塩基球はマスト細胞と多くの機能的な類似性をもち，ともに**高親和性 IgE レセプター**（FcεR I）や Fcγ レセプター（FcγR）を発現している．好塩基球の FcεR I に結合した IgE が特異抗原により架橋されると，これが引き金となってヒスタミンやさまざまな脂質メディエーターを放出する．また活性化に伴い IL-4 や IL-13 などのサイトカインを産生するようになる．このような特性をもつ好塩基球は大型の寄生虫の排除に加えて，即時型過敏症に関与する．

3 好酸球の働きとアレルギー反応

好酸球の顆粒は塩基性タンパク質を多く含み，酸性色素でよく染色される．好酸球は，生理的条件下でも

A 骨髄系細胞 551

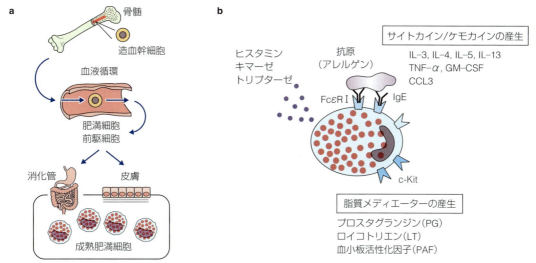

図 30-4　肥満細胞の分化経路と活性化
a．肥満細胞は前駆細胞として骨髄を離れ，消化管や皮膚に移住して成熟する．肥満細胞は粘膜型と結合組織型に大別される．
b．肥満細胞はさまざまな刺激で活性化され，多彩なメディエーターを産生する．肥満細胞に結合した IgE が抗原で架橋されると，脱顆粒してヒスタミンなどの顆粒中に蓄えた成分を速やかに放出する．続いて，脂質メディエーターやサイトカインおよびケモカインを産生する．

少数が呼吸器，消化器，尿生殖路の粘膜組織に分布し，炎症に伴い血液から動員される．好酸球は，大きな蠕虫や粒子などの排除に関わる．好酸球の働きは，活性化した好酸球が発現する FcεRI に結合した IgE の架橋による細胞毒性の強い顆粒タンパク質および活性酸素種の放出や好酸球が産生する脂質メディエーターやサイトカインなどによって媒介される．好酸球の不適切な活性化はアレルギー性炎症や組織傷害を招くため，好酸球の産生や働きは複数の段階で制御されている．好酸球の組織への動員には，エオタキシンサブファミリーケモカイン(CCL11, CCL24, CCL26)と好酸球上の受容体 CCR3 が重要な役割をはたす．

2 肥満細胞

A 肥満細胞の分化

肥満細胞 mast cell は，**炎症性メディエーター**などの化学伝達物質で満たされた大量の細胞質顆粒を含む骨髄由来細胞で，通常は循環血液中には存在せず，消化管や皮膚などで血管に隣接した部位に分布している．肥満細胞は骨髄の造血幹細胞に由来し，前駆細胞として骨髄を離れて血液中を循環し，組織に移住して肥満細胞として成熟する(図 30-4a)．肥満細胞は移住した組織の微小環境の影響に応じて異なる特性を獲得し，マウスでは粘膜型と結合組織型の 2 つのサブセットに大別される．粘膜型肥満細胞は，コンドロイチン硫酸が豊富であるがヒスタミンに乏しい顆粒をもち，その分化は T 細胞が産生する IL-3 に依存的である．一方，結合組織型肥満細胞は，ヘパリンに富み高レベルのヒスタミンを含む顆粒を有している．結合組織型肥満細胞の分化は主にチロシンキナーゼ型受容体 c-Kit とそのリガンドである SCF (stem-cell factor)に依存的で，肥満細胞欠損モデルとして用いられる *c-kit* 変異マウスでは結合組織型肥満細胞が消失している．ヒトにおいては，肺胞や腸管粘膜表層に主に分布するサブセットと皮膚や結合組織に主に分布するサブセットが存在し，前者は顆粒内にトリプターゼをもち，後者はトリプターゼとキマーゼを有することが知られている．肥満細胞サブセットの特性は刺激依存的に変化するが，粘膜型肥満細胞は気管支喘息などの粘膜組織に起きる即時型過敏症に，結合組織型肥満細胞は皮膚における即時型過敏症に関与することが示唆されている．

B 肥満細胞の機能

肥満細胞の細胞質顆粒には，炎症反応を引き起こすヒスタミンおよび TNF-α やさまざまな酵素とともに，塩基性色素と結合する酸性プロテオグリカンが含まれている．肥満細胞は FcεRI を発現し，IgE を結合した状態で組織中に分布する．このため，肥満細胞に結合した IgE が抗原で架橋されると肥満細胞は急激に活性化し，顆粒成分の放出(**脱顆粒**)や脂質メディエーターやサイトカインなどの産生が誘導される(図30-4b)．肥満細胞から放出された炎症メディエーターは血管内皮細胞の活性化などを通じて炎症反応を惹起する．肥満細胞は寄生虫(蠕虫)に対する防御反応に関与するとともに，さまざまなアレルゲンに対する**即時型過敏症**(Ⅰ型アレルギー)を引き起こす．また，肥満細胞は病原体成分を識別するさまざまな Toll 様受容体 Toll-like receptor (TLR)が発現しており，細菌由来の TLR リガンドなどの刺激により脱顆粒が誘導され，自然免疫応答に関与する．

C 肥満細胞の活性化とⅠ型アレルギー

IgE と肥満細胞が働くⅠ型アレルギー反応には，秒単位で起こる即時型反応と 2〜24 時間後にみられる遅発型反応がある．即時型反応には，肥満細胞があらかじめ細胞内顆粒に蓄えていたヒスタミンおよび TNF-α やさまざまな酵素などが関与する．ヒスタミンは，血管拡張，血管透過性の亢進，平滑筋収縮，粘液分泌の亢進を起こす．TNF-α の一部もあらかじめ顆粒に蓄えられており，血管内皮細胞を活性化して細胞接着分子の発現を誘導し，白血球の動員を促進する．また，キマーゼやトリプターゼなどの酵素は細胞間質のタンパク質を分解する．一方，遅発型反応には，活性化した肥満細胞が新たに産生される脂質メディエーターやサイトカインが関与する．プロスタグランジン(PG)，ロイコトリエン(LT)，血小板活性化因子(PAF)などの脂質メディエーターは，平滑筋収縮，血管透過性亢進，粘液分泌の促進をもたらす．活性化肥満細胞が産生するサイトカインは，また，好酸球や好塩基球の分化・増殖(IL-3，IL-5，および GM-CSF)や Th2 応答の増強(IL-4 や IL-13)などをもたらす．そして，局所に動員された好酸球，好塩基球や Th2 細胞の働きで，遅発型反応が起こる．

③ 単球・マクロファージ

A 単球・マクロファージの分化

単球は白血球の約 5% 程度を占める貪食能を有する不均一な細胞集団で，**マクロファージ**の前駆細胞である．単球の核型は不整形で分葉傾向を示し，細胞質には微細なアズール顆粒や空胞をもつ．組織に移住した単球は成熟して発達した貪食空胞と細胞小器官を有するマクロファージへと分化する(滲出性マクロファージ)．マクロファージは大型の食細胞(大食細胞)で，刺激を受けると活性化し，殺菌作用やサイトカイン産生などの機能を亢進する(図30-5a)．また，肝臓のクッパー細胞，肺気道の肺胞マクロファージ，皮膚のランゲルハンス細胞，中枢神経系のミクログリア細胞などの定常状態で組織に常在するマクロファージ(組織常在型マクロファージ)は血液中の単球由来ではなく，胎生期の卵黄嚢 yolk sac や胎仔肝 fetal liver に由来し，出生前に末梢組織に移住した前駆細胞が自己複製し維持されている(図30-5b)．

B 単球・マクロファージの機能

マクロファージはほぼすべての組織に分布する抗原提示能をもつ食細胞で，感染防御と生体の恒常性の維持に重要な役割を担っている．組織の感染・炎症反応に応答して活性化された**活性化マクロファージ**は，強い殺菌作用をもち炎症反応を促進する **M1 マクロファージ**と炎症反応を抑制して損傷組織の修復や組織の線維化を誘導する **M2 マクロファージ**に大別される(図30-5c)．

1 ● M1 マクロファージ(古典的活性化マクロファージ classically activated macrophage)

同一細菌の再感染によるマクロファージの殺菌作用の亢進を，マクロファージ活性化(古典的活性化)とよぶ．古典的活性化マクロファージは，Ⅰ型ヘルパー T 細胞(Th1 細胞)が産生するインターフェロン γ による制御を受けており，M1 マクロファージとよばれている．M1 マクロファージは殺菌作用ばかりでなく，細胞傷害性や抗腫瘍活性を有している．

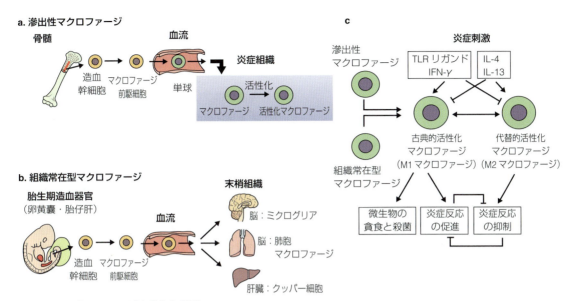

図30-5 **マクロファージの分化と機能**
a．成熟個体では，血液中の単球が炎症組織に浸潤してマクロファージに分化する．
b．肝臓のクッパー細胞，肺胞マクロファージ，脳のミクログリア細胞などの組織常在型マクロファージは，胎生期の前駆細胞を起源としている．
c．組織中のマクロファージは炎症刺激に応答して，機能的に異なる活性化マクロファージとなる．IFN-γやTLRリガンドはM1マクロファージの誘導に，IL-4およびIL-13はM2マクロファージの誘導にそれぞれ重要な役割をもつ．

2 ● M2マクロファージ（代替的活性化マクロファージ alternatively activated macrophage）

Th2細胞が産生するIL-4やIL-13は，殺菌作用や炎症性サイトカイン産生は弱いがMHCクラスⅡ分子やマンノースレセプターの発現を亢進した代替的活性化マクロファージを誘導する．代替的活性化マクロファージは，Th2細胞が産生するIL-4やIL-13による制御を受けることからM2マクロファージとよばれ，寄生虫感染や損傷組織の修復や線維化を促進する働きをもつことが示されている．

3 ● マクロファージの疾患との関連

病原体の侵入や損傷により傷害された組織では，炎症性マクロファージ（M1タイプ）が異物や壊死細胞の除去にあたる．炎症性マクロファージの活性化が遷延化すると，活性酸素の産生などを通じて正常組織の損傷を引き起こす．このような過剰な炎症反応を防ぐため，炎症反応の後期には抗炎症性マクロファージ（M2タイプ）の働きが優位となり，炎症反応を収束させる．しかし，マクロファージの働きが適切に調節されない場合，炎症性マクロファージは慢性的に活性化され，動脈硬化，喘息，関節リウマチ，炎症性腸疾患などさまざまな慢性炎症疾患や自己免疫疾患に深く関与する．一方，さまざまな癌組織に集積する腫瘍関連マクロファージ tumor-associated macrophage（TAM）は，M2マクロファージと類似の機能を有し，抗腫瘍免疫応答を抑制し血管新生や癌の浸潤・転移を促進して癌の悪性化に関与する．

4 樹状細胞

A 樹状細胞の分化

樹状細胞 dendritic cells は樹枝状の突起を伸展させた形態をもち，さまざまな組織に分布する食細胞で，**抗原提示細胞**として働いて抗原特異的な適応免疫応答の開始に重要な役割を担う．樹状細胞は，単球およびマクロファージとともに**単核食細胞系** mononuclear phagocyte system を形成する．樹状細胞は，**共通樹状細胞前駆細胞** common DC progenitor（CDP）に由来する**古典的樹状細胞** classical DC（cDC）と**形質細胞様樹状細胞** plasmacytoid DC（pDC）に分類され，単球や胎生期の前駆細胞に由来するマクロファージとは区別して整理されつつある．二次リンパ組織のB細胞領域

(濾胞)の胚中心に分布する濾胞樹状細胞 follicular dendritic cells は，T 細胞への抗原提示能はもたず，造血幹細胞に由来しない点で，樹状細胞とは異なる細胞である．

B 樹状細胞の機能

1 古典的樹状細胞

古典的樹状細胞(cDC)は，病原体刺激により活性化して補助刺激分子を発現し，所属リンパ節に遊走して病原体に由来する抗原をナイーブ T 細胞に提示してこれを活性化する働きをもつ．一方，定常状態で自己抗原を取り込んだ樹状細胞は補助刺激分子を発現せず，自己反応性 T 細胞を不応答化する役割をもつ．二次リンパ組織の T 細胞領域に分布する cDC を，相互連結樹状細胞 interdigitating DC とよぶ．

2 形質細胞様樹状細胞

形質細胞様樹状細胞(pDC)は，はじめ形質細胞(プラズマ細胞)に類似の形態をもつ細胞として同定され，細胞内に侵入したウイルスの核酸を認識して大量の I 型インターフェロンを産生して感染初期の細胞性免疫応答を担う．未刺激の形質細胞様樹状細胞は樹状突起をもたず抗原提示能も乏しいが，活性化に伴い樹状細胞に特徴的な形態と抗原提示能を示すようになる．

リンパ系細胞

リンパ系細胞には，遺伝子再編成を経て多様性を獲得する抗原受容体をもつ B 細胞および T 細胞と，抗原受容体をもたない NK 細胞が含まれる．リンパ系細胞は，いずれもリンパ球系共通前駆細胞 common lymphoid progenitor (CLP) に由来する．

1 B 細胞

A B 細胞の分化と選択

B 細胞は，膜型免疫グロブリンを **B 細胞抗原受容体(BCR)** としてもつリンパ球で，活性化されると抗原受容体と同一の特異性の**免疫グロブリン(Ig)を抗体**として分泌する形質細胞へと分化する．B 細胞の呼称は，B 細胞が鳥類においてファブリキウス囊(bursa of Fabricius)で成熟することに由来している．哺乳類にはファブリキウス囊と解剖学的相同性をもつ器官は存在せず，B 細胞分化は骨髄で起こる(図 30-6)．

1 免疫グロブリン(Ig)遺伝子の再編成と分化のチェックポイント

骨髄の微小環境中で，造血幹細胞に由来する多能性前駆細胞は B 細胞への系列決定を促す転写因子を段階的に発現し，B 細胞へ系列決定(コミットメント)する．B 細胞系列にコミットしたプロ B 細胞では，Ig 遺伝子の再編成が始まる．Ig 遺伝子の再編成はランダムに起こるため，タンパク質をコードする機能的な遺伝子再編成に成功したプロ B 細胞だけを選抜し，さらに分化を継続させる必要がある．Ig 遺伝子の再編成は，まず H 鎖遺伝子に，続いて L 鎖遺伝子に起こる．H 鎖遺伝子の機能的な再編成が成功すると，H 鎖タンパク質は代替 L 鎖タンパク質($\lambda 5$ と VpreB)と複合体を形成して pre-BCR として細胞表面に発現し，pre-BCR からのシグナルがプロ B 細胞からプレ B 細胞への移行と細胞増殖を促す．すなわち，pre-BCR の発現が第 1 のチェックポイントとなる．続いて L 鎖遺伝子の再編成にも成功したプロ B 細胞は，H 鎖と L 鎖タンパク質が BCR として細胞表面に発現して分化を継続する．BCR の発現が B 細胞分化の第 2 のチェックポイントとなる．

2 抗原特異性に基づく未熟 B 細胞の選択

Ig 遺伝子の再編成と BCR の発現に成功した未熟 B 細胞は，続いて BCR の特異性に基づく選択を受ける(第 3 のチェックポイント)．骨髄に存在する自己成分に強く反応する BCR を発現する未熟 B 細胞は，細胞死を経て除去されるか，機能的に不応答化される．また一部の自己反応性 B 細胞はレセプター編集とよばれる機構を経て，抗原特異性の変化を誘導される．自己反応性が強くない未熟 B 細胞は骨髄を離れ，脾臓の濾胞を経由して成熟過程を完了する．

B B 細胞の機能

成熟した B 細胞は抗原刺激を受けて**抗体産生細胞(形質細胞)**へと分化する．B 細胞が産生する抗体には 5 種類のクラスがある．未刺激 B 細胞は膜型 IgM と膜型 IgD を抗原レセプターとしてもち，抗原刺激を受けた B 細胞は，初回の抗原刺激に対する応答(一次

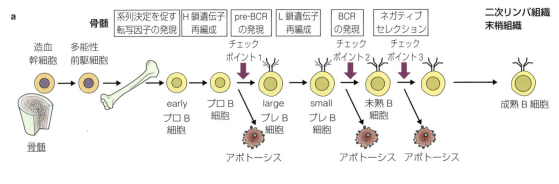
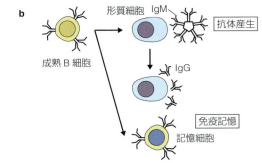

図 30-6　B 細胞の分化経路と機能
a．造血幹細胞に由来する B 前駆細胞は，骨髄で系列決定を促す転写因子群を段階的に発現し B 細胞へ系列決定する．その後，Ig 遺伝子の再編成と抗原レセプターの特異性に基づく選択を受けて B 細胞へと分化する．
b．B 細胞は抗原刺激を受けて抗体を産生する．同一抗原の繰り返し刺激により，抗体のクラススイッチや親和性成熟が起こる．一部は記憶細胞に分化する．

応答)の際は IgM 抗体を産生する．同一抗原による繰り返し刺激に対する応答(二次応答)では，産生する抗体の**クラススイッチ**を起こして IgM クラス以外の抗体を産生するようになる．また二次応答の際に，抗体の**親和性成熟**を起こして抗原に対して高親和性の抗体を産生する．抗原刺激を受けた B 細胞の一部は長寿命の**記憶細胞**となり，免疫記憶を担う(図 30-6)．B 細胞は抗体産生細胞としての機能に加えて，T 細胞に対する**抗原提示細胞**としての働きや制御性 B 細胞として免疫応答を制御する働きをもつ．

2　T 細胞

A　T 細胞の分化と選択

T 細胞は，胸腺 thymus で分化し T 細胞抗原レセプター(TCR)をもつリンパ球である．未刺激のナイーブ T 細胞はエフェクター機能をもたない休止リンパ球であるが，抗原刺激を受けて活性化した T 細胞はヘルパー T 細胞や細胞傷害性 T 細胞(キラー T 細胞)

として機能する(図 30-7)．T 細胞の大部分は TCRα 鎖と TCRβ 鎖で構成される αβTCR を発現する αβ 型 T 細胞であるが，一部は γδTCR を発現する γδ 型 T 細胞として存在する．

1　T 細胞レセプター(TCR)遺伝子の再編成と分化のチェックポイント

胸腺に移住した T 前駆細胞は，**胸腺上皮細胞**と相互作用して T 細胞への系列決定を促す転写因子を段階的に発現する．これらの転写因子は共同して働き，T 前駆細胞から T 細胞への系列決定を促し，TCR 遺伝子の再編成が開始される．TCR 遺伝子の再編成はランダムに起こるため，タンパク質をコードする機能的な遺伝子再編成に成功した未熟 T 細胞だけを選抜して，分化を継続させる必要がある．TCR 遺伝子の再編成は，はじめ TCRβ 鎖遺伝子に起こる．TCRβ 鎖遺伝子の機能的な再編成に成功すると，TCRβ 鎖タンパク質は代替 α 鎖タンパク質 pre-TCRα (pTα)と会合して pre-TCR として細胞表面へ発現し，pre-TCR からのシグナルが細胞増殖を促す．続いて，TCRα 鎖

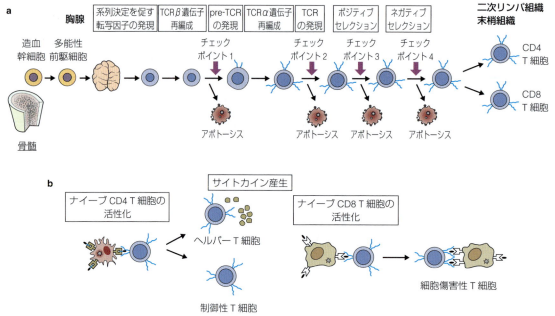

図 30-7　T細胞の分化経路と機能
a. 造血幹細胞に由来する多能性前駆細胞は，胸腺でT細胞へ系列決定する．T前駆細胞は，胸腺内でTCR遺伝子を再編成して発現し，その抗原特異性に基づく正の選択と負の選択を経て，CD4 T細胞およびCD8 T細胞へと分化する．
b. ナイーブT細胞は抗原刺激を受けて活性化し，エフェクター機能を獲得する．CD4 T細胞はヘルパーT細胞や制御性T細胞として，CD8 T細胞は細胞傷害性T細胞として働く．

遺伝子の再編成にも成功した未熟T細胞は，TCRを細胞表面に発現して分化を継続する．pre-TCRとTCRの発現は，それぞれT細胞分化の第1および第2のチェックポイントとして働く．

2 ● 胸腺における正の選択と負の選択

遺伝子再編成を経てつくり出されたTCRのなかには，MHCを認識できない不要なTCRやMHCに提示された自己抗原に対する自己反応性をもつTCRが含まれる．このようなTCRを発現する未熟T細胞を取り除き，有用なT細胞を選別するための第3と第4のチェックポイントが，TCRの特異性に基づく**正の選択**（ポジティブセレクション）と**負の選択**（ネガティブセレクション）である．正の選択では，胸腺皮質上皮細胞が提示する「MHC＋自己ペプチド複合体」に弱い親和性を示す未熟T細胞だけが生存できる．負の選択では，胸腺髄質上皮細胞や樹状細胞が提示する「MHC＋自己ペプチド複合体」に強い親和性を示す細胞がアポトーシスで除去される．このような多段階のチェックポイントを経て，有用なT細胞だけが選択されて成熟T細胞となり全身のリンパ組織へ供給される．

B　T細胞の機能

胸腺を離れたT細胞は，**ナイーブT細胞**として全身の二次リンパ組織を循環する．二次リンパ組織で特異抗原を提示する抗原提示細胞により感作されると活性化し，免疫応答で働く**エフェクターT細胞**に分化する（図30-7）．T細胞は機能が異なる2つのサブセットに大別される．CD4抗原を発現する**CD4 T細胞**は，MHCクラスⅡ分子に提示された抗原を認識して活性化し，免疫応答を促進するさまざまな**ヘルパーT細胞**に分化して生体内に侵入した病原体や異物に即した免疫応答を司る．また一部のCD4 T細胞は免疫応答を抑制する**制御性T細胞**として働く．CD8抗原を発現するCD8 T細胞は，MHCクラスⅠ分子に提示された抗原を認識して活性化し，**細胞傷害性T細胞**（キラーT細胞）に分化して，ウイルス感染細胞や腫瘍細胞の排除にあたる．さらに，抗原刺激を受けたCD4 T細胞やCD8 T細胞の一部は，長寿命の**記憶細胞**となり免疫記憶を担う．

③ NK 細胞

natural killer（NK）細胞は，B細胞やT細胞とは異なり，遺伝子再編成で多様性を獲得する抗原受容体をもたないリンパ球で，抗原非特異的な細胞傷害活性を通じて自然免疫で重要な働きをはたす．NK細胞の他にも，リンパ球性共通前駆細胞を起源とするが抗原受容体をもたないリンパ球サブセットが新たに同定され，**自然リンパ球** innate lymphoid cell（ILC）として整理されつつある．

Advanced Studies

慢性肉芽腫症

最も高頻度に認められる先天性好中球機能異常症である．本疾患をもつ患者の好中球には，活性酸素をつくるために必要なスーパーオキシド産生酵素の構成要素の欠損または機能異常がみられ，生体内に侵入した病原体を殺菌できない．このため，乳児期から重篤な細菌や真菌の感染症を繰り返す．慢性肉芽腫症では炎症反応が持続し，身体のいたるところに肉芽腫が形成され，周囲の正常組織を圧迫して臓器を障害することがある．

●参考文献

1）日本血液学会（編）：血液専門医テキスト，改訂第2版．南江堂，2015
2）田中稔之：第1章 免疫細胞の種類と分化．熊ノ郷淳（編）：免疫ペディア101のイラストで免疫学・臨床免疫学に強くなる！．pp44-83，羊土社，2017

第31章 免疫反応と炎症

A 生体防御と免疫

免疫 immunity とは，感染に対して抵抗性を示す能力のことである．**免疫系** immune system では，機能や分布および動態が異なるさまざまな白血球が協調して働き，「自己」と「非自己」の識別を通じて病原体を排除し，生体を感染から防御している．また，同一の病原体に対しては免疫記憶も作り出す．免疫系が適切に機能しない場合，感染によって命を落とすことがある（→Advanced Studies, 563頁参照）．このような免疫系の働きは生体の内部に出現した変異細胞（癌）にも向かう．

一方，免疫反応が過剰に起こったり自己成分に向かった場合，生体にとっては不都合な**アレルギー反応**や**自己免疫疾患**などが起こる．

このように免疫系は「諸刃の剣」となるため，通常は自己成分や食物成分などに対しては免疫反応を示さない**免疫寛容**が成立している．移植臓器の拒絶も不都合な免疫反応として理解できる．

本章では免疫系の生理的な機能とその調節に関与する主な血液細胞や血液成分について概説する．

B 自然免疫系と獲得免疫系

1 自然免疫と獲得免疫

病原体は多種多様で，しばしば迅速に変異する．このような病原体に対処するため，免疫系は，相互に連携しつつも異なる役割を担う2つの防御系を進化させた．このうち，常に臨戦態勢にあり感染直後から働く防御系を，**自然免疫系** innate immune system とよぶ．自然免疫系の中心は食細胞と補体で，類似の防御機構はすべての動物や植物にみられる．

自然免疫に続いて働き，B細胞とT細胞が中心となる防御系を**獲得免疫系** acquired immune system ま

たは**適応免疫系** adaptive immune system とよぶ．これはこの応答系が病原体の感染に対する個体の適応反応として獲得的に形成されるためである．

獲得免疫系は脊椎動物にのみ存在する．獲得免疫反応を引き起こし，B細胞およびT細胞によって認識される物質を**抗原** antigen とよぶ．B細胞やT細胞は遺伝子再編成により多様化する抗原受容体によって抗原を認識している．また獲得免疫反応は長寿命の記憶B細胞や記憶T細胞を生み出し，再感染を予防する**免疫記憶**を形成する．

こうした自然免疫系と獲得免疫系は，それぞれ特徴的な病原体の認識機構とエフェクター機構をもつ．

2 自然免疫系の特性

A 自然免疫系による病原体の認識

病原体は宿主に存在しない構成要素をもつ．例えば，病原体の表面には動物細胞には存在しない糖質やリポ多糖がある．また細菌の DNA は非メチル化した CpG の繰り返し構造を含み，ウイルスはその生活環で二本鎖 RNA を発現する．これらの非自己成分は**病原体関連分子パターン** pathogen-associated molecular pattern（PAMP）とよばれ，これを認識する受容体を**パターン認識受容体** pattern-recognition receptor（PRR）とよぶ．

自然免疫系で働く PRR には，膜貫通型受容体である Toll-like receptor（**TLR**）と C-type lectin receptor（**CLR**），細胞質受容体である RIG-Ⅰ-like receptor（**RLR**）と NOD-like receptor（**NLR**），および血漿タンパク質であるマンノース結合レクチン mannose-binding lectin（**MBL**）などが知られている（表31-1）．

B 食細胞

自然免疫系による防御には，食細胞による病原体の貪食とその破壊が重要である．

B　自然免疫系と獲得免疫系　● **559**

表 31-1　自然免疫系で働くパターン認識受容体とそのリガンド

PRR	局在	リガンド	リガンドの由来
TLR			
TLR1	細胞膜	トリアシルリポタンパク質	細菌
TLR2	細胞膜	リポタンパク質	細菌，ウイルス，寄生虫
TLR3	エンドソーム/リソソーム	dsRNA	ウイルス
TLR4	細胞膜	LPS	細菌
TLR5	細胞膜	フラジェリン	細菌
TLR6	細胞膜	ジアシルリポタンパク質	細菌，ウイルス
TLR7（ヒト TLR8）	エンドソーム/リソソーム	ssRNA	ウイルス，細菌
TLR9	エンドソーム/リソソーム	CpG DNA	ウイルス，細菌，原生生物
TLR10	エンドソーム/リソソーム	未同定	
TLR11	細胞膜	プロフィリン	原生生物
RLR			
RIG-I	細胞質	dsRNA (short)，5′三リン酸 dsRNA など	RNA ウイルス，DNA ウイルス
MDA5	細胞質	dsRNA (long)	RNA ウイルス（主にピコルナウイルス属）
LGP2	細胞質	未同定	RNA ウイルス
NLR			
NOD1	細胞質	iE-DAP	細菌
NOD2	細胞質	ムラミルジペプチド	細菌
CLR			
Dectin-1	細胞膜	β-glucan	真菌
Dectin-2	細胞膜	β-glucan	真菌
MINCLE	細胞質	トレハロースジミコール酸，SAP130	真菌，結核菌，哺乳類
MBL	血漿	マンノース	細菌

dsRNA：二本鎖 RNA，LPS：リポ多糖，ssRNA：一本鎖 RNA，iE-DAP：γ-D-glutamyl-meso-diaminopimelic acid.

1 ● マクロファージ

マクロファージ macrophage は，生体に侵入した病原体が最初に出会う食細胞である．マクロファージは血液中の単球が組織に移住し成熟した細胞で，結合組織や消化管や気道の粘膜などのあらゆる組織に広く分布し，病原体の侵入に備えている．マクロファージは寿命の長い食細胞で，病原体成分を認識するとさまざまな**炎症性サイトカイン**（表 31-2），ケモカイン，化学メディエーターを分泌し，好中球などの炎症細胞を感染部位に動員して**炎症反応**を惹起する（図 31-1）．マクロファージは貪食した病原体を分解し，後述する機構で T 細胞に抗原として提示する働きももつ．

2 ● 好中球

好中球 neutrophil はさまざまな病原体を貪食し，細胞内顆粒に蓄えた分解酵素や抗菌物質を用いて破壊する．マクロファージが組織に駐留しているのに対し，好中球は正常な組織には存在せず，マクロファージからの招集に応じて血中から組織に遊走し，病原体の排除にあたる．好中球の寿命は数日と短く，病原体を貪食して殺菌すると自らも死滅し，**膿** pus の主な構成成分となる．好中球が活性化され，タンパク質分解酵素

表 31-2　炎症・免疫反応に関与する主なサイトカイン

サイトカイン	主な作用
マクロファージが産生する主な炎症性サイトカイン	
IL-1β	血管内皮細胞の活性化，急性期タンパク質の産生，白血球の活性化，発熱
TNF-α	血管内皮細胞の活性化，急性期タンパク質の産生，白血球の活性化，発熱，細胞死の誘導
IL-6	抗体産生の誘導，急性期タンパク質の産生，発熱
IL-8（CXCL8）	白血球の動員（走化性）
IL-12	NK 細胞の活性化，Th1 細胞の分化誘導
Th1 細胞が産生する主なサイトカイン	
IFN-γ	マクロファージの活性化，細胞傷害性 T 細胞の活性化，Th1 細胞の分化誘導
IL-2	T 細胞・NK 細胞の増殖・活性化
Th2 細胞が産生する主なサイトカイン	
IL-4	抗体産生の誘導，抗体のクラススイッチ，Th2 細胞の分化誘導
IL-5	抗体産生の誘導，好酸球の活性化
IL-10	炎症反応の抑制

炎症性サイトカインとして働く IL-1β，TNF-α および IL-6 は局所作用に加えて，肝臓からの急性期タンパク質の産生や発熱などの全身作用をもつ．

や活性酸素が過剰に放出されると，組織傷害を引き起こすことがある．

3 ● 樹状細胞

樹状細胞 dendritic cell はさまざまな組織に分布する食細胞で，マクロファージと同様に病原体を捕食して分解する．病原体を捕食した樹状細胞は可動性の細胞となり，感染局所からリンパ管を介して所属リンパ組織へ移住し，病原体に由来する抗原をT細胞に提示して獲得免疫反応を開始させる．樹状細胞は分化系列や形態・機能的な観点から，単球系樹状細胞，リンパ球系樹状細胞，形質細胞様樹状細胞に分類される．

C ナチュラルキラー細胞

ナチュラルキラー細胞(NK細胞)は，細胞質に顆粒をもつ大型のリンパ球でウイルス感染細胞や腫瘍細胞に対する細胞傷害活性を示す．**大型顆粒リンパ球** large granular lymphocyte (LGL)ともよばれる．またNK細胞は**インターフェロンγ** interferon-γ (IFN-γ)などのサイトカインを産生し，免疫応答を制御する役割も担っている．

D 補体

補体系 complement system は，30種以上のタンパク質から構成される一群の血漿タンパク質で，多くは不活性型の酵素として産生される．病原体を認識すると一連の酵素反応で補体成分の切断と活性化が次々に起こる．補体の活性化には古典経路，第二経路，レクチン経路がある．いずれの経路も補体第三成分(C3)の限定分解以降は1つの経路に収束し，**膜侵襲複合体**(MAC)を形成して病原体の細胞膜に穴を開ける殺菌作用や病原体に結合して食細胞による病原体の貪食を促進する**オプソニン作用**を発揮する．また，一部の補体断片(C3a および C5a)は炎症を引き起こす**アナフィラトキシン**として作用する．

3 獲得免疫系の特性

A B細胞とT細胞の抗原受容体とクローン増殖

自然免疫系がさまざまなPRRを用いて非自己としてのPAMPを認識するのに対して，獲得免疫系を担うB細胞とT細胞は，**抗原受容体**として**B細胞受容体** B cell receptor (BCR)あるいは**T細胞受容体** T cell receptor (TCR)を用いて非自己を識別する．

これらの抗原受容体は，B細胞やT細胞の分化過程で遺伝子再編成を経て形成され，ほぼ無限に近い種類の特異性の異なる受容体を作り出すことができる．個々のB細胞またはT細胞は単一の抗原受容体だけを発現するため，特定の抗原特異性をもつB細胞またはT細胞はごく少数のみ存在する．病原体が感染すると，その病原体に結合できる受容体をもったB細胞やT細胞が選択され，病原体に特異的なエフェ

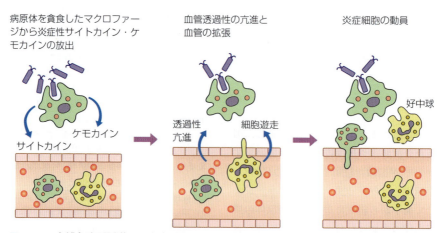

図 31-1　自然免疫が誘導する炎症反応
病原体を貪食したマクロファージは，血管透過性を亢進するサイトカインや好中球を局所へ動員するケモカインを産生し，炎症反応を誘発する．

クターリンパ球のクローン増殖が起こる(図31-2).
クローン増殖には一定の時間を要するため,獲得免疫
が働き始めるのは感染後1週間ほど経過してからと
なる.

B B細胞と抗体産生

　B細胞は膜型の**免疫グロブリン** immunoglobulin (Ig)
をBCRとしてもち,抗原刺激を受けると分泌型免疫
グロブリンである**抗体** antibodyを産生する**形質細胞**
plasma cellとなる.抗原とまだ出会っていないB細
胞(**ナイーブB細胞**)はIgMとIgDを抗原受容体とし
て発現し,抗原刺激を受けるとIgM抗体を産生する
ようになる(これに対しIgD産生は微量である).免
疫応答が進むにつれ,他のクラスの抗体(IgG, IgAお
よびIgE)がつくられるようになる(**クラススイッチ**).

　形質細胞が産生する抗体のうち,IgGクラスの抗体
が血清に最も多量に含まれる(図31-3).IgG抗体は
2本のH鎖(重鎖)と2本のL鎖(軽鎖)から構成され,
H鎖とL鎖のN末端には抗体間でアミノ酸配列が大
きく異なる**可変領域** variable region (**V領域**)があり,
抗原結合部位を形成する.V領域の多様性は免疫グ
ロブリン遺伝子の再編成で生み出される.抗体は抗原
結合部位を介して病原体や毒素と結合し,その働きを
中和する.一方,H鎖とL鎖のV領域以外の部分は

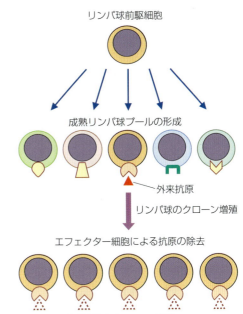

図31-2　リンパ球分化とクローン増殖
抗原受容体の遺伝子再編成を経て,リンパ球前駆細胞から異な
る抗原特異性をもつ成熟リンパ球プールが形成される.このリ
ンパ球分化過程で自己成分に反応するリンパ球は除去または不
活性化される.感染時には,病原体に由来する外来抗原に反応
できるリンパ球だけが選択的にクローン増殖してエフェクター
細胞に分化し,病原体の排除にあたる.病原体が排除された後,
一部のリンパ球は記憶細胞として生き残る.

a. IgGの構造

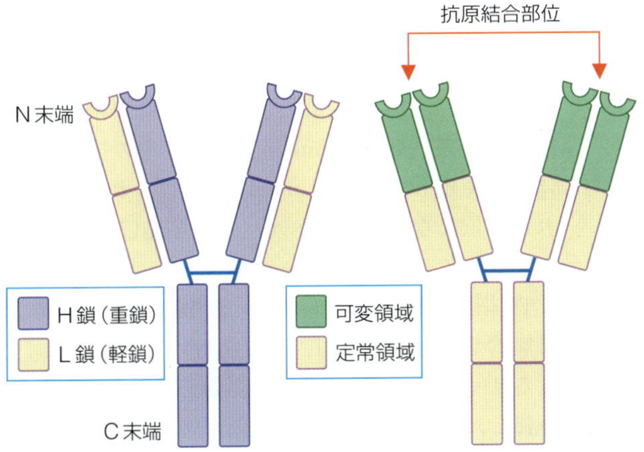

b. 抗体のクラスと主な性質

	IgM	IgG	IgA	IgD	IgE
H鎖	μ	γ	α	δ	ε
L鎖	κ鎖あるいはλ鎖					
構造	五量体	単量体	単量体または二量体	単量体	単量体
補体結合	+++	++	+	−	−
胎盤通過	−	+++	−	−	−
上皮透過	+	−	+++ (二量体)	−	−
オプソニン化	−	+++	−	−	−
マスト細胞の活性化	−	+	−	−	+++

図31-3　抗体の構造と働き
B細胞は膜型免疫グロブリンをB細胞受容体(BCR)としてもち,抗原刺激を受けるとこれを抗体として分泌する.
a．IgGの分子構造.IgGは2本のH鎖とL鎖がジスルフィド結合した構造をもつ.H鎖とL鎖の可変領域は抗原結合部位を
　 形成し,1分子のIgGは2か所の抗原結合部位をもつ.
b．免疫グロブリンはH鎖の種類によって5つのクラスに分類され,免疫応答において異なる役割を担う.L鎖はκ鎖あるいは
　 λ鎖のいずれかが用いられる.IgMは五量体として,IgAは二量体または単量体として産生される.

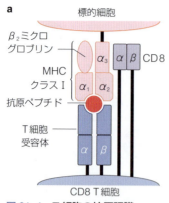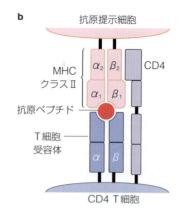

図 31-4　T 細胞の抗原認識
T 細胞は α 鎖と β 鎖からなる T 細胞受容体（TCR）を用いて MHC 分子上に提示された抗原ペプチドを認識する．
a．CD8 T 細胞は TCR を介して MHC クラス I 分子に提示された抗原ペプチドを認識する．CD8 分子は MHC クラス I 分子に結合し，TCR による抗原認識を補助する働きをもつ．
b．CD4 T 細胞は TCR を介して MHC クラス II 分子に提示された抗原ペプチドを認識する．CD4 は MHC クラス II 分子に結合し，補助分子として働く．

抗体間でアミノ酸配列の多様性に乏しいため，**定常領域** constant region（**C 領域**）とよばれる．免疫グロブリンは H 鎖の C 領域の違いによって 5 つのクラスに分類され，それぞれが免疫応答において特徴的な機能を発揮する（図 31-3）．

C　T 細胞と抗原認識

BCR が病原体由来の抗原をそのまま認識するのに対し，TCR が認識できる抗原は病原体に由来する短いペプチド断片で，この抗原ペプチドは**主要組織適合遺伝子複合体** major histocompatibility complex（MHC）領域にコードされた **MHC 分子**に提示されている必要がある（図 31-4）．このような抗原ペプチドと MHC 分子の複合体を細胞表面にもつ細胞のうち，後述する MHC クラス II 分子を発現する細胞を**抗原提示細胞** antigen-presenting cell とよぶ．また，ナイーブ T 細胞に抗原を提示し活性化できる細胞を**プロフェッショナル抗原提示細胞**とよび，樹状細胞が最も強く T 細胞を活性化できる．

抗原を提示する MHC 分子には 2 種類ある．このうち，**MHC クラス I 分子**は赤血球を除くほぼすべての有核細胞に発現してウイルスのような細胞内病原体に由来する抗原ペプチドを提示するのに対して，**MHC クラス II 分子**はプロフェッショナル抗原提示細胞に発現して細菌のような細胞外病原体に由来する抗原ペプチドを提示する．これら 2 種類の MHC に対応して，CD8 を発現する T 細胞は MHC クラス I に提示された抗原ペプチドを，CD4 を発現する T 細胞は MHC クラス II に提示された抗原ペプチドを認識する（図 31-4）．CD8 T 細胞は**細胞傷害性 T 細胞**（cytotoxic T cell または**キラー T 細胞**）として働き，ウイルス感染細胞などの標的細胞を破壊する．一方，CD4 T 細胞は**ヘルパー T 細胞**（helper T 細胞）としてさまざまな免疫反応を調節する．

D　ヘルパー T 細胞による免疫応答の調節

獲得免疫反応は，抗原特異的 T 細胞が中心となる**細胞性免疫** cellular immunity と体液中の抗体が働く**体液性免疫** humoral immunity に分けられ，そのいずれが優位になるかは，ヘルパー T 細胞（Th 細胞）が産生するサイトカインによって決まる．

Th 細胞には，サイトカイン産生パターンが異なる機能的サブセット（Th1，Th2，Th17，Tfh）が存在し，異なるサイトカインを産生して標的となる細胞の働きを調節し，ウイルス，細菌，真菌や寄生虫などの病原体の特性に応じた免疫応答を誘導する．例えば Th1 細胞は IFN-γ や IL-2 を産生し，マクロファージや細胞傷害性 T 細胞を活性化して，細胞内寄生細菌やウイルス感染細胞の破壊を促進する．一方，Th2 細胞が産生する IL-4，IL-5 および IL-10 は寄生虫の排除や損

傷組織の修復を促す(表31-2).Th17細胞はIL-17を産生して好中球が関与する免疫反応を増強し,Tfh細胞(濾胞ヘルパーT細胞)は二次リンパ組織濾胞での抗体産生やクラススイッチを促進する.Th1細胞が産生するIFN-γはTh2細胞の分化を抑制し,Th2細胞が産生するIL-4はTh1細胞の分化を抑制する調節機能をもつことなどから,サイトカインは免疫を制御するネットワークを形成していることもみてとれる.また,Th細胞が免疫応答を促進的に調節するのに対して,**制御性T細胞** regulatory T cell(**Treg細胞**)は,免疫反応を抑制的に調節する働きをもつ.

E リンパ球の再循環と免疫監視

自然免疫が感染局所でただちに始まるのに対して,獲得免疫はリンパ節やパイエル板などの**二次リンパ組織**で始まる.リンパ節には,末梢組織に侵入した異物や病原体を捕捉した樹状細胞が,輸入リンパ管を経由して運び込まれる.ナイーブB細胞やナイーブT細胞は血液系とリンパ系の2つの循環系を繰り返し循環しながら,全身の二次リンパ組織を巡回して異物や病原体を探索する.二次リンパ組織で抗原と出会い,活性化された**エフェクターリンパ球**は,輸出リンパ管を経て血液循環に戻り感染局所に動員される.**エフェクターT細胞**は,循環に戻った後,皮膚や腸管などの非リンパ組織を好んで監視する.このようにリンパ球は活性化状態に応じて巡回経路を変換し,末梢組織での感染の有無を常に監視している.このような循環パターンはリンパ球に特有で,他の血液細胞にはみられない.

C 炎症反応と生体防御

炎症反応 inflammatory reaction は,組織の創傷部位から侵入した病原体に対するマクロファージの応答で始まる(図31-1).活性化したマクロファージから産生される炎症性サイトカイン,ケモカイン,化学メディエーターは局所血管に作用し,**炎症の四徴候**(発熱・疼痛・発赤・腫脹)を引き起こす.また創傷による血管傷害は凝固系を活性化して血栓の形成を促す.このような炎症反応は,感染防御の観点から3つの役割を担う.第一は,感染局所への免疫エフェクターの動員である.炎症早期には病原体を破壊する好中球や血漿タンパク質を動員し,炎症後期にはリンパ球や抗体など獲得免疫のエフェクターを動員する.第二は,血栓を形成し感染を局所に留める障壁を形成することである.第三は,傷害された組織を修復することである.感染部位から病原体が排除されると,免疫応答は自己完結的に終息する.

感染が血流内に拡がった敗血症や重篤な外傷などにより,TNF-αをはじめとする炎症性サイトカインが全身性に高濃度で放出されると急性肺傷害などを含む多臓器不全を引き起こすことがある(Advanced Studies「全身性炎症反応症候群と急性肺傷害」を参照).また,無害な環境抗原に対する過敏な免疫応答が急性あるいは慢性アレルギーを誘発したり,正常な細胞や組織に向かう免疫反応が関節リウマチなどの自己免疫疾患を引き起こす.標的組織が生命の基本的機能の維持に関わっている場合,これらの不適切で過剰な免疫・炎症反応は生命を脅かすものとなる.

Advanced Studies

免疫不全症
遺伝子異常による先天性免疫不全症では遺伝子の欠陥が免疫応答に機能不全を起こし,病原体に対して易感染性となる.遺伝子異常による自然免疫系の食細胞や補体,あるいは獲得免疫系のB細胞やT細胞の機能不全が原因となる先天性免疫不全症が多数知られている.これに対して,ヒト免疫不全ウイルス human immunodeficiency virus(HIV)の感染が引き起こす**後天性免疫不全症候群** acquired immune deficiency syndrome(AIDS)では,獲得免疫反応に重要なCD4 T細胞が著減する.HIV感染者が無症候性の時期(無治療で数年から10年程度)を経てAIDSを発症すると,ニューモシスチス肺炎などの日和見感染の症状を呈し,カポジ肉腫などの特定の悪性腫瘍の発症率が上昇する.HIVはレンチウイルス亜科に属するレトロウイルスで,ウイルスエンベロープのgp120を介してCD4分子に結合し感染が起こる.

全身性炎症反応症候群と急性肺傷害
活性化マクロファージから産生されるTNFαやIL-1などの炎症性サイトカインの主な役割には,血管内皮細胞を活性化することがある.敗血症,重篤な外傷や膵炎などにより炎症性サイトカインが大量に全身性に放出されると過剰な炎症反応が全身に波及する.こうした状態は**全身性炎症反応症候群** systemic inflammatory response syndrome(SIRS)とよばれ,重症化すると肺や肝臓,腎臓などの臓器に障害が起こり死に至る.SIRSが誘発する臓器障害のなかでも**急性肺傷害** acute lung injury は,発症率が高く難治性である.急性肺傷害では,マクロファージから分泌されるTNF-α,IL-1,IL-8などの炎症性サイトカインが血管内皮細胞の活性化と肺微小血管から肺胞への好中球の動員を強く誘導し,びまん性に肺胞組織が傷害される.グラム陰性菌敗血症や薬剤性肺胞傷害などが急性肺傷害を引き起こすことから,グラム陰性菌由来の内毒素である**リポ多糖** lipopolysaccharide(LPS)やブレオマイシンを実験動物に投与する病態モデルが研究に用いられる.

第32章 止血血栓形成機構とその制御機構

　血液および血管壁は，酸素，栄養素などの運搬という役割を遂行するために，さまざまな機構で血液の流動性と血管の開存性を維持している．血管の破綻部位では，血小板と血液凝固系が効率よく活性化され，迅速に血液が固まり（**血栓形成**），止血する．血栓形成も重要な生体防御機構であり，出血による循環血液の喪失の阻止だけでなく，感染巣からの病原菌の播種の阻止，炎症反応の惹起，など，多様な生理機能を発揮する．一方，正常血管内皮は抗血栓性機能を有し血流の維持に寄与する．本項では最初に**血栓形成機構**を紹介し，その後正常内皮細胞が有する**抗血栓機構**について述べる．

止血血栓の形成

A 血小板の産生

　血小板は，骨髄で前駆細胞である巨核球の細胞質が引きちぎれるようにして産生される．血小板は直径2〜4μmの円盤状の細胞で，核をもたずさまざまな生理活性分子を含む顆粒を多く有する．寿命は1週間

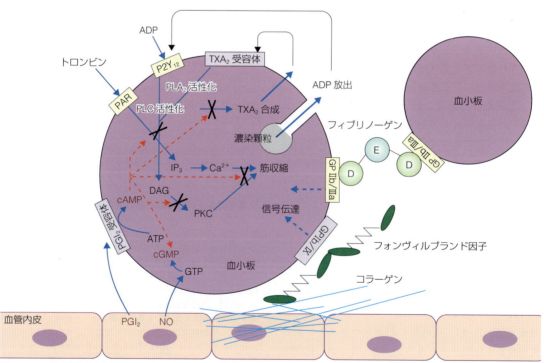

図32-1　血小板活性化機構
さまざまなリガンドが固有の受容体に結合しシグナル伝達により血小板が活性化される．活性化に伴い濃染顆粒からのADPの放出，トロンボキサンA_2（TXA_2）の合成分泌が起こり，これらは二次凝集物質として受容体に結合しさらに血小板を活性化する．糖タンパク質（GP）Ⅱb/Ⅲaを介してフィブリノゲンあるいはフィブリンのD領域に結合すると，血小板同士が結合し凝集する．正常血管内皮細胞で合成される一酸化窒素（NO）やプロスタグランジンI_2（PGI_2）はそれぞれ血小板内のcGMPおよびcAMPを増加させ血小板の活性化を抑制する（赤の破線，楕円）．
DAG：ジアシルグリセロール，IP_3：イノシトール三リン酸，PAR：プロテアーゼ活性化受容体，PKC：プロテインキナーゼC，PLA_2：ホスホリパーゼA_2，PLC：ホスホリパーゼC

程度とされる．巨核球系幹細胞の増殖や巨核球の分化を促進するトロンボポエチンにより血小板の産生は促進される．

B 血小板の機能

血小板は障害血管部位でコラーゲンを含む多様なリガンドと結合し活性化される．血小板はまた活性化に伴いリガンドである ADP やトロンボキサン A_2（TXA_2）を合成・放出して自身や周囲の血小板をさらに活性化する．このように血小板はリガンド結合に伴い部分的に活性化されると，別の膜表面の受容体が活性化されたり，内因性のリガンドを放出したりして活性化が増幅されることになる．糖タンパク質（GP）Ⅱb/Ⅲa が活性化されるとフィブリノゲンあるいはフィブリンの D 領域と結合し，血小板同士が凝集する（図 32-1）．

血小板はまた，活性化に伴い膜表面にビタミン K 依存性凝固因子の活性化に必須のリン脂質であるホスファチジルセリンを露出し，凝固の場も提供する．

C 血液凝固系の機能と止血血栓の形成

凝固系カスケードは，少量の活性化酵素が下流に位置する酵素前駆体を次々と活性化する「増幅系」である．開始段階ではわずかな量の活性化であっても，一度引金が引かれると凝固因子は次々に効率よく活性化され，最終的には十分量のトロンビンが産生されて迅速にフィブリン（線維素）血栓が形成される（図 32-2）．

凝固系は，血液がガラス面などの陰性電荷を有する異物と接触することにより開始する内因系と，血管外の細胞に発現する組織因子と反応することにより開始する外因系に分けられる．内因系は，異物との接触により接触因子〔血液凝固第Ⅻ因子（FⅫ），FⅪ，プレカリクレイン，高分子キニノゲン〕中の FⅫ が活性化され FⅪ の活性化を介して FⅨ 以下の共通系を活性化する系である．関わる凝固因子はすべて血液中に含まれるため内因系という．外因系は，FⅦ あるいは活性化 FⅦ（FⅦa）が組織因子と複合体を形成し，FⅨ を活性化することにより開始する．血液外の組織因子が関わるため外因系という．止血血栓の形成には主に外因系が関わり，内因系はその増幅系として働くとともに炎症反応や後述する線溶系と関わる．組織因子は通常血液が触れる細胞には発現していないため，正常血管内皮で覆われる血管内では血液は固まらない．

ビタミン K 依存性凝固因子は N 末端に γ カルボキシルグルタミン酸（Gla）を多く有する Gla 領域を有し，カスケードの共通系を構成する．Gla の合成にはビタミン K 依存性カルボキシラーゼを必要とする．これらの凝固因子は，カルシウムイオンの存在下で Gla 領

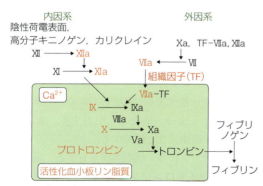

図 32-2 凝固系カスケード
緑の枠内で示す共通経路はビタミン K 依存性凝固因子である．プロトロンビン（FⅡ），FⅦ，FⅨ および FⅩ の活性化に関わり，カルシウムイオンと活性化血小板膜のホスファチジルセリンを必要とする．
注：凝固因子のローマ数字表記は現在も使用あるいは併用する因子のみ記載した．

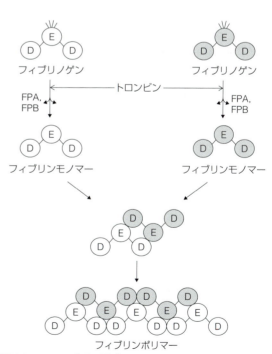

図 32-3 フィブリン形成
トロンビンが α 鎖，β 鎖の N 末端ペプチド（FPA，FPB）を切断するとフィブリンモノマーが形成される．これにより静電反発力が弱まり E 領域が他分子の D 領域に高親和性で結合し，これが連続してフィブリンポリマーが形成される．

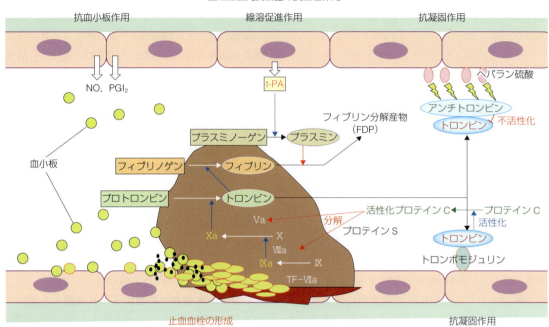

図 32-4 止血血栓形成機構と正常血管内皮細胞による抗血栓作用
血管内皮損傷部位では血小板が活性化され，同部位で TF-VIIa により開始された外因系により共通経路が効率よく活性化されると迅速に止血血栓が形成される．正常血管内皮細胞は，抗血小板作用，抗凝固作用を示すとともに，線溶活性促進作用を有し不要な血栓を溶解する．

域を介して活性化血小板上に露出するホスファチジルセリンに結合することにより効率よく活性化される．活性化血小板膜上での共通系の効率よい活性化は止血血栓の迅速な形成に寄与している．

フィブリノゲン(線維素原)は α, β, γ 鎖の二量体で，アミノ末端が集まる E 領域と，カルボキシル末端が集まる 2 つの D 領域からなる．トロンビンが陰性荷電に富む α, β 鎖の N 末端ペプチドを切断すると(フィブリンモノマーの形成)，静電反発力が弱まり E 領域が他分子の D 領域に高親和性で結合しフィブリンポリマーが形成される(図 32-3)．さらに活性化されたフィブリン安定化因子(FXIIIa)によりフィブリン同士が架橋され安定化フィブリンになる(止血血栓の形成)．

 線維素溶解(線溶)系の機能

組織が修復されて不要になった血栓や過剰に形成された血栓は線溶系の主要な酵素である**プラスミン**によりフィブリン分解産物(FDP)に分解され可溶化される．血管内では内皮より分泌される組織型プラスミノゲンアクチベータ(t-PA)により**プラスミノーゲン**からプラスミンが産生される．

B 血管内皮の抗血栓性

血管の損傷により初めて血液が組織因子に触れて凝固系が開始されること，また共通系の活性化に活性化血小板膜が必要なことから，血栓は必要な部位でのみ形成される．さらに正常血管内皮は不要な血栓形成を抑制するさまざまな機構を有する(図 32-4)．

内皮細胞は一酸化窒素(NO)やプロスタグランジン I_2 を合成放出し血小板活性化を阻害する．また t-PA を分泌し高い線溶活性を維持する．

内皮細胞はさらに高い抗凝固能も有する．血漿中に存在する**アンチトロンビン**は FXa あるいはトロンビンと 1 対 1 の高分子複合体を形成しその活性を抑制する．この反応はヘパリンにより著しく増強されるが，血管内では内皮上に発現するヘパラン硫酸がその機能を果たす．また内皮上に発現する**トロンボモジュリン**はトロンビンの凝固活性をなくし，抗凝固因子で

あるプロテインCを活性化する酵素に変える機能を有する．活性化プロテインCはプロテインSの存在下でFVaおよびFⅧaを分解・不活性化し凝固系の活性化を遮断することから，本系は有効な負のフィードバック機構と位置づけられる．

第33章 血液型

赤血球，白血球，血小板のみならず，体内の組織，体液中にも血液型物質が存在する．**輸血**においては赤血球の血液型が最も重要であり，なかでも **ABO 式血液型**および **Rh 式血液型**が重要である．

ABO 式血液型

ABO 式血液型は赤血球表面の H 抗原の末端に付与された A 抗原および B 抗原の存在により決定される．A 抗原と H 抗原を有する A 型，B 抗原と H 抗原を有する B 型，いずれの抗原も有する AB 型，H 抗原のみ有する O 型の4型に分類される．それぞれの血清中には，A 型では抗 B 抗体，B 型では抗 A 抗体，O 型では抗 A 抗体と抗 B 抗体が存在し，AB 型ではいずれの抗体も存在しない．日本人における頻度は A 型＞O 型＞B 型＞AB 型である（表 33-1）．

1 ● ABO 血液型抗原

ABO 血液型抗原は赤血球膜表面に存在する糖脂質抗原であり，その特異性は糖鎖末端の構造で決定される（図 33-1）．その基本構造は，前駆体鎖のオリゴ糖に**フコース転移酵素** fucosyl transferase の働きで L-フコースが結合した H 物質（H 抗原）である．ABO 遺伝子の産物である各種糖転移酵素が，この糖鎖の基本構造をさらに修飾して ABO 血液型抗原となる．A 型では **N-アセチルガラクトサミン転移酵素** N-acetyl galactosaminyl transferase，B 型は **D-ガラクトース転移酵素** D-galactosyl transferase が，それぞれ N-アセチルガラクトサミンと D-ガラクトースという A および B 型の抗原決定基を付加する．一方，O 型遺伝子はこれらの糖転移酵素をつくらず，H 物質（H 抗原）のままとどまる．

2 ● 遺伝子型と表現型

ABO 型の対立遺伝子には A〔顕性（優性）遺伝子〕，B（顕性遺伝子）と O〔潜性（劣性）遺伝子〕があり，これらの組み合わせで表現型が決まる．遺伝子型が AA または AO であれば表現型は A 型であり，遺伝子型が BB または BO であれば B 型である．また遺伝子型が AB であれば表現型は AB 型，遺伝子型が OO であれば表現型は O 型となる．

3 ● 抗 A 抗体，抗 B 抗体

A 型で抗 B 抗体，B 型で抗 A 抗体，O 型で抗 A および抗 B 抗体を血清中に有する．これらの抗体は出生児の血清中には存在せず，生後2～6か月以降から認められる．出生後に A 型および B 型抗原を発現するさまざまな抗原物質に曝露することにより，自己の赤血球に発現しない抗原に対して抗体が産生される．

4 ● ABO 式血液型検査

赤血球膜表面に存在する糖脂質抗原である A 抗原および B 抗原は，抗 A および抗 B 抗体との反応によって検出され，その有無により A 型，B 型，AB 型および O 型に分類される．このように抗 A・抗 B 抗体を用いて血球の抗原を検出する検査法を「オモテ検査」という．逆に，血清中の抗 A および抗 B 抗体を，既知の抗原をもつ A 血球および B 血球によって検出し，型を同定することを「ウラ検査」という．ABO 血液型は通常オモテ・ウラ検査の結果が一致する．しかし，ごくまれに高タンパク血症，寒冷凝集素，血液疾患や感染症，遺伝的要因および移植などで不一致となる場合がある．このため，オモテ・ウラの両検査を実施し，不一致がみられたときは原因を明らかにする必要がある．

表 33-1 ABO 式血液型

血液型 （表現型）	血液型 （遺伝子型）	赤血球表面の抗原	血漿中の抗体	日本人における頻度（%）
A	AA, AO	A	抗 B 抗体	40
B	BB, BO	B	抗 A 抗体	20
O	OO	—	抗 A 抗体, 抗 B 抗体	30
AB	AB	A, B	—	10

Rh式血液型

Rh式血液型の抗原はD抗原とCおよびE抗原である．表現型はDとCE，Ce，cE，ceの組み合わせである．D抗原陰性がD遺伝子の欠損でありdという表現型はない．このうち，臨床的意義が最も強いD抗原陽性を習慣的にRh陽性（日本人では99.5％），陰性者をRh陰性（0.5％）とよぶ．

Rh陰性のヒトは抗D抗体を有さず，D抗原陽性の赤血球に曝露されて初めて産生される．

血液型不適合

ABO式不適合の赤血球の輸血や，Rh陰性の患者に誤ってRh陽性の血液が輸血された際には致命的な副作用を引き起こす．輸血された赤血球に抗体が結合し補体を介した溶血（血管内溶血）が起こることによる．

Rh陰性の母親がRh陽性の胎児を妊娠し，出産の際に胎児の血液に曝露すると母体が感作され抗体が産生される．抗D抗体はIgGに属し分子量が小さく胎盤を通過する．第2子以降の妊娠時に抗D抗体が胎盤を通して胎児に移行すると胎児赤血球の溶血（**新生児溶血性疾患**）を起こす．分娩直後に抗D抗体を母体に投与すると，循環血液中の少量の胎児由来のD抗原陽性赤血球を中和することにより最初の感作を抑えることができる．

一方，抗A抗体，抗B抗体はIgMに属し，分子量が大きいため胎盤を通過しない．したがって母体血中の抗A抗体あるいは抗B抗体が，胎児の血中に入りA型赤血球あるいはB型赤血球と反応することはない．

交差適合試験

交差適合試験は，重要な輸血副作用の1つである免疫性の溶血性輸血副作用を防止することが目的であり，血液製剤を輸血する前に最後の検査として実施される．この検査によって，受血者と供血者の間でABO血液型不適合と臨床的意義のある不規則抗体（輸血などによる感作で産生された抗D抗体など）による不適合がないかの確認を行う．供血者の血液が受血者に輸血された場合と同様な状態を試験管内で再現し，赤血球の凝集あるいは溶血の有無をみる検査である．「主試験」は供血者の赤血球と受血者（ここでは被験者）血清中の抗体との反応をみる．「副試験」は供血者の血清と受血者の赤血球との反応をみる．いずれの試験でも凝集を認めなければ適合しており，輸血可能である．

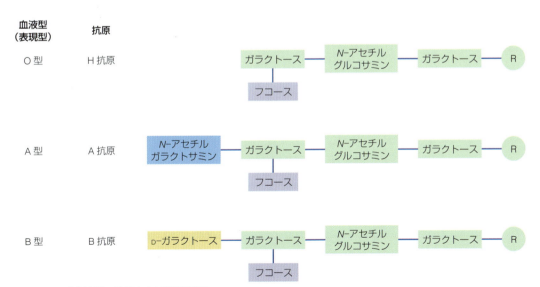

図33-1　ABO式血液型の抗原となる糖鎖構造
糖脂質または糖タンパク質（R）の末端の糖鎖構造を示す．O型では前駆体鎖のオリゴ糖にL-フコースが結合したH物質（H抗原）をもつ．AおよびB型ではH抗原にさらにそれぞれN-アセチルガラクトサミンとD-ガラクトースという抗原決定基が付加されている．

第10編

循環

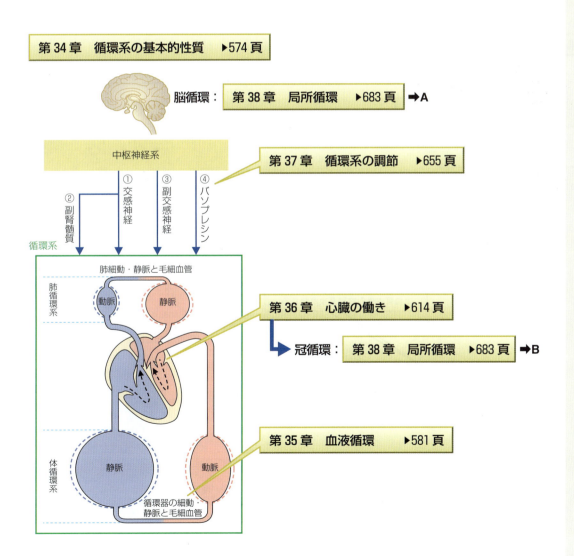

第34章 循環系の基本的性質 ▶574頁

脳循環： 第38章 局所循環 ▶683頁 ➡A

第37章 循環系の調節 ▶655頁

中枢神経系

① 交感神経
② 副腎髄質
③ 副交感神経
④ バソプレシン

循環系

肺細動・静脈と毛細血管

肺循環系

動脈　静脈

第36章 心臓の働き ▶614頁

冠循環： 第38章 局所循環 ▶683頁 ➡B

第35章 血液循環 ▶581頁

体循環系

静脈　動脈

循環器の細動・静脈と毛細血管

第10編 体液の構成マップ

第34章 循環系の基本的性質

A 循環系と内部環境の維持 ▶574頁

B 血液循環の物理的基礎 ▶575頁

①血圧
- 血圧とは，血管内血液の側圧（血管壁に血液が及ぼす力）のこと．
- 一般に動脈血圧を指す．
→詳細は 第35章 ▶581頁

②血流量と血流速度

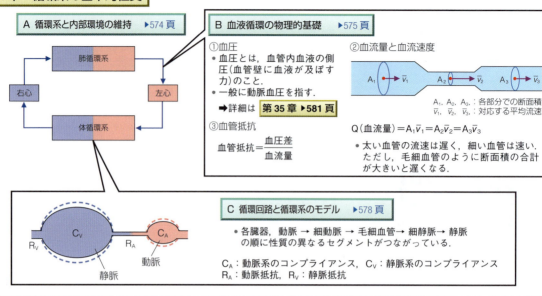

A_1, A_2, A_3：各部分での断面積
$\bar{v}_1, \bar{v}_2, \bar{v}_3$：対応する平均流速

Q（血流量）$= A_1\bar{v}_1 = A_2\bar{v}_2 = A_3\bar{v}_3$

- 太い血管の流速は遅く，細い血管は速い．ただし，毛細血管のように断面積の合計が大きいと遅くなる．

③血管抵抗

血管抵抗 $= \dfrac{血圧差}{血流量}$

C 循環回路と循環系のモデル ▶578頁

- 各臓器，動脈 → 細動脈 → 毛細血管 → 細静脈 → 静脈 の順に性質の異なるセグメントがつながっている．

C_A：動脈系のコンプライアンス，C_V：静脈系のコンプライアンス
R_A：動脈抵抗，R_V：静脈抵抗

第35章 血液循環

本章A 末梢循環 ［血管系 ➡ 本章B 微小循環
　　　　　　　　リンパ管系 ➡ 本章C リンパ循環］

A 末梢循環 ▶581頁

①動脈血圧
②脈波とその伝播
③動脈血流量
④静脈容量と静脈圧
⑤静脈還流量

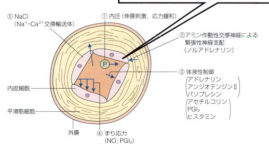

B 微小循環 ▶592頁

①微小循環の役割
②微小循環の形態
③微小循環血流

- 毛細血管は1層の内皮細胞のみを介して周辺の組織と接触し，ここで血管内外の物質交換が起こる．

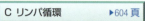

④物質交換の機序
- 毛細血管壁は半透膜だが，大きい分子が通過できる巨孔も存在する．この毛細血管壁を介して行われる物質移動は，濾過-再吸収と拡散（一部，制限拡散）による．
- 濾過-再吸収の機序の破綻が浮腫を引き起こす．

C リンパ循環 ▶604頁

①リンパ系の形態と流れ

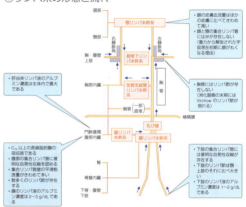

②腸のリンパ（白い血）の特性
③組織間隙（間質）
④毛細リンパ管の形態と働き

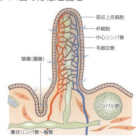

⑤リンパ産生の仕組み
⑥リンパの化学的組成と性状
⑦集合リンパ管でのリンパ輸送の仕組み
⑧リンパ輸送に対する液性ならびに神経性調節機構
⑨リンパ節の微小循環とリンパ球の取込みならびに放出機構

第36章　心臓の働き

A 心臓の機能解剖学　▶614頁

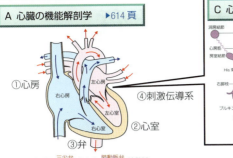

① 心房
② 心室
③ 弁
　大静脈→右心房─三尖弁─右心室─肺動脈弁─肺動脈
　　→肺静脈→左心房─僧帽弁─左心室─大動脈弁─大動脈
④ 刺激伝導系
⑤ 心臓神経
　・心臓交感神経，心臓迷走神経

C 心電図　▶627頁

① 正常心電図
② 心電図の誘導法
③ 心電図のベクトル解析
④ 異常心電図

B 心臓の電気的活動　▶618頁

・神経や骨格筋と異なり，心臓は自発的に興奮し，拍動を続ける（自動能）．これは洞房結節の自発的興奮が，刺激伝導系を経由して心室筋に伝導するためである．

① 心筋の特徴
② 心臓における興奮の発生と伝導
③ 活動電位と心電図の関係
④ 心筋細胞の電気活動

D 心筋の機械的性質　▶639頁

① 心筋の微細構造と代謝
② 心筋の興奮収縮連関と弛緩のメカニズム
③ 心筋収縮の特徴
④ 長さ-張力関係
⑤ 心筋の収縮性

E 心臓の機械的活動　▶646頁

① 心臓の周期的活動
② 心室圧と容積の関係
③ 心肥大，心拡大と心不全

第37章　循環系の調節

A 循環調節機構　▶655頁

① 循環系の調節と統合

$$\text{心拍出量} = \frac{\text{動脈血圧}}{\text{総末梢血管抵抗}}$$

② 循環調節機構の分類
・心筋と血管平滑筋での作用様式により，神経性調節，液性（内分泌性）調節，および局所性調節に分類される．
・調節作用の発現時間により，短期的，中期的，および長期的機構に分類される．

・末梢組織の需要に応じて血流量を調節するため，心拍出量・血圧・血管抵抗を調節する機構が，循環調節機構である．

C 内分泌性調節機構　▶669頁

① 交感神経-副腎髄質系およびバソプレシン系による循環調節　｝血圧↑
② レニン-アンジオテンシン系による循環調節
③ 心房性ナトリウム利尿ペプチドによる循環調節　｝血圧↓

B 中枢性調節機構　▶657頁

① 血管の神経支配と心臓血管中枢
② 循環反射
③ いくつかの循環反応

D 局所性調節機構　▶672頁

① 短期的機構
・1〜2分のスケール
・代謝性血管拡張，自己調節，傍分泌
② 長期的機構
・日〜週のスケール
・血管新生，腎-体液系

E 高血圧とショック　▶677頁

① 高血圧
・体循環系の血圧が持続して上昇している状態
② ショック
・急性に進行する全身の血液循環不全

第38章　局所循環

A 脳循環　▶683頁

① 脳動脈
② 脳血流の制御
③ 頭蓋内圧の調節
④ 脳循環の化学調節
⑤ 脳脊髄液
⑥ 血液脳関門

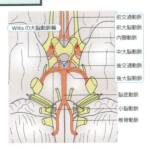

B 冠循環　▶686頁

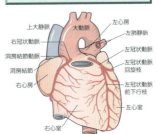

① 冠動脈の分布
② 冠循環の血流量と酸素消費量
③ 冠血流量の制御
④ 心筋の外膜側と内膜側の血流変化
⑤ 冠血流の神経制御

第34章 循環系の基本的性質

A 循環系と内部環境の維持

A 肺循環と体循環

循環系 circulatory system は血液が流れる心臓・血管と，リンパ液が流れるリンパ管から構成され，前者は心血管系 cardiovascular system といわれる（図34-1）．心血管系は閉鎖した連続回路を構成し，心臓の収縮により拍出された血液は血管系を一巡した後，再び心臓に戻ってくる．成人では，血液が循環回路を一巡するのに約40秒かかる．

心臓は**左心** left heart と**右心** right heart からなり，血管系は体循環（系）systemic circulation と肺循環（系）pulmonary circulation に分けられる．この循環回路に沿って，血液は左心→体循環→右心→肺循環→左心と循環する．体循環は**大循環** greater circulation ともよばれ，全身の体組織に血流を供給する．肺循環は**小循環** lesser circulation ともよばれ，ガス交換のため肺組織に血流を送る．

B 内部環境の維持

循環系の最も基本的な役割は，その輸送機能である．すなわち血流によって身体の各器官・組織・細胞の活動に必要な酸素や栄養物質を輸送し，また細胞で産生された代謝産物を**組織間隙**から運び去る[*]．

循環系の輸送機能と毛細血管・細静脈の物質交換機能により，内部環境 internal environment は維持される．これを説明するには細胞外液の調節についてふれる必要がある（図34-2）．血流により運ばれた物質は，血管のうち最も細い毛細血管（直径〜10 μm）の壁を通って血管外の**間質** interstitium（または組織間隙）にまず移動し，**間質液**（または組織液）を通過して細胞内に取り込まれる．血漿と間質液は互いに平衡しており，電解質組成やそのほかの性質もほとんど同じ（タンパク質濃度は例外）なので，両者を一括して**細胞外液** extracellular fluid とよぶ．

さて，細胞外液の量（体重の約20%），化学組成（電解質濃度など），物理的性質（浸透圧，pH，温度など）

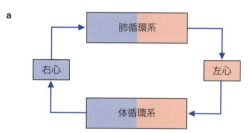

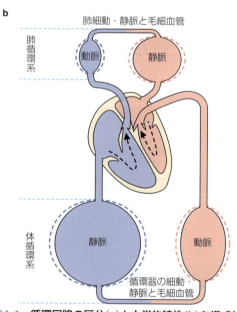

図 34-1 循環回路の区分（a）と力学的特性（b）を模式的に表したもの
赤で示した部分には O_2 を多量に含む動脈血，青で示した部分には O_2 の少ない静脈血が流れる．
b．動・静脈系の間に（主に細動脈に起因する）血管抵抗が挟まれている．静脈は動脈より壁が薄く，伸展性に富むので容量が大きい．

---

[*] 循環系はさらに次のものも輸送する．①内分泌腺で産生されたホルモン．②骨髄，リンパ節などで産生された赤血球，白血球（リンパ球を含む），血小板，免疫抗体，血液凝固系の諸因子．③主に内臓と骨格筋で産生された熱（体表と肺に運ばれて放熱される）．

などは，細胞の活動にとって重要な内部環境を規定する因子である．内部環境の恒常性を維持するために，これらの因子の調節機構が幾重にも存在する．なかでも循環系の輸送機能は，最も基本となるものである．

血液循環の物理的基礎

　血圧，血流量，血流速度，血管抵抗はいずれも血液循環に関する基本的な物理量である．
　この項は，それら諸因子の関連について理解することを目的とする．

血圧

　血圧 blood pressure は，血管内のある点における圧力であり，正確には**動脈血圧** arterial blood pressure，**静脈血圧** venous blood pressure などと場所を表示すべきものである．しかし，臨床医学では慣用的に動脈血圧のことを略して血圧とよぶ．さて，血管内の1点における圧力すなわち血圧は，本来，単位面積あたりの力，パスカル（Pa：N/m^2 と同；かつては dyn/cm^2 も使用された）で表されるが，医学においては水銀柱の高さに換算して mmHg が単位として用いられる．この場合，基準は大気圧であり，動脈血圧が 100 mmHg というのは，動脈の内圧が大気圧（平常時は約 760 mmHg）より 100 mmHg だけ高いことを意味する．なお 1 mmHg は 133.3 Pa に等しい．
　圧力は物理学的には，側圧，静水圧，動圧の3種類に分けられる．血圧とは血管内血液の側圧，すなわち，血管壁の単位面積あたりに血液が及ぼす力を意味する．ここで血管内圧には，血液を流す作用と血管を押し広げる作用の両方があることをはっきりさせておく必要がある．血液を駆動する（流す）作用に関わるのは側圧と動圧（運動エネルギー）であるが，特殊な場合を除けば動圧の影響は小さい＊．一方，血管を伸展する（押し広げる）作用に関わるのは，側圧と静水圧（位置エネルギー）の和である．そこで，これらの作用を明確にするために，異なる体位における血圧の影響を考えてみよう．

1　臥位の場合

　臥位の場合は，脳も足も大動脈とほぼ同じ水準にあり，高さの差はほとんどないため，静水圧の影響はほ

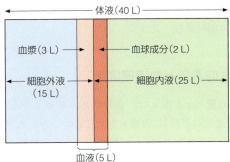

図34-2　体液の区分とその標準的な量
体重 65 kg の成人の例．

ぼないとみなせる．各動脈で測定される血圧，すなわち側圧はそのまま血液の駆動圧と考えてよい（動圧の影響はほぼ無視できる）．太い動脈を流れる際の血管抵抗はきわめて小さいので，血圧降下はほとんど生じない．大動脈起始部の平均血圧を 100 mmHg とすると，足背動脈の血圧は 98 mmHg 程度である．
　血管壁を伸展させる力は，血管壁を挟んでその内と外との圧力差（**壁内外圧差** transmural pressure）である．血管外圧が大気圧に同等とすると，壁内外圧差は血圧と等しいことになり，血圧が血管壁の伸展の程度を規定することになる．

2　立位の場合

　図34-3 で示したように立位の場合は，足背動脈では約 130 cm の血柱（≒100 mmHg）（心臓と足背動脈との高低差を約 130 cm とみる）に臥位での血圧 98 mmHg が加わるので，血圧の測定値は 198 mmHg になる．この大きな壁内外圧差により，臥位と比べて血管壁は伸展される．しかし，そのうち 100 mmHg という圧は**静水圧** hydrostatic pressure である．静水圧は，パスカルの法則から明らかなように釣り合う状態の圧であるから，すべての方向に同一であり，血流の方向にもその反対の方向にも同じように作用し釣り合っている．したがって血液の駆動力としては働かない．駆動圧として働くのは，臥位のときと同じく心臓のポンプ作用によって与えられた 98 mmHg だけである．すなわち体位の変換によって起こる静水圧の変化

＊ 動圧が大きく働く場合には，血圧の低いほうから高いほうに血液が流れることがある．例えば，大動脈弁口を血液が流出する心室駆出期の後半には，大動脈血圧は明らかに左心室内圧より高いけれども（→第36章図36-45，646頁参照），血液には左心室収縮によって大きな運動エネルギーが与えられているので，圧勾配に逆らって駆出はしばらく続くことになる．

は，血流の推進力とは無関係であって，血管壁の伸展にのみ関係する．

2 血流量と血流速度

血流量 blood flow は，血管のある断面を単位時間（毎分または毎秒）に通過する血液量のことであり，心拍出量や大血管では L/分（例えば成人の安静時心拍出量はおよそ 5 L/分），臓器血流や細い血管では mL/分（例えば，成人の腎血流量はおよそ 1,000 mL/分）で表される．これに対して，血液の小さい塊（例えば 1 個の血球）が単位時間でどれだけの距離を移動するかを示すのが，**血流速度** blood flow velocity である．血流速度の単位は，cm/秒などが用いられる．

血管の任意の点で流れに垂直な断面（断面積 A）での平均血流速度を $\bar{v}$ とすると，血流量 Q は A と $\bar{v}$ との積に等しい．拍動性を無視して血流を**定常流** steady flow（時間とともに流速パターンの変化しない流れ）とみなせば，血液は非圧縮性なので，Q の値は断面の位置にかかわらず一定になる．すなわち，

$$Q = A \cdot \bar{v} = 一定$$

この式は血液が途中で消失（例えば枝分かれや出血）したり発生（例えば合流）したりしないことを前提とし，**連続の式**とよばれる．図 34-4 に示されるように，血管の太さが途中で変化する場合，連続の式から，血流速度はその部の断面積に反比例することがわかる．つまり，内腔の太い場所では流速は遅く，細い部分では速くなる．

では，毛細血管の血流速度は大動脈より速いのであろうか？ 答えは否である．なぜか？ 表 34-1 に示したように，大動脈から分岐を繰り返し，中動脈，細動脈，毛細血管に至る間に，各セグメントの血管床断

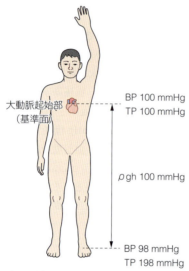

図 34-3 血圧測定におよぼす静水圧の影響
BP (blood pressure)：真の血圧（血液駆動圧），TP (transmural pressure)：壁内外圧差（血管壁を押し広げる圧）．心臓から脳，心臓から足までの距離をそれぞれ 40 cm, 130 cm とする．立位で測定すると，測定値は真の血圧値よりも頭で低く，足で高くなる．ρ は血液の密度，g は重力加速度，h は高低差を意味する．

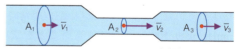

A_1, A_2, A_3：各部分での断面積
$\bar{v}_1, \bar{v}_2, \bar{v}_3$：対応する平均流速

図 34-4 連続の式 $Q = A_1\bar{v}_1 = A_2\bar{v}_2 = A_3\bar{v}_3$

表 34-1 血管系の各セグメントの特性

セグメントの名称	機能的名称	直径	横断面積の合計(cm²)	含有血液量[1]（全血液量に対する %）	内圧(mmHg)
大動脈	弾性血管	2.5 cm	5	8 ⎫	100 (120/80)[2]
中動脈	筋性血管	4 mm	20	5 ⎬ 15	95 (110/85)
細動脈	抵抗血管	30 μm	40	2 ⎭	50[3]
毛細血管	交換血管	8 μm	2,500	5	20
細静脈と小静脈	容量血管	40 μm	250	25 ⎫	15
中静脈		5 mm	80	⎬ 60	10
大静脈		3 cm	8	35 ⎭	5[4]

値はすべて成人男性における代表値．また各セグメントの中間付近で計測されるものを用いた．
[1] 表に示されたもののほかに血液は，心臓に 7%，肺血管に 9% 分布する．
[2] 収縮期血圧/拡張期血圧を意味する．この値(120/80)を左心室圧(120/5)と比較せよ．
[3] 細動脈の起始部では 85 mmHg，また毛細血管の入口に近い所では 30 mmHg となる．
[4] 右心房では 0 mmHg となる．

面積の合計は次第に増加し，次いで合流を重ねながら断面積は次第に減少していって大静脈に戻る．したがって毛細血管や細静脈など，個々の血管は細いが断面積の合計が大きいセグメントでの平均流速は，太い動脈・静脈に比べてはるかに遅い．

③ 血管抵抗

血管抵抗 vascular resistance は，血圧，血流量，血流速度と違って，実測できる物理量ではない．しかし，血管抵抗は，血圧調節や血流配分調節を理解するために，欠くことのできない重要な知識であることを忘れてはならない．

血管抵抗は，血管内の2点間の血圧差と血流量から，計算により次のように求められる．

$$血管抵抗 = \frac{血圧差}{血流量} \cdots\cdots\cdots\cdots\cdots\cdots\cdots\cdots (1)$$

または，

$$血流量 = \frac{血圧差}{血管抵抗}$$

血圧は血流の駆動力であるから，血管内の2点間の血圧差は血流の推進力として作用する．これに対し，血管抵抗は血管内の血流を妨げる物理要因である．それは，粘性をもった血液が限られた直径の血管を移動するときに抵抗が生じ，エネルギーの一部が熱となって失われるからである．血圧差が1 mmHg，血流量が1 mL/sのときの血管抵抗を1末梢抵抗単位（PRU：peripheral resistance unit）と定め，これが血管抵抗の単位として用いられる．

液体の種類によって"流れやすさ"が異なるのは，日常でも体験するところである．これは流動に抵抗する性質が液体によって異なるためであり，この性質を**粘性** viscosity という．粘性は液体の内部摩擦力を生じる要因であり，液体の流動的性質はその粘性によって決定される．

A Poiseuille の法則

血管が剛体の円管であると仮定すると，血管内の血液の層流（後述）に対しては次の関係が成立する．

$$Q = \frac{\pi r^4}{8\eta l}(P_1 - P_2) \cdots\cdots\cdots\cdots\cdots\cdots\cdots (2)$$

r，l は血管の半径と長さ，η は血液の粘性率，P_1，P_2 はそれぞれ血管の両端の血圧，Q は血流量．

この血流量と血圧差の比例関係を示す(2)式を**ポアズイユ** Poiseuille **の法則**という．Poiseuille の法則は，電流，電気抵抗，電圧の関係を示したオーム Ohm の法則に相当するものである．

Poiseuille の法則から，血管内径の変化は血管長の変化よりもはるかに大きな影響を血流量に及ぼすことがわかる．血流が Poiseuille の法則に従うものとすれば，ある臓器の血流量(Q)需要が高まったとき，この要求を満たす(Q を大きくする)方法は，主に2つあることがわかる．血管の半径(r)を大きくするか，またはその臓器を挟む動・静脈血圧差(P_1-P_2)を大きくするか，のいずれかである．循環系の適応としては，通常まず前者が起こり，血管平滑筋の緊張が低下して血管内径が太くなり，これによって多量の血液が供給される．

血流が Poiseuille の法則に従うとするならば，式(1)と(2)から，血管抵抗(R)は

$$R = \frac{P_1 - P_2}{Q} = \frac{8\eta l}{\pi r^4} \cdots\cdots\cdots\cdots\cdots\cdots (3)$$

となり，血管抵抗は血液の粘性率 η と血管の大きさ（半径 r と長さ l）で定まる定数となる．血管抵抗は r の4乗に反比例するから，r のわずかな変化も血管抵抗の大きな変化を引き起こす．細動脈では，血管平滑筋の緊張の程度に応じて内径が大幅に増減するため，これに応じて細動脈の血管抵抗の変動もはなはだしい．こうした理由で，細動脈は**抵抗血管** resistance vessels といわれる．

個々の毛細血管は非常に細いので，その血管抵抗は大きい．しかし非常に多数の血管が並列に結合されて毛細血管網を形成しているので，その合成抵抗は細動脈領域よりも小さくなる．細動脈はかなり細いうえに並列に結合された血管が少ないので，合成血管抵抗は大きく，したがって血圧の降下はこの部分で顕著に起こる．細動脈が抵抗血管とよばれる第2の理由である．

左心室を出てから右心房に戻るまでの体循環系全体についての全抵抗を，**総末梢抵抗** total peripheral resistance (TPR)という．式(3)により P_1 は平均大動脈圧，P_2 は平均大静脈圧，Q は心拍出量として求められる．TPR の単位は，(kPa·s)/L となる．健常者の安静時 TPR の値は 110〜170 (kPa·s)/L (1,100〜1,700 dyn·s·cm^{-5})であるが，本態性高血圧の患者では著明に増大する．

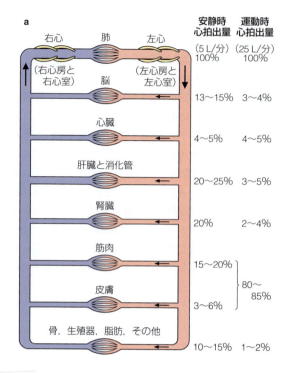

ば，血液内の各部分は流れの方向に平行に動き，流れの垂直方向において相接する部分は互いに混じり合うことがない．このような流れを一般に層流という．血管のような円筒内の層流では，中心部の流速は速く，周辺部（血管壁の近く）の流速は遅い．同心円筒状の血液の薄層が，タマネギの切り口を指で押したときのように互いにずれあって動く．

静脈の血流はほぼ層流とみなしうるので，身体のある局所からの還流血は，他の局所からの還流血と大静脈内ではあまりよく混じり合わない．血液の混合が起こるのは心臓内に戻ってからである．したがって，心拍出量の測定に際して必要な**混合静脈血** mixed venous blood を得るためには，心臓カテーテルを用いて右心室あるいは肺動脈からの採血が必要となる．

血管の狭窄部や分岐部などで血流の速度が速くなると，層流であった流れが乱れて渦が生じ，不規則になる．このような流れを乱流という．乱流の発生は，その局所に振動を生じ，心血管雑音として聴取されることがある．

Advanced Studies

レイノルズ数 Reynolds number
　Reynolds 数（Re）は，乱流発生率を示す指標であり，
　$Re = vd\rho/\eta$
で表される．すなわち，乱流の生じやすさは血流速度（v），血管の直径（d），血液の密度（ρ）に比例し，血液の粘性（η）に反比例する．Reynolds 数が 2,000 を超えると，直線的な血管であっても乱流が生じやすくなり，血管の分岐部などでは Reynolds 数が 200 程度でも乱流が起こりうるという．

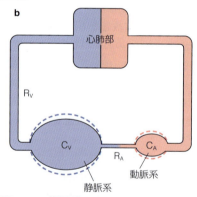

図 34-5　循環系の 2 つのモデル
a．各器官への血管が並列につながったものとして，体循環を表してある．図の右側には安静時の心拍出量と，それが各器官に分配される割合（分配率）および運動時の心拍出量と分配率が並べて示してある．
b．体循環系をさらに伸展性をもった袋と抵抗によって表している．C_A，C_V はそれぞれ動脈系と静脈系のコンプライアンスを，R_A，R_V はそれぞれ動脈抵抗と静脈抵抗を意味する．

B 層流と乱流

　Poiseuille の法則は，血管内の流れが**層流** laminar flow であることを前提としているが，血液の流れは必ずしも層流であるとは限らず，時に**乱流** turbulent flow と呼ばれる状態になることがある．

　血液が流れるとき，流速がある基準値より小さけれ

C 循環回路と循環系のモデル

A 循環回路

　図 34-5a に示すように，左心室から拍出された血液，すなわち**心拍出量**（図の最上段に記載）は，各器官に分配され，再び右心房に戻ってくる．

　そこで，身体の各器官が必要とする血流を供給するためには，心拍出量を調節し，さらに各器官への血流配分を調節する必要がある．図の右側に記入された比率は，安静時と運動時に左心室から拍出された血液が，各器官に分配される比率である．

　安静時には肝臓と腎臓への血流配分が最も大きく，いずれも 20〜25% である．次いで骨格筋，脳の血流

配分でいずれも約 15% である．肝臓，腎臓，脳は安静時でも多量の血流を必要とする．肝臓では代謝活動を保つため，腎臓では排泄，再吸収，分泌活動のため，また脳は活発な神経活動を維持するために，それぞれ十分な血流が配分される．一方，骨格筋は体重の35〜40% を占める大きな器官であるが，安静時の血流は全体の 15〜20% にすぎない．

これに対して，激しい運動を行ったときの各器官への血流配分は大きく変化する．まず激しい運動を行うと，心拍出量は安静時の 5 倍（25 L/分）にもなる．それとともに，運動に伴って活動が高まる器官，すなわち骨格筋と皮膚への血流配分が，全体の 80〜85% にもなる．これに反して，運動中に活動の高まらない器官（消化管，腎臓，骨など）の血流配分率は減っている．

このように，心拍出量と血流の配分は生体の置かれた状況に応じて調節される．血流の配分は，交感神経，アンジオテンシンⅡなどの血管平滑筋作動性ホルモン，CO_2 やアデノシンなど血管拡張作用を有する代謝産物，血圧変動に伴う血管平滑筋への伸展刺激，血流変動による内皮細胞へのずり応力変化などによって規定されている．さらに脳，心臓（冠循環），腎臓など生命維持に重要な役割を果たす臓器では，動脈血圧がある範囲内で変化しても，それらの臓器を還流する血流量は一定に保たれるしくみ（**自己調節** autoregulation）が備わっている（➡第 35 章，587 頁参照）．

B 循環系のモデル

図 34-5a で並列した各臓器の血流路は，いずれも動脈 → **細動脈** arteriole → **毛細血管** capillary → **細静脈** venule → 静脈の順で，性質の異なるセグメントが直列につながっている．それぞれの血管セグメントは異なった役割分担をもっている．そこで，血管系の各セグメントをまとめて直列に並べた循環モデルが，図34-5b である．

この循環モデルにおいて，動脈系（細動脈を除く）と静脈系は，いずれもゴムのバルーンのように伸展性をもった袋状の容器で表されている．これら 2 つの容器には容量はあるが，そのなかを血液が流れても抵抗はないとみなす．静脈系は動脈系に比べ容量が 5 倍ほどある．また静脈壁は薄いので，静脈系の伸展性（コンプライアンス）[*1] は動脈系の 20 倍近くある．それゆえ静脈系の容量が変わっても内圧は変わりにく

く，逆に少しの内圧上昇も容量の大きな変化を引き起こす．動脈系と静脈系に挟まれた細動脈と毛細血管は，血流の抵抗が生じる場所で，特に細動脈の抵抗が大きい．この抵抗に打ち勝って血液を流すためには，動脈血圧は十分高くなければならない．

血管系の各セグメントの構造上および機能上の特性を表 34-1 にまとめた．以下の①〜⑥はこの表をよく理解するためのポイントである．

① 大動脈壁には弾性線維が多量に存在し，このセグメントの血管は弾性に富むことから**弾性血管** elastic vessels とよばれる．収縮期血圧/拡張期血圧（➡第 35 章，581 頁参照）は，左心室では 120/5 mmHg 程度であるが，大動脈では 120/80 mmHg となり，内圧の変動が小さくなる．これは太い動脈の弾性の作用により変動が減衰するためで，その結果，間欠的な拍出をしている心臓からの血流が平滑化され，末梢血流の連続性が維持されることになる[*2]．

② 動脈が枝分かれするにつれ，血管の断面積の合計は増加し，その値は毛細血管セグメントで最大になる．

③ 動脈が細くなるにつれ血管壁の弾性線維が減り，平滑筋が増えてくる．それゆえ中動脈セグメントの血管は，筋性血管とよばれる．

④ 平均動脈血圧は細動脈および毛細血管，特に細動脈で顕著に低下する．前述のごとく（➡577 頁参照）細動脈は血管抵抗が特に大きく，**抵抗血管** resistance vessels とよばれる．また神経系などにより血管抵抗を調節するには，細動脈で行うのが効率的である．

⑤ 毛細血管セグメントは断面積の合計がきわめて大きい．このために，1)血液と内皮細胞との接触面積が大きく，かつ 2)血流速度は遅いので通過時間が長くなる．これらはいずれも毛細血管壁を通しての物質交換の効率を上げる．毛細血管が**交換血管** exchange vessels ともよばれるゆえんである．

⑥ 血液の 60〜70% は体静脈系に蓄えられ，この値はほかのセグメントよりもずっと多い．静脈系が**容量血管** capacitance vessels ともよばれるのはこのためである．静脈壁の張力が神経支配の影響など

[*1] 容器の伸展性（コンプライアンス）は，容器内容量の変化分（ΔV）と容器内圧の変化分（ΔP）の比（ΔV/ΔP）によって表される．したがってコンプライアンスが大きいということは，単位内圧の上昇により生じる容量増加が大きい，すなわち膨らみやすいことを示す．

[*2] ウインドケッセルモデル（➡第 35 章，583 頁）参照．

により増加し伸展性が低下すると，静脈にプールされていた血液が流れに加わり，心拍出量も増すことになる．反対に静脈壁の張力が減ると，心臓に戻る血液量（**静脈還流量** venous return）が減少し，心臓の機能に異常がなくとも心拍出量が減少して，循環性ショックになりうる．

◆C リンパ系

脈管系の1つに**リンパ系** lymphatic system がある．これは組織の間質に流れを発している**毛細リンパ管** lymph capillaries により，間質 → 毛細リンパ管 → 集合リンパ管 → 胸管（または右リンパ本幹）の方向にリンパ lymph の輸送を行い，静脈角で静脈に合流する．この流路の途中には**リンパ節** lymph nodes があり，

ここに貯留しているリンパ球や免疫抗体を循環系に送り込む．

リンパ系は，組織液の回収を補足するバイパス路として，間質と血流路との間の輸送を行う．しかし間質にある，あるいは血漿より細静脈を介して漏出したタンパク質，特にアルブミンは毛細血管壁を通って血液に戻れず，リンパ系が唯一の輸送路となる．リンパ系は単なるバイパスとしてだけでなく，内部環境のコントロールに積極的な役割を果たしているわけである．同時に，小腸のリンパ系は脂肪などの吸収路であるばかりでなく，免疫担当細胞や癌細胞なども，このリンパ管系を介して輸送されるので，免疫系の制御やがん転移経路としての位置づけにおいても，臨床上きわめて重要な役割を果たしている．

第35章 血液循環

A 末梢循環

脈管系すなわち血管系とリンパ管系の中の流れを**末梢循環** peripheral circulation という．ここでは，まず動脈内と静脈内の血流動態について述べる．

1 動脈血圧

この項目は，動脈血圧がどのように定義され，どのような波形の特徴をもち，どのような因子によって影響を受けているのかを理解するのが目的である．

A 動脈圧波形

動脈の内圧を測定してみると，心周期と同じ周期で時間的に変動する．図35-1は大動脈の圧波形である．上行脚と下行脚からなり，上行脚起始部の近くに，時として小さい隆起(**前方隆起** anacrotic hump)をみることがある．大動脈の圧波形では下行脚に必ず**切痕** incisura (または**重複性陥凹** dicrotic notch)がある．切痕は拍出期の終わりに大動脈弁が急に閉鎖することによって生じる．したがって，上行脚の立ち上がりから切痕までの期間が心臓の収縮期を，切痕から次の圧波形の立ち上がりまでの期間が拡張期(=弛緩期)を表す[*]．切痕に続いて起こる第2の高まりを含めた波形を，**重複性波** dicrotic wave という．

圧波形の最大値が**収縮期血圧** systolic blood pressure (または**最高血圧** maximal blood pressure)，最小値が**拡張期血圧** diastolic blood pressure (または**最低血圧** minimal blood pressure)で，両者の差を**脈圧** pulse pressure という．血圧測定に用いる上腕動脈において，**平均動脈血圧** mean arterial pressure (P_m)は次の式によって近似する．

$$P_m = P_d + \frac{1}{3} P_p$$

P_d は拡張期血圧，P_p は脈圧を表す．

後に述べるように，圧波形の形状は動脈の部位によって著しく異なるから，1/3 という係数は上腕で測定する場合で，測る動脈が違えば当然違ってくる．平均血圧それ自体は臨床的に重要な意味をもたないが，研究領域やさまざまな計算(例えば血管抵抗など)では重用される．

---

[*] 正確には，大動脈圧の上行脚立ち上がりは，等容性収縮期が終わり，拍出期が始まるときに一致する(→第36章図36-45，646頁参照)．

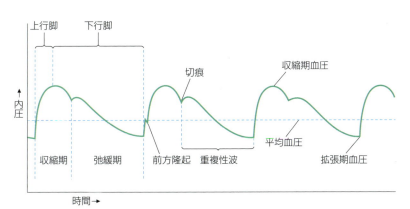

図 35-1 動脈圧波形(模式図)

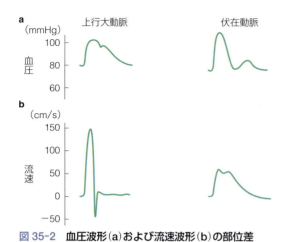

図 35-2　血圧波形(a)および流速波形(b)の部位差

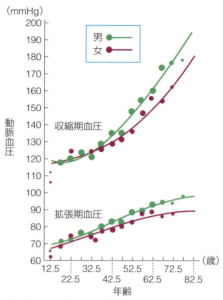

(● または ● の大きさは被検者の数に比例させてある)

図 35-3　血圧の年齢による変化
〔竹内 正，他(編)：循環-病態生理と診断・治療，p71，図 1-60，文光堂，1980 を改変して転載〕

B 動脈圧波形の部位差

　動脈圧波形は，大動脈起始部から末梢へ向かうにつれて変化する．図 35-2 は上行大動脈と伏在動脈の間で，動脈圧の波形と振幅がどのように異なるかを示している．伏在動脈では切痕が不明瞭となり，収縮期血圧が増大，拡張期血圧が減少して脈圧が大きくなり(**peaking 現象**)，上行脚の立ち上がり速度が大きくなる(**steepening 現象**)*．平均血圧は，下流に向かうにつれて少しずつ下降していく．

C 動脈血圧に影響をおよぼす因子

　動脈血圧 arterial pressure は，性別や年齢で異なるほか，情動や代謝状態などによっても容易に影響を受ける．したがって，その「正常値」をどのように定めるべきか多様な議論がある．しかし，多数の健康な成人男性について安静時に上腕動脈で測定した結果によれば，収縮期血圧は 100〜140 mmHg で，拡張期(弛緩期)血圧は 60〜90 mmHg であった．血圧の値は加齢に伴って上昇する(図 35-3)．

　血圧は精神的・肉体的活動によっても容易に影響を受ける．したがって，その日内変動は著しい(図 35-4)．ふつう，血圧の測定は「安静」な状態で行うが，精神や代謝の状況までも完全にコントロールできるものではないから，時間をおいて測定を繰り返せばそのばらつきは大きくなる．そのため 1 回の測定で血圧の高低を判断するのはまことに危険である．睡眠中は収縮期，拡張期血圧ともに低下する．血圧の正常範囲を厳密に規定することは，もとより不可能であるが，医師の診断を助ける意味で，いろいろな境界値が提唱されている．わが国では正常血圧を収縮期血圧 120 mmHg，拡張期血圧 80 mmHg 以下とし，収縮期血圧 140 mmHg，拡張期血圧 90 mmHg (通常 140/90 mmHg と記載する)以上を，**高血圧症** hypertension としている(『高血圧治療ガイドライン 2019』)．また，収縮期血圧が男性で 100 mmHg，女性で 90 mmHg 以下の状態を**低血圧症** hypotension という．

　ほかの哺乳類では，ネズミからウシまで身体の大小はいろいろあっても，血圧の値はヒトとあまり変わらない．キリンは例外で平均大動脈圧は 250 mmHg に達する．これは脳の位置が心臓より 3 m 近く高いためであろう．

　巻末付録　問題 38．高血圧症 ➡ 1084 頁参照．

D ヒトの血圧測定法

　ヒトの動脈血圧は，動脈にカテーテルを挿入，あるいは注射針を刺入してマノメータ(圧力計)に接続し，直接測定するいわゆる直接法によっても測定されるが，日常よく用いられるのは次に述べる間接法である．

---

* peaking, steepening 現象の原因と考えられるのは，脈波の反射，血液の粘性，血管壁の粘弾性などである．

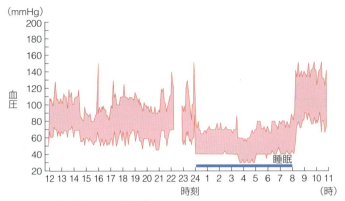

図 35-4　動脈血圧の日内変動
5分ごとの計測による．16時と24時のピークは疼痛刺激と性交による血圧反応を示す．
〔竹内 正, 他(編)：循環-病態生理と診断・治療．p71, 図1-61, 文光堂, 1980を改変〕

1　聴診法

上腕の中ほどにゴム囊を布で覆った**圧迫帯** manchette を巻きつける．圧迫帯の末梢側で上腕動脈の拍動のよく触れるところを探し，ここに聴診器を当てる．圧迫帯内のゴム囊に空気を送ってふくらませ内圧を十分高める．内圧はゴム囊に連結した水銀マノメータで読みとる．圧迫圧を徐々に下げていくと心拍に一致して血管音（**コロトコフ音** Korotkoff sound）が聞こえ始める．このときのマノメータの指示値を収縮期血圧（最高血圧）とする．

内圧をさらに下げていくと，Korotkoff 音の音質はさまざまに変化するが，ある内圧に至ると音が急に減弱し，もう少し下げると音が聞こえなくなる．急に音が弱くなるとき，あるいは音が消失するときのマノメータの指示値を拡張期血圧（最低血圧）とする．Korotkoff 音の減弱 → 消失は，通常，引き続いて起こるので，両者のいずれを指標としても大きな差は生じない．

直接法と**聴診法** auscultatory method を同時に施行してその結果を比較すると，多くの場合，非常によく一致している．もっとも，Korotkoff 音がどのような機序で発生するのかはまだよくわかっていない．1つの発生要因として，高い外圧により圧迫閉鎖されていた動脈内腔が，圧迫圧の低下に伴って，心臓収縮期に限り間欠的に開放される結果，乱流や噴流 jet などの血流の変化がまず起こり，それによって血管壁が振動すると考えられている．

2　触診法

聴診法と異なるところは，聴診器を用いず橈骨動脈の脈拍を触診する点である．圧迫圧を徐々に下げていき，脈拍を初めて触れるようになったときのマノメータの読みを，収縮期血圧とする．触診法で得られる値は，聴診法よりやや低く出る傾向がある．またこの方法では拡張期血圧の測定はできない．

E　ウインドケッセルモデル

動脈の血流動態を理解するために，ウインドケッセルモデルが用いられることがある．

心臓の弛緩期には大動脈弁が閉鎖するので，心臓から血液が拍出されるのは収縮期に限られる．この断続的拍出が血管系内の連続的な血流に変えられるのは，大動脈の弾性と細動脈の血管抵抗の組み合わせによる．それらの作用により，動脈血圧は心臓の弛緩期にも0とならない．すなわち，末梢血流の駆動力としての血圧の発生，圧波形の決定には弾性血管と抵抗血管の機能が重要な役割を担う．

この動脈圧波形の形成や血流の連続化に関しては，図 35-5a のような **空気槽** pneumatic tank reservoir（または**ウインドケッセル** Windkessel）付きのポンプを考えてみると理解しやすい．このモデルでは，ピストン（左心室に相当）は一定速度で往復しているものとする．ポンプの筒先が細いノズル（抵抗血管に相当）になっていて，弁口 A（大動脈弁に相当）を通って拍出された水の一部は，直後にノズルを通って外に噴出するが，一部は空気槽内（大動脈の弾性に相当）にたまり

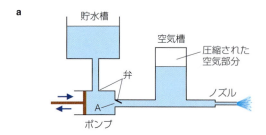

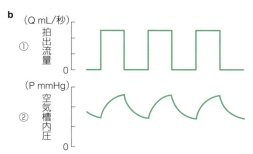

図 35-5　ウインドケッセル模型（a）とポンプ拍出流量と空気槽内圧（b）

表 35-1　血圧変化の方向

	収縮期血圧	拡張期血圧	脈圧	平均血圧
末梢抵抗増加	上昇	上昇	減少	上昇
コンプライアンス減少	上昇	降下	増加	著変なし
心拍数増加	上昇	上昇	減少	上昇
1回拍出量増加	上昇	上昇	増加	上昇

こんで槽内の水位を高め，空気を圧縮する．拍出が終わり，ピストンが左に動いている間（心臓弛緩期に相当）も，槽内の圧縮された空気の圧力によって水面が押し下げられ，筒先からの水の噴出は続く．その結果，ポンプからの拍出は図 35-5b の①のように断続的な矩形波状であるが，空気槽内圧（大動脈圧に相当）は図 35-5b の②のような拍動性変化を示し，筒先からは連続的な噴流が生じる．なお貯水槽は，心室に血液を供給する静脈系と心房のモデルである．

このように単純化した循環モデルに基づき，取り扱いを簡単にするため，①血管抵抗を一定とする，②弾性血管のコンプライアンスを一定とする，などの仮説を設ければ，血圧波形を理論的に導くことができる（**ウインドケッセル理論**[*]）．最も簡単な条件のもとで，心拍数，1回拍出量，弾性血管のコンプライアンス，総末梢抵抗のどれか1つだけが単独に変化するときの血圧の変化を表 35-1 に示した．ただし，ウインドケッセル理論においては簡単化のために多くの仮定を設けているので，現象を定性的に理解するのには便利であるが，定量的には大まかな近似にとどまることを忘れてはならない．

---

[*] ウインドケッセル理論は $P = P_0 \cdot e^{-\frac{t}{RC}}$ と表すことができる．P，P_0 はそれぞれ拡張期ならびに大動脈弁閉鎖時の大動脈血圧を示し，R，C，t は血管抵抗，弾性血管コンプライアンス，時間経過を表している．

2 脈波とその伝播

この項目では，脈波と血流の違いを十分に理解し，脈波伝播速度に影響を及ぼす因子を理解するのが目的である．

A 脈波

心室の収縮によって血液が大動脈基部に急激に送り込まれると，この部の内圧は上昇し，壁は引き伸ばされてふくれる．こうして大動脈基部とその下流隣接部の間に圧勾配が生じる．大動脈基部をふくらませていた血液は，この圧勾配によって加速され（ポテンシャルエネルギー E_P から運動エネルギー E_K への変換），隣接部に流れ込んでこの部の壁をふくらます（$E_K \to E_P$）．このようにして，$E_P \to E_K \to E_P \to E_K$……の変化が弾性管である血管に沿って末梢へ伝わっていく．換言すれば，内圧上昇と壁の伸展が，波動として末梢に伝播していく．これを**脈波** pulse wave という．

これまで述べてきた血管内圧の波動が**圧脈波** pressure pulse wave であり，血管内径（すなわち容積）の波動が**容積脈波** volume pulse wave である．

したがって，脈波の波形や脈波伝播速度が，心臓の拍出特性のみならず血管の形状や血管壁，血液の物理的特性に依存するのはむしろ当然であろう．実測してみると，大動脈と大腿動脈の間では伝播速度は平均約 5 m/s，大腿動脈と足背動脈の間では平均約 10 m/s となる．圧脈波の伝播に伴う波形の変化とその原因についてはすでに述べた（→「動脈圧波形の部位差」，582 頁参照）．

圧脈波は，動脈内にカテーテルを挿入しても記録できるが，体表で皮下の浅いところを動脈が走っているような場所では，動脈内の圧変動を皮膚の上から記録することもできる．皮膚の上からの脈波記録によく用いられるのは，頸動脈，上腕動脈，橈骨動脈，大腿動脈などである．

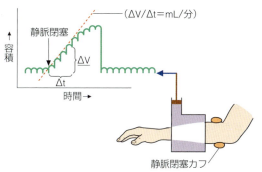

図 35-6　静脈閉塞プレチスモグラフィ

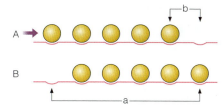

図 35-7　脈波伝播速度(a)と血流速度(b)の違い

Advanced Studies

プレチスモグラフィ

　血管内径(容積)の波動を容積脈波という．例えば，指とか前腕などの1つの局所に着目すると，容積脈波の伝播によって，その局所内に含まれる血液量は心拍と同じリズムで増減するはずである．血液含有量の増減はその局所の容積の増減を引き起こす．したがって，ある局所の容積の経時的変化を記録すれば，それはその部分に含まれる動脈の容積脈波を表す．

　実際の測定によく用いられるのは指や前腕で，図 35-6 のような方法(プレチスモグラフィ plethysmography)が使用される．被検部(前腕)を剛体管のなかに収め，体部と管壁の間を空気または水で満たす．管の入口両端を被検体部に圧迫が加わらないように注意しながら密閉する．この内部の空間を満たした流体(空気または水)を適当な容積または変位検出装置に接続すれば，前腕の容積変化を記録することができる．

　この古典的プレチスモグラフィは，一見簡単そうでいて入口の密閉が難しいなど，手技上の困難が多い．これに代わる方法としては**インピーダンス法** impedance plethysmography がある．例えば，指を1つの容積導体と考えれば，生体組織は電気的には電解質の溶液とみなしうるから，その組成，濃度が一定であり，長さの変化を無視しうるかぎり，その電気伝導度(コンダクタンス：電気抵抗の逆数)の経時的変化は指の容積変化を表す．実施にあたっては指の2か所に環状の電極をつけ，その間に高周波電流を流してコンダクタンスの周期的変化を検出する．

　これとやや似ている方法に，細いゴム管に水銀を満たし，これを四肢，体部に巻きつけて，その電気抵抗の変化からその局所の周長の変化を記録する方法がある．記録部の長さが一定なら周長の変化はほぼ容積の変化の平方根に比例するから，得られた記録は一種のプレチスモグラムである．この方法は，簡単で周波数特性が比較的よいところに特徴がある．

　光電容積脈波法 photoelectric plethysmography は，例えば，指尖部に一定の光を照射し透過(または反射)光量の変化によって指尖部の血液含有量の変化，すなわち容積脈波を記録しようとする方法である．装置が簡単なので臨床に応用されることも多い．

B　脈波の伝播

　脈波伝播速度は動脈壁の弾性率の平方根に比例する(**メーンズ-コルテウェグ** Moens-Korteweg **の式**[*])．

そこで，脈波伝播速度から動脈壁の硬化度を推定し，動脈硬化症の程度の指標とする試みが生まれる．**脈波伝播速度** C は，2か所で記録した脈波の立ち上がりの時間差 ΔT と，2つの記録場所をつなぐ動脈の長さ L から，

$$C = \frac{L}{\Delta T}$$

として求められる．もっとも L は，体表からの計測によって推定するので誤差が大きい．脈波の測定点としてはいろいろな場所が用いられている．例えば，頸動脈-大腿動脈(大動脈系の C 測定)，頸動脈-橈骨動脈(上肢動脈系の C 測定)，大腿動脈-足背動脈(下肢動脈系の C 測定)などである．大動脈系についての測定値をみると，脈波伝播速度は年齢が高くなるにともない速くなる傾向が認められる．

📖 巻末付録　問題 36．動脈硬化症 ➡ 1083 頁参照．

　ここで1つ注意しておく必要があるのは，脈波伝播速度と血流速度は全く異なるということである．先述したように，大動脈系の脈波伝播速度は約5 m/s であるのに対し，血流速度の値は平均約 50 cm/s であり，その比はおよそ10倍，末梢の動脈ではおそらく100倍近い値となる．これら2つの速度が異なることは，次のような極端な場合を考えれば明らかであろう．ポンプに長いゴム管をつけ，その噴出口を閉じておいてピストンを押せば，管内の流体自体の流れは生じないから流速は0であるが，内圧と内径の変化は一定の速さ(脈波伝播速度)で管に沿って伝わっていく．

　脈波伝播速度と血流速度との違いは図 35-7 に比喩的に示されている．浅いくぼみのある台に5個の小

---

[*] Moens-Korteweg の式

$$C = \sqrt{\frac{Eh}{2\rho r}}$$

ただし C は脈波伝播速度，E は壁の弾性率，h は壁厚，r は管の半径，ρ は血液の密度を表す．

586 ● 第35章　血液循環

表35-2　ヒトの血流速度

血管	直径 (cm)	速度 (cm/秒)	Reynolds数*
上行大動脈	2.0～3.2	63	3,600～5,800
下行大動脈	1.6～2.0	27	1,200～1,500
太い動脈	0.2～0.6	20～50	110～850
毛細血管	0.0005～0.001	0.05～0.1	0.0007～0.003
太い静脈	0.5～1.0	15～20	210～570
大静脈	2.0	11～16	630～900

*Reynolds数とは, 乱流の発生率を示し, 血管内の血液の運動
を特徴づける最も重要なパラメータである(➡第34章, 578
頁参照).

球を並べ, 左端の球を矢印の方向に軽く押すと, 次々
に右側の球に衝突してAの状態からBの状態に変わ
る. このとき球列の移動距離(血流速度にあたる)はb
にすぎないが, 球の動きの伝わる距離(脈波伝播速度
にあたる)はa＝5×bに達する.

③ 動脈血流量

　この項目では, 動脈血流の特徴と測定法を理解する
とともに, 動脈血流に存在するヒエラルキーを説明で
きるようにすることが目的である. 動脈血流量の配分
や自己調節機構の存在については, 第34章(➡578頁)
において循環系モデルを用いて簡単に説明したが, こ
こではそうした現象が生じるメカニズムを含め, 詳細
を述べる.

Ⓐ 動脈の血流とその配分

　図35-2に示したように, 大動脈から末梢動脈へと
進んでいく間に脈圧は大きくなるが, 流速の振幅は著
減する. 大動脈起始部でみられる顕著な逆流相は,
徐々に小さくなり, 足背動脈ではほぼ消失する. 末梢
血管床に収縮が起こると, 逆流は顕著になる. 運動に
よって心拍出量が増えると, 平均流量が大きくなるの
で図35-2下段の流速曲線は全体として上方に移動
し, 下行大動脈以下では逆流相はみられなくなる.

　図34-5aは心拍出量が安静時ならびに運動時に,
各器官へどのように配分されているかを示したもので
ある. もとよりヒトで臓器血流量を測定するのにはい
ろいろな制約が伴うから, 図の数値は概略の値を示し
ているにすぎない.

　心拍出量は各器官の血管抵抗の割合に応じて配分さ
れる. 各器官の血管抵抗は, 局所の血管緊張の度合い

と, 局所の血管構築の規模(どのくらい多数の流路が
並列につながっているか)で決まる. いま心拍出量一
定の条件のもとに, 1つの器官のみで血管拡張が起
こったとしよう. するとその器官への血流配分は増
し, 増した分だけほかの器官の血流は減少する. 多く
の場合, 循環調節機能の働きで心拍出量と局所血管抵
抗は制御され, 必要なとき必要な器官に, 必要なだけ
の血流を供給するように調節されている.

　動脈血圧が相当変化しても, 脳血流量, 冠血流量は
ほぼ一定に保たれる. このことは, 生命を維持してい
くうえでの中枢神経系と心臓機能の重要性を物語ると
ともに, 局所血管抵抗による調節の有効性を示してい
る. 程度は落ちるが, 腎臓でも類似の現象がみられ
る. 腹部内臓の血管床を流れる血流量は, 肝臓や消化
管の活動の度合いに応じて大幅に変化する. 皮膚血流
も熱放散量の上下に伴って大きく変わる. このような
傾向が最も顕著なのは骨格筋で, 激しい運動時には筋
血流量は安静時の20倍(安静時1 L/分, 最大運動時
20 L/分)にも増加する(➡第34章, 578頁を参照).

　局所におけるO$_2$の摂取量やO$_2$含有量*の動静脈較
差は, その部位での代謝速度の大まかな指標となる.
安静時のO$_2$消費量は全体の11%を心筋での消費が占
めるが, そのO$_2$を心臓に供給する冠血流量は心拍出
量の4%にすぎない. このことは心臓では, そこを流
れる血液から摂取されるO$_2$の比率が, ほかの臓器と
比べて高いことを意味する. その結果, 冠状静脈洞の
血液のO$_2$濃度は, ほかの静脈と比べて著しく低い.
したがって冠循環におけるO$_2$含有量の動静脈較差
(約11 vol%)は, 全身の平均(約4.5 vol%)を大きく凌
駕する. そのためO$_2$についての安全率(動脈血中濃
度と動静脈濃度較差の比)は冠循環で最も低く, なん
らかの障害が生じると心筋はO$_2$不足に陥りやすい.

Ⓑ 細い動脈の血流

　動脈樹が分岐し, 細くなっていくにつれて血圧は急
激に低下し, 血液の流速も遅くなる. 血流の拍動性は
減って定常的な流れに近づく. しかし拍動性が全くな
くなってしまうわけではなく, 細動脈や毛細血管の血
流にも若干の拍動性は残っている. 枝分かれにつれて
起こる流速変化の1例を表35-2に示した.

　一般的に, 血圧降下が最も顕著なのは細動脈領域と

---

* 血液100 mLに含まれるO$_2$の総量, 単位はvol%.

いわれている．正確には「血管単位長さあたりの血圧降下が最大となるのは，動脈樹の顕微鏡的終末枝である」，と言い換える必要がある．これは細動脈の意味が，組織学と生理学で少々違っているからである．

組織学的には，細動脈とは「毛細血管の手前の血管部分で直径 25 μm 以下，中膜平滑筋がよく発達している」と定義されている．ところが生理学的には，細動脈とは「内径の能動的変化によって局所血流を調節する細小動脈のこと」をさす．実際には直径 25～300 μm の動脈も血管運動性調節を受けて，著明な内径変化が生じる．したがって，これらの動脈も総末梢抵抗の相当な部分を担っているのである．血管抵抗は狭い範囲に限局して生じるのではなく，太さのさまざまな血管部分に広く分布している．直径 300 μm 以下の動脈は**機能的細動脈** functional arteriole と考えてよい．

c 自己調節

Poiseuille の法則に従えば，臓器の血流量は動静脈圧較差に比例するはずである．ところが脳や腎臓では，灌流圧がある範囲内で変化しても血流量の変化は小さく，ある一定の範囲内に保たれる．これを自己調節 autoregulation という（図 35-8）．生体において，各器官の循環は神経性調節と液性調節という外因性の調節を受けているが，自己調節は，このような外因性の調節機構と無関係に，血管床そのものに内在する機構である．

1 自己調節メカニズムに関する仮説

自己調節がどのようにして行われるかについては，次の3つの仮説がある．

a 筋原説

筋原説 myogenic hypothesis は，**ベイリス効果** Bayliss effect（血管平滑筋を含めて，平滑筋は急に伸展されると収縮反応が生じる）によって自己調節を説明しようとする．すなわち，血圧上昇 → 動脈壁伸展 → 機能的細動脈収縮 → 血管抵抗上昇が起こり，血圧上昇によって生じるべき血流量増大を減弱する（図 35-8 で圧-流量曲線の勾配減少に相当）．

前毛細血管括約筋は壁内外圧差に反応するところから，最近は修正説も提起されている．すなわち，内圧が上昇して伸展されると，前毛細血管括約筋の収縮 → 毛細血管内腔閉鎖の頻度は高まり，このために平均的血管抵抗は増大すると考えられる．

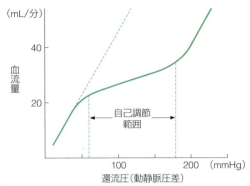

図 35-8　自己調節

b 代謝説

代謝基質あるいは代謝産物の組織内濃度に応じて，血管の収縮動態は調節されている．血圧が下がり，それに応じて血流が低下すると，組織内に代謝物質が蓄積し，それによって血管拡張が起こるので低下した血流は回復する．反対に血圧が高くなって血流量が増えると，代謝物質が洗い流され，血管は収縮して血流量を元に戻す．冠循環などでは，この代謝物質として**アデノシン**が大きな役割を果たすと考えられている．

代謝物質の蓄積に応じて血管拡張が起こるのは確かであるが，代謝説 metabolic hypothesis によって自己調節を全部説明しきれるわけではない．そのよい例は**腎循環**である．腎臓は小さな臓器（体重の約 0.5%）であるにもかかわらず，腎血流は心拍出量の約 20% をも占める（→ 第 34 章図 34-5，578 頁参照）．しかし腎実質の代謝に必要な血流はわずかな量であり，血流の大部分は糸球体濾液の生成にあずかっている．にもかかわらず，腎臓はきわめて顕著な自己調節を示すが，これは代謝基質や代謝産物の組織内濃度による調節とは考えにくい．

c 組織圧説

組織圧説 tissue pressure hypothesis によれば，血圧上昇 → 毛細血管圧上昇 → 血漿成分濾過亢進が起こる．比較的伸展性の乏しい被膜で包まれている組織あるいは器官では，濾過亢進に伴う組織液の増量によって組織圧が高まると，細・小静脈が圧迫され，血管抵抗が高まり，還流圧上昇の効果を減弱して血流量を一定に保つ．

この組織圧説は腎臓の自己調節の説明には都合がよい．腎臓には丈夫な被膜があり，毛細血管濾過の増加に伴って組織圧が明瞭に上昇するからである．しかし被膜のない組織では，毛細血管濾過が増加しても組織

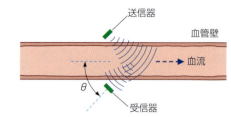

図 35-9　超音波 Doppler 法

圧の上昇はほんのわずかで，この機構によって自己調節を説明することは難しい．

　要するに，自己調節作用のメカニズムは一元的には説明できない．組織圧説は腎臓にはあてはまるが，ほかの組織には適用できない．代謝説は脳や心臓にあてはまるが，腎臓には通用しない．筋原説はどの組織にも適用できそうだが，これで全部がすっきりと説明できるわけではない．おそらくこれら3つの機構はいずれも関与しており，それぞれの関与の度合いが組織・器官によって異なるのであろう．

Advanced Studies

血流の測定

　実験動物の血流測定にはいろいろな方法が開発されているが，ヒトの血流測定にはごく限られた方法しか用いられない．

1. 静脈閉塞プレチスモグラフィ

　図 35-6 の装置を用いる．前腕の容積変化は動脈からの血液流入量と静脈からの流出量の差に等しい．装置より上流部にカフを巻き，カフに動脈圧より低いが静脈圧より高い圧(通常 50 mmHg 程度)を加えると，静脈は閉塞するので血液は心臓に戻ることができなくなる．一方，カフ圧は動脈圧より低いので，動脈血の流入は阻害されない．その結果，動脈血流量に応じた前腕の容積変化を記録することができる．このような方法を**静脈閉塞プレチスモグラフィ** venous occlusion plethysmography という．静脈の伸展性(コンプライアンス)は大きいから，加圧後数秒間は静脈圧の上昇を無視して差し支えない．

　前腕のような部分では，〔筋容積〕／〔皮膚容積〕の比が大きいから，測定結果は主として筋血流量を示す．反対に指ではこの比が小さくなるから，測定結果は主として皮膚血流量を反映する．

2. Fick の原理に基づく方法

　フィックの原理 Fick principle に基づいて流量を測定する方法で，腎血流量，脳血流量，肝血流量などの臓器血流量の測定にも用いられる．

　筋血流量の測定の場合には，筋肉に一定量の放射性物質(^{133}Xe，^{85}Kr など)を注入し，血流による洗い流しの速さによって血流量を求めるが，これも Fick の原理に基づく．これらの放射性物質は血液が肺を通過する際，完全に呼出される．流出する血流中の濃度を C_0 とすると，指示物質の量は時間とともに減少するので，

$$dQ/dt = -FC_0$$

指示物質の注入量を Q_0，組織 1 g あたりの血流量を F_1，指示物質の分配係数(単位体積の組織中の濃度／単位体積の血液中の濃度)を λ とすると，簡単な計算により次の関係が得られる．

$$Q = Q_0 e^{-F_1 t/\lambda}$$

したがって，シンチレーション・カウンターにより Q の時間的変化を測定して，log Q を t に対してプロットすれば直線になり，その勾配($-F_1 \log e/\lambda$)から F_1 を求めることができる．この方法は筋ばかりではなく，例えば脳の灰白質と白質の血流量を別々に測定する場合などにも用いられる．

3. 超音波血流計

　超音波の**ドプラ** Doppler **効果**を利用する方法である．音源と観測者が相対的に動いているとき，観測者に聞こえる音の振動数 f' は，音源の振動数 f とは違ったものになる．音波の速度を c，音源の速度を U とすると f'−f = Δf は，

$$\Delta f = fU \cos \theta / c$$

で与えられる．θ は音源の運動方向と観測方向のなす角を表す(図 35-9)．

　血流速度の測定に応用しようとすれば，血液とともに運動する音源が必要となる．このため血管外から血流中に超音波を投射し，赤血球からの反射波を利用する．すなわち反射波の振動数を検出して，これを原超音波の振動数と比較するのである．この場合は発信器から赤血球までの間と，反射波が受信器に到達するまでの間，2回の Doppler 効果が起こるので，

$$\Delta f = 2fU \cos \theta / c$$

となる．超音波の速度が血液中と組織中で変化しないとすれば，f，c，θ は既知であるから，Δf の測定によって赤血球の流速 U を求めることができる．発信器を胸骨の上に置き，ヒトの下行大動脈の流速を測定するような場合，発信器と受信器は同一のものを用いる．超音波のパルスを発信してから，反射波が戻ってくるまでに受信回路に切り替えて受信し，次いで発信回路に切り替えてパルスを出し，これを繰り返すことにより測定可能である．ただし超音波 Doppler 法で測定できるのは，血流速度であり血流量とは異なる．

❹ 静脈容量と静脈圧

　この項目では，静脈壁の特性と容量の関係，ならびに静脈圧が重力の影響を受けやすい理由について理解することが目的である．

Ⓐ 静脈の容量

　静脈壁は菲薄なので，内部の血液が少ないとき(静脈圧が低いとき)は扁平になって，切り口は細長い楕円形を呈する．この特徴を静脈の圧平性という．血液量が増してくると，まず切り口の形が楕円から円に変わる．このときは内圧の上昇はほとんど起こらない．これは図 35-10 に示されるように，静脈壁の伸展性が動脈と比べて著しく大きいためである．さらに血液量が増すと壁の伸展が始まり，内圧が 10 mmHg 上昇する間に静脈の容量は 6 倍にも増加する．

　静脈の伸展性(コンプライアンス)は神経性および体

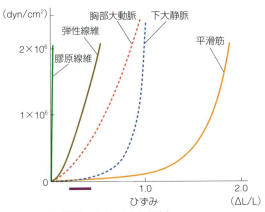

図 35-10　血管壁の応力-ひずみ関係
縦軸は応力，横軸はひずみ，破線は血管壁（周方向），実線は主要線維成分の特性を示す．横軸下の太線は生理的ひずみ範囲．各曲線の勾配は伸展性に反比例するから，生理的範囲における静脈の伸展性は動脈のそれより著しく大きいことがわかる．
〔Azuma T, et al：Distensibility of the vein：from the architectural point of view. Biorheology 10：469-479, 1973 を改変〕

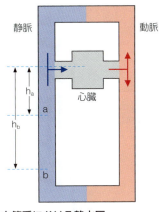

図 35-11　血管系における静水圧
h_a，h_b は右心房と点 a，b の高低差を表わす．

液性の調節を受ける．一般に，静脈の神経支配は動脈ほど密ではない．交感神経性血管収縮神経の活動は，細動脈に対してはその内径の減少をもたらすが，静脈に対してはその壁の伸展性を低下させる（壁が硬くなることと等価）．伸展性が低下すると，静脈容量が減少する．その結果，静脈内に血液が貯留しにくくなり，心臓に向かう血流量（静脈還流量）が増す．

体循環の静脈系は循環血液量の 60% を収めており，動脈系の 15%，毛細血管網の 5% に比べてはるかに多い．コンプライアンスのわずかな変化によって，静脈系内に含まれる循環血液量を大幅に左右することになる．

B　静脈圧

1　静水圧

血管系内は血液で満たされているから，重力の作用によって**静水圧**を生じる．立位の場合，心臓より下では，下方ほど内圧が高い．だからといって，静脈血流が足から心臓に向かって流れるのは，この圧力の差によって駆動されるのだと考えてはならない．体循環を模型的に簡単化すると図 35-11 のようになる．ポンプである心臓が停止しているとき，静脈内の 2 点，a，b の静水圧 P_a，P_b はそれぞれ，

$Pa = \rho g h_a$

$Pb = \rho g h_b$

で，$h_a < h_b$ であるから，$P_a < P_b$ となる（ρ：血液の密度，g：重力加速度）．このように a，b 2 点の静水圧は異なっているが，これによって流れを生じることはありえない．静水圧は釣り合いの状態の圧であるから，例えば a 点は上からも下からも一様に P_a の圧力を受けて釣り合っている．したがって，血液はどの方向にも動くはずがない．心臓の活動による駆動圧が，一方向に加わって初めて血流を生じる．閉じた血管系内に流れを引き起こすのは，もっぱらポンプの駆動力であって，静水圧はなんの関係もないことがわかる．しかし静水圧は，前章で既述したように（➡ 575 頁参照），静脈壁の伸展に影響するという観点で重要になってくる．

2　駆動圧

静脈に針を刺して**静脈圧** venous pressure を測定するとき得られる値 P_v は，

$P_v = P_D + \rho g h$

である．P_D は心臓によって与えられた駆動圧で，上流すなわち右心房から遠いほど大きな値となる．図 35-11 で心臓が働いているとき b → a の流れは，2 点の駆動圧の差によって引き起こされる．図 35-12 にみられるように静脈では P_D の値は小さいが，立位の場合，足では $\rho g h$ の値がきわめて大きいから，P_v の値も大きくなる．静脈壁は伸展性が大きいので，大きな P_v がかかると壁が引き伸ばされ，内腔が広がってここに多量の血液をためこみ，静脈還流量を減少させる結果となりやすい．

心臓より高い位置にある静脈では，h が負になるので $\rho g h$ も負になり，$P_v \leq 0$ となるはずである．しか

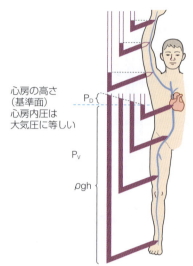

図 35-12　静脈圧 $P_V = P_D + \rho gh$

し，壁内外圧力差が 0 mmHg になると静脈は圧平されるため，P_v は 0 mmHg（大気圧とほぼ同等）以下にならない．

5 静脈還流量

1 分間に上下大静脈から右心房に戻る血流量を**静脈還流量** venous return という．通常，安静時の静脈還流量は心拍出量と同じ 5 L/分程度である．この項では，静脈還流量と心拍出量の関係性，ならびに静脈還流量に影響を及ぼす因子について述べる．

A 静脈還流量と心拍出量

循環系は閉鎖回路を形成しており，心房に戻る静脈還流量と，心室から送り出される心拍出量とが平衡して循環の安定が保たれている．静脈還流量が変化すれば，それによって心拍出量も変化し，また心拍出量が変化すればそれによって静脈還流量が変化する．

このように原因と結果が相互に干渉しあうため，いろいろな場合について，その循環動態を正しくつかむことは決して容易ではない．ある循環状態がいかにして生じたのか，その機序を理解するためには，まず生体内における因果の輪を 2 つに断ち切って，心拍出特性と静脈還流特性のそれぞれを独立に検討し，その後にこの両者を再びつなぎ合わせて統合するといったやり方が必要である．初めから因果の輪をそのままにして考えては，ニワトリと卵の関係を論じるようなもので，いたずらに混乱してしまう．

第 36 章（→651 頁参照）では，循環系の状態を心拍出量曲線と静脈還流曲線で表し，心拍出量の決定機序を解析している．平衡状態では静脈還流量は心拍出量と同じであるから，同様の解析方法が静脈還流量についても適用される．

B 体位変換と立ちくらみ

伸展性の大きい静脈系の血流は，体位によって大いに変化する．前述のごとく，臥位の場合は静水圧の影響をほぼ無視できるので $P_v = P_D$ とみなして差し支えないが，立位では P_v は静水圧 ρgh だけ高くなる．この大きな P_v によって下肢静脈の内腔は押し広げられ，血液の一部はこの中にたまるため，臥位から立位への体位変換直後には，静脈還流量はその分だけ減少する．

体位変換に伴うこのような静脈還流量減少 → 心拍出量減少 → 脳血流量減少が**立ちくらみ**の原因である．健常者においてはいろいろな代償機構（例えば**起立性調圧反射**）が働くため，急に起き上がっても立ちくらみが起こらない．しかし，病院に入院して長い間臥床していた人のような場合は，代償機能が低下しているため立ちくらみを起こしやすい．

静脈還流に対する重力（加速度）の影響は，加速度が増せば当然大きくなる．過度な重力場内では，静脈壁が能動的血管緊張で抵抗しきれない強大な静水圧によって著しく伸展され，血液の大部分は静脈系内にたまりこんでしまい，心臓への還流量は 0 に近くなる．戦闘機のパイロットが宙返りを行うときには，地球の重力加速度の 5～9 倍の回転加速度が加わることがある．この加速度負荷に伴う静脈還流量低下により脳血流量が減少し，著しい場合には意識消失に至ることが知られている．

C 静脈還流の促進因子

静脈還流の最も主要な駆動力は，心臓のポンプ作用によって与えられる駆動圧である．静脈血圧（前述した式の P_D）が 15 mmHg，右心房圧が 3 mmHg であるとすれば，両者の差，すなわち 12 mmHg の圧力に押されて静脈内の血液は右心房へと流れ込む．この基本的な駆動力に加えて，静脈の血流を促進する因子とし

て，流れの**後方から押す力** vis a tergo を助長するのが筋ポンプである．また流れの前方から心臓に向かって血液を引き寄せる**前から引く力** vis a fronte として働くのが，呼吸ポンプと心臓の吸引作用である．

1 ● 筋ポンプ

静脈，特に直径 1 mm 以上の四肢の静脈にはところどころ**二尖弁**が備わっている（大静脈や脳の静脈には二尖弁がない）．これらの弁が逆流を防ぐため，血液は心臓のほうに向かって一方向性に流れている．また静脈弁は静脈壁の**過伸展防止**にも役立っている．上腕の静脈を血流と逆方向にこすってみればわかるように，貯留した血液でふくれあがるのは弁と弁の間の部分で，弁が存在する部分は節となる．つまり弁の存在によって樽にタガをはめたような状態となり，高い静脈圧がかかっても静脈全体が大きくふくれあがるのではなく，個々の区切りごとに（レンコンのように）伸展されるにとどまる．

下肢の静脈壁をふくらませて貯留した血液は，周囲の骨格筋が収縮すると絞り出され，弁の働きによって心臓方向にのみ流れる．こうして静脈還流量が増加し，静脈圧は低下する．骨格筋の収縮に伴うこの作用を**筋ポンプ** muscle pump という．筋ポンプが作用するのは深部静脈のみだが，表在性の静脈の血液は，吻合枝を通して深部静脈へと導かれる．吻合枝にも弁があるため，深部から表在方向への逆流は起こらない．

以上のように，筋ポンプは静脈弁の存在によってその効果を示す．静脈弁の欠損あるいは機能不全が起こると，高い静水圧のかかる静脈壁は過大に伸展され，静脈圧は上昇する．このような状態が長く続くと**静脈瘤** varix が形成されるに至る．静脈瘤の対症処置として，患部の挙上，あるいはサポーターのような弾性帯による患部の圧迫が有効に働くことは，ここに述べたところから明らかであろう．

2 ● 呼吸ポンプ

胸腔内圧は陰圧（平均 −3 mmHg 程度）であるから，胸腔内大静脈の壁内外圧差は大きい．ことに吸息時には胸腔内圧がさらに低下し，静脈内腔は広くなる．このとき腹部内臓は前下方に押しやられるので前腹壁の張力は増加し，横隔膜の下降とあいまって腹腔内圧を高める．腹腔内の静脈はこの腹腔内圧によって押され，中の血液は広がった胸腔内の静脈に流れ込む．このとき，下肢方向への逆流は弁でさえぎられる．この

ようにして吸息時には腹腔から胸腔への静脈血流量は増加し，下肢から腹腔への血流は減少する．引き続く呼息時には，胸腔内圧は上昇して大気圧に近づき，横隔膜は上昇して腹圧は低下する．その結果，腹腔 → 胸腔の血流は減少し，下肢 → 腹腔の血流は増加する．呼吸運動に伴うこのような静脈還流の促進作用を，**呼吸ポンプ** respiratory pump という．

いきみ（声門を閉じて呼息筋と腹筋を同時に収縮させる）の際には腹腔内圧が上昇して大静脈の圧平が起こる．このため静脈還流量が減少する．長くいきみ続けると，静脈還流減少 → 心拍出量低下 → 血圧低下 → 脳血流減少 → 失神に至ることもある．

3 ● 心臓の吸引作用

心臓の等容性収縮期に，房室境界は心尖方向に引き寄せられ，心房が引き伸ばされるので心房内圧は低下する．このため静脈 → 右心房の圧勾配は大きくなり，静脈還流は増加する．

弛緩期に心室内腔が広がるのは，流入してくる血液によって受動的に押し広げられるばかりではない．収縮期に圧縮力がかかっていた心室壁の弾性的復元も加わっている．この弾性的復元は心室への血液吸引力となって現れ，静脈還流を促進する．

D 静脈の圧平性と静脈還流

ほかの条件を一定にして静脈還流量と右房圧との関係をみると，右房圧が低くなるに従って静脈還流量は増加するが，右房圧<0になると，静脈還流量は右房圧と無関係に一定の値をとるようになる（→ 第 36 章図 36-53，652 頁を参照）．これは右心房につながる静脈の壁内外圧差が低下するため圧平を生じ，静脈の血管抵抗が著しく高まることによる．右房圧が低くなるにつれて圧平の程度も増すため，駆動圧の増加と血管抵抗の増加が相殺されて，静脈還流量はほぼ一定の値に保たれる．

静脈はこのように圧平されやすいが，すべての静脈に圧平が起こるわけではない．静脈壁内外圧差が負になっても，血管外壁が周囲の丈夫な組織にはりついているため，内腔が狭くなりえない**静脈洞**（頭蓋骨ほか）や**洞様血管**（肝，脾）はその好例である．また，非圧縮性の脳脊髄液の量に変化が起こらなければ，脊髄の全長にわたって連絡する静脈叢と椎間静脈は，静脈還流に対する非圧平性の連絡路となる．

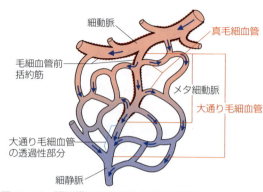

図 35-13 腸間膜における微小循環の構築
〔Winsor, et al, 1965〕

B 微小循環

細動脈は末梢に進むにつれてさらに枝分かれし，ますます細くなり，ついに管壁には平滑筋も結合組織もなくなって，1層の**内皮細胞** endothelial cell のみからなる薄い壁で口径の小さい血管，**毛細血管** blood capillary になる．ここでは血液と血管周辺の組織とが，薄い内皮細胞のみを介して接触することになり，ここで初めて血管内外の物質交換が起こる．こうした働きから，毛細血管を交換血管ともよぶ．

細動脈の末梢（**終末細動脈** terminal arteriole）から毛細血管に分かれ，再び集まって細静脈の末梢（**終末細静脈** terminal venule）に至るまでの領域の循環を**微小循環** microcirculation という．毛細血管の循環だけではなく，その前後の細動静脈とのつながりの部分もあわせて考えたものである．

この項目では，生体の内部環境の恒常性を維持している仕組みを，①低分子水溶性物質，②高分子水溶性物質，③脂溶性物質と，それぞれの供給の仕組みに分けて理解する．また，その破綻としての浮腫の発生要因を，もれなく述べることができるように，知識をまとめることが目的である．

1 微小循環の役割

A 拡散による物質輸送

生体組織を構成する細胞の代謝を維持するうえで，最も重要な物質輸送機構は**拡散** diffusion である．拡散の速さは拡散面積と濃度勾配に比例する（**Fick の拡散法則**，→第41章，709頁参照）．**濃度勾配**は，濃度差の大きいほど，拡散距離の短いほど大きくなる．大量の栄養液中に1個の細胞があれば，細胞の機能に必要な生活物質の細胞膜を隔てての濃度勾配は常に高い値に保たれており，拡散による輸送が容易に行われる．それに対して多数の細胞の塊がある場合，その内部まで入り込んでいく通路がないとすると，中心部の細胞に対する生活物質の拡散距離は著しく長くなる．適当な内部通路網があれば，拡散面積は広く，拡散距離は短くなるが，絶えず環境液の入れ替えを行わないと，生活物質の細胞膜内外濃度差は低下してしまう．拡散距離の延長，濃度差の低下はいずれも濃度勾配を小さくし，拡散速度を低下させる．こうなれば当然代謝活動は抑制される．

B 内部環境の恒常性

多数の細胞からなる組織が，比較的少量の環境液のなかで，高い代謝水準を保ちながら生命活動を維持していくためには，①組織内に細密な内部通路網があって拡散距離を短くし，拡散面積を広くする，②内部通路網内の環境液が絶えず入れ替わって生活物質の濃度差の低下を防ぐ，という2つの条件が必要となる．脊椎動物などでは，微小循環―毛細血管網とその血流を調節する細動静脈―の存在によってこの条件が満たされている．

血液循環の役割は，血液と組織との間の物質交換によって生体の**内部環境の恒常性**を維持することにある．したがって，微小循環領域こそ循環系において最も本質的な役割を果たす部分であって，心臓と動静脈系は，適正な血流を絶えず微小循環領域に供給するための補助的器官といってよい．

2 微小循環の形態

A 微小循環の構築

微小循環の基本的な血管構築は**図 35-13**のようになっている．終末細動脈と終末細静脈との間に介在するのが広義の毛細血管であるが，それを2つに大別する．

1 ● 大通り毛細血管

1つは細動脈から細静脈への比較的太い移行管で，

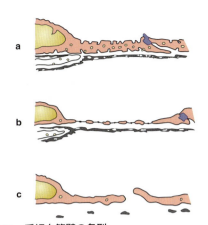

図 35-14　毛細血管壁の各型
a．連続型，b．有窓型，c．不連続型．
〔Majno, 1965〕

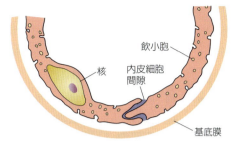

図 35-15　連続型毛細血管の基本構造
〔Ruch, et al, 1974〕

優先路 preferential channel または**大通り毛細血管** thoroughfare channel という．その動脈寄りの部分の壁には，なおかなりの平滑筋細胞があり，**メタ細動脈** metarteriole ともよばれる．平滑筋細胞のある部分は，その収縮によって能動的に内径を変化させることができる．ただし，このメタ細動脈は腸間膜の微小循環ではよく観察されるが，その存在は臓器によって顕著な違いがある．静脈寄りの壁は内皮細胞のみからなるので，この部分で物質交換が行われる．

2 ● 真毛細血管

もう１つは，メタ細動脈や終末細動脈から多数分枝する**真毛細血管** true capillary である．真毛細血管はきわめて細かく，互いに密に連絡して毛細血管網を形成する．真毛細血管が分岐する部分には，特に平滑筋細胞が集まっており，**毛細血管前括約筋** precapillary sphincter とよばれる．毛細血管前括約筋は，その開閉によって真毛細血管への血流を調節する．この毛細血管前括約筋の存在にも，著しい臓器差のあることが知られている．真毛細血管は内皮細胞のみからなっており，したがって能動的収縮は行わない．真毛細血管を流れた血流は，大通り毛細血管の静脈寄りの部分や終末細静脈に流入する．

毛細血管前括約筋が閉じていれば，真毛細血管の血流は停止し，開くと血流が流れ込む．また，すべての括約筋が同時に同じ態度をとるわけではなく，交互にあちらこちらの括約筋が数十秒ないし数分の周期で収縮と弛緩を繰り返し，毛細血管網全体の血流状態を調節している．この様子は，常時血流が流れている大通り毛細血管とは異なっている．大通り毛細血管は一種の放水路のようなもので，組織の最低血流需要をまかなっており，必要に応じて毛細血管前括約筋が弛緩して真毛細血管網に血流を回せるようになっている．

B 毛細血管壁の分類

毛細血管の基本的構成要素は**内皮細胞**，**基底膜**，外周の結合組織（**周皮細胞**を含む）の３つである．壁構造は器官の違いによる差が大きく，現在は図 35-14 に示した３型に分類されている．すなわち毛細血管細胞同士の連結様式をみれば，その臓器の働きの概略が読み取れるのである．

1 ● 連続型

筋，肺，中枢神経，結合組織の毛細血管が**連続型** continuous type に属する（図 35-14a，35-15）．こうした臓器では水分の透過性が厳格に制御されており，その制御が障害されて生じた浮腫（肺浮腫や脳浮腫など）は死につながる危険性をもっている．毛細血管腔は通常２〜３個の内皮細胞で囲まれている．内皮細胞は核の部分で厚いが，そのほかの部分の厚さは 0.1〜0.3 μm にすぎない．内皮細胞の相接する場所においては，両細胞の形質膜は約 40〜100 Å のきわめて狭い間隔を隔てて相対し，この間隔は，電子密度のやや高い物質（おそらく**プロテオグリカン**）で満たされている．内皮細胞には直径 600〜800 Å の多数の**飲小胞** pinocytotic vesicle がみられ，これは大きな分子の経壁輸送にあずかっているものと考えられる．内皮細胞を取り巻いて**基底膜** basement membrane が存在する．基底膜は細い線維構造とプロテオグリカンを含んでおり，厚さは約 600 Å である．

毛細血管のすぐ外側に，その走行に沿って細長い細

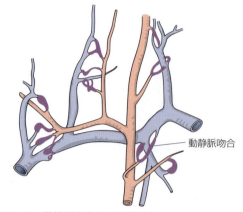

図 35-16　動静脈吻合（ウサギ耳介）
〔Clara, 1938〕

胞が散在的にみられることがある．これを**周皮細胞** pericyte という．冷血動物で古くから見いだされているルージェ Rouget 細胞も周皮細胞で，いずれも**収縮性**を有し毛細血管血流を調節する．

2 ● 有窓型

有窓型 fenestrated type は，消化管粘膜，腎糸球体，内分泌腺，脳の脈絡叢などに存在する（図 35-14b）．内皮細胞の一部がきわめて薄くなっており，この部分に細胞体を貫く，大きさのほぼ一様な小孔（消化管粘膜で直径 300〜500 Å，腎糸球体で 500〜1,000 Å）がほぼ等間隔に並んでいる．この部分では毛細血管の内腔と外側を隔てるのは基底膜のみである．しかし，これらの小孔が真に孔であるかどうかは疑いがあり，一部の臓器では**隔膜** diaphragm とよばれる膜様構造が小孔をふさいでいる．腎糸球体毛細血管には隔膜がない．有窓型は連続型に比べて透過性が高い．

3 ● 不連続型

骨髄，肝臓，脾臓などの洞または洞様血管が**不連続型** discontinuous type に属する．内皮細胞間に 300 Å（0.03 μm）から 0.5 μm に達する間隙が明らかに認められる（図 35-14c）．基底膜もところどころ，あるいは全面的に欠如している．したがって透過性は最も大きいし，タンパク質分子その他の高分子も自由に出入りできる．飲小胞はあまり認められない．

C 動静脈吻合

皮膚の一部（指尖，手掌，足蹠，耳，鼻，唇など），消化管粘膜下組織（特に胃），腸間膜などの微小循環においては，交換血管を経由せずに細動脈血を直接細静脈へ導く筋性血管が，しばしば認められる（図 35-16）．これを**動静脈吻合** arteriovenous anastomosis（AVA）という．大通り毛細血管はその静脈寄りの部分で物質交換を行うから AVA ではない．血液循環の本来の意義から考えて，毛細血管網をバイパスする AVA の存在は奇異に感じられるが，皮膚の AVA には**交感神経性血管収縮線維**が密に分布しており，皮膚表面を流れる血液量を加減することにより，体温調節に役立つものと考えられている．また，胃粘膜下組織の AVA は，粘膜下組織が損傷（胃潰瘍など）されたときに，胃内腔への大量出血を防ぐための安全装置としての働きをもっている．

3 微小循環血流

A 血流速度と血圧

1 ● 断面積

大動脈から分枝を繰り返して毛細血管に至る間に断面積の合計は次第に増加し，次いで合流を重ねながら大静脈に戻るにつれて総断面積は再び減少する（→ 第 34 章表 34-1，576 頁を参照）．流速（cm/秒）は微小循環領域で激減し，毛細血管の細静脈端で最低となる．血管系のどの部分をとっても断面全体を通過する血流量（mL/秒）は等しいので，各部位での血管総断面積と平均流速は反比例の関係にある．

2 ● 血流速度

微小循環内の血流速度は時間的，空間的に変動幅が大きいが，ごく大まかな値は次のとおりである．細動脈：5 mm/秒，毛細血管：1 mm/秒，細静脈：2.5 mm/秒．大動脈血流速度は約 50 cm/秒であるから，毛細血管では 1/500 に緩徐化していることがわかる．毛細血管の長さは平均 0.5 mm 程度とされているので，血液が毛細血管を通過するのに要する時間は約 0.5 秒にすぎない．毛細血管内腔の総表面積はきわめて広いので（平常時約 300 m^2，最大 1,000 m^2）この短時間で物質交換が十分に行われることになる．

前述した血流速度の値は，ごく大まかなものである

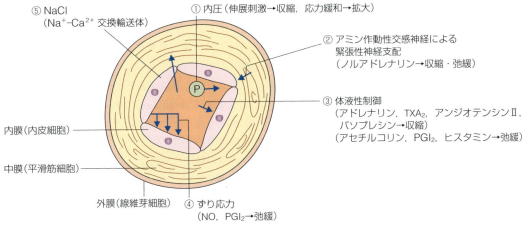

図 35-17　血管抵抗の制御因子

が，細動脈，細静脈内の血流は一定の方向をもつ．これに対して毛細血管網内では，血流の方向も速度も一定ではなく，時々刻々変化する．細動脈，メタ細動脈は数十秒〜十数分単位のいろいろな周期で収縮弛緩を繰り返しており，これを**血管運動** vasomotion という．

3　血圧

血圧は**細動脈**で最も急に降下し，この部分が血管抵抗の主体をなしていることを示す．しかし毛細血管領域でもかなりの圧降下が起こっている．

高血圧動物と低血圧動物を比較すると，細動脈領域では明らかに平均血圧の差が認められるが，毛細血管と細静脈ではこの差はほとんどなくなってしまう．すなわち，大動脈血圧が変化しても毛細血管圧，細静脈圧への影響は僅少と考えられる．

4　血管抵抗の制御因子

細動脈は形態学的にその口径に対する壁厚の比が脈管系の中で最大で，その口径は約 $25\,\mu m$ であるといわれている．壁の大部分は平滑筋細胞で構成され，その細胞の量と収縮性によってその口径が規定される．この口径変化が血管抵抗を規定する重要因子である（→第 34 章，577 頁参照）．血管抵抗を規定するもう 1 つの因子が血流中のヘマトクリット値（血液のみかけの粘性率）であり，血管の内径が $300\,\mu m$ 以下になると著明に低下するので，血管抵抗に関与している領域の細い動脈を機能的細動脈（$25\sim300\,\mu m$）とよぶこともある．

この機能的細動脈の口径を規定している因子は大別して，(1)壁の平滑筋含量に関与する器質的因子と(2)口径を可逆的に調節している機能的因子の 2 つに分けることができる．

機能的因子の代表としてノルアドレナリンやアンジオテンシンⅡが挙げられる．これらの生理活性物質は G タンパク質共役型受容体（α，なかでも αp タイプ）に結合して平滑筋細胞の収縮を引き起こすと同時にジアシルグリセロール（DG）を介して遺伝子発現を制御し，壁の平滑筋細胞の増殖を誘導する．その結果，機能的細動脈の内腔狭窄を引き起こす．これが加齢による本態性高血圧症の発生原因の 1 つに考えられている．

一方，機能的因子を整理したものが図 35-17 である．

① 機能的細動脈内腔の血圧それ自体が壁の平滑筋細胞に伸展刺激を引き起こし，収縮を誘起する（ベイリス Bayliss 効果）．反対に伸展刺激が長時間加わると壁の平滑筋細胞群は漸次引き伸ばされ，口径は拡大する（応力緩和）．

② 機能的細動脈の外膜側に分布するアミン作動性交感神経よりノルアドレナリンが分泌される（神経性制御）．この神経は絶えず興奮し，緊張性神経支配（$0.5\sim2\,Hz$）をしている．それゆえ，興奮頻度の増減で，平滑筋細胞の収縮も弛緩も引き起こすのが特徴である．それに対して骨格筋の機能的細動脈にはコリン作動性交感神経が分布しており，防衛反応時に化学伝達物質アセチルコリンを分泌して壁平滑筋細胞を弛緩させる．

③ 血中を流れ，壁平滑筋細胞の緊張を制御している

生理活性物質は多数知られている(体液性制御).そのなかでも収縮物質の代表は副腎髄質由来のアドレナリン，血小板由来のトロンボキサンA_2(TXA$_2$)，腎臓分泌のレニンに依存するアンジオテンシンⅡ，脳下垂体後葉由来のバソプレシンなどである．反対に弛緩物質としては，アセチルコリン，プロスタグランジンI_2(PGI$_2$，プロスタサイクリン)，ヒスタミンなどが知られる．

④ 血流の強さや血液の粘性率によって規定されるずり応力が，機能的細動脈の内腔を覆っている内皮細胞を刺激し，その細胞から一酸化窒素(NO)やPGI$_2$が分泌され，壁の平滑筋細胞を弛緩させる．血管の内径が壁平滑筋細胞の強い収縮で狭くなると，血流が速くなり，内皮細胞からNOなどの血管弛緩物質が多量分泌されるという抵抗血管内径の負のフィードバック制御に関与する．

⑤ 塩分摂取が増加し血液中のNaCl濃度が高まると，平滑筋細胞に分布するNa^+-Ca^{2+}交換輸送体を介して，細胞内のCa^{2+}増加を誘起し平滑筋細胞の収縮性を高める．この反応は可逆的なので塩分摂取を抑制すると元に戻るのが特徴である．

B 血液の粘性と微小循環の調節

1 血液の異常粘性

太い血管内の血流においては，血液を均質の流体とみなすことができ，ずり応力はずり速度に比例する(ニュートン Newton の粘性法則[*1])．比例定数 η は温度のみに依存する流体固有の物質定数で，粘性率 coefficient of viscosity (または粘度)という．η は流体の"流れにくさ"の指標である．

ところが微小循環血流においては，ずり応力とずり速度の比は一定ではなく，血流速度，血管の内径などによって異なった値をとる．このような場合も，ずり応力とずり速度の比—みかけの粘性率 apparent viscosity，η_a—は与えられた条件下での血液の"流れにくさ"を示す．もとより η_a は定数ではなくなる．

血液は単純な液体ではなく，複雑な組成のタンパク質溶液に，細胞成分が，高い容積分率 volume fractionで懸濁しているコロイド懸濁液である．微小循環で血液が特異的な粘性を示すのも，この血液自体の特性に基づいている．血液細胞，特に赤血球の容積分率であるヘマトクリットが変化すれば，血液のみかけの粘性率はこれに伴って変化する(→第26章図26-3，527頁参照)．

血漿の粘性率は一定で，その値は37℃で1.2 cp(センチポアズ centipoise)である．微小循環領域では正常血液の η_a はヘマトクリットが50%として，血漿の粘性率の約2倍にすぎない．

血液の粘性的特性は，赤血球が変形しやすいことにも関係する(→Advanced Studies，次頁を参照)．もしも赤血球が剛体粒子なら，50%近いヘマトクリットでは微小循環領域の血流を保つことはできなくなる．η_aの値が血漿の100～1,000倍に高まり，血管抵抗が著しく大きくなるからである(→図35-20，598頁を参照)．ヘマトクリットの増加に伴う血液のみかけの粘性率増大の割合は，管が細い(25～300 μm の範囲)ほど小さくなる傾向を示す[*2]．

📖 巻末付録 問題30．血管雑音→1079頁参照．

2 赤血球の軸移動

管壁の近くを流れる血球は，血管の中心部に向かって次第に移動していく．これを血球の(流)軸移動 axial drift という．軸移動が起こると，微小血管の管壁に近い部分に，厚さ数μmの血球に乏しい血漿層(周辺血漿層)ができる．時に血漿のみで満たされた毛細血管をみることがある(血漿分離 plasma skimming)が，これは周辺血漿層のみが，その毛細血管に流入したことによる．周辺血漿層の厚さは，血流速度が大きいほど，赤血球直径の比(長径/短径)が大きいほど厚くなる．

赤血球の連銭形成(→Advanced Studies，次頁を参照)が起こると，大きな粒子ができたことになるのでこの比が大きくなり，血漿層は厚くなる*．

細動脈では平均流速が比較的高く，しかも上記の比も大きいので軸移動が起こりやすい．顕微鏡観察により明らかな周辺血漿層が認められる．このとき高ヘマトクリットの中心流は速やかに細動脈を通過し，低へ

[*1] ニュートンの粘性法則
$\dot{\gamma}=\eta\times\tau$
ただしτ，$\dot{\gamma}$はそれぞれずり応力，ずり速度を示す．

[*2] 赤血球増多症 polycythemia では，η_a が高まることによって総末梢血管抵抗が高まり，このため心臓の負荷が増して心肥大を引き起こすことがある．また各所に血栓が生じやすくなる．慢性の貧血症 anemia ではヘマトクリットの減少に伴って η_a の低下，すなわち総末梢血管抵抗の減少により，血圧を一定に保つためには心拍出量が増大することになる．その結果として心臓の肥大，頸動静脈の強い拍動，各種の心臓血管雑音などを生じる．

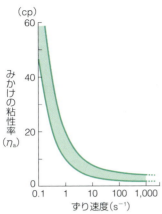

図 35-18　血液粘性のずり速度依存性

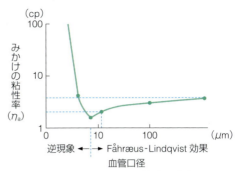

図 35-19　管径によるみかけの粘性率の変化

マトクリットの周辺流はゆっくり進むので，細動脈内の血液のヘマトクリットは，太い血管内の血液のヘマトクリットより低い値をとる．これを**動的ヘマトクリット** dynamic hematocrit という．例えば，通常のヘマトクリットが40%の場合，内径20〜30μmの細動脈内血液のヘマトクリットは約半分になる．

Advanced Studies

連銭形成と血液の構造粘性

血液のみかけの粘性率（η_a）はずり速度により変化する（図 35-18）．ずり速度が小さいと，赤血球はあたかも円盤を積み重ねたような形に凝集して**連銭** rouleau を形成し，各連銭が互いにつながり合って1つの構造をつくる（→第 26 章図 26-4，527 頁を参照）．この構造はずり変形に抵抗するから，ずり応力を0から出発して徐々に高めていく際，ある値（降伏応力）に達するまでには流動は起こらない．したがってこの間は η_a＝無限大である．ヘマトクリットや血漿タンパク質濃度が低下すると降伏応力は小さくなる．

連銭形成の機序はまだ明らかでない．ただ，赤血球表面の荷電が重要な因子であろうと考えられている．また非対称形の高分子である**フィブリノゲン**や**免疫グロブリン**の存在が必要で，これらタンパク質の濃度と連銭形成の割合はよく相関することも知られている．連銭形成時には個々の赤血球の直径は大きく，厚さは薄くなっており，変形性を失った赤血球（例えば球状赤血球）に連銭形成能はない．

＊軸移動の程度は，粒子が大型で変形性が大きく，ずり速度が高いほど著しい．軸移動が起こると流れの中心部のヘマトクリットは増し，周辺部のヘマトクリットは下がる．すなわち中心部の粘性は増大し，反対に周辺の粘性は低下する．血液全体の粘性に対する影響は周辺部のほうが大きいから，赤血球の軸移動によって血液のみかけの粘性率（η_a）は低下する．みかけの粘性率の低下は，心臓に対する負荷を軽減することになる．血液の流速が低いときは軸移動も起こっておらず，η_aの値は高い．流速をしだいに増していくと，その程度に応じて軸移動が起こり，η_aはしだいに低下する．しかし流速がある程度まで大きくなると軸移動は限度に達するから，η_aの値もそれ以上低下しなくなる（→第 26 章図 26-3，527 頁参照）．

ずり応力が降伏応力を超えると，この連銭形成の構造が壊れだし，流動が始まる．このときの η_a は非常に大きい．さらにずり速度を高めていくに従い，構造の破壊は進行して連銭は小さな単位になり，ついには個々の赤血球が互いに分離する．それにつれて η_a はどんどん小さくなる（図 35-18 でずり速度 0.1〜10 s^{-1} の間）．連銭は変形性を有する棒状粒子であるから，顕著な軸移動性を示す．さらにずり速度を高めると（ずり速度 10〜100 s^{-1}），ばらばらになった赤血球はずり速度に応じた軸移動を起こし，これに伴って η_a はさらに少しずつ低下していく．ずり速度が 150 s^{-1} 以上になると軸移動は限度に達し，η_a はほぼ一定値に落ち着く．このように，流動変形を妨げていた流体内のある種の構造が，ずり応力の増加によってしだいに破壊されて粘性の変化を生じる機構を，一般に**構造粘性** structural viscosity という．

多くのサスペンションでは，ずり速度が増加するに従ってみかけの粘性率は低下する．これをずり速度流動化 shear rate thinning の現象という．図 35-18 は血液でも同様の現象がみられることを示している．血液の場合，ヘマトクリットの増大も η_a を上昇させるから，例えばショックなどで細静脈の血流速度が低下すると，細静脈血流緩徐化 → η_a 上昇 → 細静脈血管抵抗増大 → 平均毛細血管圧上昇 → 水分濾過亢進 → 血液濃縮 → ヘマトクリット上昇 → 細静脈血管抵抗さらに増大 → 平均毛細管圧さらに上昇，という悪循環を招くことになる．

Fåhræus-Lindqvist 効果

ふつうの流体ならば，流れる管の大小によって粘性率が変化するようなことはない．ところが血液の場合は，血管の内径が 300μm 以下になると，細ければ細いほど，みかけの粘性率 η_a は低くなる（図 35-19）．例えば内径 30μm の細動脈では，η_a は太い血管内の値の約 50% になる．これを**ファレウス-リンドクビスト効果** Fåhræus-Lindqvist effect という．

結局，細い血管内を流れる血液の実効粘性率はファレウス-リンドクビスト効果によって著しく低くなり，その結果，総末梢血管抵抗も低下するから，一定の心拍出量を維持するために必要な心臓の仕事量も，それだけ軽減されることになる．

血球の変形性

赤血球はきわめて変形しやすい．液滴型，パラシュート型，砲弾型など，いろいろな形状に変化して細い血管内を通り抜ける．赤血球膜は内容の表面を自在に滑り，内皮細胞との，あるいは赤血球同士の"こすれ合い"を円滑にするとともに，表面に働くずり応力を液状の内容に伝達して散逸し，血液全体としての粘性の軽減にあずかっている．

したがって，赤血球内容の性状が変化すれば，血液の粘性にも変化が起こるはずである．例えば，ヘモグロビンの状態が変

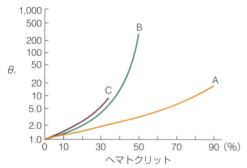

図 35-20 ヘマトクリットによる血液のみかけの粘性率変化
A：正常赤血球サスペンション．
B：ラテックス粒子（球形）サスペンション．
C：鎌状赤血球貧血症の患者から得た赤血球のサスペンション（O_2放出後）．
Cの曲線はAよりもBに近くなる．Aではヘマトクリットが90％に達しても粘性率は水の10倍程度にしかならない．
横軸：ヘマトクリット．
縦軸：水の粘性率（η_w）に対する相対値．
　　　すなわち，$\theta_r = \eta_a / \eta_w$

われば血液の粘性はその影響を受けるであろう．赤血球の変形性が低下すれば血液のみかけの粘性率は上昇する．

鎌状赤血球貧血症 sickle cell anemia において，赤血球内容の粘性（**内部粘性** intrinsic viscosity）はヘモグロビンの状態によって大いに変化する．環境のO_2分圧を低下させると内部粘性は増加し，それに伴って血液全体としてのみかけの粘性率も増大する（図35-20 曲線C）．また正常の血液で血漿の浸透圧を高めると，赤血球内部から水が奪われて内部粘性が高まるとともに，血液のみかけの粘性率も上昇する．

正常赤血球は，自己の直径よりずっと小さい細孔（約3μmまで）を容易に通り抜ける．高張環境においた赤血球では，内部のヘモグロビン濃度が高まっており，内部粘性の増大による変形性の低下のために，もっと細孔直径の大きなフィルターしか通過できなくなる．

遺伝性球状赤血球症 hereditary spherocytosis では，造血は正常の数倍に高まっているにもかかわらず，赤血球の破壊が著しく亢進しているために貧血を起こす．この貧血は脾臓の摘出により改善がみられる．これは，血液が脾髄の毛細血管を通過する際，内径3μm程度の狭い部分を押し出され，正常赤血球なら問題ないが，変形性の低下した病的赤血球はここで破壊されるからである．

白血球の変形性は赤血球に比べずっと小さく，一度変形を起こすとなかなか元に戻らない．毛細血管の入口や，内皮細胞の核が突き出して内腔の狭くなっている部分には，しばしば白血球がひっかかり詰まって，血流を遮断する．圧勾配を高め，ひっかかった白血球を押し流しても，いったん白血球に生じた変形の回復には，赤血球よりもはるかに長い時間を要する．

3 ● 微小循環の血流調節

微小循環は，血管運動神経による神経性調節および化学物質による体液性調節を受けている．生体の主な臓器の細動脈，メタ細動脈，毛細血管前括約筋は，そ

れぞれ交感神経性血管収縮線維によって支配されており，交感神経緊張が増加すると毛細血管血流は減少し，毛細血管径は細くなる．交感神経を遮断すれば，反対に毛細血管血流は増大して口径も広がる．骨格筋の細動脈には，交感神経性収縮線維のほか**交感神経性拡張線維（コリン作動性）** も分布しており，両者の二重支配のもとにある．

毛細血管血流に影響を及ぼす生理的な化学物質としては，アドレナリン，ノルアドレナリン，アンジオテンシンⅡ，バソプレシン，プロスタグランジン，アセチルコリン，NO，乳酸，CO_2などがある．これらの物質のうち，アドレナリン，ノルアドレナリン，アンジオテンシンⅡ，バソプレシンはほとんどの臓器の毛細血管血流を減少させるが，その他の物質は血流を増加させる．特にアセチルコリンは血管内皮細胞よりNOあるいはその類似物質を分泌し，周囲に拡散し**パラクライン** paracrine 的に局所の血管平滑筋を弛緩させることがわかってきた．PGI_2も血管内皮細胞で産生・分泌される局所的な微小循環血流制御因子として働いている．

また，微小循環は，臓器・組織の活動状況によって量的に大きく変化する．例えば，骨格筋が活動していないときには，筋内の全毛細血管のうち血流がみられるのはわずか数十分の1にすぎない．しかもその口径は狭い．筋が収縮活動を起こすと，ほとんど全部の毛細血管が流路となって，血流は著しく増加する．例えば，安静時には筋の断面1mm²あたり9個の毛細血管が開いていたのが，収縮時には190個に増加するという．ほかの器官でも，量的に差こそあれ同様の事態が起こると考えられる．

このように組織の活動が高まると毛細血管血流が増加するのは，主としてメタ細動脈や毛細血管前括約筋の緊張が低下して，静止時には血液の流れていなかった多数の真毛細血管が，流床に加わるからである．さらにその原因は血管運動神経と局所代謝産物の調節作用による．もちろん細動脈も同じ原因で拡張し，いっそう効果を高める．それらの結果として，組織各部のO_2分圧は上がり，老廃物の搬出は促進され，循環の目的をより有効に達成することになる[*]．

[*] 個々の毛細血管とその受け持ちの組織を模型的に考えるには，"ちくわ"のように芯に穴のあいた細長い円筒を考えればよい．芯の穴が毛細血管で，ちくわがその毛細血管でまかなわれる組織にあたる（**クロー** Krogh **の組織円筒モデル**）．図 35-26（→604頁）は脳の毛細血管からのO_2の拡散の状態を示したものである．

4 物質交換の機序

毛細血管壁は，水や電解質はよく通すが，血漿タンパク質は通しにくい．いわゆる**半透膜** semipermeable membrane である．とはいってもタンパク質を全く通さないわけではなく，小さいイオンや分子の透過も全く自由なわけではない．

すなわち，毛細血管には水分子がほとんど通り抜けられる程度の大きさの**細孔** pore があって，水溶性物質はこの細孔を通って出入りする．

筋毛細血管についての測定では，細孔半径は 40〜45 Å．毛細血管壁総面積に対して細孔面積の合計の占める割合は，0.1% 以下にすぎない．

毛細血管の静脈寄りの部分，あるいは終末細静脈の起始部ではかなり大きい分子も漏出する事実が確かめられており，これらの部分では半径 200〜400 Å にも達する**巨孔** large pore が，数百個に 1 個くらいの割合で存在するらしいという．事実，ラベルした血漿タンパク質を用いて血液と胸管リンパ液中の動態と濃度変化を調べた有名な動物実験の研究によれば，図 35-21 で示すように血漿タンパク質（主にアルブミン）の大部分は 24 時間かけて毛細血管床の血液より漏れ出し，リンパ系を通って生体を再循環していることがわかっていた．

最近の研究によって，血漿タンパク質（主にアルブミン）は細静脈の内皮細胞間にある巨孔や内皮細胞内の小胞輸送を介して，組織間隙に漏出し，高分子の水溶性物質ゆえ，その微小循環領域からは血液内に戻れず，大部分が毛細リンパ管に流入し，リンパ系を通って，血液（左静脈角から左鎖骨下静脈）に戻っていくことが解明された．すなわち血漿アルブミンは細静脈とリンパ管系を介してほぼ全量が 24 時間で再循環していることが判明した．その生理学的意義は自然免疫の維持に関係していることが次第に解明されてきている．

毛細血管壁を通じて行われる物質移動の機序としては，毛細血管内外の静水圧差と，膠質浸透圧差（主にアルブミンの濃度差に依存する）の代数和を駆動力とする細孔内の流動，すなわち**濾過** filtration と，毛細血管壁を隔てての透過性物質の濃度差によって引きこされる移動，すなわち**拡散** diffusion を考えなければならない．

呼吸ガスのような脂溶性物質は内皮の細胞膜を通じて拡散するが，水溶性物質の拡散は細孔を通じて行わ

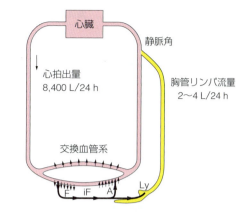

図 35-21 **交換血管系の濾過と再吸収量と胸管リンパ流量**
F：濾過，A：再吸収，iF：組織液，Ly：リンパ．
〔Landis EM, et al：Handbook of Physiology, vol II, pp 961-1034, 1963〕

れている．この際は全く自由な拡散ではなく，細孔径と分子またはイオン径との相対的関係によっていろいろな程度に制約を受けるから，**制限拡散** restricted diffusion とよばれる（→「水溶性物質の拡散」，603 頁参照）．

濾過-再吸収は水の正味の移動をもたらすもので，血漿，組織液，リンパの容積を左右する．一方，溶質の交換は主として拡散による．したがって，この過程は組織の代謝を維持するうえで重要である．

濾過

1 Starling の仮説

毛細血管壁を通じての濾過-再吸収については，古くから有名な**スターリングの仮説** Starling's hypothesis* がある．すなわち，"毛細血管壁を通じての水分の移動方向と移動速度は，毛細血管内外の静水圧，膠質浸透圧，および濾過膜としての管壁の性質に依存する"．

毛細血管内の血液水分を**間質腔** interstitial space の方向に動かす力，すなわち濾過の駆動力は毛細血管圧と**組織液（間質液）膠質浸透圧**であり，反対に間質腔→毛細血管内腔の方向に動かす力，すなわち再吸収

---
* Ernest Henry Starling (1866-1927)：英国の生理学者．

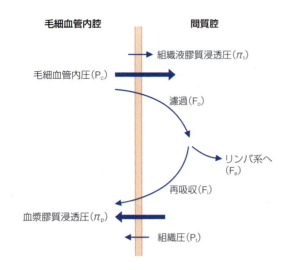

図 35-22　濾過-再吸収の駆動力（Starlingの仮説）
K：毛細血管濾過係数．

の駆動力は**組織圧**と**血漿膠質浸透圧**である．濾過力＞再吸収力なら濾過が，再吸収力＞濾過力なら再吸収が起こる（図 35-22）．濾過（再吸収）量は，この２つの駆動力の代数和と濾過（再吸収）の起こる毛細血管壁面積に比例し，比例定数（濾過係数）の大きさは毛細血管壁の水透過性によって定まる．

毛細血管内圧は細動脈端から細静脈端へ低下していくため，通常，毛細血管の細動脈寄りでは濾過が，細静脈寄りでは再吸収が起こり，この局所循環によって組織液を入れ替える．ふつうは濾過量＞再吸収量で，その差分はリンパとしてリンパ管を経由して運び去られる（図 35-22）．

2　腸の微小循環における Starling の仮説

Starling が仮説を導いた動物実験は，カエルの足の水かきを用いて行われていたので，①組織間隙内の静水圧と膠質浸透圧は毛細血管床の全領域でほぼ一定，②毛細血管壁（細動脈壁を含む）の濾過係数も全領域で一定という条件が暗黙の内に認められていた．

ところが，最近の研究によれば消化管壁の微小循環床では細静脈壁を通したアルブミンの透過性がきわめて高く，そのために組織間隙内の膠質浸透圧は細動脈側から細静脈側に沿って次第に上昇し，反対に組織間隙内の静水圧は細動脈側できわめて高く，細静脈側で最低値を示すことが実証された．従来の（四肢での）Starling の仮説と腸での Starling の仮説を模式的に示したのが図 35-23 である．上下の図の間の数値は Starling の式の演算の結果（Starling 力）を示している．すなわち腸の微小循環系における Starling 力の総和は毛細血管床（細静脈床を含む）全域で＋10 を示し，濾過が主体である．つまり，消化管壁ではアルブミン分子のみならず水溶性低分子物質の組織間隙からの回収も主にリンパ系に依存しており，リンパ系の働きが他臓器に比べてきわめて重要な役割を果たしていることがわかってきた（→「リンパ循環」，604 頁を参照）．

最近の研究で，空腸の壁には $\omega 3$ や $\omega 6$ のような必須の不飽和長鎖脂肪酸が貯蔵されていて，水分摂取などによって，細静脈から漏出している多量の血漿アルブミンと結合して腸管リンパ管系に流れ出していることが解明された．これが腸のリンパが「白い血」といわれた理由である（→605 頁参照）．

3　濾過（再吸収）量を左右する因子

a　毛細血管の水透過性

毛細血管の濾過係数は，単位駆動圧によって，単位時間に単位表面積を通って移動する水分の量を表すから，管壁の**水透過性**の大小を示す指標である．濾過係数の値は組織により異なるのはもとより，１本の毛細血管上でも場所によって変化する．ふつう，毛細血管の濾過定数は細動脈側端で最も低い．これによって毛細血管→間質腔→毛細血管の局所循環が営まれることはすでに述べた．

b　毛細血管圧

水分の外向き駆動力として最も重要である．**毛細血管内圧**は細動脈端で最も高く（およそ 30 mmHg），細静脈端で最も低い．

いくつかの器官，組織について測定した平均毛細血管内圧を表 35-3 に示す．毛細血管は動脈系と静脈系の中間に介在しているため，その内圧はいずれの系の状態によっても影響を受ける．例えば，細動脈の拡張によっても，静脈側での血液のうっ滞によっても，平均毛細血管内圧は上昇する．しかし一般に静脈側の影響のほうが大きい．

肺循環系は，体循環系に比べはるかに内圧が低い．平均肺毛細血管内圧は通常主要な内向き駆動力である血漿膠質浸透圧よりずっと小さく（10 mmHg 程度），このため水分の外向き移動は起こらない．これによって肺胞は常に"乾いた"状態に保たれ，ガス交換が支障

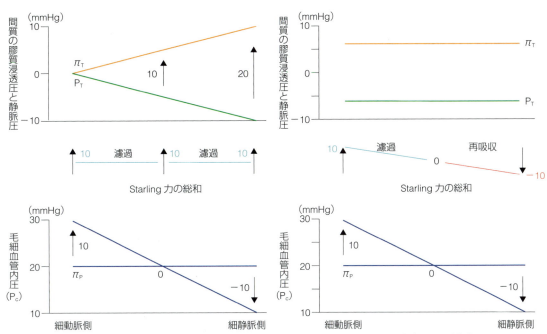

図35-23 腸管(A)ならびに四肢(B)の微小循環系に作用するStarling力の大きさと方向を示す模式図
P_C：毛細血管内圧，P_T：組織間質静水圧，π_T：組織間質の膠質浸透圧，π_P：血漿の膠質浸透圧．
〔Taylor AE, et al：Evaluation of the starling fluid flux equation. NIPS 2：48-52, 1987 より著者作成〕

なく行われる．左心不全のとき肺胞内に水分が貯留する(**肺水腫** pulmonary edema)のは，左心室の汲み上げポンプ機能が衰えて，肺うっ血→肺毛細血管内圧上昇→濾過増加が起こるためである．

c 毛細血管濾過係数

個々の毛細血管について濾過(再吸収)にあずかる表面積を計測することは実際上不可能なので，通常は一定量(例えば100g)の組織内の，毛細血管の表面積と濾過定数の積をもって水透過性の指標とする．この積を**毛細血管濾過係数** capillary filtration coefficient という(図35-22)．毛細血管濾過係数は，一定量の組織について単位駆動圧によって単位時間に濾過(再吸収)される水分の量を表す．毛細血管前括約筋の開閉によって，水分の透過にあずかる毛細血管の数が変化すれば濾過(再吸収)表面積も変わり，その結果，濾過係数も変化する．いくつかの組織における毛細血管濾過係数を表35-4に示してある．

d 血漿膠質浸透圧

正常ヒト血漿の膠質浸透圧は24〜26mmHgである．血漿膠質浸透圧は最も主要な水分の内向き駆動力である．血漿タンパク質のアルブミンは分子量が最小

表35-3 組織別の平均毛細血管内圧

組織	動物	平均毛細血管内圧(mmHg)
小腸粘膜	ラット	16
小腸平滑筋	ラット	20
腸間膜	ネコ	33
骨格筋	ネコ	30
糸球体	ネコ	45

表35-4 組織別の毛細血管濾過係数

組織	動物	毛細血管濾過係数 (mL/min・mmHg・100g)
後肢	イヌ	0.013
小腸	イヌ	0.37
脳	ネコ	0.045

で濃度が高いため，膠質浸透圧に寄与する度合いも一番大きい．血漿膠質浸透圧はそのタンパク質濃度から**ファント・ホッフの法則** van't Hoff's law によって計算した値より大きい．このずれはタンパク質濃度が高くなるほど大きい．したがって毛細血管動脈側で水分の濾出が起こると，結果として生じる血漿の濃縮→

血漿膠質浸透圧の上昇は静脈側での水分の再吸収をさらに助長する．

e　組織圧

間質腔の静水圧で，従来その値は0〜1mmHgとされていた．しかし圧測定用ピペットの先端は，間質腔よりはるかに太いので，必然的に刺入による組織破壊を引き起こし，測定上の不正確さは避けられない．その後，多孔性の中腔の小球を組織内に埋め込み，傷が治癒してから皮膚を通して球内に針を刺し込んで内圧を測定する，いわば人工の大きな間質腔をつくる方法や，組織内に留置した木綿糸の細い線維を媒介として**組織圧**を測定しようとする方法などが案出され，組織圧として－6mmHgの**陰圧**（大気圧760mmHgより約6mmHg低いという意味）が得られた．しかし，これらの方法では組織液膠質浸透圧による吸引作用の影響を除外することはできない．結局，組織圧の満足しうる測定法はまだ確立されていない．いずれにせよ，その値は正常では0に近いと考えられ，血漿膠質浸透圧に比べるとずっと小さい内向き駆動力である．毛細血管濾液の間質腔蓄積（浮腫）が起これば当然，組織圧は上昇する．

f　組織液膠質浸透圧

前に述べた理由により，正常な組織液の採取は不可能なので，毛細血管濾液およびリンパのタンパク質濃度から間接に推測するしかない．ヒトの四肢では，前者は0.2〜0.4g/dL，後者は1.3〜3.3g/dLである．組織液のタンパク質濃度が1.7〜2.0g/dLであるとすると，膠質浸透圧は4〜5mmHgとなる．毛細血管内圧に比べて小さい外向き駆動力である．もっとも毛細血管壁の構造は組織によって違い（→図35-14参照），そのためタンパク質透過性も大いに異なるから，組織液膠質浸透圧の値は組織によってまちまちである．例えば，タンパク質濃度が3.5%なら膠質浸透圧は約10mmHgとなる．

Advanced Studies

浮腫

間質腔に過剰の水分が貯留した状態を**浮腫** edema という．組織液量は毛細血管の濾過-再吸収量と，リンパ系を通じての排出量のバランスで定まる．したがって濾過の増大，再吸収の減少，リンパ流の障害が起これば浮腫が発生する．浮腫が生じると毛細血管内血液-組織細胞間の距離が大きくなり，呼吸ガスをはじめ各種代謝物質の拡散が阻害される．濾過-再吸収にあずかる要因は前記の5つであるが，そのうち組織圧と組織液膠質浸透圧はその値も小さく，あまり変動しないと考えられるので，浮腫発生の機序は，通常次の4つを考えればよい．

1．毛細血管壁の障害

著しい高・低温，あるいはなんらかの化学物質によって毛細血管壁が障害されると，壁の水透過性は高まる．前述のように通常は濾過＞再吸収で，毛細血管全体としてみると正味の濾過が起こっている．したがって水透過性が高まれば正味の濾過量も増し，リンパ路で運び出しきれない量になれば浮腫が発生する．各種の炎症に随伴する浮腫はこの機序による．このときにはタンパク質の透過性も高まっており，組織液膠質浸透圧の増大，血漿膠質浸透圧の減少も浮腫の生成を助長する．

2．平均毛細血管内圧の上昇

いかなる原因であれ，平均毛細血管圧の上昇は外向き駆動力を増強し，濾過量が増大する．この圧の上昇は静脈圧の上昇に起因することが多い．健常者でも長時間起立していると足に浮腫（足のむくみ）を生ずるが，これは心臓との高さの差による静水圧が足の毛細血管にかかり，平均毛細血管内圧をそれだけ高めて濾過を亢進することによる．

心不全の場合は心臓の吸引ポンプ作用の低下により，上流に静脈うっ血→静脈圧上昇→平均毛細血管内圧上昇→濾過亢進を引き起こす．したがって右心不全では体循環領域に，左心不全では肺に浮腫が起こる．

肝硬変の場合は，肝臓の血管抵抗が高まって門脈血圧が上昇する（**門脈圧亢進症** portal hypertension）ため，消化器系の毛細血管圧が高くなって濾過が増し，**腹水** ascites を生じる．この際には肝機能低下による血漿タンパク質濃度の減少→血漿膠質浸透圧の低下も加わる．

3．血漿膠質浸透圧の低下

血漿膠質浸透圧は主要な内向き駆動力であるから，その低下は再吸収の減少→濾過の相対的増加をもたらす．血漿膠質浸透圧の低下は血漿タンパク質濃度の低下による．すなわち，血漿タンパク質生成の低下（例えば，重篤な肝機能障害，栄養失調），血漿タンパク質の喪失（例えば，ネフローゼ症候群の際の尿中排出），血液の希釈に続発する．Na^+が浮腫因子として働くのは，1つには腎でのNa^+再吸収に伴って水の再吸収が増加し，循環血液量増加→血漿タンパク質濃度低下が起こるからである．

4．リンパ管の通過障害

毛細血管での濾過-再吸収の帳尻を合わせて組織液量を正常に保っているのが，リンパ管を通じての運び出しであるから，この搬出路に障害が起これば当然，組織液の貯留を生じる．例えば，寄生虫（フィラリア）がリンパ管を閉塞して起こる，いわゆる象皮病や，乳癌手術時のリンパ節郭清後に起こる上肢の浮腫などがこれである（続発性リンパ浮腫という）．

B　拡散

1　Fick の拡散法則

拡散は**フィックの拡散法則** Fick's law of diffusion に従う．すなわち単位時間あたりの拡散量は拡散面積と濃度差に比例し，拡散距離に反比例する．比例定数が拡散定数である．毛細血管腔-間質腔間の拡散においては，呼吸ガスなどの脂溶性物質は内皮細胞膜全面を通じて拡散する．一方，各種イオンやグルコースなどの水溶性物質は，水で満たされた通路を介してしか拡散できない．つまり，水溶性物質の拡散は，濾過-

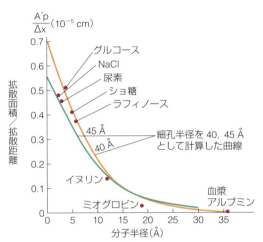

図 35-24　ネコの下肢毛細血管における拡散面積/拡散距離と分子半径との関係

〔Pappenheimer JR, et al：Filtration, diffusion and molecular sieving through peripheral capillary membranes：A contribution to the pore theory of capillary permeability. Am J Physiol 167：13-46, 1951 のデータをもとに著者作図〕

再吸収の経路と同じく，毛細血管壁細孔を介して行われる．

したがって，Fick の拡散法則を毛細血管に当てはめる場合，拡散面積として脂溶性物質なら毛細血管内表面積を，水溶性物質なら細孔入口の総面積をとる．細孔入口面積の合計は，毛細血管内表面積全体の 0.1% 以下にしかならないから，一般に脂溶性物質に比べて水溶性物質の拡散速度は低い．

2　水溶性物質の拡散

Fick の拡散法則に含まれる諸量のうち，拡散距離を計測することはできない．細孔がどのように曲がりくねって走っているかわからないからである．Fick の法則に基づいて，ある毛細血管について管壁内外の物質濃度差を一定に保っておけば，拡散面積と拡散距離の比は，拡散物質の種類によらず一定のように思われる．別の見方をすれば，細孔の長さや入口面積はその毛細血管に固有なものだから，これは当然のことのように思われるかもしれない．

ところが，分子の大きさの異なるいろいろな物質を用いて実験してみると，そうはならない（図 35-24）．拡散面積/拡散距離の比は，拡散物質の分子の大きさが大きくなるにつれて急激に低下し，半径 35 Å のアルブミンの場合は，ほぼ 0 になってしまう．まるで，拡散分子の大きさが大きくなると，細孔の入口が狭くなるか，細孔の長さが伸びたかのようである．

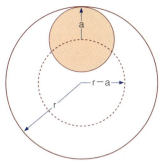

図 35-25　真の細孔半径とみかけの細孔半径

これは次のように考えれば容易に理解できる（図 35-25）．細孔入口面積は一定であっても，拡散分子が大きくなるにつれて，利用可能な入口面積は狭くなってくる．拡散分子の中心が，この図に示した位置より少しでも外側にあれば，拡散分子は細孔の縁に衝突し，はね返って中に入れない．真の細孔入口を図の実線の円とすれば，利用し得る細孔面積―みかけの細孔面積―は，内側の破線で示した円の面積にすぎない．すなわち，拡散分子が大きくなると，細孔入口の，みかけの縮小が起こる．また細孔内に入り込んだ分子についても，分子が大きいほど細孔壁との間に物理化学的相互作用を生じやすく，通過のための抵抗が高まる．これは細孔の長さが伸びたのと同一の効果を示す．このように，拡散分子の大きさに応じて制限を受ける拡散のことを，**制限拡散** restricted diffusion という（→「物質交換の機序」，599 頁参照）．

3　脂溶性物質の拡散

脂溶性物質として特に重要なのは呼吸ガスである．**クロー Krogh の組織円筒モデル**においては，図 35-26 からわかるように，組織における O_2 消費の亢進，あるいは血流量の減少により，組織円筒の軸方向および半径方向の O_2 濃度勾配は急峻になり，円筒の辺縁部，ことに細静脈端に近いところは O_2 不足に陥りやすい．毛細血管前括約筋の閉鎖が多く起これば，血流を通す毛細血管の数が減少する．これは組織円筒の直径が大きくなったことを意味し，この場合も同様に組織の O_2 不足が起こりやすい．

例えば，毛細血管の静脈端での血液の O_2 分圧は正常では 34 mmHg であるが，これが 19 mmHg になると失神し，12 mmHg になると死に至るという．組織の代謝が亢進しても，血流量が増大すれば O_2 濃度勾配は正常に維持され，組織障害は防がれる．これは生

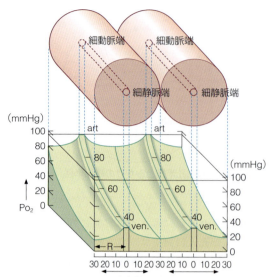

図 35-26 脳の毛細血管の支配領域とO₂の拡散
art：細動脈，ven：細静脈，R：毛細血管半径．

体内で通常起こっている適応反応である．組織円筒の直径は一般に心筋，腎臓，赤筋，消化管粘膜などで小さく，大脳皮質や白筋では大きい．直径の最小値は心筋や腎臓で 8 μm，骨格筋で 10〜35 μm とされている．

C　リンパ循環

本項では，リンパ循環の内部環境の恒常性維持機構と，生体防御機構における中心的役割を果たしている事実に加えて，腸のリンパ循環は水溶性物質の吸収路として特異的な働きをもっていることを理解することが目的である．

1　リンパ系の形態と流れ

毛細血管 blood capillary の薄い壁を透過した血液中の水分，電解質，および血漿タンパク質（特にアルブミン）などは，**間質液** interstitial fluid（組織間液 intercellular fluid）となって細胞をうるおす．間質液は，細胞から受け取った代謝産物をも含め再び血液に戻るが，その帰り道には 2 通りがある．その 1 つは**再吸収** reabsorption で，毛細血管の壁を内側に向かって通過して血液に入る．もう 1 つは**毛細リンパ管** lymphatic capillary に入り，リンパ系 lymphatic system を通って血流に戻る道である．

リンパ系内の流れは，組織中での毛細リンパ管に端を発し，**集合リンパ管** collecting lymph vessel，**リンパ本幹** lymphatic trunk を経て，静脈系に注ぎ込む．通常，下肢，腹部からのすべてのリンパは横隔膜直下の後腹膜腔で乳び槽に合流し，胸管を経て左胸部，左上肢，左頭頸部からリンパを合わせて，左内頸・鎖骨下静脈の接合部（**左静脈角** left jugular angle）に注ぎ込む．右上肢，右頭頸部，右および左肺の大部分からのリンパは，**右リンパ本幹** right lymph duct に入り，右内頸・鎖骨下静脈の接合部（**右静脈角** right jugular angle）から静脈系 venous system に入り込む．

図 35-27 に全身リンパ系の概略図を示す．リンパ系には多数の弁が内在し，静脈角に向かう一方向の流れを形成している．また集合リンパ管の所々には**リンパ節** lymph node が存在する．この集合リンパ管やリンパ節は通常動静脈と伴走することはなく，皮下や内臓の脂肪組織の中を走行するという特徴がみられる．このリンパ節は，生体内に侵入してきた細菌，毒素など，有害物質を血液循環系に入れないためのフィルター作用を有する．すなわち，リンパ節の**細網内皮系＊細胞** reticuloendothelial cell は，侵入物質のほとんどを貪食し，それに対する免疫反応 immune reaction を作動させる．さらにがん細胞の主な転移経路としても知られている．

このように，リンパ系は**血漿容量** plasma volume ならびに**血漿タンパク質量** plasma protein volume の維持機構として重要な役割を果たしているばかりでなく，肝臓で産生された血漿タンパク質の 1 つであるアルブミン，長鎖脂肪酸，脂溶性ビタミンの吸収・輸送，免疫グロブリン，ステロイド核を有する副腎皮質ステロイドホルモンや性ホルモンの転送，炎症反応時の各種活性物質やがん細胞の移送など，血管系と並列に存在する輸送路としての働きもある．

したがって，リンパ系の生理を把握するためには，①**組織間隙** interstitial space の構造と機能，②毛細リンパ管の構造と機能，③リンパ産生機序，④リンパの化学的組成と性状，⑤集合リンパ管内でのリンパ輸送様式，⑥リンパ輸送に対する液性ならびに神経性制御機構，⑦リンパ節内の微小循環とリンパ球の取り込みならびに放出機構などを理解することが必要となる．

＊ 細網細胞 reticular cell と網の目をなす細網線維 reticular fiber からなる特殊構造組織の総称．

C　リンパ循環　●605

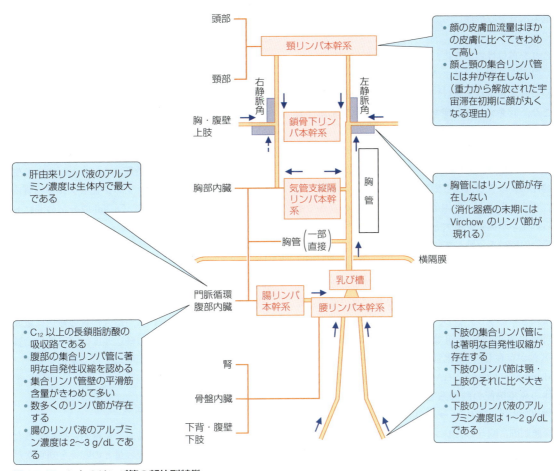

図 35-27　ヒトのリンパ管の部位別特徴

2　腸のリンパ（白い血）の特性

　さらに，図 35-27 に示すように，リンパ系と一口で言っても，その働きや動態に著しい部位差のあることが特徴である．そのなかでも特に腸のリンパ系は生体の中で最大のリンパ流量を呈し，消化管免疫機構や長鎖脂肪酸の吸収と強く連携しているので，次にその特徴をまとめて解説する．図 35-28 は絶食絶飲状態のラット腸間膜を走る「白い血」と呼ばれる腸のリンパである．

　Starling の仮説の部分（→599 頁）で説明されているように，腸の細静脈領域では血漿タンパク質（特にアルブミン）の膠質浸透圧を利用してアルブミンに結合する水溶性物質が腸のリンパ循環を通って生体に吸収されている．従来の生理学では腸のリンパ循環は主に長鎖脂肪酸の吸収路であると考えられていたが，その考えが最近の研究で一変したのである．当然，大腸での

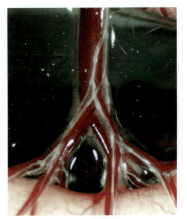

図 35-28　ラットの腸間膜を走る細静脈と白い色のリンパ管

多量の水分吸収機構にもこの腸のリンパ循環機能が大きく寄与している.

これを裏付けるように，腸のリンパ循環が障害されたり腸上皮細胞のバリア機構の損傷によって，消化管内腔に血漿タンパク質(特にアルブミン)の過剰漏出が起こり，低タンパク血症を生じるタンパク質漏出性胃腸症といわれる病気が知られている.

小腸絨毛組織内に著明にみられる中心リンパ管の構造も(➡図35-31, 608頁参照)，アルブミンに結合した水溶性物質の吸収機構と表裏一体の関係にある.

こうした事実が，生体全体のリンパ循環のなかで腸からのリンパ流量が最大となっている理由である. その機能的特徴を反映して，腸間膜の集合リンパ管の壁は厚く，平滑筋がよく発達しており，心臓様の自発性収縮を発現している. この自発性収縮はヒトを含めたすべての動物に認められ，腸からのリンパの産生と輸送に大きく寄与している.

同時に腸の粘膜下組織には生体内のリンパ球の7〜8割が存在して(消化管関連リンパ組織 gut-associated lymphoid tissue；GALT)，腸内細菌と協調して生体の免疫機能の制御系を恒常的に作動させている(生理的炎症ともいわれる, ➡第51章, 818頁参照). その免疫機能制御に関与したリンパ球，マクロファージ，樹状細胞やそれらの細胞の制御に関与するサイトカインやケモカインなどの輸送路としても腸のリンパ循環は重要な役割を果たしている.

さらに肝臓で産生されたリンパのなかには血漿のアルブミン濃度とほぼ同等あるいはそれ以上の生体内最大濃度のアルブミンが含まれ，産生アルブミンの輸送路になっている. さらに先に述べた腸の微小循環の特徴を反映して腸由来のリンパ液のアルブミン濃度も四肢や顔面由来のそれより明らかに高値を示すことがわかっている. 一方，腸のリンパと下肢のリンパの合流した乳び槽には，卵巣分泌の性ホルモンのエストロゲン，精巣分泌の男性ホルモンのアンドロゲンも多量含まれている.

③ 組織間隙(間質)

Ⓐ 組織間隙(間質)の構造

組織間隙とは，血管系と組織を構成する細胞群とを取り囲む空間のことである. 空間の骨組はコラーゲン collagen，エラスチン elastin からなる細胞間線維に

よって構成され，その間に液体成分が充満している. この液体成分は2つの分散系の混ざりあった複合コロイド系をつくりあげている. 1つはゲル様物質 gel-like substance であり，その大部分はプロテオグリカン proteoglycan，特にヒアルロン酸 hyaluronic acid を含む凝集物質からなり，細胞間線維と結合して分布する. このゲル様物質は負に荷電しており，周囲の正電荷をもった物質，ことに Na^+ イオンを構成物質内に取り込み，その結果，浸透圧 osmotic pressure を生み出す. ほかにごく微量のタンパク質もゲル様物質内に含まれる. よって後述するゾル sol 成分との間にドナン膜平衡 Donnan membrane equilibrium (➡ 第23章, 501頁参照)が成立する.

もう1つのコロイド構成成分は液体状のゾル物質(間質自由水 interstitial free fluid)であり，高い流動性を示す. この自由水は物質溶解性もきわめて高いので，組織間質腔内における可溶性物質の輸送に重要な役割を果たしている. その輸送速度は，可溶性物質の分子の大きさ，形，荷電状態によって変化する.

Ⓑ 組織間隙(間質)の特性

間質液と血漿容量との動態を定量的に把握するためには，組織静水圧と間質液容量との関係を知らなければならない. 例えば，多量の液体成分が間質腔に貯留すると組織静水圧は著明に増加し，逆に血漿容量はこの貯留量に対応して減少し，循環不全が誘起される. この場合，組織静水圧の測定と組織静水圧-間質容量との関係が求められていれば貯留量(漏出血漿量)を知ることができ，臨床上きわめて有意義である. 図35-29 からわかるように，生理的状態(A.C. Guyton は組織の静水圧が約−6 mmHg 付近という)では，組織間質腔の自由水はほとんど存在せず，間質腔の液体流路は圧平されている. しかし組織静水圧が上昇すると間質容量は急激に増加し，ゲル組織の膨化も一部関与するが，その増加のほとんどは自由水で占められる(浮腫).

④ 毛細リンパ管の形態と働き

毛細リンパ管の構造は毛細血管の壁構造に比べて著しく異なっている(図35-30). すなわち，1層の扁平な内皮細胞 endothelial cell と基底板 basal lamina を有し，壁に平滑筋細胞は認められない. 毛細リンパ管の

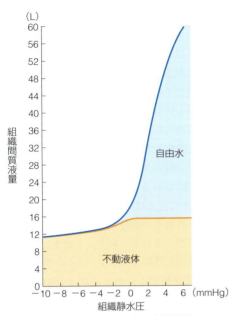

図 35-29　組織間質腔における内圧容量関係
摘出したイヌ下肢標本を用いて求めた組織静水圧と組織間質液量との関係．横軸：カプセル法で測定した組織静水圧，縦軸：10% デキストラン溶液（膠質浸透圧約 80 mmHg）灌流時の下肢重量変化から算出した組織間質液量．
〔Guyton AC, et al：Interstitial fluid pressure. Physiol Rev 51：527-563, 1971 を改変〕

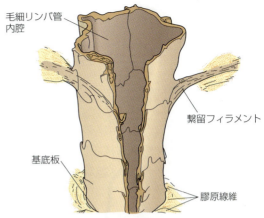

図 35-30　毛細リンパ管三次元構造の模式図
〔Leak LV, et al：Ultrastructural studies on the lymphatic anchoring filaments. J Cell Biol 36：129-149, 1968 を参考に作図〕

内腔は，通常幅 40〜60 μm，高さ 5〜6 μm の扁平な嚢状構造を示す．内皮細胞は多くの小胞を含み，細胞質内に多量の**アクチン** actin あるいは**アクトミオシン** actomyosin をもっている．

毛細リンパ管内皮細胞相互の接合様式は，**タイトジャンクション** tight junction とよばれるものから**オープンジャンクション** open junction といわれるものまで多種多様である．このオープンジャンクションは，肝・脾臓の不連続型毛細血管に認められるような構造で，幅 0.1 μm 程度の開口部が両内皮細胞間に存在し，両形質膜が数 μm にわたって互いに平行に斜走し，両内皮細胞が重畳性 overlap の境界を示すものである．この内皮細胞の接合様式は毛細リンパ管にのみ認められ，それより太いリンパ管には存在しない．

毛細リンパ管壁の透過性は，これら内皮細胞同士の接合様式と密接な関係にある．例えば，墨汁粒子，フェリチン分子などが間質腔内に注入されると，これらの物質は内皮細胞間隙を通過して毛細リンパ管内に入り込む．この内皮細胞間隙口は，受動あるいは能動的（内皮細胞の収縮による）に拡大し，直径 10 μm 程度の粒子まで通過させることができる．一方，内皮細胞内に多数分布する小胞も**飲作用** pinocytosis 機能によって，分子量の大きな物質の透過にあずかっている．しかし，この輸送はきわめて緩慢であり，時に数時間〜数か月もかかることがある．ゆえに，この飲作用による物質輸送機構がリンパ内容物の主な通路であるとは考えにくい．むしろ，毒素など外界からの侵入物に対する防御機構としての意味が強いと考えられる．

毛細リンパ管の基底板は，毛細血管の基底膜に比べ，きわめて不完全でところどころ不連続になっているので，この呼び名がついている．その不連続部を通じて組織間質腔に分布するコラーゲン・エラスチン線維が入り込み，内皮細胞の形質膜に結合している．つまり，これらの線維成分によって毛細リンパ管は組織に繋留されている．この線維成分を**繋留フィラメント** anchoring filament とよび，その三次元構造を図 35-30 に示す．繋留フィラメントは毛細リンパ管内への組織液の輸送に強く関与している．

腸の絨毛の粘膜下組織に多数認められる中心リンパ管の模式図を示す（図 35-31）．四肢の毛細リンパ管に比べてオープンジャンクションの頻度が際立ち，アルブミンなど水溶性物質の透過や周囲に分布する GALT 由来の免疫担当細胞の移動を容易にしている．

Advanced Studies

毛細リンパ管の分子マーカー

電子顕微鏡撮像では毛細リンパ管はどの臓器のものであっても基底板のところどころに断裂を認める．一方，組織標本では加藤征治らが開発した 5′-nucleotidase と alkaline phosphatase の

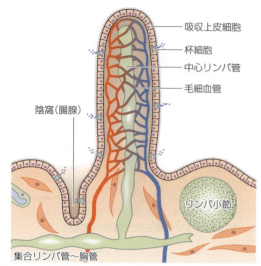

図 35-31　腸絨毛の構造の模式図

この流れのなかで，毛細血管からの漏出液は組織間質ゲル様物質内の液体成分や可溶性分子との間に拡散交換を行い，可逆的平衡に達する．栄養物は細胞に吸収され，細胞の代謝産物は組織間隙に排泄されるため，リンパの組成は毛細血管から漏出した液体のそれとは異なる．しかし拡散速度は十分速いので，ある一定の組織内の間質液の組成は，ほぼ一様とみなしてよい．

毛細血管と組織間質腔との間の液体成分の濾過・再吸収は，毛細血管内外の静水圧と膠質浸透圧の代数和によって駆動される（**Starling の仮説**，→599 頁を参照）．この考えに従えば，毛細血管の細静脈側で再吸収されなかった残りの水分がリンパとなり，毛細リンパ管を経て運び出される．事実，毛細リンパ管は毛細血管の細静脈側に多数分布している．一方，腸の微小循環系では細静脈側からのアルブミンの透過性が高く，その膠質浸透圧によって毛細血管床全体で濾過が著明であり，そのすべてが中心リンパ管や大腸の毛細リンパ管に流出している．

酵素活性を利用した方法が毛細リンパ管と毛細血管を区別する方法として用いられてきた．最近ではリンパ管の発生学やリンパ管新生の解明によって，lymphatic vessel endothelial hyaluronan receptor 1 (LYVE-1), vascular endothelial growth factor receptor-3 (VEGFR-3), podoplanin, Prox-1 などが毛細リンパ管内皮細胞の同定に汎用されている．ただし，これらの分子マーカーはリンパ管内皮細胞以外の一部の生体細胞にも認められている．

脈管外通路

podoplanin などの分子マーカーは毛細リンパ管内皮細胞のみならず，横隔膜の腹腔面や関節包を作る滑膜面や眼球のシュレム管の内腔面に認められ，いずれも腹水，関節液ならびに房水などの細胞外液の流出路，言い換えるならばリンパ管様機能を果たしていることがわかってきた．そうした事実から，これらの排出管を総称して脈管外通路とよんでいる．

G-lymphatics

これまで脳にはリンパ管は存在しないと考えられていた．脳にも脈管外通路が存在していることを，2012 年に J. J. Iliff と M. Nedergaard らが示した．脳細胞間にあるグリア細胞と脳脊髄液とが協調して働いて，脳内から水分，代謝産物，老廃物を排泄するシステムが存在することを発見したのだ．これを G-lymphatics という．最近の研究で，この排泄物がアミロイドで閉塞し，アルツハイマー Alzheimer 病が起こってくることがわかってきた．

5　リンパ産生の仕組み

A　リンパ液の起源

リンパとはリンパ管内を流れる液体のことであり，そのほとんどすべては毛細血管から漏出し，組織間隙を流れた間質液が毛細リンパ管に入ったものである．

B　組織間隙（間質）から毛細リンパ管内への流れ

毛細リンパ管が機能・構造的にみて，完全に受動的なものと思われていた時代には，組織間質腔内と毛細リンパ管内の常在性圧差によって組織液が毛細リンパ管内に運ばれ，リンパになると考えられていた．

しかし最近は，毛細リンパ管にもポンプ様の吸引作用が存在するとされ，このポンプ作用によってリンパが産生されると考えられている*．

すなわちリンパの生成は，①毛細血管内の血液の性状とその流れの状態，②組織間質構成成分の物理・化

---

* 毛細リンパ管の内皮細胞外表面に付着する多数の繋留フィラメントは，なんらかの原因で組織間隙に液体が蓄積すると，その内皮細胞を周囲方向に引っぱるように作用する．そのため毛細リンパ管壁の間隙は広がり，液体貯留により内圧の上昇した周囲の間質腔から，毛細リンパ管内に間質液が流れ込むことになる．

　いったん毛細リンパ管内が液体で満たされると，集合リンパ管の自発性収縮と呼吸運動，筋肉活動，動脈の拍動性などによるわずかな外力により，毛細リンパ管内圧は上昇する．そのため，内容液は中枢側の弁を通って流れ出て次の**リンパ分節**（リンパ管の機能的構成単位．2 つの弁によって区切られたリンパ管のこと）に進む．この際，リンパ中の高分子物質が周囲の組織間質に逆流することは通常起こらない．それは内皮細胞相互の重なりが弁様に働いて，その細胞間隙を閉じる方向に働くからである．しかし，水分は組織間質へ逆流するので，毛細リンパ管に濃縮作用が生じる．このように隣接した内皮細胞の重なりによる弁作用と，毛細リンパ管から集合リンパ管への出口に存在する弁とが共同して，毛細リンパ管のポンプ作用を形成することになる．

学的性状，③毛細リンパ管内圧やリンパ組成（特にアルブミン濃度），④毛細血管壁と毛細リンパ管壁の機能的性状，⑤集合リンパ管の心臓様収縮作用，以上5つの要因によって支配されていることがわかる．

6 リンパの化学的組成と性状

A リンパ流量

成人の1日あたりのリンパ流量は，だいたい全血漿容量程度（2～4 L/日）で，1時間流量では1.0～1.6 mL/kg・hrと，静脈血流量に比較して非常に少ない．また，立位時においては重力の影響を受けるため，顔面・上肢のリンパ流量と，下肢のリンパ流量とが著しく異なるのが特徴である．反芻動物（ウシ，ヒツジなど）のリンパ流量はすべての脊椎動物のなかで最大であり，3～5 mL/kg・hr程度に達する．このリンパの70～80％は胸管を通って左静脈角より静脈系に入る．

生成するリンパ流量は臓器，組織により異なり，肝，腸が多く，四肢は少ない．イヌでは胸管リンパの30～50％が肝，10～20％が腸，2～3％が腎で，心臓からのリンパは0.5％を占めるにすぎない．

1 リンパ流量の変動

各臓器由来のリンパ流量はかなり変動が激しく，麻酔時には少なく，覚醒時，運動時に多い．リンゲル液，グルコースの静注や輸血などによっても増加する．例えば，腸管由来のリンパは高脂肪食の食事を摂取すると，食後数時間にわたって安静時の数倍にまで増加する．

また間質液が増加する病態時（例えば細菌感染や組織損傷により毛細血管透過性が亢進した場合，静脈閉塞やうっ血性心不全[*1]などで毛細血管圧が上昇した場合，ネフローゼ症候群[*2]や肝硬変により血漿膠質浸透圧が低下した場合など）に増加するが，リンパ管の閉塞やリンパ輸送不全によるリンパ性浮腫では逆に減少する．肝硬変やうっ血性心不全の患者では，胸管リンパ流量が5～30 L/日にまで増えている．

[*1] 慢性左心不全に慢性右心不全が続発した心不全の状態．特に大静脈系，ことに下大静脈系のうっ血があり，浮腫（心臓性浮腫）が腹部臓器，下肢にみられる．

[*2] 臨床的に浮腫 edema，低タンパク血症 hypoproteinemia，高脂血症 hyperlipemia およびタンパク尿 proteinuria を特徴とする疾患群．

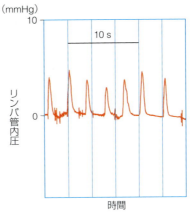

図 35-32　ヒツジ下肢リンパ管の内圧変化
1分間に約22回の頻度の自発的収縮が認められる．
〔Hall JG, et al：Intrinsic rhythmic propulsion of lymph in the unanaesthetized sheep. J Physiol 180：336-349, 1964 を改変〕

B リンパ管内圧

マイクロピペットを用いて毛細リンパ管内圧を測定した結果，ラット耳介毛細リンパ管で0～2.7 cmH$_2$O，コウモリ翼毛細リンパ管で0～2 mmHgの値が得られている．

集合リンパ管や主幹リンパ管の内圧は，リンパ管の分枝よりポリエチレンカテーテルを挿入して側圧を測定することによって求められてきた．無麻酔ヒツジの四肢リンパ管内圧記録の典型例を図35-32に示す．0～0.5 mmHgの基本内圧に3～4 mmHgの内圧昇降が周期的に重畳する．この内圧変動の振幅は，リンパ生成速度の増加，リンパ管内圧上昇により増す．

C リンパ組成

リンパ組成は血漿成分に似ているが（表35-5），その濃度は毛細血管の透過性・組織代謝活性などで左右される．例えば，腸管から吸収された脂質などはリンパ組成に大きく影響する．また，リンパには多数のリンパ球（$2×10^4/\mu L$）も含まれている．

血液とリンパのアルブミン濃度を各臓器由来のリンパで検討してみると，肝・腸由来のリンパのアルブミン濃度が下肢由来のリンパに比べて明らかに高いことがわかる（表35-6）．

表 35-5　ヒト血清ならびに胸管リンパの組成

成分		血清	リンパ
電解質 (mEq/L)	Na$^+$	141	138
	K$^+$	4.3	3.8
	Ca^{2+}	4.7	4.2
	Mg^{2+}	1.9	1.7
	Cl$^-$	101	103
	HCO$_3^-$	23	24
非電解質 (mg/dL)	グルコース	87	95
	残余窒素	29	23
	クレアチニン	0.9	0.8
	尿酸	3.6	3.8
	ビリルビン	0.6	0.5
タンパク質 (g/dL)	総タンパク質	6.6	4.4
	アルブミン	3.4	2.7
	グロブリン	3.3	1.7

表 35-6　イヌ血清ならびに胸管リンパのアルブミン濃度

	血清(g/dL)	リンパ(g/dL)
肝由来	3.4	2.9
小腸由来	3.7	2.4
下肢由来	3.6	1.2
胸管由来	3.6	2.4

〔Yoffey JM, et al：Lymphatics, Lymph and the Lymphoid Complex. Academic Press, London, 1970 を改変〕

7 集合リンパ管でのリンパ輸送の仕組み

　集合リンパ管の構造は，通常1層の内皮細胞によって内腔が覆われ，内皮細胞を基底膜が完全に包み，それを取り囲むように平滑筋細胞とコラーゲン線維(膠原線維)が存在する．集合リンパ管は脂肪組織に包まれているのも特徴の1つである．

　平滑筋細胞とコラーゲン線維との分布密度には動物種差，臓器差が認められる．例えば，ウシ，ヒツジなどの反芻動物の腸間膜リンパ管や，静水圧負荷の大きいヒトの下肢リンパ管には平滑筋の発達が著しく，内縦，中輪，外縦の三層構造が認められる(**筋型リンパ管**)．このようなリンパ管壁には，多数の**栄養血管** vasa vasorum と**無髄神経** non-myelinated nerve fiber が外膜側より内皮直下の平滑筋層間にまで進入している(図 35-33)．この無髄神経は主にアミン作動性神経である．

　これらリンパ管には，二尖弁 bicuspid valve が多数存在し，静脈角へ向かう一方向性の流れを形づくっている．弁は四肢の太いリンパ管では1～2 cm 間隔に，より細いリンパ管ではもっと密に存在し，胸管では上・下部に密で，中部は疎である．弁葉は結合組織を2つの内皮細胞層で裏打ちした構造を示し，平滑筋細胞は認められない．

　リンパは，①リンパ管の外から働く力によって受動的に輸送(受動的リンパ輸送機構)されたり，あるいは，②リンパ管壁平滑筋の心臓様収縮(能動的リンパ輸送機構)によって運ばれる．あらゆる動物の腸間膜の集合リンパ管は筋型リンパ管であり，この能動的リ

ンパ輸送機構がリンパの主な輸送様式である．

A　受動的リンパ輸送機構

　外部組織によるリンパ管の圧迫は，内在する弁の働きとあいまって一方向性のリンパの流れを引き起こす．筋肉収縮(筋ポンプ)，呼吸運動，消化管運動，動脈の拍動などが主な外力として考えられる．この輸送機構の作動に関して，リンパ管内に分布する弁の耐圧性が問題となる．外径2.8～3 mm のイヌ胸管，ウシ腸間膜リンパ管における弁の耐圧限界値は，それぞれ48，69 cmH$_2$O 程度である．通常，弁を通しての逆流は起こりにくい．

　筋ポンプを例にとってみよう．運動時，四肢からのリンパ流は安静時の4～20倍に増加する．この増加の主体は，筋肉収縮時の筋毛細血管内圧上昇に基づく毛細血管濾過量の増加により，リンパ産生量が増加したことに由来する．同時に，筋肉収縮により局所リンパ管の間欠的圧迫もリンパ流増加の一部に寄与する．例えば色素を下肢の皮下に注入し，安静時と運動時で比較すると，運動時，色素は安静時の10倍ほどの速さでリンパ内に消失する．これは皮下組織に対する筋肉収縮のマッサージ効果による．

B　能動的リンパ輸送機構

　リンパ管自身の収縮はすでにラット，モルモットの腸間膜の集合リンパ管において古くから知られていた．最近になって，ヒツジ下肢リンパ管，ウシ腸間膜リンパ管，ヒト下肢リンパ管などにも1分間に2～6回の心臓様収縮が発生し，リンパ輸送の推進力になっていることがわかってきた．ウシ腸間膜リンパ管の1リンパ分節を例にとって，典型的な自発性収縮の伝播様式を示したのが図 35-34 である．**ペースメーカー部** pacemaker は弁直上部にあり，4～5 mm/秒の伝播

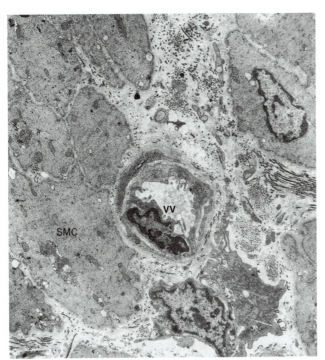

図 35-33　リンパ管壁の平滑筋細胞と栄養血管の電子顕微鏡像
×1,500. VV：栄養血管．SMC：平滑筋細胞．
〔Ohhashi T, et al：Vasa vasorum within the media of bovine mesenteric lymphatics Proc Soc Exp Biol Med 154：582-586, 1977 より〕

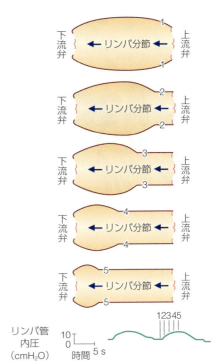

図 35-34　ウシ腸間膜リンパ管における自発性収縮の伝播様式
リンパ管内圧に明示したそれぞれの時点におけるリンパ分節の模式図．
〔Ohhashi T, et al：Active and passive mechanical characteristics of bovine mesenteric lymphatics. Am J Physiol 239：H88-H95, 1980 より転載〕

速度で収縮輪が下流側に伝播する．こうした**1リンパ分節** lymphangion 標本の駆出率 ejection fraction は約65％で，心臓での値に近い．事実，1リンパ分節の自発性収縮においても，心周期同様，駆出期，等容積性弛緩期，流入期，等容積性収縮期の4相が認められる．リンパ管の**自発性収縮頻度**は，リンパ管壁ペースメーカー部の伸展度(p)と，その時間的変化率(dp/dt)ならびに伸展加速度(d^2p/dt^2)によって制御されている．ただし，このペースメーカー部は交感神経刺激時などでリンパ分節中央部に移動し，数個のリンパ分節が一緒になって振り子運動のような様式に変化することが知られている．この振り子運動は毛細リンパ管からのリンパの吸引を促進し，リンパの産生を高めていることがわかってきた．

この心臓様収縮に先行するリンパ管平滑筋細胞の膜電位変化を，細胞内電極法を用いて記録したものが**図35-35**である．静止膜電位は−45〜−55 mV，活動電位の振幅は39〜57 mV，オーバーシュート overshoot 数 mV 以下，持続時間40〜50 ms である．この活動

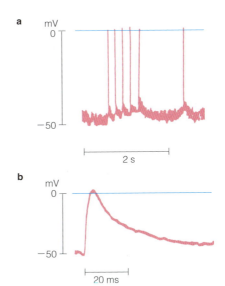

図 35-35　リンパ管平滑筋細胞の細胞内活動電位（細胞内電極法による）
b は活動電位の時間軸を拡大したものである．
〔Ohhashi T, et al：Transmembrane potentials in bovine lymphatic smooth muscle. Proc Soc Exp Biol Med 159：350-352, 1978 より〕

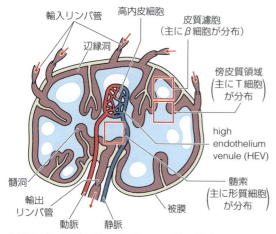

図 35-36　正常に働いているリンパ節の構造
〔大橋俊夫：リンパのふしぎ—未病の仕組みを解き明かす．筑摩書房，2021 より転載〕

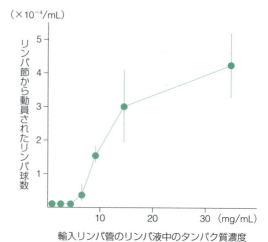

図 35-37　リンパ液中のタンパク質濃度に依存したリンパ節からのリンパ球動員機構
〔Knox P, et al：The effect of the canine popliteal node on the composition of lymph. J Physiol 345：1-44, 1983 を改変して転載〕

電位は早い内向き Na^+ 電流を特異的に阻害するテトロドトキシン tetrodotoxin（TTX）処理を施しても影響を受けないが，Mn^{2+} や Ca^{2+} 拮抗薬処理により消失する．

8　リンパ輸送に対する液性ならびに神経性調節機構

リンパ管の自発性収縮頻度はブラジキニン，セロトニン，プロスタグランジン $F_{2\alpha}$，A_2，B_2，ノルアドレナリン，ヒスタミン，ドパミンなどにより著明に増加し，リンパ流を増加させる．しかし，これらの生理的活性物質が高濃度になるとリンパ管平滑筋に緊張性収縮を誘起し，リンパ流を低下させる．腸間膜リンパ管ではブラジキニン，セロトニンに対する感受性がきわめて高い．

一方，一酸化窒素（NO），心房性ナトリウム利尿ペプチド atrial natriuretic peptide（ANP），血管作動性腸管ポリペプチド vasoactive intestinal polypeptide（VIP），イソプロテレノール，プロスタグランジン I_2，E_2，アデノシンなどは，リンパ管の自発性収縮を抑制する．さらに，アセチルコリンはリンパ管内皮細胞より多量の NO あるいはその関連物質を産生，放出し，リンパ管の自発性収縮のリズムと収縮力を抑制する．

ウシ腸間膜リンパ管には交感神経節後線維が密に分布しており，その化学伝達物質はノルアドレナリンである．リンパ管平滑筋細胞の α 受容体を興奮させ，自発性収縮頻度の促進あるいはリンパ管平滑筋の緊張性収縮を誘起する．一方，β 受容体を刺激して，自発性収縮の抑制あるいは弛緩反応を引き起こす．またこのリンパ管には VIP やニューロペプチド Y（NPY）を化学伝達物質とするようなペプチド作動性線維も分布する．

9　リンパ節の微小循環とリンパ球の取込みならびに放出機構

リンパ節は通常，平滑筋を含んだ被膜で覆われ，その被膜を貫通して数本の**輸入リンパ管**（集合リンパ管）が流れ込み，リンパ節小葉構造の周囲に辺縁洞を形成する（図 35-36）．辺縁洞を流れたリンパ液は，リンパ小葉間を循環し，小葉から放出されるリンパ球を乗せてリンパ節の門部から 1 本の**輸出リンパ管**（集合リンパ管）に流出する．小葉構造のうちには免疫機能を担う T リンパ球，B リンパ球などの細胞集団が認められる．組織間隙（間質）で異物を貪食したマクロファージやその異物の抗原性を提示する樹状細胞は，この輸入リンパ管，辺縁洞を通ってリンパ節に常在する T，B リンパ球に情報を伝え，免疫機能を作動させる．

また，リンパ節の門部から細い 1 本の動脈が流れ込み，リンパ節の小葉内で微小循環系を構成し，同じ門部を通る細い 1 本の静脈を介してリンパ節を灌流した血液を回収している．全身の血液中を循環したリン

パ球は，リンパ節循環系の中の細静脈にある特殊な内皮細胞 high endothelial venule（HEV）間隙を通ってリンパ節小葉内に取り込まれ，免疫反応が活性化されるまでそこに定住する．ヒツジの実験で輸入リンパ管のアルブミン濃度に比例して輸出リンパ管へのリンパ球の動員が起こることが証明されている（図 35-37）．一方，最近の研究でリンパ小節から輸出リンパ管へのリンパ球の放出には，**スフィンゴシン-1-リン酸** sphingosine-1-phosphate（S1P）の関与することがわかってきた．

Advanced Studies

センチネルリンパ節と微小がん転移機構

　センチネルリンパ節とはがんの原発巣からのリンパ流を最初に受けるリンパ節と定義され，このリンパ節への転移の有無が患者の予後を左右するという臨床概念（Morton, 1992）である．センチネルリンパ節の検出には，色素法やラジオアイソトープ（RI）法がある．これは，色素や RI を原発巣周辺に注入し，色素や RI が集積したリンパ節をセンチネルリンパ節と同定する方法である．こうして同定したリンパ節を組織学的に検索し，がん細胞の転移の有無によって治療方針が決められている．

　一方，このセンチネルリンパ節を循環生理学的視点から捉えてみると，ほかの周囲のリンパ節よりもリンパ流を多く受けているリンパ節と言い換えることができる．つまり，センチネルリンパ節内部は多量のリンパの流入によって強い流れ刺激を受けていると考えられる．

　最近の研究によれば，ヒトの培養リンパ管内皮細胞に流れ刺激を負荷すると，内皮細胞表面に細胞接着分子，特に intercellular adhesion molecule-1（ICAM-1）の発現が増強し，がん細胞との接着が亢進するとの報告（Kawai, 2012）がある．すなわちセンチネルリンパ節は強いリンパ流の流れ刺激を受けることによりリンパ節内部の微小環境が変化し，がんの微小転移を容易にする受け皿形成に関与していることが示唆されている．

第36章 心臓の働き

A 心臓の機能解剖学

哺乳類の心臓は、左右の心房と心室の4つの部屋からなり、心拍動に伴って血液を血管系に拍出する。この血液ポンプ作用が、循環系における心臓の最も重要な機能である。

ヒトの心臓の大きさはにぎりこぶしほどで、重量は体重の約0.5%である（成人で250〜350 g）。心房あるいは心室の容積は左右でほとんど同じである。

心臓付近の血液の流路と心臓の弁との関係は次のようになる。

大静脈→右心房→（三尖弁）右心室→（肺動脈弁）肺動脈
→肺静脈→左心房→（僧帽弁）左心室→（大動脈弁）大動脈

なお、大静脈から肺動脈間は静脈血が流れ、肺静脈から大動脈間は動脈血が流れる。

心房と心室はそれぞれ心房中隔、心室中隔により左右に分かれ、心房中隔と心室中隔とは直接続いている。心房と心室の心筋は、刺激伝導系の一部である**房室結節**およびヒス His **束（房室束）**により電気的につながっていて、これにより心房と心室の収縮のタイミングが調節される（→「刺激伝導系」、616頁、「心臓における興奮の発生と伝導」、619頁参照）。

心臓には、血液の逆流を防ぐ4つの弁がある。それらは**房室弁** atrioventricular valves（**三尖弁** tricuspid valve と **僧帽弁** mitral valve）と**半月弁** semilunar valves（**肺動脈弁** pulmonary valve と **大動脈弁** aortic valve）である。4つの弁はいずれも線維状のリングの中に収められ、4つのリングは互いに隣接して心臓の線維性骨格である線維輪を作る（図36-1）。

心臓は結合組織性の2枚の膜、**心膜** pericardium に包まれ、血管への移行部で縦隔に固定されている。外側の心膜と内側の心膜（**心外膜** epicardium）の間、つまり**心膜腔**には通常数 mL の液体がたまっている[*]。

1 心房 atrium

心房には、耳形の突出部（心耳）（図36-2）があるが、機能的には心耳も心房本体も違いはない。ともに心室に血液を送り込むための"血液だめ"として働き、さら

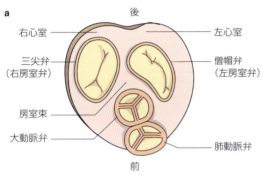

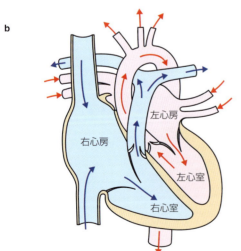

図 36-1 心臓の構造
a．房室弁と半月弁の位置関係を示す。心房を取り除いたのち、心臓を上から観察する。
b．心臓の構造と、心腔や血管を通る血液の流れを示す。青は静脈血、赤は動脈血。

---

[*] 心膜腔液（心嚢液 pericardial effusion）が異常に増加すると、心臓が圧迫され、心臓への血液還流が障害されて、心臓のポンプ作用に支障をきたす。この病態を**心タンポナーデ** cardiac tamponade とよぶ。

に心房収縮により，心室の血液充満を助ける．血液を血管系に送り出すという心臓本来の機能からすれば，心房の機能は補助的であり，心室のほうがはるかに重要である．

心房の収縮は心室より0.1～0.2秒先行するので，心房が収縮するときには心室はまだ弛緩していて，心室の内圧は低い．そのため，心房が心室へ血液を送り出すためには高い圧力を必要とせず，心房の壁は心室壁に比べずっと薄くできている．

2 心室 ventricle

心室の横断面をみると，左右の形態はかなり異なる（図36-3）．左心室の丸い断面を覆って半円形の右心室があり，左心室の外壁（自由壁）は右心室壁に比べてはるかに厚い．これは，左右心室の収縮期最大内圧の差異による．

心室内面は心房のように滑らかではなく，筋線維の固まりである**肉柱** trabeculae carneae が海綿のように交差し，円錐形の**乳頭筋** papillary muscle（右心室では3本，左心室では2本）が隆起している．乳頭筋の先端からは細い**腱索** tendinous cord が多数出て，房室弁の辺縁とその下部についている．肉柱や乳頭筋は，心室のポンプ作用に関連する．

A 心筋

心筋は外側から内側に向かって**心外膜** epicardium，**心筋層** myocardium，**心内膜** endocardium の3層から

なる．このうち心筋層が壁厚のほとんどを占め，興奮，収縮，弛緩を直接執り行う．心室自由壁の筋層はさらに外・中・内層の3層からなる．

心室筋における心筋走行は次のようである．心室基底部で線維輪から始まった心筋束は，外層を右上から左下に，かつ心尖からみると時計方向に走行し，心尖部で内層に向かい，乳頭筋や肉柱として，基底部に向かって上方に走り，線維輪に帰着する．乳頭筋内の心筋は，腱索を経て線維輪につながる（図36-4）．中層ではほぼ赤道（水平）方向に走る．したがって，心筋の

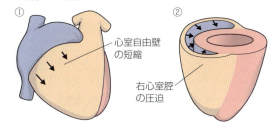

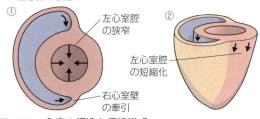

図36-3 心室の構造と収縮様式

a. 右心室の収縮は，およそ2段階に分けられる．①まず，乳頭筋と肉柱が収縮して，三尖弁が心尖に向かって引き寄せられ，心室が上下方向に自由壁が短縮する．②次に，自由壁が収縮して心室中隔のほうに引き寄せられ右心室腔が圧迫される．その結果，肺動脈に向かって血液を絞り出すように拍出する．

b. 左心室の収縮は2つの過程が加わったものである．①左心室全体の収縮によって丸い横断面が狭まって血液を拍出する．②これに加えて，僧帽弁が心尖のほうに引き寄せられ，心拍出を助ける．

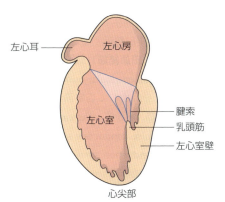

図36-2 左心房と左心室の構造
左心房は，サイコロ状の固有心房に耳形の心耳がついた形をしている．左心室は底面が僧帽弁輪の位置にあって，頂点が心尖部にある円錐形に近い．

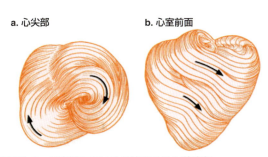

図36-4 心室壁における心筋のらせん状走行

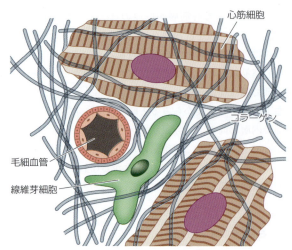

図 36-5　心筋コラーゲンマトリックス

走行は心室壁内で 8 の字を描くように走行している．これにより，心筋張力は，効率よく心室内圧に変換される．

B 心内膜 endocardium

心内膜は，血管内皮と同様に内皮細胞に覆われる．内皮細胞は，機械的にあるいは液性に刺激されると生理活性物質（**一酸化窒素 NO** など）を分泌し，心機能（収縮と弛緩の速度や時間および収縮性など）に影響を与えることが知られている．

C コラーゲン線維

コラーゲン collagen は細胞の外に存在する細胞外マトリックスの 1 つであり，心筋細胞にまつわりつき，力学的に心筋線維を束ねている（図 36-5）．

コラーゲンマトリックスは，心筋の伸展に対する静止張力の発生に関わり，心筋の過伸展を防ぎ，筋節が至適長（L_{max} 2.3 μm）以上に伸展されるのを防ぐ．

肥大・拡張心では，このコラーゲンマトリックスが組み直されて，新しい負荷に対応する．これを**リモデリング** remodeling とよぶ．

3 弁 valve

房室口および動脈口には，心内膜の襞からなる**弁**があり，血流の逆流をほぼ完全に防いでいる*．弁は，血流の順方向には抵抗が少なく，血流がほんのわずか逆転しただけで閉鎖する．

1 房室弁 atrioventricular valve

房室弁（三尖弁と僧帽弁）は薄い膜状の弁で，心室が収縮するとき，血液が心房に逆流するのを防いでいる．弁が薄いために，閉じるとき辺縁がぴったりと合わされ，正常では逆流が生じない．房室弁の辺縁には乳頭筋から起こる**腱索**がついているために，心室の内圧が高まると，乳頭筋が腱索を引っぱり，房室弁が心房に突出するのを防いでいる．腱索が切れたり，乳頭筋が収縮しなくなると，心房に向かって血液の逆流が起こる．

2 半月弁 semilunar valve

半月弁（大動脈弁と肺動脈弁）はいずれも，心室側にへこんだ 3 枚の半月形の弁からなり，心室拡張期に動脈から心室に血液が逆流するのを防いでいる．半月弁には腱索が付着しておらず，それに接続する乳頭筋もない．半月弁の周りの内圧は房室弁より高く，また血流速度も大きいので弁の開閉に伴う動きは激しい．そのため，半月弁が閉じるときは弁がぶつかり合い，音を発生する（後述する心音のⅡ音である）．半月弁の動きの激しさに対応して，弁は動脈側から心室側に向かって，血管内膜，線維層，心内膜層が重なり厚くできている．

4 刺激伝導系

心臓は自発的に興奮を繰り返す．自動性の源は，上大静脈と右心房の接合部である分界稜の上端にある**洞房結節**である．ここで発生した興奮は心房を伝わり，右心房の冠状静脈洞開口部近くで心房中隔の後下方にある**房室結節**（別名：田原結節）に到達する．続いて**ヒス His 束**（房室束 atrioventricular bundle），**プルキンエ線維** Purkinje fiber を経由して心室筋に興奮が伝わる．洞房結節，房室結節，His 束，Purkinje 線維をまとめて，**刺激伝導系** impulse conducting system または興奮伝導系 excitation-conduction system とよぶ．これについては「心臓の電気的活動」（→618 頁）で詳述する．

---

* 弁またはその付属器（弁輪，腱索）の病変などにより逆流を生じる病態を，閉鎖不全症 insufficiency（または逆流症 regurgitation）とよぶ．また，弁が癒合して開口部が狭くなり血流が妨げられる病態を，狭窄 stenosis とよぶ．

5 心臓神経 cardiac nerve

心臓の機能は**心臓神経**による調節を受ける．心臓神経は，**心臓交感神経**と**心臓迷走神経**（または**心臓副交感神経**）からなり（図 36-6），心臓交感神経は心筋の興奮・収縮に対して促進性に，心臓迷走神経は抑制性に働く．

心臓移植を行うと，心臓神経は切断されるが，心臓機能は液性調節によりほぼ正常に保たれる．しかし運動の開始時に心臓の拍出量を急に増やすことができなくなる．

A 心臓交感神経 cardiac sympathetic nerve

心臓交感神経の起始は，第1～7胸髄側角の**中間外側核** intermediolateral nucleus である．ここに節前ニューロンの細胞体があり，神経線維は脊髄の前根を通る．節前ニューロンのうち，神経線維が第1～3胸髄の前根を通るものが，特に強く心機能に影響する．次いで，交感神経節で節後ニューロンとなり，神経終末は洞房結節，心房，房室結節，心室内刺激伝導系，心室筋に広く分布する（図 36-6）．交感神経節後ニューロンの神経終末から，伝達物質として**ノルアドレナリン**（ノルエピネフリンともよばれる）が分泌される．

心臓交感神経の調節作用のうち，心臓の収縮能力を強くする作用を**陽性変力作用** positive inotropic effect，心拍数を増やす作用を**陽性変時作用** positive chronotropic effect とよぶ．

冠循環においては，心臓交感神経活動の亢進は，α_1 受容体を介する血管収縮と β_2 受容体を介する血管拡張を引き起こすが，全体としては，冠動脈は拡張し，冠血流量を増加させる．これには，心臓の仕事量増加に伴う代謝性血管拡張も寄与する．

B 心臓迷走神経 cardiac vagal nerve

心臓迷走神経の起始は延髄の迷走神経運動核であり，ここに節前ニューロンの細胞体が存在する．運動核として背側核と疑核の2つがあるが，心臓迷走神経のニューロンは，イヌではこの2つの核の両方に，ネコでは疑核に分布し，種差が大きい．サルでは背側核にあるので，ヒトでも同様と考えられている．

心臓迷走神経は迷走神経本幹を通って胸郭に入り，

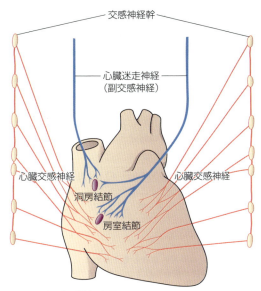

図 36-6 心臓の神経支配
左右の心臓交感神経と心臓迷走神経を示す．

心臓交感神経と混ざり合って心臓神経叢をつくってから心臓に達する（図 36-6）．さらに心房内で節後ニューロンに移行すると考えられ，その線維は洞房結節，房室結節およびその近くに分布し，神経末端から**アセチルコリン**を分泌する[*]．

心臓迷走神経の主な作用は心拍数を減らすこと（**陰性変時作用** negative chronotropic effect），房室伝導を遅くすること（**陰性変伝導作用** negative dromotropic effect），心房の収縮力を弱めること（**陰性変力作用** negative inotropic effect）である．心臓迷走神経の興奮による心室収縮力の抑制効果は少ない．ヒト心室への心臓迷走神経の分布は乏しく，迷走神経刺激で心室収縮力は15～38％減少するにすぎない．一方，迷走神経刺激は心拍数を著明に減少させる．

Advanced Studies

肺静脈心筋 pulmonary vein myocardium
　左心房の心筋線維はその接合部を越えて肺静脈壁内に伸びて，肺静脈周囲を袖状に覆っている（肺静脈周囲心筋 myocardial sleeve）．この部位には，洞房結節様の活動電位を示す心筋細胞や，第4相緩徐脱分極を伴った心房筋様の活動電位を示す心筋細胞が存在する．これらの細胞の異所性自動能が心房細動など

---

[*] 一般的に自律神経による心臓作用にはある程度の左右差がある．つまり右側の心臓交感神経と心臓迷走神経は，房室結節よりも洞房結節に影響し，左側の心臓交感神経と心臓迷走神経は，洞房結節よりも房室結節に影響する．しかし，この神経分布には，オーバーラップがあり，複雑である．

表 36-1 心筋細胞の大きさ

	長さ (μm)	直径 (μm)	T細管	形
固有心筋				
心房筋	100	5	少ないまたは欠如	紡錘形
心室筋	100	10	豊富	円柱形
特殊心筋				
洞房結節 房室結節	20	5	紡錘形	紡錘形
Purkinje線維	150〜200	35〜40	欠如	幅広い円柱形

代表的な値を示したが，動物種により異なる．

表 36-2 心筋の静止膜電位，活動電位および伝導速度

	静止膜電位（最大拡張期電位）(mV)	活動電位の振幅 (mV) と持続時間 (ms)	伝導速度 (m/s)
固有心筋			
心房筋	−90〜−80	110〜120　100〜200	0.3〜1
心室筋	−90〜−80	110〜120　200〜300	0.3〜1
特殊心筋			
洞房結節	−60〜−50	60〜70　100〜300	0.02
房室結節	−70〜−60	70〜80　100〜300	0.02〜0.1
Purkinje線維	−95〜−90	110〜120　300〜500	2〜4

代表的な値を示したが，動物種や心拍数により異なる．

の心房性不整脈の原因となると考えられている．そのため，この左心房と肺静脈の接合部は**カテーテル焼灼術** catheter ablation を用いた心房細動の治療標的部位となっている．

B 心臓の電気的活動

心臓は周期的に拍動し血液を送り出す．この心臓のポンプ機能は，心臓を構成する100億個にのぼる個々の細胞の電気的活動に依存している．心臓の電気的活動は神経や骨格筋にみられる電気的活動とは次のような違いがある．①活動電位の持続が長い（つまりプラトー plateau 相が存在する）．②自動性をもつ．③細胞間を連結するギャップ結合により心臓全体が機能的合胞体として振る舞い，心臓全体として興奮・収縮を発生する．

 心筋の特徴

 心筋細胞 cardiomyocyte

心筋 cardiac muscle は，横紋筋である心筋細胞により構成される．その微細構造も，それを構成する収縮タンパク質も，基本的には骨格筋と同じである．しかし，骨格筋と違って，心筋細胞には枝分かれがある．また心筋細胞同士の接合部には，**境界膜**（または介在板）intercalated disc とよばれる特殊な構造があり，細胞間隙はわずか12〜15 nmである．これにより，心筋細胞は，形態上は分離していても，機能的にはつながっており，心房や心室はそれぞれ一体として動作する．これを**機能的合胞体** functional syncytium とよ

ぶ．また，骨格筋と違って，心筋は自動能をもち，神経からのインパルスがなくとも一定のリズムで収縮しうる．

心筋は，血液の拍出を直接執り行う**固有心筋** ordinary cardiac muscle と，もっぱら興奮の自発的発生とその伝導を行う**特殊心筋** specialized cardiac muscle に分けられる．特殊心筋のうち**プルキンエ** Purkinje **線維**の細胞は特に大型であり，伝導速度が速い．洞房結節細胞と房室結節細胞（あわせて結節細胞）は小型であり，伝導速度は遅い．固有心筋と特殊心筋の特徴を**表36-1，36-2** にまとめた．

心筋は数種類の細胞で構成されるが，細胞集団のうち約1/3が心筋細胞で，残りを非心筋細胞（主に線維芽細胞）が占める．一方，心筋容積の約2/3を心筋細胞が占める．しかしその割合は種差が大きい．線維芽細胞は正常心臓機能の維持のみでなく，心筋梗塞や高血圧時のリモデリングにおいても重要な役割を担う．

B ギャップ結合

介在板において，隣接する心筋細胞は3種類の特殊装置を形成する（デスモゾーム desmosome，接着結合 adherens junction，ギャップ結合 gap junction）．前2者は力学的な接着装置である．ギャップ結合は，Ca^{2+}，K^+などのイオンやcAMP，イノシトールリン酸などの小分子も通過する．そのため，ギャップ結合は心筋細胞間の興奮伝導を担い，心筋は機能的合胞体として働くことができる．

2 心臓における興奮の発生と伝導

心臓を取り出して，適切なイオン，栄養素，酸素を含む人工液で灌流すると，心臓は自動的に興奮し拍動を続ける．つまり自動能を有する．これは，洞房結節が自発的興奮を繰り返し，その電気的興奮が心房に伝わり，さらに房室結節，His束，脚，Purkinje線維といった刺激伝導系を経由して心室筋に伝導するためである（→図36-7a，次頁）．

A 洞房結節 sinoatrial node

洞房結節（別名洞結節 sinus node）の活動電位は−60〜−50 mV 程度の比較的浅い膜電位からゆっくりとした脱分極を示す．再分極後の拡張期の電位は徐々に浅くなり（緩徐脱分極），自動能を示すこととなる．洞房結節中心部の細胞に比べて，周辺部の細胞は心房筋細胞の活動電位に近いものを示す．洞房結節内の興奮伝導時間は遅く，0.02 m/s である（表36-2）．

B 心房筋

洞房結節で発生した電気的興奮は心房全体に広がる．心房には比較的優先的に興奮する経路がいくつか存在するが，心室筋組織のPurkinje線維のような特殊な興奮伝導経路はない．心房筋の静止膜電位は−90〜−80 mV 程度であり，比較的速い脱分極を起こして活動電位が発生する．活動電位持続時間（活動電位幅）は心室筋に比べて短く，100〜200 ミリ秒（ms）程度である．心房内の興奮伝導速度は0.3〜1 m/s程度であり，心房の電気的興奮は最終的に房室結節に達する（表36-2）．

C 房室結節 atrioventricular node

房室結節内の興奮伝導速度は0.02〜0.1 m/s と遅い．その結果，心房の収縮と心室の収縮の間に0.12〜0.20 s 程度の時間的遅れ（房室伝導遅延）を生じさせる．この時間的遅れは，心房筋が収縮し，血液が房室弁を通って心房から心室へ流入するために重要である．

房室結節における興奮伝導は自律神経の影響を受けやすく，房室伝導に対して交感神経は促進的に，副交感神経は抑制的に働く．副交感神経興奮が強まったと

き，Ca^{2+}チャネル遮断薬が投与されたとき，房室結節を養う冠動脈が閉塞して虚血となったときなどには，房室伝導に要する時間が延長したり，房室伝導が途絶したりして，いわゆる房室ブロック atrioventricular block（AVブロック）といわれる状態になる．

【WPW症候群】

通常，心房と心室をつなぐ興奮伝導路は房室結節のみである．しかしながら，先天的に房室結節以外の興奮伝導路（ケント Kent 束など）をもつ人がいる．こういったバイパスの伝導路（副伝導路）をもつ人は，不整脈を起こしやすく，WPW（ウォルフ-パーキンソン-ホワイト Wolff-Parkinson-White）症候群とよばれ，デルタ波とよばれる特徴的な心電図所見を示す．

D Purkinje線維と心室筋

房室結節を通過した興奮伝導は，His束とよばれる束状の組織に伝導し，中隔を下行しながら左右に分岐した索枝 bundle branch，すなわち右脚および左脚となる．左脚はさらに分岐して前枝と後枝となり，心室内面に伝播する．

His束に始まるPurkinje線維は，心室筋細胞と比して細胞径が大きく（表36-1），伝導速度が速い（2〜4 m/s）（表36-2）．その結果，心室組織全体に素早く興奮を伝播し，心室組織全体が同期して興奮収縮するので効果的な血液の拍出が可能となる．

His束の部分で興奮伝導が障害されても房室ブロックとなる．房室結節そのものが障害されて生じる機能的房室ブロックと比べると，回復することは少なく予後が悪い．また，Purkinje線維の興奮伝導が障害されると脚ブロックという状況となり，心室全体が興奮するために要する時間が延長する．

3 活動電位と心電図の関係

A 活動電位の特徴

一般的に心筋細胞の活動電位は，数ミリ秒で終了する神経細胞や骨格筋細胞の活動電位に比べて持続時間が長く，200〜300 ms まで達する．その結果，活動電位が発生している間に十分なCa^{2+}の流入が起こるとともに，不応期が十分な時間持続するため，不整脈が起こりにくい状態になっている．

心臓各部位の活動電位波形は，かなり異なる（図

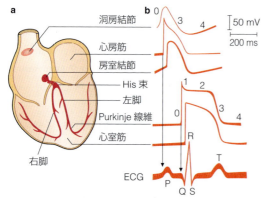

図 36-7 心臓各部位の活動電位波形と体表面心電図との関係

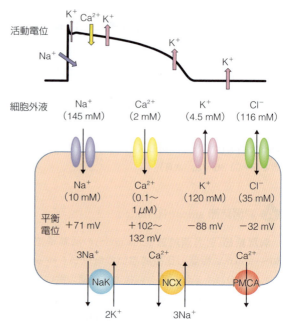

図 36-8 心筋細胞の細胞内外のイオン分布とその平衡電位

Na^+ と Ca^{2+} の平衡電位は膜電位よりも高いため，Na^+ と Ca^{2+} は細胞内に流入する．一方，K^+ の平衡電位は膜電位よりも低いため，K^+ は細胞から流出する．Cl^- は膜電位が平衡電位より脱分極したときに流入し，過分極したときに流出する．Na^+-K^+ ポンプ（Na^+-K^+ ATPase, NaK）が，Na^+ を排出し K^+ を流入することで，細胞内外の Na^+，K^+ の濃度分布が維持される．Na^+-Ca^{2+} 交換（Na^+-Ca^{2+} exchange, NCX）と細胞膜 Ca^{2+} ポンプ（Ca^{2+} ATPase, PMCA）が細胞内の Ca^{2+} を排出する．それぞれのイオンの平衡電位（Ex）はネルンスト Nernst の式で計算される：$Ex = \frac{RT}{zF} \ln \left(\frac{C_o}{C_i} \right)$．ここで，R はガス定数，T は絶対温度（310 K），z はイオンの電荷，F はファラデー定数，C_o と C_i はそれぞれ細胞外，細胞内のイオン濃度である．

36-7b）．最も大きな相違は静止膜電位（最大拡張期電位）である．洞房結節細胞や房室結節細胞では，安定した静止膜電位を示さず，最大拡張期電位は −60 mV 前後と比較的浅い．この電位から緩やかに脱分極（緩徐脱分極）して，活動電位を発生する．一方，Purkinje 線維，心房筋細胞，心室筋細胞では深い膜電位（−95〜−80 mV）から活動電位が発生する．

洞房結節細胞や房室結節細胞では，L 型 Ca^{2+} 電流が流れることで活動電位が発生する．その立ち上がり速度は 1〜20 V/s と小さく，伝導も遅い．一方，Purkinje 線維，心房筋細胞，心室筋細胞では速い Na^+ 電流が流れるので，活動電位の立ち上がり速度が速く（100〜500 V/s），その伝導は速い．

B 体表面心電図の波形

心臓各部位の活動電位と**体表面心電図**の関連を図 36-7 に示す．

洞房結節は組織が小さいため，その脱分極興奮は体表面心電図ではとらえられない．心房興奮は P 波としてとらえられ，弁膜症などで心房に負荷がかかると P 波の変化として現れる．

PQ 時間は房室伝導時間（正常は 0.12〜0.20 s）を示す．PQ 時間が延長するか，心房から心室への伝導が途絶すると房室ブロックとなる．

QRS 波は心室組織の脱分極興奮を示す．例えば Purkinje 線維の障害が起こり，興奮伝導が遅延すると，QRS 幅が延長し脚ブロックとなる．このような興奮伝導の異常や不整脈は，体表面心電図によって容易に診断される．T 波は心室の再分極で生じる．

4 心筋細胞の電気活動

A 静止膜電位の成立機構

1 各種イオン平衡電位と静止膜電位

心筋細胞内では K^+ の濃度が高く，Na^+，Ca^{2+}，Cl^- の濃度が低い．イオンの平衡電位は，ネルンスト Nernst の式によって計算され，図 36-8 のような細胞内外のイオン濃度を想定すると，Na^+，Ca^{2+}，K^+，Cl^- の平衡電位はそれぞれ +71 mV，+102〜132 mV，−88 mV，−32 mV となる（図 36-8）．

これらの平衡電位は静止膜電位との関係で重要である．すなわち，心房筋細胞，Purkinje 線維，心室筋細胞においては，静止膜電位では，Na^+ チャネルや Ca^{2+} チャネルは閉じていて，内向き整流 K^+ チャネル

とよばれるK$^+$チャネルが主に開口している。これにより、細胞内に存在する高濃度のK$^+$が細胞外に移動し、細胞内が細胞外よりもマイナス電位をとる。したがって、静止膜電位はK$^+$の平衡電位に近い値となる。実際には静止膜電位は、K$^+$の平衡電位よりもやや浅い値となる。これは、Na$^+$とCa^{2+}のコンダクタンスは0ではなく、わずかではあるがNa$^+$とCa^{2+}の流入があるためである。洞房結節細胞や房室結節細胞では、この内向き整流K$^+$チャネルが少ないため、深い静止膜電位を示さない。

静止膜電位は主にK$^+$の平衡電位によって決定することから、細胞外K$^+$濃度が上昇すると心室筋細胞などの静止膜電位は浅くなり、逆に細胞外K$^+$濃度が低下すると静止膜電位は深くなる。しかし、細胞外K$^+$濃度が高度に減少したときには、測定した静止膜電位はネルンストの式から算出したK$^+$の平衡電位ほどは深くならない。これは、細胞外K$^+$濃度が減少すると、内向き整流K$^+$チャネルなどのK$^+$チャネルのコンダクタンスが減少する特性があるためである。その結果、相対的に他のイオン電流の静止膜電位に対する寄与が大きくなり、静止膜電位はK$^+$の平衡電位ほどは深くならない。

2 ● 細胞内イオン環境の恒常性維持

心室筋細胞においては、活動電位が発生するたびに、Na$^+$電流とCa^{2+}電流が流れて、Na$^+$とCa^{2+}が細胞内に流入する。また、再分極するときには細胞内からK$^+$が流出する。これらのイオンの流入流出があっても、細胞内イオン濃度を一定に保つために、3つのイオントランスポーターが主に機能している（図36-8）。1つはNa$^+$-Kポンプ（Na$^+$-K$^+$ ATPase）である。ATPの加水分解エネルギーを利用して、Na$^+$を細胞外に排出して、K$^+$を細胞内に取り込む。1個のATPの加水分解あたり3個のNa$^+$と2個のK$^+$を輸送するため、Na$^+$-Kポンプは外向き電流としても機能する。

細胞内に流入したCa^{2+}の排出機構としては、細胞膜に存在する細胞膜Ca^{2+}ポンプ plasma membrane Ca^{2+} ATPase（PMCA）とNa$^+$-Ca^{2+}交換 Na$^+$-Ca^{2+} exchange（NCX）がある。心筋細胞においては、細胞膜Ca^{2+}ポンプよりもNa$^+$-Ca^{2+}交換の寄与が大きい。細胞膜Ca^{2+}ポンプは、1分子のATPの加水分解あたり1分子のCa^{2+}を排出する。Na$^+$-Ca^{2+}交換は、細胞内外のNa$^+$の電気化学的ポテンシャルに従ったNa$^+$の流入と連動して、Ca^{2+}を細胞外に排出する。Na$^+$とCa^{2+}の交換比率は3：1であるので、内向き電流が発生する。活動電位発生の初期で、膜電位が脱分極して細胞内Ca^{2+}濃度が上昇し始めている時期には、Na$^+$-Ca^{2+}交換は逆回転して、Ca^{2+}流入（Na$^+$排出）として働くが、通常はその程度はわずかである。

細胞膜Ca^{2+}チャネルからのCa^{2+}流入は、筋小胞体から、Ca^{2+}流入量の数倍のCa^{2+}放出を誘発する（カルシウム誘発性カルシウム放出 calcium-induced calcium release：CICR）。放出されたCa^{2+}の大部分は筋小胞体Ca^{2+}ポンプ sarco/endoplasmic reticulum Ca^{2+} ATPase（SERCA）によって再び筋小胞体に取り込まれる。

B 心筋活動電位と膜電流

心筋の活動電位波形は、各部位によって大きく異なる（図36-7）。つまり、洞房結節および房室結節では浅い膜電位から活動電位が発生する。一方、心房筋、Purkinje線維、心室筋では深い膜電位から活動電位が発生する。

1 ● 洞房結節および房室結節の活動電位

洞房結節細胞および房室結節細胞では、内向き整流K$^+$チャネルが少ないため、安定した静止膜電位を示さず、最大拡張期電位は-60 mV前後と心室筋細胞に比べて浅い。この電位から緩やかに脱分極（緩徐脱分極）して、-40 mV付近から活動電位を発生する。活動電位は**第0相（脱分極相、立ち上がり相）、第3相（再分極相）、第4相（緩徐脱分極相）**に分けられる（図36-9）。第0相では、L型Ca^{2+}チャネルが活性化することで内向きの**L型Ca^{2+}電流**（I_{CaL}）が発生して活動電位が発生する。この膜電位付近ではNa$^+$チャネルは不活性化しているためと発現量が少ないために、Na$^+$チャネルの寄与はほとんどない。第3相では、外向きの**遅延整流K$^+$電流**（I_K）が流れて、再分極が生じる。遅延整流K$^+$電流には活性化の速度の違いから2つの成分（速い成分I_{Kr}と遅い成分I_{Ks}）が存在するが、どちらの成分が主体となるかは動物種により異なる。第4相では、外向きの遅延整流K$^+$電流（I_K）が減衰し、**過分極誘発内向き電流**（I_fあるいはI_h）が流れる。さらに**T型Ca^{2+}電流**（I_{CaT}）が流れてゆっくりと脱分極する。過分極誘発内向き電流は陽イオン選択性が低く、内向き電流は主にNa$^+$の流入により生じる。

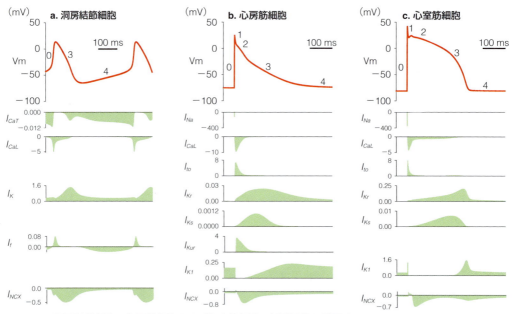

図 36-9 洞房結節細胞，心房筋細胞および心室筋細胞の活動電位と膜電流
それぞれ，Himeno Y, et al：J Physiol Sci. 2008, Grandi E, et al：Circ Res. 2011, Grandi E, et al：J Mol Cell Cardiol. 2010 の数理モデルをもとに再構築した．各イオン電流値は膜容量で正規化して示す(pA/pF)．

また，過分極誘発内向き電流は過分極により活性化されるため，洞房結節のなかでも，最大拡張期膜電位が比較的深い結節周辺細胞での寄与が大きいといわれている．Ca^{2+} 排出機構である Na^+-Ca^{2+} 交換(I_{NCX})は緩徐脱分極相で内向き電流を生じ，緩徐脱分極に寄与する．また，持続性内向き電流とよばれる膜電流が緩徐脱分極相に関与するという説もある．膜電位が L 型 Ca^{2+} 電流の閾値に達すると再び第 0 相に移行する．

副交感神経興奮時にはアセチルコリンが神経終末から放出されるが，アセチルコリンで活性化される**アセチルコリン感受性 K^+ 電流**(I_{KACh})は第 4 相で外向き電流として流れる．これにより，緩徐脱分極相の傾きの減少と過分極が起こる．その結果 L 型 Ca^{2+} 電流の閾値に達するまでの時間が長くなり，自動発火頻度の減少(徐脈)となる．

Advanced Studies

洞房結節自動能の起源―膜クロックかカルシウムクロックか？

先述したように，細胞膜に発現するイオンチャネル・トランスポーターを介する内向き電流が，洞房結節細胞の第 4 相緩徐脱分極を引き起こし，自動能が発生すると考えられてきた．近年，細胞内 Ca^{2+} の周期的な変化(カルシウムクロック)が，細胞膜に発現する Ca^{2+} 依存性のイオンチャネル・トランスポーターを制御することで膜電位の周期的変化(膜クロック)を引き起こすとの説が提唱されている．この説によれば，筋小胞体からの自発的な Ca^{2+} 放出により細胞膜直下で Ca^{2+} 濃度が増加し，その Ca^{2+} 増加が，細胞膜 Na^+-Ca^{2+} 交換による Ca^{2+} 排出を促進し内向き電流を誘発し，緩徐脱分極を引き起こす．筋小胞体からの自発的な Ca^{2+} 放出がどの程度，自動能発生に寄与するかは今後の検討が必要である．

2 ● 心室筋細胞と Purkinje 線維の活動電位

心室筋細胞の静止膜電位は $-90 \sim -80\,mV$ と深く，活動電位は第 0～4 相に分かれる．**第 0 相(脱分極相，立ち上がり相)**では，Na^+ チャネルが活性化して内向きの Na^+ 電流が流れて，活動電位が立ち上がる．**第 1 相(初期再分極相)**では，Na^+ チャネルの不活性化による Na^+ 電流の減少と，**一過性外向き電流**(I_{to})の発生により，部分的に再分極してノッチを形成する．その後に続く**第 2 相(プラトー相)**では，内向きの L 型 Ca^{2+} 電流(I_{CaL})，外向きの**遅延整流 K^+ 電流の速い成分**(I_{Kr})と**遅延整流 K^+ 電流の遅い成分**(I_{Ks})が流れる．その結果，正味の電流変化が小さくなるため膜電位があまり変化しない．**第 3 相(再分極相)**では，L 型 Ca^{2+} チャネルが不活性化して L 型 Ca^{2+} 電流が減衰し，外向きの遅延整流 K^+ 電流の速い成分と遅い成分が優勢となる．さらに，第 3 相後半で外向き電流を生じる

内向き整流 K^+ 電流(I_{K1})の増大が起こり，再分極相を形成する．その後，**第4相**の静止膜電位に移行する（図 36-9）．

心室筋細胞にはアセチルコリン感受性 K^+ チャネルが存在しない．そのため，心房筋細胞と異なり，副交感神経が興奮しても活動電位持続時間は短縮しない．急性心筋梗塞などで心筋細胞内 ATP が減少すると，**ATP 感受性 K^+ チャネル**が活性化し，外向きの K^+ 電流が流れて活動電位持続時間が短縮する．心室筋細胞には過分極誘発内向き電流は通常存在しない．一方，Purkinje 線維では，この電流が存在し，第4相の緩徐脱分極を引き起こし，自発的な活動電位（自動能）を発生する．しかし，前述したように Purkinje 線維の発火頻度は低いため，通常は洞房結節細胞の発火頻度が心拍数を決める．交感神経興奮時には過分極誘発内向き電流が活性化されるため，Purkinje 線維も自動能を発現しやすくなる．また，Purkinje 線維は $-95 \sim -90$ mV と静止膜電位が深いという特徴がある．

3 ● 心房筋細胞の活動電位

心房筋細胞に存在する膜電流系は心室筋細胞に類似するが，活動電位持続時間が心室筋細胞より短いという特徴がある．遅延整流 K^+ 電流の速い成分（I_{Kr}）と遅い成分（I_{Ks}）に加えて，**非常に速い活性化過程を示す遅延整流 K^+ 電流**（I_{Kur}）が存在し，活動電位再分極に寄与する（図 36-9）．また心房筋細胞には，アセチルコリン感受性 K^+ チャネルが存在するため，副交感神経興奮時にはアセチルコリン感受性 K^+ 電流が流れ，活動電位持続時間が短縮する．

4 ● その他の膜電流の関与

活動電位の形成に関与する膜電流としては，他にもいくつかの電流系がある．Ca^{2+} を細胞外に排出する Na^+-Ca^{2+} 交換は，Ca^{2+} 排出に伴い内向き電流を生じる．Na^+ を細胞外に排出する Na^+-K^+ ポンプは外向き電流を発生する．また，Ca^{2+} で活性化される Cl^- 電流および K^+ 電流が存在し，活動電位第1相のノッチ形成に関与するとされている．囊胞性線維症膜コンダクタンス制御因子 cystic fibrosis transmembrane conductance regulator（CFTR）として知られる，プロテインキナーゼ A で活性化される Cl^- 電流も存在するが，ヒト心筋細胞の活動電位形成に寄与するかどうかは明らかでない．

5 ● 不応期

活動電位が発生している間は電気刺激を与えても次の活動電位は発生しない（**不応期** refractory period）．これは Na^+ チャネルが不活性化しているためである．再分極することで，Na^+ チャネルは不活性化状態から回復するが，膜電位が約 -50 mV に達するまでは，強い電気刺激を与えても反応しない．**絶対不応期** absolute refractory period とよぶ．さらに再分極が進むと，Na^+ チャネルは不活性化状態から徐々に回復するが，強い電気刺激に対して不完全な活動電位を発生する．絶対不応期終了後から，完全な活動電位を発生するまでの間を**相対不応期** relative refractory period とよぶ．心筋の活動電位は不応期が長いことで，不整脈を起こりにくくしている．

C 自律神経系およびさまざまな病態による活動電位波形の修飾

心筋細胞の活動電位波形は自律神経系や血清電解質の影響を受ける．また，心筋虚血や心不全などの病態においても変化する．そして，それに伴って心電図波形も変化する．

1 ● 副交感神経系による修飾

副交感神経節後線維から遊離するアセチルコリンは，洞房結節細胞においては自動発火頻度を減少する（陰性変時作用）．アセチルコリンはムスカリン（M_2）受容体に結合し，G_K とよばれる抑制性 G タンパク質（G_i）を活性化する．そして，その $\beta\gamma$ サブユニットが直接的にアセチルコリン感受性 K^+ チャネルに作用してチャネルを活性化する．また，アデニル酸シクラーゼを抑制することで，cAMP の減少，プロテインキナーゼ A の抑制を引き起こす．アセチルコリン感受性 K^+ チャネルの活性化は外向き電流の増大を引き起こし，最大拡張期電位は深くなる．cAMP の減少は過分極誘発内向き電流を抑制し，緩徐拡張期電位の傾きを緩やかにする．さらに，プロテインキナーゼ A の抑制は，L 型 Ca^{2+} 電流を抑制し，活動電位発生の閾値を上昇させる．これらの効果により，活動電位が発生する膜電位閾値に達するまでの時間が長くなり，自動発火頻度が減少する（図 36-10a）．この変化が高度になると自動能が停止する場合もある．

副交感神経は房室結節においても同様の効果を示す．しかし，房室結節は生理的ペースメーカー部位で

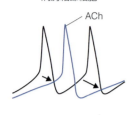
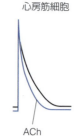
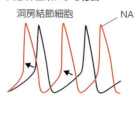
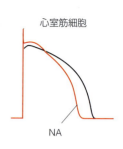
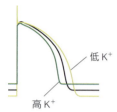
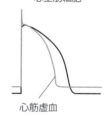
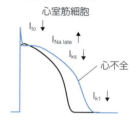

図 36-10　活動電位の自律神経系や病態による修飾
a．副交感神経興奮時（アセチルコリン ACh 遊離時）の洞房結節細胞と心房筋細胞の活動電位波形の変化．b．交感神経興奮時（ノルアドレナリン NA 遊離時）の洞房結節細胞と心室筋細胞の活動電位波形の変化．c．細胞外 K⁺ 濃度変化による心室筋細胞活動電位波形の変化．d．心筋虚血による心室筋細胞活動電位波形の変化．e．心不全における心室筋細胞活動電位波形の変化．

はないので，アセチルコリンの効果は主に L 型 Ca^{2+} 電流の抑制による伝導速度の低下である．

　心房筋においては，アセチルコリン感受性 K⁺ チャネルが活性化すると活動電位持続時間が短縮する（図 36-10a）．その結果，不応期が短縮するので，心房細動という不整脈が起こりやすくなる．

　心室筋細胞にはアセチルコリン感受性 K⁺ チャネルは存在しない．副交感神経興奮時に活性化する抑制性 G タンパク質は，交感神経興奮時の β 受容体，促進性 G タンパク質（G_s）を介したアデニル酸シクラーゼの活性化に対して拮抗する．そのため，後述する交感神経興奮時の活動電位波形変化に対して抑制的に働く．

2　交感神経系による修飾

　交感神経節後線維からノルアドレナリンが遊離すると，洞房結節細胞では，β 受容体，促進性 G タンパク質（G_s），アデニル酸シクラーゼの活性化を介して，cAMP が増加する．cAMP は直接的に過分極誘発内向き電流（I_f あるいは I_h）を増強する．その結果，第 4 相（緩徐脱分極相）の傾きが急峻になり，自動発火頻度が増加する（陽性変時作用）（図 36-10b）．また，cAMP

の増加により活性化されたプロテインキナーゼ A は，L 型 Ca^{2+} チャネルをリン酸化して Ca^{2+} 電流を増加する．結果，第 0 相の活動電位立ち上がりが急峻となる．交感神経は房室結節においても同様の効果を示す．

　心室筋においては，L 型 Ca^{2+} 電流と遅延整流 K⁺ 電流の遅い成分（I_{Ks}）の増強が起こる．その結果，プラトー相が増高し，活動電位持続時間が短縮する（図 36-10b）．交感神経興奮時には心拍数が増加するが，この活動電位持続時間の短縮は，拡張期の時間を相対的に長くして，心室への十分な血液充満を確保する役割がある．

3　血清 K⁺ 濃度変化による修飾

　細胞外 K⁺ 濃度が減少すると，K⁺ の平衡電位は深くなるので，静止膜電位はわずかに過分極する．しかし，細胞外 K⁺ 濃度の減少は，内向き整流 K⁺ チャネルと遅延整流 K⁺ チャネルのコンダクタンスを減少させるため，外向き K⁺ 電流が減少し活動電位持続時間は延長する（図 36-10c）．心電図においては，QT 時間の延長や U 波の出現として現れる．

　細胞外 K⁺ 濃度が増加すると，静止膜電位は脱分極

する．K⁺ 電流はむしろ流れやすくなって活動電位持続時間は短縮する（図 36-10c）．心電図では先鋭な T 波（テント状 T 波）が出現する．

4 ● 心筋虚血による修飾

心筋が虚血に陥ると，血流低下と細胞内から細胞外への K⁺ 流出のために，心室筋細胞周囲の細胞外 K⁺ 濃度が上昇するので，静止膜電位は脱分極する．また，低酸素のためにミトコンドリアでの酸化的リン酸化による ATP 産生が抑制され，細胞内 ATP が減少する．ATP 減少は ATP 感受性 K⁺ チャネルを活性化し，外向き K⁺ 電流が増加して活動電位持続時間は短縮する（図 36-10d）．心電図では，虚血急性期には ST の上昇が認められるが，これは正常心筋部と虚血心筋部の心筋細胞の膜電位差によって生じる．

5 ● 心肥大や心不全による修飾

心肥大や心不全といった病態においては，イオンチャネルを含む多くのタンパク質の発現が変化（リモデリング）し，活動電位持続時間が延長する（図 36-10e）．活動電位持続時間の延長の主な原因は，一過性外向き電流（I_{to}）と遅延整流 K⁺ 電流の遅い成分（I_{Ks}）の減少である．さらに，Na⁺ 電流の非不活性化成分（遅延 Na⁺ 電流 late Na⁺ current：$I_{Na\ late}$）の増加や内向き整流 K⁺ 電流（I_{K1}）の減少を伴うこともある．心不全においては，Ca²⁺ トランジエントの高さが減少し収縮力が低下しているが，活動電位持続時間が延長することで，Ca²⁺ トランジエントと収縮力の低下を代償する意味があると考えられている．一方，このような病態においては，K⁺ チャネル遮断作用をもつ薬物は，心電図の QT 時間を延長し不整脈を誘発しやすい．

巻末付録 問題 40. 心筋活動電位の異常 → 1086 頁参照.

6 ● イオンチャネルの遺伝子変異による修飾

イオンチャネルの遺伝子変異によって不整脈を惹起する病気がある．例えば，**先天性 QT 延長症候群** congenital long QT syndrome（Romano-Ward ロマノ-ワード症候群）の一部では，遅延整流 K⁺ 電流の遅い成分（I_{Ks}）を担うチャネル遺伝子（*KCNQ1*），あるいは遅延整流 K⁺ 電流の速い成分（I_{Kr}）を担うチャネル遺伝子（*KCNH2* または *HERG*）の異常により活動電位の再分極が障害されて，活動電位持続時間の延長と心電図 QT 間隔の延長が起こり，致死性の不整脈を誘発しやすくなる．

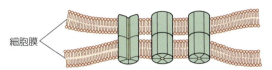

図 36-11　心筋細胞膜におけるギャップ結合とコネクソン
6 つのコネキシン connexin 分子がコネクソン connexon を形成し，隣接する細胞のコネクソンが融合して細胞間チャネル（ギャップ結合）が形成される．左端のチャネルは手前のコネキシンを外したが，中央の孔の部分をイオンなどが通過する．

D 活動電位の細胞間伝播

心筋細胞は，**ギャップ結合**とよばれる細胞間接合部を介して興奮伝導が伝播し，その結果心室を構成する 100 億近い細胞がほぼ同期して興奮・収縮することができる（図 36-11）．**コネキシン**とよばれるサブユニット分子が 6 個集まりチャネルを形成し，細胞膜に組み込まれて**コネクソン**とよばれるタンパク質集合体を構成する．隣接する細胞のコネクソンが融合して細胞間チャネルが形成される（図 36-11）．ギャップ結合の部分には多数のコネクソンが集まっている．コネクソンは分子量 1,000 程度の物質まで透過することが可能である．電荷（主に K⁺）が興奮細胞から未興奮細胞へ移動し，膜電位を脱分極させ，閾値に達すると Na⁺ チャネルあるいは Ca²⁺ チャネルが開口して活動電位が発生する（図 36-12）．

このような心筋線維を電気回路で単純化すると，膜容量（C_m）と膜抵抗（R_m）によって構成される個々の心筋細胞がギャップ結合の抵抗（R_i）でつながるケーブルのような回路ができあがる．興奮の心筋内伝導速度としては，活動電位の立ち上がり速度とともに軸抵抗（R_i）の大きさが重要である．細胞内 Ca²⁺ 濃度の過度の増加や pH の低下は，ギャップ結合の電気抵抗の増加を来たし，伝導速度が低下する．細胞内 cAMP が上昇するとコネキシンがリン酸化を受けて電気的抵抗は下がる．

コネキシンにはいくつかの分子種が存在し，心筋細胞では **Cx40, Cx43, Cx45** の 3 種類が存在する．心室筋および心房筋では Cx43 が主体となるが，心房筋では Cx40 が存在する．His 束や Purkinje 線維では Cx40 が多く発現する．洞房結節や房室結節では Cx45 が主体となる．コンダクタンスは Cx40 が最も高く，Cx45 が最も低い．心肥大などの病態では Cx43 の発現や分布様式が変化することが知られている．

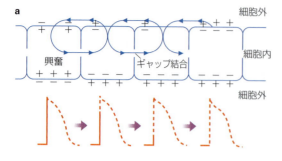
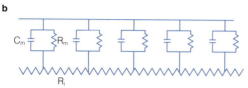

図 36-12　ギャップ結合と興奮伝導
a．1個の細胞が興奮するとギャップ結合を通り，電荷(主にK$^+$)が隣接細胞に移動し，興奮が伝導する．下にそれぞれの細胞の活動電位を示しているが，この時点では，実線の部分まで膜電位変化が起きている．
b．細胞膜は膜容量(C_m)と膜抵抗(R_m)からなる個々の細胞が，軸抵抗(R_i)でつながるケーブル回路とみなすことができる．

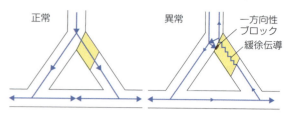
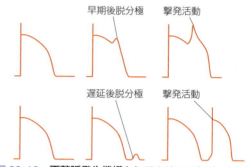

図 36-13　不整脈発生機構としてのリエントリー(a)と異常自動能(b)

E　不整脈の発生機序

不整脈には**徐脈性不整脈**と**頻脈性不整脈**がある．徐脈性不整脈には，洞房結節や房室結節の器質的，機能的障害に起因する洞不全症候群や房室ブロックが含まれる．ここでは主に頻脈性不整脈の発生機序について述べる．不整脈の発生には**リエントリー**と**自動能の異常**によるものがある．

1　リエントリー

通常，電気的興奮は洞房結節に始まり，心房，房室結節，His束-Purkinje線維，心室筋の順に伝播し，脱分極した組織は不応期となる．病的状態では，電気的興奮波が心周期の間に一部の心筋組織内をゆっくり伝播し，再び元の場所に戻ってきてその部位を再興奮させることがある．この旋回性興奮のことを**リエントリー**とよぶ．

リエントリーの成立には**一方向性ブロック**と**緩徐伝導(遅延伝導)**が重要な役割を果たす(図36-13a)．病的心筋部位が存在すると，上方の刺激伝導系を伝わってきた興奮伝導はこの病的心筋部位の入り口で途絶する(**一方向性ブロック**)．健常心筋部への伝導は正常に保たれており，健常心筋部から逆方向に病的心筋に進入してきた脱分極興奮は，伝導速度は低下しているものの伝導する(緩徐伝導)．病的心筋部と健常心筋部の境界に脱分極興奮が達したときには，健常心筋部の活動電位再分極は終了し不応期が過ぎているので，再び興奮を開始して脱分極興奮が旋回することになる．不整脈の7～8割はリエントリーによって起こる．

2　自動能の異常

自動能の異常で起こる不整脈には，潜在的な正常自動能が亢進する場合と，異常自動能が発現する場合がある．

a　正常自動能の亢進

健常心筋では，洞房結節がペースメーカーの役割を果たし，その興奮頻度は毎分60～100回である．刺激伝導系下位の房室結節やPurkinje線維も自動能を有するが，発火頻度が低く，それぞれ毎分40～55回，25～40回の頻度である．そのため，房室結節やPurlkinje線維も，洞房結節から伝導してきた興奮で刺激され，自身の自動能は発生しない．しかしながら，洞房結節の機能が低下したときや房室ブロックが起こったときは，下位の自動能がペースメーカーの代役を果たし，容易には心停止に至らないような仕組みとなっている．

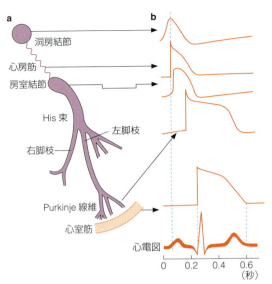

図 36-14　**心臓各部位における活動電位と心電図の関係**
心臓各部位(**a**)とそれに対応する活動電位(**b**). 青の破線により, 心筋各部位の活動電位と心電図(最下段)の時間関係を示す.

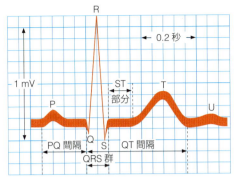

図 36-15　**標準肢誘導(第Ⅱ誘導)の典型的な波形**

　もし, この潜在的自動能がなんらかの原因で亢進した場合は不整脈が起こることになる. 例えば, 交感神経興奮の場合, 細胞内 cAMP が増加し過分極誘発内向き電流(I_f あるいは I_h)が増強すると, 第4相緩徐脱分極の傾きが急になり発火頻度が増加する. 低 K^+ 血症では, 外向き電流である内向き整流 K^+ 電流(I_{K1})が減少して, 相対的に過分極誘発内向き電流が優位になるため, 緩徐脱分極の傾きが急になり発火頻度が増加する.

b　異常自動能の発現

　異常自動能とは生理的状態ではみられないが, 病的状態になると発現する自動能で, **早期後脱分極** early after depolarization (EAD)と**遅延後脱分極** delayed after depolarization (DAD)がある(図 36-13b).

　早期後脱分極は, 活動電位の再分極が途中で中断し, 再び脱分極を起こすものである. なんらかの原因で K^+ 電流, 特に遅延整流 K^+ 電流が減少したときに, 再分極が中断し, L型 Ca^{2+} 電流が内向きに流れることで再び脱分極を起こす(図 36-13). 早期後脱分極が活動電位の閾値に達すると活動電位を発生し, 撃発活動 triggered activity とよばれる.

　遅延後脱分極は, 活動電位の再分極が終了し静止膜電位に戻った後に膜電位が脱分極するものである(図 36-13). この発生には細胞内 Ca^{2+} 過負荷が関与し, Na^+-Ca^{2+} 交換が過剰の Ca^{2+} を細胞外に排出するときに生じる内向き電流の発生が主たる原因と考えられている. 細胞内 Ca^{2+} によって活性化される非特異的陽イオンチャネル電流も関与する場合がある. このような細胞内 Ca^{2+} 過負荷はジギタリスとよばれる強心薬の中毒時や, 虚血・再灌流のときに起こると考えられている. 遅延後脱分極も, 閾値に達すれば活動電位が発生し, 撃発活動につながる.

C 心電図

1 正常心電図

　心電図 electrocardiogram (ECG)とは, 心筋細胞の興奮によって生じる電位変化を, 体表の特定の位置においた電極により誘導し, 記録したものである. 洞房結節で生じた興奮(活動電位)が, 刺激伝導系を通って固有心筋に伝播していく過程において, 電流の一部は, 心臓から周囲の組織に流れ, 体表にまで達する. その電流によって生じる電位変化を記録したものが, 心電図である.

　心電図波形の成り立ちは, 心臓内における興奮の発生・伝播と対応させると理解しやすい(図 36-14).

A 心電図波形

　心電図は通常, 感度 1.0 mV/10 mm, 記録紙速度 25 mm/秒で 1 mm 方眼紙に記録するので, 1 mm の方眼は縦 0.1 mV, 横 0.04 秒に相当する. 記録の前または後に必ず 1.0 mV の較正(キャリブレーション)を入れ, 感度・記録速度を明示する. 正常心電図(図 36-15)は, **P 波**, **QRS 波**, **T 波**からなる. 時として

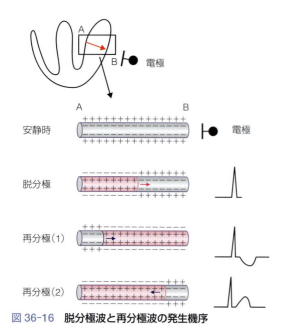

図36-16　脱分極波と再分極波の発生機序

T波の直後に小さな波がみられることがあり，これをU波という．

1　波形成分

正常な心拍周期は，洞房結節の自動性興奮により始まる．洞房結節は小さな組織であるため，その興奮は心電図には現れず，心房筋に伝えられる．

a　P波

心房筋が脱分極すると，P波が現れる．正常なP波の持続時間は0.10秒以内，電位の高さは0.25 mV以下である．

b　QRS群

心室筋の脱分極により，QRS群が発生する．心室筋の脱分極は，中隔から始まり，刺激伝導系に沿って心内膜，最後に心外膜領域へと伝播する．その時間経過中に生じる陽性（上向き）の振れを**R波**，R波に先行する陰性（下向き）の振れを**Q波**，R波に続く陰性波を**S波**と定義する．この3つをまとめたものをQRS群といい，QRS群の幅は0.10秒以内，高さは1.0 mV程度であるが，誘導によって異なる．

c　T波

心室筋の再分極によって生じるのがT波である．T波は幅0.10〜0.25秒，高さ0.5 mV以下の陽性波で，個人差がある．

d　U波

T波と次のP波の間にみられることがある小さな波である．その成因は不明であるが，刺激伝導系の再分極，あるいは心室筋の遅い再分極を表すという考えがある．

e　PQ間隔（またはPR間隔）

P波の始まりからQRS群の始まりまでの時間をPQ間隔（Q波が認められない場合にはPR間隔）という．心臓における興奮の伝導は，洞房結節に始まり，心房筋に伝わった後，房室結節を通って心室筋に伝えられる．房室結節における伝導速度は遅いので，心室筋の興奮は心房筋の興奮開始より0.12〜0.20秒程度遅れる．この時間的遅れを**房室伝導遅延**（→「房室結節」，619頁参照）といい，この時間がPQ間隔に相当する．

f　ST部分

QRS波の終わりからT波の始まりまでの部分を指し，心室の再分極に相当する．この時相ではL型Ca電流，数種類のK電流などが複雑に関与する．活動電位のプラトー相では電位はゼロに近く電位の変動も少ないため体表面での電流の流れはほとんどない．このため，この部分は，心電図のほぼ基線にある．

g　QT間隔

Q波（Q波が認められない場合にはR波）の始まりからT波の終わりまでの時間をQT間隔という．これは，心室筋の活動電位持続時間に相当し，通常0.35 s程度であるが，心拍数に依存して変化する．心拍数の影響を避けるために，成人では，RR間隔（秒）の平方根で割ったBazettの補正QT時間 corrected QT interval（QTc）が用いられる．

2　脱分極波と再分極波

前述したように，P波は心房筋，QRS群は心室筋の脱分極によって生じる波であるが，T波は心室筋の再分極の際に現れる波である．心房筋の再分極によって生じる電位変化は，QRS群と時期が一致するため，心電図上には現れない．脱分極と再分極によって生じる電位変化が，心電図上にどのように記録されるのかを説明する（図36-16）．

心内膜側A点に伝えられた活動電位がどのように脱分極して心外膜側B点に刺激が伝導され，その後再分極するかを考える．静止状態の心筋細胞は細胞内が−，細胞外は＋の静止膜電位を有する．これは細胞の集合体である心筋切片でも同様である．A点から興奮が始まると，赤色で示した興奮部では，活動電位が

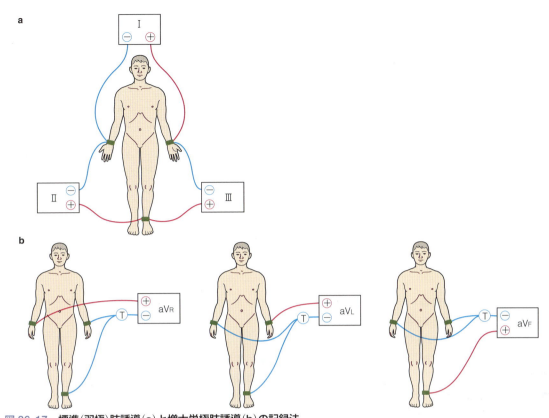

図 36-17　標準(双極)肢誘導(a)と増大単極肢誘導(b)の記録法
左右の手首と左の足首につけた電極を，図のように心電図計の陽極および陰極に接続して電位差を記録する．Tは結合電極を示す．

発生し，細胞内外の電位が逆転する．すると，右側の電極は細胞外がプラスの領域，左側の電極はマイナスの領域に入るため，B点で記録した心電図はプラス方向(上向き)に振れる．興奮が左から右に伝導し，この心筋細胞の中間点まで達したとき，電位計の振れは最大に達し，興奮が右端まで達して全体が脱分極状態になると，2点間に電位差がなくなるので，針の位置は0に戻る．これは脱分極波形QRS群に相当する．

次に，再分極(1)のように再分極が脱分極と同様に，左端から始まり同じ方向に伝播させると仮定すると，右の電極がマイナス領域，左の電極がプラス領域に入るので，心電図はマイナス方向に振れる．陰性波は，再分極が細胞の中間点に達すると最大となり，細胞全体が再分極すると0に戻る．この再分極は心電図のT波に相当するが，脱分極と再分極が同じ方向だと仮定すると，心電図では逆方向に振れることになる．

もし再分極(2)のように，再分極は脱分極が最後に起きたB点から始まり，逆方向に伝播するとすれば，T波はQRS群と同様にプラスの波形になる．正常の心臓においては，(2)のように再分極の伝達方向は脱分極と逆であることが知られており，QRSとT波は通常同じ向きに振れる．

2　心電図の誘導法

1● 電極の位置

心電図の電極は，左右の手首と左の足首(図36-17)ならびに前胸部(図36-18)につける．前胸部の電極の位置は，第4肋間胸骨右縁(V_1)，第4肋間胸骨左縁(V_2)，第5肋間左鎖骨中線上(V_4)，V_2とV_4の中点(V_3)，V_4と同じ高さの前腋窩線上(V_5)，V_4と同じ高さの中腋窩線上(V_6)の6か所である．心電図の測定には，これらの電極のほかに，結合電極が用いられる．左手，右手，左足の電極を，大きな抵抗を介して結合させた電極を**ウィルソンWilsonの結合電極**(または**中心電極**)という(図36-18)．

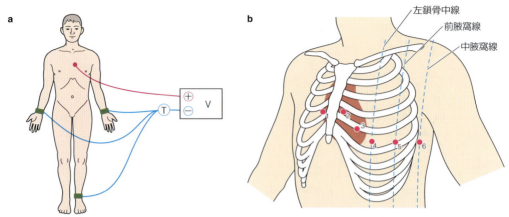

図 36-18　胸部誘導の記録法（a）と電極の位置（b）
前胸部につけた電極と Wilson の結合電極 T を，図のように心電図計の陽極および陰極に接続して電位差を記録する．

2 ● 標準肢誘導（双極肢誘導）

標準肢誘導（双極肢誘導 bipolar limb leads）は，手足につけた2本の電極間の電位差を示す（図 36-17）．左手，右手，左足の電位を，それぞれ L，R，F とすると，以下のようになる．

第Ⅰ誘導：左手（陽極）と右手（陰極）の電位差．
　Ⅰ＝L－R
第Ⅱ誘導：左足（陽極）と右手（陰極）の電位差．
　Ⅱ＝F－R
第Ⅲ誘導：左足（陽極）と左手（陰極）の電位差．
　Ⅲ＝F－L

3 ● 単極肢誘導

単極肢誘導 unipolar limb leads は，電位0である不関電極を基準として，四肢の電位を求めたものである（図 36-17）．Wilson 電極は，心臓の興奮による影響をほとんど受けないので，その電位 (L＋R＋F)/3 は近似的に0とみなせる．実際には，右手電極（陽極）の電位を記録する際には，Wilson の結合電極から右手の電極を外した電極（すなわち左手左足の結合電極）を基準電極（陰極）として用いる．したがって，この誘導により測定される電位差は，

　R－(L＋F)/2＝3/2[R－(L＋R＋F)/3]

となる．ここで (L＋R＋F)/3 は，Wilson の結合電極の電位であり，前述のごとく0とみなせるから，記録される電位差 (3R/2) は，右手の電位（R）変化と同じ波形で，大きさ1.5倍の信号が得られる．そこでこの誘導を，**増大単極肢誘導**（aV_R）という．左手の増大単極肢誘導（aV_L）は，左手電極と右手左足の結合電極の

電位差，左足の増大単極肢誘導（aV_F）は，左足電極と左手右手の結合電極の電位差を記録したものである．

4 ● 単極胸部誘導

単極胸部誘導 chest leads は，Wilson の結合電極を基準（陰極）として，前胸部の6か所の電極（陽極）における電位変化（V_1〜V_6）を記録したものである（図 36-18）．胸部誘導の電極は，心臓に近い胸壁に置かれているので，電極直下の心筋の電位変化を克明に記録する．したがって，心室前壁に異常が生じた場合には，胸部誘導に著明な変化が表れることがある．

③ 心電図のベクトル解析

心電図の波形が示す情報を正確に理解するためには，心筋の興奮によって生じる起電力をベクトルにより表し，刺激伝導系を経由して心房から心室に伝わっていく過程を，時間的・空間的に解析することが役に立つ．

A ● 心ベクトル（図 36-19）

心筋は心筋線維が集合したものであるから，1本1本の心筋線維から生じる起電力ベクトルを合成したものが**心ベクトル** heart vector であり，心臓全体の興奮状態を示す．ある瞬間における心ベクトルを**瞬時ベクトル**という．矢印は電位の方向を指し，その長さは電位の大きさを表す．また矢頭は，プラスの方向（非興奮部）に向けてつけられる決まりになっている（図 36-

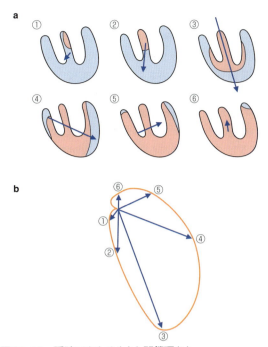

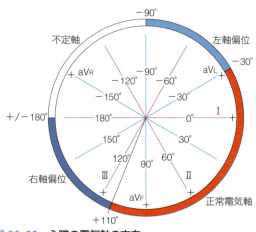

図 36-19 瞬時ベクトル(a)と閉鎖環(b)
a. 興奮部(赤)が①〜⑥の順序で心室内に広がるときの瞬時ベクトルの変化を示す．
b. aにおける①〜⑥の瞬時ベクトルの終点をつないだ閉鎖環(QRS 環)を前額面に投影したベクトル心電図．

図 36-20 心臓の電気軸の方向
標準肢誘導および単極肢誘導の電気軸も示されている．

19a)．瞬時ベクトルの始点を固定し，P 波，QRS 波，T 波それぞれの瞬時ベクトル終点をつなぐと，閉鎖環(P 環，QRS 環，T 環)が記録される．これらの閉鎖環を水平面，前額面，矢状面に投影したものが**ベクトル心電図**である．図 36-19b は，QRS 環を前額面に投影したものである．

B 心臓の電気軸 electrical axis

ベクトルの向きを表示するためには，基準となる角度が必要である．心電図では，前額面において水平で身体の左に向かう場合，そのベクトルの軸方向を 0° と定める．そして時計方向に回転し，上から下に向かう軸は +90°，左から右に向かう軸を +180°，下から上へ向かう軸を +270°(または -90°)とする(図 36-20)．

標準肢誘導の I 誘導は，右手に陰極，左手に陽極が装着されていて，水平であり，かつ陽極が左にあるので，この誘導の電気軸は 0° である．II 誘導は，右手(陰極)と左足(陽極)であるから，電気軸はおよそ +60°，同様に III 誘導の電気軸は，およそ +120° である．また，単極肢誘導の電気軸は，aV$_R$ 誘導では +210°(−150°)，aV$_L$ 誘導は −30°，aV$_F$ 誘導は +90° である．

標準肢誘導の電極は，手首あるいは足首に装着されるが，心臓興奮による電位変化を考えると，電極を手や足の付け根に置いたと考えても大きな違いはない．そこで，右手，左手，左足の付け根を結んでできる三角形を正三角形とみなし，その重心に心ベクトルの起点があると仮定する．この正三角形は，**アイントーベンの三角形** Einthoven's triangle とよばれる(図 36-21a)．この近似を用いると，II 誘導の電気軸が +60° になることが理解できる．また，Wilson の結合電極における電位が 0 になるという近似は，Einthoven の三角形による単純化が前提になっている．

C 心ベクトルとスカラー心電図の関係

通常の心電図は，心臓の興奮によって生じる電位変化を，**スカラー量**として記録したものである．ここでは，標準肢誘導における QRS 群を例にとり，記録される波形(スカラー量)と心ベクトルの関係を時間経過に沿って説明する．なお，瞬時ベクトルを各誘導の電気軸に投影したベクトルの長さによって決まる(図 36-21b)．

心室筋が脱分極を始めた直後は，左心室よりの中隔の一部が脱分極するだけなので，瞬時ベクトルは短く(電位は小さい)，矢印は右下方を向いている(図 36-19a-1)．また心電図の極性は，I 誘導では矢印が陰極に向かうので下に振れ(Q 波)，II・III 誘導では陽極

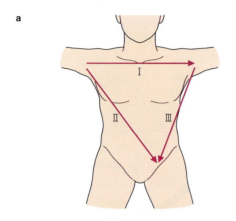

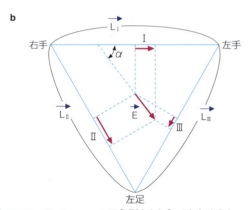

図 36-21　Einthoven の三角形（a）と心ベクトル（b）
a．右手，左手，左足の付け根を頂点とする Einthoven の三角形を示す．
b．瞬時ベクトル E を Einthoven の三角形の各辺に投影すると，その瞬間における標準肢誘導（I〜III 誘導）それぞれの電位差（スカラー量）を知ることができる．仮に瞬時ベクトル E の電位が 2 mV であったとすると，I 誘導で記録される電位は 2 ×（ベクトル I の長さ）/（ベクトル E の長さ）mV になる．

に向かうので上向きに振れる（図 36-22a）．

　心室筋の脱分極は，時間の経過とともに拡がり，瞬時ベクトルは下に向きを変え，電位は大きくなる（図 36-19a-2）．このとき，I 誘導に投影されたベクトルは非常に短いので，心電図上は電位がほぼ基線に近づく（図 36-22b）．一方，II・III 誘導では投影ベクトルが長くなり，心電図では，より大きな上向きの電位変化（R 波）が記録される．

　図 36-19a-3 では，興奮部が中隔のみならず心室自由壁に達し，興奮部が増えたために，矢印の長さが最長になり，方向は左下を向いている．矢印が右向きから左向きに変わったことにより，I 誘導の振れは，上向き（R 波）に転じる（図 36-22c）．

　図 36-19a-4 になると，非興奮部の大部分は左心室の心外膜側となり，瞬時ベクトルは左寄りに向きを変えるため，I 誘導の R 波の電位は大きくなる．一方，II・III 誘導の電位は小さくなる（図 36-22d）．脱分極相の終盤になると（図 36-19a-5，図 36-19a-6），矢印が右上から上方向へと変化するため，II・III 誘導では，心電図の振れが下向き（S 波）となる（図 36-22e）．

　こうして，脱分極が心室筋全般に広がる間に，ベクトル心電図は QRS 環（図 36-19b）を描き，標準肢誘導では QRS 群の波形が記録される．

D　平均電気軸とその臨床的意義

　図 36-19b に示されるベクトル心電図（QRS 環）を観察すると，脱分極時に心室筋のベクトルは，おおむね心尖部（左下）方向に向かうことがわかる．電位が優勢に向かう方向のことを**平均電気軸**とよぶ．平均電気軸を簡単に推定するためには，QRS 群の上向き（プラス）の振幅と下向き（マイナス）の振幅の和が 0 である誘導を探せばよい．例えば，III 誘導の振幅和が 0 であったとすると，平均電気軸はこの誘導と直交する方向になる．III 誘導の電気軸は +120° であるから，この QRS 平均電気軸は +30° または -150° のいずれかである．このとき，I 誘導の QRS 振幅和がプラスであれば，平均電気軸は +30°，マイナスであれば -150° ということになる．より一般的な算出方法は，2 つの誘導（例えば I 誘導と III 誘導）において QRS 振幅和を求め，図 36-23 に示したように作図を行えば，平均電気軸を求めることができる．

　平均電気軸は心臓の位置を示し，その値によって，基本的には 3 つのパターンに分類される．

1　正常電気軸

　QRS の平均電気軸の正常範囲は -30〜+110° である．I 誘導と aV$_F$ を観察して，QRS 振幅和がともにプラスであれば，平均電気軸は 0°〜+90° の範囲内になるから，電気軸に関しては，それ以上検討する必要はない．

2　左軸偏位

　-30°〜-90°．左心室肥大など左心室に負荷のかかった状態を示す人によくみられる．

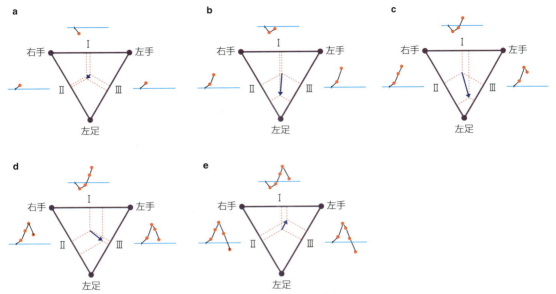

図 36-22　瞬時ベクトル E の時間的変化と標準肢誘導（Ⅰ〜Ⅲ）の関係

3 ● 右軸偏位

+110°〜+180°．右心室肥大など右心室に負荷のかかった状態を示す人によくみられる．

E 胸部誘導の波形

胸部誘導の電気軸は，前胸壁に接着された電極（陽極）の位置がプラス側，心臓の中心（心ベクトルの原点）を挟んで反対側がマイナス側になる．したがって胸部誘導の波形は，心ベクトルの水平方向における変化をよく表す．図 36-24 は，水平面における心室筋の興奮伝播過程を示す．図 36-19 の前額面における伝播と見比べて，立体的に考えると理解しやすい．

① 心室中隔の左心室側がまず興奮すると（図 36-24a：図 36-19a-1 の時間帯に相当），瞬時ベクトルは右心室の方向に向かう．このとき，V_1 誘導では，矢印が陽極に向かうので上向きに振れる．一方，V_6 誘導では，興奮を見送る（矢印が反対を向く）ので，振れは下向きとなる．

② 次に，興奮が心室中隔全体，そしてさらに心室自由壁の心内膜側に達する過程で，矢印は反時計方向に回転し，左心室のほうに向かう（図 36-24b：図 36-19a-2，3 に相当）．この段階で，V_1 は上向きから下向きに転じ，V_6 は下向きから上向きに逆転する．

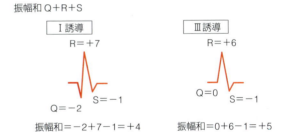

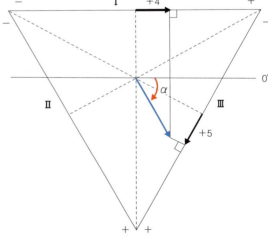

図 36-23　作図により平均電気軸を求める方法
Ⅰ誘導とⅢ（またはⅡ）誘導の振幅和を算出し，得られた値をそれぞれの電気軸上にプロットしてベクトルを描き，そこから立てた 2 つの垂線の交点によってできる合成ベクトルの角度（α）が平均電気軸を示す．

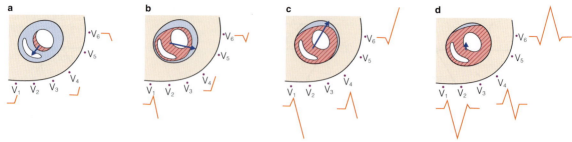

図36-24 心室興奮の時間経過と胸部誘導の関係
赤は心室筋の興奮部を，青は心室筋の非興奮部を示す．
a．心室は最初に中隔が左心室側から右心室側に興奮する．このベクトル（初期ベクトル）が向かうV₁側では小さな陽性波(r)として，逆にV₆側では陰性波(q)として記録される．b．その後前壁中隔部が興奮し，c．続いて心室筋の大部分で心内膜側から心外膜側に向かって興奮する．左心室心筋は右心室心筋よりもはるかに大きいので，このベクトル（メインベクトル）が向かうV₆側では大きな陽性波(R)，V₁側では陰性波(S)として記録される．d．最後に興奮するのは左心室後基部・肺動脈円錐部・心室中隔最上部で，V₆で小さな陰性波(s)，V₁で陽性波(r')を生じることがある．

③ さらに，心内膜側から心外膜側に興奮が伝わる過程では，左心室壁のほうが右心室壁より厚いため，ベクトルは左心室外膜側に残された非興奮部へと向かう（図36-24c：図36-19a-4, 5 に相当）．このとき，V₁では深いS波，V₆では高いR波が観察される．

④ 最後に，左心室基底部が興奮する（図36-24d：図36-19a-6 に相当）．このとき，V₁，V₆は基線に戻り，場合によってはV₁で陽性波(r')が，V₆では小さなS波が記録される．

4 異常心電図

心臓疾患の多くは，心電図になんらかの変化となって表れるので，臨床診断を行ううえで有用な情報が得られる．心電図を読む際には，標準的かつ網羅的に重要なポイントをおさえ，潜在する異常を見逃さないことが大切である．

A 拍動リズムの異常

正常な心臓の拍動リズムは，洞房結節のペースメーカー作用によって生じ，**洞調律** sinus rhythm とよばれる．洞調律であることを確認するためには，①P波とQRS波が1対1に対応していること，②P波の波形が正常かつ一定であることを調べる．心拍数60〜100回/分の場合を正常洞調律，60回/分以下を**洞性徐脈** sinus bradycardia，100回/分以上を**洞性頻脈** sinus tachycardia という．拍動リズムの異常は，**不整脈** arrhythmia とよばれる．代表的な不整脈について，以下に述べる．

1 房室ブロック

洞房結節で生じた興奮は，心房筋を刺激した後，房室結節を通って心室に達する．房室結節の特殊心筋は線維が細く，伝導速度が遅い．この部位に強い迷走神経刺激や虚血が生じると，伝導が異常に遅くなり，時には遮断されることもある．こうした状態を**房室ブロック** atrioventricular（AV）block とよぶ．房室ブロックは，その程度により第1〜3度に分類される（図36-25）．

a 第1度
房室伝導が遅くなり，PQ間隔が0.20秒を超えた状態である．ただし，伝導が遮断されてQRS群が脱落することはない．

b 第2度
房室伝導の遅延だけでなく，間欠的に伝導が遮断される状態である．ウェンケバッハ Wenckebach 型は，PQ間隔が徐々に延びた後，QRS群が脱落するものをいう．モビッツ Mobitz Ⅱ型は，PQ間隔は一定であるが，突然QRS群が脱落するタイプである．

c 第3度
房室伝導は全く行われず，心房と心室の興奮が，それぞれ独立して生じる状態であり，**完全房室ブロック**とよばれる．P波は規則的に出現しているが，これとは全く無関係に，独自のリズムでQRS群が現れる．

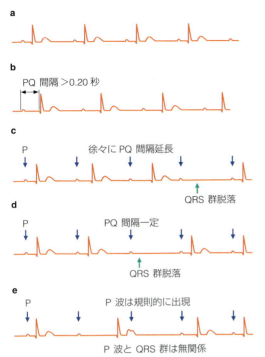

図36-25 房室ブロックの心電図
a．正常，b．第１度，c．第２度 Wenckebach 型，d．第２度 Mobitz Ⅱ型，e．完全房室ブロック．

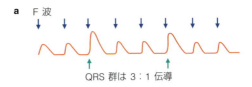

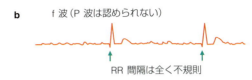

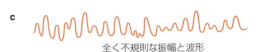

図36-26 粗動と細動の心電図
a．心房粗動，b．心房細動，c．心室細動．

2 粗動と細動

a 心房粗動

心房粗動 atrial flutter では，心房が 250〜350 回/分の速い頻度で，規則正しく興奮する．心房筋は，全体としてまとまって興奮するが，心電図には正常 P 波は認められず，鋸歯状の **F 波**が出現する（図36-26a）．房室伝導は，このような速いリズムに応じられず，2〜4 回の心房興奮に対して 1 回だけ心室の興奮が生じる．これを例えば **2：1 伝導**，**4：1 伝導**などとよぶ．

b 心房細動

心房細動 atrial fibrillation では，心房がさらに高頻度で，しかも心房の各部がばらばらに興奮する状態をいう．P 波は認められず，不規則な基線の振れとなり，これを **f 波**とよぶ（図36-26b）．心房筋は細かくふるえ，ポンプ機能は失われる．房室伝導は，心房の興奮数回に 1 回の割合で生じるが，規則正しい伝導にならないため，RR 間隔は全く不規則となる．心房のポンプ機能は失われるが，心房はそもそも心室の補助ポンプにすぎないので，ただちに生命が危険にさらされるわけではない．しかし，左心房内血栓などの合併症により生活の質を著しく低下させる．

c 心室細動

心室細動 ventricular fibrillation は心室興奮の同期性が消失し，心室筋が局所的にばらばらに興奮している状態である．心電図上は，QRS 群や T 波を認めず，全く不規則な持続的振動がみられる（図36-26c）．心室のポンプ機能が失われるため，この状態が数分続けば急死する．心室細動を解除するためには，強く短い電気ショック（通電エネルギーは 200〜400 J）を胸壁から与える．これを**電気的除細動** electrical defibrillation という．除細動を成功させ救命するためには，迅速に実施することが重要である．病院外で心室細動が発生した場合，5 分以内に実施することが大切であり，それを可能にするため，現在は，**自動体外式除細動器（AED）**を用いた一般市民による除細動が，一次救命処置に位置づけられている．

B QRS 平均電気軸の異常

前額面 QRS 平均電気軸の正常範囲は，$-30°〜+110°$ であり，$-90°〜-30°$ を**左軸偏位**，$+110°〜+180°$ を**右軸偏位**という．

1 左軸偏位

左軸偏位は，①心臓自体が左に傾く（深い呼息の終わり，横臥時，肥満者など），②左心室肥大（高血圧，大動脈弁狭窄，先天性心疾患），③左脚ブロックなどの場合に認められる．

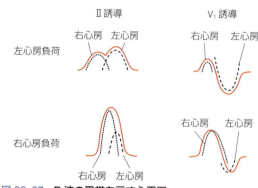

図 36-27　P 波の異常を示す心電図

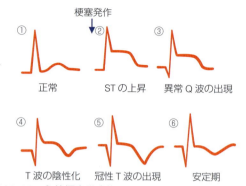

図 36-28　心筋梗塞発症後における心電図の時間的推移

2　右軸偏位

右軸偏位の原因となるのは，①心臓が右に傾く(深い吸息の終わり，立位時，やせ型の人)，②右心室肥大(肺高血圧，肺動脈弁狭窄，先天性心疾患)，③急性肺性心(急性肺梗塞)，④右脚ブロックなどである．

C　P 波の異常

P 波は，心房筋の脱分極によって生じる波である．洞房結節で生じた興奮は，最初に右心房，続いて左心房に伝わる．したがって，P 波は右心房成分と左心房成分によって構成されているが，通常，この両者はほとんど重なっている．しかし，一方の心房に負荷がかかると，ある誘導では特徴的な変化が認められる(図36-27)．

1　左心房負荷

左心房の興奮伝導は，水平面において左後方に向かうので，V_1 誘導において最もよく観察される．左心房に負荷がかかると，V_1 誘導の陰性波(左心房成分)が延長し深くなる．したがって，P 波は初めの陽性波(右心房成分)に続き深い陰性波をもつ二相性の波となる．Ⅱ誘導では右心房成分に続き左心房成分の陽性波をもつ二峰性の P 波を特徴とする．左心房負荷は，僧帽弁疾患や高血圧による左心室肥大などが原因で生じる．

2　右心房負荷

右心房では，洞房結節で生じた興奮が房室結節に向かって進む．この方向は，Ⅱ誘導の電気軸とほぼ平行であるから，右心房拡大の影響はⅡ誘導に顕著に現れ，右心房成分は幅と高さがともに増す．しかし，右心房成分はもともと左心房成分より先行するから，P 波の高さは増すが(0.25 mV 以上)，二峰性にはならない．V_1 では陽性成分の振幅が増す．右心房負荷は，慢性肺疾患や肺高血圧時にみられる．

D　QRS 群の異常

QRS 群は心室筋の興奮によって生じる波であるから，その異常は心室筋自体の状態や，心室における興奮伝導の状態を反映する．心室肥大や脚ブロックは，各誘導における QRS 群の高さを変化させるが，これらについては平均電気軸の異常としてすでに述べたので省略する．ここでは，QRS 群の波形に異常をきたす代表的な疾患について述べる．

1　心筋梗塞における異常 Q 波

心筋梗塞 myocardial infarction は，冠動脈血流の障害によって，心筋が壊死に陥った状態である．梗塞は，多くは心室に発生する．このときみられる心電図の典型的な変化は，①ST 部分の上昇，②異常 Q 波，③冠性 T 波(深い陰性の T 波)の出現である(図 36-28)．

Q 波は，正常心であってもⅠ，aV_L，V_6 誘導などにみられる．これらの生理学的 Q 波は，幅が短く，高さも小さい．一方，心筋梗塞のときにみられる異常 Q 波は，幅広く(持続時間 0.04 秒以上)，深い(QRS 群全体の振幅和の 25% 以上)．壊死に陥った心筋の部位によって，異常 Q 波が出現する誘導が異なる(例えば，下壁梗塞ではⅡ，Ⅲ，aV_F に出現する)．したがって，どの誘導に異常 Q 波が出現するか調べることにより，閉塞冠動脈や梗塞部位の推定に有用な情報が得られる．

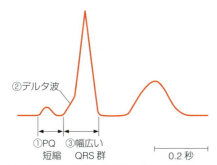

図 36-29 WPW 症候群の典型的な心電図波形

2 ● WPW 症候群

心室筋への刺激伝導は，房室結節を介して行われるため，0.12〜0.18 秒の房室伝導遅延が生じる．ところが，房室結節以外に心房と心室を連結する副伝導路が存在すると，心室への刺激伝導は，この両者を介して行われる．その場合，副伝導路の伝導速度は房室結節より速いので，心室筋の興奮は正常より早く生じる．これを早期興奮症候群という．心房と心室の間には**ケント Kent 束**を含めいくつかの副伝導路が報告されているが，Kent 束を有する **WPW**（Wolff-Parkinson-White ウォルフ-パーキンソン-ホワイト）**症候群**が早期興奮症候群の代表である．

Kent 束を有する WPW 症候群患者の心電図には，次の 3 つの特徴が認められる（図 36-29）．それらは，①PQ 間隔の短縮（0.12 秒以内），②デルタ波の存在（QRS 群の緩徐な立上り），③幅広い QRS 群（0.12 秒以上）である．PQ 間隔の短縮は，Kent 束を通る伝導速度が房室結節より速いために生じる．デルタ波は，Kent 束を通過したインパルスが一部の心室筋を興奮させることによる．QRS 群の持続時間が長くなるのは，房室結節からの刺激による興奮と，Kent 束からの刺激による興奮が融合するために生じる現象と説明されている．

E ST 部分ならびに T 波の異常

ST 部分ならびに T 波が生じる時間帯は，心室筋活動電位のプラトー相および再分極相に一致する．心室筋の再分極は，冠血流の影響を大きく受けるので，心筋虚血が生じると ST 部分や T 波に変化が表れる．また，高カリウム血症では，特徴的な所見が認められる．

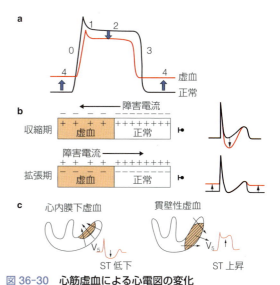

図 36-30 心筋虚血による心電図の変化
a．活動電位の変化，**b**．ST 変化のメカニズム，**c**．心内膜下虚血と貫壁性虚血．

1 ● 虚血における変化

虚血心筋では，1)静止膜電位の上昇，2)活動電位の立ち上がり（第 0 相）速度の低下，3)プラトー相（第 2 相）電位の低下，4)活動電位持続時間の低下がみられる（図 36-30a）．したがって，収縮期にはプラトー相が低下するため，正常側から電位の低い虚血側に収縮期障害電流が流れる．これを正常側から見ると，電流が遠ざかるようになるので，ST の低下として記録される（図 36-30b）．一方，拡張期には電位の高い虚血側から正常側に拡張期障害電流が流れ，これを正常側から見ると心電図の基線が上昇することになる．心電図は相対的電位差を見ているので，基線の変化は補正され ST の偏位として反映される．そのため正常側から見ると ST の低下として記録される．実際の心電図では，収縮期と拡張期の障害電流の総和が ST の偏位として反映されるので，ST 部分については正常部位から虚血部位に向かって電流が流れると考えると理解しやすい（図 36-30c）．したがって，通常の狭心症発作のような心内膜下虚血においては，ST 部分では矢印のように正常部（白）から虚血部（赤）に向かう電流が記録されるので，虚血部の体表面の心電図では ST の低下として記録される．一方，急性心筋梗塞のような貫壁性虚血では，逆に他の部位の正常心筋（白）から虚血部（赤）に向かう電流が記録されるため，ST が上昇する．

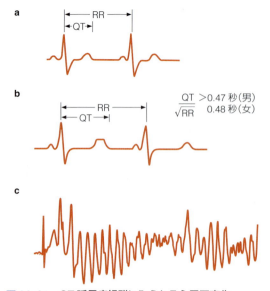

図 36-31　QT 延長症候群にみられる心電図変化
a．正常，b．QT 延長症候群，c．Torsades de Pointes（心室性不整脈）．

2 ● 高カリウム（K）血症による変化

高 K 血症では，幅が狭く鋭く尖った T 波が出現する．これを**テント状 T 波**とよぶ．通常 T 波は，0.5 mV 程度であるが，テント状 T 波では，1.0 mV を超えることがある．高 K 血症が高度になると，P 波の減高，伝導障害などが出現し，末期には心室細動，心停止に至ることがある．

F QT 間隔の異常

QT 間隔は，QRS 群の始まりから T 波終了までの時間に相当し，心拍数の影響を大きく受ける（心拍数が多いほど，QT 間隔は短くなる）．そのため，計測された QT 間隔を RR 間隔（秒）の平方根で割った値（バゼット Bazett の補正 QT 時間：QTc）が，補正値として用いられる．

1 ● QT 延長症候群

補正 QT 間隔（QTc）が男で 0.47 秒，女で 0.48 秒を超える場合を **QT 延長症候群**という（図 36-31）．

QT 延長症候群は，特徴的な多形性心室頻拍である **Torsades de Pointes** によって失神や突然死をもたらすことがある致死性不整脈である．遺伝子変異を原因とする先天性のほか，薬剤や電解質異常などによる後天性のものもある（表 36-3）．前者には，常染色体

表 36-3　QT 延長症候群の分類

先天性 QT 延長症候群

分類	染色体	遺伝子	タンパク質
①Romano-Ward 症候群（常染色体顕性遺伝，聴覚障害なし）			
LQT 1	11p15.5	KCNQ 1	K⁺チャネル（I_Ks）
LQT 2	7q35-36	KCNH 2	K⁺チャネル（I_Kr）
LQT 3	3p21-24	SCN 5 A	Na⁺チャネル（I_Na）
LQT 4	4q25-27	ANK 2	アンキリン B
LQT 5	21q22.1-22.2	KCNE 1	K⁺チャネルの β サブユニット（MinK）
②Jervell and Lange-Nielsen 症候群（常染色体潜性遺伝，両側性聴覚障害）			
JLN 1	11p15.5	KCNQ 1	K⁺チャネル（I_Ks）
JLN 2	21q22.1-22.2	KCNE 1	K⁺チャネルの β サブユニット（MinK）

後天性 QT 延長症候群
- 薬剤：抗不整脈薬，抗うつ薬，抗菌薬，抗ヒスタミン薬，抗真菌薬，抗脂質異常症薬
- 中毒：有機リン製剤
- 電解質異常：低 K 血症（利尿薬または過換気による），低 Ca 血症，低 Mg 血症
- 中枢性疾患：外傷，くも膜下出血
- 代謝異常：飢餓，拒食

顕性（優性）遺伝で聴覚障害を伴わない**ロマノ-ワード Romano-Ward 症候群**と，常染色体潜性（劣性）遺伝で両側聴覚障害を伴う**ジャーヴェル-ラング・ニールセン Jervell and Lange-Nielsen 症候群**がある．患者の遺伝子解析により，Na⁺チャネルや K⁺チャネルなどの 15 種類以上の遺伝子異常が明らかとなった．K⁺チャネルが関与する LQT1 や LQT2 は，運動中や感情的ストレスによって誘発されることが多く，Na⁺チャネルが関わる LQT3 は，安静時や睡眠中に起こりやすいといわれている．

📖 巻末付録　問題39．先天性 QT 延長症候群 → 1085 頁参照．

2 ● 撃発活動（トリガードアクティビティ）

QT 間隔の延長は，なぜ心室性不整脈を引き起こすのであろうか．心室筋活動電位の延長は**撃発活動（トリガードアクティビティ）**を誘発する（→627 頁参照）．

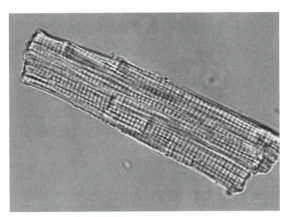

図 36-32　固有心筋細胞
単離したラットの心室筋細胞．横紋構造がよく観察できる．
〔岡田隆夫：心臓の働き．本間研一（監修）：標準生理学，第9版．医学書院，2019 より転載〕

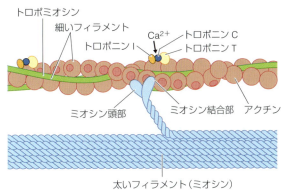

図 36-33　太いフィラメントと細いフィラメントの構造
ミオシン頭部がアクチンに結合してクロスブリッジをつくる．

D　心筋の機械的性質

1　心筋の微細構造と代謝

収縮タンパク質の構造

　血液の拍出には固有心筋が直接関わる．固有心筋は長さ 50〜100 μm，直径 10〜20 μm の筒状または枝分かれのある細胞であり，骨格筋と同様に収縮タンパク質が整然と並んだ横紋筋である（図 36-32）．収縮タンパク質はミオシンからなる**太いフィラメント**と，Fアクチン（球状のGアクチンが重合したもの）が2本より合わさってトロポミオシンと**トロポニン**を結合した**細いフィラメント**からなっている（図 36-33）．トロポニンには3つの種類があり，Ca^{2+}と結合するトロポニンCは心筋と骨格筋に共通であるが，トロポニンTとトロポニンIはそれぞれに心筋型と骨格筋型がある．心筋梗塞など心筋の壊死が起こると，血液中に心筋細胞から漏出した心筋トロポニンTと心筋トロポニンIが増える．このことを利用して血液検査で心筋の障害を推定することができる．

　筋収縮はミオシン頭部がアクチンのミオシン結合部位に結合して**クロスブリッジ** cross bridge を形成し，これによって細いフィラメントが太いフィラメントの間に滑走して入り込むことによって起こる（後述）．

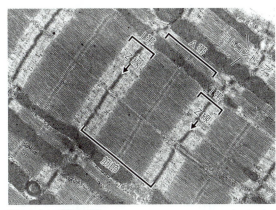

図 36-34　筋原線維
ウサギ心室筋の電子顕微鏡写真．暗く見えるA帯と明るいI帯が交互に規則正しく並んでいる．筋原線維の間には多数のミトコンドリアが認められる．
〔岡田隆夫：心臓の働き．本間研一（監修）：標準生理学，第9版．医学書院，2019 より転載〕

心筋の代謝

　心筋では筋原線維に隣接してミトコンドリアが豊富に存在し（図 36-34），収縮・弛緩サイクルが絶え間なく続く心筋にATPを供給している．心筋では主に脂肪酸の酸化的代謝によってATPが産生される（代謝基質のうち 60〜90％）．ほかにはグルコースと乳酸，場合によってはケト酸やグルタミンなどのアミノ酸も代謝基質として利用できる．脂質をはじめとしたさまざまな基質を利用できることは，心筋において安定したATP供給につながっている．

　酸素は心筋に分布する毛細血管から供給される．心筋と骨格筋では細胞あたりの毛細血管数は同じである

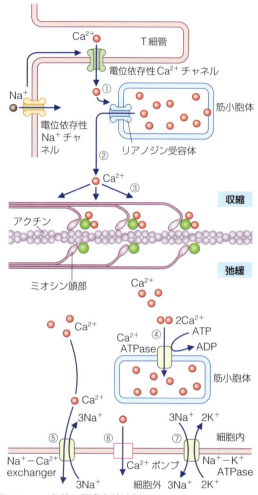

図 36-35 心筋の興奮収縮連関
活動電位の発生という電気的変化が筋収縮という機械的変化に変換され，さらに弛緩に伴い細胞内のイオン環境が元の状態に戻るまでを表している．
〔岡田隆夫：心臓の働き．本間研一（監修）：標準生理学，第9版．医学書院，2019 を改変して転載〕

が，心筋では骨格筋より細胞が小さいため単位面積あたりの毛細血管密度が高い．心臓に血液を送る冠動脈の血流量は安静時で心拍出量の 5％ であるが，心筋の**酸素消費量**は多く，冠動脈血から 65〜75％ もの酸素を抜き取る（大部分の臓器の酸素抜き取り率は 25％ 程度）．

2 心筋の興奮収縮連関と弛緩のメカニズム

A 興奮収縮連関

細胞膜の興奮から筋収縮に至るまでの**興奮収縮連関**は，骨格筋と心筋とで多少異なっている（図 36-35）．骨格筋では筋小胞体がよく発達しており，細胞膜の電気的興奮が直接筋小胞体の Ca^{2+} 放出チャネルを開く．一方心筋では，活動電位の発生を受けて細胞膜 T 細管の電位依存性 L 型 Ca^{2+} チャネルを通して細胞内に流入した Ca^{2+}（図中の①：細胞内で上昇する Ca^{2+} 濃度の 10〜25％ を占める）が筋小胞体の Ca^{2+} 放出チャネル（**リアノジン受容体**）を開き，多量の Ca^{2+} を放出させる（図中の②：細胞内で上昇する Ca^{2+} 濃度の 75〜90％ を占める）．これを「**Ca^{2+} 誘発性 Ca^{2+} 遊離** Ca^{2+}-induced Ca^{2+} release」と呼ぶ．このようにして増加した細胞内 Ca^{2+} が筋収縮を引き起こす（③）．心筋では骨格筋より筋小胞体が未発達であるが，T 細管はよく発達しており，骨格筋の 25 倍の容量をもつ．T 細管の内部には大量のムコ多糖が Ca^{2+} と結合して存在し，心筋への Ca^{2+} の取り込みに有利な構造となっている．

収縮終了時（弛緩時）には細胞内の Ca^{2+} は Ca^{2+} ポンプ（Ca^{2+}ATPase, SERCA2）によって筋小胞体に取り込まれる（④）とともに，細胞膜上の Na^+-Ca^{2+} 交換機構 Na^+-Ca^{2+} exchanger によって細胞外に汲み出され（⑤），一部は細胞膜の Ca^{2+} ポンプによって排除される（⑥）．活動電位に伴って流入した Na^+，そして Na^+-Ca^{2+} 交換機構によって流入した Na^+ は Na^+-K^+ ポンプ Na^+-K^+ATPase によって細胞外に汲み出されるとともに，再分極時に流出した K^+ が細胞内に入り，興奮前の状態に戻る（⑦）．

B 滑走説

細胞内で増加した遊離 Ca^{2+} は細いフィラメントの構造を変化させる．トロポミオシンの位置がずれてアクチンのミオシン結合部位が露出されることで，ミオシン頭部がアクチンに結合してクロスブリッジが形成され（図 36-36），ATP 分解に伴うエネルギーを利用して細いフィラメントが太いフィラメントの間へと滑り込んで収縮する（図 36-37）．これを滑走説という．

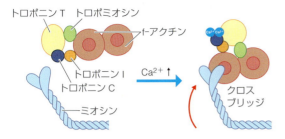

図 36-36　連結橋の形成
細胞内 Ca^{2+} の増加によりトロポミオシンの位置がずれて，ミオシン頭部がアクチンに結合してクロスブリッジが形成される．

3 心筋収縮の特徴

A ギャップ結合

隣接する心筋細胞は電気的に抵抗の低い**ギャップ結合** gap junction によって結合している（図 36-11，→625 頁参照）．6 個の**コネキシン**で構成される**コネクソン**が細胞間で 2 つ連結してギャップ結合を形成している．脱分極電流がギャップ結合を通過して隣接する細胞を脱分極させることで，細胞間で活動電位が伝播する．つまり，1 つの心筋細胞の興奮が周囲の細胞を興奮させることで，複数の心筋が同期して興奮・収縮する．このことから心筋は多くの心筋細胞の**機能的合胞体**といえる．これによって心臓としてリズミカルに収縮・拡張を繰り返し，血液を拍出することができる．なお，心房と心室は線維性組織によって隔てられていることから，心房から心室への興奮は房室結節-His 束の刺激伝導系によって伝わる．このように心房と心室の 2 つの機能的合胞体に分かれていることで，心房は心室より短い時間で収縮することができるため，効率的な血液の拍出につながっている．

B 持続の長い活動電位

心筋では活動電位の持続時間が 0.2〜0.3 秒と骨格筋の約 100 倍長く，プラトー相を示す．プラトー相に L 型 Ca^{2+} チャネルを通して細胞内に流入した Ca^{2+} は，筋小胞体からの Ca^{2+} 遊離を刺激して筋収縮を引き起こす．活動電位の持続時間が長いことに伴い，心筋では収縮の持続も骨格筋（0.02 秒）に比して長く，約 0.4 秒と長い（図 36-38）．

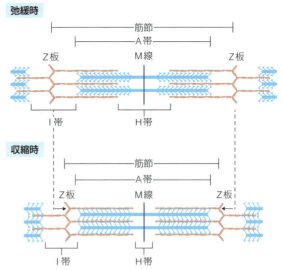

図 36-37　滑走説
太いフィラメント（青）と細いフィラメント（オレンジ）との間にクロスブリッジが形成され，細いフィラメントが中央部分（M 線）に向かって滑り込む．フィラメント自体は短縮しないが，隣り合う Z 線が相互に近づくことで筋節が短縮する．

C 単収縮

活動電位が持続している間は**不応期**となるため，心筋では不応期も長い．このため心筋の収縮は常に**単収縮**であり，骨格筋とは異なり収縮状態が長く続く**強縮**は起こらない．心筋の弛緩によって心室が拡張して血液が充満し，次いで収縮することでその血液を拍出する．つまり十分な弛緩期は心拍出量を確保するために必要であり，強縮が起こらないことは心臓にとって重要な性質であるといえる．

4 長さ-張力関係

筋は伸展させると活動張力（筋が収縮する際に発生する張力）が次第に増大し，生体長のあたりで最大となる．さらに伸展させると活動張力は減少し，静止張力（伸展の程度に応じて発生する張力）が増大する（図 36-39）．心筋細胞で全張力が最大となる長さは約 2.2 μm であり，これを L_{max} という．このような筋の張力-長さ関係は筋節における太いフィラメントと細いフィラメントの重なる長さによって説明される（図 36-40）．

この張力と長さの関係は心筋と骨格筋に共通するが，心筋は筋細胞膜や細胞外基質の違いによって骨格

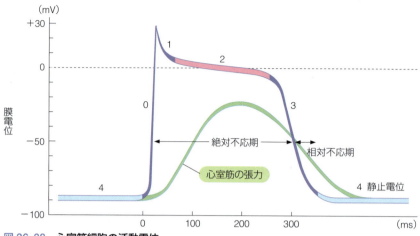

図 36-38　心室筋細胞の活動電位
活動電位の立ち上がり部分(濃い青)ではNa^+が流入する．心筋ではプラトー相(ピンクの部分)でCa^{2+}が流入するため活動電位の持続時間が長く，それに応じて心筋の収縮時間も長い(緑)．活動電位が発生している時期の大部分が絶対不応期であり，心筋は刺激に反応できない．活動電位の終了間際(心電図でT波が出現している時期)は相対不応期であり，心筋は強い刺激には反応して活動電位を発生することができる．
〔岡田隆夫：心臓の働き．本間研一(監修)：標準生理学，第9版．医学書院，2019より転載〕

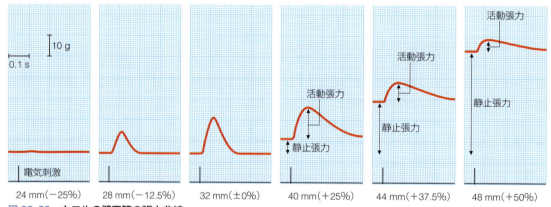

図 36-39　カエルの縫工筋の張力曲線
カエル縫工筋を摘出してリンゲル液中で電気刺激したときの収縮曲線．筋長が長くなると電気刺激による活動張力は増大する．しかし生体長(ここでは32 mm)を超えて伸展すると活動張力は減少し，静止張力が増大する．
〔岡田隆夫：心臓の働き．本間研一(監修)：標準生理学，第9版．医学書院，2019より転載〕

筋よりも硬いため，静止張力が大きいという特徴がある(図36-41)．このため，心筋細胞はL_{max}を超えて伸展することはできず，生体内で心筋が最も引き延ばされている拡張末期でも，心筋細胞の長さは1.9 μmである．つまり生理的な条件下では，心筋の伸展と活動張力(＝収縮力)は比例する，という関係が成り立つ．この事実は，心臓全体としての圧-容積関係における**スターリングの心臓の法則** Starling's law of the heart の基となる仕組みであり，きわめて重要である．

また，心筋で静止張力が大きいことは，拡張期に過剰な血液が心室内に流入して心室が拡張しすぎることを防いでいる．

心筋の長さ-活動張力関係を骨格筋と比較すると，その傾きが大きい(伸展に伴う活動張力の上昇量が大きい)．この傾きの違いは，太いフィラメントと細いフィラメントとの重なる長さの変化だけでは説明できない．心筋では筋が伸展されるとトロポニンCのCa^{2+}感受性が高まることと，筋小胞体からのCa^{2+}放

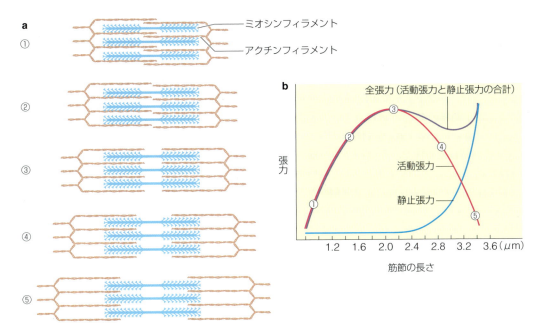

図 36-40　筋節の伸長と筋の張力-長さ関係
a．筋節が短いと（①）細いフィラメント同士が中央で重なり，形成されるクロスブリッジの数は少ない．これを伸展していくと次第に形成されるクロスブリッジが増え，③で最多となる．これをさらに伸展すると（④，⑤）クロスブリッジは再び減少する．
b．クロスブリッジの増減に伴って活動張力の大きさが変化する．骨格筋では生体長を超えた筋節長 2.2 μm くらいから静止張力が発生し，伸展に伴って増大する．
〔岡田隆夫：心臓の働き．本間研一(監修)：標準生理学，第9版，医学書院，2019より転載〕

出が増加することが付加的に心筋の伸展に伴う活動張力の上昇に関与している．

5 心筋の収縮性

A 心筋における活動張力の調節

骨格筋では，α運動神経が複数の筋線維に分布して活動張力を発生する．その神経と筋の単位（運動単位）ごとに興奮しやすさが異なり，小さい活動張力を発生する場合には少数の筋線維のみが興奮・収縮し，大きな活動張力が必要な場合には，より多くの筋線維が興奮・収縮する．このように，活動張力の大きさは動員される運動単位の数を変化させることによって調節されている．

一方で心筋は機能的合胞体であり，心筋細胞の興奮は隣接する細胞を次々と興奮させ，心臓全体として収縮する．興奮する心筋細胞の数を変化させることができないため，心臓において活動張力の大きさを調節しているのは**収縮性** contractility である．

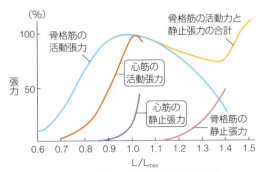

図 36-41　心筋と骨格筋の長さ-張力関係の比較
心筋の長さ-活動張力曲線（赤線）の傾きは骨格筋に比して大きい．心筋では短い筋長から静止張力が上昇し始め，L_{max} を超えて伸展することができない．
〔岡田隆夫：心臓の働き．本間研一(監修)：標準生理学，第9版，医学書院，2019より転載〕

B 収縮性を変化させる要素

収縮性は心筋細胞が与えられた長さに対して発生する張力で表される．収縮性には細胞内 Ca^{2+} 濃度，トロポニンCの Ca^{2+} 感受性，クロスブリッジの調節，の3つの要素が関与する．細胞内 Ca^{2+} 濃度には，活

動電位のプラトー相で細胞内に流入した Ca^{2+}（トリガー Ca^{2+}）と，これにより筋小胞体から放出された Ca^{2+} が関与するが，筋小胞体からの Ca^{2+} 放出は筋小胞体に貯蔵された Ca^{2+} の量の影響を受ける．つまり細胞内 Ca^{2+} 濃度は，プラトー相での内向き Ca^{2+} 電流の大きさと，筋小胞体の Ca^{2+} 貯蔵量の2つの要素に依存する．トロポニン C の Ca^{2+} 感受性には，Ca^{2+} とトロポニン C の結合親和性や，その複合体の安定性が影響を与える．また，太いフィラメントと細いフィラメントのクロスブリッジの程度により収縮性が変化する．

C 自律神経活動の収縮性への作用

1 交感神経による作用

交感神経の心臓枝は洞房結節と房室結節に分布し，心拍数を増加させる（**陽性変時作用** positive chronotropic action）とともに，房室間興奮伝導時間を短縮させて心電図の PR 間隔を短縮させる（**陽性変伝導作用** positive dromotropic action）．

また，交感神経心臓枝は心房・心室の固有心筋にも分布し，収縮性を上昇させる（**陽性変力作用** positive inotropic action）．交感神経末端から放出されるノルアドレナリンは，アドレナリン β_1 受容体を刺激し，G_s タンパク質を介してアデニル酸シクラーゼ活性化させて cAMP を産生させる．cAMP によりプロテインキナーゼ A が活性化し，2つのタンパク質をリン酸化することで細胞内 Ca^{2+} 濃度が上昇して収縮性が増加する．

1つ目は細胞膜上の L 型 Ca^{2+} チャネルであり，プラトー相での内向き Ca^{2+} 電流が増加して，細胞内に流入した Ca^{2+} がトリガーとなり筋小胞体からの Ca^{2+} 放出が増えて，細胞内 Ca^{2+} 濃度が上昇する．2つ目は筋小胞体の Ca^{2+} ATPase の制御タンパクであるホスホランバンであり，筋小胞体による Ca^{2+} の取り込みを増加させて筋小胞体の Ca^{2+} 貯蔵量を増やす．このことは，Ca^{2+} 誘発性 Ca^{2+} 遊離機構による細胞内 Ca^{2+} 濃度の上昇につながる．交感神経刺激は収縮性を正常の2倍まで増加させうる．

2 副交感神経による作用

心臓を支配する副交感神経は迷走神経であり，左右ともに洞房結節，房室結節，心房筋に分布するが，心室への分布は少ない．迷走神経の興奮により，著明な

心拍数減少（**陰性変時作用** negative chronotropic action）と PR 間隔の延長（**陰性変伝導作用** negative dromotropic action），心房筋の収縮性低下（**陰性変力作用** negative inotropic action）を生じる．

副交感神経末端から放出されるアセチルコリンはムスカリン受容体を刺激し，G_i タンパク質を介してアデニル酸シクラーゼを抑制する．この結果，プラトー相での内向き Ca^{2+} 電流が減少して細胞内 Ca^{2+} 濃度が低下する．また，G_i タンパク質の活性化は，アセチルコリン感受性 K^+ チャネルを活性化することで外向き電流の増大を引き起こし，活動電位の持続時間を短くする．このことが間接的に内向き Ca^{2+} 電流を減少させて筋小胞体からの Ca^{2+} 放出の減少につながる．また，心拍数が減少することにより，収縮性が低下する．強い副交感神経の刺激は収縮性を20～30% 低下させる．

D 心拍数の収縮性への作用

心拍数が増加すると段階的に収縮性が増加する．心拍数が増加すると多くの活動電位が単位時間あたりに発生するため，プラトー相となる回数も増えて結果的に細胞内に流入する Ca^{2+} が増加する．細胞内 Ca^{2+} が増加すると筋小胞体の Ca^{2+} 貯蔵量が増えるため，次の心拍で筋小胞体からの Ca^{2+} 放出が増加して収縮性が増す．このようにして，心拍数の増加とともに徐々に収縮性が増していくのである．心拍数が減少するときには，これと逆の理由で収縮性が低下する．

運動時には交感神経の緊張が亢進し，心拍数が増加するとともに収縮性も上昇して心拍出量が増大する．トレーニングをしていない人でも心拍出量は，安静時の約5 L/分から激しい運動によって20 L/分程度まで増加する．図 36-42 は，健常者の安静時と軽い運動後の心電図である．心拍数は70/分から90/分に増加している．QT 間隔は心室収縮期を表し，T 波の終了から次の Q 波までが心室拡張期である．運動により収縮期も短縮するが，拡張期の短縮が著しい．心拍数が増加すると拡張期が短縮し，血液充満のための時間が短くなるため，心拍数がおよそ200/分を超えると1回心拍出量減少の効果のほうが大きくなる．収縮期の短縮は，交感神経活動亢進による収縮性の上昇によるものであり，心室頻拍など病的な頻脈による場合は収縮性が上昇しないため，収縮期の短縮が起こらない．このため病的な状態では拡張期の短縮がより顕著

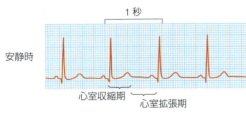
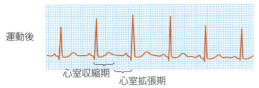

図 36-42　安静時と運動後の心電図
運動により心拍数が増加し，RR 間隔が短縮する．このとき，収縮期に比べて拡張期の短縮が著しい．
〔岡田隆夫：心臓の働き．本間研一（監修）：標準生理学，第9版，医学書院，2019 より転載〕

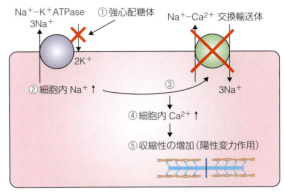

図 36-43　強心配糖体の陽性変力作用のメカニズム
○で囲んだ番号の説明は本文参照．
ATP：アデノシン三リン酸．

となり，心拍出量は心拍数がおよそ 160/分から減少し始める．

E　収縮性に影響を与える薬剤と病態

1　陽性変力作用のある薬剤

収縮性を増強させる薬剤は，細胞内 Ca^{2+} 濃度を上昇させるものとトロポニン C の Ca^{2+} 感受性を増加させるものがある．$β_1$ 受容体刺激薬，アデニル酸シクラーゼ活性化薬，cAMP 製剤，およびホスホジエステラーゼ阻害薬は交感神経による作用と同様に，cAMP を増加させて細胞内 Ca^{2+} 濃度を上昇させて収縮性を高める．

強心配糖体（ジギタリスなど）は，これらの機序と異なり細胞外への Ca^{2+} の汲み出しを抑制することで細胞内 Ca^{2+} 濃度を上昇させる（図 36-43）．ジギタリスは細胞外 K^+ 結合部位にて Na^+-K^+ATPase を阻害することで（①），細胞外への Na^+ の排出を抑制して細胞内 Na^+ 濃度を上昇させる（②）．これにより Na^+-Ca^{2+} 交換輸送体による細胞内への Na^+ 取り込みが抑制されて（③），Ca^{2+} の汲み出しの減少につながる．この結果，細胞内 Ca^{2+} 濃度が上昇して（④）収縮性が増加する（⑤）．

トロポニン C 感受性増強薬は，細いフィラメントの Ca^{2+} 感受性を増加させて収縮性を増加させる．

2　陰性変力作用のある薬剤

陰性変力作用は細胞内 Ca^{2+} 濃度を低下させる薬剤によって引き起こされる．$β_1$ 受容体拮抗薬，L 型カルシウムチャネル遮断薬および L 型と T 型カルシウムチャネル遮断薬がある．また全身麻酔薬も陰性変力作用を示して収縮性を抑制する．

3　収縮性が低下する病態

心臓の収縮性が低下する代表的病態としては，虚血と心不全が挙げられる．心不全については後述する．狭心症や心筋梗塞で心筋組織への酸素の供給が不足すると ATP 産生が低下するとともに，細胞内アシドーシスを生じて収縮性が低下する．細胞内 pH は，正常では Na^+-H^+ 交換機構により pH7.1～7.2 に保たれている．ATP の枯渇により Na^+-K^+ATPase が阻害されると細胞内 Na^+ 濃度が上昇し，Na^+-H^+ 交換機構の機能低下が起こる．これにより H^+ の細胞外への排出が低下すると細胞内アシドーシスとなる．細胞内に蓄積した H^+ はトロポニン C の結合部位で Ca^{2+} と競合することによって陰性変力作用を示す．

虚血などのさまざまな理由で細胞外 K^+ 濃度が上昇すると細胞膜が部分的に脱分極して，静止膜電位が減少する．この結果，活動電位も減少して細胞内 Ca^{2+} 濃度が低下して収縮性が低下する．

📖 巻末付録　問題 31．狭心症 ➡ 1079 頁参照．

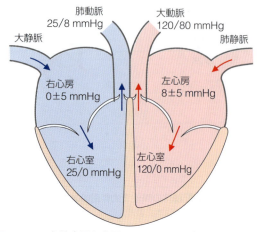

図 36-44 **心腔内圧と血圧**
成人健常者の心臓の各部位，大血管における収縮期および拡張期の圧を示す．右心系の拍出量は左心系と等しいが，肺血管床の抵抗は全身の血管抵抗より低いため，右心室圧は左心室の約1/5である．

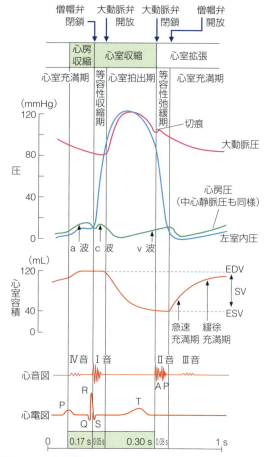

図 36-45 **心周期**
左心室が収縮と拡張を行うときに生じる変化とそのタイミングを示す．等容性収縮期＋心室拍出期が心室収縮期であり，等容性弛緩期＋心室充満期（心房収縮期を含む）が心室拡張期である．
〔岡田隆夫：心臓の働き．本間研一（監修）：標準生理学，第9版，医学書院，2019 を改変して転載〕

E 心臓の機械的活動

1 心臓の周期的活動

心周期

　心周期とは1回の拍動の間に起こる心臓での事象のことを指す．図 36-44 に若年健常者の心臓内および大血管における圧力を示す．図 36-45 に1心周期に生じる機械的・電気的事象（左心室内圧，左心房圧，大動脈圧と心室容積の変化，静脈波，心音図，心電図）の関係を示す．以下は左心系を中心に解説するが，右心系についても同様である．

心室周期

　心室周期は，心房収縮期，等容性収縮期，急速駆出期，緩徐駆出期，等容性弛緩期，急速充満期，緩徐充満期の7つの時相に分けられる．

1 ● 心房収縮期

　心房収縮期とは，心電図のP波（心房の脱分極を示す）に続く心房が収縮する時相である．心房の収縮に伴って心房圧が上昇し，逆行性に静脈に伝わることで，頸静脈では**a波**として記録される．心房収縮により血液が僧帽弁を通って左心室に送り込まれて，心室容積が増加して最大となる．このときの心室容積が，**拡張末期容積**である．

　左心房の収縮による左心室への血液の充塡は，安静時の若年健常者では左心室に流入する血液量の10〜20%を占めるにすぎない．しかし加齢に伴って線維化などのために心室壁が硬化すると，心室壁の伸展性が減少するために心房収縮による心室充満への寄与が増加し，40%以上を占めることもある．高齢者では心房細動と心不全の合併が多くみられるが，これは心房の収縮性が低下すると心室充満が十分に行われず，さらに心拍出量が低下するためである．

2 ● 等容性収縮期

　心室の興奮開始を意味する心電図の QRS 群の出現直後に心室は収縮を開始し，左心室圧が上昇して左心房圧を超えると受動的に僧帽弁が閉鎖する．左心室が収縮を続け，大動脈圧を超えるまでは僧帽弁も大動脈弁も閉鎖している（右心系では三尖弁と肺動脈弁が閉鎖）．つまり血液の流入口も流出口も閉鎖した状態で心室筋が収縮するため心室内容積が一定のまま心室内圧が上昇する．これが**等容性収縮期** isovolumic contraction phase であり，持続時間は 0.05 秒程度である．心室圧が上昇することで房室弁が心房側へと膨らみ心房が圧迫され，それが静脈に伝わることで頸静脈では**c 波**として記録される．

3 ● 急速駆出期

　心室筋の収縮によって心室内圧が急激に上昇し，心室内圧が大動脈の拡張期血圧を超えると圧差によって大動脈弁が開放し，血液は左心室から大動脈へと勢いよく拍出される．大動脈へと拍出された血液は末梢へと流れるが，その速度は心室からの拍出速度よりも小さいため，拍出された血液の多くが大動脈を拡張させてその場に留まることになる．このため，大動脈圧はさらに上昇して最高血圧に達する．この時相を**急速駆出期**とよび，その終了は心電図の ST 部分と一致する．この時相は駆出期の 1/3 を占める．

4 ● 緩徐駆出期

　緩徐駆出期は心電図の T 波と一致し，心室は再分極を開始する．心室からの血流の拍出速度は低下していき，左心室内圧はやがて大動脈圧よりも 2〜3 mmHg 低くなるが，左心室から大動脈方向へと流れる血液のもつ運動エネルギーが大きいため，血液の大動脈への流出は続く．この時相は駆出期の 2/3 を占める．左心室から送られる血流より，大動脈から末梢へと血液が流れる速度が速くなるため，大動脈圧は低下する．

5 ● 等容性弛緩期

　左心室内圧がさらに低下すると，圧差によって大動脈弁が閉鎖する．この大動脈弁閉鎖時のわずかな逆流によって，動脈圧波形に**重拍（複）切痕** dicrotic notch または**切痕** incisura とよばれる一時的な圧の上昇がみられる．心筋の弛緩は大動脈弁が閉鎖した後も続く．この時点では左心室内圧は左心房内圧よりも高いため，僧帽弁も閉鎖しており，心室内容積が一定のまま

心室内圧が急激に低下する．この時相を**等容性弛緩期**とよび，その持続時間は約 0.08 秒である．この時相では，房室弁は閉鎖しているが心房には血液がゆっくりと流れこんでいる．この心房圧の上昇が静脈につたわり，頸静脈では **v 波**として記録される．v 波は心房内圧が心室内圧を超えることによって房室弁が開放し，血液が心房から心室へと流出することによって終了する．

6 ● 急速充満期

　左心室内圧が左心房内圧よりも低くなった時点で，圧差により僧帽弁が開放して等容性弛緩期が終了する．心室は弛緩して拡張しやすくなっているため，血液の心室への流入にもかかわらず心室内圧は低いままである．この時相が急速充満期であり，充満期全体の 1/3 を占める．

7 ● 緩徐充満期

　緩徐充満期には，左心房内圧と左心室内圧との圧差によってさらに血液が左心室内に流入する．この時相は充満期の後半 2/3 を占める．緩徐充満期は心周期のなかで最も長い時相である．心拍数が増加すると，この時相が短縮して拡張末期容積が減少するために，心拍出量が減少する．

C 心音と心雑音

1 ● 心音の種類

　心周期中にⅠ音とⅡ音の 2 つの心音が聴診器で聴取できる．Ⅰ音は房室弁（僧帽弁と三尖弁）が閉鎖するときの心臓や弁の振動によって生じる音である．Ⅱ音は半月弁（大動脈弁と肺動脈弁）が閉鎖する際の振動音である．

　Ⅱ音は大動脈弁の閉鎖による音ⅡAと肺動脈弁の閉鎖による音ⅡPとに分裂して聞こえることがある（**Ⅱ音の分裂**）．Ⅱ音の分裂は吸息時に顕著となる．これは吸息に伴う胸腔内圧の低下により静脈還流が増加し，右室による血液拍出に時間がかかって肺動脈弁閉鎖が遅れることや，胸腔内圧の低下によって肺血管床が拡張されて肺静脈還流が減少し，左室による血液拍出が早く終了して大動脈弁の閉鎖が早く起こるためである．

　通常聴取されるⅠ音とⅡ音に加えて，拡張期に低調な**Ⅲ音**が聴取されることがある．Ⅲ音は心房から心室

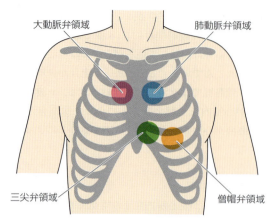

図 36-46 心音および心雑音の聴取部位
それぞれの心臓の弁から発生する音を最も聴取しやすい胸部の部位を示す.

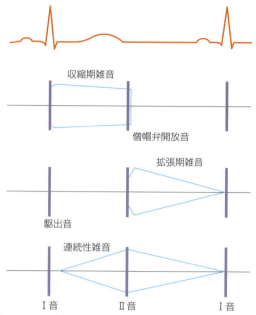

図 36-47 心雑音
Ⅰ音とⅡ音の間は心室収縮期であり，この時期に聴取されれば収縮期雑音となる．Ⅱ音と次のⅠ音の間の雑音は拡張期雑音である．
〔杉本恒明，他（編）：内科学，第7版，朝倉書店，1999より転載〕

への急速な流入によって生じるとされている．小児では生理的に聴取されることがあるが，健常成人で聴取された場合には，心不全などの心室の容量過多が疑われる．

Ⅳ音は弱く聴診器ではほとんど聴取されないが，心音図では記録されることがある．Ⅳ音は心房の収縮による音でⅠ音の直前に聴取される．心室壁の伸展性が低下するような場合，例えば左心肥大の際に生じる．

2 ● Ⅰ音とⅡ音の見分け方

Ⅰ音は 30〜35 Hz の低い音であり，Ⅱ音は 50〜70 Hz のより高い音である．Ⅱ音のほうが高周波である理由は，半月弁のほうが房室弁よりも弁に張力がかかっていることと，振動の伝播する領域として動脈壁のほうが心室壁よりも圧力が高いためであると考えられる．

Ⅰ音とⅡ音は橈骨動脈の拍動（**脈拍**）とのタイミングでも判別できる．脈拍にわずかに先行して聞こえるのがⅠ音で，それに遅れるのがⅡ音である．血液が大動脈に拍出されることによって生じる動脈壁の振動（**脈波**）は，血管壁できわめて速く末梢に伝わる（脈波伝播速度は若年者では 4〜5 m/秒，高齢者では 10〜15 m/秒）．このため，房室弁の閉鎖（Ⅰ音）−脈拍の触知−半月弁（Ⅱ音），の順となる．

3 ● 心音の聴取部位

心音は，各弁からの血液の流れる方向へと伝播するため，図 36-46 に示すような領域でよく聴取される．

大動脈弁に起因する心音は大動脈弁の位置より頭側で聴取され，肺動脈弁に起因する心音は肺動脈弁より頭側で聞かれる．三尖弁と僧帽弁に起因する心音はそれぞれ右心室付近と左室心尖部付近で聴取される．

4 ● 心雑音

心周期に伴う心臓の本来の音（心音）以外の音は**心雑音**とよばれる．弁口の狭窄や，弁の閉鎖不全によって逆流を生じる場合や，先天性心疾患によって右心系と左心系との間にシャント（短絡路：心室中隔欠損症，動脈管開存症など）がある場合などに聴取される（図36-47）．

Ⅰ音とⅡ音との間に聞こえるのが**収縮期雑音**（大動脈弁狭窄症，僧帽弁閉鎖不全症など）である．Ⅱ音と次のⅠ音との間に聞こえるのが**拡張期雑音**（大動脈弁閉鎖不全症，僧帽弁狭窄症など）である．動脈管開存症では全心周期を通して大動脈圧は肺動脈圧よりも高いため，収縮期・拡張期を通して聴取される**連続性雑音**となる．

E 心臓の機械的活動 ● 649

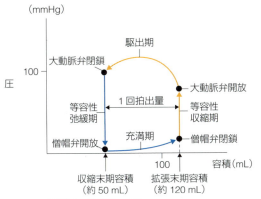

図 36-48 心室圧・容積ループ
1 心周期の左心室の圧と容積の関係を示す．オレンジは収縮期，青は拡張期を示す．1 回拍出量は拡張末期容積から収縮末期容積を引いたものとなる．

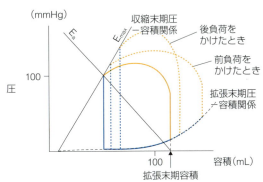

図 36-49 圧・容積ループにおける前負荷，後負荷，収縮性
さまざまな前負荷や後負荷をかけたときの圧・容積ループの変化を点線で示す．収縮性は収縮末期圧－容積関係の傾き（E_{max}），前負荷は拡張末期容積，後負荷は収縮末期の圧・容積点と，拡張期末容積の容積軸上点とを結んだ直線の傾き（E_a）で表せる．

2 心室圧と容積の関係

A 心室圧・容積ループ

図 36-45 で示した 1 心周期の左心室内圧と心室容積の経時的変化を，横軸を心室容積とし，縦軸を心室内圧として示したものが，心室圧・容積ループ ventricular pressure-volume loop である（図 36-48）．充満期の終了時点で僧帽弁が閉鎖する．このときの容積が**拡張末期容積** end-diastolic volume であり，通常は約 120 mL である．等容性収縮が始まると，容積は一定のまま圧が上昇する．左心室の圧力が大動脈の圧力に達すると大動脈弁が開放して駆出期が始まり，心室内圧を維持したまま心室内容積が減少する．駆出期の終了時点で大動脈弁が閉鎖し，等容性弛緩期に容積は一定のまま圧が低下する．このときの心室の容積を**収縮末期容積** end-systolic volume とよび，約 50 mL である．心室圧が十分に低下すると僧帽弁が開放して充満期が始まる．

B 1 回拍出量，駆出率，および心拍出量

図 36-48 の圧・容積ループにおける右辺の位置が拡張末期容積，左辺の位置が収縮末期容積であり，それぞれ心室内の最大血液量と最小血液量である．このことから，**1 回拍出量** stroke volume は，［拡張末期容積 120 mL］－［収縮末期容積 50 mL］＝70 mL となる．拡張末期容積のうち 1 回拍出量が占める割合を**駆出率** ejection fraction とよび，正常では 55〜75％ 程度である．心拍出量は 1 分間あたりの総血液拍出量である．つまり 1 回拍出量×1 分あたりの心拍数によって求められる．成人では約 5 L/分である．

C Starling の心臓の法則

心筋の張力－長さ関係が示すように，心筋は伸展すれば伸展するほど大きな活動張力を発生する．心室の圧・容積ループも同様で，充満期に心筋がより強く引き伸ばされることで収縮力がより強まり，結果的に心拍出量が増える．これがスターリングの心臓の法則 Starling's law of the heart である．

実験的に心室に対してさまざまな前負荷や後負荷をかけたときの圧-容積関係を調べると，各ループにおける収縮末期の時点，すなわち大動脈弁が閉鎖する時点での圧-容積関係を結ぶとほぼ直線となり，これを**収縮末期圧-容積関係** end-systolic pressure-volume relation とよぶ（図 36-49）．圧と容積の比は 1 心周期のなかで心臓の収縮や弛緩によって変化している．圧と容積の比は心室の弾性を表すことから，心室壁の弾性は時間とともに変化するといえる．すなわち心室は時変弾性率 time-varying elastance をもつ．1 心周期の圧と容積の比のなかで，収縮末期圧と容積の比が最も高いため，収縮末期圧-容積関係の傾きを弾性 elastance の頭文字をとって E_{max} とよぶ．

一方拡張末期圧-容積関係は，心室に血液が満たされていき，収縮が起こる直前の拡張末期圧と心室容積

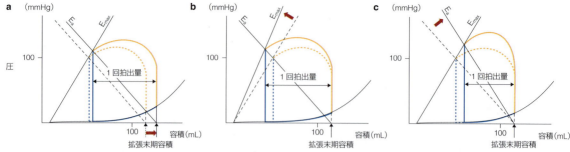

図 36-50　1 回拍出量の増減
a．前負荷の変化と 1 回拍出量の関係．前負荷（拡張末期容積）を増大させて，収縮性と後負荷（E_{max} と E_a）には変化がなかった場合，1 回拍出量は増加する．
b．収縮性の変化と 1 回拍出量の関係．収縮性（E_{max}）を増大させて，前負荷（拡張末期容積）と後負荷（E_a）には変化がなかった場合，1 回拍出量は増加する．
c．後負荷の変化と 1 回拍出量の関係．後負荷（E_a）を増大させて，前負荷（拡張末期容積）と収縮性（E_{max}）には変化がなかった場合，1 回拍出量は減少する．

の関係を示している．拡張末期圧-容積関係は，弛緩した心室の伸展しやすさを示している．容積が小さいときは伸びやすく，容積が増大すると徐々に伸展しにくくなる．このため，拡張末期圧-容積曲線は右上がりとなる（図 36-49）．

これらのことから，心室は収縮末期圧-容積関係の直線と，拡張張末期圧-容積曲線とで挟まれた領域で機能しているのである．

D 前負荷，収縮性，後負荷の変化と 1 回拍出量

1 回拍出量は，前負荷，収縮性，後負荷によって規定される．**前負荷** preload は，収縮が始まったときに心筋に生じている張力であり，拡張末期容積に相当する．心臓の収縮性は心臓の弾性で表せるため，圧・容積ループでは E_{max} に相当する．**後負荷** afterload とは心筋の収縮時に心筋にかかる負荷量であり，大動脈圧に相当する．後負荷は圧・容積ループでは，収縮末期の圧・容積点と，拡張期末容積の容積軸上点とを結んだ直線の勾配（E_a，実効動脈エラスタンス effective arterial elastance）として示される．これは，後負荷とは抵抗であることから，後負荷は大動脈圧/1 回拍出量で表せるとの考え方である．

図 36-50 に，それぞれの要素を変化させたときの 1 回拍出量の増減を示す．前負荷のみを増加させると 1 回拍出量は増加する．収縮性が増加し，ほかの要素が変わらないときも 1 回拍出量は増加する．後負荷のみを増加させると，1 回拍出量は減少する．このように，圧・容積ループを用いることで，各要素と 1 回拍出量への作用がよく理解できる．

E 心臓の仕事量と消費エネルギー

心臓の仕事は**容積負荷**と**圧負荷**の 2 つの要素に分けられる．容積負荷に対する仕事は心拍出量に相当し，圧負荷に対する仕事は大動脈圧に相当する．このことから，心室の 1 心周期での仕事量は，1 回拍出量×平均大動脈圧で近似される．心臓の**分時仕事量**とそのための消費エネルギーは，心拍の増加による心拍出量の増加や，大動脈圧の増加によって増大する．

心筋が収縮するためのエネルギーは主に酸化的代謝から得ていることから，心臓の仕事量と**酸素消費量**は密接な関係がある．心臓の仕事の要素のうち，圧負荷に対する仕事は容積負荷に対する仕事より多くの酸素を消費する．左心室と右心室は同じ血流量を拍出しているが，大動脈のほうが肺動脈より血圧が高い（図 36-44）．このため，左心室のほうが右心室よりも酸素消費量が多い．また，大動脈弁狭窄や大動脈縮窄症のように，心室から血液を送り出すためにより高い圧力が必要な疾患では心臓の酸素消費量が増加する．

F Laplace の法則

左心室はより多くの仕事量を担うために心室壁が厚くなっている．この心筋肥大のメカニズムは**ラプラスの法則** Laplace's law で説明される．球体に対するラプラスの法則から，次の関係が成り立つ（図 36-51）．

E 心臓の機械的活動 651

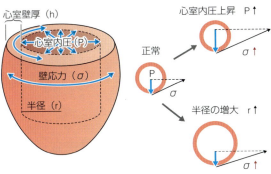

図 36-51　Laplace の法則
心室内腔に圧力がかかったときの壁応力の大きさを黒矢印で示す．心室内圧が上昇，または心室の内径が増大したときに，壁応力が増大する．
〔Ranek MJ, et al：Chapter 5-Pathophysiology of heart failure and an overview of therapies. In Buja LM, et al (eds)：Cardiovascular Pathology, 5th ed. pp149-221, Academic Press, 2022 より転載〕

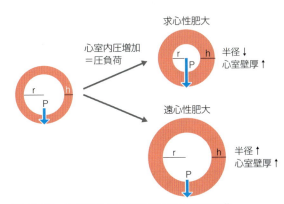

図 36-52　圧負荷と容量負荷に対する代償機構
心室内圧が上昇すると壁応力が増大するが，心室壁厚を増加させて半径を短縮し，壁応力を減少させる．容量負荷によって心室半径が増大することに対しては，心室壁厚を増加させて壁応力を減少させる．

$$\text{壁応力}(\sigma) = \text{心室内圧}(P) \times \frac{\text{半径}(r)}{2\times\text{心室壁厚}(h)}$$

左心室では心室内圧が高いため，心室にかかる**壁応力** wall stress が増大する．壁応力を低減するために，心筋細胞を肥大させて心室壁厚を増加させつつ内径を短縮させて適応している．これを**求心性肥大** concentric hypertrophy とよぶ（図 36-52）．一方，過大な容量負荷（心室内の血液量が増える）に対しては，心筋はサルコメア長を長くするように長軸方向に肥大して内径を増大するとともに，壁応力を低減するために心筋細胞を横軸方向にも肥大させて適応する．これを**遠心性肥大** eccentric hypertrophy とよぶ（図 36-52）．しかしながら，求心性肥大に比べると遠心性肥大による心室壁厚の増加は軽度にとどまる．

G　静脈還流曲線と心拍出量曲線

1　静脈還流曲線

静脈血は末梢静脈から大静脈（中心静脈）を通って右心房に還流する．末梢静脈の抵抗(R)を一定とすると，その流量(Q)は末梢静脈圧(P_1)と中心静脈圧（もしくは右心房圧）(P_2)の差に比例する．

$$\text{流量}(Q) = \frac{(\text{末梢静脈圧 } P_1 - \text{中心静脈圧 } P_2)}{\text{抵抗}(R)}$$

中心静脈における圧と流量の関係を示したものを静脈還流曲線とよぶ（図 36-53）．中心静脈圧が上昇すると，圧較差が減少して**静脈還流量**も減少する．中心静脈圧が陰圧になると，胸部に流入する静脈が虚脱して抵抗が大きくなるために，静脈還流量は一定となりそれ以上には増えない．中心静脈圧が 7 mmHg に達すると静脈還流はゼロとなる．この点は，血液循環が完全に停止したときを指し，そのときの圧は平均体循環圧とよぶ．

2　心拍出量曲線

中心静脈圧は心室への充満圧であることから，これは前負荷を指す．中心静脈圧と心拍出量の関係を図 36-54 に示す．スターリングの法則にしたがって前負荷の増大に伴って心拍出量は増加する．図 36-53 と図 36-54 を重ね合わせると図 36-55 となる．通常は静脈還流量と心拍出量とは等しいことから，心臓は 2 つの曲線の交点で機能していることになる．収縮性が上昇すると心拍出量曲線の傾きが大きくなるため，交点は左にずれて，心拍出量の増加と中心静脈圧の低下を生じることになる．逆に収縮性が低下すれば，心拍出量の減少と中心静脈圧の上昇をきたす．

3　心肥大，心拡大と心不全

A　心肥大

心臓の仕事量が慢性的に増えると，心筋細胞は肥大することによってその負荷に適応する．圧力と容量の負荷ではその適応は異なる．

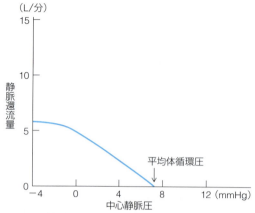

図 36-53　静脈還流曲線
右心房圧が上昇して平均体循環圧と等しくなると静脈還流量はゼロになる．また，右心房圧が大気圧以下になると，静脈還流量は一定となりそれ以上は増えない．
〔岡田隆夫：心臓の働き．本間研一（監修）：標準生理学，第9版，医学書院，2019より転載〕

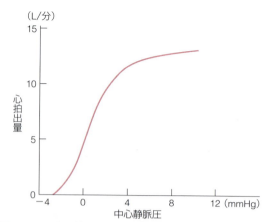

図 36-54　中心静脈圧と心拍出量の関係
中心静脈圧の上昇とともに心拍出量は増加する．
〔岡田隆夫：心臓の働き．本間研一（監修）：標準生理学，第9版，医学書院，2019より転載〕

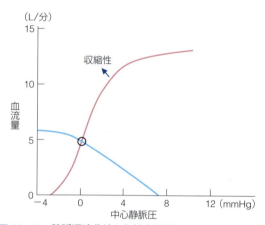

図 36-55　静脈還流曲線と心拍出量曲線
静脈還流曲線と心拍出量曲線を重ね合わせることができる．静脈還流量と心拍出量は同じであるため，2つの曲線の交点で心臓は機能していることとなる．
〔岡田隆夫：心臓の働き．本間研一（監修）：標準生理学，第9版，医学書院，2019より転載〕

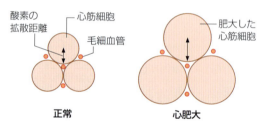

図 36-56　心肥大による酸素拡散距離の増加
心筋の肥大により，毛細血管から心筋細胞中心部までの酸素拡散距離が増加する．
〔岡田隆夫：心臓の働き．本間研一（監修）：標準生理学，第9版，医学書院，2019より転載〕

1 ● 圧負荷による心肥大

　長期間にわたり心室内圧が高い状態が続く場合，例えば大動脈弁狭窄や大動脈縮窄症，肺動脈弁狭窄などでは，圧負荷が増大する．これらの疾患では前述のように**求心性肥大**が起こる．心筋細胞が肥大すると，毛細血管から心筋細胞中心部までの拡散距離が増加するため，心筋細胞は酸素不足となり（図 36-56），ATPの枯渇など，前述のような理由で心拍出量の低下を招く．

2 ● 容量負荷による心肥大

　容量負荷とは，正常以上の心拍出量を維持しなければいけない状態を指す．例えば，大動脈弁閉鎖不全や肺動脈弁閉鎖不全では，心室は1回拍出量に加えて，逆流血液量を拍出しなければならない．これらの疾患では心室容積の増加を伴う心肥大を遠心性肥大が起こる．

　マラソンや水泳などの耐久競技の継続したトレーニングによっても心拡大を中心とした遠心性肥大を生じる．これを**スポーツ心臓** athlete's heart とよぶ．トレーニングによる心拡大は収縮性の増加によるものであるため，心室壁厚の増加はないかあったとしても軽度に留まる．心拡大により1回拍出量は増加するが，安静時の心拍数が減少するため，安静時の心拍出量は増加しない．運動開始とともに心拍数が増加するが，安静時の心拍数が少ないために最大心拍数に達するまでの増加分が多く，心拍出量は30 L/分以上（非ト

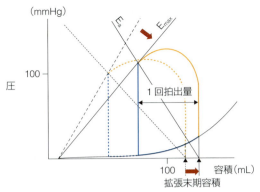

図 36-57　左室駆出率の低下した心不全（HFrEF）
収縮性が低下して1回拍出量が低下するが，代償性に前負荷が増大している．

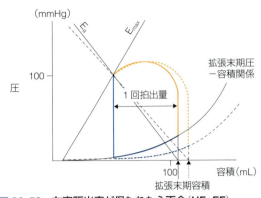

図 36-58　左室駆出率が保たれた心不全（HFpEF）
左心室の拡張障害のために拡張末期圧-容積関係が上方かつ左方にシフトし，1回拍出量が減少している．

レーニング者は～20 L/分）にまで増加する．また，小児の発達における心臓容積の生理的な増大にも遠心性肥大の機序が働いている．

 巻末付録　問題 33．大動脈弁閉鎖不全症 ➡ 1081 頁参照．

B 心不全

1 ● 心不全の定義と分類

心不全とは，「なんらかの心臓機能障害，すなわち，心臓に器質的および/あるいは機能的異常が生じて心ポンプ機能の代償機転が破綻した結果，呼吸困難・倦怠感や浮腫が出現し，それに伴い運動耐容能が低下する臨床症候群」と定義される[1]．

心不全は左室駆出率の低下の有無によって分類される．左室駆出率（LVEF）の低下した心不全（heart failure with reduced ejection fraction；HFrEF）と，LVEF の保たれた心不全（heart failure with preserved ejection fraction；HFpEF），およびその中間型（heart failure with mid-range ejection fraction；HFmrEF）などに分けられる．HFrEF は収縮力の低下を主体とし，LVEF35～40% 以下を基準としている．収縮性が低下することによって心拍出量が減少するが，それを代償するために前負荷が増大しており（図 36-57），遠心性肥大を呈する．遠心性肥大を呈する疾患のうち，以前は拡張型心筋症など心筋疾患の比率が高かったが，次第に冠動脈疾患の占める比率が高くなってきている．

HFpEF は，①臨床的に心不全症状を呈し，②LVEF が正常もしくは保たれている（LVEF が 50% 以上），③左室拡張能障害を有する，の3点を基準として考えられている．HFpEF は心不全患者の約半数を占めるとされている．HFpEF では収縮性は保たれているが，左心室の拡張障害のために拡張末期圧-容積関係が上方かつ左方に偏移しており（図 36-58），求心性肥大を呈する．HFpEF と強く関連のある背景因子として高齢，高血圧，心房細動，冠動脈疾患，糖尿病，肥満などがある．

2 ● 左心不全と右心不全

心臓の収縮性の分類に加えて，機能障害が起こっている心室の違いによる分類として，左心不全と右心不全がある．左心不全では，左心室の拡張期血圧が上昇し，左心房圧の上昇 → 肺静脈圧の上昇を生じる．この結果，肺毛細血管圧の上昇をきたし，濾過圧の上昇から肺における浮腫（肺水腫）を生じる．これによって酸素の拡散障害が生じて呼吸困難となる．臥位になると呼吸困難が悪化するために座位をとる，起坐呼吸となる．これは，臥位では重力の影響がなくなるため，静脈還流が増加して肺うっ血が増悪することによる．

右心不全では，体静脈系から毛細血管へのうっ血を生じる．このため，肝臓の腫大，腹水，下肢の浮腫，頸静脈の怒張などが出現する．

3 ● 心不全の薬物療法

心不全の急性期の治療は，収縮性の増加を期待してアドレナリン β_1 受容体刺激薬であるドブタミンを用いることがある．しかしながら，β_1 受容体への刺激が長期にわたると心臓の仕事量が増大し，最終的には心機能は低下して予後を悪化させる．このため，心不全の治療は心臓の仕事量の低減を目的としたものとなっている．主に，血管拡張薬による後負荷の軽減

654 ● 第36章　心臓の働き

や，β遮断薬による心室の仕事量の低減，過度な容量負荷を減少させる利尿作用をもつ薬剤，などが使われる．血管拡張薬としては，アンジオテンシン変換酵素（ACE）阻害薬またはアンジオテンシンⅡ受容体拮抗薬（ARB）などが使用される．利尿作用をもつ薬剤としては，ミネラルコルチコイド受容体拮抗薬や，心房利尿ペプチドの分解を抑制するネプリライシン阻害薬などがある．強心薬で唯一心不全への効果が認められているジギタリス製剤は，付加的に使われることがある．また，心拍数が75/分以上の症例には，Ifチャネ

ル（HCNチャネル）阻害薬を用いてペースメーカー電流を抑制して心拍数の減少を促す．

📖 **巻末付録** 問題34．心不全 ➡ 1082頁参照．

● **参考文献**

1) 日本循環器学会，他：日本循環器学会，日本心不全学会合同ガイドライン：2021年 JCS/JHFS ガイドライン フォーカスアップデート版 急性・慢性心不全診療．日本循環器学会，2021

第37章 循環系の調節

A 循環調節機構

1 循環系の調節と統合

循環系の最も重要な機能は，末梢組織に血流を供給することであり，循環調節機構とは，末梢組織の需要に応じて血流量を調節する機構をいう．局所の血流量は，血圧差（上流の血圧 P1 と下流の血圧 P2 の差）に比例し，血管抵抗に反比例することから，下記の式が成り立つ．

$$血流量 = \frac{血圧差(P1-P2)}{血管抵抗}$$

この式はフランスの水道技術者であったダルシー Darcy の法則と呼ばれ，電気回路のオーム Ohm の法則に相当するものである．局所（各臓器）の血圧差は，動脈血圧と静脈血圧の差であり，静脈の血圧はほぼゼロに近いので，局所の血流量の調節は，動脈血圧と局所の血管抵抗（末梢血管抵抗）に依存する．体循環全体にあてはめると，心臓が1分間に全身に送り出す血液量である心拍出量については

$$心拍出量 = \frac{動脈血圧}{総末梢血管抵抗}$$

が成り立ち，**循環調節機構**とは，心拍出量，（動脈）血圧，血管抵抗を調節する機構である．

血圧の調節

血圧は血流の駆動力である．血流を正常に保つためには，血圧を正常に保つ必要がある．また血圧を長期にわたって正常に保つことは健康上，きわめて重要である．「高血圧」の項で詳しく述べるが（→677頁），血圧が高い状態が続くと，脳，心臓，腎臓などの臓器が障害される．高血圧は脳卒中，心臓病，腎臓病および大血管疾患の重大な危険因子である．

B 心拍出量と血管抵抗の調節

例として運動時の応答が挙げられる．運動時には活動している筋肉の酸素需要が増加するため，肺での酸素摂取量が増加する．

酸素摂取量＝心拍出量×（動脈血酸素含有量－静脈血酸素含有量）（フィック Fick の原理）

であり，酸素摂取量の増加は，心拍出量の増加と骨格筋での酸素消費の増加に起因する動-静脈血酸素含有量較差の増加により達成される．

激しい運動時には，心拍出量は安静時の5倍（安静時は約5 L/分，運動時は約25 L/分），筋血流量は20倍（安静時は約1 L/分，運動時は約20 L/分）にも達する．つまり，運動時には心拍出量の80% が骨格筋に流れ，心拍出量の増加分の多くは骨格筋に供給される．心拍出量と筋血流量が増加するにもかかわらず，血圧の上昇はわずかである．これは，筋肉の末梢血管を拡張することで末梢血管抵抗を低下させ，動脈血圧を安定させる調節機構が働く結果である．運動時の循環調節機構については→668頁で詳しく説明するが，さまざまな循環調節機構が協調して働く結果，このような変化が可能になる．

C 循環調節の必要性

姿勢の変換，運動，摂食など日常の身体活動による需要に応じて，血圧，心拍出量，血管抵抗を適切に調節して，各臓器が必要とする血流を過不足なく供給し老廃物を除去する必要がある．また出血による循環血液量の減少や低酸素が生じると，生命維持に必要な脳や心臓への血流を優先する必要がある．これらの機能を担うのが循環調節である．循環系が正しく機能するためには，さまざまな調節機構が協調して働く必要がある．

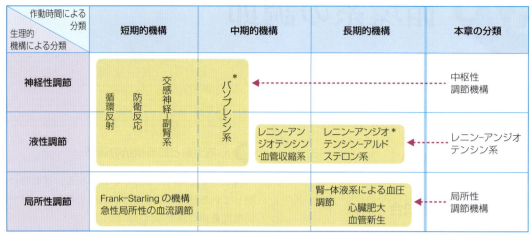

図 37-1 循環調節機構の分類
＊ バソプレシンはバソプレッシン，バゾプレシンと，アンジオテンシンはアンギオテンシンとも表記する．
〔熊田衛博士作成．森田啓之，他：循環系の調節．本間研一（監修）：標準生理学，第9版，医学書院，2019より転載〕

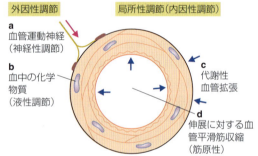

図 37-2 神経性・液性（内分泌性）および局所性調節の模式図
血管の外部から作用する外因性調節には，**a．**血管運動神経による神経性調節と，**b．**血中ホルモンなどによる液性（内分泌性）調節がある．局所性調節（内因性調節）の代表的なものは，**c．**局所で生じる血管拡張物質による代謝性血管拡張と，**d．**主として血管平滑筋の性質に基づく筋原性調節（→第35章，587頁）がある．
〔森田啓之，他：循環系の調節．本間研一（監修）：標準生理学，第9版，医学書院，2019より転載〕

2 循環調節機構の分類

循環調節には神経系や内分泌系などさまざまな機構が関与するが，次の2つの基準で分類すると理解しやすい（図37-1）．

① 生理的機構による分類：効果器である心筋と血管平滑筋での作用様式により，神経性調節，液性（内分泌性）調節，および局所性調節に分類する．

② 作動時間による分類：個々の調節作用の発現時間により，短期的機構，中期的機構，および長期的機構に分類する．

A 生理的機構による分類

循環調節の主な効果器は，心筋と血管平滑筋（図37-2）である．心拍出量は，1回拍出量と心拍数の積であり，1回拍出量を規定する因子は，前負荷，後負荷，心収縮力である．すなわち，前負荷と後負荷が変化しなければ，心筋が強く収縮すると，1回拍出量が増える．心筋収縮の頻度が増えれば，心拍数が増加する．抵抗血管である細動脈の血管平滑筋が収縮すれば，末梢血管抵抗が増加する．容量血管である静脈の血管平滑筋が収縮すれば，静脈内に蓄積している血液が減少することで，静脈還流量が増加する．

臓器と組織への血流は，主に効果器である心筋と血管平滑筋に備わった固有の性質により局所性に自らの機能を調節する．これを**局所性調節（内因性調節）**という．例えば，フランク-スターリング Frank-Starlingの心臓の法則によれば，静脈還流量の増加などで拡張期の心筋が引き伸ばされるほど，心収縮力は増す．また，運動時の骨格筋のように局所の代謝が高まると，そこで産生される血管拡張物質が血管拡張を起こす（→「代謝性血管拡張」，672頁を参照）．

また外部からの調節作用を**外因性調節**といい，自律神経支配による**神経性調節**と血液中のホルモンなどの液性因子による**液性調節**に分類できる．

このように，循環調節機構は心筋と血管平滑筋での

生理的な調節様式に対応して，局所性調節機構，神経性調節機構，液性調節機構の3つに分類できる．

B 作動時間による分類

循環調節には作用発現までの時間が異なる機構が協調して働く（図37-3）．例えば大量に出血した際には，血圧低下に対して瞬時に神経性調節機構が働き血圧を維持する．続いて，分から時間のスケールで毛細血管での体液移動，レニン-アンジオテンシン系による血管収縮，バソプレシンによる血管収縮と体液量の調節が生じる．さらに時間から日のスケールでレニン-アンジオテンシン-アルドステロン系と腎-体液系による水とナトリウムの排泄抑制が生じ血圧が維持される．

圧受容器反応のように秒や分の時間スケールで調節作用を発揮するもので，時々刻々変化する循環系の状態を検知し，迅速な調節を行うものを**短期的（調節）機構** short-term control mechanism という．これに対して，日〜週〜月〜年の時間スケールで調節作用を発揮するものを**長期的（調節）機構** long-term control mechanism とよぶ．腎-体液系による血圧調節のほか，心臓肥大や血管新生のように構造上の変化を伴うものがこれにあたる．この2つの中間が**中期的（調節）機構** intermediate-term control mechanism で，数分後から働き始める機構である．

調節作用の開始が速いものは，作用持続も短く，開始が遅いものは，持続も長い．短期的機構で始まる調節作用は中期的機構へ移行し，最後に長期的機構で安定する．また各機構の調節力には大きな差があり腎-体液系の調節力は非常に強い．

代表的な循環調節機構をこの2つの基準で分類したのが，図37-1である．これらをさらに調節作用を担う機構によって黄色で示した3つのブロックに分けることもできる．すなわち，**中枢性調節機構，レニン-アンジオテンシン系，局所性調節機構**である．

本項では，これらのさまざまな調節機構から代表的なものを取り上げて説明する．

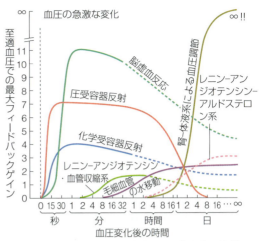

図 37-3 循環調節機構の作動時間と調節能力の比較
調節能力は，血圧のネガティブフィードバック調節におけるフィードバックゲインで表してある．腎-体液系のフィードバックゲインは∞である．横軸は，血圧を変えるような外乱が時間＝0で加わってからの時間経過であり，その機構の作動時間を表す．
〔Guyton AC, et al：Arterial pressure regulation. Overriding dominance of the kidneys in long-term regulation and in hypertension. Am J Med 52：584-594, 1972 より転載〕

B 中枢性調節機構

1 血管の神経支配と心臓血管中枢

A 中枢神経系と循環系

臓器はそれぞれ自分自身を調節する能力（局所性循環調節：心臓のペースメーカー細胞による自動能や代謝産物による局所の血流増加など）を有するが，中枢性循環調節は，全身の血圧や臓器間での血流配分を調整する．具体的には，出血などの外乱に対してホメオスタシス機能を発揮し，姿勢変換・運動・温度変化・ストレスなどのさまざまな条件下において，血流の臓器配分を適切に変化させる．

1 4つのチャネル

中枢神経系は次の4つの主要なチャネルを用いて循環系を調節する（図37-4）．
① 交感神経により直接に心臓と血管を調節する．
② 交感神経がまず副腎髄質に働きかけてアドレナリン，ノルアドレナリンを分泌させ，これが血流によって運ばれて液性に循環系を調節する．

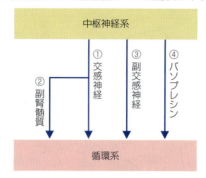

a. 中枢神経系による循環調節の4つの主要なチャネル

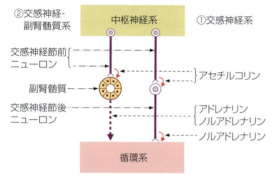

b. 交感神経系と交感神経-副腎髄質系の相似性

図37-4　中枢神経による循環調節の模式図

③ 副交感神経により，直接に心臓および特殊部位の血管(外陰部，唾液腺など)を交感神経とともに調節する．

④ 視床下部-下垂体後葉系によりバソプレシンを分泌し，血流に運ばれて液性に血管と腎臓に働きかけ，血管収縮および血液量増加を起こさせる．

①交感神経と③副交感神経による調節は互いに連動して動作することが多く，①と③を合わせて**神経性調節機構**とよぶ．

また②は**交感神経-副腎髄質系** sympatho-adrenal system とよばれ，図37-4b に示すように，形態的に①と相似である．しかも機能的にも交感神経系が強く興奮すると(例えば激しい運動，精神的ストレス，寒冷など)，①に加えて②も同時に活動するなど，互いに関係が深い．

2 ● 受容器

中枢神経系は循環系を調節するとともに，循環系の状態を特別な受容器によりモニターし，受容器からの入力に基づいて，調節作用を刻々修正している．

このような受容器としては，頸動脈洞と大動脈弓で血圧をモニターする**動脈圧受容器** arterial baroreceptor (➡ 第24章，509頁参照)と，これらと同じ場所にあって酸素濃度をモニターする**動脈化学受容器** arterial chemoreceptor，また左右の心房で低圧系の内圧をモニターしながら血液量を調節している**心房圧受容器** atrial baroreceptor (➡「心肺部圧受容器」，665頁参照)などが代表的である．

さらに，脳内にも受容器があり，延髄の腹側部表面で pH や CO_2 濃度をモニターする受容器(中枢性化学感受領野 central chemosensitive area；➡ 第43章，728頁参照)，視床下部の視索上核またはその近傍にあり，浸透圧を感受してバソプレシンの分泌を調節する浸透圧受容器 osmotic receptor (➡ 第65章，960頁参照)がある．

B 血管の神経性調節

血管を構成する平滑筋は，いつもある程度収縮していて，**基礎緊張** basal tone を保っている．基礎緊張の調節メカニズムとして外因性のものに，①血管を支配している**血管運動神経** vasomotor nerve による神経性調節，②血流によって運ばれる物質(ホルモンなど)による液性調節，③組織で生成される物質による局所性調節もある．

血管運動神経には，①交感神経性血管収縮線維，②交感神経性血管拡張線維，③副交感神経性血管拡張線維の3種類がある．このうち①は最も広範に分布しているうえに，常に調節活動を行っているので，その影響も強力である．

1 ● 交感神経性血管収縮線維
a　分布と作用

交感神経性血管収縮線維 sympathetic vasoconstrictor fiber (略して血管収縮線維)は，神経終末からノルアドレナリンを放出し，血管平滑筋の α_1 受容体に作用して血管の収縮を起こさせる．そのため，**交感神経性アドレナリン作動性線維** sympathetic adrenergic fiber ともよばれる．全身の血管のうち，胎盤を除くすべてに分布している．

血管の各部分については，血管収縮線維は，動脈，細動脈，前毛細血管括約筋，細静脈，静脈に広く分布しているが，毛細血管には分布していない．このうち，特に細動脈に次いで細静脈に分布が多い．そのた

め血管収縮線維が活動すると，次の3つの変化が起こる．
① 主に細動脈の収縮によって血管抵抗が増加する．
② 主に細静脈の収縮によって血管壁が伸びにくくなる(コンプライアンスが減少する)ために，平均体循環圧と静脈還流が増える．
③ 細動脈は細静脈よりもっと強力に収縮するため，(前毛細血管抵抗)/(後毛細血管抵抗)が大きくなり，平均毛細血管圧が下がる．それで血管の外側から内側に細胞外液の移動が起こり，結局②を補強することになる．

b 緊張性放電

交感神経性血管収縮線維は，全身のほとんどすべての血管を支配しているが，後に述べる血管拡張線維は，ごく一部の血管にしか分布していない．そこで拡張線維の助けを借りないで，血管収縮線維のみで血管拡張を起こすにはどうしたらよいかが問題になる．これを理解するには，血管収縮線維を取り除けば血管がどうなるかをみればよい．血管疾患のうち，動脈が閉鎖するものは**動脈閉塞症** arterial occlusive disease と総称されるが，これに対し局所の交感神経性血管収縮線維を切除して血流を回復させる治療法がある．これは交感神経性血管収縮線維が自発的に発火していて，ふだんでも血管を部分的に収縮させているのを取り除くためである．

血管を支配する交感神経の単一線維から記録してみると，毎秒1〜3回の割合でインパルスが記録される．つまり交感神経性血管収縮線維は安静時にも絶えずインパルスを発生させ，血管平滑筋を部分的な収縮状態においている．このインパルスを(交感神経性)血管収縮線維の**緊張性放電** tonic (sympathetic) vasoconstrictor discharge とよぶ．ほとんどの場合，交感神経の緊張性放電は神経線維がランダムに発火しているのではなく，なんらかの周期をもってほかの単一線維と同期して発火している．そのため多数の神経線維からなる神経束から活動を記録すると，群放電がみられる．この群放電は，脈圧や呼吸運動と周期が一致している(図37-5)．脈圧に同期するのは後述の動脈圧受容器が脈圧に応じて活動が変わることによる動脈圧受容器反射の結果であり，呼吸運動に同期するのは主に呼吸中枢から興奮性の入力を受けているためである．

緊張性放電は，中枢神経の特定の部位のニューロンが自発的にインパルスを発生することによる．このインパルスを発生させる部位を，**心臓血管中枢**(循環中

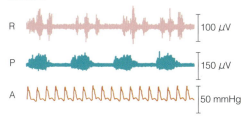

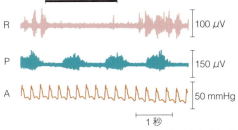

図 37-5　交感神経から記録される緊張性活動(群放電)
腎臓交感神経から記録された例を示す．上から腎臓交感神経活動(R)，横隔神経活動(P)，血圧(A)．aは安静時である．交感神経には脈圧に同期した群放電とさらに周期の長い呼吸活動と一致した活動変動が認められる．bは横棒で示す期間，動脈圧受容器線維を電気刺激したものである．刺激の結果，交感神経活動が抑制される(動脈圧受容器反射)．血圧の低下はさらに遅れて生じるため，図の右端で低下が始まっている．

枢) cardiovascular center または**血管運動中枢** vasomotor center とよぶ(→次頁参照)．

交感神経の緊張性放電が消失すると，血圧は40〜50 mmHg になり(**循環性ショック**)，そのままの状態では死亡する．これは緊張性放電によって交感神経性血管収縮線維が血管の緊張を保ち，血圧を正常レベルに維持していたのが消失したためである．

c 血管収縮・拡張複合型交感神経

冠血管や筋血管の平滑筋には，アドレナリン$α_1$受容体のほかにアドレナリン$β_2$受容体が分布しており，アドレナリン$β_2$受容体にノルアドレナリンが結合すると血管拡張を起こす．治療や実験に際して，アドレナリン$α_1$受容体による作用を遮断薬によって除去すると，これらの血管床ではアドレナリンが血管拡張を起こす．

2　交感神経性血管拡張線維

骨格筋の血管の細動脈部には，血管収縮線維のほかに，交感神経性血管拡張線維も分布している．ネコではこの線維の神経終末からアセチルコリンが伝達物質として放出されるが，サル，ヒトにおける伝達物質は

まだ同定されていない.

交感神経性血管拡張線維 sympathetic vasodilator fiber は,緊張性放電を示さず,動物が危険にさらされたときに示す防衛反応(➡667頁参照)のときに活動し,運動が始まる前にすでに血流を増やしておく.またヒトが運動を予期したとき,すでに筋血流が増えて準備態勢を整えておくのも,この線維の活動によると考えられる.

交感神経性血管拡張線維は,このように限られた分布をもち,限られた機能を担っている補助システムである.

3 ● 副交感神経性血管拡張線維

副交感神経(コリン作動性)は心臓などの内臓を支配しているが,血管系に関しては唾液腺,膵臓外分泌腺,脳軟膜,外生殖器(陰茎,陰核)など,限られた部分の血管にのみ作用する.なお,冠血管と脳血管にもコリン作動性の**副交感神経性血管拡張線維** parasympathetic vasodilator fiber の支配がある.交感神経性血管拡張線維と同様に,この線維も緊張性放電を示さない.

Advanced Studies

軸索反射と血管拡張

上腕などの皮膚を強くこすると,こすられた場所に3〜15秒のうちに赤い線が現れ,15〜30秒経つとその両側1〜2 cm に**紅潮** flush が現れる.紅潮は,皮膚の刺激が痛覚線維の枝分かれのところまで上行し,次いで末梢に向けて逆行して,刺激部位近くの皮膚血管を拡張させることによって生じる.この反射を**軸索反射** axon reflex (➡ 第8章,229頁参照)とよぶ.

感覚神経のうち,痛みに関係の深いC線維が興奮し,インパルスが逆行性に感覚器のほうに伝わり,神経終末から血管拡張物質が放出される.軸索反射の神経伝達物質は,感覚神経の伝達物質の1つと考えられるサブスタンスP substance P とカルシトニン遺伝子関連ペプチド(CGRP)とされている.

C 心臓血管中枢

心臓交感神経,交感神経性血管収縮線維,心臓迷走神経の活動を統合する延髄の部位を,**心臓血管中枢**,あるいはより一般的に**循環中枢**という.

頸髄上端を切断すると,心臓交感神経,交感神経性血管収縮線維の自発的な活動が消失し,その結果血圧は60 mmHg 以下になり,生命維持が不可能になる.しかし,延髄上端を切断してもこのような血圧低下は生じない.この事実から,延髄内に自発活動の発生源があり,脊髄の交感神経節前ニューロンを興奮性に支

配するニューロンが存在することが推定されてきた.

心臓迷走神経の起始核は疑核および迷走神経背側核であり,これらの核にある迷走神経節前ニューロンは副交感神経系の循環中枢ニューロンである.迷走神経起始核を除いた心臓交感神経と血管収縮線維の自発活動を維持する延髄内のニューロン群を,狭義の心臓血管中枢あるいは**血管運動中枢**とよぶ.

1 ● 心臓血管中枢ニューロン

解剖学的に延髄より上位の脳の活動も,循環機能に変化を与える.視床下部にあって延髄ニューロンを経由することなく脊髄の交感神経起始核に直接終止するニューロンが知られているが,上述の切断実験から,少なくとも安静時の血圧維持に関する役割は少ないと考えられている.多くの場合,循環系に現れる反応は延髄のニューロンを介して心臓交感神経,心臓迷走神経,交感神経性血管収縮神経の活動を変化させることに由来する.そのため一般的に心臓血管中枢とは,延髄にあるニューロン群を指し示す.前述の交感神経性血管拡張線維は,視床下部からの入力で活動が変化するとされているが,血管拡張線維の活動を調節するニューロンが延髄にあるかどうかは明らかでない.

2 ● RVLM ニューロン

心臓血管中枢を構成するニューロン群のうち,心臓交感神経と交感神経性血管収縮神経の活動を調節するニューロン群は,**吻側延髄腹外側部** rostral ventrolateral medulla (**RVLM**)とよばれる延髄網様体にある(図37-6).明確な神経核はみられない.両側の RVLM を局所的に破壊すると,脊髄切断と同様の交感神経活動の消失と血圧低下が生じる.刺激すると心拍数と血圧が上昇する.RVLM には,脊髄の交感神経節前線維の起始核である中間外側核に直接投射するニューロンが存在する.このニューロンには自発活動があり,動脈圧受容器を刺激すると,その自発活動が,末梢の交感神経活動の抑制に先行して抑制される.

以上のような根拠から,この部位に存在し,自発活動があり,脊髄に投射し,動脈圧受容器の刺激で抑制されるニューロン(RVLM ニューロン)の自発活動こそが,末梢交感神経の自発活動の発生源であるとされている.つまり,RVLM ニューロンは,末梢交感神経の自発活動を維持し,動脈圧受容器-交感神経反射の経路となるニューロンであり,心臓血管中枢ニューロンである.

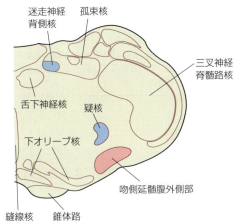

図37-6 心臓血管中枢の部位
ラットの延髄のオベックス obex（閂）より吻側（頭側）のレベルの前額面の組織標本を模式的に記した．吻側延髄腹外側部（RVLM）は延髄網様体の一部で明瞭な神経核を形成しない．尾側延髄腹外側部（CVLM）はRVLMと同じような位置にあるが，オベックスより尾側にある．疑核と迷走神経背側核が心臓迷走神経の起始核である．

3 ● RVLMニューロンの活動

　RVLMニューロンの活動は，動脈圧受容器からの情報に加え，さまざまな入力で変化する．化学受容器からの情報で興奮し，交感神経活動が増加し，血圧が上昇する．皮膚や筋からの入力で興奮あるいは抑制されるが，これは皮膚や筋の刺激で血圧が変化する理由でもある．視床下部（ストレスや運動などの情報）や前庭系（重力情報）からも入力を受けている．脳脊髄液中の化学物質のセンサー役も果たしている．
　RVLMニューロンは，これらの情報を統合したうえで脊髄に伝えているので，延髄から脊髄への**最終経路** final common pathwayであるとされている．

4 ● RVLMニューロンの自発活動

　RVLMニューロンの自発活動がニューロン自身がもつ特性（例えば，洞房結節のペースメーカー細胞のような性質）に由来するのか，さまざまな神経入力を受けた結果なのかは，議論があって定まっていない．常に活動している末梢化学受容器からの興奮性入力があり，呼吸中枢からは主に吸息期に興奮性入力がある．過呼吸になると呼吸中枢の吸息性活動が消失するが，このときRVLMニューロンの活動も低下し，血圧も低下する．
　RVLMニューロンの自発活動は，心臓ペースメーカー細胞のような一定の頻度での発火ではない．しかし

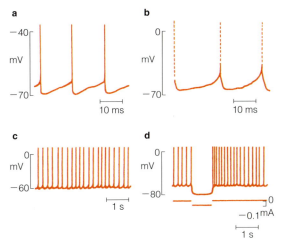

図37-7 吻側延髄腹外側部にあるペースメーカーニューロンの電気的活動
ラットの吻側延髄腹外側部にあるニューロンの電気的活動を細胞内誘導により記録した．a，bは別個のニューロンからの記録で，いずれも静止電位の遅い脱分極に引き続いて活動電位が発生する．cは，時間のスケールを遅くして，自発放電が規則的に生じることを確認したもの．dで，細胞を過分極させ，その間にシナプス電位がみられないから，ほかからのシナプス性入力によってではなく，自発的に興奮していると考えられる．a～dで，脊髄の交感神経節前ニューロンにインパルスを送ることが，別の方法で確認されている．この説によれば，心臓血管中枢は吻側延髄腹外側部になる．
〔Sun MK, et al：Reticulospinal pacemaker neurons of the rat rostral ventrolateral medulla with putative sympathoexcitatory function: an intracellular study *in vitro*. Bram Res 442：229-239, 1988 より転載〕

RVLMニューロンの部分を切り出し，ほかからの入力を絶った状態で活動を記録すると，ペースメーカー電位をもった一定頻度の発火がみられる（図37-7）．

5 ● 交感神経反応の地域差

　臓器，組織の血流は，生体の置かれた状況に応じて変化している．例えば体温や環境温度が高くなると，放熱を促すために皮膚血管収縮線維の活動は低下し，皮膚血管は拡張し，皮膚の血流は増加するが，内臓や筋血流にはほとんど変化がない．このように，血管収縮線維の活動は血管床ごとに異なる場合がある．これを**交感神経反応の地域差**という．実際，皮膚の交感神経血管収縮線維の活動は，RVLMではなく縫線核（図37-6）で調節されている．
　またRVLM内においても，心臓交感神経，筋血管収縮神経，内臓血管収縮神経のそれぞれを支配するRVLMニューロンは，オーバーラップはあるもののクラスターを形成して存在しており，これが交感神経反応の地域差を生み出す1つの原因と考えられてい

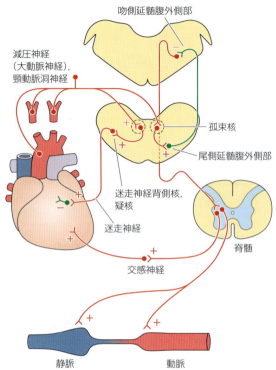

図 37-8 圧受容器反射の基本神経回路

る．大脳皮質の感覚野や運動野のニューロンは身体の部位に対応した局在(体部位局在)があるが，RVLMニューロンの場合は，身体部位ではなく血管床の種類に対応した局在である．

6 ● その他の心臓血管中枢ニューロン

RVLMニューロンは，さまざまな情報の統合および脊髄への最終出力の役割を担うという点で，心臓血管中枢の主役である．動脈圧受容器からの入力を受ける孤束核のニューロンや，孤束核の興奮を受けてRVLMニューロンを抑制性に支配する尾側延髄腹外側部CVLMのニューロンも，心臓血管中枢を構成するニューロンである(図37-8)．孤束核あるいは尾側延髄腹外側部のニューロンも，中枢や末梢からの入力を受け，RVLMニューロンを介して末梢交感神経活動を変化させるからである．

Advanced Studies

RVLMの圧迫による高血圧

RVLM近傍の血管がRVLMを圧迫することによって，おそらくRVLMニューロンの過剰興奮が起こり，これが高血圧の原因になっている可能性が偶然発見された．

椎骨動脈と後小脳動脈が三叉神経と顔面神経の神経根付近を圧迫して，三叉神経痛と顔面麻痺を呈している患者がいた．そこで治療として，これらの動脈を神経根から遠ざける外科手術を行ったところ，高血圧を合併していた患者の血圧が正常に戻ったのである．その後，RVLMの圧迫が実際に高血圧を引き起こすこと，および，その外科的圧迫除去が高血圧治療に有効であることが示された．

2 循環反射

A 圧受容器反射—圧受容器による血圧調節

1 ● 圧受容器

圧受容器は，動脈壁の外膜に散在する感覚神経線維終末であり，血圧そのものではなく血圧変化による血管壁の伸展度合に応答する伸展受容器である．胸部および頸部の大きな動脈壁には多少なりとも圧受容器が存在する．特に頸動脈洞(**頸動脈洞圧受容器** carotid sinus baroreceptor)と大動脈弓(**大動脈圧受容器** aortic baroreceptor)に集中的に存在する．

求心性神経線維は，直径2〜10 μmの**A線維群**(伝導速度10〜50 m/秒)と直径1 μm以下の**C線維群**(伝導速度0.5〜2 m/秒)の2つのグループからなる．これらは機能的にも違いがあり，A線維群は50〜60 mmHg程度の低い閾値をもち，通常の血圧レベルで心拍ごとにインパルスが発生する．C線維群は100 mmHg以上で活動するため，通常の血圧レベルでは，1/4程度の線維しか活動していない．

2 ● 圧受容器反射

短期的機構のなかで，正常血圧を維持するために最も重要なものは，**圧受容器反射** baroreceptor reflex (baroreflex)である．調節力(フィードバックゲイン)が7と大きい(図37-3参照)ことに加え，至適血圧が正常の血圧レベルであることが，その理由である．

脳虚血反応は，調節力は大きいが，至適血圧が低く，血圧が50〜60 mmHg以下になってやっと働き始め，血圧が20 mmHg前後で最大の調節力を発揮する．そのため，正常血圧維持にはほとんど役に立たない(→Advanced Studies，667頁参照)．

圧受容器領域の血圧が変化すると，その情報は求心神経である頸動脈洞神経(舌咽神経に合流)と大動脈神経(迷走神経に合流)を介して延髄の孤束核に伝わる(図37-8)．圧受容器のほか，心肺部圧受容器，筋機械・代謝受容器，動脈化学受容器，肺伸展受容器などすべての循環調節に関係がある求心神経は孤束核に投

射し，ここで感覚統合が行われる．例えば，血圧が上昇すると，求心神経活動が増加して孤束核の活動が増加する．二次ニューロンの１つは心臓迷走神経の細胞体がある疑核であり，活動が増加すると心拍数が減少する．孤束核の二次ニューロンは尾側延髄腹外側部（CVLM）の抑制性ニューロンも興奮させる．さらにCVLMはGABAを介して吻側延髄腹外側部（RVLM）の脊髄中間外側核を興奮性に支配するニューロンの活動を抑制する．その結果，心臓や血管運動を興奮性に支配する交感神経の活動が抑制される．

心臓交感神経活動が減少すると，心拍数と心収縮性が低下する．血管支配の交感神経活動が低下すると，動脈では総末梢抵抗が減少し，静脈では平均体循環圧が低下して静脈還流量曲線は左方にシフトし，静脈還流量が減少する（→第36章，651頁参照）．これらはいずれも血圧を低下させる方向に働く．

3 ● ネガティブフィードバックによる血圧調節

ネガティブ（負の）フィードバック調節系は，図37-9のような簡単なブロック線図で表すことができる．圧受容器反射による血圧調節をこのブロック線図にあてはめて考えると，以下のようになる．

突然の出血や姿勢変化による血圧変化が外乱としてこの系に加わると，被制御量である血圧が変化する．変化した血圧は設定値と比較され，制御部である中枢でその偏差を小さくするように情報処理がなされ，操作量である交感神経活動が出力される．交感神経活動に基づいて制御対象の心・血管系の機能が変化し，新たな血圧が決定される．

Advanced Studies

フィードバックゲイン

制御部と制御対象部のゲインをそれぞれG_C, G_Eとし，この系が線形で時不変性*であると仮定すると，以下の関係が成立する．
$(S-Y) \times G_C = X$
$X \times G_E + D = Y$
なおS, Y, D, Xは設定値，被制御量，外乱，操作量である（図37-9）．
$G_C \cdot G_E = G$として2式からXを消去して被制御量Yを求めると，
$$Y = \frac{G}{1+G} \cdot S + \frac{1}{1+G} \cdot D$$
となる．Gは系全体のフィードバックゲインである．この式か

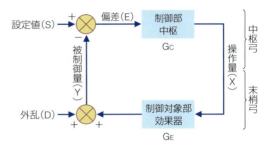

図37-9　ネガティブフィードバック系のブロック線図

ら，ネガティブフィードバック系が働くと，外乱Dは$\frac{1}{1+G}$に圧縮されることがわかる．もし，$G=\infty$であれば，外乱の影響は完全になくなり，血圧は設定値Sと等しくなる．一方，$G=0$であれば，調節系は全く働かず，血圧は外乱の値と等しくなる．

a 中枢弓と末梢弓

図37-9の上半分は，圧受容器による血圧の検知から交感神経活動の変化までを表す**中枢弓**である．下半分は，交感神経活動の変化から血圧が決定されるまでを表す**末梢弓**である．頸動脈洞圧は中枢弓への入力である．交感神経活動は中枢弓からの出力であると同時に，末梢弓への入力である．血圧は末梢弓からの出力である．理解しやすくするために，迷走神経活動は省略している．中枢弓の出力変化は末梢弓の変化を通じて再び中枢弓に影響を及ぼす．これを閉ループと呼ぶ．

b 開ループ法

頸動脈洞をほかの循環系から分離灌流して，頸動脈洞圧を変えながら，交感神経活動と血圧を測定することにより，中枢弓と末梢弓の性質を調べることができる（図37-10）．この方法を，フィードバックループを開くという意味で，**開ループ法**という．

この場合，調べようとする頸動脈洞圧受容器反射以外の圧受容器反射（大動脈圧受容器反射，心肺部圧受容器反射）による修飾を防ぐため，これらをすべて除去しておかなければならない．具体的には求心路である大動脈神経と迷走神経を切断する．G_CとG_Eは，それぞれの入-出力関係である頸動脈洞圧-交感神経活動関係（Δ交感神経活動/Δ頸動脈洞圧）と交感神経活動-血圧関係（Δ血圧/Δ交感神経活動）から求めることができる．トータルゲインGは，$G_C \cdot G_E$であり，頸動脈洞圧-血圧関係（Δ血圧/Δ頸動脈洞圧）となる．頸動脈洞圧が上昇すれば，交感神経活動が減少し，G_Cは頸動脈洞圧100～120 mmHgで最大になる．一方，交

---

*線形系とは入力$x_1(t)$, $x_2(t)$に対する出力が$y_1(t)$, $y_2(t)$であるとき，任意の定数a, bとして，入力$ax_1(t)+bx_2(t)$に対する出力が$ay_1(t)+by_2(t)$となるような系である．時不変性とは，入力$x(t-a)$に対して，出力が$y(t-a)$となるような系である．

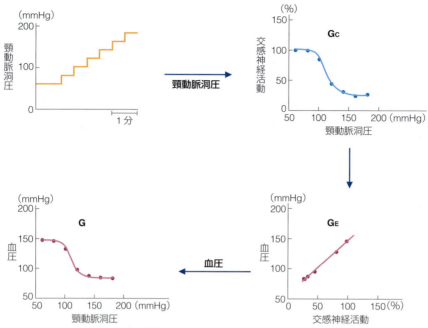

図 37-10　開ループ法による頸動脈洞圧受容器反射の解析
頸動脈洞圧の階段状の上昇に応じて，交感神経活動が減少する．頸動脈洞圧-交感神経活動関係は，中枢弓のゲイン G_C を表す．一方，交感神経活動の減少に応じて，血圧が低下する．交感神経活動-血圧関係は，末梢弓のゲイン G_E を表す．頸動脈洞圧-血圧関係は，トータルゲイン G すなわち，$G_C \cdot G_E$ を表す．図中の•は実測値，曲線は回帰曲線．

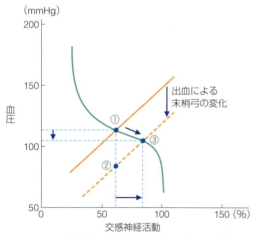

図 37-11　平衡点解析による頸動脈洞圧受容器反射の理解

感神経活動が減少すれば，血圧は直線的に低下し，G_E は一定である．

c　閉ループ時の調節

フィードバックループが閉じていれば，変化した血圧に応じて頸動脈洞圧も変化するが，この場合もそれぞれの応答の特性は保持している．閉ループでの頸動脈洞圧受容器反射による血圧調節を理解するためには，中枢弓と末梢弓を同じ平面上に描き，その交点─平衡点─がどのように移動するかを調べればよい．そのために，中枢弓のX軸とY軸を入れ替え，末梢弓と重ね合わせる．X軸が交感神経活動，Y軸が血圧（＝頸動脈洞圧）である（図 37-11）．例えば，出血により血液量が減少すると，同じ交感神経活動でも血圧は低下する．すなわち，末梢弓は点線のように下方にシフトし，血圧は②まで低下する．この①から②への血圧低下が外乱の大きさを表している．しかし，頸動脈洞圧受容器反射が働けば，交感神経活動が増加し平衡点は①から③へ移動し，血圧の低下は圧縮される．

4　圧受容器反射と循環調節（→図 37-8 参照）

血圧が低下すると，圧受容器の求心神経活動が減少して，反射的に心臓および血管を支配する交感神経活動が増加し，逆に心臓迷走神経活動は減少する．同時に，副腎髄質からのカテコールアミン分泌が増加して，交感神経の亢進と同じ効果をもたらす．このため，心臓では心拍数が上がり（**頻脈**），心収縮性が増加する．これらの変化と，後に述べる静脈還流量増加が

B 中枢性調節機構 ● 665

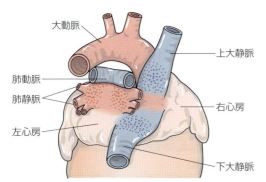

図37-12 心肺部圧受容器（心房圧受容器）の分布
ネコの心肺部を背側からみたもの．受容器の分布を●●印で示す．受容器は，心房壁よりは「大静脈-右心房」「肺静脈-左心房」の接合部に多くみられる．

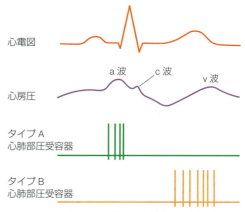

図37-13 タイプAおよびBの心肺部圧受容器（心房圧受容器）
タイプAの圧受容器は，心房収縮期にa波と同期して興奮する．タイプBの圧受容器は心房拡張期のv波に一致して興奮する．

相まって，心拍出量が増加する．

a 血管

血管を支配する交感神経活動増加の効果は，動脈系と静脈系に分けて考える必要がある．細動脈収縮による総末梢抵抗の増加と，静脈コンプライアンス低下による平均体循環圧上昇である．平均体循環圧が上昇すると，静脈還流量曲線が右方にシフトし，心拍出量曲線と新たな平衡点をつくり，静脈還流量と心拍出量が増加する（➡第36章，651頁参照）．

b 腎臓

腎臓を支配する交感神経活動増加は，レニン分泌，尿細管での直接作用，腎血管収縮などを介しNa^+再吸収を増加させる（➡「心肺部圧受容器反射」の項を参照）．さらに，圧受容器反射はバソプレシン分泌を亢進し，血管の緊張を高めるとともに，腎での水の再吸収を促進する．これらは血液量の低下を抑え，血圧の回復に貢献する．

このように，圧受容器反射は中枢性調節機構を総動員する．しかも，個々の機構が協調して血圧の安定化に向けて機能している．

B 心肺部圧受容器反射─心肺部圧受容器反射による血液量の調節

1 心肺部圧受容器

左右の心房，大静脈-右心房接合部，肺静脈-左心房接合部，肺動脈には圧受容器と同じような**伸展受容器**が存在する（図37-12）．これらの受容器はその存在部位から**心肺部圧受容器** cardiopulmonary barorecep-tor，**心房圧受容器** atrial baroreceptor とよぶ．また，その部位の圧が動脈血圧に比べて低いことから**低圧受容器** low-pressure receptor，その部位の圧が血液量の変化を反映し，この部位からの反射により血液量調節機構が誘起されることから**容量受容器** volume receptor ともよばれる．しかし，頸動脈洞・大動脈圧受容器と同様，経壁圧の変化による壁の伸展度を感知することに変わりはない．この受容器を介する血液量調節機構が**ヘンリー-ガウエル反射** Henry-Gauer reflex であり，腎交感神経，バソプレシン，レニン-アンジオテンシン系などを介して，尿量および尿中Na^+排泄調節に重要な役割を果たしている．

a 心肺部圧受容器の分類

心肺部圧受容器は求心性迷走神経の自発性インパルスと心房圧の関係により，A，Bの2つのタイプに分けられる（図37-13）．タイプAは，心房収縮期すなわち心房圧波のa波に応答して興奮する．タイプBは，心房拡張期すなわち心房圧波のv波に応答して興奮し，心房充満度，つまり血液量をモニターする．タイプA受容器の役割についてはよくわかっていないが，容量負荷時に時としてみられる心臓交感神経活動増加による頻脈（**ベインブリッジ反射** Bainbridge reflex）の求心路に関与しているといわれている．

2 心肺部圧受容器反射

血圧，血液量，血漿浸透圧，血漿Na^+濃度など，体液の量と組成に関するさまざまな変量の変化により，体液恒常性維持機構が誘起される．これら体液恒

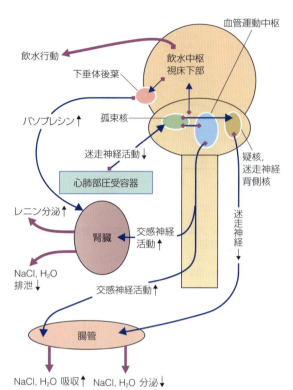

図 37-14　循環血液量減少時の心肺部圧受容器を介する反射

循環血液量が減少すると，心肺部容量受容器が減負荷され，求心性迷走神経活動が減少，遠心性迷走神経活動減少，交感神経活動増加，バソプレシン分泌増加が起こる（Advanced Studies 参照）．これらの結果，腎臓からの NaCl および水の排泄減少，腸管での NaCl および水の吸収増加，飲水行動などが起こり，減少した循環血液量の回復が図られる．

　常性維持機構のほとんどは，ネガティブフィードバック系であり，外乱により変化した変量を元のレベル近くにまで戻すように働く．心肺部圧受容器を介する反射もこれらのネガティブフィードバック調節系の 1 つとして働き，血液量変化による壁伸展度の変化を感知して，変化した血液量を元に戻すように働く．

　循環血液量が減少すると，心肺部圧受容器がこれを感知し，反射性に腎臓での NaCl と水の再吸収が増加し，尿中への NaCl と水の排泄が減少して，尿生成による血液量の減少を最小限に抑える（図 37-14）．さらには飲水行動，腸管での NaCl と水の吸収増加が起こり，減少した血液量を回復させる．血液量が増加したときは，これと逆の応答が起こる．心肺部圧受容器反射により起こる NaCl と水の排泄調節の遠心路は，主に腎交感神経*とバソプレシンである．

　このように，心肺部圧受容器からの反射は，腎臓，行動性調節，腸管を効果器として，血液量や細胞外液量の調節に重要な役割を果たしている．この調節機構は，出血および容量負荷のような循環血液量の変化を伴う場合だけでなく，体位変換のように総血液量の変化を伴わず，血液分布のみが変化するような場合にも誘起される．

Advanced Studies

心臓の感覚受容器

　心臓に存在する感覚受容器として化学受容器と機械受容器が知られている．**化学受容器**は心房，心室，冠動静脈全域にわたって存在し，ブラジキニン，プロスタグランジンなどの発痛物質を感知することにより侵害受容器として働き，心臓痛に関与している．化学受容終末をもつ Aδ 線維および C 線維の情報は内臓求心性神経や迷走神経を介して中枢に伝えられる．

　機械受容器も心臓全域にわたって存在する．このうち内臓求心性 C 線維を介するものは，不整脈や心室性期外収縮に関連した不快感の知覚に関与している．一方，迷走神経性 C 線維を介するものは，圧変化や容積変化など，壁の伸展に関する情報を伝える伸展受容器であり，容量受容器にあたる．

　また，左心室に広く分布する受容器は，大動脈閉塞や冠状静脈洞閉塞のような広範な変化に応答して，迷走神経 C 線維の活動が増加する．これらの受容器は，セロトニン，ニコチン，ベラトリンなどの冠動脈内投与にも応答して，徐脈，血管拡張，呼吸数減少を引き起こす（ベゾルト－ヤーリッヒ反射 Bezold-Jarisch reflex）．しかし，これらの受容器の生理的な役割はよくわかっていない．

心肺部圧受容器反射の神経機構

　心肺部圧受容器からの迷走神経性求心線維は，圧受容器の場合と同様，延髄孤束核に投射する．孤束核から後の経路も圧受容器同様，延髄腹外側部の CVLM と RVLM，脊髄中間外側核を介して交感神経へ出力される経路と，視床下部室傍核，視索上核を介してバソプレシン分泌を調節する経路がある（図 37-15）．CVLM は抑制性ニューロンであり，心房が伸展され心肺部圧容器が興奮すると，交感神経活動は減少する．反射の効果器も圧受容器と同じである．もし血液量の変化が血圧に影響するほど大きければ，心肺部圧受容器反射は圧受容器反射を補助して，血圧調節にも関与する．

総血液量変化を伴わない心肺部圧受容器反射

　心肺部圧受容器は，あくまでも心房壁伸展を感知する受容器であり，総血液量が変化しなくても反射が誘起される場合がある．地上の 1 G 環境下で生活しているかぎり，循環系は，常に静水圧の影響を受けている．したがって，臥位から立位に姿勢を変えると，血液の下半身への移動が起こる．逆に，立位から臥位に姿勢を変えると，血液の頭部方向への移動が起こる．後者のような血液移動は，宇宙での微小重力環境下で静水圧が 0 になる場合にも起こる．また，入浴時には水圧により血液の中心部への移動が起こる．このような血液移動により，総血液量が変化することなしに静脈還流量が変化し，心肺部圧受容器へ

---

* **腎交感神経**は傍糸球体細胞（β 受容体），尿細管（α 受容体，β 受容体，ドーパミン受容体），腎血管（α 受容体）を支配しており（→第 49 章，773 頁参照），電気刺激すると閾値の低い順にレニン分泌の増加，尿細管での Na^+ およびそれに伴う水の再吸収増加，腎血流量の減少が起こる．これらは直接的あるいは間接的に Na^+ および水の排泄減少を引き起こす．

の入力が変化して，心肺部圧受容器反射が誘起される．

巻末付録 問題32．期外収縮 → 1080頁参照．

C 化学受容器反射—低酸素血症に対する呼吸・循環反射

1 化学受容器による酸素濃度のモニター

頸動脈洞と大動脈弓には，圧受容器に近接して，直径1〜2 mmほどの**化学受容器** chemoreceptor が存在し，それぞれ**頸動脈小体** carotid body および**大動脈小体** aortic body とよばれる．

化学受容器は，酸欠状態などで，動脈血酸素濃度が低下すると興奮して，呼吸と循環の反応からなる**化学受容器反射** chemoreceptor reflex を誘起する．動脈血のCO_2濃度やH^+濃度の上昇も化学受容器を興奮させるが，その作用は酸素濃度低下より弱い．

2 化学受容器反射

化学受容器の主な生理的役割は低酸素状態を検出して，動脈血酸素濃度を正常レベルに回復させることである．そのため化学受容器反射は，まず呼吸反応を起こし，呼吸数と1回換気量をともに増加させ，その結果，分時換気量と酸素摂取量を増加させる．

それとともに循環反応を起こし，脳と心臓への血流を増加させて酸素供給を確保し，生命維持に備える．すなわち，心拍数と心拍出量が増加すると同時に，消化管，腎臓の血管などは収縮するが，脳血管と冠血管は拡張する．血圧は，低酸素血症が高度にならない限りほとんど変化しない．

頸動脈小体と大動脈小体は，栄養動脈から豊富な血流を受けており，化学受容器内の血液組成は動脈血液の組成と一致している．正常状態では，化学受容器はほとんどインパルスを発生せず，これによる循環反射も起こっていない．しかし，血圧が 80 mmHg 以下に低下すると，栄養動脈の血流が減少し，受容器領域の酸素濃度低下，CO_2濃度とH^+濃度上昇により，化学受容器反射が誘起され，圧受容器反射とともに血圧上昇に働く．したがって，化学受容器反射は，低酸素症および重度の低血圧に対する**緊急反応**とみなせる．

Advanced Studies
脳虚血反応—脳血流を確保する緊急反応

血圧が 50 mmHg 以下に低下して脳血流が著しく減少すると，CO_2などの代謝産物の運び去りが悪くなり，血管運動中枢が激しく興奮する．この結果，交感神経活動の著しい増加と血圧上昇が起こり，脳血流が回復する．この反応は**脳虚血反応** cerebral ischemic response とよばれ，生命維持のための緊急反応の1つである．この反応は血圧が 20〜30 mmHg 以下になると特に強力になり，フィードバックゲインは10以上になる（図 37-3）．

急激な頭蓋内圧亢進により脳血管が圧迫されても脳虚血反応が誘起される．この場合を特に**クッシング現象** Cushing phenomenon とよび，血圧上昇，徐脈，呼吸数減少がみられる．

3 いくつかの循環反応

A 防衛反応と死にまね反応

1 防衛反応

危険や恐怖に遭遇したときに**闘争または逃走** fight or flight を準備し，その円滑な遂行を助けるような反応が**防衛反応** defense response である．ネコがイヌと対面したときを想像すると理解しやすい．

交感神経系が全般的に興奮したときの反応であり，①瞳孔の散大，②立毛，③気道の拡張による呼吸抵抗の減少，④心臓収縮力・心拍数の増加，⑤腎臓や消化器などの闘争や逃走に重要でない臓器血管の収縮と筋血管の拡張による血流の骨格筋への再配分，⑥肝臓によるグルコースの産生・放出と脂肪細胞による貯蔵脂肪の分解と脂肪酸の血中への放出によるエネルギーの供給，が同時に起こる．④と⑤の結果，血圧は上昇する．

さらに，呼吸調節神経系が活性化されて呼吸数が増加し，大脳皮質の全般的活性化によって意識レベルが上昇，ストレス誘発鎮痛 stress-induced analgesia，体温上昇による神経伝導速度の増加も生じる．

視床下部の脳弓周囲領域に存在するオレキシン神経から，自律神経系，体性運動系・感覚系，内分泌系に対して一斉に活性化命令が出されることによって，上記の一連の協調反応が出現する．

→ 関連項目　視床下部，436頁．視床下部の機能，488頁参照．

2 死にまね反応

極度の恐怖，または危険やストレスを自ら制御する（闘争または逃走する）ことが不可能な状況では，**死にまね反応** playing-dead response が起こり，行動が抑制される（フリージング）．**逆説恐怖** paradoxical fear ともよばれ，防衛反応とは逆に副交感神経系の強度の活動亢進が起こり，心拍数・血圧が低下する．排尿・

表 37-1　運動に伴う循環反応を単純化してまとめたもの

	運動の開始直前	運動の開始時	運動の持続時
心拍出量	+	++	+++
心臓収縮性	+	+++	+++
静脈還流	0	+	+++
心拍数	+	+++	++
血圧	0	++	+
総末梢抵抗	−	−−	−−−
骨格筋血流	+	++	+++
腹部臓器血流	−	−−	−−−

0：ほぼ変化なし．＋〜＋＋＋：軽度〜高度の増加．
−〜−−−：軽度〜高度の減少．
〔熊田 衛博士作成〕

排便の失調が起こったり，脳への血流の一時的低下が失神を招くこともある．視床下部から中脳中心灰白質にかけて，防衛反応の中枢と近接して，死にまね反応の中枢があると考えられている．

B● 運動と循環調節

　運動をすると，循環系と呼吸系に，協調的に大きな変化が起こる（➡第44章，732頁も参照）．活動している筋肉の酸素消費量は，安静時の30〜50倍になり，筋血流も30倍に増える．さらに心拍出量は，安静時の4〜6倍に増える．しかも安静時には全血流の15%しか配分されていない筋血流が80%にまで増える．それでも激しい運動時には，筋のエネルギー消費量は酸素供給量を上回り，**酸素負債**が生じる．

　循環系の大きな変化は，循環調節系がフルに動員されてはじめて可能になる．実際に起こっている循環調節作用を**表 37-1**にまとめてみる．第34章**図 34-1**（➡574頁）も参照して，安静時と運動時の循環動態を比べてみるとよい．

1● 予測制御
　循環調節作用は，運動の始まる前にすでに開始している．大脳や視床下部からの命令によって，筋血管が交感神経性血管拡張線維により拡張し，運動の開始に備える（➡659頁参照）．心拍数も心臓迷走神経の抑制と交感神経の興奮とにより，わずかに増加する．

2● 静脈還流量の増加
　運動が始まると，心臓交感神経の興奮と心臓迷走神経の抑制により，心拍数と心拍出量が増える．さら

に，心臓の収縮性が増すとともに，血管収縮線維の作用で静脈系の血管緊張が高まり，平均体循環圧が上昇するので，静脈還流量も増える．

　交感神経-副腎系の興奮により，副腎髄質からのアドレナリン，ノルアドレナリンの分泌が高まり，上記の変化をさらに強化・遷延させる．また，筋肉の収縮に伴う**筋ポンプ**が静脈還流量を増やす．呼吸促進による呼吸ポンプ作用の増大も静脈還流量の増加に寄与する．

3● 血管の収縮と拡張
　2●と同時に，交感神経血管収縮線維の活動によって，より多くの器官で血管収縮が起こる．**血管収縮**は，消化管，腎臓，脾臓，運動していない筋肉で特に強く起こり，貯蔵血液が動員されて循環血液量が増加する．

　運動している筋肉では，代謝性血管拡張（➡672頁参照）が血管収縮線維の作用を打ち消し，血管は強く拡張して，安静時には閉じていた血管も多数開く．筋血流量は劇的に増加するが，**血管拡張**のおかげで血流速度はあまり増加しないか，むしろ減少するので，毛細血管領域での物質交換が効率よく行われる．

　筋肉で産生されたCO_2や代謝産物は，血液の酸性化を通して全身の呼吸・循環をさらに増強させるが，同時に筋肉痛や疲労感の原因ともなる．

4● 総末梢血管抵抗
　筋血管の拡張によって，**総末梢血管抵抗**は，1/6〜1/4にまで減少する．総末梢血管抵抗が減少するために，血圧（心臓の後負荷）はわずかに上昇するにとどまり，心臓への負担を和らげる．動脈圧受容器反射（➡662頁参照）による血圧調節は，大脳や視床下部からの命令（セントラルコマンド）によって修飾され，安静時よりは高めの血圧で新たな平衡に達するようになる（リセッティング）．

　まとめると，運動時には神経性，液性，および局所性調節がすべて動員され，これが協調するので心拍出量が増加し，さらに，筋血流，冠血流の大幅な増加と，消化管血流の減少などの，血流配分の大きな変化が起こる．

📘**巻末付録** 問題 37．エコノミークラス症候群➡1084頁参照．

C 内分泌性調節機構

1 交感神経-副腎髄質系およびバソプレシン系による循環調節

交感神経-副腎髄質系およびバソプレシン系はいずれも中枢神経の調節のもとに，それぞれカテコールアミン，バソプレシンを分泌して，内分泌性調節を行っている．ここでは循環調節に関する事項を取り上げるが，詳しくは第15編(→943頁)を参照されたい．

A 交感神経-副腎髄質系による循環調節

交感神経-副腎髄質系は，交感神経節前線維の1つである**副腎神経**により，**副腎髄質**からアドレナリンとノルアドレナリンを分泌する機構である．

交感神経副腎系は，心臓交感神経および血管収縮性交感神経と類似した作用をもち，これと並行して循環調節に従事するが，以下の点は特殊である．

1 アドレナリンとノルアドレナリンがともに分泌される

交感神経節後線維の終末からは，ノルアドレナリンのみが分泌される．副腎髄質からはアドレナリンとノルアドレナリンがともに分泌され，ヒトではアドレナリンの比率が圧倒的に高い．アドレナリンとノルアドレナリンは，ともにアドレナリン受容体に作用してその効果を発揮するが，受容体サブタイプによって親和性が異なる．β_2受容体への親和性は，アドレナリンのほうがノルアドレナリンよりも高い．その結果，心臓作用(β_1)，大多数の血管の収縮作用(α_1)には差がないが，骨格筋と肝臓の血管拡張作用(β_2)はアドレナリンのほうが強い．

末梢血管に対する効果が異なるため，ノルアドレナリンは拡張期血圧と収縮期血圧をともに上昇させるのに対し，アドレナリンは収縮期血圧の上昇と同時に拡張期血圧の減少を引き起こし，結果として平均血圧はほとんど変化させない．後負荷の増加と血圧上昇による反射性徐脈がないので，アドレナリンは心拍出量をより増加させる．

2 作用時間が長い

交感神経終末から放出されるノルアドレナリンは，ほとんどが神経終末に再び取り込まれるため作用時間が短い(秒単位)．副腎髄質から分泌されたノルアドレナリンとアドレナリンは，循環系に広くいきわたり，血中から除去される速度が遅い(半減期は約2分)．

3 交感神経が激しく興奮したときに調節効果が発揮される

副腎髄質は，交感神経の緊張性放電を受けて，安静時でも絶えずホルモンの分泌を行っている(**基礎分泌**)が，その量は循環反応を起こすには十分ではない．副腎を摘出しても循環系に大きな変化は現れない．循環系への作用が現れる閾値は，基礎分泌量の2~5倍である．なお，分泌を増加させる刺激として，激しい運動，激しい寒冷および温熱，低血糖，出血，痛み，精神性ショックなどがある(→「防衛反応と死にまね反応」，667頁も参照)．

以上まとめると，**交感神経-副腎髄質系**は，交感神経が強く興奮したときに，心臓交感神経および血管収縮性交感神経と協調して循環調節に加わる．その作用は広範で長時間に及ぶ．また，交感神経副腎系は，組織の代謝機能に影響を及ぼし，特に筋血管，肝血管の拡張を起こす点で，交感神経血管収縮線維と異なる．

B バソプレシン系による循環調節

1 バソプレシン

バソプレシンは9個のアミノ酸からなるペプチドである．視床下部にある視索上核および室傍核の大細胞性神経細胞で産生され，軸索中を輸送されて，下垂体後葉にある神経終末から血中に放出される(→第65章，960頁参照)．

循環系に関しては，血管のV_{1a}受容体を介して直接に血管収縮作用[*]を起こすほか，間接的には腎尿細管細胞のV_2受容体を介して主として集合管における水の再吸収を促進して，血液量を調節する．

---

[*] 生体外においての血管収縮作用は明らかだが，生体内での生理的濃度における昇圧作用はほとんど認められない．その理由は，血管収縮作用に必要なバソプレシンの量は抗利尿作用に必要な量の約100倍であることと，脳の脳室周囲器官の1つである最後野に作用して動脈圧受容器反射の特性を低圧側にリセットすることにより心拍出量を減少させるためである．しかし，出血性循環ショック時などの血圧維持には役立っている．なお，バソプレシンの抗利尿作用に注目して，抗利尿ホルモン antidiuretic hormone (ADH)とよばれることも多い．

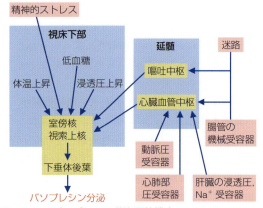

図37-15　バソプレシン分泌調節機序
〔森田啓之博士，熊田 衛博士作成〕

2 バソプレシンの分泌調節機序（図37-15）

心肺部圧受容器からの入力は迷走神経，心臓血管中枢，視床下部を介し，バソプレシンの分泌を調節する．循環血液量が増加すると，心肺部圧受容器がこれを検出して，バソプレシンの分泌を抑制し，尿中への水の排泄を増やして，血液量を減らす．循環血液量が減少したときは，これと逆の応答が起こる．これらはいずれも，**ネガティブフィードバック作用**である．

体位の変換による静脈還流量の変化は，心肺部圧受容器に影響して，バソプレシンの分泌量を変える．例えば，横臥位から立位に変換すると，400～500 mLの血液が心肺部から下肢に移動することにより，心肺部圧受容器の負荷が減少し，バソプレシンの分泌増加が起こり，血漿濃度は8倍にもなる．

さらに，バソプレシンの分泌は，肝臓の浸透圧受容器，視床下部の視索上核またはその近傍に存在する浸透圧受容性ニューロンにより調節される．すなわち，血漿浸透圧が上昇するとバソプレシンの分泌が増加して，血漿浸透圧を元のレベルに戻す．また，血漿浸透圧の上昇は，脳内のレニン-アンジオテンシン系を介して口渇を引き起こし，飲水行動により血漿浸透圧の下降を補助する．バソプレシンの分泌は，日周リズムによっても調節されており，夜間に分泌が多い．これは夜間の排尿を防止するだけでなく，夜間の低血圧状態への圧反射の順応にも役立っている．

→関連項目　バソプレシンの分泌調節と作用，960頁参照．

2 レニン-アンジオテンシン系による循環調節

A レニン-アンジオテンシン系と血圧調節

レニン-アンジオテンシン系 renin-angiotensin system は強力な血圧上昇機構で，腎血流が減少するとその調節機能が発揮される．特に，腎動脈が動脈硬化などにより狭窄すると，腎血流が減少して，レニン-アンジオテンシン系の活動が異常に高くなり，高血圧が起こる．

レニン-アンジオテンシン系の活動は，レニンの産生に始まる．レニンは340個のアミノ酸からなる分子量約40,000のタンパク質であり，タンパク質分解酵素としての作用をもつ．レニンは腎臓の**傍糸球体装置** juxtaglomerular apparatus にある**傍糸球体細胞** juxtaglomerular cell（JG cell）（→第49章，773頁参照）から血中に分泌される．傍糸球体細胞は，輸入動脈の平滑筋細胞が上皮様に変化したものである．

レニンは図37-16のようにアンジオテンシンⅡ angiotensin Ⅱ を産生し，血管を収縮させて，血圧を上昇させる．アンジオテンシンⅡは，生体内の血管収縮物質のなかで最も強力なものの1つである．

1 レニン

レニンは，血中のレニン基質に作用して，N末端から10個のアミノ酸を切り出し，アンジオテンシンⅠを産生する．なお，レニン基質は**アンジオテンシノゲン** angiotensinogen ともよばれ，分子量約60,000のタンパク質で，肝臓で産生され，血漿タンパク質の$α_2$グロブリン分画中にある．

2 アンジオテンシンⅠ

アンジオテンシンⅠは，血管収縮作用をもたず，数秒のうちに肺などの血管内皮細胞に分布する**アンジオテンシン変換酵素** angiotensin converting enzyme（**ACE**）によってC末端の2アミノ酸が切り取られて，8個のアミノ酸からなるアンジオテンシンⅡに変えられる．ACEは細胞膜に存在し，細胞外液側にその活性部位がある．

3 アンジオテンシンⅡ

アンジオテンシンⅡは，血管を収縮させ（**レニン-アンジオテンシン-血管収縮系**），さらに，副腎皮質の顆

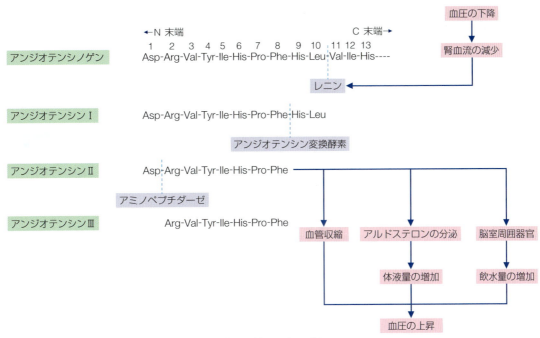

図 37-16　レニン-アンジオテンシン系による血圧調節のメカニズム

粒層からアルドステロンを分泌させる(**レニン-アンジオテンシン-アルドステロン系**)．アルドステロンは腎臓でのナトリウムの再吸収を増加させるので，細胞外液量が増加する．アンジオテンシンIIは脳にも働いて水分摂取を増加させ，細胞外液量の増加を助ける(→「バソプレシン」，669頁を参照)．アンジオテンシンIIは血液脳関門を通過しないが，血液脳関門の外に位置する脳室周囲器官に作用して神経活動に変化をもたらす．

4 ● 血管，副腎皮質，脳室周囲器官に対する作用

いずれも AT_1 受容体を介する．AT_2 受容体は脳そのほかの臓器に存在し，NOの産生を介して血管を弛緩させるなど，AT_1 受容体と拮抗する作用が知られているが，その全容はまだ明らかになっていない．

アンジオテンシンIIのN末端のアミノ酸を除去したアンジオテンシンIIIには，弱いながらアンジオテンシンIIと同様の作用がある．アンジオテンシンIIおよびアンジオテンシンIIIはさまざまなペプチダーゼですぐに分解される．アンジオテンシンIIの血中半減期は1〜2分である．

B レニン分泌の調節

レニンの分泌を調節する主な生理機構は，次のとおりで，これらの総和によってレニン分泌の速度が決まる．

① 出血などの原因により腎血流が減少すると，傍糸球体細胞にある圧受容体がこれを感知して，レニン分泌が高まる．

② 遠位尿細管の上皮細胞である**緻密斑** macula densa は，遠位尿細管の尿中の Cl^-（または Na^+）濃度をモニターして，濃度が低くなるとプロスタグランジン E_2 を放出し，それを受けて傍糸球体細胞からレニンの分泌が高まる．

③ 腎臓を支配する交感神経の興奮により，レニンの分泌が高まる．これは，傍糸球体細胞のアドレナリン β_1 受容体の刺激による．

C レニン-アンジオテンシン-血管収縮系

血圧が正常なとき，血漿中のアンジオテンシンIIの濃度は 1〜10 ng/100 mL であり，血管収縮作用を起こすには十分ではない．しかし，アンジオテンシノゲン，アンジオテンシン変換酵素，または AT_1 受容体をノックアウトしたマウスでは，低血圧が観察されている．レニン-アンジオテンシン系の阻害薬は高血圧患者および正常血圧者の血圧を低下させる．ゆえに，レニン-アンジオテンシン-血管収縮系とレニン-アン

ジオテンシン-アルドステロン系とは，総体として，正常血圧の維持にも貢献している．

アンジオテンシンIIは血管平滑筋のほかに，腸管，子宮などの平滑筋も収縮させる．血管のうちでは，細動脈への作用が最も強く，血管抵抗を高めて血圧を上げる．これと同時に静脈系にも作用して緊張を増し，その結果，平均体循環圧を高めて，静脈還流と心拍出量を増加させる．

Advanced Studies
レニン-アンジオテンシン-アルドステロン系

アンジオテンシンIIおよびアンジオテンシンIIIは副腎皮質に作用してアルドステロンを分泌させる．アルドステロンは腎臓の集合管に作用し，NaClと水の排泄を減らし，結局血液量を増やし，血圧を高めることになる（→第49章，773頁，第66章，968頁も参照）．この調節系を動作させる原因は血圧の下降および血液量の減少であるから，これもネガティブフィードバック系である．この系が動作し始めるには1〜2時間かかる．また，レニン-アンジオテンシン-アルドステロン系の効果は後に述べる腎-体液系（→675頁参照）ともよく似ているうえに，この2つは連動することが多い．

組織レニン-アンジオテンシン系

子宮，精巣，心臓，眼，脳などさまざまな組織に，局所調節系（傍分泌，→673頁参照）としてのレニン-アンジオテンシン系（レニン活性，変換酵素活性，およびアンジオテンシン受容体）が含まれている．この組織レニン-アンジオテンシン系は，心臓・血管においては成長因子として働いているが，そのほかの組織における意義は確定していない．

3 心房性ナトリウム利尿ペプチドによる循環調節

交感神経-副腎髄質系，バソプレシン系，レニン-アンジオテンシン系はいずれも，活性化されると血圧を上昇させる調節系である．逆に，活性化されると血圧を下降させる調節系も存在する．

心房と一部の心室筋細胞は，**心房性ナトリウム利尿ペプチド** atrial natriuretic peptide（**ANP**）を分泌する内分泌器官でもある．血液量の増加による静脈還流量の増加は，心房壁の伸展を引き起こし，これが刺激となってANPの分泌が起こる．ANPは28個のアミノ酸からなるペプチドホルモンである．心房で最初に見つかったのでこのように命名されたが，一部の心室筋細胞でも産生される．血液中に放出されたANPは，血管平滑筋に直接作用してこれを弛緩させて血圧を下げるとともに，腎に作用しNa$^+$の排泄を増加させる．

ANPノックアウトマウスはわずかに血圧が高く，高食塩食を与えると高血圧が増悪する．ゆえに，体液量増加の阻止における役割は確かであるが，正常血圧の維持に役立っているかどうかに関しては議論の余地がある．

ANPをはじめとするNa利尿ペプチドは，アンジオテンシンと同様に，さまざまなエンドペプチダーゼで速やかに分解される．

Advanced Studies
Na利尿ペプチドファミリーとNa利尿ペプチド受容体

ANPに続いて，脳から脳性ナトリウム利尿ペプチド brain natriuretic peptide（BNP）が，さらにはCタイプナトリウム利尿ペプチド C-type natriuretic peptide（CNP）が発見された．BNPは32アミノ酸，CNPは22アミノ酸からなり，ANPと類似構造をもつペプチドで，いずれもNa利尿活性をもつ．BNPは脳にも存在するが，ANPとは対照的に心室に多く存在することが後に判明した．BNPとCNPの生理機能には，まだ不明の点が多いが，ANP，BNP，CNPの三者をまとめて，Na利尿ペプチドファミリーとよぶ．ANP，BNPの血中濃度は心不全重症度の指標として用いられている．

Na利尿ペプチドの受容体も3種類存在する．それらは，NPR-A，NPR-B，NPR-CとよばれⅠいずれも1回膜貫通型の膜タンパク質である．NPR-AとNPR-Bは細胞内にグアニル酸シクラーゼドメインをもち，GTPからcGMPを産生し，これがセカンドメッセンジャーとして働く．NPR-Cは細胞内ドメインが非常に短い（37アミノ酸）ので，情報伝達ではなくて，Na利尿ペプチドファミリーを血液中から除去する，クリアランス受容体と考えられている．

D 局所性調節機構

局所性調節機構とは，局所組織に備わった循環調節機構を一括したものである．その代表例は，代謝性血管拡張，自己調節 autoregulation，傍分泌 paracrineによる血流調節で，これらはいずれも1〜2分以内に起こる**短期的機構**である．これに対して，腎-体液系，血管新生による血流調節は日〜週の時間スケールで起こる**長期的機構**である．

局所性調節機構は心臓機能の調節でもみられる．Frank-Starling機構による心拍出量の調節は，短期的機構である．高血圧などが原因となって起こる心臓肥大は長期的機構である．

1 短期的機構

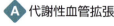

代謝性血管拡張 metabolic vasodilatationは，組織の

活動によって局所の代謝が高まり，血管が拡張して，局所の血流が増える短期的機構である．ポアズイユ Poiseuille の法則によれば，組織の血流は，抵抗血管の半径の 4 乗に比例するので，わずかな血管の拡張で血流は大きく増加する．例えば，筋血流は運動に伴い増加し，唾液腺などの分泌腺の血流は分泌作用に伴って増加する．代謝性血管拡張は，局所の必要度に応じて自動的に血流が調節されるという，きわめて合理的な調節機構である(図 37-17a)．

代謝性血管拡張は，局所の代謝活動の活性に伴い生成される血管拡張物質が，抵抗血管に直接的に作用して生じる．このような局所の血管拡張を引き起こす物質として，CO_2，アデノシン，ATP，ヒスタミン，ブラジキニン，K^+，H^+ などが挙げられる．さらに局所 O_2 分圧の低下，代謝によって発生した熱や活性酸素も血管を拡張させる．それぞれの物質の重要度は血管によって異なる．

脳血管は CO_2，H^+ の増加に対して鋭敏に拡張し，逆に低 CO_2 では収縮する．冠血管はアデノシンの増加と O_2 分圧の低下により拡張する．筋血管は，CO_2，H^+ の増加や O_2 分圧の低下のほかに，嫌気性代謝で生じる乳酸や，活動電位による細胞外 K^+ の増加によって拡張する．肺血管は例外的に O_2 分圧の低下で収縮する(→第 41 章，708 頁を参照)．

代謝活動の亢進に伴って局所の血流が増加する現象である代謝性血管拡張(活動性充血 active hyperemia ともいう)に対し，局所の動脈の圧迫により，一時的に血流が途絶して虚血となることで，血管拡張物質が誘導され，血流が再開すると圧迫前よりも一過性に増加する現象を**反応性充血** reactive hyperemia とよぶ．虚血状態が長く続くと，多くの血管拡張物質が誘導されるので，血流量はいっそう増加する(図 37-17b)．

B 自己調節

自己調節は腎血管，脳血管，冠血管に顕著にみられる現象で，血圧が変化しても血流が一定近くに保たれる機構である(→第 35 章図 35-8，587 頁参照)．自己調節は除神経しても保たれるので，局所に備わった機構であるが，詳細については第 35 章(→587 頁)を参照のこと．

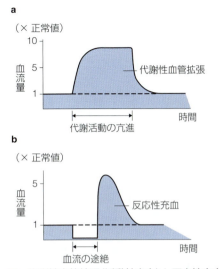

図 37-17 代謝性血管拡張(活動性充血)と反応性充血
a は代謝活動の亢進による活動性充血を，b は一過性に血流が途絶したことによる反応性充血を表す．縦軸の血流量は，非活動時の正常血流量を 1 として相対値で表した．

C 傍分泌による局所性調節

血管内皮細胞で産生されるいくつかの物質は，近接する血管平滑筋細胞に作用して局所血流を調節する．このように，ある細胞で分泌された生理活性物質が，その細胞のごく近傍の細胞に拡散などで直接的に作用を発揮することを，**傍分泌** paracrine とよび，そのような因子を自分が分泌する場合は**自己分泌** autocrine とよぶ(→第 64 章図 64-2，947 頁参照)．

血管内皮細胞は，血管が血流と接する内腔面を覆う単層扁平上皮細胞である．血管内皮細胞は，血液と組織の間の物質交換，血栓形成の防止，血液中の白血球の血管外への遊走，血管新生などに関わる．さらに，血管内皮細胞は血中のホルモン，傍分泌されたサイトカイン，血流のずり応力，低酸素などに応じて，血管弛緩因子や血管収縮因子を産生し，血管平滑筋の収縮や弛緩を調節している(図 37-18)．**一酸化窒素(NO)** と**プロスタサイクリン**は代表的な血管弛緩因子であり，**エンドセリン(ET)** は強力な血管収縮因子である(表 37-2)．

一酸化窒素(NO)は，血管弛緩因子のなかで最も重要である．NO 合成酵素 NO synthase (NOS) によって L-アルギニンから産生された NO は脂溶性であり，細胞膜を通過して平滑筋細胞の可溶性グアニル酸シクラーゼ soluble guanylate cyclase (sGC) を活性化する．

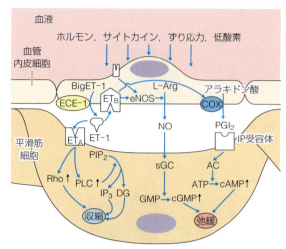

図 37-18 血管内皮細胞で産生される因子による血管の収縮と弛緩

血管内皮細胞は血管収縮因子 ET-1 を産生して血管平滑筋を収縮させる．また ET-1 は血管内皮細胞自身に作用すると，血管弛緩因子 NO やプロスタサイクリンの産生を促す．

表 37-2 血管内皮細胞で産生される血管収縮因子・血管弛緩因子

血管収縮因子	血管弛緩因子
ET（エンドセリン）	NO（一酸化窒素） プロスタサイクリン[*1] CNP（C タイプナトリウム利尿ペプチド） アドレノメジュリン[*2]

[*1] プロスタグランジン I_2（PGI_2）ともよばれる．強力な血小板凝集作用と血管収縮作用をもつ．血小板で産生されるトロンボキサン A_2（TXA_2）と相反する作用を有する．
[*2] 副腎髄質由来の褐色細胞腫に発現する因子として発見された．

この酵素はセカンドメッセンジャーである cGMP を産生して血管を弛緩させる．プロスタサイクリンはシクロオキシゲナーゼ（COX）などによりアラキドン酸から産生され，G タンパク質共役型受容体（GPCR）であるプロスタサイクリン受容体に結合して cAMP を産生して血管平滑筋を弛緩させる．

ET は，血管収縮因子のなかで最も重要である．血管内皮細胞の細胞膜上に発現するエンドセリン変換酵素 endothelin-converting enzyme（ECE）によって前駆体から生成される．ET には 3 種類のアイソフォームが知られ，血管内皮細胞では主として ET-1 が産生される．ET-1 は血管平滑筋細胞のエンドセリン A 受容体（ET_A）に結合する．GPCR である ET_A はホスホリパーゼ C（PLC）を活性化してイノシトール三リン酸（IP_3）とジアシルグリセロール（DG）を産生し，また ET_A は Rho キナーゼを活性化することで，血管を収縮させる．

Advanced Studies

一酸化窒素 nitric oxide（NO）

血管標本の作製時に血管内皮細胞を剥がすと，代表的な血管拡張物質であるアセチルコリンによって血管収縮反応が観察されることから，血管内皮細胞がアセチルコリンによって未知の血管弛緩物質を放出していることが 1980 年に発見された．後に，この物質の本体は NO であることが明らかになった．ガス状の物質が生体内で情報伝達物質として働いているという発見は画期的なものであり，1998 年に「循環器系におけるシグナル伝達物質としての一酸化窒素の発見」に対してノーベル生理学・医学賞が授与されている．この発見により，19 世紀末から作用機序が不明のまま狭心症の治療薬として用いられてきたニトログリセリンは，生体内で代謝されて NO を産生し，これが冠動脈を弛緩させるので有効であることが明らかになった．

NO はアセチルコリン以外にも，ブラジキニン，ATP などの生理活性物質によっても産生される．また，例えば運動などで血流が増加すると，ずり応力 shear stress が増加し，ずり応力は NO の産生を増加することで血管を拡張する．ずり応力による血管拡張は，陰茎の勃起維持に重要で，海綿体への血流増加によって生じたずり応力の増加は，NO を産生する．NO は拡散により血管平滑筋に作用し，細胞内の sGC を活性化する．sGC は cGMP を産生し，cGMP は G キナーゼを活性化する．G キナーゼは筋小胞体への Ca^{2+} 取り込みを促進して細胞内 Ca^{2+} 濃度を低下させるとともに，ミオシン軽鎖ホスファターゼを活性化して血管平滑筋を弛緩する．その結果，血管は拡張し，海綿体の充血が持続する．近年 cGMP を分解する酵素であるホスホジエステラーゼ 5 型を阻害する薬剤が，勃起障害に対して臨床応用されている．

血管拡張以外にも血管内皮細胞の機能維持，血管新生，血小板凝集や血栓形成の抑制，細胞接着因子の発現抑制による炎症反応の抑制などさまざまな生理的作用をもつことが知られる．

エンドセリン endothelin（ET）

ET は 21 アミノ酸残基からなるペプチドで，アミノ酸配列がわずかに異なる 3 つのアイソフォーム（ET-1，ET-2，ET-3）からなるファミリーを形成している．いずれも生理活性のほとんどない前駆体であるプレプロエンドセリンから中間体であるビッグエンドセリン（プロエンドセリン）を経て ECE などによって切り出される．血管内皮細胞で産生される ET-1 は，アンジオテンシン II の約 1/10 量で同程度の血管収縮を，より長時間にわたって引き起こす，強力な血管収縮物質である．エンドセリンは，血管の伸展，トロンビンや TGF-β などのサイトカイン，アンジオテンシン II，バソプレシンなどにより血管内皮細胞から放出され，近接した平滑筋細胞の ET_A に作用してこれを収縮させる．また血管内皮細胞はエンドセリン B 受容体（ET_B）を発現し，自己分泌的に ET の過剰放出を抑制するとともに，NO やプロスタサイクリンなどの血管弛緩物質を放出させる．ET_B は腎臓にも存在し，ナトリウム利尿を促進させることによって血圧低下に関与している．つまり ET_A と ET_B とは，血圧調節に関して反対方向の役割を果たす．

ET は高血圧，脂質異常症，高血糖などさまざまな循環器疾患のリスクファクターでも産生が亢進する．また近年，肺動脈性

D 局所性調節機構 ● 675

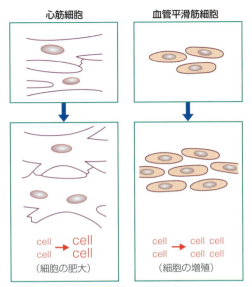

図 37-19 心筋と血管平滑筋の成長様式
細胞成長因子や物理的刺激が加わると，収縮タンパク質の生合成が促進され，細胞の成長が起こる．心筋では肥大が起こり，細胞のサイズが大きくなるが，個数は増えない．血管平滑筋では，主に増殖が起こり，細胞分裂により個数が増えるが，サイズは変わらない．
〔矢﨑義雄：最新内科学大系 35 巻，高血圧症・低血圧症，p 85，中山書店，1991 より〕

肺高血圧症 pulmonary arterial hypertension（PAH）の病態基盤の解明が進み，ET-1 による血管平滑筋への収縮作用および増殖作用を抑制する ET 受容体拮抗薬，プロスタサイクリン経路に作用して血管を弛緩するプロスタサイクリン製剤とプロスタサイクリン受容体作動薬，cGMP を増加させ血管を弛緩するホスホジエステラーゼ 5 阻害薬と sGC 刺激薬が，肺血管拡張薬として臨床応用されている．
ET は血管内皮細胞のほかにも脳，腸管，腎臓などでも産生され，循環系以外に対する作用をもつ．また ET は神経堤由来細胞の胎生期における発生・分化に重要であることが，ノックアウトマウスの解析から明らかになった．

2 長期的機構

A 心臓血管系の長期的機構

高血圧やうっ血性心不全などなど，多くの循環器疾患は長期間にわたり，その経過には**長期的機構**が深く関与する．高血圧が長く続くと心臓は肥大し，血管平滑筋層（中膜層）が厚くなる．運動で筋肉量が増加すると，血管新生が起こり，筋肉の血流と代謝を調節する．大動脈縮窄症や冠動脈慢性完全閉塞では，狭窄した部分をバイパスする側副血行路が発達して，血流を

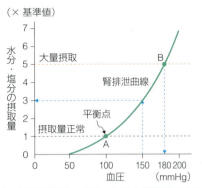

図 37-20 腎排泄曲線と水分・塩分の摂取量による血圧調節
長期的には水分・塩分の摂取量と腎臓からの排泄量は等しく，血圧は 2 つの交点（平衡点 A）として図のように求まる．水分・塩分を大量に摂取すると，平衡点が B に移動して血圧が上昇する．

維持する．このように，局所性調節機構のあるものは，循環器の構造的な変化を伴う長期的機構である．
長期的機構は，一般的に心筋細胞の肥大，血管平滑筋細胞や血管内皮細胞の増殖など，細胞の成長を伴う（**図 37-19**）．心筋肥大は心筋の伸展刺激に加え，アンジオテンシン II，ET，カテコールアミンなどが影響する．血管平滑筋細胞の増殖には**血小板由来成長因子** platelet-derived growth factor（**PDGF**）や ET が関与し，血管内皮細胞の増殖には**血管内皮増殖因子** vascular endothelial growth factor（**VEGF**）が重要である．循環調節に関係する物質のあるものは，血管収縮などの短期的機構に関与するだけでなく，長期的機構にも関係するといえる．

B 腎-体液系

腎-体液系は，腎臓による体液量の調節を介する血圧調節を担う長期的機構の 1 つである．調節機構がフルに働くまでに数日間かかるが，いったん作動すると，その作用は強力で，長期間持続する．理論的には，この系の**フィードバックゲイン**は無限であり，血圧は完全に元のレベルに回復する．この系は，中枢神経系や内分泌系の力を借りずに単独で作動しうるが，実際にはレニン-アンジオテンシン-アルドステロン系と協同して活動することが多い．

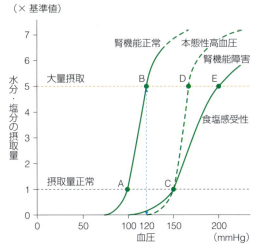

図 37-21　生体内での腎排泄曲線と水分・塩分の摂取量による血圧調節
生体内では水分・塩分を大量に摂取しても，血圧の上昇は軽度である（平衡点 B）．高血圧では水分・塩分の摂取量が変わらなければ，平衡点は C となる．腎機能障害では腎排泄曲線の傾きが小さくなり，水分・塩分を大量摂取すると平衡点は E に移動して血圧はさらに上昇する．

1　圧利尿

摘出された腎臓における，血圧と尿排泄量の関係は，腎排泄曲線 renal output curve または腎機能曲線 renal function curve とよばれる曲線で表され（図 37-20），血圧が上昇すると尿排泄量は増加する．この現象を圧利尿 pressure diuresis といい，腎-体液系の根幹をなす機構である．この曲線から，例えば，血圧が 100 mmHg から 150 mmHg に上昇すると，尿量は約 3 倍に増加することがわかる．また，血圧の上昇は水分だけでなく，Na^+ の排泄も増加させ，これを**圧ナトリウム利尿** pressure natriuresis という．

水分と塩分の摂取量と排泄量は，腎臓以外の部位から排泄される少量を除くと，長期的には等しくなる．その場合，腎排泄曲線と水分・塩分の摂取量を表す直線の交点として表される平衡点 equilibrium point で，血圧は一定となる．血圧が上昇した場合，腎臓は，水分摂取量に比べて尿排泄量を増やすことで体液量を減らし，平衡点に向かって血圧を下げる．このように圧利尿による腎臓からの尿排泄は，腎-体液系の基盤となる調節機構である．

2　フィードバックループ

腎-体液系には圧利尿だけでなく，ほかの循環調節因子も作用してフィードバックループをなしている．例えば，血圧が上がると，圧利尿により尿量が増加し，細胞外液量が減少する．細胞外液量の減少に伴って循環血液量が減少し，静脈還流量が減少する．静脈還流量の減少は心収縮力を低下させ，心拍出量の減少が起こる．血圧は心拍出量と末梢血管抵抗の積で表され，心拍出量が減少すると，直接的に血圧が低下する．同時に自己調節により，末梢血管を拡張させて末梢血管抵抗を低下させることで，血圧低下を助長する．このような血圧低下を引き起こすフィードバックループは，血圧が十分に低下して水分摂取量と尿排泄量が等しくなると安定化する．逆に血圧が下がると，尿量が減少して，細胞外液量が増加して，血圧を元のレベルに戻すように働く．

3　生体内での腎-体液系

実際の生体内での腎排泄曲線は，摘出された腎臓モデル（図 37-20）よりも曲線の傾きが大きくなる（図 37-21）．例えば，大量の水分あるいは塩分を摂取したとき，もしも生体内での腎排泄曲線が，摘出された腎臓モデルと同じであれば，血圧は約 180 mmHg まで上昇するはずであるが，実際には約 120 mmHg までの上昇にとどまる．これは，腎-体液系は圧利尿だけでなく，レニン-アンジオテンシン-アルドステロン系や交感神経系などの影響を受けるからであり，腎機能が正常であれば，水分と塩分を多く摂取しても血圧への影響は抑えられる．

高血圧では，腎排泄曲線が右方へシフトし，水分と塩分の摂取量は正常であっても，平衡点は図 37-21 中の C へ移動し，血圧は 150 mmHg になる．この状態で大量の水分と塩分を摂取すると，D で示されるように血圧はさらに上昇する．また腎機能障害により腎排泄曲線の傾きが正常より小さくなると，E で示すように水分と塩分の摂取量に依存して血圧はさらに高くなる．塩分摂取量が多いと血圧がさらに上昇することを食塩感受性が高いといい，腎でのナトリウム排泄が障害されることが主要因である．

表 37-3 成人における血圧値の分類

分類	診察室血圧(mmHg) 収縮期血圧		拡張期血圧	家庭血圧(mmHg) 収縮期血圧		拡張期血圧
正常血圧	<120	かつ	<80	<115	かつ	<75
正常高値血圧	120-129	かつ	<80	115-124	かつ	<75
高値血圧	130-139	かつ/または	80-89	125-134	かつ/または	75-84
Ⅰ度高血圧	140-159	かつ/または	90-99	135-144	かつ/または	85-89
Ⅱ度高血圧	160-179	かつ/または	100-109	145-159	かつ/または	90-99
Ⅲ度高血圧	≧180	かつ/または	≧110	≧160	かつ/または	≧100
(孤立性)収縮期高血圧	≧140	かつ	<90	≧135	かつ	<85

〔日本高血圧学会高血圧治療ガイドライン作成委員会(編):「高血圧治療ガイドライン2019」ライフサイエンス出版,p. 18, 表2-5 より転載〕

E 高血圧とショック

1 高血圧

動脈血圧の正常範囲と高血圧

体循環系の血圧が持続して上昇している状態を，**高血圧** hypertension とよぶ．日本人の四大死因は，老衰を除くと，悪性新生物(癌)，心疾患，脳血管疾患であり，心疾患と脳血管疾患はどちらも高血圧がリスク因子であり，関係が深い．20歳以上の日本人の2人に1人が高血圧といわれる．

集団の血圧値は正規分布をしていて，正常と高血圧を区別する絶対的な境界はないが，日本高血圧学会による「高血圧治療ガイドライン 2019 (JSH2019)」の基準が使用されている(表 37-3)．この基準によれば収縮期血圧 120 mmHg 未満かつ拡張期血圧 80 mmHg 未満を正常血圧とし，**収縮期血圧** 140 mmHg 以上かつ/または，**拡張期血圧** 90 mmHg 以上の場合に高血圧と診断される．正常血圧と高血圧の間は，収縮期血圧 120〜129 mmHg かつ拡張期血圧 80 mmHg 未満を正常高値血圧，収縮期血圧 130〜139 mmHg かつ/または拡張期血圧 80〜89 mmHg を高値血圧と分類する．正常血圧と比べると，正常高値血圧，高値血圧の順に脳心血管病の発症率が高くなることと，将来的に高血圧へ移行する確率が高いことが示されている．

本態性高血圧と二次性高血圧

血圧は，前述のとおり血圧＝心拍出量×総末梢血管抵抗で表すことができる．さらに心拍出量＝1回拍出量×心拍数であり，1回拍出量は主に前負荷と心収縮力で決まる．また血管抵抗は $1/r^4$ に比例して変化するため，血管の緊張性は血圧を規定する重要な要因である．すなわち，高血圧の発症には，少なくとも，血液を駆出する心臓の収縮力，総末梢血管抵抗を決定する抵抗血管の緊張性，前負荷を決定する循環血液量の3つの要因が関与している(図 37-22)．しかし，90%近くの高血圧患者は，原因不明の**本態性高血圧** essential hypertension とされる．特定の原因による高血圧は，**二次性高血圧** secondary hypertension とよぶ．二次性高血圧の頻度は，以前考えられていたよりも高く，少なくとも全高血圧患者の10%以上にのぼるとされる．特に**原発性アルドステロン症**による高血圧は高血圧患者の5〜10%を占めるとされる．

1 ● 本態性高血圧

本態性高血圧の臨床像には，共通の特徴がある．まず30歳代後半〜40歳代にかけて血圧が上昇し，ある程度の遺伝傾向が見られ，環境因子が関係する．そして長い経過で心臓，腎臓，脳などの重要器官の血管障害を引き起こす．しかし，環境因子の多くの部分を占める生活習慣の修正や血圧降下薬などの治療により，血圧を適切にコントロールすれば，これらの障害を食い止めることができる．

2 ● 二次性高血圧

二次性高血圧は，特定の原因による高血圧で，本態性高血圧とは病態も治療方針も大きく異なる．通常の治療で目標血圧を達成することが難しいことが多いが，原因を特定して治療することにより，効果的に血

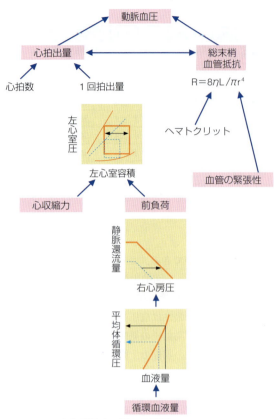

図 37-22　高血圧発症に関わる因子
循環血液量増加は，平均体循環圧を増加させて静脈還流量曲線を右にシフトさせる．静脈還流量増加による前負荷増加および心収縮力増加によるEmax増加は，ともに1回拍出量を増加させて心拍出量を増加させる．また，血管抵抗は$8\eta L/\pi r^4$により決定されるので，血管緊張性増加による血管径(r)の減少，あるいはヘマトクリット増加による血液粘度(η)増加は，総末梢血管抵抗を増加させる．これらの結果，心拍出量と総末梢血管抵抗の積である動脈血圧は増加する．
〔森田啓之，他：循環系の調節．本間研一(監修)：標準生理学，第9版．医学書院，2019より転載〕

圧を降下させることができる．若年発症の重症高血圧や50歳を過ぎてから発症した高血圧は二次性高血圧を疑う．二次性高血圧はその原因により**腎実質性高血圧，腎血管性高血圧，内分泌性高血圧，血管性高血圧，脳・中枢神経性高血圧，遺伝性高血圧，薬剤誘発性高血圧**などに分類される．その他に，**睡眠時無呼吸症候群**は，二次性高血圧の原因として高い頻度を占めるとされる．

a　腎実質性高血圧

腎実質の疾患により惹起される高血圧を腎実質性高血圧という．糸球体腎炎，糖尿病性腎症などが成因となる．二次性高血圧のなかで頻度が高く，高血圧全体の2〜5%を占めるとされる．腎実質性疾患により正常に機能する腎実質部が減少すると，食塩および水分の摂取量が正常であっても，排泄障害によるNa^+と水分の蓄積が起こる．腎排泄曲線の傾きは小さくなり，血圧が上昇したポイントへ平衡点は移動する(図37-21)．さらにレニン-アンジオテンシン系や交感神経系の亢進などが関与する．その結果，体液量および循環血液量が増加し，静脈還流量および心拍出量が増加する．

b　腎血管性高血圧

腎動脈または腎内の比較的大きな動脈の狭窄あるいは閉塞による高血圧である．高血圧全体の1%にみられ，中高年では粥状動脈硬化が主な成因となる．粥状動脈硬化による腎虚血が起こると，腎臓の傍糸球体装置からのレニン分泌が増加し，レニン-アンジオテンシン-アルドステロン系が活性化され，突然の高血圧発症や急速な増悪が生じる．

c　内分泌性高血圧

血圧を上昇させる作用をもつホルモンの過剰分泌による高血圧である．原発性アルドステロン症が最も多く，コルチゾールの過剰分泌が生じるクッシングCushing症候群，カテコールアミンの過剰分泌が生じる褐色細胞腫など副腎の腫瘍や過形成による二次性高血圧が主な成因であり，成長ホルモンとIGF-Iの過剰分泌が生じる先端巨大症や，甲状腺機能異常症も成因となる．原発性アルドステロン症では，自律的に分泌されたアルドステロンにより，腎集合管からNa^+と水分の再吸収が促進する．その結果，体液量が増加し，レニンの分泌が抑制される．

d　その他の二次性高血圧

血管性高血圧は，大動脈縮窄症，大動脈弁逆流症などの心拍出量の増加を伴う疾患や，高安動脈炎などの血管炎症候群が成因となる．脳・中枢神経性高血圧は，脳腫瘍などが成因となる高血圧である．頭蓋内圧の亢進により，脳血管が圧迫され脳幹部の虚血を介して交感神経が活性化して高血圧を呈する(クッシングCushing現象)．遺伝性高血圧は，非常にまれであるが，単一遺伝子変異に起因する高血圧をいう．尿細管における水や電解質の輸送に関わる遺伝子が原因となる．薬剤誘発性高血圧は，中等量以上の糖質コルチコイドの使用，内因性のコルチゾールの作用を増強させNa^+と水分の貯留とK^+の排泄をきたす甘草，非ステロイド性抗炎症薬，交感神経刺激薬などによって誘発される．

C 高血圧時の循環動態

高血圧の原因はさまざまでも，循環動態は共通性を認めることが多い．特に高血圧の長期的な経過でみられる循環系の二次的変化はよく似ており，血圧上昇そのものが循環系の二次的変化を引き起こす．

高血圧の経過は，血圧が持続して高くなっていない初期の状態と，持続して血圧が上昇している状態(**持続性高血圧** sustained hypertension)の2つの時期からなることが多い．2つの時期の間には，循環動態にも違いがある．例えば高血圧の初期では心拍出量が増加し，総末梢血管抵抗は正常な場合がよくみられるが，持続性高血圧では総末梢血管抵抗が増加していて，心拍出量は正常であることが多い．

総末梢血管抵抗の増加は，持続的な血圧の上昇による血管壁への圧負荷，アンジオテンシンⅡによる作用，交感神経刺激などにより，抵抗血管である細動脈の中膜が肥厚して，血管内腔が狭小化することによる．アンジオテンシンⅡは血管を収縮させるだけでなく，血管平滑筋の細胞の肥大と増殖を引き起こす．さらに血管内皮細胞障害により，NOなどの局所性調節因子の低下と動脈硬化が起こる．

中等度の高血圧においては，皮膚，脳，肝，腸管，心臓(冠動脈)の血流は正常人と差がない．これは局所の自己調節が働くためである．ただし，腎血流は減少していることが多い．

D 高血圧の合併症

慢性的な血圧上昇により，さまざまな標的臓器に合併症が起こる．これらの合併症は，後負荷の増大による心臓の仕事量増加と，上昇した血圧による血管障害に起因する(図37-23)．

1 心肥大と心不全

血行動態の変化に応じて，心臓や血管に生じる構造変化を**リモデリング** remodelingという．持続性高血圧では，心室内圧の上昇に適応するための代償機構として心肥大が起こる．

高血圧では駆出期に心室から血液を排出する力である後負荷が増加する．後負荷とは，正確には収縮時に左心室壁を引き伸ばす張力(**壁応力** wall stress)と定義される．壁応力は，収縮期血圧すなわち駆出期心室内圧と，左心室内径に比例し，左心室壁厚に反比例する

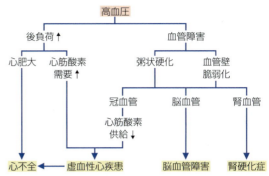

図37-23 高血圧の合併症
〔森田啓之，他：循環系の調節．本間研一(監修)：標準生理学，第9版．医学書院，2019より転載〕

(ラプラス Laplace の法則)．この法則から，持続性高血圧では，壁応力の増加を軽減させる代償性変化として，左心室の内径の短縮と壁厚の増大，すなわち心肥大，特に左心室の求心性肥大が起こることがわかる．心筋細胞は細胞増殖しないため，心肥大は筋線維の直径の増加に起因する．長期的に心筋組織に負荷が加わると，代償機構は破綻し，**心不全**を発症する．心不全は心疾患死における死因の第1位である．

2 血管障害と虚血性心疾患

高血圧は大動脈などの弾性動脈や中型の筋性動脈では，プラークによる内膜の隆起性病変を特徴とする粥状硬化，細動脈においては内膜，中膜の肥厚，硝子様変性を特徴とする細動脈硬化をきたす．これらの血管障害により血管抵抗が増加し，ますます血圧が上昇するという悪循環になる．また，血管障害により臓器あるいは組織が虚血になる．特に脳，心臓，腎臓の血管障害が病気の進行上および死因として最も問題になる．冠動脈の血管障害による虚血性心疾患は，心疾患死の主要な原因となるだけでなく，心不全の原因疾患として重要である．

3 腎硬化症

高血圧が長期間続くと，腎臓の細動脈に細動脈硬化が起こり，腎血管抵抗増加と腎臓の虚血性変化をきたす．進行すると糸球体と尿細管の障害が起こり，腎機能が低下する．高血圧による，このような腎機能障害を腎硬化症という．腎機能障害は高血圧の持続と悪化につながり，悪循環を生じる．腎硬化症が進行すると，腎臓の排泄機能や，水・電解質・酸塩基平衡などの調節機構が侵され，最終的には**腎不全**となる．

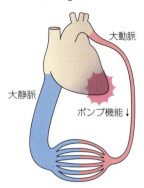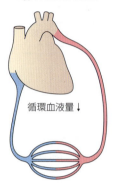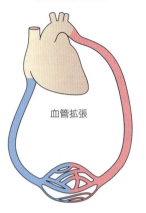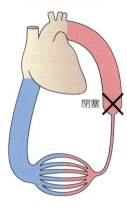

図37-24　ショックの分類

4 脳血管障害

　脳動脈では細動脈硬化と粥状硬化による血管障害が起こる．細動脈硬化は，血管の脆弱部の破綻による脳出血や，閉塞によるラクナ梗塞の原因となる．粥状硬化は，より大きな血管で血栓を形成して閉塞を起こす．これらの病態は一括して脳血管障害(脳卒中)とよばれる．

2 ショック

A ショックとは

　循環系の最も基本的な機能は，末梢組織への血流の供給である．血流が全身的かつ急激に減少するために，脳，心臓，腎臓，肝臓などの重要臓器の機能障害が起こる状態が，**ショック** shock である．言い換えれば，ショックとは，急性に進行する全身の血液循環不全であり，通常，血圧は低下する．複数の重要臓器および組織の微小循環が著しく障害されると，多臓器不全 multiple organ failure をきたし，放置すれば死に至る．

B ショックの原因と分類

　循環血液量の減少，心拍出量の低下，血管拡張による血流の低下がショックの原因であり，血行動態と病態により4つに分類される(図37-24)．

1 心原性ショック

　心臓のポンプ機能の低下により，心拍出量が低下した状態である．血圧の低下により交感神経が刺激され，末梢血管が収縮する．心筋梗塞，重症不整脈，心筋症，心筋炎，弁膜症(狭窄症，閉鎖不全症)などが原因となる．これらの病態では，左房圧，中心静脈圧は上昇し，前負荷も増加する．

2 循環血液量減少性ショック

　循環血液量の減少により前負荷が減少して心拍出量が低下した状態である．血圧の低下により交感神経が刺激され，末梢血管が収縮する．出血，脱水，熱傷などが原因となる．これらの病態では，中心静脈圧が低下する．

3 血液分布異常性ショック

　血管拡張により，血管容量が増加した結果，相対的に循環血液量が減少した状態である．血管拡張により，末梢血管抵抗が低下するため血圧は低下する．また前負荷が減少するが，心収縮性は正常である．細菌の産生する毒素による**敗血症性ショック** septic shock，交感神経系が抑制されたことによる**神経原性ショック** neurogenic shock，抗原抗体反応が全身で激しく起こったことによる**アナフィラキシーショック** anaphylactic shock などに分類される．

4 閉塞性ショック

　循環系の閉塞や心臓に対する周囲からの圧迫により心拍出量が低下した状態である．血圧の低下により交

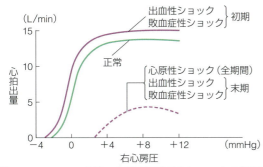

図 37-25 ショック時の心拍出量曲線をショックの種類について比較したもの

〔森田啓之, 他：循環系の調節. 本間研一（監修）：標準生理学, 第9版, 医学書院, 2019 より転載〕

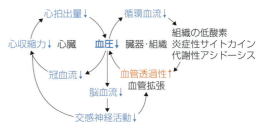

図 37-26 心原性ショックの非代償期にみられる悪循環

代償機構の限界を超えて血圧が低下すると, 心機能および臓器・組織の循環動態が悪化して, ますます血圧は低下する.

〔Klabunde RE：Cardiovascular Physiology Concepts, 3rd ed. Wolters Kluwer, 2022, Reynolds HR, et al：Cardiogenic shock: current concepts and improving outcomes. Circulation 117：686-697, 2008 を参考に作成〕

感神経が刺激され, 末梢血管が収縮する. 腫瘍などによる大静脈の直接圧迫, 肺塞栓, 心タンポナーデ, 緊張性気胸などが原因となる. 中心静脈圧は上昇する.

C ショックの病態と経過

ショックの病態には共通性があり, さらに類似の経過をたどる.

ショックの代表的症状は, 血圧低下, 微弱な頻脈, 皮膚蒼白, 尿量減少, 口渇などである. これらの症状は, 初期のショック状態に対抗するために, 生体の調節機構が働いたことによる. これを**代償性ショック** compensated shock と呼ぶ. 循環調節機構のうち, 動作の早い機構は直接血圧を回復させるように働き, ゆっくりとした機構は循環血液量および心拍出量を回復させるように働く. その結果, この時期は重要臓器の血流は維持される.

しかし重症になると, 循環調節機構による代償能力は限界に達し, 心拍出量や血圧が回復しないばかりではなく, 循環動態は悪循環に陥り, 意識状態が悪化し, 病状が進行する. この時期を**非代償性ショック** decompensated shock と呼ぶ. 代償性ショックと非代償性ショックの初期で, 治療によりショックから回復できる段階を**可逆性ショック** reversible shock という. 非代償性ショックのある段階になると, **不可逆性ショック** irreversible shock となり, 循環系および身体各所の組織に回復不能な変化が起こり, 治療を行っても病態は悪化して死に至る. これらの経過に伴って起こる循環系の変化を次に述べる.

D ショック時の循環動態

1 代償期

生体は恒常性を維持しようとするため, ショックが生じても初期には代償機構が働く. 心拍出量の減少とともに血圧が低下すると, まず圧受容器反射が起こる. このため交感神経活動が亢進し, 心臓交感神経により心拍数の増加と心収縮力の増強が生じる. また副腎からのカテコールアミン分泌および腎交感神経活動を介するレニン分泌が増加する. その結果, 心拍数の増加と心収縮力の増強により, 心拍出量を回復させ, 末梢血管の収縮により血圧の低下を防ぐ. 血管収縮は特に皮膚と骨格筋で強く, 皮膚血流の減少によって皮膚が蒼白になる. そして血流は生命維持に重要な臓器（冠動脈, 脳）へと再分配される（**血流の中心化**）.

敗血症性ショックの初期では, 全身性の炎症反応により, 血管は拡張し, 心拍出量はむしろ増加している. 心原性ショックの場合は, 心収縮力が低下して急性心不全状態になっている（図 37-25）.

出血性ショックの場合, 血液量を回復させる機構も作動する. まず血液量減少が圧受容器反射を起こし, バソプレシンおよびレニン-アンジオテンシン-アルドステロン系を介して, 尿量および尿中 NaCl 排泄を減少させる. さらにショックによる血圧低下は, 毛細血管圧の低下につながり, 間質腔から血管内に向かって液体の移動が起こる. また, ショック時には口渇が起こる. これらの機構はいずれもそれ以上の体液喪失を防ぐとともに, 血液量を回復させる方向に作用する.

2 非代償期

ショックが重症で代償機構の限界を超えた場合，循環動態は悪循環に陥り，不可逆的なプロセスが始まる（図37-26）.

a 心機能の悪化

血圧がある限度を超えて低下すると，冠血流が不足し，心機能が低下する．さらに血中の乳酸や毒性代謝産物の濃度が高くなり，細胞内pHが低下することも，心機能を悪化させる．この結果，心拍出量と血圧はますます低下し，病態を悪化させる．

b 血管緊張の低下

ショックが軽度なときは，循環反射により交感神経活動が亢進して，血管収縮が起こり，血圧の回復を図る．しかし血圧が異常に低下し，それが長時間続くと，交感神経活動はかえって減弱し，動脈の緊張が低下する．また静脈（特に細静脈）の緊張が低下すると血液の貯留が起こり，静脈還流量が減少する．これにより，血圧はますます低下する．

c 微小循環の異常

心拍出量と血圧が著しく低下すると，微小循環の血流が減少し，以下の過程により末梢組織障害が進行する．

① 物質交換を行う毛細血管の血流が減少し，細動静脈吻合を通過する短絡血流の割合が増加する．
② 細動脈，細静脈は血管緊張を失い，血液がこの部分に貯留したうっ血状態になり，組織は低酸素状態になる．その結果，細胞の代謝は好気性から嫌気性に切り替わり，乳酸が蓄積し，代謝性アシドーシスとなる．
③ 血管内皮細胞が障害されると，血液凝固系と血小板が活性化し，活性化した血小板からアデノシン二リン酸 adenosine diphosphate（ADP），セロトニンが放出され，自己分泌的に活性化が増幅する．さらに白血球が活性化され，インターロイキン-1（IL-1），IL-6，腫瘍壊死因子（TNF-α）などの炎症性サイトカインが放出されて血管透過性が亢進する．このため，血漿は間質腔へ漏出する．敗血症性ショックでは，細菌の細胞壁に存在するリポポリサッカライド lipopolysaccharide（LPS）が，マクロファージを活性化して，炎症性サイトカインなどのメディエーターを放出させる．これらの物質により，血管内皮細胞からは，一酸化窒素（NO）が過剰に産生され血管が拡張する．血管内皮細胞の障害が進行すると血管弛緩因子の産生は低下し，エンドセリンなどの血管収縮因子の作用により血管は収縮する．
④ 微小血管での血液濃縮，血小板凝集，微小血栓形成，血管内凝固などが起こり，低酸素血症が進行するとともに微小循環の異常部位が拡大する．
⑤ 血管内凝固が広範囲で起こった状態を**播種性血管内凝固** disseminated intravascular coagulation（**DIC**）と呼ぶ．

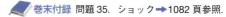
巻末付録 問題35. ショック ➡ 1082頁参照.

● 参考文献

1) 日本高血圧学会高血圧治療ガイドライン作成委員会（編）：高血圧治療ガイドライン 2019. ライフサイエンス出版, 2019
2) Klabunde RE：Cardiovascular Physiology Concepts, 3rd ed. Wolters Kluwer, 2022

第38章 局所循環

A 脳循環

　脳死がヒトの死であるといわれるように,脳は動物にとって最も重要な器官である.**脳**は腎臓や心臓などの固い実質臓器とは異なり,豆腐のように柔らかい.そのために,地上から最も離れた体幹の上端で,頭蓋骨で周りを覆われて保護されている.また外力を受けた際に,頭部へのショックが脳に直接加わらないように,脳脊髄液の中に浮かぶ構造をとっている.

　脳血流の低下は,神経細胞の酸素不足と機能低下を起こす.動物にとって最も避けるべき状態である.そのためにどのような状態でも,脳血流が一定に保たれるようなメカニズムができている.これは体位の移動(急に立ち上がったとき)にみられる自律神経反射から,脳動脈自身が二酸化炭素(CO_2)分圧を感知して局所循環を調節するまで,さまざまである.神経機能が低下すれば,さまざまな危険を感知できなくなり,動物にとっては致死的な状況を作り出す.そのために,動物はさまざまなしくみで,脳循環を保護する.

1 脳動脈

A Willisの動脈輪

1 構造

　脳への動脈には,頸部前面からの**内頸動脈**と,脊柱からの**椎骨動脈**がある.左右の椎骨動脈は合流して1本の脳底動脈となり,左右の内頸動脈とともに,**ウィリスWillisの動脈輪**を形成する(図38-1).左右の脳動脈が吻合して,六角形のリング状にみえるため,この名前(動脈輪)がついた.

　大脳動脈は,すべてこの動脈輪から分岐して出ていく.前方からは右と左の**前大脳動脈**が,半ばからは左右の**中大脳動脈**,そして後方からは左右の**後大脳動脈**が出ていき,さらにその後方からは左右の**小脳動脈**が出ていく.

2 動脈輪の血流

　一見すると動脈輪は,左右の内頸動脈のどちらかが閉塞してもよいような安全装置にみえる.イヌやネコでは,椎骨動脈からの血流が多いので,左右の内頸動脈のどちらかが閉塞すると,椎骨動脈からの血流で補うことができる.ところがヒトでは,椎骨動脈よりも内頸動脈がはるかに太い.このため左右どちらかの内頸動脈が閉塞すると,対側の内頸動脈からくる血流では不十分であり,閉塞側は虚血を起こす.

　動脈硬化症の患者は,定期的に頸動脈の超音波検査を行う必要がある.これは片側であっても,内頸動脈が閉鎖すれば重篤な脳虚血を起こすので,狭窄を早い段階で検知して脳梗塞を予防するためである.

B 脳動脈の分布

　一般的な動脈の臓器分布は,腎臓の腎動脈にみられるように1本の動脈として臓器に入り込み,そこから実質内で複数の分枝に分かれていく.脳の動脈の分岐はこれとは異なり,脳実質に入る前から多くの枝に分かれて,脳表面に**脳軟膜動脈**として分布する.そしてその後に脳実質に侵入していく.この分布様式は,

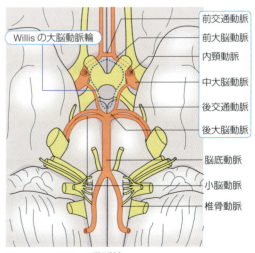

図38-1　Willisの動脈輪

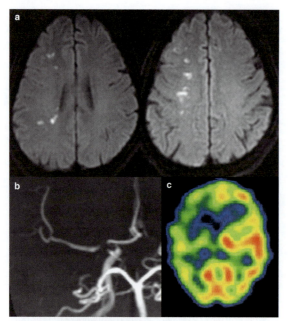

図 38-2　急性脳梗塞の画像診断
脳 MRI (**a**) では小梗塞を複数認めるだけだが，MRA（MR アンギオグラフィー）(**b**) では中大脳動脈起始部に狭窄を認める．脳血流シンチグラフィー (**c**) では右中大脳動脈領域の低灌流が明らかである．
〔松本昌泰：脳梗塞（脳血栓症），金澤一郎，他（総編集）：今日の診断指針，第 6 版，p 546，医学書院，2010 より〕

心臓の冠動脈に似ている（後述）．
　脳組織から出る静脈血は，脳周辺にある静脈洞と深部静脈を介して，最終的に内頸静脈に流出するが，一部は眼静脈を経て頭皮や，椎骨静脈に出ていく．

2 脳血流の制御

A 低酸素の影響

　脳は糖が唯一の栄養源であり，**低酸素**に最も敏感な臓器である．心臓が 5 秒停止すれば，脳血流も 5 秒停止し，意識消失を起こすのに十分である．心臓ペースメーカーを徐脈の患者に植え込むのは，このような脳血流の低下を防ぐためである．呼吸や循環といった機能を司る脳幹部よりも，運動や感覚を司る大脳皮質のほうが低酸素によるダメージを受けやすい．心肺停止で，大脳皮質と脳幹部の両方が低酸素にさらされると，脳幹部の機能は戻るが，大脳皮質の機能は戻らないことが多い．このため生命維持は可能でも，高次脳機能障害が残ることとなる．

B 脳の血流量と酸素消費量

　ヒトの脳の正常血流量は，50 mL/100 g/分であり，脳重量を 1,500 g とすると全脳血流量は 750 mL/分となる．これは心拍出量の 12.5%（1/8）を占める．全体重に占める脳の重さは，せいぜい数 % であるから，いかに**脳血流**が多いかを示している．
　酸素消費量で比べると，この数字はさらに増える．脳の酸素消費量は 3 mL/100 g/分で，脳全体としては 45 mL/分程度である．
　したがって，安静時の体の全消費量の 20%（1/5）が，脳で消費されていることになる．体重に占める割合は数 % しかない脳に，全血流の 12.5% が分布し，そこで 20% の酸素が消費される．いかに脳血流が多く，そして酸素消費割合が多いかを示している．
　ただし，心臓や骨格筋と異なり，脳をどれだけ酷使しても，脳血流が何倍にも増えるわけではない．神経活動によって脳の各局所の血流が増えることはあっても，脳全体の血流は一定に保たれている．

C 脳血流の画像診断

　脳局所の血流に関しては，さまざまな画像診断が利用される（図 38-2）．
　従来の画像診断法は，核磁気共鳴を利用した画像診断技術である **MRI**（magnetic resonance imaging）や，コンピュータ断層撮影 computed tomography（**CT**）が主流であり，脳の解剖学的な画像診断を目的としたものであった．近年では，磁気共鳴血管画像 magnetic resonance angiography（**MRA**）によって，脳血管の形状と走行を立体画像化できるようになった．さらに **fMRI**（functional MRI）とよばれる機能画像診断が可能となった．fMRI は，ヘモグロビンを利用して，脳血流イメージングを画像化するものである．これにより，脳活動に伴う脳血流の変化を観察することができる．fMRI は放射性物質を使用せず，同じ患者に何度も検査ができるため便利である．またこれらの画像診断技術と組み合わせた SPECT（single photon emission CT）技術による**脳血流シンチグラフィー**も広く行われている．これは，脳血流関門を通過できる少量の放射性物質を投与した後に，放射性物質の脳各部位への分布を脳の断層撮影で見ることによって，脳虚血部位や認知症の診断に使用する．
　いずれも画像診断装置によって，患者の負担が少な

い状態で，脳の局所における血流の状態と活動の変化を見ることができる．

③ 頭蓋内圧の調節

骨格筋の血流は，運動によって大きく変化するが，脳血流は神経活動によってあまり変化しない．それは，脳が頭蓋骨の中にあるためである．頭蓋骨の内容積は不変であるから，その中に入っている脳組織，脳脊髄液，脳血流の3者の総容積は，常に一定でなくてはならない（**モンロー−ケリー Monro-Kellie の原理**）．頭蓋内圧が上がれば，血管が圧迫され，血流が低下してしまう．

この原理が問題になるのが，脳出血や腫瘍などで，脳実質の容積が病的に増えた場合である．頭蓋内圧を正常に維持するために，代償性に脳脊髄液量と脳血流は減少しようとするが，時間がかかる．その代償範囲を超えてしまうと，脳組織そのものが逃げ場（減圧）を求めて頭蓋内から押し出されてしまう．これが**脳ヘルニア**であり，致死的な状況である．

脳ヘルニアに至るまでに，脳圧が異常亢進すると，血液が脳へ入っていけなくなるために，まずは脳血流が低下する．これが**脳虚血**を起こす．脳虚血は血管中枢や交感神経を刺激し，心拍や心収縮を上昇させて血圧を亢進させる．この結果として**高血圧**を起こし，この高血圧がさらに頸動脈洞反射を介して**徐脈**を引き起こすこととなる．このような変化は，**クッシング Cushing 反射**とよばれ，脳圧亢進が進んで，脳ヘルニアを起こす前の兆候として重要である．特に脳出血の患者に高血圧と徐脈をみたら，頭蓋内圧が亢進して脳ヘルニアを起こす危険を考えなくてはならない．

④ 脳循環の化学調節

Ⓐ CO_2 分圧による調節

脳においても，ほかの組織と同じように，酸素を必要とする局所に，血流を増やすメカニズムがある．それが CO_2 分圧による調節である．局所での酸素消費の亢進と，代謝老廃物の増加は，CO_2 分圧の上昇を起こす．そのような場所に，酸素を補給し，老廃物を除去するためには，脳血管を拡張させればよい．逆に CO_2 分圧の低下は，酸素消費の低下を意味するので，脳血管は収縮する．

一方で脳血流の低下は，局所に CO_2 を蓄積させ，CO_2 分圧を上昇させることとなる．これが強力な刺激となって，やがて血管拡張を起こし，局所の血流が増えることとなる．局所の血流が増えれば，CO_2 が除去され，血管拡張は停止する．

Monro-Kellie の原理によって脳全体の血流の総量は常に一定であるから，血流が必要な部分には血管拡張を起こして血流を増やし，不必要な部分には血流を増やさないようにする仕組みである．

Ⓑ CO_2 分圧による調節の範囲

CO_2 分圧による脳血流の調節は，すべての CO_2 分圧に対して起こるのではなく，40 mmHg を中心とした一定の範囲内で強く起こる．例えば CO_2 分圧が低下すると脳血流が減少するが，20 mmHg 以下になるとこの調節は失われる．逆に CO_2 分圧が増えればそのぶん脳血流は増えるが，100 mmHg を超えると，それ以上増えない．

過呼吸発作（不安や興奮で呼吸数が異常に増えた状態）では，めまいやふらつきを起こす．過呼吸により CO_2 分圧が低下し，これが脳血管を収縮させて脳血流を低下させるためと考えられる．このようなときは，意識的に呼吸を浅くする，ゆっくりすることが重要である．かつては紙袋で呼吸をさせて CO_2 分圧を増やすと，症状が回復する方法もとられたが，酸素濃度が低くなりすぎないように注意が必要である．

⑤ 脳脊髄液

脳脊髄液 cerebrospinal fluid（CSF）は，**脳漿**あるいは**髄液**ともよばれ，脳室とクモ膜下腔を満たして脳組織を頭蓋骨に浮かべている．CSF の総量は，ヒトでは 150 mL 程度である．1日の産生量は 500 mL（0.35 mL/分）にも達し，1日に4回近く入れ替わる．

Ⓐ 髄液の産生

CSF の産生部位は，脳室内の**脈絡叢**とよばれる組織であり，これは側脳室や脳室の壁の一部で，血管が増殖して突き出た組織を上皮細胞が覆ったものである．正常でも石灰化していることが多いため，脳 CT で石灰化像がみられる．

脈絡叢における CSF の産生は，上皮細胞における

Na^+ の能動輸送が主体である. Na^+ とともに Cl^- が脳室側に輸送され,これが浸透圧差を引き起こして,水分が移動する. これが CSF の分泌となる. CSF の性状はリンパ液に似ているが,細胞成分が少なく,グルコース含有量は血糖の 70% 程度であり,タンパク質濃度は血液の 1% 以下である.

B 髄液の流路

CSF は脳内で産生されるが,局所に留まるのではなく,脳室内を循環して最終的には静脈洞から静脈血に流れていく. CSF 産生の主体となるのは,側脳室と第三,第四脳室にある脈絡叢であり,およそ 70% を産生する. 残りの 18% は脳の毛細血管から分泌され,12% は代謝産物としての水である. この CSF は側脳室からモンロー Monro 孔(室間孔)を通って第三脳室へいき,ここからシルビウス Sylvius 水道(中脳水道)を経て第四脳室にいく. さらにマジャンディー Magendie 孔(正中口)とルシュカ Luschka 孔(外側口)を通ってクモ膜下腔に出ると,一部は下行して脊髄腔に向かい,残りは上行して脳表面を覆うクモ膜下腔に出る. この循環が妨げられると水頭症を起こすことが知られている. 例えば,中脳水道では脳室が急に狭くなるが,この部位が胎児期に閉塞すると,中脳水道狭窄症を起こし,先天性水頭症を起こす.

CSF はクモ膜下腔から傍静脈腔を通って脳実質内にも入っていく(➡ 第 5 章 図 5-5,178 頁を参照). またクモ膜の一部は脳硬膜を貫いて硬膜静脈洞に突出し,クモ膜絨毛に覆われた**クモ膜顆粒** arachnoid granulation を形成するが,クモ膜下腔に出た CSF はこのクモ膜絨毛を経て静脈中に排出される.

CSF の組成は透析された血漿と考えられ,おそらくは脈絡叢による能動輸送の結果である. タンパク質成分はほとんど含まないが,Na^+,Cl^-,Mg^{2+} は血漿より高めであり,K^+,Ca^{2+} とグルコースは低めである.

Advanced Studies

髄膜炎の診断

腰椎椎間腔より脊柱管に穿刺針を刺込み,そこから CSF を採取する(**腰椎穿刺**). 正常の CSF は細胞成分が乏しいが,髄膜炎を起こすと炎症のために細胞成分やタンパク質含有量が増え,糖分が消費されて減少することから診断できる.

また細菌性髄膜炎では,CSF を培養して起因菌の同定を行う.

6 血液脳関門

末梢血液中の薬物や毒素が,脳に簡単に移行してしまうと,神経細胞に障害をもたらしやすくなる. これを予防するために,脳の血管壁の透過性は厳しく制限されて,末梢の血液成分が簡単に脳に入り込まないようになっている. これが**血液脳関門** blood-brain barrier(BBB)である. このために血液と脳組織だけでなく,最終的に脳脊髄液との物質交換も制限されることとなる.

血液脳関門は,毛細血管の内皮細胞が,間隙なく敷き詰められて強固に結合していること(**タイト結合**),さらに毛細血管の周囲には星状グリア細胞で覆われていることが特徴である.

水や CO_2,酸素,あるいは脂溶性物質(アルコールや麻酔薬など)に対する通過性は高いが,Na^+ や K^+ などの電解質に対する透過性はやや低く,血漿タンパク質などの巨大分子は通過できない. このため抗体や非脂溶性の薬剤は,血液脳関門を通過することができない. 酒を飲むと酔うのは,アルコールが血液脳関門を容易に通過するためである.

脳において,血液脳関門のない部位がある. 視床下部の正中隆起や下垂体後葉などの**脳室周囲器官**である. これらの部分はホルモンの産生部位であり,血中のホルモン濃度を察知してネガティブ(負の)フィードバックでホルモン産生を制御しなければならない. このため,ホルモンなどの巨大分子が通過できるように,血液脳関門を欠いている.

B 冠循環

心臓は全身に血液を送り出すポンプであるが,心臓自身も栄養を必要とするため,心臓を栄養する動脈,つまり冠動脈によって心筋組織に血液が供給される. 全身の臓器であれば,心臓からの血液の拍出が最大に達したとき,つまり心臓の収縮期に最大の血流が提供される. ところが心臓は収縮期には,筋肉が強く収縮するため,心臓の組織圧が最大に達してしまい,その圧力に打ち勝って冠動脈が流れない. そのため本来なら血流が最低になる拡張期に,冠血流が流れるという特殊性をもつ.

また,心臓の静脈血は安静時にも黒い. これは酸素が心臓によってほとんど消費されてしまうためである.

このため，運動時に心臓が酸素摂取（取込み）を十分に増やすことができず，血流量を増やして対応する．

1 冠動脈の分布（図38-3）

心臓を栄養する冠動脈は，大動脈弁上の紡錘状の膨らみであるバルサルバ Valsalva 洞から2本左右に出ている．右室を栄養する右冠状動脈と，左室を栄養する左冠状動脈である．**右冠状動脈**は，そのまま右室外壁を回って下行し，右房にある洞房結節と房室結節に枝を出している．**左冠状動脈**は出た直後に，左前下行枝と回旋枝に分かれる．これは左室が右室に比べると筋肉量が多いため，1本では賄いきれないためである．**左前下行枝**は，左右の心室間を下行し，左室の前壁と中隔部分を栄養する．途中で心室中隔を栄養する中隔枝を出して，先端は心尖部まで及ぶ．**回旋枝**は，左室の後ろ側に回り込んで，左室の後壁を栄養する．

それぞれの冠動脈は，心外膜側を通って心臓表面各所に分岐し，そこから心内膜側に向かって壁内に突入し，細かく分岐して毛細血管となって，心筋内を埋め尽くすように分布する．

一方で静脈系では，左心室からの冠静脈血流は，冠状静脈洞を経て右心房に戻る．これに対して右の冠静脈血流は，冠状静脈ではなく，前心静脈を経て直接に右房に戻る．

Advanced Studies

冠動脈の閉塞と心筋梗塞

冠動脈が実質上3本あること（右冠状動脈，左前下行枝，回旋枝），そしてどの枝が心臓のどの部分を栄養するのかを知ることは，臨床上重要である．これらの血管は動脈硬化を起こしやすく，閉塞によって狭心症や心筋梗塞を起こす．心臓のどの部分に心筋梗塞が起こるのかは，どの血管が閉塞するのかによる．閉塞部分によって症状も違ってくるので，心電図などで的確に梗塞部位が診断できなくてはならない．

例えば右冠状動脈が閉塞すれば下壁梗塞を起こし，右心不全を起こすが，左室機能は保たれる．右冠状動脈は洞房結節や房室結節へも枝を出すので，この血流が阻害されれば，心ブロックなどの伝導障害をきたす．左前下行枝が閉塞されれば，左心室前壁が広く梗塞を起こし，重篤な左心不全を起こしやすい．また，左回旋枝が閉塞すれば，側壁梗塞を起こす．

2 冠循環の血流量と酸素消費量

ヒトの**冠血流量**は 70 mL/100 g/分であり，全拍出量の5%程度である．酸素消費量は 8 mL/100 g/分であり，これは単位重量あたりでは脳よりも大きい．つ

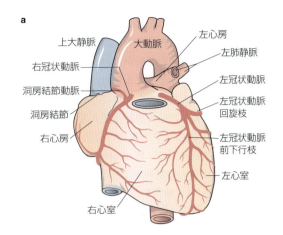

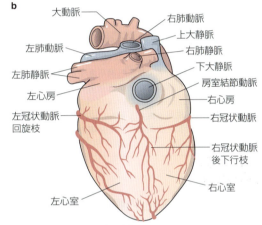

図38-3　ヒト冠動脈の走行
a．心臓前面からみた模式図．**b**．心臓後面からみた模式図．

まり酸素をたくさん消費する．

脳血流との最大の違いは，脳血流は神経活動が増えてもさほど増えないが，心臓は運動によって冠血流が激増することである．これは心筋代謝の亢進によって，酸素需要がいかに増えるかを物語っている．激しい運動をすると，冠血流量は7倍，酸素消費量は8倍にも増える．心拍数や血圧を加味した心臓の仕事量はこれ以上に増大するから，心臓は血流や酸素消費の増加以上に運動効率を高められるとも考えられる．

3 冠血流量の制御

冠血流を考えるうえで，心筋による物理的な血管の圧迫が重要となる．

全身の臓器では，血圧が最大となる心収縮期に臓器血流も最大となる．これは収縮期に全身の動脈圧が最高となるため，血圧と組織圧の開きが最大となり，こ

の圧較差が組織への血流を起こすためである.

ところが心臓では,左心室の冠動脈の血流量は,収縮期に減少する.心臓の収縮期には,心筋自体が物理的に収縮して組織内圧を上げるため,最大血圧と組織内圧が拮抗してしまう.さらに物理的にも冠動脈を直接圧迫する.このために血流が途絶えてしまう.

逆に拡張期には心筋が弛緩するため血流が再開する.左室内圧は拡張期には数mmHgまで低下するが,拡張期の動脈圧は大動脈弁が閉鎖するため80mmHgまでしか下がらない(**拡張期血圧**).したがってこの時期に,動脈と組織圧の較差が最大となり,冠血流が流れることとなる.右室でも同様の現象が起こるが,もともと右室圧は高くないため,左室ほど顕著ではない.

Advanced Studies

冠血流の病的状態

動脈硬化が進んだ高齢者では,収縮期血圧が上昇し,逆に拡張期血圧が低下する.拡張期血圧が低下すると,左室拡張期血圧との較差が縮まり,冠血流量は流れにくくなってしまう.

また心不全では,左室の拡大とともに,左室の拡張期血圧が上昇する.これも動脈と組織の圧較差を縮めることとなり,冠血流の低下を引き起こす.

4 心筋の外膜側と内膜側の血流変化

心筋の収縮は円筒状に起こるため,組織圧の上昇は,物理的に内膜側のほうが強い.また,心筋の収縮時には,外膜側より内膜側の血管が,より強く圧迫される.このため,心筋の血流は,内膜側で障害されやすい.このように,心筋の内膜部分にだけ生じる梗塞を**心筋内膜下梗塞**という.

5 冠血流の神経制御

A 酸素需要への対応

それぞれの臓器において,動脈血の酸素分圧は共通だが,静脈血の酸素分圧は異なる.これは酸素摂取量が臓器によって異なるためである.

心筋では,安静時に動脈血の酸素の8割を摂取(消費)している.これほど大量の酸素を摂取している臓器はほかにない.このため,運動によって酸素需要が増えても,ほかの臓器のように酸素摂取量を上げて対応することができない.例えば心臓カテーテル検査で,冠状静脈洞からの血液を採取すると,体静脈より

もはるかに暗色である.これは心筋では酸素がほとんど消費されてしまい,普通の体静脈よりも酸素含有量が少なくなっていることを示す.このため心筋では,冠血流量を増大させることが,心筋の酸素需要の増大に応える方法となる.

B 代謝産物による調節

冠血流量は,骨格筋と同様,局所の酸素需要の変化に応じて,細動脈レベルで拡張の調節がなされる.このため,心筋の活動が亢進すれば冠動脈は拡張する.心筋における酸素濃度の減少が,代謝産物として血管拡張物質を放出させ,これが細動脈を拡張させる.

アデノシンは,その代表的な代謝産物である.心筋で酸素が消費されると,エネルギー物質であるATPが消費され,代謝産物であるアデノシン濃度が増える.放出されたアデノシンが,アデノシン受容体に結合して,血管拡張を起こすと考えられている.つまり,酸素不足の老廃物が,血管拡張を起こすという合理的なメカニズムである.

C さまざまな神経物質

そのほかに,アラキドン酸から生合成される生理活性脂質のプロスタグランジンや一酸化窒素(NO),アセチルコリンなどが血管拡張調節に関与していると考えられる.

NOは,ダイナマイトの主成分であるニトログリセリンの分解産物である.その昔,ダイナマイトの製造工場で働く工員は,工場では狭心症の発作が起こらず,自宅に戻ると発作が起こった.このことから経験的に,ニトログリセリンが狭心症の治療に使われるようになった.これはニトログリセリンの分解産物であるNOに,強力な冠血管拡張作用があるためである.生体内では,NOはNO合成酵素によって生成され,細胞内グアニル酸シクラーゼを活性化して,cGMP濃度を高めることによって血管平滑筋を弛緩させる.ニトログリセリンは,たまたま生体内の活性物質を含んでいたわけである.

アセチルコリンは,副交感神経からの分泌物質である.正常の冠動脈に対しては弛緩を起こすが,病的な冠動脈では収縮を起こす.このため,心臓カテーテル検査では冠動脈内にアセチルコリンを注入し,冠動脈の攣縮を調べることがある.

第11編

呼吸

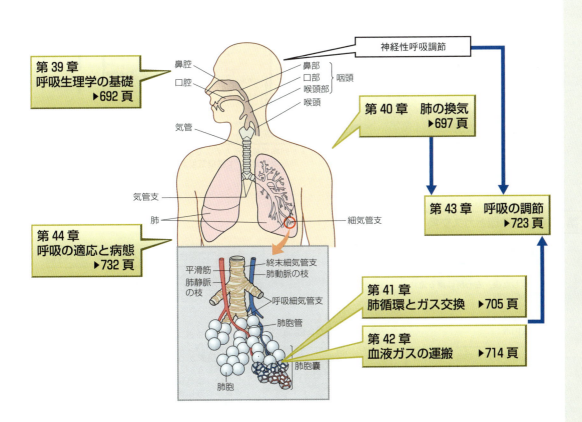

- 第39章 呼吸生理学の基礎 ▶692頁
- 第40章 肺の換気 ▶697頁
- 第41章 肺循環とガス交換 ▶705頁
- 第42章 血液ガスの運搬 ▶714頁
- 第43章 呼吸の調節 ▶723頁
- 第44章 呼吸の適応と病態 ▶732頁

第11編 呼吸 の構成マップ

第39章 呼吸生理学の基礎

A 大気環境の歴史と生物 ▶692頁
①地球誕生直後の大気の組成
②光合成生物による大気酸素の産生
③真核生物の誕生
④カンブリア爆発と四足動物の進化

B 呼吸の比較生理と胎生期の呼吸 ▶693頁
①水呼吸動物と空気呼吸動物
②哺乳類の呼吸と横隔膜の機能的意義
③鳥類―最も優れたガス交換器をもつ動物
④胎生期の呼吸

C ガスの基本法則，呼吸気量の換算，記号・略号 ▶695頁
①ガスの基本法則
②呼吸気量の換算
③呼吸生理学で用いられる記号・略号と単位表記

記号	意味	由来
F	ガスの分画濃度（乾燥ガス，全体を1とする）	fractional concentration
P	圧，ガス分圧	pressure, partial pressure
V	容積，体積	volume
V̇	気流量	gas flow
C	含量，濃度	content, concentration
S	飽和度	saturation
R	呼吸商	respiratory exchange ratio
Q̇	血流量	blood flow
D	拡散係数	diffusion coefficient

	記号	意味	由来
気相	I	吸気	inspiratory
	E	呼気	expiratory
	A	肺胞気	alveolar
	T	1回換気	tidal
	D	死腔，較差	dead space, difference
	B	大気	barometric
	L	肺	lung
液相	b	血液	blood
	a	動脈血	arterial
	c	毛細血管	capillary
	c'	肺毛細血管終末	pulmonary end-capillary
	v	静脈血	venous
	v̄	混合静脈血	mixed venous
	t	組織	tissue
	w	水	water

第40章 肺の換気

A 構造と機能 ▶697頁
①気道の構造と機能
②肺胞の構造と機能
③胸郭・胸膜腔の構造と機能

B 呼吸運動 ▶700頁

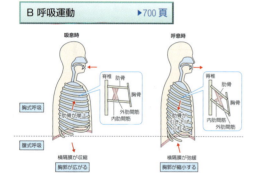

C 肺気量分画 ▶701頁

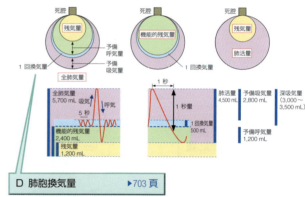

D 肺胞換気量 ▶703頁
・1回換気量のうちガス交換に関与する換気量，すなわち肺胞換気量は，1回換気量から死腔量を引いた量となる．

第41章 肺循環とガス交換

A 肺循環 ▶705頁
・肺循環：右心室から拍出された血液が，肺組織の中を循環した後，左心房に戻る流れ．
①肺循環の役割
②血行力学
③肺循環調節
④肺膜腔内液

B 肺におけるガス交換 ▶709頁
①呼吸膜
②O_2とCO_2の拡散
③肺小葉
④肺胞気の組成
⑤肺胞気動脈血酸素分圧較差（A-aD_{O_2}）

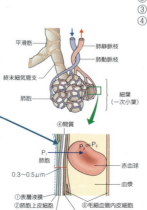

C 換気血流の適合と血液ガスへの影響 ▶711頁
①死腔の血液ガスへの影響
②シャントの血液ガスへの影響
③換気血流比（$\dot{V}_A/\dot{Q}$比）
④換気血流比の不均等

$$\overline{P_{AO_2}} = \frac{50+100}{2} = 75 \text{ mmHg}$$

・肺におけるガス交換は，換気（$\dot{V}_A$）と血流（$\dot{Q}$）の両者がうまくマッチしないと進行しない．換気量と血流量はともに重力の影響を受けて肺尖部から肺底部に行くに従って増加するが，肺血流の変化量のほうが大きいため，換気血流比$\dot{V}_A/\dot{Q}$比は，肺尖部で3.4，肺底部で0.64程度となる．

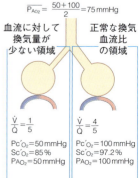

第42章 血液ガスの運搬

A 酸素の運搬 ▶714頁
① ヘモグロビンの構造と機能
② 血中酸素分圧, 酸素含量, 酸素飽和度
③ 特殊状態における酸素運搬

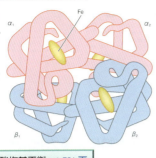

B 二酸化炭素の運搬 ▶718頁
① CO_2運搬の形態
② 二酸化炭素解離曲線
③ 肺におけるCO_2の排出

- 組織で血中に取り込まれたCO_2は, 約87%が重炭酸イオン(HCO_3^-)の形で運搬される.

C 呼吸と血液酸塩基平衡 ▶721頁
- 酸塩基平衡の基本は 第25章 ▶513頁
- 血液による酸と塩基の運搬は, ①炭酸-重炭酸系, ②タンパク質, ③ヘモグロビンによってなされる.

D 組織呼吸 ▶721頁
- 組織でのO_2, CO_2の交換を組織呼吸(または内呼吸)とよぶ.

第43章 呼吸の調節

A 呼吸中枢 ▶723頁
① 呼吸ニューロンの分類と局在
② ペースメーカーニューロン
③ 呼吸リズム/パターン形成機構

B 神経性呼吸調節 ▶726頁
① 自律性呼吸調節と行動性呼吸調節
② 肺・胸郭系からの呼吸反射
③ 咳反射と嚥下反射
④ 気道平滑筋の神経性調節

第40章 ▶697頁

C 呼吸の化学調節 ▶727頁
① 化学受容器
② 血液ガスの変化に対する換気応答
③ 負のフィードバック制御機構

健康成人の動脈血標準値(37℃)
pH=7.40,
Pa_{O_2}=95 mmHg,
Pa_{CO_2}=40 mmHg
(血液pHは体温に依存する)

第41章 ▶705頁
第42章 ▶714頁

第44章 呼吸の適応と病態

A 生理的な適応現象 ▶732頁
- 運動による内部環境変化, および高所(低圧, 低酸素)などの外部環境変化に対応して, 換気量が変化する.
- ステップ状の運動負荷を与えると, 換気量の急激な増加が起こる. その後, 数秒から15秒程度までの短いプラトーを示した後2〜3分間で指数関数的に換気量が増加する.

① 運動での呼吸の適応

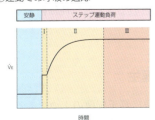

② 高所での呼吸の適応

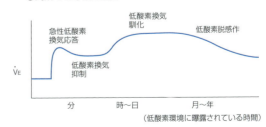

B 低酸素と関連する病態 ▶736頁
① 低酸素
- 低酸素性低酸素, 貧血性低酸素, 一酸化炭素中毒, 低灌流性低酸素, 組織中毒性低酸素

② 呼吸不全
- 室内気吸入時のPa_{O_2}が60 mmHg以下となる呼吸器系の機能障害

③ 睡眠と呼吸
- 閉塞性睡眠時無呼吸症候群

第39章 呼吸生理学の基礎

A 大気環境の歴史と生物

1 地球誕生直後の大気の組成

地球は約46億年前に誕生した．太陽系惑星の誕生時の**大気**は，H_2（水素）と He（ヘリウム）からなっていたと考えられる．その後，大気の散逸がなかった木星では，当時の惑星系円盤ガスの組成をそのまま保ち続けた．一方，太陽に近い惑星（地球・火星・金星）では，H_2 や He は散逸し，火山活動による脱ガス作用により，内部から放出された二酸化炭素（CO_2）と水蒸気（H_2O），わずかな窒素（N_2）が大気を構成した．金星では，海が形成されなかったか，形成されたとしても，その後に高温のため蒸発し，消滅した．また火星では，水は凍結してほとんどが氷になった．

地球でのみ，水蒸気が冷えて水になり，40億年前頃に海が誕生した．そこに CO_2 が溶け込み，さらに炭酸塩として岩石に組み込まれ，地球大気中から CO_2 が取り除かれて N_2 が残った．このようにして N_2 を主成分として CO_2，H_2O，メタン（CH_4）などからなる大気が形成された．

2 光合成生物による大気酸素の産生

生命がどのようにして誕生したかはいまだ明らかではないが，海が誕生して間もなく，**真正細菌**や**古細菌**が誕生した．当時の地球の酸素濃度は非常に低く，そのような嫌気性環境に適した生物のみが生存していた．

例えば古細菌に属するメタン生成菌は，H_2 と CO_2 からブドウ糖（グルコース）などの有機化合物を生み出し，エネルギー（ATP）を生成するときにはメタンを放出する．

約27億年前[*]になると，水を電子供与体として**光合成**を行う**シアノバクテリア** cyanobacteria（藍藻）が誕生し，酸素（O_2）を作り始めた．産生された O_2 は，まず地表を酸化させることで消費され，海洋では鉄イオンと反応し，縞状鉄鉱層ができた（図39-1）．

約22億～23億年前，地球全体が氷河で覆われてしまうような大氷河期（全球凍結 snowball earth）が，地球に訪れる．その氷河期が終了して温暖化が進む過程で，生物の栄養塩が海に大量に流れ込んだ．そして光合成を行う生命が急激に繁殖した結果，地表が酸化し尽されて大気中の酸素濃度が現在の 1/100 以上のレベルにまで急増した（**大酸化イベント**）．これにより O_2 は猛毒の活性酸素を生成し，多くの嫌気性細菌は絶滅した．また，H_2 は O_2 と反応して H_2O になるので，H_2 を必要とするメタン生成菌なども O_2 のある環境で生存できなかった．しかし，一部の嫌気性光合成細菌は変異して，光合成の電子伝達系を逆回転させて，O_2 を利用することのできる好気性細菌となって生き延びた．

3 真核生物の誕生

真核生物は，古細菌に真正細菌の1つである α プロテオ細菌が取り込まれて（共生して）誕生した．その

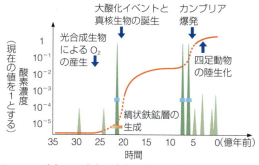

図39-1 大気 O_2 濃度の変化と生物の進化
酸素濃度を赤線，氷河期を青緑▲，全球凍結を水色■で示す．大氷河期後に酸素濃度が急増し，生物の進化が起こっている．

---

[*] 33億～36億年前との説もある．

際，αプロテオ細菌は，遺伝子の水平伝播によって遺伝子の多くを失い，**ミトコンドリア**となった．すなわち，細菌は共生によって，有酸素環境に適応した真核生物に進化し，ミトコンドリアという効率的なエネルギー生成機構を得た．その効率的エネルギー生成機構のおかげで，生物が多細胞化しても内部にエネルギーを供給することが可能になり，生物のサイズは急激に大きくなった．

4 カンブリア爆発と四足動物の進化

約7億年前と約6.5億年前にも，地球は全球凍結に見舞われた．その大氷河期が終了して，温暖化が進む過程で，O_2濃度はさらに上昇した．O_2濃度が現在の10%程度にまで到達した約5億4,000万年前（カンブリア紀）には，生物の多様化が一気に起こり，今日みられる動物の門が出そろった（**カンブリア爆発**）．

硬骨魚類の共通祖先は，鰓と肺の両方をもっていた．現在の海や川に生息する真骨魚類の鰾（うきぶくろ）は，肺が進化したものである．一方，ハイギョなどが属する肉鰭類（にくきるい）では，鰓と肺の両方をもったまま，鰭（ひれ）が陸生に適した四肢に進化して，両生類の祖先となった．

約3億9,500万年前（デボン紀中期）には，最初の四足動物が出現した．デボン紀後期に起こった海洋の広範な溶存酸素の喪失（**海洋無酸素イベント**）は，海生生物の大量絶滅と四足動物の陸生を促進させた．

B 呼吸の比較生理と胎生期の呼吸

1 水呼吸動物と空気呼吸動物

A 水呼吸動物

水は，空気に比べて呼吸媒質として不利である．まず，同じ分圧で水に溶解するO_2量は，空気の約1/30であるので，代謝量に見合うO_2を体内に取り込むためには多量に換水されなければならない．しかも，水は空気よりも密度も粘度も高いので，同じ通路を出し入れするのは効率が悪い．そこで**鰓呼吸**は，一方向の水流に血管の発達した突起物を曝すことにより行われる．魚類の発達した鰓は，水流と逆向きに血流を流すことにより，**対向流系**を形成し，ガス交換の効率を上

げている．それでも魚類は呼吸に全エネルギーの20%を費やしている．

代謝量に見合うO_2を取り込むための**換水**は，多量のCO_2の排出を伴う．したがって，魚類の動脈血二酸化炭素分圧（Pa_{CO_2}）は，$2\sim4$ mmHgと非常に低く，動脈血pHは$7.8\sim8.0$とやや高い．このように**水呼吸動物** water breathers にとっては，CO_2を排出することよりも，必要十分なO_2を取り込むことが問題となるため，水呼吸動物の換水量の調節は動脈血酸素ガス分圧（Pa_{O_2}）に依存して行われる．

B 空気呼吸動物

O_2含量の多い空気を呼吸媒質とする**空気呼吸動物** air breathers では，代謝量に見合うO_2を取り込むための換気量は少なくてすむ．しかし，CO_2の排出は制限されるため，空気呼吸動物の換気量の調節はPa_{CO_2}に依存して行われる．

空気呼吸動物の呼吸様式は，きわめて多様である．両生類であるカエルの呼吸運動は，口腔底を上下させるだけの口腔呼吸運動と，喉頭口を開いて肺の空気を換気する肺呼吸運動の2つのパターンがある．**口腔呼吸**は，幼生（オタマジャクシ）の鰓呼吸の遺残とも考えられる．**肺呼吸**では，吸息は口腔底筋が収縮して，口腔の空気が肺に陽圧で押し込まれることで起こり，呼息は受動的に行われる．

トカゲやヘビでは肋間筋の収縮で呼息が起こり，吸息は受動的に行われる．これらの爬虫類は移動時に体をくねらせるが，それと同時に肺内の空気が左右肺を行き来して，有効な換気ができないので，呼吸と同時には移動動作ができない．

2 哺乳類の呼吸と横隔膜の機能的意義

哺乳類は，胸腔と腹腔を分離する**横隔膜**をもつ．横隔膜の獲得によって，腰椎の肋骨は換気運動に必要なくなり，むしろ邪魔になったために退化した．

哺乳類では，横隔膜が収縮することによって胸腔容積が大きくなり，胸腔内が陰圧となって，外気との圧勾配によって吸息が起こる．呼息は，横隔膜の弛緩によって受動的に起こる．運動時など換気量を増やす必要がある場合は腹筋などの呼息筋が動員されて，能動的な呼息が起こる．この呼吸様式は肋間筋のみを使った呼吸よりも大きな換気量を得ることができるので，

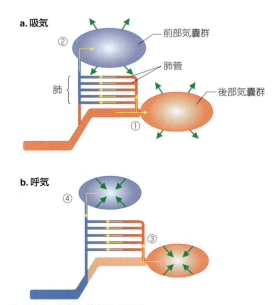

図 39-2　鳥類の換気システム
赤が酸素を多く含む空気, 青が二酸化炭素を多く含む空気, 矢印が空気の流れ. 前部気嚢群と後部気嚢群の間に肺管が配置されることによって, 吸気時にも呼気時にも肺管には連続的な一方向性の気流が生じる. 丸中数字で換気の順序を表した.

運動耐容能は爬虫類などに比べて著しく向上した.

横隔膜は, 換気能力の増大に大きく貢献することになったが, それ以外に, 腹腔内圧を高め, ものを体外に排出する重要な機能を担っている. 横隔膜の働きが低下すると, 咳反射や排尿・排便機能に障害が起こる.

分娩は, 体外への排出行為のなかでも最も強く持続時間の長い活動を繰り返し行うものである. 陣痛が起こっている間, 腹筋と横隔膜は同時に持続性に収縮する. 特にヒトでは, 児頭と産道の径がほとんど同じであるので, 分娩時に子宮の収縮に加えて, 横隔膜の収縮による高い腹腔内圧を必要とする. 進化の過程においては, 横隔膜の獲得が, 卵生から胎児を体内で成熟させて分娩する胎生への転換を可能にしたといえる.

横隔膜が胎生のための適応であったという立場に立つと, 横隔膜による吸息主体の呼吸様式は哺乳類の進化における**前適応** preadaptation あるいは**外適応** exaptation であったといえる.

3 鳥類—最も優れたガス交換器をもつ動物

鳥類の肺は, 肺胞構造ではなく, 多数の並行した中空管（肺管）と, それに斜行する血管からなる全く収縮性のない臓器である. このようなガス交換器が哺乳類のそれより優れていることは, 酸素濃度の低いエベレスト山頂を悠然と飛ぶインド雁を見れば明らかであろう. 哺乳類は, 横隔膜のピストン運動で肺へ空気を双方向性に出し入れする. それに対して鳥類は, 気嚢の拡大・縮小により, 肺へ一方向性に空気を連続的に流すことによって換気を行う（図 39-2）. このような一方向性の気流に対して, 血流が斜めに横切る配置となることから, 鳥類の肺構造は, 機能的には**交差流** cross-current flow ガス交換器を形成している. この場合, 動脈血 O_2 分圧は呼気 O_2 分圧より高くなりうる. 一方, 哺乳類の肺胞のように, 気腔構造に毛細血管が接するガス交換器では, 動脈血 O_2 分圧は平均肺胞気 O_2 分圧以上にはなりえず, 死腔換気量を考慮すると, 必ず呼気 O_2 分圧より低い値をとる.

4 胎生期の呼吸

A 肺の発生過程

ヒトにおいて, **肺原基**は妊娠第 4 週末に内胚葉由来の前腸から腹側に出芽する. その後, 気管が形成され, 二分岐した盲端に**肺芽**が形成される. 気管支は分岐を繰り返し, 16 週までには気管支樹が完成する. 16〜28 週はガス交換器の形成期であり, 肺小葉に血管新生が起こる. 22〜24 週頃に小葉上皮から分化したⅡ型肺胞上皮が肺胞の表面張力を減少させる**サーファクタント**を産生し始める. 肺胞上皮は 36 週までに成熟し, 肺胞構造が完成するが, 肺の成長は生後 8 歳頃まで続くといわれている.

このような肺の発生過程から, 28 週を超えると早産児の生存率は大幅に増加する.

B 胎児の呼吸様運動

胎児の**肺液**は, 肺上皮から気道への能動輸送によって形成され, 気道内を陽圧に保っている. 羊水の主な成分は胎児尿であるが, 1/3 は肺液由来である. 適正な量の羊水が存在し, かつ, 気道内が陽圧に保たれていないと, 肺は低形成に陥る.

ヒト胎児の呼吸様運動は, 10 週頃から超音波エコー検査で確認できる. 胎児の胸郭は脆弱であるので, 吸息時には腹部が膨らむとともに胸郭が凹む. 妊娠早期の呼吸様運動は不規則で散発的であるが, 28

週をすぎると規則的かつ群発的になる．しかし，早産児が人工呼吸器なしに自力で呼吸できるようになるのは 32 週以降である．呼吸様運動は肺の発育にも重要であり，呼吸様運動が障害されると肺は形成不全になる．

C ガスの基本法則，呼吸気量の換算，記号・略号

1 ガスの基本法則

ガスの量(体積)は，圧力や温度によって変化する．ガスが理想気体であれば，**ボイル-シャルル Boyle-Charles の法則**に従う．

$$P \cdot V = n \cdot R \cdot T$$

P：圧力，V：体積，n：気体分子数(**アボガドロ Avogadro 数**)，R：気体定数，T：絶対温度である．呼吸生理学で扱う気体は，ほとんどの場合，理想気体と考えてよい．

空気中には，O_2，N_2，CO_2，H_2O がある．このような多成分からなる混合気体において，ある 1 つの成分が，混合気体と同じ体積を単独で占めたときの圧力のことを**分圧**という．混合気体の圧力は，各気体の分圧の和に等しい(**ドルトン Dalton の法則**)．

$$P = P_{O_2} + P_{N_2} + P_{CO_2} + P_{H_2O}$$

P_{O_2}，P_{N_2}，P_{CO_2}，P_{H_2O} は，それぞれ O_2，N_2，CO_2，H_2O の分圧を表す．

乾燥空気の組成は，微量の希ガスを N_2 に含めると，O_2 21%，N_2 79%，CO_2 0.039% である．体内においては，空気は水蒸気で飽和した状態で存在する．空気中の飽和水蒸気圧は温度によって定まり，この値を超える分圧を有する水蒸気は安定して存在できない．気温 T における飽和水蒸気圧 $e_s(T)$ [hPa]は，近似的に

$$e_s(T) = 6.1078 \times 10^{\frac{7.5T}{(T+237.3)}}$$

によって求まり，37℃における飽和水蒸気圧は，$e_s(37) = 62.74$ hPa ≈ 47 mmHg となる．したがって，1 気圧(760 mmHg)の空気が水蒸気で飽和している場合には，O_2，N_2，CO_2 の分圧は，それぞれ

$P_{O_2} = (760-47) \times 0.21 = 149.7$ mmHg

$P_{N_2} = (760-47) \times 0.79 = 563.3$ mmHg

$P_{CO_2} = (760-47) \times 0.00039 = 0.3$ mmHg

となる．相対湿度 relative humidity とは，ある気温における飽和水蒸気圧に対する実際の空気の水蒸気圧の比であり，一般に百分率(%)で表され，単に「湿度」ともいわれる．

空気の水蒸気圧を e，気温 T における飽和水蒸気圧を $e_s(T)$ とすると，相対湿度 ϕ は

$$\phi = \frac{e}{e_s(T)} \times 100\%$$

と表される．

気体が液体(溶媒)と接すると，気体分子が液体に溶け込み，やがて平衡状態に達する．溶けた気体分子が，液体中で反応せずに分子の状態で存在している場合，**物理的溶解**という．気体の物理的溶解量(濃度)は，その気体の分圧に比例する(**ヘンリー Henry の法則**)．この法則は，O_2，N_2，CO_2 が水に溶解する場合は成立するが，アンモニアのように水に非常に溶けやすい気体の場合は成立しない．

気体の溶解度は，一定温度で，1 気圧の気体が溶媒 1 mL に溶ける体積を 0℃，1 bar の標準状態に換算して表す．この溶解度は温度によって変化し，温度が高くなるほど溶解度が下がる．これは，温度が上昇するとガス分子の運動が活発になり，液体中に捕捉されている割合が減って溶解しているガス量が減少するためである．また，溶解度はガスの種類によっても異なる．CO_2 は，O_2 に比べて水，血液への溶解度が大きい．

2 呼吸気量の換算

呼吸機能検査で測定されるガス量は，圧，温度，水蒸気量など測定条件によって変化するため，単純な比較はできない．したがって，測定値は比較ができるように体内の状態(37℃，水蒸気飽和)あるいは標準状態(0℃ 1 bar，水蒸気圧 0 の乾燥ガス)に換算した値を用いる[*]．体内の状態に換算した値は **BTPS** (body temperature and pressure, water vapor saturated)を，標準状態に換算した値は **STPD** (standard temperature, pressure and dried)をそれぞれつけて表記する．また，測定した環境条件(水蒸気飽和)で得られた値は，**ATPS** (ambient temperature and pressure, water vapor saturated)をつけて表記する．

---

[*] 気体の標準状態の定義は，1997 年以前は温度 0℃，1 気圧(=760 mmHg)の状態であった．現在は，温度 0℃，1 bar (=750 mmHg)の状態と定義されている．呼吸生理学では，慣習的に従来の定義が用いられることが多い．

696 ● 第39章 呼吸生理学の基礎

表39-1 呼吸生理学の一次記号

記号	意味	由来
F	ガスの分画濃度（乾燥ガス, 全体を1とする）	fractional concentration
P	圧, ガス分圧	pressure, partial pressure
V	容積, 体積	volume
$\dot{V}$	気流量	gas flow
C	含量, 濃度	content, concentration
S	飽和度	saturation
R	呼吸商	respiratory exchange ratio
$\dot{Q}$	血流量	blood flow
D	拡散係数	diffusion coefficient

表39-2 呼吸生理学の二次記号

	記号	意味	由来
気相	I	吸気	inspiratory
	E	呼気	expiratory
	A	肺胞気	alveolar
	T	1回換気	tidal
	D	死腔, 較差	dead space, difference
	B	大気	barometric
	L	肺	lung
液相	b	血液	blood
	a	動脈血	arterial
	c	毛細血管血	capillary
	c'	肺毛細血管終末	pulmonary end-capillary
	v	静脈血	venous
	$\bar{v}$	混合静脈血	mixed venous
	t	組織	tissue
	w	水	water

ATPS（P気圧，t℃）で得られたガス量V_{ATPS}をBTPSに変換するには，次式を用いる．ただしt℃における飽和水蒸気圧をP_{H_2O}とする．

$$V_{BTPS} = V_{ATPS} \times [(273+37)/(273+t)]$$
$$\times (P - P_{H_2O})/(P-47)$$

またV_{ATPS}をSTPDに変換するには，次式を用いる．

$$V_{STPD} = V_{ATPS} \times [273/(273+t)] \times (P - P_{H_2O})/750$$

呼吸機能検査では，O_2摂取量（$\dot{V}_{O_2}$）やCO_2産生量（$\dot{V}_{CO_2}$）はSTPDで，肺気量はBTPSで表記することになっている．

❸ 呼吸生理学で用いられる記号・略号と単位表記

呼吸生理学における記号は，物理的状態を表す一次記号（表39-1）と，その性状や存在部位を表す二次記号（表39-2）を組み合わせ，ガスに関するものであれば最後にその種類を示す化学記号をつけて表すのが原則である．また，一次記号の上に・（ドット）をつけると，それぞれの量の単位時間当たりの変化量を表し，二次記号の上に￣（バー）をつけると，混合または平均を表す．例えば，$\dot{V}_{O_2}$は単位時間当たりの酸素摂取量を，$P\bar{v}_{O_2}$は混合静脈血酸素分圧を表す．

自然科学の分野では，国際的に**SI単位** Système International d'Unités の使用が推奨されているが，呼吸生理学では慣例的にSI単位以外の単位が用いられることが多い．分圧はmmHgあるいはTorrで表されることが多く，両者はほぼ等しいとみなされる．SI単位では，圧はPa（pascal）で表され，1 Paは7.501×10^{-3} Torrである．また，肺気量はmLあるいはLで，分時換気量はL/minで，$\dot{V}_{O_2}$や$\dot{V}_{CO_2}$はmL/minで表される．

第40章 肺の換気

呼吸器は，大気中から酸素（O_2）を取り入れ二酸化炭素（CO_2）を大気中へ放出するガス交換，すなわち**外呼吸**を行うことが最大の機能である．外呼吸を行うために気道・肺・胸郭・呼吸調節系が協同して呼吸運動をし，換気を行う．

本章では肺での換気を理解するために，各部位の構造と機能・呼吸運動・呼吸機能検査について説明する．

A 構造と機能

呼吸時には，大気中のガスは**気道** airway を通り，肺内腔へ流入し，肺胞でガス交換を行う（図40-1）．肺自体には運動能がなく，呼吸運動を通して胸郭の体積を変化させることにより肺の換気を行うため，気道・肺と肺胞・胸郭について項目別に述べる．

1 気道の構造と機能

A 気道の構造

気道は，鼻腔・咽頭・喉頭を経て気管へと至り，分岐して左右の主気管支となる．右肺は3葉（上葉・中葉・下葉），左肺は2葉（上葉・下葉）が存在するため，右主気管支は3つ，左主気管支は2つに分岐して葉気管支となる．その後，分岐を重ね細気管支，終末細気管支を経て，ガス交換が可能となる呼吸細気管支となり肺胞に至る（図40-2）．

また，図40-3 に示すように分岐回数の観点からみると，肺胞に至るまでに通常23回の分岐を繰り返す．気管を分岐0次元とすると，16次元で終末細気管支に至るが，そこまではガス交換ができる部位までのガス通路としての機能をもつ（**導入気道** conducting airway）．ガス交換が可能となる17回分岐の呼吸細気

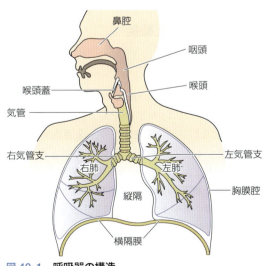

図40-1 呼吸器の構造

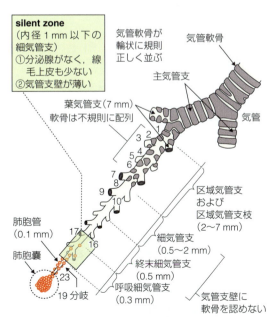

図40-2 気管から肺胞までの分岐と名称
〔鈴木範孝：鼻腔から気道までの構造と機能．臨床検査 61：1120-1127，2017 より〕

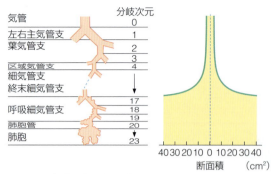

図 40-3 気道分岐と断面積
〔丸中良典：肺の換気．本間研一（監修）：標準生理学，第9版．医学書院，2019 より〕

管支から肺胞にかけて急激に表面積が大きくなり，迅速なガス交換が可能となる構造となっている．

B 気道の機能

1 ガスの通路

ガスをガス交換部位に到達させるための通路として機能する際に，この部位を通るガス量は**気道抵抗**によって大きく変化する．気道抵抗は半径の4乗に反比例することから，気道が少しでも狭窄することにより気道抵抗が大きく上昇し，気道を通れるガス量は大きく減少する．代表的な疾患として，気道の平滑筋が収縮して気道が狭窄し呼吸困難となる喘息が挙げられる．

2 防御機能

気道は外界からガスを吸入することから，外気中に含まれるさまざまな異物・細菌・ウイルスなどが気道に流入するため，生体を防御するさまざまな機能を有している．

a 加湿

気道粘膜による加湿は，鼻腔から喉頭の粘膜上皮に存在する**杯細胞** goblet cell により行われる．気道内腔が水蒸気で飽和されることにより，大きな粒子は粘膜に付着するが，PM2.5（直径 2.5 μm 以下の粒子）に代表されるような微粒子は肺胞まで達する．

b 排出

加湿された大きな粒子が気道粘膜の粘液層（ゲル層）に付着すると，粘膜下層にあるゾル層の気道上皮細胞に存在する線毛が粒子を口側へと移動させ，体外に排出する（図 40-4）．この動きを粘膜線毛輸送という．

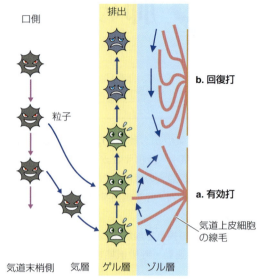

図 40-4 粘液線毛輸送系のしくみ

c 反射

異物が鼻粘膜の三叉神経を刺激すると，三叉神経求心路経由で延髄に情報が伝えられ，**くしゃみ反射**を惹起する．また，**咳反射**は喉頭から気管分岐部に存在する粘膜表面の受容体が異物を感知して延髄の孤束核に伝わることにより，異物の排出を行う．

d 液性免疫

気道細胞から産出される分泌液中には液性免疫を担う**免疫グロブリン** immunoglobulin (Ig) が多く含まれる．上気道では主に分泌型である IgA，細気管支から肺胞では IgG が異物への液性免疫を担う．

2 肺胞の構造と機能

A 肺胞の構造

肺胞の大きさは直径 100〜200 μm であり，厚さは新聞紙の 1/10 の 0.1 μm 前後である（図 40-5）．ヒトの肺胞の数は約 3 億〜5 億個あり，全表面積は 60〜80 m² に達する．この肺胞の莫大な面積と薄い構造が，速やかなガス交換という肺の機能を支えている．

肺胞には2種類の肺胞上皮細胞があり，肺胞上皮 I 型細胞は薄い扁平上皮細胞，肺胞上皮 II 型細胞は厚みのある上皮細胞である．

また，1個の肺胞には周囲に 1,000 本もの毛細血管が存在し，この肺胞と毛細血管の連関により，外界か

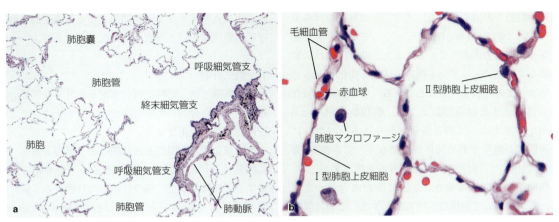

図 40-5 肺胞の構造
a．終末細気管支，呼吸細気管支，肺胞管，肺胞が連続してみられる．
b．強拡大像．肺胞腔の内面にはⅠ型肺胞上皮細胞やⅡ型肺胞上皮細胞が，肺胞壁には毛細血管の走行がみられる．
〔羽場礼次：呼吸器．北川昌伸（監修）：標準病理学，第7版．医学書院，2023より転載〕

ら肺胞に到達した O_2 が毛細血管内に拡散し，毛細血管内からは CO_2 が肺胞内腔に拡散する（→第41章図41-2，708頁参照）．

B 肺胞の機能

肺胞の機能は外界から肺胞内に到達したガスと肺毛細血管内にある血液との間でガス交換を行うことで，前述のとおり，面積が大きく，しかも薄い肺胞構造を保つことが重要となる．この肺胞面積を大きく維持するために表面活性物質（サーファクタント）が存在する．

肺胞上皮Ⅱ型細胞から分泌されるサーファクタント（リン脂質）は，肺胞上皮細胞の表面張力を低下させることによって，大きさが異なる肺胞をそのまま維持することができる．表面活性物質がないと仮定すると，図 40-6a のように半径の大きな肺胞は半径の小さな肺胞に比べて肺胞内圧が小さくなる．そのため，小さい肺胞内のガスは圧の低い大きな肺胞へと流入するため，大きな肺胞はより大きく，小さな肺胞はより小さくなる（虚脱）．一方，図 40-6b のようにサーファクタントが存在すると小さな肺胞ではサーファクタントの濃度が高くなることにより表面張力は小さくなる．その結果，大きな肺胞と小さな肺胞は内圧の圧力較差がない状況で維持される．小さな肺胞の虚脱を防ぐことから肺胞面積を大きく保つことができる．

肺胞上皮Ⅱ型細胞からのサーファクタントは，胎生期の8か月くらいにならないと産生することができないため，早産児には経気道的に人工サーファクタ

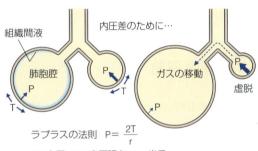

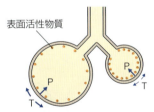

図 40-6 肺胞の表面活性物質の働き
〔丸中良典：肺の換気．本間研一（監修）：標準生理学，第9版．医学書院，2019より〕

トを投与することがある．

3 胸郭・胸膜腔の構造と機能

胸郭 thorax は胸壁と横隔膜で構成されており，胸郭内部は**胸腔**と呼ばれる．胸郭内側面の壁側胸膜と肺表面の臓側胸膜は連続した組織（**胸膜**）で閉鎖された空

間(**胸膜腔**)を形成している．通常，この胸膜腔は外気圧に対して約 2〜3 mmHg 陰圧となっており，肺を膨張させる原動力となっている．また，肺自体には自動能はなく，肺の入っている胸腔の体積を変化させることによって外呼吸を可能にしている．すなわち，吸息時には後述する呼吸運動により，胸膜腔の陰圧は 6 mmHg 程度となって肺に空気を取り込み，呼息時には胸膜腔の陰圧を弱め肺自体が縮もうとする性質(弾性)を利用して，肺内のガスを体外へと排出する．

肋間筋と横隔膜の働きによって胸腔内容量が変化し，それに伴って胸膜腔内圧も変化する．この胸膜腔内圧変化が肺胞内腔圧を外気圧との差を生み出し，呼気では肺胞内腔から外界へ，吸気では外界から肺胞内腔へとガスが移動する．

なんらかの原因により，胸膜腔内が閉鎖腔でなくなり陰圧が保持できなくなると，肺が自身の弾性によって虚脱し，肺の換気が不可能となり，**気胸**と呼ばれる換気障害を惹起する．

 呼吸運動

呼息時・吸息時におけるガス移動を可能とする圧変化を生み出す運動を**呼吸運動**という．呼吸運動には，肺の中のガスを外界へ排出する**呼息**と，外気を肺の中に取り入れる**吸息**がある．また，呼吸運動は肋間筋と横隔膜の収縮・弛緩によって胸腔内容量を変化させ，肺の容量も変化させる．肋間筋を使う呼吸運動を胸式呼吸，横隔膜を使う呼吸運動を腹式呼吸と呼ぶ．

1 ● 胸式呼吸

胸式呼吸とは，肋間神経の支配を受ける肋間筋の運動により，肋骨間の距離と胸骨の位置を変化させて胸腔内腔容量を変化させる．

肋間筋には外肋間筋と内肋間筋の 2 種類がある．外肋間筋は 2 個の肋骨間の後上方と前下方を結び，収縮すると肋骨は挙上し胸骨は前方に移動する．胸腔内容積が増大することから吸息時に機能する(図 40-7a)．また内肋間筋は 2 個の肋骨間の前上方と後下方を結び，収縮すると肋骨は引き下げられ，胸腔内容積が減少することから呼息時に機能する(図 40-7b)．

2 ● 腹式呼吸

腹式呼吸とは，胸腔と腹腔を隔てる横隔膜の運動によって行われる．横隔膜が弛緩すると胸腔に向かって凸となり(図 40-7b)，収縮すると下方に移動することによって胸腔内容積を変化させる(図 40-7a)．すなわち，弛緩すると胸腔内容積は減少して呼息となり，収縮すると胸腔内容積が拡大して胸腔内圧の陰圧が強くなることによって肺に外気が入り吸息となる．

横隔膜の運動は，延髄にある呼吸中枢から横隔神経を通じて引き起こされる(図 40-8)．横隔神経が興奮すると横隔膜は収縮する．一方，横隔神経の興奮が抑制されると横隔膜は弛緩し，挙上して胸腔内容積を縮

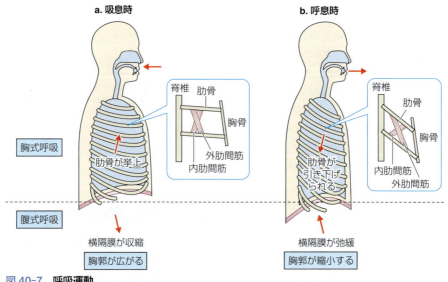

図 40-7 呼吸運動

小させる．これにより肺の内圧が外気圧よりも大きくなり，呼息となる．安静時の呼息のおよそ70％は，横隔膜が運動することに基づく腹式呼吸によって行われている．

C 肺気量分画

肺気量とは，肺の中に含まれる空気の量を表す．呼吸機能の指標として用いられる用語を以下に示す(図40-9)．肺気量を測定する装置としてスパイロメーターがある．

① **全肺気量**：最大吸気終末状態において肺内に存在する全ガス量(5,500〜6,000 mL)
② **肺活量**：最大吸気終末状態から呼気として吐き出せる最大の呼気量(日本人成人男性 4,000〜4,500 mL，女性 3,000〜4,000 mL)
③ **1回換気量**：安静時の1回の呼吸に伴い吸入あるいは呼出されるガス量(約 500 mL)
④ **予備吸気量**：安静時の吸息終末状態からさらに吸入できる最大ガス量(約 2,800 mL)
⑤ **予備呼気量**：安静時の呼息終末状態からさらに呼出できる最大ガス量(約 1,200 mL)
⑥ **深吸気量**：安静時の呼息終末状態から吸入できる最大ガス量(3,000〜3,500 mL)
⑦ **残気量**：最大呼息終末状態において肺内に残留しているガス量(約 1,200 mL)
⑧ **機能的残気量**：安静時の呼息終末状態において肺内に残留しているガス量(約 2,400 mL)

A 肺活量

最大吸気状態から呼気として吐き出すことのできる最大の呼気量を**肺活量**という．できるだけ大きく(深く)息を吸って吐き出すことのできる最大の全呼気量

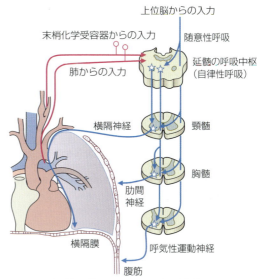

図 40-8　呼吸筋運動ニューロンの支配様式
〔丸中良典：肺の換気．本間研一(監修)：標準生理学，第9版．医学書院，2019 より〕

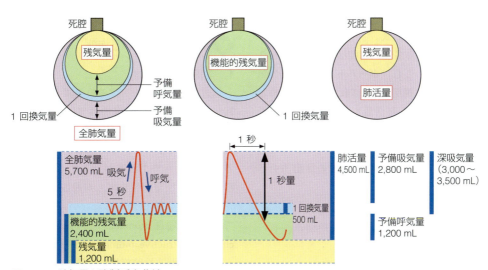

図 40-9　肺気量と強制呼出曲線
図の左右でタイムスケールが異なる．
〔丸中良典：肺の換気．本間研一(監修)：標準生理学，第9版．医学書院，2019 より〕

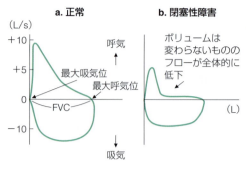
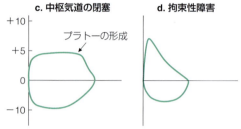

図 40-10　フローボリューム曲線
a. 正常．b. 閉塞性障害．ボリュームは変わらないものの，フローが全体的に低下．c. 中枢気道の閉塞．高肺気量でのプラトーの形成．d. 正常なフローボリューム関係を保ったまま，全体的に低下．いずれも横軸がボリュームで，縦軸がフロー．
〔丸中良典：肺の換気，本間研一（監修）：標準生理学，第 9 版，医学書院，2019 より〕

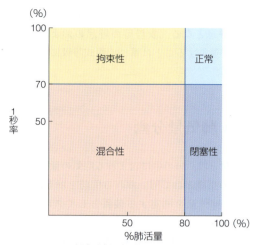

図 40-11　換気障害診断図

を示し，スパイロメーターで測定することができる．この際，ゆっくりと吐き出して測定することが必要であり，一気に吐き出して測定する肺活量は努力肺活量といい，正常であればこの 2 つの値はほぼ同じとなる．

　肺活量＝予備吸気量＋1 回換気量＋予備呼気量
　　　　＝全肺気量－残気量

　性別・年齢・身長から各個人の肺活量の予測値を算出することができる．これは**ボールドウィン Baldwin の予測式**(18 歳以上に適用)と呼ばれ，この予測値と実際の測定値を用いて％肺活量を算出することができる．予測値の 80% 以上が正常値である．臨床の現場では，日本人の特徴に合わせた予測値を用いる場合もあるが，ここでは Baldwin の予測式の算出法を示す．

　男性　肺活量予測値(mL)
　　　　＝(27.63－0.122×年齢)×身長(cm)
　女性　肺活量予測値(mL)
　　　　＝(21.78－0.101×年齢)×身長(cm)

B 努力肺活量と強制呼出曲線

　最大吸気状態から一気に（できるだけ速く）肺内のガスを呼出させ，このガスの呼出量の時間経過を測定する（強制呼出曲線：図 40-9 右下の図）．この時の最大値を**努力肺活量** forced vital capacity (FVC)という．この測定において，最初の 1 秒間に呼出できる量を **1 秒量**(FEV_1)，FEV_1 の努力肺活量 FVC に対する比を **1 秒率**という．1 秒率は 70% 以上が正常である．
　フローボリューム曲線（図 40-10）はボリューム（肺気量）とフロー（気流速度）の関係を示した曲線のことをいう．気道閉塞部位や換気障害の評価のため，臨床的にも呼吸機能検査として頻繁に行われている．

C 肺気量からわかる病態

1 閉塞性換気障害

　気道閉塞の障害を有する換気障害である．1 秒率が 70% 未満の場合に閉塞性換気障害と診断される（図 40-11）．一気に肺内のガスを呼出させようとして肺内圧が上昇することから，狭窄している気道を圧排することによって 1 秒率が低下する．一方，ゆっくり呼出すると狭窄部位をガスが通ることが可能なため，％肺活量には変化がみられない．代表的な疾患として，気管支喘息 bronchial asthma，慢性閉塞性肺疾患 chronic obstructive pulmonary disease (COPD)などがある．慢性閉塞性肺疾患は喫煙との関連性があり，加齢に伴って病態が進行する疾患である．

2 ● 拘束性換気障害

　％肺活量が 80％ 未満の場合，拘束性換気障害と診断される．1 秒率には変化がみられない（図 40-11）．肺が硬くなるなどして肺内に十分なガスを溜められないことにより換気障害が惹起されるため，代表的な疾患としては，肺線維症，間質性肺炎，胸膜肥厚，サルコイドーシスなどが挙げられる．

3 ● 混合性換気障害

　スパイロメーターの測定値が 1 秒率 70％ 未満，かつ ％肺活量が 80％ 未満のときに混合性換気障害と呼ぶ（図 40-11）．

📘 巻末付録 問題 41. 慢性閉塞性肺疾患➡1086 頁，問題 44. 拘束性肺疾患➡1088 頁参照.

D 肺胞換気量

　肺におけるガス交換（O_2 と CO_2 の交換）は，呼吸細気管支よりも末梢部，主に肺胞で行われる．口腔，気管，気管支など気道内に存在する空気はガス交換に関与しない．このガス交換に関与しない空間を**死腔**という．

A 解剖学的死腔と生理学的死腔

　解剖学的死腔とは，解剖学的にガス交換に関与できる部分（呼吸細気管支から肺胞内腔）を鼻腔から肺胞までの気道から除いた部分を意味する．

　一方，**生理学的死腔**とは機能的死腔ともいう．肺胞はガス交換ができる組織であるが，血流がなければ有効なガス交換は行えない．肺胞領域であっても機能的にガス交換の行えない部分の容積があると仮定すれば，構造学的にガス交換を行えない解剖学的死腔に加え，ガス交換を行えない容積が増加する．

　正常人安静呼吸時の解剖学的死腔の容積は，およそ 150 mL である．肺胞領域における死腔は正常では 0 である．よって，正常人安静呼吸時においては，解剖学的死腔と生理学的死腔は同じである．

B 分時換気量と分時肺胞換気量

　1 回換気量と 1 分間あたりの呼吸数から**分時換気量**を算出することができる．この 1 回換気量のうち，ガ

ス交換に関与する換気量，すなわち肺胞換気量は 1 回換気量から死腔量を引いた量となる．

　1 分間におけるガス交換に有効な換気量は**分時肺胞換気量**と呼ばれ，1 回肺胞換気量と 1 分間の呼吸数を掛け合わせた値となる．そのため，同じ分時換気量であっても，早く浅い呼吸と深く遅い呼吸では分時肺胞換気量は異なる．

● **1 回換気量 500 mL，1 分間の呼吸数 12 回の場合の例**

　分時換気量（mL/分）

　　＝500（mL）×12（回）＝6,000（mL/分）

　分時肺胞換気量（mL/分）

　　＝(500−150)(mL)×12（回）＝4,200（mL/分）

● **1 回換気量 300 mL，1 分間の呼吸数 20 回の場合の例**

　分時換気量（mL/分）

　　＝300（mL）×20（回）＝6,000（mL/分）

　分時肺胞換気量（mL/分）

　　＝(300−150)(mL)×20（回）＝3,000（mL/分）

C 肺内腔容積に影響する因子

　吸息を行うときには，横隔膜や外肋間筋の収縮により胸郭の容積が増加し，胸膜腔内圧が陰圧になることにより，肺内腔容積が増えることは先述したとおりである．

　このとき，肺内腔容積の増加に影響する因子として肺と胸郭の膨らみやすさ（**コンプライアンス**）と**気道抵抗**がある．コンプライアンスが大きいと同じ圧力が加わったときの容積変化が大きくなる．

1 ● コンプライアンス

　コンプライアンスとは単位圧力変化あたりの容積の増加分を表し，呼吸時には肺と胸郭の膨らみやすさを示す．肺胞のコンプライアンスに影響する因子として肺胞自体の表面張力と肺胞周囲の弾性がある．

　肺胞の表面張力は前述のとおり，肺胞上皮 II 型細胞から分泌されるサーファクタントにより大きく変化する．このサーファクタントの作用により肺胞の表面張力が減少してコンプライアンスは増大する．

　肺線維症などにより肺胞周囲の線維化が進むと肺胞のコンプライアンスが低下し，肺胞は膨らみにくくなる．一方，慢性閉塞性肺疾患（COPD）ではコンプライ

アンスが増大しすぎることにより肺胞破壊が起こることから，正常な呼吸のためには適度なコンプライアンスとなることが重要である．

2 ● 気道抵抗

気道抵抗が大きくなる疾患（例えば喘息）では，平滑筋などの収縮に伴い気管支内腔が狭くなったり，気道分泌物の増加に伴い気道内腔が狭くなったりする．その場合，通常の呼吸時の胸膜腔の陰圧ではガスの肺胞内への出し入れが困難になる．ガスの出し入れを正常と同じように行うためには，より大きい陰圧が必要になり，より多くの呼吸筋の仕事（運動量）が必要となる．

第41章 肺循環とガス交換

A 肺循環

　右心室から拍出された血液は，肺組織の中を循環した後，左心房に戻る．この血液の流れを**肺循環** pulmonary circulation とよぶ．肺循環は，左心室から拍出されて全身をめぐる**体循環** systemic circulation とは，さまざまな面で異なる．この章では，肺循環の特殊性について，体循環と比較して述べる．

1 肺循環の役割

　肺循環の主たる役割は，いうまでもなく肺胞において O_2 を摂取し，CO_2 を排出すること，すなわち**ガス交換** gas exchange を行うことである．
　肺には2つの血管系がある．そのうち肺動脈系（肺循環）がガス交換を行う機能血管であり，気管支動脈系（体循環）が肺の栄養血管となる．

A 肺動脈系

　右心室から肺動脈弁を隔てて肺動脈（幹）が起こり，左上方に4～5 cm走行した後，左右の**肺動脈** pulmonary artery に分かれる．右肺動脈は右肺の上・中・下葉に向かう3枝に分かれ，左肺動脈は左肺の上・下葉に入る2枝に分岐する．その後，気管支に沿って分岐を繰り返し，呼吸細気管支のレベルで毛細血管となり，肺胞壁を取り囲む．
　肺動脈を流れる混合静脈血は，肺毛細血管で酸素化された後，**肺静脈** pulmonary vein に集められ，左心房へ流れ込む．
　肺毛細血管は，肺胞周囲できわめて密な網目構造を形成し，ガス交換に関与する表面積が，50～100 m² にも達する（➡第40章図40-5，699頁参照）．こうした構造によって，肺胞内のガスと毛細血管との距離が短くなり，ガス交換が行いやすくなる．
　また，この毛細血管床の広さにより肺血流量の多さ

にもかかわらず低い血圧を維持できる．

B 気管支動脈系

　気管支動脈 bronchial artery は，主に胸大動脈から，一部は内胸動脈や肋間動脈から分岐する．
　肺動脈を流れる血液は静脈血だが，気管支動脈を流れるのは動脈血であり，肺の組織に栄養を供給する．毛細血管を経た後，一部は奇静脈を経て右心房に戻るが，残りは肺静脈に合流して左心房に流れ込む．そのため左心室の心拍出量は，右心室の拍出量より1～2%程度多い．また毛細血管レベルにおいて，肺動脈系の毛細血管との間に，吻合が存在する．

C ガス交換以外の機能

　肺循環は，ガス交換以外にも①血液貯蔵，②血液濾過，③血管作動性物質の代謝などの機能を果たしている．

1 血液貯蔵機能（肺内血液量）

　ある瞬間，肺内に分布する血液量のことを**肺内血液量** pulmonary blood volume という．通常，肺内血液量は，総循環血液量の10%前後（約500 mL）だが，この量は呼吸や体位によって大きく変化する．
　体循環の動脈と比較すると，肺動脈は中膜の平滑筋層が乏しい．そのため，肺動脈壁は薄く伸展性に富み，コンプライアンスが大きい．したがって，肺動脈系の血管は，内圧を大きく上昇させることなく，含有血液量を増やすことができる．
　例えば，立位から臥位に体位を変えた直後には，下半身から心臓への静脈還流量が増すが，それによって増加する右心室の拍出量を，一時的に受け入れる貯蔵庫の役割を果たす．逆に，**息こらえ試験**（ヴァルサルヴァ Valsalva 試験）やトランペットなどの演奏の際，胸腔内圧が上昇すると，250 mL もの血液が肺循環から体循環に移動することもある．

表 41-1　肺循環における血管作動性物質の活性変化

活性が上昇する物質	
アンギオテンシンI	ACEの作用によりアンギオテンシンIIに変換
活性が低下する物質	
ブラジキニン	ACEの作用により活性は80%低下
セロトニン	ほぼ完全に除去される
プロスタグランジン$F_{2\alpha}$	ほぼ完全に除去される
ロイコトリエン	ほぼ完全に除去される
ノルアドレナリン	30%程度除去される
活性が変化しない物質	
アドレナリン	
アンギオテンシンII	
バソプレシン	
ヒスタミン	
ドーパミン	

ACE：アンギオテンシン変換酵素．

2　血液濾過機能

　肺循環には，全身の静脈から右心房に戻ってきた混合静脈血が流れる．その中には，血栓，空気，脂肪などが含まれていることもある．それらは，血管が細くなるとどこかで詰まって，肺動脈を閉塞する．太い動脈で閉塞が生じれば，**肺塞栓症** pulmonary embolism となって生命を脅かすこともある．

　一方，微細な塞栓であれば，体循環に入って脳動脈や冠動脈に達する前に，肺循環において除去され（肺循環の濾過機能），脳梗塞や心筋梗塞を防ぐ．

3　血管作動性物質の代謝機能

　血管平滑筋に働いて生理活性を発揮する物質を，**血管作動性物質** vasoactive substance という．血液中にはさまざまな血管作動性物質が含まれているが，肺循環を通過する際に，血管内皮細胞の作用によって，その活性が変化する物質がある（表 41-1）．

　活性が亢進する唯一の例が，アンギオテンシンI（不活性）であり，**アンギオテンシン変換酵素** angiotensin converting enzyme（ACE）の働きにより，強力な活性を有するアンギオテンシンIIに変換される．

　一方，不活化される代表例は**ブラジキニン** bradykinin であり，同じACEの働きによって，活性が80%低下する．

　酵素による活性変化とはメカニズムが異なるが，セロトニンやプロスタグランジン$F_{2\alpha}$，ロイコトリエン，ノルアドレナリンは，肺循環において除去されること（細胞内への取込み）により，活性が低下する．これに対して，アドレナリン，アンギオテンシンII，バソプレシン，ヒスタミン，ドーパミンなどの血管作動物質の活性は，あまり影響を受けない．

2 血行力学

　肺循環は，体循環と直列に連なっているため，血流量は大動脈と同じである．すなわち，右室からの心拍出量と，左室からの心拍出量はほぼ等しい．しかし，血管抵抗が大きく異なるため，血流動態には著しい違いがある．

A 血管内圧

　肺循環系の**血管内圧**は，体循環系と比べてかなり低い（➡ 第36章図36-44，646頁参照）．正常人の肺動脈圧は，収縮期血圧25 mmHg，拡張期血圧8 mmHg，平均圧15 mmHg程度である．体循環の平均動脈血圧（約90 mmHg）と比べると，1/6にすぎない．肺毛細血管内圧は，測定が困難であり，正常値は明確にされてはいない．

　臨床的には，**スワン-ガンツ** Swan-Ganz **カテーテル**を右心から肺動脈の末梢まで挿入して得られる**肺動脈楔入圧** pulmonary arterial wedge pressure が近似値とみなされ，通常7〜9 mmHgと推定されている．肺動脈楔入圧は左房圧を反映し，左房圧が上がれば肺動脈楔入圧も上昇する．それゆえ肺動脈楔入圧は，左心不全の患者においては，左房圧ならびに肺毛細血管内圧の指標として重要な意味をもつ．

Advanced Studies

肺高血圧症 pulmonary hypertension
　平均肺動脈圧が20 mmHg以上に上昇した場合などを肺高血圧症という．肺動脈性肺高血圧症や，左心疾患，肺疾患などに続発する肺高血圧症に分類される．また，高所において慢性的な低酸素に曝露されると，低酸素性肺血管収縮（➡ 708頁参照）が原因となって，肺動脈圧が上昇することがある．

 巻末付録　問題42．肺高血圧症 ➡ 1087頁参照．

B 血管抵抗

　血管抵抗は，灌流圧を血流量で除することによって求められる．体循環の灌流圧は，平均動脈圧90 mmHgから右房圧2 mmHgを引いた88 mmHgである．一方，肺循環の灌流圧は，平均動脈圧15 mmHg

から左房圧 5 mmHg を引いた 10 mmHg であり，体循環と比べると約 1/9 である．血流量は，それぞれ左心と右心の心拍出量に相当し，両者は上述のように等しい．したがって，肺血管抵抗は，総末梢血管抵抗の約 1/9 ということになる．

ポアズイユ Poiseuille の法則（→ 第 34 章，577 頁参照）によれば，血管抵抗は，血液の粘性と血管長に比例し，血管半径の 4 乗に反比例する．肺動脈は，体循環系の動脈と比して，長さが短く内径が大きいので，血管抵抗が小さい．

血圧は，血流量と血管抵抗の積によって決まる．肺循環系の血管内圧が体循環系と比べて低いのは，血管抵抗が小さいためである．

C 血流分布

肺循環の主たる目的はガス交換であることを考えると，肺胞換気量に見合った**血流分布**になることが望ましい．ある局所の肺胞換気量と血液灌流量の比を**換気血流比** ventilation-perfusion ratio ($\dot{V}_A/\dot{Q}$) とよぶ．$\dot{V}_A/\dot{Q}$ の値は，肺尖部では大きく，肺底部では小さい．この差が生じる主な原因は，立位または坐位の人では肺尖部では血流量が少なく，肺底部では血流量が多いためである．ではなぜ，肺尖部の血流量は少ないのであろうか．

肺循環の血流分布が異なるメカニズムは，**静水圧** hydrostatic pressure の影響によって説明される（図 41-1）．立位や坐位のとき，肺尖部は肺底部から見て，約 30 cm 上方に位置する．このとき血管内圧は静水圧の影響を受けるので，肺尖部と肺底部とでは 30 cmH$_2$O（約 23 mmHg）の差が生じている．この静水圧の影響は，もともと血管内圧が低い肺循環においては，大きな意味をもつ．

1 上肺野（肺尖部）

肺動脈の起始部から 10 cm 以上離れた**上肺野**では，静水圧の影響により，本来の血管内圧より 8 mmHg 以上低くなる．肺動脈の収縮期血圧は 25 mmHg，拡張期血圧は 8 mmHg 程度であるから，拡張期の肺動脈内圧は 0 mmHg（大気圧）以下となり，この領域の毛細血管内圧は，さらに低値となる．肺胞内圧は，ほぼ大気圧に等しいので，この領域の毛細血管内圧が拡張期に大気圧より低くなると，血管が押しつぶされる．すなわち，肺尖部に近い領域では，間欠的に（拡

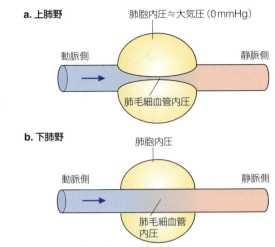

図 41-1 局所血流量の違いを説明するモデル
a．上肺野では，拡張期に毛細血管内圧が肺胞内圧より低くなるため，血管が虚脱して血流が停止する．
b．下肺野では，拡張期であっても毛細血管内圧が肺胞内圧より高いため，血液は連続的に流れる．

張期に）血流が途絶える（虚脱する）ことになる．通常，血流量は動脈圧と静脈圧の差によって決まるが，この領域では動脈圧と肺胞内圧の差によって規定される．

2 下肺野（肺底部）

肺底部では，静水圧の影響により，本来の血管内圧よりむしろ高くなるので，拡張期であっても血管が虚脱することはない．したがって，血流は連続的であり，血流量は肺尖部より多く，動脈圧と静脈圧の差によって決まる．

D 肺の微小循環

肺毛細血管は，きわめて薄い肺胞呼吸膜を介して肺胞と接している．肺胞におけるガス交換が適切に行われるためには，組織を"乾いた状態（適切な水分量）"に維持する必要があり，そのためには毛細血管における水分移動が重要な意味をもつ．この水分移動の力学は，体循環と同様にスターリング Starling の仮説に従う．

$$F = K[(P_i - P_o) - \sigma(\Pi_i - \Pi_o)]$$

F：水分濾過量　　K：毛細血管濾過係数
P_i：毛細血管内圧　　P_o：間質液圧
σ：タンパク質反発係数　　Π_i：血漿膠質浸透圧
Π_o：間質液膠質浸透圧

これらの因子の正確な値は，血漿膠質浸透圧を除い

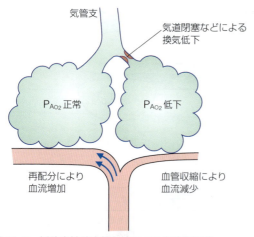

図 41-2　低酸素性肺血管収縮による血流再配分
換気が低下した肺胞領域は，酸素分圧（P_{AO_2}）が低下し，低酸素性肺血管収縮が生じる．その結果，周囲の肺胞では血流の再分配により血流量が増加する．

て不明であるが，肺循環の特徴は，毛細血管内圧が低いことである．それゆえ，肺毛細血管における水分濾過量は少ない．濾過されて血管外に出た水分は，発達したリンパ管によって回収され，組織の水分量が過剰にならないように調節されている．

Advanced Studies

肺水腫 pulmonary edema
　肺組織の間質に過剰な水分が貯留した状態を，間質性肺水腫という．さらに水分貯留が進行すると，肺胞内腔に水分が漏出する．病理学的には，これを肺胞性肺水腫とよんで区別する．毛細血管における水分濾過量の増加が原因であり，代表的なメカニズムとして，①左心不全による肺毛細血管内圧の上昇，②肺炎や有害ガス吸入による毛細血管透過性亢進（毛細血管濾過係数の増加）などが関与する．肺水腫になると肺胞呼吸膜が厚くなるので，呼吸ガスの拡散距離が延長する．その結果，ガス交換が障害され，呼吸困難を感じるようになる．
　左心不全の患者はベッドに寝ていると，下半身からの静脈還流量が増加し，循環血液量の増加ならびに肺毛細血管内圧の上昇が生じる．すると肺水腫が悪化し，呼吸困難が一層ひどくなる．それゆえ，こうした患者はベッド上で横臥せずに，坐位でいるほうが楽に呼吸ができる．こうした状態を**起坐呼吸** orthopneaとよぶ．

3　肺循環調節

　体循環においては，血圧調節ならびに臓器間の血流配分という目的のために，多様な神経性・液性の能動的調節機構が働いている．これらの調節機構は，主に細動脈の血管平滑筋の緊張性をコントロールすることにより，目的を果たしている．

　一方，肺循環は低圧系であり，右心から拍出される血液すべてを1つの臓器（肺）が受け入れるので，臓器間の血流分配を行う必要がない．こうした合目的性を考えると，肺動脈壁に平滑筋が発達していない理由が理解できる．

A　低酸素性肺血管収縮

　平滑筋の乏しい肺動脈系において，能動的な血流調節が行われるのは，特殊な場合に限られる．その代表的な例が，肺胞のO_2分圧が低下したときに生じる低酸素性肺血管収縮 hypoxic pulmonary vasoconstrictionである．
　局所のO_2分圧が低下すると，体循環では血管拡張が起こり，酸素不足に陥った組織への血流量を増加させる反応が生じる．ところが肺循環は，肺胞からのO_2摂取が目的であるから，低酸素に陥った肺胞の血流を増やすことは，目的に反することになる．低酸素性肺血管収縮は，こうした局所の血管を収縮させることによって，隣接するほかの（O_2分圧が正常な）肺胞により多くの血流を再配分するメカニズムと考えられ，生体にとって有利な合目的な反応といえる（図41-2）．
　低酸素性肺血管収縮が生じる機序については，多くの研究がなされているが，いまだに明確な結論は得られていない．直接の引き金となるのはO_2分圧の低下と考えられているが，その後，どのような情報伝達経路が関与するのかは不明である．血管内皮細胞から遊離される一酸化窒素 nitric oxide（NO）減少，エンドセリン-1増加，K^+チャネルの抑制が原因であるとする説もあるが，主因の確定には今後の研究が待たれる．

B　胎児期から新生児期への移行

　胎児期に肺呼吸が行われていない状態では，肺胞内O_2分圧は低い．このとき，肺血管は収縮状態にあり，肺の血管抵抗が高いため，右心に戻った血液の大部分は肺循環を通らずに，動脈管から下行大動脈に流れる．
　新生児誕生後に肺呼吸が始まり，動脈管が閉鎖するとともに，肺胞内O_2分圧が上昇する．それにより肺血管平滑筋の弛緩が生じて，肺血流量は劇的に増大する．

Advanced Studies

血流変化と CO_2 ガス排泄

CO_2 ガスの排泄は, 肺毛細血管において,
$$CO_2 + H_2O \rightleftarrows H_2CO_3 \rightleftarrows H^+ + HCO_3^-$$
の反応が左向きに進行し, 肺胞膜を介して CO_2 ガスが拡散し, 肺胞腔から換気運動により排泄されると考えられている.

ところが近年, 毛細血管より上流に位置する肺細動脈において多量の CO_2 ガスが発生し, そこから肺胞や肺胞管に排泄されているという新概念が提唱されてきた. 肺細動脈の内皮細胞には F_1/F_0 ATP 合成酵素が存在し, 血流速度の変化により流れ(ずり応力)刺激が加わると, この酵素が活性化され, ATP と H^+ イオンが共分泌される. 肺細動脈の内皮細胞表面には炭酸脱水酵素タイプIVが存在し, 分泌された H^+ イオンと血漿中の HCO_3^- イオンから, 上記の左向き反応を介して多量の CO_2 ガスが発生することがわかってきた. こうしたメカニズムは, ホールデン Haldane 効果とは別の機構であるから, 臨床的に重症の貧血患者であっても CO_2 ガス排泄は維持されるという事実の説明になるかもしれない.

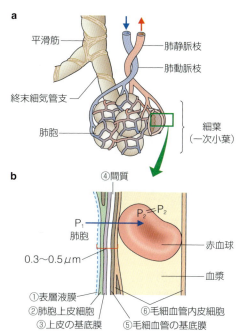

図 41-3 ガス交換ユニット

4 肺膜腔内液

胸膜腔には, ごく微量の間質液(胸膜液)が存在している. これを**肺膜腔内液**という. 壁側胸膜と臓側胸膜は, ほぼ接着しているが, 肺膜腔内液が潤滑剤となり, 2枚の膜が互いに滑り合って, 呼吸運動による肺の膨張・縮小を円滑にしている.

さまざまの病態において, この液体の産生と吸収のバランスが崩れ, 過剰に貯留した状態を, **胸水** pleural effusion とよぶ. 胸水の原因は, ほかの組織で浮腫を起こす原因と共通しており, ①心不全による毛細血管内圧の上昇, ②炎症による毛細血管壁の透過性亢進, ③血漿膠質浸透圧の低下, ④リンパ管による排水の障害などが挙げられる. 胸水が貯留すると, 胸腔内圧が上昇するため, 換気運動が障害される.

B 肺におけるガス交換

1 呼吸膜

小葉内における肺毛細血管網とのガス交換は, 肺胞のみならず呼吸細気管支より末梢のすべての膜を介して行われる. これらのガス交換に関わる膜を総称して, **呼吸膜** respiratory membrane という. 呼吸膜は, 気腔側表面の液膜, 肺胞上皮, 上皮基底膜, 上皮と血管内皮の間の間質, 毛細血管の基底膜, 肺毛細血管内皮の6層からなり, その厚さは正常では $0.5\,\mu m$ 以下

である(図 41-3). 呼吸膜の総面積は 60〜70 m^2 もあり, ガス交換を容易にしている. 肺毛細血管の内腔は $5\,\mu m$ 程度であり, 赤血球の直径(7〜8 μm)よりも小さい. したがって, 赤血球は, 変形して血管壁に接しながら, 肺毛細血管を通過する. そのため, O_2 と CO_2 は, 血漿を介さずに呼吸膜と赤血球の間を拡散する. このことがさらに効率のよいガス交換に寄与している.

2 O_2 と CO_2 の拡散

肺胞内の O_2 は, 受動的な拡散により, 肺胞を取り囲む毛細血管内へ移動する. CO_2 は逆の方向に拡散する. 肺胞腔-毛細血管間のガスの拡散は**フィック Fick の拡散法則**に従う. すなわち拡散量($\dot{V}$)はガスの液相への拡散係数(D), ガス交換に関わる膜面積(A)および分圧差(ΔP)に比例し, 呼吸膜の厚さ(T)に反比例する.

$$\dot{V} \propto \frac{D \cdot A \cdot \Delta P}{T}$$

この式から, ヒトをはじめとする哺乳類の肺の構造は, 拡散効率を最大化するように, 膜面積が大きく, 膜の厚さが小さくなっていることが理解できるであろう. ガス拡散係数は溶解度 solubility に比例し, 分子

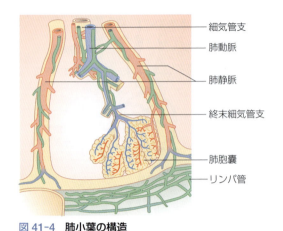

図 41-4 肺小葉の構造

量の平方根に反比例する．

$$D \propto \frac{ガス溶解度}{\sqrt{ガス分子量}}$$

また肺におけるガスの拡散量は，肺のガス拡散能（D_L mL/min/mmHg）を用いて，

$$\dot{V} = D_L \cdot \Delta P$$

と表される（図 41-3b）．

ΔP は肺胞気ガス分圧 P_1 と肺毛細血管ガス分圧 P_2 の分圧差で表せるので

$$\dot{V} = D_L \cdot (P_1 - P_2)$$

と表される．

CO_2 の溶解度は，O_2 の約 20 倍であるので，CO_2 は O_2 に比べて拡散しやすい．したがって，CO_2 の拡散障害が問題になることはほとんどない．O_2 の拡散障害は，①呼吸膜の総面積減少（肺気腫など），②分圧勾配の減少（高所環境など），③拡散距離の増加（肺水腫，間質性肺炎，肺線維症など）で起こりうる．

3 肺小葉

ガス交換器としての肺の最小ユニットは径 5 mm ほどの細葉 acinus（**一次小葉** primary lobule）である．1 本の終末細気管支より末梢にある呼吸細気管支 respiratory bronchiole，肺胞道，肺胞嚢，肺胞 alveoli から構成される．

二次小葉 secondary lobule は，数個の細葉から構成される小葉間隔壁に囲まれた多面体であり，肉眼的にも確認できる．二次小葉の中央を気管支と肺動脈が，小葉間隔壁の中を肺静脈が走行している（図 41-4）．

この解剖学的特徴により，肺動脈と近接する小葉中心部の肺胞気 O_2 分圧は低く，小葉間隔壁へ向かって上昇する肺胞気 O_2 分圧（および周囲の毛細血管内の O_2 分圧）の圧勾配が形成される．また，小葉中心部の肺胞気 CO_2 分圧は，隔壁に近い辺縁部の肺胞気 CO_2 分圧よりも高い．

呼気時には肺胞に新たな空気が入ってこないので，呼気時の分圧勾配が保たれる．すると小葉中心部から辺縁部に血液が流れるに従って，より高い O_2 分圧の肺胞気と血液が接することとなり，呼気時にも順方向のガス交換が行われると考えられる．もし分圧勾配が逆であったとしたら，小葉中心部から辺縁部に血液が流れるに従って，より低い O_2 分圧の肺胞気と血液が接することとなり，呼気時には効率的なガス交換ができないであろう．

4 肺胞気の組成

吸入気は，肺胞に達するまでに気道内の分泌液により完全に加湿される．肺胞において，O_2 は常に毛細血管内に拡散して取り込まれ，CO_2 は毛細血管から肺胞内に拡散して排出されている．そして呼吸サイクルごとに，肺胞気の一部だけが吸入気と入れ替わる．

安静換気時の呼息終末の肺胞内ガス量（機能的残気量）は約 2.5 L で，1 呼吸の肺胞換気量は 350 mL しかないので，1 呼吸サイクル内の肺胞気のガス組成の変動は小さい．

吸入気 CO_2 濃度（$P_{I_{CO_2}}$）が 0 であり，肺胞内の気体分布が均一であると仮定すると，気体質量保存則から以下の**肺胞気式** alveolar gas equation が導かれる．

$$P_{A_{O_2}} = P_{I_{O_2}} - \frac{P_{A_{CO_2}}}{R} + F_{I_{O_2}} \left(\frac{P_{A_{CO_2}}}{R} - P_{A_{CO_2}} \right)$$

ただし，$P_{A_{O_2}}$ は肺胞気 O_2 分圧，$P_{A_{CO_2}}$ は肺胞気 CO_2 分圧，$P_{I_{O_2}}$ は吸入気 O_2 分圧，$F_{I_{O_2}}$ は吸入気 O_2 分画濃度，R は**呼吸商** $\left(\frac{\dot{V}_{CO_2}}{\dot{V}_{O_2}} \right)$ である．

臨床的には，$F_{I_{O_2}}$ 以下の補正項を無視し，さらに $P_{A_{CO_2}}$ が動脈血 CO_2 分圧（Pa_{CO_2}）と等しいとみなした，以下の簡易式を用いる．R は，運動時などの非定常状態では常に変化している．定常状態として計算する場合は，0.8 ないし 0.83 という値を用いる．この値は，エネルギー代謝にどの栄養素が使われるかに依存し，脂質の呼吸商は 0.7，糖質の呼吸商は 1.0 である．

$$P_{A_{O_2}} = P_{I_{O_2}} - \frac{Pa_{CO_2}}{R}$$

1気圧（760 mmHg），室内気（$P_{I_{O_2}}=0.21$）吸入下において，完全に加湿された状態での$P_{I_{O_2}}$は，37℃での飽和水蒸気圧を47 mmHgとして，

$P_{I_{O_2}} = (760-47) \times 0.21 \approx 150$ mmHg

である．Pa_{CO_2}が正常値40 mmHgであるとすると，正常人の$P_{A_{O_2}}$は，

$P_{A_{O_2}} \approx 150 - \dfrac{40}{0.8} = 100$

となる（図41-5）．肺胞毛細血管に流入してくる静脈血のP_{O_2}（$P\bar{v}_{O_2}$）は約40 mmHgである．ガスの拡散障害がなければ，肺胞毛細血管から流出してくる血液のP_{O_2}（Pc'_{O_2}）は，この平均肺胞P_{O_2}よりわずかに低い約97 mmHgにまで達する．Pa_{O_2}は，**生理学的シャント**（→次頁参照）により，さらに少し低下して約95 mmHgとなる．

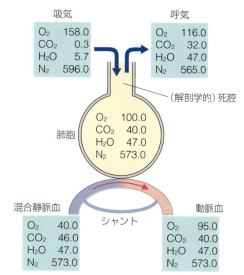

図41-5　循環系および呼吸器系の各コンパートメントのガス組成（分圧）

5 肺胞気動脈血酸素分圧較差（A-aD$_{O_2}$）

肺胞気動脈血酸素分圧較差（A-aD$_{O_2}$）は，肺胞気O_2分圧（$P_{A_{O_2}}$）とPa_{O_2}の差で定義される**ガス交換機能異常**の指標である．A-aD$_{O_2}$の正常値は15 mmHg以下であり，A-aD$_{O_2}$が20 mmHg以上あれば，ガス交換機能異常と判断する．ただし，$F_{I_{O_2}} > 0.6$ではA-aD$_{O_2}$の計算誤差が大きく，ガス交換指標としては，P/F比（$Pa_{O_2}/F_{I_{O_2}}$）のほうがよい．

肺胞気と動脈血間でO_2分圧較差が増大する要因としては，肺胞・毛細血管間のガス拡散障害だけでなく，後述するシャントや換気・血流比の不均衡（$\dfrac{\dot{V}}{\dot{Q}}$ mismatch）がある．臨床的には，間質の肥厚・喀痰貯留・無気肺・肺気腫・肺水腫などさまざまの病態がA-aD$_{O_2}$増大の原因となる．

Advanced Studies

肺におけるガス交換機能

肺におけるガス交換機能とは，生体内O_2消費量（$\dot{V}_{O_2}$）に見合う酸素を摂取し，CO_2産生量（$\dot{V}_{CO_2}$）に見合うCO_2を排出することである．適正なガス交換ができない状態を呼吸不全という．その原因は，ガス交換機能そのものの異常と，肺胞低換気（肺胞換気量の異常な低下）に大別される．両者に対する治療は全く異なるので，その鑑別は臨床上重要である．

Pa_{CO_2}は，肺胞換気量に反比例する．したがって，Pa_{O_2}の低下がPa_{CO_2}の上昇を伴っていれば，肺胞低換気であり，伴っていなければガス交換機能の障害である．肺胞低換気が存在している場合にガス交換機能異常も伴っているかどうかは，単純には判断できない．また，酸素吸入下でのガス交換機能評価も，Pa_{O_2}値だけではできない．そんなときに役立つのが，肺胞気式から導かれるA-aD$_{O_2}$である．A-aD$_{O_2}$は，換気量に依存しないので，肺胞低換気の有無にかかわらずガス交換機能の評価ができる．また，吸入気酸素濃度にも低濃度であればおおむね依存しないので，人工呼吸器や酸素吸入器の設定を変えた場合でも，A-aD$_{O_2}$の経時比較により，状態が改善しているか悪化しているかの判断が可能である．

C 換気血流の適合と血液ガスへの影響

1 死腔の血液ガスへの影響

死腔 dead space とは，換気のうちでガス交換に寄与しない無効換気部分をさす（→第40章，703頁参照）．

CO_2の排出という観点から定義される**生理学的死腔** physiological dead space は，通常，換気量との比で表され，$P_{I_{CO_2}}=0$として次式で計算される．

$$\dfrac{V_D}{V_T} = 1 - \dfrac{P\bar{E}_{CO_2}}{Pa_{CO_2}}$$

ただし，V_Dは1回死腔換気量，V_Tは1回換気量，$P\bar{E}_{CO_2}$は平均呼気CO_2分圧を示す．

生理学的死腔は，肺胞での拡散障害や換気血流分布異常が加味されるぶんだけ，解剖学的死腔より大きく，その差を**肺胞死腔**とよぶ．

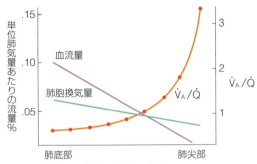

図 41-6 立位での換気と血流の分布
換気量と血流量はともに重力の影響を受けて肺尖部から肺底部に行くに従って増加するが、血流量のほうがより重力の影響を強く受けるため、$\dot{V}_A/\dot{Q}$ は肺底部に行くほど低下する。
〔West JB：Respiratory Physiology—The Essentials, 6th ed. Williams & Wilkins, 2005 を改変〕

空気呼吸では $F_{I_{CO_2}} \cong 0$ であるので、呼気ガス中に含まれる CO_2 はすべて肺胞腔から出てきたものである。したがって、次式が成立する。

$$\dot{V} \cdot F_{E_{CO_2}} = \dot{V}_A \cdot F_{A_{CO_2}}$$

ただし、容積はすべて STPD である。$\dot{V} \cdot F_{E_{CO_2}}$ は $\dot{V}_{CO_2}$ であるから、

$$\dot{V}_A = \frac{\dot{V}_{CO_2}}{F_{A_{CO_2}}}$$

である。$\dot{V}_A$ を BTPS で表し、$F_{A_{CO_2}}$ を $F_{A_{CO_2}} = \dfrac{P_{A_{CO_2}}}{P_B - 47}$ の関係式により $P_{A_{CO_2}}$ に置き換え、さらに Pa_{CO_2} は $P_{A_{CO_2}}$ と等しいものとして取り扱うと、

$$\dot{V}_A = \frac{\dot{V}_{CO_2} \cdot 0.863}{Pa_{CO_2}}$$

という式が成り立つ。すなわち、分時肺胞換気量は、Pa_{CO_2} と反比例し、代謝量に相関する $\dot{V}_{CO_2}$ に比例する。

❷ シャントの血液ガスへの影響

シャント shunt とは、肺血流のうちでガス交換に寄与しない部分をさす。死腔と同様に、肺循環を経由せずに直接左心系に還流する血流である**解剖学的シャント** anatomical shunt と、酸素摂取効率という観点から次式で定義される**シャント率** physiological shunt とが区別して用いられる。

$$\frac{\dot{Q}_S}{\dot{Q}} = \frac{Cc'_{O_2} - Ca_{O_2}}{Cc'_{O_2} - C\bar{v}_{O_2}}$$

ただし、$\dot{Q}_S \cdot \dot{Q}$ はそれぞれシャント血流量・心拍出量を、$Ca_{O_2} \cdot C\bar{v}_{O_2} \cdot Cc'_{O_2}$ はそれぞれ動脈血・混合静脈血・肺胞通過後の毛細管血の O_2 含量を表す。

O_2 吸入時で、動脈血 O_2 飽和度が 100% とみなせるときは、肺胞および動脈血の O_2 分圧値から以下の簡易式でシャント率が計算できる。

$$\frac{\dot{Q}_S}{\dot{Q}} = \frac{0.003 \cdot (P_{A_{O_2}} - Pa_{O_2})}{0.003 \cdot (P_{A_{O_2}} - Pa_{O_2}) + 5}$$

解剖学的シャントは正常人でも存在し、冠状動脈や気管支動脈系から直接左心に還流する血流がこれにあたる。病的な解剖学的シャントとしては、肺動静脈瘻や心臓内の左右シャントなどがある。

生理学的シャントには、解剖学的シャント以外に無気肺や肺水腫など、AaD_{O_2} を開大させる要因がすべて含まれる。

心血管系の異常では、多量の酸素化されていない静脈血が、肺毛細血管をバイパスして、体動脈の酸素化された血液を希釈し（右→左シャント）、慢性的な低酸素症とチアノーゼ（**チアノーゼ性先天性心疾患** cyanotic congenital heart disease）をきたす。このような静脈から動脈へのシャントがある患者では、100% O_2 吸入の効果はわずかである。なぜなら、肺循環を経て左心系に至る血液中のヘモグロビンは O_2 吸入する前からほぼ 100% O_2 で飽和しており、シャントを通って左心系に至る血液中のヘモグロビンの O_2 飽和度は 100% O_2 を吸入しても変化しないので、それらが混じり合った体動脈血中のヘモグロビンの O_2 飽和度は 100% O_2 吸入の影響を受けにくいためである。

❸ 換気血流比（$\dot{V}_A/\dot{Q}$ 比）

肺におけるガス交換は、換気（$\dot{V}_A$）と血流（$\dot{Q}$）の両者がうまくマッチしないと進行しない。ヒトにおいて、分時肺胞換気量は約 4 L/min、心拍出量は 5 L/min であるとすると、肺全体での**換気血流比** ventilation-perfusion ratio（$\dot{V}_A/\dot{Q}$）比は、正常人では 0.8 となる。しかし、正常人であっても $\dot{V}_A/\dot{Q}$ 比は肺内で一様ではない。立位では肺血流は肺底部から肺尖部にかけて直線的に減少する（➡「血流分布」、707 頁参照）。換気量も肺底部のほうが肺尖部より大きいが、肺血流の変化量のほうが大きいため、$\dot{V}_A/\dot{Q}$ 比は肺尖部で 3.4、肺底部で 0.64 程度となる（図 41-6）。

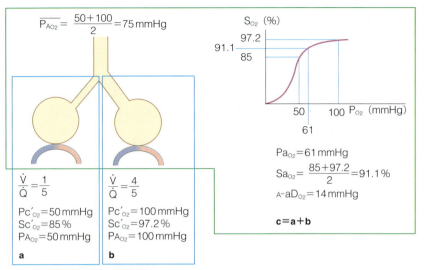

図 41-7　換気血流比の不均等
a．血流に対して換気量が少ない領域，b．正常な換気血流比の領域，c．両者の血液が混和される結果，動脈血酸素飽和度は低下し，低酸素血症となる．

4　換気血流比の不均等

　換気血流比の不均等は，臨床上，最もよく見る**低酸素症**の原因である．もし，換気されていない肺胞に血流があるとすると，その部分は実際上，右-左シャントとなり，左心に酸素化されていない血液を流入させることになる．しかし，一般的によくみられるのは，それより程度の軽い換気血流比の不均衡である．

　図 41-7 に示される例では，$\dot{V}_A/\dot{Q}$ が低く換気されていない肺胞(a)の肺胞気 P_{O_2} は，50 mmHg と低い．$\dot{V}_A/\dot{Q}$ が正常なよく換気されている肺胞(b)の肺胞気 P_{O_2} は，100 mmHg と正常である．その結果，平均の肺胞気 P_{O_2} ($\overline{P_{A_{O_2}}}$) は 75 mmHg となる．

　一方，肺胞通過後の平均の肺毛細血管 O_2 分圧（$=P_{c'_{O_2}}$）は，肺毛細血のヘモグロビン飽和度に依存するために，75 mmHg にはならず，$P_{A_{O_2}}$ と Pa_{O_2} の間に差が生じる．これは，**ヘモグロビン酸素解離曲線**が，直線ではなく S 字状であるためである．すなわち，肺胞(a)と肺胞(b)からやってきた毛細管血のヘモグロビンが混和される結果，$Sa_{O_2}=\overline{Sc'_{O_2}}=91.1\%$ となり，この O_2 飽和度に対応する P_{O_2} は 61 mmHg である．よって，AaD_{O_2} は 14 mmHg となる．

　肺胞(b)では，すでに $Sc'_{O_2}=97.2\%$ と，ヘモグロビンはほぼ完全に酸素化されており，換気量を増加させても，それ以上の血液酸素含有量の増加は期待できない．一方で肺胞(a)においても，換気量の増加の効果は低い．したがって，低 $\dot{V}_A/\dot{Q}$ 領域が存在する場合には，低酸素症に対する過換気による代償は不完全なことが多い．

　一方，低 $\dot{V}_A/\dot{Q}$ 領域の CO_2 排泄の減少は，過換気による CO_2 の排泄増加で代償できる．そのため，動脈血の CO_2 分圧は，換気血流比の不均等があっても一般的に正常である．

第42章 血液ガスの運搬

A 酸素の運搬

成人の生体では，安静時においても1分間に約250 mLの酸素(O_2)を消費する．このO_2は外呼吸によって肺胞毛細血管へ取り込まれ，左心室を経由して全身へ送られる．O_2は，ヘンリーHenryの法則に従って血液に物理的に溶解するが，溶解できる量は血液100 mLにつきP_{O_2} 1 mmHgあたり0.003 mLしかない．血液に溶解して全身に運ばれるO_2量は15 mL/分であり，これでは生体にとって全く不十分である．そこで，O_2の運搬には**ヘモグロビン**が大きな役割を果たすこととなる．

1 ヘモグロビンの構造と機能

肺胞で毛細血管へ取り込まれたO_2の大部分は，赤血球中の色素タンパク質であるヘモグロビンと結合して末梢組織へと運搬される．ヘモグロビンは，ヘムとよばれる鉄を含むポルフィリン体とグロビンタンパク質より構成される．ヒトには4種類の正常ヘモグロビンがあり，成人のヘモグロビンの約97%はヘモグロビンA hemoglobin A1（HbA1）で，それに加えて約2%のhemoglobin A2（HbA2）と，約1%の胎児性ヘモグロビンhemoglobin F（HbF）を含む．なお，発生初期には胚性ヘモグロビン（Hb Grower-2）も存在するが，発生が進むと消失する．

A 構造

HbAは，α鎖とβ鎖の2種類のサブユニット2個ずつからなる四量体であり，$\alpha_2\beta_2$と記載される．α鎖は141個のアミノ酸，β鎖は146個のアミノ酸からなるポリペプチドで，HbA全体の分子量は64,500である．αとβの各鎖はその中央部の疎水性のくぼみに各1つのヘムを含む（図42-1a）．1つのヘム基は1原子の二価鉄（第一鉄Fe^{2+}，ferrous iron）を含む（図42-1b）．

B 機能

HbAは，理論上，1 gあたり最大で1.39 mLのO_2と結合できるはずだが，実際の血液中のHb 1 gが結合しうるO_2は約1.34 mLである．これは，血液中のHbの一部は，一酸化炭素（CO）との結合やヘム鉄の酸化などのため酸素結合能を有しないためである．したがって，正常な血液100 mLあたりのO_2運搬能は，動脈血P_{O_2}を100 mmHgとした場合，物理的溶解量

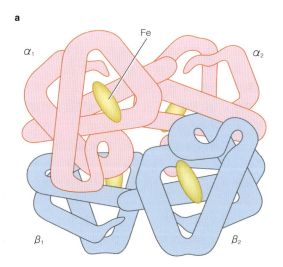

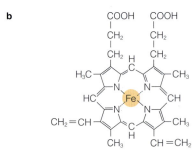

図 42-1 ヘモグロビンの構造とヘムの化学構造
a．ヘモグロビンはα鎖β鎖それぞれ2つずつの四量体で，各グロビン鎖は各1つのヘム（b参照）を含む．
b．ヘムは中央に1原子の二価鉄を含む．

が0.3 mL, Hbと結合した分が物理的に溶解したO_2の約70倍である20.1 mLで, 合計20.4 mLとなる.

ヘモグロビン(Hb)のα鎖およびβ鎖の各ヘムは, 各1分子の酸素分子(O_2)と結合できるので, 1つのHbは最大で4つのO_2と結合することができる. それぞれのヘムとO_2の結合は可逆的であり, 以下のように4段階で進むと考えられている.

$$Hb + O_2 \leftrightarrows HbO_2 \cdots\cdots\cdots\cdots\cdots\cdots (1)$$
$$HbO_2 + O_2 \leftrightarrows Hb(O_2)_2 \cdots\cdots\cdots\cdots\cdots\cdots (2)$$
$$Hb(O_2)_2 + O_2 \leftrightarrows Hb(O_2)_3 \cdots\cdots\cdots\cdots\cdots\cdots (3)$$
$$Hb(O_2)_3 + O_2 \leftrightarrows Hb(O_2)_4 \cdots\cdots\cdots\cdots\cdots\cdots (4)$$

HbとO_2の解離と結合は, 1 ms以内に完了するきわめて迅速なものである. O_2と結合したヘモグロビンを**オキシヘモグロビン** oxyhemoglobin (**酸素化ヘモグロビン**), O_2と全く結合していないHbを**デオキシヘモグロビン** deoxyhemoglobin (**脱酸素化ヘモグロビン**)と呼ぶが, 両者の三次元構造は大きく異なる. デオキシ型では各サブユニット間の結合は強固でO_2がヘムと結合しにくい. このグロビン鎖の緊張した配置状態は**T状態** tense stateと呼ばれる. しかし, HbにO_2が結合するとHbの三次元構造が変化してグロビン鎖間の緊張が緩み, さらにO_2がヘムと結合しやすい状態になる. この緊張が緩んだグロビン鎖の配置状態は**R状態** relaxed stateと呼ばれる (➡第28章, 542頁参照).

このようにHbとO_2が結合することにで, さらにO_2が結合しやすくなることを**アロステリック効果** allosteric effectという. この効果のおかげでHbは肺胞で酸素を効率よく取り込み, 身体中に運搬できる. オキシヘモグロビンは鮮やかな赤色(動脈血の色)だが, デオキシヘモグロビンは暗赤色(静脈血の色)を示す. なお, ヘムの鉄原子が酸化し, 三価鉄(第二鉄Fe^{3+}, ferric iron)となるとO_2との結合能を失い, **メトヘモグロビン** methemoglobinとよばれる.

2 血中酸素分圧, 酸素含量, 酸素飽和度

単位量(通常100 mL)の血液中のHbが最大限に酸素と結合した場合の酸素量を**酸素容量** O_2 capacityと呼ぶが, 実際にHbと結合した酸素量と酸素容量との比の百分率**酸素飽和度**(S_{O_2})と呼ばれ, 酸素分圧P_{O_2}の関数として扱うことができる. この各P_{O_2}(横軸)に対する各S_{O_2}(縦軸)の関係を**酸素解離曲線** oxygen dissociation curve (ODC)という. 図42-2に, 温度37℃, P_{CO_2} 40 mmHg, pH 7.40の標準的な状態でのODCを示すが, 特有のシグモイド(S字)状の曲線として表される.

A 酸素解離曲線(ODC)

ODCがS字状の曲線となる理由は, 先述のように四量体からなるHbの段階的なO_2との結合とアロステリック効果にある. デオキシヘモグロビンはT状態にあり, O_2が結合しにくいため, ODCの低P_{O_2}部分は下に凸の形となっているが, P_{O_2}の上昇に伴ってHbがO_2と結合してR状態へ移行するとますますO_2との結合が進んで傾きが急になる. 個々のODCでのHbとO_2との親和性を示す指標として, S_{O_2}が50%の際のP_{O_2}がP_{50}としてよく用いられる. Hbと酸素の親和性が低下するとODCは右方へ偏移するとともにP_{50}は増加する. 健常者のP_{50}は27 mmHgであり, 動脈血のP_{O_2} 100 mmHg, S_{O_2} 98%, 混合静脈血のP_{O_2} 40 mmHg, S_{O_2} 75%と同様に, 特に重要な数値である.

肺で取り込まれた酸素が運ばれて消費される末梢組織においては, 毛細血管中のP_{O_2}が40 mmHg程度に低下するので, ODC上のS_{O_2}は75%程度まで低下し, O_2はHbから放出されやすくなる. さらに, 末梢組織中の筋肉組織では, 運動に伴い温度が上昇す

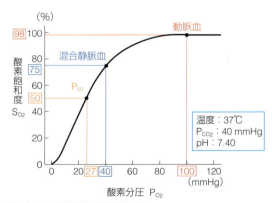

図42-2 酸素解離曲線(ODC)
温度37℃, P_{CO_2} 40 mmHg, pH 7.40の標準状態でのODC. ヘモグロビンのS_{O_2}が50%の際のP_{O_2}はP_{50}とよばれる. ほぼ完全に酸素化された動脈血のポイント(P_{O_2} 100 mmHg, S_{O_2} 98%)と, 末梢組織で酸素を放出した後の混合静脈血のポイント(P_{O_2} 40 mmHg, S_{O_2} 75%)とを酸素解離曲線上に示す. 末梢組織では, 動脈血によって運搬されてきた酸素の1/4が放出されることがわかる. ただし, 混合静脈血のポイントは, 実際には, ODCの右方移動によりこのポイントより右方に位置することに注意する.

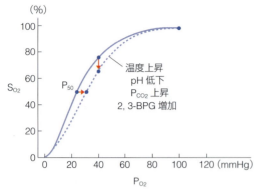

図 42-3　酸素解離曲線の右方移動
温度上昇，pH 低下，P_{CO_2} 上昇，2,3-BPG 増加により，酸素解離曲線は右方へ移動し，その傾きは低 P_{O_2} 環境では緩くなる．これは，末梢組織（典型的には運動中の筋肉）で起こり，同一の P_{O_2} における酸素飽和度が低下し，酸素を放出しやすくする．酸素解離曲線の右方移動に伴い，P_{50} は上昇する．
〔岡田泰昌：血液ガスの運搬―酸素の運搬．本間研一（監修）：標準生理学，第 9 版．医学書院，2019 より〕

る．また，代謝に伴い CO_2 が産生されて pH は低下する．これら温度の上昇，P_{CO_2}，pH の変化は ODC に影響を与え，Hb からさらに O_2 を放出させやすくする．

B 酸素解離曲線に影響を及ぼす因子

1 温度

体温が上昇すると O_2 と Hb は解離しやすくなり，ODC は右方へ移動する．ただし，この「右方移動」は曲線の単純な右方への平行移動ではないことに注意を要する（図 42-3）．

2 pH

末梢で産生された CO_2 は，組織の毛細血管中で炭酸（H_2CO_3）となり，重炭酸イオン（HCO_3^-）と水素イオン（H^+）とに解離するため，pH が低下する．この H^+ はグロビンタンパク質に結合し，Hb の酸素親和性を低下させ（**ボーア Bohr 効果**），ODC は右方へ移動する（図 42-3）．pH の低下に伴う ODC の右方移動は pH 6〜9 の範囲でみられるので，アルカリ性ボーア効果によるものとされる．なお，pH 6 以下では，逆に親和性が増し，ODC が左方へ移動する酸性ボーア効果によるものとされる現象が認められる．

さらに，CO_2 はグロビンの β 鎖の N 末端に結合し，**カルバミノヘモグロビン** carbaminohemoglobin を形成するとともに，ODC を右方へ移動させる（図 42-3）．

3 2,3-BPG（2,3-DPG）

2,3-bisphosphoglycerate（**2,3-BPG**；**2,3-DPG** ともいう）は赤血球内の解糖系の産物で，赤血球が低酸素状態や高 pH 状態になると増加する．2,3-BPG は，Hb に対し酸素と競合して結合する．すなわち低酸素状態で増加した 2,3-BPG は，末梢組織で ODC を右方へ移動させ，Hb の酸素親和性を低下させることで，組織への酸素の供給に役立っている（図 42-3）．

4 一酸化炭素（CO）

一酸化炭素（CO）は O_2 と競合的にヘム鉄と結合するが，CO と Hb の親和性は O_2 と Hb の親和性の約 200〜250 倍もある．CO は Hb と強固に結合し，**カルボキシヘモグロビン** carboxyhemoglobin（CO-Hb）を形成するとともに，CO と結合していないヘムと酸素との親和性を高め，ODC を左方移動させる．そのため，CO 中毒では Hb が CO で占拠され O_2 輸送を妨害するのみならず，末梢での Hb からの O_2 放出も減少する．組織は低酸素状態となるため，CO を 0.15% 以上含む空気を吸入し続けると，CO-Hb が致死濃度に達する可能性がある．Hb は CO と結合すると鮮紅色を呈するため，CO 中毒の患者はチアノーゼがみられず，赤みのある血色のよい顔色をしているように見える場合があることには注意が必要である．

5 一酸化窒素（NO）

NO も，CO ほどではないが Hb と高い親和性を有する．そのため，Hb は NO が及ぼす血管平滑筋の弛緩や血管拡張作用などの生理活性を調節する役割も果たしていると考えられている．低濃度の NO はヘム鉄と結合し，ニトロシルヘモグロビン nitrosylhemoglobin（NO-Hb）を形成するとともに，Hb と酸素との親和性を低下させる．また，R 状態では，NO はグロビンタンパク質の β 鎖とも結合し，S-nitrosohemoglobin（SNO-Hb）を形成するが，SNO-Hb は O_2 と高い親和性を示す．NO はまた，オキシヘモグロビンを酸化させ，メトヘモグロビンを形成させる．

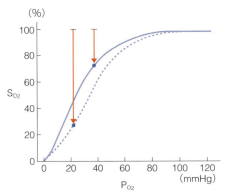

図 42-4 激しい運動時の酸素解離曲線
末梢組織での右方移動を考慮に入れないで描いた標準的な酸素解離曲線（実線で示す）の上では，末梢組織では動脈血によって運搬されてきた酸素の 1/4 が放出されることになるが（右側の矢印），激しい運動を行っている筋肉組織では，P_{O_2} の低下により，また，酸素解離曲線の右方移動（破線で示す）により，酸素が大幅に放出されやすくなり，効率的に酸素が組織へ供給されることになる（左側の矢印）．

〔岡田泰昌：血液ガスの運搬―酸素の運搬．本間研一（監修）：標準生理学，第 9 版．医学書院，2019 より〕

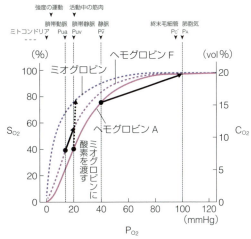

図 42-5 ヘモグロビン A，ヘモグロビン F，ミオグロビンの酸素解離曲線
酸素解離曲線は，ヘモグロビン A に比し，ヘモグロビン F，ミオグロビンの順で，より左方に位置し，特にミオグロビンは，P_{O_2} が非常に低くなるまで酸素を放出しにくくなっていることがわかる．ヘモグロビン A とヘモグロビン F の酸素解離曲線は S 字状であるが，ミオグロビンの酸素解離曲線は双曲線状である．

3 特殊状態における酸素運搬

A 運動

　運動時の酸素運搬能は，身体が運動に対応するためにさまざまな特徴を示す．運動により筋肉の活動が増加し，酸素消費量が増加する．筋肉組織では，代謝増加により P_{O_2} が低下するが，ODC は急上昇するため，比較的わずかな P_{O_2} の低下でも S_{O_2} は大きく低下し，大量の O_2 が放出される（図 42-4）．さらに温度上昇，pH 低下，P_{CO_2} 上昇，2,3-BPG 増加に伴い，ODC は右方へ偏移するので，効率的に O_2 が組織へ供給されることになり，酸素消費量の増加した筋肉に対応することができる．

　ミオグロビン myoglobin は，分子量 17,000 のヘムタンパク質で骨格筋や心筋に含まれる．Hb と同様に O_2 と結合するが，1 本のポリペプチド鎖（α 鎖）と 1 つのヘムからなり，1 分子の O_2 と結合する．したがって，ミオグロビンは，Hb でみられるようなアロステリック効果は有さず，その ODC は双曲線状である．ミオグロビンは，Hb よりも O_2 との親和性が高く（P_{50} 8 mmHg），その解離曲線は Hb の ODC の左側に位置する（図 42-5）．ミオグロビンは，Hb が O_2 を放出するような低 P_{O_2} 状態で O_2 を受け取り貯蔵するとともに，運動などで組織が著しい低酸素状態になった際には O_2 を放出し，組織に酸素を供給する．

B 母体と胎児

　胎児への酸素供給は，**胎盤**で母体の血液と胎児の血液との間でガス交換が行われることによる．胎盤の母体血液 P_{O_2} はかなり低いが，妊娠末期には胎盤で酸素を放出しやすいよう P_{50} が高値を示すようになる．一方，胎児は P_{50} が 20 mmHg と，酸素との親和性の高い**胎児ヘモグロビン（HbF）**を高濃度に有するので，P_{O_2} の低い胎盤からも十分な量の酸素を取り込むことができる．すなわち，HbF は HbA と比較して ODC が左方にある（図 42-5）．そして，成人よりもはるかに P_{O_2} が低い胎児の末梢組織において，O_2 を放出し組織に酸素を供給する．HbF はアロステリック効果を示すので，ODC は S 字状を示す．

C 酸素運搬に関わる病態

1 貧血

　貧血状態の酸素運搬能は，血液中のヘモグロビン減少により低下する．それに対し，酸素輸送量を増加させるように，心拍出量が増加する．しかし，末梢組織では，酸素供給の不足のため，P_{O_2} が大きく低下し，それにより S_{O_2} も大きく低下するので，結果として組

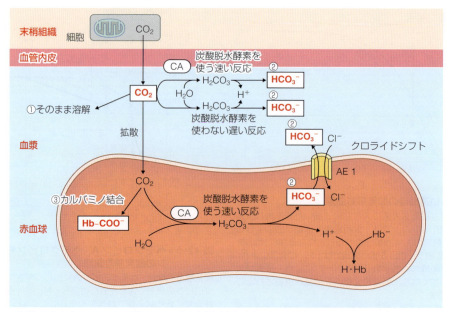

図 42-6 組織から血中への CO_2 の取込みと酸の緩衝（青矢印），および血中から肺胞への CO_2 の排出（赤矢印）

織での O_2 放出が増える．また，組織での低酸素に伴い，赤血球内の 2,3-BPG が増加し，ODC が右方へ移動するため，末梢では O_2 放出が増えるという代償機構が働く．貧血の種類や程度によっては，代謝などに影響を与えることがあり，未治療の腎性貧血では，赤血球内の 2,3-BPG が減少することにより ODC の右方移動はみられない，といった特徴も認められる．

2 ● 異常ヘモグロビン症

グロビンのアミノ酸配列が変異した異常ヘモグロビンは 1,000 種類以上報告されており，日本でも約 3,000 人に 1 人の頻度でみられる．そのうち 7 割は無症候性で機能的には問題がないが，残りの約 3 割は臨床症状を呈する．

① **ヘモグロビン S** hemoglobin S（**HbS**）：β 鎖の 6 番目のアミノ酸がグルタミン酸からバリンに置換されている変異で，無症状のヘテロ接合体は熱帯熱マラリアに抵抗性を示すため，アフリカ系の人種に多い．ホモ接合の場合，**鎌状赤血球貧血症** sickle cell anemia など溶血性貧血を起こす．Hb の三次元構造が変化しアロステリック効果に影響するため，酸素解離曲線が右方あるいは左方に偏移する．

② **ヘモグロビン M** hemoglobin M（**HbM**）：ヘムに近接したアミノ酸が置換することによりヘム鉄が酸化され，メトヘモグロビン症の原因となる．

③ **合成異常**：血液疾患の**サラセミア** thalassemia は，Hb を構成する α 鎖と β 鎖のいずれかの合成異常により起こる遺伝性疾患である．多くの場合は軽症だが，重症の場合は溶血性貧血となる．

B 二酸化炭素の運搬

組織で有機化合物の代謝に伴い産生された**二酸化炭素** CO_2 は，静脈血によって運ばれ，肺胞から体外へ排出される．CO_2 の排出量は，安静時で毎分約 200 mL，1 日では約 13,000 mmol にもなる．また成人では全身に存在する総 CO_2 量は 120 L に及ぶ．

CO_2 運搬の形態

組織で血中に取り込まれた CO_2 は，図 42-6 に示す主に 3 つの形態で運搬される．

① 血漿または赤血球中にそのまま溶解（約 5.5 %）
② 水と結合（**水和**）し，一時的に**炭酸**（H_2CO_3）になったあと，さらに解離した**重炭酸イオン**（HCO_3^-）（約 87 %）
③ 赤血球球内の **Hb** とカルバミノ結合した Hb-COO^-（約 7.5 %）

A そのまま溶解

CO_2 は O_2 よりも約 20 倍血液に溶けやすく，約 5.5% はそのまま運搬される．

溶解 CO_2 量 $[CO_2]$ は次のヘンリー Henry の法則で算出される．

$$[CO_2](mL/L) = S \times P_{CO_2}$$

S は 37℃ での血漿の CO_2 の溶解度係数で，$S = 0.0306$（mL/L·mmHg）である．

B 重炭酸イオン（HCO_3^-）

動脈側の毛細血管血液の P_{CO_2} は 40 mmHg である．組織では持続的に CO_2 が産生されるので，組織の P_{CO_2} は動脈側の毛細血管血より高い．この分圧勾配によって，CO_2 分子は毛細血管の血液内に運ばれ，静脈血 P_{CO_2} は 46 mmHg となる．血液に溶解した CO_2 は水和反応を起こし，H_2CO_3 が生成されるが，血漿中ではこの反応はきわめて緩やかである．

$$CO_2 + H_2O \rightarrow H_2CO_3$$

また，血管内皮細胞表面には**炭酸脱水酵素** carbonic anhydrase があり，赤血球内に CO_2 が拡散する前に炭酸脱水酵素を使った速い水和反応により H_2CO_3 を生成する経路もある．

しかし，血漿中に溶解した CO_2 が，赤血球との分圧勾配に従って赤血球膜を通過して赤血球内に拡散すると，赤血球内に存在する炭酸脱水酵素によって，CO_2 の水和反応は著しく促進される（血漿中の 1 万〜1 万 3 千倍）．H_2CO_3 は容易に水素イオン（H^+）と HCO_3^- に解離する．

$$CO_2 + H_2O \overset{炭酸脱水酵素}{\rightleftharpoons} H_2CO_3 \rightleftharpoons H^+ + HCO_3^-$$

上の式の左側は炭酸脱水酵素を必要とする速い反応だが，右側の反応は炭酸脱水酵素なしに自由に行われる．H^+ は，主に Hb に結合して緩衝中和され，大量の HCO_3^- が赤血球内に生成される．HCO_3^- は，濃度勾配に従って赤血球から血漿中へ拡散するが，赤血球の膜上に存在する陰イオン交換輸送体 AE1（anion exchanger 1）を介して血漿中の塩素イオン（Cl^-）と HCO_3^- が入れ替わる形で赤血球内へ移動して電気的中性は保たれる．これを**クロライドシフト** chloride shift（Hamburger 効果）という．

溶解 CO_2 から多量の HCO_3^- が生成され赤血球内の HCO_3^- 濃度が上昇して浸透圧が上昇するため，水が血漿中から赤血球内に移動し，赤血球が膨張する（静脈血のヘマトクリットや平均赤血球容積 MCV は，動脈血のそれより約 3% 高くなる）．これが最も比率の多い重要な輸送経路である．

C カルバミノ化合物—血漿タンパク質および Hb との結合

CO_2 は，タンパク質の荷電していないアミノ基 R-NH_2 と迅速に結合して**カルバミン酸**になる．生理的な pH ではカルバミン酸は完全に解離してカルバミン酸塩となる．

$$R-\underset{H}{\overset{H}{N}} + CO_2 \rightleftharpoons R-\underset{COOH}{\overset{H}{N}} \rightleftharpoons R-\underset{COO^-}{\overset{H}{N}} + H^+$$

この CO_2 のアミノ基への結合は，次式のように H^+ と競合する．

$$RNH_2 + H^+ \rightleftharpoons RNH_3^+$$

すなわち，カルバミノ結合の生成は pH に大きく依存する．

赤血球内に入った CO_2 は，Hb の α 鎖および β 鎖の終端の α アミノ基と結合して**カルバミノヘモグロビン**（CO_2-Hb）となる．デオキシヘモグロビンは，オキシヘモグロビンより塩基性に傾いており，オキシヘモグロビンよりも 3.5 倍 CO_2 との親和性が高い．毛細血管で O_2 を放出し，組織に供給したあとのデオキシヘモグロビンが CO_2 を結合しやすいのは理に適っている．血漿中のタンパク質とカルバミノ結合する CO_2 もあるが，ごくわずかであり，カルバミノ化合物として運ばれる CO_2（カルバミノ CO_2）のほとんどは CO_2-Hb である．

2 二酸化炭素解離曲線

各輸送形態の総 CO_2 含量と血液の CO_2 分圧（P_{CO_2}）の関係は，**二酸化炭素解離曲線** CO_2 dissociation curve で示される（**図 42-7a**）．先述したように血液中の CO_2 含量の大部分は HCO_3^- であり，カルバミノ CO_2 や物理的に溶解している CO_2 量は少ない．P_{CO_2} が変化してもこの傾向は変わらず，正常の P_{CO_2} 付近では P_{CO_2} と総 CO_2 含量とは，ほぼ直線の関係になる．

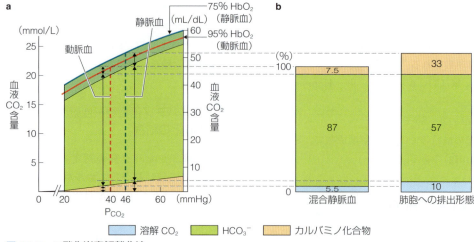

図 42-7　二酸化炭素解離曲線
a．図中，赤および青の縦線は，それぞれ正常な動脈血（P_{CO_2} 40 mmHg）および混合静脈血（P_{CO_2} 46 mmHg）における CO_2 の各形態の比率を示す．
b．血液で運搬される CO_2 の3つの形態の比率と肺胞への排出形態における比率．

1 ● 混合静脈血と動脈血における CO_2 の各形態の比率

血液中を運搬される CO_2 の3つの形態の比率と，肺胞へ排出される CO_2 のそれとの間には差がある（図42-7b）．まず，各形態の肺胞へ排出される機序は以下の通りである．

血液（血漿+赤血球）に物理的に溶解している CO_2（**溶解 CO_2**）は，混合静脈血 Pv_{CO_2} 46 mmHg→肺胞気 PA_{CO_2} 40 mmHg という P_{CO_2} の勾配に従って容易に肺胞へ排出される．この溶解 CO_2 の減少に伴って $HCO_3^- + H^+ \rightarrow H_2O + CO_2$ の反応が進み HCO_3^- 由来の CO_2 が肺胞へ排出される．また**カルバミノ化合物**として Hb と結合していた CO_2 は Hb が酸素化されることで切り離され肺胞へ排出される．

カルバミノ化合物の比率が混合静脈血中で7.5% なのに対して肺胞から排出されるときは33% まで上がるのは，後述する Haldane 効果により Hb の酸素飽和下（肺）では CO_2 の放出が促進されるためである．

2 ● Haldane 効果

ある値の P_{CO_2} では，脱酸素化血のほうが酸素化血よりもより多くの CO_2 と結合する．これを**ホールデン効果** Haldane effect といい，2つの機序による．1つは，前述のようにデオキシヘモグロビンのほうがオキシヘモグロビンよりもカルバミノ結合の力が強いことである．カルバミノ化合物の形で血液中に存在する CO_2 の割合は高くないが，その静脈血-動脈血較差は全 CO_2 の静脈血-動脈血較差（肺胞への排出）の 1/3 を占めており，Haldane 効果の大きな要素である（図42-7）．もう1つは，デオキシヘモグロビンのほうがより塩基性が強いため，より多くの H^+ を中和することである．これにより，

$$CO_2 + H_2O \rightleftarrows HCO_3^- + H^+$$

の右方向への反応が進み，HCO_3^- の形でより多くの CO_2 を運ぶことになる．

さらに静脈血のほうが P_{CO_2} が高いため溶解 CO_2 が増加し，それにより HCO_3^- も増加することにより，静脈血のほうが動脈血より総 CO_2 含量が多い．

3 ● 肺における CO_2 の排出

肺胞ガスの PA_{CO_2} は約 40 mmHg で，混合静脈血 Pv_{CO_2} は 46 mmHg である．CO_2 分子はきわめて拡散しやすいので，このわずかの分圧勾配に従って血漿中から肺胞内に拡散する．この結果，肺の毛細血管では，

$$CO_2 + H_2O \rightleftarrows H_2CO_3 \rightleftarrows HCO_3^- + H^+$$

の反応は急速に左向きに進行する．肺毛細血管壁にも炭酸脱水酵素が存在し，この反応を促進する．

また，Hb の H^+ 緩衝能が酸素化に伴い低下し，Hb のヒスチジン残基に結合していた H^+ やカルバミノ結合の CO_2 も切り離されやすくなるので，肺における CO_2 の排出はいっそう促進される．

表 42-1　呼吸性酸塩基平衡障害

	[HCO_3^-]	Pa_{CO_2}	主な原因疾患
呼吸性アシドーシス（肺胞低換気）	↑	⇑	気道閉塞による換気障害，肺胞ガス交換障害（肺気腫），換気ドライブの低下，CO_2 吸入
呼吸性アルカローシス（肺胞過換気）	↓	⇓	低酸素（高地居住），中枢血管障害による過換気，過換気症候群，肝不全，薬剤性
代謝性アシドーシス	⇓	↓	酸負荷（糖尿病性ケトアシドーシス），酸排出障害（尿細管障害），塩基の喪失（下痢）
代謝性アルカローシス	⇑	↑	酸喪失（嘔吐（胃液喪失）），過剰の塩基摂取，アルドステロン症

⇑⇓は一次的な上昇または低下，↑↓は二次的な上昇または低下
〔佐藤二郎：血液ガスの運搬—血液による二酸化炭素の運搬．本間研一（監修）：標準生理学，第9版，医学書院，2019 より〕

呼吸と血液酸塩基平衡

生体内では多くの酸が持続的に産生され，生体機能の維持に体液 pH の調節はきわめて重要である．

酸塩基平衡の基本は第 25 章（➡513 頁）を参照されたいが，血液による酸と塩基の運搬は，①炭酸-重炭酸系，②タンパク質，③Hb の 3 つの主要な緩衝物質によってなされる．特に重炭酸イオン（HCO_3^-）が重要で，成人では安静時毎分約 200 mL の CO_2 が産生され，ほぼ HCO_3^- になる．1 日あたり 13,000 mmol の酸（H^+）の負荷に相当し，不揮発固定酸のリン酸塩や硫酸塩として腎から排出される 1 日あたり 40〜80 mmol の H^+ よりはるかに多い．CO_2 の大部分は肺から排出され，残りの一部が腎から排出される．

このように呼吸と血液酸塩基平衡とは切り離して論じられない．そして肺胞換気量の変化による CO_2 排出量の増減は体の酸塩基平衡に大きな役割をはたす．

1　呼吸性の酸塩基平衡障害

血漿 pH の正常値は 7.35〜7.45 という狭い範囲に制御されており，pH が 7.35 未満になった状態を酸血症（アシデミア acidemia），7.45 を超えた状態をアルカリ血症（アルカレミア alkalemia）という．また，酸塩基平衡を酸性側にしようとする状態をアシドーシス acidosis，アルカリ側にしようとする状態をアルカローシス alkalosis という．この酸塩基平衡障害をグラフで示したのがダベンポート Davenport のダイアグラムである（➡第 25 章図 25-7，522 頁）．

A　呼吸性アシドーシス

低換気により Pa_{CO_2} が上昇することによって起こる．低換気の原因は呼吸中枢の障害や肺内ガス交換障害，吸気への CO_2 付加による Pa_{CO_2} の上昇は H_2CO_3 濃度の上昇を，さらに H_2CO_3 から H^+ と HCO_3^- への解離を促進する．H^+ 濃度の上昇は血漿 P_{CO_2} と直接比例し，血漿 HCO_3^- 濃度は血漿 pH の低下に相関して上昇する（**非代償性呼吸性アシドーシス**，表 42-1）．

B　呼吸性アルカローシス

肺胞換気量が増加し Pa_{CO_2} が低下して血漿 P_{CO_2} が低下する結果起こる．過換気の原因は過剰換気や薬剤による呼吸中枢の異常興奮などによる．P_{CO_2} の低下は [CO_2]-[HCO_3^-] バランスを変位させて炭酸を減少させ，pH を上昇，血漿中 HCO_3^- を減少させる．pH 変化の程度は直接換気量に比例する（**非代償性呼吸性アルカローシス**）．これらが遷延すると腎において不揮発固定酸による H^+ の排泄を調節することによって（**代謝性代償**），血漿 pH はより正常に近づく（➡第 25 章図 25-8B→F，C→G，522 頁参照）．一方，不揮発固定酸の増減による酸塩基平衡障害に対しては呼吸性の代償が働く（➡第 25 章図 25-8D→H，E→I，522 頁参照）．

📖 巻末付録　問題 43. 呼吸性アルカローシス ➡1087 頁参照．

D　組織呼吸

血液が末梢の毛細血管領域を通過する際，Hb から O_2 が遊離して組織の細胞へ，そしてミトコンドリア内部にまで分圧勾配に従って運ばれる．そこで O_2 は酸化的リン酸化で消費され **ATP** が合成され，また H_2O と CO_2 が生じる．CO_2 は O_2 と同様に分圧勾配によって細胞内から組織液を経て血液中へ運ばれる．

組織での O_2，CO_2 の交換を**組織呼吸** tissue respiration（または**内呼吸**）とよぶ．ここでは組織呼吸につい

て，①血液による O_2 運搬量と組織における O_2 消費量の関係，および②細胞内での酸素の利用機構と CO_2 の産生過程の面から考える．

A 酸素運搬量と酸素消費量

動脈血の O_2 含量 Ca_{O_2} は，

Ca_{O_2} (mL O_2/dL 血液) = ($Sa_{O_2}/100 \times$ [Hb] $\times 1.34$)
　　　　　　　　　　　　$+ 0.003 \times Pa_{O_2}$

で表される．1.34 は Hb 1 g あたりの結合可能 O_2 量 (mL)，Sa_{O_2} は Hb の酸素飽和度(%)，[Hb] は Hb 濃度(g/100 mL)，0.003 は O_2 の血液への溶解係数(mL O_2/mmHg/100 mL 血液)であり，血液中の O_2 はほとんどが Hb に結合している．健常者では[Hb] 14～15 g/100 mL，Pa_{O_2} 95 mmHg 程度であるから，Ca_{O_2} はおよそ 19～20 mL O_2/100 mL 血液となる．供給される O_2 のうちどの程度が組織に取り込まれるかは酸素 (O_2) 抽出率 oxygen extraction ratio で表される．

O_2 抽出率 = ($Ca_{O_2} - Cv_{O_2}$)/Ca_{O_2}

$Ca_{O_2} - Cv_{O_2}$ は動脈血と静脈血の O_2 含量差であり，組織で摂取（消費）された O_2 である．動静脈血 O_2 含量差は，全身の平均で，ほぼ 5 mL O_2/100 mL 血液である．したがって O_2 抽出率は 5/20＝0.25 となる．供給される O_2 の 1/4 しか取り込まれておらず余裕があるようにみえるが，動静脈血 O_2 含量差は組織によって大きく異なることに注意しておきたい．安静時でも心臓では 10～15 mL O_2/100 mL 血液と大きく，骨格筋では 10，脳では 6～7 程度，肝では 4～5，腎では 2 と少ない．激しい運動時には心筋，骨格筋では 15～17 にもなり，O_2 抽出率が高くなる．低 O_2 ガス吸入時にも O_2 抽出率が増加する．

単位時間あたりの血液による組織への**酸素(O_2)運搬量** O_2 delivery (O_2 availability) は，$Ca_{O_2} \times$ 血流量 $\dot{Q}$ として算出される．ヒトの全身では正常時におよそ 900～1,000 mL O_2/分である．一定以上の O_2 運搬量があれば O_2 消費量はほぼ一定に保たれる．O_2 運搬量が減少するにつれて，生体は O_2 抽出率を上げることによって O_2 消費量を一定に保とうとする．しかし O_2 運搬量があるレベル(500～600 mL/分)以下に低下すると，O_2 抽出率をそれ以上高めることができず，O_2 運搬量に見合った O_2 消費しかできなくなる．このような状況下では心臓や脳などの重要な臓器への血流を優先して末梢組織は低酸素状態となる．無酸素（嫌気性）代謝が進み，乳酸の蓄積が生じる．

なお，心筋や骨格筋では，ミオグロビンが細胞内の O_2 貯蔵と細胞内での O_2 促進拡散に役立つが，有酸素代謝を賄うほど十分な量ではない．

B 細胞内での O_2 利用と CO_2 の産生

組織内の P_{O_2} は，動脈血の O_2 含量，組織血流量，組織の O_2 消費量，毛細血管の分布密度，毛細血管からの距離によって異なる．これらを反映する組織毛細血管出口静脈側の P_{O_2} は 20～40 mmHg であり，臓器によって異なる．細胞内 P_{O_2} は，組織や細胞内の部位によって異なるが，3～20 mmHg の範囲にある(図 42-8)．有酸素代謝が行われるためには，ミトコンドリア内 P_{O_2}＝0.1～1.0 mmHg が限界とされている．

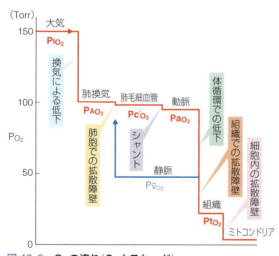

図 42-8　O_2 の流れ（O_2 カスケード）
大気中の O_2 が肺で取り込まれ細胞質を経てミトコンドリアに達するまでの P_{O_2} の低下を示した．毛細血管から細胞質までの O_2 の輸送は単なる単純拡散によって行われる．したがって，両者間の P_{O_2} の勾配（圧較差と距離）によって決まる．ミトコンドリアでの P_{O_2} はおおよそ 3～22 mmHg 程度であり，毛細血管からの距離や細胞の活動度により決まる．図中，四角で囲まれた変量は，それぞれの区画での P_{O_2} に影響する因子．$F_{I_{O_2}}$：吸入 O_2 濃度，$\dot{V}_A$：肺胞換気量，$\dot{V}_{O_2}$：酸素消費量，$\dot{V}/\dot{Q}$：換気血流比，Hb：ヘモグロビン濃度．
〔Lumb AB：Nunn's Applied Respiratory Physiology, 7th ed. Churchill Livingstone Elsevier, London, 2010, Fig. 11.1 より改変〕

●参考文献

1) Lumb AB：Nunn's Applied Respiratory Physiology, 7th ed. pp 159-178, Churchill Livingstone Elsevier, London, 2010
2) Barrett KE, et al：Ganong's Review of Medical Physiology, 24th ed. pp 641-656, McGraw-Hill Lange, New York, 2012
3) Pocock G, et al：Human Physiology The Basis of Medicine, 3rd ed. pp 563-576, Oxford University Press, Oxford, 2006

第43章 呼吸の調節

A 呼吸中枢

1 呼吸ニューロンの分類と局在

A 呼吸の3相

正常呼吸は，**吸息相**・**後吸息相**(呼息第1相)・**呼息相**(呼息第2相)の3相に分けることができる．

横隔神経活動は，吸息から呼息へ切り替わった後も数百ミリ秒の間持続し，後吸息相を形成する．この現象は，post-inspiratory after-discharge とよばれ，横隔膜の弛緩速度を遅くして，呼息を制御する働きをしている．この3相性の呼吸周期は，脳幹部に存在する呼吸ニューロンネットワークで形成される．

B 呼吸ニューロンの分類

呼吸ニューロンとは，内因性呼吸周期に同期して(呼吸性変調)，特定の呼吸相で発火するニューロンである．吸息相に発火するニューロンを**吸息性ニューロン**，呼息相に発火するニューロンを**呼息性ニューロン**とよぶ．

また，それぞれの呼吸ニューロンは，投射先によって，**運動ニューロン** motor neuron，脊髄に軸索を投射する **bulbospinal** ニューロン，脳幹内だけに軸索を送る **propriobulbar** ニューロンに分類される．運動ニューロンは単なる出力ニューロンであり，bulbospinal ニューロンの一部と propriobulbar ニューロンが呼吸リズム/パターン形成に関与する．

Advanced Studies
吸息性/呼息性ニューロンの分類
吸息性/呼息性ニューロンは，さらに発火パターンによって**漸減型** decrementing，**漸増型** augmenting，**持続型** constant に分類される(図 43-1)．

C 延髄の呼吸ニューロン

延髄には，背側と腹側に左右1対ずつ，柱状の呼吸ニューロン集簇が存在する(図 43-2)．

背側呼吸ニューロン群 dorsal respiratory group (**DRG**)は，孤束核の腹外側を中心に，吻尾方向に分布する．この領域には，横隔神経運動ニューロンに興奮性結合する吸息性ニューロンが多く存在し，その一部は肺伸展受容器から興奮性入力を受ける．

広義の**腹側呼吸ニューロン群** ventral respiratory group (**VRG**)は，延髄腹外側の顔面神経核後核・疑核・疑核後核ならびにその腹外側の網様体 reticular formation を中心に，吻尾方向に長く分布する．腹側呼吸ニューロン群のうち，舌咽神経系や迷走神経系の運動ニューロンは，比較的大型の細胞で，顔面神経核後核および疑核を形成している．一方，bulbospinal ニューロンや propriobulbar ニューロンは，それらの

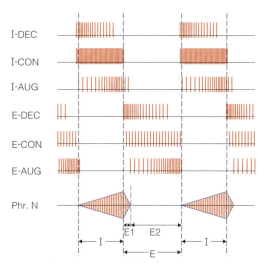

図 43-1 呼吸ニューロンの発火パターン
呼吸相は横隔神経(Phr. N)活動によって，吸息相(I)と呼息相(E)に，さらに呼息相は後吸息性活動の有無によって呼息第1相(E1)と呼息第2相(E2)に分けられる．呼吸ニューロンは吸息相に発火するか呼息相に発火するか，および，発火パターンが漸減型(DEC)，漸増型(AUG)，持続型(CON)のいずれであるかによって分類される．

神経核の周辺, 主として腹外側の網様体に存在する.

狭義の腹側呼吸ニューロン群(VRG)は, 吸息性ニューロンが密集する吻側VRG (rVRG)と呼息性ニューロンの密集する尾側VRG (cVRG)からなっており, それぞれ対側の脊髄前角にある吸気筋と呼気筋の運動ニューロンを駆動している. 狭義のVRGの吻側に, 主として呼息性ニューロンから構成されるベッチンガー複合体 Bötzinger complex (**BötC**)が位置する. BötCニューロンは抑制性ニューロンであり, ほかの呼吸ニューロン領域に広範に投射して, 呼吸パターン形成に寄与している. BötCの吻側と尾側には, それぞれ自律的に周期性活動をする重要なニューロン群が存在する.

D 橋の呼吸ニューロン

橋には, 吻側橋の背外側にある腕傍核近辺に呼吸ニューロンの集簇が存在し, **橋呼吸ニューロン群** pontine respiratory group (PRG)とよばれる. この領域は, 内臓・味覚・神経内分泌・心臓循環機能を調節する神経系の中継場所であり, 孤束核や延髄腹側表層領域からも入力を受けている. 橋呼吸ニューロン群(PRG)からの上行路は, 視床および視床下部に投射しており, **扁桃体中心核** central amygdaloid nucleusや室傍核との間に相互結合がある.

Advanced Studies

Bötzinger complex

1980年にドイツのハイデルベルクで開かれたシンポジウムで, 吸息性ニューロンが密集するrVRGのさらに吻側に呼息性ニューロンの集団が存在することが報告され, そのニューロン群はBötzinger complexと命名された. シンポジウム参加者は, 公式プログラムが終了した後もそのニューロン群についてワインを飲みながら白熱した議論を続け, 呼吸リズム形成に非常に重要なニューロン群であるとの認識で一致した. Bötzingerは発見者の名前ではなく, その議論の最中に飲まれたワイン名Bötzingerに敬意を表して名づけられた.

2 ペースメーカーニューロン

シナプス入力を遮断した状態でも周期的に連続発火する呼吸ニューロンは, 延髄腹側の2か所で発見されている. 1か所は, BötCの吻側で顔面神経核の腹尾側に位置する傍顔面呼吸ニューロン群 parafacial respiratory group (pFRG)であり, もう1か所は, BötCとrVRGの間に位置する **pre-Bötzinger複合体**(pre-BötC)である(図43-2). これらのニューロンは, 自律的に周期的活動をするので, **ペースメーカーニューロン**とよばれる.

ニューロンが自律的に周期性活動をするには, 膜電位を発火閾値まで上昇させる緩徐な脱分極電流と, それに拮抗する電流が必要である(図43-3). このような電流は, ニューロンに内在する特性(持続性Na^+電流や非特異的陽イオン電流)によって生じる. また, 散発的に発火するニューロン同士が互いに興奮しあう(**回帰性興奮** recurrent excitation)ことによっても生じうる. 回帰性興奮の場合, 1個1個のニューロンが自律的周期性活動するのではなく, グループとしてペースメーカーを形成するので, **グループペースメーカー機構**とよばれる. ペースメーカーニューロン群は, 互いに興奮性結合することにより, リズムを同期させると同時に, 堅牢なリズム形成機構を構成している.

マウスでは, 胎生期において, まずpFRGニューロン群が出現して呼吸リズムを形成し, 1日遅れで出現するpreBötCニューロン群の作るリズムとカップ

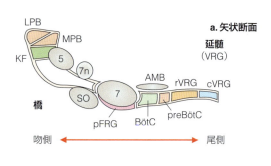

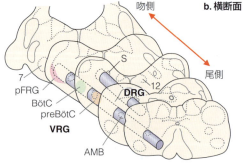

図43-2 呼吸ニューロンの局在(ラット)
DRG:背側呼吸ニューロン群, VRG:腹側呼吸ニューロン群, rVRG:吻側VRG, cVRG:尾側VRG, pFRG:傍顔面呼吸ニューロン群, BötC:Bötzinger複合体, preBötC:pre-Bötzinger複合体, 5:三叉神経核, 7n:顔面神経, 7:顔面神経核, S:孤束核, 12:舌下神経核, AMB:疑核, KF:Kölliker-Fuse核, LPB:外側腕傍核, MPB:内側腕傍核, SO:上オリーブ核.

リングして，その後の呼吸リズムが形成される．胎生期から出生直後にかけては，pFRGニューロン群が呼吸リズムを主導している．成熟するにつれて，preBötCニューロンが呼吸リズム形成の中核を担うようになる．

3 呼吸リズム/パターン形成機構

正常呼吸において，ほとんどの呼吸ニューロンはある特定の呼吸相に抑制性のシナプス入力を受けており，活動期には興奮性のシナプス入力によって同期的活動を生じている．すなわち，正常な呼吸パターンは興奮性および抑制性のニューロンネットワークによって形成される．なかでも，preBötC，BötC，PRGは，呼吸リズム/パターン形成にとって重要である．

preBötCのみから構成される神経回路は，（グループ）ペースメーカー機構によって，吸息相と間欠期のみの**あえぎ呼吸** gasping様の1相パターン呼吸リズムを生成する．また，BötCとpreBötCから構成される神経回路は，ネットワーク機構により，吸息相と呼息相からなる2相パターン呼吸リズムを生成する．PRG，BötC，preBötCから構成される神経回路においては，後吸息相も形成され，正常な3相パターンの呼吸リズムとなる（図43-4）．

このように，**呼吸リズム**の生成機構は，吸気相のみからなる基本的リズム生成機構を核とした，階層構造をしている．それぞれの階層では，異なる機構により呼吸リズムが生成される．すなわち，正常呼吸は，橋から延髄にかけて広がる呼吸ニューロン群全体から構成されるニューロンネットワークによりつくられる．

Advanced Studies

あえぎ呼吸

心肺不全によって脳が高度の低酸素状態になると，いったん呼吸が停止した後にあえぎ呼吸が生じる．あえぎ呼吸は，個体

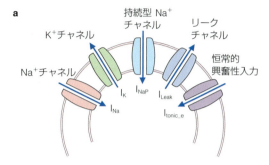

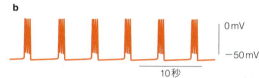

図43-3　ペースメーカーニューロンのイオンチャネルモデル

a．このモデルでは，ニューロンが周期性のバースト発火をするための要素として，活動電位を形成するNa^+チャネルとK^+チャネル以外に，緩徐脱分極相を形成する持続型Na^+チャネルとその電流に拮抗するリークチャネル，持続型Na^+チャネルを活性化させる恒常的興奮性入力が仮定されている．
b．ニューロンモデルをHodgkin-Huxley型の数学モデルで表し，シミュレーションを行った結果．オレンジ色トレースは膜電位の時間変化を表す．持続型Na^+チャネルとリークチャネルのコンダクタンスを適切に定めると，このような周期性のバースト発火を生じる．

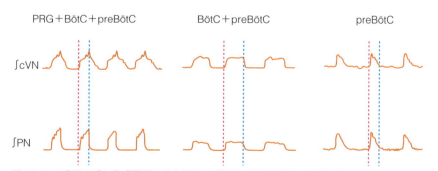

図43-4　呼吸リズム生成機構のそれぞれの階層から出力される呼吸パターン

上段は中枢迷走神経活動の積分波形（∫cVN），下段は横隔神経活動の積分波形（∫PN）を表す．また赤点線は吸息の開始を，青点線は呼息の開始を表す．preBötCのみから構成される神経回路では，呼吸出力は漸減型のあえぎ呼吸であり，BötCとpreBötCから構成される神経回路では，矩形波型の2相パターンである．PRG，BötC，preBötCを含む神経回路では，呼吸出力は後吸息相を伴う3相パターンである．後吸息相は中枢迷走神経活動において顕著に認められる．

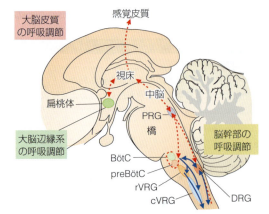

図 43-5　呼吸調節システム
PRG：橋呼吸ニューロン群，BötC：Bötzinger complex，preBötC：preBötzinger complex，rVRG：吻側腹側呼吸ニューロン群，cVRG：尾側腹側呼吸ニューロン群，DRG：背側呼吸ニューロン群．

生命の危機的状況における強力な自己蘇生機構である．正常呼吸が漸増性の吸息と呼息の交互運動であるのに対して，あえぎ呼吸は急激に開始される漸減性の吸息パターンを特徴とする．

呼吸がいったん停止するのは，低酸素により抑制性シナプス伝達が障害されて，橋やBötCの抑制性神経回路に依存している2相パターンや3相パターンの呼吸リズム生成機構が機能しなくなるためである．一方，あえぎ呼吸は，階層的呼吸リズム生成機構の核をなす1相パターン呼吸リズム生成機構が顕在化したものと解釈される．あえぎ呼吸は，preBötCニューロンの内因性特性である持続性Na^+電流に依存している．

B 神経性呼吸調節

1 自律性呼吸調節と行動性呼吸調節

A 自律性呼吸調節

脳幹部の呼吸ニューロンネットワークから生成される呼吸出力は，さまざまな化学性呼吸調節と神経性呼吸調節を受ける．化学性調節機構は，代謝量の変化に対して，血液ガスの恒常状態を保つように換気量の制御を行う．神経性調節機構は，最も効率よくガス交換が行われるように，呼吸パターンを最適化させる．

このような呼吸調節は，覚醒時にも睡眠時にも，上位中枢活動とは関係なく無意識に行われており，**自律性調節**とよばれる．

B 行動性呼吸調節

会話・歌唱・意識的な深呼吸・息こらえなどは，大脳の運動中枢による呼吸制御であり，**随意的呼吸調節**ともよばれる．また，覚醒時には上位中枢で**呼吸困難感**が感じられるが，それを最小にしようと行動性に呼吸制御が行われる．**行動性呼吸調節**のうち，嫌な臭いをかいだときに息を止める呼吸応答や，胸部をバストバンドで強く締めつけたときに起こる浅く速い呼吸パターン応答には，快・不快の中枢である大脳辺縁系の扁桃体中心核が関与していると考えられる（図 43-5）．

2 肺・胸郭系からの呼吸反射

A 肺迷走神経反射

呼吸リズム/パターンの神経性調節で最もよく知られているのが，**肺迷走神経反射**である．迷走神経の肺枝を介する反射には，刺激受容器 irritant receptor，J受容器，肺伸展受容器の3つが関与している．

中枢気道の**刺激受容器**は咳反射と気道収縮反射に関与し，末梢気道の侵害受容器は呼吸の促進を引き起こす．

J受容器（C線維）は，肺毛細血管に近い間質に存在する受容器で，左房圧の上昇・肺毛細血管の透過性亢進などによって興奮し，肺水腫・肺うっ血・肺高血圧症などの病態における呼吸促迫に関与する．

肺伸展受容器は，気道内圧変化に感受性があり，吸息とともに活動が増加し，吸息から呼息への切り替わりを促進させ（ヘリング-ブロイエル Hering-Breuer 反射），呼息を延長させる．この反射系は，イヌなど動物種によっては重要な影響をもっているが，ヒトにおいては安静呼吸には大きな影響を及ぼしていない．しかし，換気量が増大するような状況では，ヒトでもこの反射系が呼吸パターンに影響してくる．

また，肺伸展受容器は，肺が広がっているという感覚を上位中枢に伝えることによって息苦しさを和らげる働きをしている．逆に侵害受容器やJ受容器は，「ぜいぜいする感じ」や「胸が重苦しい感じ」などの**呼吸困難感**を上位中枢に伝える働きをしている．

B 機械性受容器による反射

胸郭系には**筋紡錘・腱組織・関節内**と3つの機械

性受容器が存在する.

筋紡錘は肋間筋に多く存在し，γ系運動ニューロンの支配を受けている．錘外主筋線維はα系の神経支配を受けて収縮するが，その長さと筋紡錘の収縮に伴う張力変化に不均衡があると，Ia求心路からα系運動ニューロンへの単シナプス性反射によって，呼吸筋活動が調節される．この反射系は，気道抵抗の増加や肺・胸郭のコンプライアンスの低下といった病態に対応して，換気量を調節する働きをしている．

❸ 咳反射と嚥下反射

咳反射や嚥下反射は，呼吸リズム/パターン形成に関与する神経回路と一部共通の神経回路を使って制御されている．すなわち，1つのニューロンが呼吸と咳，あるいは呼吸と嚥下という2つの機能調節にかかわっている．咳反射や嚥下反射は，分泌物や異物が咽頭・喉頭壁に存在する感覚神経末端を刺激し，その興奮が迷走神経・上喉頭神経を介して順行性に孤束核へ伝えられて起こる．

一方で，感覚神経末端の興奮は，軸索反射により逆行性に伝導し，神経末端から神経ペプチドであるサブスタンスPが放出される．感覚神経末端からのサブスタンスPの遊離が減少すると，咳反射や嚥下反射が減弱する．

大脳基底核の脳血管障害やパーキンソン病では，ドーパミン合成能が低下し，サブスタンスPの合成低下を生じることによって反射低下が起こり，誤嚥性肺炎の原因となる．

若年者では，嚥下が吸息中に起こる頻度は20%以下である．高齢者になると，座位では50%，臥位では40%の嚥下が，吸息中に起こる．すなわち，高齢者においては，嚥下の起こるタイミングの変化によって，誤嚥が起こるリスクが増している．

❹ 気道平滑筋の神経性調節

ヒトでは，気管支収縮性のコリン作動性副交感神経と，気管支拡張性の非コリン作動性副交感神経が，気道平滑筋の緊張と気道径を調節している．非コリン作動性副交感神経における神経伝達物質は，血管作動性腸管ポリペプチド（VIP）などの神経ペプチドや，一酸化窒素（NO）である．

気道感染やアレルギー，あるいは大気汚染を原因とする気道炎症は，これらの自律神経系の不均衡を引き起こす．コリン作動性副交感神経系は，正常人でも，ある程度は常時活性化されているが，喘息患者や慢性閉塞性肺疾患 chronic obstructive pulmonary disease（COPD）患者においては過緊張状態にある．

ヒトの気道平滑筋には，アドレナリンβ_2受容体が豊富に存在し，アドレナリンに反応して気管支を拡張させる．しかし，ヒトの気道平滑筋では，アドレナリン作動性交感神経支配はほとんど認められない．したがって，ヒトでは副腎髄質から分泌されて血液循環によって運ばれてくるアドレナリンが，気道平滑筋活動調節において重要な役割をしている．副腎髄質からのアドレナリン分泌は，交感神経節前線維によって調節されているので，交感神経系の気道平滑筋緊張の制御は，副腎髄質を介して間接的に行われると考えられる．

Ｃ　呼吸の化学調節

生体は生命活動を維持するために，代謝量に応じて解糖系・クエン酸回路・ミトコンドリア電子伝達系を介してエネルギーとなる ATP を産生している．この細胞内代謝（内呼吸）の過程で酸素（O_2）が消費され，炭酸ガス（CO_2）が産生される．一方，O_2を体内に取り入れ，CO_2を体外へ排出する機能は，外呼吸（換気）が担っている．代謝量は活動レベルによって常に変動しているが，動脈血の酸素分圧（Pa_{O_2}），炭酸ガス分圧（Pa_{CO_2}），pH はほぼ一定に保たれている．これら血液ガスの恒常性を維持するためには，細胞外液の化学組成を検知して，呼吸調節中枢へ送り返し，換気が適正に調節されるようにしなければならない．このしくみを呼吸の化学調節とよぶ．

❶ 化学受容器

細胞外液の化学組成（P_{O_2}・P_{CO_2}・pH）の検知を担っているのが，末梢化学受容器と中枢性化学感受領野である．

Ａ 末梢化学受容器

末梢化学受容器には，頸動脈小体 carotid body（総頸動脈分岐部に存在する，図 43-6）および，大動脈小

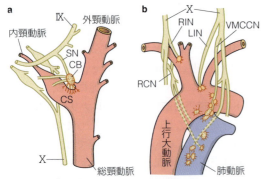

図 43-6 頸動脈小体(a)および大動脈小体(b)の所在(イヌ)

頸動脈小体化学受容器からの求心性神経線維は頸動脈洞圧受容器からの求心性神経線維とともに洞神経(SN),舌咽神経(Ⅸ)を上行し中枢に達する.大動脈小体化学受容器は大動脈壁および肺動脈壁に広く散在し,その求心性神経線維は迷走神経(Ⅹ)を上行し中枢に達する.
CB:carotid body(頸動脈小体),SN:sinus nerve(洞神経),CS:carotid sinus(頸動脈洞),LIN:left innominate nerve(左無名神経),RIN:right innominate nerve(右無名神経),RCN:recurrent cardiac nerve(心臓反回神経),VMCCN:ventromedial cervical cardiac nerve(腹内側頸心臓神経)

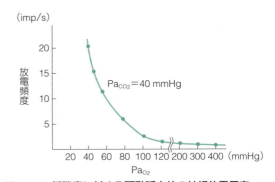

図 43-7 低酸素に対する頸動脈小体の神経放電反応
Pa_{CO_2}を一定状態に保ちつつPa_{O_2}を変化させた場合の,頸動脈小体からの求心路の神経放電頻度.

体 aortic body(大動脈弓部に存在する:図 43-6)の2種類がある.大動脈小体の呼吸調節機能への寄与は,頸動脈小体のそれに比べてはるかに小さい.頸動脈小体は,Pa_{O_2}変化に敏感に反応する.頸動脈小体は,Pa_{CO_2}・pH変化にも反応するが,Pa_{O_2}変化への反応よりも弱い.したがって,末梢化学受容器は,主として低酸素換気応答を担っている.これらの末梢化学受容器の作用は,ベルギーの生理学者 C. J. F. Heymansによって明らかにされ,その功績によって Heymansは1938年にノーベル生理学・医学賞を受賞した.

頸動脈小体には,Type Ⅰ細胞(glomus cell)と Type Ⅱ細胞(sustentacular cell)が存在するが,化学感受機構を有しているのは Type Ⅰ細胞である.Type Ⅰ細胞は頸動脈洞神経終末とシナプス結合してPa_{O_2}低下時に頸動脈洞神経の発火頻度を増加させる(図 43-7).頸動脈洞神経は舌咽神経と合流し,岩様神経節を経て延髄孤束核に投射する.

B 中枢性化学感受領野

中枢性化学感受領野は,延髄腹側表面のH^+に応答する部位として H. H. Loeschcke,J. W. Severinghaus,R. A. Mitchellらによって発見された.H^+に応答する部位は,延髄腹側表面に幅広く分布していて,末梢化学受容器のような明確な受容器としては認識されていないため(図 43-8),受容器ではなく,感受領野とよばれている.

CO_2は容易に血液・脳関門を通過し,脳細胞外液$[H^+]$の増加を引き起こす.中枢性化学感受領野は,脳脊髄液のH^+を介してCO_2に応答する.しかし,CO_2によるpHの低下に対する呼吸応答は,酸による同程度のpHの低下に対する呼吸応答よりも大きい.したがって,中枢には脳脊髄液のH^+を介してCO_2に応答するセンサー以外に別の経路によってCO_2に応答する感受機構が存在すると考えられる.

Advanced Studies

頸動脈小体の化学感受機序(図 43-9)

頸動脈小体のO_2感受機構としては以下の仮説が提唱されている.Type Ⅰ細胞内では,heme oxygenase(HO)の触媒作用によってO_2分子を基質として一酸化炭素(CO)が産生されている.また,cystathionine-γ-lyase(CSE)の触媒作用によって硫化水素(H_2S)が産生されている.H_2Sは,Ca^{2+}依存性K^+チャネルやCO_2感受性のある TASK チャネルを抑制する.一方,COは CSE 活性を阻害することによってH_2Sの産生を抑制する.低酸素によって基質となるO_2分子が減ると(図 43-9 ①),CO産生が減り,CSE 活性が高まり,H_2S産生が亢進し,K^+チャネルが閉じる(図 43-9 ②).K^+チャネルは開いている時は膜電位を過分極させている.そのチャネルが閉じることで,膜電位は脱分極側にシフトし,L型Ca^{2+}チャネルが活性化する(図 43-9 ③).そしてCa^{2+}の細胞内への流入を引き起こし(図 43-9 ④),神経伝達物質が放出され,神経終末の活動電位を誘発させる(図 43-9 ⑤).頸動脈小体のO_2感受機構には,温度や味覚のセンサーである transient receptor potential(TRP)スーパーファミリーに属する TRPA1 チャネルもO_2センサーとして関与する可能性がある.

延髄の化学感受機序(図 43-10)

中枢化学感受領野におけるグリア細胞の役割としては,細胞外液pHの調節が考えられていた.しかし,最近では,延髄腹側層のグリア細胞が動脈血CO_2分圧の上昇に対してATPを放出すること,ATP受容体を阻害すると高炭酸ガス換気応答が減

C 呼吸の化学調節

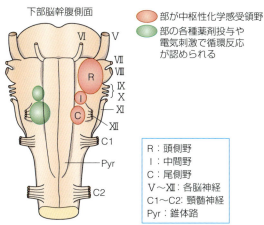

図43-8 中枢性化学感受領野（ネコ）

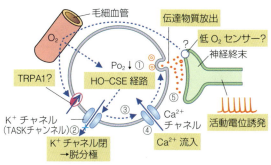

図43-9 頸動脈小体における低O_2感受機構（仮説ふくむ）

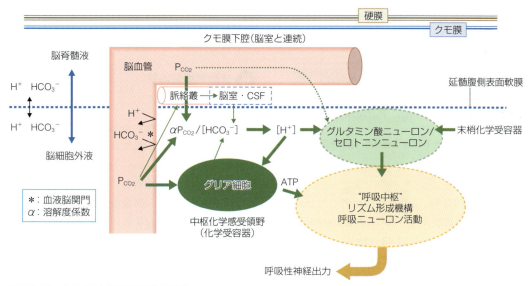

図43-10 CO_2による呼吸刺激の機序
P_{CO_2}増加時の急性呼吸刺激の予想される機序を太い矢印（緑色）で示す．点線の矢印はCO_2による呼吸刺激のほかの可能性を示す．P_{CO_2}増加が慢性に持続するとグリア細胞や脈絡叢におけるHCO_3^-分泌が増加し（細い矢印），脳脊髄液CSFと脳細胞外液pH変化の代償が起こる．
〔福田康一郎：二酸化炭素と呼吸．有田秀穂（編）：呼吸の事典．p 53, 朝倉書店, 2006より改変して転載〕

弱すること，延髄腹側表層にATPを投与すると換気刺激応答が起こることから，CO_2/pHにグリア細胞が応答して（感受メカニズムは不明であるが）ATPを放出し，周囲のATP受容体をもつニューロンを興奮させることによって高炭酸ガス換気応答が起こる，あるいは増幅されると考えられるようになってきている．一方，CO_2/pHに応答するニューロンは，retrotrapezoid nucleus (RTN)のグルタミン酸ニューロン，縫線核のセロトニンニューロンなど，延髄腹側の複数の部位に存在している．特にRTNニューロンは内因性のCO_2/pH感受性を有しているだけでなく，末梢化学受容器からの入力も受け，それらを統合して深部の呼吸ニューロン群へ伝える，呼吸の化学調節にとって重要な部位であると認識されている．

2 血液ガスの変化に対する換気応答

A 高炭酸ガス換気応答

CO_2は強力に換気を刺激する．末梢化学受容器の応答性は速く，ただちに換気応答を引き起こす．中枢化学感受領野は完全に応答するまでに数分を要するが，最終的には換気応答の主体となる．O_2を一定レベルに維持しつつ被検者に呼気ガスを再呼吸させて，Pa_{CO_2}を40 mmHgから50〜55 mmHgまで上昇させ

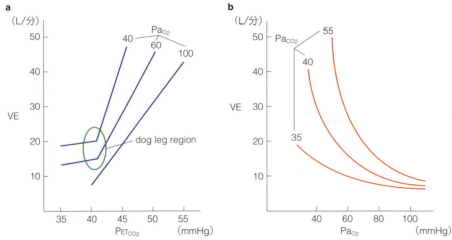

図43-11　高炭酸ガス換気応答曲線（a）と低酸素換気応答曲線（b）

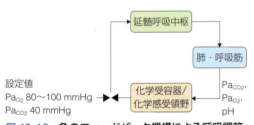

図43-12　負のフィードバック機構による呼吸調節

ると，換気量（VE）は Pa_{CO_2} の上昇に比例してほぼ直線的に増加する（高炭酸ガス換気応答曲線 hypercapnic ventilatory response curve，図43-11a）．しかし，覚醒時には覚醒刺激のために低炭酸ガス血症になっても換気量は維持され，Pa_{CO_2} の低下に比例した換気量の減少はみられない（この Pa_{CO_2} 40 mmHg 近辺の CO_2 応答曲線の折れ曲がりが犬の足のような形をしていることから dog leg region とよぶ）．睡眠時には，このような dog leg region は存在せず，Pa_{CO_2} があるレベル（無呼吸閾値 apneic threshold）まで低下すると無呼吸となる．

　COPD などでは，呼吸筋力低下から慢性的な肺胞低換気状態となることがある．すると，高炭酸ガス血症が慢性化し，脈絡叢から脳脊髄液へ HCO_3^- が分泌され，中枢化学感受領野に対する高炭酸ガス刺激が打ち消されてしまう（図43-10）．このような高炭酸ガス血症に対して順化している患者では，換気は低酸素に対する末梢化学受容器の応答のみによって維持されているので，不用意に O_2 投与を行うと，呼吸中枢が抑制されて高炭酸ガス血症が増悪し，昏睡状態となる（CO_2 ナルコーシス）おそれがある．

B 低酸素換気応答

　高所における吸入気 P_{O_2} の低下や肺疾患による P_{O_2} の低下は頸動脈小体などの末梢化学受容器を刺激して換気量を亢進させる．低酸素は中枢において呼吸中枢を抑制するので（hypoxic ventilatory depression），末梢化学受容器を除去すると，低酸素刺激によって換気量は減少する．また，極度の低酸素状態では中枢抑制が末梢化学受容器を介する刺激を凌駕して無呼吸となる．低酸素による呼吸抑制にはアデノシン adenosine，GABA，オピオイド opioids などが関与すると考えられており，代謝活動も抑制される．

　CO_2 を一定レベルに維持しつつ被検者に低酸素ガスを吸入させると，Pa_{O_2} ＝60 mmHg 程度以下から換気量が著明に増加する（低酸素換気応答曲線 hypoxic ventilatory response curve，図43-11b）．この応答曲線は直線にならないため，低酸素応答の定量化には，横軸に動脈血酸素飽和度（S_{O_2}）をとり，S_{O_2} 低下に伴う換気量変化を直線近似して，その勾配を用いる．末梢化学受容器あるいは中枢において，高炭酸ガス刺激と低酸素刺激には，正の相互作用 positive interaction があり，低酸素血症になるほど高炭酸ガス換気応答曲線のスロープは急峻になり，高炭酸ガス血症になるほど低酸素換気応答のスロープは急峻になる．

3 負のフィードバック制御機構

呼吸の化学調節系は，血液ガスやpHの正常値からのずれを検知する末梢化学受容器および中枢性化学感受領野，その情報を受けてずれを元に戻すよう換気量を調節する延髄呼吸中枢，その出力に基づいて換気とガス交換を行う呼吸器系が，負のフィードバックnegative feedback回路を形成している（図43-12）．すなわち，低酸素血症になると，より多くのO_2を取り込もうとして換気が亢進する．また，Pa_{CO_2}値と換気量は反比例の関係にある（→第41章，711頁）ので，高炭酸ガスの場合は換気量が増加し，低炭酸ガス血症の場合は換気量が低下してPa_{CO_2}を正常値に戻そうとする調節が働く．

Advanced Studies

Cheyne-Stokes呼吸の機序（図43-13）

換気量がなんらかの要因で増減すると，血液ガスに変化が生じる．換気量変化の大きさに対する血液ガス変化の大きさをプラント・ゲイン plant gain という．血液ガスの変化は，呼吸調節中枢に伝えられて換気応答が起こるが，このときの血液ガスの変化量に対する換気応答の大きさの比をコントローラ・ゲイン controller gain という．初めの換気量の変化量（外乱）に対する換気応答量の比ループ・ゲイン loop gain は，プラント・ゲインとコントローラ・ゲインの積として求められ，フィードバック調節の安定性の指標となる（図43-13a）．すなわち，ループ・ゲインが1より小さければ，換気応答量は，初めに起こった換気量の増減よりも小さく，応答は次第に収束するが，ループ・ゲインが1より大きければ，初めの換気量の外乱が次第に増幅されて，最終的には中枢性無呼吸を伴う周期性の呼吸（チェーン－ストークス呼吸 Cheyne-Stokes breathing）となる（図43-13b）．ループ・ゲインが増大する原因としては低酸素血症（コントローラ・ゲインの増加），高炭酸ガス血症（プラント・ゲインの増加）が挙げられる．以上の説明では，時間の要素は考慮しなかったが，実際には肺から末梢化学受容器あるいは中枢化学感受領野に血液ガス変化が伝えられるまでの時間遅れもフィードバック制御系の安定性に影響し，循環時間が遅延する心不全状態では，より制御系は不安定となる．高山では吸入気P_{O_2}の低下による低酸素血症により，健常者でも睡眠時にCheyne-Stokes呼吸が起こることが知られている．

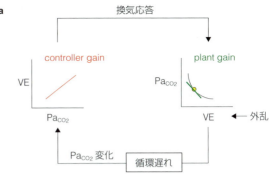

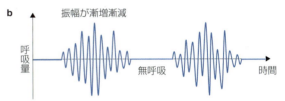

図43-13　Cheyne-Stokes呼吸の機序
a．化学性呼吸調節系におけるフィードバック制御の安定性の指標は，プラント・ゲインとコントローラ・ゲインの積であるループ・ゲインである．
b．Cheyne-Stokes呼吸は，呼吸の振幅が周期的に漸増漸減するのが特徴であり，中枢性無呼吸を伴う．

第44章 呼吸の適応と病態

A 生理的な適応現象

1 運動での呼吸の適応

A 換気量増加

運動時には骨格筋の収縮が起こり，生体の代謝が亢進する．骨格筋は安静時よりも多くの酸素を消費し，多くの二酸化炭素を産生・排出する．呼吸器系は換気量を増大させ，細胞・組織における酸素消費量 O_2 consumption と二酸化炭素産生量 CO_2 production の増大によるガス交換需要の増大に対応する．生体全体としての安静時における酸素消費量は約 250 mL/分，二酸化炭素産生量は約 200 mL/分である．これらは運動によって増大し，一般健常人における激しい運動では酸素消費量は 3～4 L/分にまで達する．一方，安静時における分時換気量は 6～8 L/分であるが，酸素消費量の増大に伴って換気量は増加し，最大で 100 L/分を超えることもある．

B 換気量増加のパターン

運動時に換気量がどのように変化するかについては，トレッドミルや自転車エルゴメータを用いた運動負荷試験でよく調べられている．運動負荷試験には，運動強度が漸増していく運動負荷試験（漸増負荷運動）と運動強度が一定の運動負荷試験（定常負荷運動）が用いられてきた．それぞれの運動負荷において特徴的な換気量増加のパターンを示す．

1 ● 漸増負荷運動での換気量増加

運動強度が漸増していく運動負荷試験（漸増負荷運動）では，運動強度の増加とともに**酸素摂取量** O_2 uptake ($\dot{V}_{O_2}$) が直線的に増加する（図 44-1a）．一方，運動強度に対して，**分時換気量** expired minute ventilation ($\dot{V}_E$)，**二酸化炭素排泄量** CO_2 output ($\dot{V}_{CO_2}$) は同様に直線的に増加するが，ある運動強度からは急峻な勾配をもって直線的に増加するようになる（図 44-1a）．この点を**換気閾値** ventilatory threshold (VT) とよぶ．運動強度が VT を超えると血中乳酸濃度が急激に上昇し，重炭酸系による緩衝作用の結果，より多くの CO_2 が産生され，肺から排泄される CO_2 量である $\dot{V}_{CO_2}$ が増加する．また乳酸の産生は換気を刺激し，結果として $\dot{V}_E$ が増加する．したがって，VT は乳酸性代謝閾値 lactic threshold (LT) ともよばれる．**動脈血 CO_2 分圧**（Pa_{CO_2}）を反映する指標である呼気終末 CO_2 分圧 partial pressure of end-tidal CO_2 ($P_{ET_{CO_2}}$) は VT 以降もしばらく一定であるが，さらに高い運動強度で $P_{ET_{CO_2}}$ は低下する．呼気終末 O_2 分圧 partial pressure of end-tidal O_2 ($P_{ET_{O_2}}$) は VT で上昇する．動脈血の K^+ が換気を刺激するという説もある．運動強度として $\dot{V}_{O_2}$ を横軸にプロットし，$\dot{V}_{O_2}$ に対する $\dot{V}_{CO_2}$ と $\dot{V}_E$ の反応を示す（図 44-1b）．$\dot{V}_{O_2}$ の増加に対して

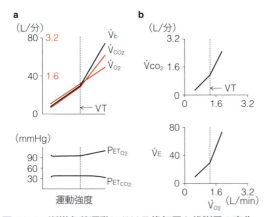

図 44-1 漸増負荷運動における換気量と代謝量の変化
a．運動強度の増加とともに酸素摂取量（$\dot{V}_{O_2}$）が直線的に増加する．二酸化炭素排泄量（$\dot{V}_{CO_2}$），分時換気量（$\dot{V}_E$）は，換気閾値（VT）で急激に増加する．呼気終末二酸化炭素分圧（$P_{ET_{CO_2}}$）は VT 以降もしばらく変わらないが，呼気終末酸素分圧（$P_{ET_{O_2}}$）は VT で上昇する．
b．運動強度として $\dot{V}_{O_2}$ を横軸にプロットし，$\dot{V}_{CO_2}$ と $\dot{V}_E$ の反応を示す．$\dot{V}_{O_2}$ の増加に対して，VT で $\dot{V}_{CO_2}$，$\dot{V}_E$ の急速な増加が始まる．

$\dot{V}_{CO_2}$ の急速な増加が始まる点が VT である．VT は**最大酸素摂取量** maximum O_2 uptake ($\dot{V}_{O_2}$ max) の 50～60% 程度となる．一般に $\dot{V}_{O_2}$ は運動強度に応じて増加するが，あるレベルに達すると運動強度を高めても $\dot{V}_{O_2}$ がそれ以上増加しない状態となる．このときの $\dot{V}_{O_2}$ を $\dot{V}_{O_2}$ max とよび，持久的能力を示す指標ともなる．$\dot{V}_E$ も $\dot{V}_{CO_2}$ と同様に VT で急速に増加する．個人差があるものの，VT までの $\dot{V}_E$ 増加は主として **1 回換気量** tidal volume の増大によるものであり，VT 以降の $\dot{V}_E$ 増加は主に**呼吸数** respiratory frequency の急速な増加による．

2 定常負荷運動での換気量増加

運動中の換気量変化について，単一の運動負荷をステップ状（箱型）に与える研究でよく調べられている．定常負荷運動でみられる換気応答は主に 3 つの相に分けることができる（図 44-2）．安静に続いて，運動負荷をステップ状に与えると，運動開始とほぼ同時に 1 呼吸目から換気量の急激な増加が起こる．この換気量の急激な増加を示す相を第 1 相（Phase Ⅰ）とよぶ．換気量はいったん数秒から 15 秒程度までの短いプラトーを示し，その後の 2～3 分間で指数関数的に増加する．この指数関数的な換気量増加を示す相を第 2 相（Phase Ⅱ）とよぶ．運動強度が軽度ないし中等度の場合（すなわち VT 以下の運動強度），第 2 相で換気量は徐々にプラトーに近づき，運動開始から 4 分以内程度で第 3 相（Phase Ⅲ）とよばれる定常状態に達する．定常状態での換気量は運動強度に依存する．一方，運動強度がより強度の場合（すなわち VT 以上の運動強度），第 1 相は軽度ないし中等度の運動強度の場合と同様であるが，第 2 相以降は異なる換気応答を示す．第 2 相では明瞭な定常状態に達せず，第 3 相であっても換気量が増加する応答を示す．このため VT 以上の運動強度では第 2 相と第 3 相の移行があいまいとなる．

a 第 1 相

運動開始時の換気応答である．第 1 相は神経性因子による機構であると考えられている．運動による代謝産物の増加に起因する液性因子の変化では，運動開始と同時に起こる第 1 相での急激な換気量増加を説明するのは難しい．運動開始後の代謝産物は，そのような短時間では呼吸調節を担う中枢化学受容器，末梢化学受容器に到達しないからである．第 1 相の形成に関与する神経性因子には中枢神経性因子と末梢神経性因子がある．中枢神経性因子として挙げられるのは，**セントラルコマンド**とよばれる上位中枢によるフィードフォワード型の呼吸調節機構である．セントラルコマンドの発生機構などに不明な点は多いが，運動時の呼吸調節でのセントラルコマンド説は有力な仮説のひとつである．大脳皮質運動野から運動筋への運動指令は，同時にセントラルコマンドとして延髄の呼吸中枢を刺激して換気量を増加させ，運動に必要な換気量を予測的に確保する．また F. L. Eldridge らによる大脳皮質を除去したネコを用いた実験では，視床下部運動領域の電気刺激を行うと大腿四頭筋の筋活動が起こるが，筋活動が起こる前に呼吸活動と血圧が上昇することが示されている．そのためセントラルコマンドの発生部位を視床下部とする考えもある．

末梢神経性因子は，運動に関わる骨格筋の感覚受容器から感覚神経を介して呼吸中枢を刺激する因子が主体である．感覚受容器が感知した情報は，痛みや圧などに関わる有髄の Aδ 線維であるⅢ群線維，無髄の C 線維であるⅣ群線維を経由して呼吸中枢に到達し，反射性に換気量が増加する．これらの神経線維終末は感覚受容器となっており，機械受容器あるいは代謝受容器として働き，運動に関わる骨格筋の状況を感知する．機械受容器は骨格筋の動きや変形，細静脈の拡張などを感知し，代謝受容器は乳酸などの代謝産物を感知し，それぞれ換気量を増加させるとされる．第 1 相に関わる末梢神経性因子としては，その換気応答が迅速であることから，機械受容器で感知され，Ⅲ群線

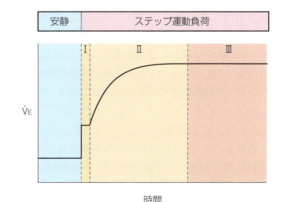

図 44-2 定常負荷運動での換気量増加

安静に続き，VT 以下の運動強度のステップ状運動負荷を与えると，運動開始直後に分時換気量（$\dot{V}_E$）の急激な増加が起こる（第 1 相，Phase Ⅰ）．$\dot{V}_E$ はいったん短いプラトーを示し，その後の 2～3 分間で指数関数的に増加する（第 2 相，Phase Ⅱ）．運動開始から 4 分以内程度で定常状態に達する（第 3 相，Phase Ⅲ）．

維を伝わる信号が重要であると考えられている．第1相の形成機構の詳細はいまだ十分解明されてはいないが，中枢神経性因子と末梢神経性因子の両者が関与するものと考えられている．

b 第2相

この相では換気量が指数関数的に増加する．この換気応答には液性因子による調節機構が付加され，呼吸の化学調節機構における末梢化学受容器である**頸動脈小体** carotid body が関与する．頸動脈小体は総頸動脈分岐部に存在し，一般に**動脈血 O_2 分圧**(Pa_{O_2})の低下，Pa_{CO_2} の上昇，pH の低下に反応し，呼吸中枢を刺激して換気量を増加させる．運動時の換気量増加への頸動脈小体の関与を示す急性低酸素負荷を用いた研究がある．急性低酸素は頸動脈小体の反応性を高める作用があるが，実験的に急性低酸素の状態で定常負荷運動を行うと，第1相での換気応答は変化しないが，第2相での換気応答が高まることが示されている．さらに頸動脈小体を外科的に切除した患者では，第1相での換気応答は変化しないが，第2相での換気応答が減弱することが示されている．一方，中枢性化学感受領野(中枢化学受容器)の反応性がきわめて低い患者と健常人を比較した実験において，第1相，第2相の換気応答には健常人と患者との間に差がないため，中枢性化学感受領野の第1相，第2相への関与はほとんどないと考えられている．

VT 以下の運動強度での定常負荷運動において，第2相での換気応答は，第1相からの中枢神経性因子と末梢神経性因子に加え，頸動脈小体が関与する液性因子によるものと考えられている．頸動脈小体を刺激する因子には，Pa_{O_2} の低下，Pa_{CO_2} の上昇，H^+ 濃度の上昇があるが，VT 以下の運動強度では，Pa_{O_2}，Pa_{CO_2}，H^+ 濃度はほとんど変化しない．したがって，液性因子は運動時の急激な換気増加に大きな影響を与えないが，神経性因子で運動開始時におおまかに増加した換気を，代謝に見合うよう細かく調節するように働く．一方，K^+ は運動することにより筋から放出され，動脈血の K^+ 濃度が運動中の分時換気量と相関するという報告がある．そのため，K^+ が頸動脈小体を刺激することで換気量を増大させるという説がある．その他にカテコールアミンによる頸動脈小体刺激や体温上昇が換気量増大に貢献している可能性がある．

c 第3相

VT 以下の運動強度での定常負荷運動において，運動開始から4分以内程度で第3相となり，換気量がプラトーに達する．第1相，第2相と同様，健常人と中枢性化学感受領野の反応性がきわめて低い患者を比較した実験において，第3相の換気量に両者で差がないことから，第3相でも中枢性化学感受領野の関与はほとんどないと考えられている．第3相では第1相，第2相に関わる神経性因子と液性因子のすべてが関わるとされている．最終的には運動により増大した代謝量に見合うように換気量は増大し，とりわけ換気量は $\dot{V}_{CO_2}$ と相関する．

VT を超える運動強度での定常負荷運動では，第2相と第3相の境界は不明瞭となり，第3相でも換気量が増加する．嫌気性代謝により乳酸が産生され，代謝性アシドーシスが生じる．そのため健常人であれば代償性に換気が亢進し，過換気となって Pa_{CO_2} の低下を示す．しかし，前述の頸動脈小体を切除した患者では換気量増加が少なく，Pa_{CO_2} の低下をきたすような過換気は生じない．そのため，VT を超える運動強度での換気亢進は，乳酸産生による H^+ 濃度の上昇が頸動脈小体を刺激するためと考えられる．しかしながら，乳酸や H^+ 濃度の上昇ではなく，動脈血中の K^+ 濃度の上昇が過換気の原因であるという説もある．現在のところ，H^+，K^+，カテコールアミン，アデノシンなどによる頸動脈小体への刺激や体温上昇が換気亢進を引き起こす原因と考えられるが，その機序は十分には解明されていない．

2 高所での呼吸の適応

A 高所での低酸素環境

高所への移動や高所での生活により生体は低酸素環境に曝露される．高所の空気の酸素濃度(約20.9%)は低地と変わらないが，気圧が下がるため O_2 分圧が低下し，低圧性の低酸素環境となる．大気中の標準的な O_2 分圧は，海面レベル(大気圧 760 mmHg)で159 mmHg，海抜 3,000 m (大気圧 526 mmHg)で110 mmHg，海抜 6,000 m (大気圧 354 mmHg)で74 mmHg，海抜 8,000 m (大気圧 267 mmHg)で56 mmHg 程度である．吸入気 O_2 分圧(P_{IO_2})は体温(37℃とする)での飽和水蒸気圧(47 mmHg)を考慮するため，海面レベルでの P_{IO_2} は$(760-47)×0.209$ より149 mmHg となる．同様に P_{IO_2} は海抜 3,000 m で100 mmHg，海抜 6,000 m で64 mmHg となる．海抜 8,000 m では$(267-47)×0.209$ から46 mmHg と計算される．エベレスト

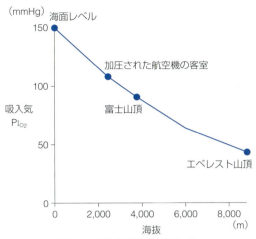

図 44-3　高所での吸入気酸素分圧（P_{IO_2}）

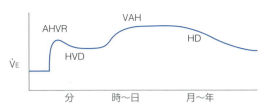

図 44-4　低酸素環境に曝露される時間経過による換気量変化

最初に急性低酸素換気応答（AHVR）による分時換気量（$\dot{V}_E$）の増加が起こる．低酸素環境が継続すると数分程度で低酸素換気抑制（HVD）が起こり，$\dot{V}_E$ がいったん減少する．低酸素環境が数日間あるいは数週間継続すると，低酸素換気馴化（VAH）が出現し，$\dot{V}_E$ が増加する．低酸素環境が数年あるいは数十年になると，次第に $\dot{V}_E$ が減少する．これは低酸素脱感作（HD）とよばれる．

登山で山頂手前の海抜 8,400 m 地点で動脈血の血液ガス分析を行った研究がある．Pa_{O_2} は 24.6 mmHg と報告され，きわめて高度な低酸素環境に曝露されていることがわかる．ある日本のグループからは，富士山八合目（3,250 m）での Pa_{O_2} は 57.1 mmHg と報告されている．民間航空機は高度 30,000 フィート（9,144 m）から 40,000 フィート（12,192 m）を巡航高度としている．客室内は加圧され，高度 5,000 フィート（1,524 m）から 8,000 フィート（2,438 m）相当の気圧に維持されている．それでも海面レベルに比較すれば，客室内は低圧性の低酸素環境といえる．例えば 8,000 フィート（2,438 m）相当に加圧された客室内は，海面レベルで酸素濃度 15％ 程度の空気に相当する低酸素環境である．とりわけ呼吸器疾患のある患者では，航空機に搭乗する際には Pa_{O_2} の低下に注意する必要がある．高所での P_{IO_2} を図に示す（図 44-3）．

B 高所での呼吸の適応過程

高所への移動により低圧系の低酸素環境に曝露される．低酸素環境に曝露される時間経過によって換気量が変化する（図 44-4）．

1 ● 急性低酸素換気応答

低酸素環境によって Pa_{O_2} が低下すると，末梢化学受容器である頸動脈小体が刺激されて分時換気量（$\dot{V}_E$）が増加する．この急性低酸素換気応答 acute hypoxic ventilatory response（AHVR）は P_{IO_2} で 100 mmHg 程度（海抜 3,000 m 程度）の低酸素環境から起こり始めるとされるが，個体差が大きい．換気量の増加は代謝によって産生される二酸化炭素よりも多くの量の二酸化炭素を肺から排出させ，肺胞気 CO_2 分圧（PA_{CO_2}）を低下させる．PA_{CO_2} の低下は肺胞気 O_2 分圧（PA_{O_2}）を増加させるため，肺での血液の酸素化が促進される．通常の大気環境では二酸化炭素の排出量と産生量は基本的に等しく，Pa_{CO_2} は 40 mmHg 程度に維持されている．一般に換気による二酸化炭素の排出量が産生量を超えると過換気とよばれ，PA_{CO_2}，そして Pa_{CO_2} は 40 mmHg よりも低下し，呼吸性アルカローシスとなる．それでも過換気は肺での酸素化を促進する生体の重要な適応メカニズムとなる．

2 ● 低酸素換気抑制

低酸素が急性期を超えて継続すると数分程度でいったん換気量が減少する．これは低酸素換気抑制 hypoxic ventilatory decline（HVD）とよばれる現象で，過換気状態は維持されるものの，換気量がいくらか減少する．AHVR の過換気による Pa_{CO_2} の減少が呼吸中枢への刺激を低下させ，換気量を減少させる可能性があるが，Pa_{CO_2} の減少が起こらない実験条件でも HVD が出現する．げっ歯類では低酸素環境への曝露によって代謝量の減少に伴う換気量の減少が出現するが，これは HVD とは異なる現象とされる．HVD は呼吸の化学調節系の変化によるものと考えられるが，その機序は明らかではない．

3 ● 低酸素換気馴化

低酸素環境がさらに続き，数日間あるいは数週間継続すると，今度は低酸素換気馴化 ventilatory acclimatization to hypoxia（VAH）とよばれる現象が出現し，

換気量が増加する．VAH は Pa_{O_2} の上昇に寄与し，高所順応で最も重要な反応である．VAH の機序の1つとして，末梢化学受容器である頸動脈小体の低酸素に対する感受性亢進が示唆されている．慢性的な低酸素曝露に対する低酸素誘導因子 hypoxia-inducible factor を介した反応と考えられている．

エベレスト登山中に行われた過去の研究では，登山開始後約2か月で 8,400 m の標高に到達し，その地点での Pa_{CO_2} は過換気によって 13.3 mmHg まで低下し，Pa_{O_2} は 24.6 mmHg であった．肺胞気式 alveolar gas equation の

$P_{A_{O_2}} = P_{I_{O_2}} - P_{A_{CO_2}}/R$（簡易式，R はガス交換比で $\dot{V}_{CO_2}/\dot{V}_{O_2}$，通常は $\dot{V}_{O_2}$ に比べ $\dot{V}_{CO_2}$ がやや小さい）

を用い，酸素化に対する過換気の有用性を検討してみる．過換気がない場合の $P_{A_{CO_2}}$ を海面レベルの 40 mmHg とし，仮に R を1とする．8,400 m での $P_{I_{O_2}}$ は 47.1 mmHg と報告されている．そこで上記の肺胞気式を用いると，過換気がないと $P_{A_{O_2}}$ はわずか 7.1 mmHg となってしまう．しかし 8,400 m 地点で測定された Pa_{O_2} は 24.6 mmHg と報告され，過換気の酸素化への有用性が理解できる．エベレストのような超高所でなくても VAH によって換気量が増える．しかし，海面レベルでの Pa_{O_2} までは回復しない．

4 ● 低酸素脱感作

低酸素環境が数年あるいは数十年になると，次第に換気量が減少する．これは**低酸素脱感作** hypoxic desensitization (HD) とよばれる現象である．HD の機序として，低酸素に対する換気応答が低下することが示唆されている．慢性の低酸素環境で換気量が減少する意義は，低酸素に対する過換気以外の代償メカニズムが働き，換気によるエネルギー消費を抑制するためと考えられている．

B 低酸素と関連する病態

 低酸素

 分類

低酸素 hypoxia は，組織への酸素供給が低下し，代謝における酸素需要を満たせない状態である．その発生機序により，低酸素性低酸素，貧血性低酸素，一酸化炭素中毒，低灌流性低酸素，組織中毒性低酸素に分類される．

1 ● 低酸素性低酸素

低酸素性低酸素は Pa_{O_2} が低下した状態である．Pa_{O_2} の低下は**低酸素血症** hypoxemia とよばれる．低酸素性低酸素は中枢性チアノーゼの原因となる．Pa_{O_2} の低下を招く要因はさまざまであるが，高地でみられる $P_{I_{O_2}}$ の低下，そして呼吸器疾患，神経筋疾患などでみられる肺でのガス交換障害がある．

a $P_{I_{O_2}}$ の低下

日常経験するのは登山での高地移動による低気圧性の $P_{I_{O_2}}$ の低下によるものである．低酸素は高山病の原因となり，重症では脳浮腫や肺水腫となる．低地への移動や酸素療法が有効である．

b 肺でのガス交換障害

肺胞低換気，拡散障害，換気血流比不均等，シャントに分類される．

① **肺胞低換気**：換気量が不足して Pa_{CO_2} の上昇を伴う Pa_{O_2} の低下を引き起こす．ガス交換部そのものに異常がなくても，肺での空気の出入りを意味する換気が低下すれば肺でのガス交換は低下する．呼吸抑制作用のある薬物の使用，呼吸調節系の異常，神経筋伝達の異常，気道内異物や気道抵抗の増大などが肺胞低換気の原因となり，呼吸器疾患に限定されない．肺胞低換気では肺胞気動脈血酸素分圧較差 ($A-aD_{O_2}$) は開大しない．酸素療法が有効であるが，Pa_{CO_2} の上昇を招くことがあり，CO_2 ナルコーシスの発生に十分注意する．根本的には換気状態の改善が必要である．

② **拡散障害**：肺胞内腔から肺毛細血管を流れる赤血球のヘモグロビンまでの酸素の移動が阻害される．二酸化炭素の移動は阻害されにくい．肺線維症や肺水腫による膜成分抵抗の増大や肺気腫などでの肺血管床の減少が拡散障害の原因となる．拡散障害による Pa_{O_2} の低下は労作時や運動時に出現しやすい．労作時や運動時には血液の肺通過時間が短縮されるため，肺毛細血管血の P_{O_2} が $P_{A_{O_2}}$ と平衡に達しづらくなるためである．拡散障害に酸素療法は有効である．酸素療法は $P_{A_{O_2}}$ を上昇させ，拡散による肺胞気から血液への酸素移動を促進する．

③ **換気血流比** ventilation-perfusion ratio ($\dot{V}_A/\dot{Q}$) **不均等分布**：呼吸器疾患でのガス交換障害の主要なメカニズムである．肺はもともと数多くのガス交換

単位の集合体であり，各ガス交換単位はそれぞれ異なる$\dot{V}_A$と$\dot{Q}$，そして$\dot{V}_A/\dot{Q}$をもつ．健常人であっても$\dot{V}_A/\dot{Q}$は肺全体に均一ではなく，$\dot{V}_A/\dot{Q}$不均等が存在する．呼吸器疾患による構造変化は$\dot{V}_A/\dot{Q}$不均等分布を増大させる．とりわけ肺の低$\dot{V}_A/\dot{Q}$領域を灌流した血液のP_{O_2}は低く，Pa_{O_2}を低下させる．呼吸器疾患でみられる$A\text{-}aD_{O_2}$開大の主要な原因は$\dot{V}_A/\dot{Q}$不均等分布の増大である．一般に酸素療法が有効であるが，低$\dot{V}_A/\dot{Q}$領域を灌流する血流が多いと酸素療法の有効性は低下する．

④ **シャント**：肺の換気が行われている領域を通過せずに，動脈系に流入する血液のことで，Pa_{O_2}を低下させる．シャントは健常人にもみられる．気管支静脈血の一部に右心系ではなく，肺静脈に流入する．冠動脈血流の一部にテベシウス静脈を経て左室に還流するものがある．病的なシャントには，肺内シャントである肺動静脈瘻や肺外シャントをもつ先天性心疾患がある．シャントによる低酸素には酸素療法はほとんど効果がない．

2 ● 貧血性低酸素

貧血性低酸素の原因は酸素と結合可能なヘモグロビン量が低下することである．Pa_{O_2}は正常であるが，貧血ではヘモグロビン濃度が低下しており，血液中の酸素含量が低下する．

3 ● 一酸化炭素中毒

一酸化炭素中毒では酸素と結合可能なヘモグロビン量が低下する．一酸化炭素は酸素に比べて高いヘモグロビン親和性をもち，ヘモグロビンの酸素運搬能を低下させる．また一酸化炭素はヘモグロビン酸素解離曲線を左方移動させるため，末梢での酸素供給がさらに低下する．高圧酸素療法が行われる．

4 ● 低灌流性低酸素

血流量の低下が原因となる．全身的には心拍出量の低下，局所的には血管収縮，動脈の狭窄や血栓塞栓などが原因となる．Pa_{O_2}は正常なことが多いが，血流の低下によってヘモグロビンから解離する酸素が増加するため，静脈血P_{O_2}は低下する．**低灌流性低酸素**では脱酸素化ヘモグロビンが増加し，末梢性チアノーゼの原因となる．組織での酸素の摂取量を維持するため，動脈血酸素含量と静脈血酸素含量の差が大きくなるためである．

5 ● 組織中毒性低酸素

シアン化物などによって細胞内の酸化系酵素が阻害される．組織への酸素の供給が正常に行われたとしても，組織では酸素を正常に利用できない状態である．

📖 **巻末付録** 問題45. 低酸素環境➡1088頁，問題46. 低酸素症➡1089頁参照.

2 呼吸不全

A 呼吸不全の分類

室内気吸入時のPa_{O_2}が60 mmHg以下となる呼吸器系の機能障害，またはそれに相当する状態を呼吸不全という．呼吸不全の状態が少なくとも1か月以上続いた場合は**慢性呼吸不全**と定義され，1か月未満であれば**急性呼吸不全**と定義される．さらにPa_{CO_2}によって分類され，Pa_{CO_2}が45 mmHg以下は**Ⅰ型呼吸不全**，45 mmHgを超えるものは**Ⅱ型呼吸不全**に分類される．生体の二酸化炭素産生量が一定の条件では，Pa_{CO_2}は肺胞換気量と反比例するため，Pa_{CO_2}の高値を呈するⅡ型呼吸不全は肺胞低換気を伴う状態である．

B CO₂ナルコーシス

Ⅱ型呼吸不全の治療目的で高濃度の酸素投与を行うと，急激にPa_{CO_2}が上昇する**CO₂ナルコーシス**を発症することがある．急激なPa_{CO_2}の上昇は脳脊髄液，脳組織のアシドーシスを引き起こし，意識障害を引き起こす．急激なPa_{CO_2}の上昇をもたらす機序は，「慢性的なPa_{CO_2}の高値があるとPa_{CO_2}の上昇に対する換気応答が低下し，Pa_{O_2}の低下による末梢化学受容器への刺激が換気を駆動するようになる．そこに酸素投与を行うと末梢化学受容器への刺激が低下してしまい，換気が低下してPa_{CO_2}がさらに上昇する」と説明される．それだけではなく，酸素投与は肺胞虚脱や肺血管拡張を生じさせるため，換気血流比不均等を介してPa_{CO_2}を上昇させる．さらには，酸素投与は酸素化ヘモグロビンを増やすことでHbとCO_2が離れやすくなるホールデン Haldane 効果を発揮し，Pa_{CO_2}を上昇させる．

3 睡眠と呼吸

横隔膜などの吸気筋の収縮により上気道内に陰圧が生じるため，上気道の虚脱を防ぐようにオトガイ舌筋や後輪状披裂筋などの上気道開大筋が働く．睡眠中はこれら上気道開大筋群の筋緊張が低下し，一方で横隔膜の活動は維持される．そのため陰圧に抗する上気道開大筋による気道開大作用が相対的に低下し，上気道が狭小化する．これはノンレム睡眠よりも**レム睡眠** REM sleep で起こりやすい．このような上気道狭小化は，健常者には本来大きな影響はない．しかし，小顎症や扁桃肥大など解剖学的な上気道狭小化が存在する場合において，肥満による上気道の脂肪沈着による気道狭小化が加わると，**閉塞性睡眠時無呼吸症候群** obstructive sleep apnea syndrome (OSAS)の発症につながる．OSAS では，睡眠中の上気道の閉塞により呼吸が頻回に停止し，無呼吸や低換気により低酸素血症が発生する．しばしば経鼻的な**持続的気道陽圧** continuous positive airway pressure (CPAP)治療が行われる．CPAP は上気道内圧を常に陽圧にすることで上気道閉塞を防ぐ．

慢性閉塞性肺疾患 chronic obstructive pulmonary disease (COPD)では，肺過膨張により横隔膜機能が低下し，呼吸筋として肋間筋の役割が大きくなる．しかし，レム睡眠では肋間筋の筋緊張が低下するため，COPD ではレム睡眠時に換気量が低下して低酸素血症をきたしやすい．酸素療法や換気補助療法が行われる．

●参考文献

1) West JB, et al (著)，桑平一郎，他(訳)：ウエスト 呼吸生理学入門―疾患肺編，第2版．pp 181-197，メディカル・サイエンス・インターナショナル，2018

2) West JB, et al (著)，桑平一郎(訳)：ウエスト 呼吸生理学入門―正常肺編，第2版．pp 171-191，メディカル・サイエンス・インターナショナル，2017

3) 小川浩正，他：換気応答検査．日本呼吸器学会肺生理専門委員会(編)：臨床呼吸機能検査，第8版．pp 221-232，メディカルレビュー社，2016

4) 木村　弘，他：睡眠と呼吸．有田秀穂(編)：呼吸の事典．pp 282-291，朝倉書店，2006

5) Wasserman, K, 他(著)，谷口興一(監訳)：運動負荷テストの原理とその評価法―心肺運動負荷テストの基礎と臨床．pp 10-59，南江堂，1999

第12編 腎機能と排尿

第45章 腎生理学の基礎 ▶742頁

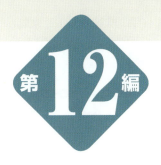

第48章 下部尿路機能とその調節 ▶761頁

第46章 腎循環と糸球体濾過 ▶748頁

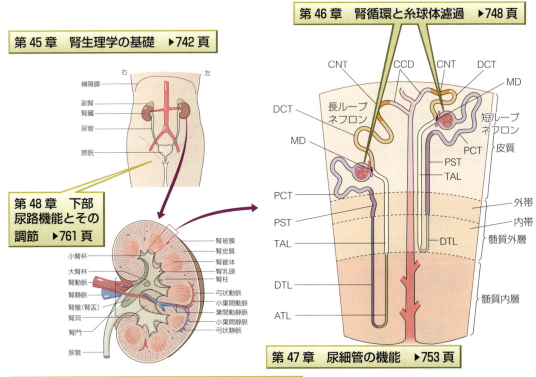

第47章 尿細管の機能 ▶753頁

第50章 腎臓における酸塩基輸送と調節 ▶798頁

第49章 体液とその成分の調節 ▶770頁

第12編 腎機能と排尿の構成マップ

第45章 腎生理学の基礎

腎臓の機能
- 水・電解質バランスを保つ(血漿浸透圧と細胞外液量の調節).
- 呼吸器系(CO_2を排泄)と連携して尿中に酸・アルカリを排泄する(酸塩基平衡の調節).
- 薬物およびタンパク質代謝産物(尿素,アンモニア,クレアチニン)の排泄.
- 広義のホルモン(エリスロポエチン,活性型ビタミンD_3)を産生・分泌し,赤血球産生(骨髄)やCa^{2+}代謝に寄与する.

A 腎臓の構造 ▶742頁
①腎臓の機能単位=ネフロン
②腎血管系の特徴
③腎循環の調節

B 尿生成の仕組み ▶745頁
①糸球体濾過
②尿細管再吸収
③尿細管分泌

C 腎クリアランス ▶746頁

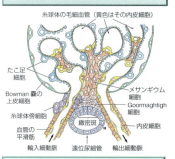

$GFR = U_aV/P_a$
$RPF = U_bV/P_b$

- 腎クリアランス法:血漿中のある物質(X)の尿中への排泄率を示す指標.従来はXにクレアチンを選択して糸球体濾過量(GFR)を評価してきたが,現在はイヌリンが使用される.臨床的には,「人種,性別,年齢」を補正したeGFRが普及している.
- 腎血流量(RBF)の評価にはパラアミノ馬尿酸が使用される.

第46章 腎循環と糸球体濾過

A 腎循環と糸球体濾過 ▶748頁
①腎循環
- 総腎血流量 ─ 90%≦ → 皮質循環(糸球体濾過)
  ─ 数% → 髄質循環(尿の濃縮,水・Na^+の調整)

②糸球体濾過

B 圧利尿と髄質循環 ▶748頁
- 腎灌流圧が上昇すると髄質血流が増加し,近位・遠位尿細管におけるNa^+再吸収が抑制される.
  → 結果,水・Na^+排泄量が増加する(圧利尿).

C 血流再分布とその意義 ▶749頁

D 糸球体と傍糸球体装置 ▶749頁

- 傍糸球体装置は,輸入・輸出細動脈の血管抵抗を調節することにより,糸球体内圧および血流量を制御し,GFRの安定性を保つ.

E 糸球体濾過の機序 ▶750頁

F 糸球体濾過の調節機序 ▶750頁
- GFRとRBFは,ともにほぼ一定に保たれる.
①内因性調節(自動調節) ②外因性調節

第47章 尿細管の機能

A 尿細管における物質輸送の概要 ▶753頁

- 尿細管は最終尿の生成の過程で,99%以上の水と大多数の溶質を回収する.それぞれのネフロン分節の輸送には特徴があるが,共通点としては,水または溶質が尿細管腔から血管側へと輸送される経路として経細胞経路と傍細胞経路の2つをもつ.

C Henle ループ ▶756頁
①解剖学的特徴
②輸送の特徴

E 集合管 ▶759頁
①解剖学的特徴
②輸送の特徴

D 遠位尿細管 ▶757頁
①解剖学的特徴
②輸送の特徴

B 近位尿細管 ▶754頁
①解剖学的特徴
②輸送の特徴

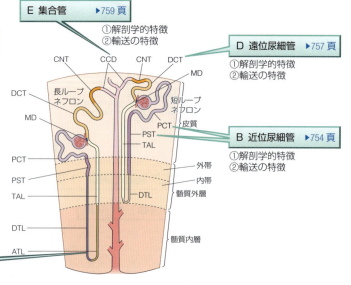

第48章　下部尿路機能とその調節

A 下部尿路機能とは　▶761頁
- 蓄尿機能：膀胱に尿を蓄える機能
- 排尿機能：尿を体外に排出する機能

B 下部尿路の構造　▶761頁

C 下部尿路の末梢神経支配　▶763頁

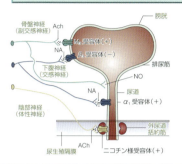

D 下部尿路の神経制御機構　▶764頁

E 下部尿路機能に関与する高位中枢　▶766頁

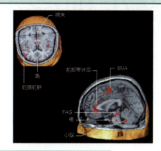

F 尿流動態検査　▶766頁

G 下部尿路機能障害の病態生理　▶768頁
① 蓄尿機能障害
② 排尿機能障害
③ 代表的な下部尿路機能障害

第49章　体液とその成分の調節

A 体液量の調節　▶770頁
① 尿生成と腎臓による体液量調節の関係
② 体液調節に関わる神経液性因子

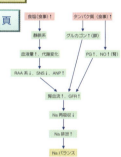

B 有機物と代謝産物の再吸収と輸送　▶776頁
① 糖質，アミノ酸（ペプチド）などの再吸収

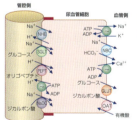

近位尿細管細胞に存在する各種輸送体

② 老廃物の排泄（尿素，尿酸，クレアチニン）

C 電解質代謝　▶788頁
① 尿細管の輸送経路
② 尿細管における Na^+，Cl^-，K^+ 輸送

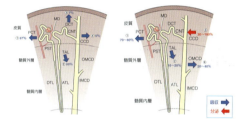

③ 尿細管におけるカルシウムの輸送
④ 尿細管におけるリンの輸送
⑤ 尿細管におけるマグネシウムの輸送

第50章　腎臓における酸塩基輸送と調節

- 細胞から産生された酸（H^+）を体外に排泄する役割は，主に肺と腎臓が担っている
  ➡ 第25章 ▶518頁 参照．

A 酸塩基調整における腎臓の役割　▶798頁
- 腎臓で酸を排泄する仕組みは2つある．
① 重炭酸イオン（HCO_3^-）の再吸収と排泄
  ➡ 本章 B
② タンパク質の代謝により産生される硫酸やリン酸などの不揮発性酸（CO_2 のように気体として排泄されない酸）を排泄する仕組み
  ➡ 本章 C

B HCO_3^- の再吸収と新生　▶798頁

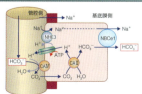

- 尿細管での HCO_3^- の再吸収は9割が近位尿細管で行われる．

C 酸の排泄　▶799頁
① 尿中 pH 低下自体の酸排泄量は少ない
② 滴定酸などによる排泄
③ アンモニウム塩による排泄
④ 腎髄質でのアンモニアの濃縮による排泄

第45章 腎生理学の基礎

腎臓は，体細胞の実質的生存環境(細胞外液＝内部環境)の量および物理化学的性状を，至適状態に維持している重要な臓器である．体循環系(腎動脈)から大量の血液を受け(心拍出量の約1/5)，尿中に不要な(過剰な，有害な)物質を排泄している．この生理機能を実現するために，腎臓は糸球体で血液を濾過し(腎血漿流量の約1/5)，尿細管で水・電解質・有機溶質の輸送(再吸収・分泌)を行っている．

腎臓の機能を要約すると，次の①～④になる．
① 水・電解質バランスを保つ(血漿浸透圧と細胞外液量の調節)．
② 呼吸器系(CO_2を排泄)と連携して尿中に酸・アルカリを排泄する(酸塩基平衡の調節)．
③ 薬物およびタンパク質代謝産物(尿素，アンモニア，クレアチニン)の排泄．
④ 広義のホルモン(エリスロポエチン，活性型ビタミンD_3)を産生・分泌し，赤血球産生(骨髄)やCa^{2+}代謝に寄与する．

腎臓の構造

ヒトの腎臓(後腹膜腔に左右1対)は，腹部中央を下行する腹大動脈から分岐する左右の**腎動脈**から血流を受ける．成人の場合，腎1個の重量は120～150gで(男＞女)，2個の合計重量は体重の約0.5％である．肝臓の下面に位置するため，右の腎臓は左の腎臓に比べやや低い位置にある(図45-1a)．

腎臓の前額断を見ると，解剖学的構造の特徴と間質組織の色調の違いから**皮質**，**髄質**(外層・内層)，**腎盂**(腎杯)が区別できる(図45-1b)．腎臓の機能単位である**ネフロン**(後述)は，皮質から髄質に下行し，髄質先端でUターンして上行し，元の糸球体に接するように脇を通り，合流して集合管を形成する(図45-1c)．**皮質集合管**は，髄質部を通って下行し，腎盂に開口する．ネフロンの走行は，図45-1cに示すが，実際は小さくて(細くて)，肉眼では判別できない．

1 腎臓の機能単位＝ネフロン

哺乳類の**ネフロン**(腎小体＋尿細管)は，皮質にある糸球体からの濾液をボーマンBowman腔(嚢)で受けた後，近位尿細管，ヘンレHenleループ，遠位曲尿細管，結合尿細管を経て，集合管に合流する．ネフロンは，髄質深部への到達度により，**表在ネフロン**(短ループネフロン：髄質外層-内層境界部でUターン)と**傍髄質ネフロン**(長ループネフロン：髄質内層先端でUターン)に分けられる(図45-1c，45-2)．Henleループの出口部分(終端部)の内側の細胞群は，光顕上，細胞核が密集して見えるので緻密斑(**マクラデンサ** macula densa)とよばれ，元の糸球体に接している(図45-1)．ネフロンは分岐しない1本の管である．5,000～7,000本のネフロンが，1本の集合管に合流して，腎盂に開口する．発生学的には，ネフロンと集合管は異なる原基に由来する．前者は**造後腎胚芽組織** metanephrogenic blastema，後者は**尿管芽** ureteric budである．

A 糸球体と糸球体濾過膜—濾過膜の三層構造

糸球体 glomerulus は，**メサンギウム** mesangium と**足細胞** podocyte で裏打ちされた毬状の毛細血管で，末梢組織の毛細血管圧に比べ高い糸球体毛細血管圧(約50 mmHg)に耐えることができる．血液(血漿)の濾過障壁となる構造は，血管内側から①**有窓毛細血管内皮細胞**(窓の大きさは50～100 nm)，②**基底膜** basement membrane (厚みは250～350 nm)，③**足細胞足突起のスリット膜** slit membrane of podocyte foot processes (スリットの大きさは約40 nm)の3層でできている．

血漿アルブミン(分子量約70,000)などの小さなタンパク質が漏出しないのは，ネフリンやポドシン(膜タンパク質)の高次構造でできた**スリット膜**が負荷電をもち，アルブミン(負荷電)の自由な通過を阻止しているからである．血球細胞，血漿タンパク質を含ま

A 腎臓の構造 ● 743

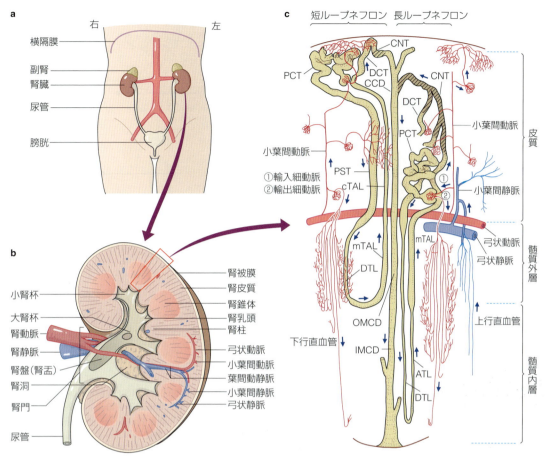

図 45-1 腎臓の位置と構造
a. 腎と尿路. b. 腎臓の断面図. c. 腎の血管系とネフロン. 表在ネフロン（短ループネフロン）と傍髄質ネフロン（長ループネフロン）. Henle ループ：対向する下行（PST，DTL）と上行（ATL，TAL）の 4 セグメントで構成されるループ状構造. セグメントの略称は，図 45-2 と同じ. 小文字 c は皮質，m は髄質を表す. 血管の赤色は動脈系（O_2 濃度が高い），青色は静脈系（O_2 濃度が低い）.
〔河原克雅：腎生理学の基礎，本間研一（監修）：標準生理学，第 9 版，医学書院，2019 より〕

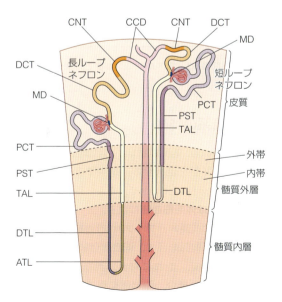

図 45-2 腎臓の 3 層構造である皮質，髄質外層，髄質内層
PCT：proximal convoluted tubule　近位曲尿細管
PST：proximal straight tubule　近位直尿細管
DTL：descending thin limb　細い下行脚
ATL：ascending thin limb　細い上行脚
TAL：thick ascending limb　太い上行脚
MD：macula densa　マクラデンサ（緻密斑）
DCT：distal convoluted tubule　遠位曲尿細管
CNT：connecting tubule　結合尿細管
CCD：cortical collecting duct　皮質集合管
OMCD and IMCD：outer and inner medullary collecting ducts　髄質外層・髄質内層集合管
〔河原克雅：腎生理学の基礎，本間研一（監修）：標準生理学，第 9 版，医学書院，2019 より〕

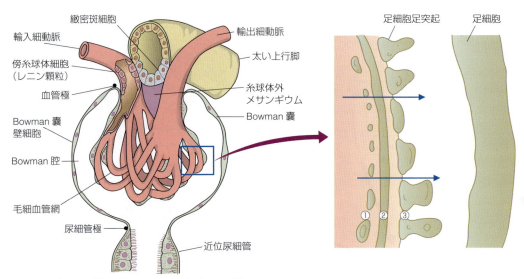

図 45-3　ボーマン嚢 Bowman capsule とボーマン腔 Bowman space
濾過膜の 3 層構造：①毛細血管内皮細胞(有窓：窓 pore のサイズ 50～100 nm)，②基底膜，③足細胞足突起のスリット膜(スリットのサイズ約 40 nm)．
青色の矢印(→)は濾過の方向を示す．
〔河原克雅：腎生理学の基礎．本間研一(監修)：標準生理学，第 9 版，医学書院，2019 より〕

い糸球体濾液は，Bowman 腔を経て近位尿細管に流れ込む(図 45-3)．

Advanced Studies

基底膜と足細胞足突起の間隙

糸球体は，大量の血液(血漿)を濾過するが，血漿タンパク質であるアルブミン(分子量約 70,000)は濾過しない．血漿タンパク質の濾過障壁として基底膜(ラミニン，Ⅳ型コラーゲン)と足細胞足突起の間隙膜(ネフリン，ポドシン，ZO-1)の分子構造と細胞内局在が重要である．

アルポート Alport 症候群では，Ⅳ型コラーゲンの遺伝子異常のため基底膜が進行性に薄くなり，タンパク尿が顕著になる．フィンランド型(若年発症型)先天性ネフローゼ症候群の家系の遺伝子解析によって，ネフリン(分子量約 18 万の糖タンパク質)が，その責任遺伝子産物であることが明らかにされた．ネフリンは，後に同定されたポドシンと親和性をもつ．足細胞間隙の正常な濾過障壁機能発現のためには，両者の細胞間局在が必須である．

微量アルブミン尿

健常者の尿中タンパク質排泄量の多くは，100 mg/日未満である．尿中タンパク質量が 150 mg/日以上の場合，タンパク尿と定義される．尿中タンパク質の大部分は，血漿由来のアルブミンと尿細管のマーカータンパク質として用いられるタム-ホースフォール Tamm-Horsfall タンパク質である．これに対し，尿中アルブミン量と尿中クレアチニン量の比をとり，30 mg/gCr 以上を微量アルブミン尿と定義し，早期腎障害のマーカーとして有用であることが示された．

ネフローゼ症候群

ネフローゼ症候群は，糸球体濾過膜障害に起因する①多量のタンパク尿(3.5 g/日)，②低アルブミン血症(血清アルブミン 3.0 g/dL 以下)，③浮腫，④脂質異常(高 LDL コレステロール血症)を示す症候群である．臨床病理学的に，(1)原発性糸球体疾患，(2)続発性糸球体疾患に分けられる．タンパク尿の成因は，糸球体濾過膜の濾過障壁(足細胞のスリット膜や基底膜)の破綻であるが，これらの形態的変化(電子顕微鏡レベルの空胞変性，足突起の消失など)と荷電障壁を担う膜タンパク質の異常が原因である．小児期に多い微小変化型ネフローゼ症候群 minimal change nephrotic syndrome (MCNS)の"足突起の消失"は，ステロイド治療に反応し，可逆的である．分子遺伝学的手法により，スリット膜を形成する膜タンパク質(ネフリンやポドシン)の異常が，大量のタンパク尿を引き起こすこともわかった．また，免疫学的機序の関与が考えられており，治療薬として，副腎皮質ステロイド，免疫抑制薬(シクロスポリン)，抗 B リンパ球抗体(リツキシマブ)が有効である．

巻末付録　問題 53．低アルブミン血症と浮腫 → 1093 頁参照．

2　腎血管系の特徴

腎門部から入った葉間動脈は，弓状動脈となって，髄質-皮質の境界部を走行する．途中で皮質に向かって小葉間動脈を分枝(上行)させ，さらに輸入細動脈に枝分かれし，糸球体毛細血管になる．

傍髄質ネフロン(長ループネフロン)の場合，糸球体毛細血管-輸出細動脈を経て，直血管(髄質)となる(→第 49 章，771 頁参照)．これに対し，表在ネフロン(短ループネフロン)の場合，輸出細動脈は，尿細管周囲

毛細血管（皮質）となり，近位尿細管で再吸収された溶液，溶質を腎外に運び出す（➡第46章，751頁参照）．

いずれの場合も，同名の静脈を逆にたどり，腎静脈を経て腹大静脈に合流する（図45-1c）．腎臓の血管系は，以下のような解剖学的・生理学的特徴をもつ．

① 腎動脈-腎静脈の間に，毛細血管が2度出現する〔糸球体毛細血管，尿細管周囲毛細血管（皮質）/直血管（髄質）〕．

② 糸球体毛細血管は有窓である．

③ 輸入-輸出細動脈に挟まれた糸球体毛細血管には，動脈圧（約50 mmHg）がかかる．

④ 輸入/輸出細動脈の血管抵抗は連動しているが，独立して調節を受け，GFRを制御している〔尿細管糸球体フィードバック機構（TGF）〕．

⑤ 直血管は，髄質深部で折り返し，対向流を形成する（第49章，➡771頁参照）．

⑥ 組織酸素消費量が小さい（O_2の動静脈較差が小さい：15 mL/血液1 L）．

⑦ 皮質-髄質の血流分布：腎臓に流入した血液の90%以上は皮質部を灌流するので（5 mL/分・組織g），髄質部は虚血状態となる（組織酸素分圧が低い：0.5〜1.75 mL/分・組織g）．安静時の骨格筋の血液灌流量は，約0.2 mL/分・組織gで，腎髄質部の組織酸素分圧より低い．

⑧ 心拍出量が増加しても，腎血流量はむしろ低下する（運動時の血液分配率は相対的に激減する）．

3 腎循環の調節

Ⓐ 筋性調節（自動調節）

一般にほとんどの臓器では，血圧が変動しても，血流量は一定に保たれている．腎血流量もこの例外ではない．少なくとも血圧が80〜200 mmHgの間で変動する限り，腎血流量は比較的一定に保たれている．これを腎血流量の自動調節 autoregulation という．自動調節は，パパベリンのような平滑筋を弛緩させる薬によって失われることから，その機序として血管平滑筋の収縮が重要であると考えられる．

血圧が上昇し，血管壁が伸展すると，平滑筋の収縮力が高まり，逆に血圧が低下して血管壁が弛緩すると，平滑筋の収縮力も低下する．このような応答は，神経支配を除いても起こるので，平滑筋のもつ固有の性質といえる．

Ⓑ 自律神経性調節

腎神経（交感神経）の興奮により，腎血流量は減少する．アドレナリン（エピネフリン）とノルアドレナリン（ノルエピネフリン）は，腎血管を収縮させる．少量の場合は主として輸出細動脈のほうに働くため，腎血流量が低下するにもかかわらず，糸球体濾過量は比較的変化が少ない．これらを大量に適用すれば，輸入細動脈が収縮し，糸球体濾過量も低下する．

一方，ドパミンは，腎血管に対しては拡張作用があり，腎血流を増加させる．

Ⓒ 液性因子による調節

腎で産生されるレニン，カリクレイン，プロスタグランジン（PG），エンドセリンなどのオータコイド autacoidや，バソプレシン（VP or AVP），心房性ナトリウム利尿ペプチド（ANP）などのホルモンが，血管収縮，弛緩作用を介して腎血流量を調節している．

レニン-アンジオテンシン系やAVP，エンドセリンは血管を収縮させるのに対して，カリクレイン・キニン系，PG，ANPなどは血管を拡張させる．

Ⓑ 尿生成の仕組み

腎臓は，細胞外液量，電解質組成，浸透圧濃度（浸透圧），pHなどの恒常性を維持するために，尿を生成し体外に排泄する．そのため，水欠乏（脱水）時には尿を濃縮し（高張尿），水過剰時には大量の薄い尿（低張尿）を排出して，ホメオスタシスを保つ．糸球体濾過膜の性質上，糸球体濾液の溶質・電解質組成は，ほとんど血漿成分に等しい．水を含む血漿中の有用な成分を尿中に喪失しないためにも，濾液の99%以上は尿細管で再吸収される．一方，過剰な電解質や糸球体で濾過されない有機酸などは，尿細管を介して濾液中に分泌される．尿生成の過程を簡便な式で表す．

尿生成＝糸球体濾過－尿細管再吸収＋尿細管分泌…(1)

1 糸球体濾過

糸球体濾過は，血漿から腎尿路系の管腔に溶液が移行する過程である．糸球体濾過膜で選別可能（不透過）なのは，血球成分とアルブミン（分子量約70,000）よ

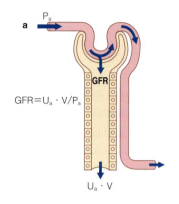

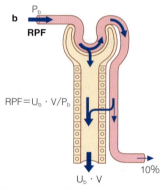

図 45-4 腎クリアランス法による GFR, RPF の測定原理
〔河原克雅：腎生理学の基礎．本間研一（監修）：標準生理学，第 9 版．医学書院，2019 を改変〕

り大きなタンパク質である(➡Advanced Studies, 744 頁を参照). これより小さな分子と水は, 糸球体濾過膜で濾過され, 尿細管中に出てしまう(約 170 L/日). 生命存続のためには, 尿細管を通過中に必要な成分を再吸収しなければならない.

❷ 尿細管再吸収

尿細管再吸収(濾液から血液への輸送)は, 調節性と非調節性に分けられる. 前者は, 主に近位尿細管において(例えば, 濾液の 2/3 を再吸収), 後者は集合管において行われる.

また, 尿細管上皮を横切る輸送(上皮輸送)経路として, **経細胞経路** transcellular transport pathway と **傍細胞経路** intercellular transport pathway に分けられる.

❸ 尿細管分泌

尿細管分泌は, 血液から濾液(尿細管腔)への輸送を

意味し, 尿細管再吸収と逆方向の輸送である. 通常の食事で過剰になりやすい K^+ などは, 糸球体で濾過され, 近位尿細管や Henle ループで非調節性に再吸収される(糸球体で濾過された K^+ のほぼ全量を回収). その後, 皮質集合管で調節性に分泌され尿中に排泄される. これらの輸送機序は, 第 49 章(➡770 頁)でより詳細に記述されている.

C 腎クリアランス

腎クリアランス法は, 血漿中のある物質(X)の尿中への排泄率を示す指標で, 適当な X を選択することにより, 非侵襲的に腎機能を評価することができる(H. W. Smith, 1895〜1962)(図 45-4).

イヌリン〔ダリア, キクイモの根に多く含まれる多糖類(果糖の重合体), 分子量 5,200〕は, 糸球体濾過膜を自由に通過し, 尿細管で再吸収・分泌されない. イヌリンを使って, 糸球体濾過量(GFR)を求めると,

$$GFR = U_{In} \cdot V/P_{In} \quad \cdots\cdots(2)$$

となる. ただし, V は尿量(単位時間), U_{In} および P_{In} は尿中および血漿イヌリン濃度である.

臨床的には, 生体内物質であるクレアチンを使ったクリアランス法(IVC3 クレアチニン)で GFR を評価してきたが, その測定値に問題があることが広く認識され(腎機能低下時にも, クレアチニンクリアランス法で測定された GFR 値は低下しない), 慢性腎臓病(CKD)の病期分類には,「人種, 性別, 年齢」を補正した eGFR (estimated GFR, 推算 GFR)の利用が普及してきた(➡第 49 章, 787 頁参照).

一方, **パラアミノ馬尿酸**(PAH)は, 糸球体で自由に濾過された後, 尿細管周囲毛細血管を灌流中に, ほとんどすべて近位尿細管-管内腔に分泌されるので, 腎血漿流量(RPF)や腎血流量(RBF)の評価に用いられる.

$$RPF = U_{PAH} \cdot V/P_{PAH} \quad \cdots\cdots(3)$$

ただし, U_{PAH} および P_{PAH} は, 尿中および血漿 PAH 濃度である. もう少し実際に則して説明すると, 血漿 PAH の尿中への除去率は約 90% なので, PAH クリアランスの計算値は, **有効腎血漿流量**とよばれる.

GFR/RPF 比は, 体位や血圧の変動にもかかわらずほぼ一定(約 20%)で, **濾過比** filtration fraction (FF)という. アンジオテンシン II (AT II) や ANP は, 交感神経の興奮で RPF が低下するような状況でも, 輸出

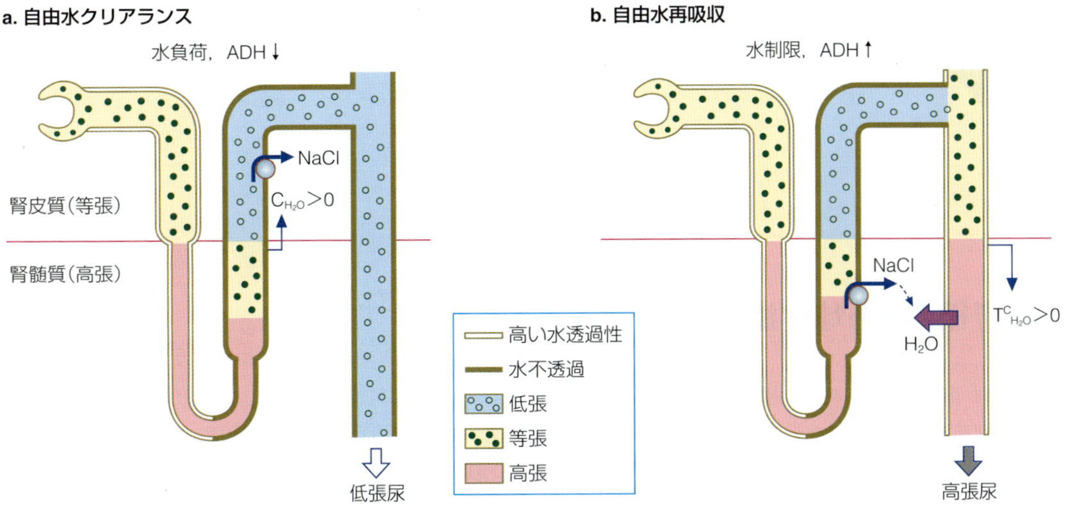

C 腎クリアランス ●747

a. 自由水クリアランス

水負荷，ADH↓

腎皮質（等張）

腎髄質（高張）

NaCl

$C_{H_2O}>0$

低張尿

b. 自由水再吸収

水制限，ADH↑

NaCl

H_2O

$T^C_{H_2O}>0$

高張尿

凡例：
- 高い水透過性
- 水不透過
- 低張
- 等張
- 高張

図 45-5　自由水クリアランスと自由水再吸収—希釈セグメント（TAL）の NaCl 輸送

〔河原克雅：腎生理学の基礎．本間研一（監修）：標準生理学，第9版．医学書院，2019 より〕

細動脈を選択的に収縮させて FF 比を増大させ，GFR を維持することができる（尿量を確保する）．

RPF から RBF を求めるには，

$$RBF = RPF/(1-Ht) \tag{4}$$

ただし，Ht は，ヘマトクリットである．

Advanced Studies

浸透圧クリアランスと自由水クリアランス

溶液の浸透圧は，溶質の濃度を反映する．血漿と尿の浸透圧濃度を測定し，そのクリアランス値 $C_{osm} = U_{osm}V/P_{osm}$ を求めると，C_{osm} は尿に溶質を排泄するに必要な血漿量を示す．尿の浸透圧濃度が血漿のそれと等しい（**等張尿**）ときは，C_{osm} は尿量に等しい．一方，尿が血漿よりも低張のときの尿量は，C_{osm} より大きくなる．これは溶質の排泄に必要な水のほかに，溶質をまったく含まない水（**自由水** free water）が排泄されるためである．尿量 V は，**浸透圧クリアランス**と**自由水クリアランス**の和

と定義される（図 45-5）．

$$V = C_{osm} + C_{H_2O} \tag{5}$$

これより，

$$C_{H_2O} = V - C_{osm} \tag{6}$$

と表現され，C_{H_2O} は尿の希釈の程度を示す指標になる．

逆に尿の浸透圧濃度が血漿より高い（**高張尿**）ときは，尿量は C_{osm} より小さくなり，自由水が再吸収されていると考え，

$$V = C_{osm} - T^C_{H_2O} \tag{7}$$

ここで $T^C_{H_2O}$ を**自由水再吸収**という．

$$T^C_{H_2O} = C_{osm} - V \tag{8}$$

これは C_{H_2O} の符号を変えた値にすぎないが，尿濃縮の程度を示す指標になる．

自由水クリアランスや自由水再吸収は，このように尿の希釈，濃縮の程度を示す値であるが，特殊な条件下ではヘンレループ上行脚や遠位尿細管などの，いわゆる希釈セグメントでの溶質の吸収量を示す指標にもなる．自由水クリアランスは，次のように変形できる．

$$C_{H_2O} = V(P_{osm} - U_{osm})/P_{osm} \tag{9}$$

第46章 腎循環と糸球体濾過

A 腎循環と糸球体濾過

腎臓の最も重要な役割は，**体液の恒常性**を保つことである．その能力は大変大きく，健常人が仮に，水を1日に20 L，食塩を3 gのような極端な経口摂取をしても，体液の恒常性は崩れない．腎臓が，水や電解質を生体に過不足がないように，正確に排泄しているからである．

1 腎循環

腎循環は，きわめて精巧に設計されている．**輸入**および**輸出細動脈**という動脈系に糸球体という毛細血管が存在し，ここに高い圧力(50 mmHg)で，多量の血液が流れ込んで濾過が行われる．正常成人では，総重量で300 gにすぎない腎臓に流れる血流量は約1 L (心拍出量の20%)にも及ぶ．総腎血流量の90%以上は皮質に分布し，髄質血流は数%である．皮質循環は糸球体濾過に，髄質循環は尿の濃縮や水・ナトリウム(Na^+)の調整に重要な役割を果たす．

2 糸球体濾過

尿細管の各部位は，生体からの情報に応じて，尿細管液との間で物質交換をして体液の恒常性を保っている．尿細管機能が有効に発揮されるためには，管腔内に適切な量と組成の尿細管液が存在することが不可欠である．すなわち，糸球体濾過により安定した多量の原尿がつくられ，それが管腔内を流れているからこそ，尿細管の各部位はその使命を果たすことができるのである．これが，**糸球体濾過量(GFR)**が1日170 L (全細胞外液量の12倍)にも及び，その99%を尿細管が再吸収しているという，一見，無駄にみえることが行われている理由である．

GFRと**腎血流量** renal blood flow (RBF)は，平均血圧が70〜180 mmHgぐらいまでの間で変動しても，ともにほぼ一定に保たれる(図46-1)．これを**自動調節** autoregulation という．

一方，腎灌流圧が上昇するにつれて尿中水・Na排泄量が増加する現象がみられる．これを**圧利尿**とよぶ．GFRは一定に保たれているので，圧利尿は，腎灌流圧が尿細管機能を調節することによって起こる．

自動調節の目的は，主にGFRの安定した維持である(➡749頁以降を参照)．

B 圧利尿と髄質循環

圧利尿の機序には髄質血流が重要である(図46-2)．**髄質血流**は自動調節能に乏しく，血圧の上昇に伴い増加する．腎臓は被膜に覆われているので，髄質血流の増加により腎間質圧が上昇する．その結果，近位および遠位尿細管におけるNa^+再吸収が抑制される．

髄質血流を選択的に減少させると尿中Na^+排泄量が減少し，逆もまた真である．髄質血流は，傍髄質糸球体の輸出細動脈から乳頭の方向に向かう**直血管**により調節される．直血管は，傍髄質ネフロンのHenleループの太い上行脚(mTAL)と近接しているが，表在

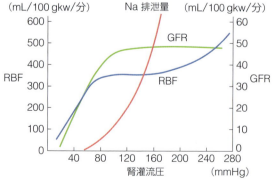

図46-1 自動調節と圧利尿
腎灌流圧は平均血圧と同様．
〔Shipley RE, et al：Changes in renal blood flow, extraction of inulin, glomerular filtration rate, tissue pressure and urine flow with acute alterations of renal artery blood pressure. Am J Physiol 167：676-688, 1951 より〕

ネフロンの尿細管とは遠く離れている．**直血管抵抗**はアンジオテンシンⅡ（ATⅡ），一酸化窒素（NO），プロスタグランジン（PG），エンドセリン（ET）などの血管作動物質により調節される．

最近の研究で，mTALによるNa⁺輸送が，直血管抵抗を調節することが示された（**tubulovascular crosstalk**）．すなわち，mTALにおけるNa⁺再吸収の亢進により酸化ストレス物質が産生され，それが近傍の直血管に伝わって収縮させる機序が示された．

一方，直血管から遠い集合管周辺は，腎灌流圧の低下により虚血の危機に陥る．しかし，表在ネフロンGFRが低下するために，尿細管に負荷されるNa⁺が減少し，酸素消費量は低下して尿細管は生存できる．

さらに，レニン-アンジオテンシン-アルドステロン系が亢進する．ATⅡは近位尿細管での再吸収を増加させ，その結果，虚血に陥りやすいmTALへ到達するNa⁺量，すなわち仕事量が減り，尿細管の生存に有利となる．

以上のように，腎臓は低灌流状態でも，濾過の維持，Na⁺保持，そして，虚血への対応が可能であるように精密に設計されているのである．

C 血流再分布とその意義

ネフロンのNa⁺保持能力は，Henleループの長さにより異なる．表在ネフロンはNa⁺を失いやすく，傍髄質ネフロンはNa⁺保持力が強いと考えられている．食塩負荷時には，表在ネフロンの血流が増加し，Na⁺排泄を促進する．出血時や減塩では表在ネフロンGFRは減少するが，傍髄質ネフロンGFRが増加する．傍髄質ネフロンは再吸収能力に優れているため，濾過されれば水・Na⁺を効率よく体内に戻す．

このように血流の再分布は**Na⁺バランス**を保つうえで合目的的である．

Advanced Studies
腎臓の構造の合目的性

腎臓の構造にはすべて意味がある．例えば，塩分摂取が困難で低血圧になっている状態を考えてみよう．生命維持のためには，老廃物を排泄するための濾過が必要である．一方，濾過されたNa⁺はすべて再吸収して循環を維持する必要がある．傍髄質ネフロンの糸球体輸入細動脈は太い弓状動脈から近いので，血圧が低下しても濾過を維持できる．しかも，長いループをもちNa⁺保持力が高いので，濾過されたNa⁺を完全に回収できる．さらに，mTALでのNa⁺再吸収により酸素消費が増大しても，すぐ近くに直血管があるために虚血に陥ることはない．

D 糸球体と傍糸球体装置

高く安定したGFRを可能にしているのが，糸球体および傍糸球体装置の構造である（図46-3）．

糸球体の毛細血管には，約40～50 mmHgという高い静水圧で血液が流れ込んでおり，水に対する濾過性がきわめて高い（ほかの毛細血管系の10～100倍）．またこのような圧に耐えられるように，**メサンギウム細胞**がループを支持して構造を保っている．

一方，**傍糸球体装置**は，輸入・輸出細動脈の血管抵抗を調節することにより，糸球体内圧および血流量を制御し，GFRの安定性を保っている．特に，**緻密斑** macula densa（MD）細胞は，尿細管腔内のNaCl濃度を感知して，レニン分泌を調節するとともに，**尿細管糸球体フィードバック機構** tubuloglomerular feedback（**TGF**）により輸入細動脈の血管抵抗を直接調節している．

後述するように，TGFとATⅡの作用により，生体はNa⁺バランスを保ちながら高く安定したGFRを維持することができるのである．

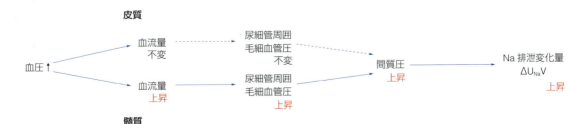

図46-2　圧利尿と皮質・髄質循環
〔Cowley AW Jr：Long-term control of arterial blood pressure. Physiol Rev 72：231-300, 1992 より転載〕

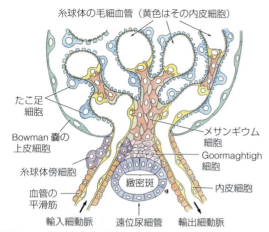

図 46-3　傍糸球体装置
〔藤田尚男，他（原著），岩永敏彦，他（改訂）：標準組織学 各論，第6版．医学書院，2022 より〕

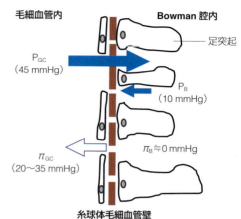

図 46-4　毛細血管壁における限外濾過を規定する力学的因子

E　糸球体濾過の機序

　糸球体血行動態および GFR の調節因子としては，糸球体毛細血管内圧，糸球体を流れる血漿流量および糸球体毛細管の濾過係数（水の透過性と濾過面積の積）がある．前二者は輸入・輸出細動脈の血管抵抗のバランスによって決定する．

　図 46-4 に糸球体毛細血管内のある特定の場所における限外濾過を規定する因子の関係を示す．毛細血管から Bowman 腔への水と溶質の濾過の原動力は，毛細血管内圧（P_{GC}）である．一方，Bowman 腔内圧（P_B）および糸球体毛細血管内の血漿膠質浸透圧（$π_{GC}$）は，濾過を阻止する方向に作用する．正常では，Bowman 腔内の濾過液はほとんどタンパク質を含まず，膠質浸透圧は 0 とみなしてよい．したがって，その場における有効濾過圧（P_{UF}）は $P_{GC}-P_B-π_{GC}$ で，毛細血管内外の圧差（$P_{GC}-P_B$）を $ΔP$ とすると，$P_{UF}=ΔP-π_{GC}$ となる．P_{UF} は，糸球体毛細血管を輸入細動脈から輸出細動脈へたどるに従って減少する．これは $ΔP$ が毛細血管床を通してほぼ一定であるのに対し，限外濾過により毛細血管内から水が失われるため，タンパク質濃度，すなわち $π_{GC}$ が輸出細動脈に近づくにつれて高くなるためである．

　正常では，$π_{GC}$ は毛細血管起始部の 20 mmHg から次第に上昇し，ついには $ΔP$ と同じ値の 35 mmHg まで達する．この時点で，P_{UF} は 0 となり，それ以後の毛細血管では濾過が行われず，予備として残される．

　このように，$ΔP$ と $π_{GC}$ が等しくなる状態を filtration pressure equilibrium（**FPE**）とよぶ．$π_{GC}$ の変化の割合は，糸球体血流量により大きく影響を受ける．血流量が増大すると，$π_{GC}$ の毛細血管床に沿っての変化が小さくなるため，FPE に到達する点は輸出細動脈のほうへ移動し，ついには，$π_{GC}$ が $ΔP$ に到達しない状態になる．糸球体血流量の上昇は P_{UF} を増大させ，濾過を促進させる．

　以上より，糸球体内圧が上昇すれば糸球体濾過が増加するのはもちろんであるが，それが一定であっても糸球体血流量または糸球体基底膜の水の透過性が亢進すれば GFR は増加する．さらに，糸球体血圧が低下しても，血流量または膜の透過性の上昇が伴えば，GFR は維持することができることになる．

F　糸球体濾過の調節機序

　内因性調節（自動調節）

　GFR と腎血流量がともに一定に保たれることから，腎灌流圧に反応して，輸入細動脈の血管抵抗が変化していると考えられる．

　自動調節は交感神経系および液性因子を除いてもみられ，筋原反応と TGF が重要である．

F 糸球体濾過の調節機序 751

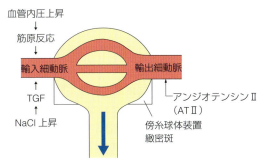

図46-5 筋原反応とTGFによる自動調節

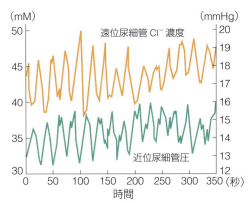

図46-6 緻密斑でのClの変化とそのネフロンの近位尿細管内圧（単一ネフロンGFR）の変動
〔Holstein-Rathlou NH, et al：Oscillations of tubular pressure, flow, and distal chloride concentration in rats. Am J Physiol 256 (6 pt 2)：F1007-1014, 1989より〕

A 筋原反応

血管内圧が上昇すると，血管壁に張力がかかる．それに反応して，血管平滑筋細胞内Ca濃度が上昇し，血管は能動的に収縮し，血流を一定に保つように働く．これを**筋原反応**とよぶ．しかし，筋原反応のみで自己調節が完全に行われるとは考えられず，次に述べるTGFとの共同作用が必要となる．

B 尿細管糸球体フィードバック機構（TGF）

輸入細動脈末端部は，緻密斑（MD）の尿細管液NaCl濃度が上昇すると収縮し，逆にNaCl濃度が低下すると拡張する．この調節機構を**尿細管糸球体フィードバック機構**（TGF）とよぶ．

筋原反応とTGFは，輸入細動脈で直列に配列しており，筋原反応だけでは防げないGFRの変化が，緻密斑に到達するNaCl濃度に反映され，輸入細動脈が反応してGFRをもとのレベルに保つ作業が完成する（図46-5）．TGFによる**単一ネフロンGFR**（SNGFR）の調節は非常に精巧にできており，1分間に2回ぐらいの周期で変動して，GFRを微細に調節している（図46-6）．このように，TGFが腎臓に存在することにより，腎臓は生体のほかのどの臓器よりも自動調節能に優れている．

TGFはいろいろの状態で変化し，GFRを維持している．例えば低塩食時には緻密斑に到達するNaCl濃度が低くなり，レニン分泌が亢進してAⅡ濃度が上昇する．このとき，もしTGFの反応曲線が正塩食のときのままであれば，GFRは上昇してしまう（図46-7のA→B）．ところが，実際は反応曲線が左方へ移動する**リセッティング現象**がみられ，GFRは正塩食摂取時と変わらないレベルに維持される（A→C）．高塩

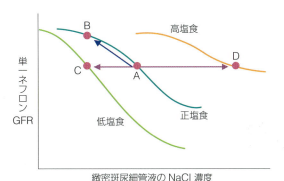

図46-7 食塩摂取量のTGF反応曲線に及ぼす影響

食摂取時には反対の現象が起こる（A→D）．このようなTGFの変化にはATⅡが重要であり，ATⅡ存在下ではTGFによる輸入細動脈の収縮がより強く起こる．また，緻密斑細胞には腎臓のほかの細胞にみられない，神経型の**一酸化窒素合成酵素**（NOS）や**誘導型シクロオキシゲナーゼ**（COX-2）が高濃度に発現しており，レニン分泌やTGFを調節している．

逆にGFRの上昇は主に近位尿細管での溶質再吸収を増加させ，その結果水再吸収も増加させる．そのため，一般に溶液の再吸収の割合は一定に保たれる．このことを糸球体尿細管バランス glomerulotubular (GT) balance と呼ぶ．

Advanced Studies

結合尿細管糸球体フィードバック

尿細管は緻密斑に続き，遠位曲尿細管，結合尿細管，皮質集合管へとつながっていくが，表在ネフロンでは，遠位曲尿細管

は必ずヘアピンカーブを描いたあとで結合尿細管になり，元の糸球体に戻り，輸入細動脈に沿って小葉間動脈の方向に向かう．最近，結合尿細管におけるアミロライド感受性 Na^+ チャネルを介した Na^+ の再吸収が亢進すると輸入細動脈が拡張することが証明され，**結合尿細管糸球体フィードバック** connecting tubular glomerular feedback (CTGF) とよばれている．CTGF は TGF に拮抗する役割を果たし，アルドステロンなどによっても調節されている．**結合尿細管**は生体における電解質組成の最終調節に重要な役割を果たす．したがって，CTGF は体液調節と腎血行動態を結ぶ新たな機序として注目されている．

② 外因性調節

Ⓐ 交感神経系

交感神経系の刺激は，腎血流量ならびに GFR の低下を引き起こす．腎神経を段階的に刺激すると，最初にレニン分泌と Na^+ 排泄の低下がみられ，その後，腎血流と GFR の低下が起こる．

Ⓑ 液性因子

多くの液性因子が糸球体血行動態に関与しているが，その全容はまだ解明されていない．

血管収縮物質としては，AT Ⅱ，ET，トロンボキサン，20-HETE などがある．**AT Ⅱ** は，輸入細動脈より輸出細動脈に対する作用が大きい．

血管拡張物質としては，プロスタグランジン(PG)，ナトリウム利尿因子(ANP，BNP，CNP)，NO，キニン，アドレノメジュリン，エポキシエイコサトリエン酸(EET)などがある．

アデノシンは，輸入細動脈の収縮および輸出細動脈の拡張を起こし，急性腎不全の病態に関与するとされている．

第47章 尿細管の機能

A 尿細管における物質輸送の概要

尿細管の機能で最も重要なものは，水と溶質の輸送である．糸球体限外濾過を受けた原尿は近位尿細管に入る際，血漿とほぼ同一の組成をもつ．大量の水分に加え，無機イオン（Na^+，K^+，Mg^{2+}，Ca^{2+}，Cl^-，HCO_3^-，H^+，リン酸），グルコース，アミノ酸およびペプチド，クレアチニン，尿素などの溶質がその主な成分である．尿細管は最終尿の生成の過程で，99%以上の水と大多数の溶質を回収する（図47-1）とともに，多くの有機化合物を尿細管中へと分泌し，尿中に排泄する．この水と溶質の輸送は，一般の細胞膜での輸送と共通する面も多いが，尿細管による輸送の特徴として，上皮を介する一方向性の輸送を挙げることができる．また分節によって異なる輸送形式がある点は，消化管の場合と類似している．それぞれのネフロン分節における輸送の特徴は後の項で述べるので，ここでは共通する輸送現象について基本概念を述べる．

 輸送経路

水または溶質が，尿細管腔から血管側へと輸送される経路として，**経細胞経路**と**傍細胞経路**の2つがある（図47-2）．経細胞経路では，物質はまず管腔側細胞膜（管腔側膜）を通過し，細胞内に入り，さらに基底側細胞膜（側底膜）を通過して血管側の間質に達する．細胞は脂質二重膜に覆われているため，荷電した粒子はそれを自由に通過できず，その透過には膜輸送タンパク質であるチャネルないしトランスポーターが必要となる．細胞間隙を介する傍細胞経路では細胞間のタイト結合を通過する．

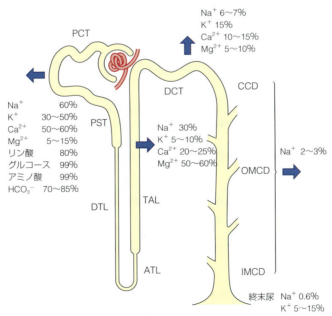

図47-1　ネフロン各セグメントにおける溶質再吸収
PCT：近位曲尿細管，PST：近位直尿細管，DTL：細い下行脚，ATL：細い上行脚，TAL：太い上行脚，DCT：遠位曲尿細管，CCD：皮質集合管，OMCD：髄質外層集合管，IMCD：髄質内層集合管

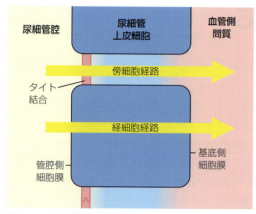

図 47-2　尿細管腔から溶質再吸収

溶質輸送の駆動力となる．

D ネフロンの分類

ネフロンはその起始部の糸球体の皮膚内における位置により，表在ネフロンと傍髄質ネフロンの2つに大別される（→第45章図45-1，743頁参照）．**表在ネフロン**は腎血流量の約9割を受け，糸球体で濾過される濾液の大部分を吸収する．ネフロンループは短く髄質内層には入らない．これに対し，**傍髄質ネフロン**は腎血流量の約1割を受けるだけだが，髄質内層まで到達する長いネフロンループをもち，尿細管周囲毛細血管網も尿細管に沿って下行し直血管とよばれる長いループ状の血管構造をつくり，尿の濃縮や水・ナトリウム（Na）の調整の役割を担う．

B 水の輸送

膜を介する水の輸送は，膜を介する駆動力に比例するが，尿細管での水の輸送は主に溶質の濃度差による浸透圧を駆動力としており，**浸透** osmosis と呼ばれる．

C 溶質の輸送

溶質が膜を介して輸送される機序は，**受動輸送**と**能動輸送**に大別される．前者は電気化学ポテンシャル勾配に従った輸送であり，後者は電気化学ポテンシャル勾配に逆らった輸送である．化学反応と直接連結してエネルギー供給を受ける輸送を**一次性能動輸送** primary active transport という．これに対して一次性能動輸送で生じた電気化学ポテンシャルによって，受動的に輸送される溶質と共役することにより，ほかの溶質が見かけ上，電気化学ポテンシャル勾配に逆らって輸送されることがあり，これを**二次性能動輸送** secondary active transport とよぶ．

尿細管の輸送で一次性能動輸送として知られているのは Na^+-K^+ ATPase である．Na^+-K^+ ATPase は主に側底膜に存在し，その活性は近位尿細管，太いヘンレ Henle ループ上行脚，遠位尿細管，集合管などほとんどの分節に存在する．側底膜にある Na^+-K^+ ATPase により尿細管細胞で産生される ATP が消費され，K^+ が細胞内へ，Na^+ が細胞外へと輸送される．この過程が尿細管での輸送の根幹をなし，細胞内の Na^+ 濃度が低下し，K^+ 濃度が上昇することにより，細胞内は細胞外に対し電位が低下する．これらの細胞内外の Na^+，K^+ の濃度勾配，電位勾配がほとんどの

B 近位尿細管

近位尿細管では，糸球体濾液の2/3にも及ぶ水と NaCl が再吸収される（図47-1）．さらに，糸球体濾液中のグルコース，アミノ酸，HCO_3^-，リン酸などの生体にとって必要な物質の多くが，この部位で再吸収される．

1 解剖学的特徴

糸球体に続く近位尿細管は曲部と直部よりなる．また，近位尿細管はそれを構成する細胞のタイプ（細胞の大きさ，刷子縁の数・長さ，側底細胞膜の陥入の数・程度，細胞内小器官の数・形態，隣接細胞とのタイト結合など）により，S1, S2, S3 分節に分類される（表47-1）．

2 輸送の特徴

A グルコースの輸送

糸球体で自由に濾過されたグルコースは，経細胞輸送により近位尿細管でグルコーストランスポーター（輸送体）により再吸収される．まず管腔側細胞膜に存在する Na^+ 依存性の Na^+-グルコース共役輸送体 SGLT を介して，Na^+ の電気化学的勾配による二次性能動輸送（共輸送）での管腔内のグルコースが細胞内へ

B　近位尿細管 ● **755**

表 47-1　**ネフロンの不均一性**

形態学的特徴		輸送特性	内分泌・代謝
糸球体			
	内皮細胞	定比率性濾過	レニン産生と分泌
	上皮細胞	限外濾過（size & charge barrier）	
	メサンギウム	メサンギウム収縮（アンジオテンシンⅡによる）	
近位尿細管			
	セグメント 1（S1）	定比率性再吸収	ビタミン D_3 活性化
	セグメント 2（S2）	等張性再吸収	薬物の水酸化
	セグメント 3（S3）	有機酸・タンパク質再吸収，有機イオン分泌	EPO 産生，糖新生，NH_3 産生
Henle ループ			
	細い脚		
	細い下行脚（DTL）	高い水透過性	EGF 産生
	細い上行脚（ATL）	低い水透過性，高い尿素透過性	Tamm-Horsfall 糖タンパク
	太い脚	陽性内腔電位	
	太い上行脚（TAL）	Na^+-K^+-$2Cl^-$ 共輸送体，低い水透過性	
遠位尿細管			
	遠位曲尿細管（single cell type）	Na^+-Cl^- 共輸送体	カリクレイン産生
	結合尿細管（multiple cell）	K 分泌，アルドステロン作用部位	
集合管（two cell type）			
	皮質集合管	主細胞，A 型間在細胞：アルドステロン作用部位	PGE_2 産生
	髄質外層集合管	A 型・B 型間在細胞：ADH（V_2）作用部位	
	髄質内層集合管	主細胞：ANP 作用部位	

Vt D_3：vitamin D_3, EPO：erythropoietin, NH_3：ammonia, EGF：epidermal growth factor, ADH：antidiuretic hormone, ANP：atrial natriuretic peptide, PGE_2：prostaglandin E_2.

12

腎機能と排尿

上り坂輸送される．次いで，細胞外より濃度の高くなったグルコースは側底膜に存在する **Na^+ 非依存性の促進拡散グルコース輸送体** GLUT を介して濃度勾配に従い受動輸送（単輸送）され，血液中へと戻る（➡ 第 49 章図 49-12，779 頁参照）．

B　アミノ酸の輸送

　アミノ酸の経細胞輸送は，前述のグルコース輸送と基質が異なる点を除いて類似し，管腔膜では Na^+ との共輸送，側底膜では単輸送である．**アミノ酸トランスポーター（輸送体）**は輸送されるアミノ酸の特性に従い，グリシン・アラニン・フェニルアラニンなどの中性アミノ酸トランスポーター，リジン・アルギニンなど塩基性アミノ酸トランスポーター，グルタミン酸・アスパラギン酸の酸性アミノ酸トランスポーターなど数種類のものが存在する．アミノ酸の一部は短いアミノ酸鎖（オリゴペプチド）として水素イオン H^+ と共輸送されるトランスポーターによる再吸収も存在する．

C　Na^+，Cl^-，HCO_3^-，水の輸送

　近位尿細管では Na^+ は，グルコースやアミノ酸などときわめて活発に共輸送される．このため，これらの共輸送が Na^+ の陽性荷電の移動を伴う電位形成性のものであることから，糸球体から 1〜2 mm の近位尿細管起始部（S1 分節）では，管腔内が陰性となる．この管腔の起電により Cl^- は傍細胞経路を介して再吸収を受け，Cl^- は電気的に中性な NaCl として受動輸送されている．さらに，糸球体より数 mm 遠位部にいくと，管腔内電位は陽性へと転じる．これは，近位尿細管起始部で Na^+ が選択的に Cl^- よりも再吸収される結果，S2，S3 分節で管腔液 Cl^- 濃度が上昇し，これによって生じた管腔側から血液側への Cl^- の濃度勾配によって，Cl^- 受動的再吸収を促進させる力が生じる．イヌリンの管腔内濃度が全長にわたって上昇していくことで，これら溶質の再吸収とともに水が再吸収されていき，近位尿細管では等張性の水再吸収が行われている（➡ 第 49 章図 49-20，789 頁参照）．

　Cl^- に次いで血中に多く存在する HCO_3^-（重炭酸イ

オン)は，主に近位尿細管細胞で，Na^+とH^+の交換輸送で管腔内に分散されるH^+と一緒になり，H_2CO_3となる．管腔側膜には炭酸脱水酵素 carbonic anhydrase（CA IV）があり，H_2CO_3をH_2OとCO_2に解離させる．非イオン性のCO_2は受動拡散で細胞内に入り，細胞内の炭酸脱水酵素（CA II）により再びHCO_3^-に変化し，側底膜に存在するNa^+-HCO_3^-共輸送体で血管側に運ばれ最終的には管腔から血管へと輸送される．

近位尿細管の細胞膜では管腔側・基底側ともに水チャネルのAQP1を大量に発現しているため，水の透過性はほかの尿細管部位に対しても非常に高く，この部位での水の再吸収を十分に説明することが可能である．浸透圧や静水圧により水が膜を通過する際に，電解質などの溶質が水とともに移動する現象を**溶媒牽引** solvent dragという．近位尿細管のように水の透過性の高い部位では，Cl^-のかなりの部分は溶媒牽引により再吸収されると考えられている．

D その他

近位尿細管機能の特性として，このほかにもK^+やリンの輸送，酸塩基平衡との関連の深いH^+，HCO_3^-の輸送，尿細管細胞におけるアンモニアの産生とその輸送，多くの薬物を含む有機酸や有機塩基の輸送など，多岐にわたる機能がある．

 巻末付録　問題49．Fanconi症候群 → 1090頁参照．

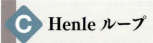

C Henle ループ

Henleループでは，糸球体濾過液中のNaClのうちの20〜25%が再吸収され，近位尿細管に次いで吸収が高い．この部位全体でのNaClの再吸収の特徴は，ここに負荷されるNaCl量の増減に伴って，NaCl再吸収量も増減する点である．またHenleループでのNaCl輸送は，尿の濃縮，および希釈機構に重要な役割を果たす．

1 解剖学的特徴

Henleループは**細い下行脚**（DTL），**細い上行脚**（ATL），そして**太い上行脚**（TAL）に分類される．短ループの表在ネフロンは，主に皮質にTAL（cortical TAL；cTAL）があり，長ループの傍髄質ネフロンは，主に髄質にTAL（medullary TAL；mTAL）がある（表47-1）．

TALの機能の特異な点は，水とイオンの輸送を分離することにある．髄質部のmTALから皮質部のcTALにわたり水に対して不透過であるため，尿がTALを通過するに伴いNaClの吸収のみが行われ，管腔内液は希釈されていく．したがってこの部を希釈部 diluting segmentともよぶ．また髄質内において，mTALは対向流増幅系の強力な駆動力としての働きをもち，髄質内高浸透圧勾配の形成に寄与している．これらの事実は，TALが尿の希釈-濃縮機構の重要な部位であることを示している．

2 輸送の特徴

A Na^+，Cl^-の輸送

細い下行脚（DTL）にはAQP1の発現が認められ，水の透過性が存在する．しかしミトコンドリアおよび基底側のNa^+-K^+ ATPaseを欠くため，NaClの透過性は低いので，濾液中の水はNaClと尿素の蓄積で高浸透圧となった間質に再吸収される．このため，髄質部を下行するに従い，濾液の浸透圧は徐々に高くなる．これに対し，太い上行脚（TAL）はNaClの透過性は高いが水の透過性を欠いており，このセグメントを通過する濾液の浸透圧は上行するに従い低下する．

管腔側細胞膜にはフロセミドで阻害される**Na^+-K^+-$2Cl^-$共輸送体**（NKCC2）が存在し，基底側のNa^+-K^+ ATPaseにより低濃度に維持されたNa^+の電気化学ポテンシャル勾配をK^+やCl^-の輸送の駆動力として利用している．したがって，NKCC2による輸送はK^+やCl^-の"二次性能動輸送"である．NKCC2はこの部位における浸透圧勾配形成に貢献している．

NKCC2の輸送はNa^+とK^+とCl^-の3者がともに存在しないと働かない．しかし原尿中には細胞外液に多いNa^+とCl^-は多量に存在するのに比し，同部位に運ばれてくるK^+は少ない．そのためNKCC2による再吸収の維持には，NKCC2により再吸収されたK^+が，ROMKとよばれるK^+チャネルを介して管腔内に戻されることが必要になる．

NKCC2により管腔側から流入したNa^+は全部が基底側のNa^+-K^+ ATPaseにより間質に運ばれる．NKCC2により管腔側から流入したCl^-は，基底側に存在するCl^-チャネル（ClC-Kb）やCl^--HCO_3^-交換輸

送体(AE2)を介して間質に運ばれる.

B K$^+$ の輸送

Henle ループでは糸球体で濾過された K$^+$ の約 2 割が再吸収される.経細胞経路としては上述の NKCC2 により行われるが,電気化学勾配に従い,ROMK を介して管腔内に拡散する.管腔内の正電位と細胞間隙の K$^+$ 透過性により,傍細胞経路を通る K$^+$ の再吸収が生じている.

Advanced Studies

輸送の調節因子

1.ペプチドホルモン

TAL はさまざまなホルモンによる支配を受けており,抗利尿ホルモン(ADH),副甲状腺ホルモン(PTH),カルシトニン,グルカゴンにより,NaCl 再吸収が促進される.さらにこれらのホルモンは cTAL における Mg^{2+},Ca^{2+},K$^+$ の再吸収も促進することが知られている.これらのホルモンにより,NaCl の再吸収量を調節することで,TAL は尿の濃縮機構に強く関与している.

2.プロスタグランジン(PG)

PG は髄質内で合成され,なおかつ急速にその場で不活性化されるためその作用は局所的である.PGE$_2$ の基本的な作用は mTAL において NaCl 再吸収のフィードバック機構に関与することで,PGE$_2$ は,mTAL における NaCl 再吸収を抑制する.

C Ca^{2+},Mg^{2+} の輸送

TAL は 2 価の陽イオン,すなわち Ca^{2+} や Mg^{2+} の輸送の場としても重要な役割を果たしている.糸球体で濾過された Ca^{2+} の 20〜25%,Mg^{2+} の 50〜60% が Henle ループで再吸収されている(図 47-1).TAL は上皮組織ではまれな管腔内正電位(15〜20 mV)であり,細胞間隙経路は高いイオン透過性を有しているため,Ca^{2+} や Mg^{2+} などの陽イオンは受動的に輸送されうる.しかし,抗利尿ホルモン,PTH,カルシトニン,グルカゴンといったペプチドホルモンが TAL において Ca^{2+} や Mg^{2+} の再吸収を促進する点からみても,なんらかの経細胞経路がこれらの 2 価陽イオンの輸送に関与している可能性もある.

D 遠位尿細管

遠位尿細管(遠位側ネフロン)は,Henle ループの太い上行脚 TAL が糸球体の血管極と接して,特殊な丈の高い,核が密に集まった細胞からなる**緻密斑** macu-la densa(MD)に始まり,最初に集合管へ合流するまでと定義される.しかし,このように定義された分節は形態学的には TAL,**遠位曲尿細管** distal convoluted tubule(DCT),**結合尿細管** connecting tubule(CNT),**皮質集合管** cortical collecting duct(CCD)の 4 つの異なる分節を含んでいる(表 47-1).本節は遠位曲尿細管と結合尿細管の機能を中心に解説する.

1 解剖学的特徴

緻密斑(MD)の後,遠位曲尿細管(DCT)に移行する.遠位側ネフロンは上述したように,遠位曲尿細管 DCT,結合尿細管 CNT,皮質集合管 CCD の 3 つの異なる分節からなるが,各分節を構成する上皮も均一ではなく,異なった種類の上皮からなる.

すなわち,遠位曲尿細管は遠位曲尿細管細胞(DCT 細胞)という単一の上皮からなるのに対し,結合尿細管と集合管は**主細胞** principal cell と**間在細胞** intercalated cell の 2 種類の上皮からなる.

2 輸送の特徴

A 水の輸送

抗利尿ホルモンは遠位曲尿細管および結合尿細管の水透過性を全く変えない.したがって,Henle ループの太い上行脚,遠位曲尿細管,結合尿細管はいわゆる希釈部として働いている.

B Na$^+$,Cl$^-$ の輸送

遠位尿細管での Na$^+$ の再吸収は糸球体濾過量の 6〜7% である(図 47-1).これは近位尿細管と Henle ループを合わせると,Na$^+$ 再吸収量が約 9 割に達するのと比べわずかな量である.より近位側での Na$^+$ 再吸収は,糸球体濾液のうちで基本的なものを,ほとんど無条件に一定量再吸収するという性格をもつ.例えば,近位尿細管での再吸収が抑制されると,Henle ループへの負荷量が増し,同部位での再吸収が増加し代償する.これに対し,集合管を含む遠位側ネフロンでの Na$^+$ 再吸収は,ホルモンによる微妙な調節を受け,Na$^+$ バランスの変化に応じて尿中排泄量を調節するという違いがある.

遠位尿細管では管腔内の Na$^+$ 濃度は低く,血漿の

$1/2 \sim 1/3$ 以下となっている．遠位尿細管の管腔内電位は負となる．したがって，Na^+ はこれらの分節では電気化学ポテンシャル勾配に逆らって能動輸送されることになる．この能動輸送の駆動力となるのは，おそらく側底膜にある Na^+-K^+ ATPase で，その活性がこれらのネフロンで高いことが報告されている（➡第49章図 49-23, 791 頁参照）．

サイアザイドは遠位曲尿細管の管腔内から作用して，電位を変化させることなく，Na^+ 再吸収を抑制することから，管腔側膜からの Na^+ 流入にはサイアザイド感受性の Na^+-Cl^- 共輸送体（NCC）を介する．結合尿細管の Na^+ 再吸収はアミロライドにより抑制されることから，管腔側膜からの Na^+ 流入はアミロライド感受性の上皮性 Na^+ チャネル（ENaC）を介する．

遠位尿細管の Cl^- 濃度は血漿の $1/5 \sim 1/3$ にまで低下する．これから算出される Nernst の平衡電位は $-30 \sim 40$ mV であり，Cl^- は電気化学ポテンシャル勾配に沿って受動的に輸送されうる．また，電気化学ポテンシャル勾配に逆らった輸送も存在する可能性がある．

C K+ の輸送

遠位尿細管より近位側のネフロンでは，Na^+ と同様に，糸球体濾過量のほぼ一定量の K^+ が再吸収される（$80 \sim 90\%$）（図 47-1）．しかしながら K^+ の尿中排泄量は，摂取する K^+ 量によって極端に変動する．この尿中 K^+ 排泄の増減は，細胞外液の K^+ 濃度を低く保つうえできわめて重要である．このような K^+ の摂取量に応じた尿中 K^+ 排泄の調節を行うのは主として遠位側ネフロンである．

K^+ は遠位尿細管の起始部には，摂取 K^+ 量にかかわらず，常に糸球体濾過された K^+ の $5 \sim 15\%$ が到達する．遠位尿細管での K^+ の輸送は摂取 K^+ 量によって著しく変化する．K^+ 摂取量が正常の場合には K^+ の軽度の分泌が起こるが，K^+ 摂取を制限すると K^+ の正味の再吸収が起こる．これに対して K^+ 摂取量が多い場合には糸球体濾過量あるいはそれ以上に相当する量の K^+ の分泌が起こる．過剰の K^+ を摂取すると主細胞の側底膜が著しく増加し，Na^+-K^+ ATPase 活性も増加することから，主細胞が K^+ 分泌の適応に関与する．これに対し K^+ 欠乏の場合は間在細胞の管腔側膜が増加することから同細胞が K^+ 再吸収の増加に関与すると考えられる．以上より K^+ 摂取に対する適応は主と

して集合尿細管で起こるとみなされている．

D Ca2+, Mg2+ の輸送

遠位曲尿細管では，糸球体濾過量の $10 \sim 15\%$ の Ca^{2+} が再吸収される（➡第49章図 49-27, 796 頁参照）．これは量的には少ないが，体液の Ca^{2+} の欠乏や過剰に反応して PTH などのホルモンにより調節されるという点で重要である．特に PTH は遠位曲尿細管や結合尿細管の **PTH1 型受容体（PTHR1）** に結合して A キナーゼを活性化し，TRP チャネル（TRPV5 および TRPV6）を開口させることにより管腔膜からの Ca^{2+} 流入を増加させる．細胞内に流入した Ca^{2+} は側底膜の $3Na^+$-Ca^{2+} 交換輸送体（NCX）や Ca^{2+} ATPase（PMCA）を活性化し，Ca^{2+} 再吸収を促進させる（➡第49章図 49-23, 791 頁参照）．**活性型ビタミン D_3〔$1,25$(OH)$_2$D$_3$〕** も遠位曲尿細管の Ca^{2+} 再吸収を促進させると考えられている．これらのネフロン部位では，通常，管腔内電位は負であるから，Ca^{2+} の輸送は能動的に行われる．

遠位曲尿細管における Mg^{2+} 再吸収は，経細胞経路で行われる．管腔膜には，Mg^{2+} を透過するイオンチャネルが存在し，これが TRP チャネルの 1 つである **TRPM6** であることが明らかになっている．多くの TRP チャネルは，Ca^{2+} を透過し，Mg^{2+} は透過しないが，TRPM6 は Mg^{2+} を透過させる数少ないチャネルの 1 つである（➡第49章図 49-23, 791 頁参照）．側底膜を介する Mg^{2+} の汲み出し機能についてはよくわかっていないが，特殊な Mg^{2+} ポンプ，あるいは Na^+-Mg^{2+} 交換輸送体が関与している可能性がある．

Advanced Studies

輸送の調節因子

1. WNK キナーゼ

WNK キナーゼのなかで WNK1 と WNK4 は，ヒトで高血圧，高 K 血症，代謝性アシドーシス，レニン-アンジオテンシン（RA）系の抑制を主徴とする常染色体顕性（優性）遺伝形式をとる偽性低アルドステロン症 II 型（PHA II，ゴードン Gordon 症候群）の原因遺伝子として報告された．WNK4 はセリン/スレオニンキナーゼであり，OSR1（oxidative stress responsive kinase 1）/SPAK（STE20-like proline and alanine-rich kinase）のリン酸化を介して，NCC をリン酸化することで，活性型 NCC が増加する．WNK4 は K 制限食，アルドステロンにより活性化され，K 過剰摂取により抑制される．

2. 副甲状腺ホルモン（PTH）

PTH は結合尿細管に作用して Ca^{2+} の再吸収を促進する．結合尿細管における PTH の Ca^{2+} 再吸収促進作用はきわめて大きく，

PTH により尿中 Ca^{2+} 排泄減少の主要な部分を占めると考えられる．

E 集合管

1 解剖学的特徴

　集合管は遠位尿細管に続いて始まり，乳頭先端部に至る部分である．集合管は結合尿細管に続いて始まり，その位置する部位により，①**皮質集合管** cortical collecting duct (**CCD**)，②**髄質外層集合管** outer medullary collecting duct (**OMCD**)，③**髄質内層集合管** inner medullary collecting duct (**IMCD**) の 3 部位に分かれる (表 47-1)．

　集合管の細胞は，**主細胞** principal cell と**間在細胞** intercalated cell の 2 種類よりなる．間在細胞はミトコンドリアに富み，細胞質は暗く，管腔側表面には**微小皺襞** microplicae が多い．主細胞の細胞質は明るく，ミトコンドリアは比較的少なく，管腔側表面は比較的平滑で先の丸い微小絨毛 microvilli が少数あり，細胞表面中央に一次線毛を有する．CCD の主細胞はアルドステロンに反応して，Na^+ と K^+ の輸送を高めるため，K^+ 分泌には主細胞が関与していることが考えられる．OMCD には主細胞のほか，間在細胞も存在し，この間在細胞は酸排出に関与していると考えられている．また，間在細胞にはA型（α型）とB型（β型）の 2 種類が存在し，その機能が異なることが推測されている．CCD には両タイプが混在するのに対し，OMCD にはA型しか存在しないことより，B型は重炭酸分泌，A型は H^+ 分泌に関与していると考えられる．A型とB型は，細胞の極性 polarity が逆であり，酸負荷を行えば重炭酸分泌細胞は細胞極性を変えて H^+ 分泌型になるので，両タイプは酸塩基平衡の変化に応じて変わる同一型の細胞である可能性がある．IMCD は主細胞より成り立っている．

2 輸送の特徴

A 水の輸送

1 抗利尿ホルモンと集合管

　遠位尿細管の**浸透圧水透過性** osmotic water permeability (Pf) は抗利尿ホルモンによって増加しないが，CCD，OMCD，IMCD と集合管全長にわたり Pf は抗利尿ホルモンにより上昇する．副腎ステロイド（糖質と電解質ステロイド）欠乏時には CCD での抗利尿ホルモンによる cAMP 増加が阻害される．アジソン Addison 病時の尿濃縮障害は，このような機序によると考えられる．また，抗利尿ホルモンはプロスタグランジン（PG）の産生を刺激し，PG は抗利尿ホルモンのアデニル酸シクラーゼ刺激作用を抑制する．PG は抗利尿ホルモンに拮抗して作用する．

2 皮質集合管（CCD）

　遠位曲尿細管から CCD に流入してくる尿細管液は，抗利尿状態か利尿状態かにかかわらず低張である．CCD に流入する尿細管液の浸透圧を主として形成するのは，NaCl と尿素であるが，尿素の濃度が NaCl 濃度より相対的に高い．CCD を通過する過程で，抗利尿ホルモンが存在すれば，低張な尿細管液と等張な間質の間で浸透圧勾配があるので水は再吸収され，間質と平衡に達すれば，CCD を出る尿細管液は等張になる．さらに NaCl は再吸収されるので水も再吸収を受ける．尿素の CCD における透過性は抗利尿ホルモンに関係なく低いので，尿細管液が CCD を通過する過程で尿素の濃度はさらに上昇する．

3 髄質外層集合管（OMCD）

　OMCD の Pf は抗利尿ホルモンによって上昇し（図 47-3），抗利尿状態では髄質外層の間質浸透圧は高いので水は再吸収を受ける．OMCD での尿素の透過性は低く，水が再吸収を受ければ尿細管液の尿素の濃度も浸透圧も上昇する．

4 髄質内層集合管（IMCD）

　Pf が抗利尿ホルモンによって上昇する点は，CCD や OMCD と同じであるが，尿素の透過性は前 2 者と異なり高い．これは同部位における尿素トランスポーター UT-A1 および UT-A3 の発現が高いことによる．

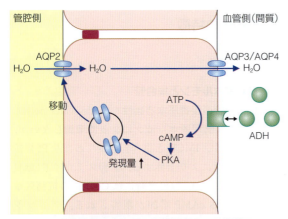

図47-3　髄質外層集合管での水吸収における抗利尿ホルモンの調節
ADHによってPKAを介してAQPの発現量が増加し，水透過性を上昇させる．
ADH：抗利尿ホルモン，AQP：アクアポリン，PKA：プロテインキナーゼA．

B　Na^+，K^+，H^+の輸送

集合管全体で糸球体濾過量の少なくとも2%のNa^+が再吸収されている（図47-1）．GFRを100 mL/min，血漿Na^+濃度を140 mEq/Lとすれば，24時間に濾過されるNa^+の2%は403 mEqとなり，NaCl量としては，約24 gとなる．集合管が再吸収するNa^+量は濾過量の2%と小さな割合であっても，ネフロンの最終段階として，Na^+の恒常性維持に重要な動きをしている．さらに，水利尿下で尿のNa^+濃度を低値に保つように，大きな濃度勾配を維持することも集合管の重要な作用である．

1　皮質集合管（CCD）（→第49章図49-24，792頁参照）

CCDと結合尿細管の一部には，**主細胞** principal cellと**間在細胞** intercalated cellの2種類の細胞が混在している．

a　主細胞

Na^+は，主細胞の管腔膜の**上皮性Na^+チャネル**（ENaC）を通して再吸収される．水（H_2O）は，**水チャネル（AQP2）**を通って細胞内を経て再吸収される．K^+は，主細胞の管腔膜のK^+チャネル（ROMK）を通って，電気化学的勾配に従い管腔内へ分泌される．K^+の管腔内への分泌量は，経口的なK^+摂取量により大きく変動する．また，**アルドステロン**は，ENaCやROMKの発現を増加させ，Na^+再吸収とK^+分泌を増加させる．

b　間在細胞

A型間在細胞の管腔膜には，H^+-K^+ ATPaseが局在し，H^+分泌とK^+の再吸収を行う．体内K^+の過不足により，K^+分泌（主細胞）とK^+の再吸収（α間在細胞）を行う．

体内K^+が過剰なときは，主細胞管腔膜のK^+チャネルが増加し，側底膜Na^+-K^+ ATPase活性化で取り込まれたK^+が管内液中に分泌され，尿中へのK^+排泄量が増加する．

一方，体内K^+が不足するとき，α間在細胞の管腔膜にH^+-K^+ ATPase（胃の酸分泌細胞と類縁）の発現が増加し，管内液にH^+を分泌すると同時に管腔中のK^+を細胞内に汲み入れる．

アルドステロンもこのH^+-K^+ ATPaseを活性化するため，**高アルドステロン症**では血液はアルカリ化し，尿は酸性化する．なお，B型間在細胞の管腔膜にはCl^--HCO_3^-**交換輸送体**が存在し，尿への塩基分泌に関与すると考えられている．

2　髄質外層集合管（OMCD）

OMCDのNa^+輸送量は低く，ウアバインやアルドステロンに反応しないが，H^+分泌能はCCDより高い．

3　髄質内層集合管（IMCD）

IMCDのNa^+，K^+，Cl^-に対する透過性は低い．電解質に対する透過性は低いので，水利尿時の低い尿中電解質濃度や，食塩負荷時の高い尿中電解質濃度をIMCDで保つことができる．

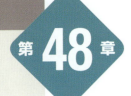

第48章 下部尿路機能とその調節

A 下部尿路機能とは

下部尿路 lower urinary tract は，膀胱およびその排出路という2つの機能単位からなる．そして**下部尿路機能** lower urinary tract function は，大きく**蓄尿機能** storage function と**排尿機能** voiding function に分けられる．蓄尿機能とは膀胱に尿を蓄える機能であり，排尿機能とは尿を体外に排出する機能(尿排出機能)をいう．「排尿」という用語は，尿排出を意味するものであり，「蓄尿」と「尿排出」の両者を総称する用語としては不適切である．

蓄尿時には膀胱内の尿が漏れないように，尿量が増えても膀胱内圧は常に低く保たれ，排出路は常に閉じており，尿道閉鎖圧は膀胱内圧よりも常に高く維持されている必要がある．一方，排尿時には，随意的に排尿が開始でき，膀胱の収縮とともに排出路の抵抗が低下して，円滑に尿が排出されなければならない．この蓄尿および排尿における膀胱と排出路の協調機能の大部分は脳幹部の**橋排尿中枢** pontine micturition center (PMC)以下の自律神経系の反射制御による．この自律神経反射に，橋より上位の脳による制御が加わり，随意的な排尿の遅延，開始が可能となる．

1 ● 蓄尿機能
正常な蓄尿機能とは以下の状態をいう．
① 尿意を感じる
膀胱に少量の尿がたまっても尿意を感じないで，150〜250 mLになって初めて尿意を感じる．
② 排尿を我慢できる
尿意を感じてもそれをしばらく我慢することができる(正常成人の最大膀胱容量は400〜500 mL)．
③ 尿を漏らさない(禁制)
腹圧が加わったり，尿意を感じていても，尿失禁しない．**失禁** incontinence のない状態を**禁制** continence とよぶ．また，睡眠中にも尿を漏らさない．
④ 膀胱内を低圧に保つ

蓄尿中は，膀胱内に尿がたまっていても膀胱は収縮せずに，常に低圧($15\ cmH_2O$ 未満)に保持できる．

2 ● 排尿(尿排出)機能
正常な排尿機能とは以下の状態をいう．
① 自らの意思で排尿の開始・中断ができる
② 腹圧をかけずに，勢いよく尿を排出できる
③ 残尿なく排尿できる

B 下部尿路の構造

下部尿路は膀胱およびその排出路(膀胱頸部，尿道，外尿道括約筋)から構成されている．膀胱は，3つの開口部(左右の尿管口と内尿道口)を有し，これらに囲まれた部分を**三角部** trigone とよぶ．膀胱の三角部は発生学的には中胚葉由来であり，内胚葉由来である膀胱の他の部分(体部とよぶ)と異なり，機能的にも異なる性質をもつ．尿管は膀胱筋層を外側頭方から斜めに貫いて膀胱三角部に開口し，膀胱内圧上昇時にも逆流が起こらない機構になっている．膀胱頸部とは，膀胱と尿道の移行部である内尿道口周囲を指す．尿道は，解剖学的にも機能的にも男女差が大きい(図48-1)．

A 膀胱の構造

膀胱壁は，内側から，粘膜層，筋層，外膜よりなる．粘膜層は**尿路上皮(移行上皮)**とその下の**粘膜固有層**からなり，無髄求心性神経終末が豊富に分布する．膀胱体部の筋層の平滑筋は，**排尿筋** detrusor とよばれる．排尿筋は頂部では縦走筋と輪状筋が入り混じっているが，膀胱底部から頸部にかけては，外層の縦走筋，中層の輪状筋，内層の縦走筋からなる．排尿筋細胞膜には**ムスカリン受容体**(主に M_2 および M_3 受容体)と**アドレナリン β 受容体**(主に $β_3$ 受容体)が豊富に局在し，それぞれ，排尿筋の収縮と弛緩に関与する．一方，膀胱三角部の平滑筋は，浅層と深層の2層か

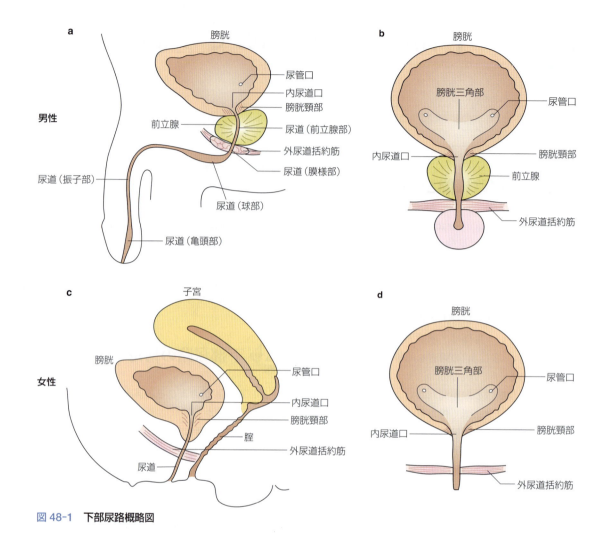

図 48-1　下部尿路概略図

らなり，浅膀胱三角筋は尿道平滑筋の続きで中胚葉由来であり，**アドレナリン α₁ 受容体**が優位に局在する．深膀胱三角筋は排尿筋と同様に内胚葉由来であり，機能的にも類似の性質をもつ．

　膀胱外膜は，主に膠原線維および弾性線維を伴った結合組織で，神経線維や神経節を含む．神経節は，膀胱尿管移行部，膀胱後面，膀胱頸部に多い．

B 尿道の構造

　尿道は男女差が多い．男性では，以下の部位に分けられる．

① 前立腺部：膀胱頸部の内尿道口から始まり，前立腺に囲まれた部位を指す．この部の後壁遠位部に射精管が開口する．前立腺肥大症では，腫大した前立腺によってこの部の尿道が圧排されて排尿機能障害が起こる．

② 膜様部：外尿道括約筋を含む尿生殖隔膜を貫通する部分であり，尿の禁制を保持するのに重要な部位である．

③ 球部：会陰部の球海綿体筋に覆われた部位で，尿道が体表面から触知できる最初の部位である．

④ 振子部：陰茎部尿道を指す．

⑤ 亀頭部：陰茎の先端の亀頭に囲まれた部位を指す．

　①と②を**後部尿道**，③④⑤をまとめて**前部尿道**とよぶ．機能的には，膀胱頸部を形成する輪状の平滑筋は内尿道括約筋と呼ばれ，**アドレナリン α₁ 受容体**が豊富に存在し，蓄尿期に，交感神経を介して収縮し，尿禁制に寄与している．さらに，射精時には精液が逆行性に膀胱内に流入するのを防止する機能を果たす．

　女性の尿道は，全長で3 cmと短く，膀胱頸部の内尿道口から始まり，腟前壁の前上方を下降して外尿道

口で終わる．男性のように部位に分けることはない．平滑筋は，内側に縦走筋が全長にわたって走行し，その外側に輪状筋が認められる．縦走平滑筋は，排尿筋と連続しており，ムスカリン受容体刺激によって収縮する．これに対し，輪状平滑筋は排尿筋とは連続せず，アドレナリン α_1 受容体刺激により収縮する．男性と同様に，膀胱頸部の輪状平滑筋は内尿道括約筋と呼ばれ，尿禁制に寄与する．女性における尿道固有横紋筋は，尿道のほぼ中央 2/3 にある輪状の横紋筋で，前壁では幅と厚さを増し，馬蹄状を呈している．肛門挙筋などの尿道周囲横紋筋は，骨盤底筋群とよばれ，尿道固有横紋筋と接してはいるが連絡はない．

男性の場合には，**外尿道括約筋**が比較的に厚く，前立腺手術などで膀胱頸部にある内尿道括約筋機構が損なわれても尿禁制は保たれる．女性の場合には，尿道固有横紋筋は薄く，遅筋が主で，受動的な尿禁制に重要とされている．これに対し，骨盤底筋群は遅筋と速筋が混在しており，急な腹圧の上昇に対する尿禁制の保持にも寄与している．多産婦などで腹圧性尿失禁が多くみられるのは，出産などにより骨盤底筋が障害されるためとされている．

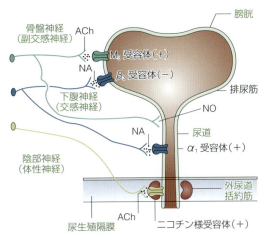

図 48-2 末梢における下部尿路神経制御機構

蓄尿期には，尿の充満に伴って交感神経である下腹神経と体性神経である陰部神経の神経活動が活性化される．活性化に伴い，交感神経終末から放出されたノルアドレナリン（NA）は，膀胱排尿筋のアドレナリン β_3 受容体に結合して，弛緩に導くと同時に，膀胱頸部と尿道の平滑筋のアドレナリン α_1 受容体と結合して収縮させる．陰部神経が活性化されると，外尿道括約筋が収縮して，禁制を保持する．
一方，排尿期には，蓄尿期に活性化されていた交感神経と体性神経は抑制され，副交感神経である骨盤神経が活性化される．その結果，副交感神経終末からアセチルコリン（ACh）が放出され，膀胱排尿筋のムスカリン受容体（主に M_3 受容体）と結合して，膀胱は収縮する．一方，膀胱頸部と尿道の平滑筋は，副交感神経終末から ACh と同時に放出される一酸化窒素（NO）によって弛緩する．その結果，円滑な尿排出が可能となる．

〔Fowler CJ, et al：The neural control of micturition. Nat Rev Neurosci 9：453-466, 2008 より一部改変して転載〕

C 下部尿路の末梢神経支配

下部尿路は**骨盤神経（副交感神経）**，**下腹神経（交感神経）**，**陰部神経（体性神経）**の3種類の末梢神経の制御を受けている．

遠心性神経支配（図 48-2）

副交感神経遠心路は，仙髄（S_2-S_4）の中間外側核 intermediolateral cell column を起始核とし，骨盤神経を経由して直腸の外側を通って下腹神経と合流し，膀胱・尿道近傍で骨盤神経叢を形成する．節後ニューロンは骨盤神経叢や膀胱壁内に存在する．副交感神経を刺激するとムスカリン受容体（主に M_3 受容体）を介して膀胱収縮が起こり，排尿が誘発される．

一方，**交感神経遠心路**は，胸腰髄（Th_{10}-L_2）の**中間外側核**から起こって，交感神経幹または下腸間膜神経節でニューロンを変えて節後線維となり，下腹神経を経由して膀胱・尿道に分布する．交感神経が活性化されると，膀胱体部の平滑筋である排尿筋はアドレナリン β 受容体（主に β_3 受容体）を介して弛緩し，膀胱頸部と尿道は，アドレナリン α_1 受容体を介して収縮し，蓄尿促進に働く．

体性神経遠心路は仙髄（S_2-S_4）前角に存在する**陰部神経核（オヌフ Onuf 核）**から起こり，陰部神経を経由して外尿道括約筋の緊張制御に関与する．

求心性神経支配

下部尿路からの求心性神経路は，遠心路と同様に，骨盤神経，下腹神経，陰部神経を経由する．膀胱からの伸展刺激は，主に骨盤神経を介して，仙髄（S_2-S_4）後根神経節へ伝達される．求心性神経線維は，有髄で神経伝達速度が速い **Aδ 線維**と無髄で神経伝達速度の遅い **C 線維**に分類される．Aδ 線維は主に排尿筋間の膠原線維内に多く存在し，一部は排尿筋間に分布して，膀胱平滑筋の伸展などの機械的刺激に反応する．一方，C 線維は尿路上皮，粘膜固有層，筋層に広く分布して，主に侵害刺激に反応し，温痛覚を伝えるとさ

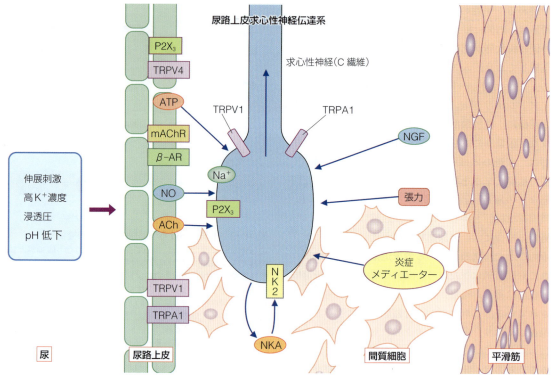

図 48-3　尿路上皮・求心性神経伝達系

尿路上皮は，蓄尿に伴う膀胱伸展刺激や尿中の侵害物質による刺激によって，TRP イオンチャネルなどを介して，アセチルコリン（ACh），ATP，一酸化窒素（NO）などのさまざまな伝達物質を合成・放出する．放出されたこれらの伝達物質は，直接的に，または上皮下間質細胞などを介して間接的に，上皮内や上皮下に局在する求心性神経（C 線維）の活動を調節している．この機構を尿路上皮・求心性神経伝達系とよぶ．
mAChR：ムスカリン受容体，β-AR：アドレナリンβ受容体，NKA：ニューロキニン A，NK2：ニューロキニン 2 受容体，NGF：神経成長因子（nerve growth factor），TRP：transient receptor potential
〔de Groat WC, et al：Afferent nerve regulation of bladder function in health and disease. Handb Exp Pharmacol 194：91-138, 2009 より一部改変して転載〕

れてきた．しかし，最近の研究によれば，尿路上皮は，尿中侵害物質による刺激に対してだけではなく，伸展刺激によっても，アセチルコリン，ATP，一酸化窒素 nitric oxide（NO）などのさまざまな**伝達物質 transmitters** を合成・放出し，放出されたこれらの伝達物質は，直接的に，または上皮下間質細胞を介して間接的に，C 線維の活動を調節していることが明らかになってきた（図 48-3）．一方，これらの C 線維は興奮すると，その末梢神経終末から，血管作用性腸管ペプチド（VIP），substance P, CGRP（calcitonin gene-related peptide）などさまざまな神経ペプチドを遊離し，サイトカインの遊離・炎症性細胞の遊走，末梢血管の拡張などに作用し，局所の炎症を促進する．これを **C 線維の遠心性作用**という．

D　下部尿路の神経制御機構

A　蓄尿時の制御機序（図 48-2，48-4a）

なぜ膀胱は尿が充満しても収縮せずに低圧を維持できるのだろうか？　この低圧維持の機序は，少なくとも蓄尿の初期には，純粋に膀胱壁の受動的な性質によるものと考えられている．すなわち，膀胱壁は壁自体の粘弾性によって，ある程度までは引き伸ばされても張力が増加しない特性があるため，ある程度の容量に達するまで生理的な速度で尿がたまる場合には内圧上昇が起こらない．しかし，その膀胱壁の粘弾性を超えて尿が膀胱に充満した場合はどうだろうか？　膀胱の伸展刺激は，骨盤神経求心路を介して，仙髄（S_2-S_4）の後根神経節細胞に伝達され，さらに脊髄後索を上行

D 下部尿路の神経制御機構

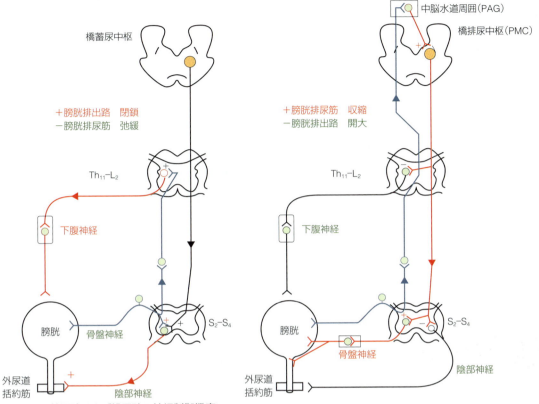

図 48-4　蓄尿時および排尿時の神経制御機序

a. 蓄尿時の神経制御機序．蓄尿期には，膀胱の伸展刺激による求心性信号は骨盤神経を経由して仙髄に入り，仙髄の前角のOnuf 核および脊髄を上行して胸腰髄（Th$_{11}$-L$_2$）にある交感神経運動核に伝わり，刺激する．交感神経運動ニューロンが活性化されると，下腹神経を経由し，膀胱排尿筋を弛緩し，膀胱頸部と尿道の平滑筋を収縮し，蓄尿促進に働く．一方，Onuf 核が活性化されると，陰部神経を通して外尿道括約筋が収縮する．また，橋の蓄尿中枢 pontine storage center の働きによって，Onuf 核が興奮し，外尿道括約筋の収縮を助ける．

b. 排尿時の神経制御機序．膀胱充満に伴う求心性入力が増強すると，その信号は中脳水道周囲灰白質 periaqueductal gray（PAG）に伝達され，同部から橋排尿中枢 pontine micturition center（PMC）へ促進性入力が入る．その結果，下部尿路への遠心性入力パターンのスイッチが切り替わり，交感神経（下腹神経）と体性神経（陰部神経）の遠心路は抑制され，副交感神経（骨盤神経）は活性化される．その結果，膀胱は収縮し，排出路は開大する．

〔Fowler CJ, et al：The neural control of micturition. Nat Rev Neurosci 9：453-466, 2008 より一部改変して転載〕

し，胸腰髄（Th$_{11}$-L$_2$）の中間外側核にある交感神経運動ニューロンを刺激する．その結果，膀胱充満に伴って**脊髄交感神経反射**が誘発される．第 1 に，この交感神経反射は，アドレナリンβ$_3$ 受容体が優位に分布する膀胱排尿筋に直接働いて弛緩させる．第 2 に，膀胱頸部および尿道に対しては，アドレナリンα$_1$ 受容体を介して収縮させる．この反射はまた，膀胱の収縮抑制にも関与する．すなわち，膀胱の収縮は副交感神経の興奮性入力に依存するが，副交感神経節レベルで交感神経はコリン作動性神経伝達を節前性に抑制し，蓄尿期に膀胱が収縮するのを持続的に抑制している．膀胱充満に伴って尿道内圧は徐々に上昇する．この蓄尿時の尿道内圧の上昇には，交感神経を介する尿道平滑筋の収縮だけではなく，陰部神経を介した**外尿道括約筋の緊張亢進**（収縮）も関与する．この蓄尿時の外尿道括約筋の緊張亢進には，膀胱伸展に伴う求心性入力が仙髄レベルで Onuf 核を刺激することに加えて，脳幹部の橋蓄尿中枢から Onuf 核への促進性入力も関与する．また，尿道壁の緊張は平滑筋や横紋筋といった動的要素のみの産物ではなく，尿道壁固有の静的要素として，筋層の内側の粘膜固有層や尿路上皮が軟らかいクッションの役割を果たすために，低い圧でもより効果的に尿の禁制保持機構が働くとされている．

腹圧上昇時の禁制保持の機序

咳やくしゃみなどで腹圧が上昇した場合には，なぜ，尿は漏れないのだろうか？　これには次に挙げる2つの機序が関与する．第1に，上昇した腹圧は膀胱に加わるのと同時に，膀胱頸部や近位尿道にも同等に伝達されるため，尿道内圧と膀胱内圧との相対的な内圧差（閉鎖圧）は腹圧が加わっても変化しないと考えられる．膀胱頸部や尿道の支持組織が脆弱化して腹圧によって膀胱頸部や尿道が過度に下降しやすくなると，腹圧が膀胱頸部や尿道には伝達されにくくなるため，**腹圧性尿失禁**が生じるとされる．しかし，実際に健常人では，腹圧上昇時に尿道閉鎖圧は腹圧上昇分よりも大きく上昇するため，単純な圧伝達に加えて，第2の機序として，脊髄反射を介する能動的な外尿道括約筋や骨盤底筋の収縮により，閉鎖圧を上昇させる機序があるとされている．

C **排尿時の制御機序**（図48-2，48-4b）

成人では，随意的に本人の意思で排尿は開始されるが，ひとたび排尿が開始されると，以降の過程は脳幹部以下の自律神経系の反射で起こる．膀胱と尿道の機能を協調させたり，排尿反射を制御したりする主な排尿中枢は橋に存在し，橋排尿中枢 pontine micturition center（PMC）とよばれている．橋より上位の脳はPMCに働き，排尿の随意的制御に関与する．

尿が膀胱に充満すると膀胱壁内にある張力受容体が刺激され，その信号は主に骨盤神経を求心路として仙髄に入り，脊髄内を上行して**中脳水道周囲灰白質** periaqueductal gray（PAG）へ伝えられる．さらにその信号は大脳皮質に伝えられ，尿意として知覚される．一方，脳幹部より上位の脳は橋排尿中枢に全体としては抑制性の出力を送って排尿を随意的に抑制することを可能にしている．この上位の脳からの抑制が解除されると，橋排尿中枢から下行性に興奮性出力が**仙髄副交感運動ニューロン**へ伝達され，膀胱に分布する副交感運動神経終末からアセチルコリンが放出される．アセチルコリンは，膀胱排尿筋細胞膜上のムスカリン受容体（主にM_3受容体）を介して，膀胱排尿筋全体が同期して収縮を起こす．一方，これと同期して橋排尿中枢からは**胸腰髄交感神経運動ニューロン**および外尿道括約筋の運動ニューロンである仙髄Onuf核へ抑制性出力が送られ，蓄尿期に活性化されていた脊髄性交感神経反射と外尿道括約筋への遠心性神経活動はともに抑制される．その結果，膀胱頸部，後部尿道の平滑筋および外尿道括約筋は弛緩し，排出路の抵抗は減弱し，弛緩した膀胱頸部は膀胱からの尿の排出に都合のよい漏斗状の形態に変わる．排尿時の尿道平滑筋の弛緩は，蓄尿期に亢進していた交感神経の遠心性神経活動が抑制されるためばかりではなく，活性化された副交感神経終末から放出されるNOも関与する．

 下部尿路機能に関与する高位中枢

下部尿路からの求心性信号は，脊髄・脳幹部を経由してPAGに伝えられる．さらに，求心性信号は上行して**視床** thalamusを経由して，大脳の**前部帯状回** anterior cingulated gyrus・**島** insulaへ伝達され，尿意やその他の下部尿路知覚として認識される．また，これらの求心性信号は前頭葉の**前頭前野** lateral prefrontal cortexへも伝えられ，排尿をすべきか否かの意思決定がなされるという随意的制御が可能となっている．さらに，小脳 cerebellumと基底核 basal gangliaからはPAGへ，視床下部 hypothalamusからはPMCへそれぞれ投射があると考えられている（図48-5）．

F **尿流動態検査**

下部尿路の生理的機能を評価する方法である．正常の排尿サイクルにおける，下部尿路の形態と尿流動態検査所見を図48-6に示した．

1 **膀胱内圧測定**

膀胱内圧測定 cystometryは，膀胱内に液体を注入し，注入量に応じて膀胱内の圧を記録する方法で，排尿筋の伸展機能（弛緩機能），収縮機能，膀胱の知覚，膀胱容量などを検査する．

健康成人では，膀胱内に水が注入されてもすぐに膀胱内圧は高くならない．水が150～250 mL注入されると尿意を感じ，最大500 mLくらいまで我慢できるが，その間も圧はほとんど上昇しない．排尿の意思があれば，尿道内圧の低下とともに膀胱内圧の上昇がみられ，排尿が起こる．

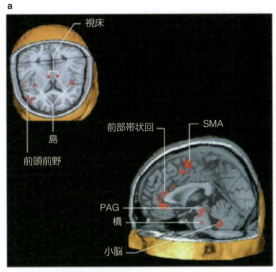
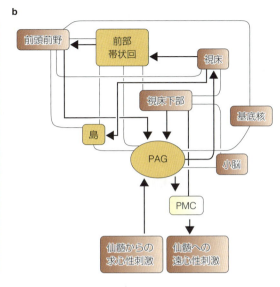

図 48-5 蓄尿に関連する脳の部位
a．機能的脳画像解析の結果，蓄尿時には，視床 thalamus，島 insula，前頭前野 prefrontal cortex，前部帯状回 anterior cingulate gyrus，中脳水道周囲灰白質 periaqueductal grey (PAG)，橋 pons，補足運動野 supplementary motor area (SMA)，小脳 cerebellum などが活性化されることがわかってきた．
b．蓄尿時に活性化される脳の各部位の連携の概念図．
〔Fowler CJ, et al：The neural control of micturition. Nat Rev Neurosci 9：453-466, 2008 より転載〕

2 ● 尿道内圧測定

尿道内圧測定 urethral pressure measurement では，側孔のあるカテーテルを尿道内に置き，一定量の水を流すのに必要な圧を，尿道の閉鎖圧とする．尿道の括約機能を測定するのが主な目的で，膀胱内圧との差が重要となる．

3 ● 尿道閉鎖圧

尿道閉鎖圧 urethral closure pressure は，尿道内圧－膀胱内圧の値で，尿道の閉鎖機能を評価する．排尿時には 0 または陰圧となる．

4 ● 尿流測定

尿流測定 uroflowmetry は排尿中の単位時間あたりに排泄される尿量(尿流量という)を測定する検査法で排尿(尿排出)機能を簡便に評価できる．

5 ● 尿道括約筋筋電図

尿道括約筋筋電図 urethral sphincter electromyography (USEMG)は，外尿道括約筋の活動電位を，針電極または表面電極によって測定する．膀胱内に尿がたまるにつれて筋電図の活動は増強し，排尿開始と同時に低下する．

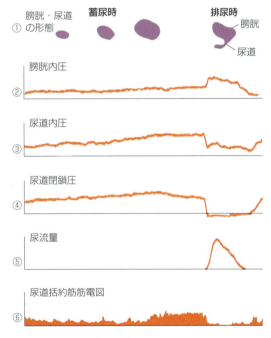

図 48-6 正常の蓄尿・排尿のサイクル
尿がたまるにつれて膀胱が拡張する．その間，膀胱内圧は低く保たれ，括約筋の活動が高まり，尿道内圧も上昇する．排尿時には，括約筋の活動が休止して尿道内圧が低下し，さらに膀胱内圧が反射的に上昇して尿が勢いよく出される．

表 48-1 下部尿路機能障害の分類

① 蓄尿機能障害
　A　膀胱蓄尿機能障害（膀胱知覚亢進，排尿筋過活動，膀胱コンプライアンス低下）
　B　排出路閉鎖機能不全
② 排尿機能障害
　A　膀胱収縮不全（排尿筋低活動，排尿筋無収縮）
　B　排出路閉塞

G 下部尿路機能障害の病態生理

下部尿路機能障害は，**蓄尿機能障害** storage dysfunction と**排尿（尿排出）機能障害** voiding dysfunction に大別される．さらに，それぞれの機能障害は，病態生理学的には膀胱の障害に起因するものと排出路（尿道，尿道括約筋・骨盤底筋）の障害に起因するものに分類される（表 48-1）．

　蓄尿機能障害

A　膀胱蓄尿機能障害

1　膀胱知覚亢進

膀胱伸展刺激に対して過敏になると，膀胱内にたまる尿量が少なくても尿意が異常に亢進して，尿意切迫感（急に生じる我慢できないような激しい尿意）や頻尿が生じる．

2　排尿筋過活動

蓄尿時に，膀胱が不随意に収縮してしまう病態を指す．
高度な場合，膀胱内圧の急激な上昇のため，尿失禁が生じる．尿意切迫感とともにこの排尿筋過活動によって生じる尿失禁を**切迫性尿失禁**とよぶ．

3　膀胱コンプライアンス低下

膀胱コンプライアンスとは蓄尿時の膀胱の伸展しやすさの指標で，膀胱内容量の変化を膀胱内圧の変化で除した値で，正常では 20 mL/cmH$_2$O 以上である．膀胱の弛緩不全があると，膀胱コンプライアンスが低下する．蓄尿時に膀胱内圧が高くなるため，腎尿管からの尿の輸送が妨げられて，尿管や腎盂が拡張をきたす．これを**水腎・水尿管**とよぶ．

B　排出路閉鎖機能不全

蓄尿時に，尿道括約筋や膀胱や尿道を支えている骨盤底筋がうまく働かないと，腹圧上昇時に尿失禁が生じる．女性に生じやすく，特に妊娠・出産・肥満などによってこれらの筋が障害を受けると起こりやすい．

　排尿機能障害

A　膀胱収縮不全

1　排尿筋低活動

排尿時に膀胱の収縮力が低下するか収縮が十分に持続しないため，正常な時間内に膀胱内の尿を空に排出できない病態を指す．

2　排尿筋無収縮

排尿時に膀胱が全く収縮できない病態を指す．排尿筋無収縮は脊髄損傷急性期などで認められるが，排尿筋低活動を放置した結果，悪化して生じることもある．

B　排出路閉塞

尿道が排尿時に十分に開大しない病態を指す．後述するように前立腺肥大症ではこの病態を呈しやすい．
中高齢女性では，**骨盤臓器脱**（骨盤底筋が脆弱化して腟内腔に骨盤臓器が脱出する病態）によって，膀胱頸部や尿道が屈曲してこの病態を呈することが多い．脊髄障害では，**排尿筋尿道括約筋協調不全**（排尿時に尿道括約筋が協調的に弛緩できない病態）のため機能的閉塞が生じやすい．

　代表的な下部尿路機能障害

A　前立腺肥大症

前立腺肥大症は，「前立腺の良性過形成による下部尿路機能障害を呈する疾患で，通常は前立腺腫大と膀胱出口部閉塞を示唆する下部尿路症状を伴う」と定義されている．**過形成**は前立腺の移行領域（尿道を取り囲む部分）に生じる．前立腺の正常な大きさは 20 mL 未満とされるが，肥大症では 50 mL くらいは普通で，100 mL を超えるものも珍しくない．過形成は高齢男

性の半数にみられるが，症状を呈するのは10〜20%とされる．肥大した前立腺が尿道を圧迫・閉塞し尿流を障害して症状が生じる．閉塞によって起こる膀胱の変化，肥大に伴う前立腺内の変化（炎症や内圧の上昇）も症状に寄与するとされる．症状は頻尿・尿意切迫感・排尿困難など多彩である．進行すると排尿が不可能になる（**尿閉**）．治療は内服薬による前立腺の縮小や緊張の緩和，手術による腫大部分の切除などである．

📖 **巻末付録** 問題47．前立腺肥大症➡1089頁，問題48．下部尿路機能とその調節，1090頁参照．

Ⓑ 神経因性膀胱

神経因性膀胱とは，神経系の異常から生じる下部尿路機能の障害の総称である．実際は尿道括約筋の機能障害を伴うことが多く，その意味では，神経因性下部尿路機能障害というのがより実態に近い．主な原因疾患には，脳血管障害，脊髄損傷，神経変性疾患，骨盤内手術後，糖尿病性神経障害などがある．頻尿・尿意切迫感・尿失禁などの症状は排尿筋過活動を示唆する．排尿困難の症状は，膀胱収縮不全や尿道括約筋弛緩不全を示唆する．ただし，神経障害の部位，症状，下部尿路機能障害の3者の関係は必ずしも単純ではない．尿流動態検査に基づいて，下部尿路機能を排尿（尿排出）機能と蓄尿機能に分けて個別に評価し，正確な診断を行うべきである．また，経過によって病態が変化するので，長期にわたる管理や定期的な検査が必要である．

● **引用文献**

1) Fowler CJ, et al：The neural control of micturition. Nat Rev Neurosci 9：453-466, 2008
2) de Groat WC, et al：Afferent nerve regulation of bladder function in health and disease. Handb Exp Pharmacol 194：91-138, 2009

● **参考文献**

1) de Groat WC：Anatomy and physiology of the lower urinary tract. Urol Clin North Am 20：383-401, 1993
2) 安田耕作，他：排尿障害の薬物治療．三輪書店，2000
3) 本間之夫，他：下部尿路機能に関する用語基準：国際禁制学会標準化部会報告．日本排尿機能学会誌 14：278-289, 2003

第49章 体液とその成分の調節

A 体液量の調節

1 尿生成と腎臓による体液量調節の関係

われわれの日々の食塩(NaCl)や水の経口摂取量が大きく変化しても，体液の組成や血圧は一定に保たれる．しかもその許容範囲はきわめて広く，例えば健常者で1日食塩3g，水10Lという極端な摂取をした場合でも，体液の組成に異常が起こることはない．これは，腎臓が生体に過不足なく水電解質を正確に調整しているからである．腎臓のこのような大きな調節機構は，1日170Lにも及ぶ多量の濾過と多量の再吸収に基づいている．

A 体液調節の機序

食塩は主に食事と一緒に摂取される．生体に対する食塩の負荷量には日内変動があるが，正常では食塩に対する反応は，比較的速やかに行われる．吸収されたナトリウム(Na)は，まず静脈系にプールされる．血液量の増加と摂食後の代謝の変化に伴い，レニン-アンジオテンシン-アルドステロン renin angiotensin aldosterone (RAA)系や交感神経系 sympathetic nervous system (SNS)が抑制され，心房性ナトリウム利尿ペプチド atrial natriuretic peptide (ANP)が亢進する．食事でタンパク質が同時に摂取されることにより，膵臓ではグルカゴン，腎臓ではプロスタグランジン prostaglandin (PG)や一酸化窒素 nitric oxide (NO)などの血管拡張物質の産生が亢進する．これらの変化の結果，腎血流とGFRが増加し，尿細管によるNaの再吸収が低下する．健常者では摂食後90分間のNa排泄はGFRの増加により，90～180分間のNa排泄は尿細管におけるNaの再吸収の低下により行われ，比較的速やかに**Naバランス**がとられる(図 49-1)．この体液調節機序の最終プレーヤーは**圧利尿**(→第46章，748頁参照)であり，RAA系の抑制やPG・NOの産生亢進などが不十分なときは，循環血液量が増加し血圧が上昇する．血圧上昇は髄質血流を増加させ，これにより余分なNaが排泄されて，最終的にNaバランスが維持される．

B 尿細管の配列と再吸収

腎臓の尿細管の配列を大まかにいうと，まずは体に必要な要素の大部分を再吸収する尿細管(近位尿細管)，次に尿を希釈する尿細管(ヘンレ Henle ループの上行脚から遠位部)，最後に必要な分だけ水を回収して尿を濃縮する尿細管(集合管)の順番になっている．

これらの尿細管の再吸収は多くの体液・神経性因子の影響を受けており，その作用の発現には部位特異性がある．特に重要なものとして，以下がある．

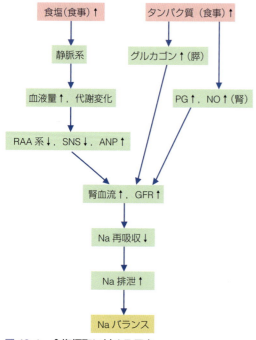

図 49-1 食塩摂取に対する反応

① 近位尿細管による再吸収がアンジオテンシンⅡ（ATⅡ）や交感神経系（SNS）により亢進すること．
② 遠位尿細管と集合管における Na 再吸収がアルドステロン aldosterone によって亢進すること．
③ **抗利尿ホルモン** antidiuretic hormone（ADH）が皮質から髄質までの集合管全体の水の透過性を亢進させ，かつ，髄質内帯でのみ尿素の透過性を亢進させること．
④ **ANP** が輸入細動脈の拡張による GFR の増加，レニン分泌の抑制，近位尿細管（S3）と集合管における Na 再吸収の抑制，髄質血流の増加（直血管の拡張），さらに副腎からのアルドステロン分泌の抑制作用を有すること．

C 尿の濃縮と希釈

尿の濃縮・希釈の機序には直血管による対向流系の循環（相接して反対方向に流れる）も重要である．

1 腎臓の髄質構造

哺乳類の腎臓の割面は，ネフロンと血管系の形態学的特徴により，肉眼で（色調や濃淡で），3 層の境界部（皮質，髄質外層，髄質内層）が識別できる（→第 45 章 図 45-1，743 頁，図 45-2，743 頁参照）．高張尿の生成が可能な哺乳類と鳥類の腎ネフロンは，解剖学的な共通性（対向流系）を有している．腎髄質では，Henle ループ（長・短ループネフロン）の太い上行脚 thick ascending limb（TAL）が NaCl 能動輸送系を有し，皮質髄質浸透圧勾配を形成する駆動力（原動力）を提供する（対向流増幅系）．一方，傍髄質（長ループ）ネフロンに随伴する尿細管周囲毛細血管（網）は，髄質部において，並行する下行・上行直血管（網）を構成する（対向流交換系，図 49-2）．

2 対向流交換系

仮に系 A と系 B が系内の物質 x に対して透過性 p をもった隔壁（例えば細胞膜）に接している場合，物質 x（$[x]_A = / [x]_B$）は，ポテンシャル（圧・温度・濃度など）の高いほうから低いほうに移動する．今，系 A と系 B が細管でできており，その中を溶液がゆっくり流れる〔膜を介した物質交換（拡散）に十分な時間が取れる〕と仮定すると，物質 x の最大交換効率は，細管の流れる向きにより異なる．並行流（順行）の場合，物質 x の最大交換効率は約 50% にしかならないが（図 49-3a），対向流（逆行）の場合，ほぼ 100% になる（図 49-3b）．このように，対向流によってエネルギー（溶質）交換が行われる系を，対向流交換系という．

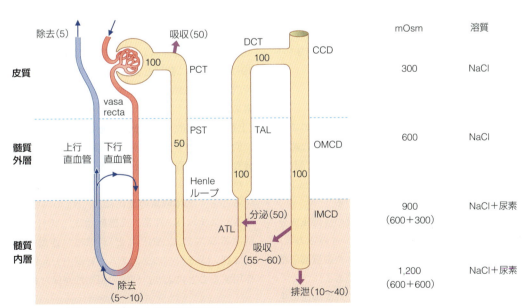

図 49-2　髄質内尿素循環と皮質髄質浸透圧勾配
腎髄質同一高さレベルにおける［尿素］は管内液＜間質なので，間質（髄質内層）の尿素は，尿素透過性の高い ATL 管内に拡散する（分泌される）．尿素の尿中排泄率は尿量に依存する（脱水時は約 15%，利尿時は 40% 以上）．図中の数字は，糸球体で濾過された尿素を 100% とし，尿細管内残存率，尿中排泄率，体循環系への還流率（髄質からの除去率）を示す．

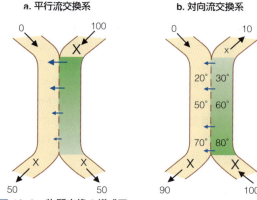

図49-3 物質交換の模式図
細管流の方向は黒色矢印で，物質xの濃度は文字xの大きさで，2液間の駆動力の大きさは青色矢印（←）の長さで示されている．2液間の駆動力（矢印の長さ）は，(a)下行するに従い小さくなるが，(b)常に一定の大きさが保たれている．交換効率比（出口濃度／入口濃度）は，対向流系のほうが大きい．

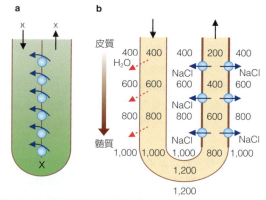

図49-4 対向流増幅系の模式図
a．原理．b．腎髄質の対向流．尿細管内液の水は，髄質内同一高さレベルにおいて浸透圧の高い間質に拡散する（赤色矢印）（図49-2参照）．尿細管（上行脚）内液の溶質（NaCl）は，能動輸送されて間質に蓄積する（青色矢印）．上行脚管壁（太線）は水透過性が低いことを示す．

3 ● 対向流増幅系

近位尿細管に続く中間・遠位尿細管（Henle ループ）は，髄質内層でUターンし，対向流を形成する．対向流系が管（流れ）の長軸方向に大きな浸透圧勾配を形成するためには，上行脚から下行脚への能動的な物質輸送（単一効果 single effect）が必要である．髄質の同一レベルにおいて形成された単一効果（浸透圧差，数 mOsm/kgH$_2$O）が，対向流により長軸方向に積分されると大きな皮質髄質浸透圧勾配（約900 mOsm/kgH$_2$O）となる（図49-4）．単一効果は，対向流系の下行脚と上行脚の間に形成される溶質濃度差（浸透圧差）である（図49-4a）．

4 ● 尿素循環

尿素（分子量60）は，タンパク質の代謝産物の1つである．尿濃縮（集合管における水の再吸収）のために必要な管内液と間質（管内液＜間質）の浸透圧勾配（髄質間質の高い浸透圧）は，細胞膜に非透過な NaCl と透過性の高い尿素の蓄積で維持されている．

尿濃縮時（髄質部高浸透圧時）に，間質の浸透圧成分の約50％を細胞膜透過性の高い尿素が占めるのは，髄質を灌流する赤血球の浸透圧ショックや髄質部尿細管細胞の容積調節を考慮すると好都合である．

尿素は，以下の機序で腎髄質に蓄積し，濃縮尿の生成に寄与する．

糸球体で濾過された尿素は，近位尿細管における溶液再吸収に連結して再吸収される（約50％濾液中に残存）．その後，下流ネフロン〔Henle ループの細い上行脚 ascending thin limb，太い上行脚 thick ascending limb，遠位尿細管曲部 distal convoluted tubule（DCT），結合尿細管 connecting tubule（CNT），皮質集合管 cortical collecting duct（CCD），髄質外層集合管 outer medullary collecting ducts（OMCD）〕通過中は，水の再吸収とは乖離して尿素は再吸収されない．このため，管内液中の尿素濃度は徐々に高くなる．

髄質内層集合管（IMCD）は，抗利尿ホルモン（AVP）依存性に尿素透過性が高くなる唯一の尿細管セグメントで，尿素は管内液から間質に拡散し，蓄積する（図49-2）．間質に蓄積した尿素の大半（約90％）は，ATL 管内に分泌され，再び集合管まで運ばれる（髄質部尿素の再循環）．間質尿素の一部（約10％）は，直血管（上行脚）に拡散し，腎臓から運び出される（図49-2）．

低タンパク質食・低栄養状態・利尿薬投与により，髄質部の尿素蓄積が失われると，尿濃縮力は低下する．

以上述べたように，①常に多量の濾過が保証されていること，②体液量の変化に水・Naの再吸収を促進するシステム（RAA系，交感神経系，ADHなど）と抑制するシステム（ANPなど）が敏感に作動すること，および，③それらのシステムが腎臓内で部位特異的に作用することにより，体液の恒常性が保たれている．

体液調節に関わる神経液性因子

レニン-アンジオテンシン-アルドステロン（RAA）系

RAA系は，強力な血管収縮作用とナトリウム再吸収作用を有する．RAA系は陸上の動物によく発達しており，食塩摂取の困難な自然環境での生命維持に必要なシステムとして備わったと考えられている．

1 ● RAA系の経路

レニン renin は，傍糸球体装置（JGA）を構成する傍糸球体細胞（輸入細動脈平滑筋細胞の特殊なもの）から分泌され，肝臓で合成された**アンジオテンシノゲン** angiotensinogen に作用し，**ATⅠ**が産生され，それに，**アンジオテンシン変換酵素（ACE）**が作用してアンジオテンシンⅡ（ATⅡ）が産生される．**ATⅡ**は強力な血管収縮作用を有するとともに，尿細管（特に近位尿細管）に直接作用してナトリウム（Na）の再吸収を促進する．一方で，ATⅡは**副腎皮質**に作用して，**アルドステロン**の産生分泌を促進する．アルドステロンは集合管において，上皮型Naチャネルを増加させ，Naの再吸収を促進する．ATⅡの受容体は複数あり，そのなかでも，1型受容体（AT1R）は血管収縮作用，2型受容体（AT2R）は血管拡張作用を有することが知られている（図49-5）．AT2受容体は，AT1受容体による過剰な収縮を緩和する機序とされる．

2 ● レニンの分泌機序

レニンの分泌機序には，以下のものがある．
① **圧受容器**：輸入細動脈内圧の低下によりレニン分泌が亢進する．
② **緻密斑機序**：TALの終末部にある緻密斑尿細管液のNaCl濃度が低下するとレニン分泌が亢進する．
③ **交感神経系**：アドレナリンβ受容体の刺激によるレニン分泌の亢進．
④ ATⅡやPGなどのホルモンによる調節．

レニンは傍糸球体細胞内で，まず不活性型の**プロレニン** prorenin として合成され，それが活性型に変換されて，開口分泌される．ヒトの循環血液中ではプロレニンがレニン全体の90%を占め，**活性型レニン**は10%程度である．

プロレニン受容体が存在することが明らかになった．組織にある受容体にプロレニンが結合すると，プ

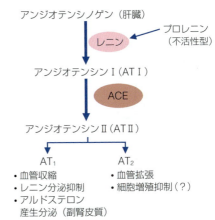

図49-5 レニン-アンジオテンシン系の経路

ロレニンの三次元構造が変化し，活性化される．プロレニンは糖尿病の合併症と関連することが知られていたが，その機序として，プロレニン受容体の関与が示唆されている．

Advanced Studies

腎臓内におけるアンジオテンシンⅡ濃度

腎臓内のATⅡ濃度は，血中の数百倍も高いことが明らかにされた．腎臓の近位尿細管はアンジオテンシノゲンを産生し，尿細管に分泌する．腎内にはレニン-アンジオテンシン系のすべての要素が揃っており，腎局所で循環血中のレニン-アンジオテンシン系とは独立した調節機序もある．

また，循環血液中にあるATⅡは，腎内にあるAT1受容体に結合すると，腎内にとどまり，腎内ATⅡ濃度が高くなることが明らかにされた．また，ACEには，ATⅡをA1-7に変換するタイプが発見された．**A1-7**は，キニンと同様にPGやNOの産生を促進する．

3 ● 交感神経系

腎臓は**交感神経系（SNS）**の支配を強力に受けている．腎交感神経を徐々に刺激すると，まず，レニン分泌の亢進（アドレナリン$β_1$受容体）がみられ，次に尿細管によるNa再吸収の亢進（アドレナリン$α_{1B}$受容体），最後に血管収縮（アドレナリン$α_{1A}$受容体）による腎血流の減少がみられる．

腎臓は中枢から遠心性の神経支配を受けるのみではなく，腎臓から中枢に求心性の経路でシグナルを送っている．正常では，体液過剰状態で抑制性のシグナルを送り，中枢神経からの遠心性の腎交感神経活動は低下し，Na排泄を促進する．しかし，病的状態（腎の虚血や炎症）では常に刺激性の求心性シグナルを送っており，**浮腫**や**高血圧**の増悪をもたらしている．このよ

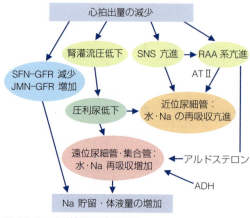

図 49-6　Na 利尿ペプチド系

うな求心性刺激の亢進は慢性心不全や慢性腎臓病でみられている．

4 ● 抗利尿ホルモン（ADH）系

ADH は視床下部で合成され，下垂体後葉から分泌される．その作用は多岐にわたるが，腎臓での主な作用は V_2 受容体を介した，水と尿素の透過性の調節である．ADH は集合管で水チャネルアクアポリン 2 の細胞膜への移動を促進して水の透過性を亢進させる．また，髄質内層の集合管では尿素輸送体の発現を増加させ，腎髄質に尿素の蓄積を促進する．

ADH の分泌は血漿浸透圧と体液量による二重支配を受けている．体液量が減少すると血漿浸透圧に関係なく ADH の分泌が亢進して，腎臓での尿素の再吸収が増加する．そのため，血清クレアチニン値に比べ血清尿素窒素（SUN）の上昇が大きい．

5 ● Na 利尿ペプチド系

心房から Na 利尿を起こす物質，ANP が同定された．その後，脳からも同様な構造のペプチド brain natriuretic peptide（BNP），および，C-type natriuretic peptide（CNP）が同定された．その後の研究で，**BNP** は心筋で合成されることが判明し，ANP より半減期が長く，心室筋の伸展などで分泌されることから現在は心不全診断の検査として用いられている．**CNP** の受容体は末梢血管などにも広く分布し，平滑筋細胞の増殖抑制に関与する．

体液調節においては **ANP** が重要な役割を果たす．体液量の増加に伴い ANP が上昇し，それが，近位尿細管における Na 再吸収と集合管における水の吸収を抑制する．さらに，RAA 系を抑制するとともに，髄質血流も増加させる．

心不全では ANP は増加しているが，それに拮抗する機序（RAA 系，ADH，交感神経系など）が強く発現しているために体液貯留が起こっている（図 49-6）．そのため，心不全の治療として RAA 系，交感神経系の抑制とともに ANP の投与が行われている．最近では V_2 受容体拮抗薬による ADH 作用の抑制も注目を浴びている．

Advanced Studies

体液量調節の病的状態

1．食塩と高血圧

高血圧には，食塩負荷による血圧変化が少ない群（**非食塩感受性高血圧**）と，血圧上昇の大きい群（**食塩感受性高血圧**）がある．非食塩感受性高血圧は，輸入細動脈の血管抵抗が上昇することによると考えられている．

正常では，食塩を負荷すると GFR が増加するが，それ以上に腎血漿流量が増加して，**濾過分画** filtration fraction が低下する．腎血流の増加は，Na 保持能の低い表在ネフロンで特に大きく，Na が有効に排泄される．この反応には，食塩負荷により RAA 系が抑制されることが重要である．RAA 系の抑制と腎血流の増大により，負荷された Na は体外に排泄されるが，これらの反応が不十分であると血圧が上昇する．血圧が上昇すると圧利尿により Na が排泄されて，Na バランスは保たれることになる．

したがって，RAA 系や腎皮質循環が食塩摂取に敏感に反応できないと食塩感受性高血圧となる．また，圧利尿に重要な髄質循環に異常があると，食塩による血圧上昇の度合いが大きくなる．

2．心不全

心不全は急性心不全と慢性心不全の 2 つの場合に分けられる．

急性心不全では心拍出量の低下に伴う虚血のために**急性腎傷害** acute kidney injury（AKI）が起こる．AKI の特徴的腎組織損傷は髄質外層にみられ，直血管（すなわち酸素）から遠く，集合管に近い Henle ループの太い上行脚髄質部（mTAL）の壊死である（虚血に弱い mTAL，→第 45 章図 45-1，743 頁参照）．総腎血流の 90％以上が流れる皮質とは異なり，髄質は元来血流量が少ない．そのうえ mTAL は再吸収を活発に行っており，血流が低下すると血管から遠い mTAL が壊死に陥る．一方，細い Henle ループは能動輸送を行わないので，酸素消費が少なく，髄質内層は傷害されない．

慢性心不全においては，体液量が過剰であるにもかかわらず，腎臓に送られてくるシグナルは「体液量が少ない」であり，腎臓はその情報に従って作業している．正常では食塩負荷により近位尿細管による Na 再吸収が減少するのに対し，慢性心不全では，逆に増える．すなわち，慢性心不全では，単に負荷された食塩を排泄できないのではなく，食塩が負荷されたときにこそ，それを体内に蓄積する積極的な機序が働いている．糖尿病における「糖毒性」のように，慢性心不全では「塩毒性」による悪循環があるといえよう．このような悪循環には RAA 系，交感神経系，ADH 系，アデノシンの産生亢進などとともに，腎内血流の再分布異常が関与する．心不全が進行するに従って腎臓全体の GFR は低下するが，実は腎表在糸球体の GFR は大きく減少し，皮質深部に存在する糸球体（傍髄質糸球体）の GFR は増加してい

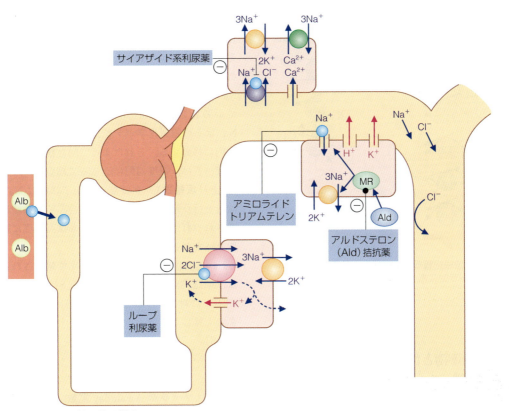

図 49-7 利尿薬の作用機序
Alb：アルブミン，Ald：アルドステロン，MR：ミネラルコルチコイド受容体，◯：利尿薬．

る．図 45-1 からもわかるように，**傍髄質ネフロンは長いループのネフロンで効率よく Na を再吸収する（Na 貯留型ネフロン）**．一方，**表在ネフロンは，ループが短く Na 再吸収の効率が悪い（Na 喪失型ネフロン）**．したがって，表在ネフロンを通る水・Na が少なくなり，傍髄質ネフロンを通る水・Na が多くなれば，Na の喪失が少なくなり，体液貯留が促進されることになる．

また，うっ血による下大静脈圧の上昇は腎静脈圧の上昇を引き起こし，腎血流や GFR が低下する．

利尿薬

利尿薬は，尿細管における Na の再吸収を抑制することにより，利尿を起こす．利尿薬はその作用部位により，ループ利尿薬，サイアザイド系利尿薬，カリウム保持性利尿薬に分類される．

利尿薬は血中に入るとアルブミンに結合し，腎臓に運ばれて，近位尿細管でアルブミンから離されて，**有機アニオントランスポーター**により尿細管腔に分泌される（図 49-7）．尿細管液中の利尿薬は，尿細管液が再吸収されるに従って，その濃度を上げながらそれぞれの作用部位に到達する．そして，尿細管腔にある標的トランスポーターを阻害することにより，利尿効果を発揮する．したがって，これらの過程に関するすべての因子，ならびに各尿細管部位の反応性や，代償反応などが利尿薬の効果を規定する因子となる．ただし，アルドステロン拮抗薬は，細胞質内にある受容体に結合して作用を発揮する．

1. ループ利尿薬

ヘンレループの太い上行脚（TAL）で，Na^+-K^+-$2Cl^-$ 共輸送体を阻害して Na を排泄させる（図 49-7）．作用発現までの時間が短く，強力な利尿効果を発揮する．腎髄質における浸透圧勾配も消失するため，水の排泄も促進する．作用時間が短く，その作用が消失したときには，腎臓では水・Na の再吸収が亢進する（リバウンド）．主に，心不全，浮腫の治療に用いられる．

2. サイアザイド系利尿薬

遠位曲尿細管において，Na^+-Cl^- 共輸送体を阻害することにより，Na の排泄を促進する（図 49-7）．主に高血圧の治療に用いられる．この利尿薬の投与により遠位曲尿細管の細胞内 Na^+ 濃度が低下すると，側底膜の $3Na^+$-Ca^{2+} 交換輸送体が活性化されて Ca^{2+} が再吸収されるため，尿中 Ca 排泄は減少する．

3. カリウム保持性利尿薬

集合管にある上皮型 Na^+ チャネル（ENaC）の阻害薬とアルドステロン拮抗薬がある．**ENaC 阻害薬**にはアミロライドとトリアムテレンがある．

アルドステロンは細胞質内にある受容体に結合して核内に移動し，ENaC の発現を増加させる．アルドステロン拮抗薬は，細胞質内受容体に結合してアルドステロンの作用を阻止する（図 49-7）．

 巻末付録 問題 52．尿崩症 ➡ 1092 頁参照．

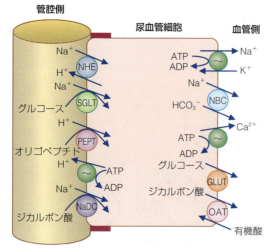

図 49-8 近位尿細管細胞に存在する各種輸送体（トランスポーター）

B 有機物と代謝産物の再吸収と輸送

1 糖質，アミノ酸（ペプチド）などの再吸収

 概要

血液から原尿が糸球体濾過液として作られる際，この濾液中には血中と同じ濃度の低分子物質が含まれる．このなかには，生体にとって必須の栄養素であるグルコースやアミノ酸をはじめ数多くの栄養素や代謝産物が含まれる．生体に有用な物質は尿細管で再吸収されるため，健常時の終末尿中には有用成分はほとんど現れない．他方，生体内代謝で生じ，体外排出が望まれる代謝産物は再吸収されにくいうえに，積極的に尿細管で尿中に分泌される．

有機物質の能動的な再吸収は，ほとんどが**近位尿細管**で行われる．近位尿細管の細胞は，管腔に面した側に**刷子縁構造**（整然とした多くの微絨毛突起）を有している．その表面の膜には，多種類の酵素や**輸送体**（トランスポーター）がある．

1 ● 輸送体の種類
a 共輸送体

異なった物質を同時に同じ方向に輸送体を介して輸送する過程を，**共輸送** cotransport という．糖や中性・酸性アミノ酸，水溶性ビタミン，中間代謝産物などの輸送体は，Na^+ との共輸送になっている（図49-8，例：SGLT）．Na^+ との共輸送の場合，細胞内 Na^+ が低濃度に維持され，細胞内が電気的に負になっているために，Na^+ が基質結合部位に結合すると，Na^+ はその電気化学ポテンシャル差（$\Delta\tilde{\mu}_{Na}$）に従って細胞内に移動する．それによって同じ輸送体に結合する有機溶質は，濃度勾配に逆らって細胞内に取り込まれる（**上り坂輸送**）．そのため，刷子縁膜に Na^+ との共輸送を行う輸送体が存在する場合，その共輸送体で輸送される有機溶質は，管腔内よりは高濃度に細胞内に取り込まれる．

Na^+ と有機溶質とが n の共役比で輸送される場合には，細胞内の有機溶質 S の濃度 $[S]_i$ は，管腔内の濃度 $[S]_o$ に対して，以下の式(1)の関係で表せる程度にまで上昇しうる．

$$\frac{[S]_i}{[S]_o} = \left(\frac{[Na^+]_o}{[Na^+]_i}\right)^n \exp[-(n+z)E_mF/RT] \cdots\cdots(1)$$

n は Na^+/S の共役比，z は S のイオン価，E_m は膜電位，F はファラデー Faraday 定数，R はガス定数，T は絶対温度を示す．

グルコースや中性アミノ酸の場合のように，n＝1，z＝0 の場合は，通常，近位尿細管細胞の $[Na^+]_o/[Na^+]_i$ は10，E_m は約60 mV（細胞内負）であるので，右項は約100となる．

b 単輸送体

上皮細胞の側底膜には，Na^+ と共役せず，糖やアミノ酸などの有機溶質を単独に輸送する輸送体が存在する．そのような輸送体を**単輸送体** uniporter といい，それによる輸送を**単輸送** uniport または**促進拡散**（あるいは**促通拡散**）facilitated diffusion という（図49-8，例：GLUT）．いったん上皮細胞内に蓄積された有機溶質 S は，その輸送体を通って細胞内から尿細管周囲液に濃度勾配に従って出ていく．

c 交換輸送体

管腔側膜および側底膜の有機酸やアミノ酸の輸送体には，細胞内の内因性物質（例：ジカルボン酸やアミノ酸）との交換により輸送するものが存在する．そのような輸送体を**交換輸送体** exchanger（あるいは**対向輸送体** antiporter）という（図49-8，例：OAT）．

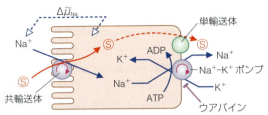

図 49-9　二次性能動輸送による経細胞性の上り坂輸送
輸送される溶質 S と Na⁺ の共輸送体が管腔側の膜に存在すると，Na⁺-K⁺ ポンプで維持される内向きの Na⁺ の電気化学ポテンシャル勾配($\Delta\tilde{\mu}_{Na}$)により駆動されて，S は上り坂に細胞内に取り込まれる．細胞内に取り込まれた S は側底膜の単輸送体を介して細胞外へ出ていく．ウアバインで Na⁺-K⁺ ポンプを抑制すると，この S の上り坂輸送は起こらなくなる．

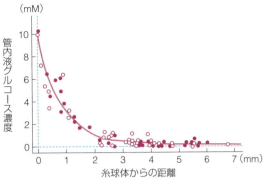

図 49-10　ラット近位尿細管内のグルコースの濃度の部位的変化
微小穿刺で得た微量サンプルを高感度測定法で定量したもの．
〔Fröhnert PP, et al：Free flow micropuncture studies of glucose transport in the rat nephron. Pflügers Arch 315：66-85, 1970 より〕

2　輸送の種類

a　受動輸送

単輸送体によって溶質が輸送される場合，その溶質の電気化学ポテンシャルの勾配に従って，溶質の輸送が行われる．このようなエネルギー共役を伴わない溶質の輸送を**受動輸送** passive transport という．例えば管腔側膜を介して尿細管上皮細胞内に取り込まれたグルコースの側底膜の通過は，受動輸送によって行われる(図 49-8，例：GLUT)．

b　一次性能動輸送

共輸送体によって上り坂輸送される場合も，細胞の代謝を抑制したり，低温にしたりすると上り坂輸送が強く抑制される．それは上り坂輸送の直接的駆動力となっている $\Delta\tilde{\mu}_{Na}$ が，ATP(アデノシン三リン酸)を分解して働く **Na⁺-K⁺ ポンプ**(Na⁺-K⁺ ATPase)の活動によって維持されているからである．Na⁺-K⁺ ポンプのように，ATP の化学エネルギーを，直接物質の上り坂輸送に消費し，浸透圧的仕事および電気的仕事に変える過程を，**化学浸透共役過程**といい，それによる輸送を**一次性能動輸送** primary active transport と称している．

c　二次性能動輸送

Na⁺-K⁺ ポンプで維持される $\Delta\tilde{\mu}_{Na}$ に依存して，Na⁺ の流れと連結して起こる有機溶質 S の上り坂輸送は，エネルギー利用が二次的であるので**二次性能動輸送** secondary active transport とよんでいる(図 49-9)．二次性能動輸送により再吸収されている物質には，グルコース，中性および酸性アミノ酸，ビタミン C，コハク酸などがある．

d　三次性能動輸送

管腔側膜の輸送体には，H⁺ との共輸送体もある．ジペプチド，トリペプチドは **PEPT** により H⁺ と共輸送される．この PEPT を駆動する管腔側膜内外の H⁺ 勾配は，管腔側膜の二次性能動輸送を担う **Na⁺-H⁺ 交換輸送体** Na⁺-H⁺ exchanger によって形成される(図 49-8)．このように，二次性能動輸送によって形成された電気化学的勾配として蓄えられた自由エネルギーを用いて行われる輸送を**三次性能動輸送** tertiary active transport とよぶ．腎近位尿細管には，PEPT のほか，いくつかの三次性能動輸送を行う輸送体が存在する．例えば，側底膜の有機酸輸送体 OAT は，**ジカルボン酸**との交換輸送により有機酸を細胞内に取り込むが，このジカルボン酸の勾配は側底膜および管腔側膜に存在する二次性能動輸送を担う Na⁺-ジカルボン酸共輸送体 NaDC により形成される(図 49-8)．

B　各種物質の再吸収と分泌

1　グルコースの再吸収

a　Tm 制限性の再吸収
【血漿閾濃度】

グルコースは通常，血漿中に 100 mg/dL (5.5 mM) の濃度で存在するが，1 日当たりの濾過量は 160 g にも達する．しかし尿中には痕跡程度にしか排泄されない．グルコースの再吸収率は 99.95% 以上で，簡単な方法では尿中の糖は検出されない．近位尿細管での再吸収は速やかで，微小穿刺法によりラットの尿細管のグルコース濃度を調べると，通常，前半部で大部分が吸収されており，後半部ではきわめて低い濃度になっている(図 49-10)．

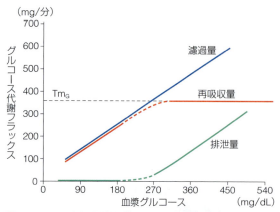

図 49-11　ヒトにおけるグルコースの滴定曲線
〔Vallon V：Glucose transporters in the kidney in health and disease. Pflugers Arch 472：1345-1370, 2020 より一部改変〕

しかし健常者でも，グルコースを血中に注入してその血漿中の濃度（P_G）を上げていくと，通常，正常の P_G の約2倍（200 mg/dL，11 mM）ほどで，尿中のグルコース排泄が明らかになり，容易に検出されるようになってくる．さらに P_G を高めると，尿中の排泄量は P_G に直線的に比例して増加する．その場合，尿中に排泄が起こり始めるときの血漿濃度は，多くのヒトで共通しており，だいたい 200～250 mg/dL の範囲内にある．この濃度をグルコースの**血漿閾濃度** plasma threshold concentration という．

GFR（糸球体濾過量）がほぼ一定の条件下で上記の実験を行うと，グルコースの濾過量は，$P_G \cdot GFR$ となるため，P_G の上昇とともに直線的に増加する．閾濃度以上に P_G を上昇させると，高濃度域での排泄量と P_G の関係は，濾過量と P_G の関係にまったく平行となる（図 49-11）．

【尿細管最大輸送量（Tm）】

腎臓での糖の再吸収量は，（濾過量）－（排泄量）で求められる．その量を P_G に対してプロットすると，血漿閾濃度までは再吸収量が濾過量に一致して P_G とともに上昇するが，それを超えるとやがて一定となる．このことは，グルコースの尿細管再吸収能には一定の限界があり，尿細管輸送系への負荷量，すなわち濾過量が限界を超えると再吸収しきれなくなって，尿中に出ていくことを意味する．一定となった最大の再吸収量を**尿細管最大輸送量** tubular transport maximum といい，**Tm** で表す．

【糖尿】

尿中に糖が排泄されている状態を**糖尿** glycosuria（または glucosuria）という．P_G が異常に高まって，濾過量がグルコースの Tm（Tm_G と略記する）を超えたために起こる糖尿を，**オーバーフロー性糖尿** overflow glucosuria という．糖尿病患者にみられる糖尿はこの型に属する．

それに対して，なんらかの原因で Tm_G が低下して，P_G が正常範囲であっても糖尿を出す場合もある．そのような糖尿を**腎性糖尿** renal glucosuria という．腎性糖尿は，先天的に Na^+-グルコース共輸送体の形成が不十分のために起こるものと，尿細管細胞機能の障害のために起こる後天的なものとがある．また実験的に**フロリジン** phlorizin で Na^+-グルコース共輸送体を抑制すると，腎性糖尿を容易に起こすことができる．

Advanced Studies

グルコースのクリアランス

ある物質の腎クリアランスを C_X，その尿中濃度を U_X，血漿中の濃度を P_X，単位時間あたりの尿量を V とすると，

$$C_X = \frac{U_X \cdot V}{P_X} \quad \cdots\cdots(2)$$

で表される（C_X の単位は mL/min）．しかし，グルコースのように，尿細管でほとんど完全に再吸収される物質については，濾過されても再び全量血漿中に戻るため，クリアランスは0となる．尿細管で再吸収される物質のクリアランスは，いま単位時間あたりの再吸収量を T_X^R とすると，排泄量は濾過量から再吸収量を差し引いたものになるから，

$$U_X \cdot V = GFR \cdot P_X - T_X^R \quad \cdots\cdots(3)$$

となる．したがって，

$$C_X = \frac{U_X \cdot V}{P_X} = GFR - \frac{T_X^R}{P_X} \quad \cdots\cdots(4)$$

となり，GFR より小さい値をとる．濾過された量が完全に再吸収される場合（$P_X \cdot GFR = T_X^R$），C_X は0となる．しかしグルコースの濾過量が Tm_G を超えると，$T_X^R = Tm_G$（一定）となるため，次の式から明らかなように P_G 上昇に対し C_G は双曲線状に上昇し，GFR に接近するようになる．

$$C_G = GFR - Tm_G/P_G \quad \cdots\cdots(5)$$

b　尿細管の糖輸送体

近位曲尿細管（近位尿細管起始部，主に S_1 分節）の管腔側には，低親和性の **Na^+-グルコース共輸送体 SGLT2**，血管側には同じく低親和性の促進拡散型輸送体 **GLUT2** が存在する．**近位直尿細管**（近位尿細管遠位部，S_2～S_3 分節）の管腔側には高親和性の Na^+-グルコース共輸送体 **SGLT1**，血管側には低親和性の GLUT2 に加え，高親和性の促進拡散型輸送体 **GLUT1** が存在する．これらにより，近位尿細管の長軸に沿って親和性の異なる2つのグルコース再吸収系が形成

されている．

近位直尿細管の管腔側には，**フルクトース**に選択性のある促進拡散型輸送体 **GLUT5** があり，それによってフルクトースの再吸収が行われる．GLUT1と異なり，フルクトースを輸送できる GLUT2 が，近位直尿細管でのフルクトースの出口として機能していると考えられる（図49-12）．

Advanced Studies

尿細管糖輸送系の特異性

管腔側膜の Na$^+$-グルコース共輸送体は，天然の糖では D-グルコース（D-glucose）と D-ガラクトース（D-galactose）しか輸送しない．したがって，それ以外の糖が血中に存在し，濾過されて出てくると，再吸収されずに尿中に排泄される．ただし，D-フルクトースは管腔側膜の GLUT5 により吸収される．また，人工的な糖でも D-グルコース，D-ガラクトースと共通の分子構造を有するものは Na$^+$-グルコース共輸送体によって輸送される．その必要最小限度の構造は，哺乳類の場合は小腸上皮の管腔側膜輸送体（SGLT 1）と同様で，D 型の**ピラノース** pyranose **環**を形成し，C$_2$ の位置に D-グルコースと同様の OH 基を有するものである．糖類のマルトース maltose，トレハロース trehalose がもし血中に存在すると，腎の管腔側膜にもマルターゼ，トレハラーゼ活性が存在するため，管腔側膜表面で加水分解され，D-グルコースとして吸収される．

腎の近位尿細管の中間部（S$_2$）から終末部（S$_3$）にかけての管腔側膜には小腸上皮と同じ高親和性のグルコース輸送体 SGLT1 が存在する．腎は小腸と異なり SGLT1 に加えて低親和性かつ高容量の輸送体が存在するが，これに相当するのが近位尿細管起始部（S$_1$）の管腔側膜に存在する SGLT2 である．このように，近位尿細管の前半部分に SGLT2 が，後半部分に SGLT1 が配置され，これらによって，糸球体で濾過されたグルコースはほぼ完全（100％近く）に再吸収される．

側底膜の糖の単輸送体（GLUT2）は，SGLT と異なり，D-ピラノース環構造をもつ糖であれば親和性をもつ．したがって D-マンノース（D-mannose）や 2-デオキシグルコース（2-deoxyglucose）も輸送する．

従来，糖の再吸収を強力に抑制することで知られている**フロリジン**は，管腔側膜の Na$^+$-グルコース共輸送体に対して特に強い抑制作用を示すが，側底膜の単輸送体には軽度の抑制しか示さない．サイトカラシン B cytochalasin B や**フロレチン** phloretin（フロリジンの aglycon）が，単輸送体のほうを強く抑制する．

2 ● アミノ酸の再吸収

a アミノ酸輸送系（表49-1）

アミノ酸の輸送系には，アミノ酸相互の競合的抑制の観察や，アミノ酸再吸収障害の臨床的観察から大別して，次の5つの異なった系があると考えられる．

① **中性アミノ酸輸送系**：アラニン，ロイシン，メチオニン，フェニルアラニン，トリプトファンなど
② **塩基性アミノ酸輸送系**：リジン，アルギニン，オルニチン

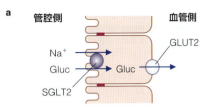

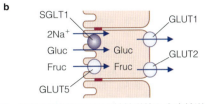

図 49-12　近位尿細管における糖輸送体と上皮輸送
近位曲尿細管（主に S$_1$ 分節）（**a**）には，管腔側に1個の Na$^+$ と共役する低親和性 Na$^+$-グルコース共輸送体 SGLT2，血管側に低親和性促進拡散型輸送体 GLUT2 がある．近位直尿細管（S$_2$〜S$_3$ 分節）（**b**）には，管腔側に2個の Na$^+$ と共役する高親和性 Na$^+$-グルコース共輸送体 SGLT1，血管側に GLUT2 に加え高親和性促進拡散型輸送体 GLUT1 がある．さらに，フルクトース選択的な GLUT5 が，近位直尿細管管腔側に存在する．
Gluc：グルコース，Fruc：フルクトース．

③ **酸性アミノ酸輸送系**：グルタミン酸，アスパラギン酸
④ **イミノ酸・グリシン系**：プロリン，ヒドロキシプロリン，グリシン
⑤ **βアミノ酸系**：β アラニン，タウリン

中性アミノ酸とイミノ酸の能動輸送も，基本的には糖の場合と同様で，管腔側膜に存在する Na$^+$ との共輸送体により細胞内に取り込まれ，二次性能動輸送の形式で輸送される．

酸性アミノ酸も基本的には同様であるが，Na$^+$ のほかに H$^+$ と K$^+$ が複雑に関与することが知られている．

塩基性アミノ酸は，管腔側膜では中性アミノ酸との交換輸送，側底膜では Na$^+$-中性アミノ酸との交換輸送による．

近位尿細管の輸送系によって，アミノ酸も濾過量のほぼ全量が再吸収され，成人では尿中には痕跡程度にしか排泄されない．

新生児や乳幼児では，成人に比べてアミノ酸の排泄が多い．これは尿細管の発育，特にその長さの発育が未熟で，十分再吸収しきれないことによると考えられる．アミノ酸排泄の様相を幼若児で調べることは，早期にアミノ酸再吸収の異常（→「腎性アミノ酸尿」，781頁を参照）を発見するのに重要である．

表 49-1 アミノ酸輸送系とそれに対応する輸送体

アミノ酸輸送系	輸送基質	輸送体
中性アミノ酸輸送系		
Na$^+$依存性		
A	小型中性アミノ酸, N-メチルアミノ酸	SNAT1, SNAT2, SNAT4
G	Gly, Sar	GlyT1, GlyT2
B^0	広い基質選択性, 吸収上皮	B^{0}AT1
B$^{0,+}$	中性・塩基性アミノ酸	ATB$^{0,+}$
ASC	分枝側鎖や bulky な側鎖のないもの	ASCT1, ASCT2
N	Gln, Asn, His	SNAT3, SNAT5
β	β-Ala, Tau	TauT
y$^+$L[*1]	中性・塩基性アミノ酸	y$^+$LAT1-4F2hc, y$^+$LAT2-4F2hc
Na$^+$非依存性		
L	広い基質選択性	LAT1-4F2hc, LAT2-4F2hc, LAT3, LAT4
T	芳香族アミノ酸	TAT1
b$^{0,+}$	中性・塩基性アミノ酸, シスチン	b$^{0,+}$AT-rBAT
asc	分枝側鎖や bulky な側鎖のないもの	Asc1-4F2hc, Asc2-?[*2]
塩基性アミノ酸輸送系		
Na$^+$依存性		
B$^{0,+}$	中性・塩基性アミノ酸	ATB$^{0,+}$
Na$^+$非依存性		
y$^+$	塩基性アミノ酸	CAT1, CAT2, CAT2a, CAT3, CAT5
b$^{0,+}$	中性・塩基性アミノ酸, シスチン	b$^{0,+}$AT-rBAT
y$^+$L[*1]	中性・塩基性アミノ酸	y$^+$LAT1-4F2hc, y$^+$LAT2-4F2hc
酸性アミノ酸輸送系		
Na$^+$依存性		
X$^-_{AG}$	L-Glu, L-/D-Asp	EAAC1 (EAAT3), GLT-1 (EAAT2), GLAST (EAAT1), EAAT4, EAAT5
Na$^+$非依存性		
x^-_C	シスチン-グルタミン酸交換輸送	xCT-4F2hc
未命名	シスチン-グルタミン酸・アスパラギン酸交換輸送	AGT1-rBAT

Gln：グルタミン，Asn：アスパラギン，His：ヒスチジン，β-Ala：βアラニン，Tau：タウリン，Glu：グルタミン酸，Asp：アスパラギン酸．
[*1] 輸送系 y$^+$L は，中性アミノ酸を Na$^+$依存性に，塩基性アミノ酸を Na$^+$非依存性に輸送．
[*2] Asc2 は未知の補助因子とのヘテロ二量体として機能する．

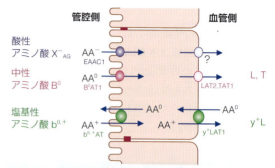

図 49-13 腎近位尿細管におけるアミノ酸輸送体と上皮輸送

酸性アミノ酸は，管腔側膜の Na$^+$依存性酸性アミノ酸輸送系 X$^-_{AG}$ によって上皮細胞内に取り込まれる．中性アミノ酸は，管腔側膜の Na$^+$依存性中性アミノ酸輸送系 B^0 を介して上皮細胞内に入り，輸送系 L および T を介して血管側へ出る．塩基性アミノ酸およびシスチンは管腔側膜から交換輸送体 b$^{0,+}$ を介して上皮細胞内に入り，塩基性アミノ酸は側底膜の交換輸送体 y$^+$L により血管側に移行する．輸送系 X$^-_{AG}$，B^0，b$^{0,+}$，L，T，y$^+$L に相当する輸送体は，それぞれ EAAC1，B^{0}AT1，b$^{0,+}$AT-rBAT，LAT2-4F2hc，TAT1，y$^+$LAT1-4F2hc である．
AA$^-$：酸性アミノ酸，AA^0：中性アミノ酸，AA$^+$：塩基性アミノ酸．

では高い)，輸送体の密度も高いために，血漿濃度を非常に高めないと飽和しない．したがって Tm を求めることが困難である．グリシンおよびリジンについては，かろうじて滴定曲線を外挿することによって求められている．ヒトではそれぞれ 1.5 mmol/分，0.09 mmol/分と報告されている．

b 尿細管のアミノ酸輸送体

【中性アミノ酸】

中性アミノ酸の尿細管上皮細胞の管腔側の入り口は，Na$^+$依存性中性アミノ酸輸送系 B^0 である．基質選択性が広く，ほとんどの中性アミノ酸を輸送する Na$^+$依存性中性アミノ酸輸送体 B^{0}AT1 が，これに相当する．

中性アミノ酸の血管側の出口としては，Na$^+$非依存性輸送系 L が第一の主要な経路である．LAT2 が 1 回膜貫通型補助因子 4F2hc とヘテロ二量体を形成し，側底膜に存在する．出口としての第二の経路は，芳香族アミノ酸輸送系 T である．TAT1 が芳香族アミノ酸選択的経路を形成している(図 49-13)．

【シスチンおよび塩基性アミノ酸】

シスチンおよび塩基性アミノ酸は，管腔側の交換輸送系 b$^{0,+}$ (b$^{0,+}$AT と 1 回膜貫通型補助因子 rBAT のヘテロ二量体)において，中性アミノ酸との交換輸送によって取り込まれる．シスチンは，上皮細胞内でシステインとなり，中性アミノ酸の経路に乗る．塩基性ア

ミノ酸は，交換輸送系 y^+L（y^+LAT1 と1回膜貫通型補助因子 4F2hc のヘテロ二量体）を介して，血管側へ移行する．$b^{0,+}AT$ と y^+LAT1 は，ともに塩基性アミノ酸と中性アミノ酸を輸送するが，y^+LAT1 は中性アミノ酸の輸送に Na^+ を必要とする．これは，血管側にある y^+LAT1 が，電気的に上り坂である塩基性アミノ酸の細胞外への移行を，細胞外の Na^+/中性アミノ酸との交換輸送と共役させることにより，Na^+ の電気化学ポテンシャルの勾配を利用して効率よく行うためである．

【酸性アミノ酸】

　酸性アミノ酸は，管腔側の Na^+ 依存性酸性アミノ酸輸送系 X^-_{AG} に相当するアミノ酸輸送体 EAAC1 によって上皮細胞に入る．酸性アミノ酸の血管側の出口は明らかにされていない．細胞内で中性アミノ酸に代謝変換され，中性アミノ酸輸送系を経由するとの説もある．

Advanced Studies

ヘテロ二量体型アミノ酸輸送体

　多くの輸送体は単一の分子で機能活性を有するが，アミノ酸輸送体の中には，12回膜貫通型の活性サブユニットと1回膜貫通型の補助サブユニットのヘテロ二量体として形成される一群の輸送体がある．活性サブユニットとしては8種，補助サブユニットとしては2種（rBAT および 4F2hc）があり，多様な基質選択性を有する輸送体が含まれる．補助サブユニットは，活性サブユニットとジスルフィド結合で連結し，活性サブユニットの細胞膜移行に必須である．

　腎尿細管では，$b^{0,+}AT$ と rBAT のペア，AGT1 と rBAT のペアが管腔側膜に存在し，y^+LAT1 と 4F2hc のペア，LAT2 と 4F2hc のペアが，側底膜に存在する．

c　腎性アミノ酸尿

　腎臓のアミノ酸輸送系の先天的な欠損および後天的な障害によって，血漿濃度が高くないのにもかかわらずアミノ酸尿を呈する場合を，**腎性アミノ酸尿** renal aminoaciduria という．

　すべてのアミノ酸輸送系が欠損または障害を受けて，すべての種類のアミノ酸が無差別に尿中に出ている場合を，**汎アミノ酸尿** pan-aminoaciduria という．それに対し，5つの系のうちのいずれかの系だけが欠損しており，その輸送系で輸送されるべきアミノ酸のみが尿中に出ている場合を，**部分的アミノ酸尿** partial amino aciduria という．部分的アミノ酸尿で臨床的に問題なものには次のものがある．

① **ハートナップ** Hartnup **病**：中性アミノ酸輸送系 B^0 の欠損．B^0AT1 の遺伝子変異による．

② **シスチン尿症**：塩基性アミノ酸輸送系 $b^{0,+}$ の欠損．rBAT あるいは $b^{0,+}AT$ の遺伝子変異による．

③ **イミノグリシン尿症**：イミノ酸・グリシン輸送系の欠損．

　シスチンは塩基性アミノ酸ではないが，管腔側膜の塩基性アミノ酸輸送体（$b^{0,+}AT$ と rBAT のヘテロ二量体）がシスチンと塩基性アミノ酸をともに基質とするため，その輸送体が欠損した場合には，シスチンの再吸収も障害される．シスチンは溶解度が低いために，尿が濃縮されると結石をつくりやすい．臨床的にはシスチン結石がまず問題となるため，**シスチン尿症**とよばれる．

3　中間代謝産物，ビタミン類の再吸収

　血漿中には，中間代謝産物のコハク酸 succinate，クエン酸 citrate，乳酸 lactate，ピルビン酸 pyruvate などが低濃度で含まれている．これらの物質も，Na^+ との共輸送体で効率よく細胞内に取り込まれる．ただしこれらの物質が，どの程度細胞内代謝に利用され，どの程度血中に再び戻されるかについてはまだ明らかではない．通常は，陽イオンの正電荷が有機酸の負荷電より余計に輸送されることが知られている．

　例えば，**コハク酸**（二価のカルボン酸）は，3個の Na^+ と共輸送される．クエン酸（三価のカルボン酸）は，3個の Na^+ と1個の H^+ と共輸送される．**乳酸とピルビン酸**（いずれも一価のカルボン酸）は，コハク酸とは別の輸送体で輸送される．またビタミン C（アスコルビン酸）も，糖とよく似た吸収様式で再吸収される．その分子実体は管腔側膜に存在する SVCT1 であり，1分子のアスコルビン酸は2つ（あるいはそれ以上）の Na^+ と共輸送される．葉酸とビタミン B_1（チアミン）の輸送体も同定されており，H^+ あるいは OH^- との共役輸送を行う．

4　タンパク質，ポリペプチドの再吸収

　糸球体での濾過は，**限外濾過** ultrafiltration によって行われ，分子の大きさによる障壁 size barrier と陰荷電による障壁 charge barrier の2つによって制御される．

a　タンパク質

　糸球体濾過においては，血清アルブミンやその他の高分子タンパク質は全く不透過なわけではなく，部分的に濾液中に出てくる．近位尿細管はそれらを捕捉し，**エンドサイトーシス**により細胞内に取り込んだの

ち，リソソーム内で分解し，アミノ酸として血中に回収している．尿細管腔側膜のタンパク質エンドサイトーシスの受容体として，1回膜貫通型糖タンパク質メガリン（別名 LDL receptor-related protein-2）が同定されている．管腔内液のタンパク質は，メガリンに結合し，エンドサイトーシスにより細胞内に取り込まれる．電顕的にもヘモグロビン（分子量 68,000），フェリチン（分子量 460,000），ワサビのペルオキシダーゼ（分子量 40,000）などを血中に注入したあと，近位尿細管細胞内に飲作用性の小胞が多数形成される像や，リソソームの中に取り込まれている像が観察されている．

糸球体膜の透過率（**分子篩透過率**）は，ラットでは血清アルブミン（分子量 69,000）が 0.00062，低分子タンパク質（分子量 16,000）が 0.987 と報告されている．仮にヒトでも同様とすると，血清アルブミンは1日当たり約 4.5 g 濾過されることになるが，実際の尿中排泄量は 0.1 g 以下であり，濾過されたものはほとんど再吸収されている．

イヌで血漿中のアルブミン濃度を 6〜7 g/100 mL に上げると，著明に尿中排泄がみられるようになり，さらに上げると血漿濃度に比例的にタンパク質排泄量が増す．このことからタンパク質の再吸収も Tm 制限性の様式に従っていると考えられる．ヒトでもほぼ同様で，アルブミンの血漿閾濃度は 6〜7 g/100 mL，Tm は 30 mg/分程度と考えられている．

b ペプチド

アンジオテンシン II やブラジキニンのような直鎖状のペプチドは，管腔側膜の**アミノペプチダーゼ**で分解される．遊離されたアミノ酸はアミノ酸輸送系で，ジペプチドとトリペプチドは **H⁺-オリゴペプチド共輸送体**（腎では PEPT2）で吸収される．一方，環状のペプチド（例えばバソプレシン）は分解されにくい．

Advanced Studies

タンパク尿

尿中にタンパク質が排泄されている状態を**タンパク尿** proteinuria という．上記のように血中のアルブミン濃度を人為的に高めた場合は，一種のオーバーフロー性のタンパク尿（この場合は**アルブミン尿** albuminuria）がみられる．

溶血が起こり，血中の遊離ヘモグロビン濃度が上がり，その濃度が 15 g/dL 以上になると，この場合も尿中にヘモグロビンが排泄されるようになり，鮮紅色を呈するようになる．その状態を**ヘモグロビン尿** hemoglobinuria という．ヘモグロビンも濾過-再吸収を受けるタンパク質で，その Tm は約 9 mg/分といわれている．溶血などの場合に起こるヘモグロビン尿は同様にオーバーフロー性のものである．

他方，組織適合抗原を構成する2本鎖の軽鎖（分子量 11,500）の β_2-ミクログロブリンは，糸球体を通過して近位尿細管で多くが再吸収される．しかし近位尿細管の機能が低下すると，終末尿中に多量に認められることから，このような低分子のタンパク尿を**尿細管性タンパク尿**という．

一方，糸球体濾過膜の高分子透過性が異常に高まった場合，尿細管のタンパク質再吸収機能が低下した場合，そして体内に異常な低分子タンパク質の産生が起こった場合には，特に血漿タンパク質濃度が高くなくともタンパク尿が起こる．ネフローゼ症候群や糸球体腎炎は透過性異常によるものである．これを**糸球体性タンパク尿**という．

異常小分子タンパク質としては，多発性骨髄腫の場合にベンス・ジョーンズ Bence Jones **タンパク**とよばれるタンパク質が血中に出現し，それが尿中に排泄されるようになる．このタンパク質の糸球体透過率は 0.2〜0.5 で，かなり高い．

5 ● 有機酸および有機塩基の分泌

a 有機酸の分泌

【分泌される有機酸の種類】

パラアミノ馬尿酸 para-aminohippuric acid（**PAH**）や**フェノールレッド**（フェノールスルホンフタレイン phenolsulfonphthalein；**PSP**）などを生体に注射すると，イヌリンなどに比べてはるかに速やかに尿中に排泄される．これらの有機酸は，糸球体で濾過される量以上に，尿細管で分泌されて排泄されるからである．この有機酸の分泌機能は近位尿細管の全長にわたってみられるが，特に近位尿細管の S_2 分節と S_3 分節（近位直尿細管）で強い．

Advanced Studies

尿細管から分泌される有機酸の構造上の特徴

分泌される有機酸は，ある類似した化学構造をもっているものに限られる．**カルボン酸**では PAH，ペニシリンなどのようにカルボキシ基とカルボニル基が接して結合しているもの，PSP などのようにスルフォン酸基を有するものなどである．カルボン酸の場合は，カルボキシ基の−C＝O 基とイオン化した−C-O⁻基と，それに隣接したカルボニル基（−C＝O）の3つが必要である．**スルフォン酸**も S 原子の周囲に2つの S＝O 結合をもち，イオン化する O 原子（S-O⁻）を有するため，構造的に輸送されるカルボン酸に似ている（図 49-14）．**スルフォンアミド**も共通の系で分泌されるが，スルフォンアミドは S 原子の周囲に2つの S＝O 結合と＞N-S 基を有しており，N 原子が静電的に強い陰性を帯びているので，スルフォン酸と同様に扱われるものと解釈される．

近位尿細管細胞の側底膜には，上記のような構造をもつ有機酸と結合して，それを細胞内に取り込む**有機酸輸送体** organic anion transporter（OAT）が存在する．上記の有機酸は正常の体液中には存在せず，薬物として用いられるものが主であるが，このような分泌機構

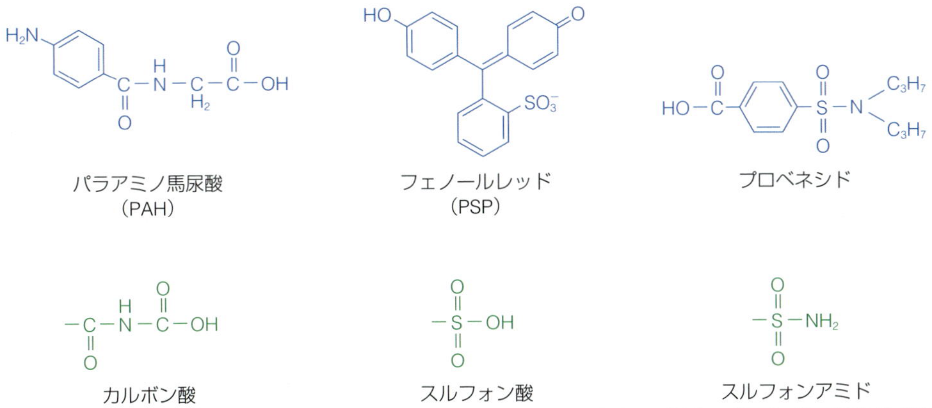

図 49-14 近位尿細管で分泌される代表的な有機酸（上段）と輸送系との結合に必要な分子構造（下段）

が備わっているのは，体内に類似の有機酸が入った場合，あるいは体内に侵入した**外来性異物** xenobiotics の代謝物として有機酸が生じた場合，それらを速やかに体液から除去するためのものと考えられる．

これらの有機酸は，近位直尿細管の側底膜側で図 49-15 に示すように，OAT1, 3 を介するジカルボン酸との交換輸送により細胞内に取り込まれる．**ジカルボン酸**は，管腔側膜と側底膜から Na^+ との共輸送で細胞に入ったものが使われる．細胞内に蓄積した有機酸は，刷子縁膜の有機酸輸送系（図 49-15 の NPT4，MRP2 および MRP4）により尿中に分泌される．

【Tm 制限性分泌】

通常，上記の有機酸の血中濃度は 0 であるが，血中に少量注入しても，ただちに尿中への排泄がみられる．すなわち血漿閾濃度は 0 である．血中濃度を次第に高くすると，直線的に排泄量も増大するが，ある濃度以上になると，図 49-16 に示したように折れ曲がって低い傾斜の直線に移行する．

有機酸は一般に，血中では一部血漿タンパク質と結合した形で存在している．そのため濾液中の濃度は，血漿中での濃度を P_x，非結合型の濃度の割合を f とすると $f \cdot P_x$ となり，したがって濾過量は $f \cdot P_x \cdot GFR$ となる．

いま PAH について濾過量 $f \cdot P_{PAH} \cdot GFR$ をその血中濃度 P_{PAH} に対してプロットすると，排泄量は，P_{PAH} がある値までは濾過量を大幅に超えて，P_{PAH} に対して直線的に増加することがわかる．P_{PAH} がある濃度を超えると，排泄量と P_{PAH} の関係を示す直線のスロープがゆるやかになり，その排泄量の第 2 の線分は，ほぼ濾過量に平行になる．濾過量を超える排泄

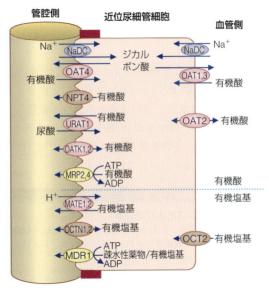

図 49-15 腎近位尿細管細胞における有機酸および有機塩基輸送体

有機酸は，血管側の有機酸輸送体 OAT1, 2, 3 により尿細管上皮細胞内に取り込まれ，NPT4，MRP2 および MRP4 を介して尿中へ排泄される．管腔側の有機酸輸送体としては，加えて尿酸輸送体 URAT1，ほかの有機酸輸送体 OAT4，OATK1，OATK2 がある．OAT1, 3, 4 は交換輸送体であり，Na^+ 依存性ジカルボン酸輸送体（NaDC）によって細胞内に濃縮されたジカルボン酸との交換輸送により有機酸を取り込む．有機塩基は，血管側の有機塩基輸送体 OCT2（げっ歯類では OCT1 も加わる）により尿細管上皮細胞内に取り込まれ，MATE1，MATE2，OCTN1，OCTN2 および MDR1 を介して尿中へ排泄される．

量は分泌によるものであるが，その差をとると，ある P_{PAH} 値までは P_{PAH} に比例的に増加し，P_{PAH} がある値を超えると一定となる曲線が得られる．すなわち，分泌量についても**尿細管最大輸送量（Tm）**のあることが

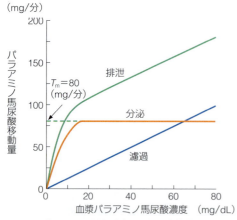

図 49-16　パラアミノ馬尿酸（PAH）の滴定曲線（ヒト）
〔Feher J：Tubular reabsorption and secretion. In Feher J：Quantitative Human Physiology：An Introduction, 2nd ed. pp 719-729, Elsevier, 2017〕

わかる．

ヒトではこれら有機酸の Tm は，PAH が 80 mg/min/1.73 m²，PSP が 57 mg/min/1.73 m² と報告されている．PAH は血漿タンパク質との結合も比較的弱く，ヒトでは 30〜50 mg/dL の濃度範囲で f＝0.79（イヌでは 0.92）で，血漿濃度 10 mg/dL 以下では Tm 以下の輸送量で分泌が行われている．

Advanced Studies

PAH のクリアランスおよび除去率

尿細管を介して尿中へ分泌される物質の尿中排泄量（単位時間当たり）は，濾過量と尿細管分泌量の和となるため，いま単位時間当たりの分泌量を T_x^s とすると，

$$U_x V = f \cdot P_x \cdot GFR + T_x^s \quad\cdots\cdots(6)$$

となる．したがって，そのような物質のクリアランスは，

$$C_x = \frac{U_x V}{P_x} = f \cdot GFR + \frac{T_x^s}{P_x} \quad\cdots\cdots(7)$$

となる．したがって f の値が小さな物質を除くと，一般に C_x は GFR より大きい値を示す．PAH の場合，10 mg/dL 以下の濃度で測定すると，そのクリアランス C_{PAH} は男 654，女 592 mL/min/1.73 m² の値を示す．

P_{PAH} の値が 10 mg/dL を超えると，T_{PAH}^s は Tm_{PAH}（一定）となるため，P_{PAH} を高めるほど C_{PAH} はしだいに低くなり，次式より明らかなように双曲線状に C_{in} に接近する．

$$C_{PAH} = f \cdot GFR + \frac{Tm_{PAH}}{P_{PAH}} \quad\cdots\cdots(8)$$

PAH の場合，その血中濃度が 10 mg/dL 以下の場合は T_{PAH}^s は Tm_{PAH} 以下であるため，尿細管分泌系への負荷量の全量を分泌しているとみなすことができる．分泌系への負荷量は，糸球体を通ったあと**尿細管周囲毛細血管**のなかを流れる量とみなせるので，全糸球体を流れる血漿流量（**有効腎血漿流量** effective renal plasma flow；ERPF）中の PAH 量から，濾過された量を差引いた量に相当する．したがって PAH の排泄量は，

$$U_{PAH} \cdot V = f \cdot P_{PAH} \cdot GFR + P_{PAH}(ERPF - f \cdot GFR) \quad\cdots\cdots(9)$$

となる．したがって，

$$U_{PAH} \cdot V = P_{PAH} \cdot ERPF \quad\cdots\cdots(10)$$

$$\therefore C_{PAH} = \frac{U_{PAH} \cdot V}{P_{PAH}} = ERPF \quad\cdots\cdots(11)$$

となり，C_{PAH} は有効腎血漿流量を示すことになる．この原理により，通常ヒトで**腎血漿流量**，**腎血流量**を求める目的で C_{PAH} の測定が行われる．

いま腎臓を流れる全血漿量が ERPF と等しければ，その中に入っている PAH 全量が 1 回腎臓を通る際に完全に除去されてしまうため，腎静脈血中の PAH の濃度は 0 になるはずである．血液が腎を通過する際に，排泄機序によって除去される能率を表すのに**除去率** extraction ratio（E）が用いられる．これは，

$$E = \frac{C_a - C_v}{C_a} \quad\cdots\cdots(12)$$

で与えられる．C_a，C_v は腎動・静脈血漿中の物質の濃度．1 回の腎臓の灌流で完全に抜き取られる物質の E は，C_v が 0 となるため E＝1 となり，グルコースのようにほぼ完全に再吸収されるものは $C_a = C_v$ となるため，E＝0 となる．

PAH についてこの E の値を求めると，P_{PAH} 10 mg/dL 以下ではヒトで 0.91，イヌで 0.74 の値が得られる．0.91 はあらゆる物質の中で最大の値で，これ以上の値を示す物質は検出されていない．したがって PAH は，尿細管での除去については理想的な物質であるが，腎血流の一部（約 10%）は分泌機能に直接関与しない部分（髄質，脂肪組織，vasa vasorum など）を流れていることによると解釈されている．

したがって**全腎血漿流量** total renal plasma flow（TRPF）は，

$$TRPF = ERPF/E \quad\cdots\cdots(13)$$

で求められる．腎血流量 renal blood flow（RBF）は，ヘマトクリット（Ht）で補正することによって求められる．

$$RBF = TRPF/(1 - Ht) \quad\cdots\cdots(14)$$

このような方法で求めた RBF は，直接法で求めた値とよく一致する．直接法は手術的侵襲を加えるほかに，腎動脈に操作を加えるため，正常の値を必ずしも示さないときもあるが，C_{PAH} 法はそのような侵襲や操作を必要とせず，無麻酔下で測定可能であるので，きわめて有用な方法である．

b　有機塩基の分泌

グアニジン，チアミン，コリン，ヒスタミン，ピペリジン，キニジン，N'＝メチルニコチンアミド，テトラエチルアンモニウム（TEA），テトラメチルアンモニウム（TMA），テトラブチルアンモニウム（TBA），ヘキサメトニウムなどの強塩基は，血中に存在すると近位尿細管で分泌され，効率よく排泄される．これら塩基のあるものは生理的な物質であるが，通常，血中にはきわめて低濃度にしか含まれていない．**有機強塩基**は一般に強い生理作用および薬理作用をもつため，血中に注入して濃度を高めて排泄を調べる，いわゆる滴定実験は困難である．しかし，上記物質のクリア

ンスは一般に GFR を凌駕すること，*in vitro* での腎皮質切片への取込み実験で高濃度に組織内に蓄積されることなどから，能動的な分泌機序によって輸送されていることが明らかにされている．

有機塩基も1種類の輸送系で分泌が行われていると考えられ，実際にラットの腎臓より有機陽イオン性（カチオン）物質の輸送体 OCT1 が同定された．ヒトでは，OCT1 の代わりに OCT2 が側底膜に存在する（図 49-16）．OCT1，OCT2 は有機カチオンを広く取り込み，TEA の取込みはテトラペンチルアンモニウムやシアニン 863，キニーネにより強く抑制される．

上皮細胞内に蓄積した有機塩基は，主に管腔側の有機カチオン輸送体 MATE，OCTN および MDR1 により尿中に排泄される．イヌで TEA について調べた実験によると，TEA は Tm 制限性の分泌によっており，その Tm 値は 1.0〜1.4 mg/min/m^2，Tm に達しない P_{TEA} 範囲での C_{TEA} は GFR の約2倍という値が得られている．

2 老廃物の排泄（尿素，尿酸，クレアチニン）

尿素・尿酸・クレアチニンは，代表的な**非タンパク質性窒素化合物** non protein nitrogen（NPN）である．尿素とクレアチニンはタンパク質の，尿酸は核酸の，それぞれ最終代謝産物として，腎臓から尿中に排泄される．

腎機能が低下すると，血液中の尿素・尿酸・クレアチニン濃度が増加する．そのため，臨床では腎機能評価の一環として，これらの血中濃度測定が日常的に行われている．

A 尿素

尿素 urea（分子量 60）は，肝臓の尿素サイクルを経て産生されるタンパク質代謝の主要な最終産物であり，尿中の主要な排泄物質でもある．ふつうの混合食をとっている健康成人の尿中には，通常約 300 mM 前後の濃度で含まれている．したがって1日の尿量を 1〜1.5 L とすると，排泄量は 18〜27 g に達する．排泄量はタンパク質摂取量に比例している．

摂取された窒素化合物の窒素の大部分は，尿素の形で排泄され，窒素バランスが保たれている．

1 尿素クリアランス

尿素クリアランスはヒトでは通常，GFR を反映するイヌリンクリアランスの約 1/2（40〜60%）である．すなわち濾過量の約 1/2 は尿細管で再吸収されることを示す．

血液中の尿素は，糸球体を自由に通過し，尿細管内に入った尿素は，髄質集合管で一部再吸収され，髄質内で循環し，皮質髄質浸透圧勾配の形成に貢献する．

a 尿素透過性

ラット腎集合管の**尿素透過性**は，皮質と髄質外層で低く，髄質内層で高い．髄質内層集合管 inner medullary collecting duct（IMCD）の尿素透過性は血中のバソプレシン（AVP）による調節を受け，脱水時（尿濃縮時）には水透過性増加に連動してさらに増加する．このため，尿細管中の尿素は，集合管内を下行するにつれて濃縮され，IMCD において間質に拡散する．

血中 AVP 高値となる尿濃縮時には，腎集合管の水透過性と尿素透過性は，同時に，かつ並行して増加する．尿素は水の透過経路（水チャネル）とは別の独立した経路を介して運ばれることが明らかになっている．腎集合管の高い尿素透過性は，髄質部の高浸透圧環境において，生来の細胞容積を維持し，生存するために重要と考えられる．

b 尿素の尿細管輸送

従来，尿素は非イオン性なため，細胞膜透過に際しては特別な経路は存在しないと考えられていたが，尿素に特有の輸送体（トランスポーター）が同定された．**尿素トランスポーター**はヒトでは4つのアイソフォームがある．

【UT-A1 と UT-A3】

このなかで UT-A1 は，腎の尿濃縮機構において最も重要な尿素トランスポーターであり，IMCD の管腔側膜に存在し，集合管管腔内の尿素の取り込みを担当する（図 49-17）．UT-A1 はリン酸化部位をもち，AVP 刺激による cAMP 上昇によりプロテインキナーゼ A 依存性のリン酸化を受け，迅速に輸送活性を増加させる．

UT-A3 は，UT-A1 と同様に IMCD に存在するが機能的役割は不明である．

【UT-A2】

UT-A2 は，Henle ループの細い下行脚に存在し，間質から同部位への尿素の移行を媒介して，対向流系を介する髄質内層へ向かう尿素の濃度勾配維持に関与すると考えられている．

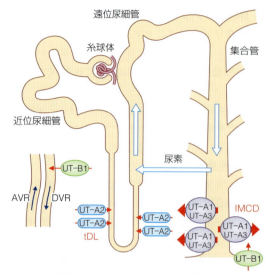

図 49-17　尿素トランスポーターと尿濃縮機構
UT-A1 は髄質内層集合管 inner medullary collecting duct (IMCD) の管腔側膜に存在し，AVP 依存性に集合管管腔内の尿素の取り込みを担う．UT-A2 は Henle ループの細い下行脚 thin descending limb (tDL) に存在し，間質から同部位への尿素の移行を媒介して，対向流系を介する髄質内層へ向かう尿素の濃度勾配維持に関与する．UT-A3 は UT-A1 と同様に IMCD に存在するが機能的役割は不明である．UT-B1 は直血管および腎乳頭の表層上皮に発現し，下行直血管 descending vasa recta (DVR) では UT-A2 同様髄質内層へ向かう尿素の濃度勾配の維持に関与する．

【UT-B1】

UT-B1 は，直血管および腎乳頭の表層上皮，そして赤血球膜に発現し，直血管では UT-A2 同様髄質内層へ向かう尿素の濃度勾配の維持に関与すると考えられている．赤血球膜に発現する UT-B1 は，尿素濃度の高い直血管内を赤血球が通過する際，高浸透圧環境に抗する形態維持に重要と考えられている．

Advanced Studies
血中 BUN 測定の生理学的意義

血中の尿素濃度は尿素窒素として測定され，通常 BUN (blood urea nitrogen) として報告される．BUN とは血液尿素窒素のことを意味し，かつて尿素窒素の測定には全血を用いて行われていたことに由来する．現在，ほとんどの検査室では血清試料について測定しているため，正確には血清尿素窒素 serum urea nitrogen (SUN) であるが，尿素は細胞膜を自由に透過できるため，SUN と BUN でほぼ同じ値となる．

血中の尿素は腎臓より排出されるため，糸球体濾過機能が低下すると，BUN が上昇する．糸球体濾過値が 50% 以下に低下すると BUN は基準値 (15〜20 mg/dL) 以上に上昇し，糸球体濾過量の低下とともにさらに上昇する．後述の血中クレアチニン値の上昇に並行して上昇することから，BUN は腎機能の指標として臨床的に用いられる．腎性の上昇のほかに，高タンパク質摂取や外傷，消化管出血などの組織異化亢進により上昇し，重症肝障害や低タンパク質摂取では低下する．

B 尿酸

尿酸 uric acid は分子量 168 の難溶性物質で，体内では有機酸として存在し，主に腎臓より排泄される．尿酸は核酸であるプリン体のヒトにおける最終代謝産物で，プリンヌクレオチドからグアノシン，アデノシン，イノシンが生成され，さらにヒポキサンチン，キサンチンを経て尿酸が生成される．多くの哺乳類ではさらに肝臓の尿酸分解酵素（ウリカーゼ）により水溶性のアラントインにまで代謝され，糸球体濾過により排泄される．しかし，ヒトおよび霊長類（チンパンジー，ゴリラなど）では，変異によりウリカーゼを欠失しているため，尿酸がプリン体の最終代謝産物となる．

1 ● 尿酸クリアランス

尿酸クリアランスは，ヒトでは通常 GFR の約 1/10 (10%) である．すなわち濾過量の約 9 割は，尿細管で再吸収されることを示す．

尿酸の排泄は，動物によって著しい差がある．鳥類や爬虫類のように，窒素代謝の最終産物を主に尿酸の形で排泄する動物（**尿酸排泄型動物** uricotelic animal）では，尿酸は濾過された分のみならず，尿細管で分泌もされるので，クリアランスは GFR よりもかなり高い値を示す．

他方，哺乳類や両生類は，窒素の大部分を尿素の形で排泄する動物（**尿素排泄型動物** ureotelic animal）に属する．しかし哺乳類のなかでも，そのクリアランスにはかなり大きな差があり，通常 GFR を凌駕しているもの（モルモット），GFR とほぼ等しいか，ややそれより低いもの（ウサギ），GFR に比べて著しく低いもの（霊長類，イヌ，ラット）などがある．

2 ● 尿酸の尿細管輸送

尿酸の排泄は，ウサギなどでは条件によって GFR を凌駕したり，それ以下となったりし，正味の腎内処理が分泌優勢，再吸収優勢と変化する．またヒトやイヌでも条件によって大きく変動する．これは，尿酸について，再吸収と分泌の両方向性輸送が行われているためである．

ヒトにある種の薬物，例えば pyrazinoate を投与すると，再吸収率はさらに高くなり，排泄率は濾過量の

1％程度まで下がる．プロベネシド probenecid（有機酸輸送抑制薬）を投与すると，排泄率は50％にも増加する．正常時には，濾過量と同程度の尿酸が近位尿細管で分泌されており，それらの大部分が再吸収されて，結果として濾過量の10％に当たる量が排泄されている．pyrazinoate はその再吸収を促進する結果，排泄量が著しく低下し，プロベネシドは再吸収を抑制する結果，排泄量が増すものと解釈される．

近年，尿酸の尿細管輸送は図49-18のように説明されている．糸球体濾過を受けた尿酸は，管腔側の3次性能動輸送体 URAT1 により，細胞内のアニオンと交換され，再吸収される．取り込まれた尿酸は血管側の促通拡散輸送体 GLUT9（URATv1）により血管内へと移行する．pyrazinoate は交換輸送体である URAT1 の細胞内の交換基質となって尿酸再吸収を高め，プロベネシドは管腔側から尿酸と競合することで尿酸再吸収を抑制する．

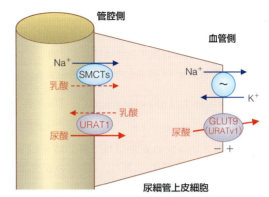

図 49-18　近位尿細管における尿酸輸送の分子機序

糸球体濾過を受けた尿酸は管腔側の尿酸/アニオン交換輸送体である URAT1 により細胞内に取り込まれる．細胞内に入った尿酸は，血管側にあって細胞内外の電位差により駆動される尿酸排出輸送体である GLUT9（URATv1）により血管側へと運ばれる．URAT1 が尿酸取り込みの際に交換輸送する細胞内のアニオンは主に乳酸と考えられ，管腔側に存在する Na$^+$ 依存性モノカルボン酸トランスポーター SMCTs により供給されると考えられている．pyrazinoate は乳酸と同様に輸送され，尿酸取り込みを促進し，プロベネシドは管腔側から尿酸と競合することで尿酸再吸収を抑制する．

C クレアチニン

肝臓で合成されたクレアチンが，筋肉内に取り込まれ，その2％程度が1分子の H$_2$O がとれ，不可逆的に**クレアチニン** creatinine となる．このためクレアチニンの生成量はクレアチン量と比例する．

クレアチニンは筋肉で産生され，筋肉量の多い人は高値を取る．

1 クレアチニンクリアランス

クレアチニンは積極的な再吸収機構がないため，比較的効率的に尿中に排泄される．

腎臓の糸球体機能障害などでは，クレアチニンが尿中に排泄されず，血中に蓄積する．そのため，腎機能検査として，血清クレアチニンや**クレアチニンクリアランス**（Ccr）が測定される．血漿と尿のクレアチニンを定量することにより，内因性 Ccr を求めることができる．Ccr は，正常成人では 97〜140 mL/分（平均 125 mL/分）である．

2 Ccr と GFR の関係

糸球体の濾過機能を示す**糸球体濾過量** glomerular filtration rate（GFR）は腎機能を代表するものとして臨床的に重要な指標である．

糸球体では，自由に濾過されるが，尿細管では再吸収も分泌もされない物質 x があるとする．その尿中濃度を Ux，単位時間あたりの尿量を V とすると，単位時間に尿中に排泄される x の量は Ux・V となる．x の血漿濃度を Px とし，x の単位時間あたりの尿中排泄量に等しい血漿量を Cx とすると

$$Px \cdot Cx = Ux \cdot V$$

の式が成り立つため，これより

$$Cx = Ux \cdot V / Px$$

と表される．この Cx を物質 x の腎クリアランスと考え，糸球体濾過量（GFR）という．

イヌリンは，糸球体で自由に濾過されるが，尿細管では再吸収も分泌もされない物質である．そのため，腎クリアランスを調べる方法としてイヌリンを体外から点滴注入する測定法があるが，手順が煩雑である．

クレアチニンは糸球体で濾過された後，わずかではあるが近位尿細管で分泌され，尿中に排泄されるので，GFR を過大評価することになり厳密には正確とはいえない．しかし，血中に存在し，注射が不要なため，実際の診療ではクレアチニンクリアランス（Ccr）が GFR を反映する簡便な測定法として広く用いられている．

また，クレアチニン産生量は筋肉量に比例するため，筋肉の減少した高齢者や女性では血清クレアチニ

ン値は低値となる．そこでGFRの評価に血清クレアチニン値を使用した**推定GFR** estimated GFR（eGFR）が用いられる．日本腎臓学会では日本人に適した以下のMDRD簡易式を18歳以上の男性に適用する．

$$\text{eGFR (mL/分/1.73 m}^2\text{)} = 194 \times \text{血清 Cr}^{-1.094} \times \text{年齢}^{-0.287}$$

女性の場合は0.739をかける．

血清クレアチニンの正常値は，男：0.7〜1.1 mg/dL，女：0.5〜0.8 mg/dLである．eGFRの正常値は60以上，通常健常者は100前後となる．腎機能が障害されると血中にクレアチニンが蓄積し，尿中排泄量も低下する．しかし，腎には予備能があり，糸球体濾過量が正常の120 mL/分から30〜40 mL/分以下まで低下しないと腎機能障害とならず，血清値も上昇しない．

3 ● クレアチニンの尿細管分泌

ヒトやラットでは，クレアチニンが，糸球体濾過によって排泄されるほかに，わずかではあるが分泌されることが知られている．クレアチニンの分泌は，有機酸輸送体のOAT3（SLC22A8）と有機塩基輸送体のOCT2（SLC22A2）が関与することが報告されている．

➡**関連項目** 有機酸および有機塩基の分泌，782頁参照．

Advanced Studies

BUN/Cre比

BUNは先述したとおり，高タンパク質摂取や出血などの条件で変動しやすいため，変動の影響を軽減するためにBUN/Cre比が用いられる．BUN/Cre比が10以下の場合には，主に腎実質性障害，その他（低タンパク質食）が考えられる．10以上の場合には，腎外性の原因（脱水，出血，心不全，高タンパク質食，消化管出血など）を考慮する．

これは腎実質障害の進行により，尿素の尿細管での再吸収が阻害され，相対的に尿素排泄量が増加し，BUNがそれほど高くならないためである．

アンモニアを排泄する意義

タンパク質の構成成分であるアミノ酸は，異化作用の結果，含窒素老廃物となり，腎臓で生成される尿中に濃縮されて体外へと排出される．含窒素老廃物としては，アンモニア，尿素，尿酸がある．

例えば重篤な肝機能障害によりアミノ酸代謝が障害された結果，体内に蓄積すると肝性脳症を惹起するなど，アンモニアは非常に毒性が高い．そのため，通常，高等陸生動物では主に尿素という高分子で無害な化合物に変換してから排出する．どのような形式で排出するかは動物の系統発生と生息場所により異なるが，ヒトを含む哺乳類は基本的に尿素排出型である．

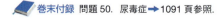 **巻末付録** 問題50．尿毒症➡1091頁参照．

C 電解質代謝

1 尿細管の輸送経路

腎臓は，常時大量の血漿を糸球体で濾過し〔糸球体濾過量（GFR），約170 L/日〕，濾液の99%以上を尿細管で再吸収し，尿（1〜1.5 L/日）を生成している．尿細管の機能で最も重要なものは，水と溶質の輸送（再吸収・分泌）である．尿輸送経路には，尿細管細胞を経由する**経細胞経路** transcellular transport pathway と細胞間隙を通る**傍細胞経路** intercellular transport pathway がある（➡第47章図47-2，754頁参照）．

経細胞経路の場合，溶質（イオン）は，管腔側膜と側底膜を横切らなければならない．これらのイオンは，管腔膜に発現しているセグメント特異性の高い輸送体を介して，いったん細胞内に取り込まれ，側底膜に発現している輸送体の働きで細胞外に汲み出される．尿細管で再吸収されるイオンの量は，電気化学ポテンシャル勾配，膜輸送体（チャネル，ポンプほか）の発現量とその活性に依存する．

傍細胞経路の場合，イオン選択性をもつ**タイト結合** tight junction を経由して，イオンは間質に移動する．イオンの輸送量は，タイト結合のイオン透過性と両側の液（尿細管腔内液と間質液）の電気化学ポテンシャル勾配に依存する．例えば近位尿細管のように，タイト結合の水透過性が高い場合，イオンの移動により形成された小さな浸透圧勾配に従って，速やかに大量の水が浸透するので，大量の溶液再吸収にもかかわらず近位尿細管終端部における濾液の浸透圧は，起始部とほとんど変わらない（等張性再吸収）．これに対し，例えばヘンレHenleループの太い上行脚のように，管腔膜に水チャネルが発現しておらず，タイト結合の水透過性も低いセグメントでは，イオン輸送に伴う間質への水移動が起こらないため，濾液の浸透圧は遠位に上行するに従って低下する．

2 尿細管におけるNa$^+$，Cl$^-$，K$^+$輸送

A ネフロン各セグメントのNaCl輸送

ネフロン各セグメントにおける濾液のナトリウム再吸収率は，①近位尿細管（約67%），②Henleループ（約20%），③遠位尿細管（約7%），④皮質集合管（約

C 電解質代謝 789

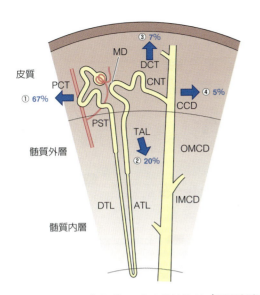

図49-19 ネフロン各セグメントのおける Na$^+$ 再吸収率
①PCT, PST, ②DTL, ATL, TAL, ③DCT, ④CNT, CCD, OMCD, IMCD.
ATL：細い上行脚, CCD：皮質集合管, CNT：結合集合管, DCT：遠位曲尿細管, DTL：細い下行脚, IMCD：髄質内層集合管, MD：緻密斑, OMCD：髄質外層集合管, PCT：近位曲尿細管, PST：近位直尿細管, TAL：太い上行脚.

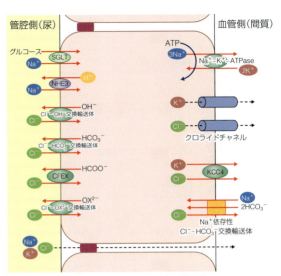

図49-20 近位尿細管における電解質輸送

5%)である(図49-19).

1 ● 近位尿細管 (図 49-20)

血漿成分に等しい濾液が**近位尿細管** proximal tubule (PT)内を流れているので，大量かつ非調節性に溶液(水＋溶質)を再吸収する必要がある．このため，Na$^+$ の電気化学ポテンシャル勾配(尿細管腔＞細胞内)を利用した二次性能動輸送体(Na$^+$ 依存性輸送体)が発達している．例えば，HCO$_3^-$ を再吸収するために近位尿細管(管腔)に H$^+$ を分泌する Na$^+$-H$^+$ 交換輸送体(NHE)，グルコースを再吸収するための Na$^+$-グルコース共輸送体(SGLT)，無機リン酸を再吸収するための Na$^+$/リン酸共輸送体(NaPi)などである．輸送の駆動力は，一義的には側底膜上に存在する Na$^+$-K$^+$-ATPase によって与えられる．Na$^+$-K$^+$-ATPase の働きにより，細胞内ナトリウム濃度が低下し，その濃度勾配を利用している．グルコースやアミノ酸など，生体にとって特別有用な有機溶質は，近位尿細管でほぼ100％再吸収される．

これに対し，Cl$^-$ 輸送は，経細胞的(transcellular)能動輸送，傍細胞的(intercellular)受動輸送の双方で行われる．ナトリウムの濃度勾配を利用して管腔側膜に存在する Na$^+$-H$^+$ 交換輸送体(NHE3, *SLC9A3*)を介して H$^+$ が尿細管腔内へ分泌されると，生じた pH 勾配に従い，クロライドイオン(Cl$^-$)は尿細管腔から経細胞的に細胞内へ輸送される．管腔側からの Cl$^-$ の流入経路としては，Cl$^-$-OH$^-$ 交換輸送体，Cl$^-$-HCO$_3^-$ 交換輸送体，Cl$^-$-HCOO$^-$(ギ酸塩)交換輸送体(CFEX, *SLC26A6*)，Cl$^-$-OX^{2-}(シュウ酸塩)交換輸送体などが示されている[1,2]．細胞内の Cl$^-$ の電気化学ポテンシャルが血管側のそれより高まると，Cl$^-$ は側底膜を介して拡散する．血管側への Cl$^-$ の流出経路としては，クロライドチャネル(CFTR)，K$^+$-Cl$^-$ 共輸送体(KCC4 など)，Na$^+$ 依存性 Cl$^-$-HCO$_3^-$ 交換輸送体などの関与が提唱されている．近位尿細管終末部に向かうにつれ，管腔液の Cl$^-$ 濃度が上昇し，これによって生じた管腔液から血管側への Cl$^-$ の濃度勾配によって，Cl$^-$ の傍細胞的な受動的再吸収を促進させる力が生じる．近位尿細管終末部では管腔内 Cl$^-$ の約40％が傍細胞的に再吸収されていると考えられている．

近位尿細管の細胞膜は，管腔膜・側底膜ともに AQP1 が大量に発現しており，水透過性が高い．このため，イオン・有機溶質輸送に伴って形成される小さな浸透圧差(血管側＞管内液)にしたがって水が直ちに移動する(再吸収される)ため，再吸収される溶液はほぼ等張性(等浸透圧性)である．

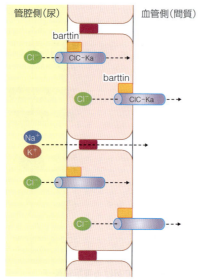

図 49-21　細い上行脚（ATL）における電解質輸送

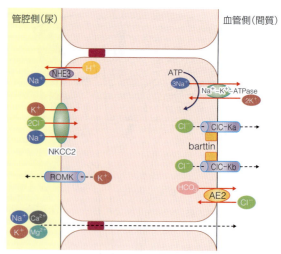

図 49-22　太い上行脚（TAL）における電解質輸送

2 ● Henle ループ（Henle 係蹄）

a　細い下行脚（DTL）

　Henle ループの**細い下行脚** descending thin limb（DTL）は Na^+ と Cl^- の透過性は低いが，AQP1 が高発現しており水透過性が高いので，水は浸透圧の高い間質に拡散する．そのため，髄質を下行するに従って水は管腔から吸収されるが，NaCl は尿中にとどまる．こうして，管腔内の NaCl 濃度，浸透圧は上昇する（管内液浸透圧＝間質浸透圧）．

b　細い上行脚（ATL）（図 49-21）

　ループが折り返した**細い上行脚** ascending thin limb（ATL）では，上皮細胞の透過性のプロフィールは劇的に変化する．Henle ループの細い上行脚では，水の透過性は低く，Na^+ と Cl^- の透過性は高い．この塩分に対する高い透過性により，Na^+ と Cl^- は管腔内から間質へと濃度勾配に従い受動的に輸送される．Cl^- 輸送は上皮細胞に存在するチャネルを通じて経細胞的に行われ，Na^+ は傍細胞的に行われる．その結果，間質の高浸透圧が形成され，浸透圧勾配を利用した集合管でのバソプレシン反応性の水の再吸収を推進する．

　細い上行脚における Cl^- 輸送を担うクロライドチャネルとしてヒトでは ClC-Ka が，マウスやラットでは ClC-K1 が同定された．免疫染色で ClC-K1 は，腎臓では細い上行脚にのみに限定された発現が認められ，管腔側と血管側の双方の細胞膜に発現しており，その発現には補助タンパク **barttin** が必要であることが示

されている．

c　太い上行脚（TAL）（図 49-22）

　ATL の続きに位置する Henle ループの太い上行脚（TAL）は水に対し不透過性（水チャネルが全く発現していない）で，能動輸送により NaCl を再吸収する．水を管腔内に残しながら NaCl を再吸収することで，管腔内の尿は希釈され，浸透圧は上行するに従い徐々に低下する（300 mOsm/kgH$_2$O→100 mOsm/kgH$_2$O）．髄質では高浸透圧が形成され，集合管でのバソプレシン反応性の尿濃縮を可能にする．すなわち，この部位での NaCl 輸送は，尿の最大希釈能と最大濃縮能の双方にとって，必須の役割を担っている．

　TAL の上皮細胞における物質輸送について図 49-22 に示した．NaCl 輸送の駆動力は側底膜上に存在する Na^+-K^+-ATPase によって与えられる．管腔側膜の内外に形成されたナトリウムの濃度勾配に沿って，ナトリウム・カリウム・クロライドが管腔から TAL 管腔膜に発現する Na^+-H^+ 交換輸送体（NHE）とフロセミド感受性 Na^+-K^+-$2Cl^-$ 共輸送体（NKCC2）を介して細胞内に流入する．細胞内へ流入したナトリウムは Na^+-K^+-ATPase により血管側へ汲み出され，Cl^- は側底膜 Cl^- チャネル（ClC-Ka や ClC-Kb）や Cl^--HCO_3^- 交換輸送体（AE2）を介して，細胞外へ流出し，カリウムは管腔側膜に発現する ROMK チャネルを介して尿細管腔へ分泌される．このように管腔側でカリウムがリサイクルされることにより，管腔内の電荷は正に保たれ，二次的に陽イオン（Na^+，Ca^+，K^+，Mg^{2+}）が傍細胞的に輸送される．

3 ● 緻密斑

緻密斑 macula densa（MD）は TAL と DCT の間に位置し，輸入細動脈と輸出細動脈に挟まれるようにして糸球体に接する特異な細胞である．管腔膜のイオン輸送体は隣接する DCT とは異なり，TAL に近似している（NKCC2）．管内液の[NaCl]（[Cl$^-$]）の変化に呼応して，ガス（一酸化窒素 NO）や液性のシグナル（アデノシン，ATP，PGE$_2$）を放出し，輸入・輸出細動脈の径を変えて GFR を調節している（→第 46 章，751 頁参照）．TGF 機構は，糸球体濾過と尿細管での Na$^+$ 再吸収を効率よく行わせるための Na$^+$ の濾過-再吸収の自動調節機構である．

4 ● 遠位曲尿細管（図 49-23）

TAL～MD を経て**遠位曲尿細管（DCT）**になると，管腔膜の主要な NaCl 輸送体は Na$^+$-Cl$^-$ 共輸送体（NCC）になる．まず血管側 Na$^+$-K$^+$-ATPase により細胞の外から内へのナトリウム濃度勾配が形成され，この濃度勾配に沿って管腔側膜からサイアザイド感受性 NCC を通って NaCl が流入する．細胞内に流入した Na$^+$ は Na$^+$-K$^+$-ATPase により，Cl$^-$ は血管側クロライドチャネル（ClC-Kb/barttin）により血管側へ流出する．DCT の水透過性は引き続き低いので，濾液の浸透圧は，NaCl 輸送に伴いさらに低下する（50～100 mOsm/kgH$_2$O）．

5 ● 結合尿細管, 皮質集合管（図 49-24）

結合尿細管 connecting tubule（CNT）と**皮質集合管** cortical collecting duct（CCD）は，**主細胞, A（α）型間在細胞, B（β）型間在細胞**の 3 種類の細胞のモザイクとなっている．集合管では，Na$^+$ と Cl$^-$ の再吸収は別々に行われる．Na$^+$ は，主細胞で管腔側の上皮型 Na チャネル（ENaC）と血管側の Na$^+$-K$^+$-ATPase を介して再吸収される．ENaC を介する Na$^+$ 輸送は，アルドステロンで促進される．Cl$^-$ は，主に B 型間在細胞の管腔側から pendrin（Cl$^-$-HCO$_3^-$ 交換輸送体，*SLC26A4*）で再吸収され，血管側の ClC-Kb から流出する．また A 型間在細胞では管腔側に H$^+$-ATPase が存在し，血管側には Cl$^-$-HCO$_3^-$ 交換輸送体（AE1）が存在する．

B 尿細管における K$^+$ の輸送

尿細管での K$^+$ 輸送（再吸収と分泌）は，近位側尿細

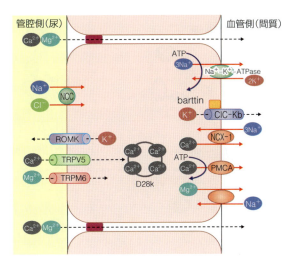

図 49-23 遠位曲尿細管（DCT）における電解質輸送

管と遠位側尿細管とでは異なる．糸球体濾過された K$^+$ の 70～80% が近位尿細管で，10～20% が Henle ループで再吸収され，残りの約 10% が遠位尿細管へ流入する．その後，接合尿細管，皮質集合管，および髄質集合管で，生理的必要性に応じた K$^+$ の分泌と，残りの K$^+$ の再吸収を行う．特に髄質集合管では，いずれの場合でも再吸収を行っている（図 49-25）．

K$^+$ の再吸収と分泌は摂取した K$^+$ 量により変動する．標準的な食事や高カリウム食では皮質集合管やさらに傍髄質集合管から K$^+$ を分泌する．この管腔内への K$^+$ 分泌のほとんどは，これら遠位側尿細管が担っている．

一方，低カリウム食では，近位尿細管や Henle ループで再吸収されなかった管腔内の K$^+$ は，結合尿細管や髄質集合管で再吸収され，低カリウム血症（低 K 血症）となることを回避している．しかし，この場合でも，わずかであるが皮質集合管での K$^+$ 分泌は維持されている．

1 ● 近位尿細管（図 49-20）

近位尿細管では，糸球体で濾過された K$^+$ の 70～80% が再吸収される．近位尿細管では，K$^+$ の吸収は主に受動的であり，その再吸収される割合は，濾過された血漿量が近位尿細管で再吸収される割合にほぼ等しい．したがって，近位尿細管の管腔液カリウム濃度は血漿カリウム濃度に等しい．

K$^+$ の再吸収は経細胞経路と傍細胞経路の 2 種類の輸送機序がある．1 つは**溶媒牽引** solvent drag で，近

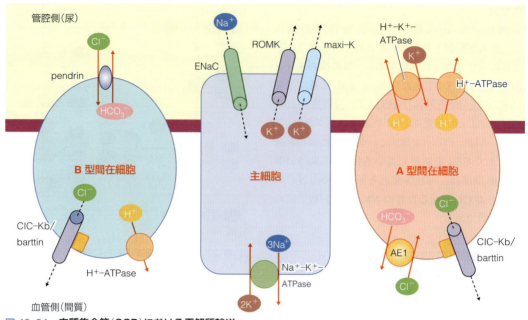

図49-24 皮質集合管（CCD）における電解質輸送

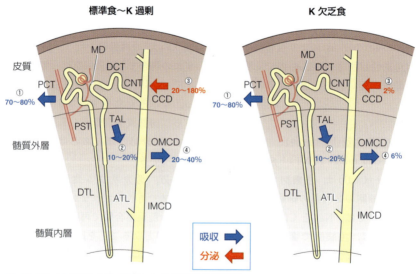

図49-25 ネフロン各セグメントのおけるK^+輸送
矢印の数字（%）は糸球体濾過量100%との相対比を示す．
ATL：細い上行脚，CCD：皮質集合管，CNT：結合集合管，DCT：遠位曲尿細管，DTL：細い下行脚，IMCD：髄質内層集合管，MD：緻密斑，OMCD：髄質外層集合管，PCT：近位曲尿細管，PST：近位直尿細管，TAL：太い上行脚．

位尿細管全体にわたり生じる．このときの溶液（糸球体濾液）再吸収は能動的Na^+輸送が駆動しているため，K^+輸送量はNa^+輸送量に比例する．
　もう1つはK^+が電気化学ポテンシャル勾配により細胞間隙を通る**拡散** diffusionで，管腔内電位が近位尿細管を下るにつれ負から正に変化するために生じる．

2 ● Henle ループ

a 細い下行脚

Henle ループの細い下行脚(DTL)は受動的に K^+ を管腔内へ分泌している.これは,間質の高$[K^+]$による濃度勾配によって駆動されている.

b 細い上行脚(図 49-21)

Henle ループの細い上行脚(ATL)では,K^+ は細胞間隙を通って管腔から間質に受動的に移動する.この駆動力は管腔から間質への K^+ の濃度勾配である.これは,間質の$[K^+]$が皮質に向かうほど低くなるためである.

c 太い上行脚(図 49-22)

Henle ループの太い上行脚(TAL)では,傍細胞経路と経細胞経路の両者で K^+ を再吸収している.管腔内の正の電位と細胞間隙の K^+ 透過性は,傍細胞経路を通る K^+ の再吸収を可能にしている.経細胞経路における K^+ の再吸収は,管腔膜の Na^+-K^+-$2Cl^-$ 共輸送体(NKCC2)により行われる.このとき K^+ は,電気化学ポテンシャル勾配によって細胞内から管腔内へ拡散するが,NKCC2 は Na^+ を Na^+ の濃度勾配により細胞内へ輸送するため,K^+ の電気化学的勾配に関係なく,K^+ も細胞内へ共輸送される.

さらに管腔膜には,**ROMK チャネル**と呼ばれる K^+ チャネルが存在し,その主な役割は,NKCC2 による輸送を維持するための管腔内 K^+ を細胞内から供給することである.

3 ● 集合管(図 49-24)

a 皮質集合管

皮質集合管 cortical collecting duct (CCD)には,主細胞,A(α)型間細胞,B(β)型間細胞の3種類の細胞が混在している.

CCD では体内カリウムの過不足に応じて,K^+ 分泌(主細胞)と K^+ の再吸収(A 型間細胞)を行う.体内カリウムが過剰なときは,主細胞管腔膜の K^+ チャネルが増加し,側底膜 Na^+-K^+ ATPase の活性化で取り込まれた K^+ が管内液中に分泌され,尿中への K^+ 排泄量が増加する.一方,体内 K^+ が不足するとき,A 型間細胞の管腔膜に H^+-K^+ ATPase(胃の酸分泌細胞と類縁)の発現が増加し,管内液に H^+ を分泌すると同時に管腔中の K^+ を細胞内に汲み入れる.

【主細胞】

Na^+ は主細胞の管腔膜の上皮型 Na チャネル(ENaC)を通して再吸収される.K^+ は管腔膜の K^+ チャネルを通って,電気化学的勾配に従い管腔内へ分泌される.皮質集合管の主細胞では,2種類の K チャネル,ROMK チャネルと **Maxi-K チャネル(別名 BK チャネル)**が同定されている.ROMK チャネルは,皮質集合管での主要な K^+ 分泌経路であると考えられている.このチャネルは,コンダクタンスが低く,生理的条件下では開口している可能性が高いことが特徴である.他方,maxi-K チャネルは大きな単一チャネルコンダクタンスをもち,定常状態では不活性状態にあるが,および増加した管腔液流量が増加すると活性化すると考えられている.K^+ の管腔内への分泌量は,経口的なカリウム摂取量により大きく変動する.

【間在細胞】

A 型間在細胞管腔膜には,H^+-K^+ ATPase が局在し,H^+ 分泌と K^+ の再吸収を行う.なお,B 型間細胞管腔膜には Cl^--HCO_3^- 交換輸送体(pendrin)が存在し,尿への塩基分泌に関与すると考えられている.

b 髄質集合管

集合管の K^+ 分泌能は,皮質から髄質に向かうにつれ低下する.実際,髄質集合管ではむしろ K^+ の再吸収を行っている.この再吸収は,主に髄質集合管上皮を介する間質と管腔内との濃度勾配に従って,受動的に行われている.髄質管腔内の高$[K^+]$は,皮質集合管での K^+ 分泌と髄質集合管の水再吸収による.さらに,低 K 食などで管腔内の$[K^+]$が低下したときには,間在細胞の H^+-K^+ ATPase が K^+ 再吸収を行うと考えられている.

C Na$^+$,K$^+$ 輸送の体液性調節

アルドステロンは,主として集合管主細胞に作用して,ENaC 発現の促進により Na^+ 再吸収を増加させるとともに,ROMK を介した K^+ 分泌も増加させる.血漿アルドステロン高値が持続すると,Na^+,水の再吸収と尿中への K^+ 分泌が増すので,細胞外液量は増加し(→高血圧),低 K 血症になる.

D Na$^+$,Cl$^-$,K$^+$ 輸送と疾患

Na^+,Cl^-,K^+ 輸送を制御する重要なトランスポーター・チャネルの機能障害は血圧や水・電解質の恒常性異常の原因となる.

794 ● 第49章 体液とその成分の調節

表 49-2　Bartter 症候群における各亜型と Gitelman 症候群の特徴

	Bartter 症候群				Gitelman 症候群
	Ⅰ型	Ⅱ型	Ⅲ型	Ⅳ型	
原因遺伝子	*SLC12A1*	*KCNJ1*	*CLCNKB*	*BSND*	*SLC12A3*
タンパク	NKCC2	ROMK	ClC-Kb	barttin	NCC
診断年齢	胎児〜新生児	胎児〜新生児	新生児〜乳児	胎児〜新生児	学童期以降
血清 K	↓↓	↓ （新生児期に高 K 血症）	↓↓	↓	↓
尿中 Ca	↑↑	↑	↑	↑↑	↓
成長障害	＋	＋	まれ	＋	なし
その他				難聴を合併	

1 ● Bartter 症候群，Gitelman 症候群

バーター Bartter 症候群およびギテルマン Gitelman 症候群は，代謝性アルカローシスと低 K 血症を呈する常染色体潜性（劣性）の遺伝性尿細管疾患である．1990 年代に，Bartter 症候群が TAL に発現する Na^+，Cl^-，K^+ 輸送に関わる 3 種類のチャネルトランスポーター，NKCC2，ROMK，ClC-Kb の遺伝子変異によって引き起こされ，Gitelman 症候群が DCT に発現する NCC の遺伝子変異によって引き起こされることが報告された．その後，barttin も Bartter 症候群の原因遺伝子として同定された．原因遺伝子ごとの Bartter 症候群と Gitelman 症候群の特徴を表 49-2 にまとめた．

Gitelman 症候群では，NCC の機能欠損変異により，Na^+ と Cl^- が尿中に漏出することで，Mg^{2+} 流入の抑制と Ca^{2+} 排泄の減少も招き，低マグネシウム血症や低カルシウム血症が引き起こされることが知られている．

2 ● Liddle 症候群

リドル Liddle 症候群は，高血圧，低カリウム血症，代謝性アルカローシス，血漿レニン活性・アルドステロン濃度の低下を特徴とする常染色体顕性（優性）遺伝性疾患である．1990 年代に Liddle 症候群は ENaC チャネルの遺伝子変異によるチャネル活性の異常亢進が原因であることが解明された．Liddle 症候群の原因遺伝子変異により，E3 リガーゼである Nedd4-2 による ENaC のユビキチン化が阻害され，ENaC の発現が増加して遠位尿細管や集合管での Na 再吸収が亢進し，高血圧に至る．

3 ● 偽性低アルドステロン症Ⅱ型（図 49-26）

偽性低アルドステロン症Ⅱ型 pseudohypoaldosteronism（**PHAⅡ**）は，ゴードン Gordon 症候群とも呼ばれ，食塩感受性高血圧，高カリウム血症，代謝性アシドーシスを呈する常染色体顕性遺伝病である．サイアザイド系利尿剤の投与により血圧が低下し，ほかの表現型も改善することから，サイアザイド系利尿剤に感受性があることが特徴である．

PHAⅡの原因遺伝子として，2001 年に WNK4 と WNK1 の遺伝子変異が，患者家系のポジショナルクローニングにより報告された．PHAⅡの分子病態の解析を通じて，WNK4 が遠位尿細管における新規の塩分再吸収・血圧調節シグナル伝達系を構成していることが明らかになった．WNK4 は，oxidative stress-responsive kinase 1（OSR1）と STE20/SPS1-related proline/alanine-rich kinase（SPAK）という 2 つの中間キナーゼをリン酸化し，リン酸化された OSR1 や SPAK はさらに NCC をリン酸化・活性化して WNK-OSR1/SPAK-NCC リン酸化シグナル経路を構成する（図 49-26）．このシグナル伝達系が増強されると，遠位尿細管の NCC が活性化され，ナトリウム再吸収が増加することが確認されており，これが PHAⅡの原因となっている．さらに，NCC を介した Na^+ や Cl^- の再吸収が増加すると，遠位尿細管下流の集合管への Na^+ や Cl^- の供給が減少し，皮質集合管での ENaC を介した Na^+ 再吸収が減少する．ENaC を介した Na^+ の再吸収の低下に伴い，皮質集合管における K^+ と H^+ の分泌も低下する．こうして，塩分貯留に伴う食塩感受性高血圧，高 K 血症，代謝性アシドーシスという PHAⅡの表現型が確立される．

📘 巻末付録 問題 51．高カリウム血症 ➡ 1091 頁参照．

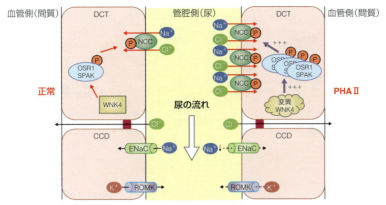

図49-26　偽性低アルドステロン症Ⅱ型（PHAⅡ）の病態生理

③ 尿細管におけるカルシウムの輸送

糸球体では1日あたり約10gのカルシウムがろ過される。最終的に尿中に排泄されるカルシウムの量は、通常、24時間あたり100～200 mgの範囲なので、糸球体でろ過された原尿中のカルシウムの98%～99%は、尿細管によって再吸収される。各ネフロンセグメントのCa^{2+}再吸収量の比率は、Na^+のそれと類似しており近位尿細管で約65%、Henleループで約20%、遠位尿細管で約10%、集合管で約5%が再吸収される（図49-27）。

1 ● 近位曲尿細管

近位曲尿細管におけるカルシウムの再吸収は、約80%が傍細胞経路を、約20%は経細胞経路を通じて行われている。近位尿細管上皮はCa^{2+}透過性が著しく高く、尿細管内の正電位が傍細胞経路を通る受動輸送の駆動力となっている。一方、経細胞経路でのカルシウムの能動的な輸送は、近位曲尿細管でのカルシウム再吸収の少ないながらも重要な成分であり、主に副甲状腺ホルモン（PTH）とカルシトニンによって調節されている。尿細管腔から頂端膜を横切っての細胞内への輸送には非選択性陽イオンチャネル transient receptor potential channel（TRPチャネル）の一種の関与が考えられているが、詳細は不明である。側底膜からのCaの排泄機構には$3Na^+$-Ca^{2+}交換輸送体（NCX1）、および一次性能動輸送体である形質膜Ca^{2+} ATPase（Ca^{2+}ポンプ、PMCA）が関与している。

2 ● Henleループ

Henleループの細い下行脚～細い上行脚内ではCaは再吸収されない。HenleループでのCa^{2+}輸送はほとんどがHenleループの太い上行脚（TAL）で行われる。TALでは再吸収されるCa^{2+}の約半分が経細胞経路で、残りの半分が傍細胞経路を通して行われている。

経細胞経路の輸送は明らかにされてはいないが、管腔膜のTRPチャネルを通るものと考えられ、細胞内に入ったCa^{2+}は、側底膜のCa^{2+}ポンプ、あるいは$3Na^+$-Ca^{2+}交換輸送体（NCX1）により血液側へ汲み出されるものと考えられている。傍細胞経路を通る輸送は管腔内の正電位で電気化学ポテンシャル勾配により駆動されている。

3 ● 遠位尿細管から集合管（図49-23）

遠位曲尿細管・結合尿細管では、糸球体濾過量の5～10%のCa^{2+}が再吸収される。これは量的には少ないが、体液のCa^{2+}の欠乏や過剰に反応してPTHなどのホルモンにより調節されるという点で重要である。近位尿細管やHenleループの太い上行脚とは対照的に、遠位尿細管・結合尿細管ではもっぱら経細胞経路を介してカルシウムが再吸収される。このネフロンセグメントでは、管腔内電位は負であり、Ca^{2+}の輸送は能動的に行われる。

この能動輸送は、3つのステップに分けることができる。最初のステップでは、頂端膜を横切ってカルシウムが細胞内に流入する。**TRPV5**がこのプロセスを担うチャネルとして同定されている。この過程においてPTHは遠位尿細管や結合尿細管のPTH R1受容体に結合してAキナーゼを活性化し、TRPV5を開口させることにより頂端膜からのCa^{2+}流入を増加させる。2番目のステップは、細胞質を介したカルシウムの拡散である。この過程で、calbindin-D28kが再吸収さ

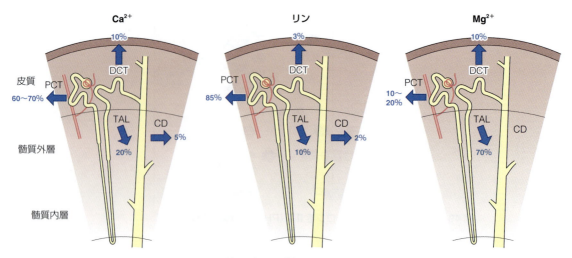

図 49-27　ネフロン各セグメントのおける Ca^{2+}, P^+, Mg^{2+} 輸送
DCT：遠位曲尿細管，PCT：近位曲尿細管，TAL：太い上行脚，CD：集合管．

れた細胞内カルシウムに結合，細胞質を介して側底膜に向かってシャトルする．最終ステップでは，側底膜の Na^+-K^+ ATPase によって生じた Na^+ 勾配を利用して，Ca^{2+} は $3Na^+-Ca^{2+}$ 交換輸送体(NCX1)と Ca^{2+}-ATPase (PMCA)を介して間質側に輸送される．集合管でも Ca^{2+} の再吸収が起こるが，量的にはわずかである．

4 尿細管におけるリンの輸送

血漿無機リンの約半分はイオン化されており，残りは小さな溶質との複合体(約 40%)を形成しているか，タンパク質と結合(10～15%)している．全無機リンの血漿濃度は 0.8～1.5 mM（リンとして 2.5～4.5 mg/dL）で，このうちイオン化無機リンと複合体を形成しているリン(全体の約 90%)は糸球体でろ過可能である．血漿 pH が正常(7.4)なとき，イオン化無機リンの約 80% は HPO_4^{2-} で，約 20% が $H_2PO_4^-$ である．腎臓は，リン酸塩の恒常性維持において重要な役割を果たす．健常人では，一日あたり 3,700～6,100 mg のリンが糸球体によってろ過される．リンの一日あたりの尿排泄量は 600～1,500 mg なので，ろ過されたリンの 75～85% が尿細管によって再吸収されることになる．リンの再吸収の約 85% が近位尿細管で行われる．ネフロンの残りの部分はリンの調節に果たす役割は小さく，関与するトランスポーターはまだ特定されていない（図 49-27）．

1 ● 近位尿細管（図 49-28）

近位尿細管でのリンを再吸収の大部分は経細胞経路による．細胞内電位は負であり，しかも細胞内の無機リン濃度は高いため，濾過された管腔内の無機リンイオンは電気化学ポテンシャル勾配に逆らって細胞内に輸送されなければならない．そのため，管腔膜の Na^+ の電気化学的勾配を利用したエネルギー依存性の二次性能動輸送によって輸送される．

近位尿細管の頂端膜の刷子縁には，3 種類の Na^+/Pi 共輸送体，NaPiⅡa (*SLC34A1*)，NaPiⅡc (*SLC34A3*)，および PiT-2 (*SLC20A2*) が発現しており，いずれも管腔膜を介する Na^+ の電気化学的勾配に従って Na と P を尿細管腔内から細胞内へ共輸送する．その際に必要なエネルギーは側底膜の Na^+-K^+ ポンプを駆動力源としている．3 種類の Na^+/Pi 共輸送体には，機能的な相違がある．NaPiⅡa と NaPiⅡc は二価リン酸を優先的に輸送する．NaPiⅡa は，リン酸イオン 1 個につき 3 個の Na^+ を細胞内に輸送して electrogenic であるのに対し，NaPiⅡc は，リン酸イオン 1 個につき 2 個の Na^+ を輸送し electroneutral である．一方，PiT-2 は，NaPiⅡa と同様に electrogenic であるが，一価のリン酸を優先的に輸送する．

側底膜を介した近位尿細管細胞から周囲毛細血管へのリンの輸送は，電気化学的勾配に従った受動輸送となるが，その機構はまだ明らかでなく，未知のトランスポーターを介して起こると考えられている．

近位尿細管におけるリンの再吸収を制御するホルモ

ンとして，FGF23 (fibroblast growth factor 23) がある．FGF23 は，主に骨細胞や骨芽細胞から分泌されるホルモンで，近位尿細管に発現する FGF 受容体 (FGFR1) とその共受容体である α-Klotho と結合して NaPiIIa および NaPiIIc の発現を減少させ，リンの再吸収を抑制して，血中リン濃度を低下させる作用がある．

2 Henle ループと遠位尿細管

Henle ループでは，リンの再吸収はほとんどないと考えられている．遠位尿細管では低リン食摂取時に濾過負荷量の約 10% まで再吸収することができ，尿への排泄を最小限にするとされている．集合管でのリン輸送はほとんどない．

5 尿細管におけるマグネシウムの輸送

血漿のマグネシウム濃度は 0.8～1.0 mM (1.8～2.2 mg/dL) という狭い範囲で維持されているが，腎からのマグネシウム排泄は，この維持に重要な役割を果たしている．血漿マグネシウムの約 60% がイオン化マグネシウム (Mg^{2+}) であり，糸球体でろ過される．健常人において糸球体は 1 日あたり約 2,000～2,400 mg のマグネシウムをろ過する．通常，ろ過されたマグネシウムの 96% は，以下に詳述するいくつかの協調輸送プロセスとマグネシウムトランスポーターによって腎尿細管で再吸収される．糸球体で濾過された Mg^{2+} の約 10～20% が近位尿細管で，約 40～70% が Henle ループの太い上行脚 (TAL) で，約 5～10% が遠位曲尿細管で再吸収される (図 49-27)．

1 近位尿細管

ろ過されたマグネシウムの 10～20% が近位尿細管に吸収される．正確なメカニズムは不明であるが，尿細管腔内の陽性電位，Na^+ 勾配駆動の水輸送によって生成される尿細管腔内マグネシウムの高濃度により，傍細胞経路を介して吸収されると考えられている．

2 Henle ループの太い上行脚 (TAL) (図 49-22)

Henle ループの太い上行脚 (TAL) では傍細胞経路を介して，ろ過されたマグネシウムの 40～70% が吸収される．TAL の Mg 再吸収には主に内腔陽性の経上皮電圧によって増強され，claudin-16 (別名 paracellin-1) と claudin-19 よばれるタイト結合に局在するタ

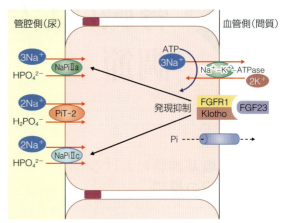

図 49-28 近位尿細管における P 輸送

ンパク質が重要な役割を果たしている．claudin-16 および claudin-19 の遺伝子変異は，高 Ca 尿症と腎石灰化を伴う**家族性低マグネシウム血症** familial hypomagnesemia with hypercalciuria and nephrocalcinosis (FHHNC) を引き起こすことが知られている．

3 遠位曲尿細管 (図 49-23)

遠位曲尿細管では濾過された 5～10% のマグネシウムが，経細胞経路で再吸収される．遠位曲尿細管頂端膜には Mg^{2+} を透過するイオンチャネル TRPM6 が局在し，マグネシウムの能動輸送を行っている．側底膜を介する Mg^{2+} の汲み出しについては，特殊な Mg^{2+} ポンプ，Na^+-Mg^{2+} 交換輸送体 SLC41A1 が関与していると考えられている．

● 参考文献

(B. 2)
1) Bagnasco SM：Role and regulation of urea transporters. Pflugers Arch 450：217-226, 2005
2) Anzai N, et al：Chapter 4 Renal basis of hyperuricemia. In Terkeltaub R (ed)：Gout and other crystal arthropathies, pp 51-58, Elsevier Saunders, Philadelphia, 2012

(C)
3) 頼 建光：【水・電解質を科学する】尿細管の機能と特徴―尿細管におけるクロライド (Cl^-) の動態．腎と透析 90：714-723, 2021
4) Palmer BF：Regulation of potassium homeostasis. Clin J Am Soc Nephrol 10：050-60, 2015
5) 頼 建光：【Genetics in CKD】疾患編―Bartter 症候群・Gitelman 症候群・Liddle 症候群・偽性低アルドステロン症II型 (PHAII)．腎と透析 94：440-448, 2023
6) Blaine J, et al：Renal control of calcium, phosphate, and magnesium homeostasis. Clin J Am Soc Nephrol 10：1257-1272, 2015

第50章 腎臓における酸塩基輸送と調節

A 酸塩基調整における腎臓の役割

　生命活動により、細胞から酸(H^+)が産生される。この酸を体外に排泄する必要があり、主に肺と腎臓がその役割を担っている。まず、肺では、酸は血液のpH緩衝系で肺まで運ばれ、肺胞上皮細胞を介して**揮発性酸** volatile acidsとしてCO_2のかたちで体外へ放出される。1日15,000〜20,000 mEqもの大量のH^+が、この血液のpH緩衝系と呼吸で酸を放出している。これが呼吸・循環が止まるとすぐに生死に関わる状態となる理由である（→第25章図25-5, 519頁参照）。

　一方、腎臓で酸を排泄する仕組みは2つある。1つは**不揮発性酸** non-volatile acidsが担うもので、食物と関係する。食物の栄養素は、炭素、水素、酸素のみで構成されて代謝されると揮発性酸となる脂質や炭水化物と、代謝されると不揮発性酸を生成するタンパク質に分けられる。このタンパク質を構成するアミノ酸は、窒素を含むアミノ基がある。メチオニンやシステインのように硫黄(S)を含むアミノ酸もある。加えてタンパク質の働きを調整するATPなどのリン酸化によって調整されているが、このリン酸も腎臓から排泄される。これらアミノ基からのアンモニアや硫黄からの硫酸、そしてリン酸が、腎臓における酸塩基平衡の主なプレーヤーである。

　このリン酸は腎臓における酸塩基調整の滴定酸の中心として働いている。滴定酸とはNaOH（強アルカリ）で中和される酸性物質をいう。滴定酸量とは尿中pHが7.4になるNaOHの量である。糸球体濾過により尿細管腔には有機酸（尿酸、ピルビン酸、乳酸）、リン酸、硫酸などの不揮発性酸が含まれており、これらは滴定酸として尿中で水素イオン(H^+)を解離するため、pHが低くなる。なおアンモニウムイオン(NH_4^+)はpH 7付近でH^+を解離しないため滴定酸ではない。

　また、もう1つの仕組みは血液pH緩衝系で重要な重炭酸イオン(HCO_3^-)の再吸収と排泄である。

A 食物代謝と不揮発性酸量

　食物にはタンパク質など酸を産出するものと、果物や野菜などに含まれる有機アニオン（陰イオンの性質）を産出するものがある。タンパク質は代謝により、肝臓で尿素に変換されて尿中に排泄される。アミノ酸由来の硫酸イオン(SO_4^{2-})はNH_4^+と結合して尿中に排泄され、ATPなどからのリン酸(PO_4^{3-}/HPO_4^{2-})は尿中のH^+と結合して体外へ排泄される。一方、カリウムと結合して食物の中に存在する有機アニオン（クエン酸、シュウ酸など）について、クエン酸はHCO_3^-に変換されて肝臓に送られる。またシュウ酸は腎臓でカリウムやカルシウムに結合して尿中に排泄される。

　これら酸とアルカリのバランスによって、1日あたり約50 mmol/日の不揮発性酸を排泄する必要がある。

B 腎臓で調整される酸塩基の量

① 重炭酸の再吸収されない喪失分：1 mEq/日 ……… A
② 尿中の滴定酸によるもの：20 mEq/日程度 ……… B
③ 尿中のアンモニウム塩によるもの：30〜50 mEq/日（代謝性アシドーシス時には100 mEq/日以上も可能である） ……………………………… C

不揮発性酸の量＝B（滴定酸）＋C（アンモニウム塩）－A（重炭酸喪失）

と表すことができる。不揮発性酸の量は約1 mmol/kg/日であり、上記の働きやバランスで平均50 mmol/日の不揮発性酸を排泄している。

HCO_3^-の再吸収と新生

A 重炭酸の再吸収

　腎臓には、心臓からの大量の血液のうち1/4が流れ込む。そして腎動脈は200万個の**ネフロン**ごとに枝分かれした毛細血管となる（糸球体）。**糸球体**で、赤

血球やタンパク質以外の小分子は濾過される．濾過される中に，**重炭酸イオン(HCO$_3^-$)** がある．HCO$_3^-$ は各組織で生み出された H$^+$ をバッファーとして肺まで運び，CO$_2$ として体外へ出す重要な役割をもつ．この HCO$_3^-$ は**尿細管**で 99.9% 再び体内へ吸収される．これが尿細管における重炭酸の再吸収である．

尿細管における HCO$_3^-$ の濾過量は膨大である．1日量は 24 mEq/L (血液中)×120 mL (糸球体濾過量/分)×1,440 分(24 時間)の約 4,000 mEq が濾過されている．一方，細胞外液に存在する HCO$_3^-$ は体重×細胞外液量(0.2)×24 mEq/L なので 300～400 mEq ほどしかなく，腎臓で HCO$_3^-$ を再吸収しなければ血液中の HCO$_3^-$ はすぐに枯渇してしまう．

尿細管での HCO$_3^-$ の再吸収は 9 割が**近位尿細管**で，残りは**ヘンレ Henle ループ**や**遠位尿細管**などで行われ，HCO$_3^-$ はほぼ 100% 再吸収される．近位尿細管において，糸球体で濾過された HCO$_3^-$ は **Na$^+$-H$^+$ 交換輸送体(NHE3)** や細胞膜上にある **CAIV(炭酸脱水酵素IV)** で H$_2$O と CO$_2$ に変換されて細胞内へ入る．H$_2$O と CO$_2$ は，細胞内にある **CAII(炭酸脱水酵素II)** の働きで，再び H$^+$ と HCO$_3^-$ に変換される．そして基底膜側にある**ナトリウム重炭酸共輸送体(NBCe1)** の働きによって，近位尿細管細胞で大量に再吸収された Na$^+$ と一緒に，血液中に再吸収される．また産出された H$^+$ は尿細管腔側へ排泄される(図 50-1)．この再吸収の仕組みは下流の遠位尿細管などの細胞でも少量行われている．この場合，Na$^+$ の再吸収は別の輸送体で調整されているため，基底膜側の輸送体は NBCe1 ではなく**アニオン交換輸送体(AE1)** の働きによって体内へ再吸収される．

B 重炭酸の新生

皮質集合管の A 型間在細胞で，細胞内の CO$_2$ と H$_2$O から CAII の働きによって H$^+$ と HCO$_3^-$ へ変換される．ここで H$^+$ は管腔側の**プロトンポンプ(H$^+$-ATPase)** を介して尿中に排泄されて，リン酸などに結合する．もう一方の新生した HCO$_3^-$ は，アニオン交換輸送体の働きで基底膜側から体内に入る．結果として HCO$_3^-$ の吸収が増える(図 50-1)．

C 酸の排泄

前項で HCO$_3^-$ の再吸収や新生を説明したが，この過程は尿中に H$^+$ を排泄することでもある．酸の排泄は，近位尿細管では管腔側膜で Na$^+$ の細胞内への再吸収を担う NHE3 (ナトリウムプロトン交換輸送体) が H$^+$ と交換輸送し遠位尿細管などではプロトンポンプが働く．この働きにより，酸が排泄される．

尿中へ大量の酸を排泄する機序は巧妙である．後述するが，近位尿細管では H$^+$ の一部は近位尿細管細胞で産出されたアンモニア(NH$_3$)と結合して NH$_4^+$ となり，糸球体で濾過されたときの Na$^+$ が再吸収されて，結果として H$^+$ や NH$_4^+$ に置換される．例えば硫酸では，2Na$^+$ + SO$_4^{2-}$ → 2(NH$_4^+$) + SO$_4^{2-}$ となり，アンモニウム塩としてアンモニアに結合した H$^+$ が尿中に排泄されることとなる．

1 尿中 pH 低下自体の酸排泄量は少ない

腎臓において酸の排泄が行われている．ただし pH 低下による酸排泄の効果は高くない．例えば pH 7 から pH 5 に尿中 pH が変化したとしても，それによる H$^+$ 濃度の変化は 10^{-7} mol/L → 10^{-5} mol/L である．10^{-5} mol/L は 10 μM/L のため，尿量を 1.5 L/日として 1 日あたり 15 μM 程度，すなわち 0.015 mM の H$^+$ しか排泄できない．むしろ後述するリン酸などによる滴定酸の働き，また先述したアンモニウムイオン(NH$_4^+$)を用いたアンモニウム塩として mM 単位の大量の H$^+$ が体外へ排泄される．

2 滴定酸などによる排泄

リン酸に代表される弱酸はバッファー効果があり，**酸解離定数(pK$_a$)** に代表される電離平衡状態を保とうとする．この働きを利用して，尿中の pH 変化を起こすことで大量の H$^+$ を新たに結合(分離)することができる．例えばリン酸は水溶液中で電離し，1 段目の電離：H$_3$PO$_4$ ⇌ H$_2$PO$_4^-$ + H$^+$，2 段目の電離：H$_2$PO$_4^-$ ⇌ HPO$_4^{2-}$ + H$^+$ と変化する．2 段目の電離から，$K_a = [H^+][HPO_4^{2-}]/[H_2PO_4^-]$ となり，pH として考えると平衡式(Henderson-Hasselbalch)に上記の式を当てはめてみる．

a. 近位尿細管（再吸収）

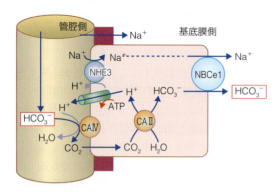

b. 遠位尿細管（再吸収）

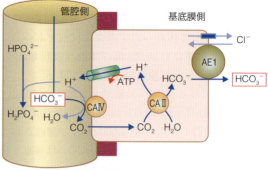

c. 皮質集合管 A 型間在細胞（新生）

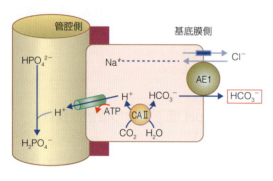

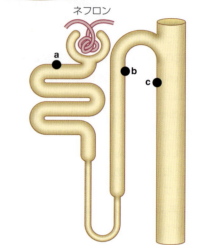

図 50-1　重炭酸の再吸収と新生

a. 血液中の HCO_3^- は糸球体で濾過される。濾過された HCO_3^- は近位尿細管の尿管腔側にある CAIV により，H^+ と結合して H_2O と CO_2 に変換されて細胞内に入る。H^+ は尿管腔側にあるナトリウムプロトン交換輸送体（NHE3）により，尿中に H^+ を出して Na を細胞内に 1：1 で入れる。細胞内の H_2O と CO_2 は CAII の働きで H^+ と HCO_3^- に変換される。この HCO_3^- は近位尿細管基底膜側のナトリウム重炭酸共輸送体（NBCe1）により，血中に戻される。このナトリウム重炭酸共輸送体は Na^+ と HCO_3^- を 1：3 の割合で輸送している。

b. 遠位尿細管では Na^+ の受動的な再吸収を認めない。近位尿細管と同様に細胞内で再吸収された重炭酸は基底膜側のアニオン交換体（AE1）の働きで Cl^- と交換され，再吸収される。交換される HCO_3^- と Cl^- の比は 1：1 である。細胞内に産出された H^+ はプロトンポンプで尿管腔側に排泄されて一部はリン酸に結合してリン酸として体外へ出される。

c. 皮質集合管には A 型間在細胞，B 型間在細胞，主細胞が存在する。このうち，A 型間在細胞では細胞内の CAII の働きにより，H^+ と HCO_3^- が産出され，HCO_3^- は基底膜側の AE1 により，Cl^- と交換されて，再吸収される。また H^+ は尿管腔側のプロトンポンプの働きにより，尿中へ排泄される。H^+ は pH 低下の影響でリン酸に結合して体外へ出される。

$$\log_{10} K_a = \log_{10} \frac{[H^+][HPO_4^{2-}]}{[H_2PO_4^-]}$$

$$\log_{10} K_a = \log_{10}[H^+] + \log_{10} \frac{[HPO_4^{2-}]}{[H_2PO_4^-]}$$

ここで $-\log_{10} K_a = pK_a$，$pH = -\log_{10}[H^+]$ なので

$$pH = pK_a + \log_{10} \frac{[HPO_4^{2-}]}{[H_2PO_4^-]}$$

となる。

この式を用いて pH 6.8 の場合，37℃で $pK_a \fallingdotseq 6.8$ なので $\log_{10} X = 0$，$X = 1$ となり，HPO_4^{2-}：$H_2PO_4^-$ の比は 1：1 であるが，pH 4.8 では $\log_{10} X = -2$，$X = 1/100$ であり HPO_4^{2-}：$H_2PO_4^-$ の比は 1：100 と大多数が $H_2PO_4^-$ となる。pH 7.4 の場合は $\log_{10} X = 0.6$ であり，$X = 3.98 \fallingdotseq 4$ となる。HPO_4^{2-}：$H_2PO_4^-$ の比は 4：1 となる。これらをふまえて滴定酸の量を確認してみる。

リン酸は 1 日で 25〜50 mmol 尿中に排泄される。リン酸の排泄量が 25 mmol で，尿中の pH が 7.4 から 4.8 に低下すると仮定すると，血液中から原尿は pH 7.4 なので，HPO_4^{2-}：$H_2PO_4^- = 4：1$ であり，20 mmol：5 mmol となる。そして pH 4.8 では HPO_4^{2-}：

a. 近位尿細管

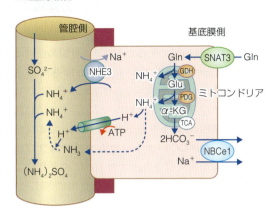

b. Henle ループの上行脚

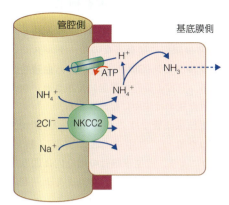

c. 集合管

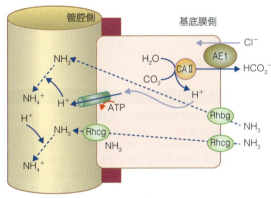

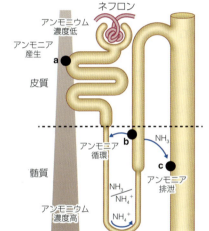

図 50-2　腎臓におけるアンモニアの働き

a. アンモニアの産出.
アンモニアは生体では H^+ と結合してアンモニウムイオン(NH_4^+)で存在する．アンモニアは血中や尿中に存在するグルタミン(Gln)により生成される．グルタミンは尿細管側では B⁰AT1 の中性アミノ酸輸送体や，基底膜側に存在するグルタミン輸送体(SNAT-3)により近位尿細管細胞に取り込まれる．そしてミトコンドリアに入り，ミトコンドリア内のグルタミナーゼ(GDH)の働きで 1 つのアミノ基がとれてアンモニアとグルタミン酸(Glu)に変換される．そしてグルタミン酸はグルタミン脱水素酵素(PDG)の働きで 1 つのアミノ基がとれてアンモニアと **α-ケトグルタル酸(α-KG)** に変換される．この α-ケトグルタル酸はクエン酸回路(TCA サイクル)に入り，リンゴ酸に変換されるときに 2 つの HCO_3^- が生成される．この HCO_3^- は基底膜側のナトリウム重炭酸共輸送体の働きで血液中に戻される．一方，NH_4^+ は尿管腔側へ排泄されて，硫酸などとアンモニウム塩を生成する．

b. アンモニアの循環.
尿中の NH_4^+ は髄質の Henle ループの上行脚で**ナトリウムカリウムクロライド共輸送体(NKCC2)** の働きで K の代わりとして細胞内に取り込まれる．NH_4^+ やアンモニアの形で細胞外へ出るとされる．髄質でこれらは Henle ループの下行脚で再び細胞を通り，尿細管腔側に排泄される．Henle ループ内で NH_4^+ が循環する形となる．この結果，髄質の Henle ループは皮質の近位尿細管などと比べると NH_4^+ が 1.6 倍程度多くなっている．

c. アンモニアの排泄.
髄質で濃縮された NH_4^+ の一部はアンモニアとなり，皮質を通らずに髄質を直接横切って集合管細胞に到達する．そして集合管細胞の基底膜側に存在する**アンモニア輸送体(RhCG/RhBG)** により細胞内に入り，尿管腔側のアンモニア輸送体(RhCG)やプロトンポンプの働きにより，尿管腔側へ排泄されて，アンモニアは尿中の H^+ と結合して NH_4^+ として集合管から腎盂へ移動する．

$H_2PO_4^- = 1:100$ であり，0.2 mmol：24.8 mmol と変化する．尿中では 24.8 mmol − 5 mmol = 19.8 mmol の大量の H^+ を結合でき，約 20 mEq/日の酸排泄が可能となる．実際の尿中 pH の正常値は 4.6〜7.5 の間であり，滴定酸による酸排泄量も尿中の pH による．

なお，硫酸(HSO_4^-)の酸解離定数 pK_a は 2 程度と pH が著しく低く，尿では滴定酸の作用はほとんど認めない．メチオニンやシステインのアミノ酸の代謝から硫酸イオン(SO_4^{2-})が産生され，血中に運ばれて腎臓の糸球体で濾過され，そのまま尿中に排泄される．

3 アンモニウム塩による排泄

アミノ酸はアンモニア(NH_3)に分解される．このNH_3は通常の細胞には有害なので，グルタミン酸と結合して**グルタミン(Gln)**へと変換し，血液を介して肝臓に送る．肝臓の細胞で尿素に変換され，血液で腎臓に運ばれた尿素は尿中に排泄される．

一方，近位尿細管ではグルタミナーゼ(グルタミン分解酵素)をもつ．血中の Gln がアミノ酸輸送体(SNAT-3)により，近位尿細管の細胞内に取り込まれて，ミトコンドリア内に入り，グルタミナーゼ(PDG)により**グルタミン酸(Glu)**に変換される．この Glu はグルタミン脱水素酵素(GDH)により，**α-ケトグルタル酸(α-KG)**となる．この2つの酵素の働きで2つのNH_3が生成される．α-ケトグルタル酸は TCA サイクルに入りリンゴ酸となり，この過程で2つのHCO_3^-が生成される．リンゴ酸は糖新生される．近位尿細管細胞内のNH_3はH^+と結合してNH_4^+となって排泄され，尿中のSO_4^{2-}と結合して硫酸塩$(NH_4)_2SO_4$として体外へ排泄される．TCA サイクルで生成した2つのHCO_3^-は NBCe1 で体内へ再吸収される．これにより体内に入った酸負荷に適応するだけでなく，腎機能が低下した慢性的な代謝性アシドーシスの状態や，尿中 pH 低下が阻害されたときに血液 pH を正常近くで維持するために，このグルタミンを分解するメカニズムを用いた酸排泄が大きく増加することが知られている(図 50-2)．

Advanced Studies

血液型と腎臓

現在でも血液型は占いに使われる．**Rh 因子(Rhesus factor)**は赤血球表面の糖タンパク質で RhAG と呼ばれ，アンモニアをNH_3の形で細胞内外を通過させる．このタンパク質の仲間である，RhBG と RhCG は腎臓でアンモニア輸送を担っている．Rh 陰性は日本人の頻度は低く 0.5% だが，白人の場合 15% 程度が Rh 陰性で珍しくはない．血液型(Rh 因子)は性格よりもアンモニア排泄に関係している可能性がある．

4 腎髄質でのアンモニアの濃縮による排泄(図 50-2)

アミノ酸代謝で生じたNH_4^+は腎臓の髄質で濃度が高くなっている．アンモニアの塩基解離定数 *pKb*(ase)値は 9.25 と高く，pH 7.4 の状態ではNH_3：NH_4^+比はほぼ 1：100 程度でNH_4^+にすぐに変換される．尿細管の尿中を通るNH_4^+は Henle の太い上行脚にある，**NKCC2(ナトリウムカリウムクロライド共輸送体)**で再吸収され，また Henle の下行脚で再び管腔内に戻されることにより，髄質内にNH_4^+が蓄積されていく．その結果，髄質で$NH_4^+ \rightarrow NH_3 + H^+$が生じ，腎臓の皮質を通らずに$NH_3$が直接集合管へ移動する．集合管細胞にある**アンモニアチャンネル(RhBG/RhCG)**により，細胞内に運ばれてNH_3のまま尿管腔側の RhCG を通り，または細胞膜を直接透過して，尿中のH^+と結合して，NH_4^+変換されて尿管腔へ排泄される．

Advanced Studies

腎臓の酸塩基機構が破綻した病気

1. 尿細管性アシドーシス renal tubular acidosis (RTA)

生理学は 20 世紀末まで概念の学問であった．分子生物学の進歩により，想像の産物であった輸送体が現実のタンパク質として同定された．この NBC 輸送体(現在は NBCe1)もその1つである．腎臓における重炭酸の再吸収が阻害され，重篤なアシドーシスをきたしていた独立した近位型 RTA の2家系において，NBCe1 の異なる遺伝子異常と機能障害が存在することが 1999 年に五十嵐らによって証明された(Nat Genet 23：264-266, 1999)．また遠位型は AE-1 やプロトンポンプの機能異常で，混合型は CAⅡ の異常で生じることも判明している．

2. 腎結石

腎結石は珍しくない病気で，生涯罹患率が 10% 程度といわれる．結石の生成には尿中の pH が重要で，pH が高くても低くても結石の危険が増す．尿中 pH が低下すると尿酸が析出し始めて尿酸結石ができやすくなる．一方，摂取した食物や利尿薬などの使用で，尿中 pH が上昇するとシュウ酸カルシウム結石やリン酸カルシウム結石ができやすくなる．

肉を食べると野菜も必要な理由

西洋のコース料理では肉料理のあとに野菜が出ることが多い．これは肉食で得る酸性を，陰イオンアニオンを生成する野菜を摂ることで元に戻す効果があると考えられる．

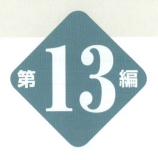

第13編

消化と吸収

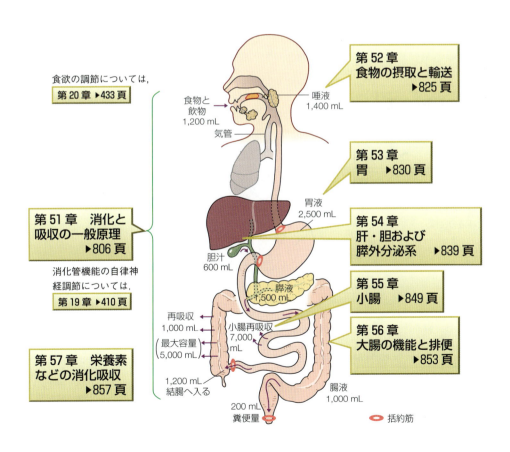

第13編 消化と吸収 の構成マップ

第51章 消化と吸収の一般原理

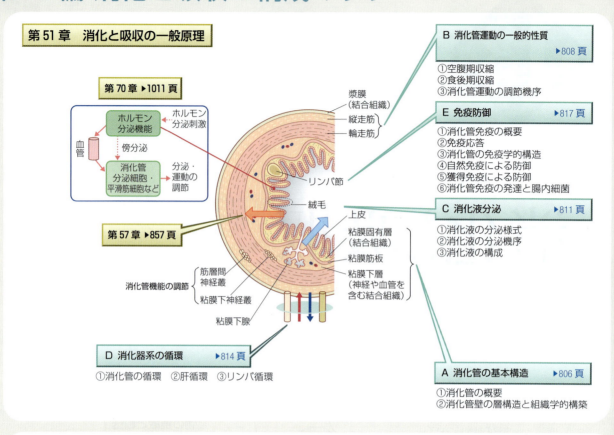

B 消化管運動の一般的性質 ▶808頁
①空腹期収縮
②食後期収縮
③消化管運動の調節機序

E 免疫防御 ▶817頁
①消化管免疫の概要
②免疫応答
③消化管の免疫学的構造
④自然免疫による防御
⑤獲得免疫による防御
⑥消化管免疫の発達と腸内細菌

C 消化液分泌 ▶811頁
①消化液の分泌様式
②消化液の分泌機序
③消化液の構成

A 消化管の基本構造 ▶806頁
①消化管の概要
②消化管壁の層構造と組織学的構築

D 消化器系の循環 ▶814頁
①消化管の循環 ②肝循環 ③リンパ循環

第52章 食物の摂取と輸送

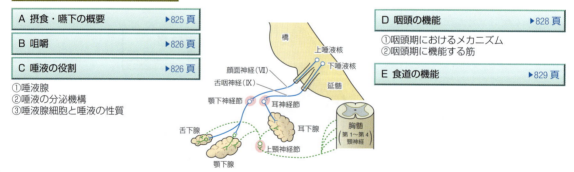

A 摂食・嚥下の概要 ▶825頁
B 咀嚼 ▶826頁
C 唾液の役割 ▶826頁
①唾液腺
②唾液の分泌機構
③唾液腺細胞と唾液の性質

D 咽頭の機能 ▶828頁
①咽頭期におけるメカニズム
②咽頭期に機能する筋

E 食道の機能 ▶829頁

第53章 胃

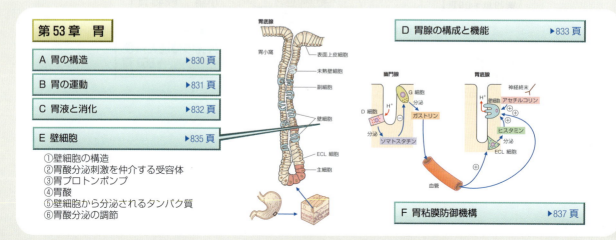

A 胃の構造 ▶830頁
B 胃の運動 ▶831頁
C 胃液と消化 ▶832頁
E 壁細胞 ▶835頁
①壁細胞の構造
②胃酸分泌刺激を仲介する受容体
③胃プロトンポンプ
④胃酸
⑤壁細胞から分泌されるタンパク質
⑥胃酸分泌の調節

D 胃腺の構成と機能 ▶833頁

F 胃粘膜防御機構 ▶837頁

第54章　肝・胆および膵外分泌系

A　肝・胆の構造と外分泌　▶839 頁
　①肝臓および胆汁分泌
　②胆汁の生理機能
　③胆汁の組成
　④胆汁分泌の調節

B　膵臓と膵外分泌　▶845 頁
　①膵臓の構造
　②膵液
　③膵液の分泌調節

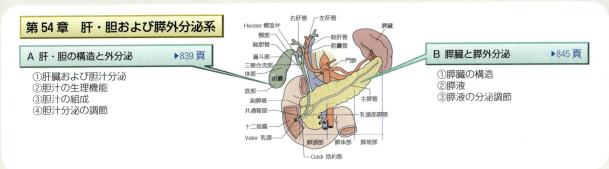

第55章　小腸

A　小腸の構造　▶849 頁

B　小腸上皮の微細構造と自己再生能力　▶850 頁

C　消化管の神経支配　▶851 頁

D　小腸の運動　▶852 頁

E　小腸管腔内の栄養素の感知機構　▶852 頁

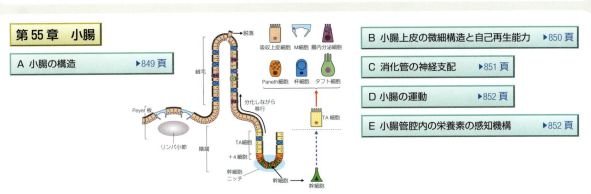

第56章　大腸の機能と排便

A　大腸の構造と機能　▶853 頁

B　大腸の収縮運動　▶853 頁
　①測定法
　②形態
　③調節

C　便通異常　▶855 頁

E　腸内細菌叢の重要性　▶856 頁

D　排便　▶855 頁

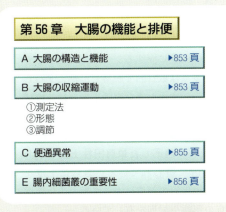
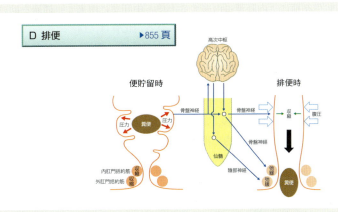

第57章　栄養素などの消化吸収

A　概要　▶857 頁

F　脂質の消化と吸収　▶862 頁

E　タンパク質の消化と吸収　▶860 頁

D　糖質の消化と吸収　▶858 頁

G　水溶性ビタミンの吸収機構　▶865 頁

H　無機質（ミネラル）の吸収機構　▶866 頁

B　Na$^+$依存性能動輸送　▶857 頁

C　小腸上皮細胞間隙透過性　▶858 頁

I　小腸の水吸収・分泌機構　▶868 頁

第51章 消化と吸収の一般原理

A 消化管の基本構造

1 消化管の概要

消化器系は、口から肛門まで連続する管状の消化管と、付属腺臓器からなる。摂取した食物を消化して、生体に必要な分子を吸収し、不要となる未消化物などを排泄する役割を担う。

胎生初期に、内胚葉に由来する上皮と中胚葉に由来する結合組織や筋層によって形成される消化管は、口から口腔、咽頭、食道、胃、小腸(十二指腸、空腸、回腸)、大腸(盲腸、虫垂、上行結腸、横行結腸、下行結腸、S状結腸、直腸)に区分され肛門に至り、各区分はそれぞれの機能に応じて特殊化した構造を呈する。

付属腺臓器には唾液腺、肝臓、胆嚢、膵臓がある。これらは、食物を化学的に消化する酵素やpHを調整する緩衝液を産生し、導管を経由して消化管内腔に分泌することで、食物の消化を促す。

一般に**消化管**は、消化および吸収機能に伴い、粘膜表面の特殊化や脈管系の発達が著明である。また、消化管内腔に面する粘膜は、食物や腸内細菌、病原微生物など、きわめて多くの外来性抗原に曝露される。そのため、消化管の粘膜は、管腔の内容物を生体内部から分け隔てる保護壁の役割を果たすとともに、粘膜下組織には病原微生物に対して生体を防御する**局所免疫機構**が備わっている。

2 消化管壁の層構造と組織学的構築

消化管壁は、食道下部から肛門管に至るまで、呼吸器系、泌尿器系などにおける管腔臓器と同様に、同心円状の層状構造を基本とし、内腔から外表面にかけて順に①**粘膜** mucosa、②**粘膜下組織** submucosa、③**筋層** muscle layer、④**漿膜** serosa の4層で構成される。各層は消化管の部位に応じた生理機能を果たすため、特殊化した組織学的構築をなしている(図51-1)。

A 粘膜

消化管内腔の表面は、**上皮** epithelium、**粘膜固有層** lamina propria、**粘膜筋板** muscularis mucosae によって構成される粘膜で覆われている。消化管の部位によっては粘膜がヒダを作り、表面積を増やすことで吸収効率を高めている。粘膜の表面は、上皮や付属腺から分泌される粘液や、消化酵素を含む漿液などで覆われており、常に潤った状態が保たれることで内容物の通過を助けている。

1 上皮

上皮は、消化管の内腔に面するシートに相当するもので、上皮細胞の多くは数日間で脱落し、絶えず新しい細胞に入れ替わる。食道および直腸下端部は、機械的刺激や摩擦に適応した**重層扁平上皮** stratified squamous epithelium で覆われている。その他の胃、小腸、大腸は、分泌や吸収に適応した**単層円柱上皮** simple columnar epithelium で覆われている。さらに上皮を構成する細胞は、消化管の部位によって異なる生理機能に応じ、特有の形態や配列を有している。

消化管の部位によっては、上皮の一部は粘膜固有層や粘膜下層にまで管状に落ち込み、分泌機能に特化した腺を形成している。腺を構成する上皮の一部には内分泌細胞が介在し、特有の生理機能を果たす**消化管ホルモン** gut hormone を分泌する。

2 粘膜固有層

粘膜固有層は、疎性結合組織を主体とする上皮下の組織である。毛細血管網やリンパ管が発達しており、吸収された栄養素の運搬経路となる。疎性結合組織を構成する膠原線維(コラーゲン線維)の間には、線維芽細胞や形質細胞、リンパ球などの細胞成分が数多くみられ、回腸の**パイエル板** Peyer's patch に代表される孤立リンパ小節は、局所免疫機構として重要な役割を担う。

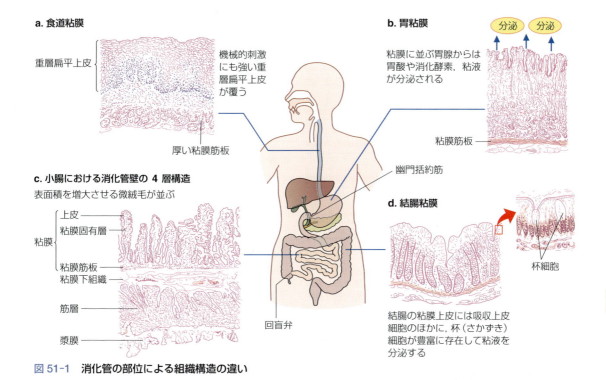

図 51-1 消化管の部位による組織構造の違い

3 ● 粘膜筋板

粘膜筋板は，粘膜固有層と粘膜下組織の境界をなす薄い平滑筋の層である．粘膜筋板の収縮と弛緩によって，粘膜の微妙な運動とそれに伴う内腔の変形が引き起こされる．

B 粘膜下組織

粘膜下組織は，弾性線維を含む疎性結合組織で，粘膜固有層と連絡する比較的太い血管やリンパ管，神経が分布している．食道と十二指腸の粘膜下組織には，それぞれ**食道腺**と**十二指腸腺**が存在し，産生された消化酵素や緩衝液は，腺が開口する粘膜表面に分泌される．

粘膜下組織には，**粘膜下神経叢** submucosal plexus（マイスナー Meissner 神経叢）が存在し，粘膜筋板の運動や腺分泌の神経性調節に関与している．

C 筋層

粘膜下組織の外側は，平滑筋を主とする厚い筋層からなる．筋層は，消化管の内側を取り巻くように輪走する**内輪筋層** inner circular muscle layer と，消化管の外側を，長軸に平行して縦走する**外縦筋層** outer longitudinal muscle layer の 2 つの層を基本に構成される．

筋層は，消化管に蠕動運動を起こし，内容物を移動させる．この蠕動運動は，内輪筋層と外縦筋層の間に位置する**筋層間神経叢** myenteric plexus（アウエルバッハ Auerbach 神経叢）によって調節されている．

消化管の一部では，内輪筋層が肥厚して，括約筋や弁を形成する．胃の**幽門括約筋** pyloric sphincter は，内容物を十二指腸に送る調節や十二指腸からの逆流防止に関与している．また，**回盲弁** ileocecal valve は，盲腸の内容物が回腸へ逆流することを防いでいる．

D 漿膜

腹腔内に突出する胃，空腸，回腸，横行結腸は，腸間膜によって吊り下げられ，腹膜腔を囲む漿膜が，腸間膜から連続して筋層の外側を取り囲んでいる．漿膜は，単層扁平上皮である**漿膜上皮** serous epithelium と，これを裏打ちする薄い**漿膜下組織** subserosa からなる．漿膜の表面を覆う漿液は，消化管運動に伴う摩擦を防いでいる．

一方，体壁に埋もれる食道や十二指腸，上行・下行結腸，直腸は，漿膜に覆われることなく，筋層の外側

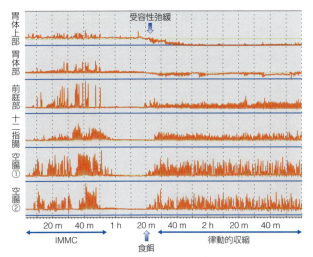

図 51-2　成犬を用いて測定した消化管運動
空腹期には IMMC が胃体上部から始まり，肛門側に伝播する．食餌後には胃体上部は弛緩し(受容性弛緩)，前庭部以下の消化管は連続する律動的収縮となる．
縦軸は収縮力，横軸は時間を示す．

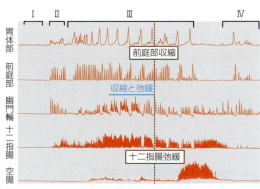

図 51-3　成犬を用いて測定した IMMC
IMMC は第Ⅰ〜Ⅳ相に分類される．第Ⅰ相は休止期，第Ⅱ相は不規則収縮，第Ⅲ相が最も強い収縮となる．また第Ⅲ相の後に，減衰収縮の第Ⅳ相を認める．
幽門輪は収縮だけではなく弛緩も確認される(―線).
この弛緩は，胃前庭部の収縮と十二指腸の収縮停止と同期している(…線).
縦軸は収縮力，横軸は時間を示す．
〔Ohno T, et al：The roles of motilin and ghrelin in gastrointestinal motility. Int J Pept 820794, 2010 より〕

は厚い結合組織である**外膜** adventitia によって，隣接する臓器や構造につなぎ止められている．

B　消化管運動の一般的性質

消化管運動は，摂食前後で明らかに異なった 2 つのパターンに区別される(図 51-2)．1 つは強収縮波群よりなる**空腹期収縮** interdigestive contraction で，摂食後 6〜8 時間目より観察される．もう 1 つは摂食後にみられ，収縮力は弱いながらも規則的に発生する律動的収縮波群の**食後期収縮** postprandial contraction である．消化管運動の収縮は，神経性および体液性に調節されている．

1　空腹期収縮

空腹期収縮の特徴は，**空腹期伝播性強収縮運動** interdigestive migrating motor contraction (**IMMC**)であり(図 51-2)，強収縮波群が肛門側に規則正しく伝播する．約 70〜80 分の休止期を経て，約 20〜25 分持続する強い収縮力をもった収縮波群が，胃・十二指腸から始まり，小腸の肛門側へと伝播する．この IMMC は，生理的には食物残渣や腸管内に溜まった胃液・腸液を肛門側へと排出し，次の食餌のための準備をする

収縮と考えられている．

IMMC は 4 相に分類される．第Ⅰ相は休止期(1 サイクルの 40〜60％)，第Ⅱ相は不規則な収縮を示す時期(1 サイクルの 20〜30％)である．そして第Ⅲ相は 20〜25 分続く最も特徴的な強収縮期であり，その収縮波群は肛門側へと伝播する．また，第Ⅲ相後には減衰収縮を認め，第Ⅳ相と分類される(図 51-3)．

第Ⅲ相における収縮が最も強く，内容物を肛門側に押し流す．第Ⅱ相は攪拌する収縮と考えられている．

2　食後期収縮

食後期収縮は，食餌の摂取によって生じる．胃内に食物が残っていれば食後 3〜6 時間持続する．

A　胃の運動

食事の摂取によって胃体部がまず弛緩し，食物を胃内へと受け入れる(受容性弛緩または受け入れ弛緩 receptive relaxation)(図 51-2)．受容性弛緩は，食べた物を蓄えるための生理的な反応であり，胃内圧を変化させずに胃が弛緩することによって多量の食物を胃に蓄え，徐々に肛門側に送り出すことができる．

胃体部から前庭部の収縮(蠕動運動 peristalsis)によって，食物が徐々に混和・粉砕され糜粥 chyme と

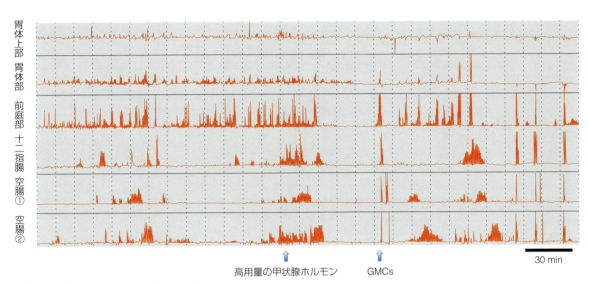

図 51-4 成犬を用いて測定した GMCs
GMCs は通常の収縮より振幅が大きく持続時間が長い波形と定義される．甲状腺機能に起因する嘔吐や下痢の関係が注目されている．縦軸は収縮力，横軸は時間を示す．
〔Nakazawa N, et al：Thyroid hormone activated upper gastrointestinal motility without mediating gastrointestinal hormones in conscious dogs. Sci Rep 11：9975, 2021 より〕

なり，幽門輪を通過する大きさになると，十二指腸へと排出される．幽門輪は胃排出にとって重要な調節部位である．十二指腸への排出は，胃前庭部の収縮，幽門輪の拡大，十二指腸の収縮停止によって調節される（gastro-pylori-duodenal coordination）．

B 小腸の運動

十二指腸以下，小腸の食後期収縮は胃のように一様な連続的収縮蠕動運動ではなく，複雑な変化をする．蠕動運動に加え分節運動 segmentation movement，振子運動 pendular movement が起こり，これら 3 種類が単独，または複合的に生じる．小腸の食後期収縮の 40% は伝播せず，伝播する収縮でも 90% は 30 cm 以下の伝播である．このような収縮は腸管を体外に取り出しても観察される．これらの収縮は筋間神経叢に密に分布する**カハール介在細胞** interstitial cells of Cajal（ICC）によって引き起こされる．カハール介在細胞は消化管運動のペースメーカー細胞と考えられ，消化管の自動運動能を担っている．

巨大伝播性収縮波 giant migrating contractions（GMCs）は，排便時に観察される波高の高い収縮波であるが，イヌに高用量の甲状腺ホルモンを投与し甲状腺機能亢進を惹起すると，同様の波形が小腸に頻繁に観察される（図 51-4）．肛門側に伝播する GMCs のほかにも，肛門側から口側に逆蠕動性に伝播する GMCs も観察されており，甲状腺機能と下痢や嘔吐の関係についても注目されている．

1 ● 蠕動運動

食道から直腸まですべての消化管で生じる．食物により腸管が伸展されると，刺激の口側の輪走筋と縦走筋が収縮し，肛門側が弛緩する．この収縮波が口側から肛門側に向かって進み，内容物が肛門側に押し出される（図 51-5a）．

2 ● 分節運動

輪走筋が一定の間隔で収縮することで，腸管が分節状になる．分節内の輪走筋がさらに収縮することでまた別の分節となる．このように輪走筋が分節状に収縮と弛緩を繰り返す運動を**分節運動**とよぶ．運動は小さい収縮波から大きい収縮波へと変化する（図 51-5b）．腸管の内容物は，この運動により消化液と混和される．

3 ● 振子運動

縦走筋が収縮と弛緩を繰り返し，内容物が口側と肛門側を振子のように往復する運動で，内容物を混和し攪拌する（図 51-5c）．

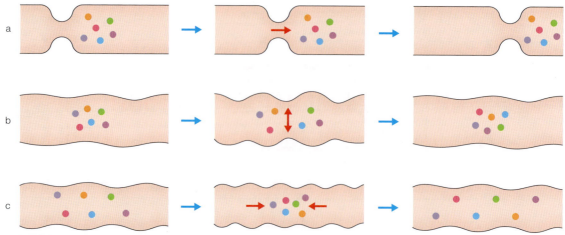

図51-5 蠕動運動，分節運動，振子運動
a．蠕動運動．上行収縮と下行弛緩により，内容物が口側から肛門側に移動する．
b．分節運動．収縮は進まないが，これにより内容物は混和される．
c．振子運動．縦走筋収縮により腸管長軸が短縮され，内容物を混和し攪拌する．

3 消化管運動の調節機序

消化管運動は，消化管壁の平滑筋の収縮，弛緩とそれを調節する**神経性因子**および消化管ホルモンなどの**液性因子**により機能している．

消化管は**第二の脳** second brain ともよばれ，多くの神経細胞が存在し，脳と連携しながらその機能を自律的に司っている．消化管から脳へ，また脳から消化管へ，神経やペプチド因子を介した刺激により，消化管運動は制御されている．

A 神経因子調節

1 外来神経系と内在神経系

消化管平滑筋 gastrointestinal smooth muscle には**交感神経系**と**副交感神経系**の二重支配があり，収縮活動は，この2つの神経系の相互作用により制御される（図51-6）．交感神経と副交感神経は，節前/節後神経を消化管外においていることから，**外来神経系** extrinsic nervous system という．

消化管には，外来神経のほかに，基本的ニューロンとそれに結合した線維からなる2層の壁内神経叢がある．1つは縦走筋層と輪走筋層の間に含まれる**アウエルバッハ** Auerbach **神経叢**（筋層間神経叢），もう1つは粘膜下層に存在する**マイスナー** Meissner **神経叢**（粘膜下神経叢）である．前者は主として筋機能，後者は粘膜機能の神経叢として，神経吻合により相互連絡しながら機能している．

この神経叢は外来神経の節後ニューロンとしての役割を果たしているので，外来神経と対比して，**内在神経系** intrinsic nervous system，特に**腸管神経系** enteric nervous system とよばれる．

胃は空腹期収縮，食後期収縮ともに外来神経によって強い支配を受けているが，小腸は外来神経を除いても空腹期収縮，食後期収縮が生じ，内在神経の役割が強い．

2 抑制神経系と興奮神経系

交感神経では**アドレナリン作動性** adrenergic の節後ニューロンが，神経叢内のニューロン結合のシナプス前線維に終末をおき，シナプス前抑制として作用する．副交感神経では**コリン作動性** cholinergic の節後ニューロンが，神経叢内の興奮性または抑制性介在ニューロンとシナプスをつくる．

消化管運動は，アドレナリン作動性ニューロンを終末ニューロンとする抑制神経系と，コリン作動性ニューロンを終末ニューロンとする興奮神経系の相反作用により制御されている．

3 遠心性神経と求心性神経

上部消化管の副交感神経は主に**迷走神経** vagus nerve だが，命令を伝える**遠心性神経** efferent nerve と感覚などの情報を中枢に伝える**求心性神経** afferent nerve からなっている．遠心性神経は延髄の迷走神経

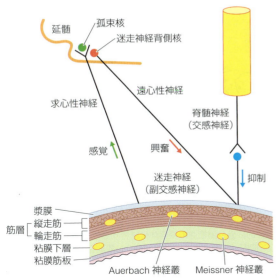

図 51-6　上部消化管平滑筋収縮の神経調節機構

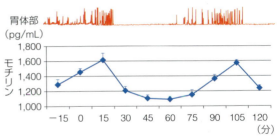

図 51-7　IMMCとモチリンの血中濃度の変動
IMMC 第Ⅲ相に一致して血中モチリン濃度は最高値に達する．
〔Ogawa A, et al：Interdigestive migrating contractions are coregulated by ghrelin and motilin in conscious dogs. Am J Physiol Regul Integr Comp Physiol 302：R233-241, 2012 より〕

背側核より始まり，求心性神経は孤束核に入るが，迷走神経束の 90% は求心性神経である（図 51-6）．

B 液性因子調節

1 空腹期収縮における液性因子

空腹期収縮において重要な消化管ホルモンは，**モチリン** motilin である．モチリンは 22 個のアミノ酸よりなる直鎖ペプチドで，1971 年にブタの小腸より単離され，胃を収縮させる作用が確認された．その後モチリンはヒト，イヌ，ウサギ，ヒツジ，サルなどで発見されたが，ラットとマウスなどのげっ歯類ではモチリンおよびその受容体遺伝子が偽遺伝子化している．

モチリン分泌細胞は，十二指腸から上部空腸の粘膜上皮中に，**クロム親和性基底顆粒細胞**の一種として存在している．モチリンは，空腹期に 90〜100 分間隔で周期的に血中濃度が変動し，そのピークは IMMC の第Ⅲ相に一致している（図 51-7）．モチリンによる IMMC の発生には，迷走神経が深く関与している．**迷走神経**が切離されたイヌでは，血中モチリンの周期的変動は残るが，正常な IMMC は出現せず，胃は不規則な収縮運動となる．**モチリン受容体**は，ヒトでは平滑筋と筋間神経叢に確認されている．

胃に対するモチリンの作用とは対照的に，小腸から発生する IMMC はモチリンには依存していない．

また摂食・体重増加ホルモンとして**グレリン** ghrelin が知られる．グレリンは胃内分泌細胞で産生され，摂食の分泌中枢である視床下部に作用し，摂食促進作用を有する．わが国において 1999 年にラットとヒトの胃から発見された 28 アミノ酸塩基よりなるペプチドである．胃では酸分泌腺のある胃体部より多く産生される．グレリンは初めて摂食亢進が証明された末梢ペプチドであり，現在はがん悪液質の治療薬の標的としても注目されている．

2 食後期収縮における液性因子

食後期収縮では，多くの消化管ホルモンが分泌され，複雑に制御されているため，空腹期ほど研究が進んでいない．食事摂取によって消化管は食後期収縮に移行するが，みかけの食餌 sham feeding によっても一時的に胃運動は亢進する．この反応はコレシストキニン cholecystokinin (CCK) 受容体拮抗薬によって制御されるため，食後期収縮の調節には内因性の CCK が関与していると考えられる．

CCK 以外に食後期収縮に関与していると考えられている消化管ホルモンには，インスリン，ガストリン，グルカゴン，ニューロテンシン，ニューロメジン，プロスタグランジン E_2，グルカゴン様ペプチド-1 (GLP-1) などがある．

C 消化液分泌

生体内で分泌を担う細胞は，外分泌細胞，内分泌胞，神経細胞，および細網内皮系に属する血球細胞に大別される．

生理活性物質が，消化管組織の導管から分泌され，標的となる組織で作用する様式を**外分泌**という．唾

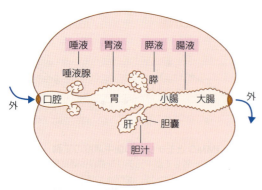

図 51-8　消化管上皮と消化液分泌
消化管組織の外分泌腺の細胞（上皮細胞）から各種消化液が分泌される．外界と消化管は上皮細胞で区分されている．

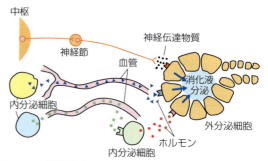

図 51-9　消化液分泌のメカニズム
外分泌細胞の消化液分泌は，神経性と体液性の機序により制御されている．神経刺激により放出された神経伝達物質（アセチルコリンなど）は，外分泌細胞の受容体に結合し消化液分泌を促進する．内分泌細胞より血管中に放出された消化管ホルモンは，直接的に外分泌細胞の受容体に結合するか，あるいは別の内分泌細胞による別のホルモン分泌を介して消化液分泌を促進する．

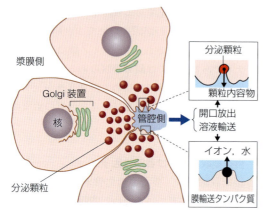

図 51-10　消化液の分泌様式
膜動輸送（開口放出）により，分泌顆粒に内包された高分子物質（消化酵素など）が管腔側に放出される．溶液輸送においては，膜輸送タンパク質によりイオンや水が管腔側に分泌される．

液，胃液，胆汁，膵液，腸液分泌などが挙げられる（図51-8）．外分泌を担う**上皮細胞** epithelial cell は，管腔（内腔）側に向かって生理活性物質やイオン・水を放出する．一方，消化管ホルモンが，導管を経由せずに，血液中や体液中に分泌される様式を，**内分泌**という．内分泌細胞は，血管側に向かってホルモンを分泌する．ホルモンの標的となる細胞には，通常，当該ホルモンに対する特異的受容体が存在している（図51-9）．このように一般的には，消化液は外分泌により，消化管ホルモンは内分泌により細胞内から細胞外に放出されている．

❶ 消化液の分泌様式

外分泌は，様式の違いの観点から，膜動輸送と溶液輸送に分けられる．外分泌を行う上皮細胞は，**細胞極性** cell polarity を有し，漿膜側（血管側）に面する**基底外側膜** basolateral membrane（基底膜とも）と管腔側に面する**管腔側膜** luminal membrane（頂端膜，刷子縁膜とも）により生体内と外界の境界を形成している．

A 膜動輸送

膜動輸送とは，細胞内での膜小胞の形成，ゴルジ Golgi 装置による選別，および細胞膜への小胞の融合過程を含む一連のステップである．外分泌を担う上皮細胞において，膜動輸送の最終段階は**開口放出** exocytosis であり，消化酵素や粘液物質などの高分子物質の放出が行われる．開口放出では，高分子物質を内包した細胞内の**分泌顆粒**が，分泌刺激により，管腔側膜に移動して細胞膜と融合し，融合部に細胞外に向かう開口部が形成され，顆粒内の物質が放出される（図51-10）．開口放出の細胞内セカンドメッセンジャーとして，Ca^{2+}やサイクリック AMP（cAMP）が挙げられる．

B 溶液輸送

溶液輸送では，イオンや水が細胞内から外へ分泌される（図51-10）．溶液分泌は，本質的には，漿膜側から管腔側への等張電解質溶液の移行である．輸送は，細胞膜を介した細胞内外の電気化学的ポテンシャル勾配と浸透圧差に依存する．溶液分泌には多くの**膜輸送**

タンパク質が関与している．このうち，イオン輸送には，イオンポンプ，キャリア，イオンチャネルが，水輸送には水チャネル（アクアポリン）が関与する．

イオンポンプは，ATPの加水分解エネルギーによって駆動される一次性能動輸送体である．**キャリア**は，イオンポンプにより形成された電気化学的勾配を二次的あるは三次的に利用する能動輸送体である．**チャネル**は受動輸送体である．各種イオンの細胞内外の濃度勾配は，主に一次性能動輸送体であるNa^+-K^+ポンプ（Na^+-K^+ ATPase）の働きによって維持されている（図51-11）．

2 消化液の分泌機序

消化液の分泌は，神経性機序と体液性機序に大別される（図51-9）．**神経性機序**には無条件反射のものと条件反射のものとがある．**体液性機序**は，消化管ホルモンによる調節で，それぞれの組織，細胞で特有のホルモンが生成される．唾液分泌には神経性機序が関与する．他方，胃液分泌，膵液分泌，腸液分泌，胆汁排出には神経性機序と体液性機序の両者が関与する．

A 神経性機序

唾液，胃液，膵液，胆汁の分泌に関わる神経性機序はそれぞれ異なる．唾液分泌は交感神経（神経伝達物質：ノルアドレナリンなど）および副交感神経（神経伝達物質：アセチルコリン）を介して刺激され，それぞれ粘液性，漿液性の唾液の分泌が促進される．胃液分泌では，視覚，味覚，聴覚，嗅覚の刺激あるいは条件反射により，迷走神経が刺激され，放出されたアセチルコリンが胃液分泌を促進する．一方，交感神経刺激により胃液分泌は減少する．膵液の分泌は，迷走神経刺激によるアセチルコリン放出により促進される．胆汁酸塩非依存性の胆汁分泌も，迷走神経刺激によって増加する．

B 体液性機序

消化管で機能するすべてのホルモンは，ペプチドである．消化管ホルモンを分泌する内分泌細胞には多くの種類があり，その組織分布と機能が異なっている．たとえば，G細胞は，主に胃の幽門部に分布し，胃酸（HCl）分泌を促進する**ガストリン**を分泌している．S

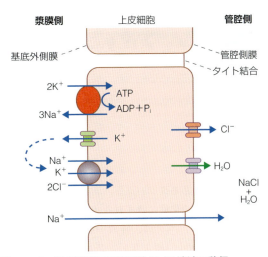

図51-11 外分泌腺での等張性NaCl溶液の移行メカニズム

この機構には，基底外側膜に存在するポンプのNa^+-K^+ ATPase，キャリアのNa^+-K^+-$2Cl^-$共輸送体，イオンチャネルのK^+チャネル，管腔側膜に存在するイオンチャネルのCl^-チャネル，水チャネル（アクアポリン）が関与する．

細胞は，主に十二指腸に分布し，**セクレチン**を分泌する．セクレチンは，胃酸分泌抑制，膵臓の重炭酸塩分泌促進，胆汁排出促進に関与している．I細胞は，十二指腸から空腸にかけて分布し，**コレシストキニン（CCK）**を分泌する．CCKは，膵酵素分泌や胆囊収縮を促進する．K細胞は，主に空腸に分布し，インスリン分泌を促す**GIP**（glucose-dependent insulinotropic polypeptide グルコース依存性インスリン分泌刺激ポリペプチド[*]）を分泌する．D細胞は，胃や膵ランゲルハンス島に分布し，**ソマトスタチン**を分泌する．ソマトスタチンは胃酸分泌を抑制する．

3 消化液の構成

1 電解質

消化液の電解質組成は，分泌腺細胞の種類によって異なる．唾液腺房細胞および膵臓の腺房細胞はNa^+，Cl^-に富む血漿と類似した電解質組成の溶液を分泌する．膵臓の導管細胞はNa^+，HCO_3^-に富み，浸透圧がほぼ等張の溶液を分泌する．胃の壁細胞はH^+，Cl^-に富む強酸性の溶液を分泌する．胆汁には，主にNa^+，Cl^-，HCO_3^-が含まれる．各消化液のpHについては表51-1に示す．

---

[*] GIPは以前はgastric inhibitory polypeptideと呼ばれていた．

表 51-1　消化液の pH

消化液	pH（参考値）
唾液	6.3〜7.0
胃液	1.2〜2.5
胆汁	7.6〜8.5
膵液	8.0〜8.5
腸液	7.7〜8.3

2 ● 消化酵素

　三大栄養素であるタンパク質，脂質，炭水化物の消化の大部分は，消化液に含まれる多種の消化酵素により行われている．例えば，唾液中の**唾液アミラーゼ**（プチアリン ptyalin）によりデンプンが消化され，胃内では**ペプシン**によってタンパク質が，小腸上部では膵液により，脂質をはじめ炭水化物，タンパク質がそれぞれの酵素（**膵液リパーゼ，膵液アミラーゼ，トリプシン**など）によって分解される．ただし，胆汁は消化酵素を含まない．このように，消化液中の酵素により，摂食物が分解されることを，「管腔内消化」と呼び，消化できる最終段階の直前の状態までの役割を担う．最終的な消化は，小腸管腔内の微絨毛膜の表面で行われ，「膜消化」と呼ぶ．微絨毛膜の酵素によって消化が終了するのと同時に，吸収が起こる．

消化器系の循環

　通常の循環では心臓から駆出された血液は動脈を経て末梢で微小循環系に入り，毛細血管から静脈に流入して心臓に還流されるが，胃，小腸，大腸，膵臓，脾臓などの消化器臓器は，動脈より血液の供給を受け，還流した血液はほとんどが**肝門脈** hepatic portal vein を経て肝臓に流入する．

　肝門脈系では，動脈から消化管内の毛細血管となり，消化管から吸収されたタンパク質，糖質などを血液中に移送して栄養素に富んだ静脈血となり，肝門脈に入ってさらにもう一度，肝臓内で**類洞毛細血管**を通過する．つまり，消化管と肝臓で2回，毛細血管を通過することで，吸収，代謝，合成といった生体には不可欠な機能を非常に効率よく営めるような仕組みになっている．

　消化器系の循環は，肝門脈の存在によって特徴づけられる．つまり消化器系臓器は，肝門脈によって互いに結びつけられており，そのため，肝門脈の流入臓器である肝臓の異常はほかの消化器官の血行動態に影響を及ぼす．例えば，**肝硬変症** hepatic cirrhosis では，肝臓の線維化が進み，肝への血液流入が障害されるために肝門脈圧が上昇し，肝臓のみならずほかの消化器臓器のうっ血を惹起する．その結果，脾臓は腫大（**脾腫** splenomegaly）し，腹水を生じ，さらには肝臓を経由できない血液が側副血行路に大量に流入するために腹壁の静脈が怒張（**メドゥーサの頭** caput medusae）したり，食道や直腸に静脈瘤（varix）が生じたりする．

　消化器臓器に流入する動脈血は，1分間に約1,500 mLに及ぶ．消化，吸収，代謝の主役を演じている消化器臓器への適切な血液循環は，生体の生理機能に対してきわめて重要な役割を担っている．

 巻末付録　問題 54．門脈圧亢進症 ➡ 1094 頁参照．

消化管の循環

A 消化管の動脈と静脈

　消化管の供給動脈は，胃は**腹腔動脈**（➡ 第 53 章 図 53-2，830 頁参照），小腸（空腸，回腸）は**上腸間膜動脈** superior mesenteric artery，大腸では上行結腸と横行結腸の右側約 2/3 が上腸間膜動脈，残りの横行結腸と下行結腸，S 状結腸，直腸が**下腸間膜動脈** inferior mesenteric artery より血液供給を受けている（図 51-12）．

　胃を還流した血液は**左胃静脈**，脾臓は脾静脈，小腸と上行結腸および横行結腸の約半分は**上腸間膜静脈**，残りの横行結腸と下行結腸，S 状結腸，直腸が**下腸間膜静脈**を経て，肝門脈に流入する（図 51-13）．

　消化管の動脈は，血管相互に多くの吻合を有して，互いに補い合うような構造になっているが，中枢側の太い動脈が閉塞してしまうと腸管壊死を免れることはできない．

B 動静脈吻合と粘膜血流

　消化管微小循環の最大の特徴は，多くの**動静脈吻合** arteriovenous anastomosis（AVA）が存在することである．動静脈吻合とは，毛細血管を経ずに動脈と静脈が短絡している構造で，消化管は，この動静脈吻合によって，消化管にとって最も重要な機能を有する粘膜の血流を制御していると考えられている．

　消化管の機能において重要な役割を果たす粘膜の血

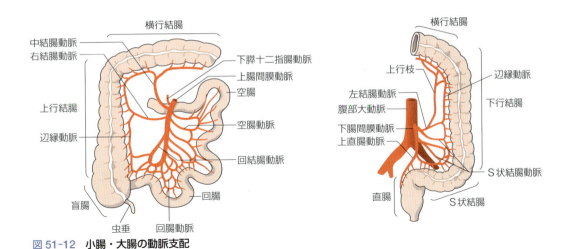

図 51-12　小腸・大腸の動脈支配

液循環は，消化管機能によって変化を受ける．例えばガストリンなどによって胃酸分泌を刺激すると，胃粘膜血流がほかの部位に比較して有意に増加する．小腸においては，摂食後の吸収によって組織間の血液分配を変化させて，粘膜の血液量が増加する．

C 消化管の血流調節

消化管の血管は，交感神経の支配を受けている．小腸では交感神経を刺激することによって，血管が収縮して粘膜血液量が減少する．また消化管の血管には，カテコールアミンの α，β 受容体が存在し，アドレナリンやノルアドレナリンによって血管収縮が起こる．

2 肝循環

肝臓は，直径 1〜2 mm の**肝小葉** hepatic lobule とよばれる基本構造が立体的に結合して構成されている（図 51-14）．肝小葉の周辺部には**グリソン鞘** Glisson sheath とよばれる結合組織が存在し，その内部には固有肝動脈枝の小葉間動脈，門脈枝の小葉間動脈，毛細胆管に由来する小葉間胆管があり，血液の流入路とともに胆汁の流出路にもなっている．

肝臓は，**固有肝動脈**および**肝門脈**の二重血流支配を受けている．肝臓へは心拍出量の約 25% の血液が流入するが，その 3/4 が肝門脈血であり，残りの 1/4 が肝動脈由来である．また固有肝動脈は，肝臓への酸素供給量の約 50% を担っている．

肝小葉の中心部には，**中心静脈** central vein が存在

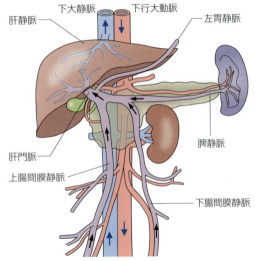

図 51-13　肝門脈系

する．肝臓に流入した固有肝動脈および肝門脈血は，肝細胞の内側の類洞内皮細胞に囲まれた**類洞** sinusoid で合流し，中心静脈より流出する．中心静脈に流入した血液は，さらに小葉下静脈，集合静脈を経て肝静脈に集められ，最終的に大静脈へと流出する（図 51-14）．類洞の外側には**類洞内皮細胞**があり，肝細胞と類洞内皮細胞の間には**ディッセ** Disse **腔**が存在し，肝細胞との間に物質交換が行われている（図 51-15）．

ヒトでは肝門脈圧が 10 mmHg 程度，肝静脈圧が 5 mmHg 程度，肝動脈枝圧が 90 mmHg 程度である．肝臓に分布する交感神経の刺激により血管収縮が生じ，肝血流量は減少する（図 51-16）．

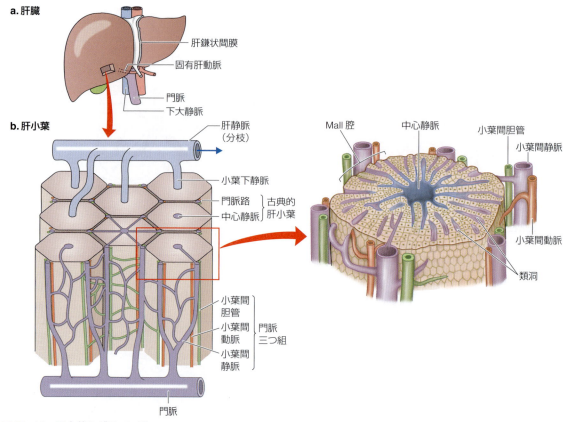

図 51-14　肝小葉とグリソン鞘

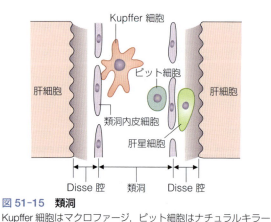

図 51-15　類洞
Kupffer 細胞はマクロファージ，ピット細胞はナチュラルキラー細胞，肝星細胞は脂肪滴を有する．

Advanced Studies

ラットにおいては神経ペプチドの1つである CRH (corticotropin-releasing hormone；ACTH 放出ホルモン) が脳内で作用し，交感神経経由で肝血流量を減少させることが示されている．

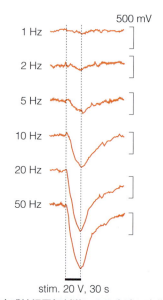

図 51-16　交感神経電気刺激による血流の変化
〔Kurosawa M, et al：Neural regulation of hepatic blood flow in rats：an *in vivo* study. Neuroscience Letters 321：145-148, 2002 より転載〕

③ リンパ循環

　腹腔内の消化器臓器には，小腸に由来するリンパ系と肝臓に由来するリンパ系がある．小腸はさまざまな栄養素の吸収を司っているが，脂質も小腸から吸収される．食物中に含まれる脂質は大部分がトリグリセリドであるが，不溶性であるために胆汁酸とミセルを形成してモノグリセリドに分解されて，小腸上皮細胞の微絨毛間隙から吸収される．小腸上皮細胞に取り込まれたモノグリセリドは滑面小胞体でトリグリセリドに再合成され，アポリポタンパク質，リン脂質，タンパク質とともにカイロミクロンを形成する．カイロミクロンは大きいために毛細血管へと流入できず，中心乳糜管に流入してリンパ系に入りリンパ管，胸管を経て左の静脈角から血液循環に入り，静脈から動脈を経て最終的に肝臓へと達する．

　胸管を流れるリンパの 25〜50% を肝臓が産生するリンパが占める．肝臓で産生されるリンパは，他のリンパに比べてアルブミンなどのタンパク質を多く含有する特徴をもつ．肝リンパは類洞より漏出する組織液を吸収するが，内皮細胞と肝細胞の間にある Disse 腔に流入し，グリソン鞘と肝実質の間にあるモール Mall 腔を経てリンパ管へと送られる．肝臓のリンパ管は漿膜下線維性被膜に起因する浅リンパ管と門脈三つ組 portal triad（図 51-14）に沿う結合織内の深リンパ管に分けられる．浅リンパ管の大部分は横隔膜を貫き縦隔を経由して静脈に到達する上行経路をとるが，深リンパ管は肝門部から乳糜槽を経由する下行経路をとる．

E　免疫防御

① 消化管免疫の概要

　消化管は食物から栄養を吸収するための重要な器官である．効率よく食物を消化して栄養素を吸収するために，消化管はその表面を細かいひだ状の構造にして食物との接触面積を広くしている．その総面積は約 200 m² にも及び，よくテニスコート約 2 面分であると例えられる．広大な面積をもつ消化管の表面は，食物だけでなく，細菌やウイルス，寄生虫などに常日頃からさらされており，病原体が侵入する門戸となっている．それゆえ，消化管には身体全体の 70% もの免疫細胞が集まり，非免疫系の細胞とともに幾重もの防御壁を形成している．消化管免疫の特徴として，外敵の侵入や増殖を阻む活性化機能と，安全に食物を摂取し常在細菌との共生を成立させるための抑制化機能を有し，これらを巧みに制御することで恒常性を維持している．本項では，このような消化管の免疫防御システムについて解説を行う．

② 免疫応答

　消化管免疫は他臓器と同様に，自然免疫応答と獲得免疫応答によって担われる．加えて消化管という臓器特有の免疫応答が備わっている．**自然免疫**は進化系統的には無脊椎動物以降に存在する免疫応答で，抗原に依存しない生まれながらにもっているものである．マクロファージや未熟樹状細胞，顆粒球，マスト細胞，自然リンパ球 innate lymphoid cell（ILC），NK 細胞，B1 細胞など多彩な細胞が自然免疫応答に関わる．また，上皮細胞など免疫細胞以外の細胞も，自然免疫に関連する機能が備わっている．病原体を貪食する，あるいは細胞膜を傷害するほか，直接攻撃を与えなくとも物理的に排除するなど，防御方法はさまざまである．常に機能しているか，もしくは病原体を感知すると速やかに誘導される応答であるため，感染初期に働く防御として重要な役割を果たす．

　獲得免疫は高等生物にみられる免疫応答で，抗原に対して特異的に誘導された応答である．獲得免疫は，特定の**抗原**に限定して反応する遺伝子再構成によってさまざまな抗原に対応できる受容体をもつ T 細胞や B 細胞によって担われている（B 細胞の場合，最終分化して形質細胞になると受容体を細胞外に分泌することができ，それが**抗体**と呼ばれる）．外敵が体内に入って，後天的に誘導されることから獲得免疫と呼ばれる．キラー T 細胞による直接的な細胞傷害（細胞性免疫）のほか，エフェクター T 細胞が分泌するサイトカインや，B 細胞が産生する抗体（液性免疫）によって自然免疫応答を増強することで，病原体を排除する．自然免疫に比べると誘導されるまでに時間がかかるものの，攻撃の標的を絞るために効率がよく，強力な応答である．また，最初の感染で誘導された抗原特異的な細胞は**免疫記憶**として残り，同じ病原体に再び感染した際にはこれらの細胞が即座に応答し，初回感染時よりも強い反応が誘導されるのが何よりの特徴である．同じ病気には再びかからない，免疫の「二度なし現象」の所以となっている（➡第 31 章，558 頁参照）．

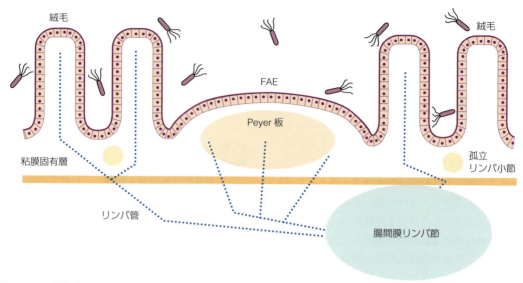

図 51-17　消化管関連リンパ組織
代表的なものとして，小腸の Peyer 板や孤立リンパ小節，大腸のクリプトパッチ，腸間膜リンパ節が挙げられる．Peyer 板は小腸の所々に存在し，その粘膜表面の上皮層は絨毛が未発達で，濾胞関連上皮層 follicle-associated epithelium（FAE）とよばれる抗原の取り込みに適した構造をとっている．孤立リンパ小節やクリプトパッチは，Peyer 板とは別に粘膜固有層の中に多数存在する．腸間膜リンパ節は，消化管からリンパ節でつながる形で腸間膜動脈の根元に存在するリンパ節群である．

3　消化管の免疫学的構造

口腔から肛門に至るまで消化管は筒状の形態をしている．その基本構造は，管腔内から見て粘膜上皮・粘膜固有層・粘膜筋板からなる粘膜と，粘膜下組織，平滑筋層，漿膜（外膜）から構成されている．微生物や未消化の食物が管腔内から体内に侵入するのを防ぐために，特に上皮や固有層において防御機能が発達しており，組織を構築する上皮細胞や間葉系細胞などとともに，さまざまな免疫細胞が常在している．

消化管には消化・吸収を目的とした部位に加えて，固有のリンパ組織が存在しており，**消化管関連リンパ組織** gut-associated lymphoid tissue（**GALT**）と総称されている（図 51-17）．消化管組織内に存在するものとして，小腸のパイエル Peyer 板や孤立リンパ小節，大腸のクリプトパッチがあり，外部には所属リンパ節として腸間膜リンパ節が存在する．消化管に異物が入ると，その抗原に対して特異的な T 細胞と B 細胞が GALT で誘導され，それらが粘膜に移動して獲得免疫応答を発揮する．GALT に代表される獲得免疫が誘導される場所を**誘導組織**，粘膜のように誘導組織で生まれた T 細胞や B 細胞が防御機能を発揮する場所を**実行組織**と呼ぶ．

4　自然免疫による防御

A　上皮細胞による防御

1　物理的バリア

消化管の第一の防御壁として，粘膜表面を覆う上皮層による物理的バリアが挙げられる．上皮層を形成する細胞群は部位によってさまざまであるが，基本的に口腔や食道では扁平上皮細胞が，胃，小腸，大腸では円柱上皮細胞が大部分を占める．これらの細胞はオクルディンやクローディンなどの膜タンパク質を介して，隣り合う細胞同士とタイト結合を形成し密着する．このようにして，わずかな隙間から栄養素のような微細な分子は取り込みつつも，細菌などの大きな異物が体内に入り込むのを防いでいる．また小腸の吸収上皮細胞の頂端面の表面は糖衣とよばれる糖鎖の集合体によって覆われており，細菌が侵入するのを妨げている．消化管の上皮はほかの臓器に比べて，ターンオーバー（入れ替わり）が速い．上皮幹細胞から派生した娘細胞は活発に増殖・分化し，一定時間組織の表面に上皮細胞として留まった後，管腔内へと剥がれ落ちて大便とともに廃棄される．例として，小腸では 3～5 日のペースで上皮が更新されている．これは，組織傷害を速やかに回復させたり，病原体が上皮細胞に感

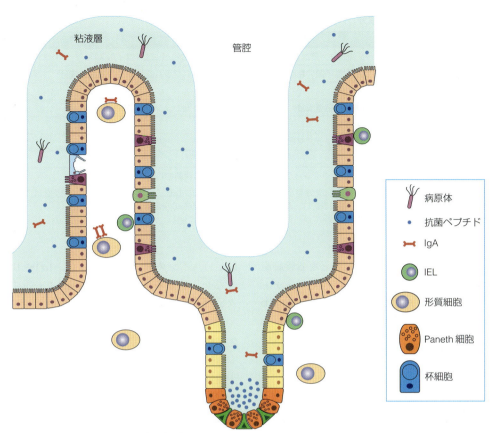

図 51-18　腸粘膜表層の自然免疫バリア
小腸を代表とした粘膜バリアを表す．小腸上皮の表面は杯細胞が産生する粘液で覆われており，病原体が上皮表面に到達するのを物理的に阻害している．また，粘液の中には，Paneth 細胞の産生する抗菌ペプチド，分泌型 IgA など，病原体の感染を妨げる種々の成分が含まれている．上皮層には上皮細胞群のほかに上皮内リンパ球（IEL）が存在し，上皮バリアを補助している．

染しても短い期間で排除できるという点で，防御的な役割を果たしている．

2 分泌物によるバリア

胃や十二指腸などの近位の消化管では，消化・吸収を目的としてさまざまな物質が分泌されており，これらが同時に外敵に対する防御としても機能している．胃液は pH 1.2〜2.5 の強酸であり，強力な殺傷効果をもつ．胃酸によって活性化されるペプシンやキチナーゼによるタンパク質分解も殺菌効果があり，特に後者はキチン質をまとった真菌類を死滅させる能力がある．胆汁に含まれる胆汁酸も強力な殺菌作用をもち，その機序はさまざまであるが，主には界面活性作用による膜傷害であると考えられている．

小腸や大腸の上皮には吸収上皮細胞のほかに，粘液を大量に分泌する**杯細胞**が存在する．その数は，常在細菌が存在する大腸に特に多い．粘液には**ムチン**という粘性の高分子が多量に含まれ，ゲル状の層となって上皮細胞の表面を覆い，その厚さは 400〜900 μm に及ぶ（図 51-18）．食物や病原体に由来する有害物質から上皮細胞を保護するほか，蠕動運動によって生じる近位から遠位への消化管内容物の絶え間ない流れの潤滑作用を担っている．また，小腸の陰窩には抗菌ペプチドの分泌に特化した**パネート Paneth 細胞**が存在する．抗菌ペプチドは殺微生物スペクトルが広く，効果は細菌，真菌，原虫はおろか，ウイルスにまで及ぶ．また，耐性をつくりにくいという特徴もある．代表的なものとして，ディフェンシンファミリータンパク質や RegⅢファミリータンパク質，リゾチームが挙げられる．粘液層はこれらの抗菌ペプチドのほか，後に述べる IgA 抗体を含むことで，物理的・生化学的な防御バリアを形成している．分泌とは別の話ではあ

表 51-2　TLR が認識する微生物成分

TLR	認識される微生物成分
TLR1＋TLR2	トリアシルリポペプチド(細菌)，マンナン(真菌類の多糖)，ヘマグルチニン(ウイルス)
TLR2	ペプチドグリカン(グラム陽性細菌の細胞壁成分)，リポタイコ酸(グラム陽性細菌の細胞壁成分)
TLR3	二本鎖 RNA (ウイルス)
TLR4	リポ多糖(グラム陰性細菌の細胞壁成分)，カプシド(ウイルス表面のタンパク質)
TLR5	フラジェリン(細菌の鞭毛成分)
TLR2＋TLR6	ジアシルリポペプチド(マイコプラズマの細胞壁成分)
TLR7，TLR8	一本鎖 RNA (ウイルス)
TLR9	CpG DNA (細菌，ウイルス)，ヘモゾイン(マラリア原虫などの代謝物)

代表的な TLR と，それらが認識する主な微生物成分を示す．それぞれの TLR はホモ二量体を形成するが，TLR2 は TLR1 あるいは TLR6 とヘテロ二量体を形成する．TLR2 の単独表記は，TLR2 のみで認識できるものを表す．

るが，Paneth 細胞は各上皮細胞の起源となる幹細胞に隣接して存在し，幹細胞の機能を維持するニッチとしての重要な役割も果たしている(➡ 第 55 章，850 頁参照).

B　感染を感知する自然免疫機能

　ここまでに紹介した粘膜表層バリアは，病原体が上皮層に到達し，粘膜の内部へと侵入するのを防ぐために常時機能している防御システムである．これらのバリアが突破された，すなわち感染したとなった場合には，自然免疫がさらに活性化するほか，獲得免疫による強力な応答が誘導される．私たちの細胞は，感染を感知するための機能をいくつか備えている.

1　ストレス信号の感知

　細胞は，感染をはじめ，癌化，傷害などにより正常な機能を失うと，細胞膜表面に特定の分子を発現し，また自己を表す分子を欠損し，ストレス信号として発信するようになる．細胞傷害活性をもつ T 細胞やナチュラルキラー細胞はそのようなストレス信号を感知する受容体をもっており，ストレスを受けた細胞を認識すると，さらに被害が拡大しないように殺して除去してしまう.

　また，感染した細胞から周囲の細胞へのストレス信号は，液性因子によっても伝えられる．感染や傷害によって起こるネクローシスのような細胞死，またはタンパク質の正常な輸送経路である小胞体-Golgi 装置経路を介さない経路によって細胞外に放出され，炎症応答を誘導するような分子はアラーミンと総称される．代表的なものとして，HMGB1 (high mobility group

box 1)，インターロイキン-1α (IL-1α)や IL-33 のようなサイトカイン，HSP (heat shock protein)，S100 タンパク質，核酸などが知られている.

2　微生物の感知

　自然免疫細胞は，微生物に特有かつ共通の構造(微生物関連分子パターンと呼ばれる)を認識するパターン認識受容体をもっている．そのような受容体は広義に自然免疫受容体と呼ばれ，現在までに多数の分子が同定されており，Toll 様受容体 Toll-like receptor (TLR)，RIG-I 様受容体，NOD 様受容体，C 型レクチン受容体といったいくつかのクラスに分類される．TLR は哺乳類では 10 数個のファミリーメンバーからなっており，ヒトでは 10 種類が報告されている(表 51-2)．細胞での局在は TLR のサブタイプによって異なり，大きく分けて細胞膜か，もしくは細胞内小器官(小胞体，エンドソーム，リソソームなど)に発現する．細胞表面で微生物と接触した場合，細胞膜に局在している TLR が微生物の細胞壁や細胞膜を構成する脂質，タンパク質，リポタンパク質を認識する．一方で，細胞内小器官に局在する TLR は，微生物を貪食して細胞内で分解した際に漏出してくる DNA や RNA などの核酸を認識する．TLR は免疫細胞だけでなく，上皮細胞などの非免疫細胞にも広く発現している．1 つの細胞にすべての TLR が一様に発現しているわけではなく，細胞の種類や，所属する組織によって TLR の発現パターンは異なる．消化管でも，組織の特徴に合わせた TLR 発現パターンがみられる．例えば，腸管上皮で鞭毛構成タンパク質のフラジェリンのモノマーを認識する TLR5 の発現は，管腔側(粘膜の外側)での発現は低く，基底膜側(粘膜の内側)での

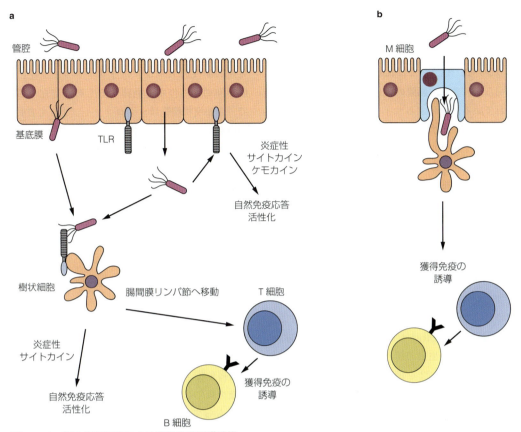

図 51-19　腸の樹状細胞による獲得免疫誘導機構
a．腸粘膜では，上皮や白血球に TLR をはじめとする自然免疫受容体が発現しており，病原体の侵入を感知すると活性化して炎症を誘導する．樹状細胞が病原体を認識すると，腸間膜リンパ節へ移動して，抗原情報を T 細胞に提示して活性化する．活性化した T 細胞は B 細胞の抗体産生を促す（獲得免疫の誘導）．
b．Peyer 板の上皮には抗原取り込みに特化した M 細胞が存在しており，積極的に管腔の異物を内部に取り込んでいる．M 細胞の基底膜側はポケット構造になっており，樹状細胞が入り込んで効率よく抗原を捕捉することができる．抗原を認識した樹状細胞は Peyer 板内，あるいは腸間膜リンパ節へと移動して，獲得免疫を誘導する．

発現が高い．これは，管腔に存在する共生細菌に対しては反応性を下げ，腸管組織内に侵入してきた病原細菌に対して反応するためと考えられている．

TLR が活性化すると，炎症を誘発するサイトカインやケモカインの産生が促され，活性化した免疫細胞が集積して炎症が誘導される（図 51-19）．また，後述する樹状細胞においては，そういった機能のほか，腸間膜リンパ節への移動や T 細胞への抗原提示に必要な分子の発現が促され，病原体に対する獲得免疫の誘導を促す役割を果たしている．

C 白血球による自然免疫防御

白血球はリンパ球，顆粒球，単球に大きく分けられる．リンパ球のうちの T 細胞は獲得免疫に関与すると紹介したが，小腸や大腸の上皮細胞層には自然免疫型の T 細胞が存在しており，上皮内リンパ球 intraepithelial lymphocyte（IEL）とよばれる（図 51-18）．IEL は小腸では 4～10 個の上皮細胞に 1 つ，大腸では 30～50 個の上皮細胞に 1 つの割合で観察される．IEL はアズール顆粒を含有し，強い細胞傷害活性を示す．脾臓など，腸管外の臓器に集積する T 細胞では，抗原認識のためにもつ受容体（T cell receptor：TCR）がほぼすべて $\alpha\beta$ 型であるのに対して，IEL は $\gamma\delta$ 型 TCR をもつものが多数含まれる．$\gamma\delta$ 型 TCR を発現している IEL は，抗原認識を必要とせず，感染，酸化，癌化などのストレスを受けた上皮細胞が共通して発現する分子を認識する．IEL は古くなった上皮，あるいはストレスを受けた上皮を傷害して除去していると考えられている．一方で，上皮の回復を促す，ある

いは炎症を抑制するような増殖因子やサイトカインを分泌するとも考えられている.

最近では，リンパ球にはT細胞でもB細胞でもない**自然リンパ球**(ILC)とよばれる細胞集団が存在することが明らかにされ，感染の亜急性期の防御を行うと考えられている．産生するサイトカインの特徴から1型，2型，3型に分けられる．1型自然リンパ球は，古典的にはナチュラルキラー細胞として知られ，感染などでストレスを受けた細胞が特徴的に出す表面分子を認識して，細胞傷害性顆粒を分泌し，細胞を直接殺して除去する．また，インターフェロンγ interferon-γ(IFN-γ)を産生してマクロファージによる貪食作用を強める．2型自然リンパ球は，寄生虫感染によってストレスを受けた上皮細胞から産生されるIL-33などのサイトカインで活性化すると，IL-5やIL-13を産生する．IL-5は好酸球を活性化して細胞傷害性の顆粒の分泌を促し，虫体への直接攻撃を誘導する．IL-13は杯細胞を活性化するほか，消化管の蠕動運動を刺激し，総じて寄生虫の排出を促す．3型自然リンパ球は，IL-17やIL-22を産生して上皮細胞を刺激し，抗菌ペプチドの産生を亢進するほか，後述のIgA抗体の分泌を補助する．また，3型はGALTの形成にも関わることが知られている．

⑤ 獲得免疫による防御

Ⓐ 獲得免疫の誘導様式

1 ● 粘膜固有層

病原体が粘膜表層の免疫バリアを乗り越えて体内に侵入した場合には，獲得免疫応答が誘導される．粘膜上皮下の固有層には，マクロファージや未熟樹状細胞といった自然免疫系の単核貪食細胞が常在している．これらのような細胞は，異物を貪食して細胞内で消化すると，その対象に特異的な抗原を細胞内でプロセシングし，細胞表面に提示して，T細胞にその抗原情報を伝える(**抗原提示**)という大きな特徴をもつ．すなわち，自然免疫から獲得免疫への橋渡しをする役割を担っている．

消化管のうち，腸に存在するマクロファージや樹状細胞の働きについて最も解析が進んでいる．腸に常在するマクロファージは上皮間隙から自身の樹状突起を伸ばして管腔にある異物を捕捉することが知られている．ところが，消化管のマクロファージは基本的にリンパ節に移動することはなく，侵入した異物を貪食して除去するのが主な働きであると考えられている．また，常在のマクロファージでは貪食後活性化すると，免疫抑制性のIL-10というサイトカインを出し，炎症を抑制する作用を発揮するものが存在する．一方で，未熟樹状細胞はマクロファージよりも貪食能力が弱いものの，抗原提示能力に長けた細胞である．粘膜内に侵入した病原体を認識すると，TLRなどの自然免疫受容体を介して活性化する．活性化した樹状細胞はリンパ管を通って腸間膜リンパ節へと移動すると，提示する抗原に特異的なTCRをもつナイーブT細胞と接触し，エフェクターT細胞への分化を誘導する(図51-19a)．T細胞のうち，CD4陽性のT細胞はヘルパーT細胞(Th細胞)へと分化して，同じ抗原に特異的なB細胞を活性化し，抗体産生を促す．一方でT細胞にはCD8陽性の集団もおり，抗原提示により活性化すると細胞傷害性T細胞に分化して，感染した細胞など生体に危害を与える細胞の殺傷・除去を行う．

獲得免疫を惹起する際に，腸の樹状細胞はレチノイン酸を産生して，T細胞やB細胞を刺激するという特性をもっている．レチノイン酸はビタミンA(レチノール)の代謝産物であり，その反応を触媒するためのレチノイン酸合成酵素を腸の樹状細胞は特異的に発現している．レチノイン酸による刺激を受けたT細胞やB細胞には腸管ホーミング受容体(インテグリンα4β7とケモカイン受容体CCR9)が発現する．これらの働きにより，T細胞やB細胞は胸管を経由し血流を循環した後，腸の粘膜固有層に選択的に帰巣できるようになる．

2 ● Peyer板

腸は感染とは無関係に，能動的に管腔内の異物を取り込むシステムをもっている(図51-19b)．それがPeyer板で，腸間膜付着部と腸壁を隔てて反対側の粘膜内に散在しており，ヒトでは20〜30個ほどみられる．その表面は濾胞関連上皮層 follicle-associated epithelium (FAE)と呼ばれる特殊な上皮層で覆われており，円柱上皮細胞が並列しているものの，栄養吸収上皮細胞とは異なり，絨毛も発達していない．また杯細胞もほとんどみられず，粘液層に覆われていない．その代わりFAEには，抗原を取り込む能力に特化したM細胞 microfold cell が散在している．M細胞は細菌やウイルスなどの異物を効率よく取り込み，基底膜側

へと細胞質を横切って運ぶトランスサイトーシスという機能が発達している．M細胞は基底膜側にポケット構造を発達させており，そこに樹状細胞が入り込むことができる．これにより，Peyer板内の樹状細胞は効率よく抗原を補足することができ，T細胞やB細胞のところに移動して獲得免疫応答を惹起するとともに，レチノイン酸を産生して細胞の固有層への移動を促す．

B Th細胞の誘導

感染防御に関与するTh細胞には，大きく分けてTh1, Th2, Th17という3つの型が知られている．

1 ● Th1細胞

樹状細胞はTLRを介して活性化すると，Th1細胞の誘導を促進することがよく知られている．Th1細胞は，樹状細胞による抗原提示の際にナイーブCD4陽性T細胞がIL-12の刺激を受けることで誘導される．Th1細胞はIFN-γをはじめとするさまざまなサイトカインを産生してマクロファージ，ナチュラルキラー細胞，細胞傷害性T細胞などを刺激して，細胞内寄生細菌やウイルスの排除にあたる．

2 ● Th2細胞

Th2細胞はナイーブCD4陽性T細胞が抗原提示を受ける際に，IL-4で刺激されることで誘導される．Th2細胞はIL-4，IL-5，IL-6，IL-10，IL-13，IL-25などを分泌し，2型自然リンパ球，好酸球，好塩基球，杯細胞の活性化を促すほか，B細胞を刺激してIgGやIgE抗体の産生を促す．IgE抗体はマスト細胞や好塩基球などの細胞表面とFcεR1を介して結合して，多価抗原によってIgEが架橋されると活性化してヒスタミンの放出を促す．いずれの応答も，寄生虫への感染防御として機能すると考えられている．

3 ● Th17細胞

Th17細胞は，第3のヘルパーT細胞サブセットで，IL-17A，IL-17F，IL-22といったサイトカインを出して好中球の浸潤や，上皮細胞による抗菌ペプチドの生成を誘導し，細胞外寄生菌や真菌の感染防御を担う．また，乾癬など自己免疫疾患の病態と密接に関与している．興味深いことに，腸管には健康な状態でもTh17細胞が数多く存在しており，これは腸管以外の組織ではほとんど認められない．そのため，Th17細胞は外来性の微生物だけではなく，常在性の微生物に対する防御としても機能していると思われる．ほかの臓器とは違い，腸管の樹状細胞はTLRを介した刺激や，腸上皮から放出されたストレス信号などの刺激を受けて活性化すると，Th17細胞を誘導する特徴をもっていることがわかっている．一般的に，Th17細胞は抗原提示の際にIL-6とTGF-β（transforming growth factor-β）の刺激を受けると誘導されることが知られている．

C IgA産生の制御

腸管をはじめ，粘膜組織の表面には分泌型IgAが多量に産生されており，微生物が上皮層へ接着するのを阻害したり毒素を中和するなど，粘膜表層での防御の要として機能している．血液中のIgG抗体と比較して分泌型IgAは交差反応性があるため，インフルエンザウイルスのような抗原が変異しやすい病原体に対しても対応できる利点がある．また，分泌型IgAは微生物が分泌する分解酵素の影響を受けにくい特性ももっている．腸管に関しては，病原性微生物だけでなく，常在細菌の制御にも重要であることが知られている．

GALTでの抗体産生細胞の誘導は，基本的に抗原依存的であり，樹状細胞による抗原提示を受けて活性化したヘルパーT細胞との相互作用により刺激を受けたB細胞がクラススイッチや体細胞突然変異を行い，抗体産生形質細胞となる．抗原提示を行う樹状細胞がレチノイン酸を産生するCD103陽性樹状細胞である際は，IgGではなくIgAのクラススイッチが起こる．さらにCD103陽性樹状細胞の産生するレチノイン酸の働きによって，移動したIgA抗体産生形質細胞は，粘膜固有層へと移動する．一方，粘膜固有層では，活性化したCD103陽性樹状細胞によって，T細胞依存的にB細胞がIgAのクラススイッチを誘導する．この反応は，抗原非依存的で，抗体の特異性もIgMレベルといわれている．粘膜固有層のIgA抗体産生形質細胞は，二量体のIgAを産生する．IgAは上皮細胞の基底膜側に発現する分泌成分と結合して上皮細胞内に取り込まれ，管腔側へと分泌される．

D 制御性 T 細胞の誘導

　免疫応答において，抑制性の機能において中心的な役割を果たすのが制御性 T 細胞 regulatory T（Treg）であると考えられている．Treg 細胞は抑制性サイトカインである TGF-β や IL-10 の産生などを介して免疫寛容を誘導する．高親和性の IL-2 受容体も発現しており，抗原特異的エフェクター T 細胞から IL-2 を奪取し，増殖を抑制して炎症を停止させる．また，表面分子の CTLA-4（cytotoxic T lymphocyte antigen-4）を介して，樹状細胞上の補助刺激分子を消失させ，抗原提示ができない状態に追い込む．消化管は他臓器に比べて，非常に多くの Treg 細胞が存在している．Treg 細胞は胸腺から自然に発生する内在性のもの（nTreg）と，末梢のリンパ組織において IL-2 や TGF-β の存在下で発生する誘導性のもの（iTreg）がある．消化管の樹状細胞は，抗原提示の際に TGF-β やレチノイン酸の働きによって Treg 細胞を誘導すると考えられている．Treg 細胞の作用は，炎症の収束や自己免疫疾患発症抑制に大きく寄与しており，その機構の破綻は食物アレルギーや炎症性腸疾患の発症と密接に関わる．

6 消化管免疫の発達と腸内細菌

　腸には 100 兆個，1000 種以上にものぼる数の細菌が常在している．腸内細菌は，われわれが摂取する食物の栄養を糧に寄生しているだけではなく，宿主にとって有益な作用をもたらしている．共生している各種の腸内細菌は腸内細菌叢を構成し，非自己の細胞の合胞体としてさまざまな代謝物を産生し，あたかも臓器のように振る舞うと考えられている．ただし，腸内細菌叢の種類や性質は，食生活，ストレス，加齢などのさまざまな環境因子により大きく変化する．特に，腸内細菌叢の構成異常を「dysbiosis（ディスバイオシス）」と呼び，感染症，アレルギー，炎症性腸疾患，がん，肥満，自閉スペクトラム症など，さまざまな疾患の病態と密接に関係している．

　腸内細菌は外来菌が宿主に接着する場所を奪うほか，栄養を競合して外来菌の増殖を妨げるため，存在そのものが自然免疫防御として機能している．また，腸内細菌の存在は消化管免疫の発達に欠かせないものであることが，無菌マウスの解析を通して明らかにされてきた．通常マウスに比べて，無菌マウスは Peyer 板が未発達，IEL の細胞数や種類が異なる，粘膜固有層中の IgA 産生が少ない，免疫寛容が誘導されにくい，といった特徴をもつ．そして，消化管に特徴的に存在する Th17 細胞や Treg 細胞に関して，前者はセグメント細菌，後者はクロストリジウム属の細菌によって発達が促されていることがわかった．一部の腸内細菌から生み出される細胞壁成分や短鎖脂肪酸は，抑制性サイトカインの産生，また制御性 T 細胞の正常な分化誘導を促すことが明らかにされている．

●参考文献
1）清野　宏：臨床粘膜免疫学．シナジー出版，2010
2）日本ビフィズス菌センター：腸内共生系のバイオサイエンス．丸善出版，2011

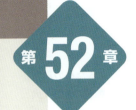

第52章 食物の摂取と輸送

A 摂食・嚥下の概要

摂食・嚥下は、5期（先行期、準備期、口腔期、咽頭期、食道期）に分けて説明できる（図52-1）。

A 摂食

摂食は、これから摂食する食物の性状を認識し、食べ方や唾液分泌などの摂食に必要な準備を整える**先行期**から始まる。続く**準備期**において、口腔へ摂取された食物は、咀嚼されて食塊（嚥下に適した大きさの塊）が形成される。

B 口腔と咽頭の構造

口腔は、前方に口唇、中間に歯肉・歯・舌、後方に上咽頭（鼻咽頭）が位置する。口腔と鼻腔の間は、硬口蓋と軟口蓋によって隔絶されている。下顎は下顎骨からなり、筋の付着部のための突起が存在しており、可動性に富む。上顎には頬骨が接合し、鼻腔には後方に向けて口蓋骨がつながる。軟口蓋と咽頭後壁の間は、嚥下時に閉じ、呼吸時に開く。**上咽頭**は軟口蓋の上部にあり、**口腔咽頭**（中咽頭）は口腔の後方にある。咽頭の下部（**下咽頭**）は、輪状咽頭筋によって食道につながる。

C 嚥下

嚥下運動は、以下の3期に分けられる。
- 第1期：食塊が口腔から咽頭に随意的に移送される**口腔期**。
- 第2期：食塊が口腔咽頭から閉鎖された咽頭周囲を経由して、弛緩した上部食道括約筋（輪状咽頭筋）を通り、上部食道へ不随意的に移送される**咽頭期**。
- 第3期：食塊が食道内の弛緩した下部食道括約部を通って不随意的に胃噴門に移送される**食道期**。

嚥下における個々の摂食のための運動は、大脳皮質

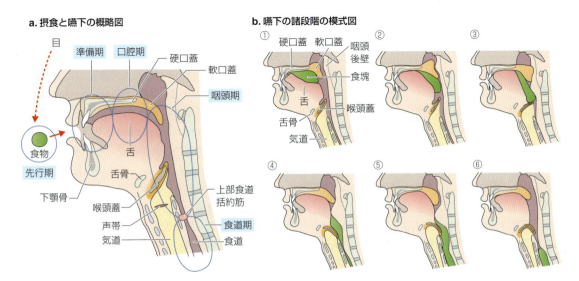

図 52-1　口腔・咽頭の構造と嚥下のメカニズム
bの詳細は「咽頭期におけるメカニズム」、➡828頁参照。

の知覚—運動野や辺縁系および延髄の神経調節機構によって，相互に関連した一連の運動として統合されている．

 咀嚼

準備期において，口腔内に摂取された食物は，上顎と下顎の上下・前後・左右の複雑な運動により，前歯と臼歯によって噛み砕かれ，唾液と混合され，咽頭に飲み込みやすく，こね固められる．この運動を**咀嚼** mastication という．咀嚼は三叉神経支配であり，咀嚼運動には，咀嚼筋，舌，歯，唾液腺，口唇，頬，口蓋が協調的に働く．

1 ● 咀嚼筋

主な**咀嚼筋**として，咬筋，側頭筋，内側・外側翼突筋が挙げられる．
① **咬筋** masseter muscle：下顎を引き上げ，口を閉じる．
② **側頭筋** temporal muscle：下顎を引き上げ，口を閉じる．下顎を後ろへ引く．
③ **内側翼突筋** medial pterygoid muscle：左右同時収縮時には，下顎を引き上げ，口を閉じる．片方収縮時には，下顎を他側に動かす．
④ **外側翼突筋** lateral pterygoid muscle：左右同時収縮時には，下顎を下げて口を開けるか，下顎を前方に移動させる．片方収縮時には，下顎を他側に動かす．

内側・外側翼突筋は，咀嚼時に協働し，噛み砕く動作を可能にする．

2 ● 舌

舌 tongue は，準備期において，摂取した食物を左右の歯列に置き，噛み砕かれた食物を唾液と混ぜ合わせる役割をもつ．また，口腔期において，食塊を舌根部・咽頭へ送り込む役割を有する．舌は複数の横紋筋から構成される器官であり，運動は舌下神経により支配される．

一方，味覚は顔面(鼓索)神経および舌咽神経により支配される(➡第12章，309頁参照)．舌には，形状変化に関与する**内舌筋**(上縦舌筋，垂直舌筋，横舌筋，下縦舌筋)や位置変化に関与する**外舌筋**(茎突舌筋，オトガイ舌筋，舌骨舌筋)がある．

3 ● 歯

歯は，咀嚼のさまざまな機能に対応するための形態を備えており，食物を噛み切るための**前歯**(切歯・犬歯)と磨りつぶすための**臼歯**(小臼歯・大臼歯)とに分類され，永久歯は上下合わせて計28本，智歯(親知らず)を含めると計32本である．歯は顎骨に植立し，歯槽骨によって支えられている．歯が喪失すると歯槽骨は吸収され，顎骨の形態が大きく変化し，正常な咀嚼や嚥下ができなくなる．

幼少時の乳歯は計20本で，エナメル質や象牙質が永久歯に比べて薄い．

4 ● 口唇，頬

頬には，主要な顔面筋である**頬筋**が存在し，顔面神経によって支配されている．頬筋は，口唇を左右から圧迫したり，歯と頬の間に食塊が入らないように働く．

5 ● 口蓋

口蓋は，口腔の天井および鼻腔の床の板状の部分である．前の約2/3は硬口蓋，後ろの約1/3が軟口蓋である．**硬口蓋**は，骨が支柱をなし，粘膜がこれを覆っている．**軟口蓋**は骨の支柱がなく，横紋筋とそれを覆う粘膜とで構成されており，運動性を有する．

咀嚼時には，舌が口蓋に押しつけられることにより，効率よく食塊が形成される．

 唾液の役割

1 ● 唾液腺 (図52-2)

唾液腺 salivary gland には，大唾液腺として耳下腺，顎下腺，舌下腺がある．**耳下腺** parotid gland が最大で，外耳の前から下方にかけて，頬の皮下に広がっている．**顎下腺** submaxillary gland と**舌下腺** sublingual gland は，梅の実ほどの大きさで，それぞれ口底の皮下および粘膜下に存在する．唾液の大部分はこの3つの腺から分泌される．小唾液腺は口腔内に多数存在するが，分泌量は少ない．

唾液腺のうち，漿液性のサラサラした唾液を出すものを**漿液腺**，粘液性のネバネバした唾液を出すものを**粘液腺**，両者が入り混じっているものを**混合腺**という．耳下腺は一般的には漿液腺で，顎下腺と舌下腺は混合腺である．

2 唾液の分泌機構

唾液腺は，交感神経と副交感神経の二重支配を受けており，それぞれの神経刺激により，タンパク質成分の分泌，イオン液の分泌が引き起こされる．

A 交感神経刺激

カテコールアミン catecholamine（ノルアドレナリン noradrenaline, アドレナリン adrenaline）が放出され，腺房細胞のβ受容体に結合すると，細胞内サイクリック AMP（cAMP）濃度の増加が二次メッセンジャーとなり，分泌顆粒（タンパク質成分）を含んだ小胞が開口分泌（エキソサイトーシス）により管腔膜に融合する（図 52-3）．

交感神経が刺激されると，唾液の粘度が増加する．

B 副交感神経刺激

カテコールアミンがα受容体に結合すると，副交感神経刺激により放出されたアセチルコリン acetylcholine と相互作用する．アセチルコリンは腺房細胞のムスカリン受容体に結合し，二次メッセンジャーの細胞内 Ca^{2+} 濃度を増加させ，タンパク質成分の分泌増加を上回る漿液性の唾液を大量に分泌する．

唾液の分泌には，図 52-3 に示すように多くのイオン輸送体が関与している．

成人の唾液の分泌量は 0.5〜2 L/日であり，食事中には漿液性の唾液が大量に分泌される．

3 唾液腺細胞と唾液の性質

1 粘液細胞

粘液細胞 mucous cell は，粘液腺および混合腺に存在し，粘性の高い糖タンパク質である**ムチン** mucin を分泌し，食塊や粘膜の表面を滑らかにする．

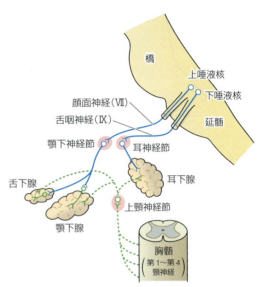

図 52-2　唾液腺の（耳下腺，顎下腺，舌下腺）神経支配
実線（青）は副交感神経路，破線（緑）は交感神経路を示す．

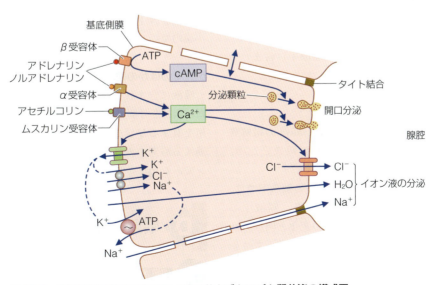

図 52-3　唾液腺腺房細胞におけるイオンおよびタンパク質分泌の模式図
〔Petersen OH & Maruyama Y：Nature 307：693-696, 1984 を改変〕

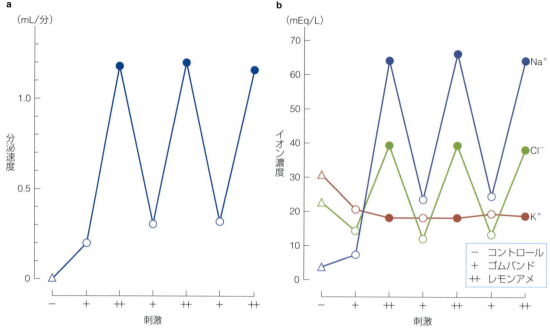

図 52-4　ヒト耳下腺における唾液の分泌速度（a）と電解質組成（b）との関係
〔Suddick RP, et al：Salivary Na, K and Cl secretion rates：relationship to a fluid generation mechanism. Jpn J Physiol 20：540-549, 1970 のデータを基に著者作成〕

2 ● 漿液細胞（図 52-3）

漿液細胞 serous cell は，漿液腺および混合腺に存在し，消化酵素の α-アミラーゼを分泌するとともに，Na^+，Cl^- を腺腔に輸送し，それに伴って水が移動する．腺腔内の漿液の浸透圧は等張である．漿液細胞の基底外側膜には $Na^+/K^+/2Cl^-$ 共輸送体が存在し，腺腔内に分泌される Cl^- の供給源として働く．Na^+ は Na^+-K^+ ポンプ（Na^+-K^+ ATPase）を介して，K^+ は K^+ チャネルを介して再利用される．唾液中に含まれる Na^+ は，細胞間隙を通って拡散する．

3 ● 唾液の電解質組成（図 52-4）

口腔内に分泌される**最終唾液** final saliva の電解質組成は，血漿とほぼ等しい原唾液の組成と比べ，Na^+，Cl^- の濃度が低く，K^+ 濃度が高い．

唾液分泌速度は，レモンあめなどでの刺激下では，1 mL/分を超え，pH も有意に高くなる．唾液中の Na^+，Cl^- の濃度は，唾液分泌速度の変化と同様のパターンで変化する．一方，K^+ 濃度は，刺激下でやや減少する．

4 ● アミラーゼ amylase

唾液アミラーゼの**プチアリン** ptyalin は，主に耳下腺の腺房細胞から分泌される．α-アミラーゼはデンプンおよびグリコーゲンの α-1,4-グリコシド結合を加水分解する．

唾液アミラーゼによって，摂食したデンプンの約 75% がマルトースまで分解される．残りの約 25% は小腸内で膵アミラーゼによって分解される．

5 ● そのほかの唾液成分

唾液に含まれるタンパク質には，アミラーゼのほか，脂肪を分解する**舌リパーゼ** lingual lipase, 溶菌作用を有する**リゾチーム** lysozyme, 血圧降下機構に関連する酵素の**カリクレイン** kallikrein, 免疫グロブリンである **IgA** などがある．

咽頭の機能

1 咽頭期におけるメカニズム

嚥下 swallowing（deglutition）は，以下の諸段階から

なる(図52-1b).
① 舌の先(舌尖)が硬口蓋に接触している．食塊は後方に押し出され，軟口蓋は上方へ引き上げられ始める．咽頭後壁の上部に隆起が形成され始める(図52-1b ①).
② 舌は多くの部分を硬口蓋に押しつけながら，食塊を口腔咽頭へ押し出す．軟口蓋は，上方に引っ張られて咽頭後壁の隆起と接触し，上咽頭を閉じる(図52-1b ②).
③ 舌骨と咽頭が前上方へ移動し，喉頭蓋が下方に傾く(図52-1b ③).
④ 軟口蓋が下方に引っ張られて舌根に接近する．上咽頭収縮筋の収縮により，口腔咽頭腔が閉鎖される．上部食道括約部(輪状咽頭筋)が弛緩して食塊が食道に入る(図52-1b ④).
⑤ 食塊のほとんどが食道に入る．気管側の連絡が遮断されている間は，呼吸運動が停止する．これを**嚥下性無呼吸**という(図52-1b ⑤).
⑥ 舌骨と咽頭が下方に動き，喉頭蓋は再び上方に戻り始める(図52-1b ⑥).

2 咽頭期に機能する筋

咽頭期には，舌骨や下顎の動きを制御する口腔底の筋(オトガイ舌骨筋，顎舌骨筋，顎二腹筋)，舌の動きを制御する外舌筋(茎突舌筋，舌骨舌筋)，口蓋の動きを制御する軟口蓋の筋(口蓋帆挙筋，口蓋帆張筋)，咽頭の動きを制御する筋(中・下咽頭収縮筋，茎突咽頭筋)などが機能する．

E 食道の機能

A 食道期の蠕動運動

食道 esophagus は，咽頭下部(第6頸椎の高さ)に始まり，気管と椎骨の間を走行して胃の噴門に至る約25 cm の管である．食道に入った液体は重力で胃に運ばれるが，食塊は主として筋層の**蠕動運動**によって運ばれる．蠕動運動では，食塊より肛門側の輪走筋が弛緩すると同時に，食塊より口側の輪走筋が収縮することによって，食塊を順次，胃のほうに送る．縦走筋は，食塊の口側と肛門側の両端から中心に向かって収縮する．

食道の上半部は**横紋筋**，下半部は**平滑筋**，中間部は両者の混合でできている．

B 食道括約筋の機能

1 食道の括約筋

食道の上端と下端は通常閉鎖しており，食塊の通過時にのみ開く．これは，**上部食道括約部** upper esophageal sphincter (**UES**) として輪状咽頭筋が，**下部食道括約部** lower esophageal sphincter (**LES**) として平滑筋層が存在しているためである．

UES および LES により，食塊が食道から咽頭へ逆流することや，呼吸時に空気が食道に流入するのを防止している．

嚥下が始まると，LES は迷走神経反射によって開き，食道内圧は，近位胃側の内圧に応じた低圧にまで下降する．

2 括約筋の調節

UES と LES の筋緊張は，神経反射により調節を受けている．さらに LES ではガストリン(収縮)，セクレチンやコレシストキニン(弛緩)などの液性因子によっても調節を受けている．LES では約 4 cm にわたり，約 20 mmHg に保つ高圧帯を形成している．

Advanced Studies

食道の狭窄部
　食道には，食道の入口部(**輪状軟骨狭窄部**)，気管支分岐部および大動脈弓の後ろを通る部位(**気管大動脈狭窄部**)，横隔膜を貫く部位(**横隔膜狭窄部**)の3か所に狭窄部が存在し，食塊が詰まりやすい部位である．

食道アカラシア
　食道アカラシア esophageal achalasia は，LES の弛緩不全で，食物の通過障害，食道の拡張をきたす疾患で，アウエルバッハ Auerbach 神経叢の変性，消失などが原因とされる．

●参考文献
1) 上羽瑠美(編・著)：見える！　わかる！　摂食嚥下のすべて，改訂第2版．Gakken，2022
2) 河原克雅，他(著)：カラー図解　人体の正常構造と機能 Ⅲ消化管，改訂第4版．日本医事新報社，2021

第53章 胃

A 胃の構造

胃の入口を**噴門** cardia，出口を**幽門** pylorus，上縁，下縁をそれぞれ**小彎** lesser curvature，**大彎** greater curvature，前面，後面をそれぞれ前壁 anterior wall，後壁 posterior wall という（図53-1）．大彎側の上への張り出しを**胃底** fundus，胃底より下方を**胃体** body という．小彎には**角切痕** angular incisures（**胃角** gastric angle）という曲がり角がある．ここを頂点とした正三角形の領域を**幽門洞** pyloric antrum という．幽門洞よりも十二指腸側が，**幽門管** pyloric canal である．

胃は間膜によって，横隔膜，肝臓の下面，後腹壁につながれているが，かなり移動性に富む器官である．

A 胃の平滑筋

胃の平滑筋は，3層で構成されており，最内層に**内斜筋（斜線維）** oblique fiber，内層に**輪走筋** circular muscle，外層に**縦走筋** longitudinal muscle が存在する（図53-1）．斜線維は，胃底から胃体の前後壁に存在し，噴門で特に発達している．輪走筋は幽門部，縦走筋は小彎部と大彎部で特に発達している．筋層の厚さは，胃底と胃体部は薄く，幽門洞は厚い．この差によって**角切痕**が形成されている．

B 胃の血管系（図53-2）

胃の動脈は，腹部大動脈から分枝した腹腔動脈より発し，**左胃動脈** left gastric artery，**総肝動脈** common hepatic artery，**脾動脈** splenic artery の3つに分かれる．左胃動脈は胃小彎側に沿い，総肝動脈から分枝した**右胃動脈** right gastric artery と吻合する．総肝動脈は，**固有肝動脈** proper hepatic artery と**胃十二指腸動脈** gastroduodenal artery とに分岐し，そこから右胃大網動脈へと続き，脾動脈から分岐した左胃大網動脈と吻合する．脾動脈からは胃底部に分布する**短胃動脈**を分岐する．

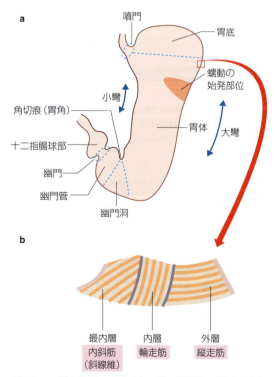

図53-1 胃の各部の名称（a），胃の平滑筋の模式図（b）

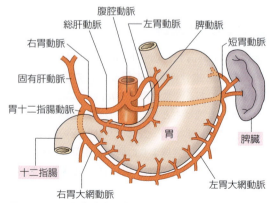

図53-2 胃の動脈系の模式図

静脈は，正常門脈圧下では，大部分の静脈血が門脈に注いでいる．

 胃の運動

A 蠕動運動による食塊の輸送

胃は，摂食により貯蔵された食塊を，蠕動運動により胃液と混ぜ合わせて殺菌し，半流動性にして，幽門を介して少量ずつ十二指腸に送る機能を有する．

胃に食塊が入ると，その量に合わせて，胃の平滑筋が反射的に弛緩して拡張する．一方，胃内圧はほとんど変化しない（図 53-3a）．これを**受入れ弛緩** receptive relaxation という．一定量以上の内容物が入ると，胃体部は伸展刺激を受け，活発な蠕動が起こる．迷走神経を切断した動物モデルでは，受入れ弛緩は消失し，内容物が入ると胃内圧の大きな変化が起こる（図 53-3b）．

B 蠕動運動のメカニズム

1 蠕動運動の発生機序

蠕動運動は，食塊による直接刺激のほかに，副交感神経やガストリンなどにより調節されている．蠕動の発生頻度は，1 分間に約 3 回である．

蠕動の始発部位のうち最も強固な部位は，胃体の大彎側に存在する（図 53-1）．胃体中部で生じた**収縮輪**により蠕動運動が始まり，収縮波（**蠕動波**）は幽門部に近づくにつれ強くなる（→詳細は第 51 章，809 頁参照）．

この収縮運動により，胃内容物の一部は十二指腸に送られるが，幽門括約筋の収縮により幽門が閉じ，大部分の内容物は逆戻りし，胃内で撹拌される．空腹時の胃幽門部の内圧は，十二指腸よりも約 2 cmH$_2$O 高いだけであり，胃内容物が十二指腸に送られるためには，18～24 cmH$_2$O の圧力差が必要である．

2 十二指腸への排出速度調節

胃から十二指腸への排出速度は，十二指腸，空腸からの神経刺激，またはコレシストキニン（CCK）などのホルモン刺激による抑制性フィードバックにより調節される．これを**腸胃抑制反射** enterogastric inhibitory reflex という．この排出速度の調節により，小腸内容物と胆汁，膵液を効率よく混和し，腸の機能を保護しながら適切に処理することができる．

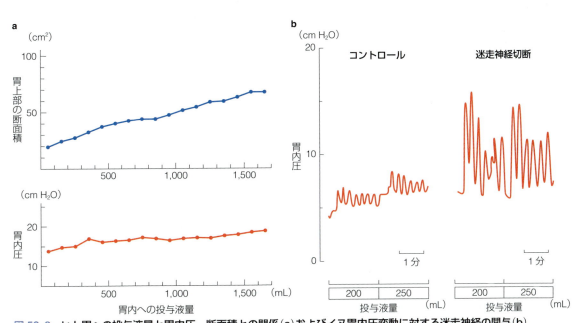

図 53-3 ヒト胃への投与液量と胃内圧，断面積との関係（a）およびイヌ胃内圧変動に対する迷走神経の関与（b）

〔**a** は Kusunoki, et al：Simple and non-invasive assessment of the accommodation reflex of the proximal stomach. J Smooth Muscle Res 46：249-258, 2010，**b** は池田禎仁：胃内圧変動に及ぼす外来神経切断の影響について．Jap J Smooth Muscle Res 12：87-95, 1976 を改変して転載〕

C Cajal間質細胞（ICC）の役割

カハール間質細胞 interstitial cells of Cajal (ICC)は，消化管筋層の輪走筋と縦走筋の間にあるアウエルバッハ Auerbach 神経叢付近や筋層の内部に分布し，消化管平滑筋のペースメーカー細胞として周期的に変動する膜電位を発生している．膜電位変動は，周期的な細胞内 Ca^{2+} 濃度変動と密接に関連している．このため ICC のペースメーキングは，**イノシトール三リン酸（IP$_3$）** が刺激する細胞内 Ca^{2+} 遊離に依存するといわれている．

ICC には，**レセプター型チロシンキナーゼ（c-Kit）** が発現しており，ICC の多くが c-Kit 依存的に分化増殖する．c-Kit の突然変異などにより ICC が消失すると，神経が正常であっても周期的な平滑筋の収縮は障害される．

胃には，ペースメーカー機能を有する ICC 以外に，平滑筋と神経との間に介在して神経伝達の調節に関与する ICC が存在することもわかっている．

D 空腹時の収縮パターン

食物が胃の中にあるときの蠕動運動以外に，食物が胃内にないときにみられる運動を**空腹期収縮**という．この収縮は一夜絶食したヒトの幽門部から小腸に向かう収縮運動の約 40% に起こる．空腹期収縮は，Ⅰ～Ⅲ型の3パターンに分類され，Ⅰ型では持続的な筋緊張はみられず，持続時間約 20 秒の振幅の小さい収縮が起こる．Ⅱ型は**飢餓収縮**ともいわれ，持続時間が 15～60 秒でⅠ型より振幅が大きい．Ⅲ型では数秒～数分にわたる持続性の筋緊張の上昇がみられる．

E 胃の運動異常─悪心・嘔吐

悪心（吐き気）は嘔吐に先行するが，場合により嘔吐を伴わないこともある．悪心・嘔吐の原因として，さまざまな疾患，精神的刺激，化学物質，細菌毒素などが挙げられる．嘔吐の場合，延髄の**化学受容器引金帯** chemoreceptor trigger zone (CTZ)を介して**嘔吐中枢** vomiting center (VC)に異常が伝えられ，嘔吐反射が起こる．

嘔吐中枢が刺激されると，迷走神経，横隔神経，脊髄神経などを介して，食道，胃，横隔膜，腹筋に命令が伝えられる．嘔吐ではまず，胃の幽門前庭部が収縮し，胃内容物が十二指腸へ流れないようになり，同時に食道，胃噴門部が弛緩する．次に，横隔膜と腹筋が激しく縮んで胃を圧迫し，胃内容物が，弛緩した噴門部，食道を逆流して排出される．

C 胃液と消化

A 食物の消化と吸収

食塊は，胃運動（→前頁参照）による**機械的消化**により，直径が 1 mm 以下の小片に砕かれ，粥状になるまで胃にとどまる．一方，**胃液** gastric juice による**化学的消化**により，タンパク質は消化酵素ペプシンにより部分的に消化され，脂肪は胃リパーゼにより部分的に乳化される．胃リパーゼおよびペプシンの前駆体のペプシノゲンは，胃底腺に存在する主細胞より分泌される（→「胃腺の構成と機能」，834頁参照）．粥状になった胃内容物は十二指腸へと送られる．胃から，摂食量の 50% が排出されるのに要する時間は，水で 10～20 分，固形物で 1～4 時間である．胃内での滞留時間は一般に，長い順に脂肪，タンパク質，炭水化物である．

骨や繊維など消化されない物質は，消化過程では胃にとどまるが，空腹期収縮により，胃から排出される．

アルコールを摂取すると，その大部分は小腸で吸収されるが，一部は胃において吸収される．

B 胃内 pH（図 53-4）

ヒトの胃内の pH は，空腹時でも低く保たれている（pH 1～2）．これは，空腹時でも胃酸が分泌されているからである．食事によって胃内 pH は上昇するが，大量の胃酸が分泌されることで，胃内 pH は再び低くなる．健康な成人で，空腹時の胃酸分泌量は，摂食時の 10～15% である．

消化性潰瘍治療薬の効果検討のひとつの指標として，胃内 pH モニタリングにより，pH 4 以上を維持する時間（pH 4 holding time）を評価する方法が臨床的に用いられている．

C 胃液のイオン組成（図53-5）

ヒトの胃は，強酸性の胃液を約1〜3 L/日産生する．胃液の電解質のうち，陽イオンとしては，H^+，Na^+，K^+が主なものである．なかでもH^+濃度が高いことが，ほかの消化液にはみられない特徴である．陰イオンでは，Cl^-が最も多い．

電解質組成は，胃液の分泌速度によって変化し，分泌速度が低いときはNa^+，Cl^-が主であるが，分泌速度の増加とともにNa^+濃度が低下し，H^+濃度が増加する．Cl^-およびK^+濃度も増加する．分泌速度が最高値に達すると，H^+，Cl^-が主となる．

D 胃腺の構成と機能

胃粘膜の表面には，上皮が落ち込んでできた陥凹部があり，**胃小窩** gastric pit という．胃小窩の底には，その下にある**胃腺** gastric gland が開口している．胃腺は胃全体で約2,000万個あり，次の3種類に分けられる．

1 噴門腺

噴門腺 cardiac gland は，粘液を産生し，食道に近い限られた領域に存在する．

2 胃底腺

胃底腺 fundic gland は，胃粘膜に最も数多く存在し，粘膜表面積の約75%を占める（図53-6）．主に胃

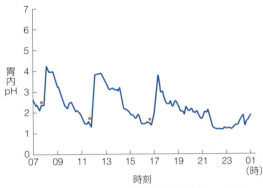

図 53-4　ヒト胃内の pH の摂食（●）と時刻による変化
〔大原秀一, 他：24時間胃内pHモニターによるファモチジンおよびオメプラゾールの胃内pHに対する影響．日消誌 85：1353-1359, 1988 を基に著者作成〕

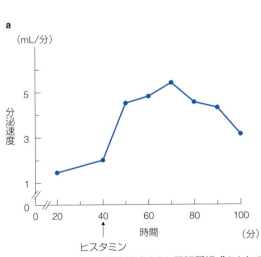
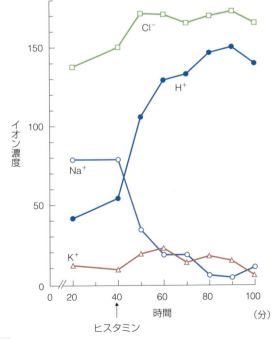

図 53-5　ヒト胃液の分泌速度（a）と電解質組成（b）との関係
ヒスタミン（図53-7 参照）を40分に投与した．
〔Riddell MJ, et al：The electrolyte concentration of human gastric secretion. Q J Exp Physiol Cogn Med Sci 45：1-11, 1960 を基に著者作成〕

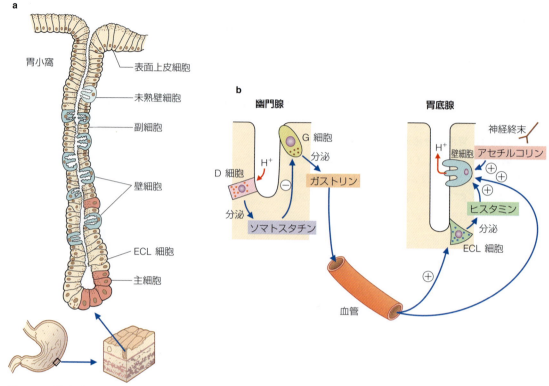

図 53-6　胃底腺を構成する細胞群(a)と胃酸分泌機構(b)

表 53-1　胃酸分泌に影響を与える消化管ペプチド		
	産生細胞(存在部位)	主な作用
ガストリン	G 細胞(胃幽門部)	胃酸分泌促進(図 53-6 参照)
セクレチン	S 細胞(十二指腸)	胃酸分泌抑制(ガストリン分泌を抑制)
ソマトスタチン	D 細胞(胃幽門部・十二指腸)	胃酸分泌抑制(図 53-6 参照)
コレシストキニン(CCK)	I 細胞(十二指腸)	胃酸分泌抑制(ソマトスタチン分泌を促進)

底部と胃体部に存在し，胃が産生する液体容量のほぼすべてを分泌する．

　胃底腺は，異なる機能をもつ多種類の細胞から構成されている．主な細胞は以下のとおりである．細胞の種類によって寿命が異なり，表面上皮細胞は約 1 週間と短く，壁細胞は約 5 か月と長い．
① **表面上皮細胞** surface epithelial cell：胃の内壁を直接覆い，粘液を分泌する．
② **副細胞**(頸部粘液細胞 mucous neck cell)：粘液を分泌する．
③ **壁細胞** parietal cell：塩酸を分泌する．
④ **主細胞** chief cell：ペプシノゲンと胃リパーゼを分泌する．
⑤ **エンテロクロマフィン様細胞** enterochromaffin-like (ECL) cell：ガストリン刺激によりヒスタミンを分泌する．ただし，ヒトではげっ歯類に比べその数は少ない．

3　幽門腺

　幽門腺 pyloric gland は，主に胃の幽門洞に存在し，主な外分泌液は粘液であるが，重要な内分泌機能も有している(図 53-6)．幽門腺には胃酸分泌機構に関わる 2 種類の細胞が存在する．
① **G 細胞**：ガストリンを分泌する．
② **D 細胞**：ガストリンの遊離を抑制するソマトスタチンを分泌する．

4　胃液分泌に関連するホルモン

　胃酸分泌に関連するホルモンを表 53-1 に示す．それぞれ，特定の細胞から産生される．

E 壁細胞 835

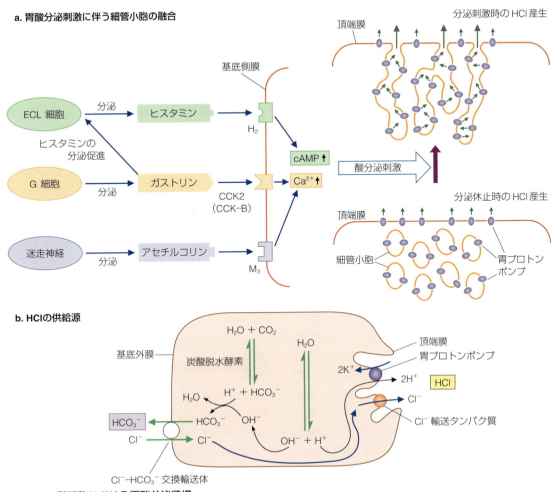

図 53-7　壁細胞における胃酸分泌機構

E 壁細胞

1 壁細胞の構造

壁細胞は，胃粘膜の胃底腺に存在する．ヒト胃体部には1 mm³あたり，約8万個の壁細胞があり，胃全体では約10億個存在すると推定されている．この細胞には，胃酸分泌過程を動かすエネルギーであるATPを供給するため，多数の**ミトコンドリア**が存在する．1個の壁細胞に含まれるミトコンドリア数は，どの上皮細胞よりも多く，細胞体積の約1/3を占める．

壁細胞には，細胞内に存在する膜で囲まれた小胞（細管小胞），分泌側膜（頂端膜）が陥入した**分泌細管**といった特徴的な膜構造が存在する．**細管小胞** tubulovesiclesは，断面積が0.1〜0.2 μmの円形小胞または短い細管で，酸分泌休止時には，細胞容積の約11%を占める．壁細胞の形態は，休止時と刺激時できわめて異なる（図53-7a）．

2 胃酸分泌刺激を仲介する受容体
（図53-7）

壁細胞の血液側の膜（基底側膜）には，胃酸分泌刺激物質の**ヒスタミン** histamine，**ガストリン** gastrin，**アセチルコリン** acetylcholineが作用する受容体がある．ヒスタミンは**H₂受容体**，ガストリンは**CCK2（CCK-B）受容体**，アセチルコリンは**M₃受容体**に結合する．二次メッセンジャーはヒスタミンの場合，主としてサイクリックAMP（cAMP）で，ガストリンとアセチルコリンの場合は，主としてCa²⁺である．

③ 胃プロトンポンプ

Ⓐ プロトンポンプは細胞内と細胞膜に存在する

酸分泌の最終段階は，**胃プロトンポンプ**（H^+-K^+ ATPase）とよばれる酵素が担っている．胃プロトンポンプは，細胞内細管小胞および分泌側膜（頂端膜）の両方に存在する．酸分泌休止時（空腹時）でも胃酸は分泌されており，これは，頂端膜に存在する胃プロトンポンプによって担われている．壁細胞に分泌刺激が加わると，細管小胞同士が融合し，頂端膜につながり，酸分泌が著明に亢進する（図53-7a）．

Ⓑ プロトンポンプのイオン輸送機構

胃プロトンポンプは，ATPの加水分解エネルギーにより，分泌細管内にある K^+ と交換に，H^+ を分泌細管腔に放出する．胃酸分泌細胞から H^+ が2個放出されるごとに，K^+ が2個取り込まれる．

壁細胞で産生されたプロトン（H^+）の分泌直後（希釈前の濃度）は，約160 mMである（pHは約0.8）．細胞内pHを7，分泌細管内のpHを1とすると，実に100万倍のプロトン濃度勾配に逆らって H^+ が分泌されていることになる．酸分泌刺激時には，壁細胞の代謝の75%以上が酸産生に関わる．

④ 胃酸

Ⓐ 胃酸は塩酸（HCl）である

壁細胞から分泌される**胃酸**がHClであることは，1823年に明らかにされた．しかし，HClの塩化物イオン（Cl^-）がどのような輸送体によって分泌されるのかについては，いまだ確定されていない．少なくとも複数のイオン輸送タンパク質が関与しているものと考えられている．

Ⓑ HClの源

H^+ は，細胞内代謝によるものや，血液が取り込んだ水（H_2O）を原料とし，**炭酸脱水酵素** carbonic anhydrase により，生成される．

$$H_2O + CO_2 \rightarrow H^+ + HCO_3^-$$

Cl^- は，血液の Cl^- をその源とし，基底側膜の Cl^--HCO_3^- 交換輸送体を介して細胞内に供給される（図53-7b）．

Ⓒ 胃酸の役割

胃酸は強酸であり，殺菌作用を有する．また，主細胞から分泌された前駆体の**ペプシノゲン** pepsinogen を，**ペプシン** pepsin に変換する．ペプシノゲン自体は酵素活性を有しない前駆体であるが，pHが5以下になると，抑制体と結合ペプチドが切り離されて，活性型のペプシンとなる．ペプシン活性の至適pHは約2.0である．さらに胃酸は，タンパク質の立体構造を破壊することにより，ペプシンによるペプチド結合の加水分解を受けやすくする．

胃酸はまた，十二指腸や上部空腸での鉄の吸収を補助する機能をもち，胃全摘術の後には貧血が生じる場合がある．

⑤ 壁細胞から分泌されるタンパク質

ムコタンパク質である**内因子** intrinsic factor は壁細胞から分泌され，**ビタミンB$_{12}$**（コバラミン cobalamin）と結合して複合体を作る．この複合体は，小腸上皮において，Ca^{2+} 存在下で血中に吸収される．

無塩酸症 achlorhydria は，塩酸と同時に内因子を分泌しないので，ビタミンB$_{12}$ が吸収されず，悪性貧血となる．

また，壁細胞からは，胃底腺の**モルフォゲン** morphogen として知られる**ソニック・ヘッジホッグ** sonic hedgehog が分泌されている．

⑥ 胃酸分泌の調節

胃酸分泌は，食塊やその消化産物による平滑筋や粘膜に対する直接刺激のほか，神経系と局所ホルモンで調節されている（図53-7）．胃壁内の伸展受容器や粘膜内の化学受容器が刺激され，その刺激が粘膜下神経叢と延髄に伝わり，局所および神経反射によって，胃酸が胃内腔に分泌される．胃酸の分泌調節は以下の3相に分けられる．

1 ● 脳相 cephalic phase（頭相）

摂食前の状態で，料理を見る，料理の匂いを嗅ぐ，調理の音を聞くといった視覚，嗅覚，聴覚による入力

信号が，延髄の**消化中枢**に送られ，迷走神経を介して胃液の分泌を亢進する．胃酸分泌を促す迷走神経には，胃底腺部(壁細胞)を刺激する神経と，幽門部(G細胞)を刺激する神経がある．胃底部の副交感神経末端から放出されたアセチルコリンは，**壁細胞**に作用して酸分泌を促進する(図 53-7a)．また幽門部の **G 細胞**から分泌されたガストリンは，血流で胃底部に運ばれ，酸分泌を促進する(図 53-6b)．

一方，不快な視覚，嗅覚，味覚は，内臓神経を介して胃酸分泌を抑制する．

2 胃相 gastric phase

摂取した食物による胃の伸展は，胃壁の伸展受容器を刺激し，反射性に胃酸分泌を促す．この神経反射には，迷走神経の中枢を介する**迷走-迷走神経反射**と，胃壁内神経叢のみによって起こる**局所反射**とがある．

胃内容物により，胃内の pH が 3 以上に上昇すると，迷走神経刺激による**ガストリン放出**が起こる．胃内消化が進み，内容物が十二指腸に送り出されると，胃内の pH は再び低下し，ガストリンの放出は抑制され，胃酸分泌も減少する**ネガティブフィードバック機構**が働く．

3 腸相 intestinal phase

十二指腸に胃の酸性内容物が輸送されると，十二指腸粘膜の S 細胞から**セクレチン**が分泌され，ガストリンの分泌を抑制することで胃酸の分泌を抑制する．セクレチンはまた，膵臓からの重炭酸塩(主に炭酸水素ナトリウム)の分泌を促進し，酸性内容物の中和に関与する．

F 胃粘膜防御機構

A 粘液バリア

1 バリアの構成

胃粘膜防御機構に関与する細胞は，表面上皮細胞と副細胞である．ともに**ムチン** mucin を分泌する．**表面上皮細胞**は，ムチンに加えて**重炭酸イオン**(HCO_3^-)を分泌するため，粘液はアルカリ性である．胃粘膜表面のゲル状の層は，高分子糖タンパク質やムチンを含む粘液層と，その下にあるリン脂質で構成されている．**リン脂質**は，表面上皮細胞に接しており，疎水性バリアを形成することによって防御機能を発揮している．その上の粘液層がバリアの本体である．

2 粘液層の特徴とバリア機能

粘液層は，H^+やペプシンの逆拡散を防止する一方で，粘膜から内腔に分泌される HCO_3^- を層内に貯留し，胃内腔から浸透する H^+ を緩衝，中和することによって粘膜を保護している．粘液層の厚さは約 500 μm で，内腔から上皮までの間に pH 2 から pH 7 の急勾配を形成している．このため胃酸が強酸であるにもかかわらず，胃粘膜表面が弱酸性に保たれており，健常時には，自己消化は起こらない．

B プロスタグランジン(PG)

1 サイトプロテクション

胃粘膜には，**PG** のなかでも PGE_2 と PGI_2 が多く含まれ，胃粘膜防御機構に重要な**サイトプロテクション** cytoprotection という細胞保護作用をもっている．サイトプロテクションにおいて，PG は，胃酸分泌に影響を与えない低濃度で，エタノールなどによって引き起こされる胃粘膜傷害を抑制する．PGE_2 はサイトプロテクションの濃度以上では，胃酸分泌を抑制する．

2 胃粘膜防御のメカニズム

PGE_1 による細胞膜の安定化，PGE_2 による胃の粘液産生や HCO_3^- 分泌の促進，PGE_2 や PGI_2 による胃粘膜血流の増加などが関与している．

非ステロイド性抗炎症薬(NSAIDs)の服用により胃粘膜傷害が誘発されるのは，NSAIDs が PG 合成に関与する酵素の**シクロオキシゲナーゼ** cyclooxygenase を阻害することが主要因である．

Advanced Studies

消化性潰瘍(図 53-8)

消化性潰瘍 peptic ulcer には，**胃潰瘍** gastric ulcer と**十二指腸潰瘍** duodenal ulcer がある．心窩部(みずおち)痛，腹部膨張感，悪心，嘔吐などの症状を呈する．潰瘍部の血管が破壊されると，合併症として吐血や下血が起こる．胃潰瘍，十二指腸潰瘍ともに，**ヘリコバクター・ピロリ** Helicobacter pylori，NSAIDs，喫煙が発生要因として関与している場合が多い．

H. pylori は，高いウレアーゼ活性を有しアンモニアを産生するため，強酸性の胃内でも生存できる．H. pylori の保菌者は，消化性潰瘍の治療や胃癌の予防のために，プロトンポンプ阻害薬と抗菌薬の併用による除菌を行うことが推奨されている．

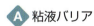

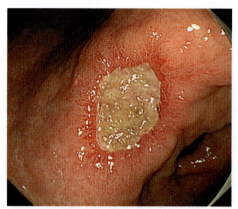

図 53-8　胃潰瘍の内視鏡写真

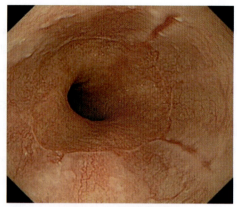

図 53-9　逆流性食道炎の内視鏡写真

胃食道逆流症（図 53-9）

　胃食道逆流症 gastroesophageal reflux disease（GERD）の発症メカニズムは，胃噴門部の括約筋の機能不全により，胃から食道へ酸や胆汁の逆流が起こり，食道粘膜が傷害を受けるためであると考えられている．最近，酸逆流は食後のある時間帯に必要な生理現象で，この逆流により食道の酸感受性センサーが機能し，空腹の胃に対して酸分泌停止シグナルを送達することが示唆されている．

　また，酸が直接，食道粘膜を傷害することに加え，食道粘膜表面に酸や胆汁が作用することで，インターロイキン-8 などのサイトカインが分泌され，二次的に粘膜傷害が引き起されるという新しいメカニズムが考えられている．

　GERD のうち，食道に潰瘍・びらんなどの粘膜傷害を伴うものを**逆流性食道炎**という．

 巻末付録　問題 55．逆流性食道炎 ➡ 1094 頁，問題 58．ダンピング症候群 ➡ 1096 頁参照．

●参考文献

1) 松本吏弘：消化管治療薬の考えかた，使いかた．中外医学社，2023
2) 河原克雅，他：カラー図解 人体の正常構造と機能 Ⅲ消化管，改訂第 4 版．日本医事新報社，2021

第54章 肝・胆および膵外分泌系

A 肝・胆の構造と外分泌

1 肝臓および胆汁分泌

肝臓の構造と機能

肝臓は，約50万個ある**小葉** hepatic lobule から構成され，1つの小葉が肝臓の機能単位となっている．肝臓は，**胆汁**を生成・分泌し，消化・吸収や代謝産物排泄に関与するとともに，さまざまな機能を担っている．グリコーゲン合成や糖新生などの**糖質代謝**，脂肪酸酸化やコレステロール・リポタンパク質合成などの**脂質代謝**に重要な役割を果たしている．また，アルコールや薬物の分解・解毒にも関与し，血液の浄化を行う．さらにアルブミンや凝固因子など，生体機能に重要なタンパク質の合成も行っている．

1 ● 糖質代謝

消化管から吸収されたグルコースは門脈を経て肝臓内に達するが，膜タンパク質である glucose transporter（GLUT）2 を介して肝細胞内に取り込まれる（図 54-1）．肝細胞に取り込まれたグルコースは**グルコキナーゼ（GK）**により**グルコース-6-リン酸（G-6-P）**に変換されて，グリコーゲン合成系とグルコースをピルビン酸まで代謝する解糖系に入る．肝臓における糖産生は，グリコーゲン合成と分解の制御と乳酸やピルビン酸，アミノ酸，グリセロールなどからグルコースを産生する糖新生により規定される．肝臓は絶食時に生体が必要とするグルコースの大部分を供給している．

グリコーゲンの合成は G-6-P が**ホスホグルコムターゼ** phosphoglucomutase により**グルコース-1-リン酸（G-1-P）**へ転換され，**グリコーゲン合成酵素** glycogen synthase（GS）によってグリコーゲンとなる．一方，分解は**グリコーゲンホスホリラーゼ a** glycogen phosphorylase a（PLa）により行われる．G-6-P やインスリンにより GS は活性化され，他方 PLa は抑制される結果，グリコーゲン合成は促進する．

グルコースから GK によってリン酸化された G-6-P は，**グルコース-6-リン酸イソメラーゼ** glucose-6-phosphate isomerase により異化を受けて**フルクトース-6-リン酸**に変換され，さらにリン酸化によって**フルクトース-1,6-ニリン酸**が生成される．その後いくつかの段階を経て**ホスホエノールピルビン酸** phosphoenolpyruvate に変換される．最終的にホスホエノールピルビン酸から**ピルビン酸キナーゼ** pyruvate kinase によって**ピルビン酸** pyruvate と ATP が生成され，ピルビン酸はアセチル CoA となって TCA 回路にオキサロ酢酸とともに組み込まれる．また脂肪酸も β 酸化を受けてアセチル CoA となり同様に TCA 回路に入っていく．

糖新生はピルビン酸，乳酸，グリセロールなどの糖

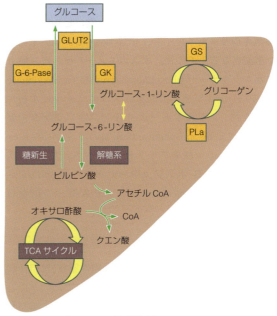

図 54-1 肝臓における糖質代謝
GLUT2：glucose transporter 2，G-6-Pase：グルコース-6-ホスファターゼ，GK：グルコキナーゼ，GS：グリコーゲン合成酵素，PLa：グリコーゲンホスホリラーゼ a．

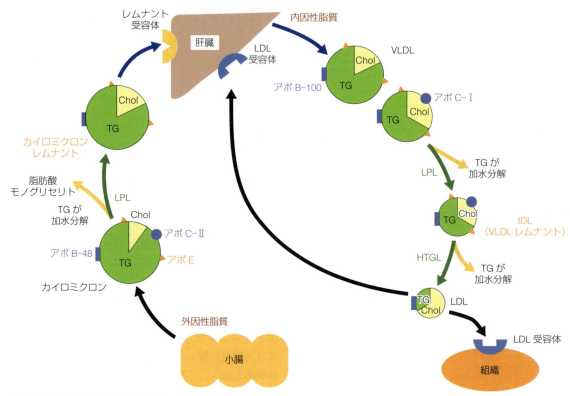

図 54-2 肝臓における脂質代謝

質以外の物質からグルコースを生産する経路で、脂肪酸のβ酸化によって得られたエネルギーを利用している。ミトコンドリア内のピルビン酸は**ピルビン酸カルボキシラーゼ** pyruvate carboxylase によってオキサロ酢酸となる。その後、**ホスホエノールピルビン酸カルボキシキナーゼ** phosphoenolpyruvate carboxykinase (PEPCK)でオキサロ酢酸をホスホエノールピルビン酸に変換し、**フルクトース-1,6-ビスホスファターゼ** fluctose-1,6-bisphosphatase (FBPase)でフルクトース-1,6-ビスリン酸をフルクトース-6-リン酸にしてから**グルコース-6-ホスファターゼ** glucose-6-phosphatase (G-6-Pase)で最終的にグルコース-6-リン酸からグルコースを生成する。

2 脂質代謝

食事によって摂取された脂質（外因性脂質）は胆汁酸によりミセル化され、中性脂肪（血液中ではほとんどがトリグリセリド：TG）は**膵リパーゼ**によって脂肪酸とグリセロールに分解された後に小腸より吸収される。一方、脂肪酸とグリセロールは小腸細胞内で中性脂肪に再合成されてコレステロールとともに**カイロミ**クロンを形成し、小腸からリンパ管、胸管を通じ未熟な形で循環血に入り、HDL (high density lipoprotein)からアポ C-IIやアポ Eを受け取って成熟型となる（図 54-2）。カイロミクロンに含まれている中性脂肪が加水分解されて粒子が小さくなり、コレステロールに富んだカイロミクロンレムナントとなり、レムナント受容体によって肝臓に取り込まれる。中性脂肪はグリセロールと脂肪酸に分解されてミトコンドリア内でβ酸化によってアセチル CoA となり、TCA 回路で代謝されてエネルギーを産生する。肝臓内のコレステロールや中性脂肪は未熟 VLDL (nascent very low density lipoprotein)に取り込まれて肝臓からアポ B-100 の作用で血中に放出される。放出された未熟 VLDL は HDL からアポ C-I、II、IIIやEを受け取り、成熟型の VLDL となる。VLDL は**リポタンパク質リパーゼ** lipoprotein lipase (LPL)により中性脂肪が加水分解されて**中間密度リポタンパク質** intermediate density lipoprotein (IDL) (VLDL レムナント)となり、ただちに肝臓で**肝性トリアシルグリセロールリパーゼ** hepatic triacylglycerol lipase (HTGL)により中性脂肪がさらに加水分解されて、アポ E も失って**低密度リ**

リポタンパク質 low density lipoprotein (LDL) となる．LDL は全身の LDL レセプター (LDLR) により末梢組織の細胞内に取り込まれて脂質を供給するとともに，肝臓で最終的に取り込まれる．

肝臓内で合成される脂質はアセチル CoA より合成される．コレステロール合成では，アセチル CoA がアセトアセチル CoA となり，**HMG-CoA 合成酵素**の作用で HMG-CoA となる．HMG-CoA から律速酵素である **HMG-CoA 還元酵素** (HMG-CoAR) によりメバロン酸が生成される．その後，**メバロン酸はイソプレノイド，スクワレン**，スクワレンの閉環と**ラノステロール**の合成を経て最終的にラノステロールからコレステロールが生成される．

3 ● アミノ酸代謝

小腸から吸収されて門脈に入ったアミノ酸は肝臓に取り込まれる．肝臓の管腔膜と側底膜の両側にアミノ酸輸送体が存在し，Na^+ 依存性および Na^+ 非依存性機構によって肝細胞内に取り込まれる．肝細胞内に取り込まれたアミノ酸より生体に必要なさまざまなタンパク質が合成される．肝臓で合成される主なタンパク質はアルブミン，凝固因子，補体 (C3)，結合タンパク質 (セルロプラスミン，ハプトグロビン，甲状腺ホルモン結合グロブリン，トランスフェリンなど) とアポタンパク質などである．貯蔵可能な糖質や脂質と違ってアミノ酸はタンパク質に合成されないと肝臓で脱アミノ化されてケト酸と NH_4^+ に分解される．

4 ● 薬物代謝

治療のために投与された薬物は，小腸から吸収された後に門脈を経て肝臓に入って代謝を受ける．ほとんどの薬物は肝臓での代謝によって分解・排出されるが，一部の薬物は肝臓での代謝を受けて薬理活性を発揮するもの (プロドラッグ) もある．肝臓での薬物代謝は主に第 1 相反応と第 2 相反応に分けられる．

第 1 相反応で重要な役割を果たすのは肝細胞のミクロソームにある**シトクロム P450** (CYP) である．肝臓に取り込まれた薬物は CYP によって酸化・還元されて親水性となる．第 1 相反応にて親水性となった薬物は第 2 相反応で抱合を受ける．抱合とは親水性分子が付加される反応をさす．第 1 相反応を経た代謝産物はグルタチオン，グリシン，グルクロン酸，硫酸などにより抱合されて分子量が増加して不活性化される傾向にある．またグルタチオンのような大きな陰イオン

の抱合により，細胞膜を通過して拡散することのできない代謝産物となって積極的に排出される．このように経口投与された薬物は小腸から吸収されて門脈を経て肝臓にて代謝を受けることでようやく全身循環系に入ることになるが，この過程で薬物の大部分が不活性化されてしまい，この現象を**初回通過効果**とよぶ．

5 ● アルコール代謝と解毒

嗜好などによって摂取されるアルコール (エタノール) も主に肝臓で代謝される．小腸から吸収されたエタノールは門脈を経て肝臓に到達する．肝臓内でエタノールは**アルコール脱水素酵素**によって**アセトアルデヒド**に分解され，さらに**アルデヒド脱水素酵素** (ALDH) によって酢酸となって TCA サイクルに入りエネルギー源として使われ，最終的には水と二酸化炭素になる．ALDH には ALDH1 型と ALDH2 型があり，特に ALDH2 型が強い代謝活性を有しているが，この ALDH2 型には遺伝子多型があり，日本人の 40% は十分な酵素活性のない ALDH2 型を有している．

主に小腸の細菌叢でタンパク質から生成されるアンモニアは人体にとって有害であるが門脈を経て肝臓で代謝される．肝臓に取り込まれたアンモニアは**尿素回路**によって最終的に尿素となって無毒化される．尿素回路は 5 段階に分かれており，第 1 段階でアンモニアは HCO_3^- と 2ATP と反応して**カルバミルリン酸**と 2ADP とリン酸が生成され，第 2 段階でカルバミルリン酸が**オルニチン**と反応して**シトルリン**とリン酸になる．さらに第 3 段階でシトルリンとアスパラギン酸と ATP が反応して**アルギニノコハク酸**と AMP とピロリン酸となり，第 4 段階でアルギニノコハク酸がアルギニンとフマル酸となる．そして最後の第 5 段階でアルギニンと水が反応して無毒な尿素とオルニチンとなる．

B ● 肝胆汁

胆汁分泌での最小基本単位は，複数の肝細胞より構成される．いくつかの肝細胞の管腔側膜が集まって，内側に直径 $1\mu m$ ほどの**毛細胆管** bile canaliculi とよばれる管腔を形成する (図 54-3)．肝細胞で合成された胆汁は，この毛細胆管に分泌される．毛細胆管は細胆管，小葉間胆管と次第に合流し，左右の肝管を経て総胆管に移行する (図 54-3)．

肝細胞は，胆汁を絶え間なく分泌する．ヒトにおけ

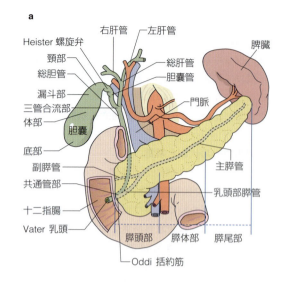

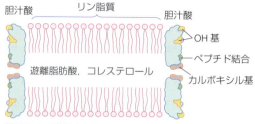

図 54-4　胆汁中ミセル

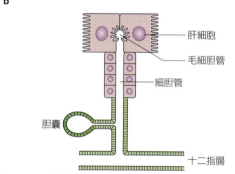

図 54-3　胆道系の構造
a．胆道系と膵臓．b．胆汁分泌の基本構造．

る胆汁の1日総分泌量は約500 mLである．このうち毛細胆管胆汁が2/3を，細胆管胆汁が1/3を占めている．毛細胆管に分泌される胆汁は，胆汁酸の分泌に伴う**胆汁酸依存性胆汁**と，Na^+，Cl^-，HCO_3^- などの分泌に伴う**胆汁酸非依存性胆汁**がある．細胆管では Na^+，HCO_3^- の能動輸送によって胆汁を分泌し，セクレチンによりその分泌は刺激を受ける．

胆汁の有機成分は，**胆汁酸**，リン脂質，コレステロール，**胆汁色素**（ビリルビン bilirubin）であり，さらに細胆管より電解質と水が分泌される．これら肝臓で分泌された胆汁を**肝胆汁**とよぶ．肝胆汁は，総肝管を経て**胆囊**に流入する．

C 胆囊における胆汁の貯蔵と排出

胆囊において胆汁は Na^+，Cl^- の電解質吸収とそれに伴う水分吸収を受けて5～数十倍に濃縮され，**胆囊胆汁**となり，胆囊内に貯蔵される．胆囊における胆汁の貯蔵能力は，肝胆汁に換算して約12～24時間分の胆汁量に相当する．

胆囊は，食事摂取後30分以内で収縮する．それに伴って十二指腸の**オッディ Oddi 括約筋**が弛緩して，胆囊胆汁が十二指腸に流入する．小腸に排出された胆汁酸の一部は，糞便とともに体外に排泄される．しかし大部分は，小腸から吸収されて肝門脈を経て肝臓に戻り，再び胆汁として分泌される（**腸肝循環** enterohepatic circulation）．

2　胆汁の生理機能

胆汁そのものは消化酵素を含有していないが，脂肪の消化と吸収において重要な役割を果している．

1 ● ミセルの形成と脂肪乳化作用

胆汁酸は，親水性部分と疎水性部分を有する**両親媒性** amphipathic の物質である．一方は，極性のあるペプチド結合，カルボキシル基と水酸基をもち，親水性であるが，他方は疎水性である．そのため胆汁酸は，親水性部分が外側を，疎水性部分が内側を向いて，リン脂質とともに**ミセル** micelle を形成する（図 54-4）．小腸内で加水分解されたモノグリセリドと脂肪酸は，このミセル形成により，小腸上皮の刷子縁膜における吸収が促進される．

脂質は，腸管内の水溶液には溶けないので消化されにくい．胆汁中の胆汁酸は陰性電荷を有し，直径1 μm以下の脂肪滴を取り囲み，**乳化** emulsification する．それによって脂肪滴の表面積が拡大し，消化酵素の膵リパーゼによる脂肪分解効率が向上する．

2 ● さまざまな物質の排出

コレステロール，胆汁色素，重金属，薬物などは胆汁とともに排出される．

3 胆汁の組成

主な胆汁中の構成成分は，胆汁酸，リン脂質，コレステロール，胆汁色素である．

A 胆汁酸

胆汁酸は，肝細胞でコレステロールより生成され，胆汁中固形成分の約50%を占める．肝臓においてつくられる主要なものは，**コール酸** cholic acid（CA）と**ケノデオキシコール酸** chenodeoxycholic acid（CDCA）であり，**一次胆汁酸** primary bile acid とよばれる．一次胆汁酸は，腸管内に入ると腸内細菌の作用で脱水素化されて，コール酸が**デオキシコール酸** deoxycholic acid（DCA）に，ケノデオキシコール酸が**リトコール酸** lithocholic acid（LCA）と**ウルソデオキシコール酸** ursodeoxycholic acid（UDCA）になる．これらは**二次胆汁酸** secondary bile acid とよばれる（図54-5）．二次胆汁酸のうちリトコール酸は大部分が便中に排泄されるが，デオキシコール酸は吸収されて門脈経由で肝臓に取り込まれる．このようにヒトの生体内には5種類の胆汁酸が存在するが，その割合はおよそコール酸50%，ケノデオキシコール酸30%，デオキシコール酸15%，リトコール酸5%，ウルソデオキシコール酸5%以下である．

胆汁酸は，肝臓でアミノ酸の**グリシン** glycine や**タウリン** taurine と結合して，**抱合型胆汁酸** conjugated bile acid となる．したがって生体内には抱合型，非抱合型の胆汁酸を合わせると，合計で8種類の胆汁酸が存在する．抱合によって胆汁酸の解離定数が下がり，より水に溶けやすくなる．またアルカリ性の胆汁中では，Na^+ あるいは K^+ と結合して**胆汁酸塩** bile salt となる．

B リン脂質

胆汁中のリン脂質は，胆汁酸と同様に肝細胞から胆汁中に分泌される．胆汁中固形成分としては，胆汁酸の次に多く，約40%を占める．胆汁中リン脂質の大部分は**レシチン**（ホスファチジルコリン）である．リン脂質そのものは不溶性であり，胆汁酸とともにミセルを形成して溶解している．

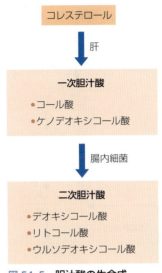

図54-5 胆汁酸の生合成

C コレステロール

コレステロールも，肝細胞より胆汁中に分泌される．コレステロールは胆汁中固形成分の4%を占め，ミセルとして溶解している．

D 胆汁色素

1 ● ビリルビン

胆汁色素は，胆汁固形成分の約2%を占める．その主なものは**ビリルビン**である．ビリルビンは，老廃赤血球が網状内皮細胞に貪食され，ヘモグロビンが分解されて生成される．ビリルビンは，血液中ではアルブミンと結合しており，肝臓に輸送されて肝細胞に取り込まれる．その後，主に滑面小胞体に存在する**グルクロン酸転移酵素** glucuronyl transferase によって，グルクロン酸2分子がビリルビンに結合（**グルクロン酸抱合**）して，抱合型ビリルビンとなる（図54-6）．遊離のビリルビンは不溶性であるが，グルクロン酸抱合により水溶性となる．

抱合型ビリルビンは胆汁中に分泌され，胆汁酸と同様に小腸に排泄され，腸内細菌の作用を受けて**ウロビリノゲン** urobilinogen となる．一部のウロビリノゲンは，胆汁酸のように腸管から吸収されて肝臓に戻り，胆汁中に分泌（**腸肝循環**）される．また肝細胞に取り込まれなかった少量のウロビリノゲンは体循環に入り，腎臓から尿中に排泄される．残りのほとんどのウロビ

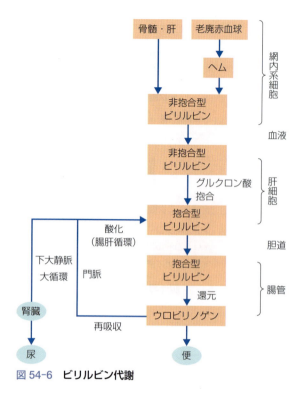

図 54-6　ビリルビン代謝

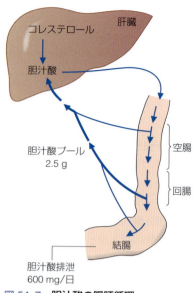

図 54-7　胆汁酸の腸肝循環
〔Binder：Am Physiol Soc, 1980〕

リノゲンは，酸化されて**ウロビリン** urobilin となって，便中に排泄される．

2　黄疸

血液中のビリルビン濃度が 2 mg/dL 以上になると，皮膚や眼球結膜が黄染する．このような状態を**黄疸** jaundice とよぶ．

黄疸の原因としては，①溶血などによるビリルビンの過剰産生，②肝細胞でのビリルビンの取込み低下，③肝細胞内でのビリルビン輸送障害，④肝細胞におけるビリルビンのグルクロン酸抱合障害，⑤肝細胞から細胆管へのビリルビン分泌障害，⑥肝内あるいは肝外胆管の通過障害などがある．①〜④の場合は非抱合型ビリルビンが増加し，⑤，⑥の場合は抱合型ビリルビンが血中に逆流して増加する．

4　胆汁分泌の調節

胆汁の分泌は，毛細胆管においては胆汁酸の排出量に依存する（→「肝胆汁」，841 頁参照）．**腸肝循環**している胆汁酸の総量（**胆汁酸プール**）は約 2.5 g であり，糞便中への排泄量は 1 日当たり 600 mg である（図 54-7）．肝臓に再循環してくる胆汁酸が少ないときには，胆汁酸生成の律速酵素である**コレステロール 7α-水酸化酵素** cholesterol 7α-hydroxylase が活性化され，逆に多いときには抑制される．つまり小腸から吸収された胆汁酸は，新たな胆汁酸の合成を抑制する一方，それ自体は速やかに分泌される利胆効果を有する．

回腸を切除すると，腸管から胆汁酸の吸収ができないために，大量の胆汁酸が糞便とともに失われてしまう．このような場合は胆汁酸合成が亢進するが，損失した胆汁酸を補いきれないために胆汁分泌量が減少し，脂質の吸収不全をきたす．

胆嚢の収縮も胆汁の十二指腸への排出を惹起する．小腸の I 細胞から分泌される**コレシストキニン** cholecystokinin（CCK）が，胆嚢収縮作用を有することが知られている．

また胆汁の分泌は迷走神経刺激とセクレチン投与によって増加する．これは細胆管上皮からの HCO_3^- 分泌を伴う．

巻末付録　問題 56. 胆石症 ➡ 1095 頁参照．

B 膵臓と膵外分泌

1 膵臓の構造

膵臓は長さ約20 cm，厚さ約2 cmの実質臓器で，頭部，体部，尾部の3つに分けられる（図54-3）．膵臓は細長い臓器で，頭部が十二指腸に，尾部が脾臓まで達している．膵臓の約90％は外分泌腺で占められており，2～3％が内分泌腺で，残りが血管と間質で構成されている．

膵臓の**外分泌腺**は，唾液腺に似た複合胞状腺であり，ブドウの房のような形状をしている（図54-8）．球状をした腺房acinusとそれに続く導管によって構成されるが，腺房を構成する**腺房細胞** acinar cell は1列に配列して管腔側に消化酵素を含む顆粒である**チモーゲン顆粒** zymogen granule（酵素原顆粒）を有し，膵酵素を分泌する．導管は，**導管細胞** duct cell が1列に配列して形成する．導管の一部は腺房中に伸びて**腺房中心細胞** centroacinar cell とよばれ，導管細胞とともに HCO_3^- などの電解質を分泌する．導管は集合して小葉間導管となり，さらに膵管へと移行する．膵管は総胆管と合流して十二指腸の**ファーター** Vater **乳頭**に開口する（図54-3）．

2 膵液

膵臓は，さまざまな消化酵素を含む**膵液**を分泌する．ヒトの膵液分泌量は1日およそ1Lで，その重量の98％が水分で，残りの2％に消化酵素や無機イオンが含まれる．

膵液は，HCO_3^- を多量に含有するためアルカリ性を示し，同じアルカリ性の胆汁や腸液とともに，胃から流入してきた酸性内容物を中和する働きがある．膵から分泌される消化酵素の至適pHは6以上であるので，この中和作用は消化酵素の活性を維持するうえでも重要である．

A 電解質の分泌

1 膵液中の電解質組成

膵液中の電解質は，陽イオンが Na^+ と K^+ で，陰イオンが HCO_3^- と Cl^- であり，ほぼ血漿と等張液である．Na^+ と K^+ は血漿中の濃度とほぼ同等であるが，

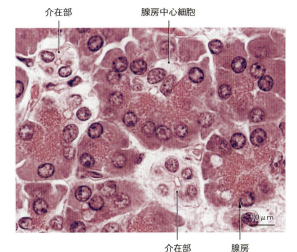

図54-8 膵外分泌腺の構造
〔藤田尚男，他（原著），岩永敏彦，他（改訂）：標準組織学 各論，第6版．医学書院，2022より〕

HCO_3^- と Cl^- は膵液の分泌速度によって濃度が変化する（図54-9）．イヌにおいて，膵液の分泌を刺激して分泌速度が速くなると，HCO_3^- 濃度が上昇して Cl^- 濃度は低下するが，HCO_3^- と Cl^- の総和は常にほぼ一定である（約150 mEq/L）．

つまり膵液の浸透圧は，唾液とは異なり，分泌速度と関係なく，常に血漿と等張である．

2 膵液の分泌速度による電解質組成の違い

分泌速度の小さい基礎分泌では，膵臓が Na^+ と Cl^- からなる等張液を分泌すると考えられる．膵液の分泌が刺激されると，腺房中心細胞と導管細胞が，Na^+ と HCO_3^- からなる組成の異なる等張液を大量に分泌すると考えられ，その際に導管側にある Cl^--HCO_3^- 交換系が作用するものと想定されている（図54-10）．

B 消化酵素の分泌

膵液中には，摂取したほとんどの栄養素を消化するための多種多様の酵素が含まれている．唾液や胃液と異なり，膵消化酵素は，生体を維持するための消化吸収には必須である．

1 タンパク質分解酵素（プロテアーゼ protease）

膵液中にはさまざまな**タンパク質分解酵素**が存在するが，最初は不活性の前酵素（プロ酵素 proenzyme）として分泌される．まず，膵臓から小腸に，**トリプシ**

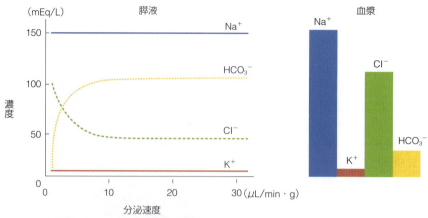

図 54-9 膵液の分泌速度による電解質組成の変化
[Bro-Rasmussen F, et al：The composition of pancreatic juice as compared to sweat, parotid saliva and tears. Acta Physiol Scand 37：97-113, 1956 より転載]

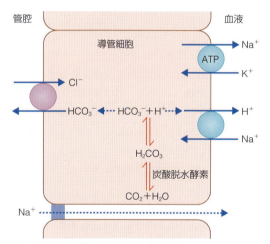

図 54-10 膵導管細胞における膵液分泌
[Novak I, et al：Properties of the luminal membrane of isolated perfused rat pancreatic ducts. Pflügers Arch 411：546-553, 1988 より転載]

ノゲン trypsinogen, **キモトリプシノゲン** chymotrypsinogen, **プロエラスターゼ** proelastase, **プロカルボキシペプチダーゼA** procarboxypeptidase A, **プロカルボキシペプチダーゼB** procarboxypeptidase B が分泌される．

トリプシノゲンは，小腸の刷子縁膜に存在する**エンテロキナーゼ** enterokinase によって，N末端のペプチドを切り離されることにより活性化されてトリプシン trypsin になる（図54-11）．**トリプシン**は，キモトリプシノゲン，プロエラスターゼ，プロカルボキシペプチダーゼA，プロカルボキシペプチダーゼBをそれぞれ活性化させて，キモトリプシン chymotrypsin, エラスターゼ elastase, カルボキシペプチダーゼA carboxypeptidase A, カルボキシペプチダーゼB carboxypeptidase B に変換する．さらにトリプシンはトリプシノゲンも活性化させるので，自己触媒的にトリプシノゲンを大量にトリプシンに変換するが，その際に Ca^{2+} を必要とする．

2 糖質分解酵素

膵液中には，唾液と同様に分子量約45,000の **α-アミラーゼ** α-amylase が分泌される．α-アミラーゼは，タンパク質分解酵素とは異なり，活性型酵素として分泌される．α-アミラーゼの至適pHは6.9であるので，唾液中に産生されるα-アミラーゼは胃液によって不活性化されてしまう．そのため，腸内では膵から分泌されるα-アミラーゼが糖質分解の主役を任う．

膵α-アミラーゼは，デンプンのα-1,4-グルコシド結合を数か所で切断して，マルトース maltose, マルトトリオース maltotriose, オリゴ糖 α-限界デキストリン α-limit dextrin に加水分解する．これらの分解産物は，**α-デキストリナーゼ** α-dextrinase と**マルターゼ** maltase によって，グルコース glucose まで加水分解されて小腸から吸収される．

3 脂肪分解酵素

膵から分泌される**脂肪分解酵素**としては，膵リパーゼ pancreatic lipase, コレステロールエステラーゼ cholesterol ester hydrolase, ホスホリパーゼ A_2 phospholipase A_2 がある（図54-12）．

膵リパーゼは腸内の胆汁酸によって酵素活性が抑制されてしまうが，膵から同様に分泌される**コリパーゼ**

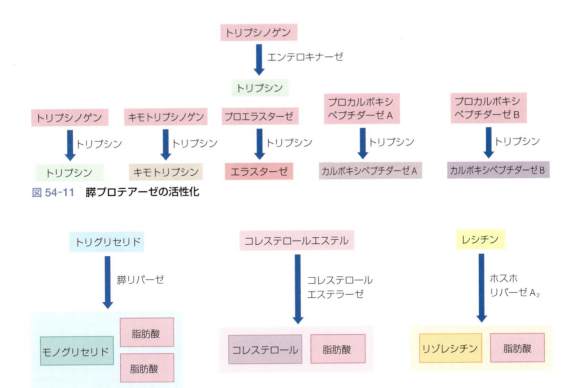

図54-11 膵プロテアーゼの活性化

図54-12 膵酵素による脂質消化

colipaseと複合体を形成することで酵素活性を維持している．膵リパーゼにより，トリグリセリドはモノグリセリド1分子と脂肪酸2分子に加水分解される．

コレステロールエステラーゼは，活性型の酵素として膵液中に分泌される．コレステロールエステラーゼにより，コレステロールエステルがコレステロールと脂肪酸に加水分解される．

ホスホリパーゼA_2 は不活性型の前酵素として分泌されるが，トリプシンによって活性化される．レシチンは，ホスホリパーゼA_2によってリゾレシチンと脂肪酸に加水分解される．

3 膵液の分泌調節（図54-13）

膵液の分泌調整には神経性因子と液性因子があるが，ヒトにおいては神経性因子が重要である．

膵液は，食事摂取により，胃液と同様に**脳相** cephalic phase，**胃相** gastric phase と **腸相** intestinal phase に分けて分泌が刺激される（→836頁参照）．

膵液は，空腹時もわずかに分泌されているが，最大刺激時に比べて膵液分泌量は数％であり，消化酵素分泌量は十数％にすぎない．

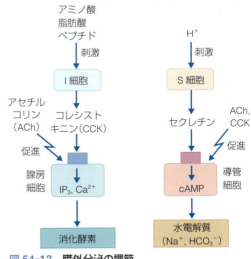

図54-13 膵外分泌の調節

1 ● 脳相

食事による匂いや味，および咀嚼や嚥下による刺激によって，迷走神経の遠心性線維を介する反射が起こる．これを**脳相**とよぶ．迷走神経 vagus nerve の節後線維はコリン作動性 cholinergic であり，腺房細胞を刺激して膵液分泌を増加させる．イヌにおいては，約20％の膵液分泌は脳相によって起こる．

2 ● 胃相

食事が胃に運ばれると胃壁が伸展されて，迷走-迷走神経反射が起こる．これを**胃相**とよぶ．迷走神経の刺激によって膵液を分泌する．

3 ● 腸相

十二指腸内に食物が流入すると，その酸(H^+)，アミノ酸，脂肪酸，ペプチドが小腸粘膜に存在する内分泌細胞を刺激して体液因子を放出し，膵液分泌を増加させる(図54-13)．アミノ酸や脂肪酸は，I細胞を刺激して**コレシストキニン(CCK)**を分泌する．さらにCCKが腺房細胞を刺激して，消化酵素を分泌する．一方，H^+はS細胞を刺激して**セクレチン**を分泌し，導管細胞からの水と電解質(Na^+とHCO_3^-)分泌を増加させる．

イヌでは食事刺激による膵液分泌の80%が，腸相によって起こる．

● 参考文献

1) Yoneda M, et al：Neuropeptide Y stimulates bile secretion via Y_1 receptor in the left dorsal vagal complex in rats. Hepatology 28：670-676, 1998

第55章 小腸

小腸は栄養素の**消化・吸収**において最も重要な臓器である．また，効率的な消化・吸収のためには，食物を消化液と混和し，さらに適切な吸収部位まで消化された**糜粥**（びじゅく）chyme を輸送する必要がある．これは小腸の**運動機能**により担われている．摂取した食物は咀嚼，嚥下後，胃に一時的に貯留され，少量ずつ排出され，小腸管腔を流れる間に順次，消化・吸収される．この内容物の輸送は，小腸各部位での消化・吸収能力を超えないように，内容物の栄養素が感知され，輸送機能は巧妙に調節されている．糜粥の移動速度は空腸が回腸より速く，回腸内に糜粥が流入すると，フィードバック機構が働き，胃排泄抑制，十二指腸の運動抑制などが惹起される．これは ileal brake と呼ばれ，回腸から分泌される GLP-1 などの消化管ホルモンが関与している．腸上皮細胞にはさまざまな**栄養素センサー**が発現しており，管腔内の情報を感知し，さまざまなホルモンまたは腸管神経系を調節することで小腸の栄養素吸収が調節される．また，これら栄養素の情報は，自律神経を介して中枢にも送られ，食行動を調節している．一方，消化管上皮は管腔内を覆い，有害な物質が存在する「内なる」外部環境から生体を保護する障壁として働くため，**防御機能**もある．

小腸の構造

小腸は幽門から始まる，直径約 4 cm，長さ約 6 m の中空の管であり，回盲弁で大腸と結合する．小腸は**十二指腸，空腸，回腸**の 3 部位に分けられる．栄養素の消化と吸収を効率的に行うため，小腸の構造は，**輪状ひだ**（ケルクリング Kerckring ひだ），**絨毛**（表面積が約 10 倍），**微絨毛**（表面積が約 20 倍）の構造により表面積が著しく拡大され，全体で約 200 m² になる（図 55-1）．輪状ひだは横方向のひだであり，消化・吸収面積を拡大する．上部小腸で発達し内腔の約半分から 2/3 にわたるが，回腸では大きさ，数も減少す

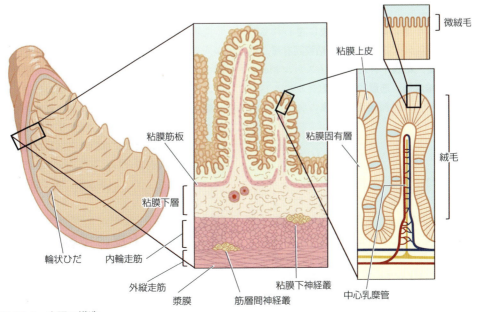

図 55-1 小腸の構造

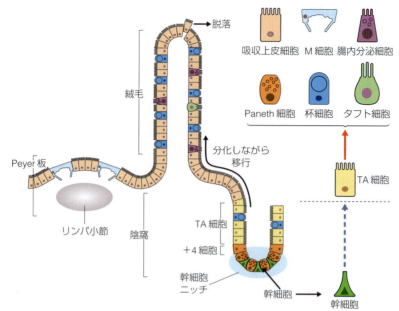

図 55-2　小腸上皮細胞の分化
陰窩の底部には幹細胞を維持するための微小環境が存在する．幹細胞は分裂し，絨毛先端部に移行しながら，さまざまな細胞に分化する．

る．また，上皮は粘膜固有層に陥入して腺をつくり，**陰窩**(腸腺あるいはリーベルキューン Lieberkühn 腺)という．陰窩の上皮細胞には，腸上皮の**幹細胞**，未分化な栄養素吸収細胞などが含まれる(図 55-2)．陰窩の構造は急速に分裂する幹細胞や前駆細胞を，病原性侵入微生物や毒性物質などの内腔因子から保護している機能がある．

組織学的には，小腸は**単層円柱上皮**に覆われており，内側から外に向かって**粘膜上皮**，**粘膜固有層**，**粘膜筋板**，**粘膜下層**，**粘膜下神経叢**(マイスネル Meissner 神経叢)，**内輪走筋**，**筋層間神経叢**(アウエルバッハ Auerbach 神経叢)，**外縦走筋**，**漿膜**の層状の構造がある(図 55-1)．

1　十二指腸

十二指腸は幽門に続く，C 字型の腸であり，球部，下行部，水平部，上行部からなる．長さは約 25 cm (12 横指分の長さ)であり，**トライツ Treitz 靱帯**が空腸との境目である．幽門から最初の部分は球部といい，前壁は十二指腸潰瘍の好発部位である．球部以外の部分は後腹膜に埋まっている．胃からは糜粥は少量ずつ十二指腸に移送される．下行部には，主膵管と総胆管が合流し，開口する**大十二指腸乳頭**(ファーター Vater 乳頭)や個体によってはその口側に副膵管の開口部である小十二指腸乳頭(サントリーニ Santorini 管)がある．十二指腸粘膜には，空腸と回腸にはない固有の粘膜腺があり，ブルンネル Brunner 腺といい，分泌液は粘液が豊富なアルカリ性である．

2　空腸と回腸

空腸と回腸の明確な移行部の目印となる構造はないが，近位部の 2/5 が**空腸**であり，遠位部の 3/5 が**回腸**である．空腸と回腸は腸間膜で後腹壁につなぎとめられており，可動性に富み，糜粥の移送，混和のための蠕動運動の際にも血流が確保されている．小腸にはリンパ組織が多く存在し，孤立リンパ小節は小腸のリンパ小節が粘膜表面に単独で突出したものである．表在リンパ小節が集合した集合リンパ小節は**パイエル板 Peyer patch** といい，回腸末端に多くみられる．

小腸上皮の微細構造と自己再生能力

小腸では消化された栄養素の吸収の場を増加させるために，指状の突起である絨毛構造を形成し，栄養素

との接触面積を最大化している．しかし，薄い1層の上皮と柔らかい絨毛構造は，物理的・化学的な刺激に対してはもろく，壊れやすい構造である．このため小腸上皮は高い自己再生能力を有しており，ほとんどの上皮細胞が3～5日で新生される．

腸上皮は陰窩と絨毛からなる構造で，明確な階層構造をもっている．上皮の再生は，陰窩の底部付近に位置する**腸管上皮幹細胞**によって行われている(図55-2)．これらの幹細胞は分裂して陰窩の上部に存在する一過性増殖細胞 transit amplifying (**TA細胞**)となる．前駆細胞であるTA細胞は，数回の分裂を経て陰窩から出て，ベルトコンベアーのように絨毛先端部に移行する．TA細胞は6つの細胞タイプ(**吸収上皮細胞**，**杯細胞**，**パネート Paneth 細胞**，**腸内分泌細胞**，**タフト細胞**，**M細胞**)に分化し，分化の運命決定因子はさまざまな転写因子が発現することで制御されている(図55-2)．最終的には上皮細胞はまわりの上皮細胞と細胞外マトリクスから離され，アポトーシスを起こし，絨毛先端部から管腔内に脱落する．

吸収上皮細胞は最も数の多い細胞で，栄養素の消化と吸収のための消化酵素と輸送体を発現している．**杯細胞**はムチンを産生している．ムチン分子は糖鎖が付加されており，腸上皮表面の糖鎖に結合しようとする微生物に対し，競合的に結合することで，微生物が上皮細胞に接着することを防いでいる．**Paneth 細胞**は感染に対応し，抗菌ペプチドであるαディフェンシンやリゾチームを分泌するのと，隣接している**幹細胞**の自己増殖に必要な因子である**Wnt3**，**EGF**などを分泌している．Paneth 細胞の寿命は長く，マウスでは最長で2か月間生存することが報告されている．**腸内分泌細胞**は，消化管プロセスを制御するためにさまざまなホルモン分泌する細胞であり，少なくとも10種類以上の細胞が知られている．十二指腸粘膜には**I細胞**が存在し，管腔内のアミノ酸や脂肪酸の流入を感知し，コレストキニンを分泌する．酸性の糜粥は**S細胞**を刺激し，セクレチンを分泌し，膵液にHCO$_3^-$の分泌を促す．インスリン分泌促進因子である**GIP** (glucose-dependent insulinotropic polypeptide)は，主に十二指腸，空腸粘膜の**K細胞**から，**GLP-1** (glucagon-like peptide-1)は回腸，結腸の**L細胞**から分泌される．**タフト細胞** Tuft cell は，長めの微絨毛をもつことから刷子細胞 brush cell とも呼ばれる．**M細胞**は上皮細胞が高度に特殊化した抗原輸送細胞であり，管腔内の抗原をエンドサイトーシスで取り込み，細胞直下のドーム領域にエキソサイトーシスで放出する．ここにはリンパ球，マクロファージ，樹状細胞が存在している．また粘膜固有層には非常に多くの免疫系の細胞が分布しており，特にB細胞は多い．腸管内の分泌液には大量の**IgA**が分泌されており，管腔内のウイルスや細菌と結合し，上皮細胞表面の病原体接着部をマスクすることにより，それらが粘膜に侵入するのを防いでいる．

Advanced Studies

腸管上皮幹細胞と微小環境

陰窩の底部から数えて4番目にあってほとんど分裂しない+4細胞と，陰窩の最底部にあり Paneth 細胞に挟まれ活発に分裂する陰窩底部円柱細胞 crypt base columnar cell (**CBC細胞**)の，いずれかが幹細胞であると長く考えられていた．2007年にオランダの研究グループが，CBC細胞に特異的に発現する *Lgr5* 遺伝子を利用し，細胞系譜の追跡実験を行った．CBC細胞は自己複製能をもち，すべての分化細胞の産生を行っていることを発見し，CBC細胞が腸幹細胞であることを証明した．また，マウス小腸では *Lgr5* 発現細胞は約20時間の細胞周期で分裂し2つの幹細胞となる，対称性の分裂を行っていた．そして，陰窩の底部に残った細胞のみが幹細胞能を保ち，この領域から排出された細胞が分化していた．陰窩の底部には幹細胞の維持のための微小環境(ニッチ)が存在し，このニッチが幹細胞の数を一定に保っていること明らかにされた(図55-2)．

消化管の神経支配

消化管の運動機能は，循環，呼吸などの機能と同様に，随意的な制御を受けない自律機能である．消化管の機能は外来の**自律神経**である，**交感神経**，**副交感神経**により**二重支配**を受けている．また，消化管には**腸管神経系**と呼ばれる粘膜下神経叢や筋層間神経叢が網目状に広がっており(図55-1)，腸液や消化管ホルモンの分泌，消化管運動の調節に関与し，両神経叢を合わせると10^8個のニューロンが存在する．腸管神経系は外来神経と密に連携している．消化管は迷走神経と骨盤神経によって副交感神経の支配を受ける．迷走神経は食道から上部結腸を支配する．副交感神経の節後線維は，アセチルコリンを分泌する**コリン作動性ニューロン**か，サブスタンスPやVIPなどを分泌する**ペプチド作動性ニューロン**である．迷走神経は80～90%が求心性の線維であり，上皮細胞は管腔内の栄養情報を感知し，求心性迷走神経を介し，その情報を延髄孤束核まで伝達している．これにより，食行動やさまざまな生体のエネルギー代謝が調節されてい

る．また，腸の機能は内分泌系や自律神経を介して脳と密に関連しており，この脳と腸の双方向的な関連を**脳腸相関**という．**機能性ディスペプシア** functional dyspepsia (FD)や**過敏性腸症候群** irritable bowel syndrome (IBS)では，心理的ストレスが自律神経系や内分泌系を介して腸の機能に影響を与えると考えられている．

D 小腸の運動

小腸の壁には平滑筋層が存在し，収縮と弛緩をすることを**消化管運動**という．小腸の運動は摂食により，大きく変化する．小腸では輪状筋が収縮と弛緩を繰り返す**分節運動**により，糜粥が消化液と混和される．十二指腸では1分間に12回程度の分節運動が発生し，糜粥が流入すると頻度と強さが増加する．空腸や回腸では分節運動の頻度は少なくなる．また**蠕動運動**により，小腸内容物は下部小腸に移送される．これは縦走筋の収縮と輪走筋が交互に収縮することにより，糜粥を小腸下流に移送する．副交感神経は平滑筋の収縮を促進し，交感神経は収縮を抑制する．また空腹時には，**進行性胃腸運動群** migrating motor complex (**MMC**) が約90分周期で発生し，この運動は胃から回腸まで進行する．これは，消化されず胃内にたまった胃石や食物残渣などを流すために重要であると考えられている．

小腸平滑筋では自律的な律動性収縮がみられる．この興奮収縮連関のトリガーとなっているのはNa^+チャネルではなく，L型Ca^{2+}チャネルであり，活性化される膜電位は-50〜-40 mVである．しかし消化管の平滑筋の膜電位は-60 mVと深く，通常は刺激がないと自発的なチャネルの活性化は起こることはない．十二指腸では1分間に12回程度の頻度で，ゆっくりと脱分極と再分極を繰り返し，これは**徐波**（スローウェーブ）と呼ばれる．徐波の起源は輪走筋と縦走筋の間に存在する**カハールの介在細胞** interstitial cells of Cajal (ICC)である．ICCと近接する平滑筋細胞は**ギャップ結合**により電気的に結合されており，ICCで発生した徐波は筋全体に伝わり，小腸が一体となった収縮が起こる．また，徐波の律動性は調節されており，腸管の内在の興奮性神経系終末から分泌されるアセチルコリンでは，**徐波**の頻度は増加し，抑制性神経系終末から放出されるVIPでは徐波の振幅は減少する．また，ICCは消化管間質腫瘍(GIST)の起源となる細胞だと考えられている．

E 小腸管腔内の栄養素の感知機構

腸は，管腔内の栄養素を感知する機能がある．栄養素を感知するGタンパク質共役型受容体(**GPCR**)などは**腸内分泌細胞**や**タフト細胞**に発現している．感知された栄養素シグナルは，腸管自身の栄養素の消化・吸収，腸管運動の調節のみではなく，全身の栄養素代謝や食欲などを調節することが知られている．

1 グルコース受容体

グルコースの感知は，舌の甘味受容機構と同様なヘテロ二量体受容体 TAS1R2＋TAS1R3 が内分泌細胞であるK細胞，L細胞に発現しており，小腸内のグルコースが感知されると，GIP，GLP-1ホルモンが分泌される．

2 アミノ酸受容体

うま味受容機構 TAS1R1＋TAS1R3，GPCRクラスCグループ6メンバーA (GPRC6A)，グルタミン酸受容体(mGluR)などが管腔内のアミノ酸を感知している．

3 脂肪酸受容体

FFA1 (GPR40)とFFA4 (GPR120)は，中鎖または長鎖の脂肪酸で活性化される．短鎖脂肪酸受容体であるFFA2 (GPR43)とFFA3 (GPR41)は，大腸L細胞に発現している．

 大腸の機能と排便

大腸の構造と機能

大腸は，回腸終末部と回盲弁（バウヒン Bauhin 弁）を経て小腸から連続し，肛門までつながる約 1.5 m の腸管である．走行や構造により，盲腸，上行結腸，横行結腸，下行結腸，S 状結腸，直腸と分類される（図 56-1）．

盲腸の内圧が上昇すると，回盲弁が収縮し，大腸からの逆流を防いでいる．**虫垂**は，盲腸から突起する長さ約 5〜10 cm，太さ約 5 mm の構造物であり，胃腸の免疫機能に関与しているとの見方もあるが，その機能は明らかではない．

われわれの体には約 100 兆個の細菌が常在している．その 90% が消化管に生息し，腸内細菌叢とよばれる．腸内細菌叢は安定した生態系であるが，抗菌薬の投与や食餌，胃酸や胆汁酸分泌，宿主の免疫状態，ストレスなどの影響を受けてその構成や活性が変化し，さまざまな疾患の原因となる．大腸において腸内細菌はセルロースやタンパク質，尿素の分解に関与し，またビタミン K やリジンの合成にも関与している．腸内細菌叢の定着していない新生児や抗菌薬連用者で腸内細菌の乱れが生じた場合は，ビタミン K 欠乏に陥る可能性がある．

大腸の主な機能は，①回腸から輸送されてきた粥状の内容物を水分，電解質を吸収しながら尾側の結腸にゆっくり（12〜30 時間）輸送すること，②内容物を貯留し，適切なタイミングで排泄すること，③腸内細菌叢を維持すること，である．本章では，消化管運動，便通・排便，腸内細菌叢の 3 つの視点から大腸の生理機能について述べる．

大腸の収縮運動

1 測定法

大腸の収縮運動の測定方法はさまざまだが，大きく直接法と間接法に分類される．直接法には，腸管内圧測定や平滑筋の筋電位測定，実際の収縮運動測定などがあり，間接法としては，収縮に伴う腸管内容物の移動の測定などがある．実際の収縮運動を測定するためには，腸管内圧測定法が用いられることが多いが，腸管内を清潔に保つ必要があり，生理的状態ではない．ほかの方法として，腸管壁に収縮を測定する器械を実験動物の腸管に縫着する方法が行われている．以下に実際の大腸の収縮運動の分類について述べる．

2 形態

大腸では蠕動運動，逆蠕動，大蠕動，分節運動が行われる．

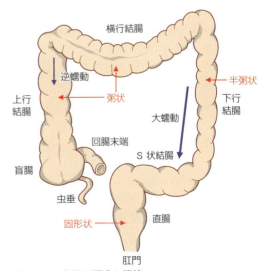

図 56-1　大腸の構造と機能

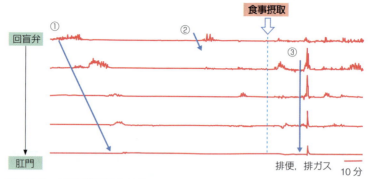

図 56-2　大腸収縮運動（イヌ）
①伝播性収縮，②非伝播性収縮，③伝播性強収縮．

- **蠕動運動**：大腸の平滑筋には，内層に存在する輪状筋 circular muscle と縦走筋 longitudinal muscle とが存在する．蠕動運動は，主として輪状筋が収縮し，その肛門側が弛緩し，**収縮波が口側から肛門側に移動**することにより大腸内容物を輸送する運動である．この収縮波の口側肛門側の調整はセロトニン作動性神経を介して行われる．
- **逆蠕動**：**上行結腸**では，肛門側から口側（逆行性）に収縮輪が移動する逆蠕動運動が特に観察されやすい．逆蠕動により，内容物は押し戻され，その部位に停滞することになる．
- **大蠕動**：蠕動運動のなかでも特に強い収縮波を大蠕動とよぶ．この大蠕動は，通常の蠕動運動よりも強力で伝播距離も長く，主に**排便**に関与している．大蠕動により口側腸管からの腸管内容物が直腸に運ばれると排便反射が惹起される．
- **分節運動**：分節運動とは，一定の範囲で輪状筋が収縮・弛緩を繰り返す運動を指し，振子運動とともに大腸内容物の撹拌に関与している．

大腸には，律動的な収縮波がみられる（図 56-2）．これは，伝播するもの（①）や，限局的で非伝播性のもの（②）がある．また，伝播する方向も肛門側へ伝播するもののほか，大腸では上部消化管と異なり，逆行性に口側へ伝播するものもみられる．こういった収縮波は，内容物のゆっくりとした運搬や撹拌に関与している．

高振幅で伝播速度の速い収縮波は，特に食事摂取後にみられ，腸管内容物を肛門側へ輸送し，排便に大きく関わっていると考えられている（③）．この**伝播性強収縮波**は，年齢が若いほど多く，また朝に多くみられる．

3 調節

大腸収縮運動は，摘出された腸管でも発生することから，収縮運動発生のペースメーカーは腸管壁に存在していると考えられる．このペースメーカーは，c-Kit タンパク質をもつ**カハール間質（介在）細胞**であり，大腸だけでなく胃や小腸にも存在する．このペースメーカーで発生する自動運動は神経性因子と液性因子により調節されている．

1 ● 神経性調節

大腸の神経支配は，外来性の交感・副交感神経系と腸管壁に存在する**壁内神経系** enteric nervous system (ENS) に分類される．交感神経は**腰部交感神経**が，副交感神経は横行結腸の 1/3 より口側の大腸は**迷走神経**が，これより肛門側の大腸は**骨盤神経**が調節している．一般に，交感神経の活動増加は運動と分泌を抑制し，副交感神経の活動増加はそれらを亢進させる．

また，これらの神経は，消化管相互の反射にも関与している．消化管相互の反射としては，胃に内容物が入り大腸運動が促進される**胃結腸反射**や，回盲部での腸管内容物に脂肪成分が多くなると上部消化管へ抑制性の反射が起こる **ileal brake** などが知られている．

近年，大腸の手術などにより神経の連続性が遮断されると，腸管運動の調節が乱れ，そのほかの要因も加わり，便通異常を生じることがわかってきた[1,2]．

2 ● 液性調節

壁内神経系のうち，一部の感覚神経は粘膜上に神経終末を伸ばしており，腸管内の環境を感知している．腸管内容物が感知されると，消化管ホルモンであるセ

ロトニンが分泌され，収縮運動を惹起するといわれるが，異論もあり現在でも大腸収縮運動発生の機序は不明である．

 便通異常

便の成分は大半が水分(60〜80%)であり，残りは腸管壁細胞の脱落物，腸内細菌類および食物残渣から構成されている．

正常な便通は，3回/週〜3回/日，便重量80〜200 g(水分量60〜100 mL)とされている．しかし，排便の回数などには個人差があるため，この範囲内だからといって便通が正常というわけではない．

1 下痢

下痢は，一般的には，便重量が200 g/日以上または便中水分量が200 mL/日以上と定義される．水分含有量が80〜90%になると軟便から泥状便，90%以上では水様便となる．水分が大量に失われるので，重症の場合には脱水症状を呈する危険もある．

下痢の病態生理としては，以下のものがある．
① 腸管内の浸透圧上昇によるもの：**浸透圧性下痢**
② 腸管内の分泌亢進によるもの：**分泌性下痢**
③ 腸管組織の傷害による滲出によるもの：**滲出性下痢**
④ 腸管運動亢進によるもの：**腸運動異常性下痢**

これらが単独あるいは複合して下痢を引き起こす．日常診療で経験する機会が多い細菌感染/ウイルス感染により引き起こされるのは，分泌性下痢や滲出性下痢である．

2 便秘

便秘は，一般的には，3日以上排便がない状態，または毎日排便があっても残便感がある状態と定義される．便秘には，機能性便秘と器質性便秘がある．

機能性便秘は，腸管運動などの機能異常により生じる便秘である．痙攣性便秘や弛緩性便秘などがある．

器質性便秘は，形態的な異常のために生じる便秘であり，術後の癒着によるものや腫瘍性病変による通過障害などが挙げられる．

Advanced Studies

過敏性腸症候群

大腸の機能異常である**過敏性腸症候群** irritable bowel syndrome (IBS)の原因は不明であるが，腸管が刺激に対して過敏な状態になり，慢性的な腹痛や下痢・便秘など便通異常を引き起こす症候群で，ストレスや感染の関与が示唆されている．10歳代〜40歳代で，男性よりも女性に多く，有病率は5〜20%以上ともいわれる．IBSは大腸の機能障害であり，器質的疾患(炎症，悪性腫瘍など)を除外することが必要である．便性状により，便秘型，下痢型，混合型，分類不能型に分類される．

 排便

1 肛門括約部とその神経支配

肛門管は，内・外の括約筋により閉鎖されている．**内肛門括約筋** internal anal sphincter は，輪走筋が肥厚したものであり，交感神経の緊張性活動により収縮している．**外肛門括約筋** external anal sphincter は横紋筋で構成され，陰部神経活動により収縮している．

2 排便反射(図56-3)

直腸に糞便が輸送されてくると，直腸壁が伸展し直腸-直腸収縮反射と直腸-内括約筋弛緩反射が起こる．外括約筋は一過性に収縮し，糞便をすぐに排出しないように働く．直腸がさらに伸展されると，陰部神経を介した意識的な外括約筋の弛緩が始まる．さらにいきみ動作などによる腹腔内圧の上昇などが加わり，排便を促進する．このように排便には，意識的な排便の促進や抑制があり，脊髄反射のみならず大脳などの高次中枢による制御も働いていると考えられている．

Advanced Studies

排便障害と失禁

脊髄損傷や直腸切除後の患者では，排便障害が起こることがある．近年，直腸癌に対する肛門温存手術が多くなされており，人工肛門が回避された患者の quality of life (QOL)は上昇しているが，肛門近くでの吻合となるために術後の排便障害が問題視されている．これは，神経が切離されたためだけでなく，直腸切除後の再建腸管(新直腸)での便貯留機能の低下や肛門の解剖学的変化などが考えられている．これらを改善するために新直腸の容積を増やす再建法や，肛門括約筋を温存する吻合法などの工夫が行われている[3]．

また，高齢者では，内外肛門括約筋機能が低下することによる便失禁が問題となる．人工の外肛門括約筋形成などさまざまな解決法が探索されている．

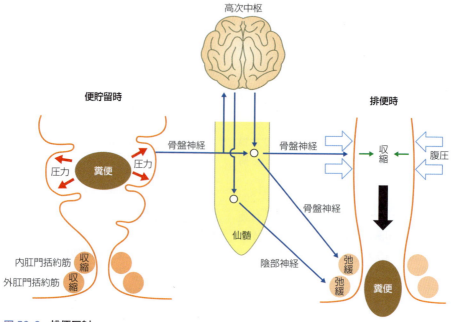

図 56-3 排便反射

腸内細菌叢の重要性

　腸内には100兆個にも及ぶ腸内細菌が生息しており，腸内細菌叢を形成している．健康的な腸内細菌叢（フローラ flora）は，ビフィズス菌や乳酸菌などの善玉菌が優勢であり，その他の菌が劣勢である．善玉菌は腸内環境を整え，腸内でビタミンを産生し，免疫機能を高め，血清コレステロールを低下させるなどの効果がある．腸内細菌の種類は個人によって極めて多様で異なり，さらに食事や在住国などの環境的要因によっても異なる．また腸内細菌叢は，肥満，糖尿病，がん，動脈硬化，炎症性疾患，自己免疫疾患，神経系疾患，精神疾患など，広範な慢性疾患の病態と密接な関係がある．

Advanced Studies

マイクロバイオーム解析

　従来の細菌学・微生物学研究は分離，培養される微生物に着目して実施されてきた．しかし，解析技術の進歩により，微生物を培養することなく，便などの試料に含まれるすべての微生物（細菌叢，真菌，ウイルスなど）のゲノム情報を集めたマイクロバイオーム解析が可能となった．そのため現在は，腸内の細菌だけではなく，環境中（口，鼻，呼吸器，皮膚，腸，生殖器など）の微生物全体（マイクロバイオータ）を対象に，微生物が宿主の健康や疾患に与える影響，また宿主に有益な効果を与える微生物の研究が精力的に実施されている．

●引用文献

1) Morita H, et al：Effects of denervation at ileocecal junction and ileocecal resection in dogs. Neurogastroenterol Motil 24：86-93, e14, 2012
2) Tabe Y, et al：Correlation between colonic motility and defecatory disorders after anterior resection of the rectum in canine models. Neurogastroenterol Motil 20：1174-1184, 2008
3) 浅尾高行，他：術前温熱化学放射線療法の肛門温存効果とISRにおける機能温存の工夫．癌の臨床 56：597-605, 2010

第57章 栄養素などの消化吸収

A 概要

　生命の維持や生体内のさまざまな代謝過程にはエネルギーが必要である．植物は太陽光のエネルギーを直接利用し，生体機能に必要な有機化合物を無機物から合成している．動物は，植物またはほかの動物を食べることで，生体機能に必要な有機化合物を摂取している．ヒトが摂取している食物はほかの生物を構成していた植物または動物に由来し，複雑な高分子化合物である．生体内で利用可能な分子のみを上皮細胞の輸送体から取り込むためには，食物を液状化し，単純な化合物まで化学的に分解する必要があり，これが**消化過程**である．

　ヒトの食物がほかの動物と大きく異なることは，食物を生のまま摂取するのではなく，多くの場合，加熱調理を行っていることである．加熱調理は消化の過程を外部化することであり，食物から摂取できるエネルギーの利用効率を高めている．実際，生のデンプン（βデンプン）は疎水性のタンパク質と結合し水溶性は低いため，アミラーゼによる消化は困難である．加熱調理することによりαデンプンになり，その物理特性が変化する．摂取した場合は，口腔内で唾液アミラーゼにより分解されることで美味しく感じ，また，膵アミラーゼも作用しやすくなる．さらに加熱調理は，食物を殺菌し，細菌による感染症を防ぐという利点もある．

　消化は，**管腔内消化**と**膜消化**という2段階の過程で行われる．**管腔内消化**は小腸管腔内に分泌された消化酵素と糜粥（びじゅく）が小腸運動により，よく混和されることで行われる．管腔内では炭水化物（糖質）やタンパク質は単分子ではなく，オリゴ糖，オリゴペプチドまでしか分解されない．管腔内に分泌される消化酵素は高分子の末端から加水分解する **exo型** の酵素ではなく，高分子の内部から加水分解する **endo型** の酵素が多い．**膜消化**は小腸上皮細胞の刷子縁膜（頂端膜）上で exo型の酵素で行われ，オリゴ糖は単分子の単糖に消化される．小腸上皮は生体内に必要な物質のみ選択的に通過させるフィルターとして機能しており，これが**吸収過程**である．

　この吸収過程を担っているのは膜タンパク質である輸送体であり，栄養素の化学構造は，この輸送体で認識されている．2段階の消化過程が必要なひとつの理由は，デンプンなどは生物内で貯蔵エネルギーとして貯蔵されていた高分子であり，単分子が脱水縮合している．このため，生物中で貯蔵されているときにはほとんど浸透圧は発生しない．しかし，これが消化され単分子となると，大きな浸透圧を発生する．実際，胃切除後に胃の貯留機能が失われると，多量の糜粥が流入して管腔内が高浸透圧となり，細胞外液が腸管内に移動してダンピング症候群が発生する．管腔内の恒常性を維持するためには，腸の吸収能力を超えないように，胃からは少量の糜粥が排出されるようにする必要がある．十二指腸の粘膜には多くの栄養素センサーなどが存在し，胃からの排出速度や消化酵素の分泌はフィードバック制御されている．また刷子縁膜では，膜消化された栄養素は隣接して存在する輸送体により速やかに吸収され，消化・吸収過程は連動して行われている．

B Na$^+$依存性能動輸送

　栄養素を，濃度勾配や電気勾配に逆らい管腔内から上皮細胞内に取り込むためには，エネルギーが必要である．溶質が電気化学ポテンシャル差に逆らい輸送されるためには ATP による代謝エネルギーが供給される必要があり，ATP の分解が直接溶質の輸送に関与していることを**一次性能動輸送**という．刷子縁膜でのNa$^+$依存性の溶質の輸送は，Na$^+$の内向きの電気化学ポテンシャル差（下り坂）を利用し，溶質は電気化学勾配に逆らって**上り坂輸送**される．このような輸送形式を**二次性能動輸送**という（図 57-1）．多くの栄養素はNa$^+$依存性の輸送機構により，小腸上皮細胞に取り込

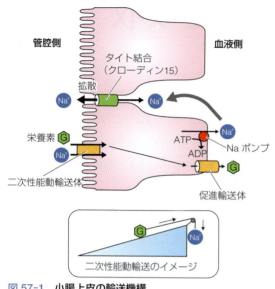

図 57-1　小腸上皮の輸送機構
多くの栄養素は，刷子縁膜の Na^+ 依存性の溶質の輸送機構により，濃度勾配に逆らって能動輸送される．また，上皮細胞間隙の受動的な経路もある．

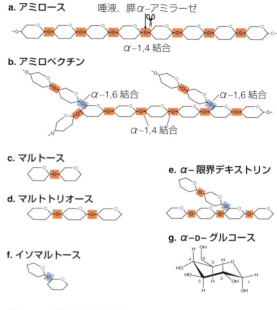

図 57-2　糖質の化学構造

まれていることが知られている．栄養素の輸送体の命名に関しては機能や基質に由来するものが慣習的に用いられてきたが，近年は Human Genome Organisation Gene Nomenclature Committee (HGNC) により提案された，輸送体をコードする遺伝子の名前が使用されるようになってきている．多くの栄養素輸送体は，**溶質輸送体** solute carrier (**SLC**) に属し，SLC は 1〜66 のファミリーが知られている．また，細胞内に蓄積された溶質は，側底膜に発現する各溶質に対応した**促進輸送体**により輸送される．

れ，小腸の漏洩性は約 90% である．また小腸の細胞間隙は，陰イオンより陽イオンが透過しやすく，**陽イオン選択性**という特徴がある．この生理学的意義は，多くの栄養素輸送体は Na^+ 依存性であり，栄養素を効率的に吸収するための，Na^+ の管腔への供給路としての役割がある．Na^+ 依存性の栄養素輸送体により吸収された大量の Na^+ は**傍細胞経路**を介して管腔に戻される（図 57-1）．また，腸液分泌時の Na^+ 透過路としても重要である．小腸の**陽イオン選択性**の分子実体は**タイト結合タンパク質**であるクローディン 15 である．

小腸上皮細胞間隙透過性

小腸上皮の栄養素や電解質の輸送路は 2 つある．輸送体を介した**経細胞経路**と，上皮細胞間隙の**傍細胞経路**がある（図 57-1）．栄養素の選択的な吸収経路としては**経細胞経路**が重要な役割をしている．一方，ミネラルなどは，上皮の電気化学ポテンシャル差を駆動力として傍細胞経路である**細胞間隙**を介しても輸送される．上皮の細胞間隙の透過性は，全上皮のイオン透過性（全コンダクタンス G_t）に対する，細胞間隙のイオン透過性（G_L）の比（漏洩性 leakiness, $l = G_L/G_t$）として電気生理学的に評価できる．小腸は**漏洩性上皮**とよば

糖質の消化と吸収

糖質の化学構造

20 歳以上の平均的な日本人の 1 日のエネルギー摂取量は 1,915 kcal であり，約 1,000 kcal を炭水化物から摂取している．ご飯，パン，麺類，イモ類は炭水化物としてデンプンを含み，これは植物が種子や根に貯蔵エネルギーとして蓄えたグルコースの重合体である．デンプンは**アミロース**と**アミロペクチン**の高分子成分からなる（図 57-2）．アミロースは，数百から数千のグルコースが α-1,4 結合で直鎖状に結合してい

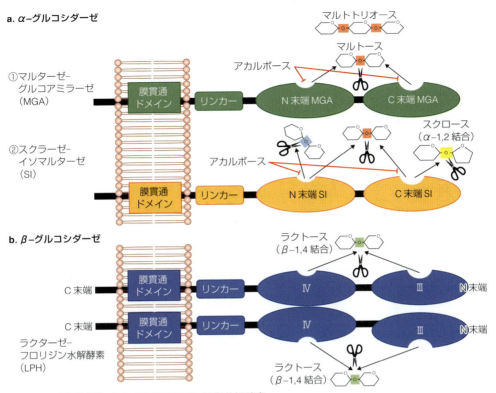

図 57-3 刷子縁膜に存在する膜結合型二糖類分解酵素

る．アミロペクチンはアミロース単位が，α-1,6 結合で枝分かれした構造であり，10 万〜100 万個の D-グルコースからなる．動物の貯蔵エネルギーである**グリコーゲン**は，アミロペクチンより枝分かれが多い構造をもつ．食品中に含まれるほかの炭水化物としては，**二糖類**である**スクロース**（グルコースとフルクトースが脱水縮合したもの），**ラクトース**（グルコースとガラクトースが脱水縮合したもの）がある．5℃でフルクトースはグルコースの 2 倍の甘味がある．

2 糖質の消化

糖質の最初の消化は，唾液中に含まれる α-アミラーゼで始まる．唾液中の**唾液 α-アミラーゼ**はアミロース，アミロペクチン内部の α-1,4 グリコシド結合に特異的な **endo 型**の酵素であり（図 57-2），アミロペクチンなどの枝分かれ構造である α-1,6 グリコシド結合や，末端のグルコースの α-1,4 結合には作用しない．唾液中の α-アミラーゼの至適 pH は 6.6〜6.8 であり，Cl⁻ で活性化される．胃内では酸性の pH により失活するが，食塊として胃内に流入した場合は，唾液 α-アミラーゼ活性は維持される．

胃から排出された糜粥は，膵液中に含まれるアルカリ性の重炭酸塩により中和されるのと同時に，**膵 α-アミラーゼ**が内腔に分泌される．膵アミラーゼは唾液アミラーゼのスプライシングバリアントであり，至適pH は 6.9 である．膵 α-アミラーゼも唾液 α-アミラーゼと同様に，アミロース，アミロペクチン内部の α-1,4 結合を分解する **endo 型**酵素である．このため，腸管管腔内には，**マルトース，マルトトリオース，イソマルトース**（2 分子のグルコースが α-1,6 結合で結合した二糖），枝分かれ構造である α-1,6 結合（分岐点）をもつ **α-限界デキストリン**などが産生される（図 57-2）．

ショ糖，乳糖などの炭水化物とデンプンの消化産物の単糖への分解（**膜消化**）は刷子縁膜に存在する 3 つの二糖分解酵素によって行われる．これらは管腔内に分泌されず，**膜結合型酵素**であり，膜アンカーのリンカーを介して刷子縁膜に固定され，その酵素本体は管腔内に突出している（図 57-3）．α-グルコシダーゼは 2 種類あり，①**マルターゼ-グルコアミラーゼ（MGA）**，②**スクラーゼ-イソマルターゼ（SI）**である．

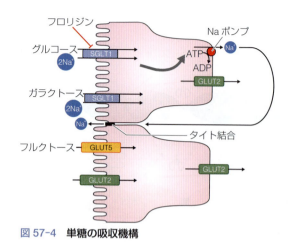

図 57-4　単糖の吸収機構

β-グルコシダーゼはラクターゼ-フロリジン水解酵素（LPH）のみである．

　MGA と SI はそれぞれ 2 つの触媒サブユニットをもつ．MGA と SI は共通して直鎖糖鎖分子の α-1,4 結合を切断する活性をもつ．食後過血糖改善剤であるアカルボースは，MGA，SI の α-グルコシダーゼ活性に対して阻害作用をもつ．SI は，N 末端 SI 触媒サブユニットがイソマルトースの α-1,6 結合に特異的な活性を示し，C 末端 SI サブユニットがスクロースの α-1,2 結合に特異的な活性を示し，スクロースを分解する．

　もうひとつの刷子縁膜酵素は，ラクターゼとグルコシルセラミダーゼを含むラクターゼ・フロリジン水解酵素（LPH）である．ラクターゼは，乳糖中のグルコースとガラクトース間の β-1,4 結合を分解する唯一の β-ガラクトシダーゼである．ドメイン I～IV からなる初期型の LPH は刷子縁膜に挿入後に，腸管内腔で膵トリプシンによって切断され，ドメイン III と IV のみからなる成熟型タンパク質（ホモ二量体）となる（図 57-3）．名前の由来となったフロリジン（グルコース配糖体）水解に関しては，生理的な基質は，乳汁中に含まれる糖脂質である．

　巻末付録　問題 57．乳糖不耐症 ➡ 1095 頁参照．

③ 単糖の吸収機構

　刷子縁膜酵素により膜消化されたグルコース，ガラクトースは，刷子縁膜に発現している Na^+ 依存性のグルコース輸送体 **SGLT1**（SLC5A1）により小腸上皮細胞内に取り込まれる（図 57-4）．SGLT1 は，Na^+/K^+-ATPase によって生成される内向きの Na^+ 勾配を駆動力として，D-グルコース 1 分子を 2 つの Na^+ とともに上皮細胞内に輸送する二次性能動輸送体である．このことは，グルコース吸収には多量の Na^+ が必要なことを示している．ヒトは 1 日約 1.6 モルのグルコースを摂取していることから，グルコース吸収に必要な Na^+ 量は 3.2 モルであり，約 180 g の NaCl に相当する．この大量の Na^+ はいったん吸収された後，傍細胞経路を介して管腔に戻されている（図 57-1）．ヒト SGLT1 は D-グルコースと D-ガラクトースを輸送するが L-グルコース，L-ガラクトースは輸送しない．SGLT1 は D-グルコースと D-ガラクトースに対し，高い親和性を示し，ミカエリス定数は 0.5 mM と 1 mM である．また SGLT1 を介したグルコースの取り込みはフロリジンによって特異的に阻害される．また刷子縁膜からの D-フルクトースの取り込みは促進輸送体である **GLUT5**（SLC2A5）による．小腸上皮細胞内では，吸収されたフルクトースはグルコースと乳酸に変換されることで，細胞内濃度が低く維持される．小腸上皮細胞内に取り込まれた単糖は，側底膜に発現している促進輸送体である **GLUT2**（SLC2A2）を介して輸送される．しかし近年では，高濃度のグルコースが管腔内に存在する場合は刷子縁膜に GLUT2 が発現することや，GLUT2 欠損マウスにおいてはグルコース吸収が大きく障害されないことから，GLUT2 以外のグルコース輸送機構の存在が示唆されている．

E　タンパク質の消化と吸収

　20 歳以上の平均的な日本人は，約 300 kcal（72 g）をタンパク質から摂取している．消化管には食物由来のタンパク質以外に，消化液中に分泌される酵素，経上皮的に分泌される IgA，消化管上皮の脱落に由来するタンパク質などを含め，50～200 g の内因性のタンパク質が流入し，これらは最終的には，食物由来のタンパク質と同様に消化吸収される．タンパク質は 20 種類のアミノ酸から構成されるが，ヒトでは 9 種類のアミノ酸は体内で合成できないため**必須アミノ酸**（トレオニン，ヒスチジン，ロイシン，リシン，バリン，フェニルアラニン，トリプトファン，メチオニン，イソロイシン）である．

1 タンパク質の消化

タンパク質消化は最初に胃で行われる．食物により，胃の主細胞より不活性型の**ペプシノゲン**が分泌される．胃酸はペプシノゲンの立体構造を変化させ，活性型の**ペプシン**に変換する．また胃酸は，ペプシンがペプチド結合にアクセスしやすいようにタンパク質を部分的に解きほぐす役割もある．ペプシンは endo 型の酵素であり，胃の中で 10〜15％ の食物由来タンパク質をオリゴペプチドに消化することができる．糜粥が十二指腸に入ると，**セクレチン，コレシストキニン（CCK）**が分泌され，膵管の出口であるオッディ Oddi 括約筋が弛緩し，さまざまな消化酵素を含むアルカリ性の膵液が分泌される．膵液中のタンパク質分解酵素は，膵臓内で活性化して膵炎を引き起こさないように，すべて**不活性型**として貯蔵されている．膵酵素群の一連の活性化は，トリプシノゲンが刷子縁膜酵素である**エンテロペプチダーゼ（エンテロキナーゼ）**により，**トリプシン**となることから開始される．次に活性化されたトリプシンはトリプシノゲン自体を活性化するとともに，ほかの不活性型酵素（**キモトリプシノゲン，プロエラスターゼ，プロカルボキシペプチダーゼ A・B**）も活性型に変換する．膵液中のタンパク質分解酵素は，endo 型の酵素（トリプシン，キモトリプシン，エラスターゼ）と exo 型の酵素（カルボキシペプチダーゼ A・B）であり，これらタンパク質消化酵素の基質特異性は異なる．管腔内消化では，30％ がアミノ酸として遊離し，残りはアミノ酸残基数が 6〜8 程度のペプチドとして管腔内に存在する．特にプロリンを含むペプチドは加水分解されにくい．オリゴペプチドの一部は，刷子縁膜に局在するペプチド分解酵素により**膜消化**される．

2 刷子縁膜でのアミノ酸の輸送

小腸における刷子縁膜でのアミノ酸の取り込みは，異なる基質特異性の輸送体により担われている（図 57-5，表 57-1）．これら輸送体の輸送基質は重複しており，古典的にはアミノ酸の化学特性により，中性アミノ酸輸送系，塩基性アミノ酸輸送系，酸性アミノ酸輸送系，イミノ酸系のように輸送系が命名されてきた．近年，分子生物学的手法の発展により，各輸送系の分子実体が明らかにされてきている（表 57-1）．刷子縁膜に発現している輸送体の多くは Na^+ 依存性の

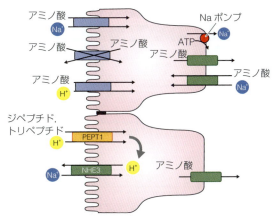

図 57-5 アミノ酸ならびにペプチドの吸収機構

二次性能動輸送体であるが，H^+ 依存性，アミノ酸同士の交換輸送体など，複雑な輸送体も存在している（図 57-5）．輸送体には，アンギオテンシン変換酵素（ACE2）や別の調節タンパク質とヘテロ二量体を形成している輸送体もある（表 57-1）．また，小腸上皮の高い代謝回転のエネルギーは，グルコースではなくグルタミンが基質として利用されている．

3 刷子縁膜におけるペプチド吸収機構

タンパク質の構成分子であるアミノ酸吸収機構に加え，ジペプチド，トリペプチドとして吸収する機構がある（図 57-5）．20 種類のアミノ酸から構成される，多くのジペプチド，トリペプチドの取り込みに関与している．ペプチド輸送体の分子実体は **PEPT1**（SLC15A1）であり，ほかの栄養素輸送体と異なり，幅広い基質特異性をもち，低親和性，高容量の輸送体である．PEPT1 の駆動力は内向きの H^+ 勾配であり，刷子縁膜に存在する Na^+ と H^+ の交換輸送体 **NHE3** により維持される．PEPT1 と NHE3 は機能的に共役しており，ペプチド輸送は三次性能動輸送ともいう．PEPT1 は，基質認識性は低いため，β-ラクタム環を有する抗菌薬なども輸送する．

4 側底膜におけるアミノ酸輸送

吸収されたアミノ酸は側底膜にあるアミノ酸輸送体より血液中に輸送される（表 57-1）．刷子縁膜の輸送機構と同様に，基質特異性は重複している．吸収された多くのペプチドは，速やかに細胞内でアミノ酸に分

表 57-1　刷子縁膜アミノ酸輸送体と側底膜アミノ酸輸送体とその特性

アミノ酸輸送系*	輸送体	SLC（遺伝子名）	輸送基質	イオン依存性	輸送機構
刷子縁膜					
B⁰	B⁰AT1	SLC6A19	中性アミノ酸	Na⁺	二次性能動
	ACE2（アンギオテンシン変換酵素）				
B⁰,⁺	ATB⁰,⁺	SLC6A14	中性アミノ酸，塩基性アミノ酸，Dアミノ酸	Na⁺, Cl⁻	二次性能動
b⁰,⁺	b⁰,⁺AT/rBAT1	SLC3A1/SLC7A9	中性アミノ酸，塩基性アミノ酸，シスチン		アミノ酸交換
IMINO	IMINO	SLC6A20	イミノ酸	Na⁺, Cl⁻	二次性能動
	ACE2（アンギオテンシン変換酵素）				
β	TauT	SLC6A6	タウリン，β-アラニン	Na⁺, Cl⁻	二次性能動
X⁻_AG	EAAC1/EAAT3	SLC1A1	酸性アミノ酸	Na⁺, K⁺, H⁺	二次性能動
ASC	ASCT2	SLC1A5	中性アミノ酸	Na⁺	二次性能動
N	SNAT5	SLC38A5	中性アミノ酸	Na⁺, H⁺	二次性能動
PAT	PAT1	SLC36A1	プロリン，グリシン，アラニン，GABA，β-アラニン	H⁺	三次性能動
側底膜					
A	ATA2/SNAT2	SLC38A2	中性アミノ酸	Na⁺	二次性能動
GLY	GlyT1	SLC6A9	グリシン	Na⁺, Cl⁻	二次性能動
y⁺	CAT1	SLC7A1	塩基性アミノ酸		促進拡散
L	LAT2	SLC7A8	中性アミノ酸		アミノ酸交換
	4F2hc	SLC3A2			
y⁺L	y⁺LAT1	SLC7A7	中性アミノ酸	Na⁺	アミノ酸交換
	4F2hc	SLC3A2			
T	TAT1	SLC16A10	芳香族アミノ酸		促進拡散

*最初の文字は輸送系の特性を示し，例えば B は broad に由来する．また大文字は Na⁺ 依存性であることを示す．上付き文字の 0 は輸送されるアミノ酸が電荷をもたないこと，＋は正電荷（塩基性アミノ酸），－は負の電荷（酸性アミノ酸）を示す．

解され，アミノ酸として側底膜から出る．また，排出のみでなく，血液側からアミノ酸を取り込む機構もある．これらアミノ酸は，小腸上皮の代謝や抗酸化物質であるグルタチオンの材料として使われる．

F 脂質の消化と吸収

　脂質は 1 g あたり 9 kcal と，3 大栄養素のなかでは最も高いエネルギーを有する．20 歳以上の平均的な日本人が摂取する脂質は 1 日あたり約 60 g であり，動物性脂質と植物性脂質それぞれ 30 g を摂取している．これら食事由来の脂質のほかに，腸管管腔には内因性の脂質として，胆汁，脱落上皮などに由来する脂質約 50 g が加わる．また脂質の消化吸収機構は，**脂溶性ビタミン**（A，D，E，K）の吸収を助けている．
　脂質の化学的特性は疎水性であるため，水溶性の炭水化物やタンパク質などの栄養素とは異なる消化機構が必要である．脂質の消化の場である管腔内では，化学的特性の異なる水と脂質は混じり合うことはない．このため水溶性の環境に溶けている脂質分解酵素であるリパーゼも作用しにくく，親水性の栄養素とは**異なる消化機構**が必要である．これは胆汁に分泌される界面活性作用のある胆汁酸により解決されている．摂取した脂質は胆汁酸により**乳化**され分散し，**膵リパーゼ**との接触面積が増大する．脂質は順次，腸管内を移送されると同時に消化され，小さな**ミセル**として可溶化され，広い面積を有する小腸粘膜から吸収される．

1　脂質の化学構造

　脂質は，水に不溶で有機溶媒に溶解する化合物である．栄養学的に重要な脂質は，**中性脂肪**（トリアシルグリセロール），**脂肪酸**，**リン脂質**および**コレステロール**である（図 57-6）．脂肪酸は，総炭素数により，**短鎖脂肪酸**，**中鎖脂肪酸**，**長鎖脂肪酸**と呼ばれ，炭化

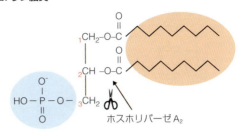
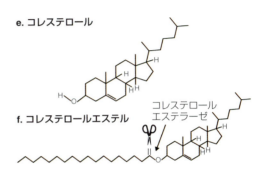

図 57-6　脂質の化学構造

水素鎖の末端にカルボキシル基があるため生体内での代謝が可能となる．脂肪酸には炭素間の二重結合がない**飽和脂肪酸**，1個存在する**1価不飽和脂肪酸**，2個以上存在する**多価不飽和脂肪酸**がある．さらに，多価不飽和脂肪酸はメチル基末端（末端を表すωオメガ）からの最初の二重結合の位置により，**n−3系**（エヌ・マイナス・サンケイ）脂肪酸と**n−6系**（エヌ・マイナス・ロクケイ）脂肪酸に区別される（ω−3，ω−6ともいう）．n−3系脂肪酸とn−6系脂肪酸は互いに相互変換はできず，生理活性が異なる．哺乳類はn−3位またはn−6位に二重結合を挿入する酵素をもたないため，**リノール酸，α−リノレン酸，アラキドン酸は必須脂肪酸**である．

2 脂質の消化

食塊は胃に送られ，胃腺の主細胞から分泌される**胃リパーゼ**により消化が開始される（図 57-7）．胃の蠕動運動により，食物は消化液とよく混和され，中性脂肪とリン脂質を含む微細な油滴に分散する．**胃リパーゼ**は油滴の表面に結合し，トリアシルグリセロールの3位に作用し，遊離脂肪酸とジグリセリドが産生される（図 57-6）．しかし，胃内の低いpHでは，脂肪酸

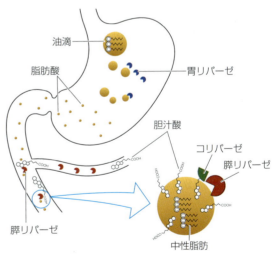

図 57-7　脂質の消化機構

は水素イオンが結合し疎水性となり，油滴の中心に移動するため，胃粘膜を拡散し吸収されることはない．次に糜粥は，胃から少量ずつ十二指腸に排出される．酸性でかつ脂肪を含む糜粥は**S細胞，I細胞**を刺激し，それぞれ**セクレチン，CCK**が放出される．膵液に含まれる重炭酸イオンによりpHが上昇すると，胃

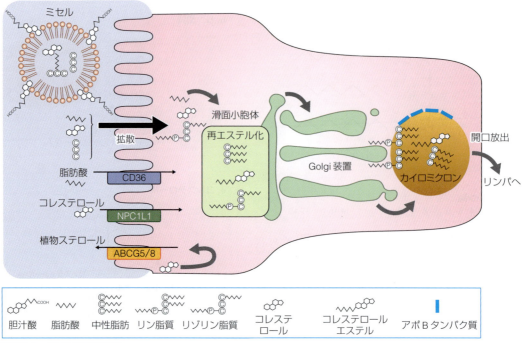

図 57-8 脂質の吸収機構

リパーゼによって遊離された脂肪酸はイオン化され，油滴の外側に向かって配向する．長鎖脂肪酸は，水にわずかに可溶性があるため，脂肪酸は油滴から解離し吸収される．CCKは，脂肪のミセル化に必要な**胆汁酸**を含む胆汁を十二指腸内に分泌させる．膵から分泌される**膵リパーゼ**が水解するグリセロールの分子の位置は，胃リパーゼと異なり，グリセロール分子の1および3位の両方に作用する（図57-6）．また膵リパーゼは酸性条件下で不活性化されやすく，十二指腸内で中和が不十分である場合は脂質の吸収不良のため**脂肪便**をきたす．

胃・膵リパーゼは胆汁酸と共存すると，その消化活性が抑制される．胃内には胆汁酸はないため脂質の消化に関して問題は発生しない．抑制機構は，油滴が油滴の界面に存在する膵リパーゼと胆汁酸が入れ替わってしまうためである．小腸内では，**コリパーゼ**が分泌され，胆汁酸と膵リパーゼの架け橋をつくるため脂質の消化作用が障害されることはない（図57-7）．

リン脂質は**ホスホリパーゼA₂**で消化される．不活性型として分泌され，トリプシンで活性化型に変換される．ホスホリパーゼA₂は，グリセロールの2位に位置する脂肪酸を切断することによって食餌性リン脂質を分解する（図57-6）．

コレステロールエステルは**コレステロールエステラーゼ**により消化され，コレステロールと脂肪酸に分解される（図57-6）．この酵素は，ビタミンA，D，Eのエステルも分解する．

❸ 胆汁酸による乳化とミセル形成

胆汁の十二指腸への分泌は脂質の消化吸収過程に必須である．脂質と水は化学的な性質が異なり，混じり合うことはないが，胆汁中には胆汁酸が含まれており，胆汁酸は**両親媒性**であり脂質は**乳化**される．油滴は小さくなり，分散されることで表面積を増大させ，酵素の消化作用を受けやすくなる（図57-7）．乳化は非平衡の不均一系であり，攪拌などのエネルギーがないと油滴は合一してしまうが，脂肪分解産物に対する胆汁酸の割合が増加すると，管腔内で脂質は**可溶化**される．これは胆汁酸の化学的性質に依存し，胆汁酸塩の濃度が「臨界ミセル濃度」を超えると起こる．

可溶化により多くは脂溶性の脂質を中心部に取り込み**混合ミセル**が形成される．ミセルの直径は約50Åである．ミセルを形成することにより腸上皮細胞表面の不攪拌水層への拡散速度は著しく増加する（図57-8）．順次，空腸，回腸で脂質が吸収された後，ミセルを構

表 57-2　水溶性ビタミン輸送体とその特性

ビタミン	輸送体	SLC（遺伝子名）	イオン依存性	細胞発現	欠乏症
B_1（チアミン）	THTR-1	SLC19A2	H^+	頂端膜, 側底膜	脚気
	THTR-2	SLC19A3	H^+	頂端膜	
B_2（リボフラビン）	RFVT-3	SLC52A3		頂端膜	口角炎
	RFVT-1	SLC52A1		側底膜	
B_3（ナイアシン，ニコチン酸）	SMCT1	SLC5A8	Na^+		ペラグラ
B_6（ピリドキシン）	不明				神経性障害
C（アスコルビン酸）	SVCT1,2	SLC23A1,2	Na^+	頂端膜	壊血病
B_7 ビオチン，B_5（パントテン酸）	SMVT	SLC5A6	Na^+	頂端膜	
B_9（葉酸）	RFC1	SLC19A1			巨赤芽球性貧血
	PCFT	SLC46A1	H^+		
B_{12}（コバラミン）	図 57-9 参照				巨赤芽球性貧血

成する胆汁酸は，回腸末端で**頂膜ナトリウム依存性胆汁酸輸送体**（ASBT，SLC10A2）を介して再吸収され，腸肝循環によって肝臓に戻り再利用される．

脂質の吸収

　脂質の分解産物は疎水性であるため，脂質二重層を介した単純拡散によって，刷子縁膜を越え上皮細胞に入ると考えられていた．しかし，近年では，脂質輸送を担う膜タンパク質分子の存在も報告され，刷子縁膜の脂質の吸収は，単純拡散と輸送体の両方の機構を介して行われていると考えられる（図 57-8）．

　現在 10 種以上の膜タンパク質が脂質輸送に関与することが報告されており，そのなかでも有力な候補の 1 つは CD36（FAT）である．また，刷子縁膜でのコレステロールの吸収の一部は **Niemann Pick C1 Like 1**（NPC1L1）により担われており，輸送体阻害剤の**エゼチミブ**によりコレステロールの吸収は減少する．

　植物ステロールの吸収効率は動物性のコレステロールより低く，これは細胞内に取り込まれた植物ステロールが，ATP 結合カセット（ABC）輸送体である ABCG5 と ABCG8 により管腔側に排出されるためである．ABCG5 と ABCG8 の変異は，血漿中に植物ステロールが異常に多く蓄積するシトステロール血症を起こす．

　上皮細胞に吸収された長鎖脂肪酸は速やかにアシル CoA 誘導体に変換され，滑面小胞体で**再エステル化**され，トリアシルグリセロール，コレステロールエステル，リン脂質となり，上皮から逆流するのが防がれている．再エステル化された脂質は，アポタンパク質で包まれ，**カイロミクロン**を形成し，側底膜からは**開口放出**により放出される（図 57-8）．カイロミクロンの直径は 750〜5,000Å と大きく，毛細血管内皮の細胞間接合部を通過することができない．このため，カイロミクロンは中心乳糜管に取り込まれる．その後，カイロミクロンは胸管を経由して体循環に入る．

　また，**中鎖脂肪酸**は水溶性が高く，上皮細胞内では，アシル CoA 合成酵素の基質にはならないため，カイロミクロンに取り込まれない．そのため，門脈循環に直接入る．

5 脂溶性ビタミンの吸収機構

　刷子縁膜の脂溶性ビタミンの吸収機構の分子実体については，ほとんど解明されていない．脂溶性ビタミンが刷子縁膜から吸収されるためには管腔内でミセル化されることが必要であり，ミセル化が阻害されると，脂溶性ビタミンの欠乏が起こる．脂溶性ビタミンは腸管細胞内で再エステル化され，カイロミクロンに取り込まれる．

水溶性ビタミンの吸収機構

　ビタミンは食事中には微量しか存在しないが，生体内代謝において大きな役割を果たしている．水溶性ビタミンは，それぞれ化学構造が異なるため，刷子縁膜では異なる二次性または三次性の能動輸送体などで吸収されている（表 57-2）．特にビタミン B_{12} の吸収機構は複雑である．回腸で吸収されるまでの間に 2 つ

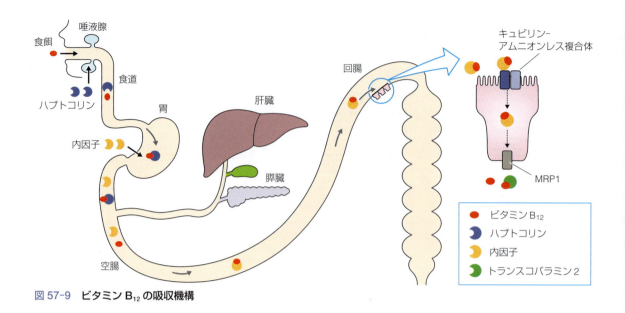

図 57-9 ビタミン B_{12} の吸収機構

の異なる結合タンパク質が関与する（図 57-9）．食事から遊離したビタミン B_{12} は，**ハプトコリン**（唾液から分泌される，トランスコバラミン 1 とも）と結合することにより，胃内ではビタミン B_{12} が分解されることが防がれている．胃から，十二指腸に移送されると，ハプトコリンは膵プロテアーゼによって分解され，ビタミン B_{12} は遊離する．続いて**内因子**（胃の壁細胞から分泌される）と結合し，小腸内の消化を免れる．**内因子-ビタミン B_{12} 複合体**は，回腸では刷子縁膜に発現したキュビリン-アムニオンレス複合体と結合し，エンドサイトーシス機構を介して上皮細胞に取り込まれる．側底膜からは多機能性多剤耐性タンパク質 1（**MRP1**）を介して血液中に放出される．肝臓や腎臓でつくられ血漿中に存在する**トランスコバラミン 2**と結合し，末梢に運ばれる．

H 無機質（ミネラル）の吸収機構

ミネラルは生体を構成する主要な 4 元素（C，N，O，H）以外のものの総称である．人体が正常に機能するためには，約 20 種類の必須元素が必要である．

1 ● NaCl

NaCl の腸管吸収機構に関しては，小腸，近位結腸，遠位結腸で異なり，関与する吸収輸送体も異なる（図 57-10）．小腸と近位結腸では，Na^+/H^+ 交換輸送体と Cl^-/HCO_3^- 交換輸送体が共役する電気的中性の NaCl 機構が存在する．Na^+/H^+ 交換輸送体の分子実体に関しては NHE3（SLC9A3）である．Cl^-/HCO_3^- 交換輸送体に関しては，小腸では SLC26A6，結腸では SLC26A3 である．SLC26A3 は最初に大腸癌で発現が低下する遺伝子としてクローニングされたため DRA（down-regulated in adenoma and adenocarcinoma）と呼ばれたが，その後，先天性クロライド下痢症（congenital chloride diarrhea）との関連が明らかにされ CLD とも呼ばれる．遠位結腸では，アルドステロンで活性化される，上皮性の Na チャネル（ENaC）を介して Na^+ は効率的に大腸管腔内から吸収される．

2 ● カリウム

平均的な食事からの K^+ 総摂取量のうち 90% が小腸で吸収される．ヒトや動物の小腸では，K^+ 摂取量を制限した場合に，小腸の K^+ 吸収が促進されず，上皮細胞間隙を介した受動的な機構で吸収されている．大腸では K^+ は H^+/K^+ ATPase を介して吸収され，血液側からは K^+ の排出はチャネルまたは K^+ と Cl^- の共輸送体である KCC により輸送されている．遠位結腸での K^+ 分泌は刷子縁膜の BK チャネルにより担われている．

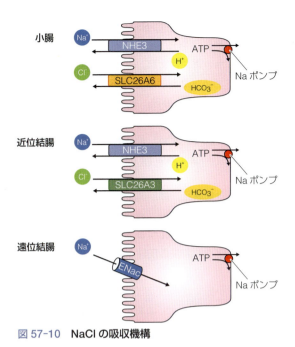

図 57-10 NaCl の吸収機構

3 ● カルシウム

摂取されたカルシウムの吸収は，上皮細胞間隙による受動輸送と輸送体による能動輸送で行われる．摂取量が多いときは，タイト結合を介して受動拡散機構で吸収される．摂取量が少ない場合は，輸送体による能動輸送で吸収され，刷子縁膜に存在する TRPV6 により，細胞内に取り込まれる．上皮細胞内ではカルシウム結合タンパク質（カルビンティン）に結合し輸送され，側底膜からは主に Ca^{2+} ATPase で汲み出される．

4 ● マグネシウム

マグネシウムの腸管からの吸収率は 30〜50% である．小腸では輸送体による能動輸送より細胞間隙を介した拡散輸送によるところが大きい．大腸では Mg^{2+} チャネルである TRPM6 が発現しており，ラットでは 40% がこのチャネルを介して輸送されている．また，上皮細胞からの排出に関しては，CNNM4 が関与している．

5 ● リン酸

リン酸の吸収は，細胞間隙の受動輸送による機構とビタミン D 依存性のナトリウム依存性リン酸共輸送体（NaPiⅡb, SLC34A2）を介した二次性能動輸送によるものが存在する．大部分の吸収は細胞間隙を介する受動拡散であると考えられるが，細胞間隙の透過機構は明らかにされていない．

6 ● 鉄

食事中の鉄は，赤身肉に含まれるヘム鉄または有機鉄（20%）と，野菜などに含まれる非ヘム鉄または無機鉄（80%）の 2 種類がある．ヘム鉄は非ヘム鉄よりも効率よく吸収される．ヘム鉄の腸管吸収の機構は不明である．非ヘム鉄は胃酸で溶出された後に，十二指腸チトクローム b 還元酵素 1（Dcytb）や，ビタミン C などによって Fe^{3+} から Fe^{2+} に還元される．Fe^{2+} は DMT（divalent metal transporter）1 を介して上皮細胞に取り込まれ，フェロポーチン（SLC40A1）により側底膜側から汲み出される．

7 ● 亜鉛

亜鉛は，15〜30% が輸送体また細胞間隙を介した拡散で小腸から吸収される．小腸には ZnT（SLC30A）ファミリーと ZIP（Zrt- and Irt-like protein, SLC39A）ファミリーに属する多くの亜鉛トランスポーターが発現している．ZIP4 が刷子縁膜での亜鉛を取り込む機構であり，ZnT1 が側底膜での亜鉛の汲み出し機構である．

8 ● 銅

小腸での銅の吸収率は 60% である．食事から摂取された銅は，Cu^{2+} の形で有機物と結合しており，吸収されるためには胃でのペプシンによる消化と，還元酵素による 2 価から 1 価への還元が必要である．刷子縁膜からは CTR1（SLC31A）により細胞内へ取り込まれ，側底膜側に存在する ATPase7A によって細胞内から血液側に排出される．

9 ● マンガン

摂取されたマンガンは 1〜5% が吸収される．マンガンは，鉄と同様に DMT1 によって輸送される．

10 ● ヨウ素

甲状腺ホルモンの構成成分であり，必須な元素である．多くの国では食事中に含まれるヨウ素が少なく，欠乏症になりやすいため，食卓塩やパンなどに添加されている．日本人は海藻からのヨウ素摂取量が高いため，食品には添加されていない．腸管からは Na^+ 依存性の輸送体である NIS（SLC5A5）で吸収される．

11 ● セレン

セレンは，硫黄のかわりにアミノ酸の構造中にセレンを含む，セレノシステインやセレノメチオニンとして，Na^+依存性のアミノ酸輸送体を介して吸収される．

12 ● クロム

クロム(Cr^{3+})については，実験動物を用いた結果から耐糖能因子として，ヒトに必須な元素であると考えられていた．しかし，低クロム食で飼育した動物では糖代謝の異常は観察されず，最近の研究では必須元素であることを疑問視する結果も示されている．

13 ● モリブデン

モリブデンはヒトにとって必須な微量元素である．食事中モリブデンの吸収率は高いが，腸管吸収機構は明らかにされていない．

I 小腸の水吸収・分泌機構

腸管は，腎臓に次いで大量の体液を輸送する器官である．成人では，平均的に摂取される食物に由来する水分は約2 L/日であり，これに加えて，唾液約1.5 L，胃液約2.5 L，胆汁約0.5 L，膵液約1.5 L，腸液約1 Lが小腸に分泌される．これらの消化液の分泌によって，食事が高張であっても低張であっても，速やかに等張液となり，主にNa^+依存性の栄養素吸収に伴って傍細胞経路を介して水が受動的に吸収される．このような水の透過性には，タイト結合タンパク質であるクローディン2およびクローディン15が関与している(図57-1)．その後，大腸においても水の再吸収が効率的に行われるが，その機構については完全には明らかにされていない．最終的に体外に排出される水分は，便中に含まれる約100 mL（全体の1%）である．

小腸の上皮細胞は，細胞間隙に対する水およびイオンの透過性が高い．そのため，腸管内に高浸透圧の物質（例：塩類下剤）が存在すると，細胞間隙を介して水の移動が促進され，**浸透圧性下痢**を引き起こすことがある．

さらに，小腸では水の吸収に加え，腸液の分泌も行われる．腸液の分泌は，さまざまな内因性および外因性因子によって制御され，分泌が吸収を上回る場合，下痢が生じる．例えば，コレラ菌などの病原体に感染すると，腸管は細菌を排除するために腸液の分泌が活性化される．コレラ毒素が腸管上皮細胞に取り込まれると，アデニル酸シクラーゼが活性化され，細胞内のcAMP濃度が上昇する．これにより，刷子縁膜に発現している嚢胞性線維症膜貫通コンダクタンス制御因子(CFTR)というCl^-チャネルが活性化され，Cl^-が腸管内に分泌される．これに伴い，Na^+および水が細胞間隙を通じて受動的に移動し，結果として**分泌性下痢**が引き起こされる．

第14編

環境と生体

第63章　極限環境下の生理学　▶932頁

高地・加速度負荷・潜水・宇宙
（極限環境におけるホメオスタシスの攪乱）

ホメオスタシス

環境の変化に対し，
生体の恒常性を保つ

第58章　エネルギー代謝　▶872頁

エネルギー平衡
食物中の化学エネルギー
＝熱産生量＋貯蔵エネルギー＋外的仕事量

代謝量に影響するさまざまな要因

- 食物摂取
- 体温 ➡ 第59章　体温とその調節　▶885頁

  ↳ 体温リズム：第60章　概日リズム　▶901頁
- ホルモン
- 環境温度
- トレーニング ➡ 第61章　運動と体力　▶911頁
- 加齢 ➡ 第62章　発達と老化　▶925頁

第14編 環境と生体 の構成マップ

第58章 エネルギー代謝

A エネルギー平衡　▶872頁
①エネルギー平衡
②エネルギー平衡の調節

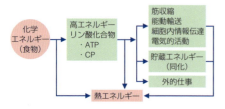

食物中の化学エネルギー
＝熱産生量＋貯蔵エネルギー＋外的仕事量

B エネルギー代謝の測定　▶875頁
・直接熱量測定法・間接熱量測定法・爆灼熱量計（ボンブ熱量計）

C 代謝量　▶877頁
①代謝量の種類
・基礎代謝量（BMR）・安静時代謝量（RMR）・エネルギー代謝率（RMR）
②代謝量に影響する要因
・食物摂取・体温（第59章 ▶885頁 参照）・ホルモン・環境温度・
　トレーニング（第61章 ▶911頁 参照）

D エネルギー代謝の中枢調節　▶879頁
①視床下部における調節機構
②末梢から中枢への代謝情報入力
③中枢からの代謝調節出力

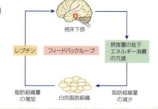

第59章 体温とその調節

A 正常体温　▶885頁
①体温とは
②体温の測定
③体温の変動リズム

B 熱出納と体熱平衡　▶887頁
・体内で産生される熱量（熱産生量）と生体から環境へ移動する熱量（熱放散量）が平衡を保てば深部体温は一定となる（体熱平衡）．

C 体温調節反応　▶888頁
①自律性体温調節反応
②行動性体温調節反応
③環境温と体温調節反応

D 体温調節機構　▶893頁
①温度の受容
②体温調節の中枢神経機構

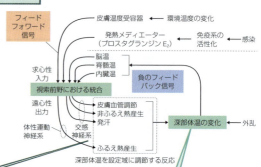

F 温度適応　▶899頁
・温度のようにある特定の環境要因に適応する場合を馴化という．
・暑熱馴化、寒冷馴化

E 体温の異常　▶897頁
①高体温と低体温
②発熱
・低体温：深部体温が35℃より低下
・高体温：明確な目安はないが、核心温が42℃を超えると命の危険

第60章 概日リズム

A 概日リズムの特性　▶901頁
①内因性リズム
②フリーランリズム
③リズム同調
④生得性リズム

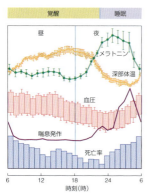

B 概日リズムと睡眠覚醒リズム　▶904頁
①睡眠覚醒リズム
②内的脱同調

深部体温リズム系	睡眠覚醒リズム系
コルチゾール	成長ホルモン
メラトニン	プロラクチン
レム睡眠	ノンレム睡眠
Naイオン尿中排出	Caイオン尿中排出

➡ 第59章 ▶886頁

C 概日リズムの生理作用　▶905頁
①昼夜変化・季節変化への適応
②生体機能の時間的秩序の維持
③時間学習，時間記憶

D 概日リズムの機構　▶906頁
①振動機構
・視交叉上核を振動中枢として概日リズムの発振を行う
②光受容機構
・リズム同調に関与する
③リズム表現機構
・個々の組織や臓器にも概日リズムを刻む振動機構が存在し（末梢時計），中枢時計である視交叉上核振動体からのリズム信号に反応し，各種生体機能の発現タイミングを調整する．

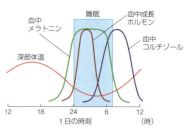

第61章 運動と体力

A 体力 ▶911頁

B 筋力 ▶911頁

①筋力発揮の要素
②筋力発揮のためのエネルギー代謝

- 嫌気的代謝系と好気的代謝系によってなされる．嫌気的代謝系はクレアチンリン酸系と解糖系の2つに分類される．この経路を利用した運動を，無酸素運動とよび，大きな筋力発揮が期待される反面，筋疲労が生じやすい．

③筋線維タイプ
④筋力トレーニングとその効果

C 心肺持久力 ▶917頁

①運動と呼吸
②運動と循環
③心肺持久力を高める運動トレーニング

- 体の大部分の筋群を動員したダイナミック運動を長く続けることのできる能力．有酸素運動能力とも呼ばれる．全身持久力を規定する因子の1つは，筋持久力を支える骨格筋の好気的代謝能力であるが，その能力を最大限に発揮させるためには呼吸循環器系の働きが重要となる．

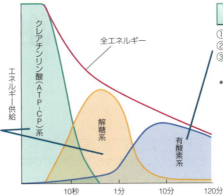

第62章 発達と老化

A 人間の一生 ▶925頁

B 発達・老化の特徴 ▶925頁

- 身体の発達過程は器官ごとに異なる．
- 生理機能は一般に加齢に伴って減少するが，加齢変化の速度は機能ごとに異なる．
- 高齢者では安静時のホメオスタシス機構は比較的良く保たれている．一方，環境の激変や激しい運動に対する適応能力の低下が著しい．
- 生理機能の個体差は，高齢になるほどばらつきの範囲が増大する．

C 身体機能の加齢変化 ▶926頁

①脳神経機能
②運動機能
③感覚機能
④生殖機能
⑤内臓機能
⑥睡眠・覚醒のリズム
➡睡眠・覚醒は
第22章 ▶472頁 も参照

D 寿命と死 ▶930頁

E 未来につなげる超高齢社会の研究展開 ▶931頁

第63章 極限環境下の生理学

A 低酸素分圧の高地環境における生理学的応答 ▶932頁

①異なる高度における肺胞内酸素分圧（$P_{A_{O_2}}$）
②$P_{A_{O_2}}$に及ぼす純酸素呼吸の影響
③低酸素時の肺換気量（$\dot{V}_{A_{O_2}}$）増加のメカニズム
④低酸素分圧への順応

- 高所へ行くほど気圧は低下するが，酸素濃度は常にその場の大気圧の21％弱のままであるため，酸素分圧は比例して低下する．

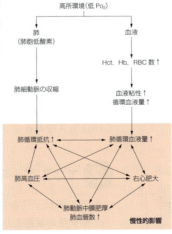

B 高気圧の潜水環境における生理学的応答 ▶935頁

①圧力と水深の関係
②各気体の高分圧が身体に及ぼす影響
③高圧曝露後の減圧と減圧症

- 海中深く潜り高気圧にさらされると，肺は圧縮虚脱する．肺の膨らみを維持するために高圧の空気を供給する必要があるが，肺内の血液はきわめて高い肺胞内ガス圧にさらされる（高気圧障害）．高圧状態の気体は，それぞれ顕著な生理作用を示す（例：窒素麻酔）．

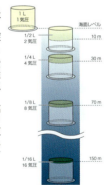

C 加速度負荷の航空機・車環境における生理学的応答 ▶938頁

- 乗り物の加速や減速により直線加速度の変化が生じ，飛行機などで旋回するときには遠心加速度が生じる．遠心加速度負荷は循環系や脊椎骨に影響を及ぼす．

D 微小重力の宇宙環境における生理学的応答 ▶939頁

①宇宙環境の特徴
②宇宙環境初期に生じる現象
- 宇宙酔い，正常な静水圧を形成する重力がないことによる上半身への体液シフト，それに伴う血液濃縮．
③宇宙空間で進み続ける現象
- 筋の廃用性萎縮，骨密度の減少，放射線被ばく．
④帰還後の1-Gへの適応
- 心肺機能の低下，血液量の減少，血圧制御機構の低下，貧血，骨粗鬆症．

第58章 エネルギー代謝

生命活動は多種多様な化学反応に基づく．生体内の化学反応を**代謝** metabolism と総称し，大きな分子を小さな分子に分解する過程を**異化** catabolism，小さな分子をより複雑な大きな分子に合成する過程を**同化** anabolism という．通常，前者はエネルギーの放出を伴い，後者はエネルギーを必要とする．

エネルギー基質(糖質，脂質，タンパク質)の異化の過程で放出されるエネルギーは，生体機能の維持，個体の成長，貯蔵エネルギー，外的仕事などに利用される．このエネルギー利用の媒体となるのがアデノシン5'-三リン酸(ATP)やクレアチンリン酸 creatine phosphate (CP)などの**高エネルギーリン酸化合物**である．しかし，エネルギー基質の有する化学エネルギーはすべてが生体に有効に利用されるわけではなく，車のエンジンのようにその多くが熱として失われる．さらに，外部に対して行った仕事以外，体内でなされた仕事は結果的にはすべて熱に変換される(図58-1)．タンパク質や脂質の合成のように，同化された物質の中に蓄えられたエネルギーも，それらが最終的に分解される際に熱として失われる．無論，生体内で産生された熱はすべてが無駄になるわけではなく，体温の調節に重要な役割を果たす．

A エネルギー平衡

1gの水を14.5℃から15.5℃まで1℃上昇させるのに必要な熱量が**1カロリー** calorie (cal)である．カロリーは国際単位系(SI)に属さないが，エネルギー代謝の分野では，その1,000倍のキロカロリー(Calまたkcal)を単位として日常的に用いられる．国際単位系に換算するとほぼ4,186ジュール(J)となる．

1 エネルギー平衡

定常状態では個体から放出されるエネルギー量と，流入するエネルギー量は等しくなる．植物の光合成などとは異なり，ヒトは光，熱，電気など外部からのエネルギーを生命維持のための代謝活動に利用できない(ただし，**熱エネルギー**は体温調節行動により獲得できるが，これらは体温調節にのみ利用され，ほかのエネルギーに変換されることはない)．つまり，ヒトが利用できるエネルギーは食物として摂取した**化学エネルギー**のみである．放出されるエネルギーは，生体内で産生された熱量と同化に利用されたエネルギーおよび外部に対してなした仕事量であるから，以下の平衡式が成り立つ．

食物中の化学エネルギー
　＝熱産生量＋貯蔵エネルギー＋外的仕事量

実際にはこの平衡が成り立つのはまれで，常に**エネルギー平衡の不均衡**が生じている．左辺が長期に及び大きくなると，過剰エネルギーが主に脂質として体内に蓄積される．逆に，食物摂取の低下が長時間継続すると体内のエネルギー基質の消費が進み，糖質が数日のうちに消費され，続いて脂質，最終的には体の主要な構成物質であるタンパク質の異化が急速に起こる．

2 エネルギー平衡の調節

エネルギー平衡の調節はエネルギー流入量，つまり，摂食量の調節とエネルギー放出量(代謝量)の調節の両面からとらえる必要がある．これらはきわめて多様な要因により調節されている．

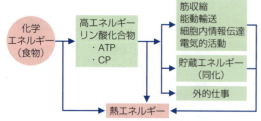

図58-1　生体におけるエネルギー変換の概要

A 視床下部による調節

視床下部外側野 lateral hypothalamic area (LHA)と視床下部腹内側核 ventromedial nucleus of hypothalamus (VMH)は摂食の調節中枢とされる。エネルギー基質自体の血中濃度，代謝産物，消化管ホルモン，体温などさまざまな因子が直接あるいは間接的な入力となり，摂食の調節に関わる(➡第20章，436，437頁)．消化器系からの情報も摂食調節に重要となる．また，VMHは代謝量の調節にも関与し，その興奮により熱産生が亢進する(➡第59章，895頁参照)．

B ホルモンによる調節

インスリン，グルカゴン，コレシストキニンなど，さまざまなホルモンが摂食調節に関する情報を視床下部へ入力する．また，ほとんどすべてのホルモンが細胞，組織，個体レベルでの生命活動に影響を与えるので，多かれ少なかれエネルギー代謝に影響することになる．このなかで生理的にエネルギー基質の代謝と熱産生(エネルギー放出)に大きくかかわっているのが，甲状腺ホルモン thyroid hormone，アドレナリン adrenaline (A)，ノルアドレナリン noradrenaline (NA)である．

1 甲状腺ホルモン

甲状腺ホルモンであるサイロキシン thyroxine (T_4)とトリヨードサイロニン triiodothyronine (T_3)はほとんどすべての組織の酸素消費量を増大させ，代謝を亢進させる．ヒトや動物に甲状腺ホルモンを投与すると，代謝量は6〜7時間後から上昇を始め，1週間前後で最高になるといわれる．しかし，肝細胞や肝臓に直接作用させると30〜60分で細胞や組織の代謝が亢進する．甲状腺ホルモンは肝臓や褐色脂肪組織 brown adipose tissue (BAT)のミトコンドリアに働き，膨化させる．BATでは脱共役タンパク質 uncoupling protein (UCP)を誘導する．

これらの結果，エネルギー基質の異化により発生したエネルギーは，ATP合成に利用されず，単に熱となって失われる．また，心臓，肝臓，筋では甲状腺ホルモンによりアドレナリン受容体の数が増加し，それらに対する反応性が亢進する．

バセドウ Basedow 病(グレーヴス Graves 病)のように甲状腺ホルモンが過剰になると，代謝が亢進し，体温の上昇，暑熱耐性の低下，エネルギー基質の消費による体重減少などが起こる．甲状腺機能低下症では逆に体温の低下，寒冷耐性の低下，全身のむくみによる体重の増加(粘液水腫)などが起こる．

飢餓状態になると，末梢でT_4からT_3への転換割合が減少し，生理活性のない reverse T_3 (rT_3)への転換の割合が増加するので，エネルギー消費が抑えられる．

2 アドレナリン(A)，ノルアドレナリン(NA)

A，NAは肝や筋肉のグリコーゲンを分解し，血中のグルコース濃度を上昇させる．また，脂肪組織に働き，脂肪を分解して，脂肪酸を遊離する．グルコースや遊離脂肪酸はエネルギー基質として代謝活性の高い器官で利用される．さらに，交感神経終末から放出されるNAや血中のA，NAはアドレナリンβ_3受容体を介してBATに作用し，強力に熱産生を増加させる．カテコールアミン産生腫瘍である褐色細胞腫では代謝の亢進と体重減少がみられる．

成長ホルモンや性ホルモンも代謝量を亢進させる．男性ホルモンは女性ホルモンより代謝亢進の作用が強い．その他，糖質コルチコイドは糖代謝に関与するばかりでなく，A，NAに対して許容作用 permissive effect をもつので，その欠損により代謝の亢進が起こらなくなる．

Advanced Studies

脱共役タンパク質 uncoupling protein (UCP)

UCPには，これまででいくつかのタイプがみつかっている．UCP 1は分子量32,000でBATのミトコンドリア内膜に存在する．UCP 2はさまざまな組織に，UCP 3は骨格筋に，UCP 4とUCP 5は主に脳に発現する．ミトコンドリアのマトリックスにはクエン酸回路に関する酵素が存在する．エネルギー基質を利用してクエン酸回路で得られた還元型補酵素中のH原子は，ミトコンドリア内膜にある電子伝達系において酸化され，水となる．このときの自由エネルギーによりH^+イオンがマトリックスから汲み出され，ミトコンドリア内膜を介したH^+イオンの勾配を形成する．H^+イオンは電気化学ポテンシャルによりミトコンドリア内膜にあるATP合成酵素内を通過してマトリックス内へ移動し，最終的にATPが合成される(➡第1章，18頁参照)．しかし，UCP 1は活性化されるとH^+イオンを単に通過させるだけのバイパスとなるので，H^+イオンの電気化学ポテンシャルが失われる．つまり，エネルギー基質の異化により発生したエネルギーは単に熱となる．BATのUCP 1は寒冷曝露時などの熱産生に重要な働きを有している．UCPは熱産生とは無関係の組織や植物にまでも存在しており，その生理的役割には不明な点もある．

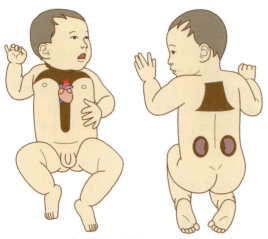

図 58-2　ヒト新生児期の褐色脂肪組織(BAT)の分布
表層部のBAT(褐色で表示)は頸部や肩甲骨間に,深部のBATは大動脈周囲や腎臓周囲の後腹膜などに存在する.

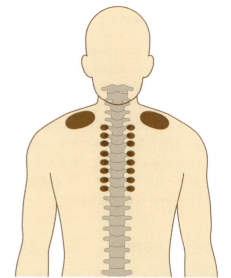

図 58-3　ヒト成人の褐色脂肪組織(BAT)の分布
BAT(褐色で表示)は両肩部と脊柱の両側に沿って分節性に存在する.

C 脂肪組織による調節

脂肪組織は大別すると,以下の2つに分けられる.

1 ● 白色脂肪組織 white adipose tissue (WAT)

WATは,代謝活性が低く,単にエネルギー基質である脂質を貯蔵するだけの器官と考えられてきたが,近年,内分泌器官としての重要性が認識されるようになった.脂肪細胞から分泌されるペプチドホルモンである**レプチン** leptin は,視床下部の受容体に作用し,摂食の抑制と熱産生の増加を引き起こす.レプチン濃度は脂肪組織の重量に比例するので,エネルギー平衡が崩れて脂肪組織量が増加すると(肥満になると),レプチンの分泌量が増加する.その結果,摂食量の減少と代謝の亢進が起こり,体脂肪量が減少する.つまり,WATはレプチンを介してその重量,言い換えれば個体のエネルギー貯蔵量を一定に保っている.レプチンあるいはレプチン受容体の欠損した動物では肥満が起こるが,ヒトの肥満とレプチンの関連はまだ明確ではない(➡883頁参照).

その他,WATはアディポネクチン adiponectin,レジスチン resistin など,さまざまな物質を分泌することが知られる.

2 ● 褐色脂肪組織 brown adipose tissue (BAT)

BATは,ほとんどすべての哺乳類の新生児期に存在する**非ふるえ熱産生**の主要臓器である.大型の哺乳類では成長すると消失するとされる.ヒトでも新生児期や幼児期には明確に観察される(図58-2).成人では肩部(鎖骨の深部あたり)や脊柱に沿って存在し(図58-3),生理的に機能することが知られるようになった.

BATは 344 kcal/hr/kg (400 W/kg) という強力な熱産生能があるため,成人でも50gもあれば十分に生理的機能を発揮できると考えられる.BATには交感神経節後線維が密に分布し,その興奮あるいは血中NAの増加によりアドレナリンβ_3受容体を介して脂質が分解され,これをエネルギー基質として熱産生が亢進する.BATには血管が多数分布し,BATの細胞にはミトコンドリアが豊富に存在するため,その色調に赤みがかかる(褐色の理由).

BATは体温調節に重要な役割を果たすが,過食をしたときなどは,過剰に摂取したエネルギーを熱として放出する役割をもつ可能性が高い.事実,BATの機能が低下した動物では肥満が起こる.

Advanced Studies

食事性熱産生 diet-induced thermogenesis (DIT)
　げっ歯類に好む餌を数種類与えると(cafeteria diet),摂食量が増加する.しかし,過剰に摂取されたエネルギーはそのほとんどが単に熱として放出され,体重の増加は抑制される.このときの熱産生をDITとよび,BATが主に関与すると考えられている.通常,どのような食事をしても熱産生の亢進が起こり,こ

れを**特異動的作用** specific dynamic action（SDA，→878 頁参照）という．SDA は不可避的であるのに対し，DIT は過剰摂取したエネルギーを熱として消費し，エネルギー平衡を保とうとする調節性（適応性）の反応と考えられるが，測定上明確に区分できないこともあり，DIT と SDA は同義語に扱われる傾向にある．

B エネルギー代謝の測定

ヒトあるいは動物のエネルギー代謝の測定法には，エネルギーを放出された熱のかたちで物理的に補足する**直接熱量測定法** direct calorimetry と，酸素の摂取量やエネルギー基質の終末産物から体内で産生された熱量を算出する**間接熱量測定法** indirect calorimetry がある．外的仕事がない安静・定常状態では，ヒトや動物の体内で消費されたエネルギーはすべて熱となり，体外へ放出される．したがって，これら2つの方法で得られたエネルギー代謝量は等しくなる．ヒトや大型動物用の直接熱量計 direct calorimeter は設備も大きく複雑な装置が必要となるため，代謝量の測定には間接熱量測定法が汎用される．また，エネルギー流入量を測定するために，食物やそれぞれのエネルギー基質のもつ化学エネルギーを**爆灼熱量計（ボンブ熱量計 bomb calorimeter）**により測定する．

A 直接熱量測定法

ヒトを対象とした直接熱量測定に用いられる直接熱量計（ヒューマンカロリーメーター）は**アトウォーター–ローザ–ベネディクト** Atwater-Rosa-Benedict **型**と**熱勾配層型** gradient layer type がある．両者ともヒトを断熱し密閉した居住空間に入れ，放射，対流，伝導により放散された熱量（**非蒸散性熱放散量**）を測定する．前者はその熱を循環水や空気などの触媒に吸収させ，その温度上昇度，流量，比熱から熱放散量を計算する（図58-4）．後者は T. H. Benzinger らにより実用化されたもので，熱量計の内壁を通じて外部へ移動する熱量を熱流束素子で測定する．

直接熱量計では，水の蒸散により放出される熱量（**蒸散性熱放散量**）を測定することはできない．しかし，ヒトの体表面や呼吸から蒸発した水分を吸収剤に吸着させる，あるいは，流入流出空気の湿度変化などから，単位時間あたりの蒸発水分量を求め，それに水の気化熱を乗算すれば蒸散性熱放散量を求めることができる．

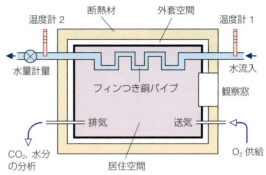

図58-4 Atwater-Rosa-Benedict 型の直接熱量計の概要

B 間接熱量測定法

生体内では，通常糖質と脂質がエネルギー基質として利用されている．これらは完全に燃焼（酸化）すると水と CO_2 になる．したがって，それらエネルギー基質の燃焼に必要な O_2 量，排泄される CO_2 量，発生する熱量がわかっていれば（表58-1），ヒトや動物の単位時間あたりの O_2 消費量（$\dot{V}_{O_2}$）と CO_2 排泄量（$\dot{V}_{CO_2}$）から，利用された糖質と脂質の割合と産生された熱量を求めることができる．特殊な栄養状態でない場合は，エネルギー基質の燃焼の割合が一定と仮定して，O_2 1 L あたり 4.82 kcal の熱量が発生するとして $\dot{V}_{O_2}$ から計算する．酸素1 L あたりに発生する熱量を**酸素熱当量** energy equivalent of oxygen という．

生体内ではタンパク質が分解されるので，厳密に代謝量を測定する場合にはタンパク質の異化に伴う熱量も考慮しなければならない．タンパク質に含まれる窒素（N）は生体内で完全燃焼されず，尿素などの窒素化合物として尿中に排泄されるため，生体内での発生熱量は完全燃焼により発生する熱量より小さくなる（表58-1）．尿中に排泄された N を測定し，標準的なタンパク質の N 含有量を 16% として単位時間あたりの酸化タンパク質量を得れば，タンパク質異化により産生された熱量，使用された O_2 量，排泄された CO_2 量が算出される．

Advanced Studies

間接熱量測定法

厳密に間接熱量測定を行うためには $\dot{V}_{O_2}$ と $\dot{V}_{CO_2}$ を正確に測定しなければならない．測定方法は以下のものがあるが，現在，ヒトでは開放式測定法の方法が主流である．

表 58-1 エネルギー基質の生体内燃焼に関する値

基質	発生熱量 (kcal/g)	必要 O_2 量 (L/g)	発生 CO_2 量 (L/g)	熱当量 (kcal/L O_2)	(kcal/L CO_2)
糖質	4.1	0.83	0.83	4.9	4.9
脂質	9.5	2.03	1.43	4.7	6.6
タンパク質	4.2 (5.6)	0.95	0.76	4.4 (5.90)	5.5 (7.37)

脂質，タンパク質は標準的な組成をもつ．（　）内は物理的に完全燃焼した際の値を示す．

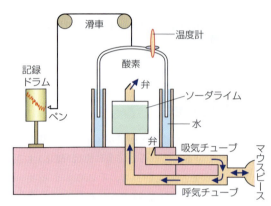

図 58-5　Benedict-Roth 型スパイロメーターの概要

表 58-2 非タンパク質 R と酸素熱当量，糖質と脂質の燃焼の割合

R	酸素熱当量 (kcal/L)	利用された糖質 (%)	利用された脂質 (%)
0.70	4.686	0.0	100.0
0.75	4.739	15.6	84.4
0.80	4.801	33.4	66.6
0.85	4.862	50.7	49.3
0.90	4.924	67.5	32.5
0.95	4.985	84.0	16.0
1.00	5.047	100.0	0.0

1. 閉鎖式測定法

ヒトの代謝量測定の場合はベネディクト-ロス Benedict-Roth 型スパイロメーター（肺活量計）が用いられる（図 58-5）．これは閉鎖した回路内に充填した空気または純酸素を呼吸し，呼気で排出した CO_2 をすべてソーダライムなどに吸着させる装置で，単位時間あたりに減少した回路内のガス容積が $\dot{V}_{O_2}$ に一致する．回路内のガス容量に限界があり，短時間の測定しかできない．

2. 開放式測定法

ヒトの測定ではダグラスバッグ Douglas bag 法が用いられた．被験者は新鮮外気を一方向弁付きのマウスピースを介して吸気し，呼気ガスのみを一定時間バッグ内にためる．空気の組成は既知であるから，バッグ内の O_2 と CO_2 を分析すれば O_2 と CO_2 濃度の変化がわかる．さらに，ガスメーターによりバッグ内容積を測定すれば分時換気量が計算されるので，$\dot{V}_{O_2}$ と $\dot{V}_{CO_2}$ が得られることになる．近年は，小型で高性能のガス分析計と流量計の開発により，呼吸ごとのガス濃度変化や換気量の分析が可能となり，経時的かつ長期にわたる代謝量の測定がなされている．

動物の場合は，上半身にフードをかけたり，代謝箱に入れて，新鮮空気と呼気の混合ガスを一定流量で吸引させる．ガスサンプルの O_2，CO_2 濃度を測定すれば，$\dot{V}_{O_2}$ と $\dot{V}_{CO_2}$ が得られる．

C 爆灼熱量計（ボンブ熱量計）

ある物質が完全燃焼して生じる熱量を測定する装置である．断熱した容器内に水を入れ，水中に高圧酸素で満たした一定容積の試料室を置く．試料室内に既知重量の試料を置き，瞬間的に燃焼した際に発生する熱量を試料室周囲の水温変化から測定する．一定容積下での反応のため，純粋に内部エネルギーの変化を測定できる（表 58-1）．

天然の脂質とタンパク質の原子組成は一様でないため，試料により得られる熱量は若干異なる．

D 呼吸交換比

呼吸交換比 respiratory exchange ratio（R）は，**呼吸商** respiratory quotient（RQ）ともよばれ，$\dot{V}_{CO_2}$ と $\dot{V}_{O_2}$ の比である．

$$R = \dot{V}_{CO_2} / \dot{V}_{O_2}$$

R はエネルギー基質により異なり，糖質では 1.00，標準的な脂質とタンパク質ではそれぞれ 0.70，0.80 とされる．生体ではこれら 3 種のエネルギー基質が混合して燃焼しており，安静時の R は 0.83〜0.85 程度になる．絶食などで脂質の利用が増すと，R は次第に低下する．先述のように生体内の主なエネルギー基質は糖質と脂質であるので，タンパク質の異化を無視すると，R から糖質と脂質の燃焼割合が得られ，**酸素熱当量**が求められる（表 58-2）．この R を非タンパク

質 R という．

R の決定は正確な代謝量を測定するのに重要であるが，生体の換気の条件などにより実際の代謝機能とは無関係に値が大きく変動するので注意を要する．例えば，**過換気** hyperventilation により肺から CO_2 の洗い出し wash out が起こると，R は上昇する．同様に，運動による乳酸の蓄積など**代謝性アシドーシス**が起こると，代償性に CO_2 の呼出量が増加するので R は上昇する．逆に，**低換気** hypoventilation や**代謝性アルカローシス**により R は低下する．また，糖質から脂質への合成が起こると R は 1.0 を超え，脂質から糖質が誘導されると R は 0.7 以下になることもある．

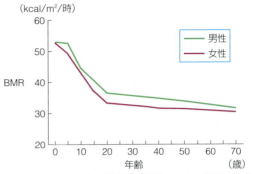

図 58-6　日本人男女の基礎代謝量（BMR）の加齢に伴う変化

C　代謝量

ヒトや動物が単位時間あたりに利用する（放出する）エネルギー量を**代謝量**あるいは**代謝率**という．代謝量の測定は必要栄養量の決定や疾患の診断などに重要であるが，身体の栄養状態，活動状態，精神状態，環境条件など，生体内外のさまざまな条件により変化することに注意しなければならない．

1　代謝量の種類

A　基礎代謝量 basal metabolic rate（BMR）

生体が正常に生命を維持するために必要な覚醒時の代謝量を**基礎代謝量**（BMR）といい，個体内，個体間での代謝量の比較に用いられる．BMR は，食後 12 時間以上経た後で通常午前中，安静仰臥位で骨格筋の緊張がなく，2 時間以上前から運動しておらず，精神的にも安静を保ち，中性温度域下（着衣で環境温約 23℃）で，薬物使用のない覚醒状態で測定する．睡眠状態になると代謝量が 6～10% 低下する．

一般に成人の BMR は 1,500～2,000 kcal/日とされ，そのうち，中枢神経系が 20%，循環呼吸器系が 16%，肝を含めた消化器系が 30%，骨格筋が 25% 程度を占める．BMR は以下の要因に依存する．

1　体重

単純に個体あたりでは**体重** body mass が重いほど BMR は大きくなる．しかし，脂肪組織の代謝はほかの器官に比べきわめて低いため，同じ体重でも脂肪組織の量が多いと代謝は低くなる．つまり，BMR を体重あたりで表すと，正常な代謝活性を有していても，肥満者では代謝量が小さく，筋肉質のヒトでは大きくなってしまう．BMR を脂肪組織の重量を引いた**除脂肪体重** lean body mass（LBM）* あたりで表せば，体重，性差，年齢差をほぼ解消することができる．

2　体表面積

定常状態では，生体から放散される熱量と体内で産生される熱量は同じになる．また，熱はほとんどすべてが体表面から失われる．つまり，**体表面積** body surface area が大きいほど代謝量が大きくなる．そこで，一般に，BMR は体表面積あたりで表されている（kcal/m²/時，W/m²）．こうすると，体格が大きく異なる場合でも，異なる動物種で体重が数百倍になっても，BMR はほぼ同じ値をとる．

ヒトの体表面積を求めるには**デュボア DuBois の式**を日本人に適用した**高比良の変法**が用いられる．

男性：$S = 0.007246 \times W^{0.424} \times H^{0.725}$
女性：$S = 0.007449 \times W^{0.427} \times H^{0.718}$
S：体表面積(m²)，W：体重(kg)，H：身長(cm)

3　性と年齢

女性は男性よりも 6～10% 程度 BMR が低い（図 58-6）．この差は性ホルモンによるとされる．ただし，妊娠後半の女性では BMR が高くなる．これは，胎児や胎盤などの代謝活性の高い組織量の増加や循環

---

* LBM の計算に必要な体脂肪量は脂肪組織に均等に分布する物質の利用や，水中体重秤量法により得た体比重から求める．簡便には皮脂厚計（キャリパー）により身体数か所の皮下脂肪厚を測定したり，身体の電気抵抗を測定して体脂肪率を推定し，体脂肪量を計算する．

血液量の増加に伴う循環系の仕事量の増加による.

BMR は年齢によっても異なり，乳幼児期から思春期に高く，成人期に安定するが，加齢とともに徐々に減少する（図 58-6）．幼児期，思春期に BMR が高いのは細胞自体の活性が高いことや成長にエネルギーが必要であることなどによる．老齢期の BMR 低下の一部には脂肪組織以外の体質量の減少が関与する.

B その他の代謝量

1 安静時代謝量

BMR は測定条件が煩雑なので，ヒトの BMR の代用として，軽食 2〜4 時間後，椅坐位で 30 分安静を保ったときの代謝量を測定することがある．これを**安静時代謝量** resting metabolic rate（RMR）といい，BMR より 10〜20％ 高くなる．動物においては中性温度（体温を維持するためのエネルギー消費が最少となる温度）環境下，消化・吸収の影響がほとんどない安静時に測定した代謝量をいう．動物では完全な非活動状態を得ることが困難なため，ヒトでの BMR に代えて用いる.

2 エネルギー代謝率

ヒトの代謝量は身体活動の程度に比例して増加する．運動や身体活動の強度を示す指標として，活動による代謝量の増加が BMR の何倍であるかを表す**エネルギー代謝率** relative metabolic rate（RMR）* が用いられる．RMR は以下の式で得られるが，安静時代謝量の代わりに BMR 10％ 増しの代謝量を用いてもよい.

RMR＝（身体活動時の代謝量－安静時代謝量）/BMR

RMR はさまざまな日常作業や運動について求められており，例えば，おおよそ入浴 0.7，歩行（50 m/分）1.6，マラソン 14.3，100 m 自由型水泳 41.4，バスケットボール 12.0 などである．RMR は作業や運動の習熟度が増すと低下する．また，身体活動時の総エネルギー消費量を得る場合には，その身体活動の持続時間を考慮しなければならない.

2 代謝量に影響する要因

1 食物摂取

食物を摂取すると食後 1 時間から数時間にわたり

代謝が亢進する．これは不可避的な熱産生の増加で食物の**特異動的作用** specific dynamic action（SDA）or effect（SDE）とよばれる．摂取した糖質，脂質，タンパク質の化学エネルギーのうち，それぞれ約 6％，4％，30％ は熱として失われ，生体で利用することができない．SDA は肝臓におけるアミノ酸の酸化的脱アミノ基反応やグリコーゲンの合成などによるといわれる．タンパク質に富む食事をすると体が"暖まる"のはタンパク質の SDA が大きいからで，イヌイットのような寒冷地住民が肉を食べることは体温調節の観点から都合がよい．日本人の平均的な食事での SDA は 10〜20％ とされるが，その値は食事内容により大きく変化する.

2 体温

一般に化学反応速度は温度が上昇すると増大する．温度が 10℃上昇したときに物質代謝や生物現象の速度が何倍になるかを示す値を**温度係数** temperature coefficient といい，Q_{10}（キューテン）で表す．触媒によらない化学反応での Q_{10} は 2.2〜5.0 であるが，生化学反応や生物現象では 2〜3 の値をとる．したがって，発熱 fever などで体温が 1℃上昇すると代謝は約 13％ 亢進する．**熱射病** heat stroke のように体温調節機能の失調による極度の高体温時には，Q_{10} の効果により代謝が亢進し，高体温がさらに助長されるという悪循環が起こる．逆に，低体温になればその程度に応じて代謝は低下する.

3 ホルモン

代謝活動を調節するホルモンは BMR にも影響する．特に，甲状腺ホルモン，A，NA の過剰や欠乏は BMR の著明な上昇や低下をもたらす（➡873 頁参照）.

4 環境温度

体からの熱放散量は物理的に環境温度に依存する．環境温度が下がると熱放散量は物理的に増加するので，体温調節性にふるえや非ふるえ熱産生が起こり，代謝量が増加する．裸体安静時には環境温が 28〜31℃で代謝量が最も低く保たれる．環境温が上昇してもヒトの代謝量はそれ以上減少することはない．ただし，女性ではさらに低下する可能性があるという．逆に，発汗や皮膚血流量維持のための循環系への負荷により，代謝が若干亢進する.

---

* 安静時代謝量 resting metabolic rate も RMR と略されるので，混同しないよう注意すること.

5 その他

激しい運動の後は，**酸素負債**の解消のために積極的に酸素を取り入れるため，しばらくは代謝が高くなる．トレーニングにより筋肉量の増加したヒトでも代謝は高い．また精神的緊張によっても代謝は亢進する．安静時でも脳は心拍出量の 13〜15% の血流を受け，BMR の 20% 近くを占める代謝の高い器官である．しかし，脳の血流量や代謝量は睡眠によっても大きくは影響されない．したがって，**精神的緊張**による代謝の亢進は脳の代謝の変化によるのではなく，交感神経系の賦活による血中カテコールアミンの上昇や，筋緊張の亢進による二次的な結果と考えられる．BMR には人種差があるといわれるが，体型の差，居住環境や食事内容の違いなど多くの要因に影響されている可能性がある．

ヒトや動物が寒冷に馴化すると BMR は上昇し，暑熱に馴化すると BMR は低下する．これは，主に温度刺激による甲状腺ホルモンのレベルの増減による．四季のある日本では，BMR に 10% 程度の季節変動があるとされ，冬に高く夏に低い．この変動は，温度馴化や摂取する食物の量と質に起因すると考えられるが，人工環境の整備や食生活の変化などにより近年では消退しつつあるという．

 巻末付録 問題 59. 肥満症 ➡ 1097 頁参照.

D エネルギー代謝の中枢調節

エネルギー平衡は，エネルギー摂取量と消費量によって維持されている．**エネルギー摂取量**は，摂食量と腸管からの吸収によって規定される．**エネルギー消費量**は，エネルギー源である糖，脂質，タンパク質（アミノ酸）代謝を通して制御されている．中枢神経系，特に視床下部は，エネルギー摂取量と消費量の両方を制御しており，末梢組織との間にエネルギー平衡を保つためのフィードバックループを形成している．脂肪細胞から産生されるホルモンであるレプチンは，エネルギー平衡を調節する代表的なホルモンであり，フィードバック機構の一端を担う（図 58-7）．

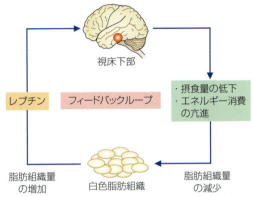

図 58-7 レプチンによるエネルギー代謝調節機構
レプチンは脂肪組織量に比例して血中への分泌が増加し，視床下部に作用を及ぼして，摂食抑制とエネルギー消費を亢進させ，脂肪組織量を減少させる．

1 視床下部における調節機構

A 神経核と神経ペプチド

視床下部には多くの神経核が存在する．なかでも**視床下部弓状核** arcuate nucleus of hypothalamus (ARC)，**視床下部室傍核** paraventricular nucleus of hypothalamus (PVH)，**視床下部腹内側核** ventromedial nucleus of hypothalamus (VMH)，**視床下部外側野** lateral hypothalamus area (LHA) は，摂食と代謝調節に関わる代表的な神経核である（➡第 20 章，435 頁参照）．特に弓状核は，視床下部のなかで体全体のエネルギー状態を感知する重要な神経核であり，血液中のレプチンを含むさまざまなホルモンや栄養素が，同神経核のニューロンに直接作用を及ぼす（図 58-8）．弓状核に存在するニューロンは，室傍核，腹内側核，外側野などに投射しており，これらの神経核と相互作用しながら，摂食および代謝を調節する．

室傍核には多くの弓状核ニューロンが投射する．室傍核では，**下垂体ホルモンの分泌調節**（➡第 65 章，958 頁参照）や**ストレス**（➡第 64 章，954 頁参照）と相互作用しながら，エネルギー代謝を調節する．腹内側核は古くから**満腹中枢**と呼ばれ，この領域が障害されると過食を引き起こして肥満する．腹内側核は性行動や攻撃行動とも関連しており，性行動，攻撃行動，摂食行動の選択に関わると考えられる．外側野は古くから**摂食中枢**と呼ばれている．外側野が障害されると，腹内側核とは反対に，摂食が抑制されかつ熱産生が亢進する．その結果，体重が低下して死に至ることもある．外側

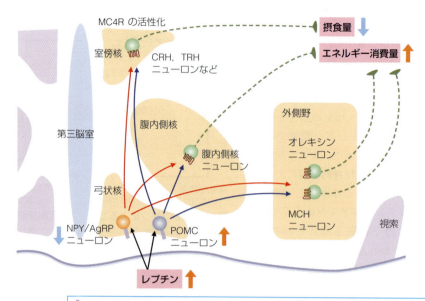

図 58-8　視床下部におけるエネルギー代謝調節機構
視床下部弓状核には，POMC ニューロン（●）と NPY/AgRP ニューロン（●）が存在し，室傍核，腹内側核，外側野などに投射する．レプチンは，レプチン受容体 Ob-Rb（LepR）を介して弓状核 POMC ニューロンを活性化，逆に NPY/AgRP ニューロンの神経活動を抑制することによって，室傍核，腹内側核，外側野のメラノコルチン受容体 MC4R 発現ニューロンを活性化または抑制する．その結果，摂食抑制とエネルギー消費の亢進を引き起こし，脂肪組織量を低下させる．一方，飢餓によって脂肪組織量が減少すると，血中レプチン濃度が低下して，弓状核 POMC ニューロンの神経活動が低下するとともに，NPY/AgRP ニューロンの神経活動が高まる．その結果，摂食亢進とエネルギー消費の低下が起こり，脂肪組織量を増加させる．肥満では，血中レプチン濃度は高いにもかかわらず，やせることができなくなる．これは視床下部におけるレプチンの反応が障害されるためである．これをレプチン抵抗性とよぶ．

野はまた，視床下部と報酬系（→第22章，488頁参照）を結ぶ重要な脳領域の1つである．

1 ● 弓状核 — α-MSH，NPY，AgRP

　弓状核は，レプチンの作用を視床下部内に伝える重要な脳領域である．弓状核には，エネルギー代謝を相反的に調節する2種類のニューロンが存在する（図58-8）．1つは，神経ペプチドα-MSH（α-メラノサイト刺激ホルモン α-melanocyte stimulating hormone）を分泌する POMC（proopiomelanocortin）ニューロンであり，もう1つは，神経ペプチドの NPY（ニューロペプチド Y neuropeptide Y）と AgRP（アグーチ関連ペプチド agouti-related peptide）を分泌する NPY/AgRP ニューロンである．

　α-MSH は，摂食を抑制するとともにエネルギー消費を促進することによって，脂肪組織量を低下させる．これに対して，NPY と AgRP はともに摂食を促進し，エネルギー消費を抑制することによって，脂肪組織量を増加させる．NPY と AgRP は，現在知られる脳内の摂食調節因子のなかで，最も強力に摂食を促進する神経ペプチドである．レプチンは，POMC ニューロンを活性化すると同時に，NPY/AgRP ニューロンの神経活動を抑制する．

　POMC ニューロンと NPY/AgRP ニューロンは，外側核，腹内側核，室傍核などに投射し，メラノコルチン受容体，特にメラノコルチン4型受容体（MC4R）を介して，それらの神経核のニューロン活動を制御する（図58-8）．α-MSH は MC4R を活性化し，AgRP は逆に MC4R 活性を抑制する．これらのニューロンには NPY 受容体も多く発現する．NPY は，AgRP と同様に，これらのニューロンの神経活動を調節することによって摂食を促進する．

2 ● 外側野 — オレキシン，MCH

　オレキシンと MCH（メラニン凝集ホルモン melanin-concentrating hormone）は，外側野に選択的に発現する摂食促進神経ペプチドである（図58-8）．弓状核の POMC ニューロンと NPY/AgRP ニューロンは，

オレキシンと MCH ニューロンに投射し，神経活動を調節する．オレキシンは，摂食だけでなく，エネルギー消費，睡眠，覚醒レベルを調節している．

オレキシンニューロンおよびオレキシン受容体の異常は，**ナルコレプシー**(嗜眠症)の原因となる．

3 ● 室傍核—CRH，TRH

弓状核の POMC ニューロンと NPY/AgRP ニューロンは，室傍核にも投射し，MC4R ニューロンを介して摂食，代謝を調節する(**図 58-8**)．そのほか，室傍核には下記のニューロンがエネルギー代謝の調節に関わる．

CRH(副腎皮質刺激ホルモン放出ホルモン corticotropin-releasing hormone)は，下垂体に働き ACTH の分泌を促進するが，摂食抑制作用も有する．

TRH(甲状腺刺激ホルモン放出ホルモン thyrotropin-releasing hormone)は下垂体の TSH 細胞を刺激し，TSH の分泌を高めることによって，**甲状腺ホルモン**の分泌を促進する．

B その他の神経伝達物質および神経伝達調節物質

1 ● ドパミンとノルアドレナリン

視床下部外側野を通って嗅球，辺縁系，新皮質に至る内側前脳束には，中脳被蓋野の**ドパミンニューロン**あるいは脳幹にある青斑核の**ノルアドレナリンニューロン**が走行しており，**報酬系**を形成する(➡ 第 22 章，488 頁参照)．報酬系は，摂食行動や性行動などが完遂した際に起こる「快感」の発現と関連しており，その異常は薬物依存や過食行動と関連する．

レプチンは，中脳の腹側被蓋野ドパミンニューロンの活動を抑制し，逆にグレリンは活性化する．

2 ● セロトニン

脳幹部の縫線核に**セロトニンニューロン**があり，このニューロンの一部は，視床下部弓状核の POMC ニューロンを活性化することによって摂食を抑制する．また，**セロトニン**は，報酬系である中脳の腹側被蓋野ドパミンニューロンの側坐核での活動を抑制する．

選択的セロトニン再取込み阻害薬(SSRI)に属する一部の抗うつ薬は，肥満症や過食症に対して，過食抑制作用を有する．

3 ● 内因性カンナビノイド

カンナビノイドとは，**大麻** cannabis に含まれる多数の生理活性物質の総称であり，内因性カンナビノイドとして，生体内にもアナンダミド，2-アラキドノイルグリセロールが存在する．内因性カンナビノイドは，カンナビノイド受容体 CB1 を介して摂食を促進する．CB1 の選択的な阻害剤は，肥満症や過食症に対して，過食抑制作用を有する．

2 末梢から中枢への代謝情報入力

代謝情報は，摂食によって時々刻々変化する短期的な代謝情報と，全身のエネルギー貯蔵量に基づく長期的な代謝情報からなる．

摂食は，代謝恒常性を大きく乱すので，味覚，嗅覚情報，消化管内および血中栄養素の濃度変化など，摂食前後のさまざまな情報がリアルタイムに脳に伝えられ，精緻な調節が行われている．このような摂食に伴う短期的な代謝情報は，主にグレリン，インスリン，神経系，消化管ホルモン，血中代謝産物が担う．

これに対してレプチンは，脂肪組織量に基づく長期的な代謝情報を担う(**図 58-9**)．

A 摂食に伴う短期的な代謝情報

1 ● グレリン

グレリンは，胃粘膜の内分泌細胞(X/A-like 細胞)で産生され，血中に分泌される(➡ 第 70 章，1014 頁参照)．

グレリンは，成長ホルモン分泌促進因子受容体(GHS-R)の特異的内因性リガンドとして，胃で発見され，その後，強い摂食促進作用を有することが判明した．グレリンは，末梢組織で産生され血中に分泌される摂食促進ホルモンである．

胃から血中に分泌されたグレリンは，視床下部弓状核の NPY/AgRP ニューロンを活性化することによって，摂食を促進する．血中グレリンは，絶食または食事時刻において増加し，摂食によって低下する．

2 ● インスリン

膵臓 β 細胞から分泌される**インスリン**は，脳内のインスリン受容体にも直接作用を及ぼし，摂食を抑制する．また，脳内のインスリン受容体を介して，肝臓からのグルコース産生を抑制することにより，摂食による血糖値の上昇を抑制する(➡ 第 71 章，1019 頁参照)．

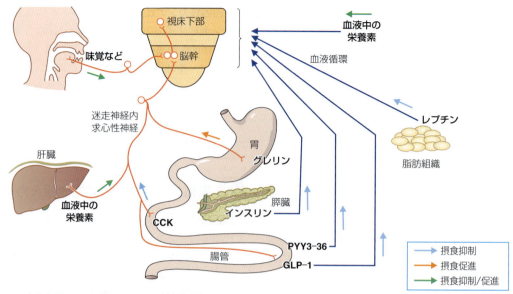

図58-9 末梢組織から中枢神経系への代謝情報入力
グレリンは，絶食および摂食開始時刻前に血中に分泌され，迷走神経内に存在する求心性神経を介して，その情報を視床下部に伝達し，摂食を亢進する．また，味覚刺激も摂食，エネルギー代謝の調節に関与する．腸管に到達した食物は，腸管内分泌細胞からのCCK，GLP-1の分泌を促進する．CCKは胆嚢の収縮，GLP-1はインスリン分泌を促進する．また，いずれも迷走神経内の求心性神経を介して摂食を抑制する．GLP-1はまた血液循環を通して視床下部，脳幹に直接作用する．腸管からはPYY3-36も分泌され，NPY/AgRPニューロンに直接作用を及ぼして摂食を抑制する．血中に吸収されたグルコースや脂肪酸などの栄養素は，肝臓や腸管の求心性神経を介して，あるいはPOMCニューロン，NPY/AgRPニューロンなどに直接作用することによって，その情報を視床下部に伝える．レプチンは，脂肪組織量に応じて血中への分泌が増減し，POMCニューロンやNPY/AgRPニューロンに直接作用することによって，エネルギー代謝を調節する．

3 ● 神経系

副交感神経の1つである**迷走神経**には，多数の求心性神経が含まれており，肝臓や消化管における代謝変化を感知して，代謝情報を脳に送る．

4 ● 消化管ホルモン（→第70章, 1011頁参照）

食物が十二指腸や上部小腸に入ると，食物中の長鎖脂肪酸が刺激となって腸管内分泌細胞であるI細胞から**コレシストキニン（CCK）**が血中に分泌される（→第70章, 1013頁参照）．CCKは，胆嚢を収縮させると同時に，迷走神経内の求心性神経を介して，摂食を抑制する．

食物が下部小腸に到達すると，腸管内分泌細胞であるL細胞から**GLP-1**（glucagon-like peptide-1）が血中に分泌される．GLP-1は，膵臓β細胞からのインスリン分泌を促進して食後の血糖上昇を抑制する**インクレチン作用**とともに，摂食を抑制する．GLP-1による摂食抑制作用は，迷走神経内の求心性神経と視床下部・脳幹への直接作用が関与する．GLP-1受容体作動薬は，近年，抗肥満薬として開発が進んでいる．

L細胞からは**PYY3-36**（peptide YY3-36）も血中に分泌される．PYY3-36は弓状核NPY/AgRPニューロンの神経活動を直接抑制または迷走神経を介することによって，摂食を抑制する．

5 ● 血中代謝産物（グルコースと脂肪酸）

腹内側核，外側核，弓状核，脳幹部には，血液および脳脊髄液中のグルコースおよび脂肪酸の濃度変化を直接感知することによって，神経活動を変化させるニューロンが存在する．

血糖値が上昇すると，POMCニューロンは活性化し，逆に，NPY/AgRPニューロンが抑制される．その結果，摂食が抑制されると同時に，エネルギー基質であるグルコースの利用を促進して，エネルギー消費が高まる（**フィードバック機構**）．また，グルコースや脂肪酸に特異的に反応し，神経活動を変化させるニューロンが，迷走神経内の求心性神経にも存在し，肝門脈血液中の代謝情報を脳に伝える．

B 長期的な代謝情報

1 ● レプチン

レプチンは，**脂肪細胞**から産生，血中に分泌されるタンパク質ホルモンであり，脂肪組織量の増減に伴う長期的な代謝情報を視床下部に伝達する（→第20章，434頁参照）．血中レプチン濃度は全身の脂肪組織量と正に相関する．脂肪組織量の増加によって血中レプチン濃度が高まると，視床下部弓状核POMCニューロンの活性化，NPY/AgRPニューロンの抑制を引き起こし，摂食を抑制するとともに，エネルギー消費を高めることによって，脂肪組織量を低下させる（**フィードバック機構**）（図58-8）．反対に，脂肪組織量が低下して血中レプチン濃度が減少すると，摂食が亢進，エネルギー消費が低下して脂肪組織量が増加する．

レプチン受容体 **Ob-Rb** は，視床下部弓状核に最も豊富に発現しており，腹内側核，背内側核，外側野，室傍核がこれに続く．また，報酬系として摂食を促進させる腹側被蓋野ドパミンニューロンにも Ob-Rb が発現しており，レプチンはその活動を抑制する．

レプチンによるエネルギー消費亢進作用は，主に**交感神経**の活動亢進と**甲状腺ホルモン**の分泌促進による．反対に，レプチン，Ob-Rb，α-MSH，MC4R の異常は，過食とエネルギー消費の低下を引き起こして，著しい**肥満**となる．ヒトにおいても，これら遺伝子の変異による高度肥満家系が存在する．

Advanced Studies

飢餓
飢餓は，食物探索行動を引き起こすと同時に，エネルギー消費を低下させる．しかし，飢餓は，同時に免疫機能の低下による易感染性，下垂体からのゴナドトロピンの分泌低下に伴う性周期の異常を引き起こす．このような生体反応の少なくとも一部は，脂肪組織量の減少と，それによって引き起こされる血中レプチン濃度の低下による．飢餓状態のマウスやラットにレプチンを投与すると，摂食亢進状態，エネルギー消費の低下，免疫機能の低下，下垂体からの性腺刺激ホルモン分泌の低下が改善する．

食事誘導性肥満
マウスやラットに動物性脂肪を多く含む高脂肪食を与えると過食となり，肥満する（**食事誘導性肥満**）．肥満すると，脂肪組織量が増加して血中レプチン濃度が高くなるが，肥満は解消されない．これは，視床下部ニューロンに及ぼすレプチンの作用が，肥満によって障害されるためである．これを**レプチン抵抗性**とよぶ．レプチン抵抗性は，運動や食事制限によって正常体重に戻すと回復する．

脂肪萎縮症（リポジストロフィー）
脂肪萎縮症は，先天的あるいは後天的な要因で脂肪組織量が減少する疾病である．脂肪萎縮症では，やせているにもかかわらず重症の糖尿病を発症し，インスリン治療はほとんど効果がない．この原因は，脂肪組織量が減少することによって，血中レプチン濃度が低下して**低レプチン血症**となり，グルコースおよび脂肪酸の利用が低下するためである．血中レプチン濃度の低下に伴い，過食も引き起こされる．レプチンを投与すると，これらの症状は改善する．それゆえレプチンは，脂肪萎縮症における糖尿病治療薬として，臨床応用されている．

AMPキナーゼ（5′-AMP activated protein kinase）
AMPキナーゼは，細胞内AMP濃度の上昇あるいは細胞内カルシウム濃度の上昇によって活性化し，糖・脂質代謝を調節するリン酸化酵素である．生体および細胞内のエネルギーレベルを感知して代謝を調節し，エネルギーレベルを回復させることから「代謝センサー」として知られている．AMPキナーゼを活性化させる**メトホルミン**は，世界中で最もよく利用される2型糖尿病治療薬の1つである．AMPキナーゼは，視床下部や脳幹の神経細胞にも存在し，絶食によって活性化する．グレリンと絶食がNPY/AgRPニューロンを活性化し，摂食行動を引き起こすためには，同ニューロンにおいてAMPキナーゼを活性化することが必須である．

3 中枢からの代謝調節出力

A 交感神経

レプチンは，視床下部に存在するPOMCニューロンなどを活性化することによって，摂食を抑制すると同時に交感神経の神経活動を高める．交感神経は，**肝臓**からのグルコース産生と**白色脂肪組織**からの脂肪酸放出を促進し，**褐色脂肪組織**と**骨格筋**においてそれら栄養素の利用を高める（図58-10）．グルコースと脂肪酸は，これらの組織において熱産生のエネルギー源として一部使用される．また，交感神経は，**膵臓α細胞**からのグルカゴンの分泌を促進し，肝臓からのグルコース産生を高める．

交感神経は，甲状腺からのサイロキシン（T_4）とトリヨードサイロニン（T_3）の分泌を促進する．また，交感神経は，褐色脂肪組織と骨格筋においてヨードサイロニン脱ヨウ素酵素 iodothyronine deiodinase 2型の酵素活性を高めることにより，T_4からT_3への変換を促進する．これにより，褐色脂肪組織と骨格筋における熱産生機能を高める．

B 副交感神経

副交感神経は，**膵臓β細胞**からのインスリン分泌を促進するとともに，肝臓からのグルコースの産生を抑制する．

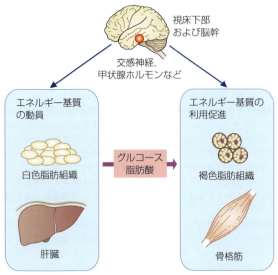

図 58-10 中枢神経系によるエネルギー消費促進機構

このように，交感神経と副交感神経は，肝臓での**グルコース産生**に対して相反的な調節を行う．

C 下垂体ホルモン

レプチンは，視床下部からの TRH の分泌を促進し，下垂体前葉からの甲状腺刺激ホルモン(TSH)の分泌を高める．その結果，甲状腺から T_4 と T_3 の分泌を促進する．T_4 と T_3 は，全身のエネルギー消費を促進する．

レプチンは，視床下部などを介して下垂体前葉からの**性腺刺激ホルモン**(FSH と LH)の分泌も調節する．長期間の飢餓によって脂肪組織量が減少すると，血中に分泌されるレプチンの量が低下し，これら下垂体ホルモンの分泌量が減少する．その結果，エネルギー消費の低下と月経周期の乱れを引き起こす．飢餓が長期に及んだ場合は，無排卵となる．エネルギー消費が低下するだけでなく，無排卵によって不妊となることは，飢餓時においては個体が生存するために有利に働くと考えられる．

●参考文献
(A～C)
1) 中山昭雄(編)：温熱生理学．理工学社，1981
2) 中山昭雄，入來正躬(編)：エネルギー代謝・体温調節の生理学．新生理科学大系 第22巻．医学書院，1987
3) Blatteis CM (ed)：Physiology and Pathophysiology of Temperature Regulation. World Scientific, 1998
4) 入來正躬：体温生理学テキスト．文光堂，2003
(D)
5) 梶村真吾，他(編)：「解明」から「抑制」へ 肥満症のメディカルサイエンス．実験医学 34：184-371, 2016
6) 箕越清彦，他(編)：神経が司る 代謝・炎症抑制と生体恒常性．実験医学 41 (20)：3216-3422, 2023

第59章 体温とその調節

ヒトを含む恒温動物の体温は数℃以内のきわめて狭い範囲内に調節される．哺乳類では，動物種により若干の違いはあるものの，多くの動物の体温は36～40℃の範囲内で1～2℃程度変動するのみである．恒温動物を特徴づけている，この温熱恒常性は生体内のあらゆる機能にとって重要である．特に，化学反応の速度は温度に依存するため（→第58章，878頁を参照），生物の代謝活動，つまり生命機能は温度に強く影響を受ける．さらに，こうした生体内の化学反応を触媒する酵素や物質輸送を担うチャネルなどのタンパク質，細胞膜などを構成する脂質，生体内の主要な溶媒である水，細胞内の高分子など，あらゆる分子は熱エネルギー（温度）に依存して絶え間なく振動（熱ゆらぎ）しており，それを生体内での機能に利用している．したがって，体温を一定の範囲内に調節し，化学反応の速度や分子の熱ゆらぎを最適化することは生命活動にとってきわめて重要である．

健康なヒトの体温はおよそ37℃に保たれるが，なぜこの値なのかについてはいくつかの考察がある．

A. C. Burton は1955年に次のように推察した．体内で産生される熱量（**熱産生量**）と，その体温における体外への熱の放散量（**熱放散量**）が等しければ，体温は一定に保たれる．体温が1℃上昇すると熱放散量は物理的に増加するが，同時に温度係数 Q_{10} にあわせて熱産生量も増加する．生体の実測 Q_{10} 値は2～3であり，地球上で恒温動物が進化したと思われる地帯の年間平均気温を25℃とすると，熱放散量と熱産生量が等しくなる点，すなわち，効率よく体温を一定に保てるのは，体温が35～38℃のときと計算される．

ほかに，呼吸の有酸素過程によって得られるエネルギーの観点からも考えることができる．変温動物である爬虫類から進化する過程で，肺の換気機能が飛躍的に高まった．体内に取り込むことができる酸素が増えたことで有酸素過程の発達が進み，そこから産生できるエネルギー，つまり持久力（スタミナ）が増大した．そして，その呼吸代謝によって常に多くの熱が発生することになったため，高い体温を一定に保つように

なった．この恒温性を獲得した哺乳類と鳥類は地球上の多様な温度環境で生存することが可能になるとともに，その持久力を活かして種間の生存競争で優位に立つことになった．持久力をさらに増大させるには有酸素過程の発達を進め，体温を上昇させればよいが，そのためにはより多くの食物を摂取する必要があるとともに，タンパク質変性の危険性も出てくる．そのバランスにより現在の体温に落ち着いたのかもしれない．

体温調節機構には，固有の効果器官を含め，非常に多くの効果器が関与する．また，体温は不随意の自律的な生理反応と随意的な行動反応の両者が巧みに連関して調節される．臨床では体温の測定が広く行われているが，体温から体内の状態を把握するためには，多種多様な体温調節反応とその調節機序を知っておかなければならない．本章では体温の意味と，その調節の仕組み，および体温の異常について学ぶ．

正常体温

体温とは

身体の温度分布は一様ではない．体の深部の温度は高く，環境温が変化しても容易には変動しない（図59-1）．この部分を核心部 core といい，その温度を**核心温** core temperature という．一般に，"体温"とは核心温のことを指し，**深部体温** deep body temperature と表現することも多い．核心部には脳，脊髄，心臓などの重要臓器があり，体温調節機構の役割は，核心温を一定に保つことである．

これに対し，核心部の外側の温度の低い部分を外殻部 shell といい，その温度（**外殻温** shell temperature）は環境温に強く影響を受けて変動する．したがって，外殻温を測定する場合は，どの部位なのかを明確に示す必要がある．

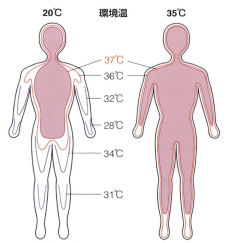

図 59-1　環境温 20℃と 35℃における身体内部の温度分布
等温線を模式的に示す．
[Aschoff J, et al：Kern und Schale im Wärmehaushalt des Menschen. Nat Wiss 45：477-485, 1958 より転載]

2 体温の測定

体温の測定には，さまざまな方法があり，それぞれの測定法の特徴に応じて適切な計測を行う必要がある．

A 温度計

水銀温度計および**アルコール温度計**は，水銀あるいはアルコール（灯油も使われる）の熱膨張を利用した温度計で，廉価であり精度は比較的高い．計測値に達する温熱平衡までに時間を要することと，ガラスが破損しやすく，水銀の場合は漏出による汚染も問題となる．

サーミスタ温度計は，温度による半導体の電気抵抗変化を利用した温度計で，大量生産が可能であるため電子体温計に広く用いられている．電気抵抗変化を計測するため，感温部をある程度より小さくすることができない．

熱電対温度計は，2種類の金属を接触させた接点で起電力が発生し，その電圧が温度に相関することを利用した温度計である．ヒトの体温付近の温度域の計測では銅とコンスタンタン（銅とニッケルの合金）の組み合わせを使った熱電対がよく用いられる．感温部をきわめて小さくすることができる．

赤外線温度計は，物体表面から放射される赤外線からその物体の温度を算出する温度計である．非接触で瞬時に温度を計測でき，温度分布を可視化するサーモグラフィーにも利用されている．一方，比較的精度が低く，赤外線を発生する部位（フォーカス）に注意を要する．

B 測定部位

深部体温を測定するには，核心部に温度センサーを留置することが理想だが，被検者や計測目的によって難しい場合には，太い血管が走行する外殻部の温度から深部体温を推測する方法が用いられる．

直腸温 rectal temperature は，成人の場合は肛門からセンサーを 9～10 cm 以上 15 cm 以内のところに挿入して測定する．長時間にわたって安定した計測が可能で，生体リズムの研究などに利用される．

鼓膜温 tympanic temperature は，鼓膜が側頭骨の深部にあり，内頸動脈の支配を受けるため，脳温の指標とされる．耳式体温計は鼓膜から放射される赤外線を計測するが，鼓膜由来の赤外線を捉えるためには外耳道への挿入角度に注意が必要である．

食道温 esophageal temperature は，鼻孔から食道内へセンサーを入れ，心房の高さまで挿入する．混合静脈血液温の指標とされ，運動生理学の研究などに用いられる．

舌下（口腔）温 sublingual (oral) temperature は，舌下の奥壁にセンサーを当て，3～5 分間，口腔を閉じて計測する．測定は簡便だが，外殻部に属するため精度で劣る．

腋窩温 axillary temperature は，腋窩の奥にセンサーを当て，腋窩を完全に密閉した状態で計測する．測定は簡便だが，外殻部に属する腋窩内が上昇して核心温に近づき，温熱平衡に達するまで 10～30 分を要する．多くの電子体温計は，温度上昇曲線から平衡値を予測することで短時間の計測を可能にしている．

3 体温の変動リズム

深部体温は周期的に変動し，そのリズムには種類がある．

1 概日リズム circadian rhythm

約 24 時間（1 日）を周期とし，ヒトでは起床 1～2 時間前が最も低く，夕刻に最も高くなる（→第 60 章図 60-1，901 頁を参照）．振幅は通常 1.0～1.5℃程度で，成人男子の深部体温は，測定部位や人種にもよるが，お

よそ 36.0〜37.5℃の範囲にある．概日リズムは，体内時計の役割をもつ視交叉上核により内因性に支配されている．高齢者では早朝の体温上昇の時刻が早まり，睡眠中の体温低下が小さくなる．

2 ● 月経周期 menstrual cycle

成熟女性にみられる約1か月を周期とした体温変動で，月経周期と同調する．月経周期前期の卵胞期の深部体温は低く，排卵により急に 0.3〜0.4℃ 程度上昇する．月経周期後半の黄体期はこの高温が維持され，月経開始とともに再び低下する．排卵期の体温上昇は女性ホルモンの変化によって起こり，これを目安とした避妊法が知られている．

3 ● 季節変動 seasonal cycle（**概年周期** circannual cycle）

1年周期で，季節の変化と同期する現象を季節変動と呼ぶが，深部体温の季節変動を明確に示した報告は見当たらない．しかし，気温の低い冬に熱産生能力が高まる現象は知られている．

B 熱出納と体熱平衡

生体では，生命活動に必要な酸化過程の副産物として常に熱が発生する．さらに，恒温動物は必要に応じて体内で積極的に熱を産生できる．一方，熱は生体と環境（外界）との間で受け渡しされ，この生体の熱の出入りを**熱出納**という（総和すると，多くの場合，体熱は環境中へ放散される）．

生体から環境へ熱が移動する物理的様式は，水の蒸発を伴わない**非蒸散性熱放散**と，伴う**蒸散性熱放散**に分類される（図59-2）．非蒸散性熱放散の様式には，物体間で電磁波の形で放射エネルギーの交換が行われる**輻射（放射）**radiation，物体中や接触した物体間を熱が高温部から低温部へ伝わる**伝導** conduction，動いている気体や液体によって熱エネルギーが運搬される**対流** convection がある．蒸散性熱放散の様式は，体表面から水分が蒸発するときに気化の潜熱を奪うことによる**蒸発** evaporation である．逆に水蒸気が凝結して水になるときは気化の潜熱が生体に与えられる．環境の湿度が100％でなければ，無意識のうちに体表面から水分が常に蒸発し，熱放散が起こっている．この現象を**不感蒸散（不感蒸泄）**insensible perspiration

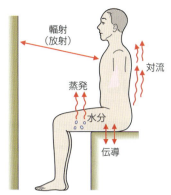

図 59-2　体表面からの熱の移動様式
〔彼末一之：体温とその調節．小澤瀞司，他（総編集）：標準生理学，第7版．医学書院，2009 より〕

という．

体内で産生される熱量（熱産生量）と生体から環境へ移動する熱量（熱放散量）が平衡を保てば深部体温は一定となるが，その状態を**体熱平衡**という．このバランスが崩れると体温は変動する．体熱平衡は，簡便には次の式で表される．

$$M = \pm R \pm K \pm C \pm E \pm S \pm W$$

M (metabolic heat production)：代謝量（熱産生量）
R (radiation)：輻射（放射）性熱移動量
K (conduction)：伝導性熱移動量
C (convection)：対流性熱移動量
E (evaporation)：蒸散性熱移動量（水の凝集による熱移動量を含む）
S (heat storage)：貯熱量（体熱量の変化）
W (work)：仕事量

M は負の値を取りえないが，右辺のパラメーターはどれもが負の値を取りうる．例えば，伝導性熱移動量が負になるときは，環境から生体内への熱移動を意味し，環境温（例えば気温）が皮膚温よりも高いときに起こる．また，仕事量が負の場合は外界から仕事をされることを意味しており，例えば，坂道を下る際に位置エネルギーが熱エネルギーに変換され，生体に吸収される場合が考えられる．

体内の貯熱量が大きくなると深部体温が上昇する．したがって，体温を上げる場合には，熱産生を増やし，熱放散を減らして貯熱量を増加させればよく，体温を下げる場合はその逆となる．伝導と対流による熱移動の効果は強力で，風を発生させ，対流を起こした場合（**強制対流** forced convection）は，熱放散量が非常に大きくなる．また，空気に比べて水の熱伝導度は非

常に大きいため，身体が冷水に浸った場合には急速に深部体温が低下してしまう．

体温調節反応

体温の調節は体熱平衡のバランスを調節することであるから，体内での**熱産生反応** thermogenic response と体表面から環境への**熱放散反応** heat loss response の両方を考えることが必要である．動物の体温調節反応には**自律性体温調節反応** autonomous thermoregulatory response と**行動性体温調節反応** behavioral thermoregulatory response がある．

1 自律性体温調節反応

自律神経系などを通じて自律性臓器・器官を調節することによって行われる不随意の調節反応である．

熱産生反応

熱は生命活動に必要な酸化過程の副産物として常に発生しているが，恒温動物は寒冷環境や感染したときなどに積極的な熱産生を行う．これを**適応熱産生** adaptive thermogenesis とよび，次の2種に分類する．

1 ● ふるえ熱産生

ふるえ熱産生 shivering thermogenesis は，骨格筋が筋緊張や，細かく律動的な収縮（ふるえ）を起こす反応であり，体性運動神経を介するが，不随意に起こる反応である．屈筋と伸筋が同時に収縮と弛緩を繰り返すため，外部への仕事はなく，収縮エネルギーはほとんど熱になる．ふるえは顔面や会陰部以外のほとんどの骨格筋に現れるが，一斉に起こるのではなく，部位により差がある．ふるえ熱産生によって基礎代謝の3〜5倍の熱を産生することができる．

2 ● 非ふるえ熱産生

ふるえによらず，代謝エネルギーの転換による適応熱産生を**非ふるえ熱産生** non-shivering thermogenesis とよび，その主要な効果器は**褐色脂肪組織**である．褐色脂肪組織には交感神経節後線維が密に分布し，その神経終末から放出されるノルアドレナリン，あるいは副腎髄質から放出されるアドレナリンがアドレナリンβ_3受容体を介して褐色脂肪細胞に作用すると，細胞内で脂質が分解され，これをエネルギー基質として，豊富に存在するミトコンドリアで大量の熱が産生される（→第58章，873，874頁を参照）．体容積に比べて体表面積が大きいために体温が低下しやすい新生児や小型哺乳類は，皮下に褐色脂肪組織を豊富にもち，高い熱産生活動を通じて体温低下を防ぐ（→第58章図58-2，874頁参照）．成人では，脳へ血液を送る血管や脊髄などの近傍に褐色脂肪組織が分布し，核心部の主要臓器の温度低下を防ぐ（→第58章図58-3，874頁参照）．褐色脂肪組織は脂質を分解して高い熱産生能を発揮するため，寒冷環境での体温維持だけでなく，肥満を防ぐためのエネルギー代謝にも重要であることがわかっている．非ふるえ熱産生には，肝臓や骨格筋も一部寄与する．

B 熱放散反応

体表面と環境との熱移動の調節は，水の蒸発を伴わない非蒸散性熱放散反応と気化熱を利用した蒸散性熱放散反応によって行われる．

非蒸散性熱放散反応には，皮膚血管反応（皮膚血流量の調節）と立毛の2つがある．ヒトにおける非蒸散性熱放散量の自律性調節は，そのほとんどが皮膚血流量の調節に依存している．皮膚血管反応についてはのちほど詳しく述べる．

立毛 piloerection（いわゆる**鳥肌** goosebumps）は，寒冷刺激や心理ストレスなどで緊張した交感神経の作用によって立毛筋が収縮して起こる．立毛筋は紡錘形をとることが多く，真皮の乳頭体から起こり，毛根鞘の下部に結合する（→図59-6，891頁参照）．体毛の豊富な動物では，立毛によって皮膚表面のすぐ外側に保持される空気の層が厚くなるので断熱性が増し，非蒸散性熱放散量が減少する．しかし，体毛の薄いヒトでは，立毛の体温調節に対する寄与は小さく，進化の名残であると考えられている．

蒸散性熱放散反応の代表例として，ヒトで顕著に起こる温熱性発汗が挙げられる．発汗反応についてはのちほど詳しく述べる．

温熱性発汗を起こさないヒト以外の動物（イヌ，ウシ，ヒツジなど）では，呼吸による蒸散性熱放散が重要である．暑熱環境では**パンティング** panting（**浅速呼吸，あえぎ**）によって口腔や気道内の水分の蒸発を促し，熱放散を促進する．パンティングでは，死腔換

気量が増加し，肺胞換気量はほとんど増加しないため，呼吸性アルカローシスを起こすことなく蒸散性熱放散量を増加させる．しかし，ヒトではパンティングはほとんど起こらない．ラットやマウスは，暑熱環境で唾液分泌が亢進し，それを体表に塗布することにより蒸散性熱放散量を増加させる．

皮膚温よりも高い気温の環境で体温上昇を防ぐことを可能にするのは蒸散性熱放散反応だけである．

以下に，ヒトにおける重要な熱放散機構である皮膚血管反応と発汗反応について詳しく解説する．

1 皮膚血管反応

体内の熱は体表面に運ばれ，環境へ放散される必要があるが，核心部と皮膚の間には断熱性の高い筋肉や脂肪組織があるため，血液が体表面への熱移動の媒体となる．そして，皮膚の血流量を調節することにより，環境への熱放散量が調節される．

暑熱環境下や高体温状態では皮膚の血管が拡張し，大量の血液が体表面近くを流れて熱放散を促進する．特に，身体の突出した部分（四肢末端，口唇，耳介，鼻など）では**動静脈吻合** arteriovenous anastomosis（AVA）とよばれる血管構造があり，その開大時には大量の血液が流れる．

寒冷環境下や低体温状態では皮膚血管は収縮し，熱の放散量を低下させる．

a 皮膚血管の構造

皮膚は表皮，真皮と皮下組織からなる．皮下組織の動脈は真皮と皮下組織の境界部で血管網を形成する（図 59-3）．そのなかの細動脈は，血管網から出て真皮にある汗腺や毛包深部に枝を送るとともに表層に向かい，真皮の浅いところ（乳頭層と網状層の間）で動脈網（**乳頭下動脈網**）を形成する．乳頭下動脈網から乳頭に向かって毛細血管が上行し，乳頭内でループをつくる．乳頭から下行した毛細血管は，**乳頭下静脈叢**を形成し，さらにここから下行した静脈が皮下組織で静脈叢を形成する．これらの静脈叢には大量の血液を貯留することができ，その量は循環血液量の 4.5% あるいはそれ以上にも達するといわれる．この血流が皮膚から環境への熱放散に重要な役割を果たす．

b 動静脈吻合 arteriovenous anastomosis（AVA）

皮膚の細動脈と細静脈をつなぐ AVA は，毛細血管を通らずに皮膚静脈叢へ血液を供給する流路を形成する．四肢末端などにある AVA が開大すると，動脈と

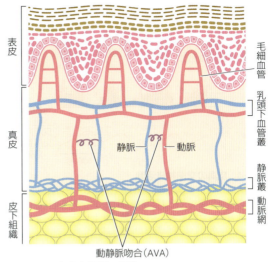

図 59-3 皮膚血管網の構造

静脈の圧力差により，きわめて大量の血液が静脈叢へ流入する．指の皮膚における AVA 開大時の血流量は 100 mL/min/100 g（組織）を優に超え，AVA のない前腕皮膚の血流量の 100 倍以上にもなる（ポアズイユ Poiseuille の法則に従えば 10,000 倍）．指や耳介など，身体の突出した部分は体積の割に表面積が大きいため，環境への熱放散を効率よく行えることから，AVA は熱放散機構において大きな意義をもつ．

AVA は通常，コイル状で迂曲した走行をとり，その血管平滑筋は発達して 20～40 μm の厚さがあり，拡張時には内径 20～150 μm になる．

c 皮膚血流量の調節

深部体温あるいは環境温が上昇すると，それに比例して皮膚血流量が増加する．安静時，皮膚血流量は心拍出量の 5～10% であるが，暑熱環境下では 50～70%（8 L/min）にまで達する．皮膚血流量の調節，すなわち皮膚血管運動の調節は，神経や液性因子による外因性の調節と，血管の局所で産生される代謝産物や血管平滑筋の物理的伸展などによる局所性の調節がある．皮膚血管の場合は，神経による調節の役割が大きい．しかし，皮膚は血流量の変化や環境温の影響を受け，その組織温の変化が大きいため，血管局所の温度自体の影響も考慮しなければならない．

四肢末端などに存在する AVA と，一般皮膚の細動脈では，血管平滑筋の神経性調節機序が異なる．AVA は多数のアドレナリン作動性の交感神経性血管収縮線維による緊張性支配を受け，α_1 受容体を介して血管

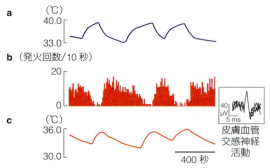

図 59-4　皮膚の交感神経活動
a．皮膚温度，b．皮膚血管交感神経活動，c．皮膚表面温度．ラットの後肢皮膚を支配する腓腹神経の単一交感神経線維から記録．体幹部の皮膚加温により活動が低下し，それにより尻尾皮膚の血流が増加して表面温度が上昇した．
〔Nakamura K, et al：A thermosensory pathway mediating heat-defense responses. PNAS 107：8848-8853, 2010 より転載〕

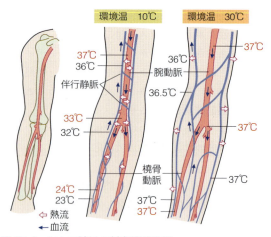

図 59-5　ヒトの腕での対向流熱交換
寒冷環境では動脈血が静脈血で冷やされ，体熱の損失を少なくする．
〔永坂鉄夫：皮膚血管反応．温熱生理学．中山昭雄（編），p 130，理工学社，1980 より転載〕

収縮が起こる．

　AVA がない皮膚，例えば前腕の皮膚血管の運動調節は AVA に比べて複雑である．血管を支配するのは交感神経だが，これには緊張性血管収縮性と血管拡張性の 2 種類の線維がある．前者はアドレナリン作動性線維で，α_1 受容体を介して血管平滑筋の収縮をもたらす．この線維はヒトやラットを含めた多くの哺乳類でみられる．寒冷下では体温調節中枢を介してこの神経が興奮し，ほぼ全身の皮膚血管の収縮が起こる．暑熱を負荷すると，この**血管収縮性線維**の活動が低下することにより**受動的な血管拡張** passive vasodilation が起こり，血流量は次第に増加する（図 59-4）．

　それに加えて，ヒトでは，暑熱負荷によって**血管拡張性線維**が活動亢進することにより**能動的な血管拡張** active vasodilation が起こる．高体温時の熱放散の大半が，この能動的な血管拡張の効果によるといわれている．血管拡張性線維はコリン作動性の交感神経だと考えられているが，血管作動性腸管ペプチド vasoactive intestinal peptide（VIP）なども放出して血管拡張に作用することが示唆されている．

d　対向流熱交換系

　ヒトの腕や脚は熱放散器官として重要であり，その深部の動脈には通常 2 本（あるいは 1 本）の静脈が並走している．この静脈を**伴行静脈** venae comitantes といい，**対向流熱交換** counter-current heat exchange に重要な役割を果たす（図 59-5）．

　寒冷環境下では交感神経の緊張により皮膚血管が収縮するが，このとき，皮膚の浅い部分を走行する静脈も収縮するため，四肢末端から帰還する冷やされた少量の静脈血は深部の伴行静脈を経由する．伴行静脈と密接する動脈には核心部からの温かい血液が流れるため，ここで動脈側から静脈側へ熱の移動が起こる．その結果，四肢末端へ向かう動脈血の温度はしだいに低下し，逆に，体幹部へ戻る静脈血の温度は核心温近くにまで上昇する．この動静脈間での対向流熱交換と，血管収縮による血流量自体の減少により，熱が逃げやすい形態をもつ四肢末端への熱の運搬量が激減し，寒冷環境下での体熱の放散が抑制される．

　暑熱環境下では，皮膚の静脈が弛緩するため，四肢末端から伴行静脈を経由して帰還する静脈血は減少する．したがって，対向流熱交換は起こりにくくなり，核心温に近い高温の動脈血が四肢末端へ送られ，熱放散の増大に寄与する．

Advanced Studies

寒冷血管拡張反応

　手足の指などの血管ではユニークな現象が観察される．指を 10℃以下の冷水に浸けると，寒冷血管収縮反応 cold-induced vasoconstriction が起こり，皮膚血流量がほぼ 0 になるため，指の温度は水温近くにまで低下する．ところが数分経過すると皮膚温が突然上昇を始め，高い温度をしばらく維持した後，やがて再降下する．指を冷水に浸けている間はこのような皮膚温の周期的な変動（ハンティング hunting）が観察される．この皮膚の温度上昇は血管の拡張によるもので，**寒冷血管拡張反応** cold-induced vasodilation（CIVD）と名づけられている．

　CIVD が起こると，指の血流量が 90 mL/min/100 mL（組織）

程度まで著増する．これは AVA の拡張によるものと考えられている．CIVD は冷水中で皮膚血流を増加させるため，体温調節からみると都合が悪い．しかし，血管収縮によって，組織への血流量がきわめて少なく低温の状態が持続すると，組織傷害，いわゆるしもやけ（凍傷）が起こってしまう．冷水中の指には強い痛みを感じるが，CIVD が起こると冷感と痛みが消失する．CIVD は低温から組織を保護する生体防御機構の1つとされる．

CIVD のメカニズムとしては，血流減少による局所の代謝産物の蓄積や軸索反射が考えられていたが，現在は，極度の低温による交感神経終末からのノルアドレナリン放出の抑制や，血管平滑筋のノルアドレナリンに対する感受性の低下により血管の収縮が維持できなくなることが主な機序と考えられている．

2 発汗反応

汗腺から液体を外分泌することを**発汗** sweating or perspiration という．

a 汗腺の種類と構造

汗腺 sweat gland は皮膚に存在する外分泌腺で，ヒトでは総数の個人差が大きく，200万〜500万といわれる．このうち分泌機能を有する能動汗腺は，日本人で230万個とされる．汗腺には分泌様式の異なるエクリン腺 eccrine glandとアポクリン腺 apocrine glandがある（図 59-6）．

エクリン腺は分泌部と導管部からなり，皮膚表面に開口する1本の管状腺である．ほぼ全身に分布し，その発汗は体温調節に重要な役割を果たす．その分布密度は部位差，個人差が大きい．

アポクリン腺は毛包に開口し，少量の乳白色の液体を分泌するが，体温調節上の意義はない．腋窩，外耳道，外陰部などに分布する．ヒトの場合，一般的に汗腺とはエクリン腺をさす．

b 発汗の種類

体温調節に関与する発汗を**温熱性発汗** thermal sweating という．ヒトとウマでみられ，皮膚表面に分泌した水（汗）の蒸発を通じた蒸散性熱放散反応として重要である．ヒトでは手掌・足底を除くほぼ全身で起こり，発汗量は最大 1.5〜2.0 L/時にも及ぶ．

一方，情動刺激や精神的緊張により手掌や足底を中心に発汗が起こるが，これを**精神性発汗** mental sweating という．多くの動物でみられ，野生動物が天敵から逃げる際などに手や足の滑り止めの効果があるといわれる．そのほか，辛味などの味覚刺激による鼻や上唇を中心とした顔面に起こる局所性の発汗（**味覚性発汗** gustatory sweating）がある．熱帯地方で辛い料理が好まれるのは，暑熱環境で発汗を促進し，熱放散を増大させる意義があるとされる．

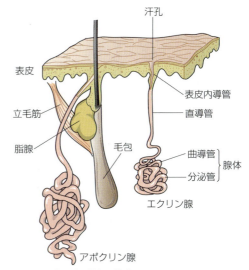

図 59-6 汗腺と立毛筋の構造
〔小川徳雄：汗の常識・非常識―汗をかいても痩せられない！ 講談社，1998より転載〕

c 汗の分泌と成分

ヒトのエクリン腺は主にコリン作動性の交感神経により支配され，アセチルコリンはエクリン腺の分泌細胞の M_3 受容体を介して分泌量を増加させる．神経終末からは，皮膚血管の拡張性線維と同様に，アセチルコリンとともに VIP やカルシトニン遺伝子関連ペプチド calcitonin gene-related peptide（CGRP）などが放出され，周囲の血管拡張と連動して暑熱環境下での発汗を惹起すると考えられる．

汗の成分は尿と似ているが，より希薄である．エクリン腺の分泌部では，血漿とほぼ等張の汗の原液が導管内へ分泌され，それが導管内を流れる間に NaCl の大部分が再吸収され，最終的にきわめて低張な液体が汗として皮膚表面へ分泌される．しかし，著しい暑熱環境では発汗速度が上昇するため，NaCl が十分に再吸収されず体外へ失われてしまう．したがって，暑熱環境下で発汗が著しいときは水分だけでなく塩分も摂取することが必要となる．暑熱馴化や運動トレーニングにより発汗能力は上昇するが，NaCl の喪失は少なくなる．

Advanced Studies

半側発汗

皮膚を局所的に強く圧迫すると，刺激と同側の上下数分節にわたり発汗が抑制される．これを**半側発汗** hemihidrosis（皮膚圧-発汗反射）といい，例えば，右の側胸部（腋の下）を圧迫すると顔面の右半分から右腕，右の胸部にかけて発汗量が減少し，

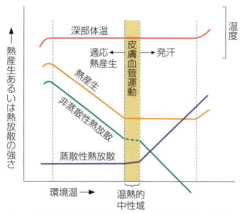

図 59-7　環境温と熱放散，熱産生，深部体温の関係
〔彼末一之：体温とその調節．小澤瀞司，他（総編集）：標準生理学，第7版．医学書院，2009 より〕

反対側の発汗が促進される．これは体性-自律神経反射の脊髄反射が関与すると考えられている．

2 行動性体温調節反応

A 多様な体温調節行動

　動物は，不随意の自律性調節に加えて，さまざまな随意的な行動により体熱平衡を維持し，体温を調節する．この行動を**体温調節行動** thermoregulatory behavior といい，生体と環境の熱交換にかかる生体側のコストを小さくする意義がある．例えば，ヒトは夏季に避暑，冬季に避寒をする．また，その他の動物も，暑熱環境で日光にさらされた場合，日陰へ移動する．逆に，低下した深部体温を上げるためには日向ぼっこをし，太陽熱を吸収する．外部の熱を利用する変温動物では，これが重要な体温調節行動となる（カメの甲羅干しなど）．ヒトの文明のなかでは，エアコンの使用を通じた環境温の調節も体温調節行動である．

　ほかにも，寒冷環境下で，手をこすり合わせる，運動量を増やす，摂食量を増やすなどの行動はいずれも熱産生につながる体温調節行動である．摂食量を増やすことは，**食事誘発性熱産生** diet-induced thermogenesis（**DIT**）が期待されるだけでなく，自律的な適応熱産生のために消費するエネルギーを摂取する意義もある．

　熱放散を調節する体温調節行動としては，例えば，寒冷環境で身を寄せ合って丸くなること（**ハドリング**

huddling）で環境と接する体表面積を小さくする，暑熱環境で水浴びをして蒸散性熱放散を促進する，体毛をもつ動物が季節により体毛の状態（夏毛，冬毛）を変えて断熱性を調節するなどがある．ヒトは環境温に応じた着衣の調節を行い，暑熱環境では扇風機やうちわで強制対流（風）を起こして熱放散を促進する．

　こうした行動性体温調節反応は，自律性体温調節反応だけでは生存することが不可能な温度環境での生存を可能にする．

B 体温調節行動を駆動する情動

　体温調節行動は「暖かい」「涼しい」で表現されるような**温熱的快適感** thermal comfort や「暑い」「寒い」で表現されるような**温熱的不快感** thermal discomfort により引き起こされる本能行動である．これらの快・不快感は，**温度感覚** thermal sensation が脳に伝達されて生み出される情動であるが，「熱さ」「冷たさ」という温度の絶対値の情報である温度感覚とは異なることに注意すべきである．体温にかかわらず，20℃の物体に触れれば20℃の温度感覚を感じるが，そのとき，体温が高い状態であればその温度を快適に感じ，体温が低い状態であれば不快に感じることになる．このように，温度感覚から生じる快・不快感は条件により変わる．なお，温度感覚は順応するため，同じ温度の刺激が継続すると，その温度を感じなくなる．

3 環境温と体温調節反応

　蒸散性熱放散反応や適応熱産生を起こす必要がなく，皮膚血管運動による非蒸散性熱放散の調節だけで深部体温を一定に保つことができる環境温度域を**温熱的中性域** thermoneutral zone という（図 59-7）．ヒトの裸体安静時では 28〜31℃程度となる．

　環境温が上昇し，温熱的中性域の上限（**上臨界温**）を超えると発汗が起こり始める．さらに環境温が上昇すると，発汗量つまり蒸散性熱放散量は直線的に増加する．一方，環境温と体表面の温度の差が小さくなるため，非蒸散性熱放散量は減少し，環境温と体表面の温度が逆転すると非蒸散性熱放散量は負の値になる（熱の吸収）．温熱的中性域とそれよりも高い環境温では適応熱産生が起こらないため，熱産生量は最小になる（基礎代謝があるためゼロにはならない）．しかし，体温調節能力を超えるほどの高温環境になると深部体温

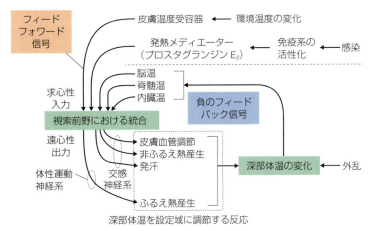

図59-8 体温調節機構の概念図

が上昇してしまうため，Q_{10} 効果による代謝速度の上昇が起こり，熱産生量が増加する．

一方，環境温が温熱的中性域の下限（**下臨界温**）よりも低下すると，適応熱産生が起こり始める．さらに環境温が低下すると，熱産生量が直線的に増加するとともに，環境温と体表面温度の差が大きくなるため，非蒸散性熱放散量も増加する．下臨界温を下回ると発汗が起こらないため蒸散性熱放散量は最小になる．体温調節能力を超える低温環境になると深部体温が低下するため，Q_{10} 効果によって熱産生量が低下する．また，皮膚温度が低下するため非蒸散性熱放散量も低下する．

D 体温調節機構

深部体温は，核心部（主に脳）でモニターされる温度をもとにした**負のフィードバック機構** negative feedback system （➡第1章，11頁を参照）により，一定に保たれている（図59-8）．

しかし，負のフィードバック機構は核心温が変動してから体温調節反応を惹起するため，環境温が変化したときに深部体温の小さな変動を防ぐことは難しい．そこで，皮膚温を入力信号とする**フィードフォワード機構** feedforward system による調節も存在する．これは，皮膚の温度受容器でとらえた環境温変化の情報を即座に脳に神経伝達することによって，環境温変化の影響を受けて核心温が変動してしまう前に予防的な体温調節反応を起こす機構であり，予測制御ともいう．例えば，冬季に暖かい室内から急に寒冷環境に移動すると，立毛やふるえが起こることがよく経験される．

こうした体温調節機構における最高位の制御中枢（**体温調節中枢** thermoregulatory center）は，脳の視床下部にある**視索前野** preoptic area である．脳の最深部に位置し，血流が豊富である視索前野は，核心温をモニターする機能をもち，さらに，皮膚，腹部内臓，脊髄などの生体各所にある温度受容器からの情報を受ける．感染時には，免疫系からの感染情報を受け取り，発熱（後述）の惹起にも関わる．

1 温度の受容

体温調節機構において特に重要な温度感受性部位は，核心温をモニターする視索前野（および前視床下部）と，環境温をモニターする皮膚である．

A 中枢における温度受容

視索前野および前視床下部には，局所の温度が上昇すると発火活動が増加する**温ニューロン** warm-sensitive neuron（図59-9），温度が低下すると発火活動が増加する**冷ニューロン** cold-sensitive neuron，温度変化にはほとんど応答しない温度非感受性ニューロン temperature-insensitive neuron が存在する．前の2種を総称して**温度感受性ニューロン** thermosensitive neuron といい，核心温（脳温）をモニターすることによって体温の負のフィードバック調節に重要な役割を果たす．視索前野および前視床下部では温度感受性ニューロンが神経細胞の約20%を占めるが，そのほ

とんどが温ニューロンである．温度感受性ニューロン自体が温度受容器をもつと考えられるが，その分子実体は不明である．

動物の視索前野にサーモード thermode という細い棒状の器具を挿入し，視索前野に限局して加温すると皮膚血管拡張などの熱放散反応が起こり，冷却するとふるえなどの熱産生反応が起こる．これらの体温調節反応は温度感受性ニューロンの発火活動の変化によって起こり，深部体温（脳温）を正常範囲に戻そうとする**負のフィードバック反応**である．

B 皮膚における温度受容

皮膚には**温受容器** warm receptor と**冷受容器** cold receptor の2種類の温度受容器がある．皮膚の温度感覚線維は温度の絶対値に対して比例的に発射頻度が変化するが，温度の変化量にも応答して発射頻度が変化する特徴をもち，環境温の変化をモニターするのに都合がよい（図 59-10）．皮膚の温度受容器の分子実体として，TRP（transient receptor potential）ファミリーの温度感受性チャネルが明らかとなっている．

皮膚の温度受容器がモニターする環境温の情報は脳へ神経伝達され，体温のフィードフォワード調節に重要な役割を果たすと同時に，温度感覚を引き起こす．四肢と体幹の皮膚の温度受容器からの感覚情報の場合，一次求心性線維を介して脊髄の後角へ入力され，脊髄視床皮質路を介して大脳皮質へ伝達されて温度感覚が意識の上で知覚される（図 59-11）．しかし，ラットを用いた実験では，脊髄視床皮質路を介した情報伝達は体温調節に寄与せず，脊髄から橋の**外側腕傍核** lateral parabrachial nucleus を経て視索前野へ至る神経路が自律性や行動性の体温調節反応を惹起することが示されている．

2 体温調節の中枢神経機構

体温調節の中枢神経機構については主にラットを使った研究によって解明が進められてきた．延髄や視床下部には，褐色脂肪組織の熱産生や皮膚血管の収縮を駆動する交感神経出力を担う神経核があり，それらの交感神経駆動中枢の活動は，さらに上位の視索前野からの制御を受ける（図 59-12a）．

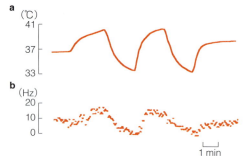

図 59-9 ラット視床下部から記録された温ニューロンの活動
a. 視床下部温．**b**. 発射頻度．
〔彼末一之：体温とその調節．小澤瀞司，他（総編）：標準生理学，第7版．医学書院，2009 より〕

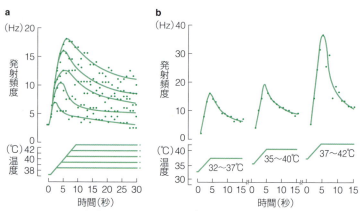

図 59-10 ヒト橈骨神経温線維の加温刺激への応答
 a. 刺激強度の影響．初期温度37℃から0.8℃/秒の速度で1, 2, 3, 4, 5℃の大きさの加温刺激．
 b. 初期温度の影響．5℃の加温を1.5℃/秒の速度で32, 35, 37℃から行った．
〔Konietzny F, et al：The dynamic response of warm units in human skin nerves. Pflügers Arch 370：111-114, 1977 より転載〕

A 交感神経駆動中枢

脊髄の交感神経節前ニューロンへ興奮信号を直接入力する上位のニューロンを**交感神経プレモーターニューロン** sympathetic premoter neuron という(→第61章,921頁を参照).褐色脂肪組織や皮膚血管を支配する交感神経プレモーターニューロンは**延髄縫線核** medullary raphe に存在する.また,骨格筋のふるえ熱産生は体性運動神経を介する反応だが,ふるえ熱産生を駆動するプレモーターニューロンも延髄縫線核に存在する.これらのプレモーターニューロンは,生体が寒冷に曝露されたときに興奮し,交感神経系や運動神経系を通じて褐色脂肪組織の非ふるえ熱産生,骨格筋のふるえ熱産生,皮膚血管の収縮を駆動することによって,寒冷環境での体温維持に働く.一方,暑熱環境ではプレモーターニューロンの活動が低下するため,熱産生が起こらず,皮膚血管が弛緩(拡張)して熱放散が促進される.

延髄縫線核のプレモーターニューロンに興奮信号を入力する上位の脳領域として,**視床下部背内側部** dorsomedial hypothalamus がある.視床下部背内側部のニューロンも寒冷環境で興奮し,延髄縫線核のプレモーターニューロンを興奮させて褐色脂肪組織の非ふるえ熱産生や骨格筋のふるえ熱産生を駆動する.

B 体温調節中枢

延髄縫線核や視床下部背内側部の駆動ニューロンの活動は,上位に位置する視索前野から制御される.例えば,ラットの視索前野から出る下行性線維を切断すると,褐色脂肪組織の熱産生が亢進し,深部体温が著しく上昇する.このことは,視索前野から抑制信号が常に出力され,その信号の強さを変えることによって延髄縫線核や視床下部背内側部の駆動ニューロンの活動が制御されていることを示唆する.

Advanced Studies

体温調節の中枢神経機構

視索前野から抑制信号を出力するニューロンとしてプロスタグランジン E_2 prostaglandin E_2 (PGE_2) の受容体である EP3 受容体を発現するニューロン(**EP3 ニューロン**)が特定された(図59-12e).視索前野の EP3 ニューロンは延髄縫線核や視床下部背内側部に軸索を伸ばし,抑制性神経伝達物質である **GABA** を放出する.そして,ラットを暑熱環境におくと視索前野の EP3 ニューロンが活性化され,寒冷環境では抑制される.また,視索前野の EP3 ニューロンを選択的に活性化すると,室温の環境であるにもかかわらず,皮膚血管の拡張が起こり,深部体温が低下する(図59-12b, c).一方,EP3 ニューロンの活動を選択的に抑制すると,褐色脂肪組織の熱産生が亢進し,深部体温が上昇する(図59-12d).

つまり,暑熱環境では皮膚から脊髄と外側腕傍核を介した視索前野への温覚入力が強まり,EP3 ニューロンの発火活動が高まる(図59-12a).そうすると,EP3 ニューロンから延髄縫線核や視床下部背内側部への GABA を使った抑制信号伝達が強まるため,駆動ニューロンの活動が抑制される.そうすると,熱産生が抑制されるとともに,皮膚血管を支配する交感神経活動が低下するため,皮膚血管が拡張することで熱放散が促進される.これにより,体温の上昇を防ぐ.一方,寒冷環境では皮膚から視索前野への冷覚入力が強まり,EP3 ニューロンの発火活動が低下する.そうすると,EP3 ニューロンから延髄縫線核や視床下部背内側部への抑制信号が弱まるため,駆動ニューロンの活動が亢進する(**脱抑制** disinhibition という).それによって交感神経活動(ふるえ熱産生の場合は体性運動神経活動)が活性化するため,熱産生が亢進するとともに皮膚血管が収縮して,深部体温の低下を防ぐ.

深部体温が正常範囲を逸脱した際には,視索前野および前視床下部の**温ニューロン**や**冷ニューロン**の発火活動が変化することによって,深部体温を正常範囲に戻すような体温調節反応が起こるが,温度感受性ニューロンが体温調節の中枢神経機序にどのように寄与するのかはわかっていない.

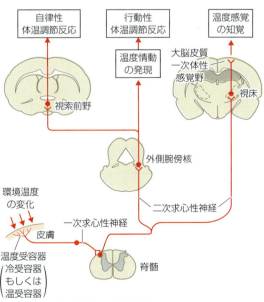

図 59-11 温度感覚の上行神経路
ラットの実験から明らかになった温度感覚の上行路.神経路を1本の線で表現しているが,冷覚と温覚は区別され,それぞれ並行した別の神経路で伝達される.

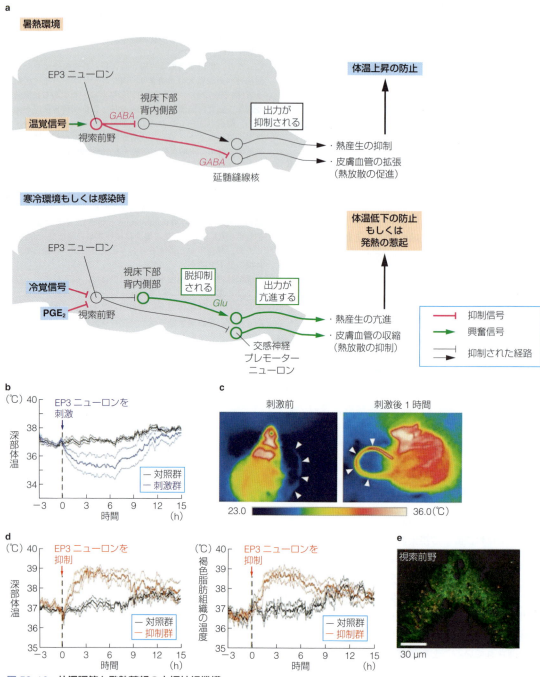

図 59-12　体温調節と発熱惹起の中枢神経機構

a．ラットの脳で明らかになった体温調節と発熱惹起の中枢神経機構．Glu：グルタミン酸作動性，GABA：GABA作動性．
b～e．遺伝子導入した人工受容体を使って特定のニューロン群の発火活動を選択的に操作する化学遺伝学の技術を使い，ラット視索前野のEP3ニューロンを刺激すると（b）皮膚血流が増加して皮膚表面温度（矢尻は尻尾を指す）が上昇し（c），深部体温が低下した（b）．一方，EP3ニューロンを抑制すると褐色脂肪組織の非ふるえ熱産生が亢進して深部体温が上昇した（d）．視索前野の組織写真は，EP3受容体（緑）をもつニューロンの中で活動操作されたものを赤く示す（e）．

〔Nakamura Y, et al：Prostaglandin EP3 receptor-expressing preoptic neurons bidirectionally control body temperature via tonic GABAergic signaling. Sci Adv 8：eadd5463, 2022 より転載〕

C セットポイント仮説

深部体温を一定の範囲に維持するためには，深部体温の基準値が必要となる．これを説明するものとしてセットポイント仮説がある．これは，深部体温には37℃といった設定値（**セットポイント** set point）があり，体温調節中枢は深部体温の情報と設定値とを比較し，そのずれをなくすように体温調節反応を起こすという考え方である．

体温調節にセットポイントがあるとする概念は，さまざまな生理的あるいは病態生理的な現象を説明するのに都合がよい．ただし，深部体温は1点の決まった温度ではなく，ある狭い範囲に調節されるので，設定域あるいは調節範囲のような表現が望ましい．

深部体温のセットポイントの実体はまだ不明であるが，視索前野に多数存在する温ニューロンが示す温度依存性の発火活動の集団としての総和で設定されているのではないかと考えられている．その集団の神経活動の挙動は視索前野のEP3ニューロンが出力する抑制信号の強さに反映され，熱産生反応や熱放散反応の強度が決定されるものと考えられる．

E 体温の異常

1 高体温と低体温

深部体温がなんらかの理由で通常の調節範囲から上昇，低下した状態をそれぞれ**高体温（症）** hyperthermia，**低体温（症）** hypothermia という．

一般に，低体温は深部体温が35℃より低下した状態をいう．32〜35℃になると体温調節機能が障害され，ふるえなどの反応がみられなくなるため，核心温の低下がいっそう容易になる．32℃以下になると精神の錯乱が生じ，さらに低下すると心臓の刺激伝導系が作動しにくくなり，25℃以下で心室細動などの致死的な不整脈発生の可能性が高まる．20℃以下で心停止に陥るとされる．

高体温の明確な目安はないが，核心温が42℃を超えると生存が脅かされる可能性がある．さらに上昇するとタンパク質の変性により組織の不可逆的な障害が発生する．体温調節能力を超える程度の高温の環境で起こる高体温を**うつ熱**といい，それによって生じる生体の機能不全や障害は**熱中症** heatstroke とよばれる．

Advanced Studies

熱中症

熱中症は症状，重症度などからいくつかの分類方法があるが，一般的には次の4つに分けられる．

熱痙攣 heat cramp：発汗により失われた体液を水のみで補給することによる Na 欠乏に起因する筋肉の痙攣．

熱失神 heat collapse, heat syncope：皮膚血流の著増や脱水などに起因する血圧低下による脳虚血が原因で起こる失神．

熱疲労 heat exhaustion：高度の脱水や脱塩による循環不全と脳血流減少により，疲労感，めまい，脱力感などが起きた状態．意識障害を伴うこともある．

熱射病 heat stroke：最も重篤な状態で，深部体温の著しい上昇のため中枢神経機能に異常をきたした状態．一般的に深部体温が40.5℃以上で，体温調節機能が失われるため，高体温にもかかわらず発汗はなく，時としてふるえが発生する．高温による肝，腎などの機能障害，播種性血管内血液凝固などを認め，死亡率が高い．直射日光が主な原因となる場合は**日射病** sunstroke という．

悪性高熱症

ハロタンなどの吸入麻酔薬やスキサメトニウムなどの筋弛緩薬の投与が引き金となって骨格筋の硬直が起こり，著しい高体温が誘発される疾患．深部体温が43℃を超えることもあり，発症すると死亡率が高い．骨格筋細胞の小胞体から細胞質へのCa誘発性Ca放出機構の異常亢進によって起こる．小胞体のCaイオンチャネルである1型リアノジン受容体（RyR1）の遺伝子変異の保有者は発症リスクが高く，注意が必要である（→第2章，99頁，第3章，111頁参照）．

低体温療法

重症の脳損傷の治療や外科手術中に，低酸素状態の神経の保護効果（代謝低下）を目的とした低体温療法が用いられる．マットサンドイッチ方式やカテーテル挿入による血液冷却などによって体温を32〜34℃程度に下げる．体温低下によって起こるふるえを抑制するため，鎮静薬や筋弛緩薬などを併用することが多い．適応は重症頭部外傷，重症脳梗塞，クモ膜下出血，蘇生後脳症などである．合併症には低K血症，血液凝固異常・血小板減少，免疫機能低下のほか，低体温症でみられる循環器の異常がある．

 巻末付録 問題60．高体温症→1097頁参照．

2 発熱

発熱 fever は，感染や全身性の炎症などによって起こる，調節された深部体温の上昇をいい，発熱を起こす物質を**発熱物質**（**パイロジェン** pyrogen）という．発熱物質によって惹起される免疫系の信号が視索前野の体温調節中枢に到達することにより，深部体温の設定域が高温側へ移動し，積極的な体温上昇が誘導される（図59-13）．深部体温が上昇した設定域に達すると，体温調節機構はその設定域に維持するように働く．例えば，24℃に設定していたエアコンを28℃に変えるようなものである．

発熱の開始期（**発熱期**）には深部体温が設定域より低

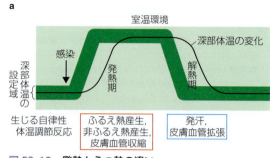
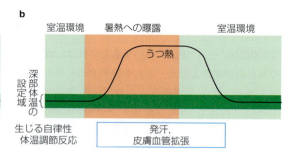

図 59-13 発熱とうつ熱の違い
a. 発熱, b. うつ熱.

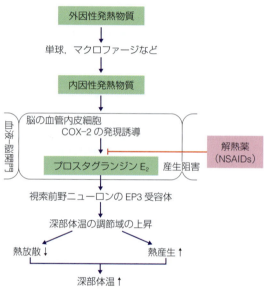

図 59-14 発熱の機序
発熱物質によって惹起された免疫信号が血液-脳関門を通るときにメディエーターとしてプロスタグランジン E_2 が産生される.

いので，低体温のときと同じようにふるえなどの熱産生反応の促進と皮膚血管収縮などの熱放散の抑制が起こり，**解熱期**には深部体温が設定域より高くなっているので，発汗などの暑熱に対する調節反応が起こる．能動的な体温上昇である発熱と，高温環境で受動的に起こるうつ熱とは明確に異なることに注意すべきである．うつ熱では，体温上昇時に深部体温を設定域に下げるための発汗などの熱放散反応が起こる．

恒温動物は体内の熱産生を亢進させて発熱することが可能だが，爬虫類などの変温動物では，感染すると体温調節行動によって高い環境温を選択し，体温を上昇させる．これは明らかに体温を能動的に上昇させる反応であり，発熱だと理解されている．発熱は生物が進化の過程でかなり古くから獲得している能力とされる．

1 ● 発熱の機序

外部から体内に入り，発熱を起こす物質を総称して**外因性発熱物質** exogenous pyrogen といい（図59-14），細菌，ウイルス，カビ，化学物質などがある．特に，グラム陰性菌の細胞壁の構成成分の１つである**リポ多糖** lipopolysaccharide (LPS)は強い発熱作用を有する．外因性発熱物質は単球やマクロファージなどの免疫担当細胞に認識され，インターロイキン１(IL-1)，インターロイキン６(IL-6)，インターフェロン(IFN)，腫瘍壊死因子(TNF-α)などの**内因性発熱物質** endogenous pyrogen が放出される．内因性発熱物質は，脳の血管の内皮細胞に作用し，細胞内で**シクロオキシゲナーゼ２** cyclooxygenase-2 (COX-2)などのプロスタグランジン合成酵素群の発現を誘導して，最終的に**プロスタグランジン E_2** prostaglandin E_2 (PGE_2)を産生させる．

視索前野の近傍の血管で産生された PGE_2 は，**発熱メディエーター** pyrogenic mediator として視索前野のEP3ニューロンに作用し，その発火活動を低下させる（図59-12a）．すると，寒冷環境での機構と同じように，EP3ニューロンから延髄縫線核や視床下部背内側部へ常時送られる抑制信号が弱まるため，駆動ニューロンの活動が脱抑制され，熱産生が亢進するとともに皮膚血管が収縮して熱放散が抑制されることにより，深部体温が上昇する．PGE_2 が存在し続けるあいだは EP3ニューロンの発火活動が抑制され，負のフィードバック機構により深部体温は上昇した設定域に調節され続ける．

2 ● 解熱物質

発熱を抑制する物質を**解熱物質** antipyretic と総称する．臨床的に汎用される解熱薬は**非ステロイド性抗炎症薬** nonsteroidal anti-inflammatory drugs（**NSAIDs**）で，COX-2 の酵素活性を阻害する（図 59-14）．適量の解熱薬は PGE_2 の産生を阻害することで発熱の機序が起こらないようにするので，深部体温を通常の設定域に戻すだけで，設定域よりも低下させることはない．生体には，過剰な発熱を抑制する**内因性解熱物質**も存在するといわれる．ADH，メラニン細胞刺激ホルモン（α-MSH），インターロイキン 10（IL-10）などが候補とされている．

3 ● 発熱の意義

ウサギに解熱薬を投与してから，病原性の強い細菌を静注すると，解熱薬を投与しない群に比べて死亡率が著しく上昇する．これは，発熱が感染症に対する有効な**宿主防御反応** host defense response であることを示しており，トカゲ，キンギョ，イタチなどほかの動物種でも報告されている．深部体温を 1～2℃ 上昇させることは，深部体温を病原体の増殖の至適温度域から逸脱させて増殖速度を抑制するとともに，免疫機能を亢進させて，病原体に対する抵抗力を高める効果があるとされる．

一方，発熱にはデメリットもある．自己免疫疾患では免疫機能の亢進は疾患の悪化をもたらす可能性がある．さらに，深部体温の上昇は Q_{10} 効果によりエネルギー消費量を増大させるため（1℃ 上昇あたり，代謝量が 13% 程度増大），消耗性疾患や体力のない乳幼児や高齢者においては，循環器系，呼吸器系への強い負荷と相まって，状態を悪化させる危険性が高くなる．

4 ● 心因性発熱

ヒトを含む哺乳動物に精神ストレスを与えると深部体温が上昇することがある．これを**ストレス性高体温（症）** stress-induced hyperthermia あるいは**心因性発熱** psychogenic fever（機能性高体温症）という．心因性発熱は NSAIDs では解熱できないことから，PGE_2 が引き金となって起こる発熱ではない．ラットを用いた研究によって，ストレス関連信号が大脳皮質内側前頭前野から視床下部背内側部へ伝達されることにより交感神経活動が亢進し，褐色脂肪熱産生の惹起と皮膚血管収縮を通じて体温が上昇することが明らかとなった．

F 温度適応

生体をさまざまな環境に一定期間さらすと，その環境に適したように生理機能が変化する．この現象を**適応** adaptation という．そのなかでも自然の気候に関連した複数の要因に適応する場合を**気候順化（順応）** acclimatization といい，温度のようにある特定の環境要因に適応する場合を**馴化** acclimation という．

A 暑熱馴化

ヒトは高温環境で生活すると高温に対する耐性を獲得する．**暑熱馴化** heat acclimation は暑さに曝露された期間によって 2 つに分類する．

1 ● 短期暑熱馴化

短期暑熱馴化は，数日から数週間の暑熱曝露により形成される機能変化で，四季のある地域で一夏過ごすような場合である．この場合，環境温（あるいは深部体温）の上昇に伴う発汗反応や皮膚血管反応の亢進であり，蒸散性および非蒸散性熱放散機能が促進される．さらに，体液量が増加し，汗中の電解質濃度が低下することで，循環血漿量が維持され，長時間にわたって高い発汗量と皮膚血流量を維持することができるようになる．一方，熱産生を促進する甲状腺ホルモンやカテコールアミン類は減少する．1 日 4～6 時間の間欠的な暑熱曝露を継続した場合，発汗が始まる環境温（上臨界温）が低下するが，これは体温調節中枢の温度感受性が変化するためと考えられる．

2 ● 長期暑熱馴化

長期暑熱馴化は，熱帯地方で長期間にわたり生活する場合などに形成される．暑熱環境では発汗量が減少するが，有効な発汗が保たれる．ただし，運動などで深部体温が大きく上昇する場合には十分な発汗が起こる．皮膚血流量は高く保たれ，非蒸散性熱放散能力が高まる．この機能変化は生体にきわめて重要な体液の喪失を防ぐ利点があり，長期間維持される．

B 寒冷馴化

寒さに対する適応を**寒冷馴化** cold acclimation といい，3 種類の生体機能変化がみられる．これらは独立

して成立することもあるが，複数が同時に形成されることもある．

1 ● 代謝型寒冷馴化

代謝型寒冷馴化は，寒冷に対して熱産生を亢進する機能変化である．ふるえ熱産生と非ふるえ熱産生の両方が亢進するが，骨格筋を利用するために行動の妨げになるふるえ熱産生は次第に弱くなる一方，非ふるえ熱産生が強力になる．特に褐色脂肪組織が発達し，非ふるえ熱産生能力が著しく高まる．また，白色脂肪組織のなかに熱産生能をもつ**ベージュ脂肪細胞** beige adipocyte が増加し，白色脂肪組織が褐色化する現象も知られる．

2 ● 断熱型寒冷馴化

断熱型寒冷馴化は，強力な皮膚血管の収縮，皮下脂肪の増加，有毛動物では体毛の変化などにより，体表面の断熱性を増加させ，非蒸散性熱放散を極力抑制する機能変化である．脂肪は強力な断熱効果をもち，寒冷環境に棲む動物は皮下脂肪が発達している．

3 ● 低体温型寒冷馴化

低体温型寒冷馴化は，寒さあるいは低体温に対する慣れが誘導される変化で，寒冷下で深部体温が1℃程度低下しても熱産生反応を起こさない．これにより，エネルギー消費を抑えることが可能で，厳しい寒冷環境を耐えるための手段と考えられている．

●参考文献

1) 中山昭雄(編)：温熱生理学．理工学社，1981
2) 彼末一之，他：脳と体温．共立出版，2000
3) The Commission for Thermal Physiology of the International Union of Physiological Sciences (IUPS Thermal Commission)：Glossary of terms for thermal physiology, 3rd ed. Jpn J Physiol 51：245-280, 2001
4) 入來正躬：体温生理学テキスト—わかりやすい体温のおはなし．文光堂，2003
5) 井上芳光，他(編)：体温Ⅱ—体温調節システムとその適応．NAP, 2010
6) 中村和弘：体温調節の中枢機構．生化学 96：12-27, 2024

第60章 概日リズム

バクテリアからヒトに至るまで，地球上に生息するほとんどすべての生物は約24時間周期の**概日リズム** circadian rhythm を示す．概日リズムは**生物時計** biological clock あるいは**体内時計** internal clock と比喩的によばれる機構によって駆動される．生物時計は生体機能を昼夜変化に同調させ，その時間的秩序を維持することによって，生体の恒常性を保つ．また，生物時計は季節変化に対する適応機能ももつ．

A 概日リズムの特性

1 内因性リズム

健康人の体温や血中ホルモンレベルを連続して測定すると，24時間周期の変動(リズム)がみられる．例えば，深部体温(直腸温)は午前から午後にかけて上昇し，午後4時ごろに最高値に達した後，徐々に低下していき，午前4時ごろ最低値をとる．最高値と最低値の差は1.5℃程度である(図60-1)．ホルモンの血中濃度にも24時間リズムが認められ，例えば，メラトニンは午前2時ごろに，コルチゾールは起床直後にピーク値を示す．その他，注意力や計算能力，運動能力などにも24時間リズムがみられる．

24時間リズムの成因としては，まず昼夜で変化する光，気温や湿度など環境因子や社会的スケジュール，またそれらによって生じる活動レベル(運動や休息)の周期的変動に対する生体の反応がある．生体機能が環境の周期的変動に反応した結果生じるリズムを**外因性リズム** exogenous rhythm という．しかし多くの生体機能は，これらの周期的環境や活動レベルを24時間一定にしても，依然として24時間リズムを示す．したがって，24時間リズムには外因性成分のほかに，内因性成分も含まれていることがわかる．これを**内因性リズム** endogenous rhythm といい，その本体が概日リズムである．

2 フリーランリズム

ヒトが昼夜変化から隔離された実験室で時計なしの生活をすると，睡眠や体温の24時間リズムは持続するが，その周期は24時間から外れてくる(図60-2)．24時間とは異なる周期を示すリズムを**フリーランリズム** free-run rhythm といい，その周期を**フリーラン周期** free-run period という．フリーラン周期は動物種によって異なるが，24時間から大きく外れることはない．例えば，通常の照明下におけるヒトの体温リズムのフリーラン周期は平均25.00時間であるが，恒常暗におけるマウスの行動リズムのフリーラン周期は平均23.36時間である(表60-1)．フリーラン周期が24時間に近いリズムを**概日リズム**という．「概日」とは概ね1日という意味で，circa-(約) dian (1日)の和訳である．

フリーラン周期がきっかり24時間でなく，また個体や種によって異なることからも，概日リズムが環境

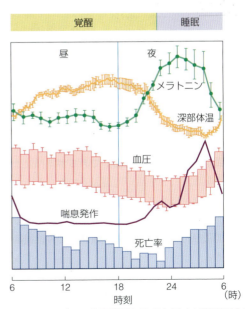

図60-1 さまざまな生理機能にみられる24時間リズム

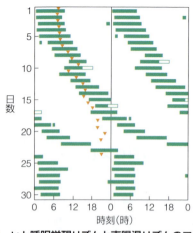

図60-2 ヒト睡眠覚醒リズムと直腸温リズムのフリーラン
（図はダブルプロットされている）

■：睡眠．▼：直腸温リズムの最低値位相．被験者は第3～24日に昼夜変化から隔離されている．

表60-1	恒常暗における行動リズムのフリーラン周期
ヒト	24.48時間（25.00時間）
ラット	24.43時間
ハムスター	24.03時間
ムササビ	23.78時間
マウス	23.36時間

（　）内は300 lx照明下での値である．

の周期性によって駆動される外因性リズムでなく，生体内部に振動源をもつ内因性リズムであることがわかる．

Advanced Studies

アショフの法則 Aschoff's rule
　多くの動物でフリーラン周期と光照度に一定の関係が認められる．昼行性動物では，照度が高くなるほどフリーラン周期が短くなり，夜行性動物では長くなる．これをアショフの法則という．アショフの法則は，爬虫類や鳥類ではよく当てはまるが，霊長類など昼行性哺乳類では例外が多い．

3 リズム同調

　概日リズムは24時間とは異なる内因性周期をもつが，自然環境下では24時間リズムとなる．概日リズムが24時間周期の昼夜変化に一致することを**リズム同調** entrainment といい，概日リズムを同調させる環境因子を**同調因子** zeitgeber という．多くの生物にとって光が最も強力な同調因子であるが，種によっては温度や気圧，社会生活が同調因子になりうる．

　リズム同調にはリズム周期を同調因子の周期と一致させる周期調節の側面と，リズム位相を同調因子の位相との間に一定の時間的関係を確立させる位相調節の側面がある．

A 周期調節

　リズム同調の基礎には，同調因子に対する概日リズムの**位相反応** phase response がある．位相反応をみるには，活動期と休息期がはっきり区別できる行動リズムが適している．恒常暗でフリーランしているマウスに光刺激を与えると，リズム位相が変化する．位相変化の大きさと方向（前進か後退）は行動リズムのどの位相で光が照射されたかで決まる（図60-3）．光刺激の位相と生じた位相反応の関係は**位相反応曲線** phase response curve として表され，一般に主観的夜の前半に位相後退相が，主観的夜の後半に位相前進相がある（図60-4）．位相反応曲線の形は，刺激として用いる光の強さや照射時間によっても変わる．リズム同調は，フリーラン周期と24時間周期の差を位相反応で補正することで達成される．これを**周期調節** period control という．

　位相反応を起こす光特性は種によって異なり，ラットでは300 lx（一般住宅の室内程度の照度）の光を30分当てることで位相反応が生じるが，ヒトでは5,000～10,000 lx（屋外で雨天～曇天程度の照度）の光を3～6時間当てる必要がある．自然界では，照度が急激に上昇する日の出が光刺激と同じ役割をもつと考えられる．

B 位相調節

　位相反応によるリズム同調は，リズム周期を24時間に合わせるだけでなく，リズム位相の調節も行っている．

　ヒト概日リズムの周期は24時間より長いので，位相前進反応によってリズム同調が達成される．位相前進反応は主観的朝の前半にみられるので，朝方の光がリズム同調に重要となる．概日リズムが朝日でリセットされると，ヒトでは活動期が始まる．つまり朝日は

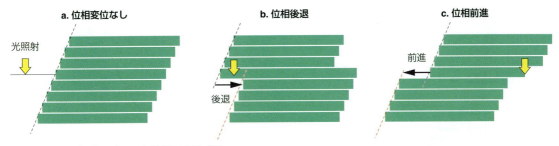

図 60-3　マウス行動リズムの光位相反応模式図
■：活動期．主観的昼(**a**)，主観的夜の前半(**b**)，主観的夜の後半(**c**)における光照射と，その後のリズム位相変位を示している．

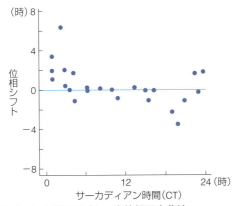

図 60-4　ヒト概日リズムの光位相反応曲線
位相反応の基準位相として直腸温リズムの最低位相(CT 0)を用いている．
〔Honma K, et al：A human phase response curve for bright light pulses. Jpn J Psychiat Neurol 42：167-168, 1988 と Minors DS, et al：A human phase response curve to light. Neurosci Lett 133：36-40, 1991 より著者作図〕

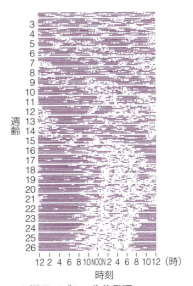

図 60-5　ヒト概日リズムの生後発現
出生第 2 週目からの，睡眠(横線)と覚醒(白抜き)の時間帯を示す．第 16 週目ごろより，昼夜変化に同調した概日リズムが認められる．
〔Kleitman N, et al：Sleep Characteristics of Infants. J Appl Physiol 6：269-282, 1953 より転載〕

リズム周期を 24 時間に合わせていると同時に，リズムの特定位相(活動期)を昼間にセットしている．これを**位相調節** phase control という．概日リズムの特定位相と環境周期の特定位相に一定の時間関係を確立することがリズム同調の本質と考えられる．概日リズムの周期が正確に 24 時間だと，このような位相調節はできない．周期が 24 時間からわずかにずれていることに大きな意味がある．

❹ 生得性リズム

概日リズムは生後獲得された機能ではなく，その発現が遺伝的に決められている生まれつき(生得性)のリズムである．しかし，だからといってすべての生体機能に生後直後から，あるいは胎児の時期から概日リズムが認められるわけではない．睡眠リズムや体温リズムなど多くの概日リズムは，生後数か月から数年の間に発現する(図 60-5)．

ラットを受精の直後から明暗サイクル(昼夜変化)のない環境で飼育しても，概日リズムが出現してくる．そのラットから生まれた仔ラットにも概日リズムは認められる．さらに，妊娠中に時計機構を破壊され，概日リズムが消失した母ラットから出生した仔ラットにもリズムは認められる．これらの事実から，概日リズムは生後獲得されたものではないことがわかる．

1 個の遺伝子の変異で，概日リズムの周期が変化したり，リズムそのものが消失することが知られている．このような遺伝子を**時計遺伝子** clock gene という(→907 頁参照)．

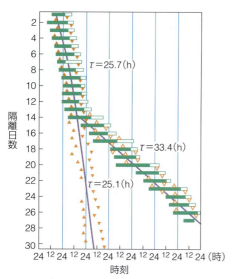

図 60-6　ヒト概日リズムの内的脱同調
□：睡眠，■：覚醒，▽▽：直腸温リズムの最低値位相，▲△：直腸温リズムの最高値位相，τ：フリーラン周期．

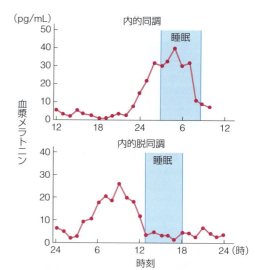

図 60-7　睡眠とメラトニンリズムの内的脱同調
フリーランしている被験者から得られたメラトニンリズムである．上段は内的に同調しているときのリズム，下段は脱同調したときのリズムである．

B 概日リズムと睡眠覚醒リズム

1 睡眠覚醒リズム

睡眠と覚醒の繰り返しを**睡眠覚醒リズム** sleep-wakefulness rhythm という．多くの動物において，睡眠覚醒リズムは概日リズムとして扱われているが，ヒトの場合，睡眠覚醒リズムは概日リズムの特徴のほかに独自の性質も示し，おそらく概日リズムとは異なる振動機構の支配下にあると考えられる．

脳波学的に睡眠には一定の構造が認められ，通常の夜間睡眠では**ノンレム睡眠**と**レム睡眠**(→第22章，472頁参照)が約90分周期で交互に現れ，**睡眠サイクル** sleep cycle をつくる．この場合，睡眠の前半にはノンレム睡眠，なかでも睡眠段階の深い徐波睡眠が大量に出現し，睡眠の後半には少なくなる．逆にレム睡眠は睡眠の前半には少なく，後半に多く出現する．睡眠構造は睡眠をとる時刻，より正確にいえば，体温リズムなどで代表される概日リズムのどの位相で睡眠をとるかによって決まる．前述のような睡眠構造が認められるのは，体温が低下するリズム位相で睡眠が始まる場合であり，体温が上昇する位相で睡眠が始まった場合は睡眠構造は変化し，レム睡眠が睡眠初期から多く出現する．これは，レム睡眠の出現が主として概日リズムで決められているのに対し，ノンレム睡眠の出現は先行する覚醒の長さや質に影響されることによる．

2 内的脱同調

ヒト概日リズムがフリーランすると，約4人に1人の割合で睡眠覚醒リズムと深部体温リズムが解離し，2つのリズムは固有の周期で変動する(図60-6)．この解離状態を**内的脱同調** internal desynchronization という．この場合，**深部体温リズム**は約25時間の周期を維持するが，睡眠覚醒リズムの周期は34時間にまで延長する．まれであるが，睡眠覚醒リズムの周期が約48時間 circabidian になることもある．

内的脱同調が生じると，睡眠期と一致していた深部体温の最低値位相や松果体ホルモン(メラトニン)の分泌ピークが覚醒期に現れ(図60-7)，生体機能の時間的秩序が乱れてくる．またこのとき，不眠や昼間の眠気，作業能率の低下など精神的身体的不調が生じることがある．内的脱同調は後に述べる時差ぼけや睡眠覚醒リズム症候群の症状形成と深い関係がある．

Advanced Studies

複数振動体説 multi-oscillation theory
　内的脱同調が生じることから，睡眠覚醒リズムと深部体温リズムは異なる振動機構によって駆動されていると考えられる．これを体内時計の複数振動体説という．睡眠覚醒リズムと脱同

表 60-2　ヒト概日リズムの2大グループ

深部体温リズム系	睡眠覚醒リズム系
コルチゾール	成長ホルモン
メラトニン	プロラクチン
レム睡眠	ノンレム睡眠
Naイオン尿中排出	Caイオン尿中排出

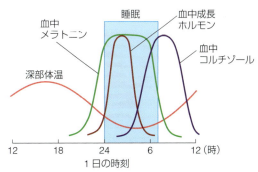

図 60-8　ヒト概日リズムの時間的秩序

調することが知られている概日リズムには，深部体温リズム，血中メラトニンリズム，コルチゾールリズムなどがある（表60-2）．深部体温リズムなどの概日リズムを駆動する振動体は同一と考えられ，後述する視交叉上核概日振動体が想定されている．一方，睡眠覚醒リズムに関しては，独自の自律性振動体をもつとする仮説（R. Wever）と，砂時計様測時機構とする仮説（A. Borbély，S. Daan）が対立している．

C　概日リズムの生理作用

1　昼夜変化・季節変化への適応

概日リズムの生理作用で最も重要なのは**生物時計**としての機能である．リズム同調が成立しているところでは，概日リズムの特定位相がある特定の時刻に対応する．したがって，逆に概日リズムの位相から時刻を知ることができる．開花時刻が異なる花を並べて作った「リンネ Linnaeus の花時計」はまさに生物時計そのものである．

このように，ある生理機能が最大の能力を発揮する時刻は決まっている．**昼行性動物**では，体温や心循環機能は昼に上昇し，夜に低下する．高体温時には作業能力が増加するので，昼間の身体活動に都合がよい．逆に，夜の作業は能率が悪く，激しい運動は身体により多くの負担をかける．消化吸収機能にも昼に高く夜に低いリズムがある．内分泌系や免疫系には特に顕著な24時間リズムが認められ，生殖活動や生体防御の最適化を図っている．

睡眠の時間帯や長さは，季節によって変化する．また，体重やエネルギー代謝にも**季節変動**が認められる．前者は日照時間の長さ（日長）や光の強さの季節変動に由来するもので，後者は気温の季節変動によると考えられる．すでに述べたように，概日リズムは光に対する位相反応で昼夜変化に同調するので，光条件が変化する季節によって変化する．つまり朝の光で同調しているヒトの概日リズムは，早朝から明るい光が射し込む夏にはリズム位相が相対的に前進し，早起きとなる．一方，朝遅くまで暗い冬はリズム位相が相対的に後退し，遅起きとなる．このように日の長さが変わっても，概日リズムは生体機能と昼夜変化を一致させている．

2　生体機能の時間的秩序の維持

概日リズムには，生理機能の時間的秩序を維持する働きもある．関連した複数の生理機能では，24時間リズムのピークが一定の時間的配列をなしている．例えば，深部体温は夜の睡眠の直前から低下し始め，メラトニンの分泌が始まる．睡眠前半には成長ホルモンの分泌があり，睡眠後半から目覚めの時刻にかけて副腎皮質ホルモン（コルチゾール）が分泌される（図60-8）．体温低下やメラトニンの分泌は睡眠の導入を容易にし，成長ホルモンの分泌により睡眠中に細胞分化や成長が促進される．睡眠中は外部からエネルギー源が補給されない．コルチゾールは糖新生を促進することにより，早朝の血糖値の低下を防ぐ．

概日リズムによる生理機能の時間的秩序形成は，フィードバックによる恒常性の維持とともに，個体としての機能発現には欠かすことができない．生理機能の時間的秩序が乱れる時差飛行や夜間勤務ではさまざまな障害が発生し，**時差ぼけ** jet lag や**非同期症候群** desynchronization syndrome として知られている．また，リズム同調が障害される疾患としては，**睡眠相後退症候群** delayed sleep phase syndrome や**非24時間睡眠覚醒症候群** non-24 hour sleep-wake syndrome が知られている．

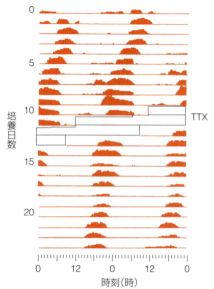

図 60-9 視交叉上核単一ニューロン電気活動の
概日リズム

分散培養された単一ニューロンの 15 分あたりのスパイク数をヒストグラムで表す．図はダブルプロットされている．

Advanced Studies

時差ぼけ

時差のある地方へ飛行機で急速に移動すると，不眠，昼間の眠気，倦怠感，食欲不振などの身体症状が出現する．時差ぼけは通常 1 週間ほどで消失するが，2～3 週間かかる場合もある（遷延性時差ぼけ）．時差ぼけは，瞬時には同調することのできない概日リズムと現地時刻に合わせた睡眠覚醒との位相のずれ，つまり人為的に起こされた内的脱同調が原因である．概日リズムが徐々に現地の昼夜変化に同調し，内的脱同調が解消されると，時差ぼけも消失する．

睡眠相後退症候群

通常の睡眠時間帯に比べ，主要な睡眠のタイミングが著しく後退している状態が長期間続く場合をいう．例えば，毎日眠くなる時間帯が午前 4～5 時で，覚醒する時間帯が午後 1～2 時となる場合である．通常の社会スケジュールに合わせると，時差ぼけに似た症状が慢性的に出現し，社会生活が困難になる．

非 24 時間睡眠覚醒症候群

昼夜変化に同調した睡眠覚醒リズムを維持することができず，就寝と起床の時刻が毎日遅れていく状態をいう．つまり，概日リズムのフリーランである．不眠や覚醒障害を中心とした症状が出現し，通常の社会生活が困難になる．

 巻末付録　問題 61．非 24 時間睡眠覚醒症候群 ➡ 1098 頁参照．

3 時間学習，時間記憶

ミツバチの**時間記憶** Zeitgedächtnis と同様，哺乳類でも時間記憶に概日リズムが関与している．

ラットの給餌をいつでも自由に摂取できる**自由摂食** ad libitum feeding から，1 日の特定時刻に 1 回だけ与える**制限給餌** restricted feeding に変えると，数日から 1 週間後には給餌時刻を予知する給餌直前の活動亢進やホルモン分泌が現れてくる．この給餌前活動は内因性の概日リズムに基づいており，制限給餌を止めて自由摂食に戻しても数週間は持続する．また給餌前活動の概日リズムは，遺伝的に規約された周期でフリーランする．すなわち，ラットは概日リズムを用いて給餌時刻を学習し，記憶することができる．ヒトでも同一時刻に食事をとる習慣をつけると，食事によるインスリンなどのホルモン分泌が変化する．しかし，この現象が時間記憶に基づくものかどうかは不明である．

概日リズムの機構

生物時計は，概日リズムの発振を行っている**振動機構**，リズム同調に関与する**光受容機構**，そして各種生体機能にリズムを発現させている**表現機構**からなる．

振動機構

A 概日リズムの発振

概日リズムの振動中枢である**視交叉上核** suprachiasmatic nucleus（➡ 第 19 章 図 19-16，426 頁参照）には 1 側約 8,000 個のニューロンが存在し，アルギニンバソプレシン arginine vasopressin（AVP）や血管作動性腸管ペプチド vasoactive intestinal polypeptide（VIP）などの神経ペプチド含有細胞がそれぞれ局在性を示す．視交叉上核を破壊すると，生体におけるほとんどすべての概日リズムが消失する．一方で，視交叉上核を破壊して無周期にした動物に胎仔の視交叉上核を移植すると，概日リズムが回復する．さらに，生体から単離した 1 個の視交叉上核神経細胞が概日リズムを示すことや，テトロドトキシン（TTX）で神経発火活動を抑制しても概日リズムが持続することから，概日リズムの振動源は単一細胞内にあることが明らかになった（図 60-9）．このように，視交叉上核は多数の振動細胞からなる多振動体構造を示すとともに，個々の振動細胞が共役してより安定な概日リズムを発振している．この共役が崩れると見かけ上の概日リズムは消失

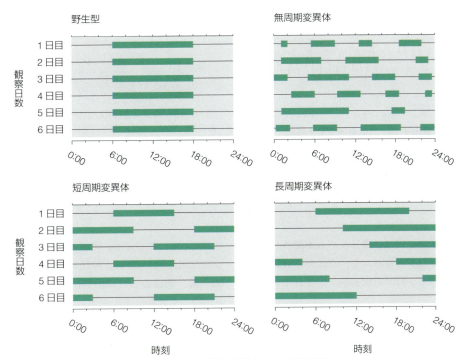

図60-10 ショウジョウバエ概日リズムの周期変異体（Period 変異体）
■：活動期．遺伝性がみられる表現型の変異から，原因となる遺伝子を明らかにする方法を順遺伝学 forward genetics という．S. Benzer らはショウジョウバエの行動遺伝学から概日周期変異体を単離し，その Period 変異体が後の時計遺伝子発見へとつながった．
〔Konopka RJ, et al：Clock mutants of Drosophila melanogaster. Proc Nat Acad Sci USA 68：2112-2116, 1971 を参考に作成〕

するので，生体リズム発現には振動ニューロンのネットワークも重要である．

B 時計遺伝子

動物のゲノム DNA に突然変異を引き起こす薬物を投与することにより，行動リズムに異常を示す個体が現れる（図60-10）．その原因遺伝子を調べることにより，概日リズムの発現に必須な遺伝子がいくつか見つかっており，これらを**時計遺伝子**と総称する．哺乳類では，現在 *Clock*, *Bmal*, *Per*, *Cry* の4種類の時計遺伝子が知られている[*]．これらの遺伝子のどれかをノックアウトすると行動リズムが大きく変化するか，またはリズムが消失する．概日リズムは，これら4つの遺伝子の転写翻訳フィードバックループにより発振されるとする説が有力である（図60-11）．つま

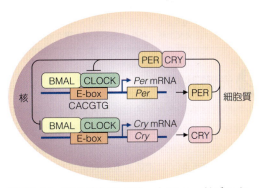

図60-11 時計遺伝子のオートフィードバック・ループによる概日リズム発振機構

り，*Clock*, *Bmal* の遺伝子産物（タンパク質）である CLOCK, BMAL は転写因子として *Per*, *Cry* の転写を促進する．生じたタンパク質，PER, CRY は核内に入り，複合体を形成して CLOCK, BMAL の転写促進作用を抑制する．その結果，*Per*, *Cry* の転写が抑制される．このネガティブポジティブオートフィードバックループが1回転するのに約24時間を要する．

---

[*] 時計遺伝子は，ショウジョウバエでその存在が初めて確認された．*Per*（*Period*）と命名された時計遺伝の DNA 配列を決定し，その性質を解析した3人の研究者（M. Young, M. Rosbash, J. Hall）に2017年，ノーベル生理学・医学賞が授与された．

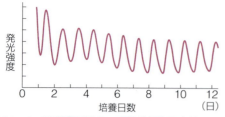

図 60-12　時計遺伝子 *Per* の培養視交叉上核における発現リズム
Per 発現リズムは，*Per* プロモーター下流に発光酵素であるルシフェラーゼの cDNA を結合させて導入したレポーターを用いて光学的に測定．

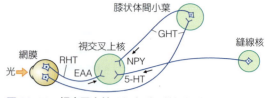

図 60-13　視交叉上核の入力系と神経伝達物質
直接路：RHT（網膜視床下部路），間接路：GHT（膝状体視床下部路）．神経伝達物質：EAA（興奮性アミノ酸），NPY：（ニューロペプチドY），5-HT（セロトニン）．

これら時計遺伝子の発現には概日リズムが認められる（図 60-12）．ショウジョウバエやマウスの時計遺伝子相同体の検索からヒト時計遺伝子が同定されている．

Advanced Studies
2 振動体仮説
　ラットやマウスなどの哺乳類の行動リズムの解析から，行動リズムを駆動する生物時計は2個の異なる振動体から構成され，それぞれが行動リズムのある位相を駆動しているとの仮説が提唱され，2振動体仮説と呼ばれている．2つの振動体のうち，M振動体 morning oscillator は夜行性動物では活動期終了位相（休息期開始位相）の行動を支配し，E振動体 evening oscillator は活動期開始位相（休息期終了位相）を支配する．M振動体とE振動体は相互に結合しているが，その結合力は環境の光条件で変わる．この仮説は，行動リズムにみられる乖離現象 splitting や季節変化に対応した活動期の変化などをよく説明する．最近の研究で，2つの振動体は視交叉上核に存在することが示唆されている．

2 光受容機構

　生物時計は系統発生学的に光受容組織と密接に関係して進化してきた．昆虫では視葉に，軟体動物では網膜に生物時計が存在する．脊椎動物では，網膜や松果体，そして哺乳類では網膜と直接神経連絡のある視床下部の視交叉上核に生物時計が存在する(→第19章図19-16，426頁参照)．生物時計が昼夜変化に適応するための機構であることを考えれば，光受容組織との関連性は容易に理解できる(→第20章，438頁参照)．

　哺乳類では，外側膝状体に向かう視神経のほかに，視交叉でただちに視床下部に入り視交叉上核に分布する神経線維がある．これを**網膜視床下部路** retinohypothalamic tract という．生物時計の同調に関与する光刺激はこの神経経路を通る．網膜視床下部路の神経伝達物質はグルタミン酸などの興奮性アミノ酸と考えられている．このほか，外側膝状体膝間小葉を経由して視交叉上核に達する神経経路も知られている（図60-13）．網膜あるいは網膜視床下部路が障害されると，概日リズムはフリーランする．

3 リズム表現機構

　概日リズムを直接表現している肝臓や内分泌腺などの個々の組織や臓器にも概日リズムを刻む振動機構が存在し，これを**末梢時計** peripheral clock とよぶ．末梢時計は，**中枢時計** central clock である視交叉上核振動体からのリズム信号に反応し，視交叉上核リズムに同調することによって，二次的に昼夜変化に同調している．視交叉上核から出力されるリズム信号は，神経性あるいは体液性の機序により末梢時計に伝達されると考えられている．末梢時計の内因性周期や位相は組織によって異なるので，昼夜変化に同調した視交叉上核からのリズム信号がなくなると，末梢時計間に内的脱同調が生じ，個体としての生理機能の時間的秩序が崩れる．すなわち個体の生物時計は視交叉上核の中枢時計と各組織，臓器に存在する末梢時計から構成される**階層的多振動体システム**であり，中枢時計は網膜を介して昼夜変化に同調し，末梢時計は中枢時計に同調することにより，昼夜変化に同調する．末梢振動体の振動機構は不明であるが，中枢時計と同じく時計遺伝子のオートフィードバックによると考えられる．隔離実験室や時差飛行でみられる概日リズムと睡眠覚醒リズムの内的脱同調は，中枢時計と末梢時計の脱同調である可能性が高い．

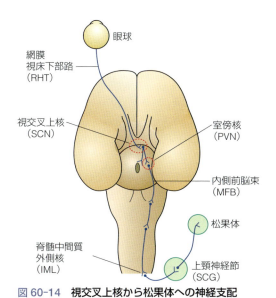

図 60-14 視交叉上核から松果体への神経支配

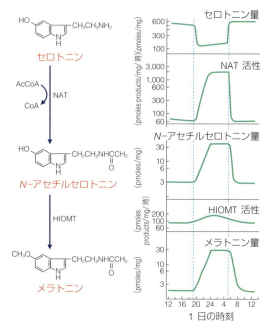

図 60-15 松果体におけるメラトニン合成
NAT：serotonin-*N*-acetyltransferase, HIOMT：hydroxyindole-*O*-methyltransferase, AcCoA：acetyl CoA.

A メラトニンリズム

視交叉上核からの信号伝達機構や調節機構が詳しく調べられている末梢時計の1つに，メラトニンを合成している**松果体細胞**がある．爬虫類の松果体細胞は光を直接感受し中枢時計として機能しているが，哺乳類の松果体細胞に光受容作用はない．**メラトニン合成**には顕著な概日リズムが認められ，昼行性夜行性を問わず夜間に合成が亢進する．視交叉上核から発振された概日リズム信号が交感神経系を介して松果体細胞に伝えられ，メラトニン合成が刺激されることで，夜間のメラトニン上昇が起こる（図60-14）．交感神経が刺激されると，神経終末からノルアドレナリンが分泌され，アドレナリンβ受容体を刺激して細胞内cAMP濃度を上昇させる．その結果，メラトニン合成の律速酵素**セロトニン*N*-アセチルトランスフェラーゼ** serotonin-*N*-acetyltransferase が活性化され，セロトニンからメラトニンが合成される（図60-15）．

メラトニン合成は光によって抑制される．光入力経路は概日リズムの光同調経路と共通しており，網膜から入った光情報は網膜視床下部路，視交叉上核を経由して交感神経系に入り，松果体細胞に達する．この経路は形態視を司る視神経から独立しており，完全盲の人でも眼球が保存されている場合には，メラトニン合成が光によって抑制される例が知られている．光によるメラトニン抑制反応は，ヒトでは500 lx（家庭照明）以上の光で生じる．

メラトニンは両生類のメラニン色素細胞に作用して，皮膚を変色（白く）する．ヒトでは軽い催眠作用と体温低下作用のほか，生物時計に対する位相調節作用がある．

B 概日リズムと性周期

げっ歯類の排卵周期（性周期・発情周期）は，概日周期の4倍または5倍で規定され，24時間同調条件下では，4日または5日サイクルでLHサージから排卵が生じる．また，視床下部-下垂体-卵巣系（➡第67章 図67-6, 985頁参照）の一連の反応 cascade は各イベントが日内時刻の定刻に生じることから概日リズムの時間的秩序に制御されることがわかる．

視交叉上核を破壊すると，あらゆる生理機能の概日リズムが消失するとともに，性周期不全が引き起こされる．視床下部-下垂体-卵巣系の各組織には，末梢時計の存在が明らかになっており，概日リズムの階層的多振動体システムの不調和による生殖機能不全は，時間スケールの異なる生体リズムの相互作用を示すものである．

●参考文献

1) Aschoff J：Handbook of Behavioral Neurobiology, Vol 4, Biological rhythms. Plenum Press, New York, 1981
2) 本間研一，他：生体リズムの研究．北海道図書出版会，1989
3) 高橋三郎，他（編）：臨床時間生物学．朝倉書店，1991
4) 本間研一，他：体内時計の研究．医学書院，2022

第61章 運動と体力

体力 physical fitness とはヒトが健康的で充実した生活を送るために不可欠な能力であり，健全な身体・精神活動を支える複数の要素によって構成されている（図 61-1）．運動 exercise とは，身体活動のうち，スポーツやフィットネスなど体力の維持や向上を目的として，計画的・定期的に行う活動を指す．健康寿命の延伸をねらいとする運動も，競技力の強化をねらいとする運動も，体力の維持や向上を図るものであり，そのプログラム内容（種類 type，強度 intensity，時間 time，頻度 frequency など）は，個々の体力水準と到達目標によって決まる．適切な運動指導を実践するためには，体力を構成する各要素の運動に対する急性反応と可塑性（トレーニング効果）について理解しておく必要がある．

本章では，体力構成要素のうち，加齢 aging や身体活動量の低下が要因となる筋萎縮 muscle atrophy（サルコペニア sarcopenia や廃用性筋萎縮）や生活習慣病 lifestyle-related diseases に関連する，"筋力"および"心肺持久力"に焦点をあて，体力，筋力，心肺持久力の順に解説する．

A 体力

体力にはいくつかの定義がある．広義の体力は，大きく身体的要素と精神的要素からなり，さらにそれぞれが，行動体力と防衛体力により構成される（図 61-1a）．行動体力とは，積極的に外部環境に働きかけるための能力であり，身体的要素においては，体を動かすために必要な形態（体格と姿勢）と機能（筋力 muscle strength，持久性 endurance，柔軟性 flexibility など），精神的要素においては，体を動かすための意志・判断・意欲が含まれる．防衛体力とは，外部環境から身体を守り，病気にかかりにくくするための能力であり，身体的要素においては，生体の恒常性維持に不可欠な解剖学的特徴（器官・組織の構造）や生理機能（体温調節や免疫機能など）が，精神的要素については，

精神的ストレスに対する抵抗力が含まれる．

また狭義に，体力＝行動体力としてとらえることもある．この場合，体力は「行動を起こす能力：筋力，瞬発力（パワー power）」「行動を持続する能力：持久力」「行動を調節する能力：調整力 coordination，柔軟性」の 3 つの要素で構成され，前者 2 つをあわせてエネルギー的体力，「行動を調節する能力」をサイバネティックス的体力とよぶ（図 61-1b）．なお，各能力は文部科学省の新体力テストによって評価される．

また，健康の保持・増進の観点から，「**筋力・筋持久力 muscular endurance**」「**心肺持久力 cardiorespiratory fitness**」「柔軟性」および「身体組成 body composition」の 4 つの要素をあわせた体力を，健康関連体力 health-related fitness とよぶ（図 61-1c）．なお，心肺持久力は長い時間にわたって体を動かすために必要な能力であり，**全身持久力**とも呼ばれる．健康関連体力のうち，「筋力・筋持久力」および「心肺持久力」は，加齢や身体活動量の低下に伴う筋萎縮や生活習慣病に深く関わる体力要素であることから，これらについて理解を深めることが，運動指導を実践するうえで必須となる．

B 筋力

筋力とは筋の収縮によって発生する張力である．日常の生活活動（通勤，通学，家事など），運動，そして多くのスポーツ競技における活動水準は，利用される骨格筋の筋力発揮に依存する．それは主として動員される筋群の部位や量，筋の収縮様式，利用されるエネルギー供給系によって決まる．

1 筋力発揮の要素

a 筋収縮

骨格筋収縮 skeletal muscle contraction の様式には，壁を押しているときのように，筋の長さを変えずに

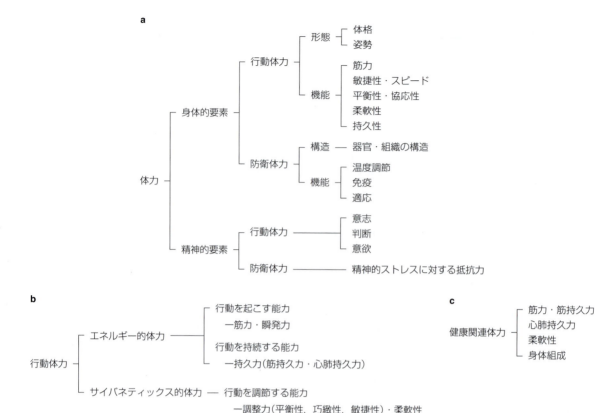

図 61-1 体力の構成
体力の定義はそのとらえ方によりさまざまである．aは広義の体力，bとcは狭義の体力として，それぞれ行動体力と健康関連体力を示す．

（静的に）収縮する**等尺性収縮** isometric contraction と，ダンベルを持ち上げるときのように一定の力で筋の長さを変えながら収縮する**等張性収縮** isotonic contraction がある．また，特殊な装置の使用により，筋を等速で収縮させることができる．この場合の収縮様式を**等速性収縮** isokinetic contraction と呼ぶ．

等張性収縮と等速性収縮は動的な筋収縮（動的運動またはダイナミック運動）であり，筋が収縮しながら短縮する場合を**求心性収縮** concentric contraction，反対に，筋は収縮しているが，拮抗する力が筋の発揮張力を上回るため伸展する場合を**遠心性収縮** eccentric contraction という．

b 最大筋力

1回の収縮で発揮される最大張力を**最大筋力** maximum strength といい，それぞれの収縮様式で求められる．なお，骨格筋の最大筋力は筋の横断面積に比例する．

c 瞬発力

瞬発力（パワー power）は，単位時間あたりに筋が行った仕事量で，通常 kg・m/min の単位で表す．また，パワーは力(kg)×速度(m/min) と表現することもできる．

d 筋持久力

筋持久力 muscular endurance は，体の一部の骨格筋において，一定の張力を持続的に発揮する能力である．例えば関節角度を固定した状態で一定の筋力を発揮（等尺性収縮）し，その角度を維持することができる時間や，ダンベルなどを繰り返し持ち上げる（等張性収縮を繰り返す）ことのできる回数などで評価される．一定の筋力発揮を維持することができなくなった状態を**筋疲労** muscle fatigue と呼ぶ．

2 筋力発揮のためのエネルギー代謝

骨格筋収縮時のエネルギー供給は，**嫌気的代謝系** anaerobic metabolic system と**好気的代謝系** aerobic metabolic system によってなされる．嫌気的代謝系は**クレアチンリン酸系** creatine phosphate system と解糖

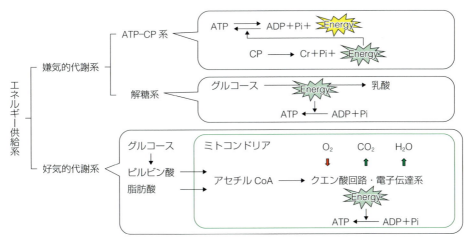

図 61-2　エネルギー供給系
生体のエネルギー供給は，嫌気的代謝系と好気的代謝系によってなされる．嫌気的代謝系はクレアチンリン酸系（ATP-CP 系）と解糖系の 2 つに分類される
ATP：アデノシン三リン酸，ADP：アデノシン二リン酸，CP：クレアチンリン酸，Cr：クレアチン，Pi：無機リン酸．

系 glycolysis の 2 つに分類される（図 61-2）．なお，この経路を利用した運動を，**無酸素運動** anaerobic exercise とよび，大きな筋力発揮が期待される反面，筋内における疲労物質の蓄積などにより筋疲労が生じやすい．

A　嫌気的代謝系

1　クレアチンリン酸系

骨格筋収縮に必要なエネルギー供給は，**アデノシン三リン酸** adenosine triphosphate（ATP）が，ATP 分解酵素 ATPase の働きによって**アデノシン二リン酸** adenosine diphosphate（ADP）と**無機リン酸** inorganic phosphate（Pi）に加水分解されることによって補われる（図 61-2）．放出されるエネルギーは，ATP 1 mol あたり約 7.3 kcal（31 kJ）である．消費された ATP は，**クレアチンリン酸** creatine phosphate（CP）がクレアチンキナーゼ creatine kinase によって分解される際に放出されるエネルギーを用いて速やかに再合成される．ATP の分解から CP による再合成までの過程をクレアチンリン酸系または ATP-CP 系とよぶ（図 61-2）．

安静時の骨格筋 1 kg あたりには，ATP 約 5 mmol，CP は ATP の約 3～4 倍の量（約 17 mmol）が含まれると推定されている．短距離走では，理論上骨格筋 1 kg あたり ATP を約 2.7 mmol/s の速度で分解するので，運動開始後 1～2 秒後に細胞内の全 ATP を，さらに 6～7 秒間ほどで全 CP を消費することになる．ATP-CP 系によってトップスピードを維持できるのは 10 秒以下であり（図 61-3），ATP と CP の減少が，高いパワー発揮の制限因子となり疲労を誘発する．

2　解糖系

筋肉内に貯蔵されている**グリコーゲン** glycogen は，グルコース glucose に加水分解される．グルコースは複数の酵素によって触媒され，酸素の消費なしに**乳酸** lactic acid にまで分解され，その経過で ATP が産生される（図 61-2）．解糖系の反応速度を調節する最も重要な**律速酵素** rate-limiting enzyme はホスホフルクトキナーゼである．なお，ATP の産生速度が好気的代謝系の 2.5 倍程度速いため，高強度での運動の際にはクレアチンリン酸系に次いで，主なエネルギー供給源として働く（図 61-3）．

一方，好気的代謝系に比べてグルコース 1 mol あたりの ATP 産生効率が 2 mol と低い．また，産生された乳酸は筋細胞内で乳酸イオン＋水素イオン（H^+）となるため，乳酸が蓄積すると，H^+ の多くは重炭酸イオン（HCO_3^-）bicarbonate ion によって緩衝されるが，わずかに残った H^+ により pH が低下する．その結果，トロポニンへの Ca^{2+} 結合量の低下とアクトミオシン actomyosin ATPase 活性の低下が起こる．さらに，H^+ は筋小胞体 sarcoplasmic reticulum に発現する

Ca^{2+}-ATPase の活性を低下させるため，筋小胞体への Ca^{2+} の取り込みを抑制する．すなわち，pH の低下は筋疲労時にみられる筋弛緩速度の低下にも寄与している．ただし，こうした現象の多くは，生体温より低い温度で実施された研究により裏づけられたものであり，より生体に近い条件下では，pH 低下による影響を受けにくいこともわかっている．つまり，筋疲労の機序については H$^+$ の蓄積のみで説明することができない．また，乳酸イオンそのものは，心臓や骨格筋の遅筋線維内においてエネルギー基質として利用されるため（乳酸シャトル lactate shuttle 説），乳酸＝疲労物質・老廃物という解釈は誤りである．結局のところ，筋疲労の原因はまだ十分に解明されていないが，H$^+$ の蓄積のほかに，ATP やクレアチンリン酸の分解によってできる Pi が Ca^{2+} と弱く結合することで，筋小胞体からの Ca^{2+} の出入りを阻害している可能性や，筋細胞内外でのカリウムイオン（K$^+$）アンバランスが筋細胞の脱分極を抑制する可能性などが考えられている．これらの理由により，解糖系に依存した最大努力の運動については，30～40 秒が限界とされる（図 61-3）．

B 好気的代謝系

ATP を産生するもう1つの代謝経路は，酸素を利用した糖質，脂質，タンパク質の**酸化的リン酸化** oxidative phosphorylation である．ピルビン酸 pyruvate や遊離脂肪酸 free fatty acid（FFA）などの代謝基質は，ミトコンドリア内でアセチル CoA に変換された後，クエン酸回路と電子伝達系の作用によって二酸化炭素と水に酸化される．この過程により，グルコース 1 mol あたり 32 mol の ATP，脂肪酸（パルミチン酸）1 mol あたり 106 mol の ATP が合成されるという，非常に効率のよい代謝経路である（図 61-2）．これを好気的代謝系 aerobic metabolic system または有酸素系とよぶ．また，この経路を利用した持久性運動を，**有酸素運動** aerobic exercise とよび，理論上は酸素供給と代謝基質が枯渇しない限り無制限に継続しうる．しかし，この経路による ATP の産生速度は解糖系に比べ 40％ と低く，高いパワーを必要とする筋収縮には不適である．

活動筋への酸素供給が十分と仮定した場合に，運動継続時間を制限するのは，主として筋肉内に貯蔵されたグリコーゲン量である．肝臓に貯蔵されたグリコーゲンも，運動中にグルコースに分解され，血液を経て筋細胞内に取り込まれる．しかし，この量は全グルコース消費量の 20％ 程度にすぎない．脂肪組織や骨格筋内の脂質から血液中に放出される FFA も，骨格筋に取り込まれエネルギー源となるが，この量は運動強度によって異なり，安静時で総エネルギー消費量の 60％，最大酸素摂取量（後述）の 60％ 以下の運動強度で 50％，さらに 80％ の運動強度で 20％ 以下となる．通常，マラソン選手は最大酸素摂取量の 70～80％ の強度でレースを行っているため，レース中のエネルギー源のほとんどは，骨格筋内のグリコーゲンに依存する．

体内の炭水化物が枯渇するような状況になれば，タンパク質もエネルギー基質として利用される．運動時のタンパク質の異化は体内のグリコーゲン量の欠乏量に比例することが知られている．

3 筋線維タイプ

筋線維は収縮速度，解糖能，酸化的リン酸化能などから，大きく FG（fast twitch, glycolytic），FOG（fast twitch, oxidative, glycolytic），SO（slow twitch, oxidative）の 3 種類に分類できる（→第 3 章表 3-1，107 頁参照）．FG，FOG 線維のことを**速筋線維**，SO 線維を**遅筋線維**ともいう．FG 線維は収縮速度，収縮力，解糖能が最も高い反面，酸化的リン酸化能が低く疲労しやすい．一方，SO 線維は，収縮速度，収縮力，解糖能が最も低い反面，酸化的リン酸化能が高く疲労しにく

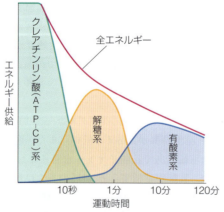

図 61-3　運動時のエネルギー供給系
大きなパワーを発揮する短時間運動では ATP-CP 系，数十秒から数分程度の高強度運動では解糖系，持久性運動では好気的代謝系（有酸素系）によってエネルギー（ATP）が供給される．スポーツ競技とエネルギー供給系については表 61-2 を参照．

い．FOG線維はその中間的な特性をもっている．また，筋線維はATPase染色によってタイプⅠ，タイプⅡa，タイプⅡb線維に分類することができ，それぞれSO，FOG，FG線維に対応している．これらの筋線維タイプの決定は，筋線維を構成している収縮タンパク質のミオシン重鎖 myosin heavy chain (MHC)成分の分子構造の違いによることから，最近では，その違いにより，MHC-Ⅰ(ATPase染色によるタイプⅠに対応)とMHC-Ⅱ(ATPase染色によるタイプⅡに対応)に，さらにMHC-Ⅱを3つのサブタイプ(MHC-Ⅱa，Ⅱd/x，Ⅱb)に分けた，合計4種類で分類されることが多い．なお，MHC-Ⅱd/xはⅡaやⅡbへの移行期にある筋線維と考えられており，ATPase染色でもタイプⅡd/xとして分類されることがある．

図61-4に各競技スポーツ種目の一流選手の速筋線維(FG, FOG)と遅筋線維(SO)の比率を示す．最大筋力やパワーに近い能力が必要な種目(陸上短距離など)の選手と，主として持久性能力が必要とされる種目(マラソンなど)の選手を比較した場合，前者のほうが全筋のうち速筋線維が占める割合が高く，後者では遅筋線維が占める割合のほうが高い．また，各競技種目において主として用いられるエネルギー供給源は表61-1のようになり，それぞれの競技のトレーニング方法の参考となる．

また，筋線維タイプは病態とも関連が深い．サルコペニアでは，姿勢維持に必要な抗重力筋のうち主に速筋線維に萎縮がみられる．一方，先天性ミオパチーでは，大部分の例で遅筋線維に萎縮がみられる．

4 筋力トレーニングとその効果

筋力強化を図るためには，定期的に筋に刺激(負荷や抵抗)を加える必要がある．これを**筋力トレーニング**または**レジスタンストレーニング** resistance training と呼ぶ．最大筋力は筋の横断面積に比例することから，筋力の強化は筋量の増加を意味する．トレーニング効果を得るためには，日常生活で発揮する筋力以上の負荷でトレーニングを行わなければならない(**過負荷の原理** principle of overload)．最大筋力に近い負荷で収縮した場合は，続けざまに同等の筋力を発揮することができない．一方，負荷を軽くすれば10回以上繰り返して筋収縮を行うことができる．等張性収縮において，反復できる最大回数を **repetition maximum** (RM)とよび，RMは筋力トレーニングの代表的な負荷量(運動強度)として使われている．1回だけ筋力を発揮することができる負荷(すなわち等張性最大筋力)は1RM，10回繰り返して発揮することができる負荷は10RMとなる．トレーニングプログラムの内容(種類，強度，継続時間，回数，頻度)は，対象者の特徴(年齢，性別，体力水準や健康状態など)やトレーニングの目的(サルコペニアの予防や競技力向上など)に応じて多種多様である．例えば最大筋力やそ

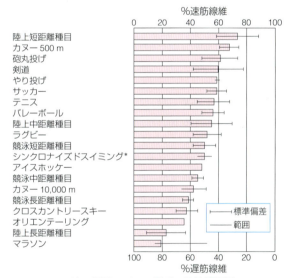

図61-4　一流の競技スポーツ選手の筋線維組織
*現アーティスティックスイミング．
〔勝田 茂(編著)：入門運動生理学，第4版，p15，杏林書院，2015より〕

表61-1　さまざまな競技スポーツとエネルギー供給系

主たるエネルギー供給系	スポーツ種目の例
ATP-CP系	重量挙げ，砲丸投げ，100~200m走，野球の盗塁，ゴルフやテニスのスイング，50m競泳，サッカーのダッシュ，バレーボールのスパイク
ATP-CP系と解糖系	400m走，500~1,000mスピードスケート，100m競泳
解糖系と有酸素系	800m走，200m競泳，ボクシング，レスリング
有酸素系	球技系種目，マラソン，1,500~10,000m走，400~1,500m競泳，クロスカントリースキー，自転車ロードレース，トライアスロン

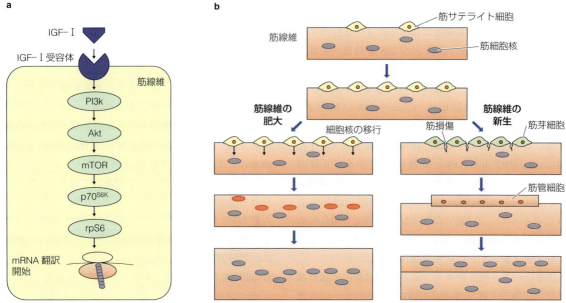

図 61-5　筋力トレーニングによる筋肥大のメカニズム

a． タンパク質代謝系を介したタンパク質合成促進．IGF-Ⅰを介した機序のみ示す．筋への刺激によりIGF-Ⅰが分泌されると，IGF-Ⅰ受容体を介した一連の反応によりmTORがリン酸化され，リボソームでのタンパク質合成が促進する．ここではp70^{S6k}を介した経路を示す．

b． 骨格筋幹細胞（筋サテライト細胞）による筋線維の肥大と新生．筋への刺激により筋サテライト細胞が増殖する．これらの細胞核が筋線維へと移行するために，タンパク質合成反応が促進する（左図）．また，激しいトレーニング後には筋サテライト細胞から筋管細胞が形成され，それが新生筋線維となって，筋肥大を引き起こすと考えられている（右図）．

れに近い能力を高める場合は，1〜5 RMを2〜3セット（5 RMは1 RMの87%），筋持久力を高めるには，18〜30 RM（18 RMは1 RMの65%）を3セット，週2〜3日行うのがよいとされている．

筋線維タイプの特徴からわかるように，高強度負荷でのトレーニングでは，主として速筋線維に作業性筋肥大が生じ，筋持久力を高めるトレーニングでは遅筋線維に毛細血管網の増加や酸化系酵素活性の上昇などの組織学・生化学的変化が起こる．

Advanced Studies

筋力トレーニングの効果発現機構

筋力トレーニングによって**筋肥大** muscle hypertrophy が起こる機序についてはいまだ不明な点が多い．これまでのところ，大きく2つの説が挙げられる．1つ目は，タンパク質代謝系を介したタンパク質の合成促進と，2つ目は，骨格筋幹細胞である**筋サテライト細胞** muscle satellite cell による筋線維の肥大や新生のために起こるものである（図61-5）．

タンパク質合成を促進する一機序として，インスリン様成長因子Ⅰ insulin-like growth factor-Ⅰ（IGF-Ⅰ）を介した反応が知られている．筋力トレーニングすなわち筋への機械的刺激によって，骨格筋からIGF-Ⅰが分泌される．IGF-Ⅰは筋細胞膜に発現するIGF-Ⅰ受容体と結合し，PI3k/Aktを介してmTOR（mammalian target of rapamycin）をリン酸化する．活性化されたmTORは，アミノ酸合成開始に関わるp70S6キナーゼ（p70^{S6K}）をリン酸化することで，リボソームの存在するrpS6がリン酸化され，mRNAの翻訳開始が活性化し，筋タンパク質合成が促進される．また，mTORは翻訳開始因子eIF-4Eの結合タンパク質4E-BP1を介してタンパク質を合成することも報告されている．なお，トレーニング初期においては，タンパク質合成に先だって，リボソームの量が増えることもわかっている．

また，筋サテライト細胞も重要な役割を担っている．筋サテライト細胞は筋線維と基底膜の間に存在する幹細胞で，平常は休止期にある．骨格筋に内在する間葉系前駆細胞 mesenchymal progenitor cell がトレーニングによる機械的な刺激の増加を感知すると，筋サテライト細胞の増殖を誘導する．増殖した筋サテライト細胞は筋線維への核の供給源として働き，核が増えることにより，リボソームでの筋タンパク質合成が促進し，筋線維の肥大が起こると考えられている．また，IGF-Ⅰも筋サテライト細胞の活性化に寄与することがわかっている．

筋サテライト細胞のもう1つの役割は，新しい筋線維（新生筋線維）の形成である．トレーニングにより筋損傷が起こることで，筋サテライト細胞は互いに融合し，筋芽細胞，筋管細胞を経て筋線維となり，損傷部位を補修する．従来，トレーニングにより筋線維数は変化しないと考えられていたが，筋損傷が生じるほどの激しいトレーニングでは，新生筋線維の形成により，筋線維数が部分的に増える可能性が示唆されている．

オーバーリーチングとオーバートレーニング症候群

アスリートのトレーニングには，短期間に意図的に負荷を増加させ，一時的な疲労を誘発する方法がある．これを**オーバーリーチング** overreaching という．オーバーリーチング後に，適

切な休養期間を挟むことでパフォーマンスの向上を狙うトレーニングを**機能的オーバーリーチング** functional overreaching と呼び，回復後にパフォーマンスが向上した状態を**超回復**とすることがある．一方，回復が不足し，慢性的な疲労とパフォーマンスの低下が続く状態を**非機能的オーバーリーチング** nonfunctional overreaching と呼ぶ．この状態が長期間続くと**オーバートレーニング症候群** overtraining syndrome に進行し，競技成績の低下のみならず深刻な健康問題を招くことがある．

特に女性アスリートの場合，激しい運動トレーニングを続けることで，利用可能エネルギー不足，運動性無月経，骨粗鬆症に陥りやすい．これらは**女性アスリートの三主徴** female athlete triad と呼ばれており，相互に関連しながら進行していく．

アスリートの健康を守りつつ競技パフォーマンスを最大化するには，トレーニング負荷と回復のバランスを慎重に管理することが求められ，適切なモニタリングと包括的なサポート体制が重要である．

📖 **巻末付録** 問題 62. オーバートレーニング症候群 ➡ 1099 頁参照.

Ⓒ 心肺持久力

心肺持久力 cardiorespiratory fitness とは，ランニングやサイクリングのように体の大部分の筋群を動員したダイナミック運動を長く続けることのできる能力であり，有酸素運動能力とも呼ばれる．心肺持久力を規定する因子の 1 つは，筋持久力を支える骨格筋の好気的代謝能力であるが，その能力を最大限に発揮させるためには呼吸循環器系の働きが重要となる．

運動時に動員される骨格筋は，その活動に必要な酸素とエネルギー基質を血液から取り込み，骨格筋活動によって生成された代謝産物を速やかに血中に排出する必要がある．さらに肺では多くの酸素を取り込み，かつ二酸化炭素を積極的に排出しなければならない．このため，運動時には肺での換気を亢進し，そして肺および活動筋の血流量を増やすために，血液循環能を高める必要がある．日々のトレーニングにより心肺持久力は向上し，生活習慣病を予防・改善する機序となる．

❶ 運動と呼吸

Ⓐ 運動による呼吸応答

一般成人の安静時の**呼吸数** respiratory rate は約 12～18 回/分，**1 回換気量** tidal volume は約 500 mL であるが，運動強度を徐々に高めていく全身性の漸増負荷運動 incremental exercise を行わせると，両者ともに最大強度付近まで，ほぼ直線的に増加し（図 61-6a，b），呼吸数は最大で約 40～50 回/分程度，1 回換気量は最大で約 3～4 倍に増加する．しかしこの値は肺活量の 6 割程度であることから，肺活量自体が心肺持久力の指標にはならないことがわかる．呼吸数や 1 回換気量を促進するためには主呼吸筋（横隔膜や外肋間筋）以外に，内肋間筋，僧帽筋，腹筋などの補助呼吸筋群の働きも必要となる．呼吸数と 1 回換気量の積である（呼気）**分時換気量**（expired）minute ventilation（$\dot{V}_E$. 一般成人安静値は約 8～12 L/分）についてみると，最大で 10 倍ほど増加するといわれている（図 61-6c）．

Ⓑ 無酸素性作業閾値

運動強度と分時換気量の関係についてみると，運動強度の増加に伴い換気量も増加を示すが，ある運動強度を超えるとより大きく増加する屈折点が確認される（図 61-6，7）．この点が出現する運動強度を**換気性作業閾値** ventilation threshold（VT）または**無酸素性作業閾値** anaerobic threshold（AT）という．AT 以下の運動では，好気的代謝系でエネルギーが供給されていたのに対し，AT を超えると，強度依存的に嫌気的代謝系も利用されるようになる．AT は血液中の乳酸値の変化からも読み取ることができ，この場合を**乳酸性作業閾値** lactate threshold（LT）と呼ぶ．さらに血中乳酸値が 4 mmol/L に達したときの運動強度を**血中乳酸蓄積開始点** onset of blood lactate accumulation（OBLA）とよび（図 61-7），AT や OBLA は全身持久力の指標として用いられる．なお，乳酸の蓄積がほとんど生じない強度での運動が有酸素運動であり，すなわち AT 以下の強度で行う運動を指す．

Ⓒ 最大酸素摂取量

身体で利用される酸素の量を**酸素摂取量** oxygen intake という．フィック Fick の原理によると，酸素摂取量は組織に流れる血液量（全身を考えた場合は心拍出量）と動脈血酸素含量 arterial oxygen content と静脈血酸素含量の差（動静脈酸素較差 arterial-venous oxygen difference）の積で表わすことができる．低～中強度の一定の運動を行った場合，運動直後に酸素摂取量は急激に増加するが，運動開始数分後に一定となる

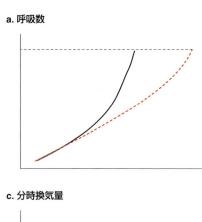
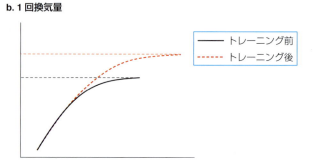
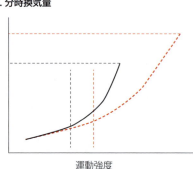
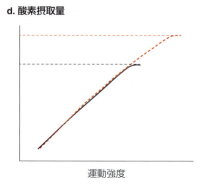

図 61-6　運動による呼吸器系パラメータの変化
絶対的運動強度に対する呼吸器系応答の典型例を示す．漸増負荷運動（疲労困憊まで実施）では，運動強度が増加するとともに，呼吸数（**a**），1回換気量（**b**），分時換気量（**c**），酸素摂取量（**d**）が増加する．ただし，1回換気量と酸素摂取量は最大運動強度の手前で頭打ちとなる．トレーニングにより，最大運動強度が増加するとともに，運動時の1回換気量，分時換気量，酸素摂取量の最大値も増加する．Advanced Studies（→924頁）を参照．

（定常状態）．この状態では，運動に必要な酸素の量（酸素需要量）と酸素摂取量が等しいことを示す．一方，疲労困憊に至るまで行う漸増負荷運動では，強度が上がるにつれて酸素摂取量は直線的に増加し続け，最大運動強度の直前で頭打ちとなる（レベリングオフ）（**図 61-6**）．このときの値を**最大酸素摂取量**（$\dot{V}_{O_2}$ max）と呼ぶ．Fickの原理から，$\dot{V}_{O_2}$ max（mL/分）＝最大心拍数（回/分）×最大1回心拍出量（mL）×[動脈血酸素含量（mL/mL血液量）−混合静脈血酸素含量（mL/mL血液量）]の式で表すことができる．

$\dot{V}_{O_2}$ max は，全身持久力を示す最も有効な指標として用いられている．からだの大きい人は細胞も多く，酸素消費量（基礎代謝量）も大きいので，酸素摂取量を個体間で比較する場合は体重あたりで示される．一般成人の $\dot{V}_{O_2}$ max は約 40〜50 mL/kg/分であるが，ほかの呼吸器系のパラメータ同様に運動習慣により強く影響を受ける．また $\dot{V}_{O_2}$ max を 100 とした相対値を酸素摂取水準（%$\dot{V}_{O_2}$ max）といい，相対的運動強度の指標として用いられる．

D　運動時の呼吸調節の仕組み

呼吸中枢は延髄にあり，延髄背側部や延髄腹側部にある神経核群がネットワークを形成し，さまざまな情報を統合することによって，換気量が適切に調節されている（→第43章図43-2，724頁参照）．運動時の呼吸リズムや深さなども呼吸中枢により決定され，その情報が呼吸筋を支配する運動神経へと伝達される．運動時の呼吸制御に重要とされる主な情報は，骨格筋受容器である機械受容器と代謝受容器からの情報，血液中の酸素分圧を感知する末梢化学受容器（頸動脈小体と大動脈小体），血液中の二酸化炭素分圧を感知する延髄腹側部の中枢化学受容領域からの情報，そして運動指令を発する高位中枢からの情報，すなわち**セントラルコマンド** central command によるものである．

なお，骨格筋である呼吸筋群は運動神経支配であり意識的に調節することもできる．例えば走行時に2回吸って2回吐く（スッス，ハッハ）のような呼吸を行っている場合は，呼吸は随意的な調節下にある．

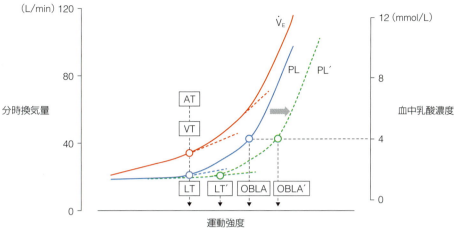

図 61-7　無酸素性作業閾値
分時換気量および血中乳酸値において，ある運動強度に達すると大きく増加する屈折点がみられる．この時の運動強度を無酸素性作業閾値（AT）と呼ぶ．AT はトレーニングにより高強度運動域にシフトする．青色の線は血中乳酸値，赤色の線は分時換気量の変化を示す．緑色の点線は同一人物によるトレーニング後の血中乳酸値の変化を示す．
$\dot{V}_E$：分時換気量，PL：血中乳酸濃度，VT：換気性作業閾値，LT：乳酸性作業閾値，AT：無酸素性作業閾値，OBLA（onset of blood lactate accumulation）：血中乳酸値が 4 mmol/L に達したときの運動強度．

2　運動と循環

A　運動による循環動態の変化

運動は循環動態を変動させるが，その変動パターンは運動様式によって異なる．漸増負荷運動では，**心拍数** heart rate は運動強度に依存してほぼ直線的に増加する（図 61-8a）．心拍数は個人差はあるものの最大で（220－年齢）回/分まで増加する．**1 回心拍出量** stroke volume の応答については，ある程度の運動強度までは直線的に増加するが，中強度の運動に達すると頭打ちとなる（図 61-8b）．一般成人では最大で約 100～120 mL（安静時は約 70 mL）まで上昇するといわれている．したがって，心拍数と 1 回心拍出量の積である**心拍出量** cardiac output は運動強度の上昇によってほぼ直線的に増加し続けるが，中強度を超えると増加率は低下する（図 61-8c）．心拍出量の最大値は一般成人で約 20～25 L/min（安静時の約 4 倍）である．また，心拍出量と等しい肺循環血液量も，運動強度に応じてほぼ直線的に増加する．**総末梢血管抵抗** total peripheral vascular resistance（平均血圧を心拍出量で除した変数）は，運動強度の上昇によって減少する．これは骨格筋血管（動脈）系の拡張に依存し，高強度運動では，安静時の 1/3 程度にまで減少する（図 61-8d）．

血圧 blood pressure についてみると，**収縮期圧** systolic pressure と**拡張期圧** diastolic pressure は運動強度に応じてそれぞれ異なる変化を示す（図 61-9a）．収縮期圧は運動強度が高くなるにつれて上昇し，200 mmHg を超えることもある．一方，拡張期圧はほとんど変化しないため，平均血圧は漸増する．収縮期圧の増加は主として心拍出量の増加に起因し，拡張期圧が変化しない主な理由は，前述したように総末梢血管抵抗の低下による．以上の循環器系応答により運動時の骨格筋血流量は増加することになる．また，中強度以下の一定運動強度で全身運動を行った場合には，運動開始に伴い，収縮期圧は上昇し，その後，運動終了まで一定の水準を維持する．拡張期圧はほとんど変化しないか，むしろわずかに低下するため，平均血圧は安静時よりもやや高い水準を維持する（図 61-9b）．

一方，等尺性収縮を行う場合は，筋組織内の末梢血管は機械的な圧迫のために拡張することができず，総末梢血管抵抗が増加する．さらに筋血流量減少による代謝産物の蓄積が，筋内にある求心性神経（グループⅢ，グループⅣ）の終末を刺激することで，反射性に交感神経活動が亢進（**筋代謝受容器反射** muscle metaboreflex）する．このため，収縮期圧，拡張期圧ともに時間依存性に上昇する（図 61-9c）．

なお，運動後は数十分から数時間にわたり，血圧が運動前の値より低値を示す．これを運動後低血圧 post-exercise hypotension という．運動後もしばらく

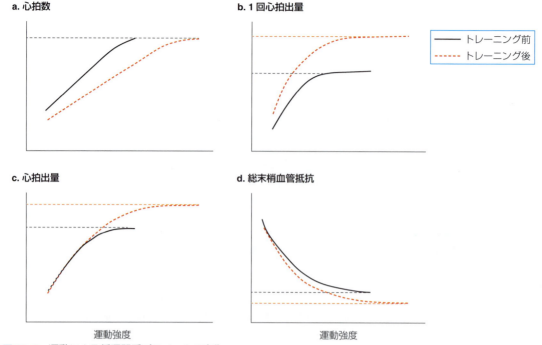

図 61-8 運動による循環器系パラメータの変化
絶対的運動強度に対する循環器系応答の典型例を示す．漸増負荷運動(疲労困憊まで実施)では，運動強度が増加するとともに，心拍数(**a**)，1 回心拍出量(**b**)，心拍出量(**c**)は増加し，総末梢血管抵抗(**d**)は減少する．ただし，1 回心拍出量は中等度の運動強度で頭打ちとなる．トレーニングにより，最大運動強度が増加するとともに，運動時の1 回心拍出量，心拍出量の最大値は増加し，総末梢血管抵抗の最小値は減少する．Advanced Studies (➡924 頁)を参照．

の間，筋血管系が拡張していることが一因とされている．

前述したように心拍数は運動強度に応じて直線的に増加するため，心拍数を運動強度の指標として用いることが多い．運動中の心拍数から**運動強度**(最大強度を100%としたときの運動強度)を算出する方法としてカルボーネンの式 Karvonen formula が利用されている．

運動強度(%)＝(運動時心拍数−安静時心拍数)÷(最大心拍数−安静時心拍数)×100

例えば60歳の人の安静時心拍数が75回/分，運動時の心拍数が140回/分であった場合，最大心拍数(回/分)を220−年齢の式で求めると，(140−75)÷{(220−60)−75}×100＝76.47 となるので相対運動強度は76%と推定される．

B 運動時の循環調節の仕組み

循環調節に関わる機序には内在性調節と外来性調節がある．内在性調節とは**スターリングの心臓の法則** Starling's law of the heart によるもので，静脈還流量 venous return に依存した心臓収縮力の調節をいう．運動時には脚の活動筋の収縮弛緩が増すことで，筋ポンプ作用 muscle pump が働くとともに，胸郭運動の促進により呼吸ポンプ作用も高まる．これらの作用が相まって，運動時には静脈還流量と1回心拍出量が増加する．しかし，以下に述べる外来性調節により，運動強度依存性に心拍数も増加する(心室に血液が充満する時間が短縮する)ので，前述したように1回心拍出量の増加は，中等度の運動強度付近で頭打ちとなる．

外来性調節とは**自律神経系** autonomic nervous system による調節とホルモン(アドレナリンやバソプレシンなど)や代謝産物などの血液中の物質(液性因子)による調節をいう．これらは心機能のみならず，血管運動調節を介して運動時の循環調節に寄与する．

C 運動時の自律神経性循環調節

安静時は**交感神経** sympathetic nerve の活動水準が

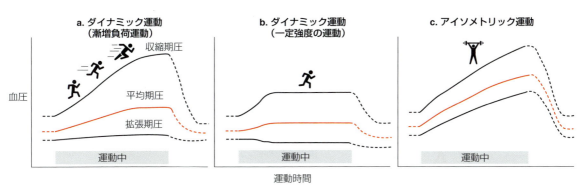

図 61-9　運動時の血圧の変化
a．漸増負荷運動（ランニングなどのダイナミック運動）では，収縮期圧は運動強度（時間）依存性に上昇するが，拡張期圧はほとんど変化がみられない．
b．一定強度（中強度以下）のダイナミック運動では収縮期圧は高い水準で安定し，拡張期圧にはほとんど変化がみられないか，むしろわずかに低値で安定する．
c．等尺性運動（アイソメトリック運動）では，時間経過とともに，収縮期圧，拡張期圧ともに上昇する．

低く，**副交感神経** parasympathetic nerve の活動水準が高い（副交感神経優位）．安静状態からの漸増負荷運動では，副交感神経活動が漸減し，交感神経活動が漸増することにより心拍数は運動強度依存性に増加する．中強度の運動ではそれぞれの神経による心拍調節への寄与率がほぼ同一となり，さらに運動強度が増すにつれて，交感神経活動と副交感神経活動が大きく変化し，交感神経による心拍調節への寄与率が増大する．なお，最大心拍数に到達する際にも，わずかながら副交感神経による調節が関わっており，運動全体を通じて，交感神経活動と副交感神経活動のバランスが変化することで，心拍数が調節されている．

交感神経活動の亢進は，心臓の洞房結節への**陽性変時作用** positive chronotropic effect に加え，興奮伝導系の伝導速度の亢進（**陽性変伝導作用** positive dromotropic effect）と心筋収縮力の増加（**陽性変力作用** positive inotropic effect）を引き起こす．以上の心臓への作用に加えて，血管支配性交感神経の活動も増加するので，血管に発現するアドレナリン α_1 受容体 α_1-adrenergic receptors を介して，腹部内臓などの血管を収縮させるとともに，副腎髄質からのアドレナリン分泌を促し，心臓機能をさらに活性化させる．なお，骨格筋の血管系も交感神経支配下にあるが，前述したように，ランニングなどの全身運動時には，交感神経支配に抗して活動筋血管系（栄養動脈や細動脈など）は拡張している．骨格筋は体重の約 40% を占めるため，それ自体の血管抵抗が総末梢血管抵抗に大きく影響を及ぼす．したがって，運動時の筋交感神経活動の増加は，骨格筋血管系の過度の血管拡張を防ぐ役割

を担っており，総末梢血管抵抗と動脈圧の維持，すなわち心拍出量の維持に重要である．

Advanced Studies

運動時の自律神経応答の脳内機序

交感神経は節前ニューロンと節後ニューロンからなり，節前ニューロンの細胞体は脊髄中間質外側核 intermediolateral nucleus にある．循環調節に関わる交感神経節前ニューロンを調節する脳部位，すなわち交感神経プレモーターニューロンの細胞体は吻側延髄腹外側野 rostral ventrolateral medulla，淡蒼縫線核 raphe pallidus nucleus，視床下部室傍核 paraventricular nucleus などに存在することが知られている．心臓機能（抑制性制御）に関わる副交感神経系については，節前ニューロンの細胞体がある延髄の疑核 nucleus ambiguus の役割が重要である．運動によりこれらの脳部位が応答し，交感神経活動の亢進と副交感神経活動の減弱を介して心拍数と血圧（収縮期圧と平均血圧）が上昇する．

交感神経系を制御する仕組みについては，大きく 2 つの仮説が知られている．運動指令に関わる脳部位（大脳皮質など）からの情報が吻側延髄腹外側野，視床下部室傍核，延髄淡蒼縫線核，延髄孤束核などを経由して，交感神経活動を制御するという説（セントラルコマンド説およびフィードフォワード説）と，骨格筋内の機械受容器や代謝受容器からの情報が求心性神経（グループⅢ，グループⅣ）を介して脊髄から吻側延髄腹外側野や孤束核に伝わり，フィードバック性に交感神経活動を賦活化するという説である（図 61-10）．運動などの身体活動時には骨格筋への血流量を確保するために持続的に血圧を上昇させる必要がある．通常は，血圧が上昇すると，圧受容器反射 baroreceptor reflex を介して徐脈や血管拡張など，血圧をもとの水準に戻そうとする反射が生じる．しかし運動時には，セントラルコマンドや骨格筋受容器からの入力がこの反射機能を修飾（リセッティング）することで，運動時の交感神経活動，心拍数，そして血圧はともに安静時より高い水準に維持されている（図 61-10）．

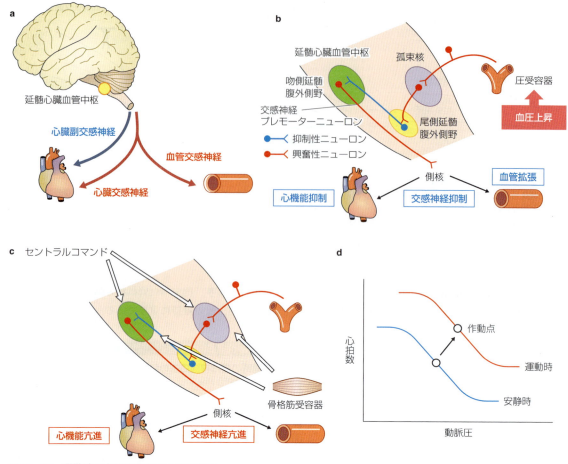

図 61-10 運動時の自律神経応答の脳内機序
a. 循環器系を調節する交感神経と副交感神経の中枢は，主として延髄にある．
b. 交感神経系に着目すると，交感神経系を制御する主な脳部位は吻側延髄腹外側野であり，血管および心臓交感神経を調節している．安静時には血圧が上昇すると圧受容器反射によって，吻側延髄腹外側野の交感神経プレモーターニューロンの抑制を介して交感神経系の興奮は抑えられる．
c. 運動時には運動指令に伴う情報（セントラルコマンド）と骨格筋受容器からの情報により，圧受容器反射が調節（リセッティング）されるため，交感神経活動は持続的に高い状態に維持される．よって血圧が高い水準にあっても心拍数と心筋収縮力も運動中持続的に高い状態に維持される．
d. 運動時にみられる圧受容器反射のリセッティング．

D 運動時の組織血流量の調節

　心拍出量を100%とした際の各臓器へ流れる血液配分率は，運動により変化する（**血流再分配** blood flow redistribution）．安静時には肝臓を含む消化器系や腎臓に多くの血液が流れているが，運動時には骨格筋の血流量が増大する．第 34 章図 34-5（→578 頁）に示されているように，安静時の骨格筋血流量 muscle blood flow は心拍出量の20%弱（すなわち1 L/min 程度）であるが，高強度の全身性運動によって心拍出量の約80%まで増加する．心拍出量自体も最大運動により5倍増加していることから，骨格筋血流量は安静時の約20倍（20 L/min）増加することになる．反対に運動時には脳，消化管，腎臓などの血管抵抗が上昇し，これら臓器への血液配分率は減少する．ただし，運動により心拍出量そのものが大きく増加するために，各器官へ流れる血流量（絶対量）をみると，脳ではほとんど変化せず，心臓では増加する．一方，腎臓でやや減少，肝臓・消化管で明らかな減少がみられる．体温調節に関与する皮膚の血流量は環境温や運動時間に大きく依存し，外気温が高く，運動時間が長くなるにつれて増加する．肺循環血液量は心拍出量と等しいので，

運動によって大きく増加する．これはガス交換を促進するうえできわめて重要である．

Advanced Studies

運動時の骨格筋血管床の応答

　運動時の活動筋におけるエネルギー消費量は著しく上昇する．このとき筋血流量の増加により，活動筋には多くの酸素とエネルギー基質が供給され，また筋細胞内で生成された代謝産物が筋組織外に排出される．したがって，活動筋の血流量調節能が，運動の継続や競技成績を左右するきわめて重要な因子である．運動時には交感神経活動が増すため，心拍出量が増加し，末梢血管が収縮する．しかし，活動筋の動脈系は交感神経支配を受けているにもかかわらず拡張するために，骨格筋には多量の血液が流れ込むことになる．

　骨格筋には高密度で毛細血管が分布している．筋線維あたりの毛細血管数は，筋線維内のミトコンドリアの数に比例しており，酸素消費量の大きい遅筋線維では，速筋線維に比べて毛細血管密度が高い．骨格筋全体の血流量は，全身性の高強度運動により安静時の約20倍に増加する一方，活動筋についてみると筋組織100 gあたり3〜5 mL/minだった安静時の筋血流量は，運動習慣の有無に応じて最大で250〜400 mL/min（50〜100倍）まで増加する．

　骨格筋の動脈系は上流から導管動脈，栄養動脈，終末動脈，細動脈の順に末梢へと分岐する．栄養動脈から細動脈の第一分岐までは交感神経支配を受けており，運動時には，交感神経活動の増加がアドレナリンα_1受容体を介して血管収縮を誘発する．さらに，ほぼ同部位の血管系では，**筋原性反応** myogenic response（**ベイリス効果** Bayliss effect）により，血管内圧の上昇が血管収縮を誘発する．しかしながら，運動時には，以下に述べる複数の機序により，活動筋血流量は増大する．

　活動筋では代謝の上昇に比例して間質の酸素濃度が低下し二酸化炭素濃度が上昇する．また，筋細胞からH$^+$，K$^+$，無機リン酸（Pi）などのイオンやアデノシン adenosine，アデノシンヌクレオチド adenosine nucleotide などの代謝物質が拡散し，これらの間質濃度が上昇し，主として細動脈の拡張を引き起こす．さらに，代謝物質の一部は内皮細胞の過分極を引き起こし，その情報が内皮細胞間，および内皮細胞-平滑筋細胞間に存在するギャップ結合 gap junction を通じて平滑筋細胞の過分極とL型Ca^{2+}チャネルの閉鎖を引き起こす．この反応は細動脈から栄養動脈に伝わるため，上行性に血管拡張が拡がっていく（**伝導性血管拡張**）．また，導管動脈や栄養動脈では，下流の血管系が拡張すると血流が増加するため，血管内皮に対するずり応力が増加する．その結果，血管内皮由来弛緩因子 endothelium-derived relaxing factor（EDRF）である**一酸化窒素**（NO）の分泌が促進するので，血管拡張が生じる．最下流に位置する毛細血管では，安静時には，その半分程度の数の毛細血管にしか血液が流れていないが，上流血管系の拡張により，血液が流れる毛細血管の数が増えるため，筋血流量は著しい増加を示す（**図 61-11**）．

　以上に加え，骨格筋の細動脈には血管拡張作用をもつβ_2受容体が多く存在し，副腎髄質から分泌される血液中のアドレナリンが血管拡張を引き起こす（ホルモンによる外来性調節）．さらに，局所性血管拡張物質の多くは，交感神経終末からのノルアドレナリン分泌量を減少させ，また細動脈第二，第三分岐に豊富に発現するアドレナリンα_2受容体（血管収縮を引き起こす）の感受性を低下させることが知られている．これを**機能的交感神経遮断** functional sympatholysis と呼ぶ．

　これらの複数の反応が交錯した結果，活動筋に対する血管収

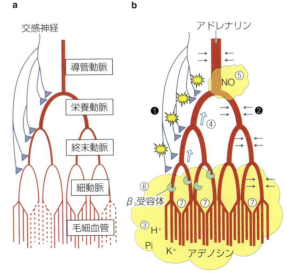

図 61-11　運動時の骨格筋血管床の応答
a．骨格筋の動脈系と交感神経支配．安静時には血流がほとんど流れていない毛細血管（点線部）も存在する．
b．運動時の血管応答．❶交感神経活動の亢進と❷筋原性反応は血管収縮を引き起こすが，③局所の代謝産物による細動脈の血管拡張，④その反応がトリガーとなって上流の血管系に生じる血管拡張（伝導性血管拡張），⑤導管動脈や栄養動脈における一酸化窒素（NO）依存性血管拡張，⑥血中アドレナリンによる細動脈アドレナリンβ_2受容体を介した血管拡張などが相まって，❶および❷による血管収縮を上回るため，血管は拡張し血流量が増加する．また，⑦運動時には，安静時に閉じていた血管系も拡張する．

縮性作用に打ち勝って血管は拡張し，骨格筋血流量は劇的に増大する．

3　心肺持久力を高める運動トレーニング

　心肺持久力を高めるためのトレーニングを**持久性トレーニング** endurance training と呼び，呼吸・循環器系機能の亢進が期待される．屋内であればエアロバイクやトレッドミル，屋外であればジョギングやウォーキングなどの有酸素運動を習慣的に行うトレーニングである．一般人を対象とした健康増進を目的としたトレーニングを例に挙げると，最大酸素摂取量（$\dot{V}O_2$ max）の50〜60％強度の運動を，15〜30分以上，週3日以上の頻度で行うことが推奨されており，数か月後には全身持久力の向上（ATや最大酸素摂取量の増加など）が期待される（図 61-6, 7）．酸素摂取量は容易に測定できないことから，運動強度の指標として心拍数を用いる場合が多い．通常，前述のKarvonenの式から，運動中の目標心拍数（運動強度）が算出される．

持久性トレーニングは，心肺機能や末梢血液循環の改善・亢進，そして骨格筋の生化学的性質の変化などによって，全身持久力を向上させるとともに，糖・脂質代謝を亢進させることから，生活習慣病の予防・改善にきわめて効果的な運動である．

Advanced Studies

持久性トレーニングの効果とメカニズム

運動トレーニングにより呼吸循環器系は形態的・機能的に変化するため，前述した各パラメータもトレーニングによって変化する．トレーニング効果はプログラム内容に加え，トレーニング前の体力水準や年齢など，多くの要因により影響を受ける．ここではエアロバイクやジョギングなどの全身性有酸素運動を，数か月間継続した場合に起こりうる，呼吸循環器系パラメータの変化の概要について述べる．

安静時心拍数は運動トレーニングにより低下し，最大下運動時の絶対的運動強度(トレーニング前後で同じ強度)に対しても低下する．しかし最大運動強度における心拍数には変化がみられない．安静時1回心拍出量はトレーニング効果により増加し，最大下運動時の絶対的運動強度および最大運動強度においても増加する(図61-8)．この機序として，血液量増加に伴う静脈還流量の増加，拡張期の心房壁コンプライアンスの増加，心筋収縮力の増大などが挙げられる．なお，血液量の増加については，血漿アルブミン量の増加(膠質浸透圧の増加)による血漿量の増加や体内ナトリウムイオン(Na^+)増加による細胞外液量の増加などが挙げられる．心拍出量は，安静時や最大下運動時では変化がみられないが，最大運動強度で増加する．最大心拍出量が増える理由は1回心拍出量の増加である．反対に総末梢血管抵抗は最大運動強度で減少する(図61-8)．

血圧応答についてみると，高血圧症では，安静時の収縮期圧と拡張期圧は，ともに持久性トレーニングにより低下する．また，最大下運動時の収縮期圧と拡張期圧も同様にトレーニングにより低下するが，最大運動時においては収縮期圧は上昇するものの，拡張期圧は低下するため，平均血圧にはほとんど変化がみられない．血圧へのトレーニング効果は総末梢血管抵抗や心機能の改善などによるものと考えられ，高血圧予防・改善のための運動療法として，有酸素運動が推奨される根拠となっている．また，最近では高血圧患者に対する適度な筋力トレーニングによっても一定の降圧効果が認められている．しかしその機序についてはよくわかっていない．

呼吸器系パラメータについてみると，呼吸数の最高値にトレーニング効果は得られないが，呼吸筋の強化により1回換気量の最大値が増加する．したがって，最大運動強度での分時換気量も増加する(図61-6)．また，動静脈酸素較差にもトレーニング効果がみられる．動脈血酸素含量は，肺胞換気量 alveolar ventilation，肺拡散能 pulmonary diffusion capacity に比例し，総肺血流量(心拍出量)に反比例する．トレーニングにより最大運動負荷時の肺拡散能ならびに最大心拍出量は同程度の増加を示すため，結果として動脈血酸素含量は変化しない．一方，骨格筋の毛細血管密度の増加，酸素と結合するミオグロビン量の増加，酸素を消費するミトコンドリア密度の増加，さらに酸化系酵素活性の増大(酸素利用率の増加)などにより，末梢組織での酸素抽出率が増加するために，混合静脈血酸素含量は低下する．これらの理由により，動静脈酸素較差は上昇する．

心拍出量と動静脈酸素較差の積として求められる最大酸素摂取量も，運動トレーニングにより増大することになる．この際，最大1回心拍出量 maximal stroke volume の増大による影響が最も大きい．また酸素摂取能力の向上に伴い，絶対運動強度に対する分時換気量，および血中乳酸値の関係を示す曲線が右方向へシフトする(図61-6，61-7)．これは AT や OBLA が高強度運動側へシフトすることを示しており，トレーニング開始前よりも乳酸が出にくい体質に変わることを意味している．

また，アスリートにおいては高地での持久性トレーニングも行われる．高地では酸素分圧が低いため，平地でのトレーニングに比較して，赤血球体積の増大による動脈血酸素含量の増加や，骨格筋組織における毛細血管密度と酸化酵素活性の増加が起こりやすく，より効率よく酸素利用能力を高めることができるとされている．しかし，高地では平地に比べトレーニング強度を高めることができないという短所もある．そこで，通常の生活は高地で行い，トレーニングは平地で行う，living high training low という方法も利用されるようになった．また最近では，気圧を変えず，酸素濃度を下げた環境(低酸素室)を用いたトレーニングも行われており，アスリートだけではなく，一般人にも生活習慣病予防の目的で利用されるようになった．

●参考文献

1) 石河利寛，他(編著)：運動生理学．建帛社，1989
2) Levick JR (原著)：An Introduction to Cardiovascular Physiology, 5th ed．岡田隆夫(監訳)：心臓・循環の生理学．メディカル・サイエンス・インターナショナル，2011
3) 健康長寿ネット．長寿科学振興財団．
https://www.tyojyu.or.jp/net/(2024年9月アクセス)
4) 斉藤 満(編著)：循環II—運動時の調節と適応．ナップ，2007
5) 曽根博仁(編)：すべての診療科で役立つ 身体運動学と運動療法．羊土社，2022
6) 宮村実晴(編)：ニュー運動生理学I．真興交易医書出版部，2014
7) 宮村実晴(編)：ニュー運動生理学II．真興交易医書出版部，2015
8) 文部科学省：子どもの体力向上のための取組ハンドブック，2012
https://www.mext.go.jp/a_menu/sports/kodomo/zencyo/1321132.htm (2024年9月アクセス)
9) McArdle WD, et al：Exercise Physiology, Nutrition, Energy, and Human Performance, 9th ed. Wolters Kluwer, 2023
10) 和田正信，他：筋収縮における乳酸の役割．体育学研究 51：229-239, 2006
11) 勝田 茂(編著)：入門運動生理学．杏林書院，2015

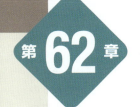

発達と老化

人間の一生

人間の一生はその成長時期に応じて，新生児期（生後28日未満），乳児期（0歳〜1歳未満），幼児期（1歳〜6歳未満），学童期（6歳〜12歳未満），青年期（12歳〜20ないし24歳），成人前期（20ないし24歳〜40歳），成人後期（40歳〜65歳），老年期（65歳以降）などに分けられる（図62-1）．

B 発達・老化の特徴

発達や**老化**の過程は，遺伝子によって決められた生物学的現象であるが，栄養や感染，運動，ストレスなどのさまざまな環境因子の影響を受ける．

A 発達過程の特徴

身体の発達過程は器官ごとに異なる（図62-2a）．脳の重量は生後急激な成長を遂げ，6歳頃に成人の約90％まで発達する．骨格，筋肉，内臓などの重量は体重や身長とほぼ同じで，出生後と思春期に急激に発育を示すS字型を描いて増加する．生殖器の成長は児童期まできわめて穏やかで，思春期に急激に高ま

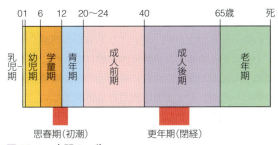

図62-1 人間の一生
〔鈴木郁子（編著）：人間と生活—地球の健康を考える．錦房，2021を参考に作成〕

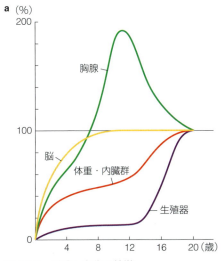

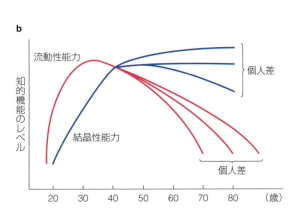

図62-2 発達と老化の特徴
a．器官ごとに異なる成長．20歳時を100％とした．，b．流動性能力と結晶性能力の生涯変化
〔a は江上信雄，他（監訳）：ティミラス生理学—発育と老化のしくみ．丸善，1978を参考に作成，b は柄澤昭秀：老人のぼけの臨床，p 15，医学書院，1983を参考に作成〕

る．胸腺などのリンパ組織は思春期に最大となり，その後徐々に減少する．各器官の機能はほぼ重量と比例して発達する．ただし脳は例外で重量と機能の成長が一致せず，重量のピークに達したあとも，繰り返し使うことで神経回路が形成され機能が発達する．

B 老化過程の特徴

1 機能により異なる加齢変化速度

高齢者のさまざまな生理機能は加齢に伴い一般に減少する傾向にあるが，各機能の加齢変化が一様に進むのではなく，機能ごとに異なる速度で進む．例えば神経の伝導速度の加齢変化はわずかだが，腎血流量や最大呼吸容量は機能低下が大きい．

2 ホメオスタシス機構の低下

高齢者においても**ホメオスタシス機構**によって安静時の血液中のpHや，浸透圧，血糖値はよく維持されている．しかしながら，例えばなんらかの刺激で体温が上昇したりすると，安静時の状態に戻るのに成人期に比べ時間がかかる．さらに高齢者では，環境の激変や激しい運動に対する適応能力の低下が著しい．

3 個人間のばらつきの増大

それぞれの生理機能は個人間でばらつくのが普通であるが，ばらつきの範囲は高齢者になるほど増大する．同じ80歳でも生理機能が非常に低下した人もいれば，60歳代とほぼ同様に保たれている人もいる．

C 身体機能の加齢変化

1 脳神経機能

1 愛着

雛鳥は孵化直後，最初に出会った対象（親鳥または親から離された場合は人間でもよい）の後をついて歩く．この**刷り込み**とよばれる現象は発達の非常に限られた時期に学習される行動パターンで，この時期を**臨界期**という(Lorenz, 1935)．人の乳児にみられる**愛着行動**も，刷り込みと同じように生得的に備わっている基本行動の1つといわれている．生得的な愛着行動は，脳の高次機能の発達とともに次第に社会的行動に発展するものと考えられる．

2 感情，情動

喜怒哀楽などの**感情**は，通常はそれに伴って発汗や心拍数の変化，涙が出るなど生体の反応が現れるので，そうした生体反応を含めて**情動**という．新生児では情動は未熟であり，空腹時や暑さ寒さなど不快な感情を泣き声で示したり満腹になると満足の状態を示したりする程度である．2か月頃から相手の顔を見て微笑むようになり，その後不快の感情から怒り・嫌悪・恐れ・嫉妬が，快の感情から愛・得意・喜びが順に分化し，2歳頃までに11種の感情に分化する(Bridges, 1932)．感情は大脳の機能の発達に伴い，認識と関連しつつ分化する．5歳までには快は希望へ，怒りは羨望や失望へ，恐れは不安や羞恥へ分化し，成人と同じ感情に分化するといわれる．その後の研究により，喜び，驚き，悲しみ，嫌悪，怒り，恐怖といった基本的な感情は半年から1歳頃までに分化し，その後に照れ，共感，羨望，当惑，誇り，恥，罪悪感といった自己意識や自己評価の関与する内的な感情が3歳頃まで分化するという理論もある(Lewis, 2016)．

一般に高齢者は自身を取り巻く環境に上手に適応して，主観的な幸福感が高い場合が多い．一方，高齢者を取り巻く社会的環境の影響から孤独と不安が強まることや，高齢者に多い病気の二次的症状として感情障害が現れることもある．

3 知能

知能は新しい環境に適応する際に働く**流動性能力**と，学習や経験に基づく**結晶性能力**に大別される(HornとCattell, 1966, 1967)．流動性能力は，10〜20歳の間に急激に発達し，30歳頃から徐々に低下し始める．一方，結晶性能力は，年齢とともに徐々に発達し，老年期でも維持される傾向にある(図 62-2b)．

4 記憶

記憶は5歳までに大人のレベルに達するといわれている．ただし，記憶の保持機能が未発達のため，5歳頃までの記憶は失われやすい．例えば漢字を覚えたとしても，繰り返し使用しない限り忘れてしまう．記憶には，**エピソード記憶**（個人的経験の記憶），**意味記憶**（一般的知識の記憶），**手続き記憶**（自転車乗りのように，練習で身につく記憶）がある．老年期ではエピソード記憶が低下しやすいが，意味記憶や手続き記憶は維持される傾向にある．

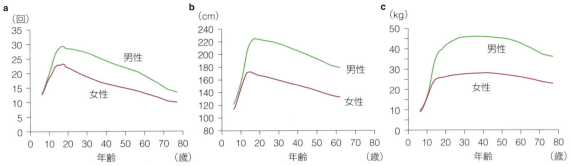

図 62-3　運動機能の発達と老化
a．上体起こし(腹筋の筋力，筋持久力)．b．立ち幅とび(瞬発力)．c．握力(筋力)．
〔スポーツ庁：令和4年度体力・運動能力調査報告書，2023に基づき著者作成〕

5 ● 言語

言語は人間が人為的に作り出した記号であるので，人間は幼いときから徐々にこれを習得していくことになる．脳の発達に伴い，最初は意味のないただの発声が，次第に何かの要求を示すなどの意味をもつようになる．個人差はあるが，早い子では1歳頃からママやパパなど，実際に意味のある言葉を発せられるようになり，その後も言葉は増え続ける．2歳頃から簡単な文もつくれるようになる．さらに語彙や表現を豊かにしたり，習得した言語を使ってさまざまな知識を得たりするようになる．

文章を読んだり意味をもつ言葉をつなげる構文能力は，高齢者でも維持される．一方，意味に関連した単語を思い出す喚語能力(例えば，動物名の想起)や，言語の流暢さは80歳代から低下する．

6 ● 注意

周囲のさまざまな情報のなかから，ある情報に意識を集中させることを注意という．注意の仕方には個人差がある．1歳を過ぎて外部に関心を向けるようになると，例えば多くの玩具のなかから電車を選んで喜んだりするように，自分の興味をもったものに特別な関心をもつようになる．

一般的に高齢者の注意力は慣れた内容の場合はよく維持されるが，新しい記憶や判断が要求されるような内容では低下する傾向にある．体力低下のため1つのことに長時間注意を保つことが難しい．高齢者の注意力低下と嗅覚低下との間に関連性が指摘されている．

7 ● 神経回路の発達

脳の重量は出生後，数年のうちに急激に増加して成人のレベルに達する．しかし，脳の中には神経細胞が多数あり，その神経細胞間にシナプスが形成され，**神経回路**が発達するのに青年期が終わる頃までの十分な時間を必要とする．特に思考，言語，認識，判断，学習などの高次の精神機能を司る**前頭連合野**の神経回路は比較的ゆっくり形成される．さらに神経回路のシナプス伝達は**可塑性**を備えており，身体内外からの刺激を受けることによっても働きが促される．神経回路の形成は成人になっても，また老年期においても可能といわれる．こうしたことから人間の精神機能は**生涯**を通して**発達**し続けると考えられている(Erikson, 1986)．

2　運動機能

骨格，筋肉の重量は全身(身長，体重)の成長に従って増加する(図62-2a)．老年期には**骨格筋量**が徐々に減少する．多くの**運動能力**は男女ともに15〜20歳頃まで急速に伸びてピークに達し，その後加齢とともに徐々に低下する(図62-3a, b)．握力は20歳以降も緩やかに伸びて30〜40歳でピークに達し，その後緩やかに低下する(図62-3c)．老年期の運動機能の低下は，一般に歩行程度の運動では低下の度合いが少ないが，跳躍するような素早い運動では低下度が著しい特徴がある．また，立位姿勢時の**重心動揺**の幅が60歳頃より大きくなり，姿勢変化に対する適応能力も低下するため，転倒しやすくなる(図62-4)．

骨格筋には，速く収縮して収縮力も大きいが疲労しやすい**速筋**と，収縮速度が遅く収縮力も小さいが疲労

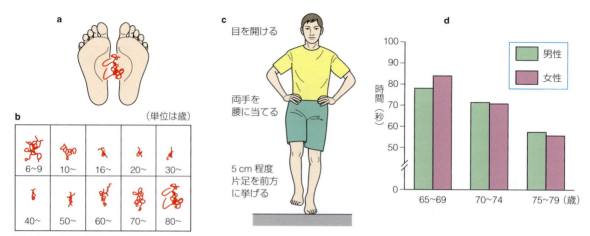

図62-4　重心動揺の加齢変化
a．立位姿勢での重心点，b．各年齢層の重心動揺，c．開眼片足立ちテストの調査方法，d．開眼片足立ちテストの65歳以上の成績．
〔b は Sheldon JH, et al：The effect of age on the control of sway. Gerontol Clin (Basel) 5：129-138, 1963 より転載，d はスポーツ庁：令和4年度体力・運動能力調査報告書，2023 に基づき著者作成〕

しにくい**遅筋**が，混ざり合って存在する．高齢者では速筋に萎縮と筋線維数の減少が起こりやすく，速筋を使うことが多い素早く激しい運動が不利になりやすい．筋は使わないと廃用性萎縮を起こす性質があるが，この場合は速筋よりも遅筋の萎縮が顕著であり，筋線維数は維持される特徴がある．

③ 感覚機能

感覚機能は脳重量の増加に伴って発達し，比較的早く成熟する．触覚は出生前の胎生期から生じている最初の感覚で，出生後さらに発達していく．聴覚は胎生期にすでに働き始め，胎内で母親の血流の音や母親の身体の外部からの音に反応できる．視力は生後2週間頃の新生児で0.03程度と非常に弱いが，その後急激に発達し，7歳以降は平均1.2（矯正視力）に達する．

老化に伴い視覚，聴覚，味覚，平衡感覚，皮膚感覚などの感覚機能が衰える．視覚は，水晶体の弾性低下や毛様体筋の緊張性低下により遠近調節の能力が低下する．特に近い物体に焦点を合わせにくくなる（老視あるいは老眼）．暗順応が低下するため，暗闇での光感受性は低下する．聴覚は高音域（高周波数）に対する聴力が低下しやすい（加齢性難聴）．味覚は特に塩味感覚が低下しやすい．皮膚感覚は触覚，振動感覚，温度感覚が低下する．空腹感や渇き感の低下も起こりやすい．

④ 生殖機能

生殖腺は胎児期に発達し，男性胎児では精巣，女性胎児では卵巣に分化する．性ホルモン分泌は男女ともに出生時に低下し，乳児期早期に一過性に上昇する（→第72章図72-6，1034頁参照）．その後生殖機能は長い間ほとんど成長しないが，**思春期**に突然急激に発達・成熟し，機能的にも成人のレベルに達する（図62-2a）．思春期へ入る年齢は個人差があるが，女児で10歳頃，男児で12歳頃から始まる．思春期に開始する視床下部からの性腺刺激ホルモン放出ホルモンと下垂体からの性腺刺激ホルモンの分泌増加は，女性では卵巣からの**エストロゲン**分泌を起こし，男性では精巣からの**テストステロン**分泌を起こす（→第72章図72-6，1034頁参照）．性ホルモンは生殖器を発達・成熟させるとともに，身体的にも女性あるいは男性の特徴を発達させる（**第二次性徴**）．女性では乳房や骨盤が発達する．乳房の発達が始まってから2～3年後に月経が始まる（**初潮**あるいは初経）．男性ではひげの発生，声変わり，筋肉の発達など，さまざまな変化が起こる．

成人後期には男女ともに性腺の機能は低下し，性腺刺激ホルモンに対して性腺は反応しにくくなり，性ホルモン分泌が低下してくる（→第72章図72-6，1034頁参照）．性ホルモンの下垂体への負のフィードバックが少なくなるため，性腺刺激ホルモンの分泌はむしろ増加する．

女性では，45～50歳頃から月経周期が不規則とな

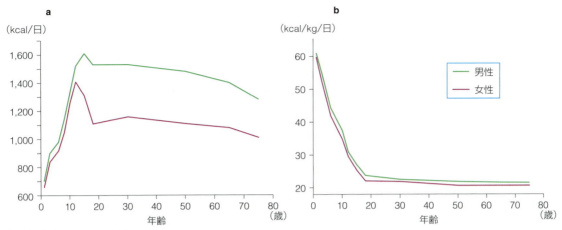

図 62-5　基礎代謝量の加齢変化
a．基礎代謝量．b．体重あたりの基礎代謝量．
〔「日本人の食事摂取基準」策定検討会：日本人の食事摂取基準(2020年版), 2019に基づき著者作成〕

り，やがて**閉経**する．平均的な閉経年齢は50～51歳である．閉経前後の10年間を**更年期**という．更年期には熱感や多量の発汗を伴う顔面の紅潮をはじめ，易疲労感や不安など，多彩な身体症状や精神症状が現れる．これを更年期障害という．卵巣内に残っていた大部分の卵胞は退化する．閉経後は卵巣機能が低下し，エストロゲン分泌が減少するため，乳腺，生殖器の萎縮が起こる．エストロゲン減少の影響は生殖器以外にもみられ，骨量の減少による骨粗鬆症，脂質異常症，動脈硬化などが閉経後に増加する．

5　内臓機能

1　代謝機能

一日あたりの**基礎代謝量**は，成長に従って増加し，12～17歳で最大となる（図62-5）．体重あたりの基礎代謝量は乳幼児期に最も高く，年齢とともに低下する．老年期には代謝活性の高い筋肉組織が減少し，逆に代謝活性の低い脂肪組織が増加するため，基礎代謝量はさらに低下する．

2　循環機能

老年期において，安静時の**収縮期血圧**は一般に年齢とともに徐々に上昇する傾向を示す．これは血管が弾力性を失い血管抵抗が高まるためである．心臓の左心室壁は加齢に伴い厚くなる．高齢者の**心拍出量**は，安静時には保たれるが最大負荷時には低下する．血液中の**ヘモグロビン濃度**は加齢とともに減少するため，高齢者では貧血になりやすい．

高齢者では**圧受容器反射**機能が低下しており，体位変換時の血圧低下の度合いが著しくなる．血圧低下が著しいと，脳の血流も低下して立ちくらみを起こしやすい（起立性低血圧）．食後低血圧（食事性低血圧），激しい運動による血圧上昇，大便時のいきみによる血圧上昇などの揺れ幅が大きい．激しい運動時に心筋への血流が減少して狭心症や心筋梗塞，不整脈や心不全につながる事故を起こしやすい．

3　呼吸機能

通常の呼吸の際の1回換気量には，成人と高齢者との間にほとんど差がない．しかし高齢者では軽い運動でもすぐに息切れするといった現象が起こりやすい．これは加齢とともに肺の弾性が低下して**肺活量**が減少しているためである．高齢者では残気量は増加する．

4　消化機能

高齢者では唾液分泌の減少，咀嚼・嚥下・消化吸収機能などの障害，慢性便秘や下痢など消化器系の問題をもつ人が多い．嚥下運動は随意運動（第1期，口腔期）と一連の反射運動（第2，第3期）からなる（→第52章，825頁参照）．第2期（咽頭期）の声門閉鎖反射の閾値は高齢者で上昇する（図62-6）．高齢者では上部食道括約筋が弛緩するタイミングの遅延，第3期（食道期）での食道の蠕動運動の低下もみられる．**嚥下反射**の低下は誤嚥の危険性を高める．

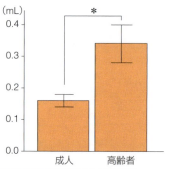

図 62-6 声門閉鎖反射の閾値の加齢変化
声門閉鎖反射の成人と高齢者の比較．声門閉鎖反射を誘発するのに必要な咽頭への水注入量を示す．成人：平均 26 歳，n=9．高齢者：平均 77 歳，n=9．
〔Shaker R, et al：Pharyngoglottal closure reflex：Characterization in healthy young, elderly and dysphagic patients with predeglutitive aspiration. Gerontology 49：12-20, 2003 より改変して転載〕

5 ● 排尿機能

乳児期は大脳による排尿の抑制機構が未発達なため，ある程度尿が溜まると反射性に排尿してしまう．3 歳頃から徐々に，意志により尿道括約筋の活動を高めて排尿を我慢したり，排尿をしようとしたときに尿道括約筋を緩めて排尿するようになる．

排尿機能の加齢変化の現れ方は女性と男性で異なる．女性では尿道が短いことに加え，特に閉経後に尿道閉鎖圧が弱くなるため尿失禁を起こしやすい．男性では尿道が長く，さらに加齢に伴う前立腺肥大により尿道が圧迫されるため，排尿困難が生じやすい．

6 ● 免疫機能

免疫細胞の分化に関与する胸腺は思春期をピークに萎縮が始まる（図 62-2a）．70 歳を過ぎると免疫系の機能は急激に低下する．白血球のうち特定の病原菌を直接傷害するキラー T 細胞の低下が著しい．免疫機能の低下によって，**炎症反応**，**自己免疫疾患** が増加する．

7 ● 内分泌機能

前述した性ホルモンのほか，高齢者では成長ホルモンのパルス状分泌の頂値が低下し，成長ホルモンにより産生が刺激される IGF-1 の分泌が低下する．一方，カテコールアミン（アドレナリン，ノルアドレナリン）や副甲状腺ホルモンの分泌は加齢に伴い上昇する．カテコールアミンは血圧を上げるなどの悪影響を及ぼす．

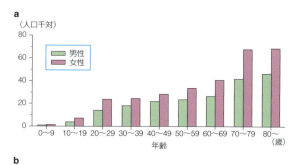

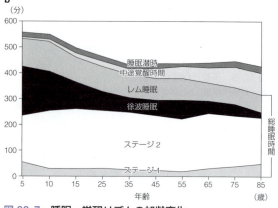

図 62-7 睡眠・覚醒リズムの加齢変化
a．不眠の有訴者率．〔厚生労働省，平成 28 年国民生活基礎調査の概況に基づき作成〕
b．一晩における睡眠段階の加齢変化．徐波睡眠は深いノンレム睡眠，ステージ 1 と 2 は浅いノンレム睡眠．〔Ohayon MM, et al：Meta-analysis of quantitative sleep parameters from childhood to old age in healthy individuals：Developing normative sleep values across the human lifespan. Sleep 27：1255-1273, 2004 より一部改変して転載〕

6 睡眠・覚醒のリズム

高齢者では不眠の訴えが増える（図 62-7a）．実際に眠っている合計の時間（総睡眠時間）は加齢とともに減少し，中途覚醒の頻度は増加する．また睡眠の質も成人と異なり，一般的に深いノンレム睡眠である徐波睡眠が減少する（図 62-7b）．ただし，徐波睡眠については健康な高齢者では影響をうけないという報告もある．夜間に分泌量が増えるメラトニンは，睡眠作用をもち体内時計の調整に働く．高齢者ではメラトニン分泌が低下し，分泌の時間帯は前にずれる．

D 寿命と死

人間を含め生物には寿命があり，老化と死を免れることはできない．寿命は**遺伝子**で決められている生物

学的な現象であるが，さらに病気や栄養・ストレスなどのさまざまな**環境因子**の影響を受ける．生物はそれぞれの種によって最長寿命が決められている．人間の生物学的寿命は約120歳といわれる．日本では100歳以上の人口が9万人を超えており最長寿命に近づきつつあるともいえる．多くの人が長寿を全うできるようになった現在，健康な状態をいかに維持するかが重要な課題となっている．

E 未来につなげる超高齢社会の研究展開

身体運動を担う骨格筋を維持することは，高齢者の自立的な活動に欠かせない．フレイルは，加齢に伴い心身が衰えることを指すが，栄養・運動といった適切な介入により予防，回復可能であることを併せもつ概念である．フレイルの原因となるサルコペニアは，加齢に伴う骨格筋量減少と筋力低下を指す．筋量減少に先行する筋力低下の機序解明が重要視されており，間葉系前駆細胞に起因する筋の脂肪化，加齢に伴う神経筋接合部の変性，筋と連関して筋力発揮に関わる腱の変性，筋サテライト細胞による筋再生機構などの新しい筋研究が展開されている．

米国の国立老化研究所の初代所長を務めたButler RNは，高齢者は自立して社会に貢献する存在であるという新しい見方を提唱した．この**プロダクティブ・エイジング**の概念は，超高齢社会において重要となっている．

●参考文献

1) 鈴木郁子(編著)：人間と生活―地球の健康を考える．錦房，2021
2) 上田 晃，他(編)：人体の構造と機能，第6版．医歯薬出版，2023
3) 内田さえ：3.1 反射．B：成人～老年．鈴木隆雄，他(編)：からだの年齢事典．朝倉書店，pp 57-63, 2008
4) 堀田晴美：2. 加齢と自律神経．日本自律神経学会(編)：自律神経機能検査，第5版．文光堂，pp 49-53, 2015
5) 上住聡芳：超高齢社会における筋研究の再燃．実験医学 38：2658-2664, 2020
6) 柴田 博：日本型プロダクティブ・エイジングのための概念整理．応用老年学 7：4-14, 2013
7) ロバート・バトラー，他(編)，岡本祐三(訳)：プロダクティブ・エイジング―高齢者は未来を切り開く．日本評論社，1998

第63章 極限環境下の生理学

約40億年前に地球上に生命が誕生して以来,生物は地球上の特異的な環境やその変化に応じて進化を繰り返してきた.そのなかで私たちヒトは,登山や航空機により高地へ,潜水により海中深く,さらには宇宙船に乗って宇宙環境へと,急激にその活動域を広げている.本来陸上低地に生息するように適応進化してきたヒトは,極地環境下においてさまざまな生理学的応答を示すが,それは時に生命を脅かすほど重篤な症状となる.したがって,異なる環境下における生理学的応答に対する原理の理解は不可欠である.本章では,極限の環境における人体の生理学的変化やホメオスタシスの攪乱について述べる.

A 低酸素分圧の高地環境における生理学的応答

登山や航空機などにより高所へ行くほど気圧は低下する.高所では,気圧が低下しても酸素濃度は常にその場の大気圧の21%弱のままであるため,酸素分圧は比例して低下する.そこで,高度や低圧性の環境(低気圧)が及ぼす人体への影響を理解しなければならない.第44章(→734頁)において,さまざまな高度における高地における吸気の酸素分圧($P_{I_{O_2}}$)について述べているが,本章では,低酸素分圧環境が人体の生理的機能にどのように影響するかを学ぶ.

1 異なる高度における肺胞内酸素分圧($P_{A_{O_2}}$)

A 二酸化炭素(CO_2)と水蒸気の影響

高地でも,CO_2は肺血流から肺胞管・肺胞内へ持続的かつ速やかに排出される.7,000〜10,000 m程度の高高度では酸素分圧の低下により換気量が上昇するため,肺胞気CO_2分圧($P_{A_{CO_2}}$)は海面レベルでみられる40 mmHgよりかなり低下する.一方,水蒸気は気道表面から吸気中へ発散されている.肺胞気水蒸気分圧($P_{A_{H_2O}}$)は高度にかかわらず,体温が正常な限り飽和水蒸気圧である47 mmHgを占める.これら両ガスが肺胞内の酸素を希釈し,酸素分圧を低下させる.

例えば,表63-1と図63-1に示すように,気圧が高度0 mの760 mmHgと高度9,000 mの226 mmHgを比較してみると,いずれの場合も吸入気のうち47 mmHgは水蒸気で占められる.吸入気のガス分圧の合計は,高度9,000 mでは179 mmHgしか残らない.酸素消費がない場合,酸素はこのガスの1/5を占め,気道の$P_{I_{O_2}}$は0 mの150 mmHgに対し38 mmHgとなる.さらに,このわずかな肺胞内酸素のうち一部は血中へ持続的に吸収されるので,高度9,000 mでの$P_{A_{O_2}}$は18 mmHgほどになる.結果として動脈血中酸素分圧(Pa_{O_2})は15 mmHg程度にまで低下し,高高度では空気呼吸だけでは生き残れないことになる.

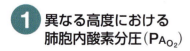 B 高度によって減少するヘモグロビン酸素飽和度

図63-2に,高度別の動脈血酸素飽和度(Sa_{O_2})を示す.高度3,000 mまでは空気呼吸でもSa_{O_2}は90%を保つ.しかし,高度3,000 mを超えると,図の青線で示すようにSa_{O_2}が急に低下し,高度6,000 mでは70%弱となり,さらに高高度ではより著しい低下をきたす.

2 $P_{A_{O_2}}$に及ぼす純酸素呼吸の影響

100%酸素を吸入する場合は,空気呼吸においてそれまで窒素によって占められていた肺胞内ガスの多くが酸素によって占められる.9,000 mの高度でも,空気呼吸時の18 mmHgの代わりに139 mmHgもの$P_{A_{O_2}}$を保つことができる(表63-1).

図63-2の緑線は,純酸素呼吸した場合における高度別のSa_{O_2}を示す.2本のSa_{O_2}曲線を比較すると,純酸素呼吸時は,空気呼吸よりもはるかに高い高度までSa_{O_2}を維持できることがわかる.例えば,純酸素

A 低酸素分圧の高地環境における生理学的応答

表 63-1 低気圧への急性曝露が肺胞気ガス分圧と動脈血酸素飽和度に及ぼす影響

高度 (m)	気圧 (mmHg)	大気中 P_{O_2} (mmHg)	空気呼吸 P_{ACO_2} (mmHg)	空気呼吸 P_{AO_2} (mmHg)	空気呼吸 Sa_{O_2} (%)	純酸素呼吸 P_{ACO_2} (mmHg)	純酸素呼吸 P_{AO_2} (mmHg)	純酸素呼吸 Sa_{O_2} (%)
0	760	160	40 (40)	100 (100)	97 (97)	40	673	100
3,048	523	110	36 (23)	67 (77)	90 (92)	40	436	100
6,096	349	73	24 (10)	40 (53)	73 (85)	40	262	100
9,000	226	47	24 (7)	18 (30)	24 (38)	40	139	99
12,000	141	27			(36)	58	84	
15,000	87	18			(24)	16	15	

( )内は高地に順応した人の概算値.

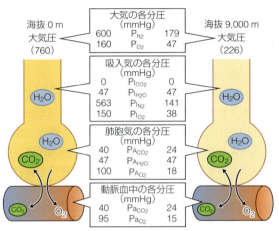

図 63-1 海抜 0 m と 9,000 m での呼吸時の各気体の分圧
吸入気には 37℃における水蒸気圧 47 mmHg が,肺胞気には水蒸気圧に加え動脈血中と同じ二酸化炭素分圧が含まれる.

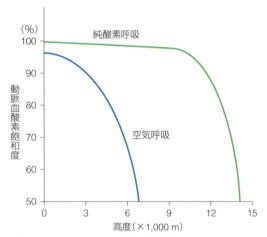

図 63-2 空気呼吸または純酸素呼吸における動脈血酸素飽和度に及ぼす高度の影響

呼吸時の高度約 12,000 m における Sa_{O_2} は約 90% で,空気呼吸時の高度約 4,000 m における Sa_{O_2} に相当する.しかし,高度約 14,000 m では急激に約 50% まで低下する.

3 低酸素時の肺換気量($\dot{V}_{A_{O_2}}$)増加のメカニズム

低酸素への急激な曝露は動脈壁にある化学受容器を刺激し,肺胞換気量を最大で正常時の約 1.65 倍にまで増加させる.高地でのこの代償反応は数秒で起こる(→第 44 章図 44-4,735 頁参照).ヒトはこの反応だけで,換気量増加がない場合に比べて 1,200〜1,800 m も高く登ることができる.

一方で,高地登山では低酸素により急速に肺換気量が増加し大量の CO_2 拡散が起こるため,Pa_{CO_2} は低下し体液の pH は上昇する(**呼吸性アルカローシス**).結果,頸動脈小体や大動脈小体の末梢性動脈化学受容器を介し呼吸刺激を起こす低酸素分圧効果が妨げられ,脳幹の呼吸中枢は抑制される.しかし,それに続く 2〜5 日間に,HCO_3^- 濃度が徐々に低下することによりこの脳幹の呼吸中枢の抑制は次第に解除され,低酸素分圧効果に対して全面的に反応するようになり,換気は正常時の約 5 倍にまで増加することが可能となる.

HCO_3^- 濃度が徐々に低下する主な機序は,呼吸性アルカローシスに対する腎性代償作用である(→第 25 章図 25-8,522 頁参照).腎臓は Pa_{CO_2} の低下に反応して H^+ 分泌を減らし,HCO_3^- の尿中排泄を増加させる.

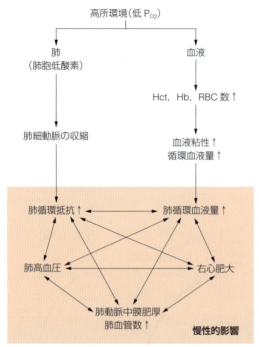

図 63-3　高所環境下にみられる慢性的影響としての高血圧や右心室肥大の発現機序
高所の低酸素環境により右心系への慢性的な影響がもたらされる．

4　低酸素分圧への順応

長期間高地に滞在する人の場合は，徐々に低酸素分圧に順応することで，身体への低酸素による有害な影響は減少する．高地に順応した人の空気呼吸時にみられる肺胞気 $P_{A_{O_2}}$ の概算値を表 63-1 のカッコ内に示す．海面レベルでは $P_{A_{O_2}}$ はいずれも 100 mmHg 程度である．高度 6,000 m では順応してない人では $P_{A_{O_2}}$ は約 40 mmHg まで低下するが，順応した人では約 53 mmHg までしか低下しない．高高度に十分に順応した場合，肺胞内換気量が約 5 倍にも増加するため，$P_{A_{CO_2}}$ は 7 mmHg にまで低下する．

順応獲得の本質は，①肺換気量の大幅な増加，②赤血球数の増加，③肺の拡散能力の増大，④末梢組織の血管密度の増加，⑤低酸素分圧での組織細胞の酸素利用率の増大，などである．

1　慢性高山病

しかし，極端な順応獲得により慢性高山病を経験することもある（図 63-3）．赤血球量の極端な増大により，ヘマトクリットと血液粘性が数倍に増加する．循環血液量の増加に伴い肺循環血液量も増加する．一方で，低酸素症により肺細動脈の収縮が起こる．その結果，肺循環の抵抗が上昇し，肺高血圧をもたらし，右心の肥大と肺動脈の肥厚が生じる．これらの現象が相まって，さらに右心肥大などの症状を悪化させる．また血液粘性増加により組織血流量が低下し，組織への酸素供給の減少と低酸素症による肺細動脈の収縮がすべての細動脈で起こるため，時に肺動脈圧は過度に上昇して重症化すると右心系は機能不全となる．場合によっては，肺胞細動脈攣縮により多くの血流が肺胞血管以外の肺血管に迂回し，酸素化されない血液の短絡が過剰となり事態が悪化する．このような症状の患者のほとんどは低地に移送すれば数日から数週間のうちに回復する．

2　ペルーの高地アンデスに生きる人々

アンデス地方のペルー人は高度約 5,300 m に居住している．なかでも高地に生まれ高地で育つ高地先住民は，10 年以上高地に住み続け高地環境に適応した低地住民より高地環境に適応している．高地先住民の順応は胎児期を含む小児期から始まる．身体は小さいが胸郭サイズは大きく，身体サイズに対する換気能の割合が高くなっている．高地先住民の心臓は低地住民よりはるかに大きく，心拍出量も多い．

血液による組織への酸素供給においても高地先住民は優れている．高地先住民の $P_{A_{O_2}}$ は 40 mmHg と低いが，ヘモグロビン濃度が高いため，動脈血酸素含有量は低地住民より多い．さらに，高地先住民の静脈血酸素分圧（$P_{v_{O_2}}$）は低地住民の $P_{v_{O_2}}$ よりも低く，自然に順応した高地先住民では組織への酸素供給がきわめて効率的に行われる．

Advanced Studies

高山病予防薬としてのアセタゾラミド

高地への登山など急激な低酸素に曝露されると $\dot{V}_{A_{O_2}}$ が増大し，呼吸性アルカローシスが生じ，高山病を発症する．利尿薬として知られるアセタゾラミドは，炭酸脱水酵素を阻害し HCO_3^- の尿中排泄を増加させる一方，Na^+ の再吸収と H^+ の排泄を阻害する．結果，血中 pH が低下し，呼吸性アルカローシスによって抑制されていた呼吸中枢が刺激され，$\dot{V}_{A_{O_2}}$ が増加する．このようにアセタゾラミドは，利尿作用ではなく代謝性アシドーシスがもたらす呼吸中枢の刺激作用による高山病の軽減を期待して，登山の前に用いられる．

B 高気圧の潜水環境における生理学的応答

ヒトが海中深く潜るときには，高圧性の環境（高気圧）にさらされる．この高気圧条件下では，身体周囲の圧が大幅に上昇する．体外の圧力が増加すると，肺は圧縮虚脱し，重度の損傷を起こすこともある．肺の虚脱を防ぎ肺の膨らみを維持するために非常に高圧な空気を供給しなければならないが，これにより肺内の血液はきわめて高い肺胞内ガス圧にさらされる．この状態を高気圧障害と呼ぶ．ある限界を超えると，この高気圧状態は身体の生理機能に著しい変化をもたらし，致死的にもなりうる．

1 圧力と水深の関係

水深約 10 m の海底には，海水自体の重さによる圧力（水圧）により，海上の大気圧と同じ圧力が加わっている．そのため，海面下約 10 m にいる人は海上の空気の重さと合わせて 2 気圧にさらされる．

A 水深が気体の体積に及ぼす影響 —Boyle の法則

水深（水圧）が与えるもうひとつの重要な影響は，気体の体積への圧縮効果である．図 63-4 に海面レベルで 1 L の空気を入れ，逆さにした広口瓶を示す．水深約 10 m では前述したように 2 気圧となり空気は 1/2 L に，水深約 150 m では 16 気圧となり 1/16 L に圧縮される．このように一定量の気体が圧力により圧縮されたとき，その気体体積は水圧に反比例する．これは物理学でいう**ボイルの法則** Boyle's law である．潜水など高圧環境の生理学では，気体圧縮効果は非常に重要な注意点である．

2 各気体の高分圧が身体に及ぼす影響

空気呼吸するとき，曝露される主な気体成分には窒素，酸素，CO_2 がある．それぞれの気体が高圧状態になると，時には顕著な生理作用をもたらす．

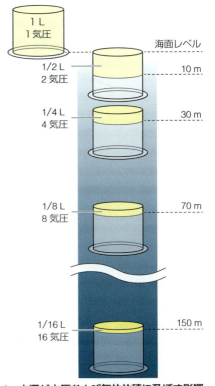

図 63-4　水深が水圧および気体体積に及ぼす影響
海面からの深さに伴って気圧は上昇し，上昇した気圧と気体の体積は反比例する．

A 高窒素圧下での窒素麻酔

空気の約 4/5 は窒素である．海面レベルの気圧では，窒素は身体機能に重要な影響を及ぼさないが，高圧下では麻酔効果をもつ．窒素麻酔効果は，窒素が神経細胞膜の脂質に溶解し，細胞膜におけるイオン透過性を変化させるという機序で生じる，神経細胞の興奮性の減弱である．

1 飽和潜水

非常に深い潜水においては，その水圧に身体を曝した際の影響を最小限にするために，あらかじめ加圧した環境で体内に気体を溶解させて行う飽和潜水が用いられる．これには，通常，窒素の代わりにヘリウムが混合ガスとして用いられる，その理由は，①ヘリウムによる意識障害効果は窒素の約 1/5 である，②身体組織に溶け込むヘリウム量は窒素の約 1/2 にすぎず，さらに減圧時には数倍速く組織から拡散し，減圧症発症の危険度が低い，③ヘリウムの密度は窒素の 1/7

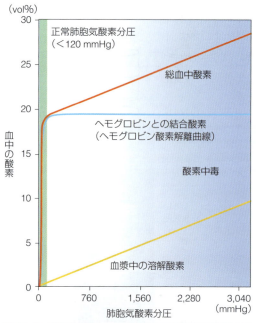

図 63-5 非常に高い $P_{A_{O_2}}$ における血漿中に溶解する酸素量とヘモグロビンに結合する酸素量
総血中酸素は血漿中の溶解酸素とヘモグロビンとの結合酸素量の合計である.

で,呼吸時の気道抵抗を最小限にとどめることができる,などが挙げられる.高圧下では窒素は非常に密度が高くなるため気道抵抗が強くなりすぎて,時には努力呼吸すらできなくなることもあるからである.

B 高圧下における酸素の影響

1 血液酸素運搬に及ぼす非常に高い P_{O_2} の影響

血液中の P_{O_2} が 100 mmHg 以上になると,血漿中に溶解する酸素の総量は確実に増加する.図 63-5 に,横軸の $P_{A_{O_2}}$ を 3,000 mmHg 以上まで延長したヘモグロビン酸素解離曲線(青)と血中の総酸素飽和度曲線(赤)を示す.グラフの黄線が, $P_{A_{O_2}}$ レベルにおける血液中の溶解酸素量を示している.血液中の酸素含有量は,ヘモグロビン結合型酸素と溶解酸素の総和で示される. $P_{A_{O_2}}$ が正常範囲(120 mmHg 未満)では,血中酸素含有量に溶存酸素量はほとんど寄与しない.しかし, $P_{A_{O_2}}$ が 1,000 mmHg 以上にまで増加するにつれ,総血中酸素含有量には,次第に溶解酸素量が大きく寄与するようになる.

$P_{A_{O_2}}$ が約 3,000 mmHg(4 気圧)になった場合には,血液 100 mL 中の総酸素含有量は約 29 vol% となり,うち 20 vol% がヘモグロビンとの結合分, 9 vol% が血漿内溶存酸素分である.この血液が組織の毛細血管に達し,その組織が正常の酸素量(100 mL 中で約 5 mL)を消費すると,組織毛細血管に残存する酸素は 24 vol% となる.これは通常の毛細血管内 P_{O_2} である 40 mmHg と大きく異なり,きわめて高い酸素分圧に組織がさらされていることを意味する.また,ひとたび $P_{A_{O_2}}$ が臨界レベルを超えると,すべてのヘモグロビンが酸素化されたままとなり,ヘモグロビン緩衝系は機能しなくなる.

2 急性酸素中毒

非常に高い $P_{A_{O_2}}$ 下で呼吸する際に生じるきわめて高い組織 P_{O_2} は,多くの身体組織にとって有害となりうる.急性酸素中毒にみられる症状には,悪心,筋攣縮,めまい,視覚障害,いらいら感および失見当識などがある.この痙攣は何の前触れもなく起こり,深海に潜るダイバーでは明らかに致死的となる.例えば,水深 210 m(22 気圧)においては 1% の酸素混合で十分な酸素を供給できるが,大気中と同じ割合である 21% の酸素混合では,肺に供給される P_{O_2} は 30 分以内に痙攣を起こす 4 気圧以上となってしまう.運動は酸素毒性に対する感受性をさらに高めるため,安静時と比較して症状がより早く現れ,より重症となる.

3 フリーラジカルによる神経系の酸素中毒

酸素分子はほかの化合物を酸化する能力をほとんどもたない."活性"型の酸素に変換されることで酸化能をもつようになる.活性型の酸素は数種類あり,**活性酸素** oxygen free radical (O_2^-) とよばれる.組織 P_{O_2} が 40 mmHg の正常値のときでさえ,少量のフリーラジカルは溶存酸素分子から持続的に形成されるが,組織に存在するグルタチオンやペルオキシダーゼ,カタラーゼ,スーパーオキシドジスムターゼなどの酵素により速やかに除去される.したがって,ヘモグロビン緩衝系が正常の組織 P_{O_2} を維持する限り,酸化を促すフリーラジカルの組織への影響はほとんどない.

$P_{A_{O_2}}$ が臨界値(約 2 気圧)を超えると,ヘモグロビン緩衝系は機能しなくなり,その結果,組織 P_{O_2} は溶存する酸素に伴って何百,何千 mmHg に上昇する可能性がある.これほどに高い組織 P_{O_2} では,発生するフリーラジカルの量が除去される酸素量を凌駕する.フリーラジカルによる主要な影響の 1 つが,多くの細胞膜の必須成分である多価不飽和脂肪酸の酸化であ

る．神経組織は脂質含有量が高いため，特にダメージを受けやすい．したがって，急性酸素中毒の致死的影響は，ほとんど脳機能不全によって引き起こされる．ほかにも，いくつかの細胞内酵素を酸化し，細胞の代謝系に深刻なダメージを及ぼす．

また，肺胞─気管支系は直接空気に触れるため高P_{O_2}に直接曝露される．肺は1気圧の純酸素にわずか12時間曝露されると，気管支や肺胞の内膜が損傷されて肺うっ血，肺水腫および無気肺が引き起こされる．1気圧の純酸素であれば，ヘモグロビン酸素緩衝系によりほとんど正常のP_{O_2}でほかの身体組織へは酸素が供給されるため，この症状は肺のみで生じる．

③ 高圧曝露後の減圧と減圧症

長時間高圧環境で空気呼吸すると，体液に溶け込む窒素量が増加する．肺毛細血管を流れる血液が肺胞内の高P_{N_2}に飽和され，時間とともに多量の窒素ガスが全身組織へ運ばれ，組織P_{N_2}が肺胞気P_{N_2}（PA_{N_2}）と同等になるからである．

窒素は体内では代謝されないため呼吸と逆過程で排出される．しかし，この排出には時間がかかり，PA_{N_2}が下がりきるまでは，窒素がすべての身体組織に溶け込んでいる．窒素が排出されるまでに生じるさまざまな問題を**減圧症**とよぶ．

A 水深と体液への窒素溶解度

窒素ガスは水より脂肪に5倍も溶けやすく，海面レベルではほぼ1Lの窒素ガスが全身に溶解している．1Lのうち，0.5L弱が体液に，0.5L強が体脂肪に溶解している．ヒトの全身が窒素ガスに飽和されたとき，体内に溶け込む窒素量は周囲の気圧（海面レベルからの深度）に応じて増加する．

PA_{N_2}と全身の組織P_{N_2}とがほぼ等しくなるまでに数時間を要する．血流が全身に行きわたり，血管内P_{N_2}と組織P_{N_2}が平衡に達するまでに時間がかかるからである．体液に溶け込んだ窒素が平衡に達するにはおよそ1時間を要する．さらに，脂肪への血流は比較的少ないため，窒素が脂肪に溶け込み平衡に達するまでに少なくとも数時間はかかる．このため，深い水深までわずか数分だけ潜水した場合はそれほど多くの窒素は体液や脂肪に溶け込まないが，数時間も潜水すると体液と脂肪に窒素ガスが飽和する．窒素の排出も

同様に長い時間を必要とする．

B 減圧症の症状

多量の窒素ガスが身体に溶け込むまで潜水したのち，急に低圧まで戻ると，多量の窒素ガス気泡が細胞内外を問わず発生し，その大きさと数に応じて身体になんらかの障害（減圧症）を発生する．減圧症の多くは脚や腕の筋肉痛および関節痛症状（bends，Ⅰ型減圧症）であり，減圧症の80～95%にも達する．5～10%の減圧症患者では，めまい，麻痺，虚脱，意識障害などの神経系症状（chokes，Ⅱ型減圧症）を呈する．麻痺は一過性であるが，時には永続的な神経障害となることもある．

体組織が正常時より高い溶存組織P_{N_2}に平衡している場合，潜水時間の長さに応じて組織に過剰の窒素ガスを溶け込ませるように，体外圧が全身の組織を圧縮する．ところが，急激に海面レベルに戻った場合，体外圧はわずか1気圧（760 mmHg）となるのに対し，体液内ガス圧である水蒸気圧，P_{CO_2}，P_{O_2}，P_{N_2}の合計圧は明らかに身体外圧の760 mmHgより高いため，組織や血液に溶存していたガスは，ほとんど窒素からなる気泡を形成し，多くの小血管を塞栓する．最初は小さな気泡が微小血管のみを塞ぐが，次第に気泡が合体し徐々に太い血管にも影響が拡がり，組織虚脱，時に組織壊死をきたす．約2%の減圧症患者には，大量の微小気泡が肺毛細血管を防ぐこともあり窒息を起こす．顕著な息切れを特徴とし，重症の肺水腫に至り，場合によっては死に至ることもある．

C 身体からの窒素除去としての減圧法

ゆっくりと減圧し，十分な量の溶存窒素量を肺呼吸により排出できれば減圧症の発症を防ぐことができる．窒素ガスの約2/3は1時間以内に，約90%は6時間以内に体内から自然に遊離される．実際に深海から海面に移動する減圧法のほかに，高圧タンクに入りタンクのなかで大気圧までゆっくり減圧していく**タンク減圧**がある．タンク減圧は海面に戻ってきた後も減圧症に悩まされているダイバーなどの治療法として重要である．この場合，ただちに高圧状態まで再加圧され，その後，通常の減圧過程の数倍の時間をかけて減圧が行われる（再圧治療）．

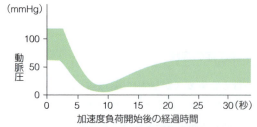

図 63-6　遠心加速度負荷による動脈圧の変化
＋3.3-G の遠心加速度負荷を座位のヒトに頭部から足方向へ急激にかけたとき，収縮期(曲線の上辺)および拡張期(曲線の下辺)動脈圧の時間的変化．
〔Martin EE, et al：Effects of time and temperature upon tolerance to positive acceleration. J Aviat Med 22：382-390, 1951 を一部改変〕

Advanced Studies

高圧酸素療法

酸化を促すフリーラジカルは酸素中毒の原因になるが，同時に治療に有効な場合もあると考えられている．最も成功した使用例の1つが，ガス壊疽治療である．ガス壊疽を引き起こすクロストリジウム *Clostridium* 属は嫌気状態下で最も多く増殖し，約 70 mmHg 以上の P_{O_2} 下では増殖が停止する．したがって，高圧酸素下の組織では，その感染過程を完全に阻止することとなる．

ほかにも，動脈空気塞栓症，一酸化炭素中毒，骨髄炎，心筋梗塞などに有効である．現在，多くの医療センターには大きな高圧タンクが設置され，患者を入れて高圧酸素治療ができるようになっている．O_2 は通常 2〜3 気圧の P_{O_2} でマスクや気管内チューブを介して供給され，身体周囲のガスも 2〜3 気圧に圧縮されている．

加速度負荷の航空機・車環境における生理学的応答

航空機など乗り物の速度や方向が急激に変化すると，さまざまなタイプの加速度負荷が搭乗者に影響を及ぼす．加速や減速による直線加速度の変化，そして飛行機などで旋回するときには遠心加速度が生じる．

加速度

単に座席に座っているとき，座部にかかる力は重力による引っ張り力だけとなり座っている人の体重に等しい．この力の大きさは重力と等しいため，＋1-G とよぶ．もし，落下しているのを急に止めたとき，座部にかかる力が体重の3倍になったとすると，座部にかかる力は＋3-G である．

例えば，座席に座った状態で頭が外側になるように旋回し，かつシートベルトにより身体を支えられる状態になると，このときにかかる力をマイナスGとよぶ．もし，シートベルトで支えられている力が座っている人の体重と同じであるとすると，座部にかかる力は－1-G である．

B 遠心加速度負荷

旋回するときの遠心加速度は，以下の式で与えられる．

$$F = mv^2/r$$

F は遠心加速度，m は物体の質量，v は速度，r は旋回の回転半径である．この式から，速度が増加すると遠心加速度は速度の2乗に比例して増加することは明らかである．また，遠心加速度は旋回の急激さに比例(回転半径に反比例)する．

C 身体に及ぼす遠心加速度負荷の影響

遠心加速度負荷は循環系や脊椎骨に影響を及ぼす．なかでも最も重要な影響を及ぼすのは循環系である．血液には重量があり流動的であるため遠心力により移動するからである．

遠心加速度にさらされると，血液は遠心力により外側へ移動する．したがって，遠心加速度負荷が＋5-G の状態で足を外側に向けた状態の立位の場合には，足部静脈圧は非常に高くなる(約 450 mmHg)．座位でも 300 mmHg 近くになる．加えて，下半身の静脈圧が上昇するにつれて下半身の血管は拡張し，上半身の血液のほとんどが下半身の血管に移動し貯留する．心臓は静脈還流がないとポンプ機能を果たさないため，血液が下半身に貯留すればするほど，心臓から拍出される有効な血液量は少なくなる．図 63-6 は＋3.3-G の遠心加速度負荷が座位の人に急激にかかった際の上半身における収縮期および拡張期動脈圧を示している．加速開始数秒後には前述したように収縮期・拡張期どちらの動脈圧も減少するが，その後 10〜15 秒以内に主に圧受容器反射の活動により収縮期動脈圧は一部回復する．

極端に強い加速度負荷がかかると，たとえそれが1秒以内のわずかな時間でも脊椎骨の骨折を起こす．平均的なヒトが座位で耐えることのできる限界を超え，脊椎骨折を誘発するに至るプラスG加速度は約＋20-G である．

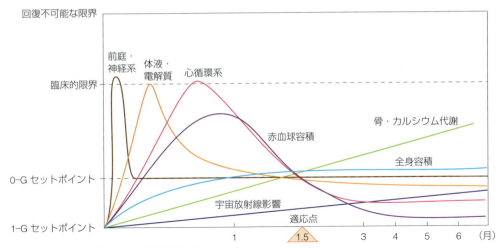

図 63-7　無重力環境への生理的適応過程
1-G セットポイントは地球上における状態を示す．0-G セットポイントは，宇宙空間に完全に適応した生理的状態を示す．適応点は，地球から宇宙に行った場合にある程度の適応が起こる時期（約6週間）を示す．
〔Nicogossian AE, et al：Space physiology and medicine. NASA SP-447. pp 134-135, NASA, Washington, 1982 より〕

D　微小重力の宇宙環境における生理学的応答

宇宙飛行の始まりは，1961年にロシアの宇宙飛行士ガガーリン少佐がバイコヌール宇宙基地から打ち上げられたボストーク1号に乗った1時間48分間の飛行である．現在では，国際宇宙ステーション International Space Station に宇宙飛行士は1年程度滞在し，さらに月や火星への航行も計画されている．しかしながら宇宙環境は，微小重力，宇宙放射線の影響を受けるのみならず，宇宙船内では周回軌道による日周リズムへの影響や，宇宙船内という限られた閉鎖空間での生活など非常に特殊である．

図 63-7 は，NASA がまとめた宇宙空間への生理的適応過程を示す図である．地球上の1-G環境に適応していた生理機構（**1-G セットポイント**）が，0-G環境への最適応（**0-G セットポイント**）前に臨床的にも問題となるレベル（**臨床的限界**）まで症状が進む現象があること，宇宙空間で進み続ける現象があること，さらに0-G環境で適応した生理機能が1-G環境の地球上では大きなリスクとなることがあることがわかってきた．そこで，宇宙の微小重力環境への生理的適応機構の解明や宇宙滞在中に起こる人体の変化を防止するための対処策 countermeasure の開発が活発に行われるようになった．

1　宇宙環境の特徴

軌道上の人工衛星や加速していない宇宙船内の宇宙飛行士は**無重量状態** weightlessness，あるいは，無重量に近い状態に曝露される．この状態を**微小重力** microgravity とよぶ．すなわち，宇宙飛行士が床や壁，天井などに引き寄せられることもなく，ただ船内の空間に浮かんでいる状態のことである．近隣の天体からの重力は働いている状態のなか，宇宙船も中にいる人も両者同時に全く同じ加速度と同じ方向に引き寄せられるため，船内の人が船体の壁に引き寄せられることがない．弾道飛行時の自然落下中も同じ環境になる．

宇宙空間には大気がないので，宇宙船内では人工空気と気圧を作り出さなければならない．最も重要なことは，窒息を防止するために O_2 濃度を適切に高く保ち，CO_2 濃度を十分に低く保つことである．さらに，船外活動中の宇宙飛行士には，船外活動用の生命維持機能をもつ宇宙服が必要となる．

2　宇宙環境初期に生じる現象

現在知られている短期間で生じる宇宙環境の生理機能への影響は，主に微小重力による次の3点に集約される．①初期数日間の**宇宙酔い**，②正常な静水圧を形成する重力がないことによる上半身への**体液シフト** fluid shift，③それに伴う血液濃縮である．

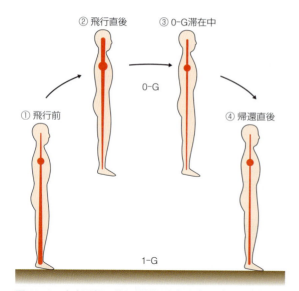

図 63-8 宇宙飛行に伴う体液分布の変化
宇宙飛行直後は体液が足側から頭側にシフトする(②). 0-G 滞在中に体液量は減少し(③), 地上への帰還直後には体液が足側にシフトする(④)ため, 脳への循環血液量が不足する.
〔Charles JB, et al：Cardiovascular adaptation to spaceflight. J Clin Pharmacol 31：1010-1023, 1991 より転載〕

1 ● 前庭・神経系

宇宙飛行士のおよそ50％は，宇宙旅行の初期，微小重力空間に入って数分ないし数時間以内に宇宙酔いを生じる．悪心，時に嘔吐を起こすが，3～5日くらいで症状は消失する．宇宙酔いの発症仮説としては，重力信号がないことと同時に，重力がないため脳の平衡感覚中枢へそれまで体験したことのない体性感覚信号（固有感覚や深部感覚など）が入ってくるからと考えられているが，発症メカニズムはいまだに明らかではなく，効率的な予防策や薬品の開発にも至っていない．

2 ● 循環系

地球上では 1-G の重力加速度による静水圧が身体に働くため，立位時には体液が下半身に貯留する（図 63-8 ①）．しかし，歩行中などでは下肢の筋の収縮に伴い静脈をしごくことによる**筋ポンプ作用**と，静脈弁の存在により，心臓の右心房への静脈還流は維持され，左心室からの血液の拍出も正常に保たれる．ところが，微小重力環境では静水圧の影響がなく下半身への体液貯留は起こらないが，下肢の筋による静脈の筋ポンプ作用などにより，体液は逆に頭部方向に貯留する（**体液シフト**，図 63-8 ②）．頸部には静脈弁も存在

しないことも相まって，**顔面の浮腫**（moon face）や外頸静脈などの怒張に加えて，鼻閉感，頭重感，鼻声などの症状を訴えることもある．このような体液シフトに反応して，脳下垂体からの抗利尿ホルモン（ADH）の分泌抑制，および心房細胞からの心房性 Na 利尿ペプチド（ANP）の分泌促進が起こり，腎臓からの尿排泄が増加し，体液量が減少する．その結果，顔面の浮腫などは軽減し，0-G セットポイントに近づく（図 63-8 ③）．人体には本来体重の約 1/13 の重量に相当する血液が分布しているが，このような体液量の減少は地球帰還時や帰還後に下半身への体液シフトに伴う静脈還流量の減少による起立耐性の低下，起立性低血圧の原因となる（図 63-8 ④）．

3 ● 赤血球容積

前述のような体液シフトが生じると，利尿作用により血漿量が減少し，血液濃縮が起こる．しかし，血液量の減少に伴って造血が抑制されるため，血液濃度は次第に地上レベルに近い値に戻る．

❸ 宇宙空間で進み続ける現象

宇宙空間での生理的変化は一般的に時間とともに 0-G セットポイントに近づいていくが，0-G セットポイントがなく，宇宙滞在期間が長くなればなるほどその程度が進行していくと予想される問題が指摘されている．①筋張力の低下と作業能力の低下，②カルシウム量とリン量の減少とこれに伴う骨密度の減少，③放射線被ばくによる影響である．このうち①，②や循環系の影響については，長期間ベッドに臥床し続けたヒトにもみられる．このため，長期滞在する宇宙飛行士は宇宙旅行中に心機能強化も考慮した運動プログラムを実行している．

1 ● 筋の廃用性萎縮

宇宙環境など微小重力環境では，体重を支える必要がなくなる．また，抗重力筋による姿勢の保持の必要がない．したがって，図 63-9 に示すように抗重力筋である体幹筋や大腿四頭筋，下腿三頭筋などの筋力が著しく低下する．

2 ● 骨カルシウム代謝

骨への荷重負荷が減少または消失する微小重力環境では，宇宙飛行 20 日目くらいまで尿中カルシウムの

排泄が増加する．したがって，比較的短期間の飛行でも大量の骨量喪失（**骨密度減少**）が起こる．特に，体重を支える踵骨，大腿骨や腰椎，骨盤での減少が顕著である（図63-9）．一方で，非荷重骨である上肢や肋骨ではほとんど変化せず，むしろ頭蓋骨では増加している．荷重負荷骨でない頭蓋骨の骨量増加については，微小重力環境を模擬した地上ベッドレスト実験でも報告されている．体液シフトによる頭部方向への血流増加がその一因ではないかとする説もある．

このような現象は，骨形成の抑制，骨吸収の促進，またそれら両者が原因となっているのは明らかであるが，図63-7にも示されるように，飛行期間に応じて0-Gセットポイントに適応していくほかの生理機構と異なり，その喪失はどこまでも進行する可能性も指摘されている．さらに，骨からのカルシウム喪失については，**高カルシウム尿症**を引き起こし，尿路結石症を惹起する危険性もある．

3 ● 宇宙放射線の影響

磁場と大気に守られている地上とは異なり，宇宙空間は生物学的効果の高い重粒子線を含む線質の異なる混合放射線が，低線量・低線量率で降り注いでいる．国際宇宙ステーションに1年ほど滞在すると地上のおよそ100倍に相当する0.3 Sv程度被ばくすると推定されており，また船外活動ではそれよりもさらに高い放射線量にさらされる．今後宇宙滞在の長期化や月，火星へのミッションを考えるうえで，放射線被ばくによる白内障やがんの発症リスクが高まることも危惧される．

ほかにも，内分泌，代謝，免疫系などにも宇宙空間への適応がみられる．

4 帰還後の1-Gへの適応

形態的・機能的に宇宙空間に適応し0-Gセットポイントに達する現象と，0-Gセットポイントがなく，宇宙滞在が長くなればなるほどその程度が進行するものがある．また，0-Gセットポイントに達する生理的現象でも，1-Gの地球上ではさまざまな支障が出るものもある．このような脱調節状態を**デコンディショニング** deconditioning と呼ぶ．飛行中に厳しい運動プログラムをこなしていても，特に循環系，骨格筋，骨におけるデコンディショニングが顕著である．図63-10

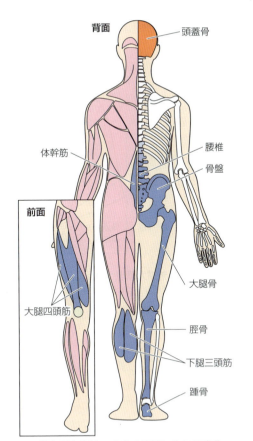

図63-9 微小重力環境で全身の骨筋に生じる変化
主に荷重を支える筋や骨（青）は，微小重力環境で密度や重量が減少する．頭蓋骨（赤）は微小重力環境において骨密度が増加する．

に示されるように，地球の1-Gへの再適応に要する期間にも長短があり，はたして1-Gセットポイントに戻るか懸念されている現象もある．

1-Gへの帰還後，循環系に生じる影響としては，心肺機能の低下，血液量の減少，血圧制御機構（圧受容器反射の障害および起立耐性）の低下が含まれる．この結果，宇宙旅行から重力のある地上へ帰還後，宇宙飛行士には起立能力や生活活動に制限が生じる．加えて，早期に起こる血漿量増加により貧血に似たような血液希釈が誘発されることになる．しかし，その後の造血により血液濃度も次第に回復していく（図63-10）．

4～6か月間の宇宙飛行から1-G環境へ帰還した宇宙飛行士は骨折しやすく，骨格筋，骨が飛行前の健康状態に戻るまでに数週間もかかる．地球帰還後のリハビリテーションは欠かせないため，数週間の運動プログラムが組まれている．地球帰還後の踵骨ミネラル回復は緩徐であり，元に戻るには宇宙飛行と同じくらい

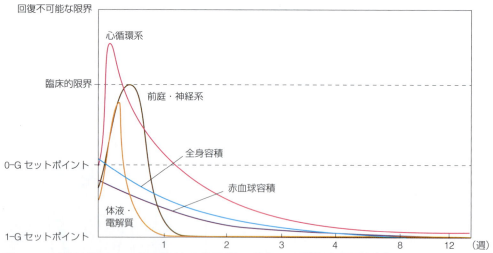

図 63-10 無重力環境へいったん適応した生理現象の地上 1-G 環境への最適応過程
1-G セットポイントは地球上における状態を示す．0-G セットポイントは，宇宙空間に完全に適応した生理的状態を示す．
〔Nicogossian AE, et al：Space physiology and medicine. NASA SP-447. pp 3-49, NASA, Washington, 1982 より〕

の期間が必要であるという報告もある．また，ヒトの一生の骨量変動曲線は宇宙飛行によって下方にシフトするともいわれており，宇宙飛行士は年をとると骨粗鬆症を発症する確率が高くなるのではないかとの懸念もある．火星などほかの惑星へ有人飛行する準備など，宇宙飛行がさらに長期化するにつれ，長期微小重力曝露が着陸時の宇宙飛行士に深刻な脅威となる．微小重力の影響をもっと効果的に減少させるよう，運動を含めたさまざまな対策を構築するため多大な研究努力がなされている．

Advanced Studies
骨量減少に対する新たな countermeasure の開発

宇宙環境における生理的応答が明らかになるにつれ，countermeasure の開発が進められている．例えば，2009〜2017 年に，国際宇宙ステーションに約 6 か月間滞在中の宇宙飛行士に骨吸収を阻害するビスホスホネートを予防的に服用する実験が行われた．その結果，ビスホスホネートを摂取した宇宙飛行士では，尿路結石の原因となる骨から尿中へのカルシウムの溶出と結石の成分となるシュウ酸値および尿酸値の上昇が抑制され，骨量減少の予防に有効であることが示された．この研究成果から現在は，宇宙飛行士の職業病ともいわれている尿路結石や骨粗鬆症の予防薬として用いられている．

● 参考文献
1) 本間研一，他（編著）：環境生理学．北海道大学出版会，2007
2) 池田知純：潜水の世界—人はどこまで潜れるか．大修館書店，2002
3) Nicogossian AE, et al（eds）：Space Physiology and Medicine. from evidence to practice, 4th ed. Springer, New York, 2016
4) 藤田真敬（監修）：宇宙航空医学入門［再版］．鳳文書林出版販売，2019

第15編

内分泌

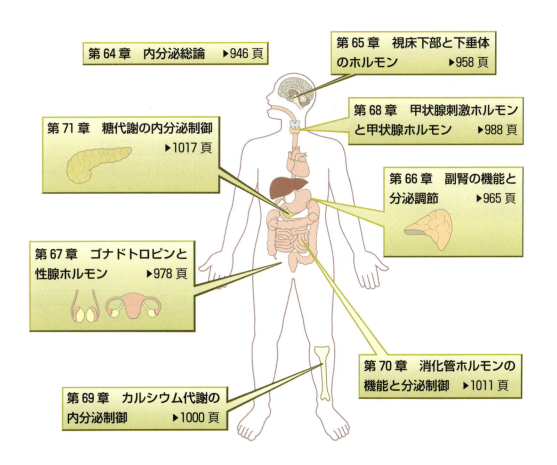

第64章　内分泌総論　▶946頁
第65章　視床下部と下垂体のホルモン　▶958頁
第68章　甲状腺刺激ホルモンと甲状腺ホルモン　▶988頁
第71章　糖代謝の内分泌制御　▶1017頁
第66章　副腎の機能と分泌調節　▶965頁
第67章　ゴナドトロピンと性腺ホルモン　▶978頁
第70章　消化管ホルモンの機能と分泌制御　▶1011頁
第69章　カルシウム代謝の内分泌制御　▶1000頁

第15編 内分泌 の構成マップ

第64章 内分泌総論

A 内分泌とは　▶946頁
①内分泌の定義
②ホルモンの分類
- ペプチド/タンパク質ホルモン
- ステロイドホルモン
- アミノ酸誘導体ホルモン

B ホルモンの合成・分泌の調節　▶950頁
①ホルモンの分泌機構
②ホルモンの受容体
③ホルモン分泌のフィードバック調節
④ホルモン分泌のリズム
⑤ホルモンの相互作用
⑥ストレスとホルモン

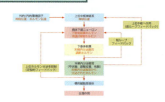

C ホルモンの測定法　▶955頁
D 内分泌器官の局在　▶956頁
➡詳しくは 第65章 ～ 第71章 の各章参照

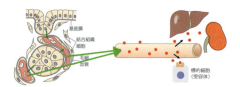

第65章 視床下部と下垂体のホルモン

A 視床下部ホルモンの局在と機能　▶958頁
B 下垂体ホルモンの種類と作用　▶959頁

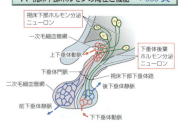
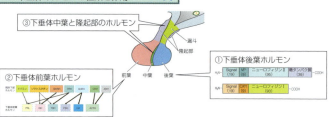

第66章 副腎の機能と分泌調整

A 副腎皮質　▶965頁
- アルドステロン
- コルチゾール
- 副腎アンドロゲン

①発達
②副腎皮質の組織と産生ホルモン
③副腎皮質ホルモンの合成
④副腎皮質ホルモンの分泌
⑤副腎皮質ホルモンの作用
⑥副腎皮質ホルモンの代謝

B 副腎髄質　▶976頁
- アドレナリン
- ノルアドレナリン

①副腎髄質ホルモンの合成
②副腎髄質ホルモンの分泌
③副腎髄質ホルモンの作用
④副腎髄質ホルモンの代謝

第67章 ゴナドトロピンと性腺ホルモン

B ゴナドトロピンの分泌調節　▶978頁
①GnRHによるLH/FSHの分泌制御
②GnRH受容体と細胞内情報伝達機構
③LH/FSHのパルス状分泌

C 性腺ホルモン　▶981頁
①性腺ステロイドホルモン
- 卵巣ホルモン
  エストロゲン，プロゲスチン
- 精巣ホルモン
  アンドロゲン
②性腺ペプチドホルモン
  インヒビン，アクチビン

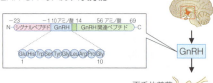
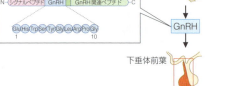
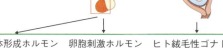

A ゴナドトロピンの種類　▶978頁

D ゴナドトロピンによる性機能制御　▶983頁
①女性の性機能制御の発達
②月経周期制御
③男性の性機能制御
④ヒト絨毛性ゴナドトロピンの役割

第68章　甲状腺刺激ホルモンと甲状腺ホルモン

A 甲状腺の構造　▶988頁

C 甲状腺ホルモンの合成とその調節　▶990頁
①甲状腺ホルモンの化学構造
②ヨウ素の体内動態
③甲状腺ホルモンの合成・分泌経路
④甲状腺におけるTSHの作用
⑤甲状腺ホルモンの輸送と代謝

B 視床下部-下垂体-甲状腺系　▶988頁

D 甲状腺ホルモンの作用　▶994頁
①甲状腺ホルモンの生理作用
②甲状腺ホルモン作用の分子機構

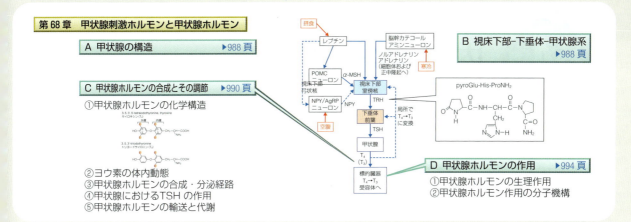

第69章　カルシウム代謝の内分泌制御

A カルシウムの動態と生理機能　▶1000頁

D ビタミンD　▶1006頁
①ビタミンD₃の合成・活性化経路と調節
②ビタミンD₃の作用

C 副甲状腺ホルモン　▶1003頁
①PTHの構造と合成経路
②PTHの合成・分泌の調節
③PTHの作用
④骨における作用
⑤PTHの腎における作用

B 骨の生理学　▶1002頁
①骨組織の構造と機能
②骨化と成長

F 骨・カルシウム代謝に関与するその他のホルモン　▶1009頁

E カルシトニン　▶1008頁
①カルシトニンの合成経路と構造活性相関
②カルシトニンの分泌の調節
③カルシトニンの作用

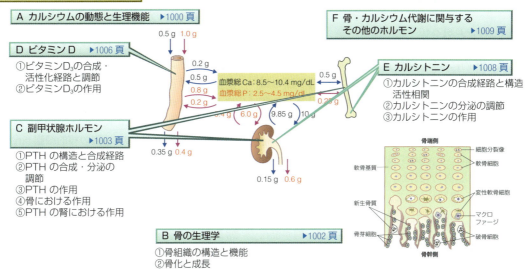

第70章　消化管ホルモンの機能と分泌制御

A 消化管ホルモン　▶1011頁
①産生細胞
②分泌と作用
③消化管ホルモンとその機能

B 神経ペプチド　▶1015頁
- ニューロペプチドY
- VIP（血管作動性腸管ポリペプチド）
- PACAP（下垂体アデニル酸シクラーゼ）
- サブスタンスP
- ニューロキニンA
- ニューロテンシン
- グアニリン

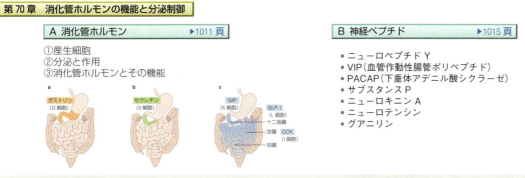

第71章　糖代謝の内分泌制御

A 血糖値の調節　▶1017頁
B 膵島の解剖と産生ホルモン　▶1018頁
C インスリン　▶1019頁
①インスリン遺伝子と生合成
②インスリンの分泌調節
③インスリンの作用

D グルカゴン　▶1023頁
E ソマトスタチン　▶1024頁
F 膵ポリペプチド　▶1024頁

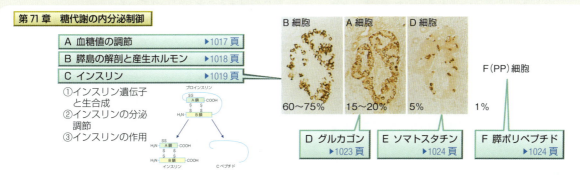

第64章 内分泌総論

内分泌とは

内分泌の定義

内分泌と外分泌

　体外や体内に水分・電解質・タンパク質・アミノ酸などを分泌する分泌細胞が集合した組織を**腺組織** gland という．このうち，消化管腔を含む体外に物質を分泌する腺を**外分泌腺** exocrine gland, 間質を経て血中にペプチドやステロイドなどのシグナル分子 signaling molecule を分泌する腺を**内分泌腺** endocrine gland とよぶ．外分泌腺は，消化酵素などの生理活性物質や粘液，電解質などを，導管を介して体外へ排出する．一方，内分泌腺は，血中にシグナル分子を放出する．腸管のように，内分泌細胞と外分泌細胞が混在する場合もあり，内分泌腺が完全に上皮から分離している場合もある．内分泌腺が集合し，1つの器官を形成している場合，**内分泌器官** endocrine organ とよぶ．一方，視床下部の神経細胞には，血液脳関門を欠く血管周囲に終末を伸ばし，シグナル分子を血中に放出する細胞がある．そのような分泌様式を**神経内分泌** neuroendocrine とよぶ．神経内分泌は第65章で詳しく説明する（→958頁を参照）．

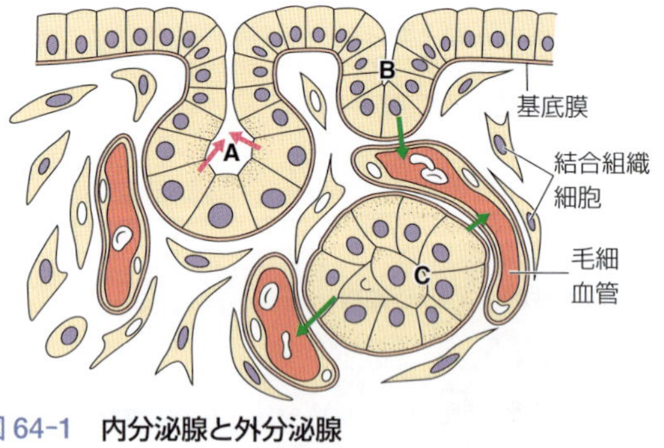

ホルモンの定義

　内分泌細胞から分泌されたシグナル分子を**ホルモン** hormone とよぶ．ホルモンという名称は1905年に英国の生理学者 E. H. Starling により用いられた．元々はギリシャの医学者 Hippocrates が仮定した「脳の覚醒を生じる物質」から由来しているといわれる．ホルモンは血管内に移行して遠隔の**標的細胞** target cell の細胞膜や細胞内に局在する**受容体** receptor と結合し，生理作用を発揮する．ホルモンの受容体に対する特異性や親和性は高いが，標的細胞での受容体の発現量はごく少量である．そのため，血中のホルモン濃度は通常数 μg/L～数 ng/L 程度である．従来はホルモンはすべて血中に放出され，遠隔細胞に作用するといわれてきた．しかし，近年研究が進み，一部の物質は血中に放出されることなく，間質を介して近傍の細胞に作用することが明らかとなった．この分泌・作用様式を**傍分泌** paracrine とよぶ．また，分泌細胞自体に作用することもあり，これを**自己分泌** autocrine とよぶ（図 64-2）．傍分泌の代表例として，膵臓のランゲルハンス島や腸管の細胞から分泌され，血液を介さずに周囲の細胞に作用するソマトスタチンが挙げられる．一方，ノルアドレナリンは，神経伝達物質として神経末端から分泌され，周囲の細胞に血流を介さずに作用するが，一部は神経終末から血管内に移動して遠隔細胞に作用することも知られている．

　ホルモンに類似した物質に**サイトカイン**がある．サイトカインはポリペプチドで，主に免疫反応に関係する．短時間で分解され，ごく近傍の細胞に作用するものがほとんどである．また，特定の内分泌器官や細胞集塊から分泌されるよりは，白血球など単独の細胞から分泌される場合が多い．しかし，インターロイキン interleukin (IL) の一部や腫瘍壊死因子-α (TNF-α)，

図 64-1　内分泌腺と外分泌腺
A．外分泌腺．B．上皮の落ち込み（一部内分泌腺）．C．完全に上皮から分離した内分泌腺．
赤矢印が外分泌，緑矢印が内分泌を示す．
〔藤田尚男，他（原著），岩永敏彦，他（改訂）：標準組織学 総論，第6版．医学書院，2022 を参考に作成〕

線維芽細胞増殖因子(FGF)の一部など，遠隔の細胞に作用するサイトカインも同定されており，ホルモンと厳密に区別することは難しい．さらに，内分泌器官以外の臓器でも，多くの細胞がホルモンやサイトカインを血中や間質に分泌し，一部は遠隔器官にも作用することが明らかになってきたため，区別はますます困難になってきている．

C ホルモンの生理作用

内分泌系はホルモンを介して多くの器官の間で複雑な情報ネットワークを形成し，さまざまな生体機能を調節している．ホルモンには多様な作用があるが，大きく分けると，次の4つになる(図64-3)．また，生理作用以外にもがんや自己免疫疾患などの疾病とも深い関係がある．

1 成長・発達(成長ホルモン，甲状腺ホルモンなど)

身体や脳の成長や成熟を調節する．多くの器官で，発達期の特定の期間のみ特異的な作用が発揮されることが多い．このような期間のことを**臨界期** critical period とよぶ．ホルモンの欠乏・過剰により成長・発達に異常が生じる．

2 生殖(性腺ホルモンなど)

生殖器の発達や，排卵，精子形成などを調節する．欠乏により生殖障害が生じる．また，加齢によるホルモン分泌の低下は，更年期障害などの加齢性反応に関与する．

3 エネルギー代謝(消化管ホルモン，膵島ホルモンなど)

摂食による物質の消化吸収に関与するとともに，糖代謝や脂質代謝を調節する．分泌や作用の異常により糖尿病など代謝性疾患が生じる．

4 恒常性の維持(副腎髄質ホルモン，副腎皮質ホルモン，抗利尿ホルモンなど)

血圧，浸透圧，体温，電解質バランス，酸塩基平衡など身体の恒常性維持に関与する．分泌の異常により高血圧，体温調節異常，尿量の異常などが生じる．

Advanced Studies

ホルモンと疾病との関係

1. 腫瘍との関係

乳癌，子宮癌，前立腺癌など，ホルモンの標的器官から発生した悪性腫瘍の多くはホルモン感受性をもち(ホルモン感受性腫瘍)，性ホルモンにより増殖が促進される．そのため，ホルモン分泌や作用を抑制する治療が行われる．一方，内分泌器官から発生した腫瘍は生理的な量よりもさらに過剰なホルモンを分泌することがある(ホルモン産生腫瘍)．さらに，腫瘍のなかには従来合成・分泌されなかったシグナル分子を血中に分泌するようになることがある．例えば，乳癌や腎臓癌などでは，副甲状腺ホルモン関連ペプチド parathyroid hormone-related peptide (PTHrP)(→第69章，1006頁参照)が分泌されることがある．PTHrPの過剰分泌により骨吸収が促進され，骨量低下による骨折が生じる．また肺癌(小細胞癌)，膵癌などではバソプレシン vasopressin (抗利尿ホルモン antidiuretic hormone；ADH)(後述)が分泌されることがあり，低ナトリウム血症を生じる(抗利尿ホルモン不適合分泌症候群 syndrome of inappropriate secretion of antidiuretic hormone；SIADH)．

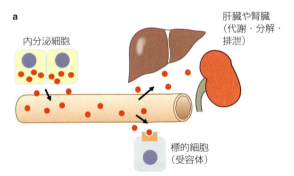

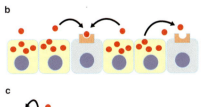

図64-2 内分泌・傍分泌・自己分泌の違い
a．内分泌．b．傍分泌．c．自己分泌．

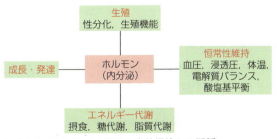

図64-3 ホルモンの作用と生体機能との関係

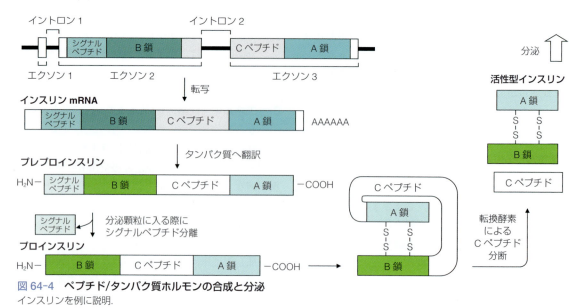

図 64-4　ペプチド/タンパク質ホルモンの合成と分泌
インスリンを例に説明．

2．免疫機能との関係

　内分泌器官のうち，甲状腺は，最も自己抗体が生じやすい器官である．バセドウ Basedow 病（甲状腺機能亢進症）や橋本病（慢性甲状腺炎，甲状腺機能低下症）は頻度の高い自己免疫性内分泌疾患である．一方，副腎皮質ホルモン（糖質コルチコイド）には炎症・免疫抑制作用があり，炎症部位に塗布されたり，自己免疫疾患の治療に用いられたりする．

② ホルモンの分類

　ホルモンは化学構造や作用から分類できる．ここでは化学構造に基づいた分類について説明する．

A ペプチド/タンパク質ホルモン

　アミノ酸が数個〜数十個結合して構成される．構成するアミノ酸数が少ないものがペプチド peptide（またはポリペプチド polypeptide），多いものがタンパク質とよばれる．ペプチド/タンパク質ホルモンは，通常のタンパク質と同様に，アミノ酸配列が DNA にコードされ，転写・翻訳を経て合成される．これらのホルモン分子は，N 末端領域に**シグナルペプチド** signal peptide または**シグナル配列** signal sequence とよばれるアミノ酸 20 個程度の配列を有する．この配列は，ホルモン前駆体が分泌顆粒に輸送される際に切り離される．シグナルペプチドが含まれるホルモン前駆体を**プレプロホルモン** preprohormone，シグナルペプチドが切り離されたあとのホルモン前駆体を**プロホルモン** prohormone とよぶ．プロホルモンは通常ホルモンとしての活性をもたず，糖鎖の結合やさらなる修飾（タンパク質の切り出しやタンパク質-タンパク質結合など）を受けて活性化し分泌される．代表的なホルモンには，視床下部ホルモン，下垂体ホルモン，膵島ホルモンなどがある（図 64-4 に，インスリンの分子構造を例示する）．これらのホルモンは水に溶けやすく（**親水性ホルモン** water-soluble hormone），血漿中や間質を容易に移動できる．受容体は細胞膜（細胞膜受容体）にある（受容体とシグナル伝達経路については → 第 1 章，29 頁を参照）．

> **Advanced Studies**
> **ペプチドとタンパク質**
> 　ペプチドとタンパク質の区別については複数の定義が存在し，アミノ酸の数が 50 個以下をペプチドと定義している論文，100 個以下をペプチドと定義している論文などがあり，どこまでをペプチドとするのかは曖昧である．

B ステロイドホルモン（図 64-5）

　ステロイドホルモン steroid hormone はコレステロールやコレステロール前駆体から産生される．**副腎皮質ホルモン**（コルチゾールやアルドステロン）や**性腺**

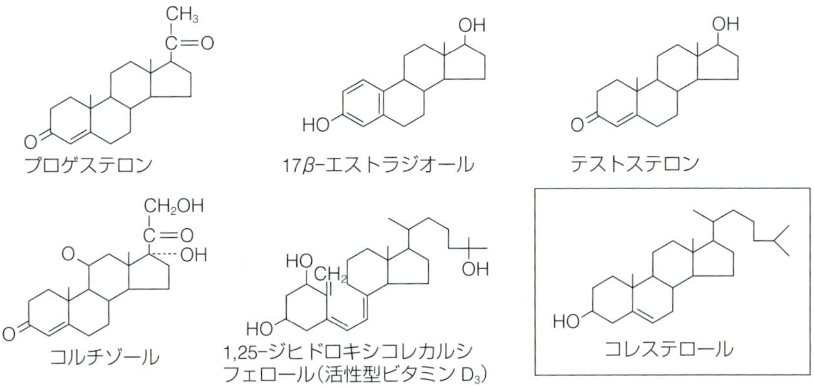

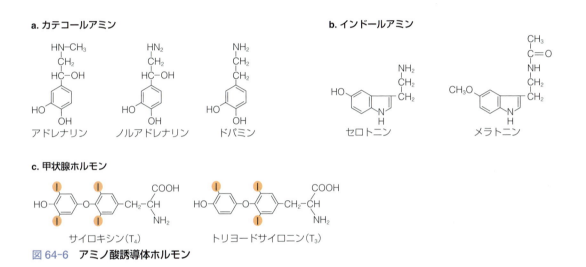

図64-5 代表的なステロイドホルモン

図64-6 アミノ酸誘導体ホルモン

ホルモン（テストステロンやエストラジオール）などがある．胎盤からもエストリオールなどのステロイドホルモンが分泌される．また，ビタミンD_3もステロイドホルモンに分類される．非活性型のビタミンD_3前駆体が腎臓の細胞に取り込まれ，活性化されて血中に分泌される点で，ホルモンと同じ合成経路となる．ステロイドホルモンはアルコールなど有機溶媒には溶けやすいが，水には溶けにくい．そのため，**脂溶性ホルモン** fat-soluble hormone や**疎水性ホルモン** hydrophobic hormone ともよばれる．この性質のため，単体では血中を自由に移動することができず，アルブミンなどの血中輸送タンパク質 carrier protein と結合している．一方，細胞膜は自由に通過できる．受容体はおもに細胞質や核に存在するが，細胞膜にも受容体が存在することが明らかになりつつある．

C アミノ酸誘導体ホルモン（図64-6）

アミノ酸誘導体ホルモンは，化学構造上，1個もしくは2個のアミノ酸から生成されたホルモンである．代表的なのは**副腎髄質ホルモン**（アドレナリンやノルアドレナリン）やドパミン（視床下部ホルモン）などのカテコールアミン catecholamine でフェニルアラニンからチロシンを経て生成される．また松果体ホルモンのメラトニン melatonin はトリプトファンからセロトニンを経て生成される．セロトニンやメラトニンなどトリプトファンから合成されるシグナル分子を**インドールアミン** indoleamine とよぶ．これらのホルモンは水溶性ホルモンで，膜受容体と結合する．カテコールアミンは神経伝達物質として神経終末からも分泌される．

一方，**甲状腺ホルモン** thyroid hormone（サイロキ

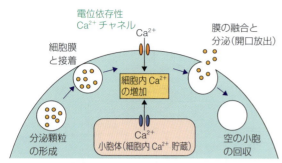

図 64-7　水溶性ホルモンの分泌様式

1 ホルモンの分泌機構（図 64-7）

多くの水溶性ホルモン（ペプチド/タンパク質ホルモンや甲状腺ホルモン以外のアミノ酸誘導体ホルモン）の分泌様式は神経伝達物質の分泌様式に類似している．水溶性ホルモンは分泌顆粒内に局在している．さまざまな分泌刺激により，細胞膜に脱分極が生じると，膜に局在する電位依存性カルシウムチャネルが開き，細胞内に Ca^{2+} が流入し，細胞内 Ca^{2+} 濃度が上昇する．この上昇により分泌顆粒の膜が細胞膜と融合し開口放出 exocytosis が生じる．それぞれの分泌顆粒から開口放出によりホルモンが分泌される場合と，数個の分泌顆粒膜が細胞膜と融合した後，近接する分泌顆粒がその顆粒に次々と融合してホルモンを放出する場合がある．ホルモン分泌を促進する細胞内 Ca^{2+} 濃度の上昇には，細胞膜の脱分極による細胞外からの Ca^{2+} の流入のほかに，細胞内の Ca^{2+} 貯蔵部位（小胞体）から細胞質への放出がある．インスリンはグルコースや副交感神経の刺激により分泌が促進されるが，グルコースにより引き起こされる場合は，β 細胞に流入したグルコースより細胞内シグナル伝達経路が活性化され，電位依存性 Ca^{2+} チャネルを介し，細胞外から Ca^{2+} が流入する．一方，副交感神経刺激で分泌される場合は，アセチルコリンが M_3 受容体と結合し，活性化されたホスホリパーゼ C（PLC）により産生されたイノシトール 3 リン酸（IP_3）が小胞体に作用し細胞質へ Ca^{2+} が放出される．

ステロイドホルモンなど脂溶性ホルモンの場合は，産生されたホルモンは分泌顆粒には取り込まれず，粗面小胞体から細胞質内へ移動する．脂溶性で細胞膜を比較的自由に通過できるため，細胞質に移動したホルモンは引き続いて，細胞膜を通過して細胞外へ放出される．したがって，分泌速度は合成速度に依存する．

2 ホルモンの受容体

ホルモン–受容体結合は特異性が高く，各受容体は特定のホルモンと高い親和性をもつ．ホルモン作用の強さは，ホルモンと受容体の結合親和性と受容体が結合した後，受容体機能の活性化程度（内活性）で決まる．ホルモン濃度に依存して受容体への結合量が決まるので，親和性の高いホルモンであれば，低濃度で多くの受容体と結合できるし，親和性の低いホルモンであれば，高濃度のホルモンが必要になる．

シンやトリヨードサイロニン）は，構造上はアミノ酸誘導体ホルモンに分類され，2 個のチロシン残基からなるが，合成経路はほかのアミノ酸誘導体ホルモンとは異なり，サイログロブリンという大きな糖タンパク質から生成される（→第 68 章，991 頁）．また，化学的性質はステロイドホルモンに類似した脂溶性ホルモンである．血中では輸送タンパク質と結合し，細胞膜を通過して核内受容体と結合する．

B ホルモンの合成・分泌の調節

ホルモンは分泌細胞においてさまざまな刺激を受けて合成・分泌される．甲状腺，副腎皮質，性腺など末梢の内分泌器官から分泌されるホルモンは，下垂体から分泌される刺激ホルモンにより分泌や合成が刺激される．さらに刺激ホルモンは視床下部から分泌される刺激ホルモン放出あるいは抑制ホルモンにより調節される．また，各末梢内分泌器官から分泌されたホルモンは，分泌刺激ホルモンや刺激ホルモン放出ホルモンの合成・分泌を調節して血中濃度を一定の範囲内に保つ．このような調節をフィードバック feedback 調節という．末梢のホルモンが刺激ホルモン分泌を抑制する様式を負のフィードバック negative feedback とよび，多くのホルモン分泌がこれに従うが，分泌を刺激する場合もある．排卵が生じる際には，卵巣から分泌されるエストラジオールにより下垂体前葉からの黄体形成ホルモン luteinizing hormone（LH）の分泌が刺激され，一過性の大量分泌（LH サージ surge）が生じて排卵が引き起こされる．このような場合を，正のフィードバック positive feedback とよぶ．

ホルモンと受容体との結合が平衡状態のとき，ホルモンと結合していない(遊離)受容体量[R](mol/L)，遊離ホルモン量[D](mol/L)，ホルモンと結合している受容体量[DR](mol/L)の間には次の式が成り立つ．

$$K_d (\text{mol/L}) = \frac{[D][R]}{[DR]}$$

このときのK_d(mol/L)を平衡解離定数 equilibrium dissociation constant とよぶ．平衡解離定数が小さいほど，遊離ホルモン量に対して受容体結合ホルモン量が多くなり，ホルモンが受容体に結合しやすい(親和性が高い)ことになる．この式において，

$[D] = K_d$ なら，$[R] = [DR]$ となる．

すなわち，50%の受容体にホルモンが結合しているときの遊離ホルモン量がK_dである．

すべての受容体にホルモンが結合した際，最大の作用強度(最大内活性)を生じる系を考えると(図64-8 青線)，50%の作用強度を生じるホルモン量(50%有効量，50% effective dose, ED_{50})は，50%の受容体にホルモンが結合しているときである．この系では$ED_{50} = K_d$となる．一方，通常の細胞には最大作用強度を生じるために必要な受容体量をはるかに超える余剰(予備)受容体 spare receptor が発現している．その場合，例えば図64-8 オレンジ線のように，最大作用強度を生じるために必要な受容体数(5,000個)の2倍量(10,000個)が発現していたとすると，最大作用強度は発現している受容体の50%にホルモンが結合すれば得られることになる．余剰受容体があるシステムでは$ED_{50} < K_d$となる．余剰受容体が発現することにより，すべての受容体にホルモンが結合しなくても最大反応を得ることが可能となり，ホルモン感受性が高くなる．例えばインスリン受容体なら20%程度の受容体にインスリンが結合すれば，細胞の最大反応が得られる．

脂溶性ホルモンは細胞内に入り，細胞内の受容体と結合した後，ホルモン-受容体複合体が標的となる遺伝子の発現を直接活性化または抑制する．活性化された場合，1分子のホルモンにより，数百〜数千個のタンパク質が合成される．一方，水溶性ホルモンが細胞膜受容体に結合すると，細胞内の特定の情報伝達系が活性化し，各細胞に特異的な反応を生じる．1つの受容体が活性化することにより，cAMPやCa^{2+}などの**細胞内情報伝達物質(セカンドメッセンジャー second messenger)**が数百〜数千倍の濃度となる．その結果，さらに多様な細胞内経路が活性化される．これらの過程を通じてホルモンの情報が増幅され，細胞内に広が

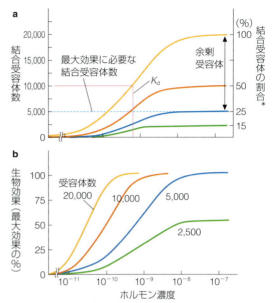

図64-8 ホルモン濃度と受容体結合(a)，生物効果(b)との関係
25%の受容体と結合することで最大の生物効果が発揮される．余剰受容体数が多いほど，生物効果の反応曲線は左にずれる．
*受容体数20,000のときの受容体数を100としたときの受容体数の割合(%)
〔Kovacs WJ, et al：Textbook of Endocrine Physiology, 6th ed. Oxford University Press, 2011 を参考に作成〕

ることとなる．

細胞膜受容体-ホルモン複合体は結合後エンドサイトーシス endocytosis により細胞内に取り込まれる．そしてリソソームにより分解される．持続的に過剰のホルモンが存在すると，多くの受容体が細胞内に取り込まれ，細胞膜の受容体数が減少する(**ダウンレギュレーション** downregulation)．その結果，ホルモン感受性が低下し，時にホルモン抵抗性となる．2型糖尿病において，高インスリン血症があるにもかかわらず，インスリン作用が低下(インスリン抵抗性)していることがあるが，この病態発症にはインスリン受容体のダウンレギュレーションが関与している．

❸ ホルモン分泌のフィードバック調節

フィードバック調節系にはいくつかの異なるシステムがある．ここでは代表的な2つの調節系を挙げたが，これらは単独で機能しているばかりではなく，複数のシステムが同時に機能している場合もあり，従来考えられていたフィードバック系よりも複雑なシステムが作用していることが明らかになっている．

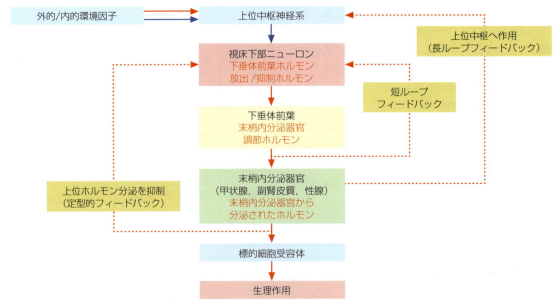

図64-9　視床下部-下垂体-内分泌腺軸によるフィードバック
実線は促進，点線は抑制，赤線はホルモン作用，青線は神経伝達を表す．

A 視床下部-下垂体-末梢内分泌器官による調節（図64-9）

　甲状腺，副腎皮質，性腺ホルモンなどの調節系である．視床下部 hypothalamus から分泌された刺激ホルモン放出ホルモンが下垂体前葉 anterior pituitary から刺激ホルモンを分泌させ，その刺激ホルモンが標的となる内分泌細胞のホルモン分泌を調節する．分泌された甲状腺・副腎皮質・性腺ホルモンは標的細胞に作用して生理作用を生じるとともに刺激ホルモン分泌や合成を抑制（負のフィードバック）し，血中濃度が過剰にならないようにする．
　末梢内分泌器官のホルモンによるフィードバック（定型的フィードバック）に加え，下垂体から視床下部への短ループフィードバック short loop feedback もある．

Advanced Studies
　最近末梢内分泌器官のホルモンが海馬や扁桃体など視床下部の神経内分泌ニューロン以外のニューロンに作用して視床下部ホルモンの分泌を調節する場合，長ループフィードバック long loop feedback とよばれることがある．さらに末梢からのフィードバックも一種類とは限らず，精巣や卵巣から分泌されるインヒビンやアクチビンのように性腺ホルモンとともに下垂体に作用し，ゴナドトロピン分泌を調節する場合や，胃から分泌されるグレリンのように肝臓から分泌される IGF-I とともに下垂体の成長ホルモン分泌を調節する場合もある．

B 神経細胞からの刺激による分泌（図64-10）

　副腎髄質ホルモン分泌細胞には自律神経（交感神経）節前ニューロンが直接シナプスをつくる．環境からストレッサー（外乱）を受けた際などに交感神経細胞が興奮し，ホルモン分泌が刺激される．ホルモンが分泌された結果，外乱に対する反応性が変化すれば神経興奮は低下し，ホルモン分泌は減少する．このような調節系も広義のフィードバックといえる．

Advanced Studies
腸管や血中の栄養素による分泌
　ホルモン-受容体を介する分泌調節のように低用量の物質による特異的調節とは異なるが，消化管ホルモンは腸管内の栄養素や酸により分泌が刺激される（図64-11）．また膵臓ランゲルハンス島のインスリンやグルカゴン，脂肪細胞中のレプチンやアディポネクチンは血液中のグルコースや脂肪などにより分泌が刺激される．一方，消化管ホルモンや膵臓ホルモンは自律神経の刺激によっても分泌が促進される．これらのホルモンが作用した結果，腸管運動・消化吸収・生体代謝・食欲などが調節され，栄養素の濃度が変化すると分泌が低下する．また，これらのホルモンの一部は神経終末の受容体や視床下部ニューロンに直接作用し，神経細胞からの分泌刺激を変化させる．フィードバック調節系とは異なる機序での分泌刺激だが生理的には重要な働きをしている．

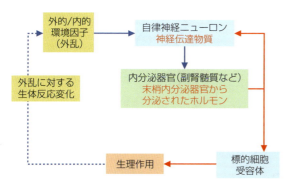

図 64-10　神経系-内分泌腺によるフィードバック
実線は促進，点線は抑制，赤線はホルモン作用，青線は神経伝達．

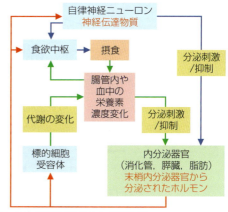

図 64-11　栄養素を介した分泌刺激
赤実線はホルモン作用，青実線は神経伝達，緑実線はその他の伝達を示す．

4 ホルモン分泌のリズム

　血中のホルモン濃度は一定ではなく，変動している．性周期のように28日周期でホルモン分泌が変動する場合もあるが，多くのホルモン濃度は24時間周期で変動する．体内のすべての細胞には，内因性のリズムがあり，約24時間周期で細胞活動が変化している（**概日リズム** circadian rhythm）が，内因性リズムは視床下部の視交叉上核にある統合中枢からの刺激や睡眠周期，および明暗周期や摂食など外因性の刺激により同調する．その結果，ホルモン分泌に概日リズムが生じる．メラトニンや成長ホルモンのように就寝中に高濃度になるホルモンや，糖質コルチコイドのように早朝〜起床時に高濃度になるものなど，ホルモンによりさまざまな概日リズムがある．このような概日性変化に加え，多くのホルモンは数十分から数時間間隔のパルス状分泌（**超日リズム** ultradian rhythm）も生じる．図64-12に糖質コルチコイドとACTHのリズム性変化を示した．これ以外でもゴナドトロピン（LHやFSH），成長ホルモンなどがパルス状分泌を生じることが知られている（→第60章，905頁参照）．

5 ホルモンの相互作用

　標的細胞において，各ホルモンは単独で細胞の機能調節に関与している場合もあるが，複数のホルモンが協調して細胞機能を調節していることが多い．これをホルモンの**クロストーク** crosstalk とよぶ．細胞膜受容体では，cAMPなどを介する細胞内シグナル伝達経路に相互に作用し，細胞の機能を調節する場合や，異なるシグナル伝達経路を介して特定の細胞機能を調節

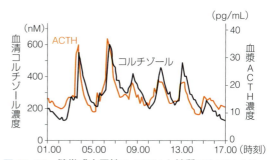

図 64-12　健常成人男性のACTHと糖質コルチコイド血中濃度の日内変動
10分ごとに採血して各ホルモン濃度を測定した．約3時間間隔のパルス状分泌があることと，早朝に高く，夕刻に低くなっていることに注目．
〔Walker JJ, et al：Encoding and decoding mechanisms of pulsatile hormone secretion. J Neuroendocrinol 22：1226-1238, 2010 より転載〕

する場合がある．一方，核内（細胞内）受容体は多くの転写共役因子を共有している．そのため，ある特定のホルモン依存性転写が活性化されている状態では，ほかの核内受容体を介するホルモン作用が共通の転写共役因子との結合が低下するため，減弱してしまうこともある．さらに，膜受容体の情報伝達経路により，転写共役因子がリン酸化などの修飾を受け，転写活性が変化することもある．図64-13に成長ホルモン（GH）の分泌調節を例にした受容体間のクロストークを示した．GH分泌は細胞膜受容体を介したGHRHおよびグレリンにより刺激されるが，異なる情報伝達経路で作用している．一方，ソマトスタチンとインスリン様成長因子Ⅰ（IGF-Ⅰ）はGHの分泌を抑制するが，ソマトスタチンはcAMPを介した経路を抑制するのに

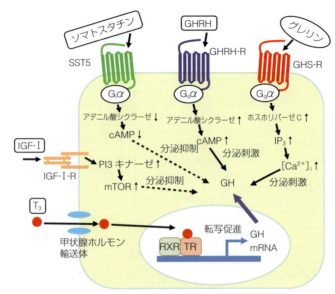

図64-13　成長ホルモン合成・分泌を例にした各ホルモンのクロストーク
GHS-R：グレリン受容体，GHRH-R：GHRH受容体，SST5：5型ソマトスタチン受容体，IGF I -R：IGF- I 受容体，TR：甲状腺ホルモン受容体，RXR：レチノイン酸X受容体．

対し，IGF- I は全く異なる経路で分泌を抑制する．さらにGH遺伝子の転写は甲状腺ホルモン(T_3)によって促進される．これらの情報伝達系のクロストークにより，GH分泌が調節されている．

6　ストレスとホルモン

ストレス stress とは環境からの有害な刺激(**ストレッサー** stressor)によって心身に生じる機能的変化のことである．ストレッサーには寒冷・騒音など物理的刺激，低酸素や薬物など化学的刺激，過労・不眠・感染などの生物学的刺激，緊張・恐怖・興奮などの心理的刺激などがある．ストレッサーにより生体にはさまざまな応答が生じる．特筆すべきはストレッサーがどのようなものであっても，生体に生じるストレス応答の一部は共通していることである．このような非特異的な応答はストレスに対抗し，ストレスを克服するための反応で，**闘争か逃走** fight or flight とよばれる．カナダの生理学者，H. Selyeにより提唱された**ストレス学説**では非特異的なストレス応答は次の3期に分けられる．

1　第1期：警告反応期 alarm reaction phase

ストレッサーにより生体機能が影響を受け，血圧低下や意識低下，体温低下などが生じる．これらの変化に対応して，交感神経活動の活性化や副腎髄質や皮質からのホルモン分泌が生じ，血圧・体温の上昇，筋緊張促進，血糖値の上昇などの適応反応が生じる．

2　第2期：抵抗反応期 resistance reaction phase

ホルモン分泌や神経活動の活性化に伴い，ストレス応答が統合され，ストレッサーに適応して身体の恒常性が保たれた状態となる．この状態を維持するためには持続的なエネルギー消費が必要となる．

3　第3期：疲憊期 exhaustion phase

抵抗反応期にストレッサーが弱まるか，消失すれば，生体は元に戻る．しかし，ストレッサーの消失よりも前にエネルギーが枯渇すると，疲憊期となり，徐々にストレッサーに対する抵抗反応(ストレス耐性)が低下する．さらには心拍数・血圧・血糖値・体温などが低下し，身体が衰弱する．

ストレッサーによる生体応答は**交感神経活動**とホルモンとの相互作用により生じる．交感神経活性化により生じる生体応答の詳細は第19章(➡410頁)を参照されたい．簡単に説明すると，ストレッサーによる交感神経活性化の結果，心拍数増加，細動脈の収縮による血圧上昇，グリコーゲン分解による血糖値上昇，および消化機能の抑制などが生じる．一方，ホルモンとし

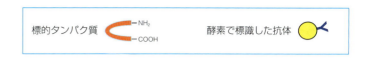
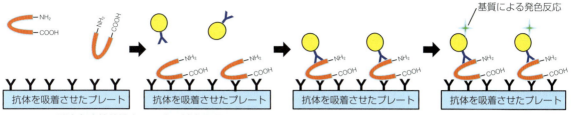

図 64-14　酵素免疫抗体法（ELISA）の基本原理
標的となるタンパク質の異なる領域を認識する2種類の抗体を用いて，片方をプレートに吸着させ，もう片方をペルオキシダーゼなどの酵素で標識する．抗体結合後，酵素反応により発色させて測定する．

ては副腎髄質から分泌されるアドレナリンなどのカテコールアミンと副腎皮質から分泌される糖質コルチコイドが重要な役割をもつ．

副腎髄質から分泌される**アドレナリン**は，交感神経節前線維の興奮により分泌が刺激される．そして交感神経終末から分泌されるノルアドレナリンとともに**カテコールアミン**として心拍数や血圧の上昇，グリコーゲン分解などに関与する．刺激に応じて速やかに分泌されるため，作用は数分で生じる．

一方，ストレッサーにより副腎皮質刺激ホルモン放出ホルモン（CRH）分泌が促進される．その結果副腎皮質刺激ホルモン（ACTH）分泌が刺激され，**副腎皮質**から**糖質コルチコイド**が分泌される．糖質コルチコイドは核内受容体を介し，標的となる遺伝子の発現制御を介して作用を発揮するため，作用発現までには数十分～数時間を要する．糖質コルチコイドは全身に作用してタンパク質を分解し**糖原性アミノ酸**を生成する．糖原性アミノ酸は糖新生に用いられるアミノ酸のことで，生成後，骨格筋など各組織での糖新生に用いられる．一方，血流を介して肝臓に運ばれ，糖新生からグルコースを産生し，全身の臓器に供給する．このようにしてストレスに対抗するエネルギー供給に寄与する．糖質コルチコイドはまた，リンパ節や胸腺など免疫系に作用して機能を抑制する．この作用により毒素や異物など化学的刺激により生じるアナフィラキシーショック発生を抑える．また，カテコールアミンの作用を増強し，心拍数や血圧の維持に関与する．しかし，糖質コルチコイド分泌が過剰かつ長期間になると，免疫機能が抑制されるために感染症にかかりやすくなるなどの副作用もある（→第66章，972頁参照）．

糖質コルチコイドやアドレナリン以外にもストレスにより分泌変化を生じるホルモンがある．バソプレシンはストレスにより分泌が促進し，CRHとともにACTH分泌を刺激する．また，ゴナドトロピン放出ホルモン（GnRH）分泌は抑制されるため，長期間のストレスで不妊や無月経などが生じることが明らかになっている．また，長期間のストレスでは成長ホルモン分泌も抑制されることが明らかになっており，幼少期に虐待を受けた子の成長障害（**被虐待児症候群** battered child syndrome）の原因の1つとなっている．

これらの疾患以外にも，ストレスにより気管支喘息やアトピー性皮膚炎が悪化すること，糖代謝異常により糖尿病が悪化することなどが知られている．上述したホルモン以外にも多くのホルモンの分泌がストレスにより変化し，多様な疾患の発症に関与する可能性が報告されているが，全貌は明らかになっていない．

C　ホルモンの測定法（図64-14）

血中ホルモン濃度は低く，pM～μM程度の濃度である．ホルモン濃度を正確に測定することは，ホルモン異常が原因となる病態の把握のために重要である．血中ホルモン濃度はアミノ酸分析装置などを用いて直接測定することもあるが，臨床現場で汎用的に用いられているのは酵素免疫抗体法の一種である酵素結合免疫吸着検定法 enzyme-linked immunosorbent assay（ELISA）である．ELISA法では抗原抗体反応により標的とするタンパク質やペプチドなどを捕捉し酵素反応をもって定量する．通常，標的ホルモンの異なる領

域を認識する2種の抗体を用いる．まず第1抗体を測定用のプレートに吸着させておき，血漿や尿など試料中の標的となるホルモンを捕捉する．その後，ペルオキシダーゼやアルカリホスファターゼなどの酵素で標識した第2抗体を加える．プレートを洗浄して溶液中に遊離している抗体やタンパク質を除去した後，酵素の基質を加え，生成物を発色反応で測定する．

ELISAが開発される以前は放射免疫測定法 radioimmunoassay (RIA) が広く用いられていた．この方法では標的となるタンパク質を放射性同位元素（^{131}I や ^{3}H など）で標識し，サンプルに抗体とともに添加し，サンプル中のタンパク質との抗体への競合的結合により生じた放射能活性を測定していた．測定感度が高いため現在でも一部用いられてはいるが，放射性廃棄物が生じることから，使用頻度は低下している．

D 内分泌器官の局在

上述のように，ホルモンを分泌する細胞を内分泌細胞，内分泌細胞が集まった組織を**内分泌器官**とよぶ．主要な内分泌器官のほか，主要な機能は必ずしもホルモン分泌ではないが，内分泌機能を有する器官も挙げておく．現在，次々と内分泌の様式で作用する生理活性物質が発見されており，すべてを網羅することは難しい．詳細は各器官の機能の項目で説明する．

a. **視床下部** hypothalamus：下垂体前葉ホルモンの分泌を調節するホルモンが分泌される．また，下垂体後葉ホルモンを分泌する細胞の細胞体が局在する．

b. **松果体** pineal gland：メラトニンが分泌される．

c. **下垂体** pituitary：前葉・中葉・後葉に分かれる．前葉からは6種，後葉からは2種のペプチドホルモンが分泌される．中葉からもメラニン細胞刺激ホルモン（MSH）が分泌されるが，ヒトでは中葉は痕跡状である．

d. **甲状腺** thyroid gland：甲状腺ホルモンとカルシトニンが分泌される．

e. **副甲状腺** parathyroid gland（上皮小体）：副甲状腺ホルモンが分泌される．

f. **心臓**：心房性ナトリウム利尿ペプチドおよび脳性ナトリウム利尿ペプチドが分泌される．

g. **消化管**：胃や腸管から消化，食欲，糖代謝に関係するホルモンが分泌される．

h. **膵臓**：ランゲルハンス島 islet of Langerhans から，インスリンとグルカゴンが分泌される．

i. **肝臓**：インスリン様成長因子I（IGF-I）が分泌される．また，近年，fetuin A, fetuin B, selenoprotein P (SeP), leukocyte cell-derived chemotaxin 2 (LECT2) など新規のシグナル分子が多く同定され，内分泌・傍分泌・自己分泌経路で肝臓自身，および筋肉や脂肪組織のタンパク質・脂質・糖代謝などに関与することが明らかになった．これらの物質は**ヘパトカイン** hepatokine とよばれている．

j. **副腎** adrenal gland：副腎皮質 adrenal cortex は3種類のステロイドホルモンを，副腎髄質 adrenal medulla からはカテコールアミン（アドレナリン，ノルアドレナリン，ドパミン）が分泌される．

k. **腎臓**：活性型ビタミン D_3（カルシトリオール），およびエリスロポエチンが分泌される．

l. **性腺**：卵巣からはエストロゲン（エストロン，エストラジオール，エストリオールなど）とプロゲステロン，精巣からはアンドロゲン（テストステロンなど）などが分泌される．

m. **脂肪細胞**（特に**内臓脂肪** visceral fat）：アディポネクチンやレプチンなどの**アディポカイン** adipokine が分泌され，食欲やエネルギー代謝を調節する．

n. **骨格筋**：近年，骨格筋からマイオスタチンやサイトカイン（IL-6, IL-15）など多くのシグナル分子が分泌され，肝臓と同様に内分泌・傍分泌・自己分泌経路で糖質・脂質代謝などを調節することが明らかとなった．これらの物質は**マイオカイン** myokine とよばれている．

o. **骨・骨芽細胞**：骨や骨芽細胞からも多くのシグナル分子が分泌される．特に線維芽細胞成長因子 fibroblast growth factor 23（FGF23）およびオステオカルシン osteocalcin は血液を介し標的器官に作用するホルモンとして機能している．骨や骨芽細胞から分泌されるオステオカルシンをはじめとするシグナル分子は**オステオカイン** osteokine と呼ばれる．

p. **胎盤**：プロゲステロン，エストリオール，ヒト絨毛性ゴナドトロピン，ヒト絨毛性ソマトマモトロピンなど多数のホルモンが分泌される．

Advanced Studies

内分泌攪乱物質

内分泌攪乱 endocrine disruption とはホルモンの合成・輸送・作用・分解などを攪乱し，正常のホルモンの機能を乱すことである．内分泌攪乱作用のある化学物質（内分泌攪乱化学物質 endocrine disrupting chemical：EDC または endocrine disruptor）は，

日本では「環境ホルモン」という通称でよばれている．世界保健機関（WHO）で用いているEDCの正しい定義は，「内分泌系の機能を変え，その結果として生物個体やその子孫またはその個体が属する（一部の）集団の健康に有害な影響を与える外因性物質（単剤）またはその混合物」のこととされている．この定義からわかるように環境中の化学物質のみならず，摂取される可能性のある生物由来の物質（例，ポリフェノール）および治療薬や診断薬も広義のEDCとされている．環境中の代表的EDCには，DDT（ジクロロジフェニルトリクロロエタン）などの農薬，ダイオキシンやポリ塩化ビフェニル（PCB）などの化学工業の副次産物，ノニルフェノールなどの可塑剤，ビスフェノールAなどポリカーボネート製プラスチックの原料などが含まれる．これらの物質は，ごく少量の曝露でも攪乱作用が生じる可能性があるため，使用や生産がすでに禁止されているものや環境への排出基準が規制されているものが多い．使用や生産がすでに禁止されていても，環境中ではほとんど分解されないため，現在でも環境中に残存している物質も多い．

第65章 視床下部と下垂体のホルモン

A 視床下部ホルモンの局在と機能

視床下部には神経内分泌ニューロンが存在し，血管の周囲に終末を伸ばし，シグナル分子を血中に放出する．視床下部に細胞体をもつ**神経内分泌ニューロン**には2種類ある．1つは，正中隆起に終末を形成して視床下部ホルモンを下垂体門脈血中に放出するニューロンである．細胞体は視床下部室傍核の内側部，弓状核，視索前野などに局在し，細胞体径が約 20 μm と比較的小さいことから，小細胞性神経分泌細胞と呼ばれることもある．もう1つは，下垂体後葉まで軸索を伸ばし，血中に下垂体後葉ホルモンを分泌するニューロンである．細胞体は室傍核の外側部および視索上核に局在し，細胞体径が約 50 μm と比較的大きいことから，大細胞性神経分泌細胞と呼ばれることもある．視床下部ホルモンの主な機能は下垂体前葉ホルモンの分泌調節であり，詳細は副腎，性腺，甲状腺ホルモンの項目（→第66章，965頁，第67章，981頁，第68章，990頁），および成長，授乳の項目（→第62章，930頁，第75章，1058頁）で述べる．ここでは全体像を説明する．なお，各視床下部ホルモンは略称でよばれることが多いので注意が必要である（表65-1）．

1 神経内分泌機構の概要

神経内分泌ニューロンが局在する部位の血管は**血液脳関門** blood-brain barrier (BBB) を欠くか，機能が弱いため末梢からのホルモンによるフィードバックの情報や血糖値，浸透圧などの液性の情報を受け取ることができる．表65-1 に神経内分泌ホルモンを列記し，視床下部と下垂体の関係は図65-1 に示した．

A 視床下部−下垂体の血管分布とその意義

視床下部と下垂体の間は特殊な血管網で連絡している．内頸動脈から分岐した上下垂体動脈は正中隆起の腹側表面で複雑に分かれ，一次毛細血管網を形成する．そして漏斗部で門脈を形成した後，下垂体前葉で再び複雑に分岐し二次毛細血管網を形成し，前葉の各

表65-1 視床下部ホルモンと下垂体後葉ホルモン

和名	英文名（通称）	視床下部での局在	機能
副腎皮質刺激ホルモン（コルチコトロピン）放出ホルモン	corticotropin-releasing hormone (CRH)	室傍核	下垂体 ACTH（副腎皮質刺激ホルモン）分泌促進
成長ホルモン放出ホルモン	growth hormone-releasing hormone (GHRH)	弓状核	下垂体 GH（成長ホルモン）分泌促進
ゴナドトロピン放出ホルモン	gonadotropin-releasing hormone (GnRH)	視索前野	下垂体 LH（黄体形成ホルモン）および FSH（卵胞刺激ホルモン）分泌促進
甲状腺刺激ホルモン放出ホルモン	thyrotropin-releasing hormone (TRH)	室傍核	下垂体 TSH（甲状腺刺激ホルモン）分泌促進，多量分泌で下垂体プロラクチン分泌促進
ソマトスタチン（成長ホルモン抑制ホルモン）	somatostatin (growth hormone-inhibiting hormone, GHIH)	室周核	下垂体 GH 分泌抑制，大量分泌で TSH 抑制
ドパミン（プロラクチン抑制因子）	dopamine (prolactin-inhibiting factor, PIF)	弓状核	下垂体プロラクチン分泌抑制
バソプレシン（抗利尿ホルモン）*	vasopressin (antidiuretic hormone, ADH)	室傍核と視索上核*（分泌は下垂体後葉）	集合管で水分再吸収促進，多量分泌で末梢血管収縮*
オキシトシン	oxytocin	室傍核と視索上核（分泌は下垂体後葉）	射乳反射，子宮収縮の促進

*バソプレシンは室傍核の小細胞神経分泌細胞にも一部存在し，正中隆起から分泌されて ACTH の分泌を促進する．

958

細胞に血液を供給する．その後，前下垂体静脈として集まり，下垂体前葉を出る．これらの血管網を**下垂体門脈** portal hypophysial vessel とよぶ．一次および二次毛細血管網は血液脳関門を欠いている．内皮細胞は薄く，多数の窓 fenestration が開いており，**有窓性毛細血管**となっている．正中隆起の一次毛細血管網周囲には多くの視床下部ホルモン分泌ニューロンからの神経終末が分布し，血管内へ視床下部ホルモンを放出している．放出されたホルモンは下垂体門脈系を介し，大きく希釈されることなしに下垂体前葉へ到達することができる．そのため，体循環血中に比べ，高濃度のホルモンが下垂体前葉に供給されるとともに，パルス状分泌のような細かい濃度変化も伝わり，下垂体前葉ホルモン分泌の微調整を可能としている．

一方，下垂体後葉には内頸動脈から分岐した下下垂体動脈が入り，後葉内で複雑に分岐し，後下垂体静脈として下垂体後葉から出る．後葉における毛細血管網も有窓性血管となっている．その周囲には視床下部室傍核外側や視索上核ニューロンからの神経終末が分布しており，下垂体後葉ホルモンを血管内へ分泌する．

下垂体を出ると，前下垂体静脈と後下垂体静脈は吻合して下垂体静脈となり海綿静脈洞へ入り，さらに内頸静脈へと続く．下垂体前葉や後葉から分泌されたホルモンはこの経路で体循環へ入ることとなる．

B 視床下部ホルモンを分泌する神経内分泌ニューロン

視床下部ホルモンを分泌する神経内分泌ニューロン（小細胞性神経分泌細胞）は軸索を正中隆起 median eminence 腹側まで伸ばし，終末から視床下部ホルモンを有窓性毛細血管である下垂体門脈系の一次毛細血管網に放出する．分泌されるのはドパミン（アミノ酸誘導体ホルモン）を除きすべてペプチドホルモンである．放出されたホルモンは下垂体前葉でそれぞれの標的細胞の受容体に作用する．このような機能のため，下垂体前葉に作用する視床下部ホルモンは**向下垂体ホルモン** hypophysiotropic hormone とよばれる．下垂体ホルモン分泌を促進するホルモンと抑制するホルモンがあり，CRH，GHRH，GnRH，TRH が促進ホルモン，ソマトスタチン，ドパミンが抑制ホルモンである．また，下垂体後葉ホルモンとされているバソプレシンにも，小細胞性神経分泌細胞から分泌されるものがあり，正中隆起に分泌され，CRH とともに ACTH の分泌促進ホルモンとして作用する．

C 下垂体後葉ホルモン分泌細胞

下垂体後葉ホルモンを分泌するニューロン（大細胞性神経分泌細胞）は，室傍核と視索上核に局在する．軸索は正中隆起の中央部を通過し，**視床下部-下垂体路** hypothalamo-hypophysial tract を経由して下垂体後葉まで伸展し，終末からバソプレシンとオキシトシンを分泌する．

B 下垂体ホルモンの種類と作用

下垂体（脳下垂体）pituitary, hypophysis は前葉・隆起部・中葉・後葉からなる．前葉・中葉・隆起部と後葉は密着し，1つの器官のように見えるが，発生学的には異なる由来である．前葉・中葉および隆起部は口

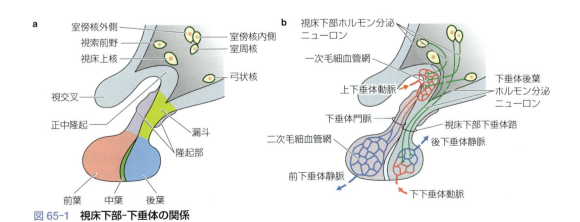

図 65-1　**視床下部-下垂体の関係**

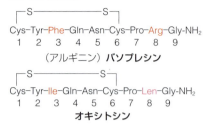

図 65-2 バソプレシンとオキシトシンの構造
バソプレシン（VP），オキシトシン（OT）とともにニューロフィジンⅠ，Ⅱや糖タンパク質も分泌される．

腔外胚葉由来である．ヒトでは胎生3週ごろに口腔の天蓋部分が頭蓋底方向へ陥入して**ラトケ囊** Rathke pouch となり，ここから前葉と中葉と隆起部が発生する．なお，ヒトでは中葉は痕跡的である．前・中葉のほとんどの細胞が分泌細胞であるため，**腺下垂体** adenohypophysis とよばれる．一方，下垂体後葉は間脳底部から伸びた突起が口蓋方向へ突き出して形成される．後葉には分泌細胞はなく，視床下部から伸びた軸索からホルモンが分泌される．発生学的由来から下垂体後葉は**神経下垂体** neurohypophysis ともよばれる．下垂体前葉ホルモンはプロラクチンを除き，末梢内分泌器官の刺激ホルモンである．下垂体と視床下部は漏斗 infundibulum とよばれる血管と神経線維を含む細い組織で接続している．本項では全体的な性質や機能を概説し，詳細は下位内分泌器官の各項目で説明する．

1 下垂体後葉ホルモン

上述したように下垂体後葉ホルモンは視床下部の室傍核や視索上核に局在するニューロンの細胞体で合成され，軸索を輸送されて下垂体後葉まで運ばれ血中に分泌される．正中隆起から分泌される視床下部ホルモンや下垂体前葉ホルモンは下垂体門脈に分泌されるが，下垂体後葉ホルモンは内頸動脈から分枝した下下垂体動脈の毛細血管に放出され，内頸静脈へ流れる．後葉ホルモンには**バソプレシン** vasopressin（VP）と**オキシトシン** oxytocin（OT）の2種類がある．この2つのホルモンは化学構造がよく似ている．それぞれ9個のアミノ酸からなり，そのうち3番目と8番目のアミノ酸が異なるだけである（図 65-2a）．ヒトバソプレシンは8番目のアミノ酸がアルギニン（アルギニンバソプレシン）であるが，ブタなどほかの種ではリジンの場合がある（リジンバソプレシン）．また鳥類では3番目のフェニルアラニンがオキシトシンと同様にイソロイシンである．プレプロバソプレシンおよびプレプロオキシトシンにはそれぞれ**ニューロフィジンⅡ** neurophysin Ⅱ および**ニューロフィジンⅠ** neurophysin Ⅰ，さらにプレプロバソプレシンには糖タンパク質 glycoprotein とよばれる部位があり，翻訳後修飾により切り離される．ニューロフィジンは分泌顆粒内ではそれぞれのホルモンと結合して軸索を下行する．これらの物質は開口放出により単独の物質として分泌される（図 65-2b）．

A バソプレシンの分泌調節と作用

バソプレシンの分泌は血漿浸透圧濃度および血圧（体液量）の変化により調節され，尿量低下と血管収縮を引き起こして血漿浸透圧濃度と血圧を一定の範囲に保つ．利尿 diuresis と血管収縮 vasoconstriction という一見異なる機能を1つのホルモンが調節しているが，以前は2つの異なるホルモン，抗利尿ホルモンと血管収縮ホルモンが各機能を調節していると考えられていた．研究の結果，1つのホルモンが2つの機能を調節していることが明らかになったが，現在でもこのような歴史的事情により，バソプレシン（vaso；血管，pressin；血圧）と**抗利尿ホルモン** antidiuretic hormone（ADH）という用語がともに用いられている．

血漿浸透圧濃度の上昇は，1%程度の上昇でもバソプレシン分泌を刺激する．一方，血圧低下もバソプレシン分泌を刺激するが，10〜15%程度の血圧低下が必要となる．浸透圧濃度は**脳室周囲器官** circumventricular organ（CVO）の浸透圧受容器で感知される．CVO は第三脳室や第四脳室の前壁にあり，体液中の浸透圧濃度を Na^+ 濃度として感知する機能をもつアストロサイト（星状膠細胞）や上衣細胞と感覚性のニューロンからなる．CVO は脳脊髄液に接しているとともに，CVO 内に存在する血管は血液脳関門を欠いている．アストロサイトや上衣細胞が感知した浸透圧変化は近接したニューロンから室傍核や視索上核のニューロンへ伝わり，バソプレシン分泌を調節する．一方，血圧（体液量）変化はおもに頸動脈洞や大動脈弓

B　下垂体ホルモンの種類と作用 ●**961**

に存在する圧受容器で検知され，舌咽神経や迷走神経を介して脳幹へ伝わる．そして室傍核や視索上核のニューロンへ伝わり，バソプレシン分泌を調節する．

バソプレシンは腎臓の集合管で，主細胞に発現するV_2受容体と結合する．そして，細胞内 cAMP の増加を介して，水チャネルであるアクアポリン aquaporine-2 の細胞膜への移動や合成を誘導し，水分の再吸収を促進させる(➡第 49 章，774 頁参照)．その結果，尿量を減らす(利尿を抑制，抗利尿作用)．バソプレシン分泌や腎臓でのバソプレシンの作用が低下した場合，尿量が劇的に増加(**多尿** polyuria)する．この状態を**尿崩症** diabetes insipidus とよぶ．一方，血管平滑筋にはV_{1a}受容体が発現し，平滑筋を収縮させるが，浸透圧調節機能に比べ作用は弱く，生理的濃度の範囲では強い収縮作用は生じない．

Ｂ　オキシトシンの分泌調節と作用

オキシトシン oxytocin の分泌は乳頭の吸引(吸啜 suckling)に反応して分泌される．乳頭吸引刺激は機械受容器により感知され，乳腺神経から脊髄を通り，延髄から被蓋を経て視床下部のオキシトシンニューロンを刺激する．室傍核と視索上核のオキシトシンニューロンは同期して発火する．この発火によりオキシトシンはパルス状に分泌される．また，分娩時には児頭による子宮頸部の拡張が乳頭刺激と同様に脊髄を介してオキシトシンニューロンを刺激し，パルス状分泌を生じる(**ファーガソン反射** Ferguson reflex)．

オキシトシン受容体は乳腺の乳管や腺葉の筋上皮細胞に発現する．そして乳頭の吸引刺激により分泌されたオキシトシンと結合し筋上皮を収縮させ**射乳反射** milk ejection reflex を誘導する(➡第 75 章，1058 頁参照)．また，オキシトシン受容体は子宮平滑筋にも発現している．分娩の際には子宮平滑筋において受容体発現が一過性に上昇し，Ferguson 反射により増加したオキシトシンにより子宮の収縮を増強させ児の娩出を促進する．臨床的には，この作用を利用し，陣痛促進剤としてオキシトシンを投与することがある．出産後の乳頭の吸引もオキシトシン分泌促進を介し，子宮平滑筋を収縮させる．したがって授乳は出産後の子宮修復にも効果がある．

Advanced Studies

社会性行動とオキシトシン

オキシトシンは神経内分泌ホルモンとして乳汁の分泌や子宮収縮を引き起こすが，オキシトシンニューロンは軸索を扁桃体，海馬，側坐核，前頭前野などにも伸ばし，不安や恐怖などの情動行動や養育や信頼などの社会性行動を調節していることが明らかになった．近年，うつ病，心的外傷後ストレス症(PTSD)，不安症などの精神疾患に対してオキシトシンを用いるための研究が進んでいる．

② 下垂体前葉ホルモン

下垂体前葉には少なくとも 5 種類の内分泌細胞が存在する．**ソマトトローフ** somatotroph からは**成長ホルモン** growth hormone (GH)，**ラクトトローフ** lactotroph からは**プロラクチン** prolactin (PRL)，**ゴナドトローフ** gonadotroph からは**卵胞刺激ホルモン** follicle-stimulating hormone (FSH)と**黄体形成ホルモン** luteinizing hormone (LH)，**サイロトローフ** thyrotroph からは**甲状腺刺激ホルモン** thyroid-stimulating hormone (TSH)，**コルチコトローフ** corticotroph からは**副腎皮質刺激ホルモン** adrenocorticotropic hormone (ACTH)が分泌される(**表 65-2**)．それぞれのホルモンは視床下部の向下垂体ホルモンにより調節される(**図 65-3**)．

下垂体前葉ホルモンは化学的な構造や性質からいくつかのグループに分類される．視床下部ホルモンと同様，略称で書かれることが多いので注意する．化学的構造から大まかに 3 種に分けることができる．

Ａ　GH と PRL

GH と PRL はヒトではそれぞれ 191 個，199 個のアミノ酸からなり，化学構造がよく似ている．また，受容体はサイトカイン受容体ファミリーに属しており，構造もよく似ている．しかし，異なる作用をもつ．

1 ● 成長ホルモン(GH)

GH は，視床下部ホルモンの GHRH により分泌が刺激され，**ソマトスタチン**により抑制される．また，GH は肝臓に働いて IGF-Ⅰ を分泌させるが，この血中 IGF-Ⅰ は GH の分泌を抑制する負のフィードバック機構を有する．さらに，胃から分泌される**グレリン** ghrelin にも GH 分泌促進作用がある．グレリンは視床下部にも発現している．胃からのグレリンと視床下部のグレリンのどちらが GH 分泌をより強く促進するのかについてはまだ明らかでない．しかし，グレリ

表 65-2　下垂体前葉・中葉ホルモン

和名・通称	英文名(通称)	産生細胞	主な機能
成長ホルモン（ソマトトロピン）	growth hormone (GH) (somatotropin)	ソマトトローフ (somatotroph)	軟骨細胞の増殖 骨・軟部組織の増殖 抗インスリン作用
プロラクチン（ラクトトロピン）	prolactin (PRL) (lactotropin)	ラクトトローフ (lactotroph)	乳汁合成の促進 排卵の抑制
卵胞刺激ホルモン	follicle-stimulating hormone (FSH)	ゴナドトローフ (gonadotroph)	（女性）LHとともにエストラジオール合成促進 卵胞発育の促進 （男性）精子形成の促進
黄体形成ホルモン	luteinizing hormone (LH)	ゴナドトローフ (gonadotroph)	（女性）FSHとともにエストラジオール合成促進 排卵と黄体形成促進 （男性）テストステロンの合成促進
甲状腺刺激ホルモン（サイロトロピン）	thyroid-stimulating hormone (TSH) (thyrotropin)	サイロトローフ (thyrotroph)	甲状腺ホルモンの合成・分泌の促進 甲状腺濾胞上皮細胞増殖
副腎皮質刺激ホルモン（コルチコトロピン）	adrenocorticotropic hormone (ACTH) (corticotropin)	コルチコトローフ (corticotroph)	副腎皮質ホルモン（主にコルチゾール）の合成・分泌の促進
メラノサイト刺激ホルモン（メラノトロピン）	melanocyte-stimulating hormone (MSH)	メラノトローフ (melanotroph)	メラニン合成の促進 （ヒトでは分泌少ない）

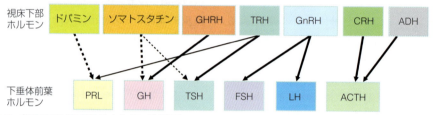

図 65-3　視床下部-下垂体のホルモン調節系
実線が促進，点線が抑制を表す．線の太さは作用強度差を示す．TRHは甲状腺機能低下症などで大量に分泌された場合のみPRL分泌を促進する．ソマトスタチンはかなり大量に外から投与しない限り甲状腺機能を抑制しない．

表 65-3　成長ホルモンの主な作用

GHの直接作用	軟骨細胞の増殖（弱）
	タンパク質合成促進（筋・軟部組織増殖）（弱）
	脂肪分解の促進
	抗インスリン作用（グルコース取り込み抑制，グルコース放出促進）
	電解質（Na^+, K^+, Cl^-, Ca^{2+}）貯留
IGF-Iを介する作用	軟骨細胞の増殖（強）
	タンパク質合成促進（筋・軟部組織成長）（強）
	脂肪分解抑制
	インスリン様作用

ンは下垂体レベルでGHRHの作用を増強すること，視床下部レベルでGHRHの分泌を促進することが報告されている．

　GHの作用はGHによる直接作用とIGF-Iを介する間接作用に分かれる（表 65-3）．IGF-Iは肝臓のみならず，軟骨，筋など身体の多くの組織で発現している．GHに反応し，血中に分泌されるのは肝臓のIGF-Iのみであるが，それ以外の組織のIGF-IもGHに反応して分泌され，傍分泌・自己分泌経路で作用する．GHは軟骨や筋・軟部組織の増殖とタンパク質同化作用を促進し，身体を発育させる．この作用はGH自体でも生じるがIGF-Iの作用が大きい．一方，GHは骨格筋においてグルコースの取り込みを抑制し，肝臓で糖新生やグリコーゲン合成を抑制してグルコースの血中への分泌を促進する．すなわちGHは抗インスリン作用を示す．また脂肪の分解を促進する．GHやIGF-Iは腎臓に作用してNa^+利尿を抑制もする．GH低下では低血糖を伴う**下垂体性低身長症** pituitary dwarfism を，GH過剰では糖尿病や高血圧を伴う**巨人症** gigantism（骨端線閉鎖前に発症）や**先端巨大症** acromegaly（骨端線閉鎖後に発症）を生じる．

📖 **巻末付録** 問題 64．先端巨大症 ➡ 1101 頁参照．

2 ● プロラクチン（PRL）

PRL は視床下部ホルモンの**ドパミン** dopamine によって分泌が抑制される．ドパミンは生理的な**プロラクチン抑制因子** prolactin-inhibiting factor（PIF）と考えられている．一方 TRH をはじめとするいくつかの視床下部ペプチドが PRL 分泌を促進することが報告されているが，生理的状態での **PRL 放出因子** prolactin-releasing factor（PRF）は同定されていない．したがって，視床下部からの調節ホルモンは主にドパミンであると考えられている．一方，PRL の合成・分泌は乳頭の吸引により促進される．

PRL の主な作用部位は乳腺で，腺房細胞に作用し，乳汁合成を促進する（表 65-4）．また，視床下部に作用し，GnRH のパルス状分泌を抑制し，LH や FSH の分泌も低下させて排卵や性周期を抑制する．このため授乳中は月経が発来しない．したがって，PRL には新生児がある程度育ってから次の妊娠が成立するように調節する効果がある．また，PRL は中枢神経系に作用し，母性の発現に重要な機能を果たしている．PRL の男性における作用は明らかではないが，PRL 受容体は精巣のライディッヒ細胞やセルトリ細胞，精原細胞にも発現している．PRL の過剰分泌により精巣機能が低下することが報告されており，男性生殖にもなんらかの機能を有することが示唆されている．一方 PRL は生殖機能以外にもさまざまな機能を有することが明らかになりつつある．PRL は下垂体以外にも胎盤の脱落膜，脂肪組織（特に乳腺），皮膚などにも発現しており，下垂体から分泌される PRL とともにさまざまな作用を行う．PRL 受容体は全身に発現している．腎臓では水・電解質バランスを調節する．また T リンパ球にも作用し，T リンパ球活性化に関与する．白色脂肪細胞，特に乳腺や内臓の脂肪細胞に作用し，脂肪沈着を促進する．皮膚では毛包に作用し，発毛サイクルを停滞させ調節している．

表 65-4　プロラクチンの主な作用

生殖関連	乳汁合成促進
	排卵抑制
	母性の発現
	精巣機能の促進
生殖系以外の作用	水・電解質バランスの調節
	T リンパ球活性化
	脂肪沈着促進
	発毛サイクルの停滞

なくなった．なお，ドーピングに用いられるほかのホルモンとしてはエリスロポエチン（赤血球量を増やし血中酸素濃度を増加させるため）がある．

B FSH，LH と TSH

これらのホルモンは α サブユニット α subunit と β サブユニット β subunit という 2 つのタンパク質から構成される（図 65-4）．また，各タンパク質には糖鎖（糖類が連なったもの）が結合（**グリコシル化** glycosilation）し，**糖タンパク質ホルモン** glycoprotein hormone となっている．これら 3 種類以外に胎盤から分泌される**ヒト絨毛性ゴナドトロピン** human chorionic gonadotropin（hCG）も同様の構造をとる．α サブユニットはこれらのホルモンに共通のアミノ酸配列となっているが，グリコシル化部位はホルモンにより異なる．β サブユニットはホルモンごとに異なり特異性を決定している．しかし，糖タンパク質ホルモンが多量に分泌されると，低親和性ながら，ほかの糖タンパク質ホルモン受容体に結合する．例えば，妊娠初期に胎盤から大量に分泌される hCG は甲状腺の TSH 受容体にも結合し，一過性に甲状腺ホルモン分泌を増加させる．LH と FSH は卵巣や精巣に作用し，排卵や精子形成を促進するとともに女性ホルモン（エストロゲン）の 1 つであるエストラジオールや男性ホルモン（アンドロゲン）の 1 つであるテストステロンの合成や分泌を促進する（→ 第 67 章，981 頁参照）．一方，TSH は甲状腺に作用し，甲状腺ホルモンの合成や濾胞上皮細胞の増殖を促進する（→ 第 68 章，990 頁参照）．

C ACTH

ACTH はアミノ酸 39 個からなるペプチドホルモンであるが，**プレプロオピオメラノコルチン** pre-pro-

Advanced Studies

GH とドーピング

スポーツ選手の**ドーピング** doping（運動能力を向上させるために行う薬物の使用）で GH が用いられることがある．GH はタンパク質同化作用をもち，骨格筋の成長を促進するため，筋力増強効果を狙うのである．また，脂肪分解を促進するため「やせ薬」として販売されている国もある．しかし，大量使用は，糖尿病や高血圧，そして先端巨大症を発症する恐れがあるため，健常人に使用することは好ましくない．GH は体内で生理的に作られるため，以前は検出が難しかった．しかし，近年，外因性の GH を検出する技術が発展したため，GH によるドーピングは少

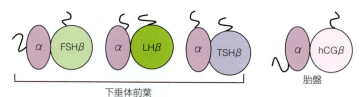

図 65-4　下垂体および胎盤の糖タンパク質ホルモン
曲線は糖鎖を表す．αサブユニットは共通だがグリコシル化（糖鎖の結合）の部位や構造が細胞により異なる．

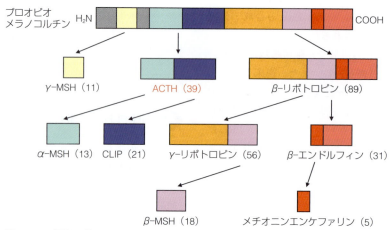

図 65-5　分泌顆粒における POMC の翻訳後修飾
細胞特異的にさまざまなペプチドが産生される．

opiomelanocortin (pre-POMC)というアミノ酸285個のタンパク質から作られる．pre-POMC は下垂体前葉以外にニューロンなどほかの器官でも発現している．pre-POMC は合成された後，分泌顆粒に入る際にシグナルペプチドが外れ**プロオピオメラノコルチン** proopiomelanocortin (POMC)となり，その後細胞特異的にさまざまな修飾（翻訳後修飾 posttranslational modification）を受け，異なる物質を産生する（図65-5）．下垂体では ACTH を産生するが，視床下部ニューロンでは食欲抑制に関与するα-MSH を産生し，大脳基底核では痛覚制御に関与するβエンドルフィンやメチオニンエンケファリンを産生する．これらは神経伝達物質として作用する．下垂体前葉で産生される ACTH は副腎皮質に作用し，コルチゾールの合成や分泌を促進する（→第66章，975頁参照）．

❸ 下垂体中葉と隆起部のホルモン

下垂体中葉はヒトでは痕跡的であるが，種によっては重要な機能をはたしている．中葉からはαおよびβ-MSH が分泌され，魚類や爬虫類では**黒色色素細胞**（メラノフォア melanophore）に作用し，体色を黒化させる．一方，下垂体前葉の ACTH にはα-MSH 分子が含まれているため，副腎皮質機能低下などで大量に分泌されると，上皮の**メラノサイト** melanocyte に作用し，メラニン合成が促進され，粘膜や皮膚の色素沈着が生じる（**アジソン病** Addison disease）．

下垂体隆起部 pars tuberalis は前葉から下垂体茎に向かって突き出た構造となっている．組織学的には前葉と本質的には異ならない．しかし，下垂体前葉のすべての内分泌組織が存在するわけではなく，多数のサイロトローフと少数のゴナドトローフが局在しているのみである．これらの細胞は TRH か GnRH に対する受容体を欠いており，またホルモンも血中には分泌されず，機能が明らかではなかった．近年これらの物質がげっ歯類や鳥類で季節性の生殖活動変化時に関与することが明らかになった（→第68章，998頁参照）．しかし，隆起部の機能については不明な点も多い．

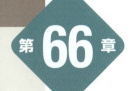

第66章 副腎の機能と分泌調節

　副腎は腎臓の上に位置する1対の内分泌臓器である．三角形の形をした約4〜6 gの腹膜後器官で副腎皮質と副腎髄質の2つの内分泌器官からなる．副腎皮質は，副腎の外層部にあり副腎の90%の重量を占め，**ステロイドホルモン（ミネラルコルチコイド，グルココルチコイド，副腎アンドロゲン）**を分泌する．副腎髄質は副腎の内層部にあり主にアドレナリンを分泌し，交感神経系の一部を構成している．

　副腎への血流は，下横隔動脈からの上副腎動脈，腹大動脈からの中副腎動脈，腎動脈からの下副腎動脈から供給される．動脈は外層の副腎皮質から入り，有窓毛細血管をへて内側の副腎髄質に入り髄質静脈，そして副腎髄質中央の中心静脈に注ぐ．皮質を灌流してから副腎髄質に入るこの血液の流れにより副腎髄質は高濃度の副腎皮質ホルモンに曝露されている．副腎髄質にはこのほか，皮質を貫通する副腎髄質固有の栄養血管で酸素を供給する髄質動脈（貫通動脈）が入っている．これも髄質を灌流し，中心静脈に注ぎ副腎静脈となる．右副腎静脈は下大静脈に入り，左副腎静脈は左腎静脈に入る．

 副腎皮質

1 発達

　副腎皮質は中胚葉由来で，**尿生殖堤** urogenital ridge から発生する．これに対し，副腎髄質は外胚葉由来で，胎齢6週のころに**神経堤細胞** neural crest cell が侵入し9週に副腎髄質が形成される．胎生期の副腎皮質は外層の**恒久層** outer definitive zone と内層の**胎児層** inner fetal zone の2層からなる．胎児副腎の80%を占める胎児層からはアンドロゲンである**デヒドロエピアンドロステロン** dehydroepiandrosterone （**DHEA**）とその硫酸基結合型である dehydroepiandrosterone sulfate （**DHEA-S**）が合成・放出され，胎盤においてエストロゲンに変換され母体循環に入る．出生すると胎児層は退縮し，これらのホルモン濃度は急速に低下する．外層の恒久層は，**球状帯** zona glomerulosa，**束状帯** zona fasciculata，そして**網状帯** zona reticularis へと分化する．副腎皮質の最も内側に存在する網状帯（髄質の外側）は出生時にはみられず，生後2歳までに明瞭となる．この網状帯は思春期直前（6〜8歳）に厚くなり副腎アンドロゲン（DHEAとDHEA-S）を合成するようになる．副腎によるアンドロゲンの産生は30歳代でピークとなり，その後は年齢とともに低下していく．

2 副腎皮質の組織と産生ホルモン

　副腎皮質は，球状帯，束状帯，網状帯の3層で構成される（図66-1）．球状帯は，副腎の被膜の直下の最外層にあり，比較的小型で脂肪滴が少ない球状の細胞が並ぶ．副腎皮質の約15%を占め，**ミネラルコルチコイド（アルドステロン** aldosterone **など）**を分泌する．

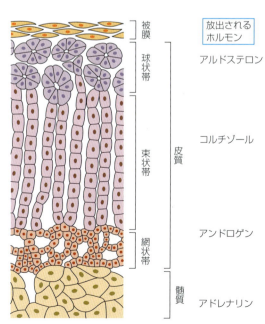

図66-1　副腎の層状構造

束状帯には，多数の脂肪滴をもつ束状で大型の細胞が被膜に直交する方向に索状に並んでいる．副腎皮質の75％を占め，**グルココルチコイド**〔コルチゾール（ヒト，イヌ），コルチコステロン（ラット，マウス）など〕を分泌する．

網状帯は不規則に並ぶ小型で褐色の顆粒リポフスチンをもつ細胞からなり，**副腎アンドロゲン**（DHEAとその硫酸基結合型DHEA-S，**アンドロステンジオン**androstenedioneなど）が分泌される．副腎被膜直下あるいは副腎皮質の外層（球状帯・束状帯）に前駆細胞progenitor cellがあり，前駆細胞が増殖し，球状帯，あるいは束状帯を経て網状帯へと外側から内側に細胞が移動するに従い分化することで副腎皮質が維持されると考えられている．

❸ 副腎皮質ホルモンの合成

副腎皮質ホルモン（ミネラルコルチコイド，グルココルチコイド，副腎アンドロゲン）は，コレステロールから5種のシトクロム酵素P450と**3βヒドロキシステロイドデヒドロゲナーゼ** 3β-hydroxysteroid dehydrogenase（3β-HSD）の作用により産生される（図66-2）．いずれも3つの6員環（cyclohexane環）と1つの5員環（cyclopentane環）の構造（cyclopentanoperhydrophenanthrene構造）をもつステロイドホルモンである．

ステロイドホルモン合成のためのコレステロールは主に，LDL受容体を介し副腎皮質の細胞に取り込まれた循環血液中の低密度リポタンパク質 low density lipoprotein（LDL）に由来する．副腎皮質の細胞は，コレステロールをアセチルCoA acetyl coenzyme Aから自身で合成することもできる．コレステロールは副腎皮質の細胞の脂肪滴の中にコレステロールエステルの形で蓄積される．

副腎皮質刺激ホルモン adrenocorticotrophic hormone（**ACTH**）が副腎皮質のACTH受容体〔**メラノコルチン2受容体** melanocortin 2 receptor（MC2R）〕に作用すると，Gsタンパク質を介しアデニル酸シクラーゼが活性化されcAMPが産生される．その結果，プロテインキナーゼAが活性化されコレステロールエステラーゼがリン酸化され活性が上昇する．これにより，脂肪滴からコレステロールが遊離される．遊離したコレステロールはミトコンドリアに運ばれる．コレステロールは，ミトコンドリア外膜から内膜にste-

roidogenic acute regulatory protein（StAR）の作用により移送され，内膜に局在するシトクロムP450 11A1（P450scc，コレステロール側鎖切断酵素）の作用により側鎖が切断され**プレグネノロン**pregnenoloneができる．このACTHにより促進されるコレステロールからプレグネノロンへの変換は，ステロイドホルモン合成の律速段階である．ACTHはさまざまなステロイド合成酵素の遺伝子の転写を促進したり，慢性的曝露により副腎を肥大させ機能を亢進する作用をもつ．

プレグネノロンは細胞質に移動し滑面小胞体の3β HSDの作用を受け**プロゲステロン**progesteroneに変換される．さらに，滑面小胞体のP450 21A2（P450c21/CYP21A2），ミトコンドリア内膜のP450 11B1（P4501c11/CYP11B1）あるいはP450 11B2（P450c11AS/CYP11B2）の作用でC21位とC11位で水酸化され**コルチコステロン**となる．さらに，P450 11B2（P450c11AS，アルドステロン合成酵素 aldosterone synthase，18-ヒドロキシラーゼ 18-hydroxylase，18-ヒドロキシデヒドロゲナーゼ 18-hydroxydehydrogenase）の作用によりC18位が水酸化を受けた後，酸化されアルデヒドに変換されると，ミネラルコルチコイドである**アルドステロン**となる．P450 11B2は球状帯の細胞のミトコンドリアに選択的に発現しており，アンジオテンシンⅡによりその合成が増加するのは球状帯に限られる．球状帯の細胞は後述のP450 17A1（P450c17/CYP17A1）を発現しないためC17位が水酸化されずコルチコステロンは産生するがグルココルチコイド系と副腎アンドロゲン系のステロイドを産生しない．

グルココルチコイドは束状帯で産生される．束状帯にはP450 17A1，P450 21A2，P450 11B1が発現しており，C17位がP450 17A1の17α水酸化作用により水酸化され，ミネラルコルチコイドと同様C21位とC11位が水酸化されてコルチゾールができる．

副腎アンドロゲンであるDHEA，アンドロステンジオンは，グルココルチコイド系の**17α-ヒドロキシプレグネノロン** 17α-hydroxypregnenolone，**17α-ヒドロキシプロゲステロン** 17α-hydroxyprogesterone のC20位以降の側鎖がP450 17A1の17,20-リアーゼ作用によりC17位から切断されてできる．このようにP450 17A1は水酸化作用とリアーゼ作用の2つの作用をもつ．網状帯ではP450 17A1の17,20リアーゼ活性に必要な補因子のcytochrome b_5が多くあり，アンドロゲンの前駆体のDHEAとアンドロステンジオ

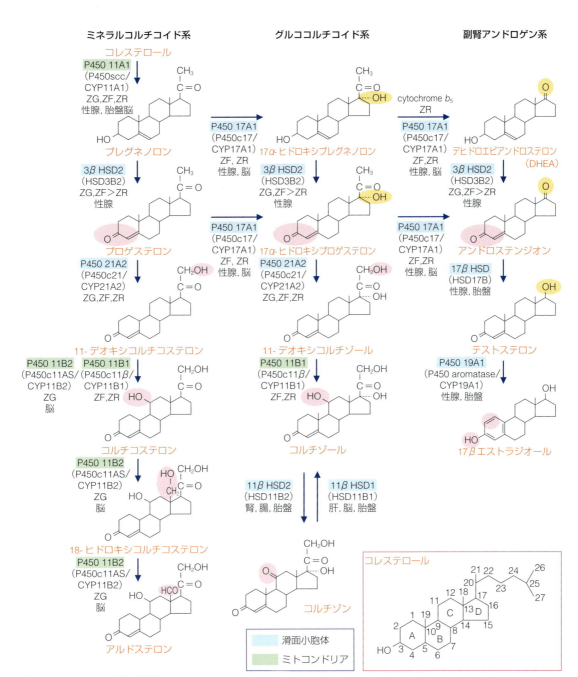

図 66-2　ステロイド合成経路
球状帯は P450 17A1 を発現せず，P450 11B2 を発現しておりアルドステロンを合成する．
束状帯は P450 11B2 を発現せず，P450 17A1 を発現しておりコルチゾールを合成する．
網状帯は P450 11B2 を発現せず，P450 17A1 とその 17,20 リアーゼ活性に必要な補因子 cytochrome b_5 を多く発現し，DHEA（デヒドロエピアンドロステロン），アンドロステンジオンを合成する．
3β HSD：3β hydroxysteroid dehydrogenase，17β HSD：17β hydroxysteroid dehydrogenase．
ZG：zona glomerulosa（球状帯），ZF：zona fasciculata（束状帯），ZR：zona reticularis（網状帯），各酵素の局在を示す．

ンが産生される．DHEA，DHEA-S は末梢組織で**テストステロン** testosterone，**ジヒドロテストステロン** dihydrotestosterone に変換され強力なアンドロゲン作用を発揮する．男性ホルモンは，男性ではそのほとんどが精巣で合成されるが，女性では約半分が副腎由来で残りが卵巣である．Cushing 病（ACTH 産生下垂体

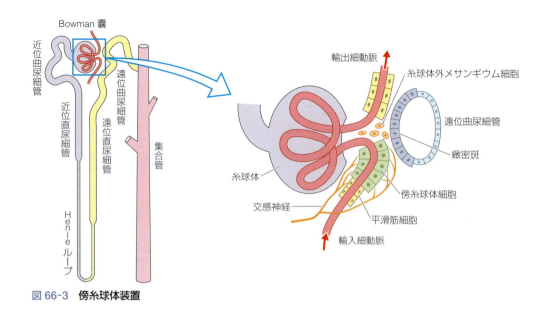

図 66-3　傍糸球体装置

腺腫），21-ヒドロキシラーゼ欠損症などで ACTH 分泌が亢進したり，副腎腺腫で副腎アンドロゲン分泌が過剰のときの徴候は女性でより顕著となる．

　C11 位を水酸化する P450 11B1（P450c11β，CYP11B1，コルチゾール合成酵素，11β-ヒドロキシラーゼ 11β-hydroxylase）の活性を阻害する**メチラポン** metyrapone を投与するとコルチゾール産生とアルドステロン産生が低下し，その手前の 11-デオキシコルチゾール，11-デオキシコルチコステロンとその代謝物の 17-ヒドロキシコルチコステロイド（17-OHCS）が増加する．コルチゾール低下のため，負のフィードバックによる抑制がとれ ACTH 分泌が促進する．

4　副腎皮質ホルモンの分泌

　副腎皮質ホルモンの分泌は合成速度に依存している．球状帯におけるアルドステロンの合成と分泌はアンジオテンシンⅡと副腎皮質刺激ホルモン（ACTH）により促進され，束状帯からのグルココルチコイドと網状帯からの副腎アンドロゲンの合成と分泌は ACTH により促進される．

A　ミネラルコルチコイド分泌調節

　アルドステロンの分泌は，副腎皮質の球状帯の細胞で合成放出される．アルドステロンの産生と分泌を増加させる因子は，アンジオテンシンⅡ，ACTH，血漿 K^+ 濃度上昇がある．このうちアンジオテンシンⅡが最も重要で，**レニン-アンジオテンシン-アルドステロン系**を構成している．アンジオテンシンⅡはアルドステロン合成酵素 P450 11B2 の転写を促進しアルドステロン放出を促進させる．ACTH はコレステロールからプレグネノロンへのステップを促進させアルドステロン分泌を増加させる．ただし，ACTH の合成促進作用は一時的で，慢性的に ACTH が増加してもアルドステロン分泌はあまり影響されない．K^+ 濃度の上昇もアルドステロンの産生と分泌を増加させる．アンジオテンシンⅡに対するアルドステロン産生も上昇させる．

1　レニン-アンジオテンシン-アルドステロン系

　塩分摂取量の低下，循環血漿量の低下，体位変換（仰臥位から立位）などにより腎動脈血圧が低下すると，腎糸球体の輸入細動脈血管壁の傍糸球体細胞 juxtaglomerular cell から**レニン**が分泌される（図 66-3）．レニンはタンパク質分解酵素で，肝臓が合成し分泌する α2 グロブリン分画の**アンジオテンシノゲン** angiotensinogen を基質とする．アンジオテンシノゲンの N 末端から 10 個のアミノ酸である**アンジオテンシンⅠ**（angiotensin I）を分離する．アンジオテンシンⅠは，主に肺胞の血管内皮細胞に存在するアンジオテンシン変換酵素 angiotensin converting enzyme（ACE）の作用により C 末端側の 2 つのアミノ酸が切断され 8 個のアミノ酸からなる**アンジオテンシンⅡ**となる．アン

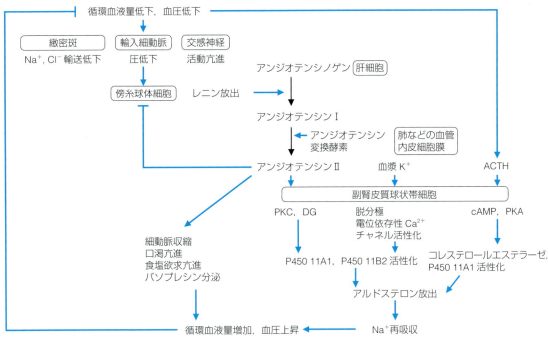

図 66-4　レニン-アンジオテンシン-アルドステロン系の作用
DG：ジアシルグリセロール，PKC：プロテインキナーゼC，PKA：プロテインキナーゼA．

ジオテンシンⅡはアルドステロンの合成と分泌を増加させ循環血液量を増加させる．また，アンジオテンシンⅡは血管平滑筋を強力に収縮させ血圧を上昇させる働きをもつ．さらに，口渇とNa$^+$欲求を誘発して飲水と塩分摂取をもたらし，体液量を増加させる．したがって，レニン-アンジオテンシン-アルドステロン系は体液量の保持と血圧維持を行っている．

このレニン分泌を促進させる因子として，以下の3つがある．
① 遠位尿細管内のNaCl濃度の低下を緻密斑 macula densa が感知
② 輸入細動脈の圧の低下を傍糸球体細胞が感知
③ 傍糸球体細胞を支配する交感神経系の興奮による β_1 受容体の活性化

①の機序は以下のとおり．遠位尿細管を通過する濾液中のNaCl濃度が低下すると，傍糸球体細胞に隣接する緻密斑細胞のNa$^+$-K$^+$-2Cl$^-$共輸送体を介した，Na$^+$とCl$^-$の輸送が減少する．すると，シクロオキシゲナーゼ2（COX2）が活性化され，プロスタグランジンE$_2$の産生が増加する．これが，傍糸球体細胞に作用し，レニン放出を増加させる．

レニン分泌は，アンジオテンシン-アルドステロン系亢進による体液量増加と血圧上昇による負のフィードバックの仕組みと，アンジオテンシンⅡにより傍糸球体細胞のアンジオテンシンⅡ1型受容体（AT1受容体）が賦活化されることによる直接の負のフィードバックの仕組みで抑制される．

アンジオテンシンⅡの半減期は1〜2分と短い．アンジオテンシンⅡは，副腎皮質球状帯細胞のAT1受容体を介してプロテインキナーゼC（PKC），ジアシルグリセロール（DG）をセカンドメッセンジャーとし，アルドステロン合成酵素P450 11B2（CYP11B2）の合成を増やしアルドステロンの合成と分泌を促進する．また，血管平滑筋に作用し細胞内Ca^{2+}濃度を上昇させ細動脈の収縮を誘発し血圧を上昇させる．交感神経系を賦活化する作用ももつ．また，血液脳関門が欠損する脳室周囲器官（脳弓下器官，終板脈管器官）に作用し飲水行動を惹起し，バソプレシン分泌をもたらし体内に水分貯留をもたらす．これらは，循環血液量の保持と血圧上昇の方向に働く（図66-4）．

B　グルココルチコイド分泌

束状帯はC17位を水酸化する酵素であるP450c17を発現しておりコルチゾールを産生する．束状帯にはP450 11B2は発現しておらずアルドステロンは合成さ

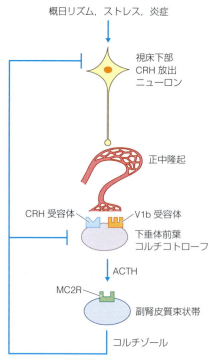

図 66-5 視床下部-下垂体-副腎皮質系（HPA系）

れない．ACTH は，メラノコルチン 2 受容体（MC2R）に作用しコレステロールの遊離と，コレステロールからプレグネノロンへの変換を促進し，コルチゾールの合成と分泌を増加させる．コルチゾールは 1 日あたり 15〜25 mg と比較的多量に分泌される．ACTH は持続的に高値だとステロイド合成酵素の発現増加と副腎皮質の肥大がもたらされる．逆に，治療のため外来性グルココルチコイド持続的投与により内因性の視床下部-下垂体-副腎皮質系 hypothalamic-pituitary-adrenal（HPA）axis が抑制され，ACTH が長期に低値だと副腎皮質は萎縮する．

下垂体前葉からの ACTH 分泌は，CRH により促進される．CRH は，正中隆起に投射する視床下部室傍核ニューロンにより産生され，ストレス刺激により下垂体門脈中に分泌される．CRH による ACTH 分泌はバソプレシンにより増強されることが知られている．このバソプレシンの作用は V1b 受容体を介したものである．炎症により増加するサイトカインによってもACTH 分泌は促進される．

この CRH，ACTH，副腎皮質ホルモンからなる HPA 系は，概日リズム，フィードバック制御，ストレス刺激により調節されている（図 66-5）．

1 ● 概日リズム

HPA 系の活動には約 24 時間周期の概日リズムがある．下垂体前葉からの ACTH 分泌は 1 日を通じてパルス状に放出され，それに応じてグルココルチコイドがパルス状に放出される．この短い周期のウルトラディアンリズムが，概日リズムに重なり，活動期の初めにピークとなる．グルココルチコイドが活動期直前から上昇してくる意義としては，糖新生を促進させることで，休眠により絶食が続いている活動期前に血糖が低下するのを防ぐことが考えられている．

2 ● フィードバック制御

HPA 系は，グルココルチコイドによる CRH 合成と ACTH 合成の抑制を受けている．この負のフィードバックは合成の抑制を介したもので，その効果が表れるのに 30 分から 2 時間程度要する．

長期間にわたり，多量のグルココルチコイドを全身投与した場合，長期に持続した ACTH 分泌低下により副腎皮質の萎縮が生じる．このためグルココルチコイド投与中止後，コルチゾール分泌が正常レベルまで回復するのに長期間を要する．このためグルココルチコイド治療終了時には徐々に減量する必要がある．

3 ● ストレス刺激

生体恒常性を乱すようなさまざまな刺激が HPA 系を刺激する．H. Selye は，生体に強い刺激を持続的に加えると，どんな刺激を加えても非特異的に定型的な反応（副腎皮質の肥大，胸腺萎縮，胃潰瘍という三大徴候）が生じることを見出した．Selye は**汎適応症候群**と名づけ，その時間経過に従い，警告反応期，抵抗反応期，疲憊期があるとした．これらのストレス反応の主軸が，自律神経系・副腎髄質系の反応と，視床下部-下垂体-副腎皮質系の亢進である．ストレス刺激の定義は曖昧で，ACTH 分泌を促進させるような刺激をストレス刺激とよぶ場合も多い．

C 副腎アンドロゲンの分泌

網状帯からアンドロゲンである DHEA，その硫酸基結合型の DHEA-S，アンドロステンジオンが分泌される．その分泌量は比較的多い（20 mg/日以上）．副腎アンドロゲンの分泌は ACTH により促進される．

ACTH 以外の制御も示唆されている．外来性に糖質コルチコイドを投与して内因性 ACTH 放出を抑制

すると内因性のグルココルチコイド放出はほとんど完全に抑制される．しかし，副腎アンドロゲンは20%しか抑制されない．高齢者では副腎アンドロゲンは減少するがグルココルチコイドは抑制されない．

5 副腎皮質ホルモンの作用

　副腎皮質ホルモンは脂溶性であり細胞質にあるステロイドホルモン受容体に結合し，ミネラルコルチコイド作用，グルココルチコイド作用，あるいはアンドロゲン作用をもたらす．副腎皮質ホルモンの基本構造(cyclopentanoperhydrophenanthrene 構造)の C17 位にアセチル基(CH_3CO)をもつ C21 ステロイドは，ミネラルコルチコイド受容体(MR，NR3C2，Ⅰ型受容体)に作用し Na^+ 再吸収 K^+ 排泄作用といったミネラルコルチコイド作用，あるいは，グルココルチコイド受容体(GR，NR3C1，Ⅱ型受容体)に作用し糖新生作用といったグルココルチコイド作用をもつ．副腎皮質から分泌される C21 ステロイドはミネラルコルチコイド作用とグルココルチコイド作用の両方の作用をもつことが多い．ミネラルコルチコイド活性の多くはアルドステロンによる．11-デオキシコルチコステロンのミネラルコルチコイド作用はアルドステロンの1/30，コルチゾールの作用はアルドステロンの1/3,000 と弱い．しかし，これらが過剰に分泌される病態では問題となりうる．

　グルココルチコイド活性はヒトでは主にコルチゾールにより，一部コルチコステロンが担う．アンドロゲン作用をもつ副腎アンドロゲンは C19 ステロイドであり，C17 位にカルボニル基(＝O)あるいはヒドロキシ基(-OH)をもつ．その主なものは DHEA，DHEAの硫酸基結合型の DHEA-S，そしてアンドロステンジオンである．

　副腎皮質の機能が広範に障害される**アジソン** Addison**病**ではすべての副腎皮質ホルモンの合成が低下する．疲労感，食欲不振，悪心，嘔吐のほか，ミネラルコルチコイド不足により高カリウム血症と低ナトリウム血症がみられる．さらに，グルココルチコイドの低値のため負のフィードバックの制御が低下し下垂体前葉でプロオピオメラノコルチン proopiomelanocortin (POMC)の産生が増加し ACTH 分泌が増加する．長期にわたり POMC のプロセッシング産生物の ACTHと β-リポトロピンが高値となると，メラノコルチン受容体を介したメラニン細胞刺激作用により皮膚(新しい皮膚痕部，手指関節・膝などの圧迫された皮膚，乳頭部)と口腔粘膜に色素沈着が生じる．

　下垂体前葉からの ACTH 分泌が選択的に低下すると，グルココルチコイドと副腎アンドロゲンの合成が減少する．ミネラルコルチコイドの低下症状は通常観察されない．

A ミネラルコルチコイドの作用

　ミネラルコルチコイドは主に細胞質に存在するミネラルコルチコイド受容体(MR)に作用する．尿，汗，唾液，結腸分泌液中の Na^+ 濃度を Na^+ 再吸収を促進して減少させ，体内に Na^+ を貯留させ細胞外液量の増大をもたらす．腎臓では，腎集合管の主細胞の管腔膜における**上皮性 Na^+ チャネル** epithelial sodium channel (ENaC)の活性化と細胞膜への組み込みを増やし，発現も誘導する(図 66-6)．活性化と組み込みは30〜60 分以降に生じ，発現の増加は 3〜6 時間以降に始まる．さらに分解を抑制する．これらはいずれも遺伝子転写制御を介する作用と考えられている．また，上皮性 Na^+ チャネルを介した細胞内への Na^+ の流入により Na^+-K^+ ATPase を活性化させ，側底膜(体内側)上のナトリウムポンプ Na^+-K^+ ATPase の発現を増加させる．こうして尿管腔側の原尿からの Na^+ の再吸収を増やす．細胞内に吸収した Na^+ は側底膜上の Na^+-K^+ ATPase により血管側に移動される．また，ミネラルコルチコイドは主細胞管腔側の膜の K^+ チャネル renal outer medullary K^+ channel (ROMK)の発現を増加させ，K^+ の排出を促進させる．さらに，管腔膜の H^+ATPase の活性を増加させ，H^+ の排泄に働く．管腔側から Na^+ が尿細管細胞に移動することで起こる電気化学ポテンシャルの変化は，受動的に K^+ と H^+ を管腔側に放出させる方向に働く．アルドステロンの作用には特定の遺伝子の転写の増減を介するもののほか，転写を介さない迅速な作用もあることが知られている．

　アルドステロンが高値で体液量が増加すると，心房性ナトリウム利尿ペプチドの上昇，腎臓の灌流圧の増加が起こり，腎での Na^+ の再吸収が抑制され，Na^+ 貯留が抑えられるという**エスケープ現象** escape phenomenon がアルドステロンが高値となって 3〜4 日後には起こる．このおかげで，アルドステロンが高値でも浮腫が生じにくい．一方，K^+ と H^+ の排出促進は持続するため，低 K^+ 血症と代謝性アルカローシスは続

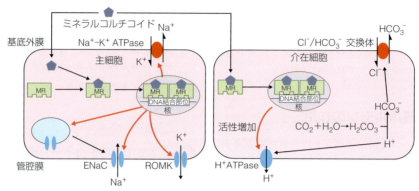

図66-6　ミネラルコルチコイドの作用機序

く．このとき循環血液量増加により傍糸球体装置からのレニン分泌は抑制されている．

　妊娠中，プロゲステロンが増大する．プロゲステロンはアルドステロンの作用を阻害する作用があり，アルドステロン過剰があってもその症状が緩和される．

　コルチゾールが過剰分泌されるとミネラルコルチコイド受容体が活性化され体液量増加，高血圧，低K血症がもたらされる．

　アルドステロンは，また，コラーゲン，成長，炎症に関連する遺伝子発現を修飾し，心筋線維化，血管壁線維化，動脈硬化をもたらす作用が示されている．

B グルココルチコイドの作用

　グルココルチコイドに対する受容体には2つ，Ⅰ型（ミネラルコルチコイド）受容体（MR, NR3C2）とⅡ型（グルココルチコイド）受容体（GR, NR3C1）がある．

　ミネラルコルチコイド受容体 mineralocorticoid receptor（MR）はアルドステロンとコルチゾールに対し高親和性である．コルチゾールの**グルココルチコイド受容体**（GR）に対する親和性はより低親和性である．非ストレス下でグルココルチコイドが低値のときには，ミネラルコルチコイド受容体が刺激される．ストレス負荷時などでグルココルチコイドが高値を示すときにはグルココルチコイド受容体を介した作用がみられる．腎臓では11β-ヒドロキシステロイドデヒドロゲナーゼ2型 11β-hydroxysteroid dehydrogenase type 2（11βHSD2，11βヒドロキシステロイド脱水素酵素）の存在のためコルチゾールはコルチゾンへと不活性化されミネラルコルチコイド受容体に作用しにくくなっている．

　グルココルチコイド-受容体複合体が形成されると，3次元構造が変化し，熱ショックタンパク質（HSP90，HSP70）がグルココルチコイド-受容体複合体から解離する．その結果，核移行シグナル部位が露出され，核内に移行する．移行後，二量体となって標的遺伝子のプロモーター領域の**グルココルチコイド応答領域** GRE（glucocorticoid response element）であるパリンドローム配列〔3つの塩基を挟んで互いに反対方向に並んだ6つの塩基配列（RGnACA）の繰り返し（5' RGnACAnnnTGTnCY3'; R＝A or G; Y＝T or C; n＝A, G, C or T）〕に結合し，標的遺伝子転写速度を調節する．また，グルココルチコイド-受容体複合体が単量体でほかのDNA結合転写因子とともに，GREとこれに連続したDNA結合部位に作用して，転写を調節する．あるいはグルココルチコイド-受容体複合体自体はDNAと結合せずほかのDNA結合転写因子の活性を修飾することで転写を制御する（図66-7）．また，組織によって異なる転写共役因子（**コアクチベーター** coactivator や**コリプレッサー** corepressor）が関与し，組織特異的な効果が観察される．

　グルココルチコイドの作用に転写調節を介さない早い潜時の反応もあると考えられているがその詳細は不明である．

1 ● 糖代謝，タンパク質代謝，脂質代謝

　グルココルチコイドは糖新生に関与する多くの酵素〔肝臓のグルコース6ホスファターゼ glucose-6-phosphatase，ホスホエノールピルビン酸カルボキシキナーゼ phosphoenolpyruvate carboxykinase（PEPCK）など〕の合成を促進させ糖新生を促進する．筋肉と脂肪組織においてグルコース取り込みを抑制しインスリ

ン抵抗性を誘導し，血糖値を上昇させる．外来性にグルココルチコイド投与することにより，膵β細胞のインスリン分泌の予備能が少なければ糖尿病が顕性化する可能性がある．

また，肝臓のグリコーゲン合成酵素を誘導しグリコーゲンの蓄積を増加させる．

タンパク質代謝に対しては，タンパク質合成を抑制し分解を促進する．筋のタンパク質合成が減少し筋萎縮が生じうる．生成されたアミノ酸は肝臓において糖新生に利用される．

脂質代謝に関しては，脂肪細胞のグルコース取り込みを抑制し中性脂肪の合成を抑制する．また脂肪分解を促進し遊離脂肪酸とグリセロールの産生を増加させる．グリセロールは肝細胞で糖新生に利用される．血中コレステロール，中性脂肪は増加する．長期間にわたりグルココルチコイドが高値の状態であるクッシング Cushing 症候群においては，高血糖により放出されたインスリンの作用と相まって，顔面，体幹部，腹部内臓に脂肪の蓄積(中心性肥満 central obesity，満月様顔貌 moon face，水牛様脂肪沈着 buffalo hump)をきたす．また，腹部の急速な脂肪蓄積による皮膚の伸展により赤紫の線条(赤色皮膚線条)がみられる．一方で，四肢における脂肪は分解し減少する．

📘 巻末付録 問題 65．中心性肥満 ➡ 1102 頁参照．

2 ● 免疫抑制・抗炎症作用

薬理量のグルココルチコイドはアラキドン酸代謝物の合成を阻害するほか，さまざまな炎症性サイトカインの産生を抑制し，免疫抑制・抗炎症作用をもつ．サイトカインの放出を抑制する作用もある．リンパ球，好酸球，好塩基球を血管内からリンパ節，骨髄に移行させ，これらの血中の数を減らす．さらに抗体産生を減少させリンパ球のアポトーシスをもたらす．また，T 細胞と B 細胞の増殖を抑制する．グルココルチコイドのアラキドン酸代謝産物産生抑制作用は，リポコルチン lipocortin 1（アネキシン annexin 1）の合成を促進させることによりホスホリパーゼ A2 を抑制する作用，プロスタグランジン E 合成酵素を抑制する作用，シクロオキシゲナーゼ 2 の発現を抑制する作用による．これらの抗炎症作用は，NF-κB (nuclear factor κB)，AP-1 (activator protein 1)，STAT5 などの転写因子にグルココルチコイド-受容体複合体が結合することでこれら転写因子の作用を抑制し，誘発される．

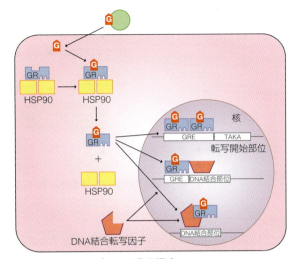

図 66-7　コルチゾールの作用機序
GR：グルココルチコイド受容体，GRE：グルココルチコイド応答領域，HSP90：熱ショックタンパク質 90．

3 ● 骨代謝

間葉系細胞から骨芽細胞への分化を促進させ増殖を促進する．薬理量においては骨芽細胞の機能の抑制，アポトーシス誘導，インスリン様成長因子 I（IGF-I）の産生抑制，破骨細胞誘導，腸管からの Ca^{2+} 吸収抑制，腎尿細管からの Ca^{2+} 再吸収抑制を引き起こし，骨粗鬆症を誘発しうる．

4 ● 皮膚，結合組織

グルココルチコイドは上皮細胞の増殖抑制，コラーゲン産生抑制により皮膚が菲薄化する．

5 ● 血圧

グルココルチコイドは血管平滑筋のカテコールアミンやアンジオテンシン II に対する収縮作用の感受性を亢進させる．このようにグルココルチコイド自体に反応を誘発する作用はないが，グルココルチコイドが存在することで反応がでてくることを，グルココルチコイドの**許容作用** permissive action という．さらに，グルココルチコイドは一酸化窒素 NO に対する拡張作用を阻害することにより，血圧上昇に働く．

グルココルチコイドは多量に存在すると，腎臓のミネラルコルチコイド受容体に作用して Na^+ 貯留，K^+ 排出に働き，体液保持に働く．

グルココルチコイドは糸球体濾過量を増加させる作用がある．また，グルココルチコイドはバソプレシン

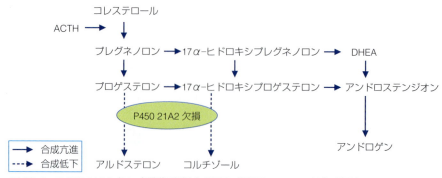

図66-8　P450 21A2（21-水酸化酵素）欠損症におけるステロイド合成経路

の抗利尿作用に拮抗し自由水クリアランスを増加させ水利尿をもたらす．バソプレシン分泌を抑制する作用ももつ．グルココルチコイド欠乏時にはバソプレシン分泌亢進とバソプレシンの抗利尿作用の亢進により，水分負荷があると水貯留により低Na血症が生じうる．

6　中枢作用

中枢神経系はグルココルチコイドの標的臓器で，認知機能，睡眠，情動に影響をもたらす．海馬はその作用部位の1つで，グルココルチコイド受容体とミネラルコルチコイド受容体を発現している．

グルココルチコイドは，視床下部と下垂体前葉のほか，海馬に作用し，HPA系に対し抑制し，負のフィードバックをかけている．また，グルココルチコイドは海馬のニューロン死をもたらすことが考えられており情動，記憶に対する作用機序の1つである．

7　成長，発達

グルココルチコイドは肺のサーファクタント合成を刺激し，肺の成熟に必須な働きをしている．一方，小児に長期間にわたりグルココルチコイドを投与することで，骨，筋肉，結合織に対して**異化作用** catabolic effectsが現れ，骨格系の発達が抑制され低身長が起こる．

C　副腎アンドロゲンの作用

副腎の網状帯で合成され分泌されるDHEAは，末梢臓器でより強力なアンドロゲンであるテストステロンに変換され作用すると考えられている．正常成熟男性においては，副腎アンドロゲンによる男性化作用，タンパク質合成促進作用，成長促進作用の生理的意義は大きくない．副腎アンドロゲンが，思春期前に過剰分泌されると二次性徴の早熟が起こる．

女性においては男性ホルモンの重要な供給源であり，思春期に分泌が増加し腋毛，恥毛の発達をもたらす．卵巣機能が低下した更年期以降の女性においても副腎が主たる男性ホルモンの供給源となっている．

先天性副腎過形成症 congenital adrenal hyperplasiaは，グルココルチコイドの合成に必要な酵素などの欠損によりグルココルチコイドの合成が障害され，グルココルチコイドによる負のフィードバックによる抑制がきれACTH分泌が亢進し，その結果，副腎の過形成をきたす症候群である．この代表的なものが21-水酸化酵素欠損症である．21-水酸化酵素（P450 21A2，P450c21）を欠損すると，グルココルチコイドとミネラルコルチコイドの合成は低下するが，ACTH分泌亢進により副腎アンドロゲンの産生と分泌が増加する（図66-8）．これにより46,XX個体の新生児で外性器が男性化する．また，ミネラルコルチコイドの合成低下により，低Na血症，高K血症，代謝性アシドーシスをきたす．

D　合成ステロイド

ステロイドホルモンの基本構造（cyclopentanoperhydrophenanthrene構造）C11位がヒドロキシ基（−OH）をもつとグルココルチコイド活性をもつ．ここがコルチゾンなどのようにカルボニル基（＝O）だと非活性型となる．肝臓のヒドロキシステロイドデヒドロゲナーゼ1型（11βHSD1）はカルボニル基をヒドロキシ基に還元し活性型に変換するため，カルボニル基をもつステロイドはプロドラッグとなる（➡第54章，841頁参照）．プレドニゾンはその例である（図66-9）．

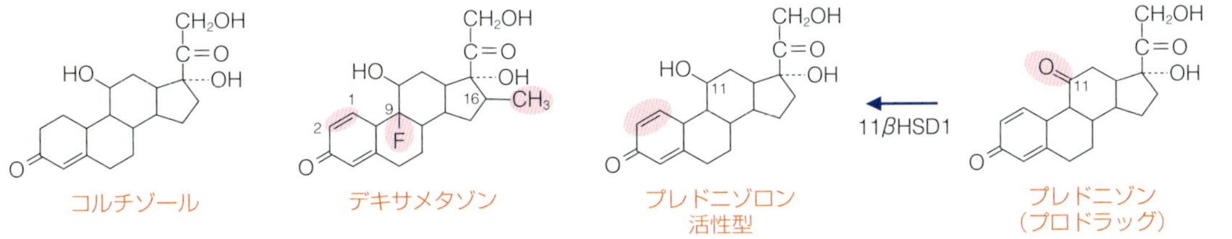

A 副腎皮質 ● **975**

図 66-9 合成ステロイド

　C1 位と C2 位の炭素間を二重結合にすることで**プ
レドニゾロン** prednisolone はコルチゾールの 3 倍の
抗炎症作用をもつ. C9 位の炭素に α フルオリン（F）
を加え, 16 位の炭素に α メチル基（−CH₃）を加えた
ものが**デキサメタゾン** dexamethasone で, 強いグル
ココルチコイド作用をもちミネラルコルチコイド活性
をほとんどもたない.

⑥ 副腎皮質ホルモンの代謝

　ステロイドホルモンは血中ではタンパク質と結合し
ていることが多い. 生物活性をもつのはタンパク質に
結合していない遊離型のステロイドホルモンである.
遊離型のホルモンは代謝されやすい.

　アルドステロンは, 1 日に合成され分泌される量が
50〜250 μg と比較的少ない. 血中では 40〜50% がア
ルブミン, 10〜20% が**コルチコステロイド結合グロ
ブリン** corticosteroid-binding globulin（CBG, トラン
スコルチン）に結合した状態で存在する. 遊離型アル
ドステロンが多く半減期は 15〜20 分程度で短い. ア
ルドステロンは肝あるいは腎臓で還元, グルクロン酸
抱合され胆汁中あるいは尿中に排出される.

　コルチゾールは 1 日に合成され分泌される量が
15〜25 mg と比較的多い. 血中の 80% はコルチコス
テロイド結合グロブリン CBG, 10% はアルブミンと
結合している. 半減期は 60〜90 分である. コルチ
ゾールは主に肝臓で還元あるいは水酸化などを受け代
謝される. 代謝物は抱合を受け胆汁中あるいは尿中に
排泄される. コルチゾールの約 1% 以下は代謝を受け
ずに尿中に排泄される. この遊離コルチゾールの一日
排泄量（30〜100 μg）は副腎皮質の機能評価に用いられ
る. CBG は肝臓で合成される. CBG の合成はエスト
ロゲンで増加し, 肝疾患で減少する. エストロゲンが
増加する妊娠中には CBG が増えるため一時的に遊離
型のコルチゾールが減少する. すると, 後述する負の

フィードバックが減少し ACTH 分泌が刺激される.
その結果, コルチゾールの総量は増え遊離型のコルチ
ゾールは正常値に戻る.

　ミネラルコルチコイド受容体はコルチゾールとアル
ドステロンの両方に高い親和性をもつ. また, 血中コ
ルチゾール濃度 4〜18 μg/dL は血中アルドステロン
濃度 30〜300 pg/mL の約 1,000 倍高い. しかし, コ
ルチゾールは腎などでは 11βHSD2 の作用により不活
性型の**コルチゾン** cortisone へと不活性化される. こ
のため, コルチゾールが多量にあってもミネラルコル
チコイド受容体のアルドステロンに対する特異性が腎
臓のほか, 大腸, 唾液腺などで保たれている. 一方,
肝臓などにある 11βHSD1 は還元酵素として働きコル
チゾンからコルチゾールを産生するという逆方向の反
応を触媒する.

　妊娠中胎盤, 胎児の肝に 11βHSD2 があり, 母体由
来のコルチゾールを不活化し, 胎児の成長障害, 代謝
障害が生じるのを防いでいる.

　11βHSD2 は甘草の主成分であるグリチルリチンか
ら腸内細菌の β グルクロニダーゼにより加水分解さ
れ生成される**グリチルレチン酸**とその代謝産物により
阻害される. したがって, 甘草摂取により生体で高濃
度存在するコルチゾールが不活性化されずミネラルコ
ルチコイド受容体に作用し, 血中アルドステロン濃度
は高くないのに高血圧, 低 K 血症, 代謝性アルカ
ローシス, 血漿レニン活性低値というアルドステロン
過剰症と同様の症状を示しうる（**偽性アルドステロン
症**）.

　ステロイドの代謝産物のうち, C17 位, C21 位が
ヒドロキシル基(-OH), C20 位がケトン基（＝O）を有
し C17 位の側鎖がジヒドロキシアセトン dihydroxy-
acetone〔C(OH)-C(O)-CH₂OH〕となっているものが
17-OHCS（17-hydroxycorticosterone）と総称されてい
る. コルチゾール, コルチゾンなどの代謝物の和とな
る.

976 ● 第66章 副腎の機能と分泌調節

副腎アンドロゲン(DHEA, DHEA-S, アンドロステンジオンなど)は1日20 mg以上と比較的多量に合成, 分泌される. 副腎アンドロゲンの主なものはDHEAで循環血液中ではそのほとんどは硫酸基抱合したDHEA-Sである. DHEA-Sとアンドロステンジオンのそのおよそ90%がアルブミンと結合している. DHEAは肝で還元, グルクロン酸抱合され尿中に排泄される. DHEA-Sはそのまま尿中に排泄される. C17位がケトン基をもつものは17ケトステロイド(17KS)と総称され, テストステロン, ジヒドロテストステロン, アンドロステンジオン, DHEAなどの代謝物, あるいはコルチゾールなどの肝臓での代謝物の和となっている.

B 副腎髄質

副腎髄質は副腎の中央部分にあり副腎皮質に取り囲まれている. 副腎髄質は重量にして副腎の10%を占める. 副腎髄質は主にアドレナリン, そして一部ノルアドレナリンを合成し, 分泌顆粒内に貯蔵し, 刺激に応じて分泌している. アドレナリン, ノルアドレナリンはクロム酸により酸化されメラニンとなり褐色になることから**クロム親和性細胞** chromaffin cell (pheochromocyte)とよばれている. クロム親和性(クロマフィン)顆粒内にアドレナリン, ノルアドレナリンのほかATP, ドパミンβ水酸化酵素, エンケファリン, クロモグラニンAが含まれる. ヒトでは副腎髄質のカテコールアミンの85%はアドレナリンで, 15%がノルアドレナリンである.

クロム親和性細胞は一部, 副腎の外にもあり, 腹部大動脈の両側, 下腸間膜動脈起始部などに傍神経節paragangliaを形成し, カテコールアミンを産生している.

副腎髄質は胸髄(T5-T11)の中間質外側核にある交感神経節前ニューロンの支配を受けている.

1 副腎髄質ホルモンの合成

アドレナリンは, チロシンから合成される. チロシンは食物由来であったり, あるいは肝臓でフェニルアラニン phenylalanine から合成される. チロシンは能動輸送により副腎髄質細胞に取り込まれ, カテコールアミン合成の律速酵素である**チロシン水酸化酵素**

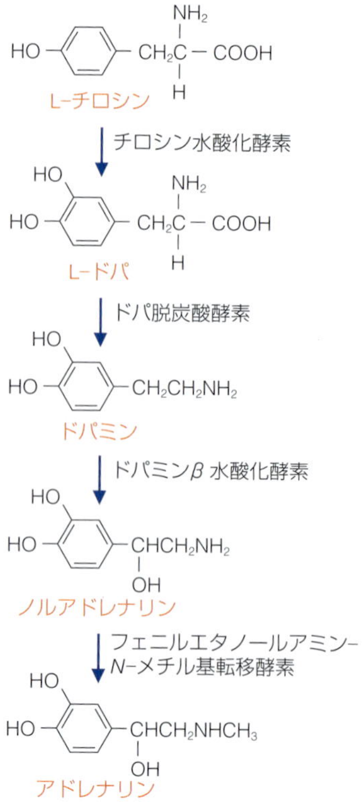

図66-10 カテコールアミン生合成

tyrosine hydroxylase により**L-ドパ**(L-3,4-dihydroxyphenylalanine；L-DOPA)となる. L-ドパはドパ脱炭酸酵素の作用により脱炭酸され**ドパミン** dopamine となる. ドパミンはクロム親和性顆粒に取り込まれ, 顆粒内にある**ドパミンβ水酸化酵素** dopamine β-hydroxylase (DBH)の働きを受け水酸化されノルアドレナリンとなる. 中枢神経系内のアドレナリン作動性ニューロンと副腎髄質細胞には**フェニルエタノールアミン-N-メチル基転移酵素** phenylethanolamine-N-methyltransferase (PNMT)が細胞質に存在しており, ノルアドレナリンは顆粒から細胞質に出てアドレナリンとなる(**図66-10**). アドレナリンは再び顆粒内に**小胞モノアミントランスポーター** vesicular monoamine transporter (VMAT)により取り込まれ, 顆粒内に貯蔵される. PNMTの生合成に副腎皮質ホルモンが必須であることが示唆されている.

2 副腎髄質ホルモンの分泌

低血糖, 血圧低下, 寒冷, 出血, 恐怖の情動刺激といった急性のストレス刺激により副腎髄質からカテ

コールアミン分泌が生じる．カテコールアミン分泌は**闘争・逃走反応** fight-flight response の 1 つである．

副腎髄質を支配している交感神経節前線維が興奮すると，副腎髄質の神経終末からアセチルコリンが分泌される．その結果，副腎髄質細胞のニコチン性受容体が活性化され脱分極が誘発される．すると電位依存性 Ca^{2+} チャネルが開き Ca^{2+} が細胞外から流入する．これにより分泌顆粒の開口分泌 exocytosis が起こり，顆粒内のアドレナリンとノルアドレナリンが分泌される．

安静時の血漿アドレナリン濃度は約 20～50 pg/mL，ノルアドレナリン濃度は 100～300 pg/mL である．アドレナリンはその大部分は副腎髄質から放出されたもので，ノルアドレナリンは主に交感神経の神経終末から放出されたものである．

3 副腎髄質ホルモンの作用

アドレナリン，ノルアドレナリンはアドレナリン α_1，α_2，β_1，β_2，β_3 受容体に作用する．アドレナリンは主として β 受容体賦活化作用（心収縮力増加，気管支拡張，筋血流増加，消化管運動抑制），ノルアドレナリンは α 受容体刺激作用（血管収縮による末梢循環抵抗増加，血圧上昇に伴う圧受容器反射による心拍数低下とその結果の心拍出量減少，消化管括約筋収縮）と糖新生増加が観察される．

副腎髄質からアドレナリンとノルアドレナリン放出を促進させる刺激は，ストレス刺激，激しい運動，飢餓など交感神経系を賦活化する刺激である．

A 心血管系

β_1 受容体が賦活化されると，心筋の収縮力が増大し，ペースメーカー細胞が刺激され刺激伝達系の伝達速度が速くなり心拍数が増加する．これにより，心拍出量が増加する．

α_1 受容体が賦活化されると，血管平滑筋が収縮する．細動脈の収縮は末梢循環抵抗を増加させる．また，細静脈の収縮は静脈還流量を増加させる．

一方，骨格筋の血流は β_2 受容体の刺激により増加する．

ノルアドレナリンは α_1 受容体賦活化作用により，全身の血管を収縮させ血圧上昇をもたらす．血圧上昇による圧受容器反射の結果，心拍数が減少しこの反射性徐脈が心臓への直接の刺激作用を上回り，心拍出量は低下する．アドレナリンは β_2 受容体賦活化作用のため筋血管を弛緩させ，末梢循環抵抗が減少するため拡張期血圧を低下させる．さらに，心臓に対する直接の刺激作用により心拍出量が増加する．

B 平滑筋

内臓平滑筋（消化管，気管支平滑筋，膀胱排尿筋）は β_2 受容体の活性化により弛緩し，括約筋（消化管括約筋，内尿道括約筋）と立毛筋と瞳孔拡大筋は α_1 受容体を介し収縮する．

C エネルギー代謝

アドレナリン，ノルアドレナリンは，血糖値を上昇させ酸素消費を増加させる働きがある．生理的には，激しい運動，飢餓，寒冷曝露のときのエネルギー消費の増加を担っている．

肝臓においては，α_1 受容体を介しグリコーゲン分解と糖新生を促進し，血糖を上昇させる．また，骨格筋のグリコーゲン分解を促進する．

膵臓 α 細胞の β_2 受容体を介しグルカゴン分泌を促進し，β 細胞の α_2 受容体を介しインスリン分泌を抑制する．

脂肪細胞の β_3 受容体を介し中性脂肪の分解を促進し，遊離脂肪酸とグリセロールを分泌させる．

4 副腎髄質ホルモンの代謝

血中のカテコールアミンの半減期は 10～100 秒と短い．カテコールアミンは，クロム親和性細胞や交感神経節後ニューロンの神経終末から再取込みされ再利用されたり，モノアミンオキシダーゼ monoamine oxidase（MAO）とカテコール-O-メチルトランスフェラーゼ catechol-O-methyltransferase（COMT）により代謝分解されバニリルマンデル酸 vanillylmandelic acid あるいはメタネフリン metanephrine などになり尿中に排泄される．

_第**67**_章 ゴナドトロピンと性腺ホルモン

ゴナドトロピンは**性腺刺激ホルモン**ともよばれ，生殖腺の機能発現を促すホルモンの総称であり（**表67-1**），**黄体形成ホルモン** luteinizing hormone（**LH**），**卵胞刺激ホルモン** follicle-stimulating hormone（**FSH**）および**ヒト絨毛性ゴナドトロピン** human chorionic gonadotropin（**hCG**）がこれに含まれる．LHとFSHは，下垂体前葉の塩基好性細胞のうち δ-basophil とよばれるゴナドトロピン産生細胞 gonadotroph において合成・分泌される．LHとFSHは，別々のゴナドトロピン産生細胞から分泌されるのではなく，同一の細胞内で合成・分泌される．

また，妊娠中の胎盤から分泌されるhCGは，第3のゴナドトロピンとして機能を発揮する．hCGは妊娠期以外には産生・分泌されない．ゴナドトロピンは，共通の α サブユニット（糖鎖の位置は異なる）と特異的な β サブユニットからなる．

A ゴナドトロピンの種類

1 黄体形成ホルモン（LH）

黄体形成ホルモン（LH）は，α サブユニットと β サブユニットからなるヘテロ二量体を形成して，それぞれのサブユニットがともに糖と結合している糖タンパク質である．FSH，hCGや**甲状腺刺激ホルモン** thyroid-stimulating hormone（**TSH**）も，LHと類似した構造をとっている．α サブユニットはこれら4つのホルモンに共通（糖鎖の位置は異なる）であり，β サブユニットがLH受容体への結合など生物学的特異性を与えている．LHの半減期は約20分と短い．

2 卵胞刺激ホルモン（FSH）

卵胞刺激ホルモン（FSH）は，LHと同様，α サブユニットと β サブユニットからなる糖タンパク質である．α サブユニットと，FSHに特異的な β サブユニットの複合体がFSH受容体と結合することで生物学的効果を発揮する．FSHの半減期は3〜4時間である．

3 ヒト絨毛性ゴナドトロピン（hCG）

ヒト絨毛性ゴナドトロピン（hCG）は，胎児由来の胎盤組織である栄養膜合胞体層で合成・分泌される．LHおよびFSHと同様に α サブユニットと β サブユニットからなる糖タンパク質である．α サブユニットはLHおよびFSHと同一のポリペプチドからなり，hCG特異的 β サブユニットが生物学的特異性を担う．hCGは，ヒトにおいては妊娠の指標として最も鋭敏なバイオマーカーであり，hCGを検出する簡易妊娠検査キットとして広く利用されている．

Advanced Studies

絨毛性ゴナドトロピン

絨毛性ゴナドトロピンペプチドは，ヒト以外では霊長類とウマにしか確認されていない．しかし，hCG遺伝子はヒトおよび霊長類にしか存在しない．ウマの絨毛性ゴナドトロピンは β サブユニットも含め，LHと完全に同一であり，どちらも同じ遺伝子から発現する．進化的にはLHの作用を妊娠後も持続させるために，胎盤からLH様ホルモンを産生放出するようになったのが起源ではないかと考えられている．

ヒトにおいてゲノム上のhCG β 遺伝子はLH β サブユニット（LH β）遺伝子に隣接して存在している（**図67-1**）．これらの事実は，進化の過程でLH β が遺伝子増幅してhCG β 遺伝子となった可能性を示唆する．LHとhCGの相同性は非常に高く，LH受容体とhCG受容体が同一であることも，これを支持する事象の1つである．

3種のゴナドトロピンは α サブユニットが共通しているが，このことが絨毛性ゴナドトロピンが新たな第3のゴナドトロピンとして機能できた理由の1つかもしれない．

B ゴナドトロピンの分泌調節

1 GnRHによるLH/FSHの分泌制御

先述したように，LHおよびFSHは下垂体前葉のゴナドトロピン産生細胞で合成されているが，これらの分泌は**ゴナドトロピン放出ホルモン** gonadotropin-releasing hormone（**GnRH**）に依存して起こる．

B ゴナドトロピンの分泌調節

表 67-1 ゴナドトロピンの種類

名称	構造	分泌する細胞	血中半減期
黄体形成ホルモン (LH)	αサブユニットとβサブユニットからなる糖タンパク質．αサブユニットは3種共通で，βサブユニットが特異的な構造を示す．	下垂体前葉の塩基好性細胞	約20分
卵胞刺激ホルモン (FSH)		下垂体前葉の塩基好性細胞	約3〜4時間
ヒト絨毛性ゴナドトロピン (hCG)		胎児の栄養膜合胞体層（胎盤の一部）	約24〜30時間

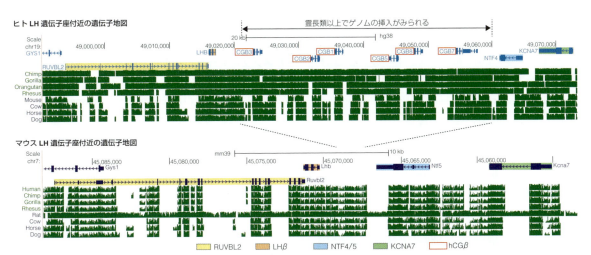

図 67-1 ヒト絨毛性ゴナドトロピンβサブユニット(hCGβ)遺伝子座の比較ゲノム

ヒトLHβ遺伝子座近傍のゲノムをみると，hCGβ遺伝子が隣接して合計5つも存在することがわかる(CGB, CGB1, CGB2, CGB5, CGB8とそれぞれ表記)．マウスLHβ遺伝子座近傍と比較すると，マウスにはhCGβ遺伝子自体が存在しないことがわかる．hCGβ遺伝子群の領域以外は遺伝子の種類や順序がヒトとマウスで保存されている．このことから，絨毛性ゴナドトロピン遺伝子は，進化上，霊長類以上でLHβ遺伝子の増幅が起こり，新たなLH様ホルモンとして獲得されたことが想像できる．種間のゲノム配列の相同性を，ヒトおよびマウスそれぞれの遺伝子地図の下に示してある．hCGβ遺伝子に対応する領域に，霊長類以外の種でもゲノムの相同領域が島状にマップされているが，これはマウスのLHβ遺伝子領域が繰り返しマップされているものである．

〔The UCSC Genome Browser (Nassar, et al : Nucl Acids Res. 2023)をもとに著者により作成．http://genome.ucsc.edu 上図：Human Genome Assembly hg38, Dec. 2013. 下図：Mouse Genome Assembly mm39, Jun. 2020〕

A GnRHの構造

GnRHは10個のアミノ酸からなるペプチドホルモンで，GnRHニューロンにおいて産生されている（図67-2）．GnRHのmRNAは，92個のアミノ酸からなるプレプロホルモンをコードしており，まず23個のアミノ酸からなるシグナルペプチドを切断してホルモン前駆体となる．さらにこの前駆体が切断され，10個のアミノ酸からなるGnRHと56個のアミノ酸からなる**GnRH関連ペプチド** GnRH associated peptide（**GAP**），およびこれらを連結していた3個のアミノ酸のペプチドが産生される（図67-2）．GAPはプロラクチンを抑制する因子として機能している．

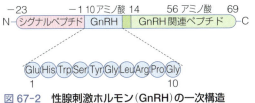

図 67-2 性腺刺激ホルモン（GnRH）の一次構造

B GnRHニューロン

GnRHニューロンは，主として内側視索前野などの視床下部に多くみられるが，特定の神経核のみに集中して存在するわけではなく，前脳基底部とよばれる領域にも広く散在している．GnRHニューロンは，神

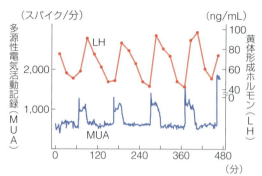

図 67-3 視床下部に存在するパルスジェネレーターの活動に依存した LH 分泌
上の折れ線グラフは卵巣摘出アカゲザルにおける末梢血中 LH 濃度の律動的変動．下は，視床下部正中基底部における多源性電気活動記録 multiple-unit-activity（MUA）で観察されたパルス状の発火．
〔Wilson RC, et al：Central electrophysiologic correlates of pulsatile luteinizing hormone secretion in the Rhesus Monkey. Neuroendocrinology 39：256-260, 1984 より転載〕

経上皮由来ではなく，鼻プラコード由来の細胞が脳内に移動することで形成されることがわかっている．

❷ GnRH 受容体と細胞内情報伝達機構

下垂体門脈に放出された GnRH は，下垂体前葉のゴナドトロピン産生細胞膜上にある GnRH 受容体に作用して機能を発揮する．GnRH 受容体は 7 回膜貫通型の G タンパク質結合型受容体であり，$G\alpha q$ と結合している．

GnRH が受容体に結合すると，ホスホリパーゼ C（PLC）が活性化し，ホスファチジルイノシトール 4,5-二リン酸（PIP_2）をイノシトール 1,4,5-三リン酸（IP_3）とジアシルグリセロール（DAG）へ分解する．IP_3 と DAG はともに細胞内セカンドメッセンジャーとして機能する．IP_3 による小胞体からの Ca^{2+} の放出により，細胞内の Ca^{2+} 濃度が上昇し，分泌顆粒に貯留しているゴナドトロピンの分泌が起こる．また，LH および FSH の合成も同時に亢進させる．

❸ LH/FSH のパルス状分泌

Ⓐ GnRH のパルス状分泌

GnRH の分泌は 1〜2 時間に 1 度の間隔で**数分間パルス状**（間欠的）に起こるが，GnRH のパルス状分泌は卵胞の発育に不可欠であり生理学的にも臨床医学的にも重要な現象である．GnRH 血中半減期は数分間ときわめて短いため，LH にみられる 1〜2 時間間隔の律動的な分泌の高まりが，この GnRH のパルス状の分泌に依存して生み出されていることがわかる（図 67-3）．LH のパルス状分泌は，後に述べるフィードバックによるホルモン分泌制御とは独立している．FSH は半減期が長いため，血中濃度の律動的な高まりは LH に比べると不明瞭である．

GnRH ニューロンの間欠的な**バースト状の発火**に依存して生じる GnRH のパルス状分泌は，視床下部の主として弓状核 arcuate nuclei（ARC）に存在する**パルスジェネレーター**によって制御されている．パルスジェネレーターを構成する神経細胞として特に重要な役割を担っているのがキスペプチン kisspeptin ニューロンである．弓状核のキスペプチンニューロンは，キスペプチンに加えニューロキニン B neurokinin B（NKB）およびダイノルフィン dynorphin（Dyn）を共発現することから KNDy ニューロンと呼ばれ，局所で互いに神経回路を形成することで，GnRH のパルス状分泌を制御している．

Ⓑ GnRH のパルス状分泌による生理機能調節

この GnRH のパルス状の分泌は LH および FSH の基礎分泌の調節に深く関わっている．例えば，外部からの GnRH の持続的投与によって LH および FSH の分泌が抑制される．特に，半減期の長い合成 GnRH アナログを持続的に投与した場合，GnRH 受容体との持続的な結合による GnRH 受容体のダウンレギュレーションが起こり，LH および FSH の分泌は強く抑制される．この仕組みは，性腺の機能抑制や前立腺癌の治療など，ゴナドトロピンの抑制が必要な場合に利用されている．

逆に，外部から GnRH をパルス状に投与することで，**カルマン Kallmann 症候群**など GnRH ニューロンの欠失による**下垂体機能不全性性腺機能不全症**の女性患者の治療を行うことができる．パルス状の GnRH 投与によって下垂体前葉からの LH および FSH の分泌を惹起することができ，正常な卵胞形成と排卵を誘発するのみならず，妊娠することも可能になる．このような性質を利用して，GnRH アナログは臨床で性腺機能調節を目的とした治療に活用されている．

📖 巻末付録 問題 66．原発性無月経 ➡ 1103 頁参照．

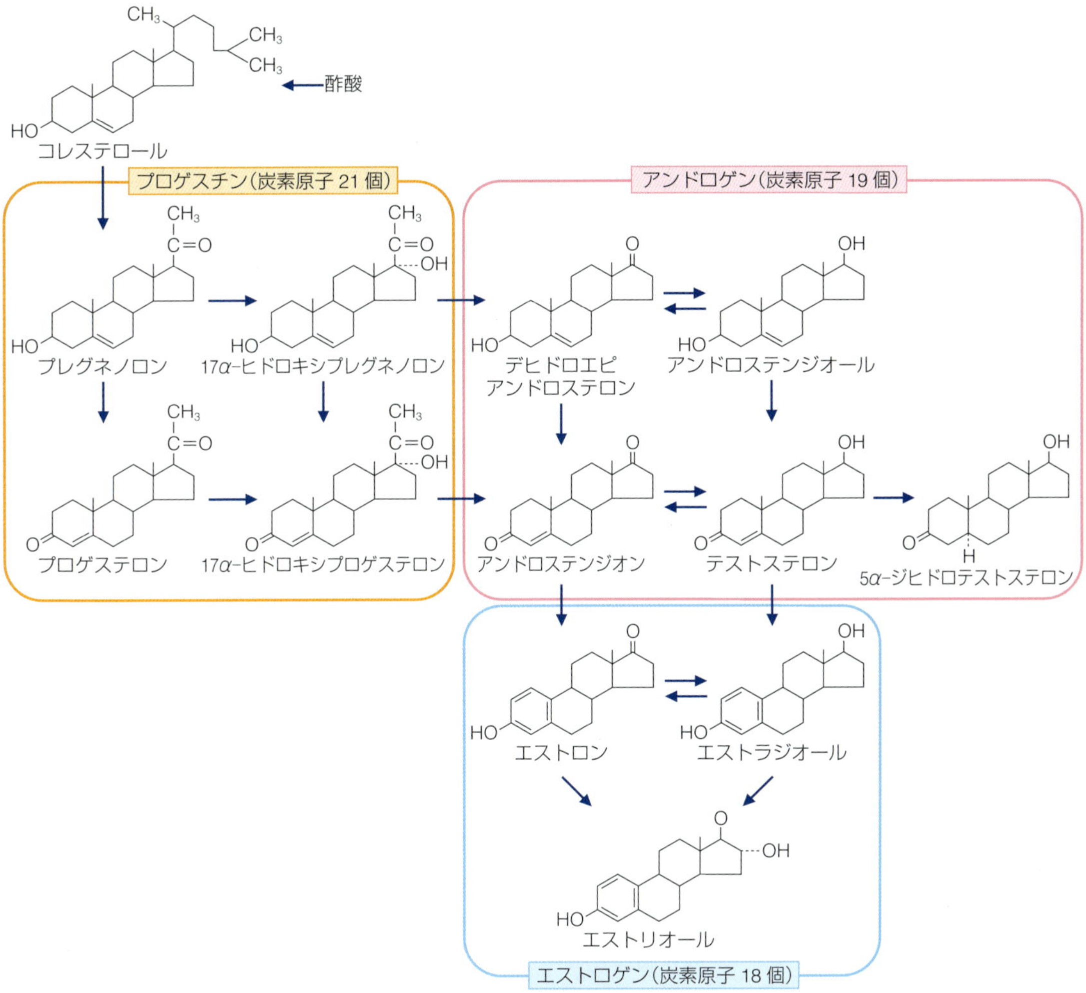

C　性腺ホルモン ● **981**

図 67-4　性ステロイドホルモンの生合成系
炭素数 27 個のコレステロールを原料として，まず炭素数 21 個のプロゲスチンが合成される．続いてプロゲスチンを原料として炭素数 19 個のアンドロゲンが合成される．そして，最後にアンドロゲンを原料として炭素数 18 個のエストロゲンが合成される．プロゲスチンやアンドロゲンは，それ自体が性ホルモンとして機能すると同時に，別の性ホルモン合成の中間産物として存在する場合もある．

C　性腺ホルモン

　卵巣や精巣および胎盤から合成分泌される性腺ホルモンには，ステロイドホルモンとペプチドホルモンがある．

1　性腺ステロイドホルモン

　性腺ステロイドホルモンはエストロゲン，プロゲスチン，アンドロゲンがあるが，これらはすべてコレステロールを原料とする一連の生合成経路の中で合成さ

れる（**図 67-4**）．分泌されたエストロゲンおよびアンドロゲンは，血中では sex hormone binding globulin（SHBG）と結合している．プロゲステロンは SHBG とは結合せず，コルチゾル結合グロブリンと結合し，全身の標的器官まで運ばれる．生理活性をもつのは遊離型で，約 1〜5% である．

A　卵巣ホルモン

　卵巣の性腺ステロイドホルモンは，主として卵胞ホルモン（エストロゲン）と黄体ホルモン（プロゲスチン）の 2 種類がある．

1 ● エストロゲン estrogen

エストロゲンはエストロン，エストラジオール，エストリオールの3種のホルモンの総称である．LHの作用を受けて，卵胞上皮の卵胞膜細胞でまずアンドロゲンの合成が起こり，隣接する顆粒膜細胞でさらに芳香化酵素処理を受けてエストロゲンとなり分泌される．エストロゲンは卵巣と胎盤で主として合成分泌されるが，副腎皮質や精巣でも少量合成される．

2 ● エストロゲンの作用

エストロゲンは女性の副生殖器官の発育と機能を促進させ，第二次性徴を発現させ，排卵のための**LHサージ**を引き起こす．

子宮内膜を増殖させ，血管新生や子宮腺の発達を促すとともに，子宮筋層の増殖・肥大をもたらし，オキシトシン受容体発現を亢進させてオキシトシンに対する反応性を高める．子宮頸部に対しては，頸管腺の増殖を促して頸管粘液の分泌を亢進させる．腟に対しては粘膜の肥厚と粘膜上皮細胞の角化を引き起こす．乳腺へは，プロゲステロンや成長ホルモンおよび糖質コルチコイドとの共同作用で乳腺の発達を促す．乳汁分泌に対しては，エストロゲンは抑制的に働く．

その他，エストロゲンは骨吸収を抑制し，骨形成を促進する作用をもつ．閉経後の女性で骨密度が低下し，**骨粗鬆症**に陥りやすくなるのは，このためである．また，エストロゲンはコレステロール代謝など脂質代謝に作用し，HDLコレステロールの増加，LDLコレステロールの減少，中性脂肪の減少などに働く．

3 ● プロゲスチン progestin

プロゲスチンには**プロゲステロン** progesterone と17α-ヒドロキシプロゲステロンがあり，人工的に合成されたプロゲステロン製剤も含むが，事実上プロゲステロンが生理作用を担う．主として卵巣および胎盤で合成分泌される．プロゲステロンはすべてのステロイドホルモン合成の中間産物であり，精巣のライディッヒ Leydig 細胞や副腎皮質でも産生され，一部血中に分泌される．

4 ● プロゲスチンの作用

プロゲステロンは，エストロゲンがあらかじめ作用している状態で効果を発揮するという協力作用がある．しかし，これには両者の量比が一定の範囲内にあることが必要であり，両者の量比が適切な範囲を逸脱している場合には，両者は拮抗的に働く．

プロゲステロンは受精卵の着床，および妊娠の維持に必須のホルモンである．妊娠中の黄体から大量に分泌され，子宮筋を過分極させることで子宮運動を抑制，視床下部および下垂体への負のフィードバックによるLHとFSHの抑制，エストロゲンの発情誘起作用に拮抗，などの作用で妊娠を維持させるように働く．また，プロゲステロンは体温中枢に作用し，体温を上昇させる．月経周期における黄体期の基礎体温上昇もこの作用による．

B 精巣ホルモン

1 ● アンドロゲン androgen

精巣から合成分泌される性ホルモンである**アンドロゲン**の主要なものは，**テストステロン** testosterone であり，コレステロールから合成される．アンドロゲンは男性胎児期および思春期に分泌が高まり，小児期は低値で推移する．テストステロンの一部は，末梢で還元酵素によって，より生理活性の強い5α-ジヒドロテストステロンに変換する．

2 ● アンドロゲンの作用

テストステロンは，胎生期から，精巣のライディッヒ細胞より分泌され，生殖機能や精子形成の調節とともに，胎生期のウォルフ管分化，発達期の脳の性分化，思春期の身体男性化（骨格筋の発達や声帯の男性化）などに関与する．

一方，外性器の男性化や男性型の発毛・脱毛にはジヒドロテストステロンが不可欠で，テストステロン還元酵素の欠損により，外性器の女性化が生じる．また，テストステロンの筋肉増強作用は，スポーツにおけるドーピングにも用いられ，問題となっている．

アンドロゲンはFSHと協調して精巣のセルトリ細胞に作用し，精子形成を促進する．また，精巣上体における精子成熟にも関与する．

アンドロゲンは視床下部および下垂体に対する負のフィードバックにより，下垂体からのLHおよびFSHの分泌を抑制する．

2 性腺ペプチドホルモン

1 ● インヒビン inhibin

インヒビンは134個のアミノ酸からなるαサブユ

ニットと，116個のアミノ酸からなるβA サブユニット，あるいは 115 個のアミノ酸からなるβB サブユニットがジスルフィド結合した二量体のタンパク質である．α サブユニットと βA サブユニットで構成されるインヒビン A，α サブユニットと βB サブユニットのインヒビン B が存在する．

2 ● アクチビン activin

アクチビンはインヒビンの β サブユニットがそれぞれジスルフィド結合したもので，その組合せによりアクチビン A（βAβA），アクチビン AB（βAβB），アクチビン B（βBβB）がある．

3 ● インヒビンとアクチビンの働き

インヒビンもアクチビンも卵巣（顆粒膜細胞）および精巣（セルトリ細胞）で産生され，生殖機能との関連が注目されていたが，アクチビンは生体内の広範囲の組織で発現していることが明らかとなり，それぞれの組織でオートクライン的にも働くことがわかってきている．

インヒビン A はアクチビンと拮抗し，下垂体における FSH の分泌を抑制する．女性ではインヒビン A は主席卵胞および黄体で産生され，血中への分泌は卵胞の成熟，排卵，黄体の成熟を反映して増減する．

インヒビン B の血中濃度は，卵胞期におけるゴナドトロピン依存性に発育を開始した発育卵胞の数と大きさを反映する．

アクチビン は TGF-β スーパーファミリーに属するペプチドホルモンであり，最初に FSH 分泌促進因子として卵胞液から単離された．二次卵胞の顆粒膜細胞で合成されたアクチビンがパラクライン/オートクライン的に作用し，顆粒膜細胞における FSH 受容体の発現を誘導することで FSH 依存性を獲得する．また，下垂体前葉にもアクチビンの発現がみられるが，ここでもアクチビンはパラクライン/オートクライン的に作用し FSH の分泌を促進する．

D ゴナドトロピンによる性機能制御

1 女性の性機能制御の発達

LH および FSH は思春期以降の妊娠可能年齢の女性のみに高い分泌がみられるわけではない．

LH および FSH の分泌は，胎生期に始まっている．これは，胎児由来の GnRH の刺激に依存した分泌である．胎児の脳では，かなり早い時期に GnRH ニューロンの出現が起こり，胎生約 23 週までに視床下部-下垂体前葉系は機能するようになり，胎児期に最初の LH および FSH の**サージ** surge（ホルモン分泌の大波）が起こる．さらに，出生直後に 2 回目の LH および FSH のサージが起こり，その後，小児期には LH および FSH の分泌は非常に低値となる（図 67-5）．

思春期に入り，レム睡眠時に同期して視床下部から GnRH のパルス状分泌が起こるようになる．これに依存して LH および FSH の夜間のパルス状分泌が開始される．最初は睡眠時にのみみられる GnRH のパルス状の分泌も次第に一日を通して起こるようになり，LH および FSH のパルス状分泌も一日中みられるようになる．このような状態になると，月経周期が始まり生殖可能になる（図 67-5）．

2 月経周期制御

ゴナドトロピンの役割は生殖器の発達や性ホルモンの分泌を促し，身体の男性化あるいは女性化といった性成熟を制御するとともに，生殖機能をコントロールすることにある．ことに，女性の生殖可能年齢にみられる月経周期は，脳・下垂体・卵巣が非常に繊細かつ巧妙にホルモン分泌を制御することによって成り立っている．月経周期の破綻は生殖に直接的に影響するため，子孫をつなぐという生物の最も根源的で重大な機能であるといえる．

A 卵胞への作用

卵巣内では，原始卵胞から一次卵胞，さらに二次卵胞から成熟卵胞（グラーフ卵胞）へと成長し，LH サージの刺激に依存して排卵が起こる．ゴナドトロピン依存性は二次卵胞から成熟卵胞への過程で獲得される．二次卵胞では，卵周囲の**顆粒膜細胞**とそれをとりまく卵胞膜の内側を構成する**莢膜細胞**が形成される．まず，顆粒膜細胞から合成分泌されるアクチビンがパラクライン/オートクライン的に作用することで，顆粒膜細胞は FSH 受容体の発現が誘導され FSH 依存性を獲得する．さらに卵胞の成熟が進むと，顆粒膜細胞および莢膜細胞に LH 受容体が発現する．LH および FSH の作用により，排卵前の卵胞では主要な**エスト**

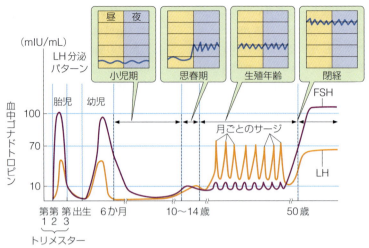

図67-5 ヒト女性における年齢に伴う血中ゴナドトロピン濃度の変化
胎生期と出生直後の乳児期前半頃にLHおよびFSHのピークがみられる．その後，小児のときは低値であるが，思春期が到来するとLHおよびFSH値は徐々に上昇し，次第に1か月周期の定期的な振動が開始される．思春期のLH分泌には，夜間に高い日内リズムがみられる．

ロゲンであるエストラジオールがコレステロールを原料として合成分泌される．具体的には，LHは莢膜細胞でのアンドロゲン産生を誘導し，このアンドロゲンが基底膜を通過して顆粒膜細胞に移り，FSHの作用で誘導されたアロマターゼによってエストラジオールへと変換される．

B 排卵の誘発

エストロゲンは，月経周期に依存した特徴的なホルモン分泌調節機構があり，排卵直前の時期にのみエストロゲンが視床下部キスペプチンニューロンに対する**正のフィードバック** positive feedback により，さらにGnRHおよびLH・FSHの分泌を亢進させる．その結果，排卵直前にLHおよびFSHの血中濃度が急激に上昇するサージが起こり，排卵が誘発される．血中半減期の違いにより，半減期が非常に短いLHでは顕著にこのサージがみられることから，特にこの排卵直前のゴナドトロピンの急激な分泌上昇を**LHサージ**と呼ぶ．

LHサージの中枢は**サージジェネレーター**と呼ばれ，視床下部内側底部に存在する．GnRHニューロンにはエストロゲン受容体の発現が認められずキスペプチン受容体であるGPR54が発現していること，さらにキスペプチンニューロンにおけるエストロゲン受容体が発現していることから，エストロゲンはGnRHニューロンではなくキスペプチンニューロンに作用することで正のフィードバックを成立させLHサージを誘導する．

ヒトにおいてもキスペプチンの投与によってLHサージが誘導されることから，やはりキスペプチンニューロンがサージジェネレーターとして不可欠であることがわかっている．マウスやラットなどのげっ歯類においては前腹側脳室周囲核がサージジェネレーターとして機能しているが，ヒトを含む霊長類では前腹側脳室周囲核にキスペプチンニューロンは認められず，視索前野および弓状核などがサージジェネレーターとしての機能をもつと考えられている．

排卵を制御するGnRHサージおよびこれに引き続くLHサージは，1日のなかでも決まった時間帯にみられることが知られている．これには生物時計が関与し，概日リズムの中枢である視交叉上核からキスペプチンニューロンへ時刻情報が伝達されることで生み出されていることが，げっ歯類で確認されている．ヒトにおいても，このLHサージの概日リズム性制御は，交替制勤務者の月経周期異常などの観点からも医学的に重要である．

C 排卵後の作用

排卵が起こった後，卵胞は**黄体**に変わる．卵胞に残った莢膜細胞および顆粒膜細胞は，機能的にも形態

的にも**黄体細胞**となり，コレステロールを原料にして黄体ホルモンである**プロゲステロン**と大量の**エストラジオール**を合成・分泌し始める．また，黄体細胞はペプチドホルモンである**インヒビン**を分泌するようになる．黄体から分泌されるプロゲステロン，エストラジオール，そしてインヒビンは，協調して視床下部および下垂体前葉に強いネガティブフィードバックをかけることで，GnRH および LH・FSH の分泌を低く抑制する（図 67-6）．そのため，妊娠が成立しなかった場合，月経周期の後半の黄体期には血中ゴナドトロピンは低値となる．

閉経期に入ると卵巣からの性ホルモンの分泌能が低下し，負のフィードバックがかからなくなることによって LH および FSH が持続的に高値となる．

3 男性の性機能制御

視床下部からの GnRH 分泌に依存した下垂体前葉の LH および FSH の分泌制御機構は，男性でも女性でも同じである．男性において，LH〔男性の場合，間細胞刺激ホルモン（ICSH）とも〕および FSH の標的器官は，男性の性腺である精巣である．

A 精巣の内分泌の成長

胎生期には，胎盤から分泌される hCG の刺激によって，胎児の精巣からテストステロンが産生分泌される（図 67-7）．この胎児精巣からのテストステロン分泌は，男性生殖器の形成に必須である．

出生後から思春期に入るまで，精巣からのテストステロン分泌は低下する．思春期に入ると，視床下部などからの GnRH の分泌と，それに刺激されて LH と FSH の下垂体前葉からの分泌が始まり，精巣からのテストステロン分泌が亢進する（図 67-7）．

B LH の作用

LH は，精巣の**ライディッヒ Leydig 細胞**に作用し，代表的なアンドロゲンの 1 つであるテストステロンの合成・分泌を促す．テストステロンをはじめとするアンドロゲンは，コレステロールを前駆体として合成される．

分泌された**テストステロン**は，精細管上皮に作用し，Sertoli 細胞などを介して，アンドロゲン受容体

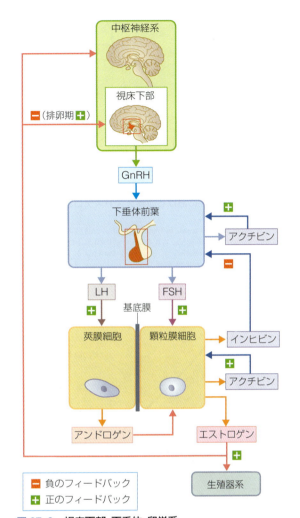

図 67-6　視床下部-下垂体-卵巣系

GnRH ニューロンは，視床下部の弓状核を中心とする正中基底部などに存在する神経細胞体から正中隆起まで軸索投射し，GnRH を毛細血管に分泌する．GnRH は下垂体門脈を経て下垂体前葉に作用し，ゴナドトロピン産生細胞から LH および FSH の分泌を促す．LH および FSH はともに卵巣に作用する．LH は莢膜細胞に作用しアンドロゲンの生合成および分泌を促す．アンドロゲンは隣接する顆粒膜細胞に入りアロマターゼの作用によりエストロゲンに変換される．FSH は顆粒膜細胞に作用し，エストロゲンを合成するアロマターゼやアクチビンおよびインヒビンの生合成を亢進させ，エストロゲン，アクチビン，インヒビンの分泌を促す．視床下部-下垂体-卵巣系の制御のうち，エストロゲンが視床下部と下垂体前葉細胞の両方にネガティブフィードバックをかけるのに対し，インヒビンは下垂体前葉細胞にのみ作用する．視床下部-下垂体-卵巣系の制御において最も特徴的なのは，排卵の直前の期間にのみエストロゲンによって視床下部キスペプチンニューロンに対しポジティブフィードバックがかかることである．この機構によって排卵を促す LH サージが起こる．

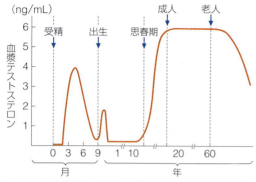

図 67-7 ヒト男性における血漿テストステロンの年齢に伴う変化

〔Griffin JE, et al：The testis. In Bondy PK, et al (eds)：Metabolic Control and Disease. Philadelphia, WB Saunders, 1980 および Winter JS, et al：Pituitary-gonadal relations in infancy. 2 Patterns of serum gonadal steroid concentrations in man from birth to two years of age. J Clin Endocrinol Metab 42：679-686, 1976 より作成〕

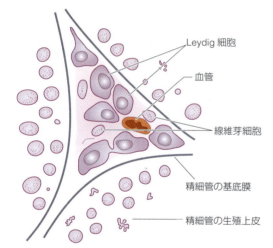

図 67-9 精巣の間質に存在する Leydig 細胞（間細胞）

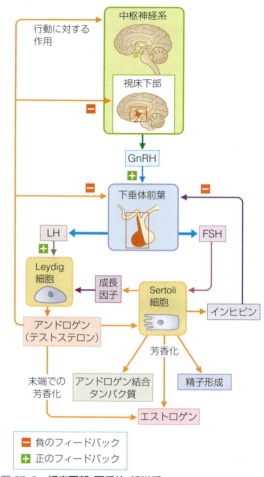

図 67-8 視床下部-下垂体-精巣系

視床下部の弓状核を中心とする正中基底部などに存在する神経細胞から GnRH が正中隆起の毛細血管に分泌される．GnRH は下垂体門脈を経て下垂体前葉に作用し，ゴナドトロピン産生細胞から LH および FSH の分泌を促す．LH および FSH はともに精巣に作用し，LH は Leydig 細胞からテストステロンを中心とするアンドロゲンを分泌させ，FSH は Sertoli 細胞からのインヒビンおよびアンドロゲン結合タンパク質の分泌を促す．視床下部-下垂体-精巣系の負のフィードバックは 2 つの系統により起こる．1 つはテストステロンが担う視床下部および下垂体前葉細胞への作用で，視床下部からの GnRH 分泌および下垂体前葉細胞からの LH 分泌の抑制である．もう 1 つは，インヒビンが下垂体前葉細胞に作用し，FSH の分泌を抑制する制御機構である．

を発現する．また，テストステロンは，下垂体前葉および視床下部に作用し，LH や FSH および GnRH の分泌を抑制する（**負のフィードバック**）（**図 67-8**）．

Leydig 細胞は，精細管の間の間質に存在するエオジン好性の多角形あるいは球形の細胞集団として認められる．電子顕微鏡では管状クリステをもつミトコンドリアとよく発達した滑面小胞体が観察され，ステロイド系ホルモン合成細胞としての特徴を備えている（**図 67-9**）．

C FSH の作用

FSH は，精巣の精細管の精上皮にある**セルトリ Sertoli 細胞**に作用する．セルトリ細胞は，FSH の刺激により，**アンドロゲン結合タンパク質** androgen-binding protein（**ABP**）を精細管腔に分泌する．ABP は，テストステロンと結合して精細管の局所のテス

ステロン濃度を高める効果があり，発達中の精子細胞の精子形成を促進させる．

またFSHの作用により，Sertoli細胞から**インヒビン**が合成・分泌される．男性においてインヒビンは，下垂体前葉ゴナドトロピン産生細胞に対して強力な負のフィードバック作用をもち，下垂体前葉からのLHおよびFSHの分泌を抑制する（**図67-8**）．

❹ ヒト絨毛性ゴナドトロピンの役割

1 ● 月経期

排卵後の黄体は，プロゲステロンやエストラジオールなどのホルモンを大量に分泌するが，この間に妊娠が成立しなければ，排卵後11〜12日後に黄体が退化しはじめ，プロゲステロンやエストラジオールの分泌量は急速に減少する．黄体は白体となり，増殖し肥厚していた子宮内膜は薄い基底層を残して脱落し，**月経**が起こる．

2 ● 妊娠期間

一方，排卵後受精が起こり，妊娠が成立した場合，受精卵から発生した**栄養膜合胞体層**の細胞から**ヒト絨毛性ゴナドトロピン（hCG）**が分泌されるようになる．hCGは，LHとよく似た構造と機能を有した糖タンパク質である．

hCGは，月経周期の最後に起こる黄体から白体への退化を防いで，妊娠黄体へとさらに発達させ，大量のプロゲステロンとエストラジオールを持続的に分泌させる．この持続する性ホルモンの大量分泌により，下垂体前葉のLHおよびFSHの分泌は抑制され続け，妊娠期間中の排卵および月経周期を止める．

3 ● 胎児への作用

hCGは，胎児期の男児精巣に作用し，間質に存在するLeydig細胞を発生させる．Leydig細胞はテストステロンを合成・分泌し，男性胎児の生殖器の形成を促す．つまり，hCGは，子宮内膜の脱落を防ぎ，妊娠を維持するだけでなく，胎児の正常な発育にも必須の働きをもつ．

第68章 甲状腺刺激ホルモンと甲状腺ホルモン

A 甲状腺の構造

甲状腺 thyroid gland は，甲状軟骨喉頭隆起と鎖骨の間に位置する(図68-1)．気管側面に右葉と左葉があり，峡部でつながっている．峡部は上方に突出して錐体葉となるときがある．甲状腺周囲には気管・食道，血管や神経線維が豊富に存在する．特に反回神経(迷走神経の運動枝)は，甲状腺の背部内側に接し，甲状腺手術の際に傷つくと声帯麻痺を生じる．両葉背側には上下2対の副甲状腺(上皮小体)が存在する．

甲状腺は，組織的には**濾胞** follicle とよばれる球形構造の集合体である．濾胞は単層の**濾胞(上皮)細胞** follicular (epithelial) cell と，**コロイド** colloid とよばれる糖タンパク質が豊富な液体で満ちた**濾胞腔** follicular lumen からなる．濾胞で合成された**甲状腺ホルモン** thyroid hormone は周囲の毛細血管へ分泌される．また，濾胞とは独立にカルシトニンを分泌し，カルシウム代謝(→第69章，1001頁参照)に関与する**C細胞**も存在する．

B 視床下部-下垂体-甲状腺系

甲状腺ホルモンの合成と分泌は，視床下部-下垂体-甲状腺系の負のフィードバックにより調節される．このシステムには，下垂体前葉から分泌する**甲状腺刺激ホルモン** thyroid-stimulating hormone (**TSH**)または**サイロトロピン** thyrotropin と，視床下部室傍核で合成され，下垂体門脈血中に分泌する**甲状腺刺激ホルモン放出ホルモン** thyrotropin-releasing hormone (**TRH**)が関与する．

一方，甲状腺ホルモンは，TSH や TRH の合成や分泌を抑制する(図68-2)．視床下部-下垂体-甲状腺系はさまざまな刺激により修飾を受ける．

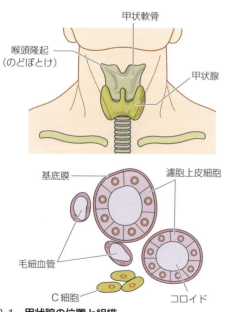

図68-1　甲状腺の位置と組織

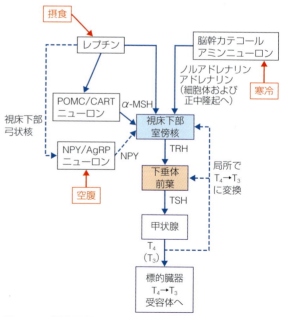

図68-2　視床下部-下垂体-甲状腺系の調節
実線は促進，点線は抑制を示す．

A　TRHの構造と合成・分泌調節

TRHは**ピログルタミン酸-ヒスチジン-プロリンアミド**（pyroGlu-His-ProNH$_2$）からなるトリペプチドで、視床下部を中心に脳内に広く局在する。また、膵島や腸管にも局在する。ヒトプレプロTRHは、8個のアミノ酸からなるプロTRHを6個含む（図68-3）。プロTRHはプロテアーゼなどで切り出された後、さまざまな修飾を受け、生物活性型となる。TRHニューロンは脳内に広く分布しているが、視床下部室傍核に局在するTRHニューロンが正中隆起まで軸索を伸ばし、下垂体門脈血中にTRHを分泌し、TSHの合成、分泌を調節する。外因性TRH投与は多量になるとプロラクチン分泌を促進するが、先天的にTRHを欠く動物でもプロラクチン血中濃度は変化しないことから、TRHは生理的濃度ではプロラクチン分泌には影響しないと考えられてきた。しかし、近年、甲状腺機能低下によるTRH分泌促進がプロラクチン分泌増加を介して不妊の原因の1つになることが明らかとなり、持続的TRH高値による視床下部-下垂体-生殖腺系への影響が危惧されている。

TRHの分泌や合成はさまざまな因子により調節される（図68-2）。室傍核には脳幹の温度感受性ニューロンから伸びた多くのアドレナリンおよびノルアドレナリン作動性神経終末が局在する。寒冷曝露はアドレナリンβ受容体を介してTRH合成を促進するとともに、細胞体や正中隆起の終末においてアドレナリンα受容体を介してTRH分泌を促進する。この現象は、ヒトでは新生児や乳児に限られ、成人になると寒冷曝露によるTSH上昇は明確ではなくなる。甲状腺ホルモンは基礎代謝調節を介し、体温維持に重要であるが、急激な温度変化に対しては、成人では交感神経系や震え熱産生などの寄与率が甲状腺系よりも大きくなるためと考えられている。ただし、交感神経による産熱作用には甲状腺ホルモンの基礎分泌が不可欠である（後述）。摂食などによる身体のエネルギー状態変化もTRHニューロンを介して甲状腺系に影響する。TRHニューロンには視床下部弓状核のNPY/AgRPニューロン、およびPOMC/CARTニューロンからの入力があり、またレプチン受容体が発現している。満腹時にはα-MSHおよびレプチンを介しTRHの合成が促進し、空腹時にはNPYがTRH合成を抑制する。一方、甲状腺ホルモンはプレプロTRH mRNAの転写やプレプロTRHタンパク質のプロセッシングも抑制する。甲状腺ホルモンによるTRH遺伝子調節機構の詳細は明らかではない。

TSH産生細胞（サイロトローフ thyrotroph）においてTRHはTSH分泌のセットポイントを決定する。TRH受容体はGタンパク質共役型受容体である。TRHが結合するとG$_{q/11}$を介しホスホリパーゼCが活性化する。また、TRH受容体はMAPキナーゼ系も活性化させる。これらの系の活性化によりTRHは

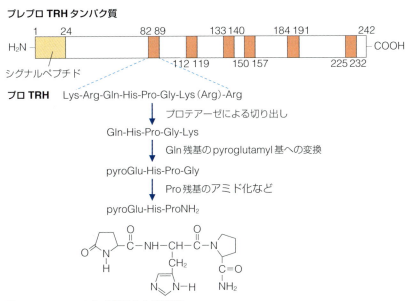

図68-3　TRHの合成経路と化学構造

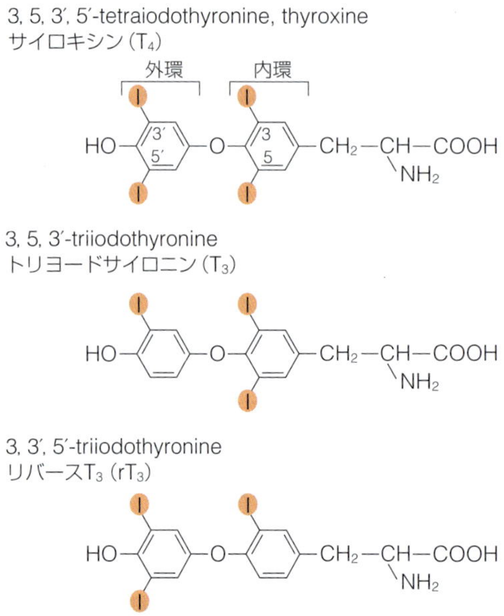

図 68-4　甲状腺ホルモンの化学構造
この3種類とも甲状腺から分泌されるが，核内受容体と結合するのは，T_3 と T_4 の2つである．rT_3 の生理作用は明らかではないが，核内受容体を介さない作用があるといわれている．

TSH 分泌や α および β サブユニットへの糖鎖付加も促進する．

B　TSH の構造と合成・分泌調節

TSH は，下垂体前葉細胞の約5%を占める**サイロトローフ**で合成・分泌される糖タンパク質ホルモンである．TSH は**黄体形成ホルモン** luteinizing hormone (LH)，**卵胞刺激ホルモン** follicle-stimulating hormone (FSH)，**ヒト絨毛性ゴナドトロピン** human chorionic gonadotropin (hCG) と共通の α サブユニットと，TSH に固有な β サブユニットからなる．

生物活性発現には β サブユニットと α サブユニットとの結合が必須である．TSH は1日あたり100〜400 mU 分泌される．**甲状腺機能低下症**では15倍以上の分泌量になることもある．血中半減期は約50分である．TSH 分泌には日内変動があり，ヒトでは午後11時から午前5時の間にピークとなる．TSH の合成と分泌は，主に TRH および甲状腺ホルモンにより調節される．

また，薬理的量のソマトスタチンには TSH 分泌の抑制作用があるが，**先端巨大症**（GH 分泌性腫瘍）治療のためにソマトスタチンの長期投与を続けても甲状腺機能低下症とはならないことから，抑制作用は弱いと考えられる．

TSH の合成・分泌は**トリヨードサイロニン** triiodothyronine (3,5,3′-triiodothyronine；T_3) により抑制される．血液中には，T_3 よりも**サイロキシン** thyroxine (3,5,3′,5′-tetraiodothyronine；T_4) のほうが圧倒的に多く含まれているが，生物活性は T_3 が約15倍高い．T_3 は，サイロトローフに発現している2型脱ヨウ素酵素により，T_4 から局所で産生される．そして T_3 は，サイロトローフ核に局在する**甲状腺ホルモン受容体** thyroid hormone receptor (TR)（詳細後述）と結合し，α および β サブユニット mRNA の転写を抑制する．TR は，通常標的遺伝子の**甲状腺ホルモン応答配列**と直接結合し，転写を調節するが，TSHβ 遺伝子に関しては明らかな応答配列が同定されておらず，作用機構には不明点が多い．

C　甲状腺ホルモンの合成とその調節

1　甲状腺ホルモンの化学構造

甲状腺ホルモンは，ヨウ素化アミノ酸で，2つのチロシン残基がエーテル結合した骨格にI分子が結合している（図 68-4）．ヒドロキシ側のベンゼン環を**外環**，アルキル基側を**内環**とよぶ．I分子は外環の3′ および 5′ の位置のC および内環の3 および 5 の位置のCと結合する．

甲状腺から分泌されるのは，T_4，T_3 および**リバース T_3** reverse T_3 (3,3′,5′-triiodothyronine；rT_3) の3種である．このうち T_4 と T_3 は TR と結合して生理活性を生じる．

生理活性は T_3 のほうが T_4 よりも約15倍高いが，この差は TR との親和性の差から生じている．rT_3 は TR と結合せず，生理機能は明らかではないが，核内受容体を介さない作用があるといわれている．

甲状腺から分泌されるのはほとんどが T_4 で，1日あたり約 90 μg 分泌される（図 68-5）．また T_3 や rT_3 も少量分泌される．血漿中の T_3 の約20%，rT_3 の約10% は末梢で T_4 から脱ヨウ素化により産生される．

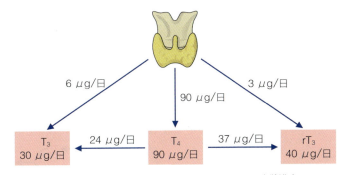

図 68-5 ヒト成人における甲状腺ホルモンの産生量
血漿中 T_3 や rT_3 の 10〜20% が末梢での T_4 から転換して産生される。産生量と血中濃度が一致しないのは、それぞれのホルモンの半減期が異なっているため。

2 ヨウ素の体内動態

ヨウ素(I_2)は、ヒトでは体内に 15〜25 mg 含まれ、甲状腺ホルモンの構成要素である。濾胞上皮細胞内のⅠ分子(I^-、ヨードまたはヨウ化物)濃度は血清の20〜40倍の高値である。また、生体の 70〜80% のⅠ分子が甲状腺に存在する。

世界的にみると、ヨウ素摂取不足の地域が多いが、日本は逆に摂取過剰である。成人での摂取推奨量は 130 μg/日とされるが、日本では 0.5〜3.0 mg/日程度を摂取している。摂取したヨウ素の 90% 以上が腸管から I^- として吸収される。血中 I^- は最終的には 90% 以上が尿中へ排泄され、一部が胆汁を介し糞便中にも排泄される。

ヨウ素摂取の不足により甲状腺ホルモン合成が低下し**甲状腺機能低下症**となる。一方、ヨウ素を 10 mg/日以上、過剰摂取すると、一過性に甲状腺ホルモンの合成が抑制され(**ウォルフ-チャイコフ Wolff-Chaikoff 効果**)、甲状腺機能低下症となる。ただしこの効果は、健常者では、適応により数日で消失する。

最近の研究により、3.3 mg/日を超える連続的ヨウ素摂取に間欠的な 10 mg/日以上のヨウ素摂取が加わると、甲状腺機能低下症や甲状腺腫大(甲状腺腫)を起こすことが明らかとなったため、現在のヨウ素の耐容上限量は 3.0 mg/日とされている。

3 甲状腺ホルモンの合成・分泌経路

甲状腺では主に T_4 が分泌され、血中や組織中の T_3 や rT_3 の大部分は末梢組織で T_4 の脱ヨウ素化により生成される。図 68-6 に甲状腺ホルモンの合成経路の概要を示してある。合成経路は以下の **1〜9** に大別される。

1 ● サイログロブリンの合成と分泌

サイログロブリン thyroglobulin(**TG**)は、ヒトでは 2,748 個のアミノ酸からなる糖タンパク質で、合成後、分泌顆粒内に輸送され、エキソサイトーシスにより濾胞腔内へ分泌される。濾胞腔内では二量体を形成している。サイログロブリンには 123 個のチロシン残基が存在するが、そのうちのN末端およびC末端の数か所が甲状腺ホルモン合成に関与する。

2 ● ヨウ素の濾胞上皮細胞への取込み

ヨウ素はヨード(I^-)として二次性能動輸送により Na^+ とともに濾胞上皮細胞に取り込まれる。I^- の取込みを行うのは **Na^+-I^- 共輸送体** Na^+-I^- symporter(**NIS**)である。NIS は 13 回膜貫通型の膜タンパク質で、ヒトでは 643 個のアミノ酸からなる。濾胞上皮細胞内の I^- 濃度は間質の 20 倍以上であるが、Na^+-K^+ ATPase によって生じる細胞内外の Na^+ 濃度勾配を利用して輸送される。

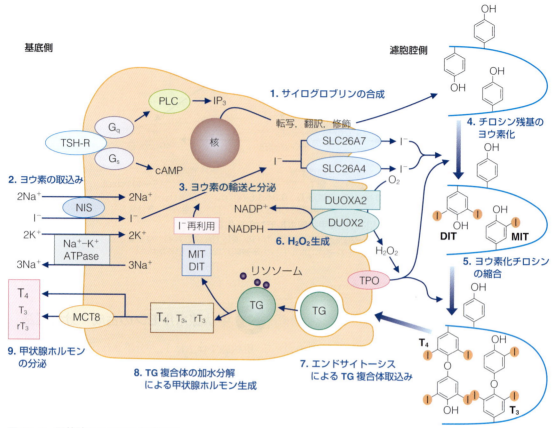

図68-6 甲状腺ホルモンの合成経路

3 ● ヨウ素の濾胞腔への輸送と分泌

取り込まれたI^-は濾胞側へ移動し分泌される．濾胞上皮細胞から濾胞腔へのI^-分泌は，NISとは異なるタンパク質により行われる．代表的なのが溶質輸送トランスポーター solute carrier transporter (SLC) ファミリーの SLC26A4（ペンドリン pendrin とも呼ばれる）および SLC26A7 である．

4 ● TG チロシン残基のヨウ素化
5 ● TG 分子上でのヨウ素化チロシン残基の縮合
6 ● H_2O_2 の生成

TG分子のチロシン残基のヨウ素化とヨウ素化チロシン残基の縮合は，ともに**甲状腺ペルオキシダーゼ** thyroid peroxidase (**TPO**) により触媒される（図68-6）．チロシン残基にI分子が1個結合したものをモノヨードチロシン（MIT），2個結合したものをジヨードチロシン（DIT）とよぶ．DITが2個縮合すればT_4，MITとDITが縮合すればT_3またはrT_3を生成するが，実際には大部分が2個のDITの縮合である．

ヨウ素化や縮合反応が生じるためには過酸化水素H_2O_2が不可欠である．H_2O_2の生成は，NADPH依存性フラビンタンパク質である dual oxidase (**DUOX**) と dual oxidase maturation factor (**DUOXA**) のヘテロ二量体により行われる．反応はカルシウム依存性で，TSHにより促進される．

7 ● エンドサイトーシスによるTG-甲状腺ホルモン複合体の濾胞上皮細胞への取込み

濾胞腔内のTG-甲状腺ホルモン複合体は，エンドサイトーシスにより濾胞上皮細胞内に再吸収され顆粒として取り込まれる．再吸収もTSHにより促進される．

8 ● TG分子の加水分解による甲状腺ホルモン生成

再吸収顆粒はリソソームと融合する．そしてリソソーム中のタンパク質分解酵素によりTG-甲状腺ホルモン複合体が加水分解され，甲状腺ホルモン（T_4，T_3，rT_3）が生成される．また，縮合しなかったMITやDITは脱ヨウ素化され，I^-は再利用される．

9 ● 甲状腺ホルモンの分泌

生成した甲状腺ホルモンは血中に放出される. 分泌機構は完全に明らかではないが, 一部は甲状腺ホルモントランスポーターであるモノカルボン酸トランスポーター8（MCT8）を介して行われている.

4 甲状腺における TSH の作用

TSH は, G タンパク質共役型受容体である **TSH 受容体** TSH receptor（**TSHR**）と結合する. TSHR は 1 つのタンパク質として合成された後, 一部のペプチドが切り取られ, 細胞外の α サブユニットと, 7 回膜貫通構造をとる β サブユニットの二量体となる. TSHR は複数の G タンパク質と共役する. そのうち, 主に Gs タンパク質を介して cAMP を, $G_{q/11}$ からホスホリパーゼ C（PLC）を介し IP_3 などを細胞内メッセンジャーとして利用し, さまざまな作用を生じる（表68-1）. このうち cAMP を介する作用は TG の合成, 濾胞上皮細胞へのヨード取込み, NIS の合成促進, TPO の合成などである. PLC を介する作用としては, ヨードの濾胞腔への分泌, H_2O_2 生成, TG のヨウ素化などがある.

5 甲状腺ホルモンの輸送と代謝

A 甲状腺ホルモンの血中結合タンパク質

甲状腺ホルモンは, 血中において大部分が**サイロキシン結合グロブリン** thyroxine-binding globulin（**TBG**）, **トランスサイレチン** transthyretin（**TTR**）およびアルブミンと結合して存在している. タンパク質と結合しない遊離ホルモンは T_4 で 0.02〜0.03%, T_3 で 0.3% 程度になる. ヒトでは血中総 T_4 の約 70%, および総 T_3 の約 80% が TBG と結合し, 残りが TTR やアルブミンと結合している.

また, T_4 と T_3 の半減期は, それぞれ約 1 週間と 1 日と, 著しく異なるが, 結合タンパク質への親和性が T_4 のほうが約 10 倍高いためである. 結合タンパク質結合ホルモンは, **血中ホルモンプール**として機能しており, 遊離ホルモンのみが組織に移行する. 甲状腺ホルモン作用は遊離ホルモン濃度に依存する. したがって, 臨床的には血中遊離 T_4 や T_3 を測定することが甲状腺機能解析のために一般的となっている.

表 68-1　甲状腺における TSH の主な作用

機能	作用
ヨウ素代謝	I^- 取込み促進（*NIS* 遺伝子発現と基底膜への局在促進）
	I^- の濾胞腔への分泌促進
ホルモン合成	H_2O_2 生成促進
	TG および TPO 合成促進
ホルモン分泌	TG の濾胞上皮細胞への取込み促進
	T_4, T_3 および rT_3 分泌促進
その他	濾胞上皮細胞の増殖促進

B 甲状腺ホルモン輸送体

甲状腺ホルモンは細胞内に入り, 甲状腺ホルモン受容体(TR)と結合する. 甲状腺ホルモンの脂溶性は高いが, 細胞内移行には特異的輸送体が必要である. 代表的なものに**モノカルボン酸トランスポーター8** monocarboxylate transporter 8（**MCT8**）（または SLC16A2）や**有機アニオントランスポーター 1c1** organic anion transporter（**OATP**）1C1（または SLCo1C1）がある. これらは, 血液脳関門のように特定の物質しか通過できない部位では, 特に重要である（図68-7）. ヒト**血液脳関門**には, 主に OATP1C1 が発現している. OATP1C1 への親和性は T_3 より T_4 のほうが高いため, T_4 のほうが T_3 よりも血液脳関門を通過しやすい.

また, **血液脳脊髄液関門**では OATP1C1 に加え, MCT8 や TTR も発現し, T_4 や T_3 の輸送を調節している. これらの関門を通過した T_4 は**星状膠細胞**（アストロサイト astrocyte）や特殊な**上衣細胞** ependymocyte（タニサイト tanycyte）に発現する 2 型脱ヨウ素酵素により T_3 に変換される. そして TR を多く発現するニューロンや稀突起膠細胞内へ MCT8 などを介して取り込まれ, 標的遺伝子の発現調節を介してさまざまな生理作用を生じる. *MCT8* 遺伝子の欠損や変異によって, 重篤な運動機能障害や認知機能障害といった脳発達障害（アラン-ハーンドン-ダドリー Allan-Herndon-Dudley 症候群）が生じる.

C 甲状腺ホルモンの代謝

甲状腺ホルモンは, 体内で脱ヨウ素化を受けることで活性が変化する. 甲状腺ホルモンの脱ヨウ素化を行うのは, **ヨードサイロニン脱ヨウ素酵素** iodothyronine deiodinase（**DI**）である. DI は, タンパク質骨格内にセレン（セレノシステイン）を有する特殊なタン

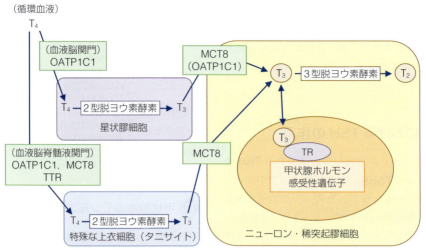

図 68-7　甲状腺ホルモンの取込みと代謝
中枢神経系における甲状腺ホルモンの輸送経路と活性化・不活性化機構を示す．甲状腺ホルモンはまずOATP1C1 や MCT8 などのトランスポーターを介し，星状膠細胞やタニサイトに取り込まれる．その後ニューロンや稀突起膠細胞に輸送され，甲状腺ホルモン受容体と結合する．特異的な細胞に脱ヨウ素酵素が発現しており，活性化や不活性化を調節する．

表 68-2　ヨードサイロニン脱ヨウ素酵素の種類と特性

	1型	2型	3型
生理的機能	血中 T_3 一部供給 rT_3 分解	局所での T_3 供給 血中 T_3 供給 （ホルモン活性化）	T_3 および T_4 分解 （ホルモン不活性化）
主な産生部位	肝臓，腎臓，甲状腺，下垂体	脳，下垂体，胎盤，褐色脂肪，甲状腺，骨格筋，心筋	胎盤，脳，肝臓，骨格筋
脱ヨウ素部位	5′ および 5 （外環および内環）	5′ （外環）	5 （内環）
基質	rT_3, T_4	T_4, rT_3	T_3, T_4
K_m	$rT_3\ 10^{-7}$；$T_4\ 10^{-6}$	10^{-9}	10^{-9}
T_4 投与の影響	活性上昇	活性低下	活性上昇

パク質で，1型から3型までが知られている（表 68-2）．1型 DI (D1) は外環(5′)および内環(5)，2型 DI (D2) は外環(5′)，3型 DI (D3) は内環(5)の脱ヨウ素化を行う．それぞれの DI で局在が異なり，また甲状腺ホルモンとの親和性も異なっている．

以前は，D1 が主な血中 T_3 の供給源とされていた．しかし近年，ヒトでは甲状腺機能亢進症など特殊な場合を除き，血中 T_3 のほとんどが D2 により産生されることが明らかとなった．細胞内で作用する T_3 の大部分は標的細胞，もしくは付近に存在する D2 発現細胞の小胞体で産生され，TR と結合する．

一方，D3 は，T_3 や T_4 を不活性化する．D2 よりも限られた組織にのみ発現しているが，甲状腺ホルモン発現・分泌調節・作用に重要な機能を有する．脱ヨウ素化以外に，甲状腺ホルモンはエーテル結合の解離，側鎖の脱アミノ化，およびグルクロン酸抱合などで不活性化される．グルクロン酸抱合体は胆汁中に分泌される．

 甲状腺ホルモンの作用

甲状腺ホルモンの生理作用は2つに分かれる．1つは中枢神経系の発達や身体成長など分化・成長・発達の調節 organizational effect で，特定の**臨界期** critical period のみに生じる．もう1つは，多くの細胞の代謝

回転を調節する作用である(activational effect)．この作用には臨界期はなく，ホルモン濃度に依存した可逆的反応である．

甲状腺ホルモンの生理作用の多くは，核内に局在する**甲状腺ホルモン受容体(TR)**を介して生じる．TRは**リガンド依存性転写因子**である．**核内ホルモン受容体** nuclear hormone receptor の基本構造を図68-8に示す．したがって，甲状腺ホルモンは，特定の情報伝達系を短時間で活性化するのではなく，標的遺伝子の転写調節を介してタンパク質発現を調節し，アドレナリンなど特定の刺激に対する反応を修飾する．このような作用を**許容作用** permissive action といい，糖質コルチコイドなど核内受容体を介する物質に共通の作用機構である．

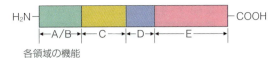

各領域の機能
A/B 領域：転写の基礎的な活性を決定
C 領域：DNA と結合
D 領域：核への移行に関与
E 領域：ホルモン結合と結合に依存した転写調節
　　　　二量体の形成

図68-8　核内ホルモン受容体の基本構造

1 甲状腺ホルモンの生理作用

A 分化・成熟への作用

甲状腺ホルモンは，臨界期特異的に組織・細胞の分化，成熟に作用する．魚類では**銀化**(川から海に下行する魚が海水耐性を獲得し，体色が変化すること)を，両生類では変態を促進する．変態期，甲状腺ホルモンは**正のフィードバック** positive feedback 作用によりTSH分泌を促進し，増加したTSHがさらに甲状腺ホルモンの分泌を促進する．

哺乳類においても，甲状腺ホルモンはさまざまな臓器の成熟に不可欠である．先天性甲状腺機能低下症では**骨成熟**(軟骨の骨化)や肺成熟が抑制される．また，思春期の発来も抑制される．

B 中枢神経系への作用

血液脳関門はT_4のほうが通過しやすく，脳内T_3のほとんどは局所でD2により産生される．また，ニューロンにはD3も発現している．したがって，中枢神経系における甲状腺ホルモン作用は，TRのみならず，D2やD3の局在によっても調節される．

甲状腺ホルモンの中枢神経系への作用は発達期と成体では異なる．

1 発達期

脳発達期には，甲状腺ホルモンは神経幹細胞増殖や分化，軸索伸展，ニューロン樹状突起の形成，シナプス形成，ミエリン形成などに関与する．各過程に関与する多くの遺伝子が，甲状腺ホルモンにより臨界期特異的に調節される．そのため，発達期における甲状腺ホルモンの作用の多くはTRを介して生じていると考えられている．

ヒトでは，胎児の甲状腺が機能し始める胎生第3か月末までは，甲状腺ホルモンは胎盤を経由して母体から供給される．**甲状腺形成異常**などで胎児が甲状腺機能低下の場合，出生後早期にホルモンを補充すれば，脳発達障害を予防できる．妊娠初期に母体が著明な甲状腺機能低下だと，生後ホルモン補充で十分に回復できないという報告もあり注意が必要である．

2 成体

成体でも甲状腺ホルモンは脳機能維持に重要である．機能低下で無気力，反射時間延長，発語低下，記憶力低下，食欲低下，傾眠状態が生じ，機能亢進で反射時間短縮，被刺激反応性亢進，落ち着きのなさ，食欲亢進，不眠などが生じる．

これらの神経症状は可逆的で甲状腺機能が正常化すれば元に戻る．

成体における作用機構は不明点が多いが，最近では以下の作用が明らかになっている．甲状腺ホルモンは，セロトニン系やドーパミン系に作用し，伝達物質の感受性を変化させている．また，**視床下部弓状核**のNPY/AgRPやPOMC/CARTニューロンに作用し，食欲を調節している．さらに，**視床下部腹内側核ニューロンのAMP活性化プロテインキナーゼ**(AMPK)発現促進を介して，交感神経系全般の活性を上昇させている．

C 身体成長への作用

甲状腺ホルモンは成長ホルモン(GH)の遺伝子発現を直接促進する．また，上述のように**骨成熟**や臓器成

996 ● 第68章　甲状腺刺激ホルモンと甲状腺ホルモン

表 68-3　生体代謝における主な甲状腺ホルモンの作用

機能	生理作用	標的分子（*は発現抑制）	関連伝達系
基礎代謝率 （BMR）	基礎代謝促進 酸素消費量増加 ミトコンドリア機能促進	Na^+-K^+ ATPase, SERCA-1 など UCP, GPD など	アドレナリン
体温調節	体熱産生	UCP1 など AMP kinase	アドレナリン
脂質代謝	LDL 取込み促進 脂質分解と脂肪酸 β 酸化促進	LDL 受容体 SREBP CPT1α	アドレナリンなど
糖代謝	糖新生促進, グリコーゲン分解促進 インスリン作用抑制	GLUT4, G6P, *Akt2	グルコース, インスリン, PPARα, LXR, RXR SREBP など多数
その他	食欲促進	*TRH, *TSH, *D2	TRH, アドレナリン, レプチン, NPY/AgRP, α-MSH/CART

熱も調節している．そのため，甲状腺機能低下により，顔面が扁平で，手足が短く，腹部が膨隆した特徴的な体型の低身長となる．臨界期は脳発達より長く，骨端線が閉鎖しない限り，甲状腺ホルモン補充による身長や体型の是正は可能である．

D 代謝への作用

甲状腺ホルモンは，脳，精巣など一部を除くほとんどの臓器で，細胞の**基礎代謝率** basal metabolic rate （**BMR**）を上昇させ，酸素消費量を増加させる．細胞の代謝回転が上がるため，熱産生が増加し，細胞内の糖質・タンパク質・脂質の合成と分解が促進する．また，それ以外にも各器官において特異的な代謝経路を調節する．甲状腺ホルモンは，それぞれの代謝系において標的遺伝子発現を調節し，カテコールアミンなどのシグナル伝達系の作用を増強するなどの許容作用により生体内代謝を活性化する（**表 68-3**）．

1 ● Na^+-K^+ ATPase 発現の促進

細胞レベルでは，甲状腺ホルモンは Na^+-K^+ ATPase の発現を促進する．Na^+-K^+ ATPase は細胞内外の電解質バランスを調節するとともに，多くの輸送系と共役しており，細胞の 15〜40% のエネルギーを消費している．したがって，甲状腺ホルモンにより発現が上昇するとエネルギー消費（ATP 分解）が促進する．ATP 分解により生じたエネルギーの一部は，体熱産生に用いられる．

2 ● 脱共役タンパク質発現の促進

また，近年，ミトコンドリアに対する甲状腺ホルモンの作用についても新たな知見が得られた．甲状腺ホルモンはミトコンドリアにおいて**酸化的リン酸化** oxidative phosphorylation （$NADH_2^+$ や $FADH_2$ の酸化と共役した電子伝達系による ATP 合成）を促進する．$NADH_2^+$ や $FADH_2$ の酸化過程で放出されるエネルギーにより，ミトコンドリア膜間へ H^+ がくみ出され，ミトコンドリア内膜を挟んだ電気的化学的勾配としてエネルギーが保存される．そして H^+ が内膜を移動する際に自由エネルギーを生じ，化学エネルギーに変換され，ATP が産生される．甲状腺ホルモンは，ミトコンドリア内膜の H^+ 移動を促進する．メカニズムは完全には明らかではないが，グリセロール-3-リン酸デヒドロゲナーゼなどミトコンドリア内膜で電子伝達に関与する酵素の発現を調節することが知られている．酸化的リン酸化の促進に伴い細胞の酸素消費量も増加する．また，甲状腺ホルモンはミトコンドリア生合成に関与する mitochondrial transcription factor A （Tfam）や peroxisome proliferator-activated receptor-co-activator-1α（PGC-1α）タンパク質，nuclear respiratory factor 1（NRF1）の発現を促進する．これらの作用により細胞の ATP 産生と消費が促進し，細胞全体の代謝回転が促進する．

3 ● 脂質代謝への作用

脂質代謝において，肝細胞内コレステロールが低下すると sterol regulatory element binding protein-2 （SREBP-2）により低密度リポタンパク質 low density lipoprotein (LDL) 受容体 (LDL-R) 発現が促進される．間質 LDL は LDL-R と結合し，細胞内へ取り込まれる．甲状腺ホルモンは LDL-R の発現をさらに促進し，この過程を増幅し，血中 LDL 濃度を低下させる．

甲状腺ホルモンはまた，肝臓や脂肪組織において脂肪酸 β 酸化の律速酵素である carnitine palmitoyltransferase 1α (CPT-1α) などの発現を促進し，アドレナリンをはじめとする刺激による**脂質分解**と**脂肪酸 β 酸化**を促進する．

4 ● 糖代謝への作用

糖代謝において，甲状腺ホルモンは肝臓における糖新生とグリコーゲン分解を促進するとともにインスリン作用に拮抗する．そのため，**甲状腺機能亢進症**では**耐糖能異常**が生じ，**食後高血糖**がみられる．グルコース-6-ホスファターゼ glucose-6-phosphatase (G6P) など糖新生に関わる多くの酵素の発現が，甲状腺ホルモンにより促進される．また，インスリンシグナル伝達系の下流にある akt 発現は甲状腺ホルモンで抑制されるため，インスリン作用は減弱する．一方，甲状腺ホルモンは GLUT4 発現促進を介し，骨格筋や脂肪細胞でのグルコース取込みを促進するため，甲状腺機能亢進症に伴う高血糖症は一般的には軽度で可逆的である．

これ以外にも甲状腺ホルモンはリンゴ酸デヒドロゲナーゼやアシル CoA オキシダーゼなど生体代謝に関与する多くの遺伝子発現を調節している．

E 体温調節作用

ミトコンドリアにおいて，甲状腺ホルモンは酸化的リン酸化の促進を介して，ATP 産生を促進する一方，褐色脂肪細胞では，**脱共役タンパク質** uncoupling protein (UCP)-1 の発現促進を介し，$NADH_2^+$ や $FADH_2$ の酸化に伴うエネルギーによる H^+ 濃度勾配を解消 (脱共役) させる作用をもつ．UCP-1 により，酸化で生じたエネルギーは ATP 産生ではなく産熱に使われるようになる．そのため寒冷応答によるアドレナリン β 受容体刺激により生じる産熱反応が促進する．ヒトでは，褐色脂肪細胞は新生児期までしか存在しないとされてきたが，最近の研究により，成人にも存在し，体温調節，特に調節性熱産生に関与することが明らかとなった．甲状腺ホルモンの産熱作用の一部は褐色脂肪細胞活性化を介している．

F 交感神経活性への作用

上述したように甲状腺ホルモンは視床下部へ作用して，AMPK 発現促進を介して，交感神経系全般の活性を上昇させる．末梢臓器においてはアドレナリン β 受容体の数を増加させ，心拍数を増加させたり，白色脂肪細胞において脂肪分解も促進するなど，アドレナリン作用を増強させる．

G 骨格筋への作用

甲状腺ホルモンは発達期の骨格筋線維型決定に関与し，特に速筋発達を促進する．成体では，甲状腺ホルモンは**ミオシン重鎖 (MHC)** の発現を調節するとともに，筋線維型を一段階速筋方向へシフトさせることができる ($I \to IIa$, $IIa \to IIx$, または $IIx \to IIb$)．また，甲状腺ホルモンは，Na^+-K^+ ATPase 発現促進を介して熱産生と ATP 消費を促進するとともに，静止膜電位を上昇させる．筋小胞体 Ca^{2+} ATPase (**SERCA**) の発現も促進させ，ATP 消費と熱産生のさらなる促進と，興奮性刺激が生じた際の筋小胞体からの Ca^{2+} の取込みも上昇させる．そのため，筋の収縮速度は亢進する．

一方，間質の K^+ 濃度は低下する．甲状腺機能亢進症では，過剰な間質 K^+ 低下のため，四肢筋の**弛緩性麻痺**を生じることがある．

H 心血管系への作用

心臓では，甲状腺ホルモンは心拍出量を増加させる．心筋では骨格筋と同様の機序で甲状腺ホルモンによる収縮性が促進する．また，アドレナリン β 受容体数も増加しアドレナリン作用を増強し，心拍数が増加する．一方，甲状腺ホルモンは血管平滑筋に作用し，末梢血管を拡張させる．したがって，心拍出量増加を反映して収縮期血圧が上昇し，末梢血管拡張を反映して拡張期血圧が低下する．

2 甲状腺ホルモン作用の分子機構

A 甲状腺ホルモン受容体の構造

甲状腺ホルモンの作用の多くは，核内に局在する**甲状腺ホルモン受容体 (TR)** を介して生じる．TR の基本

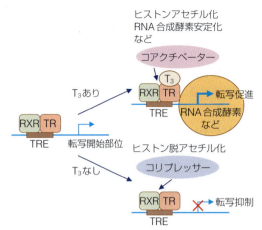

図68-9　分子レベルでの甲状腺ホルモンの作用

構造はステロイドホルモン受容体と同様である．ヒトでは α と β の2遺伝子座があり，少なくとも4種類の TR（TRα1，TRα2，TRβ1，TRβ2）がつくられる．そのうち TRα2 は C 末端の構造が異なるため，甲状腺ホルモンとは結合しない．残りの3種類の TR 機能がどのように異なるのかはまだ明らかではない．

B 甲状腺ホルモン受容体を介する転写調節

TR はほとんどの細胞に発現する．通常，TR はリガンドの有無にかかわらず，**レチノイド X 受容体（RXR）**と二量体を形成し標的遺伝子の DNA〔**甲状腺ホルモン応答配列** thyroid hormone response element (TRE)〕と結合している（図68-9）．

TR に T_3 が結合すると，その複合体は転写共役因子複合体とともに転写を調節し，タンパク質発現量を変化させる．T_3 は TSH や TRH など負のフィードバックを受ける遺伝子を除き，多くの場合，標的遺伝子の転写を促進する．

また TR に T_3 が結合すると，**コアクチベーター** coactivator とよばれる転写を促進する共役因子群が結合する．すると DNA と結合しているヒストンがアセチル化などで修飾され，DNA との結合が弱まり，RNA 合成酵素や基本転写因子が DNA に結合しやすくなる．転写因子-DNA 結合を安定させるコアクチベーターもある．

T_3 結合がないときは，TR に**コリプレッサー** corepressor とよばれる転写を抑制する共役因子群が結合し，ヒストン脱アセチル化などにより DNA-ヒストン間の結合が強くなる．そのため RNA 合成酵素結合が妨げられ，転写は抑制される．

C 核内受容体を介さない作用

甲状腺ホルモンには核内受容体を介さない作用があることも，近年明らかになっている．T_4 は投与から数分でアストロサイトのアクチンの重合を促進したり，D2 酵素活性を mRNA 発現を変化させることなく抑制する．遺伝子発現を介さない作用は，rT_3 や甲状腺ホルモン代謝産物の一部にも存在するが，作用機構やシグナル伝達経路は明らかではない．近年，細胞接着因子として知られるインテグリン複合体の一部（インテグリン $αVβ3$）に甲状腺ホルモン結合活性があることがわかり，細胞膜を介した甲状腺ホルモン作用が解明されつつある．

Advanced Studies

特殊な TSH によるげっ歯類の季節性繁殖機能の調節

げっ歯類や鳥類の下垂体隆起部（正中隆起を取り囲む下垂体組織）に特殊な TSH 細胞が発現し，季節性の繁殖を調節していることが近年明らかになった．この部分のサイロトロフは TRH 受容体を発現しておらず，また，TSH は門脈血中ではなく間質に分泌される．さらに分泌はメラトニンにより抑制される．周期性繁殖活動をする哺乳類において，網膜から入った光刺激は，視交叉上核の内因性リズムを明暗リズムに同調させる．暗期には松果体からメラトニンが分泌されるが，長日周期（夏）と短日周期（冬）で分泌が変化する．長日周期でメラトニン分泌が低下すると TSH 分泌が増加する．TSH は傍分泌経路で上衣細胞に発現する TSH 受容体に作用する．TSH により2型脱ヨウ素酵素（D_2）の発現が誘導され T_3 が産生される．T_3 は傍分泌経路で正中隆起の GnRH ニューロン終末に作用し，GnRH ニューロン分泌を促進し，繁殖活動が活発になる（図68-10）．ヒトで下垂体隆起部の TSH が季節性繁殖に関与しているかどうかは明らかではないが，うつ病など日照時間の変化に伴い生じる疾患があり，季節性に発症する精神神経疾患との関連が注目されている．

放射性ヨウ素（^{131}I）と甲状腺癌

チョルノービリ原発事故では，大量の放射性ヨウ素（^{131}I）が環境中に放出され，大気や食物から曝露した小児に甲状腺癌が多発した．東日本大震災後の原発事故でも ^{131}I が環境中に放出されたため，小児甲状腺癌発症の可能性が危惧されている．

上述のように，経口摂取したヨウ素の大部分が甲状腺に取り込まれるため，甲状腺に集積した ^{131}I により濾胞上皮細胞の DNA に変異が生じ，癌が発生する．特に濾胞上皮細胞の増殖が盛んな若年に多い．

^{131}I の甲状腺への取込みは，あらかじめ甲状腺に蓄積しているヨウ素の量により異なる．したがって，ヨウ素摂取不足地域と比べ，海藻類などからのヨウ素摂取が多い地域では一過性曝露による ^{131}I の取込みは少なくなる．

甲状腺機能低下症

甲状腺機能低下症 hypothyroidism とは，甲状腺ホルモンの作用が不十分なために生じる病態である．原因は①甲状腺自体の

機能低下(**原発性甲状腺機能低下症**)、②上位のホルモン分泌または作用低下(下垂体からのTSH低下は**二次性甲状腺機能低下症**；視床下部からのTRH低下は**三次性甲状腺機能低下症**)、③ホルモン作用自体の低下、に分けられる．臨床的には原発性甲状腺機能低下症が圧倒的に多く、血中遊離T_3およびT_4濃度低下とTSH濃度上昇がみられる．

1. 発達期における甲状腺機能低下症

甲状腺低形成、甲状腺ホルモン合成障害、ヨウ素摂取不足などで、胎生期や出生時から甲状腺機能が低下している病態である．甲状腺ホルモンによる臓器の成熟、軟骨の骨化、脳発達などが遅延するため、生理的黄疸の遷延、哺乳不良となる．また、臍ヘルニア、腹部膨満、貧血などがみられる．無治療で経過すると独特の顔貌(眼間開離、鼻根部陥没、眼瞼浮腫)と四肢短縮を伴う低身長が生じ、非可逆的な脳発達障害も生じる．

胎児・新生児の甲状腺機能低下症は母親(臍帯)からの甲状腺ホルモン補充がなくなる出生後早期に甲状腺ホルモン補充を開始すれば正常に発育するが、臨界期をすぎると補充は無効となる．そのため、日本を含む先進国では、先天性甲状腺機能低下症は新生児マススクリーニングの対象疾患となっている．なお、以前はクレチン症とも呼ばれていたが今は用いない．

2. 成人期の甲状腺機能低下症

圧倒的大多数が慢性甲状腺炎(橋本病)による．**橋本病**では自己免疫性異常により、甲状腺にリンパ球が浸潤するとともに、TPO抗体やTG抗体が形成される．甲状腺ホルモン不足により全身の代謝が低下し、寒冷耐性低下(寒がり)・嗄声(声がかれること)・動作緩慢・疲労感・便秘、食欲低下などがみられる．

また、負のフィードバックにより上昇したTSHにより濾胞上皮細胞増殖が刺激され甲状腺腫を生じる．進行すると、皮下組織にヒアルロン酸やコンドロイチン硫酸などのムコ多糖類が沈着し、顔面、眼窩周囲、四肢などに浮腫状の膨化を生じ、**粘液水腫** myxedema とよばれる病態を示す．

一方、**潜在性甲状腺機能低下症** subclinical hypothyroidism とよばれるTSH上昇のみを示すごく軽度な甲状腺機能低下症が、高齢者を中心に、脂質異常症や心血管障害に高頻度で合併していることが最近明らかになった．

3. 甲状腺ホルモン不応症

TRやコアクチベーター、コリプレッサーの遺伝子異常により、末梢における甲状腺ホルモン作用が低下した状態である．血中甲状腺ホルモン濃度は正常もしくは軽度上昇するが、サイロトローフにおける甲状腺ホルモン感受性も低下するためTSH濃度も正常もしくは軽度上昇する(甲状腺刺激ホルモン不適合分泌症候群)．

甲状腺ホルモン感受性の程度により、ほとんど無症状から機能低下症の症状までさまざまな病態を示す．TRαとβの発現の割合は臓器により異なるためTRαが変異した場合とTRβが変異した場合の症状は異なる．例えば、TRβ遺伝子が変異した場合、TRβ発現が高い臓器(下垂体、肝臓など)では甲状腺機能低下症を示す一方、TRα発現が高い臓器(心臓など)では増加した甲状腺ホルモンにより機能亢進症状を示す．

また、甲状腺ホルモントランスポーターMCT8遺伝子変異により重篤な脳発達障害が生じることが最近報告された．

甲状腺機能亢進症

甲状腺機能亢進症 hyperthyroidism とは、なんらかの原因(下記①～③)により甲状腺の活動が亢進し、甲状腺ホルモンの合成と分泌が上昇している状態である．①なんらかの刺激物質(抗体、薬物など)による甲状腺機能の刺激、②ホルモン分泌性腫瘍などによる甲状腺活動の自律的亢進、③TSH産生腫瘍などによるTSHによる甲状腺機能の刺激過剰、などで生じる．

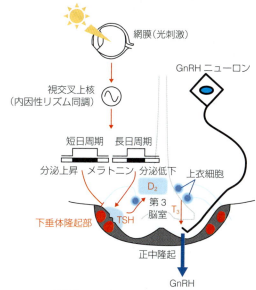

図 68-10 哺乳類の下垂体隆起部TSHによるGnRH分泌の調節

季節性の光刺激変化によりメラトニン分泌が変化する．長日周期(メラトニン分泌低下)で下垂体隆起部のサイロトローフ(赤)TSH分泌が増加する．TSHは傍分泌経路で上衣細胞(青)のTSH受容体に作用する．TSHにより2型脱ヨウ素酵素が誘導されT_3が産生する．T_3は傍分泌経路でGnRHニューロン終末に作用し、GnRHニューロン分泌を促進する．
〔Nishiwaki-Ohkawa T, et al：Molecular basis for regulating seasonal reproduction in vertebrates. J Endocrinol 229：R117-R127, 2016 をもとに作成〕

また、感染・炎症などにより甲状腺組織が破壊され、血中に甲状腺ホルモンが放出された場合や甲状腺ホルモンを過剰摂取した場合にも類似の病態を示すが、この場合は甲状腺機能亢進症とはよばない．このように原因を問わず血中に甲状腺ホルモンが過剰に存在する状態を**甲状腺中毒症** thyrotoxicosis とよぶ．

1. Basedow病

バセドウ Basedow 病(欧米では**グレーヴス Graves 病**が一般的)は臨床的に圧倒的に多くみられる甲状腺機能亢進症である．自己免疫異常が原因で、TSH受容体に対する刺激性自己抗体が形成される．受容体機能が活性化され、甲状腺ホルモンの合成・分泌が刺激される．甲状腺ホルモン過剰により動悸、頻脈、発汗過多、熱感、手指振戦、精神的不安定、食欲過多、下痢、収縮期血圧上昇と拡張期血圧低下などがみられる．これらはBasedow病のみならず、ほかの甲状腺中毒症でもみられる．また、血中遊離T_3およびT_4濃度上昇とTSH濃度低下がみられる．

Basedow病に特徴的な症状には、TSH受容体刺激による濾胞上皮細胞増殖促進のため甲状腺腫、および眼症状(眼瞼後退、眼瞼腫脹、眼球突出など)がある．眼症状は線維芽細胞から分泌された酸性ムコ多糖類(グリコサミノグリカン)沈着により生じるが、分泌刺激機構は明らかではない．

 巻末付録 問題67．甲状腺機能低下症 ➡ 1103頁参照．

第69章 カルシウム代謝の内分泌制御

カルシウム(Ca)と無機リン(P)は，骨の主要な構成成分である．Caの99%，Pの85%が骨と歯に存在する．生体において，この2つの物質は多くの重要な機能に関与する．細胞外CaやP濃度は，腸管での吸収・排泄，腎での排泄，そして骨での沈着・放出のバランスにより調節される．CaとPの生体内代謝は強く関連しており，Ca代謝に関連するホルモンの多くがP代謝にも関与する．

図69-1に日本人におけるCaとPの動態を示す．令和元年「国民健康・栄養調査」によるとCa摂取量は平均505 mg/日となっており，年々減少傾向である．「日本人の食事摂取基準2020年版」によると成人1人あたりの摂取推奨量を男性で700〜800 mg，女性で650 mgと設定しており，その値を下回っている．

A カルシウムの動態と生理機能

A Ca濃度とP濃度

表69-1にCaとPの生体内濃度と機能の概要を示す．

1 Ca濃度

Caは骨形成以外に細胞膜の興奮，筋収縮，ホルモンや消化液の分泌，血液凝固など重要な機能に関与している．そのため，血清総Ca濃度は2.25〜2.5 mM (8.5〜10.2 mg/dL)と厳密に調節されている．

血漿中のCaの約45%は，血漿タンパク質(80%がアルブミン，20%がグロブリン)と結合している．また約10%は，重炭酸やクエン酸などの無機陰イオンと結合している．残りの約45%が遊離イオン(Ca^{2+})として存在する．Ca^{2+}のみが自由に血管壁を通して移動することができるため，血漿と間質液中Ca^{2+}濃度はほぼ等しくなる．

血漿Ca濃度が低下すると(**低Ca血症** hypocalcemia)，Na^+の膜透過性が上昇するため神経細胞の興奮性が上がり，末梢神経の自発発火頻度が増加する．これが筋細胞へ伝わると強直性の筋収縮を生じ，**テタニー** tetany とよばれる．

正味の血清総Ca量低下以外にも，過呼吸などで体液pHがアルカリ性に傾いた結果(呼吸性アルカローシス)，タンパク質の陰性荷電が増加し，タンパク質結合Caの割合が増加するため，Ca^{2+}濃度が低下して同様にテタニー発作を生じる．

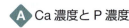

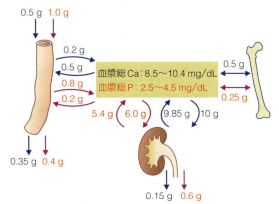

図69-1 日本人のCaとPの体液分布，1日あたりの出納
〔令和元年国民健康・栄養調査より一部改変〕

表69-1 生体におけるCaとPの分布と機能

	Ca	P
細胞外液		
濃度		
血清総濃度	2.25〜2.5 mM	1.1〜1.5 mM
遊離イオン濃度*	1.0〜1.3 mM	0.7〜1.2 mM
機能	骨代謝，血液凝固，膜興奮，など	骨代謝など多数
細胞内液		
濃度	100 nM 以下	1〜2 mM
機能	細胞内情報伝達，神経興奮，分泌，筋収縮	pH緩衝物質，エネルギー代謝(ATPなど)，タンパク質機能調節(リン酸化)

*遊離イオンのみが血管から自由に拡散できるため，この濃度が間質液中の濃度となる．

2 ● P 濃度

P 濃度は Ca ほど厳密には調節されないが，核酸やリン脂質など，多くの物質の構成成分であるとともに，細胞内液の主要な pH 緩衝物質である．また，ATP などの高エネルギーリン酸化合物を介して多くの代謝反応に関与したり，リン酸化を介してタンパク質機能の調節を行う．

P は，血漿中では大部分が HPO_4^{2-} または $H_2PO_4^-$ として存在し，10〜15% 程度が血漿タンパク質と結合している．体液 pH が正常範囲であれば，HPO_4^{2-} が $H_2PO_4^-$ の約 4 倍量存在するが，この比は pH により変動する．これらの物質の濃度を厳密に決定することは難しく，臨床検査の現場では無機リン濃度として表される．

B ● Ca と P の吸収と排泄

1 ● Ca の吸収

Ca^{2+} の腸管における吸収は，小腸，特に十二指腸で能動または受動輸送により行われる．吸収効率は 40% 程度である．腎では，糸球体で濾過された約 97% の Ca が再吸収される．約 60〜70% が近位尿細管，20〜25% がヘンレ Henle ループ，残り約 10〜15% が遠位尿細管および集合管で再吸収される．ホルモンに依存した Ca^{2+} 再吸収調節は主に遠位尿細管で生じる．

2 ● P の吸収

P は，$H_2PO_4^-$ として小腸で受動的に吸収される．

吸収効率は 70% 以上で，摂取量が少ないと 90% に達することもある．腎では，糸球体で濾過された約 80% の $H_2PO_4^-$ が再吸収される．再吸収は大部分が近位尿細管で生じる．尿中 P 排泄には閾値があり，血清無機リン濃度が 3.2 mg/dL 以下ではほとんど排泄されない．

C ● Ca プールと Ca 代謝

1 ● Ca プール

Ca と P は骨における無機質の主体であり，**リン酸カルシウム塩(骨塩)** として存在している．骨塩の 99.0% は化学的に安定しており，容易に分解されない**ヒドロキシアパタイト** hydroxyapatite〔$Ca_{10}(PO_4)_6(OH)_2$〕とよばれる結晶構造をとる(**安定性 Ca プール**)．体液の Ca ホメオスタシスに大きく関与するのは，残りの 1.0% を占める $CaHPO_4$ などヒドロキシアパタイト以外の塩で，骨からの Ca 出納のほとんどがこの Ca プールから生じる(**交換性 Ca プール**)．

2 ● Ca 代謝

ヒトにおける Ca 代謝については，**副甲状腺ホルモン** parathyroid hormone および**活性型ビタミン D_3**〔$1,25(OH)_2D_3$〕という 2 つのホルモンの骨，腎臓，消化管などの標的器官への作用により調節される．

表 69-2 にカルシウム代謝を調節する主要なホルモンを示した．それぞれの作用の詳細については後述する．

15
内分泌

表 69-2　カルシウム代謝関連ホルモンの作用

名称	骨における作用	腎臓における作用	消化管における作用
副甲状腺ホルモン (PTH)	骨吸収促進 骨芽細胞カルシウム放出促進 破骨細胞分化促進	カルシウム再吸収促進 リン酸再吸収抑制 $1,25(OH)_2D_3$ 合成促進	直接作用なし (ビタミン D_3 活性化による間接的作用)
活性型ビタミン D_3 $1,25(OH)_2D_3$	少量で骨化促進 大量で骨吸収促進	カルシウムおよびリン酸の再吸収促進(作用は弱い)	カルシウムおよびリン酸の吸収促進
カルシトニン (ヒトカルシトニンは作用弱い)	骨吸収抑制 破骨細胞活性抑制	カルシウムおよびリン酸の再吸収抑制	直接作用なし (ビタミン D_3 活性化による間接的作用)
線維芽細胞増殖因子 (FGF) 23	骨化抑制	リン酸再吸収抑制 $1,25(OH)_2D_3$ 合成抑制	(ビタミン D_3 合成抑制による間接的作用)
PTH 関連タンパク質* (PTHrP)	軟骨細胞の増殖促進と分化抑制	(その他，全身に作用) 胎盤におけるカルシウム輸送 平滑筋弛緩(腸管，気管，血管，子宮など)	

*悪性腫瘍などで多量に分泌されれば PTH と同様の作用をする．

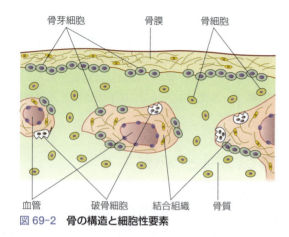

図69-2　骨の構造と細胞性要素

B 骨組織の機能

1 骨形成

骨芽細胞では、ミトコンドリアとゴルジGolgi装置が発達しており、タンパク質の合成が盛んである。コラーゲン、プロテオグリカンなどの基質を分泌し、さらに**アルカリホスファターゼ** alkaline phosphatase を合成・分泌する。Ca^{2+}はリン酸イオン濃度に依存して沈殿するため、アルカリホスファターゼにより上昇した局所のリン酸とCa^{2+}が反応し、膠原線維などを核として沈着し、**骨形成** bone formation が生じる。骨芽細胞が分化したのが骨細胞であり、骨細胞も骨芽細胞ほどではないが骨形成能を有する。

2 骨吸収

破骨細胞は単球（マクロファージ）系の細胞で、多数の核をもつ巨大細胞である。**密封帯** sealing zone（**明帯** clear zone）とよばれる細胞膜辺縁部において、**インテグリン** integrin により骨と密着し、H^+-K^+ ATPase（プロトンポンプ）により骨との閉鎖空間にH^+を分泌する。そのため、空間が酸性となり、ヒドロキシアパタイトが融解する。また、酸性で働くタンパク質分解酵素カテプシンKも分泌し、コラーゲンを分解する。

この2つの過程を経て、**骨吸収** bone resorption が生じる。骨吸収の結果、CaとPは間質に放出される。

B 骨の生理学

1 骨組織の構造と機能

A 骨組織の構造

骨組織は、細胞間質に骨塩を多量に含む特殊な組織である。骨は骨格として生体の支柱となり、形を保持するとともに、脳・呼吸・循環・消化器などの重要器官を保護している。また、筋・腱・靱帯などとともに関節による運動を可能にしている。骨髄の造血組織（赤色髄）では血液細胞の生成も行っている。さらに、上述したようにCaやPの恒常性の維持にも大きく関与している。

図69-2 に骨組織の一般構造を示す（骨髄および造血細胞は示していない）。骨の表面は**骨膜** periosteum で覆われる。細胞間質（骨質）は豊富で、膠原線維と基質からなる。基質はほとんどが骨塩である。

骨質の中に**骨細胞** osteocyte が埋まっている。骨細胞は、それぞれが孤立しているのではなく、骨管の中に多数の細い突起を伸ばし、先端でほかの骨細胞とギャップ結合で連絡している。

また、骨質以外にコラーゲンを主成分とし、ヒアルロン酸やコンドロイチン硫酸などからなる**類骨** osteoid が存在する。骨膜と骨質や、類骨と骨質の境界には、**骨芽細胞** osteoblast や**破骨細胞** osteoclast が存在する。

2 骨化と成長

A 骨格の骨化

ヒト骨格の骨化は、胎生6週頃開始する。それまで骨格は、線維膜と軟骨でできている。頭蓋骨、鎖骨、肩甲骨などの扁平骨では、まず線維膜のなかに骨芽細胞が進入する。そして、膠原線維と骨基質を分泌し、骨化を開始する（**膜内骨化**）。長骨ではまず軟骨が作られる。そして、発達につれて軟骨細胞が変性し、破骨細胞により除去されるとともに骨芽細胞が進入し、骨組織に置換される（**軟骨内骨化**）。

B 骨成長

軟骨細胞の骨芽細胞への置換は、**骨端線** epiphyseal line での骨成長の際にもみられる（図69-3）。長骨の

骨端線では，柱状に並んだ軟骨細胞が骨端に近い層で分裂し，新生した細胞が順次骨幹方向へ送られていく．骨幹に近づくほど軟骨細胞は変性し，破骨細胞やマクロファージが軟骨細胞を除去し，そこに骨芽細胞が進入し，骨組織を作り始める．思春期が終わり軟骨増殖が停止すると，骨端線はすべて骨化し閉鎖する．骨端線が閉鎖した後の骨や，骨端軟骨をもたない骨では，骨膜直下にある骨芽細胞から化骨が生じる．横軸方向への骨成長（**付加成長** appositional growth）が生じ，骨は太くなる．

成長が終了しても，骨組織は破骨細胞と骨芽細胞の相互作用により，常に再構築（**リモデリング** remodeling）が行われている．小児では1年で100%，成人では約20%の骨が更新される．また骨組織は，外的なストレスに順応し，必要に応じた強度に再構築される．したがって運動選手では太くなり，麻痺などで荷重がかからなくなると細くなる．

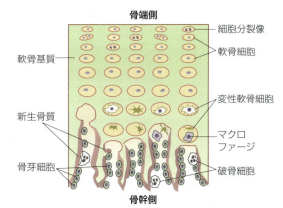

図69-3 成長期の骨端線の変化

C 副甲状腺ホルモン

副甲状腺ホルモン parathyroid hormone（PTH）は**副甲状腺** parathyroid gland のみに発現している．副甲状腺はドイツ語では Epithelkörperchen とよばれ，上皮小体という呼称もある．しかし，国際的には parathyroid が通称となっている．また PTH はパラソルモン parathormone ともよばれるが，この呼称も用いられなくなりつつある．

PTH のほかに，生体には同一の前駆遺伝子から生じたと考えられる **PTH 関連ペプチド** PTH-related peptide（**PTHrP**）が存在する．PTH も PTHrP もカルシウム代謝に重要な機能を有している．PTHrP については Advanced Studies（→1006頁）で解説する．

副甲状腺は甲状腺の背面に位置し，ヒトでは通常4個存在する．副甲状腺の実質細胞は不規則な索状に連なり，間に血管を伴った少量の結合組織が存在する．実質細胞には**主細胞** chief cell と**酸好性細胞** oxyphil cell がある．主細胞は粗面小胞体や Golgi 装置が豊富で，PTH を合成・分泌する．酸好性細胞の機能については明らかではない．

1 PTH の構造と合成経路

ヒト PTH は，84個のアミノ酸からなるポリペプチドホルモンである．遺伝子は第11番染色体の短腕にある．PTH mRNA は，まず115個のアミノ酸からなるプレプロ PTH（−31〜84）に翻訳され，粗面小胞体への移動過程で N 末端側の25個のシグナルペプチドが切断され，90個のアミノ酸からなるプロ PTH（−6〜84）となる．Golgi 装置で残り6個の N 末端アミノ酸が切り離され，活性型となり，分泌顆粒内に封入される．PTH の生物学的活性は N 末端の1〜34に存在し，この部分で PTH 受容体と結合する．

2 PTH の合成・分泌の調節

図69-4 に PTH の合成・分泌の概略を示す．PTH は血漿 Ca^{2+} 濃度および活性型ビタミン D_3〔$1,25(OH)_2D_3$〕により調節されている．短期的な PTH の分泌は主に Ca^{2+} 濃度の変化により調節される．PTH 分泌は，基礎分泌に加え20分に1回程度のパルス状分泌が加わる．血中の Ca^{2+} 濃度が低下すると基礎分泌量が増加する．

A カルシウム感知受容体

間質の Ca^{2+} 濃度低下が主細胞の細胞膜に発現した**カルシウム感知受容体** calcium-sensing receptor（**CaSR**）により感知されると，PTH の合成・分泌が増加するとともに，主細胞が増殖する．CaSR を介する PTH 合成の増加作用は PTH mRNA 転写の増加によるのではなく，PTH mRNA 分解の抑制によることが近年明らかになった．

CaSR は7回膜貫通型の G タンパク質共役型受容体

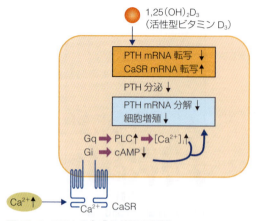

図69-4　PTHの合成と分泌の調節

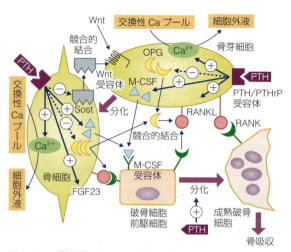

図69-5　骨組織におけるPTHの作用

である．ヒトでは1,078個のアミノ酸からなり，N末端の612個が細胞外領域，250個の膜貫通領域，そして216個のC末端細胞内領域となっており，通常二量体で細胞膜表面に存在する．CaSRは，副甲状腺以外にも甲状腺傍濾胞細胞や腎尿細管細胞などに発現している．

CaSRにCa^{2+}が結合し活性化されると，カルシトニン分泌や腎尿細管のCa^{2+}再吸収が促進される．副甲状腺ではGqと共役してホスホリパーゼCを活性化し，ジアシルグリセロールとイノシトール三リン酸（IP_3）産生を介して細胞外からのCa^{2+}流入と細胞内プールからのCa^{2+}遊離を促進し，細胞内Ca^{2+}濃度を上昇させるとともにジアシルグリセロール産生を介して，プロテインキナーゼCを活性化させる．また，Giと共役し，アデニル酸シクラーゼ活性の抑制を介し細胞内cAMP濃度を低下させる．

重要なのは，通常，神経細胞や内分泌細胞では，細胞内Ca^{2+}濃度上昇は伝達物質やホルモン分泌を生じるが，**PTH分泌**は逆に抑制されることである．しかし，これらの経路の下流のシグナル伝達経路がどのようにPTH合成・分泌の変化や細胞増殖を調節するかについては，明らかではない．

B ビタミンD受容体

$1,25(OH)_2D_3$は，主細胞に発現する**ビタミンD受容体（VDR）**を介しPTH合成を抑制するとともに，CaSR発現を促進する．VDRは核内受容体で，レチノイン酸X受容体とヘテロ二量体を形成して標的遺伝子のプロモーター上流に存在する応答配列に結合する．この二量体は**VDR応答配列（VDRE）**と結合し，$1,25(OH)_2D_3$の存在下でCaSR遺伝子では転写を促進し，PTH遺伝子では転写を抑制する．また，$1,25(OH)_2D_3$は，血漿Ca濃度上昇を介して間接的にPTHの合成・分泌を抑制する．$1,25(OH)_2D_3$の詳細については，後述する．

3 PTHの作用

PTHの直接の標的器官は骨および腎である．また，PTHは腸管には直接作用しないが，腎における$1,25(OH)_2D_3$産生の促進を介して，間接的に腸管に作用する．PTH/PTHrP受容体は7回膜貫通型のGタンパク質共役型受容体で，Gsを介したcAMP産生に伴うプロテインキナーゼAの活性化シグナルと，Gqを介するイノシトール三リン酸と，ジアシルグリセロールの産生に伴うプロテインキナーゼCの活性化シグナルが関与している．

4 骨における作用

PTHは骨細胞において，Ca^{2+}代謝と骨組織の分化やリモデリングに関与している（図69-5）．PTHの基礎分泌増加により骨芽細胞（骨細胞）によるカルシウムの細胞外液への輸送が活性化され，また破骨細胞分化が促進し，骨吸収が促進される．その一方，PTHのパルス状分泌により骨芽細胞の骨細胞への分化が促進される．破骨細胞と骨芽細胞の分化がPTHにより協調

C 副甲状腺ホルモン ● **1005**

的に調節されることで骨代謝が正常に行われている.

A カルシウムの細胞外液への輸送の活性化

PTH が骨細胞や骨芽細胞に発現する PTH/PTHrP 受容体に作用すると,Ca^{2+} ポンプの活性化により数分以内に交換性 Ca プールから Ca^{2+} がこれらの細胞を経由して細胞外液へ放出される.

B 破骨細胞による骨吸収の促進

破骨細胞での PTH 受容体の発現は確認されていないが,PTH は破骨細胞の分化や機能を強力に促進する.破骨細胞前駆細胞の細胞膜には TGF-β 受容体ファミリーの **RANK** (receptor activator of nuclear factor-κB)が発現している.

一方,骨細胞や骨芽細胞膜には RANK に結合する **RANKL** (RANK-ligand)が発現する.RANK-RANKL 結合により,骨細胞や骨芽細胞の情報が破骨細胞に伝達される.また,これらの細胞は RANK の拮抗阻害物質である**オステオプロテゲリン** osteoprotegerin (**OPG**)も合成・分泌しており,RANKL に競合的に結合する.PTH は RANKL の発現を促進するとともに,OPG の合成・分泌を抑制する.RANKL とともに破骨細胞の分化に必須なのが M-CSF である.M-CSF も骨細胞か破骨細胞から分泌されるが,PTH により合成や分泌が促進される.したがって,PTH は骨細胞や骨芽細胞を介して破骨細胞前駆細胞の破骨細胞への分化を促進する.また,RANKL は成熟破骨細胞における骨吸収も促進する.これらの機序により PTH は骨吸収を促進する.

C 骨芽細胞の分化促進

PTH は破骨細胞の分化を促進する一方で,骨芽細胞の骨細胞への分化も促進する.具体的には骨細胞からは,Sost 遺伝子のタンパク質産物であるスクレロスチン sclerostin が分泌されている.スクレロスチンは骨細胞の Wnt 受容体において,骨芽細胞分化シグナルである Wnt の作用を抑制する.骨細胞に作用した PTH は Sost 遺伝子発現を抑制することで Wnt シグナルを活性化し,骨芽細胞の骨細胞分化を促進する.骨芽細胞の分化促進作用は PTH のパルス状分泌により活性化される.この作用のため,PTH アナロ

グのテリパラチドは骨粗鬆症治療薬として臨床応用されている.

5 PTH の腎における作用

PTH/PTHrP 受容体は近位尿細管,および Henle ループの太い上行脚から遠位尿細管にかけて発現している.PTH の腎での機能は,Ca^{2+} 再吸収の促進,P の排泄促進とビタミン D_3 の活性化に分けられる.PTH の作用は近位尿細管と遠位尿細管では異なっている.

A Ca^{2+} 再吸収の促進

本章で前述したように,糸球体で濾過された Ca^{2+} は,80〜90% が近位尿細管やヘンレループで再吸収され,15〜10% が遠位尿細管で再吸収される(➡「Ca の吸収」,1001 頁,第 47 章,758 頁参照).Ca^{2+} の再吸収に関しては,PTH は主に遠位尿細管や結合尿細管に作用する.基底側に発現した PTH/PTHrP 受容体に PTH が結合すると,Ca^{2+} の管腔から尿細管細胞を介した細胞外液までの輸送が促進される.管腔内の Ca^{2+} は尿細管の管腔側細胞膜の TRP (transient receptor potential)チャネル(特に TRPV5)を介し,電位勾配および濃度勾配により細胞内に流入する.そして,カルシウム結合タンパク質(calbindin-D_{28K})とただちに結合して基底膜へ輸送され,Ca^{2+} 依存性 ATPase (Ca^{2+} ポンプ,PMCA1b)を介する能動輸送,または Na^+-Ca^{2+} アンチポーター(NCX1)を介する二次性能動輸送で間質へ輸送される.

PTH は TRPV5,calbindin D_{28K} および NCX1 のタンパク質の発現促進を介し,間質への Ca^{2+} 輸送を促進する.また,PTH は基底膜の Cl^- チャネルに作用し,Cl^- の透過性を 1.2 倍程度に上昇させる.すると,Cl^- は 5 程度かけてゆっくりと細胞内から細胞外へ移動し,**過分極**が生じる(この現象は Goldman-Hodgkin-Katz の式で説明できる,➡ 第 2 章,55 頁).その結果,TRPV5 を介する Ca^{2+} 流入がさらに促進する.

B P の排泄促進

PTH は近位尿細管において P の再吸収を抑制し,尿中への排泄を促進する.糸球体で濾過された P の 80% が近位尿細管で再吸収される.この際,Ⅱ 型ナ

15
内分泌

トリウム-リン酸共輸送体(Na^+Pi-II)が関与する. PTHによりNa^+Pi-IIは管腔側の細胞膜より内在化し, Pの再吸収量が低下する.

C ビタミンD_3の活性化

PTHは近位尿細管で1α-ヒドロキシラーゼ遺伝子の転写を促進し, 非活性型ビタミンD_3〔$25(OH)D_3$〕より活性型〔$1,25(OH)_2D_3$〕への転換を促進する. したがって, PTHは$1,25(OH)_2D_3$を介し腸管におけるCa吸収も間接的に促進する.

PTHは, Ca^{2+}の再吸収とPの排泄を促進するが, 同時にPTHにより骨吸収促進やビタミンD_3活性化も生じる. 血中のCa^{2+}濃度が増加するため, 糸球体で濾過されるCa^{2+}量も増加する. したがって, 血中PTHが高濃度になると, 尿Ca^{2+}排泄量は増加し, 時に腎結石の原因となる.

Advanced Studies

PTH関連ペプチド(PTHrP)

ヒト*PTHrP*遺伝子は*PTH*遺伝子とは異なり, 第12番染色体短腕に存在する. PTHと同様に分泌タンパク質で, 主に141個のアミノ酸からなり, また139および179個のアミノ酸からなるバリアントが存在する. 1〜139までは共通である. N末端の13アミノ酸のうち, 8個はPTHと共通である. PTHrP(1〜30)はPTH(1〜30)とほぼ同じ親和性でPTH/PTHrP受容体に結合する. 進化のうえではPTHrPがすべての脊椎動物で認められているのに対し, PTHは両生類以降で発現し, PTHがPTHrPから派生したと考えられている.

生理的状態では, PTHrPは血液中にはほとんど検出されない. しかし, 白血病, 悪性リンパ腫, 腎癌, 乳癌など悪性腫瘍で大量に産生され血中に放出されると, PTHと同様の作用により高Ca血症と骨軟化症を生じる(悪性腫瘍随伴高Ca血症).

一方, 生理的状態では多くの器官で発現し, 傍分泌(パラクライン paracrine)または自己分泌(オートクライン autocrine)経路で局所のPTH/PTHrP受容体に作用している. 特に胎生期の軟骨細胞の増殖促進と破骨細胞の分化抑制に関与している. その他, 歯の萌出, 平滑筋弛緩作用(腸管, 気管, 子宮, 血管などほぼ全身の平滑筋), および胎盤における母体から胎児へのCa輸送の促進などを行っている.

D ビタミンD

ビタミンDにはD_2〜D_7がある. 食事により経口的に摂取されるのは, ほとんどがビタミンD_3である. 適度な栄養を摂取し日光を浴びていれば, 1日あたりのビタミンD所要量を, コレステロール前駆体(7-デヒドロコレステロール)からビタミンD_3として合成することがほぼ可能である. 体内で合成した場合でも, 経口的に摂取した場合でも, 体内での活性化が必要である.

また, ビタミンD_3は, 甲状腺ホルモンやステロイドホルモンと同じファミリーに属する核内受容体を介して作用する. これらの点から, ビタミンD_3はホルモンと考えて差し支えない.

1 ビタミンD_3の合成・活性化経路と調節

図69-6にビタミンD_3の合成と活性化経路を示す.

A ビタミンD_3合成

コレステロール生合成経路の最終前駆体である**7-デヒドロコレステロール** 7-dehydrocholesterol が皮膚において紫外線を受けると, 光化学反応によりステロール環の一部のC-C結合が切断され, ビタミンD_3(**コレカルシフェロール** cholecalciferol, カルシオール)を生じる. 経口的に摂取されるビタミンD_3もこの構造である. 日本では, 十分に日光を浴びていれば, 成人におけるビタミンD_3の経口摂取は必ずしも必要ではない. 高齢者や, 日照時間の少ない環境に居住している場合は, 経口摂取が必要となる.

B ビタミンD_3の活性化経路

ビタミンD_3は肝臓で水酸化され, **25-ヒドロキシコレカルシフェロール** 25-hydroxycholecalciferol(カルシジオール)となる. さらに腎臓の近位尿細管細胞で水酸化され, 活性型の**1,25-ジヒドロキシコレカルシフェロール**〔$1,25(OH)_2D_3$, カルシトリオール〕となる. 肝臓における25-ヒドロキシラーゼ活性は, 25-ヒドロキシコレカルシフェロールにより負のフィードバックを受け, $1,25(OH)_2D_3$の過剰産生を防いでいる.

また, 腎臓の1α-ヒドロキシラーゼ活性は, PTHにより促進される. 血漿Ca^{2+}濃度上昇は, PTH分泌抑制を介して1α-ヒドロキシラーゼ活性を抑制する. また, 1α-ヒドロキシラーゼは$1,25(OH)_2D_3$からも負のフィードバックを受け, 遺伝子発現が抑制される. さらにFGF23も1αヒドロキシラーゼ活性を抑制する.

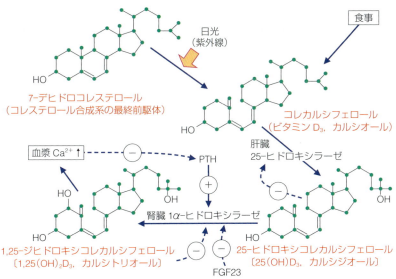

図 69-6 ビタミン D_3 の合成経路と調節機構
点は炭素（C）の位置を表す．

中間産物を含め，ビタミン D 群は脂溶性が高く，血中では 85% 以上がビタミン D 結合タンパク質と結合して存在し，残りはアルブミンと結合する．実際に生理活性のある遊離型は 1,25 $(OH)_2D_3$ で，0.4% 程度である．

2 ビタミン D_3 の作用

ビタミン D 群のうち，1,25 $(OH)_2D_3$ はほかの中間産物と比べても生理活性が圧倒的に高く，1,000 倍以上の活性がある．

ビタミン D_3 の主要な作用部位は腸管で，経口摂取した Ca の吸収を促進する．また，P の吸収も促進する．腎臓にも作用し，Ca や P の再吸収を促進するが，作用は弱い．また，骨にも作用し，生理的濃度では骨沈着を促進する．

上述したように，**ビタミン D 受容体** (VDR) は核内受容体で，**レチノイン酸 X 受容体** (RXR) とヘテロ二量体を形成して標的遺伝子のビタミン D 応答配列 (VDRE) に結合している．そしてリガンド〔1,25 $(OH)_2D_3$〕依存性に標的遺伝子転写を促進して，タンパク質の発現量を調節している．

A 腸管における作用

図 69-1 に示したように，1 日あたりの Ca 経口摂取量は 0.5 g 程度である．そのうちの 40% 程度が吸収されるが，消化液中に Ca が分泌されるため，最終的な摂取量は 0.15〜0.2 g 程度になる．Ca^{2+} は小腸において，細胞経路を介する能動的輸送と，傍細胞経路を介する受動的輸送により吸収される．

ビタミン D_3 は主に上部小腸において細胞経路を介する輸送を促進する．VDR ノックアウトマウスでは，Ca^{2+} の吸収効率が正常の 40% にまで低下する．細胞経路を介する腸管からの Ca^{2+} 吸収は，刷子縁膜に局在する TRP チャネル（腸管では主に TRPV6）を介すると考えられてきた．吸収された Ca^{2+} は細胞内の**カルシウム結合タンパク質** (calbindin-D_{9K}) とただちに結合し，基底膜へ運搬される．そして，Ca^{2+} 依存性 ATPase (Ca^{2+} ポンプ，PMCA1b) を介する能動輸送，または Na^+/Ca^{2+} 共輸送を介する二次性能動輸送で間質へ輸送される．TRPV6, calbindin-D_{9K} 発現は，VDR を介してビタミン D_3 により調節されているため，ビタミン D はこれらの遺伝子発現の促進により腸管からの Ca^{2+} 吸収を促進するといわれていた．

しかし近年の研究により，TRPV6 ノックアウトマウスや TRPV6/calbindin-D_{9k} ダブルノックアウトマウスでは，食事中の Ca^{2+} 量が正常範囲であれば Ca^{2+} が正常に吸収されることが明らかになり，これらのタンパク質を介さないビタミン D_3 による Ca^{2+} 吸収促進機構の存在が示唆されている．ビタミン D は P の吸収も促進するが，作用機構には不明点が多い．

表69-3 主な脊椎動物のカルシトニンのアミノ酸配列

種	1	2	3	4	5	6	7	8	9	10	11	12	13	14	15	16	17	18	19	20	21	22	23	24	25	26	27	28	29	30	31	32
ヒト	C	G	N	L	S	T	C	M	L	G	T	Y	T	Q	D	F	N	K	F	H	T	F	P	Q	T	A	I	G	V	G	A	P
マウス	C	G	N	L	S	T	C	M	L	G	T	Y	T	Q	D	L	N	K	F	H	T	F	P	Q	T	S	I	G	V	E	A	P
ブタ	C	S	N	L	S	T	C	V	L	S	A	Y	W	R	N	L	N	N	F	H	R	F	S	G	M	G	F	G	P	E	T	P
ニワトリ	C	A	S	L	S	T	C	V	L	G	K	L	S	Q	E	L	H	K	L	Q	T	Y	P	R	T	D	V	G	A	G	T	P
ウシガエル	C	S	G	L	S	T	C	A	L	M	K	L	S	Q	D	L	H	R	F	N	S	Y	P	R	T	N	V	G	A	G	T	P
サケ	C	S	N	L	S	T	C	V	L	G	K	L	S	Q	E	L	H	K	L	Q	T	Y	P	R	T	N	V	G	A	G	T	P
ウナギ	C	S	N	L	S	T	C	V	L	G	K	L	S	Q	E	L	H	K	L	Q	T	Y	P	R	T	D	V	G	A	G	T	P

ウナギカルシトニンと共通したアミノ酸を濃い色で示した．魚類は相同性が高く，概して活性も高い．一方，哺乳類のカルシトニンの生物活性は魚類の約1/40である．

B その他の器官における作用

ビタミンDは遠位尿細管においてもTRPチャネル発現促進を介し，Ca^{2+}再吸収を促進する．しかし，PTHに比べて作用は弱い．

骨においては，大量のビタミンD_3はコラーゲンの合成を抑制したり，破骨細胞の分化を促進して**骨吸収**を促進する．しかし，生理的量のビタミンD_3は**骨形成**を促進する．作用機構は明らかではないが，腸管からのCaとP吸収の促進を介し，骨周囲の環境を骨形成に適した状態にするためと考えられている．

また，図69-4に示したように，副甲状腺において，ビタミンDはVDRを介してPTH mRNAの転写を抑制する．

Advanced Studies

くる病 rickets と骨軟化症 osteomalacia

ビタミンD欠乏症によりCaやPの吸収が低下すると，小児ではくる病，成人では骨軟化症が生じる．原因は経口的なビタミンD摂取不足や日光の曝露不足である．また，くる病は腎1α-ヒドロキシラーゼやVDRの先天性異常，骨軟化症は肝機能障害による25ヒドロキシラーゼの合成障害，慢性腎不全による1α-ヒドロキシラーゼ合成障害により生じることがある．

くる病も骨軟化症も骨基質量は正常であるが，CaやPの低下によりヒドロキシアパタイトが基質に沈着できず，石灰化が障害される．くる病では成長期にあたるため，骨沈着の障害により長骨が彎曲しX脚やO脚となる．成人では**脱灰** demineralization が生じ，骨折の増加や自発痛のため歩行が困難になる．血中PTH濃度が二次性に上昇するため，血中Ca濃度は頻繁にテタニーを生じない程度には保たれる．

E カルシトニン

カルシトニン calcitonin はヒトでは**甲状腺傍濾胞細胞（C細胞）**で合成・分泌される．魚類などではカルシウム代謝に重要な機能を有しているが，ヒトカルシトニンの生物活性は魚類の約1/40で，ヒトカルシトニン血中濃度の変動はCa代謝には大きな影響を及ぼさない．しかし，治療目的でヒト以外のカルシトニンを用いることがあり，生理作用や作用機構を知ることは重要である．

1 カルシトニンの合成経路と構造活性相関

A 合成経路

カルシトニンは，32個のアミノ酸からなるポリペプチドである．ヒトでは，遺伝子は11番染色体短腕に位置している．カルシトニンは，**カルシトニン遺伝子関連ペプチド** calcitonin gene-related peptide (**CGRP**) と同一の遺伝子からの選択的スプライシングにより産生される．カルシトニン mRNA は1～3番目のエクソンと4番目のエクソンから，CGRP mRNA は1～3番目のエクソンと5，6番目のエクソンから構成される．カルシトニンがCaホメオスタシスに関連し，主に甲状腺C細胞から分泌されるのに対し，CGRPは中枢神経系に広く発現し，疼痛や侵害刺激の知覚の伝達に関与している．

B 生物活性の種差

カルシトニンは，哺乳類以外の脊椎動物では**鰓後体**という内分泌器官から分泌される．現在まで約30種の動物からクローニングされているが，すべて32個のアミノ酸よりなっている．

表69-3に代表的なカルシトニンのアミノ酸配列を示す．ヒトとウナギのカルシトニンの相同性は50%である．この違いにより，ウナギカルシトニンの生物活性はヒトよりも約40倍高い．ウナギとサケのカル

シトニンの間の生物活性に大きな違いはないが，魚類と哺乳類の間の生物活性は，ウナギとヒトのカルシトニンと同様に大きな差がある．

ヒトにおいて，甲状腺髄様癌は多量のカルシトニンを分泌する．また甲状腺摘除により，カルシトニンの血漿濃度は大きく低下する．しかし，ヒトカルシトニン濃度が変動しても，血漿 Ca 濃度や骨形成能が大きく変化することはない．

2 カルシトニンの分泌の調節

C 細胞には，副甲状腺主細胞と同様に CaSR が発現しており，間質の Ca^{2+} 上昇を感知して細胞内 Ca^{2+} 濃度を上昇させ，カルシトニン分泌を促進する．Ca^{2+} 以外では糖質コルチコイド，CGRP，グルカゴン，ガストリン，そして β アドレナリン作動薬などがカルシトニンの分泌を促進する．

3 カルシトニンの作用

カルシトニンの投与により，血漿 Ca 濃度が低下する．カルシトニンの標的器官は骨および腎である．カルシトニン受容体は，PTH 受容体と同様に 7 回膜貫通型の G タンパク質共役型受容体で，Gs を介した cAMP 産生に伴うプロテインキナーゼ A の活性化シグナルと，Gq を介するイノシトール三リン酸と，ジアシルグリセロールの産生に伴うプロテインキナーゼ C の活性化シグナルが関与している．カルシトニン受容体は骨・腎以外では，中枢神経系・胎盤・肺・卵巣・前立腺・胃などにも発現しているが，作用については不明点が多い．

A 骨への作用

骨において，カルシトニンは破骨細胞に直接作用する．カルシトニンがカルシトニン受容体に結合すると，インテグリンの活性化が抑制され，密封体が形成されなくなる．その結果，分泌，運動などの機能が正常に行われなくなり，骨吸収が停止する．この作用には Gs，Gq 両方のシグナル伝達経路が関与している．

カルシトニンを連続投与すると，カルシトニン受容体は細胞膜から細胞内に取り込まれ，合成も低下する．したがって治療目的で投与する場合は間欠的に投与する必要がある．

B 腎への作用

腎では，ヒトではカルシトニン投与により尿中 Ca 排泄が増加するが，げっ歯類では再吸収が増加するという報告もあり，種差が大きい．

また，近位尿細管において 1α-ヒドロキシラーゼを活性化し，$1,25(OH)_2D_3$ 合成の促進を介して間接的に腸管からの Ca および P 吸収を促進する．

F 骨・カルシウム代謝に関与するその他のホルモン

A 線維芽細胞増殖因子 23
fibroblast growth factor 23 (FGF23)

FGF23 は主に骨細胞や骨芽細胞で産生されるペプチドで，251 個のアミノ酸(24 個はシグナルペプチド)からなる．FGF23 は骨細胞や骨芽細胞から分泌されたのち，近位尿細管において，FGF 受容体 1c と Klotho タンパク質からなる複合体(FGFR1c-Klotho)と結合する．そして Na^+Pi-II 発現を抑制し，近位尿細管での P 再吸収を抑制する．また，1α-ヒドロキシラーゼ発現を抑制し $1,25(OH)_2D_3$ の濃度を低下させる．骨組織ではアルカリホスファターゼ合成を抑制して骨化を抑制する．また，副甲状腺では PTH 分泌を抑制する．一方，$1,25(OH)_2D_3$ と FGF23 発現にはフィードバック機構があり，$1,25(OH)_2D_3$ は FGF23 発現を促進する．また，PTH にも FGF23 発現促進作用がある．

B 成長ホルモン

成長ホルモン(GH)は肝臓に作用し，IGF-I の分泌促進を介して骨端軟骨の増殖を促進するとともにコラーゲンの産生も促進し，軟骨の成長を促進する．また，GH も IGF-I も骨リモデリングを促進する．

C 甲状腺ホルモン

甲状腺ホルモンは，成長期において GH 合成の調節や GH 作用の増強を介して軟骨の成長を促進する．また，軟骨の骨化も促進する．成長期における甲状腺機能低下症は成長障害とともに軟骨骨化の障害による

体型や顔貌の変化（短い手足，突き出た腹，扁平な顔）を伴う．

アンドロゲン，エストロゲン

アンドロゲン（特にテストステロン）や**エストロゲン**（特にエストラジオール）などの性ホルモンは，思春期における成長促進に重要である．

テストステロンはアンドロゲン受容体（AR）を介して骨芽細胞や骨端軟骨の増殖を調節するとともに，骨芽細胞に発現する芳香化酵素を介して，エストラジオールに変換され，エストロゲン受容体を介しても間接的に作用する．テストステロンにより骨膜下の骨芽細胞の機能が促進し，骨の付加成長が生じるが，その際にはエストラジオールが必要である．

また，エストラジオールは，GH分泌やGHの感受性を促進する．一方，思春期末期にエストロゲン濃度がさらに上昇すると，逆に軟骨細胞の増殖を抑制し，骨端線閉鎖に関与する．

骨組織では，エストラジオールは骨芽細胞に作用して過度の増殖を抑制し，OPG発現の促進とRANKL発現の抑制を介して，破骨細胞の活性化を抑制する．さらに，破骨細胞に直接作用し，分化を抑制する．また，間質のマクロファージやT細胞，骨芽細胞などに作用し，インターロイキン（IL）-1やIL-6，IL-7，TNF-α，TGF-β，IGF-Iなどの合成・分泌の調節を介して間接的に骨リモデリングを促進する作用があると考えられている．閉経後の女性の**骨粗鬆症** osteoporosis 発症頻度が高くなることはよく知られている．

Advanced Studies

骨粗鬆症 osteoporosis

骨量の全体的な減少を特徴とする疾患で，骨基質量も石灰化も低下している（骨軟化症やくる病は石灰化の障害で，骨基質は変化しない）．

閉経期のエストロゲン欠落による場合は，骨吸収と骨形成速度が変化し，骨吸収に骨形成が追いつかなくなる結果生じる．65歳以降の老人性骨粗鬆症では，これに加えてCaの摂取障害，骨形成能力自体の低下，運動低下による骨への負荷の低下，ビタミンDの活性化障害など，複合的な原因により生じる．

治療はCa摂取の促進や運動療法とともに，ビタミンD剤や骨吸収抑制作用をもつビスホスホネート剤などが用いられる．以前は，ウナギやサケのカルシトニン製剤の投与も用いられたが，異種タンパク質の投与による免疫反応が問題となり，現在はあまり用いられていない．

📖 巻末付録 問題68．骨粗鬆症 ➡ 1104頁参照．

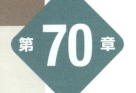

第70章 消化管ホルモンの機能と分泌制御

消化管ホルモンの発見は，1902年にW. M. BaylissとE. H. Starlingが，膵外分泌を引き起こす空腸抽出物を**セクレチン** secretinと名づけたことに始まる．セクレチンは，"ホルモン"という概念を誕生させた最初の生理活性物質としても知られている．

消化管ホルモンは，消化管内分泌細胞によって産生・分泌される狭義の**消化管ホルモン** gut hormone，消化管と神経系の両者に存在する**脳腸ペプチド** brain-gut peptide，腸神経叢に存在する**神経ペプチド** neuropeptideの三者を包括した呼称でもある．

A 消化管ホルモン

1 産生細胞

消化管ホルモンは，胃，十二指腸，小腸などの消化管粘膜内の（多くは基底部に存在する）内分泌細胞によって産生される．これらの内分泌細胞は，内分泌腺を形成する古典的内分泌器官と異なり，消化管内に孤立して散在diffuseしていることから，**腸内分泌細胞** enteroendocrine cellsともよばれる．腸内分泌細胞は，電子顕微鏡で観察すると核下部の基底側に小型の分泌顆粒が多くみられる．これらの細胞は，その染色性から**腸クロム親和性細胞** enterochromaffin cell（**EC cell**），腸クロム親和性細胞様細胞 EC-like cell（ECL cell）などとよばれる．EC cellは**セロトニン**，ECL cellは**ヒスタミン**を多く含有することが知られている．

一般に，腸内分泌細胞に含まれている消化管ホルモンは，それぞれのホルモンに対する特異抗体を用いた免疫組織化学的染色法を用いて同定される．

消化管内分泌細胞のうち，セクレチンを産生・分泌するS細胞，ガストリンを産生・分泌するG細胞というように主に含まれる消化管ホルモンの頭文字でよばれているものがある．また，膵臓のA（α）細胞に似ているが含まれるホルモンが不明であったためX/A-like細胞（胃体部に多く存在する）とよばれていたが，後にグレリンを産生していることが明らかになったものもある．

消化管ホルモンのうち，中枢や末梢神経系にも分布するものを特に脳腸ホルモンと呼ぶ．

2 分泌と作用

分泌（図70-1）

消化管ホルモンの分泌は，摂取した，もしくは消化された食物の成分（消化産物）の直接作用，消化管ホルモンによる液性（内分泌および傍分泌）作用および自律神経系ならびに**腸管神経系** enteric nervous systemによって調節されている〔腸管神経系は，交感神経・副交感神経とは別に，腸管内の**壁在神経系**として存在し，J. N. Langleyにより**筋層間神経系**（アウエルバッハAuerbach神経系）および**粘膜下神経系**（マイスナーMeissner神経系）が分類された〕．また，これらの入力（食物・消化産物，消化管ホルモンおよび神経

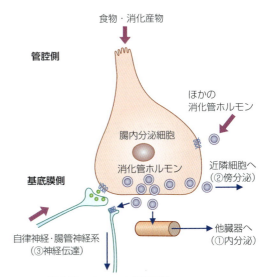

図70-1 消化管ホルモンの分泌調節
〔Engelstoft MS, et al：A gut feeling for obesity：7TM sensors on enteroendocrine cells. Cell Metab 8：448, 2008. Figure 1 より改変して転載〕

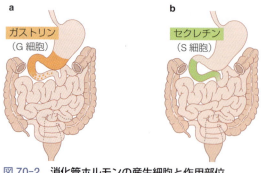
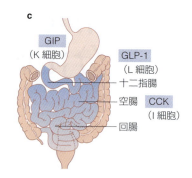

図70-2 消化管ホルモンの産生細胞と作用部位

伝達物質)に対する受容体の多くは，7回膜貫通型Gタンパク質共役型受容体 G protein-coupled receptor (GPCR)である．

B 作用

消化管ホルモンの主な作用は，次の3つである．
① 血中に入って全身に作用(**内分泌**作用)する．
② 近隣の消化器官に拡散して作用(**傍分泌**作用)することにより，消化液の分泌や消化管運動を制御する．
③ 自律神経終末に作用して末梢情報を中枢神経に伝えたり，腸管神経系の働きを修飾する(**神経伝達**作用)．

腸管神経系を構成するこれらの壁在神経系には，ノルアドレナリンなどのアミン類，GABA，**ATP**，**NO**とともに，局所に分泌されて消化管機能を修飾する**神経ペプチド**(GRP，VIP，サブスタンスP，ソマトスタチンなど)が存在する．これらの神経ペプチドのなかには消化管ホルモンとして消化管内分泌細胞でも産生されているものもある．

3 消化管ホルモンとその機能

食物を口から摂取し始めると，迷走神経を介して胃体部の壁細胞からの胃酸分泌および主細胞からのペプシノゲン分泌が促進される．咀嚼された食物が食道を通過して胃に入ってくると，胃の伸展，タンパク質の消化産物および胃内pHの上昇などが生じ，胃幽門前庭部と十二指腸上部のG細胞からガストリンが大量に分泌される(図70-2a)．

ガストリン gastrin は，胃体部の壁細胞からの胃酸分泌を促進させ，胃運動の促進・下部食道括約筋の収縮・胃幽門括約筋の弛緩を引き起こして胃内容物を十二指腸に送り込む．

胃から流入した酸性の粥状の消化食物は，十二指腸のS細胞からのセクレチン分泌および十二指腸・小腸のK細胞からのGIP分泌を促進する(図70-2b, c)．

セクレチン secretin は，胃酸分泌を抑制し，オッディ Oddi 括約筋を弛緩させて膵臓からの膵液(重炭酸 HCO_3^-)の分泌を促進する．また，セクレチンは，胃幽門括約筋を収縮させて十二指腸内の内容物(膵液を含む)の胃への逆流を防ぐ．一方，**GIP** は，膵臓B(β)細胞からのインスリン分泌を促進する．小腸のL細胞から分泌される **GLP-1** も膵臓B(β)細胞から血糖値依存的にインスリン分泌を促進し，**インクレチン** incretin と総称される．

十二指腸の内容物が小腸(空腸)に到達すると，主に長鎖脂肪酸やオリゴペプチド・アミノ酸の刺激により十二指腸および空腸粘膜上皮のⅠ細胞から**コレシストキニン** cholecystokinin (**CCK**)が分泌される(図70-2c)．CCKは，胆囊収縮・Oddi括約筋の弛緩作用により胆汁分泌・膵液分泌を引き起こし，セクレチンの作用を増強する．

なお，空腹時には，胃から**グレリン**が分泌されて迷走神経前胃枝に作用し，中枢神経を介して摂食を促進し，小腸では**モチリン**が分泌されて胃および小腸の運動を促進する．

消化管ホルモンの産生細胞と，主な作用部位，および生理作用について表70-1に示す．

消化管ホルモンは，化学構造(アミノ酸配列)と生理作用の類似性をもとに**ガストリンファミリー**(ガストリン，コレシストキニン)，**セクレチンファミリー**(セクレチン，インクレチンなど)，およびそのほかに大別される．

A　消化管ホルモン　●**1013**

表70-1　消化管ホルモン，神経ペプチドの産生細胞，主な作用部位および生理作用

消化管ホルモン		消化管部位—産生細胞	主な作用部位—生理作用
ガストリン		胃幽門前庭部・十二指腸—G細胞	胃体部の壁細胞—胃酸分泌，ECL細胞—ヒスタミン分泌，胃主細胞—ペプシノゲン分泌，胃・腸粘膜—成長促進
コレシストキニン		十二指腸・空腸—I細胞，腸管神経系，中枢神経系	胆嚢—収縮，Oddi括約筋—弛緩，胃—内容物排出抑制，膵臓—増殖・酵素産生促進，セクレチンの重炭酸分泌作用増強，迷走神経—摂食抑制
セクレチン		十二指腸・空腸—S細胞	胃—胃酸分泌抑制，胃粘膜上皮—増殖抑制，膵臓—重炭酸の分泌，膵組織の増殖，胆嚢—CCKの作用増強
インクレチン	GIP	小腸—K細胞	膵B（β）細胞—インスリン分泌促進，中枢神経系—摂食抑制
	GLP-1	小腸—L細胞	
モチリン		小腸—EC細胞，Mo細胞	胃・小腸—収縮運動（空腹時のみ）
グレリン		胃—X/A-like細胞，膵島—A（α）細胞	下垂体前葉—成長ホルモン分泌，迷走神経—摂食亢進
ソマトスタチン		胃・十二指腸—D細胞，膵島—D（δ）細胞	胃—胃酸分泌抑制，ガストリン放出抑制，消化管運動の抑制，膵臓—インスリン分泌抑制
PYY/NPY		PYY：回腸・大腸・直腸—L細胞 NPY：交感神経系	胃—胃酸分泌抑制，膵臓—膵外分泌抑制 PYY：中枢神経系—摂食抑制
VIP/PACAP		腸管全体の腸管神経系	腸管—弛緩，膵臓—膵外分泌促進，インスリン分泌促進
サブスタンスP/NKA		腸管全体の腸管神経系	腸管—消化管運動の亢進・抑制
ニューロテンシン		回腸—N細胞	胃—胃酸分泌抑制，内容物排出の抑制，膵臓—膵外分泌抑制，腸管—排便促進
グアニリン		回腸，結腸	腸管—塩素イオンの分泌（細菌性下痢）

A　ガストリンファミリー

1 ● ガストリン

　胃幽門前庭部（の陰窩の比較的深い部分）と，十二指腸（粘膜内に散在する）G細胞で合成・分泌される．G細胞の管腔膜は微絨毛が発達している．

　最初に**プレプロガストリン**（アミノ酸残基101個）が合成されて，プロセッシングを受けてアミノ酸の数や修飾が異なる数種類の分子種（主に G17，G34）として存在する．

　物理的刺激では，胃壁の伸展，胃腔内のタンパク質の消化産物であるアミノ酸のうちフェニルアラニンとトリプトファン，化学的刺激では，迷走神経終末から分泌される神経伝達物質（アセチルコリンではなく，**ガストリン放出ペプチド** gastrin-releasing peptide；GRP）によりガストリンの分泌が促進される．したがって，ガストリン分泌反応はアセチルコリン分泌を阻害するアトロピンでは抑制されない．

　胃・十二指腸腔内の pH＜3.5（酸性）は，フィードバック的にガストリン分泌を抑制する．これは G細胞に対する直接作用とソマトスタチンを介した分泌阻害作用（間接作用）による．

　ガストリン/CCK-B受容体を介して胃体部（胃底腺）

の壁細胞からの胃酸（塩酸 HCl）分泌を，腸クロム親和性細胞様細胞（ECL cell）からのヒスタミン分泌を引き起こす．ヒスタミンは H_2 受容体を介して胃酸分泌を引き起こす．主細胞からのペプシノゲン分泌もガストリンによって生じるが，主役は迷走神経である．少量のガストリンが長期間作用すると，胃や小腸粘膜の成長促進（**栄養効果** trophic action）が起こる．

　ガストリン分泌が異常に亢進している場合，高ガストリン血症となる．原因として，ガストリン産生が亢進して胃酸分泌を促進している場合（例：**ゾリンジャー-エリソン** Zollinger-Ellison **症候群**—ガストリン産生腫瘍によって酸分泌が過剰となり難治性多発性消化性潰瘍が生じる）と，胃酸分泌が減少しているためにガストリン分泌が刺激されている場合（例：萎縮性胃炎）がある．

2 ● コレシストキニン

　十二指腸・空腸の全長にわたって分布する粘膜上皮の I細胞から分泌される．また，腸管神経系や中枢神経系にも存在している．

　ガストリンと類似のホルモンであり，33個のアミノ酸残基からなる．さらに，8，12，39，58個のアミノ酸残基のものがある．

1014 ●第70章　消化管ホルモンの機能と分泌制御

小腸腔内に長鎖脂肪酸，アミノ酸やオリゴペプチドがあると分泌が亢進する．

胆嚢の収縮および Oddi 括約筋の弛緩，胃の内容物の十二指腸への排出抑制，膵組織の増殖と酵素産生の促進，セクレチンによる重炭酸($HCO_3{}^-$)分泌作用を増強する．また迷走神経の神経終末の CCK-A 受容体を介して延髄孤束核，さらに視床下部へ求心性情報（脳内ノルアドレナリン系）が到達して摂食を抑制する．

Ｂ　セクレチンファミリー

1 ● セクレチン

十二指腸や空腸粘膜に散在する S 細胞から分泌される．

グルカゴンや GIP，VIP などと類似の 27 個のアミノ酸残基からなるペプチドである．

胃から排出される酸性の消化食物によって分泌が促進される．

膵臓の腺房中心細胞と導管終末部細胞に作用して重炭酸を分泌させる．その結果，水分の多いアルカリ性の膵液が分泌されるため，胃からの酸が中和されてセクレチン分泌も低値に戻る．

胃酸分泌の抑制，胃粘膜上皮の増殖の抑制，膵臓からの重炭酸の産生・分泌刺激，膵組織の増殖，CCK による胆汁の分泌作用を増強する．

2 ● インクレチン

経静脈内に投与されたグルコースよりも経口投与されたグルコースのほうが，同程度の血糖値の上昇にもかかわらずより多いインスリン分泌を引き起こす．これは経口摂取したグルコースがインスリン分泌を促進する消化管ホルモン（**インクレチン** incretin）の分泌を引き起こしているためで，インクレチンとはインスリン分泌を増強する消化管ホルモンの総称である．

胃抑制ペプチド（**糖依存性インスリン放出ペプチド** glucose-dependent insulinotropic polypeptide：**GIP**）と**グルカゴン様ペプチド 1** glucagon-like peptide-1（**GLP-1**）がその代表的な消化管ホルモンであり，セクレチンファミリーのうちグルカゴンファミリーに属するペプチドである．

Advanced Studies

逆説的低血糖

三大栄養素（糖質，タンパク質，脂質）のうち，糖質（もしくは炭水化物）のみが消化酵素によって単糖類（グルコースを含む）に分解されて消化管から吸収されて血糖値を上げる．したがって，血糖値を上げるのは糖質の摂取によって生じる．ところが，糖質の摂取によって血糖値が下がり，低血糖が生じるという，一見矛盾した状態が生じる．これを逆説的低血糖（反応性低血糖，食後性低血糖ともいう）．

食材によって血糖値の上昇の程度・時間経過が異なるため，血糖値を下げるためのホルモンであるインスリンの分泌反応も異なってくる．GI 値（**グリセミック指数**）という指標によって低GI 食材，中 GI 食材，高 GI 食材という分類がなされている．

Ｃ　その他の消化管ホルモン

1 ● モチリン

1966 年 J. C. Brown らによってイヌ十二指腸粘膜に胃の収縮運動を刺激する物質があることで発見され，1973 年ブタの小腸粘膜から単離された．22 個のアミノ酸残基からなるペプチドである．

消化管（小腸）に広く散在している腸クロム親和性細胞（EC cell）や Mo 細胞から主に分泌される．空腹時のみに分泌されるという特徴がある．

胃および小腸の空腹時収縮期運動（腸平滑筋を収縮させる）を調節する．

2 ● グレリン

胃，腸，膵臓，視床下部，胎盤，腎臓などに分布するが，特に胃に多い．胃体部の内分泌細胞の 20〜25% がグレリン産生細胞である．この細胞は，分泌顆粒を多くもち，X/A-like 細胞とよばれていた．グレリンは，膵臓内ではグルカゴン産生細胞〔A（α）細胞〕にも存在する．

グレリンは 28 個のアミノ酸残基からなり，3 番目のセリンあるいはスレオニンの水酸基が中鎖脂肪酸（主にオクタン酸）によってエステル化されているという特徴がある．

空腹で分泌が増加する．ヒト血漿グレリン濃度は，各食事前に高値を示し，食後に低下する．

グレリン分泌は，摂食，グルコース負荷，レプチン，ソマトスタチンによって抑制される．

成長ホルモン分泌，迷走神経求心枝を介した食欲亢進，交感神経の活性化を引き起こす．グレリンは，これまで知られているうちで唯一の強力な末梢性食欲亢進ペプチドである．

心筋梗塞・心不全，悪液質（カヘキシア），拒食症の治療薬の可能性が検討され，悪液質患者向けの選択的グレリン受容体（GHS-R$_{1a}$）作動薬（アナモレリン）が開発された．

B 神経ペプチド

神経ペプチドは，神経細胞の細胞体で産生され，古典的神経伝達物質と共存することが知られている．

A ペプチドYY，ニューロペプチドY

PYY（ペプチドYY）およびNPY（ニューロペプチドY）は膵ポリペプチドファミリーに属し，36個のアミノ酸残基からなる．PYYは腸内分泌細胞で産生され，胃酸分泌抑制や消化管運動抑制に働き，膵外分泌を抑制する．一方，NPYは視床下部，交感神経系，腸管神経系などにほかの神経伝達物質と共存する神経ペプチドの1つであり，摂食促進作用を有する．NPY受容体のうちY1およびY2受容体にはPYYの親和性も高い．NPYと異なりPYYは摂食抑制作用がある．

B VIPとPACAP

VIPは，消化管全体の粘膜に密に分布する腸管神経系の神経で産生される神経ペプチドである．PACAPは視床下部から同定されたペプチドで視床下部に豊富に存在する一方，消化管においてはVIPと同様に神経に限局して存在する．

VIPは，血管作動性腸管ポリペプチド vasoactive intestinal polypeptide の略で，アミノ酸残基28個からなる．PACAPは，下垂体アデニル酸シクラーゼ活性化ポリペプチド pituitary adenylate cyclase-activating polypeptide の略で，VIPとアミノ酸配列が類似している．VIPとPACAPはその化学構造からセクレチンファミリーに属する．

VIPとPACAPは共通の受容体（VIP/PACAP受容体：細胞内cAMPを増加させる）を介して胃腸や膵臓に作用して平滑筋の弛緩，膵臓からの重炭酸の分泌促進，インスリン分泌を促進する．VIPは，血管拡張作用が主であるが，唾液腺や膵外分泌腺を支配する迷走神経においてアセチルコリンと共存しており，協調して分泌を増強させる．

膵島腫瘍などに生じるVIPomaによるVIP産生過剰は，水様性下痢 watery diarrhea を主症状とし，低カリウム血症 hypokalemia，無胃酸症 achlorhydria を伴う WDHA症候群 を引き起こす．

C サブスタンスP

消化管全体に存在するサブスタンスP substance P（SP）およびニューロキニンA neurokinin A（NKA）は，腸神経叢の神経細胞に局在し，アセチルコリンと共存する．

いずれも11個のアミノ酸残基からなり，C末端には共通構造（Phe-X-Gly-Leu-Met-NH$_2$）を有するタキキニン類に属する．受容体には3種類のサブタイプ（NK1，2，3）が存在する．受容体によって消化管運動の亢進と抑制がみられる．

SPは一次感覚神経の神経伝達物質としてもよく知られている．

D ニューロテンシン

回腸末端部に多く，ニューロテンシン neurotensin（NT）を産生する細胞はN細胞とよばれる．

ニューロテンシンは13個のアミノ酸残基からなり，血管拡張や血圧低下，血管透過性作用を示す．NT受容体を介して，胃酸分泌抑制，胃排出抑制，膵液分泌抑制，腸管血流増加作用がある．小腸粘膜への栄養作用や腸管運動の亢進，排便の促進作用がある．

E グアニリン

グアニリン guanylin は15個のアミノ酸残基からなり，回腸，結腸で産生される．受容体型グアニル酸シクラーゼ（GC-C）と結合することで腸管上皮細胞内のcGMPが増加して，塩素イオンの分泌が起こる．

細菌性下痢は，ある種の大腸菌毒素（エンテロトキシン）の構造がグアニリンと似ているためにグアニリン受容体に結合して生じる．

●参考文献
1) 坂井建雄，他（総編集）：人体の正常構造と機能，改訂第4版．日本医事新報社，2021
2) Boron WF, et al（eds），泉井 亮（総監訳）：ボロン・ブールペープ生理学．西村書店，2011
3) Pawlina W（ed），内山安男，他（監訳）：Ross組織学，原著

第7版. 南江堂, 2019
4) 清野 裕, 他(編)：ホルモンの事典, 新装版. 朝倉書店, 2020
5) Kastin AJ (ed)：Handbook of Biologically Active Peptides, 2nd ed. Elsevier, 2013
6) 寺内康夫, 他(編)：Principles and Practice 内分泌・代謝. 医学生・レジデントのための必修エッセンス. 文光堂,

2011
7) 佐久間康夫(監訳)：カラー図鑑よくわかる生理学の基礎, 第2版. メディカル・サイエンス・インターナショナル, 2017
8) Melmed S, et al (eds)：Williams Textbook of Endocrinology, 14th ed. Elsevier, 2019

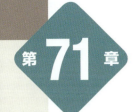

第71章 糖代謝の内分泌制御

A 血糖値の調節

　生体は，通常，三大栄養素(糖質，脂質およびタンパク質)を含む食物を摂食(食事)して消化・吸収によってエネルギーを摂取する．余剰のエネルギー(グルコース)は，グリコーゲンとして肝臓と筋肉組織に，トリグリセリドとして脂肪組織に貯蔵される．グルコースの各組織への取込みと代謝は，膵臓B(β)細胞から分泌されるインスリンによって促進される(図71-1)．

　定常状態(食間)では，インスリン分泌(基礎分泌)により肝臓のグルコースの取込みと糖新生の制御，筋肉および脂肪組織でのグルコース取込みのバランスが釣り合っており，血糖値が一定の値に保たれている．摂食時は，食物が消化管で消化・吸収されることにより血糖値が急激に上昇する．その結果，インスリンの追加分泌が起こり，門脈中のインスリン濃度が速やかに上昇する．門脈中に増加したインスリンは，肝臓に作用して肝臓のグルコース取込みを促進，肝臓の糖新生を抑制する．インスリンは，全身の筋肉および脂肪組織に作用してグルコースの取込みを促進する．その結果，血糖値は定常状態へ戻る．これを，食事ごとに繰り返している．また，食事とは独立して，内因性の生体リズムによる血糖値の調節機構がある．インスリン分泌は，基礎分泌と食後の追加分泌以外にも日内変動が認められている．インスリン拮抗ホルモンの1つである糖質コルチコイド分泌にも日内変動が認められ，特に睡眠後半(明け方)に分泌が増加する．これは，血糖値の低下を防ぎ，起床して活動するための準備状態と考えられる．

　一方，空腹時には，肝臓，筋肉および脂肪組織に貯蔵されたグリコーゲンおよびトリグリセリドが動員され，エネルギーとして消費される．グリコーゲンから分解されたグルコースは脳のエネルギー源となる．トリグリセリドはグリセロールと遊離脂肪酸に分解されて，グリセロールや乳酸は肝臓で糖新生の基質となり，遊離脂肪酸は脳以外の組織のエネルギー源となる．長期の空腹(低グルコース状態が長期化)では，肝臓でケトン体がつくられて脳のエネルギー源となる．これらの反応は，インスリン拮抗ホルモンであるグルカゴン〔膵臓A(α)細胞から分泌〕，アドレナリン・ノ

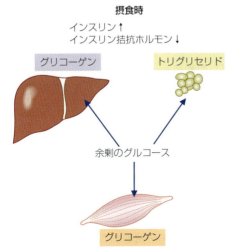
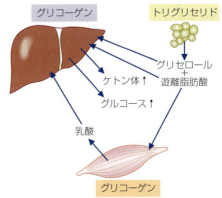

図71-1　グルコースの産生と消費

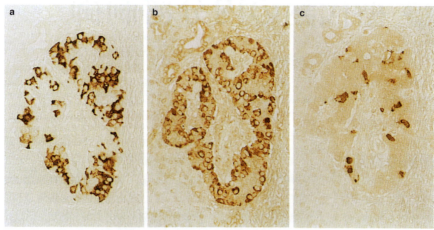

図71-2 ヒト膵島のB細胞(a), A細胞(b), D細胞(c)
インスリン(a), グルカゴン(b), ソマトスタチン(c)に対する特異抗体を用いて免疫染色を行った.
〔北海道大学 岩永敏彦教授の御厚意による〕

ルアドレナリン(副腎髄質および交感神経節後線維終末から分泌), 成長ホルモンおよび糖質コルチコイドによって促進される. このとき, インスリン分泌は抑制されている.

P. Langerhans は, 膵臓の外分泌腺組織を海になぞらえ, その海に浮かぶ島のように散在する細胞の集団が存在することを記載した. そのため, **膵島**, **ランゲルハンス島** islet of Langerhans, **ラ氏島**とよばれる. 膵島の細胞は, 糖代謝に大切なペプチドホルモン(グルカゴン, インスリン, ソマトスタチン, 膵ポリペプチド)を産生する重要な内分泌細胞である.

B 膵島の解剖と産生ホルモン

膵臓は, **内胚葉**から分化する. 膵島は, 膵管上皮(外分泌導管上皮)の一部(膵前駆細胞)から内分泌細胞の集塊が発芽するようにして形成される.

膵内分泌細胞は, A(α)細胞, B(β)細胞, D(δ)細胞, F(PP)細胞の順で出現してくる.

A 膵島の解剖

膵島は, 直径50〜200 μm の卵・球形の細胞集合体で膵臓全体に広く散在し, 膵尾部により密に存在する. 成人の膵島は 20万〜200万個あり, 膵臓全重量の1〜2%(ヒト成人で約1 g)を占める.

膵臓の動脈(腹腔動脈と上腸間膜動脈の枝)は, 直接膵島内で毛細血管網を形成し, 小静脈(門脈)系を経て, 肝門脈中に流入する.

B 膵島ホルモン産生細胞

膵内分泌細胞は, 合成・分泌するホルモンや形態などから以下の4種類に分類される(図71-2).

a A(α)細胞

グルカゴンを分泌する. 島全体の15〜20%を占め, B細胞に次いで数が多い. ヒトではB(β)細胞の間に散在する. アザン染色で好酸性に染まる.

b B(β)細胞

インスリンを分泌する. 島全体の約60〜75%と最も細胞数が多い. ヒトでは膵島内に万遍なく分布する. アザン染色で好塩基性に染まる.

c D(δ)細胞

ソマトスタチンを分泌する. 島全体の5%弱を占める. 島全体に散在している.

d F(PP)細胞

膵ポリペプチドを分泌する. 島全体の1%と少ない. 膵臓外分泌部や胃腸管粘膜にも散在している.

C 膵島ホルモンの生理的役割

B(β)細胞から分泌される**インスリン**は, **血糖値**を下げる唯一のホルモンである. 一方, 血糖値を増加さ

せるホルモンは，A（α）細胞から分泌されるグルカゴンのほか，ノルアドレナリン，アドレナリン，成長ホルモン，糖質コルチコイドと複数のホルモンが挙げられる．

グルカゴンは，インスリンの血糖値を下げる作用に拮抗する．D（δ）細胞から分泌されるソマトスタチンは，近傍の膵島細胞に作用してインスリンやグルカゴンの分泌を抑制する．F（PP）細胞から分泌される膵ポリペプチドの生理的役割はよくわかっていない．

膵島ホルモンは，膵島内外で相互に連関しながら生体において"血糖値を一定の範囲内に維持する"という役割を担っている．

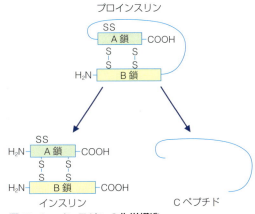

図 71-3　インスリンの化学構造

C　インスリン

1889 年ドイツの内科医 O. Minkowski と J. von Mering は，イヌの膵臓を摘出する実験を行い，重症の**糖尿病**を発症することを発見した．1921 年カナダ，トロントの開業医 F. G. Banting とトロント大学医学生の C. H. Best がインスリンの抽出に成功した．

精製，結晶化，化学合成，組換え DNA 技術による合成など，いずれもインスリンが最初のペプチドホルモンとなり，モデル分子として数多くのノーベル賞受賞者を生んだ．

1　インスリン遺伝子と生合成

インスリン insulin は，21 個のアミノ酸残基からなる **A 鎖**と，30 個のアミノ酸残基からなる **B 鎖**が 2 か所のジスルフィド（S-S）結合で架橋されたポリペプチドである．分子量は，約 5,800 である．

A　インスリン遺伝子

インスリン遺伝子は第 11 番染色体の短腕に単一遺伝子としてコードされている．インスリンは，B（β）細胞でのみ産生され，血糖値の上昇によって合成，分泌が促進される．

インスリン遺伝子から転写されたプレプロインスリン mRNA から B（β）細胞のリボソームで前駆体ペプチドであるプレプロインスリンが合成され，シグナルペプチドが切り離されてプロインスリンとなり，小胞体内腔へ入る．そして，ゴルジ Golgi 装置に送られる．Golgi 装置を通過する間に，インスリンと C ペプチドへと 1：1 で分離して分泌顆粒が形成され，顆粒内で亜鉛分子を中心にインスリンの 6 量体が形成される．インスリンと C ペプチドの化学構造を図 71-3 に模式的に示す．

B　インスリンの生合成

インスリンと C ペプチドを含む顆粒は，細胞膜と細胞膜が融合する開口放出によって細胞外へと放出される．1 個の B（β）細胞内には約 1 万～1 万 5 千個のインスリンを含んだ顆粒がある．分泌顆粒中では 6 量体のインスリンも放出された後の血中での生理的濃度では単量体である．インスリンの約 5％ はプロインスリンのまま分泌され，プロインスリンは化学的性質がインスリンとよく似ている．そのためインスリン抗血清とも交差反応を示すので，血中インスリンを免疫測定法で測るとプロインスリンも含めた値となってしまう．

一方，**C ペプチド**はインスリンと抗原性が異なるため，C ペプチドの免疫測定を行うとインスリンで治療中の患者であっても，自身が分泌した内因性インスリンの推量ができる．また，門脈中に分泌されたインスリンの約 60％ は肝臓で代謝されてしまうが，C ペプチドは肝臓で代謝されないため，末梢血の C ペプチド量（最終的には尿中に排泄されるので，尿中 C ペプチドの量）はインスリン分泌量を推量するよい指標となる．

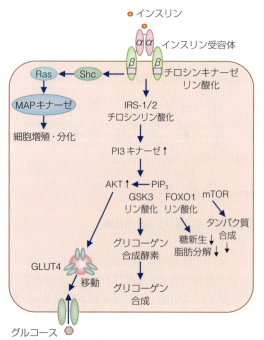

図 71-4　インスリンの作用機序
〔寺内康夫, 他(編)：Principles and Practice 内分泌・代謝, 医学生・レジデントのための必修エッセンス. p38, 図4, 文光堂, 2011 より改変〕

Ⓒ インスリン受容体

インスリン受容体は, α, β の2種類のサブユニットがジスルフィド(S-S)結合で架橋されたヘテロ4量体である. インスリンが α サブユニットに結合すると β サブユニットのチロシンキナーゼが活性化され, もう一方の β サブユニットのチロシン残基をリン酸化(受容体チロシンの自己リン酸化)する. リン酸化によって活性化された受容体がさらに別のタンパク質〔**インスリン受容体基質** insulin receptor substrate(**IRS**)-**1/2**〕のチロシンをリン酸化する.

チロシンがリン酸化された IRS は, ホスファチジルイノシトール phosphatidylinositol (PI) 3 キナーゼと結合する. PI3 キナーゼにより脂肪細胞や筋肉に豊富に存在する GLUT4 が細胞膜上へ移動し, 細胞内へのグルコース取込みが促進される.

また, リン酸化されたさまざまな細胞内基質を介してさまざまな代謝調節作用を引き起こす. インスリンの作用機序についてインスリン受容体を中心に図 71-4 に模式的に示す.

Ⓓ グルコース輸送

グルコースは促進拡散あるいは Na^+ とともに二次性能動輸送によって細胞内に取り込まれる. いずれの場合も**特異的輸送担体**(トランスポーター)を介する. 哺乳類の細胞膜グルコーストランスポーターは14種類存在し, そのうちの2種(sodium-glucose cotransporter；**SGLT1**, **SGLT2**)は小腸と腎臓の吸収上皮細胞で能動輸送を行っている. 残りは発見順にGLUT1〜GLUT9と命名された. いずれも約500個のアミノ酸からなる単鎖ポリペプチドで, 細胞膜を12回貫通する構造となっている.

GLUT1 は各種細胞に広く分布し, 定常的なグルコースの取込みを行う最も基本的なトランスポーターである. **GLUT2** は, B(β)細胞や肝細胞に発現しており, グルコースを細胞内に取り込む. **GLUT4** は脂肪細胞や筋肉に限局しており, インスリンによる速やかなグルコースの取込み亢進に関与する. GLUT4 は, 基礎状態では大部分が細胞内の膜にプールされているが, インスリンが作用するとただちに細胞膜上に移動してグルコースの細胞内への取込みを行う.

② インスリンの分泌調節

健常人の空腹時のインスリン分泌量は約1 U/hr (6 nmol/hr)であり, 血中半減期は約5分である. このような基礎状態(**基礎分泌**)において, 静脈血中のインスリン濃度は0〜7 μU/mL (0〜42 pmol/L)となるが, 食物摂取によって5〜10倍に上昇する(**追加分泌**). これは, 食物糖質に由来するグルコースの血中濃度が上昇することに加えて, 消化管ホルモンや自律神経系の複合作用(下記Ⓐ〜Ⓓ)によってインスリン分泌が増加したためである.

Ⓐ グルコースによる分泌調節

血中グルコース濃度上昇は, インスリン分泌を起こす最も重要な生理的刺激である. 分泌を起こす閾値は空腹時血糖値(約5 mM)であり, 濃度依存的に増加して15〜20 mM で最大反応となる. 血中のグルコースは **GLUT2** によって B(β)細胞内に取り込まれ, グルコキナーゼによってリン酸化されて解糖系やクエン酸回路(TCA 回路)で代謝される. その結果, ATP が生成される.

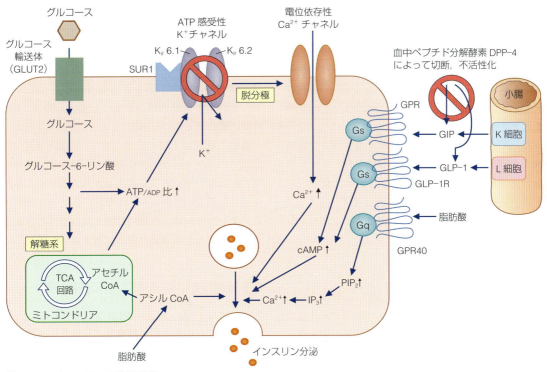

図 71-5　インスリンの分泌機構

〔寺内康夫, 他(編)：Principles and Practice 内分泌・代謝, 医学生・レジデントのための必修エッセンス, p37, 図3, 文光堂, 2011 より改変〕

この産生された ATP が, 通常は開いている **ATP 感受性 K⁺チャネル**〔スルホニル尿素受容体(SUR1)と内向き整流性 K⁺チャネルが会合した複合体〕を閉鎖することにより, 細胞内に K⁺ が増加して細胞膜が脱分極する. そして, **電位依存性 Ca²⁺ チャネル**が開き Ca²⁺ が細胞内に流入し, 細胞内の Ca²⁺ 濃度が増加する. その結果, インスリン分泌顆粒と細胞膜との融合が起こり, インスリンの開口放出が引き起こされる.

分泌されたインスリンはグルコース代謝を促進することによって血糖値を下げるため, 両者の相互フィードバック制御によって血糖のホメオスタシスが維持されている. また, 貯蔵されていたインスリンの即時的な分泌とともにインスリンの合成をも亢進させる. ATP 感受性 K⁺ チャネルは, 経口血糖降下薬であるスルホニル尿素 sulfonylurea (SU)剤によって特異的に抑制される. インスリンの分泌機構について図 71-5 に模式的に示す.

B インクレチンによる分泌調節

インクレチン(GIP および GLP-1)に対する受容体が B (β)細胞に存在しており, これらのホルモンが GPR や GLP-1R などの GPCR 型受容体に結合すると細胞内の cAMP を増加させてインスリン分泌を促進する.

また, GLP-1 は A (α)細胞からのグルカゴン分泌を抑制し, 中枢神経系に作用して摂食を抑制する. インクレチンは, グルコース濃度が高いときにインスリン分泌を促進する. したがって, インクレチンは食後の高血糖をインスリン分泌を介して低下させるが, 基礎分泌時(空腹時)の低血糖を起こしにくい.

インクレチンは, **DPP-4** (dipeptidyl peptidase-4) という酵素によって数分以内に分解される. そこで, インクレチンの作用を持続させるため DPP-4 阻害薬や DPP-4 によって分解されにくいインクレチン類似物質(GLP-1 受容体作動薬)が糖尿病治療薬(食後の高血糖改善薬)として開発され, セマグルチドが 30 年ぶりに肥満症治療薬(抗肥満薬)として 2023 年に承認された. さらに, GLP-1/GIP 受容体作動薬および GLP-1/GIP/Glucagon 受容体作動薬の抗肥満効果についても注目されている.

巻末付録 問題 63. 低血糖症 ➡ 1100 頁参照.

C 自律神経系による分泌調節

膵臓に分布している交感神経を刺激するとインスリン分泌が抑制される．これは交感神経節後線維の神経終末から放出されたノルアドレナリンが B (β) 細胞のアドレナリン α_2 受容体に作用し，細胞内の cAMP 濃度を低下させるためである．

一方，迷走神経を刺激するとアセチルコリンが放出されて B (β) 細胞のムスカリン受容体を介してインスリン分泌が増大する．迷走神経の効果は，血中グルコースの上昇とは無関係であり，例えば味覚刺激で誘発されるインスリン分泌など，いわゆるインスリン分泌の神経性調節に関与している．

1 ● ストレスと血糖値の関係

ストレスによって，視床下部-下垂体-副腎軸の活性化，副腎髄質からのカテコールアミン分泌を含む交感神経系の亢進が生じる．糖質コルチコイド，副腎髄質および交感神経終末から分泌されるアドレナリン・ノルアドレナリンは，いずれも血糖値を上昇させる作用がある．不眠はそれ自体がストレスとなり，血糖値を上昇させる原因となりうる．

D その他による分泌調節

A ～ C 以外にも，脂肪酸やソマトスタチン，ガラニン，VIP，PACAP などのペプチド類がインスリン分泌に影響を与える．

3 インスリンの作用

インスリンの重要な標的組織は，**肝臓**，**筋肉**および**脂肪組織**である．インスリンは，これらの標的組織の細胞膜に存在するインスリン受容体（前述）と結合してその作用を発揮する．インスリンの作用は広範囲で多彩であるが，**同化作用の促進**と**異化の抑制**という点でどの組織においても共通している．

インスリンは，空腹時も食事後も体内の代謝を効率よく統合する働きをしている．空腹時には，B (β) 細胞からのインスリン分泌は低下する．その結果，脂肪組織からはトリグリセリドが，筋肉などからは乳酸が動員される．

こうして動員されたトリグリセリドや乳酸は，酸化反応に消費されるか，肝臓でのケトン体合成や糖新生

の前駆体として供給される．空腹時には，インスリン濃度が低下して筋肉や脂肪組織などでのグルコース消費が減少するが，脳などのインスリンに依存しない組織ではグルコース消費の減少はみられない．神経細胞は通常グルコースのみをエネルギー源としているので，短時間でも低血糖の状態になると，昏迷，痙攣，昏睡状態に陥る．

食後，血糖が上昇してインスリン分泌が起こると，肝臓でのグリコーゲン合成促進と分解抑制，糖新生抑制が起こり，インスリン濃度がさらに上昇すると筋肉や脂肪組織でのグルコースの細胞内取込みが促進される．インスリンは，空腹時に使われる燃料の貯蔵を補充するために直接組織に作用するともいえる．

A 肝臓におけるインスリンの作用（図 71-4）

インスリンは，B (β) 細胞から分泌されると門脈を経て肝臓へと到達する．**肝臓**はインスリンの標的臓器であり，かつ分解を受ける場でもある．肝臓は生体内最大のエネルギー貯蔵庫でもある．摂食時にはグルコースを取り込んでグリコーゲンとして蓄積し，空腹時にはグリコーゲンの分解と糖新生によってグルコースを産生する．

インスリンの主たる作用は，グリコーゲン合成の促進である．インスリン受容体から主に IRS-2 を介してグリコーゲン合成酵素の活性化が起こる．食事摂取後の速やかなインスリン分泌により，急速に門脈内のインスリン濃度が上昇して，糖新生系酵素の活性化の低下とグルコキナーゼなどの解糖系酵素の活性化により，肝臓からの糖の放出を抑制する．

また，アミノ酸の取込みを促進して，タンパク質の合成を促進する．肝臓では，グルコースの取込みは GLUT2 を介するが，GLUT2 の発現量やグルコース輸送活性はホルモンの影響を受けず，グルコース濃度勾配に依存している．

B 筋肉におけるインスリンの作用

筋肉は最大のグルコース消費臓器である．インスリンの作用により GLUT4 が細胞表面に輸送されて，グルコースの取込みが増加する．筋肉に取り込まれたグルコースは**グリコーゲン**として貯蔵され，筋収縮のエネルギーとして利用される．そのほか，インスリンはリボソームのタンパク質合成とアミノ酸の取込みを促

進してタンパク質合成を促進している．

C 脂肪におけるインスリンの作用

脂肪組織は**トリグリセリド**としてエネルギーを貯蔵する．インスリンは，①GLUT4 によるグルコースの取込み促進，②リポタンパク質リパーゼを活性化してカイロミクロンや超低比重リポタンパク質（VLDL）の加水分解を促進，③グリセロールリン酸アシルトランスフェラーゼを活性化することでトリグリセリド合成を促進，④ホルモン感受性リパーゼ活性を阻害（脂肪分解抑制）する．

また絶食時には，貯蔵したトリグリセリドをホルモン感受性リパーゼによって，**遊離脂肪酸** free fatty acid（**FFA**）とグリセロールに分解して，各組織へエネルギー源として供給している．グリセロールは，肝臓での糖新生によってグルコースとなる．

FFA は肝臓で代謝されると，ケトン体（アセト酢酸，D-3-ヒドロキシ酪酸およびアセトンの総称）が生じる．ケトン体は酸性のため，過剰に蓄積すると，**ケトアシドーシス**とよばれる状態になる．

Advanced Studies

インスリンと糖尿病

インスリンの不足によって引き起こされる異常が**糖尿病** diabetes mellitus（**DM**）である．糖尿病は，インスリン量が不足している **1 型糖尿病**と，インスリンの分泌低下とインスリン抵抗性を示す **2 型糖尿病**に分類される．

糖尿病では，慢性的な高血糖状態を特徴としており，口渇，多飲，多尿でしばしば多食であるにもかかわらず，ケトーシス，アシドーシス，体重減少などの症状を伴い，治療しないと昏睡や死に至る．

ブドウ糖負荷試験 glucose tolerance test（GTT）

75 g 相当のグルコースを 5 分以内で服用して，服用前と服用後 120 分後に採血して血糖値を測定する検査である．OGTT（oral glucose tolerance test 経口ブドウ糖負荷試験）ともよばれる．この結果をもとに，正常型，境界型および糖尿病型に判定される．

持続血糖測定 continuous glucose monitoring（CGM）

皮下の組織間質液中のグルコース濃度を酵素電極を用いて 24 時間連続して測定し，血糖変動の評価ができる．

AMPK とビグアナイド系薬剤

AMP 活性化プロテインキナーゼ AMP-activated protein kinase（**AMPK**）は，セリン/スレオニンキナーゼ活性をもつ酵素である．細胞内で ATP が消費されると，ADP そして AMP と分解されてリン酸を放出する．ATP が細胞内で消費されるような状態（細胞内のエネルギー欠乏状態）を AMPK が感知し，骨格筋での糖の取込みを促進，脂肪酸の酸化を促進してエネルギーを供給し，肝臓においては，糖新生，グリコーゲン合成，コレステロール合成，脂肪酸合成を抑制する．

脂肪組織においては脂肪分解を抑制することにより，エネルギー貯蔵を抑制する方向に働く．現在，**ビグアナイド系薬剤**（AMPK 活性化剤）が糖尿病患者のインスリン抵抗性治療目的で用いられている．インスリン抵抗性は，内臓脂肪型肥満で典型的にみられる症状である．

アディポサイエンス

脂肪細胞は，脂肪を貯蔵するのみならずレプチンをはじめ，**アディポネクチン** adiponectin, plasminogen-activator inhibitor-1（PAI-1），腫瘍壊死因子 tumor necrosis factor α（TNF-α），レジスチンなどを分泌し，**インスリン抵抗性**に関与していることが明らかになりつつある．このような脂肪細胞の新たな機能解析を中心とした研究はアディポサイエンスと呼ばれ，肥満症やメタボリックシンドローム研究の主流となっている．

インスリン産生腫瘍と低血糖

B（β）細胞から発生した腫瘍を**インスリノーマ** insulinoma とよび，腫瘍細胞からのインスリンの過剰分泌のため低血糖症状を呈する．

浸透圧性利尿

高血糖状態では，腎臓において再吸収閾値を上回るグルコースが糸球体で濾過される．尿中に残った糖は浸透圧性利尿を引き起こし，多尿となる．著明な脱水のために高浸透圧血症となり，意識レベルの低下，さらには昏睡に至る．

糖尿病性ケトアシドーシス

インスリン量の絶対的な欠乏によって生じる糖尿病の重篤な急性合併症の 1 つである．**高血糖，ケトーシス，アシドーシス**が生じている．インスリンの不足およびインスリン拮抗ホルモンの過剰のため，グリコーゲンの分解促進，糖新生の亢進などにより高血糖となる．脂肪組織から遊離した脂肪酸から肝臓でβ酸化によって生成されたアセチル CoA からケトン体が産生される．ケトン体の増加は代謝性アシドーシスを引き起こす．

体重減少

尿糖によって血中グルコースが体外に排泄されるために生体のエネルギー代謝出納は負に傾いていること，タンパク質および脂肪の異化亢進，浸透圧性利尿による脱水などによって体重が減少する．

糖尿病の慢性合併症

慢性的な高血糖により全身の血管に障害が生じ，主に細小血管症と大血管症に大別される．**細小血管症**は糖尿病に特有の合併症であり，**末梢神経障害，網膜症，腎症**が三大合併症とよばれている．**大血管症**としては，大血管の動脈硬化の促進によって生じる脳梗塞，狭心症・心筋梗塞，閉塞性動脈硬化症が挙げられる．そのほか，神経障害および血流障害による足病変（感染，潰瘍，壊疽）もよく知られている．

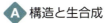 巻末付録 問題 69．代謝性アシドーシス ➡ 1105 頁参照．

D グルカゴン

A 構造と生合成

グルカゴン glucagon は，29 個のアミノ酸残基からなる分子量 3,485 の一本鎖ペプチドである．ヒトを含めすべての哺乳類で同じ構造である．

グルカゴンは，膵A（α）細胞でプレプログルカゴン（179個のアミノ酸）がプロセッシングを受けて，**主要プログルカゴン断片** major proglucagon fragment (MPGF)，**グリセンチン関連膵ペプチド** GRPP とともに生成する．

消化管下部のL細胞でもプレプログルカゴンは異なるプロセッシングを受けてエンテログルカゴンを産生し，**グリセンチン** glicentin あるいはオキシントモジュリンとGLP-1，GLP-2が生じる．

B グルカゴン分泌調節

A（α）細胞からのグルカゴン分泌は，インスリンとは逆に低血糖で増加し，グルコース濃度が上昇すると減少する．また，食事タンパク質やアミノ酸によっても分泌が起こり，特にアラニンやセリンなどの糖原性アミノ酸の効果が大きい．肝臓での糖新生がグルカゴンによって促進されることと方向性が一致する．

交感神経，副交感神経（迷走神経）のいずれの刺激もグルカゴン分泌を増大させる．交感神経の刺激は，アドレナリンβ受容体を介する作用であり，ストレスによる分泌亢進などに関与している．

C グルカゴンの生理作用

グルカゴンは血糖値を上げる作用があり，血糖値を下げるインスリンと拮抗するホルモンである．グルカゴンは肝臓でのグリコーゲン分解を速やかに促進する．グルカゴン受容体はGs共役型GPCRであり，cAMPの上昇，タンパク質キナーゼPKAの活性化，グリコーゲンホスホリラーゼキナーゼのリン酸化による活性化がグリコーゲンの分解反応を引き起こす．生成されたグルコース1リン酸はグルコースとなって血中に放出される．PKAはグリコーゲン合成酵素を不活性化する作用もあり，グリコーゲンの合成をも同時に抑制する．

グルカゴンは肝臓での糖新生の律速酵素を活性化したり，その合成を増加させたりして，アミノ酸などからの糖新生を促進する．

グルカゴンによって肝臓でのタンパク質分解が亢進する．遊離したアミノ酸の多くは糖新生の材料となり，血糖の供給に寄与する．グルカゴンは脂肪細胞で脂肪を分解し，肝臓でケトン体を生成する．これらのグルカゴンの作用はアドレナリンやノルアドレナリンの作用とよく似ているが，筋肉ではグリコーゲンを分解しない．

E ソマトスタチン

A 構造と生合成

ソマトスタチン somatostatin (SS) は，1973年にR. Guillemin らによってヒツジ視床下部から成長ホルモン分泌を阻害するペプチドとして単離精製，構造決定されて somatotropin-release inhibiting factor (SRIF) と名づけられた．その後，D（δ）細胞や胃などでも合成・分泌されることが明らかとなった．

B 分泌刺激と生理作用

ソマトスタチンの分泌刺激として，アルギニンなどのアミノ酸，グルコース，グルカゴン，ガストリン，コレシストキニン，GIP，VIP，セクレチン，迷走神経刺激，交感神経β受容体刺激がある．一方，交感神経のα受容体刺激では抑制される．

ソマトスタチンは，インスリン，グルカゴン，ガストリンなどの分泌を抑制する．なお，血中や組織で速やかに分解消失するため，循環血中濃度はきわめて低い．ソマトスタチンの生理的効果は近傍の標的細胞に限定された**傍分泌作用**によるとされている．

長時間作用するように改変されたソマトスタチンアナログ製剤は，ホルモン産生腫瘍の治療薬として広く臨床応用されている．

F 膵ポリペプチド

膵ポリペプチド pancreatic polypeptide (PP) は36個のアミノ酸残基からなるペプチドで，膵島F細胞（あるいはPP細胞）から分泌される．PP産生細胞は，膵島以外にも胃から直腸まで消化管に広く散在している．PPは膵外分泌抑制や摂食抑制作用があるが，膵内分泌細胞としての生理的役割は不明であった．最近，PPがグルカゴン分泌抑制，PP産生細胞のB（β）細胞への分化による供給源の可能性が報告された．

●参考文献

1) 坂井建雄, 他(総編集):人体の正常構造と機能, 改訂第4版. 日本医事新報社, 2021
2) Boron WF, et al (eds), 泉井 亮(総監訳):ボロン・ブールペープ生理学. 西村書店, 2011
3) Pawlina W (ed), 内山安男, 他(監訳):Ross組織学, 原著第7版. 南江堂, 2019
4) 清野 裕, 他(編):ホルモンの事典, 新装版. 朝倉書店, 2020
5) Kastin AJ (ed):Handbook of Biologically Active Peptides, 2nd ed. Academic Press, 2013
6) 堀田 饒, 他(編集主幹):先端医療シリーズ32 糖尿病の最新医療. 先端医療技術研究所, 2005
7) 寺内康夫, 他(編):Principles and Practice 内分泌・代謝. 医学生・レジデントのための必修エッセンス. 文光堂, 2011
8) 中尾一和(編集主幹):最新 内分泌代謝学. 診断と治療社, 2013
9) Melmed S, et al (eds):Williams Textbook of Endocrinology 14th ed. Elsevier, 2019

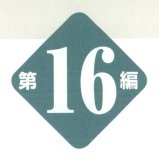

第16編

生殖

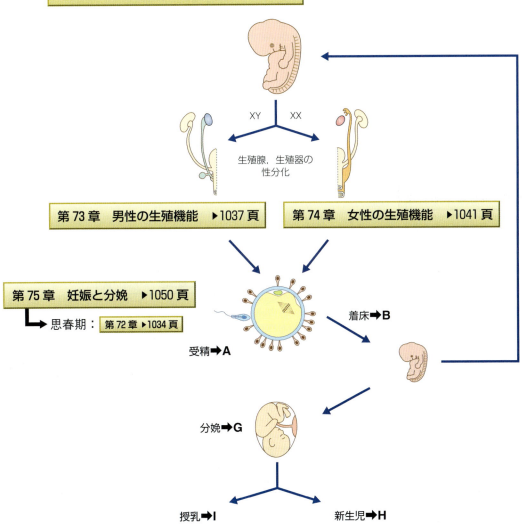

第16編 生殖 の 構成マップ

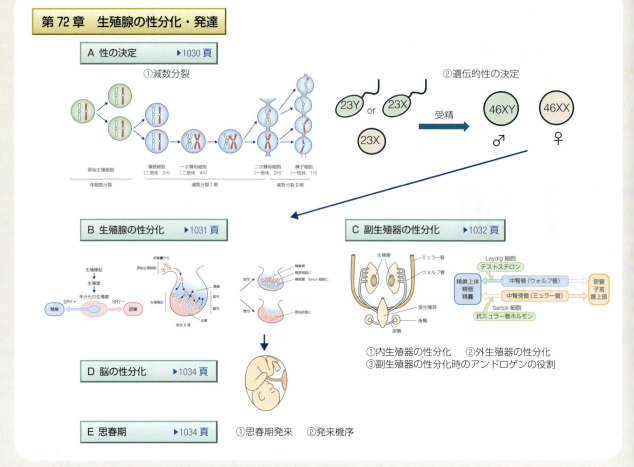

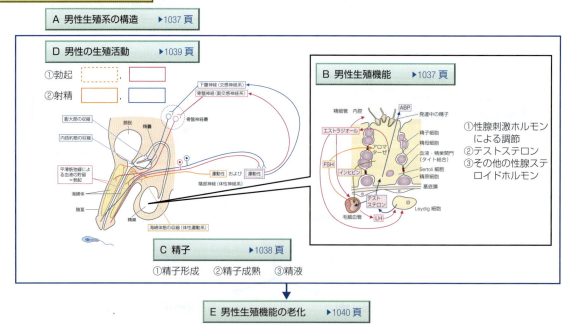

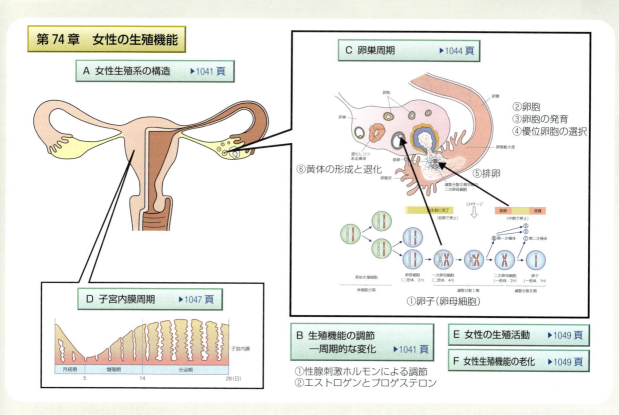
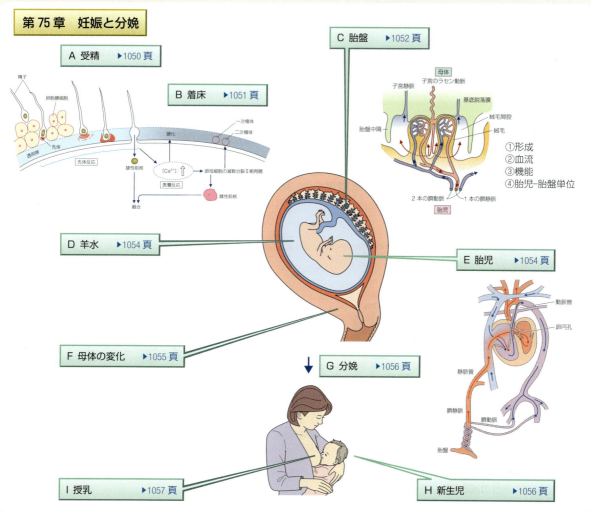

第72章 生殖腺の性分化・発達

生命の主たる目的の1つは種の保存で，生命体は，なんらかの方法で繁殖する．そのために有利な多様性を得るために性分化により，雄と雌という2つの性的に異なる個体および配偶子（精子もしくは卵子）を作ると考えられる．ヒトは，**常染色体** autosomes とは別に1対の**性染色体** sex chromosomes をもっている．そして性染色体は，個体が雄性または雌性の外見や機能を備えるかどうかを決定する生殖腺分化の遺伝情報を運ぶ．胎生初期の性腺の生殖細胞は，どちらの性にも分化できるが，雄性動物の生殖腺（精巣）もしくは雌性動物の生殖腺（卵巣）のどちらに発達するかは，遺伝的にプログラムされている．

A 性の決定

1 減数分裂

有糸分裂 mitosis は体細胞で起こる細胞分裂で，もとの細胞と同数の染色体（ヒトでは22対の常染色体と1対の性染色体，46, XY もしくは46, XX と表記する）と相同のDNAをもつ2つの娘細胞を生み出す．この娘細胞の染色体の数は**二倍体** diploid で，DNAの数は $2n$ と表記される．

一方，**減数分裂** meiosis（図72-1）は，生殖細胞においてのみ起こり，Ⅰ期とⅡ期に分けられる．減数分裂Ⅰ期では途中，染色体が複製され23対×2（$4n$）となる．この最初の減数分裂において相同性をもつ対の染色体は，遺伝物質を交換する．これは，染色体の間で起こる遺伝物質の"**組換え**"を起こす"**交差**"という現象である．減数分裂Ⅰ期が終了した時点で，娘細胞は一倍体の染色体をもつ半数体 haploid, $2n$ となる．減数分裂Ⅱ期において，染色分体は単純に分離し，それぞれの娘細胞は複製されていない一倍体の染色体をもつ半数体，$1n$ となる．2つの一倍体の配偶子，つまり，母親からの成熟した卵と父親からの成熟した精子が融合すると，新しい個が形成され，二倍体の接合体となる．

2 遺伝的性の決定

両親に由来する性染色体の組み合わせがその個体の遺伝的性を決定する．そして，遺伝的性は生殖腺の性を決定し，生殖腺から分泌されるホルモンが，副生殖

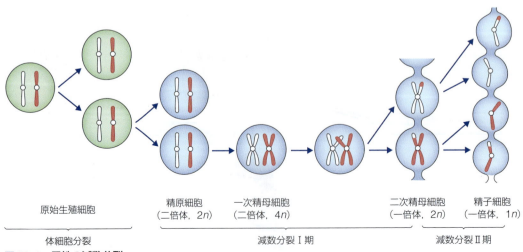

原始生殖細胞	精原細胞 (二倍体, $2n$)	一次精母細胞 (二倍体, $4n$)	二次精母細胞 (一倍体, $2n$)	精子細胞 (一倍体, $1n$)
体細胞分裂	減数分裂Ⅰ期		減数分裂Ⅱ期	

図72-1 **男性の減数分裂**

器，脳の性分化，および，思春期に確立される表現型の性およびホルモン感受性を決定する．ただし，一部は遺伝子によって規定される．このように，受精時に確立される性決定は，その後の雄雌性分化に関わる個体発生・発達の過程を方向づける（表72-1）．

　精子と卵の融合過程は**受精** fertilization とよばれ，2つの一倍体の生殖細胞の融合により，1つの接合体となる．それは，46の染色体，すなわち22対の常染色体と1対の性染色体をもつ二倍体である．性染色体は，雄性では1つのX染色体と1つのY染色体をもち，雌性では両方ともX染色体である．子において，1つの性染色体と22個の常染色体は母親由来で，残りの1つの性染色体と22個の常染色体は父親由来である．母親（XX）の卵は常に1つのX染色体をもつが，父親（XY）の精子の半分はX染色体で半分はY染色体をもつ．したがって，卵を受精させる精子の型が接合体の性を決定する．Xをもつ精子が受精するとXX接合体を生み，Yをもつ精子が受精するとXY接合体を生む．このように，個体の遺伝的性は受精のときに決定され，Y染色体が性の決定因子である．Y染色体があると，個体は雄として発達し，Y染色体がないと，個体は雌として発達する．未分化な生殖腺はY染色体の影響下で精巣へと分化する．Y染色体がないと，未分化な生殖腺は卵巣へと発達する．分化した生殖腺は，次に内・外生殖器の性分化を方向づける．**精巣決定因子** testis determining factor は，Y染色体上の短腕に位置している，***SRY*** (sex-determining region Y) とよばれる遺伝子により規定される．SRYは，転写因子のHMGスーパーファミリーに属しており，HMGボックスでDNAに結合する．

生殖腺の性分化

原始生殖細胞の生殖隆起への移動

　原始生殖細胞 primordial germ cell は胎児発達の約5週目に，卵黄嚢から生殖隆起へ移動し，生殖腺原基を形成する．この発達の初期段階の生殖腺原基は，外表の皮質と中心の髄質の両者からなり，卵巣および精巣のどちらへも分化する能力をもつ．後述するように，皮質と髄質は，雌性動物と雄性動物において，異なった運命が待っている．XY性染色体をもつ胎児では精巣になるように生殖腺の髄質の部分が発達し，皮質は退化する．他方，XXの生殖細胞では逆に，初期の生殖腺の皮質が発達して卵巣となり，髄質は退化する．

B 精巣・卵巣の分化

　雄性の胎児では，原始生殖細胞は，**生殖隆起**の皮質から髄質の中に移動する（図72-2）．また原始生殖細

表72-1　生殖器の構成

		男性	女性
生殖腺		精巣	卵巣
副生殖器	内生殖器	精巣上体 精管 精嚢 射精管	卵管 子宮 腟
	外生殖器	陰茎 陰嚢	陰核 腟前庭 外陰部
	付属腺	前立腺 尿道球腺	大前庭腺 小前庭腺

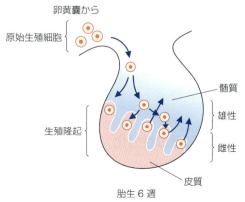
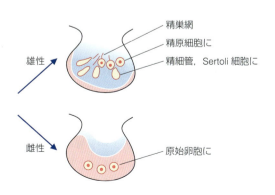

図72-2　生殖腺の性分化

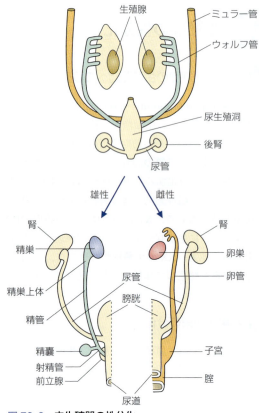

図72-3 内生殖器の性分化

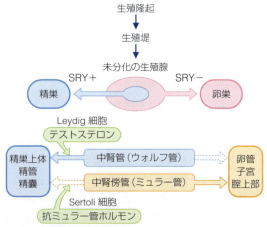

図72-4 原始生殖腺の性分化の仕組み

胞は，精原細胞を経て成熟した精子に，一次性索は精細管とセルトリ Sertoli 細胞にそれぞれ分化する．精巣網は生殖腺の背側部分へと発達する薄い管系で，中腎の近傍の管から発達した精巣輸出管へと連なる．原始生殖腺の皮質は，精巣の体腔表面を覆う薄い上皮層となる．

雌性の胎児では，生殖隆起の髄質は退化し，皮質は，原始生殖細胞を含んだまま厚さを増す．皮質の細胞群は生殖腺の成長に伴い，原始生殖細胞から卵原細胞，一次卵母細胞となる．

 副生殖器の性分化

 内生殖器の性分化

発達中の胎児は2つの管腔系，**中腎管（ウォルフ管）** と **中腎傍管（ミュラー管）** をもっている．雄性では，精巣のライディッヒ Leydig 細胞から分泌されるテストステロンの作用によりウォルフ管は発達するが，Ser-toli 細胞から分泌される **抗ミュラー管ホルモン（ミュラー管抑制物質）** によりミュラー管は退化する．雌性では，抗ミュラー管ホルモンがないのでミュラー管は発達するが，テストステロンを欠くためウォルフ管は退化する．

ウォルフ管の近位部分は精巣上体および精管となる．ウォルフ管の遠位部分は精嚢をつくる．精嚢がウォルフ管に連なる点と尿道までの間は，射精管となる．射精管が尿道に連なる付近の間葉が発達し，前立腺をつくる（図72-3）．一方，雌性の胎児では，中腎およびウォルフ管の両者は変性するが，ミュラー管が発達し，卵管，子宮および腟の上部1/3になる（図72-3）．

テストステロンは，ウォルフ管の発達を促すが，ミュラー管の退化を起こすことはできない．実際，雌性胎仔にテストステロンを処置すると，ミュラー管と同時にウォルフ管も残存する．ミュラー管の退化を引き起こすのは抗ミュラー管ホルモンで，transforming growth factor-β（**TGF-β**）スーパーファミリーの一員である．この遺伝子スーパーファミリーには，TGF-β 以外に，インヒビンやアクチビンがある．転写因子である SRY は，抗ミュラー管ホルモンの転写調節に関与している（図72-4）．

2 外生殖器の性分化

内生殖器は異なった原基から生じるが，外生殖器は共通の原基から生じる．

ウォルフ管とミュラー管が連なる **尿生殖洞** は，小胞

部，骨盤部，および陰茎部の3つの領域に分けられる．雌雄ともに小胞部は膀胱となり，骨盤部は雄性では尿道の前立腺部，雌性では尿道，そして陰茎部は，雄性では陰茎尿道部，雌性では腟の前庭となる．

生殖結節の伸長により，両性において茎状の構造が発達する．初期の胎児の生殖結節は，雄性ではアンドロゲンの作用により急速に発達して陰茎亀頭に，雌性ではアンドロゲン作用がないので小さい陰核となる．**尿生殖ヒダ**は，雄性では融合して陰茎の腹側を，雌性では融合せずに小陰唇をつくる．生殖結節の伸長と尿生殖ヒダの融合は胎生期の12〜14週にかけて起こる．

陰唇陰嚢隆起は，雄性では融合して陰嚢をつくる．雌性では，前方部は融合して恥丘をつくるが，残りの部分は融合しないで大陰唇をつくる．

3 副生殖器の性分化時のアンドロゲンの役割

胎児および新生児の精巣が産生する主要なアンドロゲンは**テストステロン**である（→第67章図67-7, 986頁）．テストステロンの産生源であるLeydig細胞は，胎生60日までは精巣容量の半分以上を占めている．テストステロンは，雄性型の副生殖器の性分化を支配するが，特定の標的組織では，**5α-還元酵素**により，**ジヒドロテストステロン（DHT）**に変換され，アンドロゲン受容体に結合する（図72-5）．DHTのアンドロゲン受容体に対する親和性は，テストステロンのおよそ100倍である．

ウォルフ管の雄性化は，テストステロン自身により引き起こされるが，尿生殖洞，生殖結節，および尿生殖ヒダの雄性化には，DHTが必要であると考えられている．

A テストステロンの作用

一次性索が形成された後，Sertoli細胞はミュラー管を退化させる抗ミュラー管ホルモンを産生するようになる．その後，Leydig細胞は，テストステロン産生を始める．Sertoli細胞はまた**アンドロゲン結合タンパク質（ABP）**を産生する．ABPはテストステロンと結合して，局所のホルモン濃度を維持することに役立っていると考えられる．なお，ウォルフ管の細胞は5α-還元酵素を欠き，したがって，テストステロンをDHTに変換できない．このように局所のテストステ

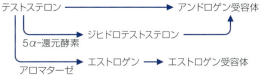

図72-5 テストステロンの作用様式

ロン値が高いことが，ウォルフ管を精巣上体，精管，精囊，射精管へと分化させ，生殖腺原基髄質が精巣網へと発達するのを促す．テストステロンはまた前立腺の発達を促す．

精巣が至適な機能を保ち精子形成をするためには，精巣内部の温度が厳密に調節されていることが必要で，そのために精巣は陰嚢内にある．腹腔に精巣がいつまでも留まってしまうと（**停留精巣**），精細管に深刻な障害を与え，精巣の機能が障害される．通常，精巣下降は胎生7か月までに完了し，そのためにはテストステロンの存在が重要である．正期産児の約98%および早産児の80%において，誕生時に，精巣は完全に下降している．したがって，テストステロンの働きが障害された状況（**アンドロゲン不応症**）では停留精巣が認められる．

B DHTの作用

ウォルフ管とは異なり，尿生殖洞と外生殖器は5α-還元酵素をもっており，テストステロンをDHTに変換することができる．そしてDHTは，外生殖器が雄性型へ発達するのに必要である．先天的な5α-還元酵素の欠損症では，ウォルフ管は正常に発達するが，外生殖器の雄性化が障害される．

胎生期のおよそ9週において，内生殖器の雄性化に引き続いて外生殖器の発達が始まり，胎生期13週まで続く．陰核にも陰茎にもどちらにもなりうる生殖結節は，DHTの作用で伸長して，陰茎亀頭，尿道海綿体，および2つの陰茎海綿体になる．陰茎と陰嚢の形成はおよそ13週までに完成する．尿生殖洞は，DHTの影響下で前立腺および尿道球腺になる．

精巣からアンドロゲンが分泌されないと，外生殖器が未分化なまま残り，雌性型となる．

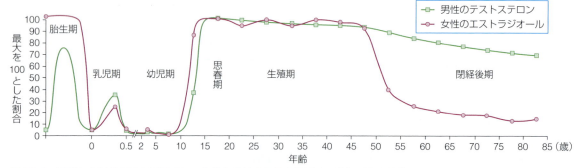

図72-6 男性におけるテストステロン，女性におけるエストラジオールレベルの変化
〔Ober C, et al：Sex-specific genetic architecture of human disease. Nat Rev Genet 9：911-922, 2008, Alonso LC, et al：Oestrogens and puberty. Best Pract Res Clin Endocrinol Metab 16：13-30, 2002 より著者作成〕

D 脳の性分化

性腺ステロイドホルモンには，成熟した個体の性行動や性腺刺激ホルモン分泌の調節を担う視床下部に直接作用する刺激もしくは活性効果や，脳の機能的・形態的な発達の性分化に影響する**形成効果**がある．性行動や性腺刺激ホルモン分泌パターンにおける性差は，脳の性分化に基づくものであり，いくつかの神経核に雌雄差（**性的二型性**）が認められる．

例えば，げっ歯類の場合，雌性で認められるエストロゲンの正のフィードバック作用〔排卵を惹起するためのサージ状 LH（黄体形成ホルモン）分泌〕は，雄性では認められない．これはアンドロゲンにより脳が雄型となり，エストロゲンの正のフィードバック作用に対する反応性が消失した結果と考えられている．すなわち，精巣から分泌されるアンドロゲンの作用により雄性化が引き起こされると考えられる．

アンドロゲンが直接このような形成効果を発揮する部分もあるが，アンドロゲンは，**アロマターゼ**（図72-5）によりエストロゲンに変換されて作用を示す．雌性ラットにおいて，胎仔-胎盤単位（後述）から分泌されるエストロゲンがなぜ脳を雄性化しないのかは，αフェトプロテインがエストロゲンと結合することにより調節しているためだと考えられている．

実際，ヒトにおいても胎生期のエストロゲンの血中濃度は高いが（図72-6），この機序により曝露を免れていると推測される．また，胎生期のテストステロンや乳児期の性腺ステロイドホルモンのサージは，脳の性分化に重要であると考えられている．また，最近，エストロゲン受容体を欠損する男性の症例が報告され，表現型，性指向，性行動が男性型であったことから，ヒトの場合は，げっ歯類とは異なり，テストステロンそのものが脳の性分化を引き起こすことに重要であると推測される．

E 思春期

生殖器官は，すでに出生時に性的二型性を示しているが，最終的な性成熟，すなわち機能の獲得は**思春期**で起こる．この時期の性腺刺激ホルモン分泌の変容は，性腺および副生殖器に大きな変化をもたらす．思春期を境に，精巣からはテストステロン，卵巣からはエストロゲンが分泌され始め（図72-6），これらの性腺ステロイドホルモンが身体各組織に作用し，男性あるいは女性特有の体の外観をつくる．日本人の男性の場合，12～14歳にかけて陰毛および精通が認められる．女性の場合，10～12歳で乳房の発達が促され，12歳くらいまでに初潮が認められる．

生殖腺の性による特徴を一次性徴というのに対し，思春期にみられるこのような変化は**二次性徴**とよばれる．

1 思春期発来

A 男性の思春期

男性の思春期は 9～10 歳に始まる．最初の徴候は，精巣が大きくなることである．これは主として精細管の成長による．**精通**は，12～13 歳で起こり，陰毛が発育する．精巣アンドロゲン，一部は副腎アンドロ

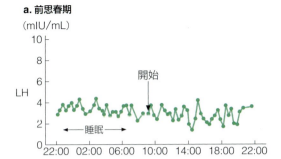
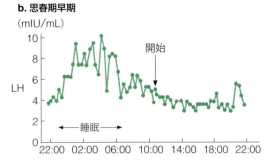
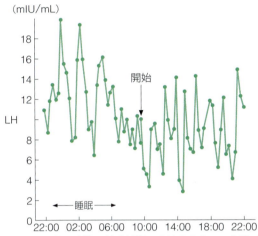
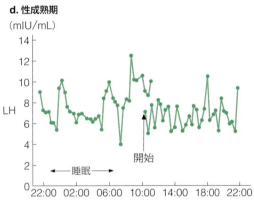

図72-7　前思春期〜性成熟期における血中LH分泌パターン
〔Weitzman ED, et al：The relationship of sleep stages to neuroendocrine secretion and biological rhythms in man. Recent Prog Horm Res 31：399-446, 1975 より転載〕

ンが，思春期における生殖機能の発達に重要である．アンドロゲンは，陰嚢，陰茎，前立腺，精囊などの副生殖器の成熟を促し，声帯の長さや厚みを増し，いわゆる**声変わり**を惹起する．また，顔(特に唇の上，顎，そして頬)，腋窩および恥部に発毛がみられる．さらにアンドロゲンは，筋肉の発達促進などの同化作用を示す．

B 女性の思春期

女性の思春期では卵巣重量が増し，乳房が発達する．**乳房の発達**は，複雑なホルモンの影響下で起こる．エストロゲンは主に乳腺の乳管系の発達を，プロゲステロンは乳腺の腺組織の発達をそれぞれ促す(➡第75章図75-9，1057頁)．インスリン，成長ホルモン，糖質コルチコイドおよび甲状腺ホルモンは，乳房発達の一因となるが，それらのみでは乳房の発達を起こすことはできない．

エストロゲンの影響下で，子宮および頸部は拡張し，子宮腺の数は増加し，子宮内膜と実質は増殖するなど，副生殖器の発育が促される．陰毛が発生し，やがて**初潮**が認められる．さらにエストロゲンは，脂肪の沈着部位に影響し，丸みを帯びた体型をつくる．

2 発来機序

思春期発来にはさまざまな内的・外的因子が影響を及ぼす．極度の肥満やるいそうは，思春期発来を遅らせる．また食事を制限すると，LHのパルス状分泌が抑制されることが知られている．

思春期発来に認められる最初の変化は，性腺刺激ホルモンの分泌増加である(図72-7)．LHおよびFSH(卵胞刺激ホルモン)値のピークは，まず胎生期，続いて生後間もない時期に起こる．その後は低下して，6〜8歳の時期が最も低い．そして思春期早期における睡眠時に，性腺刺激ホルモンのパルス状分泌が開始

1036 ● 第72章　生殖腺の性分化・発達

される．このパルス状分泌の開始に引き続いて，二次性徴が発達する．

　思春期早期におけるパルス状 LH 分泌の出現は，循環血液中の性腺ステロイドホルモンに対する視床下部-下垂体系の感受性の低下が関連しているといわれている．思春期前の女子では，低レベルの性ステロイドでも，視床下部-下垂体系に抑制性の負のフィードバックがかかるので，性腺刺激ホルモンの分泌は抑制

される．思春期が進むに従い，性腺刺激ホルモンの分泌抑制に必要な性ステロイド値は上昇する．同時に，性腺ステロイド血中濃度も上昇する．最終的に，女性の場合，性腺刺激ホルモン分泌が負および正のフィードバックにより調節され，1 か月周期で性腺ステロイド血中濃度が変動を示す状態になる．

📘 **巻末付録** 問題 70. Turner 症候群 ➡ 1106 頁参照.

第73章 男性の生殖機能

A 男性生殖系の構造

生殖系は生殖腺と**副生殖器** sex accessories により構成される（→第72章表72-1，1031頁参照）．男性の生殖腺は精巣で，配偶子すなわち精子の産生を行い，生殖系の機能，性腺刺激ホルモンの分泌，そして性行動などの調節に必要な性腺ホルモンを合成，分泌する．

精巣の大部分は，精細管と，その周囲にあるライディッヒ Leydig（間質）細胞からなる．**精細管**は，その壁を構成する**セルトリ** Sertoli **細胞**と，さまざまな発達段階にある精細胞からなる（図73-1）．Sertoli 細胞は互いにタイト結合 tight junction により接着して精細管の内部環境を一定に保ち，精細胞の発達に必須の役割を演じている．副生殖器は，精巣でつくられた精子を体外へ送り出すための管系や貯蔵，そして精子の栄養や運動性に関与する物質を分泌する外分泌腺としての機能を担っており，内生殖器の精巣上体，精管，精嚢，射精管，前立腺，尿道球腺（カウパー Cowper 腺），および外生殖器としての陰茎，陰嚢からなる．

Gタンパク質共役型受容体に結合し，LH の作用機序と同様に特定の遺伝子の発現，およびタンパク質の合成促進などの一連の反応を惹起して，Leydig 細胞および精原細胞の発達に必要な，多くの物質の合成を促す．したがって FSH は，Sertoli 細胞への作用を介して Leydig 細胞の生理機能や精子形成を調節する（図73-1）．FSH は，**アンドロゲン結合タンパク質（ABP）**の合成を促し，ABP は精子が成熟する精細管の局所のテストステロン値を高く維持する．また FSH は，アロマターゼの合成を促し，Leydig 細胞から Sertoli 細胞へと移動したテストステロンを，エストラジオールに変換する．さらに FSH は，精子の受精能を上昇させ，Sertoli 細胞の**インヒビン** inhibin 合成を促す．インヒビンはアクチビンや抗ミュラー管ホルモンと同様に TGF-β 遺伝子ファミリーに属する．インヒビンはホルモンとして視床下部-下垂体-精巣系でネガティブ（負の）フィードバック作用を発揮するのみならず，局所的に Leydig 細胞の成長因子として作用する．

B 男性生殖機能

1 性腺刺激ホルモンによる調節

精巣の間質細胞，**ライディッヒ** Leydig **細胞**は，テストステロンの産生細胞で，コレステロールからアンドロゲンを合成する．

LH（黄体形成ホルモン）は，Leydig 細胞の膜上の G タンパク質共役型受容体に結合し，アデニル酸シクラーゼを刺激し，サイクリック AMP，そして PKA（サイクリック AMP 依存性プロテインキナーゼ）の活性化を引き起こし，テストステロンの生合成に必要な酵素や，そのほかのタンパク質の合成を刺激する．

FSH（卵胞刺激ホルモン）は，Sertoli 細胞の膜上の

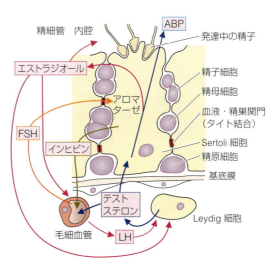

図73-1　Leydig 細胞と Sertoli 細胞

② テストステロン

Leydig 細胞は，アセチル CoA，もしくは受容体を介して低密度リポタンパク質を細胞内に取り込むことによって，アンドロゲン産生のために必須の前駆体，コレステロールを合成する．テストステロン合成経路は，ミトコンドリアにおいて，コレステロールの20番目の炭素からの側鎖切断によって**プレグネノロン**を生成することにより開始される．この反応は LH により刺激され，テストステロン合成の律速段階である（→ 第67章図 67-4，981 頁参照）．

プレグネノロンは滑面小胞体に移動し，17α-水酸化酵素/17, 20 リアーゼ($P\text{-}450_{C17}$)により 17α-ヒドロキシプレグネノロン 17α-hydroxypregnenolone が生成される．次いで $P\text{-}450_{C17}$ により，デヒドロエピアンドロステロン(DHEA)とよばれる 19 炭素のステロイドが生成される．さらに 17β-ヒドロキシステロイド脱水素酵素によりアンドロステンジオール androstenediol が生成され，最後に 3β-ヒドロキシステロイド脱水素酵素により**テストステロン** testosterone が生成される．

3β-ヒドロキシステロイド脱水素酵素は，プレグネノロン，17α-ヒドロキシプレグネノロン，および DHEA を，それぞれプロゲステロン，17α-ヒドロキシプロゲステロン，およびアンドロステンジオンに変換するので，結局，テストステロン合成は，4つの系を経ることになる．

精巣の Leydig 細胞は，循環血液中のテストステロンの約95%を産生する．

③ その他の性腺ステロイドホルモン

精巣は，プレグネノロン，プロゲステロン，17α-ヒドロキシプロゲステロン，アンドロステンジオン，アンドロステロン，およびジヒドロテストステロン(DHT)も分泌する．**アンドロステンジオン**は，性腺以外でのテストステロンやエストロゲンの前駆体として，重要である．

精巣以外のテストステロンの標的器官では，5α-還元酵素により，テストステロンが DHT に変換される（→ 第72章図 72-5，1033 頁）．したがって，DHT の生成のほとんどは，精巣外の組織で行われる．前章で述べたように，DHT は外生殖器の性分化，思春期における前立腺や陰茎の発達に加えて，頭髪の男性型の生え

ぎわの形成やにきびの発生に役割を担っている．

副腎は，男性および女性のアンドロゲンのもう1つの産生部位で，DHEA，その硫化物(DHEA-S)，およびアンドロステンジオンを合成し，分泌する．循環血液中の DHEA は，副腎由来である．

C 精子

① 精子形成

精子形成は，精原細胞の有糸分裂，精母細胞から精子細胞への減数分裂，精子の成熟という一連の過程を経る．精細管の横断面を見ると，最も成熟度の低い細胞は，基底膜近傍に位置し，最も分化した生殖細胞は，管腔の近傍に位置する．

原始生殖細胞は，胚発生の時期に生殖腺へと移動し，未熟な生殖細胞，すなわち精原細胞となる．精原細胞は，精細管の基底膜近傍に位置し，思春期以後，有糸分裂を繰り返す．

精原細胞(spermatogonia，二倍体，$2n$)は成熟して，**一次精母細胞**(primary spermatocytes，二倍体，$4n$)となる．そして減数分裂 I 期に入り，この間，Sertoli 細胞間のタイト結合を越えて精細管腔に向かって移動する(図 73-1)．そして重要なことに，この減数分裂の間に，染色体は組換えを起こす．減数分裂 I 期が完了すると，**二次精母細胞**(secondary spermatocytes，一倍体，$2n$)となる．二次精母細胞は，ただちに減数分裂 II 期に入り，その結果，**精子細胞**(spermatids，一倍体，$1n$)が生まれる(→ 第72章図 72-1，1030 頁)．これらの細胞は，成熟した精子となるまでは同時に分化していく傾向があり，細胞質の架橋で互いにつながっている．また，精原細胞から精子形成へと変化する過程で，管腔へ向かって移動していく．精原細胞が機能的な精子へと変容するには，ヒトの場合，約75日が必要である．健常成人男性では1日約2億個の精子を産生しているが，加齢とともに低下し，50歳以降の男性では，約半分に減少する．

② 精子成熟

精子細胞は，精子の成熟が完結するまでは運動性をもたない．そのため，精細管から精巣網，精巣輸出管を経て精巣上体に達する精子細胞の輸送は，受動的な

過程である．前述したように，精子細胞は機能的な精子となるまで約75日を要し，そのうち約50日を精細管で，残りの日数は精巣上体で費やされる．

精子は**精巣上体**で成熟過程を経て，運動能を獲得する．精子の運動を規定するのは鞭毛運動である．鞭毛は9個の周辺細管と2個の中心細管，計11個の微小管からなり軸糸（アクソネーム axoneme）とよばれる構造物と，ダイニンとよばれるタンパク質モーターで動く．この運動過程のエネルギー源は，ミトコンドリアの生成するATPである．射精によって放出される精子細胞は運動性をもつが，精巣から直接採取された精子細胞は，機能的に未熟なので，卵に侵入できない．さらに，ヒトを含めて，射精直後の精子は，雌性生殖器系の中でさらなる成熟過程を経るまでは，卵子と受精することができない．**受精能獲得** capacitation というのは，卵の透明帯を通過する能力の獲得であり，どのような過程が関わるのか詳細はよくわかっていない．しかし，精液からの解放，精子の細胞膜を保護するタンパク質の除去および修飾が，受精能獲得の重要な分子基盤であると考えられている．

❸ 精液

精液 semen の容量の10%程度を精子細胞が占める．精子細胞の濃度は一般的に1 mL あたり1億個程度あり，2千万個以下で不妊となる．典型的な射精量は，2 mL 以上である．したがって，1回の射精液中の精子数は数億個となる．精液の残りの部分（90%）は，精囊からの分泌物が約70%，前立腺からが約20%，残りは尿道球腺や精巣上体の分泌液に由来する．すなわち，精子細胞が精細管から精巣上体へ移動するときに伴われる液性成分はほとんどなく，液性成分は主として副生殖腺（精囊，前立腺，および尿道球腺）に由来する．精巣上体の管腔のpHは約7.0であるが，精囊や前立腺の分泌物は弱アルカリ性であるので，精液の最終的なpHは約7.5となり，精子細胞の運動性や生存に至適となる．精液にはさまざまな糖類やイオンが含まれている．果糖は精囊によってつくられ，精子の運動のエネルギー源として重要である．ヒトの精液は，射精後，ただちに凝固し，引き続いて前立腺の分泌物に含まれるタンパク質分解酵素により液化が起こる．

D 男性の生殖活動

性腺ステロイドホルモンは，発達期には中枢神経系の性分化を引き起こし，成熟してからは，性行動の複雑な過程を駆動・調節する．ヒトの生殖活動はきわめて複雑で，さらに社会的要因や精神活動の状態も大きく影響する．

生殖器系は主として自律神経系の交感神経系および副交感神経系による制御を受ける（図73-2）．内臓遠心性神経のうち，交感神経系の節前線維は，脊髄の胸腰部に由来し，下腸間膜動脈神経叢，上下腹神経叢，および下下腹神経叢（骨盤神経叢）で，節後線維にシナプスする．副交感神経系の節前線維は，脊髄の仙椎部（S_2～S_4）に由来し，骨盤神経を経由して，骨盤神経叢へと走行し，そこで副交感神経系の節後線維にシナプスする．陰茎はまた，陰部神経を介して体性運動性および体性感覚性の支配を受ける．

❶ 勃起

陰茎亀頭や膀胱，前立腺，精囊への刺激により副交感神経系が興奮すると，2種類の海綿体，すなわち左右の陰茎海綿体と尿道を取り囲む尿道海綿体の小動脈に分布する平滑筋が弛緩し，海綿体へ血液の流入が増加し，同時に，静脈還流が妨げられ，その結果，**勃起** erection が生じる．

副交感神経系節後線維の神経終末は，アセチルコリンおよび一酸化窒素（NO）を放出する．アセチルコリンは内皮細胞の M_3 ムスカリン受容体に結合し，$G\alpha_q$ を介してホスホリパーゼC（PLC）を刺激する．その結果，細胞内カルシウム濃度が上昇してNO合成酵素を活性化し，局所のNO産生を促す．生じたNOは血管の平滑筋細胞に拡散し，グアニル酸シクラーゼを刺激してサイクリックGMPを産生し，血管を拡張させる．この機序は勃起不全の治療として応用されている．すなわち，グアニル酸シクラーゼを抑制するホスホジエステラーゼ活性を阻害する（PDE-5阻害剤）薬が臨床応用されている．

一方，交感神経系の活動は，陰茎の弛緩状態に関与している．交感神経系の緊張は，細動脈の血管収縮を引き起こし，結果，勃起を抑制する．体性神経系の陰部神経の運動枝は陰茎の坐骨海綿体筋を支配し，この筋の収縮は，陰茎海綿体内の圧の上昇に関与するが，

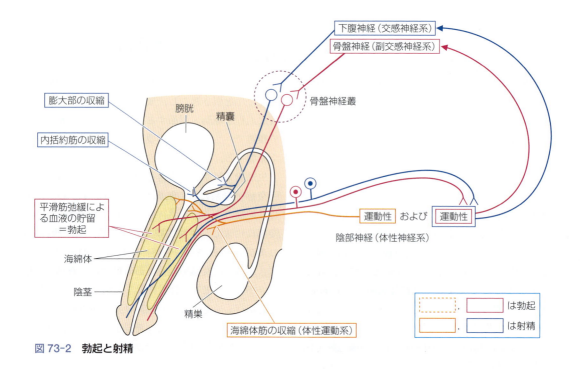

図 73-2　勃起と射精

ヒトの場合，その役割は低い．

自律神経系の嵐と称される REM 睡眠時は勃起するといわれている．

2 射精

射精は大脳から強い制御を受けるが，基本的に脊髄反射である（図 73-2）．主として陰茎亀頭からの感覚刺激が陰部神経を経由して脊髄に至り，その後，以下の 2 段階の過程を経て射精が行われる．すなわち，精管膨大部の収縮により精子は射精管へ運ばれ，前立腺液の分泌，そして，精嚢の平滑筋の収縮により尿道へと精子が運ばれる過程 emission と，陰茎から放出される過程 ejaculation である．

前者の過程は交感神経系の制御下にあり，膀胱内括約筋の収縮（膀胱内への精子の逆流を防止）に引き続いて起こる．後者の過程，射精は，精液が尿道前立腺部から尿道球状部へ入ることにより引き起こされる反射反応で，体性運動神経の活動により，坐骨海綿体筋および球海綿体筋，会陰の骨格筋の律動的な収縮により，精子は，尿道を経由して体外へ排出される．

E 男性生殖機能の老化

男性では，ゆるやかではあるが血清テストステロン値が加齢とともに減少する（→第 72 章 図 72-6，1034 頁）．このテストステロンの減少は，加齢による骨形成，筋肉量，食欲，および性欲の減少の原因の 1 つと考えられている．テストステロン補充療法は，これらに起因する症状の改善に役立つと考えられている．

第74章 女性の生殖機能

女性では，妊娠および分娩後の授乳期を除いて，思春期より閉経期に至るまで子宮内膜の機能層が周期的に脱落し，**月経**とよばれる低凝固性の血液として腟から排出される．月経周期は，視床下部-下垂体前葉-卵巣系の複雑な相互作用により調節されている．すなわち，視床下部から性腺刺激ホルモン放出ホルモン（GnRH）が分泌され，下垂体前葉を刺激してゴナドトロピン（性腺刺激ホルモン）のLH（黄体形成ホルモン）とFSH（卵胞刺激ホルモン）を分泌する．ゴナドトロピンは，卵巣を刺激して性腺ステロイドホルモンであるエストロゲンとプロゲステロンの合成と分泌を促す．卵巣は，インヒビンやアクチビンとよばれるペプチドホルモンも産生している．これらの卵巣ステロイドホルモンやペプチドホルモンは，視床下部および下垂体前葉に，負のフィードバックや正のフィードバック作用をもたらす．

 A 女性生殖系の構造

女性の生殖系も，生殖腺と副生殖器により構成される（→第72章表72-1, 1031頁参照）．

生殖腺は**卵巣**で，皮質および髄質からなる．皮質には，発達中の卵胞やさまざまな発達段階の黄体が，性周期の時期に応じて観察される（→図74-5, 1045頁参照）．主な卵巣機能は皮質が担い，ここでは配偶子すなわち卵子となる卵胞の成熟，性腺刺激ホルモンの分泌調節，そして性行動の調節に必要な，卵巣ステロイドホルモンの合成と分泌が行われる．

副生殖器は，内生殖器の卵管，子宮，腟，および外生殖器の恥丘，大・小陰唇，腟前庭，陰核などからなる．**卵管**は，卵を卵巣から子宮へと輸送する経路であるとともに卵子と精子の結合，すなわち受精を行う場所である．**子宮**は洋梨形をした器官で，受精卵を胎児へと発育させる重要な機能を担っている．

 B 生殖機能の調節—周期的な変化

月経周期は，卵巣の機能的な周期的変化と，それにより引き起こされる子宮内膜の周期的変化である（図74-1）．**卵巣周期**は，**排卵期**を挟んで卵胞期と黄体期に分けられる．**子宮内膜周期**は，月経期，増殖期，および分泌期に分けられる．

卵巣周期の最初は，月経の開始日と定義される．その後，卵胞期が約14日続くが，この周期の長さが最も変動しやすい．FSH値は月経開始以前に，すなわちその前の周期の黄体期の後期には上昇し始める．LH値もまた上昇し始める．これらにより卵胞の発育が促され，エストラジオールをはじめとするエストロゲンの産生が増加する．エストロゲン分泌の増加により子宮内膜は増殖し，この時期を子宮内膜周期の**増殖期**という．また，エストロゲン値の上昇に伴いFSH分泌は減少する．

排卵直前のエストロゲン分泌の急激な増加によりLHサージが惹起され，そして**排卵**が起こる．排卵後，卵を放出した卵胞は**黄体**に変わり，この時期は卵巣周期の**黄体期**とよばれる．黄体から分泌されるプロゲステロンは**基礎体温**を高温相へと変え，エストロゲンと協調して子宮内膜を成熟させる．この時期の子宮内膜は**分泌期**とよばれる．また，この時期にはプロゲステロン，エストロゲン，およびインヒビン値が上昇し，負のフィードバック作用が発揮されて，FSHおよびLH分泌は低下する．

ヒトでは妊娠が成立しない場合，黄体の寿命は約12～16日で，やがて黄体からのプロゲステロンおよびエストロゲンの産生は低下する．このプロゲステロンおよびエストロゲンの低下は，破滅的な子宮内膜の変性，壊死を引き起こし，脱落という出血，**月経**を招く．そして，子宮内膜周期は**月経期**とよばれ，新たな月経周期の開始となる．

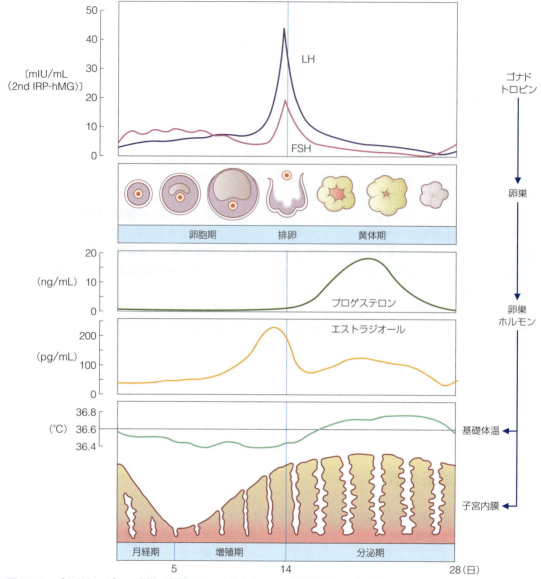

図 74-1　ゴナドトロピン，卵巣，卵巣ステロイドホルモン，基礎体温，子宮内膜の月経周期に伴う変化
〔Midgley, 1973 を参考に作成〕

1 性腺刺激ホルモンによる調節

卵巣が適時エストロゲンの合成を行うためには，2種類の細胞，すなわち**内卵胞膜細胞** theca interna cell と**顆粒膜細胞** granulosa cell，および2種類の性腺刺激ホルモン，すなわち LH と FSH の協調的な働きが必要である(two-cell two-gonadotropin hypothesis)(図 74-2)．内卵胞膜細胞は，コレステロールを取り込み，アンドロステンジオンを産生するが，エストロゲン産生に必要なアロマターゼ(芳香化酵素)をもっていない．一方，顆粒膜細胞は，アロマターゼをもっているが，17α-水酸化酵素をもっていない．さらに，内卵胞膜細胞は LH 受容体のみをもっているが，顆粒膜細胞は LH 受容体および FSH 受容体をもっている．

A 卵胞期のエストロゲンの産生

LH は内卵胞膜細胞を刺激して LDL 受容体と側鎖切断酵素(P-450$_{scc}$)(表 74-1)の合成を促進し，アンドロステンジオンの合成を増加させる．**アンドロス**

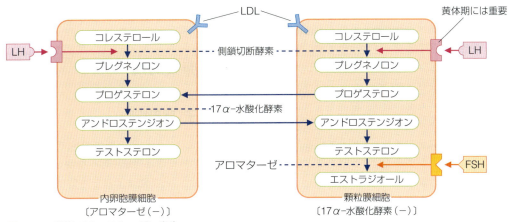

図74-2 卵巣でのエストロゲン産生

テンジオンは顆粒膜細胞へ取り込まれる．FSHは顆粒膜細胞を刺激してアロマターゼの産生を促し，アンドロステンジオンをエストロンへと変換する．17β-ヒドロキシステロイド脱水素酵素はエストロンをエストラジオールへと変換する．また，17β-ヒドロキシステロイド脱水素酵素はアンドロステンジオンをテストステロンへ，そしてアロマターゼが**エストラジオール**へと変換する．したがって，内卵胞膜細胞由来のアンドロゲン（アンドロステンジオン）が，顆粒膜細胞でエストロゲンへと変換されることになる．

B 黄体期のプロゲステロンの産生

排卵後，内卵胞膜細胞は**卵胞膜黄体細胞** theca-lutein cell（もしくは**小黄体細胞** small luteal cell）へ，顆粒膜細胞はプロゲステロン合成を担う**顆粒膜黄体細胞** granulosa-lutein cell（もしくは**大黄体細胞** large luteal cell）へと変化する．これら2種類の細胞は，**黄体細胞**と総称される．黄体細胞では大量のプロゲステロンが合成・分泌されるが，そのためには，ホルモン前駆体，すなわちコレステロールの源となるLDLが血管から十分に供給される必要がある．

黄体形成に際し，初期の重要な現象は**血管新生**である．LHは，黄体細胞を刺激して血管内皮増殖因子の合成を促し，血管を新生する．同時にLHは，黄体細胞のコレステロールの取込みを促進し，**プロゲステロン**の生合成を促進する．黄体細胞はエストラジオールも産生するが，黄体の主要産物はプロゲステロンおよび17α-ヒドロキシプロゲステロンである．プロゲステロンは内卵胞膜黄体細胞へと移動して17α-ヒドロ

表74-1 ステロイド合成に関与するシトクロム系の酵素

名称	別名	遺伝子名
側鎖切断酵素	P-450$_{scc}$	CYP11A1
11β-水酸化酵素	P-450$_{c11}$	CYP11B1
17α-水酸化酵素	P-450$_{c17}$	CYP17
21α-水酸化酵素	P-450$_{c21}$	CYP21A2
アロマターゼ	P-450$_{arom}$	CYP19A1

キシプロゲステロンに変換され，アンドロステンジオンとなり，再び顆粒膜黄体細胞へ戻る．そこで芳香化を受けて，エストラジオールへと変換されると考えられている（図74-2）．

2 エストロゲンとプロゲステロン

精巣から分泌される男性ホルモンはアンドロゲンと総称されるが，卵巣から分泌される性腺ステロイドホルモンは，女性ホルモンと総称せずに，エストロゲンとプロゲステロンとを区別する．エストロゲンはエストロン（E1），エストラジオール（E2），エストリオール（E3）の総称で，芳香化されてアンドロステンジオンからエストロンが，テストステロンからエストラジオールがそれぞれ合成される（→第67章図67-4，981頁）．生物活性はエストラジオール＞エストロン＞エストリオールとなり，したがって，閉経に至るまでの卵巣から分泌され作用をもつ主たるエストロゲンはエストラジオールである．非妊娠女性では，卵巣において主にエストラジオールが合成・分泌される．更年期以降は主たるエストロゲンはエストロンとなる．妊娠後期はエストリオールの産生が著増する．

エストロゲン estrogen は，卵巣，胎盤，副腎，および末梢組織で合成あるいは変換されたものに由来する．副腎も少量のエストロゲンを産生するが，それよりもデヒドロエピアンドロステロンやアンドロステンジオンなどの C_{19} ステロイド（アンドロスタン）の供給源として重要である．なお，近年，脳内でもコレステロールからステロイドホルモンの合成が可能なことが示唆され，**ニューロステロイド**とよばれている．

血漿中のエストロゲンの多くはタンパク質と結合して存在し，遊離した状態のものは数％と少ない．エストラジオールの場合，約60％がアルブミンに，残りは性ホルモン結合グロブリン（SHBG）に結合している．

C 卵巣周期

1 卵子（卵母細胞）

卵子の成熟は胎生期の卵巣ですでに開始されている．原始生殖細胞は生殖隆起へ移動して卵原細胞へと発達し，胎生6〜7週までにその数は約1万個となるが，有糸分裂を繰り返し，胎生8週では約60万個となる．この有糸分裂は胎生期の中期までにすべて終了し，最大で約700万個となり，減数分裂Ⅰ期の前期に入る（図74-3）．この時点で卵原細胞は**一次卵母細胞**（primary oocyte，二倍体，$4n$）とよばれる．しかし，このまま休止状態となる．一次卵母細胞は，出生時には100万〜200万個あるが，思春期には数十万個にまで減少する．このように，卵子の数は，出生後，減少の一途をたどる．思春期以降，400〜500個が生涯を通じて排卵されるにすぎない．

LHサージにより，減数分裂Ⅰ期の前期で停止していた一次卵母細胞が減数分裂を再開し，排卵の数時間前には最初の減数分裂を終了する（図74-4）．その結果，22本の複製された常染色体，および1つの複製されたX染色体をもつ1つの**二次卵母細胞** secondary oocyte と，変性して消失する運命にある小さな1つの**一次極体** first polar body ができる．二次卵母細胞の減数分裂Ⅱ期は，受精まで中期の状態で停止してい

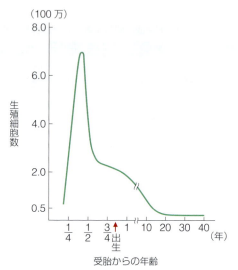

図74-3 ヒトの卵巣生殖細胞数の変化時間表

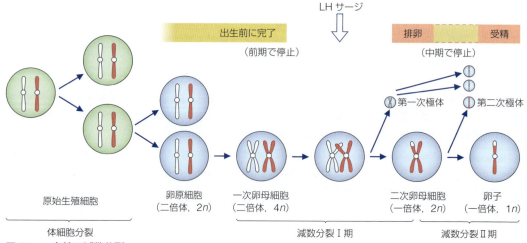

図74-4 女性の減数分裂

る．受精があると減数分裂Ⅱ期が再開する．その結果，卵母細胞の核は，複製されていない一倍体の染色体となり（1n），同時に1つの**二次極体** second polar body を排出する．

2 卵胞

原始卵胞 primordial follicle は，大きさ18〜20μmの一次卵母細胞と，平坦で紡錘形の一層の卵胞上皮細胞（前顆粒膜細胞），そして外側の基底膜 basement membrane からなり，直径は50μm程度である（図74-5）．原始卵胞は胎生約16週で出現し，生後まもなく増加が止まる．次の発達段階は，卵胞上皮細胞が顆粒膜細胞 granulosa cell に発達した**一次卵胞** primary follicle（直径60〜120μm）で，透明帯 zona pellucida や顆粒膜細胞，さらに卵胞膜細胞 theca cell が発達した**二次卵胞** secondary follicle（直径120〜200μm）を経て，**胞状卵胞** antral follicle（三次卵胞，直径2〜5 mm）に発達する．そのなかで1つの**優位卵胞** dominant follicle のみが急速に発達して，**グラーフ卵胞**

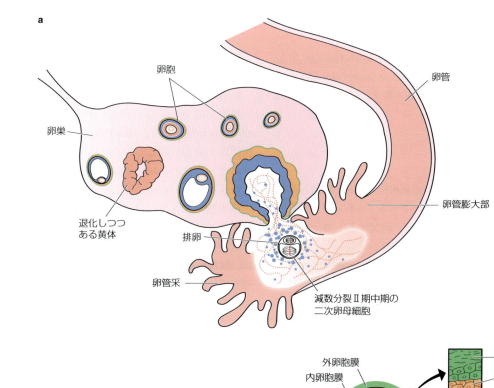

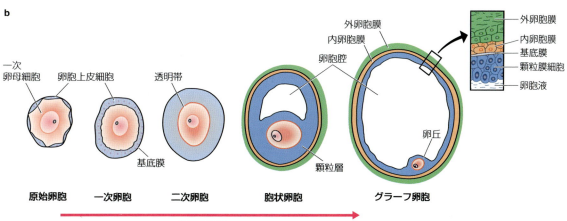

図74-5 卵巣の模式図
a．卵子形成．**b**．卵胞の発達．月経周期における卵胞の発達と黄体形成の各段階が模式的に示してある．
〔岡 敦子：ミニマル発生学．医学書院，2023を改変して転載〕

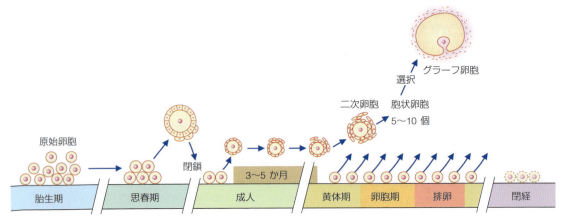

図 74-6 卵胞の発育・選択

graafian follicle となり，卵母細胞は顆粒膜細胞に取り囲まれ卵胞腔に突出する(卵丘 ovarian cumulus)．グラーフ卵胞の直径は 10 mm を超え，20 mm にまで達する．

3 卵胞の発育

胎生期や幼少期でも，原始卵胞は発達を開始し，中には卵胞腔を形成するものもある．しかし，これらの卵胞は途中で閉鎖 atresia し，消滅すると考えられている．卵胞の閉鎖には**アポトーシス** apoptosis (**プログラム細胞死** programmed cell death)が関与していると考えられる．性腺刺激ホルモンの分泌が低い思春期以前でも，原始卵胞が発育することから，二次卵胞までの発達は，性腺刺激ホルモン非依存性，あるいは低感受性と考えられる．思春期が発来し，性腺刺激ホルモンおよびエストロゲンの分泌が増加すると，卵胞の発育は著しく刺激され，常に一定数の原始卵胞が，月経周期とは無関係に発育を開始する(**持続的な供給** continuous recruitment)．しかし，直径 2〜5 mm に達したおよそ 5〜10 個の胞状卵胞は，黄体期の後期に発達を開始し(**周期的な供給** cyclic recruitment)，続く卵胞期で 1 つの卵胞が選択されて，グラーフ卵胞となる(図 74-6)．ヒトの場合，原始卵胞から二次卵胞すなわち胞状卵胞の前(前胞状卵胞)に発達するのに，3〜5 か月を要する．また，各発達段階の卵胞が，常にある一定の割合で存在することが重要である．

4 優位卵胞の選択

黄体期後期になると，エストロゲンおよびインヒビン産生が減少するので，FSH 分泌が上昇し始め，初期の胞状卵胞が発達を開始する．途中，いくつかの胞状卵胞が閉鎖を起こし，月経周期のおよそ第 7 日までには，ただ 1 つの胞状卵胞が選択され，**優位卵胞**となる．

その機序として，エストロゲン上昇による負のフィードバックが，下垂体前葉からの FSH 分泌を低下させることによると考えられている．FSH の減少は，顆粒膜細胞のアロマターゼ活性の低下を招き，成熟度の低い卵胞ではエストロゲン産生が低下して，その結果，卵胞が閉鎖する．

一方，より成熟した卵胞では，エストロゲンが，FSH 受容体の数を増加させることにより FSH の作用を増強する．すなわち，FSH が低下しても FSH に対する感受性を高めることにより芳香化酵素活性を維持してエストロゲンを産生する．さらに優位卵胞では，FSH の刺激により顆粒膜細胞に LH 受容体が発現し，エストロゲン産生が促される．

5 排卵

血中エストロゲンの急激な上昇は，下垂体前葉に正のフィードバック作用を示し，GnRH に対する感受性を高める．エストロゲンは視床下部の GnRH ニューロンに作用し，GnRH のサージ状分泌を起こす．ただし，GnRH ニューロンはエストロゲン受容体をもたないので，エストロゲンの作用は，キスペプ

チン(Kiss1)ニューロンを介すると考えられる．GnRHサージに引き続き**LHサージ**が惹起される．LHサージは，ヒトの場合，エストロゲン分泌のピークから24〜36時間後に始まり，約48時間継続する．排卵は，LHサージ開始後約36時間，つまり分泌ピークから約12〜24時間後に起こる．

卵巣からの卵丘-卵母細胞複合体の腹腔内への排出，すなわち**排卵** ovulation は，LHサージに引き続く複雑な過程により惹起される．排卵は，卵丘-卵母細胞複合体の膨張 expansion と卵胞の破裂 rupture の過程に分けられる．複合体の膨張は，LHサージによるヒアルロナン(hyaluronan ヒアルロン酸)の合成と，プロテオグリカンとの反応による**卵丘マトリックス**の増加による．同時にLHサージはプロスタグランジンE_2の産生を促し，ヒアルロナン結合タンパク質(TSG-6)の合成を促進して卵丘マトリックスを補強する．卵丘マトリックスは水分を吸収して急速に膨張する．引き続き，LHサージによりプロゲステロン受容体が発現し，さまざまなタンパク質分解酵素が誘導される．コラーゲンやプロテオグリカンの分解酵素などにより卵胞壁の結合組織が分解され，卵胞内圧の上昇とプロスタグランジンの刺激による卵胞膜細胞の収縮によって，卵丘細胞に取り囲まれた卵母細胞が放出される(排卵)．腹腔内に排卵された卵は，**卵管采**から，受精の起こる**卵管膨大部**へと運ばれる．

6 黄体の形成と退化

排卵した卵胞に残った顆粒膜細胞および卵胞膜細胞は，LHの影響下で，それぞれ**顆粒膜黄体細胞**(大黄体細胞)および**卵胞膜黄体細胞**(小黄体細胞)に変化し，**黄体** corpus luteum を形成する．黄体の発達とともに顆粒膜黄体細胞はその大きさを増し，卵胞膜黄体細胞はその数を増していく．

黄体は血管に富んだ組織で，この豊富な血管分布は，プロゲステロン合成のための基質となるコレステロールの供給に重要である．黄体はエストロゲンとプロゲステロンを産生するが，プロゲステロンが多く産生される．黄体の発達・維持にLHは必須の役割を演じている．GnRHの分泌を抑制すると，プロゲステロン産生は著しく低下する．また，卵胞膜黄体細胞はLH受容体を発現しており，LHの刺激でプロゲステロン産生は顕著に増加する(図74-2)．

プロゲステロン産生は，排卵後は急激に上昇して約7日間でピークとなる．黄体形成の意義は，受精卵が着床できるように子宮内膜を変化させることと，妊娠を維持することにある．また，プロゲステロンの分泌は基礎体温の上昇として認められる．妊娠が成立しないと**ヒト絨毛性ゴナドトロピン** human chorionic gonadotropin (hCG)の分泌が起こらず，したがってその作用がないと，黄体におけるプロゲステロン産生は停止する．ヒトの場合，約14日で黄体のホルモン産生細胞は退化し，線維性の**白体** corpus albicans に変化する(図74-5a)．一方，妊娠が成立するとhCGが分泌され黄体機能は維持され，妊娠第9週頃までに確立する胎児-胎盤系からのプロゲステロン産生に引き継がれる．

霊長類以外では子宮を摘出すると黄体の寿命が延長することから，子宮から分泌されるプロスタグランジン$F_{2\alpha}$が黄体の退行に関与していると考えられている．ヒトの場合，プロスタグランジン$F_{2\alpha}$は卵巣から分泌されていると推測されている．

D 子宮内膜周期

1 月経期

子宮内膜に対する性腺ステロイドホルモンの作用が消退すると，脱落膜様に変化した機能層にさまざまな変化が引き起こされる．機能層を栄養していたラセン動脈の血液が静脈側に短絡することによりうっ血と虚血，さらにプロスタグランジン$F_{2\alpha}$によりラセン動脈が収縮して，ついには破綻し，出血する．この期間を**月経期** menstrual phase という．同時にさまざまなタンパク質分解酵素により内膜を維持していた細胞外マトリックスの分解が起こり，子宮内膜組織は崩壊・脱落する．

月経周期 menstrual cycle の第1日と定義される月経は，主として動脈血からなる．30〜150 mLの月経血は，フィブリノゲンの溶解により非凝固性である．

2 増殖期

月経後，**子宮内膜基底層**の間質細胞が，卵胞から分泌されるエストロゲンにより，月経周期の約第5日までに子宮内膜を再生する．この時期を**増殖期** proliferative phase という．子宮内膜機能層の増殖は，卵胞期を通じて継続し，排卵後約3日まで続く．その結果，子宮内膜機能層の厚さは初期の約0.5 mmから5

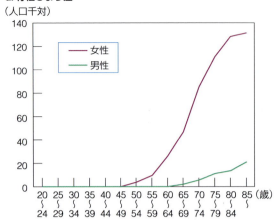
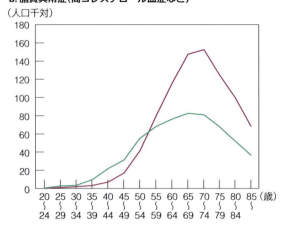
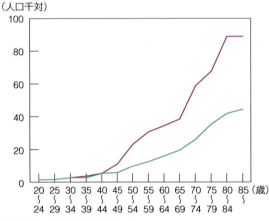
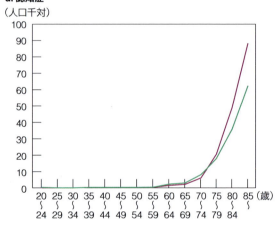

図74-7　男女別の通院者率
注　1．厚生労働省「平成28年国民生活基礎調査」より作成．
　　2．通院者には入院者は含まないが，母数となる世帯人員には入院者を含む．
〔男女共同参画白書 平成30年版より転載〕

mm程度にまで増す．エストロゲンの作用を受ける子宮内膜のエストロゲン受容体は，卵胞期に増加する．エストロゲン作用の一部は，特定の遺伝子の発現に関わるプロトオンコジーン，そしてソマトメジンCなどのインスリン様成長因子，TGF，および上皮細胞成長因子などの成長因子の発現を介したものであると考えられている．

3 ● 分泌期

排卵後，子宮内膜の分泌活動が刺激され，妊娠の準備を行う．この期間を**分泌期** secretory phase という．初期はプロゲステロンの分泌が十分に上昇していないので，子宮内膜の増殖は継続する．しかし，プロゲステロンが上昇する中期には抗エストロゲン効果を発揮し，細胞の増殖を抑制して機能的分化，分泌活動が促進される．中期から後期にかけて，分泌活動はさらに刺激され，子宮内膜の血管分布は増加して蛇行状のラセン動脈が発達する．同時に間質も増殖し，脱落膜細胞へと分化し（**前脱落膜化** predecidualization），着床のための準備を行う．妊娠が成立しないと黄体期後期にエストロゲンおよびプロゲステロンの分泌が低下し，子宮内膜の機能層の脱落を招く．結果，次の月経周期の第1日となる月経が引き起こされる．

女性の生殖活動

　女性の性欲は，身体的および精神的要因に影響される複雑な現象で，循環血液中の性腺ステロイドホルモンも大きな影響を与える．性欲によって駆動される性反応は，W. H. Masters と V. E. Johnson により詳しく調べられ，興奮期，平坦期，オルガズム期，消退期の4つの段階に分類されている．すなわち興奮期を経てオルガズムとよばれる性的絶頂へと達する．男性の場合と同様に，興奮期では副交感神経系，オルガズムにおいては交感神経系が関与している．

　興奮期には，仙骨神経叢に由来する副交感神経系の活動により，陰核の勃起や腟口周囲の組織の拡張が起こる．特に血流の増加は重要な反応である．また，副交感神経系の興奮は，腟口に開口するバルトリンBartholin腺を刺激して，腟に適当な湿潤を与える．身体的および精神的な刺激は，女性のオルガズムに重要である．オルガズムの生理的な役割は不明であるが，脊髄反射と協調している反応である．脊髄反射の求心性経路は陰部神経を経由し，陰部神経は仙椎（S_2-S_4）を経て，会陰および女性の外生殖器を支配している．この脊髄反射は，子宮および子宮頸部の活動を高めて，配偶子の輸送を促進すると考えられているが，逆に，脊髄反射による子宮や卵管の収縮は，精子を腟-子宮-卵管内にとどめている可能性もある．その理由は，射精された精子が受精能を獲得するには数時間かかるためである（→第73章，1039頁参照）．

 ## 女性生殖機能の老化

　閉経，すなわち月経周期の停止は，45～56歳の間で起こる．卵胞の喪失がヒトを含めた霊長類における閉経の主要因である．閉経に至る前の，規則的な月経周期が繰り返される時期から，ホルモン分泌に変化が起こっている．卵胞数の減少によりエストロゲンの産生が低下すると，下垂体前葉への負のフィードバックが減弱し，血中LH値が上昇する．さらに黄体の機能が減弱し，インヒビン産生が低下するので，FSH値も上昇する．前述したように，このときのエストロゲンの主なものはエストロンとなる．

　このようなゴナドトロピン分泌パターンの変化は，早ければ35歳頃から認められる．閉経に伴う身体的な変化は，エストロゲンの低下が主因である（図74-7，→第72章図72-6，1034頁参照）．したがって，ホルモン補充療法は，閉経期における**更年期障害**を緩和し，エストロゲンの欠如による身体的な変化を予防し，あるいは軽減すると考えられている．閉経期のホルモン補充療法は，エストロゲンおよびプロゲステロンの投与からなる．プロゲステロンを投与する理由は，エストロゲンの子宮内膜，乳腺，および卵巣の腫瘍化のリスクを低下させるためである．最近では，**選択的エストロゲン受容体調節因子**（SERM）が注目されている．SERMは標的組織により，エストロゲンのアゴニストとしてもアンタゴニストとしても作用する．代表的なSERMとしてタモキシフェンやラロキシフェンが知られている．

　巻末付録 問題71．更年期障害→1106頁参照．

第75章 妊娠と分娩

A 受精

　性交時に1.5～6億個もの**精子**が腟内に放出されるが，約10万個が子宮内に，50～100個が受精の起こる卵管膨大部にたどり着くにすぎないと推測されている．したがって，精子が卵管にたどり着ける確率は，1/100,000程度である．そして受精を完遂できるのは通常，ただ1個の精子のみである．

　腟内に放出された精子の移動は，精子自身の運動により行われる．しかし，試験管内における精子の移動速度は30～50μm/秒で，精子が腟内に射精されてからわずか5分程度で卵管にたどり着くことを説明できない．したがって，子宮内膜および卵管上皮の活動が，精子の輸送に重要な役割を演じていると考えられる．精子が受精を遂行するためには**受精能獲得**が必須で，精子はそのために数時間は卵管内にとどまり，成熟する必要がある．短時間でたどり着いた精子に受精能はない．

　精子はひとたび卵管にたどり着くと卵管峡部に接着し，そこで約10%の精子が受精能を獲得する．受精能を獲得した精子は，卵管峡部を離れることが可能となる．卵管および卵子から分泌される化学物質に惹かれるように，卵に向かうケモタキシスのような走化性は，受精能を獲得した精子に特徴的であるとされている．したがって，**卵管峡部**は精子の貯留所として機能し，子宮から精子の移動を制限すると同時に，精子の受精能獲得を促し，精子をある一定の割合で卵管膨大部に送り込むのに役立っている．

　一方，卵巣から放出された**卵子**は，卵管采により取り込まれ，線毛および卵管の運動により，卵管膨大部へ向かって運ばれる（図75-1）．卵子と精子の融合，すなわち**受精** fertilization による接合体の形成は，通常，排卵から数時間後，遅くとも24時間以内に起こる．

　受精は複雑な過程からなっている．精子は，先体反応 acrosome reaction により酵素が放出されて卵子に付着している卵胞膜細胞間をくぐり抜けて，透明帯に存在する特殊なタンパク質(ZP3)に結合する．精子と

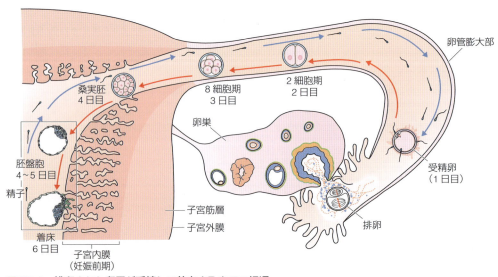

図75-1　排卵された卵子が受精して着床するまでの経過
〔岡 敦子：ミニマル発生学．医学書院，2023より転載〕

卵母細胞の細胞膜が融合して，精子頭部の細胞成分が卵母細胞内に入っていく（図75-2）．一方，卵母細胞では**表層反応** cortical reaction が起こる．精子が卵母細胞に侵入するとイノシトール三リン酸（IP$_3$）が形成され，細胞内で Ca^{2+} の放出が起こり，**カルシウムウェーブ**が生じる．この細胞内 Ca^{2+} の増加は，卵母細胞の減数分裂第Ⅱ期を再開させると同時に，表層顆粒の作用により透明帯が硬化してほかの精子の進入を防ぐ．

減数分裂が完了すると，成熟卵の核は**雌性前核** female pronucleus となり，同時に１つの第二次極体 second polar body が生じる．したがって，受精卵のなかには精子由来の**雄性前核** male pronucleus と女性前核が存在し，それらはやがて融合して**接合体** zygote を形成し，一次極体および二次極体は細胞外に放出される（図75-2）．

B 着床

受精卵は約3日間，卵管から子宮内腔へと移動しながら卵割とよばれる有糸分裂を繰り返して**桑実胚**にまで発達する．その後，桑実胚は内腔を形成し，約3日間で**胚盤胞**とよばれる段階に発達する．そして内腔の一部に胎芽へと発達する内細胞塊が形成される．着床に先立って，胚盤胞を取り囲む透明帯は変性し，あたかも脱皮するようなこの過程は，**孵化** hatching とよばれている．やがて胚盤胞は，排卵から約１週間後に子宮内膜に**着床**する（図75-1）．

妊娠が成立すると，子宮内膜の前脱落膜化はさらに進み，**脱落膜化** decidualization が起こる．胚盤胞自体が脱落膜化を促進していると考えられる．着床した胚盤胞と接する子宮内膜の領域は，**基底脱落膜** basal decidua となる．

一方，胚盤胞側では，栄養膜の細胞が急速に増殖し，内側の**栄養膜細胞層** cytotrophoblast と，外側の合胞体栄養細胞層 syncytiotrophoblast の２層へと分化する．さらに着床に重要な現象として，子宮内腔内の液体が吸収されて胚と子宮内膜がより近接することがある．このようにして胚盤胞は子宮内膜に着床して胎盤が発達する．

Advanced Studies

経口避妊薬（ピル）

ホルモンによる避妊は，米国では一般的に行われている避妊の方法で，（米国の）約30％の女性が経口避妊薬（ピル）を使っている．エストロゲンとプロゲステロンが組み合わされた製剤である．避妊効果の機序としては，まず，性ホルモンの視床下部および下垂体前葉への負のフィードバック作用を示して，GnRH，FSH，および LH の分泌抑制が挙げられる．さらに経口避妊薬に含まれるプロゲステロンは，頸管粘液を粘質にすることにより，精子の子宮内への侵入や子宮および卵管の運動性を抑制する．さらにプロゲステロンは，子宮内膜に作用して内膜の肥厚を抑制し，胚の着床を抑制する．

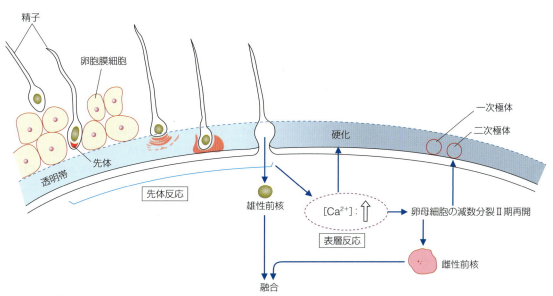

図75-2 受精

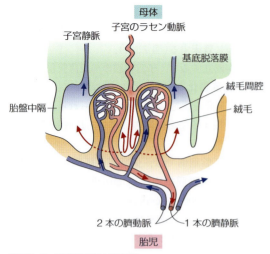

図75-3 胎盤における血流

なく，絨毛間腔が機能的な毛細血管となっている．

一方，胎児血は，2本の**臍動脈**に由来する．出生後の動脈系とは異なり，臍動脈にはあまり酸素化されていない血液が流れている．臍動脈は胎盤付近で枝分かれし，絨毛膜板を通ったあとに絨毛内でさらに枝分かれをして毛細血管網を形成する．そこで酸素および栄養物を補給された血液は，胎盤から胎児へ1本の**臍静脈**を通って戻る(図75-3)．

C 胎盤

1 形成

合胞体栄養細胞層が子宮内膜上皮細胞の基底膜へ陥入し，受精から8～9日後には，合胞体内に間隙とよばれる液体に満ちた空間が生じる．受精から約2週間で，合胞体栄養細胞層の陥入部位(隆起)は，子宮内膜の小静脈や小ラセン動脈に達する．これにより合胞体栄養細胞層の間隙と母体の血管内腔の間に自由な交通路ができあがり，原始絨毛膜絨毛が形成される．さらに成熟絨毛膜絨毛が形成されると，各絨毛の外側面は薄い合胞体栄養細胞層を形成し，母体血と接する．また，母体血で満たされた間隙は，互いに融合して**絨毛間腔**とよばれる大きな空間を形成する．したがって，成熟した胎盤では，胎児の毛細血管内皮細胞や栄養膜細胞層，そして合胞体栄養細胞層の薄い層が母体血と胎児血を隔てる．

2 血流

母体の動脈血は，子宮壁に対して垂直に走る**ラセン動脈**から，絨毛間腔の中をゆっくりと流れていく．この緩慢な血流により，物質交換に十分な時間を得ることができる．母体血は絨毛間腔を満たした後，血管口から排出され，母体の子宮静脈に入る．したがって，母体のラセン動脈から細静脈に至るまでに毛細血管は

3 機能

A 物質交換

胎児の発達と成長に必要な物質のほとんどは，胎盤を介して母体循環から胎児循環へ運ばれる．酸素(O_2)も胎盤で交換されるが，成人の肺におけるガス交換と異なり，絨毛間腔内 O_2 分圧と臍静脈 O_2 分圧は平衡に達しない．その理由は，絨毛間腔内のシャントの存在と，絨毛細胞の活発な活動による O_2 消費のためと考えられている．一方，胎児から母体への CO_2 の輸送は，臍動脈血と絨毛間腔内の血液との間の濃度勾配により行われる(➡「胎児の成長とガス交換」, 1054頁参照)．

O_2 や CO_2 以外のさまざまな物質も母体と胎児の間を胎盤を介して移動している．糖は促通拡散により，アミノ酸は能動輸送により母体から胎児へ移動する．一方，胎児は盛んにタンパク質を代謝するので，多量の尿素が拡散により母胎側へ排出される．また，産生される赤血球の破壊により生じるビリルビンは，母体側に移動して代謝される．

B ホルモン産生

胎盤は，ステロイド合成において重要な役割を演じるのみならず(後述)，多くのペプチドホルモンや糖タンパク質を合成している．例えば，視床下部で産生される既知の放出ホルモンは，胎盤でも産生される．胎盤が産生するペプチドホルモンのなかで，**hCG**は特に重要である．発達過程にある胚盤胞や胎盤において，合胞体栄養細胞層がhCG合成を担っており，妊娠黄体の維持，および絨毛におけるエストロゲンやプロゲステロン産生を刺激している．hCGはαとβのサブユニットからなり，αサブユニットはLHやFSHと共通である．hCG分泌は妊娠第7～8週をピークに，その後急激に低下する．尿中のhCGβサブユ

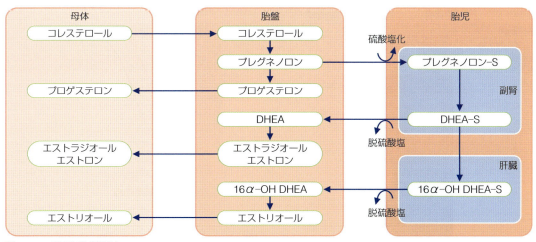

図75-4　胎児-胎盤単位
DHEA：デヒドロエピアンドロステロン，S：硫酸塩．

ニットを検出することが妊娠の有無を調べる方法として利用されており，受精後約2〜3週間で判定可能となる．

　胎盤は**ヒト絨毛性ソマトマンモトロピン** human chorionic somatomammotropin を産生しており，アミノ酸配列で成長ホルモンと97%の相同性があり，プロラクチンとも67%の相同性をもっている．母体側に作用して脂質の分解を促進し，胎児側へのグルコース補給に役立つ．その分泌量が胎盤重量とよく相関することから，胎盤機能の指標として利用されている．さらに胎盤は，多くのタンパク質，ポリペプチド，グリコーゲン，および，鉄分を貯蔵している．

❹ 胎児-胎盤単位

　妊娠中，母体のエストロゲン（エストロン，エストラジオール，エストリオール）およびプロゲステロン値は，正常月経周期中のピーク値よりもはるかに高い値を示す．これらのホルモンは，妊娠の維持に必要で，妊娠早期では，hCGが黄体機能を維持してプロゲステロンおよびエストロゲンの産生を促している．妊娠8週目には，胎盤がこれらのステロイドホルモンの主な産生源となる．しかし胎盤のみでは，これらのホルモンを産生することができない．ホルモンの産生には，母体および胎児で合成されるホルモン前駆体やホルモンが必要で，このステロイド生合成における協調関係は，**胎児-胎盤単位**とよばれている（図75-4）．

　胎盤は，ステロイド合成の前駆体であるコレステロールを十分に産生することはできない．したがって，母体は，コレステロールをLDLの形にして胎盤に供給している．胎盤は大量のプロゲステロンを産生し，母体へ運ばれ，黄体が退縮した後でも，母体のプロゲステロン値を維持する．さらに胎盤は，17α-水酸化酵素/17,20リアーゼを欠いており，コレステロールをプレグネノロンやプロゲステロンまでにしか変換できない．胎児の副腎および肝臓は，胎盤に欠けている酵素を有しているので，さらなるホルモン合成を行うことができる．実際に分娩時の胎児の副腎は，成人と同程度の大きさにまで肥大している．一方，胎児は3β-ヒドロキシステロイド脱水素酵素を欠いているので，プレグネノロンをプロゲステロン，デヒドロエピアンドロステロンをアンドロステンジオン，アンドロステンジオールをテストステロンに変換することができず，また，アロマターゼを欠いているので，アンドロステンジオンをエストロン，テストステロンをエストラジオールに変換することができない．

　胎児は胎盤のエストロゲン合成を補完するが，巧妙な方法で高濃度のホルモンに曝露されることを回避している．まず胎児は，プロゲステロンや3つの主たるエストロゲンを産生しない．これにより女性胎児の男性化を防いでいる．また胎児は，ステロイド合成の中間体を硫酸塩化することにより，それらの生物活性を著しく低下させている．例えばプレグネノロンが胎盤から胎児へと運ばれるとき，プレグネノロンは硫酸塩化される．胎児がプレグネノロンを代謝して得られた産生物も，胎児内では硫酸塩化された状態にある．胎

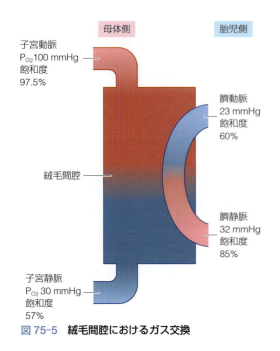

図 75-5 絨毛間腔におけるガス交換

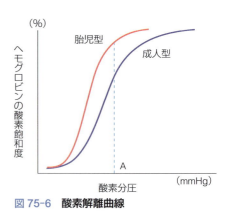

図 75-6 酸素解離曲線

児が産生する弱いアンドロゲン(デヒドロエピアンドロステロン)は,胎児が大量のアンドロゲンに曝露されることを防ぐ.そして胎盤へと移動すると,これらの硫酸塩がスルファターゼによって取り除かれ,胎盤はステロイド合成の過程を完了させ,産生したホルモンは母体へと運ばれる.

羊水

羊水は妊娠経過とともに増大し,8〜9 か月で最大約 800 mL となる.妊娠初期には母体血液からの滲出や羊膜上皮からの分泌で構成されるが,胎児の腎臓が発達する 2〜3 か月頃には胎児側からの分泌物が増し,羊水の主な構成は胎児の腎排泄物となる.一方,羊水の吸収は,胎児の消化管,羊膜,および,肺を介して行われる.

羊水はいくつかの重要な役割を担っている.1 つは,機械的な衝撃に対する緩衝の役割であり,胎児を外界からの物理的な刺激から保護している.また,羊水は,胎児の不要物を排出する機能を担っている.さらに胎児の保温や,運動空間の維持に役立っていると考えられる.

E 胎児

A 胎児の発生と機能出現

受精すると約 1 週間で子宮に着床し胎盤が形成されて,急激に発生が進む.2〜3 週間で外胚葉,中胚葉,内胚葉のいわゆる**三層性胚盤**となり,この終わりにはすでに拍動が開始される.

B 胎児の成長とガス交換

発生初期は,遺伝的に胎児の成長・発達が調節されている.その後,胎盤機能の発達や分泌されたホルモン,母体の栄養や疾患などが,胎児の成長に大きな影響を及ぼす.胎児の成長は胎盤重量に強い相関を示す.

母体側から絨毛間腔へ流れ込む血液の P_{O_2} は約 100 mmHg, P_{CO_2} は約 40 mmHg, pH は 7.40 である.絨毛間腔血中の血流は遅く O_2 分圧は平衡に向かい約 44 mmHg となり,子宮静脈ではさらに約 30 mmHg 低下する.一方,胎児側の臍動脈血中の P_{O_2} は 23〜24 mmHg で,臍静脈の P_{O_2} は約 32 mmHg である.絨毛間腔内の血中 P_{O_2} が低いにもかかわらず,胎児は O_2 を受け取れる(図 75-5).それは,母体型(成人型)と比較して**胎児ヘモグロビン**は高い O_2 親和性をもっているからである(図 75-6).例えば,ある O_2 分圧が A のとき,胎児ヘモグロビンは母体の成人ヘモグロビンより O_2 親和性が高いので,成人ヘモグロビンと結合していた O_2 は胎児ヘモグロビンへと移動する.さらに,胎児ヘモグロビンは,低い O_2 分圧で働くので(低い O_2 分圧でもヘモグロビンの酸素飽和度は高

い), O_2分圧が低い胎児環境に適している．またこれらは，あたかもボーア効果の逆となる(→第28章, 543頁参照)．

妊娠後期には胎児体重の約15%は脂肪となり，出生後の生存に必要なエネルギーを十分に蓄える．特に褐色脂肪は出生後の熱産生に重要である(→1057頁参照)．

C 胎児に特徴的な循環動態(図75-7)

中胚葉より分化した循環器系の中で，心臓は，妊娠4週目から拍動を開始する．そして胎児に特徴的な循環動態をとる．それは，羊水中にいる胎児は，肺を使って呼吸をしないかわりに胎盤を利用してガス交換を行うため，いくつかのシャントが存在することである．

第1のシャントは**胎盤**である．血液は左右の内腸骨動脈から出る2本の**臍動脈**を通り，胎盤でガス交換を行う．そして酸素分圧が高くなって1本の**臍静脈**となり，胎児に戻る．

第2のシャントは，**静脈管**である．血液が肝臓を迂回して下大静脈に流れるためのものである．そして酸素飽和度の高いこの血液は右心房に流入し，第3のシャント，**卵円孔**を通って左心房に流れ込む(肺から左心房への血流は省略してある)．そして左心室を経由して大動脈に到達する．この血液は動脈管から上流にある大動脈を流れ，主に頭部や上肢に血液を供給する．酸素飽和度の高い血液が脳に流れることは合目的的である．

一方，上大静脈からの血液は右心房に入り，卵円孔を通らなかった血液と合流して酸素飽和度を上げ，三尖弁を通過して右心室に流れる．換気を行っていない肺の肺血管抵抗は高いため肺を流れる血液は少なく，右心室からの血流は第4のシャント，**動脈管**へと流れていく．動脈管の開存はプロスタグランジン類による平滑筋の弛緩によって維持されている．動脈管を流れる血液は大動脈弓を通らず下行大動脈に入る．下行大動脈を流れる血液の約80%は再び1対の臍動脈を経由して胎盤へ運ばれる．

F 母体の変化

平均的な妊娠期間は，最終月経の開始日から約280日間(40週)である．この間に母体には，循環器系，

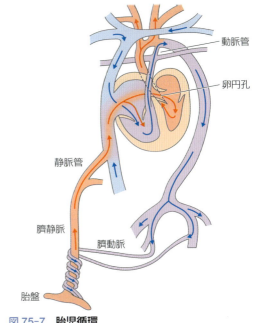

図75-7 胎児循環

呼吸器系，および栄養の面で，大きな変化が生じる．

A 循環器系

母体の血液量は妊娠中期で急激に増加し，分娩間近では約50%も増加している．血液量の増加は，血漿および赤血球の増加によるもので，血漿量の増加のほうが優位である．血漿量増加の機序としては，プロゲステロンおよびエストロゲンの上昇による血管拡張作用が挙げられる．またプロゲステロンは抗アルドステロン作用を示すので，アルドステロン分泌が高まり，腎での塩分および水の再吸収が増加する．さらに，妊娠により血漿浸透圧の変化に対するバソプレシン分泌の閾値が低下するので，バソプレシン分泌が高まり，腎臓での水分の再吸収が高まる．心拍出量は妊娠初期の数か月間で約40%増加するがその後は微増程度で，妊娠末期でも約45%の増加にとどまる．循環血液量の増加と並行して腎機能は上昇し，糸球体濾過量は約40%増加し，妊娠の4〜5か月でピークを迎える．

B 呼吸器系

呼吸器系では，肺活量に大きな変化はないが，プロゲステロンの筋弛緩作用や子宮の増大により横隔膜が挙上し，結果的に機能的残気量は減少する．気道抵抗

は低下し，呼吸数には大きな変化はないが，1回換気量は約40%も増加し，そのために肺胞換気量が増加する．換気量および肺胞換気量の増加は，妊娠の早期から認められる変化である．プロゲステロンが呼吸中枢の二酸化炭素に対する感受性を増大させたためと考えられている．肺胞換気量が増大する結果，母体の$Paco_2$は低下し，その結果，軽度の呼吸性アルカローシスが起こる．

C 栄養

妊娠時には，胎児，胎盤，子宮，および乳房の発達，さらに増加する母体血液のために，タンパク質を多く摂取する必要がある．妊娠による胎盤および胎児，そして母体のヘモグロビン必要量を維持するために，妊娠期間の総計で800～1,000 mgの**鉄分**が必要となる．胎盤と胎児で約300 mgを，母体で約500 mgを必要とする．残りは排泄分である．特に妊娠後半では鉄分要求量が増し，1日あたり7 mgとなり，非妊娠女性が必要とする鉄分の約5倍である．したがって通常の食生活では十分な鉄分を摂取することができないので，鉄分を補給する必要がある．さらに母体の葉酸必要量は著明に増加する．**葉酸**が欠乏すると成長過程の胎児の神経管に欠損を生じることもある．

G 分娩

妊娠の最終月になると子宮は不規則で弱い収縮を始め，最終的には一連の規則的で強い収縮，すなわち**陣痛**となり，胎児，および胎盤を娩出する．陣痛開始のシグナルはいまだ不明であるが，内分泌，傍分泌，そして子宮の機械的伸展，さらに胎児および母体側などの要因が関与している．

1 プロスタグランジン

胎盤で産生されていたプロゲステロンの消退により陣痛の発来をきたすという説がある．ヒトにおいて，妊娠の維持にプロゲステロンが重要であるが，陣痛発来前にプロゲステロン値が低下するという事実はない．また，胎児の視床下部-下垂体-副腎系が分娩の開始に関与することが示唆されているが，ヒトの場合，コルチゾールの分泌が不十分でも妊娠期間が延長するようなことはない．**プロスタグランジン（PG）**が陣痛の開始に，そしてプロスタグランジンとオキシトシンが陣痛を継続することに重要であると考えられる．子宮は，$PGF_{2\alpha}$およびPGE_2を産生し，それらは子宮平滑筋の収縮を強く刺激する．また，$PGF_{2\alpha}$およびエストロゲンは子宮平滑筋のギャップ結合の数を増加させる．さらにPGE_2は，子宮頸部の軟化および菲薄化を引き起こす．実際プロスタグランジンは，陣痛・分娩を誘発する薬剤として用いられている．

2 オキシトシン

オキシトシンは，視床下部の視索上核および室傍核で合成され，下垂体後葉へ運ばれて貯蔵されている．刺激により血中に分泌されると，子宮平滑筋細胞の$G_{\alpha q}$タンパク質共役型オキシトシン受容体に結合する．その結果，子宮平滑筋の収縮が起こる．オキシトシンはまた脱落膜細胞の$PGF_{2\alpha}$産生も刺激する．一方，エストロゲンは，子宮筋および脱落膜細胞のオキシトシン受容体数を増加させる．子宮のオキシトシン受容体数は妊娠5か月以降に増加し，妊娠末期には約100倍，そして陣痛時には約200倍にまで増加する．子宮は，妊娠末期にのみオキシトシン感受性をもつ．陣痛が開始されると，子宮頸部の拡大が母体のオキシトシンの分泌を刺激するといわれている（**ファーガソン反射** Ferguson reflex）．オキシトシンによる子宮収縮は，胎盤を娩出した後の止血効果にも役立つ．

H 新生児

A 胎児循環の変化

出生すると，それまで約50%の血流を母体から受けていた胎盤が消失し，静脈管の平滑筋が収縮して血流が途絶える．また，これまで胎盤で行っていたガス交換の場が，出産後，ただちに新生児の肺に置き換わる．新生児はすぐに呼吸を開始することが必須となるが，最初の呼吸は，肺を膨張させるのに胸腔内に大きな陰圧をかけることが必要となる．例えば新生児の肺のコンプライアンスは成人の約1/40で，気道抵抗は成人の10倍以上もある．肺胞が拡張し，II型肺胞上皮細胞から界面活性物質（サーファクタント）が分泌されると，呼吸は容易となる．未熟な新生児で十分な界面活性物質をもたないと，肺の拡張が困難となる（**呼吸窮迫症候群**）．

胎盤がなくなることで全身の血管抵抗が上昇する一方，肺胞が拡張して肺血管抵抗が減少する(図75-8)．したがって左心室圧および大動脈圧は上昇し，右心室圧および肺動脈圧は減少する．左房圧が右房圧を上回るので弁状の卵円孔が閉鎖する．また，循環血中のPo$_2$上昇やプロスタグランジン値の低下により動脈管の閉鎖が起こる．

B 代謝

新生児は，糖質コルチコイドの作用により，出生前に肝臓にグリコーゲンを蓄える．それを利用して，出生後，血流中にグルコースを放出しているが，およそ半日で貯蔵を使い果たしてしまう．脂質は新生児期の重要なエネルギー源になっている．

また，**褐色脂肪**における**非ふるえ熱産生**は，新生児の体温を保つためにきわめて重要となる．寒冷ストレスは，甲状腺ホルモンの分泌刺激となり，褐色脂肪に作用し，ミトコンドリアの酸化的リン酸化を**脱共役**することにより熱産生を増大させる(→第58章，874頁を参照)．

I 授乳

乳腺の腺房は，筋上皮細胞および脂肪細胞に取り囲まれている．この腺房が集まり小葉をつくっている．思春期における乳房の発育は数種類のホルモンに依存している(図75-9)．一般的にエストロゲンは乳管の発達に作用し，プロゲステロンは小葉の発達に作用している．**乳汁分泌**にはプロラクチンによる乳汁産生がまず重要であるが，妊娠中はエストロゲンによりオキシトシンの平滑筋収縮作用が抑制されている．しかし，分娩により胎盤が娩出され，血中のエストロゲンおよびプロゲステロン値が急激に減少すると，乳汁分泌が開始される．

乳汁は糖分(乳糖)，タンパク質(ラクトアルブミンおよびカゼイン)などを含んでいる．さらに免疫グロブリン(主にIgA)を含んでおり，免疫系が未熟な新生児に免疫力を与えている．ヒト成乳の成分は，**初乳**(分娩後初めの数日間に分泌される)や牛乳とは異なっている．

1 プロラクチン

プロラクチンは構造的に成長ホルモンに類似しており，下垂体前葉で合成，分泌される．プロラクチンの乳腺への作用には，乳房の発達促進，乳汁分泌の開始，そして，乳汁産生の維持などがある．

乳首の吸引刺激は脊髄の求心性神経路を介して視床下部の正中隆起にあるドパミン神経を抑制し，その結

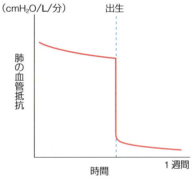

図 75-8　**肺の血管抵抗の経時的変化**

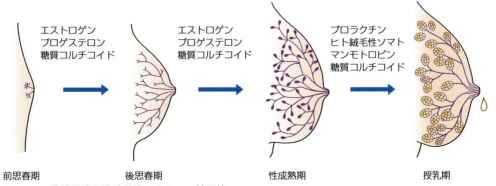

図 75-9　**乳腺発達と乳汁分泌のホルモン性調節**
〔「貴邑冨久子，根来英雄：シンプル生理学 改訂第4版．p172, 1999, 南江堂」より許諾を得て改変し転載〕

果，プロラクチン分泌が惹起される．吸引刺激は，生理的に最も強いプロラクチン分泌作用をもつ．分娩後3週間，母体のプロラクチン値は持続的に上昇し，その後，低下して基礎値を維持する．基礎値は非妊娠女性と比較しても十分に高値であるが，もし授乳しないと，プロラクチン値は1〜2週間で非妊娠時の値にまで低下する．授乳期では通常，月経周期の回帰は抑制される．吸引刺激は視床下部のゴナドトロピン放出ホルモンの分泌を抑制するからと考えられている．母乳で子を育てると，排卵および通常の月経周期の再開は遅れる．

2 ● オキシトシン

オキシトシンは，子宮の収縮を促進する一方，乳房の腺房や導管を取り囲む筋上皮細胞を収縮させることで乳汁分泌を促進する．乳首の吸引刺激により，バースト状のオキシトシン分泌が惹起される（射乳反射）．さらに，乳児を見たり，声を聞いたり，さらには吸引の予感がするだけでも，オキシトシンは下垂体後葉から放出される．一方，恐怖，怒り，もしくはその他のストレス刺激により射乳反射は抑制され，オキシトシン分泌，そして乳汁分泌は抑制される．

最近，オキシトシンはある種の社会性行動にも関与していることが示唆されている（➡第65章，961頁参照）．

付録

生理学で考える臨床問題

企画　大橋俊夫
編集　鯉淵典之

　生理学は生体の正常機能を扱う学問である．正常機能の破綻が病態につながるため，生理学を臨床医学から切り離して考えることはできない．

　医学部や歯学部では，臨床実習に進むための知識の評価のため，共用試験 CBT が導入されている．卒業時の国家試験と異なり，基礎医学系分野からも広く出題されているばかりではなく，基礎と臨床が一体となった問題も多く出題されている．

　これらの背景を踏まえ，本書の第 6 版（2005 年発行）から，別冊付録「生理学で考える臨床問題」が添付された．「生理学で考える臨床問題」としたのは，疾患の病態生理を把握するために，正常機能の理解が不可欠だからである．あわせて共用試験 CBT への対応にも配慮されている．しかし，共用試験 CBT は臨床実習に必要最低限の知識を担保することを目的としており，大学教育においては，さらにその上のレベルに到達することが求められる．また，与えられた選択肢から解答を選ぶだけでは，真の思考力や論理的思考をチェックすることは不十分である．基礎的な知識を総合して，自ら問題解決するための訓練として，あえて選択肢を与えない問題も掲載している．臨床例を提示する問題もあるが，生理学的に基本となる重要事項についての問題も含まれている．

　さらに，医学部教育モデル・コア・カリキュラムが導入された基本方針の 1 つに「問題点を見つけ出し，情報を統合して医師以外の医療チームのメンバーや患者さんに自分の考えを分かりやすく説明することが出来るような能力を醸成する事」も挙げられている．そのためには幅広い生理学知識の生み出されてきた背景や論理的根拠についても理解しておくことが必要となる．この「生理学で考える臨床問題」はそうした主旨をも十分に考慮して作成されている．これらの能力は，医学教育のみならず，臨床の現場や生命科学研究においても当然求められる資質である．

　『標準生理学 第 10 版』の本文と巻末付録を有効利用することによって，これらの資質が育成されることを期待したい．

周期性四肢麻痺

[第2編[神経と筋]関連]

設問

25歳の男性．歩行障害を主訴に来院した．昨夜，夕食後2時間卓球をして就寝した．今朝から四肢がだるく，力が入らないことに気づいた．その後，次第に筋力低下と倦怠感とが強くなり，歩行不能となった．10か月前にも会社のスポーツ大会があった日の深夜に同様の症状があったが，翌日の午前中には回復していた．意識は清明．脈拍104/分，整．腱反射は消失している．感覚障害はない．食事はきちんととっているが，体重は1年で6kg減少している．血液生化学所見：総コレステロール120 mg/dL，AST 25 IU/L，ALT 16 IU/L，CK 76 IU/L（基準値30～140），Na 145 mEq/L，K 2.1 mEq/L，Cl 105 mEq/L．

最も考えられるのはどれか．
a 多発性筋炎
b 重症筋無力症
c 周期性四肢麻痺
d Guillain-Barré症候群
e ミトコンドリア脳筋症

(第104回医師国家試験問題A-49)

◆解答と解説（→97, 99頁）

正解はc．急性発症の弛緩性四肢筋力低下を呈した若年男性である．10か月前にも運動後に同様の症状があり自然寛解した臨床経過，血液生化学所見の低カリウム(K)血症から，低K性周期性四肢麻痺を第一に考える．体重減少と頻脈や低コレステロール血症から甲状腺機能亢進症を背景疾患として疑う．甲状腺機能亢進症は，二次性低K性周期性四肢麻痺の背景疾患として最も多い．

周期性四肢麻痺は，血清K値から高K性と低K性に分類され，また病因として家族性（遺伝性）と二次性に大別される．家族性は筋の電位依存性イオンチャネルの異常により膜興奮が起こりにくくなるもので，低K性は電位依存性カルシウムチャネル$Ca_v1.1$の*CACNA1S*，家族性高K性は電位依存性ナトリウムチャネル$Na_v1.4$の*SCN4A*が主な病因遺伝子である．二次性低K性は甲状腺機能亢進症，原発性アルドステロン症，利尿薬などが主な背景疾患であり，運動や糖質摂取は誘因となる．その機序として，甲状腺ホルモンやインスリンは，Na^+-K^+ ATPポンプを誘導することでK^+の細胞内取り込みを促進する．また運動中は骨格筋細胞のK^+が細胞外へ移動し，運動後はK^+が細胞内に取り込まれることが知られている．

静止状態の骨格筋細胞は細胞膜のK^+コンダクタンスが高いので，低K血症になると膜内外のK^+勾配はより大きくなり，静止膜電位は過分極する．したがって脊髄運動ニューロンの発火により神経筋接合部からアセチルコリンが放出されてニコチン受容体のチャネルが開口しても，静止膜電位の過分極のために終板電位は負に偏って閾膜電位は遠くなり，骨格筋の活動電位は生じにくくなるので，筋力低下をきたす．発作の治療は経口によるK補充を行う．慢性期は誘因を避けるように指導する．

生理学で考える臨床問題 ● **1061**

2 悪性高熱症
[第2編［神経と筋］関連]

設問

1歳の男児. 停留精巣の手術のため手術室に入室した. 麻酔はマスクで酸素と揮発性吸入麻酔薬を投与し, ゆっくりと入眠させる緩徐導入で行った. 静脈路を確保し, 気管挿管のため筋弛緩薬を静注したところ, 突然心拍数が120/分から160/分に増加した. 気管挿管時に開口障害があり, 気管チューブの挿入に難渋した. 人工呼吸開始後に尿道カテーテルを挿入したところ, 赤褐色の尿が排出された. その後体温は急上昇し37.0℃から40.0℃になった. 動脈血ガス分析で代謝性アシドーシスを認めた.

最も考えられるのはどれか.

a 敗血症
b 尿路出血
c 腎盂腎炎
d 悪性高熱症
e 悪性症候群

(第113回医師国家試験問題 F-56)

◆解答と解説(→111頁)

正解はdである. 乳児手術の麻酔導入時に, 揮発性吸入麻酔薬の投与に続いて, 気管内挿管のために筋弛緩薬を静注したところに, 頻脈, 全身性の骨格筋の持続的収縮による開口障害(＝咬筋の強縮), 赤褐色尿(＝横紋筋融解によるミオグロビン尿), 高体温・代謝性アシドーシス(筋収縮による代謝亢進)が生じた. 揮発性吸入麻酔薬と(脱分極性)筋弛緩薬の投与直後にこれらの症状が出たことから, 悪性高熱症の診断は容易である. 悪性症候群も似た症状を呈するが, 精神神経用薬投与またはParkinson病治療薬中断の後に発症するものを指し, ドパミン系の不全が誘発すると考えられる.

骨格筋の筋小胞体にはリアノジン受容体 RyR1 が発現している. 骨格筋の活動電位発生時に T 管の膜電位センサーであるジヒドロピリジン受容体と連動して RyR1 は開口し, 筋小胞体から Ca^{2+} を細胞内に放出する. そのほか, リアノジン受容体は細胞内 Ca^{2+} 濃度の上昇によっても筋小胞体から Ca^{2+} を細胞内に放出する

(CICR). 揮発性吸入麻酔薬(ハロタンなど)は CICR を促進することが知られており, CICR の異常な亢進が悪性高熱症の病態生理の中心である.

さらに, 脱分極性筋弛緩薬(スキサメトニウムなど)は, ニコチン性アセチルコリン受容体に結合して終板の脱分極を起こし, 一過性の細かい筋収縮(線維側性攣縮)を起こすが, スキサメトニウムはコリンエステラーゼによって分解されないので, 終板は持続的脱分極となり, 終板周囲の筋細胞膜上の電位依存性ナトリウムチャンネルは不活性状態となり脱分極性遮断が起こる. 悪性高熱症では, CICR が揮発性吸入麻酔薬により促進されるなかで, 脱分極性筋弛緩薬に誘発された筋収縮が引き金となり, CICR 機構の異常亢進によって Ca^{2+} の細胞内放出が過剰となり, 筋強縮と発熱・代謝亢進, 続いて筋損傷・横紋筋融解が引き起こされる.

悪性高熱症は *RyR1* 遺伝子変異などの遺伝性素因があることが多い. 治療は RyR1 阻害薬であるダントロレンを投与して, 筋小胞体からの Ca^{2+} 放出を抑制する.

付

生理学で考える臨床問題

3 神経筋接合部の障害
[第2編「神経と筋」関連]

症例
25歳，女性．「夕方になると，物が二重に見え，まぶたが下がり，足に力が入らず階段が昇れない」との主訴で来診．腱反射は正常であり，筋萎縮はみられない．

設問
1）顔面神経を頻回刺激し眼輪筋の活動を記録したところ筋電図の振幅が漸減した．この病態を説明しなさい．
2）作用時間が短い抗コリンエステラーゼ薬であるエドロホニウム（テンシロン®）を投与したところ一時的に症状が改善した．この理由を述べなさい．

◆解答と解説（→136頁）

神経筋接合部の異常による運動障害では，筋萎縮や腱反射異常がみられない．

1）神経筋接合部においては，シナプス前部の神経活動によってアセチルコリン（ACh）が放出され，終板に存在するニコチン性ACh受容体（nAChR）と結合し，終板電位（EPP）と活動電位を惹起する．放出されたAChは拡散するとともにシナプス間隙に存在するコリンエステラーゼ（AChE）によって急速に分解され，次の刺激に備える．シナプス前部が頻回刺激された際には，終板に豊富に存在するnAChRが応答する．約80%の重症筋無力症患者ではnAChRに対する自己抗体によってnAChRの機能が阻害される．このため，頻回刺激時に応答できず，筋電図の振幅が漸減waningする（図）．Lambert-Eaton症候群ではシナプス前部のCaチャネルやシナプシンに対する自己抗体が，シナプス前部からのACh放出を阻害するために筋無力症状を示す．1回の刺激に対するシナプス小胞の放出確率が低いシナプスでは，頻回刺激によってシナプス前部のCa^{2+}イオンを蓄積させるとシナプス後部の応答が大きくなる（→137頁）．このため頻回刺激（10〜20 Hz）時には筋電図の振幅が漸増waxingする（図）．

2）シナプス前部から放出されるAChとシナプス後部のnAChRの結合は，nAChRに対する自己抗体によって拮抗的に阻害される．テンシロン®によってAChEを阻害し，シナプス間隙におけるACh濃度を一時的に上昇させることによって自己抗体の阻害に打ち勝ち，症状が回復する．ただしAChEを阻害しすぎると，ACh蓄積により筋力低下が起こる．また縮瞳・徐脈・腹痛などの副交感神経亢進症状を引き起こす（→147頁）．

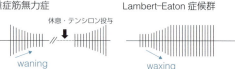

図　筋電図の振幅

4 多発性硬化症
[第3編「神経系の形態と機能/概説」関連]

症例
30歳，女性．1年くらい前から物が見えにくくなったように感じていた．その後，歩行時に歩きにくさを感じるようになったが，数週間で症状が消失した．しかし，半年くらい前から，再び，歩行時に異常を感じるとともに，手の動きがぎこちなくなってきた．今回も数週間でこれらの症状はほぼなくなった．ところが，2か月くらい前から，同様の症状が再び現れ，今回はこれらの症状が消えることはなく，徐々に悪化してきた．さらに，手足がしびれるような異常とともに，会話するときにも話しづらさを感じるようになった．

設問
1）これらの症状は，どのような原因により発生するかを説明しなさい．
2）どのような検査をすれば，確定診断できるかを説明しなさい．

◆解答と解説（→190頁）

1）多彩な神経症状を呈するとともに，症状の改善や増悪を繰り返すことから，中枢神経系の脱髄疾患である多発性硬化症が疑われる．また，多発性硬化症では，初発症状は眼症状であることが多いのも特徴である．多発性硬化症は，脳や脊髄に散在性の脱髄巣をきたす疾患で，その病巣の脳・脊髄部位が関与する神経機能の異常を呈するため，多彩な神経症状が現れる．寛解と増悪を繰り返すことが多いが，例外的に常に進行性の場合もある．神経線維の髄鞘が徐々に破壊されるが，軸索自体にも障害がみられることもあり，神経伝導に異常が生じることで症状が出現する．また，病巣周囲には炎症性の反応がみられるのが病理学的な特徴で，なんらかの感染が原因で免疫応答が引き起こされることにより，髄鞘のミエリンが自己免疫により破壊されると考えられている．

2）簡便な補助的検査としては，視覚誘発電位，体性感覚誘発電位，聴性脳幹反応などの誘発電位の計測があり，これらで脱髄による伝導速度の遅延がみられる．一般的に，CTでは感度が十分ではなく，検出感度が高いMRIが診断に用いられる．脳室周囲に病巣が観察されることが多い．確定診断のためには，以下の3つの基準を満たす必要がある．①中枢神経系内に2つ以上の病巣が存在し，それらによる症状が出現している．②症状の寛解や再発がある（例外的にみられない症例もある）．③脳腫瘍や脳血管障害などの他の疾患を除外できる．

また，参考事項としては，以下のような特徴がみられることが多い．視神経や脊髄に病巣が多くみられる．急性期には，副腎皮質ホルモンが奏効することが多い．全身性の所見（白血球数増加など）に乏しい．原則的に，症状に左右差がある．これらの所見を総合的に判断して，多発性硬化症の確定診断を行う．

生理学で考える臨床問題 ● 1063

5 水頭症
[第3編[神経系の形態と機能/概説]関連]

設問

74歳の男性．歩行障害，見当識障害および尿失禁を主訴に来院した．約3か月前から開脚で小刻みな歩行をするようになった．2週前より動作が緩慢となり，日付を間違えるようになった．1週前から尿失禁をするようになったため受診した．意識はJCS I-2．体温36.5℃．脈拍86/分，整．血圧142/88 mmHg．呼吸数14/分．SpO₂ 97%(room air)．Mini-Mental State Examination (MMSE) 23点(30点満点)．頭部MRIのFLAIR水平断像(a)およびT1強調冠状断像(b)を次に示す．

確定診断と治療方針の決定に有用なのはどれか．

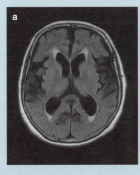 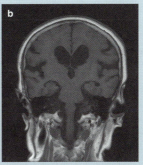

a 脳波
b 脳血管撮影
c 浸透圧利尿薬の負荷
d MIBG心筋シンチグラフィ
e 脳脊髄液排出試験(Tap test)

(第115回医師国家試験問題D-39)

◆解答と解説(→178頁)

正解はeである．高齢男性が3か月の亜急性進行性の経過で開脚小刻み歩行，動作緩慢，見当識障害，尿失禁をきたした．頭部MRIでは，両側側脳室の拡大と，不均等なシルビウス裂開大と高位円蓋部くも膜下腔狭小化 disproportionately enlarged subarachnoid-space hydrocephalus (DESH)という所見があるが，脳室系の閉塞機転となる所見はない．経過，特徴的な臨床症状，頭部MRI所見，そして感染・炎症・奇形など脳室拡大をきたしうる先行疾患を示唆する所見がないことより，特発性正常圧水頭症を考える．

水頭症は脳脊髄液が過剰に貯留して脳が症状を出す脳室系に閉塞や狭窄をきたして脳脊髄液循環が障害されて発生する非交通性(閉塞性)水頭症と，脳脊髄液の交通は保たれるが吸収機構が障害されて発生する交通性水頭症に二分され，特発性正常圧水頭症は交通性水頭症の代表的疾患であり，治療できる認知症の大切な鑑別疾患である．脳脊髄液排出試験(Tap test)とは，腰椎穿刺を行い，脳脊髄液圧を測定してから脳脊髄液を約30 mL排出し，神経所見の一時的な改善をみる検査という．特発性正常圧水頭症では，脳脊髄液の初圧(穿刺直後の圧)は正常(20 cmH₂O以下)である．特発性正常圧水頭症の三徴である歩行障害，認知障害，排尿障害のうち，歩行障害が脳脊髄液排出に反応しやすい．試験に反応した場合は，外科的治療として，過剰の脳脊髄液をほかの体腔に逃がす髄液シャント術を行う．主に，脳室-腹腔シャント，脳室-心房シャント，腰椎-腹腔シャントが行われる．

6 関連痛
[第4編「感覚機能」関連]

設問

48歳の男性．激しい背部痛と胸部絞扼感で来院した．5年前から，健康診断で高血圧と脂質異常とを指摘されていたが，医療機関を受診していなかった．本日，午前6時ごろに突然，激しい背部痛が出現し様子をみていたが，胸部絞扼感も出現してきたため，家族の運転する車で来院した．意識は清明．体温36.8℃．心拍数120/分，不整．右上肢血圧148/72 mmHg，左上肢血圧194/112 mmHg．呼吸数20/分．SpO_2 98％(room air)．顔面は苦悶様で発汗が著明．12誘導心電図でⅡ，Ⅲ，aVFのST上昇，V4-6のST低下および心室性期外収縮の頻発を認めた．

可能性の高い疾患はどれか．**2つ選べ**．
a 高安動脈炎
b 急性心膜炎
c 急性心筋梗塞
d 急性大動脈解離
e 急性肺血栓塞栓症

(第111回医師国家試験問題 E-59)

◆解答と解説(→240頁)

正解はc，dである．高血圧と脂質異常症の心血管病リスク因子をもち，突然発症の激しい背部痛に次いで胸部絞扼感を呈した48歳男性である．突然発症の激しい背部痛から急性大動脈解離や急性心筋梗塞を考え，上肢血圧の著しい左右差からは大動脈病変をきたす急性大動脈解離や高安動脈炎を考える．次いで出現した胸部絞扼感や心電図所見から，急性(下壁)心筋梗塞の合併を考える．急性大動脈解離の分類としては，分枝灌流障害が及んだ部位から解離の範囲を推定すると，血圧が右上肢が左上肢より約40 mmHg低いことから腕頭動脈，次いで急性下壁心筋梗塞を発症したことから右冠動脈入口部にも及んでおり，Stanford分類では上行大動脈に及ぶA型である．

急性大動脈解離の最も特徴的な臨床症状は，突然発症の激しい胸痛または背部痛であり，90％以上の症例では過去に経験したことがない激しい痛みと表現され，A型では前胸部痛，B型では背部痛や腹痛が特徴的とされるが，国際レジストリー4,428例の集計では，胸痛はA型85％，B型67％，背部痛はA型43％，B型70％であり，必ずしも疼痛部位から解離部位は判断できない(Pape, et al. J Am Coll Cardiol. 2015; 66: 350)．

この大動脈解離の症例のように，内臓損傷が異なる身体部位である胸部や背部の痛みとして知覚することを**関連痛**という．大動脈解離による侵害受容情報は，大動脈を支配する求心性内臓神経(C線維)によって伝えられ，その走行は交感神経節後神経，灰色交通枝を経て後根神経節に入り，中枢側軸索が胸腰髄の脊髄後角ニューロンに入力する．ここで，その脊髄後角ニューロンには皮膚を支配する求心性体性神経(C線維)も同じく入力して，その情報は対側の外側脊髄視床路を上行し中枢に伝えられる．このように，大動脈の侵害受容情報はあたかも同一髄節支配のデルマトーム，すなわち前胸部や背部の痛みとして知覚するのである．関連痛を知覚する部位が損傷臓器の部位と遠隔である場合は放散痛とも呼ばれる．

7 脊髄病変と感覚障害
[第4編「感覚機能」関連]

設問

58歳の女性．3年前から右上肢の動作がぎこちなくなり，2年前から右上肢の温度覚が障害されていることに気づいた．半年前から左上肢にも同様の症候が現れ来院した．両側の肩や腕に筋萎縮と筋線維束攣縮とを認める．痛覚と温度覚とは第4頸髄から第1胸髄分節にわたって両側とも低下あるいは消失している．触覚は正常で歩行は痙性である．両側の膝蓋腱反射とアキレス腱反射との亢進が認められる．考えられるのはどれか．**2つ選べ．**

a 脊髄髄内腫瘍
b 筋萎縮性側索硬化症
c 多発神経炎
d 痙性脊髄麻痺
e 脊髄空洞症

(第85回医師国家試験問題 E-39)

◆解答と解説

正解はa, eである．3年間の経過で四肢に多彩な症状が出現しており，病歴・所見を1つひとつ解釈して病変の局在を絞り込み，経過にあうような病巣の進展を再構築する．そのうえで病因を考える．

3年前の右上肢の動作のぎこちなさだけでは情報不足だが，2年前からの右上肢の温覚障害をあわせると，(触覚や深部覚は保存と想定して)2つの主な感覚経路(→図8-10, 231頁)の1つに選択性がある病変と推論する．「半年前から左上肢にも同様の症候が現れ」という点から，1つの病変が進行すると両側性の障害をきたしうる場所，すなわち脊髄の正中部，もしくは末梢性と考える．両側の肩と腕に筋萎縮と筋線維束攣縮は，骨格筋の脱神経支配，すなわち脊髄運動ニューロン(脊髄前角)もしくは軸索の障害が現在進行形であることを示す大切な所見である．痛覚と温覚が第4頸髄から第1胸髄分節にわたって両側とも低下あるいは消失していることから同髄節の脊髄病変であること，触覚が保たれていることから脊髄後根から末梢性と脊髄後索は保たれることを意味する．これらをあわせて，本症例は脊髄中心灰白質の障害による髄節型(宙吊り型)の解離性感覚障害であると推論できる．痙性歩行と両下肢腱反射亢進は錐体路障害を示し，病変が側索にも及んでいることを示唆する．以上から，病変は第4頸髄から第1胸髄にわたって脊髄中心灰白質が障害され，病変は脊髄前角や側索にも及び，病変部位は3年の経過で緩徐に拡大しているものと考えられる．このような進展をきたす疾患は，選択肢のなかでは脊髄髄内腫瘍もしくは脊髄空洞症である．なお，下部頸髄は脊髄空洞症の好発部位である．

温痛覚は，後根神経節から脊髄後角，そこからの線維は脊髄灰白質内で交差して，反対側の前索・側索の外側脊髄視床路を上行する．脊髄中心灰白質の障害では，中心灰白質を通って交差する痛覚線維は障害されるが，後索を通る触覚線維は保たれるので，両側性の知覚解離，すなわち，痛覚と温度覚の低下と，触覚と深部覚の保存がみられる．脊髄中心灰白質の病変が前角にも及ぶと筋萎縮と筋線維束攣縮が生じ，側索に病変が及ぶと錐体路の障害による痙性麻痺が生じる．脊髄中心灰白質の傷害による髄節型(宙吊り型)の解離性感覚障害は，一見複雑であるが一度しっかり読み解けば脊髄の機能解剖の良い整理になる．あわせて脊髄半側症候群(Brown-Séquard症候群)も復習するとよい．

8 めまいを伴う突発性難聴
[第4編「感覚機能」関連]

めまいは自覚的な「身体の位置，運動に関する異常感覚」であり，めまい患者には，自分または外界がぐるぐる回転する（回転性めまい）かどうかを聞くことが重要である．眼前暗黒感や浮動感もめまいと表現されるが，これは真のめまいではなく，脳虚血による．回転性めまいの主な責任病巣は，前庭器官とそれに関係する脳幹・小脳である．

症例
26歳，男性．主訴：右耳鳴り・難聴，回転性めまい．1週間前に，突然右耳鳴りが始まり，右耳がほとんど聞こえなくなった．数時間後，悪心・嘔吐を伴う激しい回転性めまいが始まった．めまいは次第に軽快しつつあるが，現在もまっすぐに歩くことができない．耳鳴り，難聴は発症時と同様に続いている．口唇のまわり・手足にしびれや麻痺など，ほかの神経症状はみられない．

設問
1) 病変部位はどこか？
2) この症例で現れる異常な眼球運動と歩行時の平衡障害の特徴と病態生理を述べなさい．

◆解答と解説
1) 出現症状は前庭および蝸牛症状のみで，ほかの神経症状はないことから，末梢内耳の病変を考える．患側は聴覚障害から右と判定されるが，以下に述べる眼振の方向，歩行の偏倚方向などの前庭症状からも決定できる．
2) 前庭系の障害は，左右のバランスの破綻と考えることが重要である．正常な状態では，前庭受容器は自発発射をしており，これが中枢に伝わり，左右の前庭神経核の間でバランスがとれている（➡274頁参照）．半規管障害が起こると，障害側の求心性神経の自発発射が低下または消失する．すると，健側の前庭神経核の活動レベルが障害側に比べ優位となるので，この状態は，健側半規管が刺激されたときと同等と考えることができる．それゆえ，健側への頭部回転時と同様に，逆方向（患側）へのゆっくりとした代償性眼球運動（緩徐相）に続き，それを元に戻す健側への急速眼球運動（急速相）が起こる（眼振の方向は，急速相の方向で表す）（➡352頁参照）．本症例では右内耳に急速な前庭受容器の機能低下が生じたため，左へ向かう眼振を生じている．このように，末梢前庭系の急激な障害では，回転性めまいに伴い，健側に向かう眼振が必ず出現する．

耳石器は頭部の傾きを感知し，前庭脊髄反射を引き起こして姿勢を調節する．頭部の直立位からの傾きに対しては卵形嚢が反応し，同側の抗重力筋の作用を高め，身体を直立位に戻す（➡276頁参照）．一側末梢前庭の急速な機能低下の際には，左右の前庭系に不均衡が生じて抗重力筋の作用が弱まるため，患側への転倒傾向や歩行時の患側への偏倚が認められる．視覚性の姿勢調節機構が働かない閉眼や暗所では，この症状が増悪する．

9 夜盲症と色覚の障害
[第4編「感覚機能」関連]

症例
網膜色素変性症（周辺部の網膜から障害が起こる）では夜盲がみられるが，色覚の障害は起こらない．一方，加齢黄斑変性症（中心窩から障害が起こる）では夜盲はみられないが，色覚の障害が起こる．なぜか理由を説明せよ．

◆解答と解説（➡290頁）
網膜には桿体と錐体がある．錐体は明所視をつかさどっており，赤錐体，緑錐体，青錐体の3種類が存在することで，色覚を有している．一方，桿体は暗所視をつかさどっている．桿体は1種類しかないため，色覚は生じない．

ヒトは明所視のときは，最も解像度がよい中心窩で物を見る．錐体は中心窩に多く存在し，中心窩から離れるにしたがって密度が低くなる．一方，桿体は中心窩には存在せず，中心窩周辺で最も数が多い．桿体の密度も中心窩から離れるに従って低くなる．したがって明所視の時のヒトの視力は錐体の機能を反映する．

中心窩の障害される加齢黄斑変性症では錐体が障害される．このため錐体機能が低下し，変視症（中心部の画像のゆがみ），中心暗点，視力低下，色覚の障害などの症状が起こる．一方，周辺部網膜の障害される網膜色素変性症では，桿体がまず障害される．このため夜盲（暗所視の障害），周辺部視野狭窄などの症状が起こる．

10 視野欠損
[第4編「感覚機能」関連]

設問
下図のA〜Cのような視野欠損がみられたとき，右図の視野経路の1〜6のどこに障害があると推定されるか答えなさい．

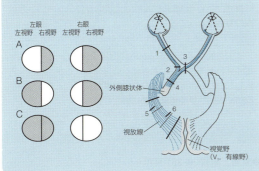

◆解答
A：4，B：3，C：1

◆解説(→295頁)
視野経路の各部位で，線維は常に一定の配列をとっている．すなわち網膜で近い位置にあった神経節細胞からの入力を伝える線維同士は常に近い位置にある．網膜上の1点から出た線維は視覚野のある特定の部位に投射する(網膜部位局在 retinotopy あるいは網膜部位局在再現 retinotopic representation)．視覚経路の一部に障害が起こると，その部分に対応した視野の欠損が起こる．

右図1など，一側の視神経が切断されると，同側の眼から入力が失われ，左図Cのように，同側の眼の全視野が欠損する．

右図3など，視交叉部で圧迫などによって障害が起こると，左図Bのように左右の眼の外側(耳側)の視野が欠損する．これを両耳側半盲 bitemporal hemianopsia とよぶ．脳下垂体腫瘍による圧迫で起こることが多い．

一側の視索は，左右の眼の同側の網膜から情報，すなわち視野のうちの対側部分からの情報を伝える．したがって，右図4などの一側の視索の切断は，両方の眼の視野の対側部分の欠損をもたらし，左図Aのような視野欠損が生じる．これを同名半盲 homonymous hemianopsia という．

11 痙性麻痺
[第5編「運動機能」関連]

症例
65歳，男性．右半身の運動麻痺．右上肢は屈曲位，右下肢は伸展位である．右肘関節を伸展しようとすると強い抵抗があり，その後，伸展する．麻痺肢では深部腱反射が亢進している．上肢では Trömner 反射や Wartenberg 反射が，下肢では Babinski 反射が認められる．

設問
1) 症例の病態が上位ニューロンの障害，あるいは下位ニューロンの障害によるものかを鑑別しなさい．
2) 「右半身の全知覚麻痺と言語障害」がある場合，病変が存在する脳領域を推定しなさい．
3) 「左眼球の内転位，鼻唇溝の消失，口角からの流涎」がある場合，病変が存在する脳領域を推定しなさい．

◆解答と解説(→368頁)
1) 運動麻痺は，大脳皮質からの指令が骨格筋に伝達されないために誘発される．その病態は，(a)上位ニューロン(錐体路)の障害，(b)下位ニューロン(運動ニューロンと末梢神経を含む脊髄反射弓)の障害，(c)骨格筋(筋および神経筋接合部)に大別される．本症例では上下肢の深部腱反射が消失していないので，運動麻痺は，上位ニューロンの障害によると考えられる．その結果，①運動麻痺，②筋緊張亢進(痙縮)，③反射異常(深部腱反射の亢進・表在反射の消失・病的反射)，④姿勢異常，などの錐体路徴候が誘発される．脊髄の活動が大脳皮質の制御から解放されることが，深部腱反射や筋緊張の亢進，病的反射(上肢の Trömner 反射や Wartenberg 反射，下肢の Babinski 反射)の主要因であろう．筋緊張の亢進は，上肢屈筋と下肢伸筋に顕著で，麻痺側の姿勢は上肢屈曲位・下肢伸展位(Wernicke-Mann 肢位)となる．また関節を他動的に伸展・屈曲させると，強い抵抗があるが，これは急速に消失する(折りたたみナイフ現象)．このような筋緊張の亢進を痙縮とよび，α運動ニューロンと動的γ運動ニューロンの活動亢進により誘発されると考えられる．

2) 言語障害は，Broca 野や Wernicke 野などの皮質領域や双方を結ぶ神経線維に損傷があることを示唆する．触覚や固有感覚は後索-内側毛帯系を，温・痛覚は外側脊髄視床路を上行するが，視床からは，ともに内包を経由して感覚野に至る．よって右半身の全知覚麻痺と言語障害は，広範な左大脳半球の損傷によると考えられる．

3) 眼球の内転位は左外転神経麻痺を，鼻唇溝の消失と口角からの流涎は左顔面神経を疑わせる．これらの脳神経麻痺と右半身の運動麻痺を最も合理的に説明できるのは，錐体路を含む左側の橋内側部病変である．脳幹病変による上下肢の運動麻痺は反対側に，脳神経麻痺は同側に出現する(交代性片麻痺)．

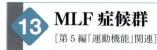

12 運動ニューロン疾患
[第5編「運動機能」関連]

症例
54歳，男性．主訴は数か月前に始まった右上肢の筋力低下．右前腕から手にかけて筋萎縮が著明である．他肢の筋力低下はない．右上肢の深部腱反射は低下している．Wartenberg反射やTrömner反射が観察される．萎縮の強い筋には，細かな攣縮が認められる．右上肢の触覚，位置覚，温・痛覚は正常．意識レベルや見当識，眼球運動も正常．膀胱・直腸障害もない．糖尿病や感染症，悪性腫瘍の既往もない．同様の症状をもつ家族や親族はいない．

設問
1) 本症例の運動障害を誘発する病態メカニズムを説明し，想定される疾患をあげなさい．
2) この疾患の経過について説明しなさい．

◆解答と解説(→368頁)

1) 本症例は右上肢の単麻痺であり，深部腱反射の低下と病的反射がきわめて重要である．前者は下位ニューロン障害，後者は上位ニューロン障害のサインである．通常，慢性的な上位ニューロン障害では，深部腱反射が亢進する．感覚障害がないので本症例は，上肢筋を支配する運動ニューロンや運動線維の異常を強く疑う．運動ニューロンの障害によって筋線維が神経支配を失うと筋線維束性攣縮が誘発される．上肢の深部腱反射は第5頸髄〜第1胸髄に反射弓が存在する．また上肢の病的反射は，第6頸髄〜第1胸髄に反射弓がある．ゆえに，本症例を合理的に説明できる疾患は，右の下部頸髄〜上部胸髄に存在する運動ニューロンの障害と，この領域に投射する皮質脊髄路の変性を伴う運動ニューロン疾患〔筋萎縮性側索硬化症(ALS)〕であろう．ALSでは，感覚障害や眼球運動障害，膀胱直腸障害などの自律神経障害を合併しないことも本症例と一致する．右上肢の単麻痺は，脳腫瘍(転移性脳腫瘍を含む)が左一次運動野に局限する場合にも出現し，病的反射を伴う筋力低下(深部腱反射の低下)が誘発されることもあるので注意を要する．しかし本症例では，悪性腫瘍の既往がなく，脳腫瘍を疑わせる所見も乏しい．骨格筋の変性疾患(筋ジストロフィー症)や神経筋接合部の疾患(重症筋無力症)も鑑別の対象であるが，双方ともに病的反射は出現しない．

2) ALSの典型的臨床像は，一側上肢手内筋の筋力低下や筋萎縮から始まり，症状は他肢に及び，最終的に四肢麻痺となる．舌・咽喉頭筋や呼吸筋も侵され，嚥下障害や呼吸障害を誘発する．錐体路と運動ニューロンの変性は独立して進行するため，運動障害の経過は多彩である．運動ニューロンの変性は一側の局所から反対側へ，続いて同側の上下方向に進行する場合が多い．一方，錐体路の変性は同側の上下に進行し，続いて反対側へ広がることが多い．進行はきわめて速く，半数は発症後5年以内に呼吸筋麻痺となる．根治的な薬物治療はない．

13 MLF症候群
[第5編「運動機能」関連]

眼球が効率的に水平回転するためには，片側の眼の外直筋と反対側の眼の内直筋が協調的に収縮する必要がある．それを保証するのが外転神経核にある介在ニューロンである．側方注視時に一方の眼が内転できなくなることによって複視が生じるMLF症候群は，この介在ニューロンの軸索の障害によって生じる．

設問
外側を見つめるときに左右の眼球の動きが一致しない，例えば右を注視させたときに右眼は外転するが，左眼は内転しないという症状がみられる患者がいる．一方で両眼を同時に内転させる輻輳運動は障害されない．
1) このような患者の障害部位はどこか？
2) なぜこのような症状が起こるか，説明しなさい．

◆解答と解説(→351頁)

1) 2) 脳幹の眼球運動の制御回路には，左右の眼球運動を自動的に協調させる神経経路がある．すなわち，橋と延髄の脳幹網様体のちょうど境界に当たる部位に存在する外転神経核(Ⅵ)のなかには外直筋運動ニューロンに加えて，核内介在ニューロンが存在している．それらは急速眼球運動(サッケード)に際して外直筋運動ニューロンと同様な入力を受ける．そしてそれらの介在ニューロンの軸索は脳幹正中部付近を吻尾方向に走行する神経線維の束である内側縦束 medial longitudinal fasciculus (MLF)を上行して，中脳の動眼神経核(Ⅲ)に存在する反対側の内直筋運動ニューロンに結合し，それらを興奮させる．このような神経経路の存在によって側方を注視するために片側の眼が外に向く際に，反対側の眼が自動的に協調して内側に向くようになる．

ところが，橋のレベルでの内側縦束(MLF)に障害が起こり，これら外転神経核内の介在ニューロンの軸索が切断されると，例えば右を注視するときに，右側の外直筋運動ニューロンには興奮の信号が送られ，外直筋は収縮するが，それと協調して左眼の内直筋を収縮させることができなくなる．そのために上記のような「右眼は外転するが，左眼は内転しない」症状が起こる．これにより，左右の眼の像がぶれる「交叉性複視」が起こる．このような症状は一側の眼球のみに生じることがあるが，多くの場合は両側性にみられる．このような特徴的な症状をMLF症候群，または核間性眼筋麻痺とよぶ．

一方で，輻輳運動はMLFを通らない経路によって制御されているので障害を受けない．輻輳にも障害が生じる場合はむしろ動眼神経障害による内直筋麻痺を疑うべきである．動眼神経障害の場合にはさらに瞳孔の散大・縮小に障害が現れることが多い．

原因は，外国では多発性硬化症が多く，わが国では血管性病変が多いとされている．

14 大脳基底核疾患
[第5編「運動機能」関連]

症例
65歳，男性．10年ほど前からに右手が使いづらく感じるようになった．その後，右上肢，右下肢が震えるようになり，筋強剛も認められ，Parkinson病と診断された．L-ドパとカルビドパ合剤の服用により症状は改善した．その後，症状が次第に悪化したため当科を受診した．

設問
1) Parkinson病との診断は妥当であろうか？
2) Parkinson病は，どの部位のニューロンが変性することによって起こるのか？ その部位の神経伝達物質は何か？
3) これらのニューロンの変性によって運動開始が困難になるメカニズムを説明しなさい．
4) 考えられる治療法は何か？

◆解答と解説(→374, 382頁)
1) 無動，振戦，強剛という徴候が揃っており，ゆっくりした経過で増悪し(変性疾患の特徴)，また，L-ドパ服用によって症状が改善したことからParkinson病と考えてよい(カルビドパはドパ脱炭酸酵素の阻害薬で，末梢でのL-ドパからドパミンへの変換を抑制し，L-ドパの脳への移行率を高める)．このように症状に左右差があることも多い．鑑別すべき疾患として，血管障害性パーキンソニズム，薬物性パーキンソニズム，多系統萎縮症などがある．
2) Parkinson病は，ドパミンを神経伝達物質とする黒質緻密部ニューロンが変性・脱落することによって起こる．
3) 黒質緻密部のドパミン作動性ニューロンは，線条体に投射し，直接路ニューロンには興奮性に，間接路ニューロンには抑制性に働く．ドパミン作動性ニューロンが変性・脱落すると，線条体の直接路ニューロンの活動性が低下し，また間接路ニューロンの活動性が亢進する．そのどちらもが，淡蒼球内節・黒質網様部の活動性の亢進をもたらす．その結果，視床・大脳皮質の活動性が低下し，無動などの症状が現れる．
4) 脳内のドパミンを補う薬物療法を行う．L-ドパあるいはドパミンアゴニストを投与する．若年者はドパミンアゴニストで，高齢者はL-ドパで治療を始め，十分量服用しても満足する改善が得られない場合は，両者を併用する．ドパミンアゴニストは作用は弱いが，長期服用しても運動症状の日内変動，ジスキネジアなどの副作用の発生が少ない．また，ドパ脱炭酸酵素阻害薬(前出)，モノアミン酸化酵素β阻害薬(ドパミンの分解を遅らせる)なども併用される．薬物療法でコントロールできない場合は，視床下核の脳深部刺激療法などの外科的治療法も考慮する．

15 錐体路障害
[第5編「運動機能」関連]

症例
46歳，女性．2年前に右乳癌に対して乳房切除術を施行され，それ以降，術後の化学療法を継続している．数週間前から，食事の際に箸がうまく使えないことを自覚．徐々に右手に力が入らなくなっているような気がして，受診した．

設問
1) 最も考えられる疾患は何か？ どの部位に障害があると考えられるか？
2) 筋力低下の診察をする際にどのような所見に注意すべきか？
3) 診断に必要な検査は何か？

◆解答と解説(→361, 368頁)
1) 右上肢の筋力低下が亜急性に出現しているうえ，2年前に乳癌の既往があることから，乳癌の脳転移(転移性脳腫瘍)の可能性が高い．筋力低下が右上肢に限局しているので，左半球一次運動野の上肢領域に脳腫瘍が出現し，麻痺に至ったと考えられる．一次運動野は中心溝の前壁に存在し，皮質脊髄路(錐体路)を介して対側の運動をコントロールしている．また，外側から内側にかけて，口腔顔面，上肢，体幹，下肢を支配している領域が順に並んでいる(体部位局在)．
2) 筋力低下を呈している場合，大脳皮質運動野から，脊髄を経由して，筋に至る経路，あるいは筋に障害があるはずである．筋緊張や腱反射に注意して所見をとることにより，責任病巣を決めることができる．皮質脊髄路細胞(臨床においては上位運動ニューロンとよばれる)に障害があれば，筋緊張と腱反射は亢進する(錐体路症候群，痙性麻痺)が，脊髄の運動ニューロン(下位運動ニューロン)に障害があれば，これらは低下する．筋障害の場合，近位筋優位にほぼ対称に筋萎縮，筋力低下が出現し，筋生検によって確定診断に至る．
3) 造影MRIで，左半球の中心溝前壁に増強効果のある腫瘍性病変が描出されることで診断がつく．同様の腫瘍性病変が，脳の他の領域にあるかどうかを確認することも大切である．脳腫瘍の確定診断には病理組織検査が必要であるが，侵襲的な検査であるので，乳癌の既往，MRI所見などから，乳癌の脳転移として治療を進めることが多い．転移巣が左中心溝前壁に単発であれば，ガンマナイフ治療を行う．

16 小脳による運動制御異常
[第5編「運動機能」関連]

小脳は，筋緊張，姿勢，歩行の制御や，多くの筋肉を時間的・空間的に協調させることが必要な随意運動の制御に関わる．小脳が障害されると筋緊張の低下，平衡障害，運動の開始と停止の遅れ，協調運動障害が起こり，運動をすばやく，円滑かつ自動的に行うことが困難になる．ゆっくりした運動では，測定過大 hypermetria と測定過小 hypometria が起こるが，運動速度が増すほど測定過大が目立つようになる．深部感覚や視覚入力情報をもとに行う筋収縮の制御が不正確になり，推尺異常 dysmetria が出現する．

◆設問
小脳の働きとして，運動出力に対する誤差の修正が提唱されている．この考えは小脳疾患あるいは小脳の神経回路を対象としたどのような考察に基づいているのだろうか？

◆解答と解説（→393頁）

小脳皮質は抑制性ニューロンである Purkinje 細胞を唯一の出力とし，小脳皮質への興奮性入力線維は苔状線維系と登上線維系の2系統である．Purkinje 細胞は苔状線維からの興奮性入力を顆粒細胞と平行線維（顆粒細胞の軸索）を介して受け，運動に関連して単純スパイクを発生する．一方，登上線維は直接 Purkinje 細胞に入力し複雑スパイクを発生する．登上線維系は，運動誤差（意図した運動の軌跡あるいは到達点と実際の運動の結果との間の誤差）に対応した信号を Purkinje 細胞に伝達して複雑スパイクを発生し，運動誤差を生じたときに活動した平行線維-Purkinje 細胞シナプスに「長期抑圧」を起こしてその強さを弱めると考えられる．このようにして，正しい運動指令を伝えるシナプスが相対的に強められることにより，適切な運動出力が可能になる．

随意運動の指令は大脳皮質から出力される．運動の学習過程では，末梢からのフィードバック情報およびさまざまな感覚入力が統合され，大脳-小脳連関が働いて運動誤差を小さくするように調整される．初期には，運動の正否を末梢からのフィードバックによって常に確認し誤差を修正するため，運動は意識的でぎこちなく緩慢なものになる．熟練に伴い運動誤差が修正され，小脳を含む神経回路の中に一連の動作からなる運動のモデルが形成される．一度運動モデルが完成すると，大脳皮質はそれを駆動するだけでよくなり，結果として，半自動的で円滑ですばやい正確な運動が可能になる．

一方，小脳疾患でみられる推尺異常は，上記の運動の脳内モデルが機能せず，四肢を目標点にすばやく到達するのに必要な協調的な筋収縮制御が不正確になるために生ずる．また運動の脳内モデルの機能喪失で，運動学習の初期の状態に戻ったことになり，個々の動作が円滑につながらず，運動は意識的でぎこちなく緩慢になる．

17 Horner 症候群
[第6編「自律神経と本能行動」関連]

◆設問
右肺尖に発生した肺癌の患者に，右側のみ眼瞼下垂を認める．
ほかにみられる可能性の高い徴候はどれか．**2つ選べ**．
a 嗄声
b 右縮瞳
c 顔面浮腫
d 右眼球突出
e 右半顔発汗低下

（第113回医師国家試験問題 D-15）

◆解答と解説（→412頁）

正解は b, e．肺尖部肺癌が胸壁に浸潤して上方に進展し，下頸神経節に浸潤すると交感神経の障害である Horner 症候群を生じ，腕神経叢に浸潤すると上肢の疼痛と筋力低下，筋萎縮をきたす Pancoast 症候群が生じる．

一側の交感神経の障害による同側性の縮瞳，眼瞼下垂（眼裂狭小化），眼球陥凹の三徴を Horner 症候群といい，同側の顔面，頸部，上腕の無汗症と皮膚の血管拡張も生じる．眼を支配する交感神経は，第1胸髄の中間外側核から出る節前線維が前根と下頸神経節（星状神経節）を通過し，交感神経幹を上行して上頸神経節に達する．上頸神経節から出た節後線維は内頸動脈，眼動脈に沿って眼窩に入り効果器を支配する．この経路中のどの部位の損傷による交感神経系の障害によっても，Horner 症候群をきたす．

開眼（上眼瞼挙上）は，動眼神経支配である眼瞼挙筋と交感神経支配である平滑筋の瞼板筋（Müller 筋）の協働によるが，瞼板筋は眼瞼先端にある腱板の近位端を引き込む補助的な役割を果たすのみである．Horner 症候群では，動眼神経支配の眼瞼挙筋は保たれるものの，交感神経支配の（上眼瞼と下眼瞼の）瞼板筋は弛緩するので，眼裂は狭小化する．この眼裂の狭小化は，動眼神経障害の眼瞼下垂とは異なり，下眼瞼は微妙に挙上することが多い．眼球陥凹は眼裂狭小化による二次的なものと考えられている．

瞳孔は光彩の中央の穴であり，光彩は交感神経支配の瞳孔散大筋と副交感神経支配（動眼神経自律神経線維）の瞳孔括約筋が拮抗的に働いている．Horner 症候群では，交感神経障害により瞳孔散大筋が麻痺するので，瞳孔括約筋が勝り縮瞳する．ちなみに，低濃度ノルアドレナリン点眼テストを行うと，瞳孔散大筋の麻痺が節後線維障害による場合は除神経性過敏により著しい散大となるが，節前線維障害による場合は瞳孔径の変化がないことで，障害部位の鑑別が可能である．

また，汗腺は交感神経単独支配であり，血管収縮神経も交感神経性なので，交感神経障害では，発汗低下と血管拡張が生じる．

生理学で考える臨床問題 ● 1071

18 自律神経反射異常
［第6編「自律機能と本能行動」関連］

設問
さまざまな自律機能は反射性に調節されているが，その調節がうまくいかなくなることがある．例えば，高齢者では臥位あるいは座位から立位の姿勢をとったとき，めまいや失神を起こすことがある．また脊髄が第5胸髄以上のレベルで損傷された患者のほとんどは，著しい血圧上昇，拍動性頭痛，顔面紅潮，徐脈などの症状を特徴とする自律神経反射異常を起こす．

1）正常では立位の姿勢をとっても，めまいや失神を起こすことはない．なぜだろうか？
2）拍動性頭痛を訴えた上述の脊損患者に導尿を行ったところ，症状がおさまった．その理由を説明しなさい．
3）この脊損患者の顔面紅潮はなぜ起こったのだろうか？

◆解答と解説（→427頁）

1）起立により，胸腔内静脈血は急激に下方変位する．このため，静脈還流が減少する．その結果，心拍出量が減少するので，血圧が低下し始める．血圧が低下すると，正常では圧受容器反射が働き，骨格筋・内臓の血管収縮が起こって末梢血管抵抗が増大すると同時に心拍出量が増加し，血圧低下が防止される．血圧調節のためのこのような代償機構がうまく作動せず，起立時に収縮期血圧が20 mmHg以上低下する場合を起立性低血圧とよぶ．高齢者ではさまざまな原因（不整脈，心臓弁障害，抗高血圧薬の使用など）により圧受容器反射が働きにくくなり，起立性低血圧となることがある．

2）脊髄損傷があると，感覚刺激は上行できないため，脳に伝わらない．例えば，膀胱に尿が充満してもその情報は上行できないため，尿意が起こらず，膀胱はますます充満して過伸展する．膀胱過伸展の情報は脊髄を介して交感神経を刺激し，腹部内臓の著しい血管収縮を引き起こす（脊髄反射）．その結果，血圧が著しく上昇し，患者は拍動性の頭痛を感じる．正常の場合，血圧が上昇すると，動脈壁の圧受容器が刺激され，圧受容器反射の機構が働いて，心臓血管支配の交感神経を抑制するため，血圧は速やかに下降する．しかし脊損患者では，その情報が損傷部より下のレベルから出力する交感神経には伝わらない．そのため，刺激が続く限り血圧上昇は続くことになる．したがって，設問のような「導尿」など，原因をすばやく適切に取り除く処置をしないと，脳出血，心臓発作などを起こす可能性があり危険である．このような血圧上昇を起こす原因には，膀胱の過伸展のほか，宿便，褥瘡，外傷などがある．

3）脊髄損傷部位より高いレベルから出力する交感神経活動は，圧受容器反射により抑制されるため，頭頸部（脊髄損傷部位によっては前胸部も含まれる）の血管は拡張して，その領域の皮膚を紅潮させる．

19 摂食症
［第6編「自律機能と本能行動」関連］

症例
17歳，女性．無月経を主訴に母親に付き添われて来院した．2年前から体型を気にしてダイエットを始めた．1年前からは，陸上部に入部し毎日10 km以上走っている．入部約半年後から無月経となった．外見上やせが目立つが本人はまだ太っていると感じている．母親によると，患者は心配性で他人からの批判に敏感である．また几帳面かつ完璧主義で学業も優秀であるが，最近は抑うつが目立つ．ダイエットをやめるようにいっても聞き入れないという．
検査所見　身長：165 cm．体重：38 kg．血圧：90/56 mmHg．心拍数：48/分．血清中レプチン：1.2 ng/mL（基準値>7.4）．LH：<0.07 mIU/mL（基準値1.8〜10.0）．

設問
1）血清レプチンが低値なのに拒食が持続する理由を説明しなさい．
2）無月経が発生するメカニズムを説明しなさい．

◆解答と解説（→433頁）

食行動症及び摂食症群は，神経性やせ症，神経性過食症，むちゃ食い症などに大別される（DSM-5-TR）．本症例は典型的な神経性やせ症である．この疾患は女性に多く，若年層に好発する．極端な肥満恐怖とやせ願望，拒食による極度の体重減少，自分の身体像の障害などが特徴である．また，病前の性格特性として完璧主義，高い理想などがある．極度のやせに加えて，無月経（女性），骨粗鬆症，抑うつ，強迫的傾向，自傷行為なども好発し，徐脈・低血圧，低体温，便秘などの所見もある．ボーダーラインパーソナリティ症や自己愛性パーソナリティ症の合併例もある．血液検査所見としては，貧血，低タンパク質，低血糖，高コレステロール，低レプチン，低FSHや低LH，高成長ホルモン，高コルチゾール値などがある．

1）この疾患の根底には肥満恐怖とやせ願望があり，そうした心理的要因が，低血糖や低レプチンなどの体内のエネルギー貯蔵不足のシグナルに起因する摂食促進効果（→437頁参照）を凌駕しているためと考えられる．また，不安に起因する高ストレス状態がもたらすCRHの過剰産生や末梢の満腹関連シグナル（CCKなど）への感受性増大の存在も指摘されており，これらが食欲の発生自体を抑制している可能性もある．

2）強いストレスやレプチン分泌量の低下が原因となって，視床下部でのGnRH分泌不全（パルス状分泌の頻度と振幅の低下）が起こり，その結果LHおよびFSHの分泌不全が生じて無月経となる．こうした低体重の女性にレプチンを投与すると，LHの分泌が正常化し，月経が回復することが報告されている．

20 失語症
[第7編「高次神経機能」関連]

設問

70歳の男性．右利き．言動が異常であることを心配した家族に伴われて来院した．2日前，急に不可解な発言をするようになり，落ち着きがなくなった．昨日は症状がやや改善した印象であったが，今朝から奇妙な言動が続いている．10年前から脂質異常症の治療を受けている．不整脈を指摘されたことがある．母親と兄とが高血圧症である．意識は清明．身長160 cm，体重67 kg．体温36.0℃．脈拍68/分，不整．血圧160/68 mmHg．呼吸数17/分．項部硬直を認めない．脳神経系に異常を認めない．頸部で血管雑音を聴取しない．心雑音を聴取しない．呼吸音に異常を認めない．四肢に運動麻痺を認めない．発話量は多いが，質問とは無関係なことを答える．「口を開けて舌を出して下さい」と指示を与えても別の動作をする．胸部X線写真上，心胸郭比58%であり，肺野に異常を認めない．心電図で心房細動を認める．頭部単純CTを次に示す．

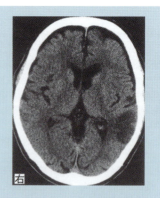

この患者の病態として正しいのはどれか．
a 認知症
b Broca失語
c Wernicke失語
d Gerstmann症候群
e 偽性球麻痺性構音障害

(第106回医師国家試験問題D-38)

◆解答と解説（→468頁）

正解はcである．70歳右利きの男性が，急に不可解な発言，落ち着きのなさ，奇妙な言動を発症した突然発症の病歴と症状から，認知症（緩徐進行性で多機能領域障害）よりも言語機能の障害である失語症を念頭に考える．発話量は多いがその内容は質問とは無関係，また指示動作ができないことから，聴理解低下が主体であり，失語症のなかでもWernicke失語（感覚性失語）と診断できる．

背景疾患としては，突然発症の経過，不整脈の既往，脈拍不正，心電図の心房細動，胸部X線写真の心拡大から，心房細動による脳塞栓症を考える．頭部CTでは左側頭葉上側頭回に限局する淡い低吸収域が2箇所あり，左中大脳動脈下行枝の分枝の塞栓による急性期梗塞と考える．病変部位はWernicke野近傍で失語症症状と運動麻痺のないことにも合致する．

失語症とは，いったん獲得された言語機能が損なわれた状態を指す．その分類には言語の要素的症状である発語，聴理解，復唱，物品呼称，文字言語（読字と書字）を評価する．Wernicke失語は聴理解が障害されるが発語は流暢であり，Broca失語は発語が非流暢であるが聴理解は保たれる．双方の失語型とも，復唱や物品呼称は障害される．発語や聴理解は良好だが，復唱が顕著に障害されるのが伝導性失語である．失語症は内言語障害があり，音声言語のみならず文字言語でも同等の障害を呈する．

Wernicke失語では，不可解な発言（錯語，間違って発せられる音節・語）が多く理解困難であるが，構音は明瞭でゆがみ（失構音）がなく口数も多い．流暢性とは，言葉を連ねて発話する能力で，発語の速度，構音の正確さ，努力性，句の長さ，などから総合的に判断する．Brocka失語は歪んだ構音で努力性に朴訥と電文調に発話するのが特徴である．伝導性失語は，音韻性錯語と修正を繰り返しながら正しい音韻に近づこうとする接近行動が特徴である．

21 半側空間無視
[第7編「高次神経機能」関連]

設問

76歳の男性．意識障害のため搬入された．朝食後椅子に座ってお茶を飲んでいたところ，突然崩れるように椅子からずり落ちたため救急搬送された．高血圧と心房細動とを指摘されていたが，これまで治療を受けていない．意識レベルはJCS II-10で，左片麻痺を認める．発症3時間後の頭部MRI拡散強調像を次に示す．

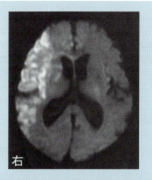

この患者で1か月後に予想される症状はどれか．
a 新聞が読めない．
b 文の復唱ができない．
c 書き取りができない．
d 手の形のまねができない．
e 左側にあるものを食べない．

（第108回医師国家試験問題B-44）

◆解答と解説（→460頁）

正解はe．未加療の高血圧と心房細動があり，突然発症の意識障害と左片麻痺を呈し，脳血管障害を第一に考える．超急性期の頭部MRI拡散強調像にて，右中大脳動脈領域全域に高信号域を認め，右中大脳動脈領域の急性期脳梗塞と診断できる．病因として，心房細動の存在と突然発症の経過より，心房細動による心原性脳塞栓症を考える．

本例の慢性期の症状を予測するにあたり，問題文中に利き手の情報はないが，人口の9割を占めるという右利きと仮定すれば，左半球が言語優位半球である．中大動脈領域全域の梗塞では，病巣と反対側の片麻痺と，言語優位半球病変では全失語（発語も聴理解も損なわれる），言語劣位半球病変では左半側空間無視を呈することを念頭に置く．

本症例の右半球病変すなわち言語劣位半球病変から，言語症状のa，b，cは誤答となる．aは文字言語の理解障害であり，失語症の一環，もしくは失語症を伴わない場合は失読は左頭頂葉や後頭葉の損傷で起こる．bの復唱障害は，シルビウス溝周囲の病変による失語症（Broca失語，Wernicke失語，伝導性失語，全失語）はいずれも該当する．発話や聴理解は保たれるのに復唱ができないのは，伝導性失語の特徴である．逆に，境界域失語症症候群である超皮質性失語症は復唱が保たれるのが特徴である．c文字言語の表出障害は，失語症の一環，失語症を伴わない場合は失書は左頭頂葉損傷で起こる．d「手の形のまねができない」は，手の形の認識またはその形を出力する段階の障害，すなわち行為の障害である「失行」ととらえられる．行為は言語よりも強く左に側性化し，左利きでも左半球優位が殆どで左頭頂葉損傷で起こり，誤答である．e「左側にあるものを食べない」は左半側空間無視の特徴的な所見の1つであり，正答である．半側空間無視は言語劣位半球，主に右頭頂葉損傷で生じ，病巣と反対側の左側にある対象への反応や定位が悪くなる．皿左半分を食べ残す，移動する際に左側にあるものにぶつかる，読字で左側にある文字を飛ばす，などの症状がある．検査として，線分二等分検査にて右側に偏って印をつけ，線分抹消試験にて左側の線分を見落としてしまい，図の模写にて左側を書き落とす，という異常がみられる．

1074 ● 付録

---

22 ナルコレプシー
［第7編「高次神経機能」関連］

症例
　25歳，男性．強い眠気を主訴に来院．①日中耐えがたい眠気に襲われ，眠りに落ちてしまうという．しばらく眠ると気分もすっきりとして目覚めることができるが，また数時間以内に強い眠気に襲われる．中学生の頃から眠気を自覚するようになったという．また，笑ったり，嬉しいことがあったりしたときに，②下肢に力が入らなくなったり，うまく話せなくなることがあるという．

設問
1）下線部①②の症状に対して，効果のある薬物を挙げなさい．
2）1）のそれぞれの薬物について，作用機序・作用部位を説明しなさい．
3）この疾患の病態は，ある脳内物質の欠損によって引き起こされる．その物質は何か？　またその物質が主に作用する部位（ニューロン）を説明しながら，生理学的に覚醒や睡眠の制御にはどのような物質が関与しているかを考察しなさい．

◆解答と解説（➡476頁）
　ナルコレプシーの症例である．
1）①は日中の過剰な眠気，②は情動脱力発作（カタプレキシー）であると考えられる．通常，①の症状には，モダフィニル（モディオダール®），メチルフェニデート（リタリン®），ペモリン（ベタナミン®）などの覚醒剤系の薬物が用いられる．②の症状には三環系抗うつ薬であるクロミプラミン，イミプラミン，セロトニン・ノルアドレナリン再取込み阻害薬であるミルナシプランや，選択的セロトニン再取込み阻害薬（SSRI）が用いられる．
2）モダフィニルやメチルフェニデートは，ドパミンの再取込みを阻害して，ドパミン系の働きを賦活する働きがあり，それによって覚醒を高めると考えられている．三環系抗うつ薬やセロトニン・ノルアドレナリン再取込み阻害薬は，ノルアドレナリンやセロトニンの再取込みを阻害し，それらの作用を賦活することにより，レム睡眠時にみられる筋緊張の低下などの現象を抑制する．ただし，メチルフェニデートなどが関与するドパミンは，生理的というより薬理学的に覚醒の上昇をもたらしていると考えられる．また，カタプレキシーは，レム睡眠と関連が深い症状であり，生理的なレム睡眠の抑制にもセロトニンやノルアドレナリンの作用が働いていると考えられる．
3）オレキシン．ナルコレプシーでは，オレキシンを産生するニューロンが変性して消失している．オレキシンは，脳幹のモノアミン作動性ニューロンやコリン作動性ニューロンに主に作用する．これらのことから，覚醒の制御にはモノアミンおよびアセチルコリンが関与していると考えられる．

---

23 記憶障害
［第7編「高次神経機能」関連］

症例
　52歳，男性．心臓のバイパス手術を受け，その際に虚血発作を併発した．その後同じ話を何回も繰り返したり，同じことを何回も質問するようになった．また，物忘れも認められた．神経学的検査所見では，この所見以外に異常はなく，20分以内の短期記憶は正常で，失語もなく，知能指数や前頭葉の神経心理学的検査にも異常が認められなかった．

設問
1）おかされている記憶は，記憶の持続時間に基づいた記憶の分類のなかで何に相当するか？
2）おかされている記憶は，記憶の内容に基づいた記憶の分類のなかで何に相当するか？
3）想定される記憶障害の特徴は何か？
4）正常であると思われる記憶は何か？
5）想定される記憶障害の機序について説明しなさい．
6）障害が想定される脳領域における記憶形成の機序について説明しなさい．

◆解答と解説
1）**長期記憶（二次記憶）**：記憶の持続時間に基づいた記憶については，➡481頁を参照．
2）**陳述記憶**：記憶の分類については，➡図22-10（481頁）を参照．
3）**健忘症の特徴**
①障害後に起こった新しい出来事を記憶できない（前向健忘）．障害発生前の長期記憶が失われる場合は，逆向健忘とよばれ，Alzheimer病などにより大脳皮質が障害されると起こる．
②記憶はすべての感覚種にわたって障害される（全健忘）．
③人格，知覚・認知機能，短期記憶および知能指数（IQ）は正常である．
4）**非陳述記憶**：手順記憶，プライミング，条件づけなど．➡481頁を参照．
5）**記憶障害の機序**：固定化障害説と符号化障害説がある．この患者の場合は，既往歴（虚血発作の後に健忘症を発症）から，虚血に感受性の高い海馬体の障害が疑われ，固定化障害による記憶障害であると考えられる．また，間脳性健忘症であるKorsakoff症候群では，視床背内側核や視床下部乳頭体が障害される．
6）**海馬体**の障害が疑われる．海馬体には，内嗅皮質を介してすべての感覚情報の入力があり，大脳皮質各領域の活動がエピソード記憶として海馬体のシナプス神経回路に記憶される（➡483頁を参照）．海馬体のシナプスは長期増強（LTP）が起こりやすく，LTPは記憶形成の神経生理学的機構であると考えられている（➡484頁参照）．

生理学で考える臨床問題 ● 1075

24 脱水症
[第8編「体液」関連]

症例

　15歳，男子．サッカー部に所属し，夏の大会をめざして夏休みも毎日練習している．気温が38℃となった日，朝から練習していたが，午前11：30に練習中に激しい眩暈を感じ，嘔吐し，意識がもうろうとなったため，救急車で搬送され来院した．来院時，身長175 cm，体重60 kg（通常より約3 kg低下）．心拍数110，血圧90/60 mmHg，体温37.0℃．多量の汗をかいており，体に触れると冷たい感じがした．血液検査所見，ヘマトクリット50%（基準値35～45%）．血清Na^+ 155 mEq/L（基準値135～149），血清K^+ 5.8 mEq/L（基準値3.5～4.9），血清Cl^- 110 mEq/L（基準値98～109）．動脈ガス分析はpH 7.2（基準値7.35～7.45），Pa_{CO_2} 32 Torr（基準値38～46）

設問

1）ヘマトクリットや血清電解質濃度が上昇しているのは，どのような病態が考えられるか？　また，意識障害や頻脈・低血圧が生じたのはなぜか？
2）このような病態のとき，細胞内液-間質液-血液の間では，どのような水分の移動が生じているか考察しなさい．

◆解答と解説（→509頁）

1）炎天下での練習により，多量の発汗とともに，体表面からの水分の蒸散（不感蒸散）も継続的に生じる．発汗初期の汗は，導管にて電解質が再吸収されるため低張であるが，発汗速度が上昇すると再吸収が間に合わなくなり，等張に近づく（→891頁）．体表面からの水分の蒸散はH_2Oの損失となる．以上から，体液量の低下に伴う脱水症が生じるが，電解質損失に比べ，水分損失のほうが多くなり，体液は高張（高張性脱水症）となる．その結果，体液成分が濃縮し，ヘマトクリットや血清電解質が上昇した．これら以外に尿素窒素（BUN）やアルブミン値の上昇もみられる．

　循環血液量の低下に伴い，血圧は低下する．脳血流量も低下するため，意識障害や嘔吐が生じる．また，心拍出量を確保するため，心拍数が上昇する．循環血液量を確保するため，尿量も減少する．

2）細胞外液が高張となるため，浸透圧勾配により細胞内液が細胞外液へと移動し，細胞内外を等張に保とうとする．また，細胞内液が外液に移動するため，循環血液量低下は脱水量に比べ少なくなる．そのため，血圧低下はある程度補正される．一方細胞内液量低下に伴い，症状は強くなり，口渇やめまいなどが比較的早期から生じる．

25 血漿タンパク質異常
[第9編「血液」関連]

設問

1）血漿タンパク質の種類とそれぞれのタンパク質の働きを述べなさい．
2）低タンパク血症（6 g/dL以下）を生じる原因を病態生理学的視点から考えて，もれなく明記しなさい．

◆解答と解説（→529頁）

1）血漿タンパク質はアルブミン，グロブリン，フィブリノゲンに大別され，グロブリンはさらにα_1，α_2，β，γの4種類に分けられる．グロブリンのα_1，α_2，βは，血液内のホルモンや鉄，銅などの微量金属あるいはヘムやヘモグロビンの血色素物質と結合して輸送する担体タンパク質として働いている．また，中性脂肪，リン脂質，コレステロールなどの脂質と結合してリポタンパク質を構成しているタンパク質もこのグロブリンのα_1，α_2，βである．γ-グロブリンは別名免疫グロブリンともよばれ，体液性免疫機構を担っている．

2）血漿タンパク質量（基準値6.0～8.0 g/dL）が低下する要因はまず，①材料の不足，②合成の障害，③分解の亢進，④漏出，喪失の亢進，⑤血液の希釈によるみかけ上の減少の5つを考えなければならない．

①**材料の不足**：血漿タンパク質は小腸で吸収されたアミノ酸を材料として主に肝臓，一部は免疫担当細胞の増殖するリンパ節や胸腺で産生されている．ゆえに血漿タンパク質の材料の不足は④栄養失調などによる食事のタンパク質の摂取不足や，⑤消化器疾患によるアミノ酸の吸収障害などで発生する．

②**合成の障害**：血漿タンパク質の大部分は小腸で吸収したアミノ酸を材料として肝臓で合成されるので，一般的には肝臓疾患（特に肝硬変症など）で低タンパク血症を呈する．

③**分解の亢進**：甲状腺ホルモンはタンパク質の異化を促進させる作用があるので，甲状腺機能亢進症などで低タンパク血症を呈する場合がある．

④**漏出・喪失の亢進**：血漿タンパク質は，通常尿中，消化管中に漏出することはない．病的には，尿中へ低分子のアルブミンが喪失（ネフローゼ症候群）したり，消化管中へアルブミンが漏出（タンパク質漏出性胃腸症）して，低タンパク血症を呈することがある．また，重症の熱傷では障害部位からのタンパク質（アルブミン）漏出が著明にみられるのも特徴である．

⑤**血液希釈によるみかけ上の血漿タンパク質低下症**：向精神薬服用の患者によくみられる水分の過剰摂取による水中毒などの場合，血漿タンパク質濃度がみかけ上，低下することがある．大量補液を行った後の患者でも，同様の低下がみられることがある．

付

生理学で考える臨床問題

1076 ● 付録

26 貧血または立ちくらみ（起立性低血圧）
［第9編「血液」関連］

　41歳，女性．急に立ち上がったときに頻繁にめまいを感じる（立ちくらみ）ようになったため受診した．3か月前の検診にて軽度肥満を指摘されたため，我流でダイエットに取り組むことにした．その結果，体重は5kg低下したが，1か月前から徐々に立ちくらみを感じるようになり，増悪してきた．血液検査をしたところ，血液学所見はRBC 420万/μL（基準値353〜466），Hb 8.5 g/dL（基準値10.6〜14.4），Ht 30.2%（基準値32.1〜42.7）だった．また，血清鉄濃度を測定したところ，40μg/dL（基準値48〜154）だった．

設問
1）赤血球指数を計算しなさい．結果からどのような貧血といえるか．
2）血清鉄低値と貧血との関係について説明しなさい．
3）立ちくらみが生じた理由について説明しなさい．

◆**解答と解説**（→535，590頁）

1）貧血は，通常血中ヘモグロビン濃度により評価される．医療施設によって若干異なっているが，人間ドック学会の基準では男性13.1〜16.3 g/dL，女性12.1〜14.5 g/dLとなっており，それより低値の場合を貧血とする．貧血の種類には大きく分けて3つあり，以下のいずれかの原因により生じる．
①赤血球数が低下した場合
②赤血球の大きさが小さくなった場合（赤血球が脆弱となり，大きくなる場合もある）
③赤血球1つあたりのヘモグロビンが低下した場合
　貧血が上記のどの状態により生じているのかを判定するために用いられるのが赤血球指数で，平均赤血球容積（MCV），平均赤血球血色素量（MCH），平均赤血球血色素濃度（MCHC）からなる．それぞれ，以下のように算定される．
MCV：
　〔ヘマトクリット値（%）÷赤血球数（10^6/mm^3）〕×10
　（赤血球の大きさ：基準値80〜98 fL）
MCH：
　〔ヘモグロビン（g/dL）÷赤血球数（10^6/mm^3）〕×10
　（赤血球1個あたりのヘモグロビン量：基準値28〜32 pg）
MCHC：
　〔ヘモグロビン（g/dL）÷ヘマトクリット値（%）〕×100
　（赤血球分画中のヘモグロビン量：基準値30〜36%）

　このうちMCHは赤血球の大きさによってもヘモグロビン量が左右されるため，あまり用いられない．MCVによって赤血球の大きさが，MCHCによってヘモグロビンの含有量が算定され，小球性低色素性貧血，小球性正色素性貧血，正球性正色素性貧血，大球性正色素性貧血などに分類される．本症例ではMCVが71.9 fL，MCHCが28.1%といずれも低値なので，小球性低色素性貧血となる．

2）鉄はヘモグロビンのうち，ヘムの構成成分であり，鉄欠乏ではヘモグロビンが合成されない．したがって赤血球中のヘモグロビンが低下するとともに，赤血球の大きさが小さくなり，小球性低色素性貧血となる．なお，出血の場合は赤血球自体に異常がなく，赤血球数だけが減るので正球性正色素性貧血となり，ビタミンB_{12}欠乏の場合はタンパク質合成障害により赤血球が膨化し壊れやすくなる大球性貧血となる．

3）ヘモグロビンは酸素と結合し，末梢組織へ酸素を運搬する．1つのヘモグロビン分子は最大4個まで酸素が結合できる．貧血により血液の酸素運搬能力が低下し，脳が低酸素状態となる．特に素早く立ち上がった場合，重力により脳血流が低下する．そのため低酸素状態がさらに悪化し，悪心やめまいなどの低酸素症状が出現する．

27 鉄の吸収と輸送
[第9編「血液」関連]

設問
体内の鉄動態について正しいのはどれか．2つ選べ．
a 鉄は2価イオンの形で吸収される．
b ヘプシジンは鉄の吸収を促進する．
c 腸管からの鉄吸収率は50%を超える．
d Hb 15 g/dLの血液10 mLには10 mgの鉄が含まれる．
e 血清鉄はトランスフェリンと結合して細胞に輸送される．

（第107回医師国家試験問題 G-34）

◆解答と解説（→545頁）

正解はaとeである．国試受験者の正解率はそれぞれ85.8%と96.0%であった．
a：食物中の鉄は主に3価の鉄であり，消化管を通過する過程で2価に還元され吸収される．
b：ヘプシジンは十二指腸で吸収された鉄とトランスフェリンの結合を抑制し，鉄の吸収を抑制する．
c：食物に入った鉄の約1%程度が吸収される．
d：Hb 15 g/dLの血液10 mLに鉄は5 mg含まれている．
e：主に十二指腸粘膜から吸収された鉄は血液中のトランスフェリンと結合して骨髄などに運ばれる．

正解を2つ選択（X2形式）あるいは3つ選択（X3形式）する国試問題が最近出題されるようになってきている．X2形式が学力差をよく反映するといわれているためである．

28 黄疸
[第9編「血液」関連]

血中の総ビリルビン値（直接ビリルビンと間接ビリルビンとの総和）が1.0 mg/dL（不顕性黄疸）あるいは2.0 mg/dL（顕性黄疸）以上の病態を黄疸という．

設問
このような病態の生じる原因をもれなく説明しなさい．

◆解答と解説（→540，843頁）

約120日の寿命に達して球状化した赤血球は，脾臓で浸透圧性溶血作用や貪食作用によって壊される．ヘモグロビンもグロビンとヘムに分解され，グロビンタンパク質は生体内で再利用される．ヘムは酵素反応によって開環し，ビリベルジンを経て黄褐色の色素ビリルビンに分解される．このビリルビンは非水溶性であり，アルブミンと結合して（間接ビリルビン），門脈系を通って肝細胞に運ばれる．ゆえにこの間接ビリルビンは血中に増加しても尿中には排泄されてこないのが特徴である．肝細胞内に取り込まれた間接ビリルビンはグルクロン酸抱合を受け，水溶性の直接ビリルビンに代謝され，胆汁の一部（胆汁色素）を形成する．胆汁は胆嚢で濃縮を受け，総胆管を経て，十二指腸のファーター乳頭部から消化管内に排泄され，脂肪の乳化などを行う．直接ビリルビンは腸内細菌などの作用を受け，ウロビリノーゲン，ステルコビリノーゲンに変化し，尿中あるいは糞中に排泄され，それぞれの色調を決めている．

こうしたビリルビン代謝の全過程より，ビリルビンが増加する原因をもれなく数え上げるには，
①肝臓より前の代謝過程の異常，例えば溶血による過剰なヘモグロビン供給などによって黄疸が生じる**肝前性黄疸**
②肝臓細胞の機能の異常によって，間接ビリルビンの取込みが不十分であったり，グルクロン酸抱合が不十分なことから黄疸となる**肝性黄疸**
③肝臓で代謝された直接ビリルビンが胆石などによる通過障害により，血中への逆流が生じ黄疸となる**肝後性黄疸**
と考える思考法こそ，生理学の醍醐味である．

29 感染と炎症性マーカー
[第9編「血液」関連]

> 60歳，男性．発熱と呼吸困難のため救急搬送された．7日前から咳と喉の痛みを感じ，市販の鎮咳薬を服用していた．昨夜40℃の発熱と強い咳嗽を生じ，今朝になって意識が朦朧としてきたため，家族が救急車出動を要請した．血液検査の結果，白血球数 24,000/μL（基準値 3,100〜8,400），CRP 24.2 mg/dL（基準値 0.3 mg/dL 以下）だった．

設問
1) 白血球がどこから動員されたのか，説明しなさい．
2) CRPとは何ですか．なぜ増加したのですか．
3) それ以外に全身性の炎症の際に増加する物質について簡単に説明しなさい．

◆解答と解説（→549頁）

1) 白血球は細菌感染が生じるとこれを認識し，攻撃しようとする（炎症反応）．全身性の細菌感染症では血中白血球（好中球）の増加が起こる．増加は①辺縁プールから循環プールへの白血球の移動（動員），次に②骨髄プールから循環プールへの動員の順で生じ，感染が終息しない場合は③顆粒球コロニー刺激因子（G-CSF）の産生が増加し，好中球産生の亢進と骨髄プールから循環プールへの移動の促進による継続的供給が生じる．細菌を貪食した好中球は死滅し，膿となる．白血球の核は血中に出てから分葉化が進む（分葉核球）ため，血中の好中球が死滅し骨髄プールから分葉していない若い白血球（桿状核球）が供給されることで，桿状核球の割合が高くなる．これを「白血球核の左方移動」と呼ぶ．

2) 一方，細菌を貪食した単球やマクロファージからIL-6やTNFαなどのサイトカインが分泌され，肝細胞に作用してC反応性タンパク質 C-reactive protein (CRP)やフィブリノーゲン，αアンチトリプシンなどの急性期タンパクの産生が促進される．CRPは，マクロファージ，T細胞，脂肪細胞から放出される因子に反応して合成される．生理的作用は損傷を受けた細胞や死細胞（および一部の細菌）の表面に発現するリゾホスファチジルコリンに結合し，C1qを介して補体系の活性化を行うが，全身的な炎症により血中濃度が増加するため，感染症や膠原病など全身性炎症のマーカーとして広く用いられている．

3) 炎症の有無を調べる検査として，白血球数やCRPとともに赤血球沈降速度（赤沈）が利用されることもある．赤沈は赤血球の沈降する速度を見る検査で，フィブリノーゲン，補体などの炎症の急性相反応物質や免疫グロブリンの増加を反映することから，慢性炎症，やや経過した急性炎症の活動性を把握できる

急性感染症の場合，白血球数の上昇は数時間以内に起こり，CRPは6〜12時間後から始まり，さらに赤沈亢進には24〜36時間を要する．

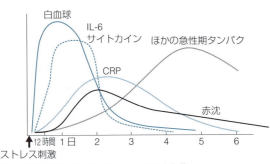

図　急性感染による炎症マーカーの経時変動

30 血管雑音
[第10編「循環」関連]

設問
重症の貧血（赤血球数が200万個/μL以下のような貧血）の患者では，頸部の総頸動脈の上に聴診器を当てると，収縮期に対応してコマの廻るような"うなり音"が聴取できるといわれている（血管雑音，コマ音）．その理由を，生理学的に説明しなさい．

◆解答と解説（→577, 596頁）

聴診器を生体に密着させて，音が聴取できるということは，生体内で生体組織が振動していることと同じ意味であると考えられる．通常，動脈の血流は層流の拍動流であって，乱流は生じていない．この層流が乱流に変化すると，血管壁を振動させ，血管雑音を生じると考えられる．

流体が乱流を生じる規定因子として，Reynolds数（慣性力/粘性力の比で無次元量）が定義され，臨界値を超えると乱流が発生することが物理的に確認されている．このReynolds数は $\rho \cdot v \cdot D/\eta$（$\rho$：流体の密度，$v$：流体の平均速度，$D$：管の直径，$\eta$：流体の粘性率）と表現される．

よって重症の貧血の患者では，Ht（≒η）が著しく低下しており，粘性率が下がると直径の太い動脈（$D\uparrow$）で，血流が最も速くなった時相（収縮期：$v\uparrow$）で，Reynolds数が最大となり，乱流が発生し，血管壁を振動させて，血管雑音を生じる可能性が高くなる．これが心臓の収縮期に対応して，総頸動脈においては，コマが廻るような雑音として聴取できる場合がある（コマ音）．

31 狭心症
[第10編「循環」関連]

設問
心筋細胞に相対的な酸素不足が生じると，死の恐怖感を伴った胸部が絞めつけられるような絞扼感（狭心痛）と左肩後方への放散痛を生じることがある（狭心症）．狭心症患者の治療にslow inward current (SIC, 遅い内向き電流)を阻害するCa^{2+}拮抗薬が有効であることが知られている．その生理学的根拠について説明しなさい．

◆解答と解説（→640頁）

狭心症の定義から心筋細胞の酸素供給を相対的に増加させる手段が生理学的見地からみて治療効果があると思われる．そのためには，次の2つの方策が考えられる．

①心筋細胞へのO$_2$供給の主要因となっている冠動脈の血流を増加させて，心筋細胞への酸素供給を増加させることがまず考えられる．冠動脈壁を構成する血管平滑筋は，SICを介した細胞外からのCa^{2+}流入が収縮機構の1つを形成しているので，このSICを抑制するCa^{2+}拮抗薬を処置すると，収縮が抑制されて拡張し，冠動脈血流量を増加させ，心筋細胞への酸素供給が増加する．

②心筋細胞のO$_2$消費量を低下させ，相対的に心筋細胞へのO$_2$供給量を増加させることも治療方法として考えられる．心筋細胞のO$_2$消費量は心仕事量に連動し，心仕事量は心収縮力に比例するので，最終的には心収縮力を低下させる方策を考えればよい．

心筋の収縮力はCa^{2+}-induced Ca^{2+} release (CICR)機構に基づいており，心筋細胞の活動電位のプラトー相を形成する要因の1つであるSICを抑制すると，活動電位の持続時間が短くなり，筋小胞体からのCa^{2+}放出量が減少して，心収縮力が低下し，心筋細胞のO$_2$消費量が低下する．

こうした2つの要因から，①冠血流量増加によって心筋細胞へのO$_2$供給を高め，②心筋細胞の収縮力を抑え，心筋細胞のO$_2$消費量を抑制することによって，心筋細胞への相対的なO$_2$不足が解消して，狭心症の治療につながるのである．

32 期外収縮

[第 10 編「循環」関連]

洞結節の働きにより生み出される基本調律の収縮に先行して，洞結節以外の部位が起源となって生じる収縮を期外収縮extrasystole という．起源となる部位の違いにより上室性と心室性に，前者はさらに心房性と房室接合部性に分類される．

設問 ....

1）それぞれの期外収縮につき，興奮伝播経路を考慮し，心電図上の特徴を述べなさい．
2）心室性期外収縮の R 波が先行する心拍の T 波上に現れる現象を R on T 現象という．この現象が臨床上重要視される理由を生理学的に説明しなさい．

◆解答と解説 ....

1）基本調律の洞性 P 波（または QRS）と期外収縮の P 波（または QRS）との間隔を連結期(b)とよぶ．一方，期外収縮の P 波（または QRS）と後続の洞性 P 波（または QRS）との間隔を代償休止期(c)とよぶ．連結期は基本調律の PP 間隔(a)より短く（b<a），代償休止期は長い（c>a）．b+c=2a の場合を完全代償休止，b+c<2a の場合を不完全代償休止という．

①心房性期外収縮：心房内の興奮伝播経路が基本調律と異なるため，P 波の波形が洞性 P 波とは異なる．心室への興奮伝播は正常なので，QRS 群の波形は変わらない．しかし期外収縮が先行する基本調律の直後に生じた場合には，房室結節が不応期であるため興奮が心室に伝わらず，QRS 群が欠落する（➡628 頁参照）．

②房室接合部性期外収縮：房室接合部で生じた興奮は，逆行性に心房に達して P 波を，順行性に心室に達して QRS 群を誘起する．起源が上部であれば，P 波が QRS 群に先行し，P 波は陰性となる．中部が起源の場合は，P 波と QRS 群が同時に生じるため，心電図上 P 波は消失する．起源が下部の場合には，QRS 群が先行し，その直後に陰性 P 波が認められる．QRS 群の波形はいずれも正常である．

③心室性期外収縮：起源が心室であるため，先行する P 波を伴わない．心室内の興奮伝播が通常と異なり遅いため，QRS 群の波形は基本調律のそれとは全く異なり，幅広くなる．心室からの逆行性伝導波が房室結節内で洞結節からの伝導波とぶつかって打ち消すため，完全代償休止となることが多い．

2）T 波は，心室筋が再分極する受攻期に発生する．受攻期に新たに強い刺激（期外収縮の R 波）が加わると，心室細動が誘発される．心室細動が起こると，心室筋は収縮の同期性を失い，ポンプ機能が著しく低下する．そうなると心拍出量が減少し，血圧が低下するため，脳を始めとする重要臓器に血流を供給できなくなり，数分続けば死に至る（➡635 頁参照）．

生理学で考える臨床問題 ● 1081

33 大動脈弁閉鎖不全症
[第10編「循環」関連]

症例
55歳，男性．生来健康であったが，ウイルス性感冒を患った後しばらくしてから，心雑音を指摘され病院で精密検査を受けたところ，大動脈弁閉鎖不全症（拡張期に大動脈弁の閉鎖が不全のために，上行大動脈から左心室内へ血液の逆流が生じている病態を示す）との診断を受けた．そのころより駅の階段を早歩きで昇ると胸苦しさを感じるようになってきた．

設問
1) 問診時に必ず確認しておくべき事項には当たらないものを選びなさい．
   a. 胸の痛みの起こり方や消えていく様子について
   b. 階段昇降以外に体を動かしたときの様子について
   c. 咳，痰などの呼吸器系の異常について
   d. 足のむくみなどの下肢静脈循環系の異常について
   e. 腰痛などの腰部筋骨格系の異常について
2) 胸苦しさの病態をさぐるために，まず初めにすべき臨床検査を選びなさい．
   a. 血液化学検査
   b. 胸部X線検査
   c. 心電図検査
   d. 心エコー検査
   e. 尿検査
3) 設問2)の臨床検査で，この症例にはどのような変化が生じていると考えられるか，選びなさい．
   a. 血小板減少
   b. 心/胸郭比の減少
   c. ST下降などを中心とした虚血性所見
   d. 左心室壁の菲薄化
   e. 尿中白血球の増加
4) 大動脈弁閉鎖不全症の患者に，設問3)のような検査所見が多発する理由に最も関連する生理機能はどれか，選びなさい．
   a. 心臓のポンプ能は刺激伝導系で統合されている
   b. 心臓のポンプ能はFrank-Starlingの法則で制御されている
   c. 冠循環は，拡張期において胸部大動脈からの逆流でまかなわれている
   d. 冠循環は，アデノシンなどの代謝産物によって自己調節されている
   e. 心筋細胞の興奮-収縮連関はCa^{2+}-induced Ca^{2+} release機構が主役を担っている

◆解答
1) e
2) c
3) c
4) c

◆解説（→646，651頁）
4) 冠循環は，心周期の拡張期に，上行大動脈より血液がValsalva洞に開口する左右の冠(状)動脈により逆流して，心筋細胞に酸素と栄養を供給する（図）．この患者ではこの血液が左心室内へ逆流してしまい，冠血流量が著明に低下していることが考えられる．ゆえに設問4)の正解はcである．

1) 2) 3) この症例の場合，まず，①冠動脈への灌流血液量が低下し，心筋細胞への酸素供給量が低下していることが考えられる．さらに，②左心室への血液逆流によって拡張末期容量が増し，Frank-Starlingの法則により心筋収縮力は増加していることが考えられる．その結果，心仕事量が増加し，酸素消費量が増加すると，左心室筋への相対的な酸素不足が発生する．階段昇降などの運動が加わると，さらに左心室の仕事量が増え，心筋細胞の相対的酸素不足はいっそう悪化し，胸痛を発生する．これを労作性狭心症という．

このように大動脈弁閉鎖不全症患者が労作性狭心症を併発しやすい理由を，冠循環の生理的制御のしくみから問うたのが，本問題の主旨である．

ゆえに設問3) 2)の正解はともにcであり，設問1)の正解はeである．

なお，この症例の場合，左室肥大による心不全への移行も十分考えられるので，その可能性を問診で確認することも忘れてはならないことである．

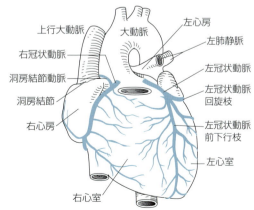

図　冠(状)動脈の走行（心臓前面）

34 心不全
［第 10 編「循環」関連］

設問

心臓のポンプ能が低下して，心拍出機能や心室の拡張機能が障害された状態を心不全という．このような患者では，次のことが知られている．
1）肺うっ血が生じ，異常な呼吸音が聞かれる．
2）症状として，下肢のむくみや急激な体重増加が出現する．
これらの理由を生理学的根拠に基づいて説明しなさい．

◆解答と解説（➡653 頁）

1）収縮機能が低下したために生じる心不全は，十分な心拍出量を保てないために，全身や肺に送られる血液量が少なくなり，それに起因した症状（全身倦怠感，皮膚の冷感，乏尿など）が発生する．

他方，左心室の拡張機能が低下し，左心室の充満圧が上昇してくる心不全では，肺にうっ血が起こり，その結果，肺浮腫などが症状として出現してくる．こうした患者では吸気時に肺胞に空気が流入する際，空気と浮腫液との接触によって異常な呼吸音（湿性ラ音とよばれる）が聞かれる．

2）上記と同じように右心室の拡張機能が低下し，右心室の充満圧が上昇すると，全身の静脈還流が障害され，浮腫による体重増加が発生する．特に浮腫は重力の影響によって下肢に生じやすく，それが下肢のむくみとして発現する．

35 ショック
［第 10 編「循環」関連］

設問

外傷によって，大量（1～1.5 L 以上）の出血を起こした患者では，次のことが一般的にはよく知られている．
1）皮膚が白く，冷たい．
2）血圧が下がる．
3）尿が出にくくなる．
こうした症状が生じてくる理由を，生理学的根拠に基づいて説明しなさい．

◆解答と解説（➡680 頁）

2）大量の出血によって循環血液量（正常な体重の 8% 程度，すなわち 65 kg の体重の人で約 5 L）が一気に，大量（1～1.5 L 以上）低下すると心臓からの 1 回拍出量が低下する．

1）その結果，収縮期血圧＝（1 回拍出量－弾性血管への血液貯留量）×血管抵抗も，拡張期血圧＝弾性血管への血液貯留量×血管抵抗も，1 回拍出量の低下と弾性血管への血液貯留量の減少により，低下する．この低下によって生体は調圧反射が作動して，心拍出量と血管抵抗を上昇させ，両血圧を正常化させようと代償機能が働くが，出血量が大量（1～1.5 L 以上）であると十分に代償しきれず両血圧は低下する．

1）3）さらに，心拍出量が低下してくると，皮膚や粘膜への動脈灌流量が低下する．そのために皮膚・粘膜は蒼白し，冷たくなってくる．さらに腎臓の灌流血液量も低下し，腎糸球体の灌流圧が下がり，糸球体濾過量が減少し，乏尿，無尿を生じてくる．

生理学で考える臨床問題 ● 1083

36 動脈硬化症
［第10編「循環」関連］

症例
　42歳，男性．生来健康であり，大学生時代の健康診断（健診）では正常血圧（110/80 mmHg）であった．最近，会社の健康診断で高血圧と触診で動脈の異常な硬さを指摘され，精査のため来院した．精密検査の結果，胸部大動脈や総頸動脈の著しい動脈硬化症（動脈壁の著明なコンプライアンスの低下を主な病態とする）と診断された．

設問
1）問診時に必ず確認しておくべき事項には当たらないものを選びなさい．
　　a．家族のなかに同じ病気の人がいるか否かについて
　　b．食事の好みや食べる時間帯などの食習慣について
　　c．酒やタバコなどの嗜好品の習慣について
　　d．夜間，どの程度トイレに起きるかについて
　　e．頭痛やめまいなどの自覚症状があるか否かについて
2）この症例に著明な異常が予測される検査所見はどれか，選びなさい．
　　a．心電図検査
　　b．脳波検査

　　c．脈波伝播速度測定検査
　　d．内因性クレアチニンクリアランス検査
　　e．心エコー検査
3）この症例の典型的な血圧測定値（最高/最低血圧）を選びなさい．
　　a．110/80 mmHg
　　b．160/70 mmHg
　　c．160/100 mmHg
　　d．120/100 mmHg
　　e．100/70 mmHg
4）設問3）のような血圧測定値の変化を引き起こす要因にあまり関与しない理由を選びなさい．
　　a．弾性血管のコンプライアンスが低下した
　　b．抵抗血管の血管抵抗が低下した
　　c．弾性血管の拍出ごとに貯留する血液量が低下した
　　d．弾性血管壁の弾性率が上昇した
　　e．容量血管のコンプライアンスもわずかに低下する傾向を示した

◆解答
1）d
2）c
3）b
4）b

◆解説（→ 677 頁）
3）4）
最高血圧＝収縮期血圧
　　　　＝［1回拍出量（SV）－弾性血管貯留量（Q_0）］×［血管抵抗（R）］………………(1)
最低血圧＝拡張期血圧
　　　　＝［弾性血管貯留量（Q_0）］×［血管抵抗（R）］……………………………………(2)
のように表現される．
　動脈硬化症で弾性血管のコンプライアンスが低下するということは，この血管に心臓から拍出された血液が貯留しづらくなるということである．すなわち，上記の式(1)で Q_0 が小さくなるのと等価である．Rはほとんど変化しないと考えてよいので，最高血圧は上昇する．逆

に最低血圧は式(2)より低下する．その結果，脈圧（＝最高血圧－最低血圧）の値は大きくなる．
　ゆえに設問3）の正解はbであり，設問4）の正解もbとなる．

2）弾性血管の硬化度は脈波伝播速度の測定によって評価できるはずである．ゆえに正解はcとなる（→585頁）．

1）動脈硬化症の主因は高脂肪食の過剰摂取，喫煙，肥満などの生活習慣病にあるので，b，cのような問診は絶対必要である．
　まれに家族性高コレステロール血症家系も動脈硬化症の好発事例なのでaの質問も絶対必要である．また，上に述べたように，収縮期血圧の上昇と脈圧の増加タイプの高血圧症なので，eの脳循環異常などによる自覚症状の有無も必ず確認しなければならないと思われる．ゆえに正解はdとなる．
　なお，夜間多尿は，糖尿病やうっ血性心不全の重要な自覚症状である．その理由は，病態生理学から簡単に説明できるものなので，調べておくとよい．

付
生理学で考える臨床問題

37 エコノミークラス症候群
[第10編「循環」関連]

国際線の航空機などに長時間動かずに座り続けていると，①足がむくんで靴が窮屈に感じられるようになり，まれに②到着時，体を動かすと同時に肺の微小血管に塞栓が起こり，呼吸困難や時に心肺停止を生じることがある．これをエコノミークラス症候群とよんでいる．

設問

こうした異常を生じる理由を，生理学的根拠に基づいて説明しなさい．

◆解答と解説（→651頁）

静脈還流は，①骨格筋の律動的収縮の筋ポンプ作用，②心臓の収縮，③呼吸運動による吸引作用によって制御されている．したがって長時間じっと動かずにいる国際線の航空機の中では，主に①の筋ポンプ作用がほとんど働かず，下肢の太い静脈のうっ血が生じやすくなる．さらに航空機客室内の気圧は大気圧より低く，空気も乾燥していて体液の喪失も増えるので，水分補給を十分に行わないと，血液の濃縮が生じやすくなっている．

こうした状態が長時間続くと，下肢や足の毛細血管内圧の上昇が起こり，リンパ系を介した水分回収系の働きも低下する傾向にあるので，浮腫を生じ，靴が窮屈に感じられるようになる．同時に，血液の濃度が増し，静脈壁に血栓ができやすい傾向にある人では，深部静脈に太い血栓が生じる場合がある．したがって航空機の着陸時に急に体を動かすとこの血栓が剥がれて，それが心臓を通って通路の内径の最も狭い肺微小血管網に詰まる．

これが肺塞栓症とよばれる病態で，近年一般にエコノミークラス症候群といわれている．そのために最近は，国際線の航空機のなかでは，水分補給と足の運動が推奨されている．この異常の契機は航空機搭乗に限ったものではない．2004年の新潟県中越地震の際には，避難した人々が狭くて寒い自家用車内に寝泊まりし，同様の症状を発症した例が報告されている．

なお，うっ血予防には圧迫ストッキング（足首での圧力がもっとも強く，上に行くに従い段階的に圧迫が弱くなるもの）も有効である．重力の影響による静水圧は血流の直接の駆動力にはならないが，静脈壁の伸展に寄与し，したがって血液の貯留と静脈還流量の減少に関与する．キリンやゾウなど背が高く，したがって心臓から足先までの静水圧差の大きな動物では，血液の貯留傾向も高くなるはずであるが，彼らの皮膚は硬く伸展性に乏しいために，（圧迫ストッキングを履いたヒトのように）血液貯留が防止されていると考えられている．

ちなみに微小重力の宇宙空間では，下肢に血液が貯留しない代わりに（特に微小重力に順応する前の状態では）上半身に血液が貯留してムーンフェイスを呈する．

38 高血圧症
[第10編「循環」関連]

設問

1）高血圧症（定義：最高血圧140 mmHg以上，または最低血圧90 mmHg以上）はさまざまな原因で発生するが，20〜30歳頃よりそれを10〜20年放置していると，①左心室肥大や，②脳動脈瘤の破裂による脳出血やクモ膜下出血を起こしやすい，といわれている．その生理学的理由を説明しなさい．

2）病院を訪問して，医師あるいは看護師の白衣を見るだけで血圧が上昇する白衣高血圧症とよばれる疾患がある．この患者では，特に拡張期血圧の上昇が著しいことが知られている．その生理学的理由を説明しなさい．

◆解答と解説（→677頁）

1）収縮期血圧：心収縮力の調節因子にはpreload（前負荷）とafterload（後負荷）があることはよく知られている．この後負荷を規定する主要因子は，平均動脈血圧で，

$$平均動脈血圧 = 拡張期血圧 + \frac{脈圧}{3}$$

と定義される．ゆえに収縮期血圧，拡張期血圧のいずれか，あるいは両者が上昇すると平均血圧は上昇する．この後負荷が増加すると，左心室収縮期の拍出抵抗が上昇し，左心室の1回拍出量は減少傾向を示す．その結果，拡張末期容量が増加し，Frank-Starlingの法則によって心収縮力が増強し，1回拍出量減少を代償しようとする．この状態が長期間続くと心仕事量が増し，左心室肥大を呈してくることになる．

また，高血圧症が20年以上持続していると世界的な疫学調査から脳動脈瘤を発症しやすくなることが知られている．どうして脳に動脈瘤が発生しやすくなるのか，詳細な機序はいまだ十分には解明されていない．

2）生体の動脈血流の第一次近似として，Poiseuilleの法則が成り立つとされている．その法則に従えば，

$$血管抵抗\ R = \frac{\Delta P}{Q} = \frac{8\eta L}{\pi r^4} \quad \left(\fallingdotseq \frac{\eta}{r^4} \right)$$

は抵抗血管の半径の4乗に反比例し，血液の粘性率（≒Ht）に比例すると考えられる．これに従えば，「問題36．動脈硬化症」で説明したQ_0は生理的状態はほとんど変化しないので，Rの変動は収縮期血圧よりも拡張期血圧によく反映される．さらに白衣を見て，交感神経緊張が高まると抵抗血管を支配するアミン作動性神経の興奮が高まり，抵抗血管の内壁を縮める方向に作用する．こうした理由により，白衣高血圧症は拡張期血圧の上昇としてみられるという特徴をもつ．

39 先天性 QT 延長症候群
[第 10 編「循環」関連]

症例

30 歳, 女性. 健康診断で心電図異常を指摘され, 精査のため外来を受診した. 子供のころ運動時に気を失ったことがあるが, すぐに回復した. 祖母が 40 歳の時に突然死している. 下の受診時心電図を見て正しいものを a〜e の中から 1 つ選べ.

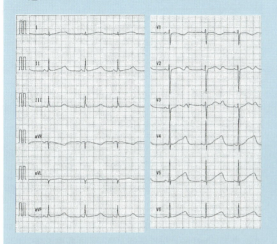

1) この心電図の調律・心拍数・QRS の電気軸で正しい組み合わせはどれか
   a: 洞調律・53 拍/分・＋100° b: 洞調律・74 拍/分・＋30° c: 心房細動・40 拍/分・－20° d: 心室細動・81 拍/分・＋95° e: 心房調律・98 拍/分・－80°

2) Bazett の補正 QT 時間(QTc)は以下のどれにも最も近いか.
   a: 350 ミリ秒 b: 400 ミリ秒 c: 430 ミリ秒 d: 500 ミリ秒 e: 600 ミリ秒

3) 心電図 QT 時間は心室筋細胞の活動電位のいずれに相当するか
   a: 活動電位の持続時間 b: 第 0 相の立ち上がり速度 c: 第 1 相のくぼみの深さ d: 第 3 相の傾斜 e: 第 4 相の終わりから次の活動電位第 0 相までの時間

4) この患者が子供の時に経験した失神の原因としてもっとも考えやすいのは以下のどれか
   a. 起立性低血圧 b. 心房細動 c. 心室細動 d. Torsades de Pointes e. 神経調節性失神

5) この患者に対して禁忌の薬剤はどれか.
   1. キニジン 2. アミオダロン 3. プロプラノロール 4. ソタロール 5. メキシレチン
   a: 1,2,3 b: 3,4,5 c: 1,3,5 d: 2,4,5 e: 1,2,4

6) この患者に対する対応として正しいのはどれか
   1. 不整脈はないので心配ないと話す
   2. 運動負荷試験を行う
   3. Na^+ チャネル, K^+ チャネルの遺伝子解析を含めた精査を勧める
   4. 緊急心臓カテーテル検査を行う
   5. 植込み型除細動器の手術を勧める
   a: 1,2, b: 2,3, c: 3,4, d: 4,5, e: a〜d のいずれでもない

◆解答
1) a
2) e
3) a
4) d
5) e
6) b

◆解説(→625 頁)

先天性 QT 延長症候群の心電図である. 心電図の Q の初めから T 波の終わりまでの間隔を QT 時間という. QT 時間は心室筋の活動電位持続時間に相当する. 通常, QT 時間は Bazett の式 $QTc = QT/(RR(秒))^{1/2}$ で心拍数で補正し評価する. QTc＞460 ミリ秒で QT 延長を疑う. 補正の分母は脈拍数ではなく, RR (秒) であることに注意. 本症例は洞調律, 脈拍 52 拍/分, QT＝640 ミリ秒(II, V5 で測定)なので, $QTc = 640/\sqrt{1.14} = 600$ ミリ秒と著明な QT 延長を示す. QT 延長症候群の多くは常染色体顕性(優性)遺伝をする. 罹患者には重症不整脈がよくみられ, 祖父の突然死もこれによる可能性が高い. この患者の一過性の失神は, Torsades de Pointes と呼ばれる QT 延長症候群に特徴的な, 特殊な多型性心室頻拍の可能性が高い. 心室細動も起こりうるが, 心室細動は通常, 除細動しなければそのまま心停止・突然死に至るので, この症例の一過性の失神の原因とは考えにくい. QT 延長症候群患者には, 活動電位の持続時間を延長する K チャネル遮断薬は禁忌である. 現在不整脈がある・なしは予後の判断材料にはならない. 運動負荷によって増悪することが多く, その検査は有用である. QT 延長症候群の原因として心筋 K^+ チャネル・Na^+ チャネルの遺伝子変異の可能性があるので, 家族とともに遺伝子解析を勧める. QT 延長症候群については, 心臓カテーテルからは有力な情報は得られない. 除細動器の埋め込みは必要になる可能性はあるが, 明白な重症不整脈が同定されていないので, まず諸検査を優先すべきである.

40 心筋活動電位の異常
[第10編「循環」関連]

症例
心不全患者は心臓の収縮力が低下し，心臓が血液ポンプとしての働きを十分に果たすことができない．心不全状態の心室筋細胞では活動電位持続時間が延長するが，活動電位が延長する病態生理学的意義を考察しなさい．

◆解答と解説（→623頁）

→図36-10（624頁）に示したように，心不全においてはいくつかのチャネルタンパク質の発現量が変化し（リモデリング），活動電位持続時間が延長する．主な原因は一過性外向き電流（I_{to}）の減少，遅延整流 K^+ 電流の遅い成分（I_{Ks}）の減少，遅延 Na^+ 電流 late Na^+ current の増加と内向き整流 K^+ 電流（I_{K1}）の減少である．

活動電位持続時間の延長は，L型 Ca^{2+} チャネルを介する Ca^{2+} 流入を増加させ，筋小胞体からの Ca^{2+} 放出（カルシウム誘発性カルシウム放出 Calcium-induced calcium release：CICR）を増やして Ca^{2+} トランジエントを増加させる．心不全心筋細胞では，Ca^{2+} トランジエントが減少することが一因となって収縮力が低下しているので，活動電位持続時間の延長は，これを代償する意味があると考えられる．K^+ チャネル遮断作用をもつ薬物は，活動電位持続時間をさらに延長するので，心電図のQT時間を延長し不整脈を誘発しやすい．

遅延 Na^+ 電流の増加は，細胞質 Na^+ 濃度の増加を引き起こし，細胞膜 Na^+-Ca^{2+} 交換を介する Ca^{2+} 排出を抑制することで細胞質 Ca^{2+} 濃度の増加を引き起こす．心不全心筋細胞では筋小胞体 Ca^{2+} ポンプ（SERCA）の発現量が減少し筋小胞体への Ca^{2+} 取り込みが減少しているので，細胞質 Ca^{2+} 過負荷を引き起こすと考えられる．

内向き整流 K^+ 電流の減少は静止膜電位を不安定にし，早期後脱分極や遅延後脱分極といった異常自動能が発現しやすくする．その結果，期外収縮などの不整脈が増加すると考えられる．

41 慢性閉塞性肺疾患（COPD）
[第11編「呼吸」関連]

症例
75歳，男性．運動時の息切れが激しくなり来院．咳や痰も出るという．若い頃より1日20本以上の喫煙歴．肺気腫が疑われ，慢性閉塞性肺疾患と診断された（図）．

設問
1）本症例の呼気フローが，健常者と比べて低下しているのはなぜか？
2）肺機能検査の結果が，本症例の主訴（息切れ）とどのように関連するか，説明しなさい．

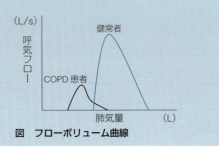

図　フローボリューム曲線

◆解答と解説（→702頁）

慢性閉塞性肺疾患（COPD）は，病理学的に肺気腫という疾患と，臨床的に慢性気管支炎という疾患を統一した疾患概念である．肺気腫は，終末細気管支より末梢の肺組織に破壊が生じる疾患であり，形態学的な診断名である．肺気腫の原因として，長年の喫煙習慣の関与が指摘されている．喫煙や大気汚染などによる刺激物質の吸入は，肺マクロファージや好中球を刺激し，これらの細胞よりタンパク質分解酵素が分泌される．その酵素が，末梢の細気管支や肺組織を破壊する．肝臓で産生される α_1 アンチトリプシンなどのタンパク質分解酵素阻害物質は，タンパク質分解酵素の働きを抑制し，保護作用を発揮するが，両者のバランスが崩れてタンパク質分解酵素優位になると，肺気腫が生じると考えられている．

1）肺気腫で弾性力が低下すると，呼息時に肺内の空気を圧縮し，肺内圧を上昇させる力が減る．さらに，末梢の気道は弾性線維の牽引力により，胸腔内圧が上昇する呼息時にも内腔の閉鎖を免れている．したがって，弾性力が低下すると，呼息時の気道抵抗が大きくなる．この2つの原因により，肺気腫では気流速度が低下する．特に，1秒率の低下は顕著であり，55%以下に低下しているときは，肺気腫が強く疑われる．

2）肺弾性力低下の結果，呼出能力が低下すると，肺内に空気が貯留し（エアー・トラッピング），胸郭の前後径が大きくなる（ビール樽胸郭）．残気量が全肺気量の大きな部分を占め，肺活量は低下する．こうなると，運動時に十分な換気ができず，動脈血酸素分圧，酸素含量が減少し，息切れの原因となる．

42 肺高血圧症
[第11編「呼吸」関連]

肺動脈の収縮期血圧 30 mmHg 以上，平均血圧 20 mmHg 以上を肺高血圧という．基礎疾患が不明で高度な高血圧を示す原発性肺高血圧症と，心肺疾患などに起因する二次性肺高血圧症とに区別される．原発性肺高血圧の診断基準は，平均肺動脈血圧 25 mmHg 以上とされる．

設問

1） 来院した肺動脈高血圧症の患者に右心カテーテル検査を施行した結果，
   平均肺動脈圧　　40 mmHg
   平均右心房圧　　15 mmHg
   肺動脈楔入圧　　7 mmHg
   心拍出量　　　　5.0 L/min
   であった．この検査結果の解釈について述べなさい．
2） 患者が呼吸困難を訴えたため，酸素の持続吸入を行ったところ，肺動脈血圧が低下した．この血圧低下のメカニズムを説明しなさい．
3） 患者の下肢に浮腫が生じていた．この疾患で浮腫が生じる機序を述べなさい．

◆解答と解説（→ 706 頁）

1） 平均肺動脈圧および平均右心房圧は上昇，肺動脈楔入圧ならびに心拍出量は正常である．肺動脈圧は，心拍出量と肺血管抵抗の積により決まる．心拍出量が正常であることから，肺血管抵抗が増大していることがわかる．肺動脈圧（右心室後負荷）の上昇により，右心室からの 1 回拍出量が減少し，収縮末期心室容積が増大する．その結果，右心房から右心室への血液流入が妨げられ，右心房圧が上昇している．肺動脈楔入圧は，肺毛細血管圧に近似の値を示し，左心房圧の指標となる．この圧が正常であることから左心機能は正常に維持されていることがうかがえる．

2） 酸素吸入により肺動脈圧が低下したことは，この患者の肺高血圧に低酸素性肺血管収縮（HPVC）が関与していることを示唆している．体循環の血管は，組織が低酸素に陥ると拡張して，局所血流を増やそうとする．しかし，肺循環では逆に，酸素分圧が低下した肺胞周囲の血管は収縮する．この現象は，他の酸素分圧が高い肺胞に血流を再分配することにより，ガス交換を効率よく行うための合目的な反応と考えられている．この患者の場合，酸素吸入により肺胞酸素分圧が上昇し，その周囲の血管が拡張したために，血管抵抗が小さくなって肺動脈圧が低下したと考えられる．

3） この患者は右心の後負荷が増大し，右心不全（右心房圧上昇）の状態にある（このような状態を肺性心という）．右心房圧が上昇すると，体循環系にうっ血が生じ，静脈圧，毛細血管圧が上昇する．その結果，毛細血管壁を通過する水分濾過量が増え，下肢の間質に過剰な水分貯留が生じたと考えられる（Starling の仮説）．

43 呼吸性アルカローシス（過換気症候群）

[第11編「呼吸」関連]

症例

18 歳，女性．生来健康であったが，大学入試が近づき，面接試験の練習中に突然，呼吸困難が生じ，顔面のしびれ感，手指の硬直が出現した．症状は自然に寛解したが，不安になったため来院した．

設問

1） 診察中に過換気状態になったため，緊急に動脈血ガス分析を行ったところ，
   Pa_{O_2}　　103 mmHg
   Pa_{CO_2}　　20 mmHg
   動脈血 pH　7.58
   という結果が得られた．これらの血液ガス異常について，説明しなさい．
2） この患者の血中 HCO_3^- 濃度は，どうなっていると考えられるか？　理由を付して説明しなさい．
3） 過換気になると手指の硬直が生じるメカニズムについて述べなさい．

◆解答と解説（→ 520, 721 頁）

1） 過換気が生じ，肺胞内の酸素分圧は上昇し，二酸化炭素分圧は低下した．肺胞気 CO_2 分圧の低下により，毛細血管内血液との CO_2 分圧差が拡大し駆動圧が増したため，肺胞膜を介して行われるガス交換が促進され，Pa_{CO_2} は大きく低下している．CO_2 分圧の低下に伴い，$CO_2 + H_2O \leftarrow H_2CO_3 \leftarrow H^+ + HCO_3^-$ の反応が左方向に進む．その結果，H^+ イオン濃度が低下するので，動脈血 pH は上昇し，急性呼吸性アルカローシスの状態になっている．換気亢進の結果，肺胞気酸素分圧は上昇するが，CO_2 と比べて O_2 ガスの拡散係数は小さいので，Pa_{O_2} の増加は軽微である．

2） 既述のように，$CO_2 + H_2O \leftarrow H_2CO_3 \leftarrow H^+ + HCO_3^-$ の反応において，過換気により CO_2 の排出が増え，反応が左方向に進む結果，HCO_3^- は消費され，血中濃度が低下する．Henderson-Hasselbalch の式 $pH = 6.1 + \log[HCO_3^-]/0.03 \times Pa_{CO_2}$ を用いて計算すると，血中 HCO_3^- 濃度は 18.1 mmol/L となる．血中 HCO_3^- 濃度は，代謝性アルカローシスでは逆に増加することに留意する必要がある．

3） 過換気による呼吸性アルカローシス状態では，脳血管収縮が起こり，末梢神経や骨格筋の緊張性が亢進するとともに，低 Ca 血症が生じる．その結果，顔面四肢のしびれ感，振戦，四肢のテタニー様痙攣，時には失神などの多彩な神経症状が出現する．低 Ca によりテタニー様痙攣が生じると，トルソー徴候が現れ，手指が産科医の手とよばれる独特の形状となる．

44 拘束性肺疾患（間質性肺線維症）
[第11編「呼吸」関連]

症例
68歳，男性．以前より乾性咳が出ていたが，放置していた．数か月前より疲れやすくなり，少しの労作で息切れがするようになってきた．駅の階段を昇ることが困難になり来院した．この患者の検査結果を示す．
身長 168 cm，体重 63 kg，努力肺活量 1,950 mL，1 秒量 1,450 mL．

設問
1) 本症例の肺機能検査の結果について説明しなさい．
2) 胸部 X 線撮影と胸部 CT 検査の結果，間質性肺線維症が疑われた．本症例の肺コンプライアンスはどのようになっていると考えられるか？　また，肺コンプライアンスと肺機能検査結果の関連を説明しなさい．
3) 本症例に踏み台昇降運動を負荷し，その前後で動脈血ガス分析を行った．安静時および運動後にどのような結果が得られると予想できるか？　その理由も述べなさい．

◆解答と解説（→ 703 頁）

1) 身長と年齢から Baldwin の式を用いて肺活量予測値を求めると 3,250 mL である．計測された肺活量は 1,950 mL であるから，％肺活量（正常：80%以上）は 60% であり，拘束性肺障害である．1 秒率は 74% であり，正常範囲内である．
2) 肺間質の線維化により，肺組織のコンプライアンスは低下している．肺コンプライアンスが低下すると，肺組織は伸びにくくなり，肺気量の各成分は減少し，肺活量も減少する．本症例では，気道抵抗は正常か，むしろ低下するので，1 秒率は低下しない．
3) 本症例では，肺間質の肥厚が生じ，ガス交換の際の拡散距離が長くなる．その結果，拡散速度が低下するので，ガス交換が十分に行えない．本症例は少しの労作で息切れすることから，安静時のガス分析でも動脈血酸素分圧の低下が予想される．さらに，階段を昇ることが困難という訴えから，運動時の動脈血酸素分圧は，安静時より低下すると予想される．運動負荷時に心拍出量が増加しても，酸素含量が低ければ，組織の酸素需要を満たすことができない．酸素含量は，酸素飽和度に大きく依存する．酸素分圧が 60 mmHg 程度まで低下すると，酸素飽和度は 90% 以下となり，酸素運搬能に支障をきたす．踏み台昇降時には，本症例の酸素分圧と酸素飽和度が，その程度まで低下していると予想される．一方，CO_2 ガスは拡散係数が大きいために，拡散距離が延長しても十分にガス交換を行える．運動時に酸素分圧の低下によって過換気が生じれば，動脈血 CO_2 分圧はむしろ低下する．

45 低酸素環境（高山病）
[第11編「呼吸」関連]

症例
24歳，女性．富士山の登山に挑んだが，8 合目を過ぎたころから，頭痛や嘔気を感じるようになり，頂上付近に来たとき，息切れが激しく呼吸困難になったため，ヘリコプターで麓の病院に搬送された．

設問
1) 富士山山頂付近の大気圧は約 500 mmHg である．このとき，正常人の肺胞気 O_2 分圧はどれくらいか？
2) 山頂付近で救助されたとき，この女性は呼吸数の増加と，口唇にチアノーゼが認められた．これらの症状が生じるメカニズムを説明しなさい．

◆解答と解説（→ 734 頁）

1) 富士山頂の気圧は 500 mmHg 程度であるが，酸素（O_2）は約 21% を占める．この空気が気道内で水蒸気により飽和されると，肺胞に到達する吸気の O_2 分圧は，$(500-47) \times 0.21 = 95.1$ mmHg となる．正常人の肺胞気 CO_2 分圧を 40 mmHg と仮定し，肺胞気式を用いて肺胞気 O_2 分圧を計算すると，
$$P_{A_{O_2}} = P_{I_{O_2}} - P_{A_{CO_2}}/R = 95.1 - 40/0.8 = 45.1 \text{ mmHg}$$
（R：呼吸商）

となる．実際は過換気により，肺胞気 CO_2 分圧が低下しており，45.1 mmHg よりやや高い値と考えられる．
2) 本症例は，気圧低下に伴う低酸素環境に対する適応不全を起こし，急性高山病を発症したと考えられる．肺胞気 O_2 分圧の低下により，ガス交換が減少し，動脈血 O_2 分圧は低下した．その結果，頸動脈小体に存在する末梢性化学受容器が刺激され，延髄の呼吸中枢に伝えられる．すると，呼吸リズムが速くなり，呼吸数が増加する．

動脈血 O_2 分圧の低下により，酸素飽和度が低下し，デオキシヘモグロビンの割合が増す．チアノーゼは，デオキシヘモグロビンが 5 g/dL 以上になると出現する．本症例のヘモグロビン量を 14 g/dL と仮定すると，デオキシヘモグロビンが 5 g/dL 以上になるのは，酸素飽和度が 64% 以下のときである．本症例の肺胞気 O_2 分圧は，45〜50 mmHg 程度と予想される．A-aD_{O_2} の値が正常範囲の 5 mmHg 程度であるとすると，動脈血 O_2 分圧は 40〜45 mmHg である．O_2 分圧がこの程度の値であれば，酸素飽和度は通常 75〜80% 程度となり，チアノーゼは生じない．にもかかわらず，チアノーゼが生じた理由として，2 つの原因が考えられる．1 つは，2,3-DPG の合成促進による酸素解離曲線の右方シフト．第 2 に，急性高山病では肺水腫が生じることがあり，ガス拡散が障害されるため，A-aD_{O_2} が拡大することによる，動脈血 O_2 分圧の低下である．

46 低酸素症
[第11編「呼吸」関連]

組織への酸素供給が低下した状態，あるいは組織の酸素利用が障害された状態を低酸素症という．低酸素症ではエネルギー不足が生じ，生体機能は低下する．重症の場合は，細胞死ひいては個体死につながる重篤な病態である．

設問
1) 低酸素症を原因別に分類し，カテゴリーごとに動脈血ガス分析の特徴を述べなさい．
2) 各カテゴリーにつき，チアノーゼの有無や酸素療法の有効性について考えなさい．

◆解答と解説（→736, 932頁）

1) **①低酸素血症による低酸素症**
- 吸気中の酸素不足：高山，閉所，人工的死腔
- 換気障害：神経筋疾患，気道抵抗増加，肺コンプライアンス低下
- 換気-血流比異常：生理学的死腔，生理学的シャント
- 拡散障害：肺水腫，肺線維症
- 右-左シャント：先天性心疾患

血液中への酸素取込みが減少するため，動脈血ガス分析では，O_2分圧の低下，酸素含量の減少が認められる．

②酸素運搬不全による低酸素症
- 血液の異常：貧血，異常ヘモグロビン，一酸化炭素中毒
- 循環の異常：全身循環障害（心不全），局所循環障害（出血，血栓・塞栓症，浮腫）

ガス交換は正常に行われるので，動脈血O_2分圧は正常である．血液異常の場合には，化学的溶解量が減少するため，酸素含量は低下するが，循環障害の場合は酸素含量も正常である．

③組織の酸素利用不全による低酸素症
- ATP産生・利用障害：毒物（シアン化合物）

酸素分圧，酸素含量，血液循環ともに正常だが，酸素を利用してエネルギーの産生・利用ができない状態．

2) チアノーゼは，デオキシヘモグロビンが5 g/dL以上に増加すると生じる．①ではO_2分圧が低下し，酸素飽和度が低下するので，チアノーゼが生じやすい．②の循環障害は，組織の血流量が低下するので，チアノーゼが出現しやすい．しかし，血液異常（特に貧血）の場合には，酸素含量は減少するものの，デオキシヘモグロビンも減少するので，チアノーゼが認められることはまれである．③組織の酸素利用不全による低酸素症の場合も，チアノーゼは生じない．

酸素療法により肺胞気のO_2分圧を100 mmHgから600 mmHg以上に増加できるので，①では著効が期待できる．②では，動脈血O_2分圧は正常なので，O_2分圧が上昇しても化学的溶解量はほとんど変わらない．O_2分圧が上昇すれば，物理的溶解量は増加するので，多少の効果は期待できる．③は，酸素供給量は十分なため，酸素摂取量を増やしても，ほとんど効果はない．

47 前立腺肥大症―尿路閉塞，排尿障害
[第12編「腎機能と排尿」関連]

症例
75歳，男性．約2年前から排尿時にいきまないと尿が出なくなった．また頻繁に尿意を感じるようになったが，1回の尿量は少なかった．昨日，腹痛があり胃薬（スコポラミン；ムスカリン受容体遮断薬）を内服したところ，尿意はあるものの，排尿が困難となり，外来を受診した．尿道カテーテルを挿入したところ，約800 mLの排尿があった．泌尿器科を受診し，前立腺肥大症と診断された．

設問
1) 排尿障害と膀胱の神経支配との関係を説明しなさい．
2) 本症例で頻尿を生じるようになったのはなぜか？　また，抗ムスカリン薬で排尿困難となったのはなぜか？

◆解答と解説（→763頁）

1) 下部尿路の神経支配は，遠心性経路としては，膀胱の排尿筋は骨盤神経（副交感神経），外尿道括約筋は陰部神経（体性神経），および両方の部位を支配する下腹神経（交感神経）がある．また求心性経路としては，膀胱の知覚は骨盤神経，尿道と尿道括約筋の知覚は陰部神経の求心路に支配されている．正常な排尿では，尿意が生じてから一定時間は我慢をすることができ，排尿の開始後は特別な努力（腹圧など）をしなくても速やかに排尿が行われ，膀胱内の尿が完全に排泄される．排尿の障害は，①尿の回数の変化，②排尿時の症状，③排尿後の症状に分けられる．尿の回数の異常は，本症例のように，前立腺肥大による尿道の圧迫や下部尿路や膀胱の感染症により求心性陰部神経が刺激され，尿意を感じ，排尿反射を生じる場合や，下部尿路の神経支配の障害による多尿または尿排出困難（神経因性膀胱）などがある．排尿時の症状としては，下部尿路の圧迫により尿の勢いが弱くなったり，排尿の開始・終了まで時間が長くなったりする場合が挙げられる．排尿後の症状としては，残尿感（圧迫や炎症による骨盤神経や陰部神経の刺激）などがある．

2) 前立腺は男性に特有の構造で，尿道は前立腺のほぼ中央を貫いている．前立腺は通常はクルミ大の組織であるが，40歳代後半から大きさが増大する場合がある．60代では約70%の男性に前立腺肥大がみられるといわれている．前立腺肥大による尿道圧迫により，尿道括約筋に分布する求心性の陰部神経が刺激され尿意となる．そして外尿道括約筋の開大と膀胱排尿筋の収縮が生じる（排尿反射）．副交感神経の骨盤神経による刺激はムスカリン受容体を介して排尿筋を収縮させる．胃薬に含まれるムスカリン受容体遮断薬により，排尿筋の収縮が抑制され，前立腺肥大による下部尿路の狭窄と相まって，尿路閉塞が生じた．

48 下部尿路機能とその調節
[第12編「腎機能と排尿」関連]

症例
55歳，女性．1年ほど前から，急に尿意をもよおし，トイレに駆け込みことが多くなった．最近では，間に合わずに漏れてしまうこともある．トイレに頻回に行って対応しているという．
このような症状を呈する症状症候群を過活動膀胱と呼び，その背景には，蓄尿時に膀胱が不随意に収縮してしまう，排尿筋過活動という病態があるとされている．臨床では現在，過活動膀胱の治療薬として2種類の薬剤が一般に使用されている．下部尿路の神経制御機構から考えて，その2種類の薬剤はどのような薬理作用のある薬物が想定されるか，説明しなさい．

◆解答と解説（→768頁）

蓄尿時に正常では，尿量が増えても膀胱内圧は常に低く保たれ，不随意に収縮することはない．これは，膀胱壁自体の粘弾性（ある程度までは引き伸ばされても張力が増加しない特性）と膀胱充満に伴う脊髄交感神経反射によるとされる．脊髄反射で交感神経活動が活性化されると，神経終末からノルアドレナリンが放出され，膀胱はβ_3アドレナリン受容体を介して弛緩する．一方，排尿時の膀胱収縮は，副交感神経の活性化に伴ってムスカリン受容体を介して生じる．過活動膀胱で認められる蓄尿時の不随意膀胱収縮も同様にムスカリン受容体を介して生じるとされている．したがって，このような膀胱の収縮弛緩機構から考えると，過活動膀胱の治療薬としては，膀胱の不随意収縮を抑制する目的でムスカリン受容体拮抗薬（抗ムスカリン薬）が，もしくは膀胱の弛緩を促進する目的でβ_3アドレナリン受容体作動薬（刺激薬）が候補として挙げられる．実臨床でも実際，ムスカリン受容体拮抗薬とβ_3アドレナリン受容体作動薬が使用されている．尚，ムスカリン受容体拮抗薬は，排尿時の膀胱収縮も抑制する可能性があるため，排尿困難・尿閉（排尿ができなくなること）の副作用に注意する必要がある．

49 Fanconi症候群
[第12編「腎機能と排尿」関連]

症例
70歳，男性．全身倦怠感と腰痛，口渇，尿の回数と量の増加を自覚して受診．尿検査では尿糖，アミノ酸，リン酸が強陽性．血液生化学検査では，血清Na^+ 133 mEq/L（基準値135〜149），K^+ 3.2 mEq/L（基準値3.5〜4.9），Cl^- 109 mEq/L（基準値98〜109），総Ca 8.2 mg/dL（基準値7.8〜10.1），リン2.1 mg/dL（基準値3.5〜4.5），空腹時血中グルコース85 mg/dL（基準値70〜110），動脈ガス分析はpH 7.30（基準値7.35〜7.45），HCO_3^- 18 mEq/L（基準値22.5〜26.9）．検査の結果，Fanconi症候群（近位尿細管性アシドーシス）と診断された．

設問
1) 近位尿細管の機能をまとめ，近位尿細管の機能障害で，上記のような検査値になる理由を述べなさい．
2) 近位尿細管性アシドーシスで低K血症を生じるのはなぜか，説明しなさい．

◆解答と解説（→776, 795頁）

1) 近位尿細管では，Na^+再吸収と連動し，濾過されたグルコースやアミノ酸のほぼ全量，およびリン酸やHCO_3^-の大部分が再吸収される．Fanconi症候群はさまざまな原因により近位尿細管細胞の機能が全般的に障害され生じる．特に，Na^+-K^+ ATPaseの機能障害が原因のことが多い．そのため，多くの物質の再吸収が阻害され，アミノ酸尿，糖尿，リン尿症などが生じる．血糖値は正常である．HCO_3^-再吸収障害による代謝性アシドーシスのみを生じる場合を近位尿細管性アシドーシス，グルコース，アミノ酸，リンなど他の物質輸送の障害も合併する場合をFanconi症候群とよぶ．Fanconi症候群では，さまざまな物質の再吸収障害のため，尿浸透圧が上昇し，浸透圧利尿を生じ，多尿や，脱水（口渇）を生じる．

2) 代謝性アシドーシスは通常高K血症が合併するが，近位尿細管性アシドーシスは低K血症が合併することが多い．この理由は以下のようである．近位尿細管では，Na^+-K^+ ATPaseを介する二次性能動輸送によりNa^+-H^+交換輸送体でH^+が分泌される．分泌されたH^+は濾過されたHCO_3^-と結合し，carbonic anhydraseによりH_2OとCO_2となり，CO_2は尿細管上皮細胞に移行し，再度HCO_3^-となり血中へ移行する（→798頁）．近位尿細管の異常により，このH^+分泌とHCO_3^-再吸収が阻害され，代謝性アシドーシスとなる．一方，遠位尿細管の主細胞では，Na^+が管腔側細胞膜のNa^+チャネルを介して受動的に細胞内に移行し，Na^+-K^+ ATPaseを介して血中へ汲み出される．その際，細胞内に移行したK^+は，管腔側細胞膜のK^+チャネルにより管腔へ分泌される．近位尿細管のNa^+再吸収障害により管腔内に残っているNa^+は，遠位尿細管で再吸収され，K^+が交換に分泌され，低K血症となる．

50 尿毒症―高窒素血症，意識障害

[第12編「腎機能と排尿」関連]

症例

85歳，男性．糖尿病でインスリン自己注射を続けているが，コントロールが悪く，HbA1cは9.0〜10.0%であった．5年前からはタンパク尿も指摘され，最近は全身の浮腫や貧血，高血圧も指摘されるようになった．また，半年前から尿道にはカテーテルが留置されていた．3日前に感冒様の症状（咳，喉の痛み，微熱）が出現してから，徐々に傾眠状態となり，本日朝，大きな声で呼びかけてもかろうじて開眼するようになったため，救急車で来院した．

来院前24時間の尿量は450 mLだった．来院時，身長158 cm，体重67 kg．血圧180/110 mmHg．血液生化学所見，尿素窒素60 mg/dL，クレアチニン5.2 mg/dL，尿中クレアチニン濃度100 mg/dL．

設問

1) 本症例のクレアチニンクリアランスはいくつか？その値は，どのような意味をもつか？
2) 意識障害を生じたのはなぜか？

◆解答と解説（→785頁）

1) 糸球体濾過量（GFR）測定には，通常イヌリンクリアランスが用いられる．しかし測定が煩雑なため，24時間クレアチニンクリアランス（C_{Cr}）で代用することも多い（尿細管から一部分泌されるため，実際のGFRより約30%ほど高値になる）．血漿クレアチニン濃度をP_{Cr}（mg/dL），24時間尿のクレアチニン濃度をU_{Cr}（mg/dL），尿量をV（mL/min）（24時間尿量から算定），体表面積をA（m^2）とすると，算定式は以下となる．

体表面積A（m^2）＝体重（kg）$^{0.425}$×身長（cm）$^{0.725}$×7,184×10^{-6}

C_{Cr}（mL/min）＝U_{Cr}（mg/dL）×V（mL/min）×1.73/P_{Cr}（mg/dL）/A（m^2）（男性基準値78.1〜133.3 mL/min）

この式に上の数値を代入すると，

A（m^2）＝67（kg）$^{0.425}$×158（cm）$^{0.725}$×7.184×10^{-6}＝1.685

C_{Cr}＝100（mg/dL）×{450/(60×24)}（mL/min）×1.73/5.2（mg/dL）/1.685（m^2）＝6.17（mL/min）

と著明に低下している．

2) 尿素は，アミノ酸の脱アミノ反応で生じたアンモニアとCO_2から，肝臓で合成される（尿素サイクル，→802頁）．臨床検査では血中尿素量を尿素分子内の窒素量として表し，「尿素窒素 blood urea nitrogen（BUN）」と表記する．BUNを2.14倍すると尿素量が得られる．尿素を含む窒素化合物の代謝産物のほとんどは腎から排泄されるため，GFRが低下するとBUNは高値となる．尿素，多アミン類，グアニジン誘導体などのいわゆる「尿毒素」に加え，腎機能障害で生じる代謝性アシドーシスや高K血症〔設問の1)参照〕などが原因となり，意識障害が生じる．

51 高カリウム血症

[第12編「腎機能と排尿」関連]

症例

60歳，男性．糸球体腎炎による慢性腎不全と診断された．イヌリンクリアランスを用いて測定した糸球体濾過量（GFR）は13 mL/min（男性基準値78.1〜133.3）であった．最近，脱力感と知覚異常が強く，胸部の圧迫感や脈が遅くなることが多くなり，循環器外来を受診した．血液生化学所見では尿素窒素55 mg/dL（基準値8〜20），クレアチニン4.3 mg/dL（基準値0.6〜1.0），Na 146 mEq/L（基準値135〜149），K 5.8 mEq/L（基準値3.5〜4.9），Cl 108 mEq/L（基準値98〜109），動脈ガス分析はpH 7.25（基準値7.35〜7.45）だった．

設問

1) 腎機能障害で代謝性アシドーシスと高K血症が生じるのはなぜか？
2) 脱力感，知覚異常，胸部圧迫感が生じたのはなぜか．これらの症状の緩和のため，カルシウムやインスリンの投与を行うことがあるが，どのような機構で緩和されるのか？

◆解答と解説

1) 体液pHを正常に保つには，ヒトは1日に約50〜100 mmolの酸（H$^+$）を排泄する必要がある．非揮発性酸由来のH$^+$は大部分がアンモニウムイオンNH$_4^+$や，リン酸イオンH$_2$PO$_4^-$として排泄される（→791頁）．一方，糸球体で濾過されたK$^+$は90%以上が遠位尿細管に到達するまでに再吸収され，尿中のK$^+$の大部分は遠位尿細管と集合管におけるK$^+$分泌により行われる．腎不全では障害を受けた糸球体の濾過機能が喪失し，機能的ネフロン数が低下する．そのため，酸やK$^+$排泄機構が障害され，代謝性アシドーシスや高K血症を生じる．また代謝性アシドーシスがあると，それを緩和させるため，細胞のK$^+$-H$^+$交換輸送体（アンチポーター）を介してH$^+$の細胞内移行とK$^+$の細胞外移行が生じるため，代謝性アシドーシスは高K血症を悪化させる．

2) K$^+$の平衡電位は骨格筋や心筋など興奮性細胞の静止膜電位の決定因子である．したがって，細胞外液のK$^+$濃度上昇により，興奮性細胞は脱分極する．そのため，電位依存性Na$^+$チャネルやCa^{2+}チャネルが抑制され，正常な刺激による活動電位の発生や，筋収縮が阻害される．心電図ではテント状T，PR間隔延長からQRS幅の延長までK$^+$の濃度により変化が現われる．

高カリウム血症で治療の第一選択はCa^{2+}（グルコン酸カルシウム）で，Ca^{2+}の膜安定化作用により高K$^+$の脱分極作用を抑制する．またインスリンには細胞外から細胞内へのK$^+$輸送の促進作用があるため，治療に用いられる．

52 尿崩症
[第12編「腎機能と排尿」関連]

症例

10歳，男児．夜尿症が治らず，昼間も1時間おきに排尿し，常に強い口渇を訴え，水を飲んでいる．外来受診時，身長135 cm，体重30 kg，血圧105/70 mmHg，脈拍70/分（いずれも基準範囲）．血液検査所見では，空腹時血糖90 mg/dL（基準値70～100），血漿Na^+ 150 mEq/L（基準値135～149），血漿浸透圧濃度303 mOsm/kg（基準値275～290）．尿検査では尿糖陰性，尿浸透圧濃度70 mOsm/kgだった．2時間の飲水制限により尿浸透圧は70 mOsm/kgから変化せず，血漿浸透圧濃度は330 mOsm/kgになった．バソプレシンの皮下注射で尿浸透圧は490 mOsm/kg，血漿浸透圧は290 mOsm/kgになった．

設問

1) 通常，健常人の尿浸透圧濃度は50 mOsm/kgから1,200 mOsm/kgまで変化することがある．このような変化はどのように生じるのか？
2) 水制限試験およびバソプレシン皮下投与の結果から，どのようなことがわかるか？

◆解答と解説（→753頁）

1) 安静状態での糸球体での濾過水分量は約180 L/日で，濾過量の約1％が尿として排泄される．近位尿細管では，濾過量の約65％が電解質の再吸収とともに受動的に再吸収される．次に約20％がHenleループ下行脚で，高張な腎髄質との浸透圧差により再吸収される．残りの15％がホルモンにより調節される．1つはレニン-アンギオテンシン-アルドステロン系で，遠位尿細管においてNa^+の再吸収を調節し，尿の浸透圧濃度を調節して集合管での水分再吸収に関与する．もう1つがバソプレシンで，集合管における水分再吸収を促進する．体液の浸透圧濃度上昇が視床下部で感知されると，バソプレシン分泌が促進する．すると集合管で水チャネル（AQP2）が管腔側の細胞膜に移動し，水分再吸収を促進する．水分再吸収はまず皮質部集合管で起こるため，尿は低張から等張となる．さらに，髄質部集合管では，濃縮された尿素が濃度勾配に従って間質へ移行する．その結果，髄質間質がさらに高張となり，水分再吸収を促進する．そして，高張な尿が排泄される．体液浸透圧濃度が低いときはバソプレシンが分泌されず，集合管における水分再吸収が低下する．そのため低張な尿が排泄される．

2) 水分制限をすれば，体液浸透圧濃度は増加し，それに応じてバソプレシンが分泌され，尿量の低下と尿浸透圧濃度の上昇が生じるはずである．それが生じないということはバソプレシン分泌，または作用の低下を示唆する．バソプレシンの皮下投与で効果が出たことで，バソプレシン分泌の低下により生じている病態であると示唆される．よって，本症例はバソプレシンの分泌低下により生じた多尿症で，下垂体性尿崩症と診断される．

生理学で考える臨床問題 ● **1093**

53 低アルブミン血症（ネフローゼ症候群）と浮腫
［第12編「腎機能と排尿」関連］

10歳，女児．咽頭炎にて発熱後，全身の浮腫を生じたため受診した．来院時の簡易検査にて尿タンパク質濃度約300 mg/dL．血液性化学検査にて血漿総タンパク質 5.0 g/dL（基準値 6.5〜8.2）アルブミン濃度 2.0 g/dL（基準値 3.7〜5.5）だった．さらなる精密検査にて一日尿タンパク質排泄量 4.5 g/日，腎生検の結果，糸球体腎炎によるネフローゼ症候群と診断された．

設問

1）浮腫を生じた原因は何か，説明しなさい．
2）ネフローゼ症候群では尿量が低下することが多いが，理由を考えなさい．
3）本症例での原因以外にも全身性の浮腫をきたすことがあるが，その原因と浮腫を生じる理由について簡単に説明しなさい．

◆**解答と解説**（➡ 744 頁）

1）本症例では，著明なタンパク尿による低アルブミン血症を生じ，腎生検の結果と併せてネフローゼ症候群と診断されている．アルブミン尿は糸球体のサイズバリアやチャージバリア機能の破綻により，通常ではほとんど濾過されないはずのアルブミンが尿細管に流れてしまい，再吸収されずに排泄されて生じる．一方，毛細血管における水分出納は静水圧と浸透圧により調節されている（Starling の法則）が，血管を介する浸透圧形成において，電解質は毛細血管血管壁をほぼ自由に通過できるため，浸透圧形成には血中アルブミンが大きな役割を担っている（コロイド浸透圧）．したがって低アルブミン血症により，血管から外向きの方向に浸透圧が生じ，血液中の水分が間質に移動してしまう．そのため，間質に水分が貯留し，全身性の浮腫として認められるようになる．

2）間質への水分移動により血管内の水分低下が進行する（血管内脱水）．その結果，腎血流量が低下し，糸球体濾過量が低下する．それに加え，有効循環血液量の減少により，レニン-アンジオテンシン-アルドステロン系が活性化するとともに，交感神経の活性化や抗利尿ホルモン分泌の促進も生じる．これらの刺激により，尿量はさらに低下することになる．そして体内総水分量は増加するが，血症浸透圧濃度の低下はさらに著明となり，浮腫は増悪する．

3）浮腫は血管と間質の間の不適切な水分移動によって生じる．原因としては以下の4つが考えられる．

①アルブミン排泄の増加：本症例のように糸球体の濾過機能の破綻により，アルブミンをはじめとするタンパク質が喪失してしまい，膠質浸透圧低下をきたす（腎性浮腫）．

②アルブミン合成の低下：肝機能障害などにより，肝臓でのアルブミン合成が低下し，低アルブミン血症となり浮腫を生じる場合（肝性浮腫），および加齢や衰弱などによりアミノ酸やタンパク質の経口摂取が低下したことで体内でのタンパク質合成が低下し浮腫を生じる場合（栄養障害性浮腫）がある．

③静水圧の上昇：心機能の低下により血液の心臓への灌流量が低下し，重力により下肢を中心に容量血管である静脈に血液が貯留し，血管内の静水圧の上昇により浮腫が生じる（心臓性浮腫）．また，全身性ではないが静脈やリンパ管の閉塞により局所的に静水圧が上昇して浮腫を生じる場合もある．

④血管透過性の増加：感染症やアレルギーなどで炎症が生じることにより，ヒスタミンやプロスタグランディンなどが炎症担当細胞から分泌されて血管透過性が上昇することで生じる（炎症性浮腫）．全身性の浮腫としてみられることは少ない．

これら以外にも，脳梗塞による麻痺で骨格筋ポンプの作用が失われて生じる麻痺性浮腫もある．

付

生理学で考える臨床問題

54 門脈圧亢進症
[第13編「消化と吸収」関連]

症例
68歳，男性．20歳から日本酒を4合，毎日飲んでいる．最近，以前よりも少量で酔うようになった．また，約1か月前から臍周囲の皮膚の静脈が太くなり，放射状に広がっているのに気づいた．1週間前に眼球結膜の黄染に気づき，外来を受診した．来院時の血液検査所見：血清アルブミン2.0 g/dL（基準値4.2〜5.1），総ビリルビン10 mg/dL（基準値0.3〜1.2），抱合型ビリルビン7 mg/dL（基準値0.4以下）．腹部CTにて肝硬変と腹水を認めた．

設問
1) 腹水を生じたのはなぜか？ また腹壁の静脈が怒張したのはなぜか？
2) 黄疸が生じたのはなぜか？ またなぜ抱合型ビリルビンが上昇したのか？

◆解答と解説（→814, 845頁）

1) 腸管から吸収されたアルコールの90％以上が肝臓で酸化されるが，その際には大量の酸素が消費されるため，アルコールの大量摂取により肝臓は低酸素となる．また，糖新生も抑制し，低血糖状態も誘発する．アルコール中間代謝産物にも肝障害作用がある．これらの原因により，肝細胞の壊死性脱落と，壊死細胞から放出された因子により線維性結合組織が増加し，肝硬変となる．その結果，肝内の血管が圧迫され，門脈圧亢進となり，腹膜腔内に水分が漏出して腹水となる．肝細胞機能低下により物質代謝も低下（酒に弱くなる）するとともに，アルブミン産生低下から膠質浸透圧低下となり，腹水を増加させる．

腹部循環には下記の3つの主要な側副路がある．門脈圧亢進により多量の血液が流入するため，静脈瘤や血管の怒張が生じる．
①左胃静脈と食道静脈から奇静脈へ（食道静脈瘤）．
②直腸静脈叢から内腸骨静脈へ（痔核）．
③肝円索の細静脈から臍静脈，前腹壁の静脈へ（腹壁静脈怒張：メドゥーサの頭）．

2) 血中総ビリルビン濃度が2.5 mg/dLくらいになると，皮膚や眼球結膜が黄染する．この状態を黄疸とよぶ．ビリルビンは赤血球の破壊により生じ，肝臓でグルクロン酸抱合を受け，胆汁中へ排泄される．黄疸では非抱合型または抱合型ビリルビンが上昇する．非抱合型ビリルビンが上昇するのは，主に赤血球の破壊（溶血）の亢進による．一方，抱合型ビリルビンの上昇は，胆管閉塞により抱合型ビリルビンが血液中へ逆流した場合や，肝細胞周囲の線維化により肝細胞と類洞の間の物質交換が障害され，ビリルビンが血液中へ流れ込む場合などがある．本症例では肝硬変により，肝内胆管の閉塞と肝細胞周囲の線維化が生じていることから抱合型ビリルビン上昇による黄疸を生じたと考えられる．

55 逆流性食道炎—胸やけ
[第13編「消化と吸収」関連]

症例
68歳，女性．生来健康で，6人の子を自然分娩で出産している．半年前から，食後に横になると酸味のある液が胃から戻るような不快感と前胸部下部正中付近に灼熱感を生じるようになった．また，トイレで排便時にいきんだときも，同様の不快感を生じるようになった．最近では食物を飲み込んだ際につまるような違和感を生じ，辛い物や熱いものを食べると胸部に痛みを生じるようになったため外来を受診した．来院時，身長148 cm，体重68 kg．胃-食道接合部から5 cm口側のところにpH電極を固定し，24時間の変化を測定したところ，pHが4以下に低下した時間が約6時間（正常1時間未満）となった．また食道内視鏡検査により胃-食道接合部に発赤を伴う潰瘍がみられ，逆流性食道炎と診断された．

設問
1) 生理的状態では，胃液の逆流はどのように防止されているか？
2) 胃酸の逆流により食道に炎症が生じたのはなぜか？

◆解答と解説（→808, 825, 830, 838頁）

1) 胃食道接合部の下部食道括約筋は通常は緊張状態で，嚥下時のみ弛緩する．また，消化管ホルモンにより収縮が調節され，ガストリンにより収縮し，セクレチンにより弛緩する．緊張状態が持続することにより，胃液や胃内容物の食道への逆流を防いでいる．また，蠕動運動と嚥下した唾液の作用で，逆流した胃液のクリアランス作用を有している．加齢により下部食道括約筋の機能が低下したり，妊娠・肥満・便秘などで腹圧が上昇すると，胃液が逆流し，逆流性食道炎となる．本症例では加齢に加え，自然分娩で6人を出産した経験（高度腹圧上昇を何度も経験）から，下部食道括約筋の機能が低下し，逆流が生じたと考えられる．また，肥満（BMI 31.0）も腹圧上昇を促進する．食後に胃液の逆流が増加したのは，セクレチンによる括約筋の弛緩傾向やコレシストキニンによる胃体部の伸展などが原因と考えられる．

2) 生理的状態での下部食道のpHは6.5〜7.0ぐらいである．胃粘膜は単層円柱上皮で覆われ，表層の粘液細胞は多量の粘液やHCO_3^-が分泌し，胃粘膜を保護しているが，食道粘膜は重層扁平上皮で，胃粘膜表面のように粘液細胞をもたない．粘液は食道腺や食道噴門腺から分泌されるが，量は胃粘液に比べ少なく，食道粘膜が胃液に長時間接触すると粘膜上皮が障害を受ける．炎症が弱ければ，前胸部下部正中付近に灼熱感を感じる．これを「胸やけheartburn」とよぶ．炎症が強くなり，潰瘍を生じると，嚥下痛や胸痛を訴えるようになる．潰瘍が深くなると吐血することもあるが，頻度は多くない．

生理学で考える臨床問題 ● 1095

56 胆石症
［第 13 編「消化と吸収」関連］

症例
72 歳，女性．糖尿病にて約 10 年間治療中，糖尿病外来では HbA1c 8.5%（基準値 4.7〜6.2）．空腹時血清総コレステロール 250 mg/dL（基準値 120〜220），血清トリグリセリド 500 mg/dL（基準値 30〜150）を指摘された．ある晩，食後，右季肋部に突然強い痛みを覚え，20 分経過しても治らないため救急外来を受診．来院時，身長 142 cm，体重 60.9 kg．血糖値 304 mg/dL（食後約 3 時間）．腹部超音波検査で胆嚢頸部に直径約 1 cm の胆石を発見．手術にて摘出．コレステロール胆石だった．

設問
1）胆汁へのコレステロール排泄経路を説明しなさい．
2）肥満や糖尿病で胆石症のリスクが高いのはなぜか？
3）腹痛が生じたのはなぜか？

◆解答と解説（➡ 841 頁）⋯⋯⋯⋯⋯⋯⋯⋯⋯⋯⋯⋯

1）経口摂取したコレステロールはカイロミクロンとしてリンパ系を輸送され，循環血中に入り，一部が肝臓に運ばれる．コレステロールは肝臓でも生合成され一部は血中へ移動する．肝細胞において，コレステロールの一部はコール酸やケノコール酸など水溶性の胆汁酸となり，能動輸送により胆汁中に分泌する．コレステロールとリン脂質は肝細胞から脂質小胞として胆汁中に分泌され，胆汁中では胆汁酸とミセルを形成している．肝細胞から分泌した毛細胆管胆汁は胆管上皮細胞から分泌した HCO_3^- や水分と混合し（胆管胆汁），胆嚢に貯蔵される．胆嚢内では Na^+，Cl^-，HCO_3^- および水分が再吸収され，胆汁が濃縮される．迷走神経やコレシストキニンにより胆嚢が収縮し，胆汁が排泄される．ただし，胆汁酸の約 95% は回腸から再吸収され，門脈から肝臓に戻る．

2）コレステロールの多いミセルは，濃縮されるとコレステロール結晶が析出しやすい．体内のコレステロールのうち，経口摂取由来は全体の 10〜20% 程度で，残りはアセチル CoA から体内で合成される．アセチル CoA が増加する状態〔過食，血中脂質（中性脂肪）の増加，糖尿病など〕で胆汁へのコレステロール排泄が増加し，濃縮されると胆石（コレステロール胆石）を生じやすくなる．肥満があると，コレステロール合成の律速段階である HMG-CoA 還元酵素活性が増加し，コレステロール排泄が増加する．本症例では肥満（BMI 30.2），糖尿病（HbA1c 8.5%），脂質異常症（高コレステロール，トリグリセリド血症）のために胆嚢胆汁中のコレステロール濃度上昇が生じて胆石が形成され，食後の胆嚢収縮により胆石が胆嚢頸部に移動し，詰まったと考えられる．

3）胆石が胆嚢頸部や胆管に詰まると胆嚢の膨張と痙攣性収縮が生じる．平滑筋の強い収縮により局所の虚血と間質液酸性化，K^+ の放出などが生じ，内臓の痛覚線維を介して痛みを感じる（内臓痛 ➡ 244 頁）．

57 乳糖不耐症—下痢
［第 13 編「消化と吸収」関連］

症例
23 歳，男性．牛乳を飲んで約 1 時間経過すると腹部膨満感や下痢をする症状が徐々に悪化．抗体検査では牛乳アレルギーはない．幼少期は牛乳摂取による下痢はなかった．空腹時に乳糖 20 g を内服し，60 分後の血糖値（グルコース濃度）は空腹時 90〜95 mg/dL となった（正常では空腹時より 20 mg/dL 以上の増加）．75 g 経口グルコース負荷試験では，血糖値は正常反応を示した．

設問
1）下痢の発症機序を原因から分類して説明しなさい．本症例はそのうち，どれにあたるか？
2）75 g 経口グルコース負荷試験が正常に反応し，乳糖負荷試験が低反応を示したのはなぜか？

◆解答と解説〔➡ 1）855，868 頁，2）858 頁〕⋯⋯⋯⋯⋯⋯

1）腸管内には 1 日約 2 L の水分が経口的に入り，消化液として 8〜10 L の水分が分泌される．これらは，Na や栄養素の吸収に伴う消化管腔と腸管上皮細胞との浸透圧差により，受動的に再吸収される．吸収と分泌のバランスが崩れると下痢が生じる．発症機序を以下に示す．
① 腸管内の浸透圧活性物質による水分吸収障害（浸透圧性下痢）：腸管から吸収されない物質により管腔内の浸透圧が低下せず，水分の吸収が生じないために起こる．本症例は吸収されなかった腸管内のラクトースにより生じた浸透圧性下痢である．
② 腸管からの水分や電解質の分泌亢進（分泌性下痢）：コレラトキシンや毒素性大腸菌の毒素などにより腸管粘膜細胞の G タンパク質の異常活性化を介し，cAMP の異常増加により腸液の過剰分泌を引き起こす．
③ 粘膜組織傷害での吸収障害と浸出液の増加（組織傷害性下痢）：腸管の炎症により水分吸収が障害される．炎症による血漿の浸出でも下痢を生じる（滲出性下痢）．
④ 濾過の増加：絨毛内毛細血管の静脈圧亢進による濾過亢進で生じる．
⑤ 腸管の運動性亢進：さまざまな原因により，腸運動が亢進し，下痢をきたす．

2）糖質は唾液中のアミラーゼ（プチアリン），膵液中のアミラーゼによる管内（中間）消化にてオリゴ糖や二糖類に分解される．そして微絨毛膜の膜（最終）消化酵素により単糖類となり吸収される．ラクトースは，ガラクトースとグルコースからなる二糖類である．グルコース負荷試験は正常反応でグルコース吸収に問題はない．一方，ラクトース摂取で血中値が上昇しないことから，ラクトースの分解（ラクターゼ）酵素活性に問題があることが示唆される．ラクターゼの活性は成長とともに低下することがある．吸収されなかったラクトースは，下痢の原因になる．また，腸内細菌により一部発酵し，メタン，水素，二酸化炭素などを生じ，腹部膨満の原因となる．

58 ダンピング症候群
[第13編「消化と吸収」関連]

症例
54歳，男性．人間ドックにて幽門部に胃癌が見つかり，幽門を含む幽門側の胃2/3を切除した．手術の術式は胃と十二指腸の吻合(Billroth I法:下図参照)で行った．
①手術後の経過は順調であったが，経口での食事開始後1週間経過した頃から食事直後にめまいや動悸，冷汗，悪心などを生じるようになった．
②上記の症状は1回の食事量を減らしたことにより軽快した．しかし，手術から2か月ほど経過した頃から，食後3時間程度経過すると冷汗，動悸，めまいなどを生じるようになった．発作時に血糖値を測定したところ52 mg/dLであった．なお，HbA1cは4.8%で正常範囲だった．

設問
1) 食後に①のような症状が生じた理由を説明しなさい．
2) 食後に②のような症状が生じた理由を説明しなさい．

◆解答と解説(→830頁)

1) 食物は胃で一時的に貯蔵され，胃液と混合し攪拌され，糜粥となって少しずつ十二指腸に流入する．食物の胃からの排出は幽門洞の蠕動運動と幽門括約筋の筋緊張により調節されている．切除による胃容積の減少，および幽門括約筋の喪失により，高張な食物が急激に腸内に流入すると上記のような症状が生じ，早期ダンピング症候群とよばれる．原因は以下のようである．

①高張な食物により水分が腸管内に移動し，循環血液量の低下による脳血流低下から悪心やめまいを生じる．
②循環血液量減少で圧受容体が刺激され，末梢血管拡張，低血圧，頻脈が出現する．
③腸管が急激に拡張するため，小腸粘膜からセロトニン，ヒスタミン，VIPなど血管作動性物質や消化管ホルモンが分泌され，血液動態に影響する．
④後期ダンピング症候群と同様の低血糖も生じ(後述)，症状をさらに悪化させる．

早期ダンピング症候群の症状は，食事を少量ずつ数回に分けて摂取することにより軽快する．

2) 一方，腸管の吸収能力が回復してくると，食後2～3時間後に上述のような症状を示すことがあり，これを後期(または晩期)ダンピング症候とよぶ．原因は，多量の食物の流入により，一過性の高血糖をきたし，これに反応してインスリンが過剰に分泌され，低血糖症状が生じることである．後期ダンピングを防ぐには，ゆっくりと食事をしたり，分割食をとって血糖値の過度の変化を防ぐ，などの対策がとられる．

【補足】胃切除術と消化管再建方法

胃癌は胃の中下部に発生することが多く，幽門側の胃2/3以上が切除されることが多い．胃の再建方法には，下図に示すものがある．食物の通過が生理的なBillroth I法が多く用いられるが，吻合部が食物で拡張され緊張も高いので縫合不全が起こりやすいため，吻合口を広くとることのできるBillroth II法も用いられてきた．しかし，これらの方法では腸管に急速に食物が流入し，ダンピング症候群を生じることが少なくない．また，Billroth II法では胆汁や膵液の逆流も起こりやすい．近年は食物と膵液が空腸で混合するため逆流の少ないRoux-en Y法や，空腸に代用胃の機能をもたせた空腸嚢間置法などが好まれるようになっている．

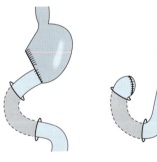
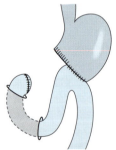
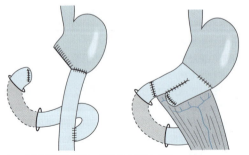

図　幽門側胃切除後の消化管再建の方法

59 肥満症
[第14編「環境と生体」関連]

身体に蓄えられるエネルギー（貯蔵エネルギー）は，食物により摂取したエネルギーと，生命活動に伴って消費されるエネルギーとの差であり，主に脂質（脂肪）として保持される．肥満とは，貯蔵エネルギーが著増し身体に過剰に脂質が蓄積した状態である．肥満に伴い，さまざまな障害（合併症）が存在し，医学的な管理が必要な場合を肥満症という．

設問
1) 生命活動に伴うエネルギー消費量は，大きく基礎代謝量(BMR)，食物の特異動的作用による熱産生量と運動（外的仕事＋運動時熱産生量）によるエネルギー消費量の3つに分けられる．前二者について，それぞれ簡潔に説明しなさい．
2) 呼吸交換比（呼吸商）を説明し，エネルギー代謝の測定の原理を述べなさい．
3) エネルギー代謝率(RMR)とは何か説明しなさい．

◆解答と解説（→872頁）

1) 基礎代謝量(BMR)とは生体が正常に生命活動を維持するために最低限必要な覚醒時の代謝量をいう．BMRは安静仰臥位，中性温度域下，食後12時間以上経った後，2時間以上前から運動をしていない条件下で測定する．

特異動的作用とは食物の摂取後1時間から数時間にわたり不可避的に代謝が亢進することをいう．摂取した糖質，脂質，タンパク質の化学エネルギーのうち，それぞれ約6%，4%，30%が単に熱として失われ，生体で利用できない．近年は過食時に過剰エネルギーを消費する食事性熱産生(DIT)と混同される．

2) 呼吸交換比（呼吸商）は単位時間当たりに産生された二酸化炭素(CO_2)の量(V_{CO_2})と利用された酸素(O_2)の量(V_{O_2})の比(V_{CO_2}/V_{O_2})である．通常，生命活動に必要なエネルギー基質は糖質と脂質であり，それらは酸化されてCO_2と水になる．生体内で糖質のみが消費されると呼吸交換比は1.00となり，標準的な脂質のみが消費されると0.70となる．したがって呼吸交換比から，生体で利用された糖質と脂質の割合が計算される．簡潔には，呼吸交換比が0.70に近いほど脂質の代謝（利用）が亢進する．さらに，糖質と脂質の酸化により発生する熱量（既知）からエネルギー代謝が計算される．

3) エネルギー代謝率(RMR)は身体活動による代謝量の増加が基礎代謝量の何倍であるかを表しており，運動や身体活動の強度を示す指標とされる（1.0未満は軽度）．例えば，入浴0.7，歩行(50 m/分)1.6，マラソン14.3，バスケットボール12.0などである．

60 高体温症
[第14編「環境と生体」関連]

高体温という語句は広い意味（広義）と，狭い意味（狭義）で使用される．広義の高体温は，発症の原因にかかわらず，深部体温が生理的な変動範囲よりも上昇している状態である．狭義の高体温は，発熱あるいは発熱と類似した原因で深部体温が上昇した場合を除いた場合である．一般的に高体温は狭義の高体温をさし，うつ熱ともよばれる．高体温症という語句は医学的にほとんど用いられないが，ほかの病態と同様に定義すると「高体温に伴い，さまざまな障害（合併症）が存在し，医学的管理が必要とする状態」をさす．

設問
狭義の高体温と発熱の根本的違いと，それぞれの発症メカニズムおよび対処方法を説明しなさい．また，熱中症と高体温との関連について説明しなさい．

◆解答と解説（→885，897頁）

深部体温は前視床下部にある体温調節中枢により，体内での熱産生量と体外への熱放散量のバランスを保つことで，生理的な範囲内に調節されている．高体温は体熱バランスが崩れ，体内に熱が蓄積されて体温が上昇した状態をいう．簡潔には体温が上昇してしまった状態といえる（調節の限界を超えた体温の上昇）．発熱は深部体温を高いレベルに調節している状態である（調節された体温の上昇）．概念的には，エアコンの設定温度を20℃から28℃に上げるように，体温の設定値を37℃から39℃に上げた状態である．

高体温は体温調節能力を超えた過剰な外部からの暑熱負荷（サウナ浴など），熱放散機能の障害（無汗症など），熱産生の異常な亢進（褐色細胞腫など），体温調節中枢の機能障害（腫瘍など）などで起こる．対処方法は原因の除去と，物理的な体の冷却である．また，高体温には解熱剤は無効である．

発熱は細菌由来の内毒素などの外因性発熱物質が体内に侵入し，内因性発熱物質が誘導され，最終メディエーターであるプロスタグランジンE_2(PGE_2)が体温調節中枢に作用して発現する．一般的な対処方法は原因の除去とPGE_2の合成に重要なシクロオキシゲナーゼ2の阻害剤（解熱剤）の投与である．単に体を物理的に冷却しても，すぐに深部体温は以前の高いレベルに調節される．

熱中症は暑熱環境下で運動時や労働時（酷暑時には安静時にも）に生じる障害の総称で，高体温のみを症候としない．熱中症の一型である熱失神は，末梢血管（皮膚血管）の強い拡張などで血圧が低下し，脳虚血となる状態で，明確な高体温が伴うとは限らない．

61 非24時間睡眠覚醒症候群
[第14編「環境と生体」関連]

20歳，男性．夜，なかなか眠れず，一度眠ると起きられないことを主訴に受診した．高校生の頃から就寝時間が遅かった．朝は寝坊することが多く遅刻も目立った．大学に入学し，夜間寝付けないことがさらに多くなり，一度眠ると起きられないため，試験の際は徹夜をして受験することもあった．時には快適に眠れて覚醒できることもあったが，不眠と覚醒困難が続いていた．外来受診時から現在までの睡眠覚醒リズムを示す．

設問
1）この男性の生物時計はどのような状態か．
2）時に快適に眠れるとのことだが，なぜか．
3）睡眠時に測定した睡眠脳波はどのような状態であると予想されるか．

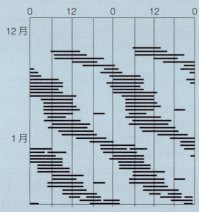

〔本間裕士，他：非24時間睡眠覚醒症候群の1症例─生体リズムと治療効果に関する検討．臨床精神医学 25：485-492, 1996 より〕

◆解答と解説（→904頁）

1）24時間周期で変化する外部環境サイクルに，自身の生物時計が同調できない状態．通常，ヒトの生物時計の内在性周期は24時間周期よりも長く，24～25時間の間の周期を示すことが多い．したがって，地球の自転に伴う24時間周期の外部環境サイクルと内在性の生物時計のサイクルとの間にずれが生じる．しかし，生物時計には外部環境への同調機構があるため，通常は，24時間周期の環境サイクルに同調した概日リズムを示し，睡眠・覚醒リズムも社会活動のサイクルに同調させることができる．しかし，非24時間睡眠・覚醒リズム障害においては，生物時計が外部環境サイクルに同調できず，社会的時間と生物時計との間のずれが解消できない概日リズム不適合状態を生じる．この場合，不眠や日中の過度の眠気などの症状として現れる．

2）自身の生物時計のリズムが社会生活を規定する外部環境サイクルと一致し，生物時計との不適合状態が一時的に解消されるため．非24時間睡眠・覚醒リズム障害患者では，生物時計が一般的に24時間より長周期でフリーランしており，地球の自転周期である24時間周期で規定されている社会活動のサイクルとの間に不適合状態が生じている．しかし，定期的に生物時計と社会活動サイクルの位相が一致する時期があり，この時，一時的に睡眠覚醒リズム異常が解消され，症状が軽減されると考えられる．

3）睡眠時の脳波については，概日リズム不適合状態の時期であるかどうかによって変わってくると考えられる．非24時間睡眠・覚醒リズム障害患者における特徴的な異常脳波波形については統一的な見解はないと考えられる．

62 オーバートレーニング症候群
[第14編「環境と生体」関連]

16歳, 女性. 無月経(後発性無月経)を主訴に受診した. 陸上短距離でインターハイを目指している. たいへん真面目で, 黙っているとコーチが指示したプログラム以上にトレーニングをしてしまい, 疲労感が強い. また, 以前は楽しかったハードトレーニングがいまはつらいと発言している. しかし, トレーニングをやめようとしない. また,「体重が増えるとパフォーマンスが悪くなる」と, 食事を制限してしまう傾向もある. 現在身長 160 cm, 体重 46 kg. タイムはほぼ横ばいからむしろ低下している. 月経は6か月前から停止しているが, 本人は「生理を気にしなくてよいので試合にはちょうどよい」とむしろ肯定的にとらえている.

設問
この女性について, 1)短期的に生じる可能性が高い身体所見, および 2)長期的に見て生じる可能性が高い身体所見について説明しなさい.

◆解答と解説(→916頁)

この16歳の女性は, 後発性無月経, 過度なトレーニング, 食事制限といった特徴を持ち,「女性アスリートの三主徴(female athlete triad)」に該当するか, または陥るリスクが高いと考えられる. 短期的および長期的にさまざまな影響が生じると考えられる.

1) すでに強い疲労感を訴え, タイムの低下もみられることから,「非機能的オーバーリーチング」の段階にあると考えられる. この状態が続くと「オーバートレーニング症候群」へ進行し, 競技成績のみならず健康に悪影響を及ぼす. 低エネルギー状態による筋力低下, 貧血, 動悸, 息切れ, さらにホルモンバランスの乱れによる低血圧や冷えなどの症状が現れる可能性がある. 加えて, 身長 160 cm・体重 46 kg という数値からも, 体脂肪率の低下や栄養不足の懸念があり, これが無月経の一因と考えられる.

2) 無月経が続くことで, エストロゲン分泌の低下が起こり, 骨密度が減少する. この年齢は本来, 骨量を蓄積する重要な時期であり, 現在の状態が続くと, 骨粗鬆症や疲労骨折のリスクが高まる. また, ホルモン異常が慢性化すると, 不妊症のリスクが増加する可能性がある. エストロゲン低下は動脈硬化を促進し, 心血管疾患のリスクも上昇させる. さらに, 食事制限の影響で摂食障害や精神的ストレスを引き起こす可能性もある.

この女性は無月経を肯定的にとらえ, 過度なトレーニングを続ける傾向があるため, 健康管理やメンタルヘルスへの理解を深めることが重要である. アスリート自身が心身の状態を適切に把握し, 適切な休養や栄養管理を行えるようリテラシー教育を強化し, 指導者がサポートする体制を整える必要がある.

63 低血糖症
[第15編「内分泌」関連]

80歳，男性．早朝に手の震えや動悸で覚醒することが多くなったため，かかりつけの糖尿病内科医を予定より早めに受診した．2型糖尿病にて65歳からインスリンの自己注射を行っている．20～60歳まで毎日2～3合の日本酒を飲酒しており，肝機能障害も指摘されている．埋め込み型の血糖測定装置を装着し，24時間の血糖値を測定したところ，食後血糖値が200 mg/dL近くまで上昇する一方，午前5時頃の血糖値が50～60 mg/dLまで低下していることが明らかになった．

設問
1) 空腹時の血糖値調節機構について説明しなさい．
2) 肝機能障害が合併した高齢者糖尿病患者に低血糖症状が生じやすい理由について説明しなさい．

◆解答と解説（→976頁）

1) 血糖値が低下すると，膵α細胞からグルカゴンが分泌される．グルカゴンは肝臓においてG_s型Gタンパク質共役受容体を介しホスホリラーゼ活性化を生じ，グリコーゲンをグルコース6リン酸(G6P)に分解する．G6Pはさらにグルコースとなり，血中へ放出される．なお，骨格筋にもグリコーゲンが存在するが，グルカゴンにより分解されグルコースとなって血中に放出されるのは肝臓のグリコーゲンのみである．

一方，低血糖は視床下部のグルコースセンサーでも感知され，交感神経の興奮を介して副腎髄質からアドレナリンを分泌させる．アドレナリンもまた，G_s型Gタンパク質共役受容体であるアドレナリンβ_2受容体を介し，グルカゴンと同様にホスホリラーゼを活性化してグリコーゲンを分解し，グルコースを血中に放出させる．なお，交感神経の興奮によりグルカゴンの分泌も増加することが知られている．

低血糖の際に素早く反応するのはこの2つの経路であるが，それ以外にも成長ホルモンも肝臓からのグルコース放出を促進させ，組織によっては糖取込みを減少させて血糖値を上昇させる．また，グルココルチコイドは肝臓での糖新生を増加させ血糖値を上昇させる．

2) 経口摂取したグルコースの大部分は肝臓や筋肉に蓄えられる．循環血中のグルコースが約15 gなのに対し，肝臓のグリコーゲンは100 g（骨格筋には300～400 g）と多くが貯蔵されている．骨格筋にはグルコース6ホスファターゼが発現しないためグリコーゲンが分解されても血中にグルコースを放出することはできない．したがって，肝臓に貯蔵されたグリコーゲンの分解や糖新生により合成されたグルコースが肝臓から放出されることになる．しかし，高齢による肝機能の低下やその他の原因による肝機能障害によって，肝臓への糖の取込みとグリコーゲン合成能力の低下が生じる．食後，通常は摂取したグルコースの60～80%が肝臓に取り込まれるが，肝機能障害によりグルコースの取込みが低下することにより，食後血糖が急激に上昇するとともにグリコーゲン合成は低下し，糖の備蓄が低下する．そのため，空腹時に十分なグルコースが肝臓から放出されず，低血糖になることがある．

64 先端巨大症
[第15編「内分泌」関連]

32歳，男性．口渇と頻尿，および顔貌の変化を主訴に来院した．3年前位から徐々に下顎が突き出し，頬骨が張ってきたことに気づいていた．また，最近靴のサイズが大きくなり，以前履いていた靴が履けなくなった．指も太くなり，趣味のピアノの鍵盤を1つずつ弾くことができなくなった．1か月前から強い口渇を覚えるようになり，トイレにも頻繁に行くようになった．脳MRI検査ではトルコ鞍内に約1cm径の腫瘍があることが確認された．血液生化学的所見では空腹時血糖250 mg/dL（基準値70〜110），空腹時成長ホルモン90 ng/mL（基準値2〜6），IGF-I基準値より増加，TSHおよび遊離T_4は基準値の範囲内だった．

設問
1) 顔貌や手足の変化が生じた理由について説明しなさい．原因となっているホルモンが思春期前に分泌されたとしたら，本症例とは異なる表現型になる可能性があるが，なぜか．
2) 口渇や多尿を生じた理由について説明しなさい．

◆解答と解説（→961頁）

1) 成長ホルモン（GH）は直接作用，およびGHにより分泌が促進するインスリン様成長因子（IGF-I）を介して，骨の分化・成長や骨リモデリングを調節する．GHは肝細胞に作用してIGF-Iの血中への分泌を促進するとともに，軟骨細胞や骨芽細胞においてもIGF-Iの合成や分泌を刺激する．したがってIGF-Iは，内分泌・傍分泌・自己分泌経路で骨・軟骨の成長発達を促進することになる．成長発達期にはGHやIGF-Iは骨端板において骨端軟骨細胞の増殖を促進するとともに，骨芽細胞にも作用し，細胞の分化を促進する．これらの作用によりGHやIGF-Iは骨成長を介した身体成長を促進する．成長期が終わり，骨端板が閉じてもこれらのホルモンは骨芽細胞に作用し，骨分化を促進する．縦軸方向の骨成長はすでに終了しているため，過剰に分泌されると，指骨や踵骨，顎骨などの骨末端が過剰に肥厚し，顔貌や手指形態の変化が生じる．また，GHやIGF-Iは軟部組織（筋肉，脂肪，皮膚など）の増殖も促進する．特に舌や足底部軟部組織 heel pad の肥厚が特徴的である．

本症例では，下垂体腫瘍からのGH分泌亢進は20歳代後半から生じていると予測される．したがって骨端板はすでに閉鎖しており，末梢の骨や軟部組織の肥大・肥厚を特徴とする先端巨大症となったと考えられる．一方，GH分泌亢進が成長期以前に生じたなら，軟骨細胞の増殖が促進され，骨成長の促進による高身長（下垂体性巨人症）が生じることが予想される．

2) GHは直接作用として，肝臓における糖新生の促進とグルコース酸化（解糖）の抑制を行う．また，組織への糖の取込みを抑制する．さらにIRS-1，PI3Kなどインスリンシグナルに重要な分子の量を低下させ，インスリンの作用に拮抗する（抗インスリン作用）．これらの作用を通じて血糖値を上昇させる作用がある．しかし，生理的状態ではGH分泌は食後は抑制されているため，抗インスリン作用は生じず，高血糖は誘導しない．一方，空腹時にはGH分泌が促進し，上記の作用により低血糖を予防する効果がある．

病的にGH分泌が過剰になった場合は，摂食後であってもGHによる糖新生や抗インスリン作用が亢進し，高血糖を生じることになる．高血糖により，糸球体から濾過されるグルコースの量が多くなり，尿細管における再吸収閾値を上回ると尿糖が出現する．その結果，尿細管内が高張となり，水分再吸収が低下し，尿量が増加する（浸透圧利尿→1023頁）．水分排泄の増加により，体液量が低下するとともに，高血糖による体液浸透圧濃度の増加と相まって圧受容器や浸透圧受容器が刺激され口渇を生じる．

65 中心性肥満（Cushing 症候群）

［第 15 編「内分泌」関連］

24 歳，女性．歩行時の疲労感が強くなったことを主訴に来院した．最近 2 年間で体重が約 10 kg 増加したが手足は以前より細くなり，腹部や顔，肩などが太ったとのことであった．1 か月前から，重いものを運ぶことが難しくなり，2 週間前からは歩行時にすぐに足が疲れてしまい，速歩が困難となった．血液生化学所見にて空腹時（8：00）コルチゾール 26.8 µg/dL（午前 10 時以前基準値 3.7〜19.4），アルドステロン 45.8 pg/mL（基準値 4.0〜82.1），DHEA-S（デヒドロエピアンドロステロン硫酸塩）*110 µg/dL（基準値 92〜399），ACTH 2.0 pg/mL（基準値 7.2〜63.3）だった．腹部 CT では右副腎に約 4 cm 径の腫瘍を認めた．コルチゾールと ACTH の日内変動を調べたが，23：00 の血中濃度も 8：00 と同様だった．また，8 mg のデキサメタゾン経口投与後の ACTH も 2.0 pg/mL だった．

*DHEA-S：DHEA の代謝産物（硫酸抱合体）．半減期が DHEA の 15 倍あるため，副腎アンドロゲンの 99% は血中で DHEA-S として存在している．そのため副腎皮質機能検査では DHEA-S を測定する．

設問

1）体幹部の肥満が生じた理由を説明しなさい．
2）健康な女性の場合，コルチゾールや ACTH の 1 日の分泌はどのように変動するか．
3）健康な女性にデキサメタゾンを投与した場合，何がどう変わるか．それはなぜか．

◆解答と解説（→971 頁）

1）本症例ではグルココルチコイド過剰により体幹部の肥満（中心性肥満）や筋力低下が生じている．グルココルチコイドは糖質・脂質・タンパク質代謝などに関与し，多様な作用を有している．脂質代謝に関しては主な標的臓器は脂肪細胞と肝臓になる．生理的条件下では，脂肪細胞では，グルココルチコイドは脂肪分解作用を示す（異化作用）．そして脂肪細胞から遊離された脂肪酸やグリセロールは肝臓において脂肪合成や糖新生に利用される．生理的状態では，これらは主に空腹時に生じ血糖値の維持にも関与する．

一方，慢性的なグルココルチコイド過剰状態になると，末梢の脂肪組織の脂肪分解が継続的に亢進するとともに，肝臓のみならず内臓脂肪や体幹の脂肪細胞でも脂肪の合成が生じる（同化作用）．その結果として四肢の脂肪組織が減少し，中心性肥満が生じる．糖新生も継続し，血糖値も上昇する．また，骨格筋細胞ではグルココルチコイドはユビキチン-プロテオソーム系やオートファジー系の活性化を介してタンパク質分解に関与する．生理的条件下では老朽化したタンパク質の分解に関与するが，グルココルチコイド過剰状態では必要以上にタンパク質の分解が進み，筋が萎縮する．特に四肢の近位の速筋（Ⅱ型）筋線維に著明となる．四肢の脂肪減少と骨格筋の萎縮が併発して体幹の肥満がさらに顕著となる．

2）コルチゾールや ACTH の分泌は明確な日内変動を示す．通常は早朝に最大となり，徐々に低下し，夕方から深夜にかけて最低となる．また，60〜90 分間隔の拍動性分泌も示す．

3）デキサメタゾンは合成ステロイドで，グルココルチコイド作用はコルチゾールの約 30 倍である．半減期もコルチゾールが 8〜12 時間なのに対し，36〜54 時間と長時間作用する．臨床的には経口薬や注射薬は膠原病やアレルギー疾患に用いられ，低用量で外用薬として皮膚疾患に用いられるなど広い用途で用いられる．また，視床下部-下垂体系への抑制作用が強いため，下垂体の ACTH 分泌が抑制されるか調べるために用いられる（デキサメタゾン抑制試験）．生理的状態ならば，デキサメタゾン投与により ACTH 分泌は抑制される．一方，下垂体 ACTH 分泌腫瘍が原因の Cushing 症候群（Cushing 病）では腫瘍からの分泌は抑制されない．本症例ではデキサメタゾンの投与により ACTH 分泌低下は生じなかったことから，過剰なグルココルチコイドが副腎腫瘍から分泌され，ACTH 分泌が既に完全に抑制された状態であることを示している．

66 原発性無月経（Kallmann 症候群）
[第 15 編「内分泌」関連]

症例
18歳，女性．月経がまだ発来していない（原発性無月経）ことを主訴として来院した．来院時の身体所見，身長 157 cm，体重 41.5 kg．恥毛はほとんど認めず，乳房もわずかに隆起を認める程度．皮下脂肪の沈着も不良だった．また，生まれつき嗅覚に異常があった．血液生化学的所見にて LH 1.2 mU/mL（基準値 1.5〜15），FSH 2.0 mU/mL（基準値 3〜10）．

設問
1) この患者は Kallmann 症候群と診断された．この患者で無月経を生じている理由を説明しなさい．
2) Kallmann 症候群の患者は最終的には高身長になることが多い．それはなぜか．
3) 本疾患以外に原発性無月経を生じる病態について，代表的なものを列挙し簡単に説明しなさい．

◆解答と解説（→ 980 頁）

1) GnRH 分泌不全による性腺機能低下症のため．GnRH ニューロンの欠損により，GnRH 分泌がみられず，下垂体前葉におけるゴナドトロピンの分泌も低下している．したがって，LH サージも生じないため無月経となる．Kallmann 症候群は，GnRH ニューロンの欠損が原因であるため，外性器の発育などの第二次性徴もみられない．
2) 身長を左右する長骨の長軸方向への伸長は，骨端軟骨における軟骨細胞の増殖と軟骨基質の石灰化（軟骨内骨化）に伴って生じる．Kallmann 症候群の場合，第二次性徴が遅れるため，骨端軟骨における軟骨細胞の増殖に寄与する性ホルモンが低値となり，長骨の骨端閉鎖も遅延する．そのため最終的には高身長となることが多い．
3) 原発性無月経にはその原因によって，以下のようなものが挙げられる．
①視床下部・下垂体の障害（低ゴナドトロピン性）：視床下部障害（Kallmann 症候群など），視床下部腫瘍（頭蓋咽頭腫など），下垂体腺腫（prolactinoma など），体重減少（極度の減量，神経性食思不振症など）
②卵巣の障害（高ゴナドトロピン性）：Turner 症候群（45,X に代表される X 染色体短腕が 1 組しかない染色体異常），XY 性腺形成不全症，XX 性腺形成不全症など，小児がん治療のための放射線治療後および化学療法後
③ミュラー管分化異常（正ゴナドトロピン性）：Mayer-Rokitansky-Küster-Hauser 症候群，腟閉鎖

67 甲状腺機能低下症（橋本病）
[第 15 編「内分泌」関連]

症例
48 歳，女性．食欲は低下傾向にもかかわらず，最近 3 か月間で体重が 5 kg 増加した．周囲が暑いと感じていても本人は冷感を覚え，また全身の倦怠感も生じた．下肢や眼瞼がむくみ，便秘も強くなったため外来を受診した．受診時，身長 153 cm，体重 65 kg．直腸温 35.1℃，血圧 90/75 mmHg，脈拍 52/分．前頸部気管の左右に対称性に拇指大の固いしこりを触れる．ホルモン検査にて血清遊離 T_4 0.2 ng/dL（基準値 0.9〜1.6），血清遊離 T_3 1.1 pg/mL（基準値 2.4〜4.0），血清 TSH 10.2 μU/mL（基準値 0.38〜4.3），抗サイログロブリン抗体 24 U/mL（基準値 0.3 以下），抗甲状腺ペルオキシダーゼ抗体 65 U/mL（基準値 0.3 以下）．

設問
1) 本症例の症状はどのような機構で生じているか？
2) 甲状腺ホルモン測定の際，総 T_4 や T_3 ではなく，遊離 T_4 および T_3 を用いたのはなぜか？
3) 血清 TSH はなぜ増加したか，また TSH 増加により生じた病態はどれか？

◆解答と解説（→ 998 頁）

1) 本症例は自己免疫性の慢性甲状腺炎（橋本病）である．代表的な自己免疫性甲状腺疾患には，甲状腺刺激性の TSH 受容体抗体（TRAb）による甲状腺機能亢進症（Basedow 病，Graves 病）と，本症例のようにサイログロブリンや甲状腺ペルオキシダーゼ抗体が陽性となる甲状腺機能低下症（橋本病）がある．甲状腺ホルモンは，ほとんどの細胞において産熱や代謝回転を促進する．したがって，分泌低下により代謝回転が低下し，低体温，自律神経機能低下（徐脈，便秘）が生じ，また，皮下組織にムコ多糖類が蓄積し粘液水腫となる（浮腫とは異なり，指圧痕が残らない）．
2) 甲状腺ホルモンは，血中では甲状腺ホルモン結合タンパク質と結合している．遊離型のホルモンは T_4 の 0.02%，T_3 の 0.3% であるが，血中から間質を経て細胞に移行するのは遊離型のみで，遊離ホルモン濃度が甲状腺ホルモンの生理活性を決定する．そのため，臨床現場では遊離ホルモン濃度測定が一般的となっている．
3) TSH の合成・分泌は甲状腺ホルモンにより負のフィードバックを受ける．本症例では甲状腺機能低下により TSH の分泌が促進している．TSH は甲状腺ホルモンの合成・分泌を促進するとともに，甲状腺濾胞上皮細胞の増殖を促進する．甲状腺が抗体により破壊される一方で TSH による増殖も促進しており，それが頸部のしこり（甲状腺腫）として触知された．

68 骨粗鬆症

［第 15 編「内分泌」関連］

症例

80 歳，女性．数年前から徐々に悪化してきた腰痛および背部痛を主訴に来院した．最近脊椎が変形し，背筋が伸びないことを自覚している．身長も 20 歳代よりも 15 cm 低くなった．閉経は 55 歳だった．心音，呼吸音に異常を認めず，腹部，四肢にも異常所見はない．深部腱反射の亢進も認めない．第 2〜4 腰椎の骨密度は 20 歳代健常女性の 63%（基準 80% 以上）である．

設問

1）骨密度低下をもたらした原因として，最も考えられるのはどのようなことか，説明しなさい．

2）この疾患は閉経後の女性に多いが，その理由について説明しなさい．

3）この疾患と，くる病や骨軟化症との違いについて簡単に述べなさい．

◆解答と解説（→982，1002，1010 頁）

1）本症例は加齢に伴う骨粗鬆症である．骨が適当な強度を維持するためには骨吸収と骨形成を繰り返し，活発に再構築（リモデリング）が行われることが必要である．破骨細胞による骨吸収と骨芽細胞による骨形成は共役的に行われ，平衡関係が保たれている．しかし，加齢とともにこのバランスが崩れ，骨吸収が骨形成を上回るようになり，骨量が低下する．さらに運動低下による骨へのストレスの低下，カルシウム摂取低下，ビタミン D の活性化の低下なども骨粗鬆症の原因となる．

2）骨吸収と骨形成の平衡維持にはエストロゲンが重要である．エストロゲンは破骨細胞や骨芽細胞に直接作用して機能を調節するばかりではなく，リンパ球などの白血球や骨髄由来の細胞にも作用し，骨局所でのインターロイキン（IL）-1 や腫瘍壊死因子 tumor necrosis factor（TNF）など骨吸収を促進するサイトカインの産生を抑制する．閉経によりこれらのエストロゲン作用が消失し，骨粗鬆症が生じやすくなる．

3）くる病や骨軟化症はビタミン D 作用の低下に基づく骨の石灰化障害により生じる．骨端線の閉鎖以前に発症するとくる病とよばれ，閉鎖後に発症すると骨軟化症とよばれる．骨粗鬆症では骨量全体が減少するのに対し，これらは骨石灰化の障害で，骨基質量は保たれるがカルシウム沈着が低下する．

69 代謝性アシドーシス（糖尿病性ケトアシドーシス）
［第15編「内分泌」関連］

23歳，男性．医学生．朝7:30に大学のロッカー室で意識不明になっているところを友人に発見され，救急搬送された．12歳のときに1型糖尿病と診断され，1日3回の自己血糖測定と1日4回のインスリン自己注射を行っているが，実習が忙しくなり，食事や注射の間隔が不定期となった．今朝も寝坊したため，オレンジジュースだけを飲み，インスリン注射をせずに登校した．登校後，強い口渇を感じてさらにオレンジジュースを飲むとともにトイレが近くなったため，何度か排尿した後，動悸とめまいを覚え，意識がなくなったという．

救急部での身体所見と検査所見を示す．
身体所見：心拍数132/分，整，血圧88/42 mmHg，呼吸数28/分．
血液生化学所見：グルコース540 mg/dL，3-ヒドロキシ酪酸1,250 μmol/L（基準値75以下），Na^+ 135 mEq/L（基準値137～147），K^+ 5.7 mEq/L（基準値3.5～5.0），Cl^- 96 mEq/L（基準値98～108）
動脈血ガス所見：pH 7.02（基準値7.35～7.45），P_{O_2} 110 mmHg（基準値80～100），P_{CO_2} 20 mmHg（基準値35～45），HCO_3^- 8 mEq/L（基準値20～26）

設問
1) 酸-塩基平衡異常の現在の状態と原因を説明しなさい．代償反応は起こっているか．起こっているとすればその根拠は何か．
2) 口渇と多尿の原因を説明しなさい．
3) 高K^+血症が生じた理由を説明しなさい．
4) インスリンの打ち忘れが上記1)～3)とどのように関係しているのか，説明しなさい．

◆解答と解説（→1017頁）

1) 動脈血ガス所見から血液は基準値よりも酸性で，アシデミア（酸血症）の状態である．血中に有機酸（ケトン体）である3-ヒドロキシ酪酸も増加しており，代謝性アシドーシスをきたしている可能性が高い．一方，P_{CO_2}は基準値よりも低くなっている．重炭酸系の平衡式

$$CO_2 + H_2O \rightleftharpoons H_2CO_3 \rightleftharpoons H^+ + HCO_3^-$$

から考えるとP_{CO_2}は増加するはずである．したがって，呼吸性の代償が生じていると考えられる．

代謝性アシドーシスは高ケトン血症により生じている（ケトアシドーシスまたはケトーシス）．生理的状態でも少量のケトン体が合成され，脳をはじめとする多くの臓器でエネルギー源として用いられる．ケトン体はアセチルCoAから生成される．アセチルCoAはおもに脂肪酸の分解（β酸化）により生成される．インスリンは，脂肪細胞においてホルモン感受性リパーゼの活性を抑制して脂肪が分解されるのを抑えている．インスリン欠乏により脂肪の分解が進み，大量のアセチルCoAが生成されたと考えられる．アセチルCoAはオキサロ酢酸と反応してTCA回路に入りクエン酸となるが，多量になるとTCA回路では処理しきれなくなり，ケトン体が生成する．したがって，本症例ではインスリンの打ち忘れから脂肪の分解が進行し，多量のアセチルCoAが生成した結果，多量のケトン体（3-ヒドロキシ酪酸）が生成され，代謝性アシドーシス（糖尿病性ケトアシドーシス）をきたしたと考えられる．

2) 1型糖尿病ではインスリンの絶対的不足が生じ，高血糖となる．高血糖により，糸球体から濾過されるグルコースの量が多くなり，近位尿細管における再吸収閾値を上回ると尿糖が出現する．その結果，尿細管内が高張となり，水分再吸収が低下し，尿量が増加する（浸透圧利尿→1023頁）．水分排泄の増加により，体液量が低下するとともに，高血糖による体液浸透圧濃度の増加と相まって圧受容器や浸透圧受容器が刺激され口渇を生じた．

3) インスリンは糖代謝とは無関係にNa^+-H^+交換輸送体のリン酸化を促進してH^+を細胞外へ輸送し，Na^+を細胞内に取り込む．細胞内に増加したNa^+はNa^+-K^+ ATPaseにより排泄され，K^+が細胞内に取り込まれる．細胞内ではさまざまな代謝により継続的に過剰なH^+が作られており，このシステムにより細胞内pHは一定に保たれる．インスリンが低下するとNa^+-H^+交換輸送体の機能が低下し細胞内Na^+濃度が低下し，Na^+-K^+ ATPaseを介した輸送も低下する．そのためK^+が細胞内に取り込まれず高K^+血症が生じる．さらにNa^+-K^+ ATPaseのアイソフォームにも，インスリンにより機能が促進されるものがあり，インスリン欠乏によりK^+取込みが低下し，高K^+血症はさらに悪化する．一方，血漿中の過剰なK^+は腎臓から排泄されるため，インスリン欠乏状態では体内のK^+総量は低下する．そのため，インスリン補充によりK^+は速やかに細胞内に移動するが，低K^+血症が誘導されるため，ケトアシドーシスの回復期には血中K^+濃度の慎重なモニターが不可欠である．

1106 ● 付録

70 Turner 症候群
［第 16 編「生殖」関連］

症例
18 歳，女性．月経が発来しないことを主訴に来院．染色体検査で Turner 症候群と診断した．

設問
1）染色体検査はどのような結果であったか？
2）罹患するのはすべて女性である．その理由を述べなさい．
3）外形上の特徴を述べなさい．
4）患者の内生殖器や外生殖器はどのように分化するか，概説しなさい．

◆解答と解説（➡1030 頁）‥‥‥‥‥‥‥‥‥‥‥
1）正常の女性の場合，染色体は 46＋XX となるが，Turner 症候群では 45＋X となるのが基本的な病型である．
2）男性の性染色体は XY で Y 染色体をもつので生殖腺原器は精巣に分化する．Y 染色体をもたない Turner 症候群では，精巣分化に必要な *SRY* 遺伝子がないので生殖腺原基は卵巣へ分化し，したがってすべて女性となる．
3）原始卵胞は発生するが，ほとんどが閉鎖し不妊となる．したがって，エストロゲンの産生細胞がほとんどないので思春期が発来しない．性的発育不全，すなわち，乳房の発育不全に加えて，低身長，外反肘，翼状頸などが認められる．
4）（➡図 72-2〜4，1031〜1032 頁）
女性が罹患する遺伝子変異としてもっと多い Turner 症候群では，生殖腺は卵巣に分化する．通常の女性のように精巣が発生しないのでテストステロンが分泌されず，したがって，ウォルフ管は退化しミュラー管が発達し，内外生殖器はすべて女性型に分化する．エストロゲンの血中濃度が低いので，ゴナドトロピンは高くなる．通常，1 対ある X 遺伝子の片方が不活化されているが，一部の遺伝子がこれを免れ，発現している．その 1 つに *SHOX*（short stature homeobox-containing gene）遺伝子があり，正常な女性では母親および父親由来の両者が発現している．しかし Turner 症候群では 1 本の X 遺伝子からしか発現しないため，低身長となる．治療のためには成長ホルモンを投与する．

71 更年期障害
［第 16 編「生殖」関連］

症例
55 歳，女性．動悸，耳鳴り，発汗を訴え，更年期障害と診断された．

設問
1）更年期障害の性差について説明しなさい．
2）卵巣機能は年齢によりどのように変化するか，説明しなさい．
3）更年期により視床下部-下垂体-卵巣系にどのような変化が起こっているのか，説明しなさい．

◆解答と解説（➡1049 頁）‥‥‥‥‥‥‥‥‥‥‥
1）更年期障害と診断される患者は，女性が多い．男性の場合，テストステロンの血中濃度はゆっくりと減少するので更年期障害となる人は少ないと考えられている．女性の場合は，エストロゲンは閉経に伴い急激に減少し，また，その血中濃度が低値となるので，性腺ステロイドホルモンが減少することに起因する更年期障害は女性に多い，という性差が存在する．とはいえ，近年，男性でも，易疲労感や抑うつ状態，勃起不全を呈する更年期障害が認知されてきている（➡1040 頁）．
2）原始卵胞は，胎生期に分裂のピークを迎え，その後の数を減少し，出生してから思春期まで漸減し，成人期となる．更年期以降は原始卵胞は閉鎖し，閉経を迎える．生体にさまざまな作用をもっているエストロゲンの主たる産生源は卵巣で，原始卵胞より分化する．原始卵胞から卵胞，排卵，そして黄体化といった一連の変化は，思春期以降，閉経まで周期的に認められる．分泌されたエストロゲンは，例えば子宮内膜の周期的な変化をもたらす（➡図 74-1，1042 頁）．
3）卵胞の閉鎖に伴いエストロゲンが減少し，そのネガティブフィードバックが減弱するので，視床下部から GnRH の分泌，そして下垂体前葉から LH や FSH の分泌は上昇する．

更年期障害の主因は，性腺ステロイドホルモンの低下である．したがって，補充療法によりホルモンを補えば，症状を改善することができる．特にエストロゲンは，認知機能の改善，骨量の維持，抗動脈硬化作用，コレステロール低下作用などをもつといわれるので，その低下に起因する更年期障害の治療法として優れている．しかし一方で，乳癌などの細胞増殖作用がある．プロゲステロンの併用により防げるとされているが，近年行われた米国での大規模試験では前述の作用が期待されたほどではなかったことが報告された．

和文索引

① 単純五十音順によって配列した.
② 先頭の文字が数字, 欧文の用語は欧文索引に, 人名については人名索引に収めてある. 略称が欧文の用語などは欧文索引も活用されたい. 冠名用語に関してはカタカナ表記も和文索引に掲載した.
③「──」でつないだ用語はすぐ上の用語に続くものである. また「──,」のあとの語句は用語の補足のために付している.
④ **太字**のページ数は主要説明箇所を示す.

あ

アイザクス症候群　101
愛着　926
アイントーベンの三角形　631
アウエルバッハ神経叢　418, 807, 810, 1011
あえぎ呼吸　725
亜鉛の吸収機構　867
亜核　445
アクアポリン(AQP)　26, 505
アグーチ関連ペプチド(AgRP)　436, 880
悪性高熱症　99, 112, 897
アクチビン　983
アクチン　107
アクチン皮質　23
アクチンフィラメント(アクチン線維)　23, 179
アゴニスト　29
顎の運動　356
アジソン病　964, 971
アシデミア　520
アシドーシス　520, 1023
アショフの法則　902
アズール顆粒(一次顆粒)　548
アスコルビン酸　545
アストログリア　175
アストロサイト　157, 176, 993
アセタゾラミド　934
アセチルコリン(ACh)　147, 260, 414, 688, 835
アセチルコリン感受性 K^+ 電流　622
アセチルコリン作動性大型細胞　377
アセチルコリン受容体　134, **147**, 416
アセトアルデヒド　841
アダプタータンパク質　133
圧覚　216
圧受容器　12, 662
圧受容器反射　422, 662
圧ナトリウム利尿　506, 676
圧負荷　650
圧脈波　584
圧利尿　506, 676, 748
アディポカイン　956
アディポサイエンス　1023
アディポネクチン　1023
アテトーゼ　387
アデノシン　150, 477, 587, 688
アデノシン三リン酸(ATP)　913
アデノシン受容体　151
アトウォーター-ローザ-ベネディクト型直接熱量計　875
アドヘレンス結合　30
アドレナリン　873, 955

アドレナリン β_2 受容体　727
アドレナリン作動性ニューロン　149, 414
アナフィラキシー　32
アナフィラキシーショック　680
アナフィラトキシン　560
アナンダミド　152
アニオンギャップ(AG)　522
アニオン交換輸送体(AE1)　800
アノイキス　30
アブミ骨　247
アボガドロ数　695
アポクリン腺　891
アポトーシス, 卵胞閉鎖の　1046
アマクリン細胞　284, 286, 293
甘味　305, **306**
アミノ酸代謝　841
アミノ酸トランスポーター　755
アミノ酸の再吸収　779
アミノ酸の輸送　755, 779, 861
アミノ酸誘導体ホルモン　949
アミラーゼ　828
アミロイド β (Aβ)　188
アミロイドカスケード仮説　189
アミロース　858
アミロペクチン　858
アラーミン　820
アラキドン酸　31
アラン-ハーンドン-ダドリー症候群　993
アルカリ血症　520
アルカリホスファターゼ　1002
アルカレミア　520
アルカローシス　520
アルコール温度計　886
アルコール代謝　841
アルコール脱水素酵素　841
アルツハイマー病(AD)　188, 484
アルデヒド脱水素酵素　841
アルドステロン　510, 760, 775, 965, 966
アルファ波　469
アルブミン　529
アルブミン尿　782
アルポート症候群　744
アレニウスの理論　514
アロステリック効果　542, 715
アロディニア　244
アロマターゼ　1034
アンキリン　88
アンジオテンシノゲン　**670**, 968
アンジオテンシン I　**670**, 773, 968
アンジオテンシン II　**670**, 773, 968
アンジオテンシン変換酵素(ACE)　**670**, 706, 773

暗順応　290
暗所視　285
安静時代謝量(RMR)　878
安全率, 伝導の　65, 153
アンダーセン症候群　102
アンタゴニスト　29
アンチトロンビン　566
アンチポーター　27
暗点　295
アンドロゲン　442, 965, **982**, 1010
　──, 副生殖器の性分化　1033
アンドロゲン結合タンパク質(ABP)　986, 1033, 1037
アンドロゲン不応症　1033
アンドロステンジオン　966, 1038, 1042
アンフェタミン, 報酬系　490
アンモニアチャンネル(RhBG/RhCG)　802
アンモニウムイオンの排泄　518, 788

い

胃　830
　── の運動　808
胃液　832
イオン選択性フィルター　76
イオンチャネル　**71**, 48
イオンチャネル異常による疾患　96
イオンチャネル型 GABA 受容体　134
イオンチャネル型受容体　133, **134**, 142
　── の局在化　86
　── の構造機能連関　76
　── の発現制御機構　85
　── の分解　85
　── の膜への輸送　85
イオン雰囲気　95
イオンポンプ　813
異化　17, 872
胃潰瘍　837
胃角　830
異化作用　974
閾値　217
閾膜電位　51
いきみ　591
異型皮質　198
胃結腸反射　854
胃酸　836
維持, シナプス伝達　159
意識　478
胃十二指腸動脈　830
異種皮質　198
胃小窩　833
異常赤血球　540
異常ヘモグロビン血症　718

胃食道逆流症(GERD) 838
移植片対宿主病(GVHD) 532
胃腺 833
胃相 837, 847
位相固定 261
位相調節 903
位相反応 902
胃体 830
痛みのマトリクス 240
一次運動野(M1) 358, **363**, 393, 454
── の機能 363
── の破壊症状 368
一次感覚細胞 219
一次記憶 481
一次求心性線維 326
一次極体 1044
一次視覚野(V₁) 200, 295, 296
一次性能動輸送 754, 777
一次精母細胞 1038
一次体性感覚野(S1) 235, 360
一次中継核 194
一次痛 229
一次卵胞 1045
一次卵母細胞 1044
異痛症 244
一過性黒内障 285
一過的抑制 156
一酸化炭素(CO) 716
一酸化炭素中毒 737
一酸化窒素(NO)
32, 151, 673, **674**, 688, 716
一般感覚 223
胃底 830
胃底腺 833
遺伝子相同組換え 14
遺伝性感覚性自律神経性ニューロパチー
4型/5型 238
遺伝性球状赤血球症 537, 598
遺伝性難聴 101
遺伝性不整脈 98
イヌリン 746
胃粘膜防御機構 837
イノシトール三リン酸 35
胃プロトンポンプ 836
意味記憶 481, 926
イミノグリシン尿症 781
胃抑制ペプチド(GIP) 1012, 1014
胃リパーゼ 863
色の恒常性 303
陰窩 850
インクレチン 1012, 1014, 1021
インクレチン作用 882
飲作用 20, 607
陰唇陰嚢隆起 1033
飲水行動 433, 438
インスリノーマ 1023
インスリン 881, **1019**
── と摂食行動 438
インスリン産生腫瘍 1023
インスリン受容体 1020
インスリン受容体基質-1/2(IRS-1/2)
1020
インスリン抵抗性 1023

インスリン様成長因子Ⅰ(IGF-Ⅰ) 31
陰性変時作用 617, 644
陰性変伝導作用 617, 644
陰性変力作用 617, 644
── のある薬剤 645
インターノード 174
インターフェロン 31
インターフェロンγ(IFN-γ) 560
インターロイキン 31
── -1(IL-1) 419
── -2受容体 39
インテグリン 30, 1002
咽頭 828
インドールアミン 949
インピーダンス法 585
インヒビン 982, 987, 1037

う

ウアバイン 28
ウィーバーマウス 101
ウィスコンシンカード分類テスト 464
右胃動脈 830
ウィリスの動脈輪 683
ウィルソンの結合電極 629
ウインドケッセルモデル 583
ウェーバー–フェヒナーの法則 218
ウェーバーの法則 217
ウェーバー比 218
ウェルニッケ野 461, 468
ウォルフ–チャイコフ効果 991
ウォルフ–パーキンソン–ホワイト症候群
(WPW症候群) 619, 637
ウォルフ管 1032
右冠状動脈 687
受入れ弛緩 831
右軸偏位 633, 636
右心房負荷 636
内向き整流性K⁺チャネル 75, 81
宇宙環境 939
宇宙放射線 941
宇宙酔い 278, 939
うつ熱 897
うま味 305, **307**
ウラ検査 568
ウロビリノゲン 843
ウロビリン 844
運動 911
── 時の呼吸調節の仕組み 918
── での呼吸 732
── と呼吸 917
── と循環 919
── と循環調節 668
運動解離 396
運動学習 164
──, 小脳と 394
──, 大脳基底核 381
運動過多症 382, 385
運動感覚 216, 341
運動機能の加齢変化 927
運動強度 920
運動減少症 382
運動再現説 364
運動準備電位(BP) 470

運動障害 396
運動神経 171
運動神経線維 320
運動制御, 小脳による 393
運動性言語野 468
運動性失語 468
運動前野(PM) 358, **372**, 394
運動単位 320
運動ニューロン(運動神経細胞)
320, 325, 723
運動ニューロンプール 320
運動野 358
── の線維連絡 359
運動野-大脳基底核-小脳系 483
運動ループ 376

え

エイコサノイド 31
鋭敏化 479
栄養, 妊娠時の 1056
栄養効果 1013
栄養膜細胞層 1051
腋窩温 886
液性調節 419
エキソサイトーシス 29, 130
エクリン腺 891
エコーロケーション, コウモリの 268
エスケープ現象 971
エストラジオール 443, 1043
エストロゲン 443, **982**, 1010, 1044
エストロゲン産生, 卵胞期の 1042
エドロホニウム 147
エネルギー消費量 879
エネルギー摂取量 879
エネルギー代謝 872
──, 筋力発揮のための 912
── の測定 875
エネルギー代謝率(RMR) 878
エネルギー平衡 872, 879
エピジェネティック 15
エピソード記憶 481, 926
エフェクターT細胞 556, 563
エフェクターリンパ球 563
鰓呼吸 693
えら引っ込め反射 155
エリスロポエチン(EPO) 538
エリスロポエチン受容体 39
遠位曲尿細管(DCT) 757, 791, 797
遠位尿細管 757, 799
円滑追跡眼球運動 355
塩基性アミノ酸 780
遠近調節 283
嚥下 **825**, 828
嚥下性無呼吸 829
嚥下中枢 425
嚥下反射 345, 425, 727
エンケファリン 415
遠視 284
炎症性サイトカイン 559
炎症反応 559, 563
遠心加速度負荷 938
遠心性神経線維 259
遠心性調節 222

和文索引（え〜か） ● **1109**

和文索引

遠心性肥大　651
延髄　171, 344
── の化学感受機序　728
── の呼吸ニューロン　723
延髄背側呼吸ニューロン群　425
延髄腹側呼吸ニューロン群　425
塩素移動　542
エンテロキナーゼ　846
エンテロクロマフィン様細胞　834
エンテロペプチダーゼ　861
遠点　283
エンドサイトーシス　20, 29, 133
エンドセリン（ET）　673, **674**
エンドソーム　20
円板，視細胞の　285
エンハンサー　15
塩味　305, **308**

お

横隔膜　693
黄色髄　538
黄体　1041, 1047
── の形成と退化　1047
黄体期　1041
黄体形成ホルモン（LH）
　　　961, 978, 985, 990, 1037, 1042
黄体細胞　1043
黄疸　541, 844
嘔吐中枢（VC）　425, 832
黄斑回避　295
横紋筋　104
横紋と複屈折性　107
大型顆粒リンパ球（LGL）　560
大型有芯小胞　130
オータコイド　31
オーディオグラム　248
大通り毛細血管　592
オートクリン　7, 1006
オートファゴソーム　20
オートファジー　21
オートレセプター　128, 143
オーバーシュート　51
オーバートレーニング症候群　916
オーバーフロー性糖尿　778
オーバーリーチング　916
オープンジャンクション　607
オキシトシン　443, **960**, 1056, 1058
──，社会性行動と　961
オキシヘモグロビン　715
オクルーディン　24, 30
オスモル　499
遅いシナプス伝達　158
オッディ括約筋　842
オピオイド受容体　244
オプシン　36, 288
オプソニン化　550
オプソニン作用　560
オプティカルフロー　458
オペラント条件づけ　480, 481
オモテ検査　568
オリーブ蝸牛神経束　260, 267
── （遠心性神経束）の起始核　267
オリゴデンドロサイト　174

折りたたみナイフ現象　368
オルソネーサル経路　310
オレキシン　436, 880
オレキシン（産生）ニューロン　446, 476
音圧　247
温覚　216, 430
音響インピーダンス　248
音源定位　264
温受容器　894
温度　716
温度感覚　892
温度感受性ニューロン　894
温度計　886
温度係数（Q_{10}）　878
温度受容　893
温度受容器　227
温度適応　899
温ニューロン　894
温熱的中性域　892
音波　247
── の強度差　265
── の時間差　264

か

外因性リズム　901
外殻温　885
外顆粒細胞層　203
外眼筋　351
回帰性興奮　724
開口筋群　356
開口反射　345, 356
開口分泌　130
開口放出　812
外肛門括約筋　855
外呼吸　697
介在ニューロン　326
開散　351
外耳　247
概日リズム　901
──，LHサージ　984
──，体温　886
──，ホルモン分泌　953, 970
外耳道　247
外縦筋層　807
快情動（快感）　488
外錐体細胞層　203
外生殖器の性分化　1032
外節　285
外舌筋　826
回旋枝　687
階層的多振動体システム　908
外側核　390
外側溝　198
外側膝状体（LGN）　193, 285, **295**
外側上オリーブ核（LSO）　264
外側脊髄視床路　341
外側直筋　351
外側皮質脊髄路　361, 393
外側毛帯核（LL）　268
外側野と代謝調節　880
外側翼突筋　826
外側腕傍核　895
回腸　849, 850

外適応　694
外套　170, 198
解糖系　18, 913
外尿道括約筋　763
カイニン酸受容体　146
海馬　198
外背側被蓋核（LDT）　475
灰白質　198, 230
──，脊髄の　325
海馬体　483
── における学習・記憶の分子機構　484
海馬台　198, 484
海馬傍回　198
外部環境　1
外分泌　811, 946
──，肝・胆の　839
──，膵の　845
外分泌腺　946
── での水分泌　501
解剖学的死腔　703
解剖学的シャント　712
蓋膜　253
回盲弁　807
外有毛細胞　251, 255, 260
海洋無酸素イベント　693
解離定数　515
外リンパ液　250
開ループ法　663
カイロミクロン　840, 865
下咽頭　825
顔認識　462
顔パッチ　462
下オリーブ核　344, 391
下顎　402
化学エネルギー　872
化学シナプス　124, **126**
── の応答　134
化学シナプス伝達　7
化学受容器　228
化学受容器反射　667
──，血管の　422
化学受容器引金帯（CTZ）　832
化学浸透共役過程　777
化学伝達物質，自律神経系の　414
化学メディエーター，マクロファージの
　　　　　　　　　　　　　　559
下丘　268
蝸牛器官　250
蝸牛孔　250
蝸牛軸　250
蝸牛神経核　262
蝸牛神経節　260
蝸牛マイクロホン電位　257
核　14
── の左方移動　549
核黄疸　541
顎下腺　826
角加速度　271
核鎖線維　328
拡散　25, 592
──，細胞間隙を通る　792
──，毛細血管壁を通じた　602
拡散障害　736

学習　212, 479
核心温　885
覚醒　347
覚醒反応　350
角切痕　830
核袋線維　328
拡張期血圧　581
　──, 運動時の　919
拡張期雑音　648
拡張末期容積　646, 649
獲得免疫　817
　──, 消化管の　822
獲得免疫系　558, **560**
核内受容体　43
核内ホルモン受容体　995
角膜　280
隔膜　594
核膜孔　15
下行性疼痛制御系　235, **241**
籠細胞　203, 390, 391
可視光　280
下斜筋　351
加重　114, 139
下小脳脚　390
下垂体　959
　──, ホルモン　956
下垂体アデニル酸シクラーゼ活性化ポリペプチド(PACAP)　1015
下垂体機能不全性性腺機能不全症　980
下垂体後葉ホルモン　960
下垂体後葉ホルモン分泌細胞　959
下垂体性低身長症　962
下垂体前葉ホルモン　961
下垂体中葉　964
下垂体ホルモン　959
　── と代謝調節　884
下垂体門脈　959
下錐体隆起部　964
ガス交換　705
　──, 肺における　709
ガス交換機能異常　711
ガストリン　834, 835, 1012, 1013
ガストリンファミリー　1012
ガストリン放出ペプチド(GRP)　1013
ガスの基本法則　695
仮声帯　400
家族性高K性周期性四肢麻痺　98
家族性低K性周期性四肢麻痺　99
家族性低血糖症　103
家族性低マグネシウム血症(FHHNC)　797
家族性疼痛症候群　103
家族性片頭痛　99
加速度　938
可塑性, 視覚野シナプスの　301
可塑性, 聴覚野の　269
カタプレキシー　476
可聴音　247
下腸間膜静脈　814
下腸間膜動脈　814
下直筋　351
褐色細胞腫　873
褐色脂肪組織(BAT)　873, **874**, 888, 1057

活性型ビタミンD$_3$〔1,25(OH)$_2$D$_3$〕　758, 1001
活性酸素　20, 550, 936
活性帯　127
活性領域　127
滑走説　640
活動化熱　118
滑動性眼球運動　355
活動電位　8, 48, **50**, 173
　──, 骨格筋の　109
　──, 樹状突起の　69
　──, 心筋細胞の　619
　── の求心性伝導　222
　── の細胞外記録　67
　── の細胞間伝播　625
活動電流量　65
滑面小胞体　16
カテコールアミン　149, 949, 955
　──, 報酬系　490
カテコールアミン受容体　415
カテニン　30
下頭頂小葉　457
カドヘリン　24, 30
カハールの間質細胞(ICC)　121, 809, 832, 852, 854
下肺野　707
過敏性腸症候群(IBS)　855
カフェイン　477
カフェイン拘縮　115
下部食道括約部(LES)　829
下部側頭葉皮質　461
下部尿路機能　761
下部尿路機能障害　768
下部尿路の末梢神経支配　763
過分極　51
カベオラ　120
可変領域　561
鎌状赤血球　544
鎌状赤血球貧血症　598, 718
かゆみ　244
「カリウム」→「K」をみよ
顆粒球　548
　── の分化　532
顆粒細胞　263, 314, 390, 391
顆粒細胞層　390
顆粒皮質　203
顆粒膜黄体細胞　1043, 1047
顆粒膜細胞　1042
「カルシウム」→「Ca」もみよ
カルシウムウェーブ　122, 1051
カルシウムオシレーション　122
カルシウム感知受容体　1003
カルシウムクロック　622
カルシウム結合タンパク質　1007
カルシウムシグナリング　41
カルシウムスパーク　87
カルシウムセンサー　37
カルシウム代謝の内分泌制御　1000
カルシジオール　1007
カルシトニン　89, 1008
カルシトニン遺伝子関連ペプチド　1008
カルシニューリン　133, 164
カルセクエストリン　111

カルバミノ化合物　720
カルバミノヘモグロビン　716, 719
カルバミン酸　719
カルボキシヘモグロビン(CO-Hb)　716
カルマン症候群　980
カルモジュリン(CaM)　41, 91, 94
カルモジュリンキナーゼⅡ　131
加齢変化, 身体機能の　926
カロリー(cal)　872
渇き感　440
感音性難聴　254
感覚　216
　── の心理物理学　216
感覚記憶　481
感覚機能　216
　── の加齢変化　928
感覚受容器　216, 219
　──, 心臓の　666
感覚情報処理　480
感覚情報の調節　222
感覚神経　171
感覚神経節　219
感覚性言語野　200, 468
感覚性失語　468
感覚矛盾説　278
感覚モダリティ　216, 223
眼窩前頭皮質　466
換気閾値(VT)　732
換気血流比(V̇$_A$/Q̇比)　707, 712, 736
換気血流比不均等分布　736
換気性作業閾値　917
眼球　280
眼球-頭部協調運動　355
眼球運動　351
　── と膝状体外系　356
　── の求心路　293
眼球運動系　351
眼球運動ループ　376
環境温度　878
環境ホルモン　957
管腔内消化　857
冠血流量　687
眼瞼　282
肝硬変症　814
感作　155, 241
間在細胞　757, 759, 760, 793
間質　606
間質液　7, 505, 574
肝循環　815
冠循環　686
感情　926
環状アデノシン一リン酸(環状AMP)　35
緩衝液　515
緩衝作用　513, 515
環状ヌクレオチド感受性陽イオンチャネル　36
環状ヌクレオチド作動性チャネル(CNGチャネル)　311
肝小葉　815
緩徐駆出期　647
緩徐充満期　647
眼振　352

和文索引（か，き）● 1111

肝性トリアシルグリセロールリパーゼ
840
間接対光反射　284
間接熱量測定法　875
間接路　376, 380, 381
間接路ニューロン　377, 379
汗腺　891
完全房室ブロック　634
肝臓　815, 839
──，ホルモン　956
──の外分泌　839
桿体　285, 286
──における光受容機構　287
桿体経路　292
肝胆汁　841, 842
貫通線維（路）　484
冠動脈の分布　687
眼内圧　282
眼内筋　281
カンナビノイド，神経伝達物質　152
カンナビノイド，内因性の　881
観念運動失行　460
観念失行　460
間脳　171
間脳性健忘症　483
カンブリア爆発　693
眼房水　282
ガンマ波　469
顔面神経　411
肝門脈　814, 815
眼優位性　296
眼優位性コラム　299
完了行動　442
眼輪筋　282
寒冷血管拡張反応　890
寒冷馴化　899
関連痛　216, 240, **431**

き

記憶　479, **480**, 926
──の固定　483
──の再生　483
記憶細胞　555, 556
記憶障害　480, 482
飢餓　883
機械受容器　223
──，消化器系の　422
機械受容チャネル　254
飢餓収縮　832
器官　6
気管支動脈　705
気胸　700
起坐呼吸　708
キスペプチン　442
キスペプチンニューロン　442, 984
偽性アルドステロン症　975
偽性低アルドステロン症Ⅱ型　794
季節性繁殖機能　998
季節変動　905
基礎体温　1041
基礎代謝量（BMR）　877, 929, 996
拮抗運動反復不能　396
拮抗（神経）支配　414

拮抗薬　29
拮抗抑制　211, 333
基底外側辺縁回路　486
基底細胞　256
基底樹状突起　201
基底脱落膜　1051
基底膜　250, 742
ギテルマン症候群　794
気道　697
気道炎症　727
気道抵抗　698, 704
起動電位　223
気道平滑筋　727
──の神経性調節　727
企図振戦　396
稀突起膠細胞　174, 190
キヌタ骨　247
キネシン　23
キネシンスーパーファミリー　181
機能円柱　200
機能局在論　452
機能コラム　298
機能地図　198
機能的MRI　470
機能的NIRS　471
機能的交感神経遮断　923
機能的合胞体　641
機能的細動脈　587
機能的残気量　701
揮発性酸　513, 798
基本味　305
記銘　480
キモトリプシノゲン　846
脚橋被蓋核（PPT）　376, 475
逆浸透　499
逆説恐怖　667
逆説睡眠　472
逆説的低血糖　1014
逆転学習　466
逆転電位　134
脚ブロック　619
逆輸送　27
逆流性食道炎　838
逆行性刺激　68
逆行性シナプス伝達　128
逆行性変性　187
ギャップ結合　24, 124
──，心筋細胞の　625, **641**
キャリア　813
求愛行動　442
球海綿体脊髄核　443
嗅覚　216, 310
嗅覚受容体　311
嗅球　198, 312, 313
嗅球系　445
球形嚢斑　273
嗅結節　314, 374
臼歯　826
給餌同調性振動　438
吸収上皮細胞　851
球状核　390
弓状核，摂食行動　437
弓状核と代謝調節　880

弓状束　468
球状帯　965
嗅上皮　310
嗅神経細胞　310
──の軸索投射　312
求心性神経線維　259
求心性発射活動　329
求心性肥大　651, 652
求心性有髄神経線維　66
急性酸素中毒　936
急性腎傷害　774
急性痛　243
急性低酸素換気応答　735
急性肺傷害　563
嗅線毛　310
吸息　700
急速駆出期　647
急速充満期　647
吸息性ニューロン　424, 723
吸息相　723
嗅内皮質　198
嗅粘液　310
嗅皮質　313
──の構成と機能　314
橋　171, 344
強化学習　381
胸郭　699
橋核　344, 390
驚愕反応　479
強化刺激　480
共感性光反射　284
胸腔　699
強剛　385
橋呼吸ニューロン群（PRG）　724
凝固系カスケード　565
胸式呼吸　700
強縮　114, 641
橋小脳　390
経神経細胞性変性　187
胸水　709
強制対流　887
胸腺　420
──における正の選択と負の選択　556
胸腺上皮細胞　555
橋中心被蓋野背側部（DTF）　350
橋中心被蓋野腹側部（VTF）　350
協調運動不能　396
共通樹状細胞前駆細胞（CDP）　553
共同筋　330
橋排尿中枢（PMC）　761
橋被蓋網様核　344
恐怖条件づけ　483, 487
胸部誘導　633
強膜　280
胸膜　699
胸膜腔　700
共輸送　776
共輸送体　27
巨核球　532
極限環境　932
局所循環　683
局所性循環調節機構　672
局所電位　60

局所電流　64
極性輸送　130
棘突起　70, 201
虚血の心電図　637
巨孔　599
巨人症　962
巨赤芽球　539
巨大錐体細胞　204
許容作用　873, 973, 995
キラー T 細胞　556, 562
ギラン-バレー症候群　190
起立性調圧反射　590
近位曲尿細管　778, 795
筋萎縮性側索硬化症（ALS）　188
近位尿細管（PT）
　　　754, 776, 789, 791, 796, 797, 799
銀化，魚類の　995
筋芽細胞　105
筋緊張異常　395
筋形質　105
筋型リンパ管　610
筋原性反応　923
筋原線維　105, **107**
筋原反応　751
筋再現説　363
近視　283
筋持久力　912
筋収縮機構　112
筋鞘　105
筋小胞体　107
筋性調節　745
近赤外スペクトロスコピー（NIRS）　471
筋節　107
筋線維　105, 320, **914**
筋線維膜の電気容量　109
筋層，消化管の　807
筋層間神経叢　418, 807, 1011
緊張性活動　414
緊張性伸張反射　331
緊張性放電　659
緊張性迷路反射　276
近点　283
筋電図　473
　――，伸張反射の　333
筋の収縮　104
筋の疲労　118
筋肥大　916
筋紡錘　226, 328, 726
筋ポンプ　591
筋力　911
筋力トレーニング　916

く

グアニリン　1015
グアニンヌクレオチド交換因子（GEF）
　　　　　　　　　　　　　　　　36, 42
空間識　278
空間定数　61
空間的加重　159, 209
空気呼吸動物　693
空腸　849, 850
空腹感　436
空腹期収縮　808, 832

空腹期伝播性強収縮運動（IMMC）　808
クエン酸回路　18
くしゃみ反射　698
駆出率　649
クスマウル呼吸　521
屈曲反射　336
屈筋　322
　――，生理学的　277
クッシング現象　667
クッシング反射　685
屈折異常　283
駆動電圧　257
クプラ　272
組換え　1030
くも膜顆粒　686
くも膜絨毛　178
クラーク柱　341
グラーフ卵胞　1045
クライオ電子顕微鏡　74
グラスゴー昏睡尺度　478
クラススイッチ　555, 561
クラスター構造　497
クラスリン　20, 133
グリア細胞　173
　―― によるシナプス伝達の調節　157
グリア伝達物質　146, 158
グリア瘢痕　191
グリコーゲン　859, 913, 1022
グリコーゲン合成酵素（GS）　839
グリコーゲンホスホリラーゼ a（PLa）
　　　　　　　　　　　　　　　　839
グリコカリックス　537
グリシン　146, 843
グリシン受容体　134, 147
グリセミック指数（GI 値）　1014
グリセリン筋　109
グリセンチン　1024
グリソン鞘　815
グリチルレチン酸　975
クリューバー-ビューシー症候群　487
グループペースメーカー機構　724
グルカゴン　1018, **1023**
グルカゴン様ペプチド 1（GLP-1）　1014
グルクロン酸転移酵素　843
グルクロン酸抱合　843
グルコース
　―― のクリアランス　778
　―― の再吸収　777
　―― の輸送　754, 1020
グルコース感受性ニューロン　436
グルコース受容ニューロン　437
グルコキナーゼ（GK）　839
グルココルチコイド　965, 966, **972**
グルココルチコイド分泌　969
グルタミン（Gln）　802
グルタミン酸（Glu）　**144**, 201, 802
　―― の放出，有毛細胞の　259
グルタミン酸-グルタミンサイクル　144
グルタミン酸作動性　390
グルタミン酸作動性興奮性ニューロン
　　　　　　　　　　　　　　　　201
グルタミン酸作動性投射ニューロン　196
グルタミン酸受容体　134, 142

くる病　1008
クレアチニン　787
クレアチニンクリアランス　787
クレアチンリン酸系　913
グレイⅠ型　128
グレイⅡ型　128
グレーヴス病　873, 999
グレリン　436, 811, 881, 961, 1012, 1014
クローディン　24
クローヌス　333
クローの組織円筒モデル　599, 603
クロストーク，受容体の　33
クロストーク，ホルモンの　953
クロスブリッジ　113, 639, 640
グロッタス機構　79
グロビン　542
クロム親和性基底顆粒細胞　811
クロム親和性細胞　414, 976
クロムの吸収機構　868
クロライドシフト　517, 542, 719

け

経口避妊薬　1051
経口ブドウ糖負荷試験（OGTT）　1023
経細胞経路　753, 788, 858
形質細胞　554, 561
形質細胞様樹状細胞（pDC）　553
痙縮　333, 368
形成効果　1034
痙性麻痺　368
頸動脈小体　667, 727, 734
　―― の化学感受機序　728
頸反射　348, 349
頸部粘液細胞　834
頸膨大　325
繋留フィラメント　607
ゲート　80
ゲート電流　80
ケーブル方程式　61, **62**
撃発活動　627, 638
血圧　575
　――，運動時の　919
　―― の恒常性維持　12
　―― の調節　655
血圧測定法　582
血液　526
　―― の異常粘性　596
　―― の組成　526
　―― の粘性　596
　―― の粘度　527
　―― の比重　527
血液ガスの運搬　714
血液ガスの変化に対する換気応答　729
血液型　568
　―― と腎臓　802
血液型不適合　569
血液凝固系　565
血液凝固・線維素溶解系因子（線溶系因子）
　　　　　　　　　　　　　　　　529
血液細胞　530
　―― の産生　530
　―― の分化　532
血液循環　575, **581**

和文索引(け，こ)　●**1113**

血液脳関門(BBB)　**176**, 179, 686
── , 甲状腺ホルモンの輸送　993
血液脳脊髄液関門　179
── , 甲状腺ホルモンの輸送　993
血液分布異常性ショック　680
血管運動　595
血管運動中枢　659, 660
血管作動性腸管ポリペプチド(VIP)
　　　　　　　　　　　415, 1015
血管作動物質　706
血管条　250
血管新生, 黄体形成における　1043
血管抵抗　577, 706
── の制御因子　595
血管内圧　706
血管内皮増殖因子(VEGF)　31
血管内皮の抗血栓性　566
血管の化学受容器反射　667
血管の神経性調節　658
血管平滑筋　656
血管壁細胞　537
血球と肺・腎の酸・塩基平衡調節への関与
　　　　　　　　　　　　　517

月経　1041
── と hCG　987
月経期　1041, **1047**
月経周期　887, 1041, 1047
月経周期制御　983
結合小胞　131
結合水　498
結合尿細管(CNT)　791
結合問題　479
血行力学　706
血漿　7, 505, 526
血漿閾濃度　778
血漿膠質浸透圧　501, 601
楔状小脳路　342
血漿浸透圧　11, 439, 511
血漿浸透圧濃度　511
結晶性能力　926
血漿タンパク質　529
血小板　532, **564**
血小板由来成長因子(PDGF)　31
血漿分離　596
結節乳頭体核　475
血栓形成　564
血中酸素分圧　715
血中乳酸蓄積開始点　917
血中ホルモンプール　993
血糖値の恒常性維持　13
血糖値の調節　1017
血流速度　576
血流の測定　588
血流分布　707
血流量　576
ケトアシドーシス　522, 1023
ケトーシス　1023
解熱物質　899
ゲノム　14
ケモカイン　559
ケラチン　23
下痢　855
腱　104

減圧症　937
嫌悪系　489
限外濾過　781
検眼鏡　280
嫌気的代謝系　913
原形質膜　13
言語　927
言語機能　468
言語野　405
幻肢　216
原始生殖細胞　1031
原始大気　692
幻肢痛　244
腱受容器(腱器官)　335
原小脳　390
原始卵胞　1045
減数分裂　**1030**
ケント束　619, 637
原発性アルドステロン症　678
腱反射　331
原皮質　170, 198
健忘症　482
健忘症候群　482
眩目反射　283

こ

コアクチベーター　998
高圧酸素療法　938
高圧受容器　440
高アルドステロン症　760
高閾値機械受容器　225
高エネルギーリン酸化合物　872
好塩基球　548
好塩基性赤芽球　538
構音　397, **402**
口蓋　826
後外側腹側核(VPL)　234
後角　230
後核群　234
向下垂体ホルモン　959
効果の法則　480
後過分極電位　51
高カリウム血症の心電図　638
交換血管　579
交感神経-副腎髄質系による循環調節
　　　　　　　　　　　　　669
交感神経活性と甲状腺ホルモン　997
交感神経幹　411
交感神経緊張症　413
交感神経系　410
交感神経鎖　411
交感神経性アドレナリン作動性線維　658
交感神経性血管拡張線維　660
交感神経性血管収縮線維　594, **658**
交感神経節　417
交感神経節前ニューロン　423
交感神経と代謝調節　883
交感神経反応の地域差　661
交感神経プレモーターニューロン　895
後眼房　282
交換輸送体　776
好気的代謝系　914
後吸息相　723

咬筋　826
咬筋反射　345, 356
口腔　825
口腔咽頭　825
口腔温　886
航空機・車環境　938
口腔呼吸　693
攻撃行動　487, 489
高血圧(症)　582, **677**
── , RVLM の圧迫による　662
── , 食塩感受性　774
── の合併症　679
高血圧薬と Ca^{2+} チャネル　101
高血糖　1023
抗原　558
抗原受容体　560
抗原提示　822
抗原提示細胞　553, 555, 562
硬口蓋　826
光合成　692
後根　171, 326
後根神経節　228
── のニューロン　229
交差　1030
虹彩　280, 281
後索-内側毛帯系　341
交叉性伸展反射　337
交差適合試験　569
広作動域ニューロン(WDR)　232, 240
交差流　694
交叉リン酸化　38
好酸球　548
高山病　934
高次運動野　359
高次機能　347
高次神経機能　456
高次体性感覚野の機能と運動との連合
　　　　　　　　　　　　　237
高次中継核　194
高次中枢での視覚情報処理　300
膠質浸透圧　10, 501
膠質浸透圧差　505
高次の体性感覚情報処理　458
抗重力筋　277, 347
拘縮　115
恒常性　410
── , 内部環境の　592
恒常性維持, 体液の　439
甲状腺　988
── , ホルモン　956
甲状腺癌　998
甲状腺機能亢進症　997, 999
甲状腺機能低下症　990, 991, 998
甲状腺形成異常　995
甲状腺刺激ホルモン(TSH)　961, 978, **988**
甲状腺刺激ホルモン放出ホルモン(TRH)
　　　　　　　　　　　881, 988
甲状腺髄様癌　1009
甲状腺中毒症　999
甲状腺ペルオキシダーゼ(TPO)　992
甲状腺傍濾胞細胞　1008
甲状腺ホルモン　873, 949, **988**, 1009
── の作用　994

甲状腺ホルモン応答配列(TRE) 998
甲状腺ホルモン受容体(TR)
　　　　　　　　　　990, 995, 997
甲状腺ホルモン輸送体 993
恒常的シナプス可塑性 165
恒常的シナプススケーリング 165
口唇 402
合成ステロイド 974
構成性分泌 21
光線療法 541
構造解析, イオンチャネルの 73
構造化効果 442
構造粘性 597
拘束性換気障害 703
酵素免疫抗体法 955
酵素連結型受容体 37
抗体 554
高体温(症) 897
抗体産生 561
抗体産生細胞 554
後大脳動脈 683
後脱分極電位 51
高炭酸ガス換気応答 729
高地環境 932
巧緻動作 342
好中球 548, 559
好中球減少症 550
紅潮 660
高張 500
高張液 9
高張性脱水 500
高張尿 745
硬直 115
後電位 109
後天色覚多様性 304
後天性免疫不全症候群(AIDS) 563
喉頭 399
行動企画 465
後頭葉 198
行動抑制 464
喉頭隆起 399
後頭連合野 200
後内側腹側核(VPM) 234
更年期 929
更年期障害 1049
高濃度塩味 308
広範投射系 475
交尾行動 442
抗肥満薬 1021
後負荷 650
後腹側核(腹側基底核群) 234
興奮収縮連関 87, 108, 640
　　——, 心筋の 119
興奮性細胞 48
　—— の発火パターンとイオンチャネル
　　　　　　　　　　　　　　 81
興奮性細胞死 138
興奮性シナプス後電位(EPSP)
　　　　　　　　　127, 207, 330
興奮性接合部電位 419
興奮伝導 62
　　——, 軸索における 60

　　——, 無髄神経線維における 64
興奮の伝達 124
興奮分泌連関 130
合胞体栄養細胞層 1051, 1052
抗ミュラー管ホルモン 1032
抗利尿ホルモン(ADH) 771, **960**
　—— と集合管 759
抗利尿ホルモン系(ADH系) 774
抗利尿ホルモン不適合分泌症候群 947
光量子 287
絞輪近接部 65
交連抑制 275
声変わり 1035
誤嚥性肺炎 727
ゴードン症候群 794
ゴールドマン-ホジキン-カッツの式 55
コカイン・アンフェタミン調節転写産物
　（CART） 437
呼気調節 397
呼吸 732
　——, 運動での 732
　——, 高所での 734
　——, 睡眠と 738
　——, 胎児期から新生児期の 708
　—— と運動 917
　—— と血液酸・塩基平衡 721
　—— の3相 723
　—— の化学調節 727
　—— の爆発 550
呼吸運動 398, 700
呼吸機能の加齢変化 929
呼吸窮迫症候群 1056
呼吸気量の換算 695
呼吸交換比 876
呼吸困難感 726
呼吸鎖 19
呼吸商 710, 876
呼吸数 733
　——, 運動時の 917
呼吸性アシドーシス 520, 721
呼吸性アルカローシス 520, 721, 933
呼吸性代償 521
呼吸生理学 692
呼吸中枢 424, 723
呼吸ニューロン 723
呼吸反射, 肺・胸郭系からの 726
呼吸不全 711, 737
呼吸ポンプ 591
呼吸膜 709
呼吸リズム 725
黒質 374
黒質視蓋投射 379
黒質視床投射 378
黒質緻密部(SNc) 374, 379
黒質被蓋投射 378
黒質網様部(SNr) 374, 378
黒色色素細胞 964
極低温電子顕微鏡(cryo-EM) 74
心の理論 467
誤差ベクトル 353
孤児受容体 142
鼓室階 250
固視微動 285

固縮 333
古小脳 390
呼息 700
孤束核 435, 436, 440, 727
呼息性ニューロン 424, 723
呼息相 723
五炭糖リン酸回路 541
骨異形成症 103
骨塩 1001
骨化 1002
骨格筋 104
　——, ホルモン 956
　—— と甲状腺ホルモン 997
　—— の電気活動 108
骨格筋収縮 911
骨芽細胞 1002, 1005
　——, ホルモン 956
骨吸収 1002, 1008
骨形成 1002, 1008
骨細胞 1002
　——, ホルモン 956
骨髄 420
骨髄外造血 538
骨髄芽球 548
骨髄系共通前駆細胞(CMP) 532
骨髄系細胞 548
骨成熟 995
骨成長 1002
骨組織の構造と機能 1002
骨粗鬆症 982, 1010
骨端線 1002
骨軟化症 1008
骨盤神経 413
骨盤臓器脱 768
骨膜 1002
骨迷路 250, 271
固定化障害説 481
古典的樹状細胞(cDC) 553
古典的条件づけ 480, 481, 483
ゴナドトローフ 961
ゴナドトロピン 978
ゴナドトロピン放出ホルモン(GnRH)
　　　　　　　　　　　　　　 978
コネキシン 124, 625, 641
コネクソン 124, 625, 641
コネクチン 107
コバラミン 836
古皮質 170, 198
鼓膜 247
鼓膜温 886
固有海馬 484
固有肝動脈 815, 830
固有受容器 226
コラーゲンマトリックス 616
コラム, 大脳皮質の 237
コリパーゼ 846, 864
コリプレッサー 998
コリンアセチルトランスフェラーゼ
　（ChAT） 147
コリンエステラーゼ 147, 156
コリン作動性ニューロン 414, 475
コルサコフ症候群 483
ゴルジ腱器官 226, 335

和文索引（こ〜し） ●1115

ゴルジ細胞　390
ゴルジ装置　17, 21
コルチ器　251
コルチコステロイド結合グロブリン　975
コルチコステロン　966
コルチコトローフ　961
コルチゾール　966, 975
コルチゾン　975
コレカルシフェロール　1006
コレシストキニン（CCK）
　　　　834, 844, 848, 882, 1012, 1013
コレステロール, 胆汁の　843
コレステロール7α-水酸化酵素　844
コレステロールエステラーゼ　847
コロイド　988
コロイド浸透圧差　505
コロトコフ音　583
コロニー形成細胞（CFU）　532
混合静脈血　578
混合性換気障害　703
コンダクタンス　61
コンプライアンス　703

さ

サージ　983
サージジェネレーター　984
サーファクタント　694
サーミスタ温度計　886
最高血圧　581
鰓後体　1008
最後野　419, 435, 436
最終介在ニューロン　327
左胃静脈　814
細静脈　579
臍静脈　1052, 1055
サイズの原理　324
再生　480
最大筋力　912
最大酸素摂取量　733, 918
細胆管　842
最低血圧　581
左胃動脈　830
細動脈　579, 592
臍動脈　1052, 1055
サイトーシス　29
サイトカイン　31, 419, 533, 946
サイトカイン型受容体　39
サイトプロテクション　837
再認　481
細胞　6, **13**
―― の情報伝達　29
細胞外 Ca^{2+} による安定化作用　95
細胞外液（ECF）　7, 504, 574
細胞外電極　67
細胞間接着　24, 30
細胞骨格　22, 179
細胞傷害性T細胞　556, 562
細胞性免疫　562
細胞接着　30
細胞接着斑　30
細胞体　172
細胞通過液　505
細胞内 Ca^+ 動員機構　121

細胞内 Ca^{2+} 濃度の制御機構　89
細胞内液（ICF）　7, 498, 504
細胞内情報伝達分子　40
細胞内輸送　181
細胞膜　13
細胞膜 Ca^{2+} ポンプ（PMCA）　621
細胞膜受容体　33
細網内皮系細胞　604
サイレンサー　15
サイレントシナプス　154
サイロキシン（T_4）　873, 990
サイロキシン結合グロブリン（TBG）　993
サイログロブリン（TG）　991
サイロトローフ　961, 989
杯細胞　698, 819, 851
左冠状動脈　687
サキシトキシン　72
作業記憶　464
左軸偏位　632, 635
左心房負荷　636
左前下行枝　687
錯覚, 聴覚の　270
サッケード　352, 353, 379, 454
サッケード抑制　356
刷子縁構造　776
刷子縁膜でのアミノ酸の輸送　861
作動薬　29
サブスタンスP　727, 1015
サラセミア　718
サリン　147, 156
サルコメア　107
酸・塩基平衡　513
酸塩基輸送, 腎臓における　798
酸解離定数（pK_a）　515, 800
三角部, 膀胱の　761
酸化酵素活性　322
酸化的リン酸化　914, 996
残気量　701
酸血症　520
酸好性細胞　1003
三叉神経系　233
三叉神経節　228
三次性能動輸送　777
三者間シナプス　158
三色説　302
酸性アミノ酸　781
三尖弁　614, 616
残像　481
酸素運搬量　722
三層性胚盤　1054
酸素解離曲線（ODC）　715
酸素化ヘモグロビン　471, 715
酸素含量　715
酸素消費量　650
酸素摂取量　732, 917
酸素抽出率　722
酸素熱当量　875, 876
酸素の運搬　714
酸素負債　668, 879
酸素飽和度　715
酸素容量　715
残存 Ca^{2+} 仮説　161
散瞳　282

酸の排泄　800
酸味　305, **308**

し

ジアシルグリセロール　35
シアノバクテリア　692
子音　403
視運動性反応（OKR）　352
シェファー側枝　484
ジェンダラシックテスト　333
ジオプトリー（D）　283
耳音響放射　258
耳介　247
視角　286
視覚　216, **280**
――, 姿勢調節と　348
―― と平衡感覚　278
―― の発達　301
視覚経路　294
視覚弁別学習　483
視覚野　296
視覚誘発電位（VEP）　469
耳下腺　826
耳管　249
時間記憶　906
弛緩性麻痺　368
時間的加重　159, 209
―― と空間的加重　209
色覚　302
色覚多様性　303
磁気共鳴画像法（MRI）　502
色素上皮細胞　285, 286
ジギタリス　28, 645
子宮　1041
持久性トレーニング　924
糸球体
――, 嗅球の　312
――, 小脳の　391
――, 腎臓の　742, 749, 798
糸球体腎炎　782
糸球体性タンパク尿　782
糸球体毛細血管　744
糸球体濾過　745, 748, 750
糸球体濾過量（GFR）　748, 787
子宮内膜基底層　1047
子宮内膜周期　1041, **1047**
軸移動　596
死腔　703
―― の血液ガスへの影響　711
軸索　48, 172
軸索-軸索シナプス　155, 338
軸索ガイダンス　186
軸索起始部のスパイク　68
軸索再生　191
軸索初節　209
―― における興奮伝導　60
軸索反射　229
―― と血管拡張　660
軸索変性　187
軸索末端　172
軸索輸送　130, 181
刺激　216
刺激-反応学習　483

刺激閾 217
刺激頂 217
刺激伝導系 616
刺激特異性 479
止血血栓形成機構 564
自原性 329
自原抑制 335
自己・非自己 558
視交叉 295
視交叉上核 906
死後硬直 115
自己調節 579
自己分泌 31, 673, 946
自己抑制 155
視細胞 281, 284, 285
視索 295
視索核(NOT) 352
視索上核(SON) 508
視索前野 893
——, 睡眠・覚醒と 475
時差ぼけ 905
四肢間反射 338
脂質代謝 840
—— と甲状腺ホルモン 996
脂質二重層 13, 53
脂質の消化と吸収 862
脂質分解 997
脂質メディエーター 31
脂質ラフト 13
思春期 928, 1034
思春期発来 1035
視床 171, **192, 234**
——, 睡眠・覚醒と 475
—— のリレーニューロン 84
歯状回 198, 484
視床下核(STN) 193, 374, 378
歯状核 390
歯状核ニューロン 394
視床下束 378
視床下部 171, 436, **488**
視床下部-下垂体-甲状腺系 988
視床下部-下垂体路 959
視床下部-脳幹系 486
——, 自律神経系 425
——, 性行動 445
——, ホルモン 956
—— における代謝の調節 879
—— による代謝の調節 873
視床下部外側野(LHA)
　　　　　　 436, 489, 873, 879
——, 睡眠・覚醒と 476
——, 性行動 446
——, 摂食行動 436
視床下部弓状核(ARC) 879, 995
視床下部室傍核(PVH) 879
視床下部腹内側核(VMH) 436, 873, 879
——, 性行動 446
——, 摂食行動 437
視床下部腹内側核ニューロン 995
視床下部歩行誘発野(SLR) 350
視床下部ホルモン 958
事象関連電位 469
耳小骨 247

視床上部 171
視床枕 234
視床痛 244
糸状乳頭 305
茸状乳頭 305
視床腹外側核 393
視床網様核 193, 194
視床網様核・膝状体周囲核ニューロン
　　　　　　　　　　　　　　 197
視神経 295
視神経乳頭(視神経円板) 280
ジスキネジア, 薬剤による 387
シスチン 780
シスチン尿症 781
システイン 780
ジストニア 387
ジスルフィド結合 16
姿勢-歩行関連領野 350
姿勢筋緊張 341
雌性前核 1051
姿勢調節 346, **347**
姿勢反射 337
耳石 272
耳石器 271, **272**, 273, 348, 352
耳石器動眼反射 278
耳石膜 272
自然免疫 817
——, 消化管の 818
自然免疫系 558
自然免疫受容体 820
自然リンパ球 557, 822
持続血糖測定(CGM) 1023
持続性高血圧 679
持続性電流 83
持続的気道陽圧(CPAP) 738
持続的抑制 156
膝蓋腱反射 331
実行組織 818
実効抵抗 62, 64
膝上核 234
膝状体外系 295
膝状体系 295
膝状体周囲核 193, 194
室頂核 390, 427
室頂核ニューロン 393
失認 300
室傍核(PVN) 508
——, 性行動 446
——, 摂食行動 438
—— と代謝調節 881
—— の CRH ニューロンと TRH ニュー
ロン 438
時定数 61
自動体外式除細動器(AED) 635
自動調節 745, 748
自動能の異常 626
シトクロム P450(CYP) 841
シナプシン 131
シナプス 50, **124**
—— 応答の大きさ 136
—— 応答の終了 138
シナプス・アン・パサン 418
シナプス可塑性 124, 156, 212, 395

——, 中枢神経系における 159
シナプス下膜 124
シナプス間隙 124
シナプス結合 173
シナプス後部 124
シナプス後膜 48, 124
シナプス後膜肥厚(PSD) 127
シナプス後可塑性 159
シナプス後細胞での調節機構 155
シナプス終末 262
シナプス小胞 22, 50, 127, 130, 173
シナプス数制御, ミクログリアによる
　　　　　　　　　　　　　　 177
シナプス前可塑性 159
シナプス前終末 173
シナプス前促通 155
シナプス前部 124
シナプス前膜 48, 124
シナプス前抑制 154, 207, 338
シナプス増強 156, 212
シナプス促通 156
シナプス遅延 127
シナプス調節(シナプス修飾, シナプス変
調) 154
シナプス伝達 48, **124**
——, 中枢神経系における 158
—— の失敗 154
シナプス伝達効率調節 153
——, 短期的な 160
——, 長期的な 161
シナプス抑圧 156, **157**, 212
シナプス抑制 156
死にまね反応 667
自発性活動 414
自発性発射 424
ジヒドロテストステロン(DHT)
　　　　　　　　 967, 982, 1033
ジヒドロピリジン受容体(DHPR)
　　　　　　　　　　 110, 119
脂肪萎縮症 883
脂肪細胞, ホルモン 956
脂肪酸酸化 997
脂肪酸の β 酸化 21
視放線 295
脂肪分解酵素 846
しもやけ 891
視野 287
ジャーベル-ランゲ・ニールセン症候群
　　　　　　　　　　　　 101, 638
弱酸による緩衝作用 514
弱視 301
視野欠損 295
射精 1040
射精後不応期 442
斜線維 830
視野測定 287
遮断薬 29
射乳反射 961, 1058
シャルコー-マリー-トゥース病 190
シャンデリア細胞 203
シャント 737
—— の血液ガスへの影響 712
シャント抑制 140

シャント率　712
集音　247
周期性好中球減少症　550
周期性四肢麻痺　98
集合管　759, 793
集合リンパ管　604
収縮期血圧　581
　──, 運動時の　919
収縮期雑音　648
収縮末期容積　649
収縮輪　831
重症先天性好中球減少症　550
重症乳児ミオクロニーてんかん　99
自由神経終末　229
自由水　606, 747
自由水クリアランス　747
自由摂食　906
縦走筋　830
収束　159, 208
集団行動　433
重炭酸イオン(HCO_3^-)　718, **799**
　── の再吸収　519
十二指腸　849, 850
十二指腸潰瘍　837
十二指腸腺　807
終脳興奮性神経細胞　184
重拍切痕　647
周波数局在性　260
終板　209, 320
終板電位(EPP)　136, 156
終板脈管器官(OVLT)　419, 439
周皮細胞　179, 594
周辺血漿層　596
終末細静脈　592
終末細動脈　592
終末節　417
絨毛　849
絨毛間腔　1052
絨毛性ゴナドトロピン　978
重量オスモル濃度　9
ジュール(J)　872
主幹リンパ管　604
宿主防御反応　899
縮瞳　282
主細胞
　──, 胃の　834
　──, 腎臓の　757, 759, 760, 791
　──, 副甲状腺の　1003
主樹状突起　313
樹状細胞　553, 560
樹状突起　48, 172
　── にみられる活動電位　69
樹状突起-樹状突起シナプス　196
受精　1031, **1050**
受精能獲得　1039, 1050
受動輸送　754, 777
授乳　1057
腫瘍壊死因子　31
受容器, 内臓の　421
受容器電位　220, 223, 253
　── から活動電位への変換　221
受容器電流　254
受容性行動　442

主要組織適合遺伝子複合体(MHC)　562
受容体
　──, ホルモンの　950
　── の数による調節　137
　── の脱感作　139
　── の分子の構造　142
受容体型チロシンキナーゼ　37
受容体型チロシンホスファターゼ　39
受容体組み合わせコード　312
受容体サブタイプ　32
受容野　220
シュレム管　282
シュワン細胞　174, 190
馴化　899
循環, 運動時の　919
循環, 消化器系の　814
循環回路　578
循環機能の加齢変化　929
循環系　574
　── のモデル　579
循環血液量減少性ショック　680
循環性ショック　659
循環中枢　424, 660
循環調節, 運動と　668
循環調節機構　655
循環反射　662
純酸素呼吸　933
順応　218, 225, 255, 261
　──, 光応答の　289
瞬発力　912
瞬膜反射　483
瞬目反射　282, 346
　── の条件づけ　395
順輸送　27
上衣細胞　993
上咽頭　825
漿液細胞　828
漿液腺　826
小黄体細胞　1043
上オリーブ核群(SOC)　264
消化　832
消化液の構成　813
消化液分泌　811
消化管　806
　── の神経支配　851
消化管運動　808
消化管関連リンパ組織(GALT)　818
消化管平滑筋　810
消化管ホルモン　882, 952, **1011**
消化管免疫　817
消化器系の循環　814
消化機能の加齢変化　929
消化吸収　**806**, 857
消化酵素　814
消化性潰瘍　837
消化性潰瘍治療薬　832
松果体, ホルモン　956
松果体細胞　908
消化中枢　837
上眼瞼挙筋　282
上丘　347, 353, **355**, 376
小球性貧血　539
消去, 学習　480

条件刺激　480
条件づけ学習　480
条件づけ情動反応　487
条件づけ反応　480
条件パルス　59
条件反射　480
上行-下行路　344
上行性脳幹網様体賦活系　475, 476
上行性賦活系　350
上行路ニューロン　325
小細胞層　296
小細胞部　446
蒸散性熱放散　887
蒸散性熱放散反応　888
蒸散性熱放散量　875
硝子体　280
上斜筋　351
小循環　574
上小脳脚　390
脂溶性ビタミンの吸収機構　865
脂溶性ホルモン　949
常染色体　14, 1030
小腸　849
　── の運動　809
　── の水吸収・分泌機構　868
上腸間膜静脈　814
上腸間膜動脈　814
小腸上皮細胞間隙透過性　858
上直筋　351
情動　484, 926
情動回路　486
情動脱力発作　476
上頭頂小葉　457
情動表出　488
小児の睡眠　474
小脳　171, 389, 427
　── と運動学習　394
　── による運動制御　393
　── の遠心路　392
　── の機能単位　392
　── の損傷　395
小脳-赤核-下オリーブ核ループ　394
小脳回　390
小脳核　390
小脳性運動失調　395
小脳前核群　344
小脳体　389
小脳動脈　683
小脳半球外側部-歯状核-赤核小細胞部-下
　オリーブ核-小脳半球外側部　394
小脳皮質　389, 390
小脳皮質への入力経路　391
小脳プルキンエ細胞　82
上肺野　707
上皮小体ホルモン　89, 1001, 1003
上皮性 Na^+ チャネル(ENaC)
　　　　　　　　　　　　　85, 760, 971
上皮成長因子(EGF)　31, 40
上部食道括約部(UES)　829
小胞型トランスポーター(VGluT)　144
小胞体　16
小胞体ストレス　16
情報伝達物質　29

小胞トランスポーター　130
小胞モノアミントランスポーター
　　（VMAT）　149, 976
小胞輸送　130
漿膜, 消化管の　807
静脈圧　589
静脈管　1055
静脈還流曲線　651
静脈還流量　580, 590, 651
静脈血圧　575
静脈の圧平性　591
静脈の伸展性（コンプライアンス）　588
静脈閉塞プレチスモグラフィ　588
静脈容量　588
睫毛　282
小葉, 肝臓の　839
小葉, 肺の　710
小彎　830
初回通過効果　841
食塩嗜好性発現　440
食塩摂取行動　440
食後期収縮　808
食細胞　549, 558
食作用　20
食習慣　438
食事誘導性肥満　883
食事（誘発）性熱産生（DIT）　874, 892
食道　829
　　の狭窄部　829
　　の蠕動運動　829
食道アカラシア　829
食道温　886
食道腺　807
植物機能　2
除脂肪体重　877
女性生殖機能　1041
　　の老化　1049
初潮　928, 1035
触覚　216
ショック　680
除鉄療法　546
初頭効果　482
初乳　1057
暑熱馴化　899
除脳固縮　349
徐波　852
徐波睡眠　472
　　とシナプスの恒常性　478
徐脈性不整脈　626
自律機能　410
　　の反射性調節　427
自律神経-効果器伝達　418
自律神経遠心性線維　414
自律神経応答, 運動時の　921
自律神経求心路　216
自律神経系　171, 410
　　の緊張症　413
　　の中枢　423
自律神経節　410, 417
自律神経節内反射　431
自律神経と免疫系　419
自律性呼吸調節　726
自律性支配　413

視力　286
シルビウス溝　198
心因性発熱　899
腎盂　742
心音　647
侵害刺激　239
侵害受容　223, 239
侵害受容器　228, 239, 726
侵害受容性疼痛　243
侵害性　223
心外膜　614
真核生物　692
腎機能曲線　676
深吸気量　701
心筋　104, 615, **618, 639**
　　の興奮収縮連関　119, 640
　　の代謝　639
伸筋, 生理学的　277
親近効果　482
心筋梗塞　636
　　, 冠動脈の閉塞と　687
　　における異常 Q 波　636
心筋細胞の活動電位　619
心筋収縮　119
心筋内膜下梗塞　688
腎クリアランス　746, 778
神経-内分泌-免疫系の連関　420
神経因性膀胱　769
神経栄養因子によるシナプス伝達の修飾
　　　　　　　　　　　　　　　　157
神経回路　207
　　による機能　210
神経回路形成　185
神経下垂体　960
神経管　182
神経筋接合部　156, 209
神経系　6
　　の構成　170
　　の発生と分化　182
神経原性ショック　680
神経原線維変化（NFT）　181, 188
神経膠細胞　172, 173
神経根　326
神経細胞（ニューロン）　48, **172**
　　の産生と脳皮質形成　184
　　の遊走　184
神経細胞学　170
神経支配比　322
神経終末　172
神経障害性疼痛　243
神経除去性過敏　416
神経新生　186
神経性呼吸調節　726
神経成長因子（NGF）　157
神経堤細胞　182, 965
神経伝達　29
　　と毒素　148
神経伝達物質　127, 129
　　, 報酬や嫌悪に関わる　489
神経突起のケーブル特性　61
神経内分泌　946
神経内分泌機構　958
神経内分泌ニューロン　958

神経の変性　187
神経板　182
神経ペプチド　1011, **1015**
神経変性疾患　188
神経誘導　182
心血管系と甲状腺ホルモン　997
腎血流量（RBF）　748
心原性ショック　680
信号加算平均法　469
腎硬化症　679
進行性胃腸運動群（MMC）　852
人工多能性幹細胞（iPSC）　192
進行波　250
　　と周波数同調　250
心雑音　648
心室　615
心室圧・容積ループ　649
心室細動　635
心室周期　646
心周期　646
腎循環　587, 745, 748
新小脳　390
腎性アミノ酸尿　781
新生児　1056
新生児黄疸　541
　　の睡眠　473
新生児溶血性疾患　569
腎性糖尿　778
腎性尿崩症　103
振戦　385
心臓　**614**, 686
　　, ホルモン　956
　　の感覚受容器　666
　　の機能解剖学　614
　　の電気軸　631
　　の電気的活動　618
腎臓　742
　　, ホルモン　956
　　における酸・塩基平衡調節　518
　　による体液量調節　770
心臓血管中枢　659, **660**
心臓交感神経　617
心臓神経　617
腎臓性代償　521
心臓迷走神経　617
身体失認　460
シンダピン　133
心タンポナーデ　614
伸張反射　209, 210, 324, 329
陣痛　1056
伸展受容器　665
　　, 肺の　422
心電図（ECG）　627
　　, 異常　634
　　と活動電位　619
　　の誘導法　629
浸透　9, 499, 754
浸透圧　9, **499**
浸透圧活性物質濃度　9
浸透圧ギャップ　511
浸透圧クリアランス　747
浸透圧重量モル濃度　499
浸透圧受容器　439, 440, 508

浸透圧性下痢　868
浸透圧性口渇　509
浸透圧性利尿　1023
浸透圧濃度　500
浸透圧水透過性(Pf)　759
浸透圧モル濃度　500
振動機構　906
振動性眼振　395
浸透性膜透過係数　498
腎動脈　742
心内膜　616
心肺持久力　917
腎排泄曲線　676
心肺部圧受容器　665
心肺部圧受容器反射　665
心拍出量　578, 655
　──, 運動時の　919
心拍出量曲線　651
心拍数, 運動時の　919
心拍数の収縮性への作用　644
新皮質　170, 198
新皮質系　486
心肥大　651, 679
深部感覚　216, 223
深部機械受容器　226
心不全　653, 679, 774
深部体温　885, 893
深部体温リズム　904
心ベクトル　630
心房　614
心房圧受容器　658, 665
心房筋　619
心房細動　635
心房収縮期　646
心房性ナトリウム利尿ペプチド(ANP)
　　　　　　　　510, 672
心房粗動　635
シンポーター　27
心膜　614
心膜腔　614
真毛細血管　593
心理測定関数　217
心理物理学　217
心理物理学的測定法　217
親和性成熟　555

す

随意運動　358
随意的呼吸調節　726
膵液　845
髄液　685
膵液アミラーゼ　814
膵液リパーゼ　814
錘外筋線維　328
膵外分泌　845
水銀温度計　886
髄質外層集合管(OMCD)　759, 760
髄質集合管　793
髄質循環　748
髄質内層集合管(IMCD)　759, 760
推尺障害　396
水晶体　280, 281
髄鞘の変性　190

水腎・水尿管　768
髄節間反射　327, 338
髄節性反射　327
膵臓　845
　──, ホルモン　956
水素結合　497
錐体　285, 286
　──の光受容機構　290
錐体外路　382
錐体外路症候群　382
錐体交叉　361
錐体ニューロン　201, 477
錐体路　361
錐体路細胞(PTN)　364
錐体路症候群　369
錐体路ニューロン　341
垂直性サッケード発生機構　355
推定 GFR(eGFR)　788
膵島　1018, **1018**
水頭症　178
膵島ホルモン　1018
錘内筋線維　328
膵内分泌細胞　1018
随伴陰性変動(CNV)　470
髄板内核群　234
水平細胞　284, 286, 293
水平性共同偏倚　277
水平性サッケード発生機構　355
膵ポリペプチド(PP)　1018, 1024
髄膜炎　686
睡眠　347, **472**
　── 中の脳機能　473
　── と呼吸　738
　── の加齢変化　473
　── の役割　477
睡眠圧(睡眠負債)　477
睡眠・覚醒制御の神経機構　474
睡眠・覚醒制御のメカニズム　476
睡眠覚醒リズム　904
　── の加齢変化　930
睡眠サイクル　904
睡眠相後退症候群　905
睡眠単位　472
睡眠物質　477
睡眠紡錘波　472
睡眠発作　476
水溶性ビタミンの吸収機構　865
水溶性ホルモン　948
膵リパーゼ　840, 846, 864
スーパーオキシド産生酵素　550
スカラー量　631
すくみ反応　487
スクレロスチン　1005
スクロース　859
スターリングの仮説　10, 599
スターリングの心臓の法則　642, 649, 920
ステロイドホルモン　948, **965**
ステロイドホルモン受容体　43
ストリキニーネ　147
ストループ課題　467
ストレス学説　954
ストレス関連ペプチド　484
ストレス刺激　970

ストレス性体温上昇　899
ストレスと血糖値　1022
ストレスとホルモン　954
ストレッサー　954
ストローマ細胞　531
スパイク　68
スパイクタイミング依存性シナプス可塑性
　　　(STDP)　164
スパイン　70
スピーチオーディオグラム　249
スピルオーバー　314
滑り説, 筋収縮の　112
スポーツ心臓　652
刷り込み　926
スリット膜　742
スルホニル尿素受容体(SUR1)　1021
スローウェーブ　121
スワン-ガンツカテーテル　706

せ

声域　402
精液　1039
正円窓　248
正球性貧血　540
制御性 T 細胞(Treg 細胞)　556, 563
　── の誘導　824
声区　402
制限拡散　599, 603
制限給餌　906
精原細胞　1038
性行動　433, 442
　── の神経性調節　443
　── のホルモン性調節　442
精細管　1037
精子　**1038**, 1050
正視眼　283
精子成熟　1038
静止電位　50
静止膜電位　7
静止膜の電流　55
性周期, 概日リズム　909
星状膠細胞　157, 993
星状細胞　390, 391
正常電気軸　632
生殖機能
　──, 女性　1041
　──, 男性　1037
　── の加齢変化　928
生殖結節　1033
生殖腺の性分化　1031
生殖隆起　1031
静水圧　575, 589, 707
静水圧差　505
性腺, ホルモン　956
性腺刺激ホルモン　978
　──, 女性　1042
　──, 男性　1037
　──, レプチンによる調節　884
性染色体　14, 1030
性腺ステロイドホルモン　981, 1034
性腺ペプチドホルモン　982
性腺ホルモン　948, **981**
精巣　1037

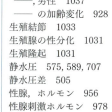

精巣
── の内分泌　985
── の分化　1031
精巣決定因子　1031
精巣ホルモン　982
声帯　400
成体神経新生　158
声帯振動　399
正中視索前野(MnPOA)　476
正中中心核　377
成長因子　31
成長因子受容体　37
成長ホルモン(GH)　**961**, 1009
精通　1034
静的γ線維　331
性的指向　442
性的二型核(SDN)　445
性的二型性　443, 446, 1034
静的反射　276
性的魅力　442
性的欲求　442
生得性リズム　903
正の強化　480
性の決定　1030
正の選択　556
正のフィードバック　**12**, 335, 950, 995
青斑核　344, 475
生物時計　**901**, 905
性分化　1030
──, 脳の　1034
声門　400
性欲　442
──, 女性の　1049
──, 男性の　1039
生理学　1
生理学的死腔　703, 711
生理学的シャント　711, 712
生理学的屈筋　277
生理学的伸筋　277
生理食塩液　511
セカンドメッセンジャー　40
赤外線温度計　886
赤核　362
赤核下オリーブ線維　362
赤核小細胞部　394
赤核脊髄路　344, 362, 393
赤核大細胞部　393
赤色髄　538
脊髄　171, 230, **325**
── のシナプス前抑制　338
脊髄運動中枢　325
脊髄オリーブ核路　341
脊髄下行路　341, 342
脊髄交感神経反射　765
脊髄固有ニューロン　326
脊髄上行路　341
脊髄小脳　390, 393
脊髄小脳失調症　99
脊髄小脳路　341, 344
脊髄損傷　187
脊髄動物　338
脊髄ニューロン　325
脊髄反射　325, **327**

脊髄標本　327
咳反射　346, 422, 698, 727
セクレチン　834, 848, 1011, 1012, 1014
セクレチンファミリー　1012, **1014**
舌　402, 826
舌咽神経　412
舌下温　886
舌下腺　826
赤筋　322
接近行動　442
赤血球　**535**, 545
── による酸・塩基平衡調節　517
── の軸移動　596
── の成熟と分化　538
── の代謝　541
── の分化　532
── の老化　540
赤血球増多症　596
赤血球沈降速度　527
接合体　1051
接合尿細管(CNT)　757
接合尿細管系球体フィードバック(CTGF)　751
節後線維　410
節後ニューロン　410
切痕　647
摂食　825
摂食関連生理活性物質　437
摂食行動　433, **433**
── とインスリン　438
摂食中枢　436, 879
接線移動　185
節前線維　410
節前ニューロン　410
絶対不応期　51, 623
接着結合　24, 30
セットポイント仮説　897
切迫性尿失禁　768
セマグルチド　1021
セルトリ細胞　986, 1032, 1037
セレンの吸収機構　868
セロトニン　**149**, 149, 155, 1011
セロトニン N-アセチルトランスフェラーゼ　909
セロトニン作動性投射　436
セロトニン作動性ニューロン　150
セロトニン神経系と感情障害　490
セロトニンニューロン　881
線維芽細胞増殖因子23　1009
線維素　565
線維素原　566
線維素溶解系(線溶系)　566
腺下垂体　960
全か無の法則　51
前眼房　282
前嗅核　314
全健忘　482
前向健忘　482
前根　171, 326
潜在性甲状腺機能低下症　999
前歯　826
前肢-後肢反射　338
栓状核　390

線条体　374, 377
線条皮質　200
染色体　14
全身持久力　917
前進性/能動性行動　442
全身性炎症反応症候群(SIRS)　563
潜水環境　935
前赤芽球　538
腺組織　946
前大脳動脈　683
先体反応　1050
全体論　452
選択的エストロゲン受容体調節因子(SERM)　1049
選択的セロトニンおよびノルアドレナリン再取込み阻害薬(SNRI)　490
選択的セロトニン再取込み阻害薬(SSRI)　150, 490
選択的透過性　25
前脱落膜化　1048
先端巨大症　962, 990
尖端樹状突起　201
センチネルリンパ節と微小がん転移機構　612
前庭階　250
前庭感覚　271
前庭器官　271, 348
前庭頸反射(VCR)　276, 348
前庭小脳　390, **393**
前庭神経　274
前庭神経核　274
前庭脊髄反射　276, 348
前庭脊髄路　274, 276
前庭動眼反射(VOR)　277, 348, 351
── の適応　395
前庭反射　275
前適応　694
先天色覚多様性　303
先天性QT延長症候群　625
先天性筋強直症　103
先天性停止性夜盲症　99
先天性パラミオトニー　98
先天性副腎過形成症　974
先天性無痛無汗症　238
蠕動運動
──, 胃の　831
──, 消化管の　809
──, 小腸の　852
──, 食道の　829
──, 大腸の　854
前頭眼野　454
前頭前野ループ　376
前頭側頭型認知症(FTD)　189
蠕動波　831
前頭葉　198
前頭連合野　200, 463
セントラルコマンド　733
全肺気量　701
前皮質脊髄路　361
前負荷　650
腺房細胞　845
前房水　280
腺房中心細胞　845

前補足運動野　359
線毛　23
前毛細血管括約筋　593
前立腺肥大症　768

そ

総肝動脈　830
想起　480
臓器感覚　216, 421
早期後脱分極(EAD)　627
双極細胞　203, 284, 286
── の情報処理　290
双極肢誘導　630
造血　531
造血因子　534
造血幹細胞　530
造血幹細胞移植　531
造血組織　537
造血微小環境　531
桑実胚　1051
増殖期, 月経周期の　1041, 1047
増大単極肢誘導　630
相対不応期　623
総鉄結合能　546
相動性伸張反射　331
相同染色体　14
相反性Ⅰa抑制　333
相反性シナプス　314
相反抑制　211
僧帽細胞　313
相貌失認　300
僧帽弁　614, 616
総末梢抵抗(RT)　577
瘙痒　244
層流　578
ゾーン構造　312
速筋線維　105, 914
足細胞　742
足細胞足突起　742
側坐核　374
即時型過敏症　552
側枝発芽　191
束状帯　965, 969
促進拡散(促通拡散)　776
促進拡散グルコース輸送体(GLUT)　755
促進輸送　26
促進輸送体　858
速錐体路細胞　368
促通　210
側底膜におけるアミノ酸輸送　861
側頭筋　826
側頭葉　198
側頭葉性健忘症　482
側頭連合野　200, 461
束傍核　377
側方拡散　162
側(方)抑制　211, 222
── によるコントラスト増強　211
組織　6
組織間隙(組織間質)　606
組織血流量, 運動時の　921
組織呼吸　721
組織中毒性低酸素　737

咀嚼　356, 826
咀嚼筋　826
疎水性ホルモン　949
卒中後痛　244
ソニック・ヘッジホッグ　836
ソマトスタチン
　　　377, 415, 834, 961, 1018, **1024**
ソマトトローフ　961
粗面小胞体　16
ゾリンジャー–エリソン症候群　1013

た

第Ⅷ脳神経　260
体液　7, **770**
── の緩衝作用　514
── の調節　503, 506
体液 pH の調節　515
体液シフト　939
体液性免疫　562
体液量の調節　770
大黄体細胞　1043
体温調節　885
── と甲状腺ホルモン　997
体温調節機構　893
体温調節中枢　893
体温調節反射　430
体温調節反応　888
体温の異常　897
体幹歩行失調　395
大球性貧血　539
対光反射　284
対光反射中枢　425
対向輸送体　776
体細胞　14
大細胞層　295
大細胞部　446
大酸化イベント　692
第三脳室前腹側部(AV3V)　439
胎児　1054
── と hCG　987
── の呼吸様運動　694
── の循環動態　1055
── の成長とガス交換　1054
── への酸素供給　717
胎児–胎盤単位　1053
胎児肝　531
胎児循環　543
── の変化　1056
胎児ヘモグロビン(HbF)
　　　538, 543, 717, 1054
代謝　872, 1057
代謝型 GABA 受容体　135
代謝型グルタミン酸受容体(mGluR)
　　　135, 154
代謝型グルタミン酸受容体 6 型(mGluR6)
　　　291
代謝受容体　134, 135, **142**
代謝機能の加齢変化　929
代謝情報　881
代謝水　20
代謝性アシドーシス　520
── の代償反応　521
代謝性アルカローシス　521

代謝性血管拡張　672
代謝性代償　721
代謝量　877
体循環　574, 705
大循環　574
帯状回　198, 426
代償性眼球運動　277, 352
代償性ショック　681
苔状線維　390, 391
苔状線維シナプス　391
代償的姿勢調節　347, 348, 349
代償反応　439, 521
帯状皮質　198
帯状皮質運動野(CMA)　359
胎生　694
体性–内臓反射　427, **430**
体性感覚　216, **223**, 348
体性感覚誘発電位(SEP)　469
胎生期の呼吸　694
大腸の機能と排便　853
ダイテルス細胞　253
大動脈小体　667, 727
大動脈弁　614, 616
タイト結合　30, 788
体内総水分量(TBW)　503
体内時計　476, **901**
ダイナミン　133
第二鼓膜　250
第二次性徴　928
第二の脳　810
ダイニン　23, 181
体熱平衡　887
大脳　170
──, 自律神経系　426
大脳–小脳ループ　394
大脳回　198
大脳基底核　170, 198, **374**
大脳基底核原基　185
大脳溝　198
大脳小脳　390, **394**
大脳新皮質　198
大脳髄質　170
大脳前庭野　278
大脳半球　198
大脳皮質　170, **197**, 198, 426
── の機能局在　452
── の局所神経回路　204
── のコラム構造　200
── の左右機能差　467
── の神経回路　206
── の層構造　203
── のニューロン　201
── の発生と構成　198
── 領野間の階層性　205
大脳皮質–海馬体系の機能　483
大脳皮質–小脳半球外側部–運動皮質ループ
　　　394
大脳皮質–大脳基底核ループ　374, 381
大脳皮質運動野　358
大脳皮質視覚野　296
大脳皮質体性感覚野　235
大脳辺縁系　426, **486**
大脳葉　198

大脳連合野　456
胎盤　717, 1052, 1055
───, ホルモン　956
体表面心電図　620
体表面積　877
タイプⅠ代謝型グルタミン酸受容体
　（mGluR1）　391
体部位局在（体部位再現）
　　　　　　230, 236, 363, 453, 454
大麻　881
体力　911
大彎　830
タウ　181, 188
タウリン　843
ダウンレギュレーション　33, 951
唾液アミラーゼ　814
唾液腺　826
─── の役割　826
唾液分泌中枢　425
高比良の変法　877
ダグラスバッグ法　876
多形核白血球　548
多形細胞層　204
多シナプス性反射路　334
多シナプス反射　211, 327, 337
多相性睡眠　472
立ちくらみ　590
立ち直り反射　349
脱灰　1008
脱核　538
脱活性化　138
脱感作　33, 139, 155
脱共役　1057
脱共役タンパク質（UCP）　**873**, 996, 997
脱酸素化ヘモグロビン　471, 715
脱雌性化　442
脱水　439
脱髄疾患　190
脱促通　208
脱分極　51, 338
脱分極誘導 EPSP 抑制（DSE）　152
脱分極誘導 IPSP 抑制（DSI）　152
脱抑制　208
脱落膜化　1051
タニサイト　993
多能性幹細胞　538
多能性前駆細胞（MPP）　532
多発性硬化症　190
多発性囊胞腎　103
タフト細胞　851, 852
ダベンポートのダイアグラム　521
タリン　30
ダルシーの法則　655
樽状皮質　237
田原結節　616
単一光子放射断層撮影（SPECT）　471
短胃動脈　830
弾音　404
単核食細胞系　553
短期記憶　481
短期増強（STP）　161
単球　552
─── の分化　532

短期抑圧　157
単極胸部誘導　630
単極肢誘導　630
炭酸脱水酵素（CA）　**516**, 541, 719
短軸索細胞　314
単シナプス反射　211, 327, 330
胆汁　839, 841
胆汁酸　842, **843**, 864
胆汁酸塩　843
胆汁酸プール　844
胆汁色素　842, **843**
単収縮　114, 320, 641
短縮熱　118
単純拡散　25
単純細胞　296
弾性血管　579
男性生殖機能　1037
─── の老化　1040
短脊髄反射　327
淡蒼球　374
淡蒼球外節（GPe）　374, 378
淡蒼球視床投射　378
淡蒼球内節（GPi）　374, 378
淡蒼球被蓋投射　378
単相性睡眠　472
担体タンパク質　529
胆囊胆汁　842
胆囊の外分泌　839
タンパク質
───, 緩衝　517
─── の再吸収　781
─── の消化と吸収　860
タンパク質分解酵素, 膵液の　845
タンパク質ホルモン　948
タンパク尿　744, 782
単発火モード　196
単輸送体　776
短絡抑制　207
単粒子解析法　74
短ループフィードバック　952

ち

チアノーゼ　736
チアノーゼ性先天性心疾患　712
チェーン-ストークス呼吸　731
チェディアック-東症候群　550
遅延後脱分極（DAD）　627
遅延整流　60
遅延反応課題　464
知覚　216
知覚-運動技能　481, 483
知覚学習　480
知覚技能　481
遅筋線維　105, 914
蓄尿　427, 761
蓄尿機能障害　768
蓄尿時の神経制御　764
地誌的障害　460
遅錐体路細胞　368
チック　387
窒素麻酔　935
チップリンク　254
チトクロームオキシダーゼ染色法　299

知能　926
緻密斑（MD）　742, 749, 757, 791
チモーゲン顆粒　845
チャージムーブメント　111
着床　1051
着地相　334
チャネル　813
─── による輸送　25
─── の開口確率　95
チャネルシナプス　309
注意　927
中位核　390
中位核ニューロン　393
中隔野　426
中間径フィラメント　23, 181
中間細胞　256
中間聴条　263
中間皮質　198
柱細胞　251
中耳　247
中耳筋　249
中小脳脚　390
中心窩　281, **286**, 351
中心階　250
中腎管　1032
中心溝　198
中心視索前核（MnPO）　439
中心静脈　815
中心電極　629
中腎傍管　1032
虫垂　853
中枢, 下部尿路機能に関与する　766
中枢機構, 味覚の　309
中枢弓　663
中枢シナプス　158
中枢神経系（CNS）　170
───, 脊髄　230
───, 脳　233
─── の軸索再生　191
中枢性化学感受領野　728
中枢性感作　243
中枢性循環調節機構　657
中枢神経における代謝調節　879
中枢時計　908
中枢における温度受容　894
「中枢パターン発生機構」→「パターン発生
　機構」をみよ
中性アミノ酸　780
中性脂肪　840
中大脳動脈　683
中脳　171, 344
中脳水道周囲灰白質（PAG）　444, 766
中脳中心灰白質　347, 356, 444
中脳皮質辺縁系ドパミン経路　444
中脳歩行誘発野（MLR）　341, 347, 350
虫部, 小脳　389, **393**
虫部前葉　427
チュブリン　23
腸胃抑制反射　831
超音波血流計　588
超回復　916
聴覚　216, **247**
─── の錯覚　270

和文索引（ち～と） ●**1123**

聴覚機能発達と臨界期　268
聴覚失認　461
聴覚性言語野　461
聴覚脳幹誘発電位(BAEP)　469
聴覚野　200, 269
　── からの遠心性神経作用　270
　── の可塑性　269
腸管, ホルモン　956
長管骨　538
腸肝循環　842, 843
腸管上皮幹細胞　851
腸管神経系　172, 810, 1011
長期記憶　481
長期増強(LTP)　157, 161, 379
長期抑圧(LTD)
　　　　　　157, 161, 164, 379, 392, 395
長期抑圧と運動学習　394
腸クロマフィン細胞　422
腸クロム親和性細胞　1011
超日リズム, ホルモン分泌　953
聴神経　260
腸神経系　418
聴神経線維　260
長脊髄反射　327
調節性分泌　22
調節反射　284
腸相　837, 847
超伝導量子干渉素子(SQUID)　470
張度　500
腸内細菌　824
腸内細菌叢　856
腸内分泌細胞　851, 852, 1011
腸の微小循環におけるスターリング仮説
　　　　　　　　　　　　　　　599
腸のリンパ系　605
重複切痕　647
跳躍伝導　65, 175
聴力図　248
聴力測定　248
直血管　748
直接(対)光反射　284
直接熱量測定法　875
直接路　375, 379, 381
直接路ニューロン　377, 379
直腸温　886
チロシン水酸化酵素　976
陳述記憶　481
鎮痛薬　244

つ

椎骨動脈　683
追従眼球運動　355
椎前神経節　411
椎傍神経節　411
痛覚　216
痛覚過敏　244
痛覚系　238
痛覚変調性疼痛　243
ツー・プロセスモデル　477
ツチ骨　247

て

低 Ca 血症　1000

低 K 性周期性四肢麻痺　99
低圧受容器　440, 665
定位　216
定位脳手術　385
定位反応　355
低灌流性低酸素　737
低血圧症　582
抵抗血管　577, 579
低酸素(症)　684, 713, 736, 933
低酸素換気応答　730
低酸素換気馴化(VAH)　735
低酸素換気抑制(HVD)　735
低酸素血症　736
　── に対する呼吸・循環反射　667
低酸素性低酸素　736
低酸素性肺血管収縮　708
低酸素脱感作(HD)　736
低酸素誘導因子(HIF)　539
定常流　576
定常領域　562
低体温(症)　897
低体温療法　897
低張　500
低張液　9
低張尿　745
ディッセ腔　815
定電場仮説による式　54
呈味物質　305
ティモシー症候群　99
停留精巣　1033
低レプチン血症　883
デールの法則　129
デオキシヘモグロビン　715
適応熱産生　888
適応免疫系　558
デキサメタゾン　975
適刺激　216
滴定酸　518
　── の排泄　519
デコンディショニング　941
テザリング　131
デシベル　247
手順記憶　481, 483
テストステロン
　　　443, 967, 982, 986, 1033, **1038**
テストステロン受容体　446
テストパルス　59
デスモソーム　24, 30
テタニー　1000
テタヌス　160
テタヌス後増強(PTP)　160
鉄還元酵素　545
鉄欠乏性貧血　536, 537
手続き記憶　926
鉄の吸収機構　867
鉄の代謝　545
鉄分, 妊娠時の　1056
テトラエチルアンモニウム(TEA)　72
テトラッド　110
テトロドトキシン(TTX)　71
デバイ長　95
デヒドロエピアンドロステロン(DHEA)
　　　　　　　　　　　　　　　965

デュボアの式　877
デルタ波　469
デルマトーム　229
電圧固定法　57
電位依存性 Ca²⁺ チャネル　89, 90
電位依存性 K⁺ チャネル　75
電位依存性 Na⁺ チャネル　75
電位センサー　80
伝音性難聴　248
電解質　7
電解質代謝　788
てんかん発作　98
電気化学的勾配　27
電気緊張(性)電位　61
電気シナプス　124, **124**
電気的除細動　635
電気的中性の法則　9
電子伝達系　19
転写　14
転写開始複合体　15
転写活性化因子　15
転写調節エレメント　15
デンスボディ　120
伝達　124
伝導　124
伝導性失語　468
テント状 T 波　638
伝播性強収縮波　854
電流源推定　469

と

島　198, 426
糖依存性インスリン放出ペプチド(GIP)
　　　　　　　　　　　　　　　1014
動因, 動機づけ　433
動員　209, 323
同化　872
頭蓋内圧の調節　685
等価回路　51
透過係数　54
導管細胞　845
動眼神経　411
動機づけ　433, 484
動機づけ行動　489
道具的条件づけ　480
同型皮質　198
糖原性アミノ酸　955
瞳孔　281
瞳孔括約筋　281
統合機能　469
瞳孔散大筋　281
瞳孔反射　346
糖質コルチコイド　873, 955
糖質代謝　839
糖質の消化と吸収　858
糖質分解酵素　846
等尺性収縮　114
投射の法則　216
同種皮質　198
凍傷　891
動静脈吻合(AVA)　594, 814, 889
糖新生　839
洞性徐脈　634

洞性頻脈　634
頭相　836
闘争か逃走　667, 954, 977
糖代謝　1017
  ── と甲状腺ホルモン　997
等張　500
同調　250
等張液　9, 511
同調曲線　250, 260
等張性収縮　114
等張性脱水　500
頭頂葉　198
洞調律　634
頭頂連合野　200, 457
  ── の損傷　460
動的γ運動線維　331
動的反射　276
動的ヘマトクリット　597
等電点　517
導入気道　697
糖尿　778
糖尿病　542, 1019, **1023**
  ── の慢性合併症　1023
糖尿病性ケトアシドーシス　1023
銅の吸収機構　867
逃避行動　487
島皮質　198
等皮質　198
動物機能　2
洞(房)結節　616, 619
洞(房)結節自動能　622
動脈圧受容器　658
動脈圧波形　581
動脈化学受容器　658
動脈血 CO_2 分圧　732
動脈血 O_2 分圧　734
動脈血圧　575, **581**
動脈血流量　586
動脈閉塞症　659
同名筋　330
同名半盲　295
動毛　253, 272
洞様血管　594
等容性弛緩期　647
等容性収縮期　647
トーヌス　414, 424
ドーピング　963
特異動的作用(SDA)　878, 875
特殊核　194
特殊感覚　216, 223
特殊顆粒(二次顆粒)　548
特徴周波数　251
特発性捻転ジストニア　387
時計遺伝子　903, 907
登上線維　390, 391
登上線維シナプス　391
ドッキング　131
ドナン効果　501
ドネペジル塩酸塩　147
ドパミン　963, 976
  ──, 報酬系　490
ドパミンβ水酸化酵素(DBH)　976
ドパミン作動性ニューロン(群)　149, 376

ドパミンニューロン　881
跳び直り反応　349
ドプラ効果　588
トライアッド　86
トライツ靱帯　850
トランスサイレチン(TTR)　993
トランスダクション　223
トランスデューシン　36, 288
トランスフェリン　546
トリガードアクティビティ　627, 638
トリグリセリド(TG)　840, 1023
鳥肌　888
トリプシノゲン　845
トリプシン　814, 846, 861
トリプレットリピート病　386
トリヨードサイロニン(T_3)　873, 990
努力肺活量(FVC)　702
ドルトンの法則　695
トロポニン　107, 112, 639
トロポミオシン　107, 112
トロンビン　37
トロンボモジュリン　566
貪食　177
貪食作用　549

な

ナイーブ B 細胞　561
ナイーブ T 細胞　556
内因子　836
内因性発熱物質　898
内因性リズム　901
内顆粒細胞層　203
内頸動脈　683
内肛門括約筋　855
内呼吸　721
内耳　271
内斜筋　830
内錐体細胞層　204
内生殖器の性分化　1032
内舌筋　826
内臓-体性(運動)反射　427, 431
内臓-内臓反射　427
内臓感覚　216, 421
内臓求心性線維　410, 413
  ── の伝達物質　423
内臓脂肪, ホルモン　956
内臓痛　244
内臓痛覚　216, 421
内臓の受容器　421
内側核　390
内側視索前野(MPOA), 性行動　445
内側膝状体　193, 269
内側縦束　344
内側上オリーブ核(MSO)　264
内側前頭前野　426
内側前脳束(MFB)　489
内側台形体核(MNTB)　264
内側直筋　351
内側毛帯　344
内側翼突筋　826
内的脱同調　904
内皮細胞　592
内部環境　1, 11, 504, 574

  ── の恒常性　592
内部粘性　598
内部膜系　107
内分泌　6, 812, **946**
内分泌攪乱化学物質(EDC)　956
内分泌器官　956
内分泌機能の加齢変化　930
内分泌性循環調節機構　669
内分泌腺　946
内有毛細胞　251
内卵胞膜細胞　1042
内輪筋層　807
内リンパ液　250, 256
内リンパ腔電位　256
内リンパ流動説　272
長さ定数　61
ナチュラルキラー細胞(NK細胞)
       557, 560
「ナトリウム」→「Na」もみよ
ナトリウム味　308
ナトリウム重炭酸共輸送体(NBCe1)　800
ナルコレプシー　476, 881
慣れ　219, 479
軟口蓋　403, 826
軟骨組織の組織圧　501
軟骨内骨化　1002
軟膜　182

に

匂い分子　310
苦味　305, 306
ニコチン性アセチルコリン受容体チャネル
       73, 79
ニコチン性受容体(nAChR)　148, 416
二酸化炭素解離曲線　719
二酸化炭素の運搬　718
二次感覚細胞　219
二次記憶　481
二次極体　1045
二次視覚野(V_2)　300
二次性高血圧　677
二次性徴　1034
二次性低 Ca^{2+} 血症を伴う低 Mg^{2+} 血症
  (HSH)　103
二次性能動輸送　754, 777
二次精母細胞　1038
二次体性感覚野(S2)　236
二次痛　229
二重(神経)支配　414
二次卵胞　1045
二次卵母細胞　1044
二次リンパ組織　563
日射病　897
ニッチ　531
二倍体　1030
二分軸索感覚神経線維　432
日本昏睡尺度　478
乳化　842
乳酸　913
乳酸アシドーシス　522
乳酸閾値　917
乳汁分泌　1057
乳頭下静脈叢　889

和文索引(に〜は) ●**1125**

和文索引

乳頭下動脈網　889
ニュートンの粘性法則　596
乳房の発達　1035
入力抵抗　62
入力抵抗量　65
ニューロキニンA(NKA)　1015
ニューログリア型細胞　203
ニューロステロイド　147, 1044
ニューロテンシン(NT)　1015
ニューロピル　203
ニューロフィジンⅠ, Ⅱ　960
ニューロフィラメント　23
ニューロペプチドY(NPY)
　　　　　　　415, 436, 1015
ニューロン　172
ニューロン結合　207
ニューロンプール　208
尿細管　799
　── 周囲毛細血管での水輸送　501
　── におけるCa^{2+}の輸送　795
　── におけるCl^-の輸送　788
　── におけるK^+の輸送　788, 791
　── におけるMg^{2+}の輸送　797
　── におけるNa^+の輸送　788
　── における物質輸送の概要　753
　── におけるリン輸送　796
　── の機能　753
　── の輸送　770
　── の輸送経路　788
尿細管再吸収　746
尿細管最大輸送量(Tm)　778
尿細管糸球体フィードバック機構(TGF)
　　　　　　　749, 751
尿細管性アシドーシス　522
尿細管性タンパク尿　782
尿細管分泌　746
尿細管輸送, 尿酸の　786
尿酸クリアランス　786
尿酸の排泄　786
尿生殖堤　965
尿生殖洞　1032
尿生殖ヒダ　1033
尿生成　745
尿素回路　841
尿素クリアランス　785
尿素循環　772
尿素透過性　785
尿素トランスポーター　785
尿素の排泄　785
尿道　762
尿道括約筋筋電図　767
尿道内圧測定　767
尿道閉鎖圧　767
尿の濃縮と希釈　771
尿閉　769
尿崩症　961
尿流測定　767
尿流動態検査　766
二量体　76
妊娠とhCG　987
認知　216
認知機能と小脳　395

ね

ネガティブセレクション　556
ネガティブフィードバック　**11**, 335
　(→「負のフィードバック」もみよ)
　── による血圧調節　663
ネガティブフィードフォワード　12
熱エネルギー　872
熱痙攣　897
熱勾配層型直接熱量計　875
熱産生反応　888
熱産生量　885
熱失神　897
熱射病　878, 897
熱出納　887
熱中症　897
熱電対温度計　886
熱疲弊　897
熱放散反応　888
熱放散量　885
ネフリン　744
ネフローゼ症候群　744, 782
ネフロン　742, 798
　── の分類　754
ネルンストの式　54
粘液細胞　827
粘液水腫　873, 999
粘液腺　826
粘液バリア　837
粘性　577
粘性率　596
粘膜, 消化管の　806
粘膜下神経叢　418, 807, 1011
粘膜下組織, 消化管の　807

の

膿　559
脳下垂体　959
脳幹　171, **344**, 435, 436
　──, 自律神経系　424
　──, 睡眠・覚醒と　477
　──, 性行動と　444
　── のモノアミン含有ニューロン　425
脳幹運動系　344
脳機能イメージング　469
脳弓下器官(SFO)　419, 439
脳虚血　685
脳虚血反応　662, 667
脳血流シンチグラフィー　684
脳室周囲器官(CVO)　440, 686, 960
脳循環　683
　── の化学調節　685
脳漿　685
脳神経核　344
脳・神経の再生医療　192
脳深部刺激療法(DBS)　385
脳性ナトリウム利尿ペプチド(BNP)　672
脳脊髄液(CSF)　**178**, 685
脳相　836, 847
脳腸相関　852
脳腸ペプチド　1011
脳動脈　683
能動輸送　27, 754

脳内自己刺激(ICSS)　488
脳軟膜動脈　683
脳の性分化　1034
脳波(EEG)　469
　──, 睡眠時の　472
脳ヘルニア　685
脳胞形成　182
囊胞性肺線維症　97, 103
脳由来神経栄養因子(BDNF)　157
脳梁　198
上り坂輸送　776
乗り物酔い　278
ノルアドレナリン　414, 873
　──, 報酬系　489
ノルアドレナリン作動性ニューロン　149
ノルアドレナリンニューロン　881
ノンレム睡眠　472, 904

は

歯　826
パーキンソン病(PD)　188, 383
バーグマングリア　390
ハーゲン-ポワズイユの法則　527
バースト駆動ニューロン　353
バースト状の発火　84
バーストニューロン　352
バーストモード　196
バーター症候群　103, 794
ハートナップ病　781
ハード・プロブレム　478
肺
　── におけるCO_2の排出　720
　── におけるガス交換　709
　── における酸・塩基平衡調節　518
　── の換気　697
　── の発生　694
　── の微小循環　707
肺液　694
パイエル板　806, 822, 850
バイオフィードバック　413
肺芽　694
肺活量　701
肺管　694
肺気量分画　701
敗血症性ショック　680
肺原基　694
肺高血圧症　706
肺呼吸　693
排出路閉鎖機能不全　768
排出路閉塞　768
肺循環　574, 705
肺循環調節　708
肺静脈　705
肺静脈心筋　617
肺小葉　710
肺伸展受容器　726
肺水腫　601, 708
肺尖部　707
背側核(DCN), 蝸牛神経核　262
背側核(DNLL), 外側毛帯核　268
背側経路　458
背側呼吸ニューロン群(DRG)　723
背側脊髄小脳路　341

1126 ● 和文索引（は，ひ）

肺塞栓症　706
背側聴線条　263
背側縫線核　377, 435, 436
肺底部　707
肺動脈　705
肺動脈楔入圧　706
肺動脈弁　614, 616
肺内血液量　705
排尿　427, 761
──　時の神経制御　766
排尿機能障害　768
排尿機能の加齢変化　930
排尿筋　761
排尿筋過活動　768
排尿筋低活動　768
排尿筋尿道括約筋協調不全　768
排尿筋無収縮　768
排尿中枢　425, 427
ハイパーコラム　300
ハイパー直接路　376, 380, 381
胚盤胞　1051
排便　855
排便障害　855
排便反射　855
肺胞　698
肺胞換気量　703
肺胞気　710
肺胞気式　710
肺胞気動脈血酸素分圧較差($A\text{-}aD_{O_2}$)　711
肺胞死腔　711
肺胞低換気　736
肺膜腔内液　709
肺迷走神経反射　726
排卵　1041, 1046
──　の誘発　984
排卵期　1041
パイロジェン　897
白質, 脊髄の　230, 325
爆灼熱量計　875, **876**
白色脂肪組織(WAT)　874
白体　1047
白内障　281
薄明視　285
破骨細胞　1002, 1004
破擦音　404
端の抑制, 単純細胞　297
橋本病　999
播種性血管内凝固(DIC)　682
バスケット細胞　203, 390, 391
バセドウ病　873, 999
バソプレシン　12, 508, 509, 947, **960**
──　と記憶　484
バソプレシン系による循環調節　669
パターン認識受容体(PRR)　558
パターン発生機構(CPG)
　　　　211, 325, 340, 346
パチニ小体　225
発火パターン, イオンチャネルによる
　　　　82
発火頻度の順応　203
発火率　209
発汗反応　891
白筋　322

白血球　420, **548**
──　による自然免疫防御　821
白血球接着不全症(LAD)　550
発現, シナプス伝達　159
発語　397
発散　159, 208
発声　397
──　時の呼気調節　398
──　と情動行動　356
──　の神経機構　405
発達　925
──　と甲状腺ホルモン　995
パッチクランプ法　72
発熱　897
発熱メディエーター　898
ハドリング　892
パネート細胞　819, 851
バビンスキー反射　368
ハプトコリン　866
パブロフ型条件づけ　480
速いシナプス伝達　158
パラアミノ馬尿酸　746
パラクライン　1006
パラソル神経節細胞　293, 303
パラノード　88, 174
バリント症候群　460
バルクエンドサイトーシス　133
バルビツール酸系　147
パルブアルブミン　377
破裂音　404
バレル皮質　237
パワーストローク　113
汎アミノ酸尿　781
反回側枝　207, 337
反回促通　207
反回抑制　208, 325, **337**
半規管　271, 348, 352
反響回路　208
半月弁　614, **616**
半交叉　295
伴行静脈　890
反射　210
──, 機械性受容器による　726
──, 光学系の　284
反射運動　358
反射弓　210
反射性交感神経性ジストロフィー(RSD)
　　　　432
反射中枢　210
半数体　1030
半側空間無視　460
半側発汗　891
反対色説　302
ハンチントン病　385
ハンティング　890
パンティング　888
汎適応症候群　970
半透膜　9, 499
反応性充血　673
反発係数　501
反復発作性失調症1型　101
ハンブルガー効果　517, 719
半盲　460

ひ

非24時間睡眠覚醒リズム症候群　905
非アドレナリン・非コリン作動性神経
　　　　415
鼻音　404
被殻　374
光応答の順応　289
光受容機構　287, 908
光同調性振動子(LED)　438
光反射　284
光ポンピング磁気センサー(OPM)　470
被虐待児症候群　955
ビグアナイド系薬剤　1023
非コリン作動性副交感神経　727
皮質-赤核-脊髄路　362
皮質-網様体-脊髄路　343, 362
皮質下白質　198
皮質コラム　194, 200, 237, 461
皮質集合管(CCD)
　　　　742, 757, 759, 760, 791, 793
皮質赤核路　362
皮質脊髄路　342, 344, 361
皮質脊髄路細胞　364
皮質内局所回路　205
皮質内微小刺激法(ICMS)　364
皮質網様体路　362
皮質領野　198
脾腫　814
微絨毛　849
非受容体型チロシンキナーゼによるシグナル伝達　42
尾状核　374
微小管　22, 180
微小管結合タンパク質(MAP)　180
微小興奮性シナプス後電位　136
微小興奮性シナプス後電流(mEPSC)　158
微小興奮性接合部電位　419
非蒸散性熱放散　887
非蒸散性熱放散反応　888
非蒸散性熱放散量　875
微小終板電位(mEPP)　136, 158
微小重力　939
微小循環　592
微小皺襞　759
微小変化型ネフローゼ症候群(MCNS)
　　　　744
微小抑制性シナプス後電位　136
ヒス束　614, 616, 619
ヒスタミン　**150**, 245, 835, 1011
ヒスタミン作動性ニューロン　150, 475
非ステロイド性抗炎症薬(NSAIDs)　899
──　による胃粘膜障害　837
ヒストン　14
非選択性陽イオンチャネル　79
脾臓　420, 540
非代償性呼吸性アシドーシス　721
非代償性呼吸性アルカローシス　721
ビタミンB_{12}　539, 836
ビタミンD　1006
ビタミンD_3
──　合成　1006
──　の活性化　1006

和文索引（ひ，ふ）●**1127**

── の作用　1007
ビタミンD受容体（VDR）　1004, 1007
ビタミンK依存性凝固因子　565
ビタミン類の再吸収　781
非タンパク質性窒素化合物　785
非陳述記憶　481
ひっかき反射　338
引っ込め反射　336
必須アミノ酸　860
非同期症候群　905
脾動脈　830
非特殊核　194
ヒト絨毛性ゴナドトロピン（hCG）
　　　963, 978, 987, 990, 1047, 1052
ヒト絨毛性ソマトマンモトロピン　1053
ヒト免疫不全ウイルス（HIV）　563
ヒドロキシアパタイト　1001
ピノサイトーシス　20
皮膚機械受容器　224
皮膚反射　338, 339
皮膚分節　229
非ふるえ熱産生　874, 1057
非ヘッブ型LTP　163
肥満，食事誘導性　883
肥満細胞　551
表現促進現象　386
病原体関連分子パターン（PAMP）　558
表在ネフロン　754, 775
標準肢誘導　630
表層反応　1051
表面電位　95
ヒラメ筋　322
微量アルブミン尿　744
ビリルビン　541, 842, **843**
ピル　1051
鼻涙管　283
ヒルの式　116
ピルビン酸　839
非連合学習　479
疲労　322
ビンキュリン　30
貧血（症）　535, 596, 717
貧血性低酸素　737
頻度促通　161
頻脈性不整脈　626

ふ

ファーガソン反射　961, 1056
ファーター乳頭　845
ファゴサイトーシス　20
ファレウス-リンドクビスト効果　597
ファント・ホッフの式　499, 601
フィードバック　2
フィードバックゲイン　663
フィードバック制御　970
フィードバック促通　208
フィードバック調節　**11**, 950
フィードバック抑制　208
フィードバックループ，腎-体液系の
　　　676
フィードフォワード回路　208
フィードフォワード機構　893
フィックの拡散法則　602, 709

フィックの原理　588, 655
フィブリノゲン　529, 566
フィブリン　565
フェニルエタノールアミン-N-メチル基転
　　移酵素（PNMT）　976
フェロポーチン　546
フェンの効果　118
不応期　51, 442, 623, 641
──，チャネルの　26
フォルマント　403
孵化　1051
付加成長　1003
不活性化機構，イオンチャネルの　80
不活性化曲線　60
不感蒸散　503, 887
不感蒸泄　887
不揮発性酸　513, 518, 798
腹圧性尿失禁　766
腹外側視索前野（vlPOA）　476
副嗅球系　445
腹腔動脈　814
副交感神経　411
── と代謝調節　883
副交感神経緊張症　413
副交感神経系　410
副交感神経性血管拡張線維　660
副交感神経節　417
副交感神経節前ニューロン　423
副甲状腺　1003
──，ホルモン　956
副甲状腺ホルモン　89, 1001, 1003
副甲状腺ホルモン関連ペプチド　947
複合性局所疼痛症候群（CRPS）　432
複雑細胞　297
複雑スパイク　391
複視　301
腹式呼吸　700
輻射（放射）　887
副腎　965, 1038
──，ホルモン　956
副腎アンドロゲン　965, 966, **974**
── の分泌　970
副腎髄質　976
副腎髄質ホルモン　949
副腎皮質　965
副腎皮質刺激ホルモン（ACTH）　961, 966
副腎皮質ホルモン　948, **966**
── の代謝　975
腹水　602
複数振動体説　904
副生殖器　1037
── の性分化　1032
── の性分化におけるアンドロゲンの役
　割　1033
輻輳　284, 351
腹側延髄　344
腹側核（VCN），蝸牛神経核　262
腹側核（VNLL），外側毛帯核　268
腹側核後部（PVCN），蝸牛神経核　262
腹側核前部（AVCN），蝸牛神経核　262
腹側呼吸ニューロン群（VRG）　723
腹側脊髄小脳路　342
腹側線条体　374

腹側淡蒼球　374
腹側被蓋野　444
符号化　260
符号化障害説　482
浮腫　10, 501, **602**
不随意運動　358
不整脈　626, 634
プチアリン　828
物質交換，胎児循環　1052
物質交換，毛細血管壁を通じた　599
物質輸送　24
──，拡散による　592
物体色と光源色　302
物体認識　461
物理的溶解　695
太い上行脚（TAL）　756, 790, 793, 797
太いフィラメント　107, 639
舞踏運動　385
ブドウ糖液　512
ブドウ糖負荷試験（GTT）　1023
不等皮質　198
不動毛　253, 272
負の強化　480
負の選択　556
負のフィードバック　**11**, 893, 894, 950
負のフィードバック制御機構　731
負のフィードフォワード　12
部分的アミノ酸尿　781
踏み直り反応　349
プライミング　132, 481
プライム刺激　481
ブラジキニン　706
プラスミノーゲン　566
プラスミン　566
フラックス　55
フリーラジカルによる神経系の酸素中毒
　　　936
フリーランリズム　901
振子運動，消化管の　809
振子現象　396
プリン，神経伝達物質　150
ふるえ熱産生　888
ブルガダ症候群　98
プルキンエ細胞　82, 164, 390, 392
プルキンエ線維　616, 618, 619
フルクトース　779
ブレインマシンインターフェイス（BMI）
　　　369
プレグネノロン　966, 1038
プレシェーピング　459
プレチスモグラフィ　585, 588
プレドニゾロン　975
プレプロガストリン　1013
プレプロホルモン　948
ブレンステッド-ローリーの理論　513
プロエラスターゼ　846
ブローカ野　405, 468
ブロードマンの17野　296
ブロードマンの脳地図　452
ブロードマンの皮質領野　198
プロオピオメラノコルチン　964
フローボリューム曲線　702
プロカルボキシペプチダーゼA，B　846

プログラム細胞死, 卵胞閉鎖の　1046
プロゲスチン　982
プロゲステロン　443, 966, **982**, 1043
　── 産生, 黄体期の　1043, 1047
プロスタグランジン(PG)　31, 837, 1056
プロスタグランジンE_2　898
プロスタグランジン$F_{2\alpha}$　1047
プロスタサイクリン　673
プロソディ　397
ブロッカー　29
ブロッブ　299
プロテアーゼ, 膵液の　845
プロテアーゼ活性化型受容体　37
プロテアソーム　21
プロドラッグ　841
プロトン(H^+)　8
プロトンポンプ(H^+-ATPase)　28, 800
プロフェッショナル抗原提示細胞　562
プロホルモン　948
プロモーター　15
プロラクチン(PRL)　961, 963, 1057
プロラクチン受容体　39
フロリジン　778, 779
フロレチン　779
分圧　695
分界条床核(BNST)　446
分時換気量($\dot{V}_E$)　703, 732
　──, 運動時の　917
分時仕事量　650
分子スイッチ　39
分子層　203
分時肺胞換気量　703
分子篩透過率　782
分節運動
　──, 消化管の　809
　──, 小腸の　852
　──, 大腸の　854
吻側延髄腹外側部(RVLM)　424, 660
分配係数　54
分泌顆粒　812
分泌期　1041
　──, 月経周期の　1048
分泌細管　835
分泌小胞　21, 130
分泌性下痢　868
分娩　694, 1056
噴門　830
噴門腺　833
分離脳　467

へ

平滑筋　104
平滑筋細胞　120
平滑筋収縮　120
平均電気軸　632
平均動脈血圧(P_m)　581
平均ヘモグロビン含有量　535
平均ヘモグロビン濃度　535
平均容積　535
閉経　928, 1049
平衡感覚　216, **271**
閉口筋群　356
平衡障害　395

平行線維　391
平行線維-Purkinje細胞シナプス　394
平衡斑　272
閉鎖帯　30
閉塞　209
閉塞型睡眠時無呼吸症候群(OSAS)　738
閉塞性換気障害　702
閉塞性ショック　680
ベイリス効果　587
閉ループ　664
ペインブリッジ反射　422, 665
ベージュ細胞　900
ベータ波　469
ペースメーカーニューロン　724
壁応力　651, 679
ベキ関数の法則　218
壁在神経系　1011
壁細胞　834, **835**
壁内神経系(ENS)　854
壁内神経叢　417, 418
ベクトル心電図　631
ベゾルト-ヤーリッヒ反射　666
ベッチンガー複合体　724
ベッツの巨大錐体細胞　363
ヘッブ型LTP　161
ヘッブ型シナプス　161
ヘテロ二量体型アミノ酸輸送体　781
ヘテロ四量体　75
ベネディクト型スパイロメーター　876
ヘパトカイン　956
ヘファスチン　546
ペプシノゲン　836, 861
ペプシン　814, 836, 861
ペプチドと受容体　150
ペプチドの再吸収　782
ペプチドホルモン　948
ヘマトクリット　535
ヘミデスモソーム　24
ヘミバリスム　386
ヘム　542
ヘム間相互作用　542
ヘム鉄　545
ヘモグロビン(Hb)　535, 542, 545, **714**
　──, 緩衝　517
　──, 胎児　538, 543
　── の代謝　541
ヘモグロビンA1c　542
ヘモグロビンM(HbM)　718
ヘモグロビンS(HbS)　544, 718
ヘモグロビン酸素解離曲線　713
ヘモグロビン酸素飽和度　932
ヘモグロビン尿　782
ヘモクロマトーシス　546
ヘモシアニン　535
ヘリコバクター・ピロリ　837
ヘリング-ブロイエル反射　422, 431
ベル　247
ペルオキシソーム　21
ヘルドの束　263
ヘルパーT細胞(Th細胞)　556, 562
　── の誘導　823
弁　616
辺縁系　486

辺縁細胞　256
辺縁皮質　198
辺縁葉　198
辺縁ループ　376
ベンス・ジョーンズタンパク　782
ヘンゼン細胞　253
ベンゾジアゼピン　146
ヘンダーソン-ハッセルバルヒの式　515
便通異常　855
扁桃体　426, 483, 486
　──, 性行動　446
扁桃体内側核(MeA)　446
扁桃中心核　724
便秘　855
弁別閾　217
片葉小節葉　389, 393
ヘンリー-ガウエル反射　422, 665
ヘンリーの法則　695
ヘンレループ　756, 790, 793, 795, 799

ほ

ポアズイユの法則　577, 707
ポアソン分布　136
ボイル-シャルルの法則　695
ボイルの法則　935
母音　403
方位コラム　299
方位選択性　296, 297
防衛反応　667
房型細胞　262
防御行動　489
傍巨大細胞核　444
膀胱　761
膀胱コンプライアンス　768
膀胱収縮不全　768
方向選択性　297
膀胱知覚亢進　768
膀胱蓄尿機能障害　768
膀胱内圧測定　766
傍細胞経路　753, 788, 858
放散痛　240
傍糸球体細胞　314, 440, 539
傍糸球体装置　749
房室結節　614, 616, **619**
房室束　614, 616
房室伝導遅延　628
房室ブロック　619, 634
房室弁　614, **616**
放射状グリア細胞　184
放射性ヨウ素(^{131}I)　998
報酬系　379, 489, 881
報酬や嫌悪に関わる神経伝達関連物質
　　　　　　　　　　　　　　489
胞状卵胞　1045
房飾細胞　313
紡錘運動線維　330
紡錘型細胞　263
傍髄質ネフロン　754, 775
紡錘体　22
法線移動　185
縫線核　344, 475
膨大部　271
膨大部稜　271

和文索引(ほ～む) ●1129

傍分泌 7, 31, 946
　――, ソマトスタチン 1024
　―― による局所性循環調節 673
ボウマン腺 310
飽和潜水 935
頬 826
ボーア効果 543, 716
ポーズニューロン 353
ホールデン効果 518, 720
ボールドウィンの予測式 702
歩行運動 339, **350**
保持 480
ホジキンサイクル 57
ポジティブセレクション 556
ポジティブフィードバック 12, 335
ポジトロン断層法(PET) 471
ホスホグルコムターゼ 839
ホスホランバン 120
ホスホリパーゼA$_2$ 847
ホスホリパーゼCβ 35
細い下行脚(DTL) 756, 790, 793
細い上行脚(ATL) 756, 790, 793
細いフィラメント 107, 639
補足運動野(SMA) 358, **369**, 405, 454
補足眼野 454
補体 558
補体系 560
母体の変化 1055
勃起 1039
ボツリヌストキシン 148
ポピュレーションコーディング 367
ホフマン反射 333
ホメオスタシス 2, 11, 410, 505
ホモトロピック作用 542
ポリグルタミン病 385
ポリソムノグラフィー 472
ポリモーダル侵害受容器 228
ボリューム伝達 128, 129
ホルモン 6, 30, **946**
　――, 胃液分泌に関連する 834
　―― と疾病 947
　―― による代謝の調節 873
　―― の合成・分泌の調節 950
　―― の測定法 955
　―― の分類 948
ホルモン産生, 胎盤の 1052
ホルモン産生腫瘍 947
本態性高血圧 677
本能行動 488
本能的欲求 433
ボンブ熱量計 875, **876**
翻訳 15

ま

マイオカイン 956
マイクロホン電位 257
マイスナー小体 225
マイスナー神経叢 418, 807, 810, 1011
マウスナー細胞 125
マウンティング 442
膜管腔 17
膜貫通型グアニル酸シクラーゼ 39

膜貫通型セリン・スレオニンキナーゼ
　　40
膜クロック 622
膜興奮性 48
膜消化 857, 859
膜侵襲複合体 560
膜説 52
膜タンパク質 14
膜電位 7, 50
　――, イオン濃度勾配と 53
　―― の発生 52
膜電位感知機構 79
膜電位センサー 75, 80
膜電位変化 125
膜電流の解析 58
膜動輸送 812
膜内骨化 1002
マグニチュード推定法 218
「マグネシウム」→「Mg」をみよ
膜迷路 250, 271
膜融合 22
膜輸送タンパク質 812
膜容量 51
「マクラデンサ」→「緻密斑」をみよ
マクロファージ **552**, 559
摩擦音 404
末梢弓 663
末梢交感神経系 411
末梢循環 581
末梢自律神経系 410
末梢神経系(PNS) 170, 171, **223**
　―― の軸索再生 191
末梢性感作 242
末梢性順応 221
末梢抵抗単位(PRU) 577
末梢時計 908
末梢副交感神経系 411
マトリックス 17
まばたき反射 346
マラリア 544
マリオットの盲点 281
マルターゼ 846
マルティノッティ細胞 203
マンガンの吸収機構 867
慢性高山病 934
慢性痛 240, 243
慢性肉芽腫症 557
　――, 活性酸素の産生不全による 550
慢性閉塞性肺疾患(COPD) 738
満腹感 436
満腹中枢 436, 879

み

ミエリン 65
ミオグロビン 717
ミオシン 107, 181
ミオシンII 112
ミオシン軽鎖ホスファターゼ(MLCP)
　　122
ミオシン重鎖(MHC) 997
ミオトニー 98
味覚 216, **305**, 305
　―― の受容機構 306

味覚嫌悪学習 310
味覚検査 310
味覚減退 310
味覚嗜好性 310
味覚障害 310
味覚消失 310
味覚神経系 309
ミクログリア 176
味孔 306
味細胞 305
ミジェット神経節細胞 293, 303
水呼吸動物 693
水チャネル(AQP) 26, 760
水中毒 439
水透過性, 毛細血管の 600
水の特性 496
水の輸送 754, 755, 757, 759
　――, 腎尿細管周囲毛細血管での 501
　――, 細胞膜を介する 500
　――, 毛細血管での 501
水分泌, 外分泌腺での 501
ミスマッチ陰性電位(MMN) 470
ミセル 842
三つ組, 骨格筋の 108
密着結合 24, 30
密封帯 1002
ミトコンドリア 17, 693
ミネラルコルチコイド 965, **971**
ミネラルコルチコイド受容体 975
ミネラルコルチコイド分泌調節 968
ミネラルの吸収機構 866
味盲 306
脈圧 581
脈管外通路 608
脈波 584, 648
脈波伝播速度 585
脈絡叢 178, 685
脈絡膜 280
ミュラー管 1032
ミュラー管抑制物質 1032
ミュラー細胞 285, 286
味蕾 305
ミリオスモル 499

む

無塩酸症 836
無顆粒皮質 203, 363
無機質の吸収機構 866
無機リン 1000
ムコ脂質症(IV型) 103
無酸素運動 913
無酸素性作業閾値 917
無重量状態 939
無髄線維 174
　―― における興奮伝導 64
ムスカリン性アセチルコリン受容体
　(mAChR) 36, 156
ムスカリン性受容体 148, 416
無声音 405
ムチン 819, 827, 837
無痛症 99

め

明順応　290
明所視　285
迷走神経　412
迷走神経求心路　435
迷路反射　275
メーンズ–コルテウェグの式　585
メガリン　782
メサンギウム　742
メサンギウム細胞　749
メタ細動脈　593
メタロドプシンⅡ　288
メチオニンエンケファリン　964
メチラポン　968
メドゥーサの頭　814
メトヘモグロビン　541, 715
メトホルミン　883
メバロン酸　841
メラトニンリズム　908
メラニン凝集ホルモン(MCH)　436, 880
メラニン凝集ホルモン(MCH)ニューロン
　　　　　　　　　　　　　　　476
メラノコルチン2型受容体(MC2R)　966
メラノコルチン4型受容体(MC4R)　880
メラノサイト　964
メラノフォア　964
メラノプシン　293
メルケル触盤–神経複合体　225
メルケル触盤細胞　225
免疫　558
免疫応答, 消化管の　817
免疫寛容　558
免疫記憶　558, 817
免疫機能の加齢変化　930
免疫グロブリン(Ig)　561
　――遺伝子の再編成　554
　――と補体系因子　529
免疫系　558
免疫不全症　563
免疫防御, 消化管の　817

も

毛細血管　579, 592
　――での水輸送　501
毛細血管内圧　600
毛細血管壁の分類　593
毛細血管濾過係数　601
毛細胆管　841
毛細リンパ管　580, 606
　――の分子マーカー　607
盲視　300
網状赤血球　537, 538
網状帯　965
網状板　253
盲点　281
網膜　280, **284**
網膜アマクリン細胞　82
網膜視床下部路　908
網膜神経節細胞　285, 286, 296
　――の情報処理　292
網膜中心動脈　285
網膜電図(ERG)　294

網膜部位局在(網膜部位再現)　295, 355
毛様体　281
網様体　344, 362
毛様体小帯　281
網様体脊髄路　351, 362, 393
モータータンパク質　23
モチリン　811, 1012, 1014
モナコフの束　263
モノアミン系　344
モノアミンと受容体　149
モノカルボン酸トランスポーター8
　(MCT8)　993
モリブデンの吸収機構　868
門脈圧亢進症　602
モンロー–ケリーの原理　685

や

薬物代謝　841
夜盲症　36

ゆ

優位卵胞　1045
　――の選択　1046
誘因, 動機づけ　433
有郭乳頭　305
有機アニオントランスポーター1c1
　(OATP)　993
有機強塩基　784
有機酸　782
有機酸輸送体(OAT)　782
遊脚相　334
有棘星状ニューロン　201
融合　132
有効血漿浸透圧の上昇　439
有効腎血漿流量　746
有酸素運動　914
有糸分裂　1030
有芯小胞　22, 127
有髄線維　174
　――軸索での電位依存性Na⁺チャネル
　の局在化　87
　――における跳躍伝導　65
有声音　404
雄性化　442
有性生殖　442
雄性前核　1051
有線野　296
優先路　593
遊走, 好中球の　549
遊走, 神経細胞の　184
有窓型毛細血管　594
有窓毛細血管内皮細胞　742
誘電率　496
誘導, シナプス可塑性　159
誘導組織　818
誘発電位　469
有毛細胞　272, **272**
幽門　830
幽門括約筋　807
幽門管　830
幽門腺　834
幽門洞　830
遊離脂肪酸(FFA)　1023

輸液療法　511
輸出リンパ管　612
輸送経路　753
輸送体　26, 776
輸送の調節因子　757, 758
輸送の特徴　754, 756, 757, 759
ユニポーター　26
輸入・輸出細動脈　749
輸入リンパ管　612
ユビキチン　21
指鼻テスト　396

よ

溶液輸送　812
溶解CO₂　720
溶血　9, 540, 547
溶血性貧血　537, 544
葉酸　540, 1056
溶質の輸送　754
溶質輸送体(SLC)　858
葉状乳頭　305
羊水　1054
陽性支持反応　338
陽性変時作用　617, 644
陽性変伝導作用　644
陽性変力作用　617, 644
　――のある薬剤　645
容積受容器　509
容積負荷　650
容積脈波　584
ヨウ素　991
　――の吸収機構　867
溶媒牽引　756, 791
腰膨大　325
容量オスモル濃度　9
容量血管　579
容量受容器　665
容量性Ca²⁺電流　93
ヨードサイロニン脱ヨウ素酵素(DI)　993
抑制性シナプス後電位(IPSP)
　　　　　　　　　　　127, 156, 207
抑制性神経細胞　185
抑制性接合部電位　419
予測的姿勢調節　347, 349
欲求行動　442
予備吸気量　701
予備呼気量　701

ら

ラールの樹状突起モデル　69
ライスナー膜　250
ライディッヒ細胞　985, 1032, 1037
ラクトース　859
ラクトトローフ　961
らせん神経節　260
ラセン動脈　1052
ラトケ囊　960
ラプラスの法則　650
ラミン　23
卵円孔　1055
卵円窓　247
卵管　1041
卵管峡部　1050

和文索引（ら～わ） ●**1131**

和文索引

卵丘マトリックス　1047
卵形嚢　271
卵形嚢斑　273
ランゲルハンス島（ラ氏島）　1018
乱視　284
卵子（卵母細胞）　1044, 1050
卵巣　1041
　── の分化　1031
卵巣周期　1041, **1044**
卵巣ホルモン　981
ランダムドット図形　301
ランバート-イートン症候群　99
ランビエ絞輪　48, 65, 174
卵胞　1045
　── の発育　1046
卵胞刺激ホルモン（FSH）
　　　　961, 978, 986, 990, 1037, 1042
卵胞膜黄体細胞　1043, 1047
乱流　578

り

リアノジン受容体　41, 86, 111, 120, 640
リークチャネル　26
リエントリー　626
リカレント回路　209
リガンド　29
リガンド依存性転写因子　995
梨状前皮質　198
梨状皮質　315
リズム同調　902
リズム表現機構　908
リセッティング現象　751
リソソーム　20
離断症候群　487
立体視　301
立毛　888
リドカイン　99
リドル症候群　85, 794
利尿薬　775
リバース T_3　990
リボソーム　15
リポ多糖（LPS）　898
リポタンパク質　529
リポタンパク質リパーゼ　840
リモデリング，心臓の　616, 679
リモデリング，骨の　1003
流動性能力　926
流動モザイクモデル　13, 53
領域，脳幹の　424
両眼共同運動　351
両眼視差　301, 458

量子説　136
両耳側半盲　295
両親媒性　842
良性家族性新生児痙攣　101
領野　424
緑内障　282
リレー型シナプス　129
リン　1000（→「P」もみよ）
　── 輸送，尿細管における　796
臨界期　186, 301, 442, 926, 947
臨界脱分極　51
リン酸　9
　── の吸収機構　867
リン酸カルシウム塩　1001
リン酸緩衝系　517
リン脂質　13
輪状ひだ　849
輪走筋　830
リンパ液　505
リンパ管内圧　609
リンパ管の自発性収縮　611
リンパ球系共通前駆細胞（CLP）　532
リンパ球の分化　533
リンパ系　580
　──，腸の　605
リンパ系細胞　554
リンパ産生の仕組み　608
リンパ循環　**604**, 817
リンパ節　580, 604
リンパ組織　609
リンパ輸送　610
リンパ流量　609

る

涙液　282
類骨　1002
ルイ体　374
涙点　283
類洞　815
類洞内皮細胞　815
類洞毛細血管　814
ルフィニ終末　225

れ

冷覚　216, 430
冷受容器　894
冷ニューロン　894
レイノー病　417
レイノルズ数　578
レーバー先天性黒内障　39
レシチン　843

レセプター型チロシンキナーゼ（c-Kit）
　　　　832
レチナール　36
レチノイド X 受容体（レチノイン酸 X 受容
　体，RXR）　44, 998, 1007
レトロネーサル経路　310
レニン　**670**, 773, 968
レニン-アンジオテンシン系　440
　── による循環調節　670
レニン-アンジオテンシン-アルドステロン
　（RAA）系　510, 671, 773, 968
レビー小体　189
レプチン　874, 883, 884
レプチン抵抗性　883
レム（REM）睡眠　351, 472, 738, 904
連合核　194
連合学習　479, 480
連合野　456
レンショウ細胞　337
レンズ核　375
レンズ系の構造と機能　283
連銭形成　596
連想記憶　463
連続性雑音　648
連続の式　576
連続発火　83

ろ

ロイコトリエン　31
漏洩性上皮　858
漏洩電流　58
老化　925
老視　283
老廃物の排泄　785
ロードーシス　442
ローマン反応　118
ローランド溝　198
ローリング，好中球の　549
濾過-再吸収，毛細血管壁を通じた　599
濾過比　746
濾過分画　774
ロドプシン　36, 288
濾胞　988
濾胞腔　988
濾胞（上皮）細胞　988
ロマノ-ワード症候群　102, 625, 638

わ

ワーラー変性　187
腕傍核　435, 436

1132

① アルファベットの語順によって配列した．ラテン文字の前にアラビア数字，ローマ数字，ギリシャ文字を1字目とする用語をまとめて掲載した．
② 先頭の文字が和文の用語は和文索引に，人名については人名索引に収めてある．冠名用語に関してはカタカナ表記も和文索引に掲載した．
③「──」でつないだ用語はすぐ上の用語に続くものである．また「──，」のあとの語句は用語の補足のために付している．
④ **太字**のページ数は主要説明箇所を示す．

数字，ギリシャ文字

1回換気量　701, 733
　──，運動時の　917
1回拍出量　649
　──，運動時の　919
1嗅神経細胞-1受容体ルール　312
1糸球体-1受容体ルール　312
1僧帽・房飾細胞-1糸球体ルール　313
2-アラキドノイルグリセロール(2-AG)　152
2,3-BPG(2,3-DPG)　541, **716**
2,3-DPG
2型糖尿病　103
2振動仮説　908
2点識別閾　226
2発刺激促通(PPF)　160
2発刺激比　160
2発刺激抑圧(PPD)　160
2リピートタイプ　76
3βヒドロキシステロイドデヒドロゲナーゼ(3β-HSD)　966
5-HT　436, 446
5′-AMP activated protein kinase　883
5α-還元酵素　1033
7-デヒドロコレステロール　1006
11-*cis*-レチナール　36, 288
17α-ヒドロキシプレグネノロン　966
17α-ヒドロキシプロゲステロン　966
24時間リズム　901
25-ヒドロキシコレカルシフェロール　1006
Ⅰ型アレルギー　552
Ⅰ型線維　105
Ⅰa群線維　329
Ⅰa抑制　333
Ⅰa抑制ニューロン　334
Ⅰb群線維　335
Ⅱ型線維　105
Ⅱ群線維　329, 334
Ⅲ型アデニル酸シクラーゼ　311
α-アミラーゼ　846, 859
α-ケトグルタル酸(αKG)　802
α-シヌクレイン　189
α-デキストリナーゼ　846
α-メラノサイト刺激ホルモン(α-MSH)　437, 880
α-γ連関　331
α-amino-3-hydroxy-5-methyl-4-isoxazolepropionic acid 受容体(AMPA受容体)　391
α-MSH/CARTニューロン　437
α運動ニューロン　334

α型間在細胞　791
α固縮　333
α細胞　1018
αチューブリン　180
α波　469
　──，睡眠時の　472
βアドレナリン受容体キナーゼ(βARK)　35
βアレスチン　35
β運動線維　330
βエンドルフィン　964
β型間在細胞　791
βカテニン-TCF複合体　30
β細胞　1018
β酸化　21
βチューブリン　180
β波　469
γ-アミノ酪酸(GABA)　146, 154, 201, 338, 374, 390
γ運動線維　330
γ運動ニューロン　330, 727
γ波　469
γループ　331
δ2型グルタミン酸受容体(GluD2)　391
δ細胞　1018
δ受容体　146
δ波　469
　──，睡眠時の　472
θ波　469
　──，睡眠時の　472

A

AⅡアマクリン細胞　292
A型間在細胞　791
A型間在細胞管腔膜　760
A型K⁺電流　83
A細胞，膵島の　1018
A帯　107
a波　646
ABC-transporter　85
ABO式血液型　568
absolute refractory period　623
acclimation　899
accommodation reflex　284
ACE　670, 706, 773
acetylcholine(ACh)　260, 414, 835
achlorhydria　836
acidemia　520
acidosis　520
acinar cell　845
acquired color vision variation　304
acquired immune deficiency syndrome (AIDS)　563

acquired immune system　558
acromegaly　962
acrosome reaction　1050
ACTH　961, 963, 966
actin　107
actin filament　23, 179
action potential　8, 48
activation heat　118
activin　983
acute kidney injury(AKI)　774
acute lung injury　563
acute pain　243
ad libitum feeding　906
adaptation　218, 225, 255, 261
adaptive immune system　558
adaptive thermogenesis　888
Addison病　964, 971
adenosine triphosphate(ATP)　913
adequate stimulus　216
ADH　771, 960
adherens junction(AJ)　30
adiadochokinesis　396
adipokine　956
adiponectin　1023
adrenal gland　956
adrenaline　873
adrenergic neuron　414
adrenocorticotrop(h)ic hormone(ACTH)　961, 963, 966
adult neurogenesis　158
AED　635
aerobic exercise　914
afterdepolarization　51
afterhyperpolarization　51
afterload　650
ageusia　310
AGM領域(aorta-gonad-mesonephros領域)　531
agnosia　300
agonist　29
agouti-related peptide(AgRP)　436, 880
agranular cortex　203, 363
AIP野　459
airway　697
albuminuria　782
aldosterone　510, 965
alkalemia　520
alkaline phosphatase　1002
alkalosis　520
all-or-noneの法則　51
Allan-Herndon-Dudley症候群　993
allocortex　198
allodynia　244

欧文索引(A, B) ● **1133**

allosteric effect 715
AlphaFold プログラム 74
Alport 症候群 744
alveolar gas equation 710
Alzheimer 病(AD) 188, 484
── の治療薬 189
amacrine cell 286
amaurosis fugax 285
amblyopia 301
AMPA 受容体 89, 144, 155, 162
AMPA/KA 型グルタミン酸受容体 292
amphipathic 842
ampulla 271
AMP 活性化プロテインキナーゼ(AMPK)
995, 1023
AMP キナーゼ 883
amylase 828
amyloid *β*(A*β*) 188
amyotrophic lateral sclerosis(ALS) 188
anabolism 872
anaerobic exercise 913
anaerobic threshold(AT) 917
anaphylactic shock 680
anatomical shunt 712
anchoring filament 607
Andersen 症候群 102
androgen 442, **982**
androgen-binding protein(ABP) 986
androstenedione 966
anemia 596
angiotensin converting enzyme(ACE)
670, 706, 773
angiotensinogen **670**, 968
angular incisures 830
anion gap(AG) 522
anisotropic band 107
ankyrin 88
ANO2 311
anoikis 30
ANP 510, 672, 771, 774
antagonist 29
antagonistic inhibition 211
anterior intraparietal area 459
anterior olfactory nucleus 314
anterograde amnesia 482
anteroventral cochlear nucleus(AVCN)
262
anteroventral third ventricle(AV3V) 439
antibody 561
anticipation 386
antidiuretic hormone(ADH) 771, **960**
antidromic stimulus 68
antigen 558
antigen-presenting cell 562
antiporter 27, 776
antipyretic 899
antral follicle 1045
aortic body 667, 728
aortic valve 614
AP-2 133
apical dendrite 201
apoptosis, 卵胞閉鎖の 1046
appetitive behavior 442

appositional growth 1003
AQP2 760
aquaporin(AQP) 26, 505
aqueous humor 280
arachnoid granulation 686
arachnoid villi 178
archicerebellum 390
archicortex 170, 198
arcuate hypothalamus(ARC) 879
area 424
area postrema 419, 435
arousal reaction 350
Arrhenius の理論 514
arrhythmia 634
arterial baroreceptor 658
arterial blood pressure 575
arterial chemoreceptor 658
arterial occlusive disease 659
arteriole 579
arteriovenous anastomosis(AVA)
594, 814, 889
ascending activating system 350
ascending spinal tracts 341
ascending thin limb(ATL) 790
ascending tract neuron 326
Aschoff's rule 902
ascites 602
association area 456
association nuclei 194
associative learning 479
astigmatism 284
astrocyte 157, 176, 993
astroglia 175
asynergia 396
athetosis 387
athlete's heart 652
ATP 150, 913
ATP 感受性 K$^+$ チャネル 1021
ATP 合成酵素 20
ATP 作動性受容体 142
ATP 受容体 151
ATPS(ambient temperature and pressure,
water vapor saturated) 695
atrial baroreceptor 658, 665
atrial fibrillation 635
atrial flutter 635
atrial natriuretic peptide(ANP)
510, 672, 771, 774
atrioventricular block 619
atrioventricular bundle 616
atrioventricular node 619
atrioventricular valve 614, 616
atrioventricular block(AV block)
619, 634
atrium 614
attractiveness 442
Atwater-Rosa-Benedict 型直接熱量計
875
audiogram 248
auditory agnosia 461
auditory area 200
auditory cortex 269
auditory nerve 260

Auerbach 神経叢 418, 807, 810, 1011
autacoid 31
auto-inhibition 155
autocrine 7, 673, 946, 1006
autogenic 329
autogenic inhibition 335
autonomic ganglia 417
autonomic ganglion 410
autonomic nervous system 410
autophagosome 20
autophagy 21
autoreceptor 128
autoregulation 579
autosomes 1030
AV ブロック 619, 634
Avogadro 数 695
axial drift 596
axo-axonic synapse 155, 338
axon 48, 172
axon guidance 186
axon initial segment(AIS) 69, 209
axon terminal 172
axonal degeneration 187

B

B 型間在細胞 791
B 型間在細胞管腔膜 760
B 細胞
──, 膵島の 1018
──, リンパ系の 554
── と抗体産生 561
B 細胞受容体(BCR) 39, 560
Babinski's reflex 368
Bainbridge 反射 422, 665
Baldwin の予測式 702
Bálint 症候群 460
ball and chain model 80
barbiturates 147
baroreceptor reflex(baroreflex) 662
Bartter 症候群 103, 794
barttin 790
basal cell 256
basal decidua 1051
basal dendrite 201
basal ganglia 374
basal metabolic rate(BMR) 877, 996
Basedow 病 873, 999
basement membrane 742
basic tastes 305
basilar membrane 250
basket cell 203, 390
basophil 548
basophilic erythroblast 538
battered child syndrome 955
Bayliss 効果 587, 923
bed nucleus of the stria terminalis(BNST)
446
beige cell 900
Bel 247
Bence Jones タンパク 782
Benedict 型スパイロメーター 876
benzodiazepine 146
bereitschaftspotential(BP) 470

欧文索引

Bergman glia 390
Bezold-Jarisch reflex 666
bile canaliculi 841
bile salt 843
bilirubin 842
binocular disparity 301
biological clock 901
bipolar 203
bipolar cell 286
bipolar limb leads 630
bitemporal hemianopsia 295
bitterness 305
BK チャネル 83, 88, 793
blind sight 300
blink reflex 282, 346
blob 299
blocker 29
blood-brain barrier(BBB) 178, 686
blood capillary 592
blood-CSF-barrier 179
blood flow 576
blood flow velocity 576
blood oxygenation level dependent(BOLD)
　　470
blood pressure 575, 919
blood urea nitrogen(BUN) 786
BNP 672, 774
body surface area 877
Bohr 効果 543, 716
bomb calorimeter 875
bone formation 1002
bone resorption 1002
bony labyrinth 250
Bötzinger complex(BötC) 724
Bowman's gland 310
Boyle-Charles の法則 695
Boyle's law 935
bradykinin 706
brain-derived neurotrophic factor(BDNF)
　　157
brain-gut peptide 1011
brain-machine interface(BMI) 369
brain natriuretic peptide(BNP) 672, 774
brainstem 171, **344**, 424
brainstem auditory evoked potentials
　　(BAEP) 469
brainstem reticular formation 344
Broca 失語 468
Broca 野 405, 468
Brodmann の皮質領野 198
bronchial artery 705
brown adipose tissue(BAT) 873, **874**
Brønsted-Lowry の理論 513
Brugada 症候群 98
BTPS(body temperature and pressure,
　　water vapor saturated) 695
bulbospinal ニューロン 723
bulk endocytosis 133
BUN 786
BUN/Cre 比 788
burst mode 196
burst neuron 352
burster-driving neuron(BDN) 353

bushy cell 262

C

c-Kit 832
C-type lectin receptor(CLR) 558
C-type natriuretic peptide(CNP)
　　672, 774
C3-C4 脊髄固有ニューロン(C3-C4PN)
　　342
C 型レクチン受容体 820
C 細胞 988, 1008
C タイプナトリウム利尿ペプチド(CNP)
　　672
c 波 647
C ペプチド 1019
C 領域 562
Ca 1000
── の吸収 1001
Ca^{2+} 8, **89**
── の吸収機構 867
── の細胞生理学的役割 89
── のバッファリング 111
── の輸送 757, 758, 795
Ca^{2+}-induced Ca^{2+} release(CICR)
　　111, 119, 640
Ca^{2+} signaling 41
Ca^{2+} 依存性活動電位 90
Ca^{2+} 依存性 K^+ チャネル 83
Ca^{2+} 活性化 K^+ チャネル 87
Ca^{2+} 再吸収 1005
Ca^{2+} ストア 89
Ca^{2+} チャネル 75
── の異常による疾患 99
Ca^{2+} による Ca^{2+} 放出(CICR)
　　111, 119, 640
Ca^{2+} ブロッカー 101
Ca^{2+} ポンプ 28, 74
CA II(炭酸脱水素酵素 II) 789
CA IV(炭酸脱水素酵素 IV) 799
Ca 代謝 1001
Ca プール 1001
cable equation 61, 62
cadherin 30
「Cajal cell」→「interstitial cell of Cajal」をみ
　　よ
calbindin-D_{9k} 1007
calcineurin 133, 164
calcitonin 1008
calcitonin gene-related peptide(CGRP)
　　1008
calcium oscillation 122
calcium-sensing receptor(CaSR)
　　37, 1003
calcium wave 122
calmodulin(CaM) 41, 91
── を介するチャネル機能の修飾 94
calmodulin kinase II(CaMK II) 131, 162
calorie(cal) 872
calsequestrin 111
canal of Schlemm 282
cannabinoid 152
cannabis 881

capacitance vessels 579
capacitation 1039
capillary 579
capillary filtration coefficient 601
caput medusae 814
carbaminohemoglobin 716
carbonic anhydrase(CA) **516**, 719
carboxyhemoglobin(CO-Hb) 716
cardia 830
cardiac gland 833
cardiac muscle 104, 618
cardiac nerve 617
cardiac output 919
cardiac sympathetic nerve 617
cardiac tamponade 614
cardiac vagal nerve 617
cardiopulmonary baroreceptor 665
carotid body 667, 727, 734
carrier protein 529
catabolic effects 974
catabolism 17, 872
cataract 281
catecholamine 949
catenin 30
caudal intraparietal area 458
caudate nucleus 374
caveola 120
CCK 834, 844, 882, 1012
CCK2 受容体(CCK-B 受容体) 835
CD4 T 細胞 556
cDNA クローニング,イオンチャネルの
　　73
cell membrane 13
cellular immunity 562
central clock 908
central nervous system(CNS) 170
central nucleus of amygdala 724
central pattern generator(CPG)
　　211, 325, 340, 346
central sensitization 243
central sulcus 198
central synapse 158
central vein 815
centroacinar cell 845
centromedian nucleus(CM) 377
cephalic phase 836, 847
cerebellar ataxia 395
cerebellar nuclei 390
cerebellum 171, 389, 427
cerebral basal ganglia 198
cerebral cortex 198, 426
cerebral gyrus 198
cerebral hemisphere 198
cerebral ischemic response 667
cerebral sulcus 198
cerebrocerebellum 390
cerebrospinal fluid(CSF) **178**, 685
cerebrum 170
cGMP 活性化型カチオンチャネル 96
chandelier cell 203
channel 25
channel synapse 309

欧文索引(C, D) ● 1135

characteristic frequency 251
Charcot-Marie-Tooth disease(CMT) 190
Chédiak-Higashi 症候群 550
chemical synapse 124
chemical transmitter 414
chemoreceptor reflex 667
chemoreceptor trigger zone(CTZ) 832
chest leads 630
Cheyne-Stokes breathing 731
chief cell 834, 1003
chloride shift 517, 542, 719
cholecalciferol 1006
cholecystokinin(CCK)
　　　　　　　834, 844, 882, 1012
cholesterol 7α-hydroxylase 844
choline acetyltransferase(ChAT) 147
cholinergic large aspiny neuron 377
cholinergic neuron 414
chorea 385
choroid 280
choroid plexus 178
chromaffin cell 976
chromosome 14
chronic obstructive pulmonary disease
　(COPD) 738
chronic pain(persistent pain) 240, 243
chymotrypsinogen 846
cilia 23, 282
ciliary body 281
ciliary zonule 281
cingulate cortex 198
cingulate gyrus 198
cingulate motor area(CMA) 359
CIP 野 458
circadian rhythm 886, 901
──, ホルモン分泌 953
circular muscle 830
circulatory system 574
circumvallate papilla 305
circumventricular organ(CVO) 960
Cl⁻-HCO₃⁻交換輸送体 760
Cl⁻チャネル 79
── の異常による疾患 103
Cl⁻の輸送 755, 756, 757, 788
── と疾患 793
Clarke 柱 341
clasp-knife phenomenon 368
classical conditioning 480
classical DC(cDC) 553
clathrin 133
climbing fiber 390
clock gene 903
clonus 333
CO₂ ガス排泄 709
CO₂ ナルコーシス 737
CO₂ の各形態の比率, 混合静脈血と動脈血
　における 720
CO₂ dissociation curve 719
coactivator 998
cobalamin 836
cocaine-and amphetamine-regulated
　transcript(CART) 437
cochlea organ 250

cochlear ganglion 260
cochlear nucleus 262
coefficient of viscosity 596
cognition 216
cold-induced vasodilation(CIVD) 890
cold receptor 894
cold-sensitive neuron 894
colipase 847
collateral sprouting 191
collecting lymph vessel 604
colloid 988
colloid osmotic pressure 10, 501
colony forming unit(CFU) 532
color constancy 303
combinatorial receptor code 312
commissural inhibition 275
common DC progenitor(CDP) 553
common hepatic artery 830
common lymphoid progenitor(CLP) 532
common myeloid progenitor(CMP) 532
compensated shock 681
complement system 560
complex regional pain syndrome(CRPS)
　　　　　　　　　　　　　　432
complex spike 391
concentric hypertrophy 651
conditioned taste aversion 310
conditioning pulse 59
conducting airway 697
conduction 124
cone 285
congenital adrenal hyperplasia 974
congenital color vision variation 303
congenital long QT syndrome 625
connectin 107
connecting tubular glomerular feedback
　(CTGF) 751
connecting tubule(CNT) 757, 791
connexin 124
connexon 124
consonant 403
constant field equation 54
constant region 562
constitutive secretion 21
consummatory behavior 442
contingent negative variation(CNV) 470
continuous glucose monitoring(CGM)
　　　　　　　　　　　　　　1023
continuous positive airway pressure(CPAP)
　　　　　　　　　　　　　　738
convergence 159, 208, 284, 351
copulation 442
core-type ニューロン 195
core temperature 885
corepressor 998
cornea 280
corpus albicans 1047
corpus callosum 198
corpus cerebelli 389
corpus luteum 1047
cortical area 198
cortical collecting duct(CCD)
　　　　　　　　757, 759, 791, 793

cortical column 200
cortical reaction 1051
cortico-basal ganglia loop 374
corticoreticular tract 362
corticorubral tract 362
corticospinal neuron 364
corticospinal tract 361
corticosteroid-binding globulin 975
corticotroph 961
corticotropin-releasing hormone(CRH)
　　　　　　　　　　　　　　881
cortisone 975
Corti 器 251
cotransport 776
cotransporter 27
coughing reflex 346
creatinine 787
crista ampullaris 271
critical depolarization 51
critical period 186, 301, 947
cross bridge 113, 639
cross-current flow 694
crossed extension reflex 337
crosstalk, 受容体の 33
crosstalk, ホルモンの 953
cryo-EM 74
CT, 脳血流 684
cuneocerebellar tract 342
cupula 272
current source estimation 469
Cushing 反射 685
Cushing phenomenon 667
cutaneous reflex 338
cyanobacteria 692
cyanotic congenital heart disease 712
cyclic adenosine monophosphate(cAMP)
　　　　　　　　　　　　　　35
cyclic nucleotide-gated ion channels(CNG
　チャネル) 36
cys-loop 受容体 142
Cytochrome P450(CYP) 841
cytoprotection 837
cytoskeleton 179
cytotoxic T cell 562
cytotrophoblast 1051

D

D 細胞, 胃の 834
D 細胞, 膵島の 1018
Dale の法則 129
Dalton の法則 695
Darcy の法則 655
dark adaptation 290
Davenport のダイアグラム 521
dazzle reflex 283
dB 247
deactivation 138
dead space 711
Debye length 95
decerebrate rigidity 349
decidualization 1051
declarative memory 481
decomposition of movement 396

deconditioning 941
deep body temperature 885
deep brain stimulation(DBS) 385
defeminization 442
defense response 667
deglutition 828
dehydroepiandrosterone(DHEA) 965
dehydroepiandrosterone sulfate(DHEA-S)
    965

Deiters cell 253
delayed after depolarization(DAD) 627
delayed rectification 60
delayed sleep phase syndrome 905
demineralization 1008
demyelinating disease 190
dendrite 48, 172
dendritic cell 553, 560
dendro-dendritic synapse 196
denervation hypersensitivity 416
dense body 120
dense core vesicle 22, 127
dentate gyrus 198
dentate nucleus 390
deoxyhemoglobin 715
depolarization 51
depolarization-induced suppression of
    excitation(DSE) 152
depolarization-induced suppression of
    inhibition(DSI) 152
dermatome 229
descending pain modulatory system 241
descending spinal tracts 341
descending thin limb(DTL) 790
desensitization 33, 139, 155
desynchronization syndrome 905
detrusor 761
dexamethasone 975
diabetes insipidus 961
diabetes mellitus(DM) 1023
diacylglycerol(DAG) 35
diaphragm 594
diastolic blood pressure 581
diastolic pressure 919
dichotomizing sensory fibers 432
dicrotic notch 647
diencephalon 171
diet-induced thermogenesis(DIT)
    874, 892

diffusion 592, 792
dihydrotestosterone 967
diopter(D) 283
dipeptidyl peptidase 4(DPP-4) 1021
diploid 1030
diplopia 301
direct calorimetry 875
direct pathway 375
directional selectivity 297
disc 285
disfacilitation 208
disinhibition 208
disorders of equilibrium 395
disorders of movement 396
disorders of muscle tonus 395

Disse 腔 815
disseminated intravascular coagulation
    (DIC) 682
distal convoluted tubule(DCT) 757
disturbance of memory 482
divergence 159, 208, 351
docked vesicle 131
docking 131
dominant follicle 1045
Donnan effect 501
dopamine 963, 976
dopamine β-hydroxylase(DBH) 976
dopaminergic neuron 376
Doppler 効果 588
dorsal acoustic stria 263
dorsal cochlear nucleus(DCN) 262
dorsal column-medial lemniscal system
    341
dorsal horn 230
dorsal nucleus of lateral lemniscus(DNLL)
    268
dorsal raphe nucleus 377, 435
dorsal respiratory group(DRG) 723
dorsal root 171, 326
dorsal root ganglion 228
dorsal tegmental field of pons(DTF) 350
double vision 301
Douglas bag 法 876
downregulation 33, 951
drinking behavior 433
driving force 257
dual oxidase(DUOX) 992
dual oxidase maturation factor(DUOXA)
    992

DuBois の式 877
duct cell 845
duodenal ulcer 837
dynamic hematocrit 597
dynamin 133
dynein 23
dyskinesia 387
dysmetria 396
dystonia 387

E

early after depolarization(EAD) 627
eccentric hypertrophy 651
edema 602
effective osmolality 439
eicosanoid 31
Einthoven's triangle 631
ejection fraction 649
elastic vessels 579
electrical axis 631
electrical defibrillation 635
electrical synapse 124
electrocardiogram(ECG) 627
electrochemical gradient 27
electroencephalography(EEG) 469
electromechanical coupling 121
electromyography of the urethral sphincter
    767
electroretinogram(ERG) 294

electrotonic potential 61
emboliform nucleus 390
emmetropia 283
emotion 484
emulsification 842
ENaC 85, 760, 971
ENaC 阻害薬 775
encoding 260
end-diastolic volume 649
end inhibition(end stopping) 297
end-systolic volume 649
endbulb of Held 263
endo 型酵素 857
endocardium 616
endocrine disrupting chemical(EDC) 956
endocrine gland 946
endocrine system 6
endocytosis 133
endogenous pyrogen 898
endogenous rhythm 901
endolymph 256
endolymphatic potential 256
endoplasmic reticulum 16
endosome 20
endothelial cell 592
endothelin(ET) 674
endplate 209, 320
endplate potential(EPP) 136, 156
endurance training 924
enteric nervous system(ENS)
    810, 854, 1011
enterochromaffin cell (EC cell) 1011
enterochromaffin-like cell (ECL cell) 834
enteroendocrine cells 1011
enterogastric inhibitory reflex 831
enterohepatic circulation 842
enterokinase 846
entorhinal cortex 198
entrainment 902
enzyme-linked immuno sorbent assay 法
    (ELISA 法) 955
eosinophil 548
EP3 ニューロン 895
epicardium 614
epidermal growth factor(EGF) 31, 40
epigenetic 15
epiphyseal line 1002
episodic ataxia type 2 99
epithalamus 171
epithelial Na⁺ channel(ENaC)
    85, 760, 971
ER stress 16
erection 1039
erythropoietin(EPO) 539
escape phenomenon 971
esophagus 829
essential hypertension 677
estimated GFR(eGFR) 788
estradiol 443
estrogen 443, **982**, 1044
eustachian tube 249
event-related potentials 469
evoked potentials 469

欧文索引(E～G) ● **1137**

exaptation 694
exchange vessels 579
exchanger 776
excitation conduction 62
excitation-contraction coupling(E-C coupling) 87, 108
excitation-secretion coupling 130
excitatory junction potential(EJP) 419
excitatory postsynaptic potential(EPSP)
　　　　　　　127, 207, 330
exercise 911
exo 型酵素 857
exocrine gland 946
exocytosis 130, 812
exogenous rhythm 901
expired minute ventilation($\dot{V}_E$) 732, 917
external acoustic meatus 247
external anal sphincter 855
external ear 247
external granular layer 203
external pyramidal layer 203
external segment of the globus pallidus (GPe) 374
extinction 480
extracellular fluid 7, 574
extrafusal muscle fiber 328
extrageniculate system 295
extrapyramidal tract syndrome 382
eye-head coordination 355
eye lid 282
eye movement 351

F

F 細胞, 膵島の 1018
f 波 635
facilitated diffusion 776
facilitated transport 26
facilitation 210
Fåhræus-Lindqvist effect 597
familial hypomagnecemia with hypercalciuria and nephrocalcinosis (FHHNC) 797
far point 283
fast PTN 368
fast-spiking ニューロン 203
fastigial nucleus 390
fatigue 118
Fe^{3+}還元酵素 545
feedback 調節 950
feedback facilitation 208
feedback inhibition 208
feedforward system 893
feeding behavior 433
feeding center 436
female pronucleus 1051
Fenn effect 118
Ferguson reflex 961, 1056
fertilization 1031, **1050**
fibroblast growth factor 23(FGF23) 1009
Fick の拡散法則 602, 709
Fick の原理 588, 655
fight or flight 667, 954, 977
filiform papilla 305

filtration fraction 774
firing rate 209
first order relay nuclei 194
first polar body 1044
flaccid paralysis 368
flexion reflex 336
flexor reflex afferents 経路(FRA 経路)
　　　　　　　　337
flocculonodular lobe 389
fluid mosaic model 13, 53
fluid shift 939
flux 55
fMRI, 脳血流 684
focal adhesion kinase(FAK) 30
foliate papilla 305
folium 390
follicle 988
follicle-stimulating hormone(FSH)
　　　961, 978, 986, 990, 1037, 1042
follicular lumen 988
follicular (epithelial) cell 988
forced convection 887
forced vital capacity(FVC) 702
forelimb-hindlimb reflex 338
formant 403
fovea centralis 281
foveation 351, 353
free fatty acid(FFA) 1023
free nerve ending 229
free-run rhythm 901
frequency facilitation 161
frontal association area 200
frontal lobe 198
frontotemporal dementia(FTD) 189
FSH 961, 978, 986, 990, 1037, 1042
functional arteriole 587
functional brain imaging 469
functional column 200, 298
functional map 198
functional MRI 470
functional sympatholysis 923
fundic gland 833
fundus 830
fungiform papilla 305
fusiform cell 263
fusimotor fiber 330
fusion 132

G

G-lymphatics 608
G 細胞, 胃の 834
G タンパク質共役型受容体(GPCR)
　　　　　　　33, **142**, 1012
GABA 146, 154, 201, 338, 374, 390
GABA 作動性中型有棘細胞 377
GABA 作動性ニューロン 377
GABA 作動性抑制性介在ニューロン 203
$GABA_B$ 受容体 36
ganglionic eminence 185
gap junction 124
　　――, 心筋細胞の 641
gas exchange 705
gasping 725

gastric angle 830
gastric gland 833
gastric inhibitory polypeptide(GIP)
　　　　　　　1012, 1014
gastric juice 832
gastric phase 837, 847
gastric pit 833
gastric ulcer 837
gastrin 835, 1012
gastrin-releasing peptido(GRP) 1013
gastroduodenal artery 830
gastroesophageal reflux disease(GERD)
　　　　　　　838
gastrointestinal smooth muscle 810
generalized amino aciduria 781
generalized epilepsy with febrile seizures plus(GEFS＋) 98
generator potential 223
geniculate system 295
GH 961
ghrelin 436, 811, 961
GI 値 1014
giant pyramidal cell 204, 363
gigantism 962
GIP 1012, 1014
Gitelman 症候群 794
Glasgow Coma Scale(GCS) 478
glia 172
glial cell 157
glial scar 191
glicentin 1024
gliotransmitter 146, 158
Glisson sheath 815
global amnesia 482
globose nucleus 390
globus pallidus 374
glomerular filtration rate(GFR) 748, 787
glomerulus
　　――, 嗅球の 312
　　――, 小脳の 391
　　――, 腎の 742
glottis 400
glucagon 1023
glucagon-like peptide-1(GLP-1)
　　　　　882, 1012, 1014
glucose-dependent insulinotropic polypeptide(GIP) 1012, 1014
glucose-receptive neurons 437
glucose-sensitive neurons 436
glucose tolerance test(GTT) 1023
glucuronyl transferase 843
GLUT 755
GLUT1 778, 1020
GLUT2 778, 860, 1020
GLUT4 1020
GLUT5 779, 860
glutamate 201
glutamate-glutamine cycle 144
glycine 843
glycocalyx 537
glycogen 913
glycogen phosphorylase a(PLa) 839
glycogen synthase(GS) 839

欧文索引

glycosuria 778
GnRH 978
GnRH 関連ペプチド(GAP) 979
GnRH ニューロン 979
goblet cell 698
Goldman-Hodgkin-Katz の式 55
Golgi 細胞 390
Golgi apparatus 17, 21
Golgi tendon organ 226, 335
gonadotroph 961
gonadotropin-releasing hormone(GnRH)
　　978
Gordon 症候群 794
graafian follicle 1046
gradient layer type 直接熱量計 875
graft-versus-host disease(GVHD) 532
granular cell 263
granular cortex 203
granule cell 314, 390
granulocyte 548
granulosa cell 1042
granulosa-lutein cell 1043
Graves 病 873, 999
Gray Ⅰ型 128
Gray Ⅱ型 128
gray matter 198
greater circulation 574
greater curvature 830
green fluorescent protein(GFP) 48
gregarious behavior 433
Grotthuss mechanism 79
group Ⅰa fiber 329
group Ⅱ fiber 329
growth hormone(GH) 961
guanine nucleotide exchange factor(GEF)
　　36, 42
guanylin 1015
Guillain-Barré syndrome 190
gut-associated lymphoid tissue(GALT)
　　818
gut hormone 1011

H

H 帯 107
H 波 333
H^+-K^+ ATPase 760
H^+/オリゴペプチド共輸送体 782
H^+チャネル 79
H_2受容体 835
habituation 219
Hagen-Poiseuille の法則 527
hair cell 272
Haldane effect 518, 720
Hamburger 効果 517, 719
haploid 1030
Hartnup 病 781
hatching 1051
hCG 963, 978, 990, 1047, 1052
HCN チャネル 85
HCO_3^- 799
── の輸送 755
heart rate 919
heart vector 630

heat loss response 888
heat stroke 878, 897
Hebbian LTP 161
Helicobacter pylori 837
helicotrema 250
helper T cell 562
hematopoiesis 531
hematopoietic stem cell(HSC) 530
hemiballism 386
hemihidrosis 891
hemoglobin(Hb) 535
hemoglobin M(HbM) 718
hemoglobin S(HbS) 718
hemoglobinuria 782
Henderson-Hasselbalch の式 515
Henle ループ 756, 790, 793, 795, 799
Henry の法則 695
Henry-Gauer 反射 422, 665
Hensen cell 253
Hensensches band 107
hepatic cirrhosis 814
hepatic lobule 815, 839
hepatic portal vein 814
hepatic triacylglycerol lipase(HTGL) 840
hepatokine 956
hereditary spherocytosis 598
Hering-Breuer reflex 422, 431
heterogenic cortex 198
heterotypical cortex 198
high salt taste 308
higher order relay nuclei 194
Hill equation 116
hippocampus 198
His 束 614, 616, 619
histamine 835
HMG-CoA 還元酵素 841
HMG-CoA 合成酵素 841
Hoffmann 反射 333
homeostasis 2, 11, 505
homeostatic synaptic plasticity 165
homeostatic synaptic scaling 165
homogenic cortex 198
homologous recombination 14
homonymous hemianopsia 295
homotypical or eulaminate cortex 198
hopping reaction 349
horizontal cell 286
hormone 6, **946**
horseradish peroxidase(HRP) 48
host defense response 899
huddling 892
human chorionic gonadotropin(hCG)
　　963, 978, 990, 1047, 1052
human chorionic somatomammotropin
　　1053
human immunodeficiency virus(HIV) 563
humoral immunity 562
hunting 890
Huntington's disease 385
Hv1 76
hydrocephaly 178
hydrophilic hormone 948
hydrophobic hormone 949

hydrostatic pressure 575, 707
hydroxyapatite 1001
hyperalgesia 244
hypercolumn 300
hyperdirect pathway 376
hyperkinetic disorder 382
hyperopia 284
hyperpolarization 51
hypertension 582, 677
hyperthermia 897
hyperthyroidism 999
hypertonic 500
hypertonic solution 9
hypocalcemia 1000
hypogeusia 310
hypokinetic disorder 382
hypomagnesemia with secondary
　　hypocalcemia(HSH) 103
hypophysiotropic hormone 959
hypophysis 959
hypotension 582
hypothalamo-hypophysial tract 959
hypothalamus 171, 425, **488**, 956
hypothermia 897
hypothyroidism 998
hypotonic 500
hypotonic solution 9
hypoxemia 736
hypoxic desensitization(HD) 736
hypoxic ventilatory decline(HVD) 735

I

I 帯 107
I_2 991
idiopathic torsion dystonia 387
IgA 産生の制御 823
IGF-Ⅰ 31
ileal brake 854
ileocecal valve 807
immune system 558
immunity 558
immunoglobulin(Ig) 561
impedance plethysmography 585
impulse conducting system 616
incentive 433
incisura 647
incretin 1012, 1014
incus 247
indirect calorimetry 875
indirect pathway 376
indoleamine 949
induced pluripotent stem cell(iPSC) 192
inferior cerebellar peduncle 390
inferior colliculus 268
inferior mesenteric artery 814
inferior olivary nucleus 344, 391
inferotemporal cortex 461
inflammatory reaction 563
inhibin 982, 1037
inhibitory junction potential(IJP) 419
inhibitory postsynaptic potential(IPSP)
　　127, 156, 207
innate immune system 558

欧文索引(I〜L) ● 1139

inner circular muscle layer 807
inner hair cell 251
inner medullary collecting duct(IMCD)
　　759
innervation ratio 322
inositol 1,4,5-trisphosphate(IP$_3$) 35, 41
insensible perspiration 887
instrumental conditioning 480
insula 198
insular cortex 198
insulin-like growth factor I (IGF-I) 31
insulin receptor substrate-1/2(IRS-1/2)
　　1020
insulinoma 1023
integrin 1002
intention tremor 396
interaural intensity difference(IID) 265
interaural time difference(ITD) 264
intercalated cell(IC) 757, 759, 760
intercellular transport pathway 788
interdigestive contraction 808
interdigestive migrating motor contraction
　(IMMC) 808
interferon(IFN) 31
interferon-γ (IFN-γ) 560
interleukin(IL) 31
interleukin-2(IL-2) 39
interlimb reflex 338
intermediate acoustic stria 263
intermediate cell 256
intermediate filament 23
internal anal sphincter 855
internal desynchronization 904
internal granular layer 203
internal pyramidal layer 204
internal segment of the globus pallidus
　(GPi) 374
interposate nucleus 390
intersegmental reflex 327
interstitial cell of Cajal(ICC)
　　121, 809, 832, 852, 854
interstitial fluid 7
interstitial free fluid 606
intestinal phase 837, 847
intracellular fluid 7
intracortical local circuit 205
intracortical microstimulation(ICMS) 364
intracranial self-stimulation(ICSS) 488
intrafusal muscle fiber 328
intramural plexus 418
intrinsic bursting ニューロン 203
intrinsic factor 836
intrinsic viscosity 598
intrinsically photosensitive retinal ganglion
　cell(ipRGC) 284, 293
inverse myotatic reflex 335
involuntary eye movement 285
involuntary movement 358
iodothyronine deiodinase(DI) 993
ion selectivity filter 76
ionic atmosphere 95
IP$_3$ 35, 41
iris 280

irritable bowel syndrome(IBS) 855
irritant receptor 422
Isaacs 症候群 101
islet of Langerhans 1018
isocortex 198
isometric contraction 114
isotonic 500
isotonic contraction 114
isotonic solution 9
isotropic band 107
isovolumic contraction phase 647
itch 244

J

J 型受容器 422, 726
JAK-STAT 経路 39
Janus kinase(JAK) 39
Japan Coma Scale(JCS) 478
jaundice 844
jaw jerk reflex 345, 356
jaw opening reflex 345, 356
Jendrassik maneuver 333
Jervell and Lange-Nielsen 症候群
　　101, 638
jet lag 905
JNK-SAPK 経路 43
juxtaparanode 65

K

K 拘縮 115
K 層 296
K 複合波 472
K$^+$ 7
　── の吸収機構 866
　── の輸送 757, 758, 760, 791
　── の輸送と疾患 793
　── の輸送の体液性調節 793
K$^+$コンダクタンス 59
K$^+$チャネル 77
　── の異常による疾患 101
K$^+$漏洩チャネル 26
K$_{2P}$ チャネル 76
Kallmann 症候群 980
K$_{ATP}$ チャネル 85
Kent 束 619, 637
kinesin 23
kinesthesia 341
kinocilia 253
kinocilium 272
kiss-and-run 133
kisspeptin 492
Klüver-Bucy 症候群 487
koniocellular layer(K layer) 296
Korsakoff 症候群 483
Korotkoff sound 583
Krogh の組織円筒モデル 599, 603
Kussmaul 呼吸 521

L

L-ドパ 385, 976
lacrimal punctum 283
lactate threshold(LT) 917
lactic acid 913

lactotroph 961
Lambert-Eaton 症候群 99
laminar flow 578
Laplace's law 650
large granular lymphocyte(LGL) 560
large luteal cell 1043
larynx 399
last-order interneuron 327
lateral corticospinal tract 393
lateral diffusion 162
lateral geniculate nucleus(LGN)
　　193, 285, **295**
lateral hypothalamic area(lateral
　hypothalamus area, LHA)
　　436, 446, 873, 879
lateral inhibition 211, 222
lateral intraparietal area 454, 459
lateral nucleus 390
lateral parabrachial nucleus 895
lateral pterygoid muscle 826
lateral spino-thalamic tract 341
lateral sulcus 198
lateral superior olive(LSO) 264
laterodorsal tegmental nucleus(LDT) 475
law of power functions 218
leak current 58
leak コンダクタンス 60
lean body mass(LBM) 877
learning 479
Leber's congenital amaurosis(LCA) 39
left gastric artery 830
lens 280
lenticular nucleus 375
leptin 874
lesser circulation 574
lesser curvature 830
leukocyte adhesion deficiency(LAD) 550
leukotriene 31
Lewy body 189
Leydig 細胞 985, 1032, 1037
LH 961, 978, 985, 990, 1037, 1042
LH サージ 982, **984**, 1047
Liddle 症候群 85, 794
ligand 29
light adaptation 290
light entrainable oscillator(LEO) 438
limbic cortex 198
limbic lobe 198
limbic loop 376
limbic system 426, **486**
LIP 野 454, 459
lipid bilayer 13, 53
lipophilic hormone 949
lipopolysaccharide(LPS) 898
lipoprotein 529
lipoprotein lipase(LPL) 840
lobe 198
LOC(lateral olivocochlear)神経細胞 267
locomotion 339
Lohmann reaction 118
long QT syndrome(LQT syndrome) 101
long spinal reflex 327

欧文索引

long-term depression(LTD)
　　　　157, 161, 164, 379, 392, 395
long-term memory　481
long-term potentiation(LTP)
　　　　157, 161, 379
longitudinal muscle　830
lordosis　442
loss-of-function　189
low of projection　216
low-pressure receptor　665
lower esophageal sphincter(LES)　829
lower urinary tract function　761
LTD　157, 161, 164, 379, 392, 395
LTP　157, 161, 379
luteinizing hormone(LH)
　　　　961, 978, 985, 990, 1037, 1042
Luys body　374
lymph capillaries　580
lymph node　580, 604
lymphatic system　580
lymphatic trunk　604
lysosome　20

M

M1　363
M1 マクロファージ　552
M2 マクロファージ　552
M₃ 受容体　835
M 細胞　851
M 線　107
M タンパク質　107
macrophage　559
macula　272
macula densa(MD)　742, 749, 757, 791
macular sparing　295
magnitude estimation　218
magnocellular layer　295
magnocellular red nucleus　393
major histocompatibility complex(MHC)
　　　　562
male pronucleus　1051
malignant hyperthermia　112
malleus　247
maltase　846
mannose-binding lectin(MBL)　558
MAPK-ERK kinase(MEK)　43
Mariotte's blind spot　281
Martinotti cell　203
masculinization　442
masseter muscle　826
mast cell　551
mastication　826
matrix-type ニューロン　195
maxi-K チャネル　793
maximal blood pressure　581
maximum strength　912
MCH　436, 880
MCH ニューロン　476
mean arterial pressure(P_m)　581
mechano-electrical transducer channel
　　　　254
medial amygdala(MeA)　446
medial forebrain bundle(MFB)　489

medial geniculate body　193, 269
medial nucleus　390
medial nucleus of the preoptic area
　(MnPO)　439
medial nucleus of trapezoid body(MNTB)
　　　　264
medial preoptic area(MPOA)　445
medial pterygoid muscle　826
medial superior olive(MSO)　264
medial superior temporal area　458
median preoptic area(MnPOA)　476
medulla　344
medulla oblongata　171
MEG　470
megaloblast　539
meiosis　1030
Meissner 小体　225
Meissner 神経叢　418, 807, 810, 1011
melanin-concentrating hormone(MCH)
　　　　436, 880
melanocortin 2 receptor(MC2R)　966
melanocyte　964
melanophore　964
membrane capacity　51
membrane potential　7, 50
membrane protein　14
membrane theory　52
membranous labyrinth　250
memorization　480
memory　479
menstrual cycle　1047
menstrual phase　1047
Merkel 触盤-神経複合体　225
Merkel 触盤細胞　225
mesangium　742
mesencephalic locomotor region(MLR)
　　　　350
mesocortex　198
mesopic vision　285
metabolic vasodilatation　672
metabolism　872
metabotropic glutamate receptor(mGluR)
　　　　154
metarteriole　593
methemoglobin　715
metyrapone　968
Mg^{2+}
　――　の吸収機構　867
　――　の輸送　757, 758, 797
micelle　842
microcirculation　592
microgravity　939
microphonic potential　257
microplicae　759
microtubule　22
microtubule associated protein(MAP)
　　　　180
midbrain　171, 344
midbrain central gray　444
midbrain locomotor region(MLR)　347
midbrain periaqueductal gray　347, 356
middle cerebellar peduncle　390
middle ear　247

middle ear muscle　249
middle temporal area　458
midget 神経節細胞　293
migrating motor complex(MMC)　852
milieu intérieur　11
milk ejection reflex　961
miniature endplate potential(mEPP)
　　　　136, 158
miniature EPSP　136
miniature excitatory junction potential(m.
　EJP)　419
miniature excitatory postsynaptic current
　(mEPSC)　158
miniature IPSP　136
minimal blood pressure　581
minimal change nephrotic syndrome
　(MCNS)　744
miosis　282
mismatch negativity(MMN)　470
mitochondria　17
mitogen-activated protein kinase(MAPK)
　　　　42
mitosis　1030
mitral cell　313
mitral valve　614
mixed venous blood　578
mixedema　999
MOC(medial olivocochlear)神経細胞　267
modiolus　250
Moens-Korteweg の式　585
molecular layer　203
monoaminergic system　344
monocarboxylate transporter 8(MCT8)
　　　　993
mononuclear phagocyte system　553
monosynaptic reflex　211, 327
Monro-Kellie の原理　685
mossy fiber　390
motilin　811
motivation　433, 484
motoneuron　320
motoneuron pool　320
motor cortex　358
motor loop　376
motor neuron　723
motor protein　23
motor unit　320
mounting　442
movement representation　364
MRA, 脳血流　684
Mrgp 受容体ファミリー分子　245
MRI, 脳血流　684
MRI と水分子　502
MST 野　458
MT 野　458
mTOR 複合体 1　39
mucin　827, 837
mucous cell　827
mucous neck cell　834
Müller cell　285, 286
multi-oscillation theory　904
multiform layer　204
multiple sclerosis　190

欧文索引（M〜O） ● **1141**

multipotent progenitor(MPP)　532
muscarinic acetylcholine receptor
　(mAChR)　156
muscarinic receptor　416
muscle contraction　911
muscle fiber　105
muscle pump　591
muscle representation　363
muscle spindle　226, 328
muscular endurance　912
mydriasis　282
myelin　65
myenteric plexus　418, 807
myocardial infarction　636
myofibril　105
myogenic response　923
myoglobin　717
myokine　956
myopia　283
myosin　107
myosin light chain phos phatase(MLCP)
　　　　　　　　　　　　　　122

N

N-methyl-D-aspartic acid 受容体(NMDA
　受容体)　89, 144, 162, 391
Na 説　57
Na 喪失型ネフロン　775
Na 貯留型ネフロン　775
Na バランス　770
Na 利尿ペプチド系　774
Na 利尿ペプチドファミリーと Na 利尿ペ
　プチド受容体　672
Na⁺　7
── の輸送　755-757, 760, 788
── の輸送と疾患　773
── の輸送の体液性調節　793
Na⁺-グルコース共輸送体(SGLT)
　　　　　　　　　　　　　754, 798
Na⁺-Ca²⁺交換体(NCX)　28, 89, 621
Na⁺-H⁺交換輸送体　777, 799
Na⁺-K⁺-2Cl⁻共輸送体　756, 802
Na⁺-K⁺-ATPase(Na⁺ポンプ)
　　　　　　　　　27, 56, 621, 777
Na⁺-I⁻共輸送体(NIS)　991
Na⁺依存性能動輸送　857
Na⁺コンダクタンス　59
Na⁺チャネル　**77**, 82
── の異常による疾患　97
NaCl の吸収機構　866
NADPH　541
NANC 作動性神経　415
nasolacrimal duct　283
natural killer 細胞(NK 細胞)　557, 560
near-infrared spectroscopy(NIRS)　471
near point　283
neck reflex　348
negative chronotropic action　644
negative chronotropic effect　617
negative dromotropic action　644
negative dromotropic effect　617
negative feedback　**11**, 950
negative feedback system　893

negative force feedback　335
negative feedforward　**12**
negative inotropic action　644
negative inotropic effect　617
neocerebellum　390
neocortex　170, 198
Nernst の式　54
nerve ending　172
nerve growth factor(NGF)　157
nervous system　6
neural crest cell　182, 965
neural plate　182
neural tube　182
neuroendocrine　946
neurofibrillary tangle(NFT)　188
neurogenic shock　680
neurogliaform cell　203
neurohypophysis　960
neurokinin A(NKA)　1015
neuromuscular junction　156, 209
neuron　172
neuron pool　208
neuropathic pain　243
neuropeptide　1011
neuropeptide Y(NPY)　415, 436, 880
neurophysin I，II　960
neurotensin(NT)　1015
neurotransmitter　127
neurotrophin　157
neutrophil　548, 559
Newton の粘性法則　596
niche　531
nicotinamide adenine dinucleotide(NADH)
　　　　　　　　　　　　　　18
nicotinic receptor　416
nitric oxide(NO)
　　　　32, 151, 673, **674**, 688, 716
NK 細胞　557, 560
NMDA 受容体　89, 144, 162, 391
NMDA 受容体チャネル　79
nociception　223, 239
nociceptive pain　243
nociceptor　239
nociplastic pain　243
NOD 様受容体(NLR)　558, 820
non-24 hr sleep-wake rhythm syndrome
　　　　　　　　　　　　　　905
non protein nitrogen(NPN)　785
non-specific nuclei　194
non-volatile acids　798
nonassociative learning　479
nondeclarative memory　481
nonsteroidal anti-inflammatory drugs
　(NSAIDs)　899
── による胃粘膜障害　837
noradrenaline(NA)　414, 873
noxious stimulation　239
NPY　415, 436, 880
NPY/AgRP ニューロン　437, 880
nuclear bag fiber　328
nuclear chain fiber　329
nuclear hormone receptor　995
nucleus　14

nucleus accumbens　374
nucleus of lateral lemniscus(LL)　268
nucleus of optic tract(NOT)　352
nucleus of solitary tract　435
nucleus paragigantocellularis(PGi)　444
nucleus reticularis tegmenti pontis　344
nucleus suprageniculatus　234

O

O₂ capacity　715
O₂ delivery(O₂ availability)　722
O₂⁻　936
Ob-Rb　883
oblique fiber　830
obstructive sleep apnea syndrome(OSAS)
　　　　　　　　　　　　　　738
occipital association area　200
occipital lobe　198
occludin　30
occlusion　209
ocular dominance　296
ocular dominance column　299
ocular following response　355
oculomotor loop　376
oculomotor system　351
Oddi 括約筋　842
odorant　310
odorant receptor　311
OFF 型双極細胞　292
olfactory bulb　198, 312
olfactory cilia　310
olfactory cortex　313
olfactory epithelium　310
olfactory sensory neuron　310
olfactory tubercle　314, 374
oligodendrocyte　174, 190
omni-pause neuron(OPN)　353
ON 型双極細胞　291
onset of blood lactate accumulation
　(OBLA)　917
open junction　607
operant conditioning　480
ophthalmoscope　280
opsin　288
optic chiasm　295
optic disc　281
optic nerve　295
optic radiation　295
optic tract　295
optically pumped magnetometer(OPM)
　　　　　　　　　　　　　　470
optokinetic response(OKR)　352
Orai1　94
oral glucose tolerance test(OGTT)　1023
orbitofrontal cortex　466
orexin　436, 476
organic anion transporting polypeptide
　(OATP)　782, 993
organizational effect　442
organum vasculosum of the lamina
　terminalis(OVLT)　419, 439
orientation column　299
orientation selectivity　296

欧文索引

orienting response　355
orphan receptor　142
orthopnea　708
osmolality　499
osmolarity　500
osmoreceptor　439
osmosis　9, 499, 754
osmotic pressure　9, **499**
osmotic water permeability(Pf)　498, 759
osteoblast　1002
osteoclast　1002
osteocyte　1002
osteoid　1002
osteomalacia　1008
osteoporosis　1010
osteoprotegerin(OPG)　1005
otoacoustic emission　258
otolith　271, 348
ouabain　28
outer hair cell　251
outer longitudinal muscle layer　807
outer medullary collecting duct(OMCD)
　　　　759
outer segment　285
oval window　247
over shoot　51
overflow glucosuria　778
ovulation　1047
oxidative phosphorylation　914, 996
oxygen dissociation curve(ODC)　715
oxygen free radical(O_2^-)　936
oxygen intake　917
oxyhemoglobin　715
oxyphil cell　1003
oxytocin(OXY)　443, **960**

P

P　1001
　── の吸収　1001
　── の排泄促進　1005
　── の輸送　796
P 波　627
　── の異常　636
Pacini 小体　225
pain matrix　240
paired-pulse depression(PPD)　160
paired-pulse facilitation(PPF)　160
paired-pulse ratio　160
paleocerebellum　390
paleocortex　170, 198
pallium　198
pancreatic polypeptide(PP)　1024
Paneth 細胞　819, 851
panting　888
parabrachial nucleus　435
paracrine　7, 673, 946, 1006
paradoxical fear　667
paradoxical sleep　472
parafacial respiratory group(pFRG)　724
parafascicular nucleus(Pf)　377
parahippocampal gyrus　198
parallel fiber　391
paranode　88

parasol 神経節細胞　293
parasympathetic ganglia　417
parasympathetic nervous system　410
parasympathetic vasodilator fiber　660
parathyroid gland　956, 1003
parathyroid hormone(PTH)　1001, 1003
parathyroid hormone-related peptide
　(PTHrP)　947
paraventricular hypothalamus(PVH)　879
paraventricular nucleus(PVN)　446, 508
paravertebral ganglion　411
parietal association area　200
parietal cell　834
parietal lobe　198
Parkinson disease(PD)　188, 383
parotid gland　826
pars tuberalis　964
partial amino aciduria　781
parvalbumin-containing GABAergic aspiny
　neuron　377
parvocellular layer　296
parvocellular red nucleus　394
passive transport　777
patch clamp 法　72
pathogen-associated molecular pattern
　(PAMP)　558
pattern-recognition receptor(PRR)　558
PDZ ドメイン　88
peaking 現象　582
pedunculopontine tegmental nucleus(PPT)
　　　　376, 475
pendular reflex　396
pepsin　836
pepsinogen　836
peptide transporter(PEPT)　777
peptide YY3-36(PYY3-36)　882
perception　216
perceptual learning　480
periaqueductal gray(PAG)　444, 766
pericardium　614
pericyte　179, 594
periglomerular cell　314
perimetry　287
periosteum　1002
peripheral clock　908
peripheral nervous system(PNS)　170
peripheral parasympathetic nervous system
　　　　411
peripheral resistance unit(PRU)　577
peripheral sensitization　242
peripheral sympathetic nervous system
　　　　411
permissive action　973, 995
permissive effect　873
peroxysome　21
PET　471
Peyer 板　806, 822, 850
PG　31, 837
pH　513, 716
　── の恒常性維持　12
phantom limb　216
phantom limb pain　244
pharmacomechanical coupling　122

phase control　903
phase response　902
phasic inhibition　156
phasic stretch reflex　331
phenylethanolamine-N-methyltransferase
　(PNMT)　976
pheochromocyte　976
phloretin　779
phlorizin　778, 779
phosphoglucomutase　839
phosphoinositide 3-kinase(PI3K)　38, 43
phospholipase Cβ(PLCβ)　35
photon　287
photopic vision　285
photoreceptor　281, 285
phototransduction　287
physical acoustics　247
physical fitness　911
physiological dead space　711
physiological shunt　712
PI$_3$ キナーゼ(PI3K)　38, 43
pia mater　182
PIEZO チャネル　226
pigment epithelium cell　286
pillar cell　251
piloerection　888
pineal gland　956
pinna　247
pinocytosis　607
piriform cortex　315
pituitary　956, 959
pituitary adenylate cyclase-activating
　polypeptide(PACAP)　1015
pituitary dwarfism　962
placing reaction　349
plasma　7, 526
plasma cell　561
plasma membrane　13
plasma membrane Ca^{2+} ATPase(PMCA)
　　　　621
plasma skimming　596
plasma threshold concentration　778
plasmacytoid DC(pDC)　553
plasticity　301
platelet-derived growth factor(PDGF)　31
playing-dead response　667
plethysmography　585, 588
pleural effusion　709
pluripotent stem cell　538
podocyte　742
Poiseuille の法則　577, 707
polycystic kidney disease(PKD)　103
polycythemia　596
polyglutamine disease　385
polymodal 侵害受容器　228
polymorphnuclear leukocyte　548
polysynaptic reflex　211, 327
POMC/CART ニューロン　437
pons　171, 344
pontine micturition center(PMC)　761
pontine nucleus　344, 390
pontine respiratory group(PRG)　724
pontocerebellum　390

欧文索引（P～R） ● **1143**

population coding 367
portal hypertension 602
portal hypophyseal vessel 959
positive chronotropic action 644
positive chronotropic effect 617
positive dromotropic action 644
positive feedback **12**, 950, 995
positive force feedback 335
positive inotropic action 644
positive inotropic effect 617
positron emission tomography(PET) 471
post-ejaculation interval 442
post-stroke pain 244
post-tetanic potentiation(PTP) 161
posteroventral cochlear nucleus(PVCN)
262
postganglionic neuron 410
postprandial contraction 808
postsynaptic density(PSD) 127
postsynaptic membrane 48, 124
postsynaptic plasticity 159
postsynaptic site 124
postural muscle tone 341
powerstroke 113
PP 細胞, 膵島の 1018
PQ 間隔(PR 間隔) 628
pre-SMA 359
preadaptation 694
preBötzinger complex(preBötC) 724
precapillary sphincter 593
predecidualization 1048
prednisolone 975
preferential channel 593
prefrontal loop 376
preganglionic neuron 410
pregnenolone 966
preload 650
premotor cortex(PM) 358, **372**, 394
preoptic area 893
prepiriform cortex 198
preprohormone 948
presbyopia 283
pressure natriuresis 676
presynaptic facilitation 155
presynaptic inhibition 154, 207, 338
presynaptic membrane 48, 124
presynaptic plasticity 159
presynaptic site 124
presynaptic terminal 173
prevertebral ganglion 411
primary active transport 754, 777
primary afferent 326
primary afferent depolarization(PAD) 338
primary dendrite 313
primary follicle 1045
primary motor cortex(M1) 358, 393
primary oocyte 1044
primary sensory cell 219
primary somatosensory cortex(S1)
235, 360
primary spermatocytes 1038
primary visual cortex(V₁) 295, 296
priming 132

primordial follicle 1045
primordial germ cell 1031
principal cell 757, 759, 760
pro-erythroblast 538
procarboxypeptidase A, B 846
proceptivity 442
proelastase 846
progesterone 443, 966, **982**
progestin 982
programmed cell death, 卵胞閉鎖の
1046
prohormone 948
prolactin(PRL) 961
proliferative phase 1047
proopiomelanocortin(POMC) 964
proper hepatic artery 830
propriobulbar ニューロン 723
proprioceptor 226
propriospinal neuron 326, 342
prosody 397
prosopagnosia 300
prostaglandin E₂(PGE₂) 898
prostaglandin(PG) 31, 837
protease, 膵液の 845
protease-activated receptor(PAR) 37
proteasome 21
proteinuria 782
proximal tubule(PT) 789
pruritus 244
PSD 95 88
psychogenic fever 899
psychometric function 217
psychophysics 217
PTH 1001, 1003
── の作用 1004, 1005
PTH 関連ペプチド(PTHrP) 1003, 1006
PTH R1 受容体 758
ptyalin 828
pulmonary arterial wedge pressure 706
pulmonary artery 705
pulmonary blood volume 705
pulmonary circulation 574, 705
pulmonary edema 601, 708
pulmonary embolism 706
pulmonary hypertension 706
pulmonary valve 614
pulmonary vein 705
pulmonary vein myocardium 617
pulse pressure 581
pulse wave 584
pulvinar 234
pupil 281
pupillary reflex 346
Purkinje 細胞 82, 164, 390, 392
Purkinje 線維 616, 618, 619
pus 559
putamen 374
pyloric antrum 830
pyloric canal 830
pyloric gland 834
pyloric sphincter 807
pylorus 830
pyramidal decussation 361

pyramidal neuron 201
pyramidal tract 361
pyramidal tract neuron(PTN) 364
pyramidal tract syndrome 369
pyrogen 897
pyrogenic mediator 898
pyruvate 839

Q

Q₁₀ 878
Q 波 628
QRS 波 627
── の異常 636
QT 延長症候群 98, 101, 638
QT 間隔 628
── の異常 638
quantal hypothesis 136

R

R 状態 543
R 波 628
radial glial cell 184
radial migration 185
radiation 887
Raf 42
Raf-MAPK カスケード 42
Rall の樹状突起モデル 69
random-dot stereogram 301
RANK(receptor activator of nuclear
factor-κ) 1005
RANKL(RANK-ligand) 1005
Ranvier 絞輪 48, 65, 174
Ras の経路 42
Rathke pouch 960
Raynaud 病 417
reactive hyperemia 673
reactive oxygen 20
recall 480
receptive field 220
receptive relaxation 831
receptivity 442
receptor current 254
receptor potential 220, 223, 253
receptor protein tyrosine phosphatase
(RPTPs) 39
reciprocal Ⅰa inhibition 333
reciprocal synapse 314
recognition 481
recruitment 209
recurrent axon collateral 207
recurrent circuit 209
recurrent excitation 724
recurrent facilitation 208
recurrent inhibition 208, 337
red nucleus 362
referred pain 216, 240, **431**
reflex 210, 358
reflex arc 210
reflex center 210
reflex sympathetic dystrophy(RSD) 432
refractory period 51, 442, 623
region 424
regular-spiking ニューロン 203

regulatory secretion 22
regulatory T cell 563
reinforcement 480
reinforcement learning 381
Reissner membrane 250
relative metabolic rate(RMR) 878
relative refractory period 623
REM sleep 738
remodeling, 心臓の 616, 679
remodeling, 骨の 1003
renal amino aciduria 781
renal blood flow(RBF) 748
renal function curve 676
renal glucosuria 778
renal outer medullary K channel 793
renal output curve 676
renin 773
renin-angiotensin system 440, 670
Renshaw 細胞 337
resistance vessels 577, 579
respiratory burst 550
respiratory exchange ratio(R) 876
respiratory frequency 733
respiratory membrane 709
respiratory pump 591
respiratory quotient(RQ) 876
respiratory rate 917
resting membrane potential 7
resting metabolic rate(RMR) 878
resting potential 50
restricted diffusion 599, 603
restricted feeding 906
retention 480
reticular formation 362
reticular lamina 253
reticuloendothelial cell 604
reticulospinal tract 351, 362, 393
retina 280
retinal error 353
retinal ganglion cell 286
retinal slip 351, 353
retinohypothalamic tract 908
retinoid X receptor(RXR) 44
retinotopic representation 295, 355
retinotopy 295
retrograde degeneration 187
retrograde neurotransmission 128
reverberatory circuit 208
reversal potential 134
reverse osmosis 499
reverse T$_3$(3,3',5'-triiodothyronine, rT$_3$) 990
reward system 379
Reynold's number 578
RGD 配列 30
Rh 因子 802
Rh 式血液型 569
Rho 123
rhodopsin 288
rickets 1008
RIG-I 様受容体(RLR) 558, 820
right gastric artery 830
righting reflex 349

rigidity 333
rigor 115
rigor mortis 115
RLP シナプス 196
RNA ポリメラーゼⅡ 15
rod 285
Rolandic sulcus 198
Romano-Ward 症候群 102, 625, 638
ROMK チャネル 793
rosette 391
rostral iMLF 352
rostral ventrolateral medulla(RVLM) 424, 660
rough endoplasmic reticulum 16
rouleau 597
round window 248
RSD シナプス入力 196
rT$_3$ 990
rubroolivary fiber 362
rubrospinal tract 362, 393
Ruffini 終末 225
RVLM ニューロン 660

S

S 波 628
saccade 352, 379
safety factor 65, 153
salivary gland 826
saltatory conduction 65
saltiness 305
sarco/endoplasmic reticulum Ca^{2+}-ATPase (SERCA) 28, 997
sarcolemma 105
sarcomere 107
sarcoplasmic reticulum 107
satiety center 436
scala media 250
scala tympani 250
scala vestibuli 250
Schaffer 側枝 484
Schwann cell 174, 190
sclera 280
sclerostin 1005
scotoma 295
scotopic vision 285
scratch reflex 338
sealing zone 1002
second brain 810
second polar body 1045
secondary active transport 754, 777
secondary follicle 1045
secondary hypertension 677
secondary oocyte 1044
secondary sensory cell 219
secondary somatosensory area(S2) 236
secondary spermatocytes 1038
secondary tympanic membrane 250
secretin 1011, 1012
secretory phase 1048
secretory vesicle 21
segmental reflex 327
selective estrogen receptor modulator (SERM) 1049

selective permeability 25
selective serotonin & norepinephrine reuptake inhibitors(SNRI) 490
selective serotonin reuptake inhibitors (SSRI) 490
semen 1039
semicircular canal 271, 348
semilunar valve 614, **616**
semipermeable membrane 9
sensation 216
sensitization 155
sensory ganglion 219
sensory memory 481
sensory modality 216
sensory receptor 216
septic shock 680
SERCA 28, 997
serotonin(5-hydroxytryptamine, 5-HT) 436, 446
serotonin-N-acetyltransferase 909
serous cell 828
Sertoli 細胞 986, 1032, 1037
severe myoclonic epilepsy of infancy (SMEI) 99
sex accessories 1037
sex chromosomes 1030
sex drive 442
sexual behavior 433
sexual dimorphism 443
sexual orientation 442
sexually dimorphic nucleus(SDN) 445
SGLT 755, 1020
SGLT1 28, 778, 860
SGLT2 778
src homology 2(SH2) 38
shivering thermogenesis 888
shock 680
short axon cell 314
short loop feedback 952
short spinal reflex 327
short-term depression 157
short-term memory 481
short-term potentiation(STP) 161
shortening heat 118
shunt 712
shunting inhibition 140, 207
SI 単位 696
sickle cell anemia 598, 718
SIF 細胞 417
signal averaging 469
signal transducers and activator of transcription(STAT) 39
signal transduction 29
signaling molecule 29
silent synapse 154
simple diffusion 25
single photon emission computed tomography(SPECT) 471
single-spiking mode 196
sinoatrial node(sinus node) 619
sinus bradycardia 634
sinus rhythm 634
sinus tachycardia 634

欧文索引(S, T) ● **1145**

sinusoid 815
size principle 324
SK チャネル 83, 94
skeletal muscle 104
sleep cycle 904
sleep-onset REM 現象 476
sleep-wakefulness rhythm 904
sliding theory 112
slow PTN 368
Smad ファミリー 40
small bistratified 神経節細胞
293, 296, 303
small intensely fluorescent cell(SIF cell)
417
small luteal cell 1043
smooth endoplasmic reticulum 16
smooth muscle 104
smooth muscle cells 120
smooth pursuit eye movement 355
SNARE 仮説 132
SNc 379
SNr 378
sodium-glucose cotransporter 1(SGLT1)
28, 778, 860, 1020
sodium-glucose cotransporter 2(SGLT2)
778, 1020
sodium taste 308
soluble *N*-ethylmaleim ide-sensitive factor
attachment protein receptor(SNARE)
22, **132**
solute carrier(SLC) 858
solvent drag 756, 793
soma 172
somatic cell 14
somatic sensation 216, 223
somato-visceral reflex 427
somatosensory evoked potentials(SEP)
469
somatostatin(SS) 1024
somatotopic organization 363
somatotopic representation 236, 363
somatotopy 230
somatotroph 961
sonic hedgehog 836
sound intensity 247
sound source localization 264
sourness 305
spastic paralysis 368
spasticity 333, 368
spatial summation 159, 209
special sensation 216
specific dynamic action(specific dynamic
effect, SDA) 875, **878**
specific nuclei 194
SPECT 471
spermatids 1038
spermatogonia 1038
spike 68
spike timing-dependent synaptic plasticity
(STDP) 164
spillover 314
spinal cord 171
spinal cord injury(SCI) 187

spinal nucleus of bulbocavernosus 443
spinal preparation 327
spinal reflex 325
spine 70, 201
spino-olivary tract 341
spinocerebellum 390
spiny stellate neuron 201
spiral ganglion 260
splenic artery 830
splenomegaly 814
Src ファミリーキナーゼ 42
SRY(sex-determining region Y) 1031
ST 部分 628
── の異常 637
stance phase 334
stapes 247
Starling's hypothesis 10, 599
Starling's law of the heart 642, 649, 920
steady flow 576
steepening 現象 582
stellate cell 390
stereocilia 253, 272
stereopsis 301
steroid hormone 948
Stim1 94
stimulus 216
storage 761
STPD(standard tempera ture, pressure and
dried) 695
strength 911
stress 954
stressor 954
stretch reflex 209, 210, 329
stria of Held 263
stria of Monakow 263
strial marginal cell 256
striate cortex 200, 296
striated muscle 104
striatum 374
stroke volume 649, 919
structural viscosity 597
subclinical hypothyroidism 999
subcortical white mater 198
subfornical organ(SFO) 419, 439
subiculum 198
sublingual gland 826
submaxillary gland 826
submucosal plexus 418, 807
substance P(SP) 1015
substantia nigra 374
substantia nigra pars compacta(SNc) 374
substantia nigra pars reticulata(SNr) 374
subsynaptic membrane 124
subthalamic fasciculus 378
subthalamic locomotor region(SLR) 350
subthalamic nucleus(STN) 374, 378
summation 114, 139
sunstroke 897
superconducting quantum interference
device(SQUID) 470
superior cerebellar peduncle 390
superior colliculus 347, 353, 376
superior mesenteric artery 814

superior olivary complex(SOC) 264
supplementary motor area(SMA)
358, **369**
suprachiasmatic nucleus 906
supraoptic nucleus(SON) 508
surface potential 95
surge 983
sustained hypertension 679
swallowing 828
Swan-Ganz カテーテル 706
sweat gland 891
sweetness 305
swing phase 334
Sylvian fissure 198
sympathetic adrenergic fiber 658
sympathetic chain 411
sympathetic ganglia 417
sympathetic nervous system 410
sympathetic premotor neuron 895
sympathetic trunk 411
sympathetic vasoconstrictor fiber 658
sympathetic vasodilator fiber 660
symporter 27
synapse 124
synapse en passant 418
synapsin 131
synaptic cleft 124
synaptic delay 127
synaptic depression 156, 157
synaptic facilitation 156
synaptic inhibition 156
synaptic modulation 154
synaptic plasticity 124, 156, 212, 395
synaptic potentiation 156, 212
synaptic suppression 212
synaptic vesicle 50, 127, 173
syncytiotrophoblast 1051
syndapin 133
syndrome of inappropriate secretion of
antidiuretic hormone(SIADH) 947
Système Internationale d'Unités 696
systemic circulation 574, 705
systemic inflammatory response syndrome
(SIRS) 563
systolic blood pressure 581
systolic pressure 919

T

T 型 Ca^{2+} チャネル 84
T 型 Ca^{2+} 電流 621
T 管系 107
T 細胞 555
── と抗原認識 562
T 細胞受容体(TCR) 39, 560
── 遺伝子の再編成 555
T 状態 543
T 波 627
── の異常 637
T_3 873, 990
T_4 873, 990
TA cell 851
talin 30
tangential migration 185

tanycyte 993
tastant 305
taste 305
taste blindness 306
taste bud 305
taste cell 305
taste disorder 310
taste pore 306
Tau 181
taurine 843
TE 野 461
tectorial membrane 253
temperature coefficient 878
temporal association area 200
temporal lobe 198
temporal muscle 826
temporal summation 159, 209
tendon 104
tendon jerk 331
tendon organ of Golgi 335
terminal arteriole 592
terminal ganglion 417
terminal stimulus 217
terminal venule 592
tertiary active transport 777
test pulse 59
testis determining factor 1031
testosterone 443, 967, 1038
tetanus 114, 160
tetany 1000
tethering 131
TGF-β 1032
TGF-β 受容体 40
thalamic pain 244
thalamic reticular nucleus 193
thalamus 171, **234**
thalassemia 718
theca interna cell 1042
theca-lutein cell 1043
theory of mind 467
thermal sensation 892
thermogenic response 888
thermogenin 873
thermoneutral zone 892
thermoregulatory center 893
thermosensitive neuron 894
thick filament 107
thin filament 107
thorax 699
thoroughfare channel 593
three neuron arc 277
threshold 217
threshold membrane potential 51
thyroglobulin(TG) 991
thyroid gland 956, **988**
thyroid hormone 873, 949, 988
thyroid hormone receptor(TR) 990
thyroid hormone response element(TRE) 998
thyroid peroxidase(TPO) 992
thyroid-stimulating hormone(TSH) 961, 978, 988
thyrotoxicosis 999

thyrotroph 961, 989
thyrotropin-releasing hormone(TRH) 881, 988
thyrotropin 988
thyroxine-binding globulin(TBG) 993
thyroxine(3,5,3',5'-tetraiodothyronine, T_4) 873, 990
Th 細胞 556, 562, 823
tic 387
tidal volume 733, 917
tight junction(TJ) 30, 788
Timothy 症候群 99
tip link 254
tissue respiration 721
Toll 様受容体 558, 820
tonic inhibition 156
tonic stretch reflex 331
tonic (sympathetic) vasoconstrictor discharge 659
tonicity 500
tonotopic organization 260
tonus 414
torsades de pointes 638
total body water(TBW) 503
total peripheral resistance(RT) 577
transcellular transport pathway 788
transcription 14
transducin 36, 288
transforming growth factor β(TGF-β) 1032
translation 15
transmission 124
transneuronal degeneration 187
transporter 26
transthyretin(TTR) 993
traveling wave 250
Treitz 靱帯 850
Treg 細胞 563
TRH 881, 988
triad 108
tricuspid valve 614
trigeminal system 233
triggered activity 627, 638
trigone 761
triiodothyronine(3,3',5-triiodo-L-thyronine, T_3) 873, 990
tripartite synapse 158
triplet repeat disease 386
trophic action 1013
tropomyosin 112
troponin 112
TRP チャネル 79, 89, 227
── の異常による疾患 103
TRPM6 758
TRPV5 795
true capillary 593
trunk and gait ataxia 395
trypsinogen 846
TSH 961, 978, 988
TSH 産生細胞 989
tubular transport maximum(Tm) 778
tubulin 23, 180
tubuloglomerular feedback(TGF) 749

tuft cell 851
tufted cell 313
tumor necrosis factor(TNF) 31
tuning 250
tuning curve 250
turbulent flow 578
twitch 114, 320
tympanic membrane 247
type Ⅰ線維 105, 259, 322
type Ⅱ線維 105, 259
type ⅡA 線維 322
type ⅡB 線維 322
tyrosine hydroxylase 976

U

U 波 628
ultradian rhythm, ホルモン分泌 953
ultrafiltration 781
umami 305
uncoupling protein(UCP) 873
uncoupling protein-1(UCP-1) 997
unipolar limb leads 630
uniport 776
uniporter 26, 776
upper esophageal sphincter(UES) 829
urobilin 844
urobilinogen 843
urogenital ridge 965

V

v 波 647
V 領域 561
valve 616
van't Hoff の式 499, 601
variable region 561
vascular endothelial growth factor(VEGF) 31
vascular resistance 577
vasoactive intestinal polypeptide(VIP) 415, 1015
vasoactive substance 706
vasomotion 595
vasomotor center 659
vasopressin(VP) 947, **960**
Vater 乳頭 845
VDR 1004
VDR 応答配列(VDRE) 1004
venae comitantes 890
venous blood pressure 575
venous occlusion plethysmography 588
venous pressure 589
venous return 580, 590
ventilation-perfusion ratio($\dot{V}_A/\dot{Q}$) 707, 712, 736
ventilatory acclimatization to hypoxia (VAH) 735
ventilatory threshold(VT) 732, 917
ventral cochlear nucleus(VCN) 262
ventral intraparietal area 458
ventral nucleus of lateral lemniscus(VNLL) 268
ventral pallidum 374
ventral respiratory group(VRG) 723

ventral root　171, 326
ventral striatum　374
ventral tegmental area(VTA)　444
ventral tegmental field of pons(VTF)　350
ventricle　615
ventricular fibrillation　635
ventricular pressure-volume loop　649
ventrolateral preoptic area(vlPOA)　476
ventromedial hypothalamus　436
ventromedial hypothalamus(VMH)
　　　　　　　　446, 873, 879
venule　579
vermis　389
version　351
vesicular monoamine transporter(VMAT)
　　　　　　　　149, 976
vesicular transport　130
vesicular transporter　130
vestibulo-collic reflex(VCR)　348
vestibulo-ocular reflex(VOR)　348, 351
vestibulo-spinal reflex(VSR)　348
vestibulocerebellum　390
VGluT　144
vinculin　30
VIP 野　458
visceral afferent　413
visceral fat　956
visceral sensation　216
viscero-somatic reflex　427
viscero-visceral reflex　427

viscosity　577
visible light　280
visual analogue scale(VAS)　238
visual angle　286
visual evoked potentials(VEP)　469
visual field　287
visual sensation　280
vitreous humor　280
VL 核ニューロン　394
vocal cord　400
vocal register　402
voice range　402
voiced sound　404
voiceless sound　405
volatile acids　798
voltage clamp technique　57
voltage sensor　75
volume pulse wave　584
volume receptor　665
volume transmission　128
voluntary movement　358
vomiting center(VC)　832
vowel　403

W

wall stress　651, 679
Wallerian degeneration　187
warm receptor　894
warm-sensitive neuron　894
WDHA 症候群　1015

Weaver マウス　101
Weber-Fechner's law　218
Weber ratio　218
Weber's law　217
weightlessness　939
Wernicke 野　461, 468
white adipose tissue(WAT)　874
wide dynamic range neuron(WDR)
　　　　　　　　232, 240
Willis の動脈輪　683
Wilson の結合電極　629
withdrawal reflex　336
Wolff-Chaikoff 効果　991
Wolff-Parkinson-White 症候群(WPW 症候
　群)　619, 637

X, Y, Z

X 細胞　196
Y 細胞　196
Z 線(Z 板, Z 膜)　107
Zeitgedächtnis　906
Zollinger-Ellison 症候群　1013
zona fasciculata　965
zona glomerulosa　965
zona reticularis　965
zonula occludens　30
zygote　1051
zymogen granule　845

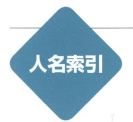

① 和文の人名は単純五十音順によって，欧文の人名はアルファベットの語順によって配列した．
② 欧文の人名はファミリーネームを基本とし，そのほかはイニシャルのみで略記してある．

和文

池田菊苗　307
伊藤正男　395

大隅良典　21

豊島 近　74

沼 正作　73

藤吉好則　74

欧文

Banting, F. G.　1019
Bayliss, W. M.　1011
Bernard, C.　10
Bernstein, J.　52
Best, C. H.　1019
Bremer, F.　474
Broca, P.　452
Brodmann, K.　198, 452
Burton, A. C.　885

「Cajal」→「Ramón y」をみよ
Cannon, W. B.　11
Cole, K. S.　55
Curtis, H. J.　55
Cushing, H.　453

Economo, C. von　474

Fechner, G. T.　218
Flechsig, P.　456
Flourens, J.　452
Fritsch, G　452

Gall, F.　452
Gerard, R. W.　50
Graham, J.　50
Guillemin, R.　1024

H. M.（健忘症患者）　482
Hebb, D. O.　161
Helmholtz, H.　302
Hering, E.　302
Hess, W. R.　489
Hitzig, E.　452
Hobson, J. A.　475
Hodgkin, A. L.　50, 55, 58, 61
Hubel, D. H.　296
Huntington, G.　385
Huxley, A. F.　55, 112
Huxley, H. E.　112

Julesz, B.　301
Juvet, M.　475

Kelvin 卿　61

Langerhans, P.　1018
Langley, J. N.　1011
Lashley, K.　452
Lindsey, D. B.　475
Loewi, O.　126
Lorente de Nó, R.　205

MacKinnon, R.　74, 76
MacLean, P. D.　486
Magnus, R.　276
Magoun, R. W.　475
Mering, J. von　1019
Milner, B.　482

Milner, P.　488
Minkowski, O.　1019
Moruzzi, G.　475

Nastuk, W. L.　50
Neher, E.　72

Olds, J.　488

Penfield, W. G.　236, 278, 453

Rall, W.　70
Rall, T. W.　35
Ramón y Cajal, S.　126
Rechtschaffen, A.　477
Ringer, S.　41
Rushton, W. A.　61

Sakmann, B.　72
Scoville, W. B.　482
Sherrington, C. S.　126, 277, 453
Starling, E. H.　599, 1011
Stevens, S. S.　218
Sutherland, E. W.　35

Thomson, W.　61
Tononi, G.　477

Weber, E. H.　217
Wernicke, C.　452
Wiesel, T. N.　296

Young, T.　302